**Cirurgia Plástica
para a Formação
do Especialista**
2ª edição

CIRURGIA PLÁSTICA

Outros livros de interesse

- **Alcidarta** – Cirurgia Dermatológica em Consultório
- **Alcidarta** – Cirurgia Dermatologica em Consultório – segunda edição
- **Alves** – Dicionário Médico Ilustrado Inglês-Português
- **APM-SUS** – O Que Você Precisa Saber sobre o Sistema Único de Saúde
- **APM-SUS** – Por Dentro do SUS
- **Atala** – UNIFESP – Manual do Clínico para o Médico Residente
- **Badin** – Introdução à Cirurgia Plástica
- **Bedin** – Cabelo – Tudo o que você precisa saber
- **Bijos** – Microcirurgia Reconstrutiva
- **Bonaccorsi** – Disfunção Sexual Masculina – Tudo o Que Você Precisa Saber
- **Brandão Neto** – Prescrição de Medicamentos em Enfermaria
- **Carreirão** – Cirurgia Plástica – 472 Perguntas e Respostas Comentadas
- **Carvalho Argolo** – Guia de Consultório - Atendimento e Administração
- **Clementino Fraga** – Evocações
- **Decourt** – A Didática Humanista de um Professor de Medicina
- **Doyle Maia** – Faculdade Nacional de Medicina
- **Drummond** – Dor – O que Todo Médico Deve Saber
- **Drummond** – Medicina Baseada em Evidências 2ª ed.
- **Edmar Maciel** – Tratamento de Queimaduras no Paciente Agudo
- **Elias Knobel** – Memórias em Espanhol
- **Figueiró e Bertuol** – Depressão em Medicina Interna e em Outras Condições Médicas – Depressões Secundárias
- **Goldenberg** – Coluna: Ponto e Vírgula 7ª ed.
- **Gottschall** – Do Mito ao Pensamento Científico 2ª ed.
- **Gottschall** – Pilares da Medicina
- **Hospital Israelita Albert Einstein** – Protocolos de Conduta do Hospital Israelita Albert Einstein
- **Jatene** – Medicina, Saúde e Sociedade
- **Julio Coelho** – Manual de Cirurgia
- **Knobel** – Memórias Agudas e Crônicas de uma UTI
- **Lopes – Clínica Médica** – Equilíbrio Ácido-base e Distúrbio Hidroeletrolítico 2ª ed.
- **Lottenberg** – A Saúde Brasileira Pode Dar Certo
- **Lydia** – Manual de Cirurgia Plástica
- **Macieira** – Tratamento das Queimaduras
- **Maciel e Serra** – Tratado de Queimaduras
- **Marcopito Santos** – Um Guia para o Leitor de Artigos Científicos na Área da Saúde
- **Marcos Castro** – Tratado de Cirurgia Plástica
  Vol. 1 Fundamentos e Introdução de Cirurgia Plástica
- **Maria Paulina** – Dermatologia Estética
- **Maria Paulina** – Dermatologia Estética – segunda edição
- **Medronho** – Epidemiologia 2ª ed.
- **Morales** – Terapias Avançadas – Células-tronco
- **Novais** – Como Ter Sucesso na Profissão Médica – Manual de Sobrevivência 3ª ed.
- **Pereira** – Propedêutica dos Cabelos e do Couro Cabeludo
- **Perrotti-Garcia** – Curso de Inglês Médico
- **Perrotti-Garcia** – Dicionário Português-Inglês de Termos Médicos
- **Perrotti-Garcia** – Grande Dicionário Ilustrado Inglês-Português de Termos Odontológicos e de Especialidades Médicas
- **Protasio da Luz** – Medicina um olhar para o futuro
- **Protásio da Luz** – Nem Só de Ciência se Faz a Cura 2ª ed.
- **Quayle** – Adoecer – Compreendendo as Interações entre o Doente e a Sua Doença
- **Ramos e Silva** – Fundamentos de Dermatologia
- **Ramires** – Didática Médica – Técnicas e Estratégias
- **Rebello e Talita** – Cirurgia Estética 1ª reimp. 1ª ed.
- **Sanvito** – As lembranças que não se apagam
- **SBCP** (Soc. Bras.Cirurgia Plástica) – Cirurgia Plástica
- **Segre** – A Questão Ética e a Saúde Humana
- **Sylvia Vargas** – 1808-2008 – Faculdade de Medicina
- **Soc. Bras. Clínica Médica** – **Série Clínica Médica Ciência e Arte**
  Lopes – Equilíbrio Ácido-base e Hidroeletrolítico 2ª ed. revista e atualizada
- **Talita Franco** – Princípios de Cirurgia Plástica
- **Viana Leite** – Fitoterapia – Bases Científicas e Tecnológicas
- **Vilela Ferraz** – Dicionário de Ciências Biológicas e Biomédicas
- **Vincent** – Internet – Guia para Profissionais da Saúde 2ª ed.
- **Walter Tavares** – Antibióticos e Quimioterápicos para o Clínico (Livro Texto e Livro Tabelas)
- **Xenon** – Xenon 2008 – O Livro de Concursos Médicos (2 vols.)
- **Zago Covas** – Células-tronco

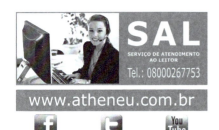

Cirurgia Plástica para a Formação do Especialista

2ª edição

Editor

Sérgio Carreirão

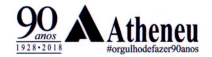

EDITORA ATHENEU

São Paulo — Rua Jesuíno Pascoal, 30
Tel.: (11) 2858-8750
Fax: (11) 2858-8766
E-mail: atheneu@atheneu.com.br

Rio de Janeiro — Rua Bambina, 74
Tel.: (21)3094-1295
Fax: (21)3094-1284
E-mail: atheneu@atheneu.com.br

Belo Horizonte — Rua Domingos Vieira, 319 — conj. 1.104

PRODUÇÃO/DIAGRAMAÇÃO: Fernando Palermo

CAPA: Paulo Verardo

CIP-BRASIL. CATALOGAÇÃO NA PUBLICAÇÃO
SINDICATO NACIONAL DOS EDITORES DE LIVROS, RJ

C526
2. ed.

Cirurgia plástica para a formação do especialista / editor Sérgio Carreirão. - 2. ed.- Rio de Janeiro : Atheneu, 2018.
: il.

Inclui bibliografia
ISBN 978-85-388-0878-7

1. Cirurgia plástica. I. Carreirão, Sérgio.

18-48986   CDD: 617.95
              CDU: 616-089.844

CARREIRÃO, S.
Cirurgia Plástica para a Formação do Especialista – 2ª edição

© Direitos reservados à EDITORA ATHENEU - São Paulo, Rio de Janeiro, Belo Horizonte, 2018

EDITOR

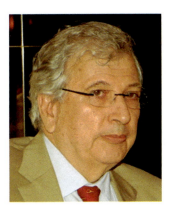

Sérgio Carreirão

Membro Titular da Sociedade Brasileira de Cirurgia Plástica.
Membro Emérito do Colégio Brasileiro de Cirurgiões.
Fellow of the American College of Surgeons.
Ex-Presidente da Sociedade Brasileira de Cirurgia Plástica (Gestão 2004-2005).
Coordenador Científico do Hospital da Plástica (RJ).

ABREVIATURAS MAIS UTILIZADAS NOS CURRÍCULOS DOS AUTORES

ABCCMF	Associação Brasileira de Cirurgia Crânio Maxilo Facial
ABCRC	Associação Brasileira de Cirurgia de Restauração Capilar
AExPi	Associação dos Ex-Alunos do Prof. Ivo Pitanguy.
AMB	Associação Médica Brasileira
ASAPS	*American Society of Aesthetic Plastic Surgery*
CBC	Colégio Brasileiro de Cirurgiões
CREMERJ	Conselho Regional de Medicina do Estado do Rio de Janeiro
DEC	Departamento de Eventos Científicos da SBCP
EPM	Escola Paulista de Medicina
FACS	*Fellow of the American College of Surgeons*
FELAQ	Federação Ibero Latino Americana de Queilmaduras
FHEMIG	Federação dos Hospitais do Estado de Minas Gerais
FICS	*Fellow of the Internatinal College of Surgeons*
FILACP	Federação Ibero Latino Americana de Cirurgia Plástica
INCA	Instituto Nacional do Câncer
ISAPS	*International Society of Aesthetic Plastic Surgery*
ISHRS	*International Society of Hair Restoration Surgery*
MEC	Ministério de Educação e Cultura
MS	Ministério da Saúde
PUC	Pontifícia Universidade Católica
SBACV	Sociedade Brasileira de Angiologia e Cirurgia Vascular
SBCCP	Sociedade Brasileira de Cirurgia de Cabeça e Pescoço
SBCM	Sociedade Brasileira de Cirurgia da Mão
SBCP	Sociedade Brasileira de Cirurgia Plástica
SBLMC	Sociedade Brasileira de Laser em Medicina e Cirurgia
SBM	Sociedade Brasileira de Mastologia
SBMR	Sociedade Brasileira de Microcirurgia Reconstrutiva
SBQ	Sociedade Brasileira de Queimaduras
SMS	Sistema Municipal de Saúde
UERJ	Universidade Estadual do Rio de Janeiro
UFBA	Universidade Federal da Bahia
UFCSPA	Universidade Federal de Ciências da Saúde de Porto Alegre
UFF	Universidade Federal Fluminense
UFMG	Universidade Federal de Minas Gerais
UFPE	Universidade Federal de Pernambuco
UFPR	Universidade Federal do Paraná
UFRJ	Universidade Federal do Rio de Janeiro
UFSC	Universidade Federal do Estado de Santa Catarina
ULBRA	Universidade Luterana do Brasil
UNESP	Universidade Estadual Paulista
UNICAMP	Universidade de Campinas, São Paulo
UNIFESP	Universidade Federal do Estado de São Paulo
UNIG	Universidade de Nova Iguaçu
USP	Universidade do Estado de São Paulo

AUTORES

Alexis Pacheco
Membro do Serviço de Cirurgia Plástica do Complexo Hospitalar da Irmandade Santa Casa de Porto Alegre (ISCMPA). Membro da Comissão Julgadora do Exame para Ascensão a Membro Titular da SBCP. Presidente da Regional da SBCP, RS (1998-1999 e 2000-2001). Diretor do Departamento de Eventos Científicos da SBCP (DEC) (2002-2003). Coordenador da Comissão de Ascensão a Membro Titular da SBCP (2008-2009). Membro Titular da SBCP.

Ângela Fausto
Responsável pelo Setor de Cirurgia Plástica do Instituto Fernandes Figueira da Fundação Oswaldo Cruz, RJ. Doutora em Ciências pela Fundação Oswaldo Cruz, INFF. Membro Titular da Academia de Medicina do Rio de Janeiro. Membro Titular da SBCP e do CBC.

Aristides Augusto Palhares Neto
Professor-assistente e Doutor da Disciplina de Cirurgia Plástica (Departamento de Cirurgia e Ortopedia) da Faculdade de Medicina de Botucatu, SP. Membro Titular da SBCP.

Arno von Ristow
Cirurgião Vascular. Membro Titular da Academia Nacional de Medicina. Titular da SBACV e do CBC. Professor Coordenador do Curso de Pós-Graduação em Cirurgia Vascular da Pontifícia Universidade Católica do Rio de Janeiro.

Bárbara Helena Barcaro Machado
Membro Titular da SBCP. Membro Titular da Sociedade Brasileira de Laser em Medicina e Cirurgia. Membro da ISAPS (International Society of Aesthetic Plastic Surgery). Professora-assistente do Curso de Pós-graduação Médica em Cirurgia Plástica pela PUC-RJ e Instituto de Pós-graduação Médica Carlos Chagas. Pós-graduada em Microcirurgia Reconstrutiva pela Universidade Federal Fluminense. Cirurgiã Plástica Pós-graduada pela PUC-RJ Serviço do Professor Ivo Pitanguy. Ex-chefe da Equipe Médica da Clínica Ivo Pitanguy.

Benjamin de Souza Gomes Filho
Ex-presidente da Regional do Espírito Santo da SBCP (2010-2011). Membro Titular da SBCP e do CBC. Membro Titular da ISAPS. Membro Associado da AExPi.

Carlos Abib Cury
Mestre e Doutor pela Faculdade Medicina São José do Rio Preto. Pós-graduado pela PUC-RJ. Fellow pela Universidade de Miami. Ex-Chefe da Faculdade de Medicina (Urologia) por 30 anos. Ex-Presidente da Comissão Transgênero e Cirurgia Estética Genital da Sociedade Brasileira Urologia (2012-2013).

Carlos Porchat
Regente do Serviço de Cirurgia Plástica do Hospital Clementino Fraga Filho da UFRJ. Credenciado pela SBCP. Mestre em Cirurgia Plástica pela UFRJ. Membro Titular da SBCP e do CBC.

Carlos Casagrande
Regente do Capítulo de Videocirurgia de Face da SBCP. Membro da ISAPS. Membro Titular da SBCP.

Carlos Eduardo Guimarães Leão
Chefe do Serviço de Cirurgia Plástica e Queimados da Rede FHEMIG (Credenciado pela SBCP). Regente do Capítulo de Restauração Capilar da Sociedade Brasileira de Cirurgia Plástica. Membro Titular da Academia Mineira de Medicina. Membro Titular da SBCP. Membro Fundador da ABCRC.

Carlos Magno Castelo Branco Fortaleza
Professor Livre-docente do Departamento de Doenças Tropicais da Faculdade de Medicina de Botucatu, Universidade Estadual Paulista (UNESP). Pesquisador (PQ2) do CNPq.

Denis Calazans Loma
Secretário Geral da SBCP (2018-2019). 1º Vice-presidente da SBCP (2016-2017). Membro da Câmara Técnica de Cirurgia Plástica do CFM e CREMESP. Curador da Fundação IDEAH. Membro Titular da SBCP.

Dilmar Francisco Leonardi
Mestre e Doutor pela Faculdade Federal Ciências da Saúde de Porto Alegre (RS). Ex-Presidente da SBQ. Membro Titular da SBCP.

Douglas Jorge
Chefe de Clínica Adjunto da Área de Cirurgia Plástica do Departamento de Cirurgia da Santa Casa da Misericórdia de São Paulo. Membro Titular da SBCP. Ex-Cirurgião Plástico do Hospital Infantil Menino Jesus da Prefeitura Municipal de São Paulo. Membro Titular da SBCP.

Dov Charles Goldenberg
Livre-docente pela FMUSP. Editor-chefe da Revista Brasileira de Cirurgia Plástica. Responsável pelo Grupo de Cirurgia Plástica Pediátrica do HCFMUSP.

Edgard Alves Costa
Ex-professor-assistente do Curso de Pós-graduação Médica em Cirurgia Plástica pela PUC – RJ e Instituto de Pós-graduação Médica Carlos Chagas. (Serviço do Prof. Ivo Pitanguy). Professor Livre-docente pela UFF. Membro da Academia Fluminense de Medicina. Conselheiro CREMERJ. Membro Titular da SBCP da ABCCMF e do CBC.

Edmar Maciel Lima Júnior
Ex-presidente da Federação Ibero Latino Americana de Queimaduras. (FELAQ). Presidente da ONG – Instituto de Apoio ao Queimado. Ex-Presidente da SBQ (2001-2006). Mestre em Farmacologia Clínica pela Universidade Federal do Ceará. Membro da Comissão de Admissão a Sócio Titular da SBCP. Membro Titular da SBCP.

Eduardo Mainieri Chem
Presidente da Sociedade Brasileira de Cirurgia Plástica, Regional RS 2016/17. Preceptor do Serviço de Cirurgia Plástica da Santa Casa da Misericórdia Porto Alegre, RS. Chefe do Banco de Pele e Tecidos Dr. Roberto Chem da Santa Casa da Misericórdia de Porto Alegre, RS. Mestre em Cirurgia Plástica pela UFRGS. Membro Titular da SBCP

Ester Fallico
Cirurgiã Plástica Università degli Studi di Catania. Chefe do Serviço de Cirurgia Plástica da "Clinica Villa Rizzo", Siracusa, Itália.

Ewaldo Bolivar de Souza Pinto
PhD em Cirurgia Plástica pela Universidade Federal do Paraná. Diretor Regente do Curso de Especialização em Cirurgia Plástica Dr. Ewaldo Bolivar de Souza Pinto. Membro do Conselho Deliberativo da SBCP. Ex-Presidente da SBCP (1980-1981). Membro Emérito do CBC.

Fabio Carramaschi
Livre-docente pela Disciplina de Cirurgia Plástica da Faculdade de Medicina da USP. Membro Titular da SBCP.

Farid Hakme
Chefe do Serviço de Cirurgia Plástica do Hospital da Plástica/Faculdade de Medicina da UNIG. Credenciado pela SBCP. Diretor do Hospital da Plástica. Ex-presidente da SBCP (1998-2001).

Fausto Viterbo
Professor Adjunto da Disciplina de Cirurgia Plástica da Faculdade de Medicina de Botucatu, UNESP. Membro Titular da SBCP.

Gisele Kreimer
Especialista em Anestesiologia. Membro da Sociedade Brasileira de Anestesiologia. Anestesista do Serviço de Cirurgia Plástica do Hospital Quinta D'Or e do Hospital Rio de Janeiro.

Henrique Pessoa Ladvocat Cintra
Professor-assistente do Curso de Pós-graduação Médica em Cirurgia Plástica pela PUC-RJ e Instituto de Pós-graduação Médica Carlos Chagas (Instituto Ivo Pitanguy). Diretor Médico do CTAC (Centro de Tratamento das Anomalias Craniofaciais) UERJ. Cirurgião Plástico do Hospital Pediátrico Menino Jesus da SMS do Rio de Janeiro. Membro Titular da SBCP.

Ivo Pitanguy *(in Memoriam)*
Patrono da Sociedade Brasileira de Cirurgia Plástica.

Isa Dietrich
Doutora em Ciências pela USP e Université Nice Sophia Antipolis (França). Mestre em Gestão de Saúde. Membro Titular da SBCP

Jacob Kligerman
Titular da Seção de Cirurgia de Cabeça e Pescoço do INCA. Membro Efetivo Fundador da SBCCP. Fellow – American Head and Neck Society. Fellow – American Society of Clinical Oncology, Fellow – American Academy of Otolaryngology-Head and Neck Surgery. FACS. Membro Titular do CBC.

Jefferson Braga Silva
Professor do Departamento de Cirurgia da Faculdade de Medicina da PUC-RS. Livre Docente em Cirurgia da Mão – EPM, UNIFESE. Especialista em Cirurgia da Mão pela Federation of the European Societies for Surgery of the Hand – FESSH. Membro da Sociedade Francesa de Cirurgia da Mão (GEM). Membro da Sociedade Francesa de Microcirurgia (GAM). Membro da World Society for Reconstructive Microsurgery. Ex-presidente da SBCM e da SBMR.

João de Moraes Prado Netto
Ex-Presidente da Sociedade Brasileira de Cirurgia Plástica (2014-2015). Ex-presidente da Regional de São Paulo da SBCP (2009-2010). Fundador do Capítulo de Rinologia da SBCP. Membro Titular da SBCP. Membro Titular da ISAPS e da FILACP. Membro Correspondente da AExPi.

João Medeiros Tavares Filho
Mestre e Doutor em Cirurgia Plástica. Professor do Serviço de Cirurgia Plástica da UFRJ. Professor da Faculdade de Medicina de Petrópolis. Membro Titular da SBCP e CBC. Membro da American Society Plastic Surgery (ASAPS).

João Recalde Rocha
Coordenador do Grupo de Reimplantes e Microcirurgia do Hospital Adão Pereira Nunes da Secretaria Estadual de Saúde do Rio de Janeiro. Chefe do Serviço de Cirurgia Plástica e Microcirurgia Reconstrutiva do Instituto de Traumatologia e Ortopedia, Rio de Janeiro (RJ). Médico do Serviço de Microcirurgia do INTO-MS, RJ. Mestre em Cirurgia pela Universidade Federal do Estado do Rio de Janeiro, UniRio, RJ. Membro da Academia Brasileira de Medicina Militar. Membro Titular da SBCP da SBCM e da SBMR. Ex-Presidente da Sociedade Francesa de Microcirurgia (GAM) – Paris. Ex-médico Assistente do Hospital Trousseau – Paris.

José Goulart Furtado
Membro da Academia de Medicina do Rio de Janeiro. Membro Titular da SBCP.

José Gradel
Professor Assistente do Curso de Pós-graduação Médica em Cirurgia Plástica pela PUC-RJ e do Curso de Pós-graduação Médica Carlos Chagas. Chefe de Clínica do Serviço de Cirurgia Plástica do Hosp. Quinta D'Or (Rede D'Or). Membro da ISAPS e FACS. Membro Titular da SBCP e do CBC.

José Hermílio Curado
Presidente da Fundação Antônio Prudente. Hospital A.C. Camargo Cancer Center, São Paulo. Diretor da Clínica Médica Ibirapuera. Membro Titular da SBCP.

José Horácio Aboudib Jr.
Professor do Serviço de Cirurgia Plástica do Hospital Universitário Pedro Ernesto – UERJ-RJ. Mestre em Cirurgia Plástica pela USP. Doutor em Cirurgia Plástica pela Faculdade de Ciências Médicas da UERJ. Ex-presidente da SBCP (2012-2013). Membro Titular da SBCP e da ASAPS. Membro Titular da Academia Nacional de Medicina.

José Yoshikazu Tariki
Doutorado na Área de Clínica Cirúrgica. Conselheiro do Conselho Regional de Medicina do Estado de São Paulo. Coordenador da Câmara Técnica de Cirurgia Plástica do CREMEPS. Membro da Câmara Técnica de Cirurgia Plástica do Conselho Federal de Medicina. Ex-presidente da SBCP (2008-2009). Ex-Presidente da FILACP. (2010-2012). Membro Titular da SBCP.

Juliano Sbalchiero
Mestre em Medicina pela UNICAMP, SP. Membro Titular da SBCP. Titular do CBC. Médico do Instituto Nacional do Câncer. Médico do Hospital Universitário Clementino Fraga Filho da UFRJ. Membro Titular da SBCP e do CBC.

Juarez Avelar
Professor Convidado do Curso de Pós-graduação lato sensu em Cirurgia Plástica da UNIRIO. Membro da Sociedade Brasileira de Médicos Escritores (SOBRAMES). Professor de Pós-graduação em Cirurgia Plástica da Sociedade Internacional de Cirurgia Estética (ISAPS). Professor-assistente Voluntário da Disciplina de Cirurgia Plástica do Departamento de Cirurgia da Faculdade de Marília. (SP) Membro Emérito da Academia de Medicina de São Paulo. Ex-Presidente da SBCP (1986/1987 e 1990/1991). Ex-Presidente da AExPI (2002/2003 a 2004/2005). Presidente da Associação do Prof. Illouz (2005/2009 e 2010/2012). Diretor Geral do Instituto da Orelha "Prof. Juarez Avelar", São Paulo. Membro Honorário da Associação de Cirurgiões de Israel.

Julio Morais-Besteiro
Professor Doutor da Disciplina de Cirurgia Plástica da Faculdade de Medicina da USP. Membro Titular da SBCP.

Leandro Pereira
Professor Assistente do Curso de Pós-Graduação Médica em Cirurgia Plástica pela PUC - RJ e Instituto de Pós-Graduação Médica Carlos Chagas. (Instituto Ivo Pitanguy). Ex-Tesoureiro Geral da AexPi (2008-2011). Tesoureiro Nacional da SBCP (2018-2019). Tesoureiro Adjunto da SBCP (2016-2017). Membro Titular da SBCP.

Luiz Alberto de Souza Leite
Residência Médica no Serviço de Cirurgia Plástica da 38ª Enfermaria da Santa Casa de Misericórdia do Rio de Janeiro – Serviço do Professor Ivo Pitanguy, ministrado pela PUC-RJ, credenciado pelo MEC e SBCP (1975-1976-1977). Patrono e Ex-regente do Serviço de Cirurgia Plástica do Hospital Agamenon Magalhães credenciado pelo MEC e SBCP. Recife, PE. Membro da Comissão Examinadora para o Exame de Especialista da SBCP. Presidente da Regional de Pernambuco da SBCP (1994-1995 e 2018-2019). Recife, PE. Membro Efetivo da AExPI. Membro Titular e Especialista da SBCP e FILACP.

Luiz Carlos Ishida
Doutor e Mestre pela Faculdade de Medicina da USP. Coordenador do Grupo de Rinoplastia da Disciplina de Cirurgia Plástica do HC da Faculdade de Medicina da USP. Membro Titular da SBCP.

Luiz Fernando Franciosi
Chefe de Serviço de Microcirurgia Reconstrutiva do Hospital Cristo Redentor GHC, Porto Alegre (RS). Preceptor do Serviço de Cirurgia Plástica do Hospital Cristo Redentor - Porto Alegre, RS. Preceptor do Serviço de Cirurgia Plástica do Hospital Ernesto Dornelles – Porto Alegre, RS. Membro Titular da SBCP e da SBMR. Membro Correspondente da Sociedade Bolivariana de Ortopedia e Traumatologia. Membro Titular da FILACP. Miembro Correspondente Extranjero, Asociacion Argentina de Cirurgia de La Mano y Reconstructiva del Miembro Superior. Miembro Correspondente Estranjero, Asociación Argentina de Ortopedia y Traumatología. Membro da ISAPS.

Luiz Haroldo Pereira
Membro Fundador da Associação Professor Illouz, Paris, França. Membro da ISAPS. Membro da FILACP. Membro Titular da SBCP.

Luiz Humberto Toyoso Chaem
Ex-chefe do Serviço de Cirurgia Plástica da Faculdade e Medicina da UFTM. Membro da Comissão do DESC da SBCP. Membro Titular da SBCP. Membro Titular da SBMR e Membro da FILACP.

Luiz Mário Bonfatti Ribeiro
Ex-professor-assistente do Curso de Especialização em Cirurgia Plástica da PUC, RJ. Serviço do Professor Ivo Pitanguy (1983 a 2106). Ex-presidente da SBCP Regional do Rio de Janeiro. Membro Titular da SBCP.

Lydia Masako Ferreira
Professora Titular da Disciplina de Cirurgia Plástica e Chefe do Departamento de Cirurgia da UNIFESP/EPM. Pesquisadora CNPq 1A. Coordenadora Medicina III CAPES. Ex-diretora do Departamento Científico da SBCP (DEC). Membro Titular da SBCP.

Marcelo de Oliveira e Silva
Mestrado em Cirurgia Plástica pela UNIFESP. Professor-assistente do Curso de Pós-graduação Médica em Cirurgia Plástica pela PUC - RJ e Instituto de Pós-Graduação Médica Carlos Chagas. Coordenador do Serviço de Cirurgia Plástica do Hospital Quinta D'Or, RJ. Membro da Comissão Examinadora para o Exame de Membro Titular da SBCP. Membro Titular da SBCP.

Marcelo Rodrigues da Cunha Araújo
Membro do Corpo Clínico do Hospital I. Albert Einstein (SP). Membro Titular da SBCP. Membro Efetivo da AExPi e Membro da ISAPS.

Marcelo Sacramento Cunha
Professor Livre-docente em Cirurgia Plástica da Faculdade de Medicina da Universidade Federal da Bahia – UFBA. Coordenador do Serviço de Cirurgia Plástica do Hospital Universitário Professor Edgard Santos, UFBA. Diretor Geral da Liga Baiana de Cirurgia Plástica. Membro Titular da SBCP e CBC.

Marcia Ramos-e-Silva
Professora Titular e Chefe do Serviço de Dermatologia, do Hospital Universitário Clementino Fraga Filho da UFRJ e Faculdade de Medicina, da UFRJ.

Marcio Lima Leal Arnaut Junior.
Cirurgião Plástico e Crânio-Maxilo-Facial. Staff do Serviço de Cirurgia Plástica da CTAC (UERJ). Staff do Serviço de Cirurgia Plástica Reconstrutora e Microcirurgia do INCA. Membro Titular SBCP, CBC e ABCCMF.

Mariângela Santiago
Ex-regente o Serviço de Cirurgia Plástica do Hospital da Cruz Vermelha Brasileira (antigo Defeitos da Face), Filial do Estado de São Paulo, durante 2004 a 2006 e em 2009. Membro Fundador e Titular da ABCCMF. Membro Titular da SBCP.

Mauricio Chveid
Professor-associado para Patologia Mamária do Curso de Pós-graduação Médica em Cirurgia Plástica pela PUC-RJ e Instituto de Pós-graduação Médica Carlos Chagas (Instituto Ivo Pitanguy). Cirurgião Plástico e Mastologista do Hospital Albert Sabin. Médico da Câmara Técnica em Cirurgia Plástica pelo CREMERJ. Ex-cirurgião Oncologista do INCA. Mastologista pelo INCA. Mastologista Associado pela SBM.Membro Titular da SBCP e Membro da FILACP.

Max Domingues Pereira
Coordenador do Setor de Cirurgia Craniofacial da Disciplina de Cirurgia Plástica da UNIFESE. Coordenador das Urgências em Traumas de Face do Pronto-socorro do Hospital São Paulo (UNIFESP). Professor Orientador do Programa de Pós-graduação em Cirurgia Plástica da UNIFESP. Mestre e Doutor pela UNIFESP. Membro Titular da SBCP, da ABCCMF e da Sociedade Internacional de Cirurgia Craniofacial.

Miguel Modolin
Professor-assistente da Divisão de Cirurgia Plástica e Queimaduras do Hospital das Clínicas da Faculdade de Medicina da USP. Membro Titular da SBCP.

Mônica Sarto Piccolo
Msc, PhD. Diretora Clínica, Pronto-socorro para Queimaduras, Goiânia, Goiás. Diretora Clínica, Hospital Nelson Piccolo, Brasília, Distrito Federal. Membro Titular da SBCP e da SBQ.

Nelson Sarto Piccolo
Chefe da Divisão de Cirurgia Plástica, Pronto-socorro para Queimaduras, Goiânia, Goiás. Chefe da Divisão de Cirurgia Plástica, Hospital Nelson Piccolo, Brasília, Distrito Federal. Membro Titular da SBCP e da SBQ.

Niveo Steffen
Presidente Nacional da SBCP (2018-2019). Preceptor do Serviço de Microcirurgia Reconstrutiva e Cirurgia Plástica da Santa Casa de Porto Alegre/ Universidade Federal de Ciências da Saúde de Porto Alegre. Ex-primeiro Vice-presidente da SBCP (2014-2015) e Ex-Diretor do DEC (SBCP) (2012-2013). Ex-presidente da Regional do Rio Grande do Sul da SBCP (1994-1995). Título de Especialista em Cirurgia Plástica pela AMB e SBCP. Membro Titular da SBCP, SBQ e do CBC.

Osvaldo Saldanha
Chefe do Serviço de Cirurgia Plástica Osvaldo Saldanha. Santos (SP). Doutor pela USP. Ex-presidente da Sociedade Brasileira de Cirurgia Plástica (2006-2007). Diretor do Departamento de Ensino e Serviços Credenciados da SBCP. Membro Titular da SBCP.

Paulo Keiki R. Matsudo
Sócio-Fundador e Diretor Científico da Sociedade Brasileira de Laser em Medicina e Cirurgia. Membro da ASAPS. Membro Especialista em Cirurgia Plástica pela AMB. Membro Titular da SBCP. Membro da AExPi. Member of the International Comitee (2011/2016), ASAPS.

Paulo Roberto de Albuquerque Leal
Professor Livre-docente da Universidade do Rio de Janeiro (Uni-Rio). Coordenador da Pós-graduação em Reconstrução Mamária da Disciplina de Cirurgia Plástica da UERJ. Membro da American Society of Breast Diseases. Membro da SBM. Membro Titular da SBCP. Membro Emérito do CBC. Fellow do American College of Surgeons (FACS). Membro da American Society of Plastic Surgeons (ASPS).

Pedro Bijos
Chefe de Serviço de Cirurgia Plástica e Microcirurgia Reconstrutiva do Instituto de Traumatologia e Ortopedia (INTO), Rio de Janeiro (1989-2012). Membro Titular e Especialista da SBCP. Membro Titular e Especialista da Sociedade Brasileira de Microcirurgia Reconstrutiva. Membro Emérito do CBC

Pedro Djacir Escobar Martins
Doutor em Cirurgia pela Pontifícia Universidade Católica do Rio Grande do Sul. PhD. Ex-presidente da SBCP. Membro Titular da SBCP.

Raul Gonzalez
Membro Honorário da Société Française de Chirurgie Esthetique. Ex-secretário da ISAPS no Brasil. Membro Efetivo da AExPi. Membro Titular da SBCP. Membro da ISAPS e FILACP.

Renato da Silva Freitas
Cirurgião Plástico e Cirurgião Craniofacial. Professor-associado III de Cirurgia Plástica da Faculdade de Medicina da UFPR. Mestrado e Doutorado em Cirurgia Plástica pela Faculdade de Medicina da USP. Pós-doutorado na Yale University, EUA. Livre-docência pela Universidade de São Paulo. Cirurgião Craniofacial do Centro de Atendimento Integral ao Fissurado Lábio Palatal (CAIF). Membro Titular da SBCP e da Associação Brasileira de Cirurgia Crânio-Maxilo-Facial.(ABCCMF)

Ricardo Lopes da Cruz
Membro Titular da Academia Nacional de Medicina Chefe do Centro de Cirurgia Crânio-Maxilo-Facial do Instituto Nacional de Traumatologia e Ortopedia, INTO-MS, RJ. Membro Titular da SBCP. Membro Fundador e Ex-Presidente da ABCCMF.

Roberto Sebastiá Peixoto
Professor-associado da Faculdade de Medicina da UFF. Chefe do Setor de Plástica Ocular do Serviço de Oftalmologia do Hospital Universitário Antonio Pedro da UFF. Doutor em Ciências Médicas pelo UFF. Membro Titular da SBCP.

Rodrigo d'Eça Neves
Professor Titular de Cirurgia Plástica. Regente do Serviço de Cirurgia Plástica do Hospital Universitário da UFSC, Credenciado do MEC e SBCP. Membro Especialista pela AMB e SBCP. Membro Titular da SBCP.

Rodrigo de Faria Valle Dornelles
Cirurgião do Núcleo de Plástica Avançada no Hospital Beneficência Portuguesa, SP. Mestre em Cirurgia Plástica (USP). Doutorando em Clínica Cirúrgica (USP). Membro Titular da SBCP e da ABCCMF.

Rogério Augusto Camargo Scheibe
Ex-presidente da Regional do Paraná da SBCP. Ex-segundo Vice-presidente da SBCP. Ex-coordenador e Ex-membro da Comissão para Título de Especialista da SBCP. Membro Titular da SBCP.

Rogério de Castro Bittencourt
Regente do Serviço de Cirurgia Plástica do Hospital Universitário Cajuru, PUC-PR – Curitiba. Mestre em Cirurgia Plástica. Membro Titular e Especialista da SBCP. Membro Efetivo da AExPi.

Rogério Izar Neves
PhD, FACS. Professor of Surgery, Dermatology, Pharmacology and Medicine. Deputy Director, Penn State. Hershey Melanoma and Skin Cancer Center. Melanoma Disease Team Leader. Penn State Cancer Institute. Pennsylvania State University, College of Medicine. Department of Surgery. Division of Plastic Surgery

Rômulo Mene
Chefe do Serviço de Laser em Medicina e Cirurgia da Santa Casa da Misericórdia do Rio de Janeiro, RJ. Professor do Curso de Pós-graduação em Cirurgia Plástica do Instituto de Pós-graduação Médica Carlos Chagas. Professor do Serviço de Cirurgia Plástica do Hospital Universitário Gafrée e Guinle, UNIRIO. Membro Titular da SBCP, SBLMC, ALSMC.

Rui Ferreira
IMIP, Serviço de Cirurgia Plástica. SOS MÃO – Recife. Chefe do PRM-MEC Cirurgia da Mão. Especialista em Cirurgia da Mão e Microcirurgia. Membro Titular da SBCP.

Ruth Maria Graf
Professora Adjunta IV do Departamento de Cirurgia Plástica do Hospital de Clínicas da Universidade Federal do Paraná (UFPR) Curitiba, PhD. Membro Titular da SBCP, ISAPS, ASAPS e FILACP.

Salustiano Gomes de Pinho Pessoa
Professor Adjunto do Departamento de Cirurgia da Faculdade de Medicina da Universidade Federal do Ceará. Regente do Serviço de Cirurgia Plástica da Universidade Federal do Ceará, Credenciado pela SBCP. Membro Titular da SBCP.

Sergio Lessa
Doutor pela UERJ. Professor da Pós-graduação em Cirurgia Plástica pela UERJ. Membro Titular da SBCP. Membro Emérito do CBC. Membro Emérito da Sociedade Brasileira de Laser em Medicina e Cirurgia. Membro da ISAPS.

Sérgio Levy
Membro da Comissão para Exame de Membro Titular da SBCP. Ex-coordenador desta Comissão (2010-2011). Ex-presidente da Regional do Rio de Janeiro da SBCP (duas gestões). Diretor Científico da Regional do Rio de Janeiro da SBCP. Membro Titular da SBCP.

Sergio Moreira da Costa
Professor da Faculdade de Medicina da UFMG. Coordenador da Clínica de Cirurgia Plástica do Hospital Felício Rocho, BH. Membro Titular Fundador da ABCCMF e Membro Titular da SBCP.

Vera Lúcia Nocchi Cardim
Doutora em Cirurgia Geral pela FM da Santa Casa de Misericórdia de São Paulo. Coordenadora do Curso de Pós-graduação lato sensu em Cirurgia Craniofacial do Hospital Beneficência Portuguesa – São Paulo. Membro Titular da SBCP e ABCCMF.

Wanda Elizabeth Massière Correa
Professora-assistente do Curso de Pós-Graduação Médica – PUC, Rio de Janeiro e Instituto de Pós-graduação Médica Carlos Chagas, 38ª Enfermaria da Santa Casa da Misericórdia do Rio de Janeiro – Instituto Ivo Pitanguy. Membro das Câmaras Técnicas de Cirurgia Plástica do Conselho Federal de Medicina e do Conselho Regional de Medicina do Estado do Rio de Janeiro. Membro Titular da SBCP e do CBC.

COAUTORES

Adriano Peduti Batista
Membro Associado da SBCP.

Alan Fagotti
Médico Assistente da Disciplina de Cirurgia Plástica da Faculdade de Medicina de Botucatu – UNESP.

Alan Jeziorowski
Auxiliar de Ensino do Serviço de Cirurgia Plástica do Hospital Universitário Cajuru, PUC-PR, Curitiba. Mestre em Cirurgia Plástica. Membro Titular e Especialista da SBCP.

Alessandra dos Santos Silva
Cirurgiã do Núcleo de Plástica Avançada no Hospital Beneficência Portuguesa, SP. Membro Titular da SBCP e da ABCCMF. Membro Adjunto do CBC

Alessandro Grossi
Médico de Centro de Tratamento de Queimados do Hospital Municipal Souza Aguiar. Pós-Graduação em Microcirurgia Reconstrutiva pelo Instituto Nacional do Câncer. Membro Associado da SBCP.

Aline Francielle Damo Souza
Biomédica do Banco de Pele da Irmandade da Santa Casa de Misericórdia de Porto Alegre, RS.

Ana Cláudia Weck Roxo
Professora do Serviço de Cirurgia Plástica do Hospital Universitário Pedro Ernesto, Rio de Janeiro (UERJ). Doutora em Cirurgia Plástica pela Faculdade de Ciências Médicas da UERJ. Membro Titular da SBCP.

Ana Ludmilla Furtado Assumpção de Paiva
Graduada em Fonoaudiologia pela UFRJ. Pós-Graduada em Fonoaudiologia Hospitalar com ênfase em Disfadia (UERJ). Fonoaudióloga do Centro de Anomalias Craniofaciais (CTAC/UERJ).

Ana Paula Pimentel Spadari
Residente do Curso de Especialização em Cirurgia Plástica Dr. Ewaldo Bolivar de Souza Pinto, Santos (SP).

Anderson Saciloto
Membro Associado da SBCP.

André Leal Gonçalves Torres
Professor-assistente da Disciplina de Cirurgia Plástica da Faculdade de Medicina da Universidade Federal da Bahia (UFBA). Doutor em Cirurgia Plástica da Faculdade de Medicina da USP. Chefe da Equipe de Cirurgia Plástica e Microcirurgia do Hospital de Câncer (Aristides Maltez) Salvador, Bahia. Membro Titular da SBCP e da SBCM.

André Ricardo Dall'Oglio Tolazzi
Cirurgião Plástico do Departamento de Cirurgia Plástica do Hospital de Clínicas e Pós-graduado em Cirurgia Nível Doutorado da UFPR, Curitiba, PR (PhD). Membro da SBCP.

Andrés Cânchica Cano.
Residente do Serviço de Cirurgia Plástica Osvaldo Saldanha, Santos, SP.

Antônio Luis Neto Custódio
Cirurgião Dentista. Especialista. MSc, PhD em Cirurgia Bucomaxilofacial. Especialista em Implantodontia.

Aris Sterodimas
MSc, ARCS. Chefe do Departamento de Cirurgia Plástica do – IASO General Hospital – Atenas, Grécia. Mestre em Cirurgia Plástica pela University College of London, Londres, Inglaterra. Pós-graduado em Cirurgia Plástica pelo Instituto Ivo Pitanguy, Rio de Janeiro. Membro da Associação de Pós-graduação de Harvard Medical School, Boston, EUA. Membro Titular da Sociedade Grega de Cirurgia Plástica. Membro da ISAPS.

Arthur de Paula Amorim Mesquita
Ex-Residente do Serviço de Cirurgia Plástica do Hospital da Plástica/Faculdade de Medicina da UNIG, Credenciado pela SBCP (Chefe do Serviço: Dr. Farid Hakme). Membro Especialista da SBCP.

Ary de Azevedo Marques Neto
Membro Titular da SBCP.

Bárbara Fonseca
Residente do Serviço de Cirurgia Plástica do Hospital da Plástica/ Faculdade de Medicina da UNIG, Credenciado pela SBCP (Chefe do Serviço: Dr. Farid Hakme).

Beatriz de Carvalho Guimarães
Cirurgiã-Dentista. Aperfeiçoamento e Especialização em Ortodontia. Chefe de Odontologia do Centro de Tratamento de Anomalia Craniofacial CTAC/ UERJ Formação em Consultoria de Amamentação Aperfeiçoamento em Endodontia.

Beatriz Nicaretta
MSc, ARCS. Membro do Departamento de Cirurgia Plástica do "IASO General Hospital", Atenas, Grécia. Membro Fundador da Associação Professor Illouz, Paris, França. Membro Correspondente da SBCP.

Breno Bezerra Gomes de Pinho Pessoa
Cirurgião Plástico do Instituto Dr. José Frota. Preceptor do Serviço de Cirurgia Plástica Credenciado da Universidade Federal do Ceará. Membro Titular da SBCP.

Bruna Jacobowski
Residente do Serviço de Cirurgia Plástica do Hospital da Plástica/ Faculdade de Medicina da UNIG, Credenciado pela SBCP (Chefe do Serviço: Dr. Farid Hakme).

Bruno Alves Costa
Ex-Professor Assistente do Curso de Pós-graduação Médica – PUC, Rio de Janeiro e Instituto de Pós-graduação Médica Carlos Chagas, 38ª Enfermaria da Santa Casa da Misericórdia do Rio de Janeiro – Instituto Ivo Pitanguy. Ex-Médico do Serviço de Cirurgia Craniomaxilofacial do Hospital Santa Cruz, Niterói (RJ). Ex-secretário Geral da AExPi (2009-2010). Membro Titular da SBCP e da ABCCMF.

Bruno Assad
Ex-residente do Serviço de Cirurgia Plástica do Hospital da Plástica/ Faculdade de Medicina da UNIG, credenciado pela SBCP (Chefe do Serviço: Dr. Farid Hakme). Membro Especialista da SBCP.

Bruno Cosme Caiado
Membro Especialista (Associado) da SBCP.

Bruno Marini
Residente do Serviço de Cirurgia Plástica do Hospital da Plástica/ Faculdade de Medicina da UNIG, Credenciado pela SBCP (Chefe do Serviço: Dr. Farid Hakme).

Bruno Santos de Barros Dias
Formado em Odontologia pela UFF. Especialista e Mestre em Cirurgia e Traumatologia Bucomaxilofacial pela UERJ. Doutorando em Ciências da Reabilitação de Anomalias Craniofaciais no HRAC-USP. Coordenador do Serviço de CBMF do CTAC – UERJ.

Brunno von Ristow
Cirurgião Plástico. Membro Honorário Estrangeiro da Academia Nacional de Medicina. Ex-Chefe Emérito de Cirurgia Plástica, Pacific Presbiterian Medical Center, São Francisco, Califórnia, EUA.

Carla Mara Santana
Especialista em Anestesiologia. Anestesista do Serviço de Anestesia do Hospital Federal de Bonsucesso. Anestesista do Instituto Nacional de Traumato-Ortopedia. Anestesista da Clinica de Cirurgia Plástica – Volney Pitombo. Membro da Sociedade Brasileira de Anestesiologia.

Carlos Lacerda de Andrade. Almeida
Residência Médica no Serviço de Cirurgia Plástica do Hospital Agamenon Magalhães, Credenciado pelo MEC e SBCP (1989-1990-1991). Recife, PE. Mestre em Cirurgia pelo Departamento de Cirurgia da UFPE. Regente do Serviço de Cirurgia Plástica do Hospital Agamenon Magalhães credenciado pelo MEC e SBCP. Recife, PE. Membro do Departamento de Eventos Científicos da SBCP. Ex-presidente da Regional de Pernambuco da SBCP, Recife (2008-2009). Membro Associado da Associação da AExPi. Membro Titular e Especialista da SBCP e FILACP.

Carlos Renato Rodrigues da Cunha
Membro Associado da SBCP.

Carolina Franke
Ex-colaboradora, Biomédica do Banco de Pele da Irmandade da Santa Casa de Misericórdia de Porto Alegre, RS até 2012.

Christiane Vigné
Residente do Serviço de Cirurgia Plástica do Hospital da Plástica/Faculdade de Medicina da UNIG, Credenciado pela SBCP (Chefe do Serviço: Dr. Farid Hakme).

Cristianna Bonneto Saldanha
Residente do Serviço de Cirurgia Geral do Hospital da Santa Casa da Misericórdia de Santos (SP).

Cynthia Ottaiano Rodrigues Almeida
Residente do Serviço de Cirurgia Plástica da UFTM (Chefe do Serviço: Dr. Luiz Humberto T. Chaem), credenciado pela SBCP.

Daniel Gouvêa Leal
Residência em Cirurgia Plástica na UERJ. Fellow em Reconstrução Mamária na UERJ. Cirurgião Plástico do Hospital da Fundação de Câncer, RJ. Membro SBCP e do CBC. Membro da American Society of Plastic Surgeons

Daniel Ongaratto Barazzetti
Residente em Cirurgia Plástica pela UFSC. Membro da SBCP.

Débora B. de Pinho
Dermatologista. Residência em Dermatologia, no Hospital Universitário Clementino Fraga Filho da UFRJ e da Faculdade de Medicina, UFRJ.

Diogo Franco
Mestre e Doutor em Cirurgia Plástica. Professor Associado da FM da UFRJ. Membro Titular da SBCP e CBC.

Diogo Kokiso
Cirurgião do Núcleo de Plástica Avançada no Hospital da Beneficência Portuguesa, SP. Membro Titular da SBCP e da ABCCMF.

Eduardo Fortuna
Residência no Serviço de Cirurgia Plástica do Hospital da Plástica/ Faculdade de Medicina da UNIG, Credenciado pela SBCP (Chefe do Serviço: Dr. Farid Hakme). Membro Associado (Especialista) da SBCP.

Elisa Vasconcellos Soares
Ex-colaboradora, Biomédica do Banco de Pele da Irmandade da Santa Casa da Misericórdia de Porto Alegre, RS até 2013.

Fabrício Carvalho Torres
Doutor pela Faculdade de Medicina da USP. Membro Titular da SBCP.

Felipe Contoli Isoldi
Mestrando do Curso de Mestrado Profissional em Ciência, Gestão e Tecnologia em Regeneração Tecnologia da UNESP. Coordenador Setor de Cirurgia Plástica do Hospital GRACC. Vice-Coordenador Setor de Cicatrizes Patológicas da Disciplina Cirurgia Plástica UNIFESP.

Fernanda dos Santos Martins
Cirurgiã do Núcleo de Plástica Avançada do Hospital da Beneficência Portuguesa, SP.

Fernanda Encinas
Residente do Curso de Pós-graduação em Cirurgia Plástica da PUC-RJ (Instituto Ivo Pitanguy).

Flávio Nadruz Novaes
Ex-Presidente da SBQ. Membro Titular da SBCP.

Francisco Felipe Góis de Oliveira
Residente do Serviço de Cirurgia Plástica Osvaldo Saldanha. Santos, SP.

Gabriela Cinoto
Residência no Serviço de Cirurgia Plástica do Hospital da Plástica/ Faculdade de Medicina da UNIG, Credenciado pela SBCP (Chefe do Serviço: Dr. Farid Hakme). Membro Especialista da SBCP.

Gilvani Azor de Oliveira e Cruz
Cirurgião Plástico, Cirurgião de Cabeça e Pescoço e Cirurgião Craniofacial. Professor Emérito da Disciplina de Cirurgia Plástica e Reparadora da Universidade Federal do Paraná. Mestre em Cirurgia de Cabeça e Pescoço e Maxilofacial, Doutor em Cirurgia pela Universidade Federal do Paraná. Chefe do Serviço de Cirurgia Plástica do Hospital do Trabalhador da UFPR. Chefe do Setor de Cirurgia Craniofacial do Hospital Pequeno Príncipe. Fundador e Titular da ABCCMF. Membro Titular da SBCP.

Gisleine Longhi
Residente do Serviço de Cirurgia Plástica do Hospital da Plástica/ Faculdade de Medicina da UNIG, Credenciado pela SBCP (Chefe do Serviço: Dr. Farid Hakme).

Guilherme Boabaid Furtado
Membro Titular da SBCP.

Guilherme Ferreti
Residência no Serviço de Cirurgia Plástica do Hospital da Plástica/ Faculdade de Medicina da UNIG, Credenciado pela SBCP (Chefe do Serviço: Dr. Farid Hakme). Membro Especialista (Associado) da SBCP.

Guilherme Targino
Residente R3 do Serviço de Cirurgia Plástica do Hospital Antônio Pedro (UFF). Membro Aspirante da SBCP.

Gustavo Moreira Costa de Souza
Assistente da Clinica de Cirurgia Plástica do Hospital Felício Rocho, BH. Membro Titular da SBCP e da ABCCMF.

Gyzelly Veríssimo
Staff SOS Mão Recife, PE.

Harley Cavalcante Araújo
Chefe de Serviço de Cirurgia Plástica do Hospital César Cais, Fortaleza, CE. Membro Titular da SBCP e da SBQ. Membro da ASAPS e da ISAPS.

Henrique Nascimento Radwanski
Cirurgião Plástico Pós-graduado pela PUC-RJ (Prof. Ivo Pitanguy). Professor Assistente do Instituto Ivo Pitanguy pelo Curso de Pós-graduação em Cirurgia Plástica da PUC-RJ. Membro Titular da SBCP. Membro Efetivo e Ex-Presidente da AEXPi. Membro da ISAPS e da International Society for Hair Restoration Surgery (ISHRS). Membro da Associação Brasileira da Cirurgia da Restauração Capilar (ABCRC).

Heloisa Galvão do Amaral Campos
Diretora do Departamento de Cirurgia Reparadora do AC Camargo Cancer Center, de São Paulo. Membro da Sociedade Internacional para Estudo das Anomalias Vasculares (ISSVA). Mestrado e Doutorado em Ciências da Oncologia pela Fundação Antônio Prudente, São Paulo.

Igor Felix Cardoso
Ex-Residente do Serviço de Cirurgia Plástica do INCA, Rio de Janeiro. (Chefe do Serviço: Dr. Paulo Roberto Leal). Credenciado pelo MEC e pela SBCP. Membro Associado da SBCP.

Ilson Abrantes Rosique
Residente do Curso de Especialização em Cirurgia Plástica Dr. Ewaldo Bolivar de Souza Pinto, Santos, SP.

Isis Juliane Guarezi Nasser
Cirurgiã Plástica do Centro de Atendimento Integral ao Fissurado Labiopalatal. Membro Associado da SBCP.

Ivan Dunshee de Abranches O. Santos Filho
Especialista em Cirurgia Geral pela UNIFESP. Residente da Disciplina de Cirurgia Plástica da UNIFESP (Chefe do Serviço: Prof. Lydia Masako Ferreira), credenciado pelo MEC e pela SBCP.

João Ronaldo Claudino Braga
Residência Médica no Serviço de Cirurgia Plástica da Clinica Fluminense, credenciada pelo MEC e SBCP (1983-1984). Fellowship do Departamento de Cirurgia Plástica da Universidade do Alabama, gerenciado pelo Prof. Luis Oswald Vasconez – Birmingham – USA (Abril de 1985 a Agosto de 1986). Membro Associado da SBCP. Membro Titular da SBQ e Membro do CBC. Membro Correspondente da Sociedade Chilena de Cirurgia Plástica.

Jorge Matta Ramos
Residente de Cirurgia Plástica IMIP, Recife, PE.

José Salim Cury
Ex-Residente do Serviço de Cirurgia Plástica do Hospital da Plástica/ Faculdade de Medicina da UNIG, Credenciado pela SBCP (Chefe do Serviço: Dr. Farid Hakme). Membro Especialista da SBCP.

Juliana Marques-da-Silva
Dermatologista, Pós Graduação em Dermatologia, Universidade Federal do Rio de Janeiro. Médica do Hospital Federal da Lagoa.

Klaus Rodrigues de Oliveira
Médico, Cirurgião Dentista. Especialista em Cirurgia Plástica da SBCP. Fellow em Cirurgia Craniomaxilofacial do Hospital Felício Rocho, MG. Membro Adjunto do CBC. Pós-graduado em Implantologia.

Leila de Camargo Righi
Membro Titular da SBCP.

Leonardo Luiz Fernandes Fellet
Curso de Pós-graduação em Cirurgia Plástica pelo Instituto Ivo Pitanguy. Membro Especialista da SBCP.

Leonardo Gobetti
Residente do Serviço de Cirurgia Plástica Osvaldo Saldanha. Santos, SP.

Livia Scelza
Graduação em Fonoaudiologia na UFRJ (2008). Pós-graduada em Neurociências Aplicada à Reabilitação na UFRJ (2010). Pós-Graduada em Disfagia e Assistência Hospitalar no CEFAC (2013). Coordenação do Serviço de Fonoaudiologia no Centro de Tratamento de Anomalias Craniofaciais na UERJ (desde 2014).

Luana Pretto
Biomédica do Banco de Pele da Irmandade da Santa Casa de Misericórdia de Porto Alegre, RS.

Lucas Bezerra Gomes de Pinho Pessoa
Médico Residente de Cirurgia Geral do Hospital Universitário da Universidade Federal do Ceará.

Lucas Steffen
Acadêmico de Medicina da Faculdade de Medicina da Universidade Luterana do Brasil (UBRA).

Lúcio Issamu Nakayama
Membro Titular da SBCP.

Luís Felipe Araújo de Moraes Prado
Ex-Residente do Curso de Pós Graduação da PUC do Rio de Janeiro, do Instituto Ivo Pitanguy (Regente: Prof. Ivo Pitanguy), credenciado pela SBCP. Membro Especialista da SBCP.

Luis Fernando Araújo de Moraes Prado
Médico Residente do Curso de Pós Graduação da PUC do Rio de Janeiro, do Instituto Ivo Pitanguy (Regente: Dr. Francesco Mazzarone), credenciado pela SBCP.

Luis Gustavo Araújo de Moraes Prado
Ex- Residente do Curso de Pós Graduação da PUC do Rio de Janeiro, do Instituto Ivo Pitanguy (Regente: Prof. Ivo Pitanguy), credenciado pela SBCP. Membro Especialista da SBCP.

Luiz Felipe Duarte Fernandes Vieira
Residência Médica no Serviço de Cirurgia Plástica do Hospital Agamenon Magalhães, Credenciado pelo MEC e SBCP (2004-2006), Recife-PE. Mestre em Cirurgia pelo Departamento de Cirurgia da UFPE. Supervisor da Residência médica do Serviço de Cirurgia Plástica do Hospital Agamenon. Magalhães, credenciado pelo MEC e SBCP, Recife-PE. Membro Titular e Especialista da SBCP e FILACP.

Luiz José Muaccad Gama
Ex-Residente do Serviço de Cirurgia Plástica do Hospital da Plástica/Faculdade de Medicina da UNIG (Chefe do Serviço: Dr. Farid Hakme), credenciado pela SBCP. Membro Titular da SBCP. Membro do Corpo Clínico do Hospital Israelita Albert Einsteint (SP).

Manoel Pereira da Silva Neto
Professor do Serviço de Cirurgia Plástica da Universidade Federal do Triângulo Mineiro. (UFTM). Membro Titular da SBCP, e da FILACP.

Marcela Mendes Carvalho de Souza
Residência em Cirurgia Geral no Hospital Municipal Miguel Couto, RJ. Pós-graduação em Cirurgia Plástica na 11ª Enfermaria da Santa Casa da Misericórdia do Rio da Janeiro (Serviço credenciado pela SBCP). Membro Titular da SBCP.

Marcelo Carreirão
Ex-Residente do Serviço de Cirurgia Plástica do Hospital da Plástica/ Faculdade de Medicina da UNIG (Chefe do Serviço: Dr. Farid Hakme), credenciado pela SBCP. Credenciado pela SBCP. Membro Especialista, Associado da SBCP.

Marcelo Pacheco Gonçalves
Residente do Quinto Ano do Programa de Residência da FMB (UNESP).

Márcia R. Terres
Membro do Serviço de Cirurgia Plástica da Irmandade Santa Casa de Porto Alegre, RS (ISCMPA). Membro Titular da SBCP.

Márcio Augusto Canavarros
Residente do Serviço de Cirurgia Plástica do Hospital da Plástica/Faculdade de Medicina da UNIG. Credenciado pela SBCP (Chefe do Serviço: Dr. Farid Hakme).

Marcos Arêas Marques
Professor Assistente do Curso de Pós-Graduação em Cirurgia Vascular da PUC do Rio de Janeiro. Chefe do Departamento de Angiologia do Centervasc-Rio, Rio de Janeiro. Angiologista. Titular da SBACV.

Maria Cecília Closs Ono
Professora Adjunto I do Departamento de Cirurgia Plástica do Hospital de Clínicas da UFPR, Curitiba-PR (Phd).

Maria Lídia de Abreu Silva
Professora do Serviço de Cirurgia Plástica do Hospital Universitário Pedro Ernesto – Rio de Janeiro. Mestre em Cirurgia Plástica pela Faculdade de Ciências Médicas da UERJ. Doutora em Cirurgia Plástica pela Faculdade de Ciências Médicas da UERJ. Membro Titular da SBCP.

Maria Roberta Cardoso Martins
Membro do Corpo Clínico do Hospital I. Albert Eisntein, SP. Membro Titular da SBCP.

Marielle Grazielle Costa da Ponte
Residente do Serviço de Cirurgia Plástica do Hospital da Plástica/ Faculdade de Medicina da UNIG, Credenciado pela SBCP (Chefe do Serviço: Dr. Farid Hakme).

Maristela Pinheiro Freire
Médica Infectologista do Instituto do Câncer do Estado de São Paulo e do Serviço de Controle de Infecção Hospitalar do Hospital das Clínicas da Faculdade de Medicina da USP.

Matteo Fallico
Oftalmologista "Universitá degli Studi di Catania", Itália.

Maurício Santoro Junior
Ex-residente do Serviço de Cirurgia Plástica do Hospital da Plástica/ Faculdade de Medicina da UNIG, Credenciado pela SBCP (Chefe do Serviço: Dr. Farid Hakme). Membro Especialista da SBCP.

Michele Mamprim Grippa
Preceptora do Serviço de Cirurgia Plástica do Hospital Universitário Cajuru, PUC-PR, Curitiba-PR. Membro Especialista da SBCP.

Milton Paulo de Oliveira
Membro Titular da SBCP.

Nelson de Paula Piccolo
Residente do Curso de Pós-graduação em Cirurgia Plástica da PUC-RJ (Instituto Ivo Pitanguy) (Serviço Credenciado pela SBCP).

Niandra Sartori
Membro Especialista (Associado) da SBCP. Ex-Residente do Serviço de Cirurgia Plástica do Hospital da Plástica/ Faculdade de Medicina da UNIG (Regente: Dr. Farid Hakme).

Nilmar Galdino Bandeira
Médico Cirurgião Plástico do Hospital Aristides Maltez (Hospital de Câncer), Salvador-BA.

Nivaldo Alonso
Médico Assistente e Doutor da Disciplina de Cirurgia Plástica da Faculdade de Medicina da USP. Chefe do Serviço de Cirurgia Crâniomaxilofacial do Hospital Prof. Edmundo Vasconcelos (SP). Ex-Presidente da ABCCMF (2001-20020). Membro Titular da SBCP e da ABCCMF.

Odo Adão
Professor Honorário do Serviço de Cirurgia Plástica da Universidade Federal do Triângulo Mineiro (UFTM). Membro Titular da SBCP, da FILACP e do CBC.

Ondina Maria de Azevedo Aragão Ribeiro
Especialista em Anestesiologia. Membro da Sociedade Brasileira de Anestesiologia.

Osvaldo Ribeiro Saldanha Filho
Residência no Serviço de Cirurgia Plástica "Dr. Ewaldo Bolívar de Souza Pinto" Departamento de Pós-Graduação da Universidade Santa Cecília, Santos-SP (Regente: Dr. Osvaldo Saldanha) Credenciado pela SBCP. Membro Titular da SBCP.

Pablo Fagundes Pase
Médico Cirurgião Plástico, Colaborador Voluntário do Banco de Pele da Irmandade da Santa Casa de Misericórdia de Porto Alegre, RS.

Pâmella Kei Matsudo
Membro Especialista da SBCP.

Patrícia Breder de Barros
Médica Assistente do Serviço de Cirurgia Plástica do Hospital Estadual Azevedo Lima, Rio de Janeiro-RJ. Membro Especialista (Associado) da SBCP.

Paulo E. K. Solano Jr.
Membro do Serviço de Cirurgia Plástica da Irmandade Santa Casa de Porto Alegre (ISCMPA). Membro Especialista da SBCP.

Paulo Pereira de Souza Favalli
Médico Cirurgião Plástico, Colaborador Voluntário do Banco de Pele da Irmandade da Santa Casa da Misericórdia de Porto Alegre ,RS.

Paulo Roberto Camozzato
Membro Especialista (Associado) da SBCP.

Paulo Roberto da Costa
Professor da Faculdade de Medicina da UFMG. Preceptor do Serviço de Cirurgia Plástica do Hospital das Clínicas da UFMG. Membro titular da SBCP.

Pedro Adissi
Aspirante a Membro da SBCP. Ex-Residente do Serviço de Cirurgia Plástica do Hospital da Plástica/Faculdade de Medicina da UNIG (Regente: Dr. Farid Hakme).

Pedro Alexandre da Motta Martins
Chefe do Serviço de Cirurgia Plástica do Hospital Nossa Senhora da Conceição, Porto Alegre-RS. Membro Titular da SBCP.

Priscila Balbinot
Professora Adjunta I do Departamento de Cirurgia Plástica do Hospital de Clínicas, Universidade Federal do Paraná, Curitiba-PR (Msc).

Priscila Chiarello de Souza Pinto Abdala
Diretora Técnica do Centro Brasileiro de Cirurgia. Membro Ativo da ISAPS. Membro Titular da SBCP

Rafael José de Castro
Membro Especialista (Associado) da SBCP.

Rafael Lopes Busatto
Ex-Residente do Serviço de Cirurgia Plástica da UFRJ. Membro Associado da SBCP.

Rafael Netto
Membro do Serviço de Cirurgia Plástica da Irmandade Santa Casa de Porto Alegre (ISCMPA). Cirurgião Plástico do Núcleo de Mama do Hospital Moinho de Ventos, Porto Alegre, RS. Membro Titular da SBCP.

Rafael Neves de Souza
Residência Médica no Serviço de Cirurgia Plástica do Hospital Agamenon Magalhães, Credenciado pelo MEC e SBCP (2011-2013), Recife-PE. Membro Associado da SBCP.

Raul Mauad Júnior
Doutor pela Disciplina de Técnica Cirúrgica Experimental da Faculdade de Medicina da USP. Membro Titular da SBCP. Membro Efetivo do AExPi.

Renata Leal
Fellow IMIP e SOS Mão Recife, PE.

Renato de Souza N R de Sá
Medico Cirurgião do Hospital Municipal Miguel Couto. Residência Médica em Microcirurgia Reconstrutiva pelo Instituto Nacional do Câncer. Membro da SBCP.

Ricardo de Alencar Vilela
Rádio-oncologista pelo Hospital Universitário de Brasília. Mestrando em Ciências da Saúde pela Universidade de Brasília (UnB). Membro da equipe de Radioterapia do Hospital Universitário Clementino Fraga Filho (UFRJ).

Roberta Amorim
Cirurgiã Plástica do Hospital Pérola Byington, São Paulo-SP. Membro Associado da SBCP.

Roberta Piccolo Lobo
Residente do Serviço de Cirurgia Plástica da Santa Casa da Misericórdia do Rio de Janeiro (Instituto Ivo Pitanguy), Serviço Credenciado pela SBCP.

Roberto Araujo Lima
Titular da Seção de Cirurgia de Cabeça e Pescoço (INCA). Fellow – American Head and Neck Society. Fellow – American Academy of Otolaryngology-Head and Neck Surgery. Membro Titular do CBC. Membro Efetivo da SBCCP.

Roberto Junqueira Polizzi
Preceptor do Serviço de Cirurgia Plástica do Hospital das Clínicas da UFMG. Membro do Serviço de Cirurgia de Cabeça e Pescoço do Instituto Alfa de Gastroenterologia do Hospital das Clínicas da UFMG. Membro Especialista (Associado) da SBCP.

Rodrigo Badotti
Pós-Graduação em Microcirurgia Reconstrutiva pelo INCA. Membro Associado da SBCP.

Rodrigo Dornelles
Médico Cirurgião Plástico, Colaborador Voluntário do Banco de Pele da Irmandade da Santa Casa da Misericórdia de Porto Alegre, RS.

Rodrigo Itocazo Rocha
Médico Assistente da Divisão de Cirurgia Plástica e Queimaduras do Hospital das Clínicas da Faculdade de Medicina da USP.

Rodrigo Leite Ferreira
Externo de Medicina, IMIP, Recife-PE.

Rolf Gemperli
Professor Titular da Disciplina de Cirurgia Plástica do Departamento de Cirurgia da Faculdade de Medicina da Universidade de São Paulo.

Ronaldo Webster
MSc, PhD. Professor Adjunto de Cirurgia Plástica da Universidade Federal de Ciências da Saúde de Porto Alegre (UFCSPA). Membro do Serviço de Cirurgia Plástica da Irmandade Santa Casa de Porto Alegre (ISCMPA). Doutorado pela UFCSPA. Fellow Observer, Manhattan Eye, Ear andn Through Hospital, NY, EUA. Professor Convidado da Norfolk University, Inglaterra (2010). Professor Assistente Cirurgia Plástica pela ULBRA (2002 - 2004). Membro Titular da SBCP.

Roosevelt Santos Oliveira Junior
Residente do Curso de Especialização em Cirurgia Plástica Dr. Ewaldo Bolivar de Souza Pinto, Santos-SP.

Sabrina Engel Mene
Cirurgiã Plástica. Especialista em Cirurgia Plástica da SBCP. Chefe do Setor de Sequelas de Queimaduras do Serviço de Laser em Medicina e Cirurgia da Santa Casa da Misericórdia do Rio de Janeiro.

Sérgio Luiz Keinert Filho
Membro Especialista da SBCP.

Silvio Barbosa de Morais Junior
Residência Médica no Serviço de Cirurgia Plástica do Hospital Agamenon Magalhães, Credenciado pelo MEC e SBCP (1997-1999), Recife-PE. Membro Associado da SBCP.

Sylvio Raya Ibanez
Preceptor do Serviço de Cirurgia Plástica da UFCSFA e do Serviço de Cirurgia Plástica da Santa Casa da Misericórdia de Porto Alegre. Membro Titular da SBCP.

Taissa Recalde
Médica Especialista em Cirurgia Geral – Hospital Federal dos Servidores do Estado – MEC – CRM – RJ. Médica Residente (R3) em Cirurgia Plástica - Instituto Nacional do Cancer (INCA), RJ. Médica Assistente do Grupo de Reimplante e Microcirurgia do Hospital Adão Pereira Nunes – SES – RJ.

Talita Franco
Mestre e Doutora em Cirurgia Plática. Professora Emérita da UFRJ. Membro da Academia Nacional de Medicina

Thiago Delgado
Ex-Residente do Serviço de Cirurgia Plástica do Hospital da Plástica/Faculdade de Medicina da UNIG, Credenciado pela SBCP (Chefe do Serviço: Dr. Farid Hakme). Membro Especialista da SBCP.

Ullyanov Bezerra Toscano de Mendonca
Titular da Seção de Cirurgia de Cabeça e Pescoço - INCA. Membro Efetivo da SBCCP.

Vanessa Leão Pedrozo Rajo
Ex-Residente do Serviço de Cirurgia Plástica do Hospital da Plástica/ Faculdade de Medicina da UNIG, Credenciado pela SBCP (Chefe do Serviço: Dr. Farid Hakme). Membro Especialista da SBCP.

Vitor Lima Ferraz
Ex-residente do Serviço de Cirurgia Plástica do Hospital da Plástica/Faculdade de Medicina da UNIG, Credenciado pela SBCP (Chefe do Serviço: Dr. Farid Hakme). Membro Especialista da SBCP.

Vitor Vasconcelos Muniz
Cirurgião Plástico Chefe do Serviço de Cirurgia Plástica do Hospital. Universitário Walter Cantídio da Universidade Federal do Ceará. Membro Associado da SBCP.

Victor Monteiro Maciel Lima
Cirurgião Geral pela UNIFESP. Residente de Urologia na Santa Casa de Fortaleza.

Wendel Fernando Uguetto
Membro Associado da SBCP.

Wilson Cintra Junior.
Livre Docente da Faculdade de Medicina da USP. Membro Titular da SBCP.

Yuri Mene
Dermatologista do Centro Avançado de Tratamento da Pele. Clínica Rômulo Mene. Chefe do Setor de Tratamento de Feridas do Serviço de Laser em Medicina e Cirurgia da Santa Casa da Misericórdia do Rio de Janeiro.

DEDICATÓRIA

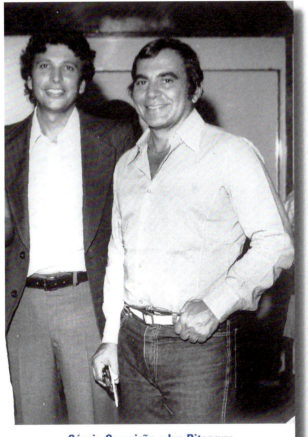

Sérgio Carreirão e Ivo Pitanguy

Esta obra é dedicada ao meu Mestre Ivo Pitanguy, com quem tive o privilégio de conviver durante mais de 40 anos.

Dele, guardo com muito orgulho as palavras escritas em 14 de maio de 2015, para a introdução deste livro:

"Falar de Sérgio Carreirão é falar de uma época frutuosa e alegre da minha vida. Carreirão, aluno aplicado, tornou-se companheiro de ensino e amizade. Sua postura ética nos planos científico e humano colocam-o como um colaborador e amigo muito especial".

Obrigado, Mestre

AGRADECIMENTOS

Agradeço a Deus a benção de ter trabalhado diariamente, durante 40 anos, com Ana Maria Nobre, o anjo da 38ª Enfermaria da Santa Casa de Misericórdia do Rio de Janeiro.

Agradeço a minha família, pelo apoio, compreensão e amor: minha esposa, Ângela, meus filhos, Eduardo, Pedro e Paula, minhas noras, Paula e Kelly, e meus netos, Júlia e Pedro.

Agradeço a todos os meus colegas professores e companheiros de ensino, com quem convivi durante este longo tempo, pela consideração que sempre me dispensaram e por sua dedicação ao ensino da Cirurgia Plástica.

Agradeço aos meus alunos e ex-alunos, força maior da inspiração e da motivação para a realização deste livro.

Rio de Janeiro, Maio de 2018

SÉRGIO CARREIRÃO

PREFÁCIO
2ª EDIÇÃO

Este livro é uma continuidade do espírito inquieto do Dr. Sérgio Carreirão, incansável professor não só das técnicas da especialidade, mas da harmonia do pensamento crítico da pesquisa científica e fruto de uma vida dedicada ao ensino da Cirurgia Plástica.

Esta nova edição traz uma primorosa atualização de suas produções anteriores.

Um livro que aborda os temas de Cirurgia Plástica de forma ampla e com a participação de grandes nomes da especialidade, com capítulos especialmente direcionados aos residentes em formação.

Tenho certeza que cada capítulo foi minuciosamente revisado à exaustão, disponibilizando, assim, uma obra qualificada e indispensável para o refinado ensino da cirurgia plástica.

Por isso, considero uma grande honra e um especial privilégio prefaciar esta obra, que representa uma excelente referência para os Residentes se prepararem para a prova de obtenção do Título de Especialista.

Santos, Maio de 2018

OSVALDO SALDANHA

PREFÁCIO 1ª EDIÇÃO

Desde o início da sua trajetória Dr. Sérgio Carreirão na área da Cirurgia Plástica tem se notabilizado no ensino dessa fascinante especialidade. Sua vocação, aliada à experiência na convivência com jovens médicos adquirida durante suas atividades didáticas, o inspiraram a editar mais um livro direcionado, desta vez, para a formação do especialista.

Profissionais, de reconhecido conhecimento e experiência, contribuíram para esta obra com textos e ilustrações abrangentes, pautados em atualizado e elevado nível científico.

O Livro *Cirurgia Plástica para a Formação do Especialista*, com seus 89 Capítulos, distribuídos de forma didática em 8 Partes, proporciona uma visão ampla da Cirurgia Plástica contemporânea. Desde o início, quando trata dos Princípios Gerais. As demais abordam os diversos segmentos que compõem a nossa especialidade, dedicando uma parte, especificamente, à Cirurgia Plástica Pediátrica.

Tempos atrás, Carreirão me falou da sua intenção de publicar uma obra destinada aos colegas mais jovens, residentes ou recém-egressos dos cursos de especialização. Hoje, que tenho o privilégio de conhecer o seu conteúdo, permito-me acrescentar que este livro também será muito útil para os cirurgiões mais experientes, formados há mais tempo.

Está de parabéns Sérgio Carreirão, por mais este legado científico que é *Cirurgia Plástica para a Formação do Especialista*. Retrata nas suas páginas o conhecimento e a experiência dos seus autores, aliados a um idealismo e capacidade de organização, incomuns.

Porto Alegre, 2011.

PEDRO DJACIR ESCOBAR MARTIN

APRESENTAÇÃO EDITOR

"You have to learn what others have done because you won't live enough to make all the mistakes yourself"
Frank MacDowell

Sinto-me honrado pelo privilégio de fazer a apresentação deste livro. Sou extremamente grato pela tarefa que me foi designada, que, creio, é mais devido à amizade que a meus modestos valores, se é que existem.

Não poderia fazer qualquer comentário sobre o livro *Cirurgia Plástica para a Formação do Especialista* sem tecer algumas considerações sobre o editor Dr. Sergio Carreirão.

Amigo de décadas, sempre me surpreendeu por sua intensa volúpia em saber, pesquisar e ensinar.

O convívio com ele mostra uma pessoa loquaz que formula teorias e, como regra, procura explicação para todas. Tem uma obsessiva e saudável vontade de ensinar e compartilhar seus conhecimentos. Dele, aprendi algumas lições: a primeira delas é pensar grande e, por isso, vem alcançando seus objetivos que realmente valem à pena, porquanto, beneficiam sua comunidade. Em segundo lugar o trabalho árduo e disciplinado lhe permitiu superar obstáculos tomando decisões arriscadas, às vezes cometendo equívocos, mas, jamais pela qualidade duvidosa, quer por incúria quer por iniquidade. Erros, fatalidades pessoais ou coletivas, críticas injustas e outras adversidades, jamais o abateram, donde a terceira lição: a coragem de reerguer-se, aceitar o desafio e superá-lo. Em quarto lugar, não perde tempo e energia emocional com mesquinharias, maldades, revanches e manobras sujas. Para ele, a maldade perturba o julgamento. Penso que um de seus lemas de vida é substituir a inimizade por amizade. Seu coração não abriga o ódio e, sim, uma grande alegria de viver desfrutando o que a ventura da vida pode lhe proporcionar.

Com segurança este rol de atributos permitiu-lhe acumular um currículo pujante desde sua graduação em Medicina em 1967 até os dias de hoje. Numa breve passagem sobre sua vida profissional e acadêmica, por varias décadas, fez parte do corpo docente de importantes serviços de ensino e pós-graduação: o Centro de Aperfeiçoamento Médico da Pontifícia Universidade Católica do Rio de Janeiro e da Escola Médica de Pós-Graduação Carlos Chagas da Escola Médica da Fundação Souza Marques. Exerce, ainda, a chefia do Serviço de Cirurgia Plástica do Hospital da Lagoa da Rede Hospitalar Federal do Rio de Janeiro; todos esses serviços são credenciados pela Sociedade Brasileira de Cirurgia Plástica sendo o ultimo reconhecido pelo Ministério de Educação.

Dentre os diversos cargos societários que ocupou merece especial menção o de Presidente da Sociedade Brasileira de Cirurgia Plástica destacando-se como grande administrador e hábil conciliador, quando sua presença foi importante, sempre subordinando seus interesses pessoais aos da Sociedade.

Sua produção científica é volumosa dada a publicações de vários artigos, tanto em revistas nacionais quanto internacionais, atestando sua pujante dedicação a Medicina. Foi editor de cinco livros que ocupam posição supina na formação do cirurgião plástico ou no aprimoramento do especialista. Este novo livro não pretende preencher qualquer lacuna, mas, agregar-se aos demais para enriquecimento do especialista, daqueles que buscam atualização de conhecimentos ou dirimir as eventuais e, às vezes, frequentes dúvidas.

Este livro compulsa a experiência de vários autores nas diferentes áreas da Cirurgia Plástica, de sorte a facilitar ao leitor o acesso a conhecimentos atualizados, o que se tornaria extremamente trabalhoso pelas consultas as revista nacionais e internacionais. Diga-se, enfaticamente, que a experiência dos diversos cirurgiões, transcrita nos diferentes capítulos, permite uma análise crítica e concisa das condutas ora propostas. A leitura metódica destes capítulos evidencia a clareza e acurácia dos autores em expor conhecimentos adquiridos pela vivência dentro do variegado espectro de procedimentos que compõem a Cirurgia Plástica. A seleção feita pelo Editor destina-se, sobretudo, aqueles especialistas distantes de centros universitários ou que trabalham em locais com recursos limitados.

Com toda certeza, posso afirmar que este não será o último livro editado pelo Dr. Sérgio Carreirão, mas, a mesma certeza me permite asseverar que é um dos melhores. Este livro é mais um instrumento de conhecimento e informação para aqueles que buscam o aperfeiçoamento. Orgulho-me de apresentar o livro e o Editor que prestam uma enorme contribuição à comunidade dos cirurgiões plásticos do nosso País.

São Paulo, 2011.

MIGUEL MODOLIN

APRESENTAÇÃO 2ª EDIÇÃO

A segunda edição deste livro é destinada àqueles cirurgiões que serão os responsáveis pelo futuro de nossa especialidade no Brasil, na esperança que ele sirva de apoio e estímulo para uma vida profissional correta, ética e exitosa.

Ele foi preparado e revisto para fornecer ao jovem cirurgião plástico a informação ampla e atual pela experiência de autores capacitados e consagrados por suas experiências acadêmicas e suas vivências na SBCP, aos quais agradeço profundamente.

Como na primeira edição, esta obra não tem a pretensão de abranger toda a cirurgia plástica. Isso não seria possível. Contudo, o livro foi planejado para elucidar os principais tópicos da cirurgia plástica e dar ao leitor uma orientação de como aperfeiçoar-se nos assuntos que pretender.

Nesta edição, acrescentamos novos capítulos e oferecemos aos autores maiores espaços para descrever suas técnicas.

Finalmente, fica a constatação que a maior arma de defesa de nossa especialidade é a formação de profissionais capazes, que pratiquem a especialidade com amor, dedicação, espírito social e, sobretudo, com ética.

SÉRGIO CARREIRÃO
Editor

SUMÁRIO

PARTE 1 – PRINCÍPIOS GERAIS

1 Princípios da Cicatrização das Feridas **3**
Sérgio Carreirão
Raul José Mauad
Fabrício Carvalho Torres
Gisleine Longhi
Bruno Marini

2 Novos Conceitos no Tratamento das Feridas: Terapia de pressão negativa e matriz dérmica acelular no tratamento de feridas complexas **13**
Marcelo de Oliveira e Silva

3 Anestesia em Cirurgia Plástica **23**
Gisele Kreimer
Carla Mara Santana
Ondina Maria de Azevedo Aragão Ribeiro

4 Infecção em Cirurgia Plástica **37**
Carlos Magno Castelo Branco Fortaleza
Maristela Pinheiro Freire

5 Doença Tromboembólica. Fundamentos, Princípios Gerais **45**
Arno von Ristow
Marcos Arêas Marques
Brunno von Ristow

6 Expansão Tecidual **51**
João Medeiros Tavares Filho
Diogo Franco
Talita Franco

7 Princípios de Cirurgia Videoassistida em Cirurgia Plástica **61**
Lydia Masako Ferreira
Felipe Contoli Isoldi

8 Princípios Éticos da Cirurgia Plástica. "Erro Médico" **67**
Dênis Calazans Loma

PARTE 2 – TRANSPLANTES

9 Enxertos de Pele **85**
Rodrigo d'Eça Neves

10 Banco de Pele e Transplante Alógeno **97**
Eduardo Mainieri Chem
Aline Francielle Damo Souza
Luana Pretto
Paulo Fagundes Pase
Rodrigo Dornelles
Rafael Netto
Carolina Franke
Elisa Vasconcellos Soares

11 Células-tronco. Fundamentos e Aplicações na Cirurgia Plástica **105**
Isa Dietrich

12 Princípios da Utilização de Retalhos Cutâneos e Fasciocutâneos **111**
Alexis Pacheco
Ronaldo Webster
Márcia Terres
Rafael Netto
Paulo E.K. Solano Jr.

13 Retalhos Musculares e Miocutâneos. A Vascularização Muscular e Cutânea **127**
Luiz Humberto Toyoso Chaem
Odo Adão
Manoel Pereira da Silva Neto
Carlos Renato Rodrigues da Cunha
Adriano Peduti Batista
Cynthia Ottaiano Rodrigues Almeida

14 Retalhos Microcirúrgicos. Princípios da Microcirurgia **139**
Marcelo Sacramento Cunha
André Leal Gonçalves Torres
Nilmar Galdino Bandeira

15 Regeneração Nervosa, Reparo e Enxerto de Nervo Periférico **157**
Fausto Viterbo
Alan Fagotti

PARTE 3 – PELE E TECIDO SUBCUTÂNEO

16 Tumores Benignos da Pele **165**
Niveo Steffen
Sylvio Ibáñez
Rafael Netto
Lucas Steffen

17 Tumores Cutâneos Malignos **181**
Márcia Ramos-e-Silva
Débora B. de Pinho
Juliana Marques-da-Costa

18 Melanoma Cutâneo **193**
Rogério Izar Neves

19 Queimaduras. Princípios Gerais do Tratamento Cirúrgico **209**
Mônica Sarto Piccolo
Roberta Piccolo Lobo
Nelson de Paula Piccolo
Nelson Sarto Piccolo

20 Queimaduras. Princípios de Reconstrução Cirúrgica da Sequelas de Queimaduras **225**
Nelson Sarto Piccolo
Nelson de Paula Piccolo
Roberta Piccolo Lobo
Mônica Sarto Píccolo

21 Radiações e Lesões Provocadas pela Radiação **245**
Carlos Alberto Porchat
Ricardo de Alencar Vilela

PARTE 4 – CIRURGIA PLÁSTICA PEDIÁTRICA

22 Fissuras Labiais **253**
Douglas Jorge

23 Fissura Palatal **267**
Renato da Silva Freitas

24 Disfunção Velofaríngea. Abordagem Multidisciplinar **275**
Henrique Cintra
Márcio Arnaut Jr.
Bruno Dias
Lívia Scelza
Ludmilla Furtado
Beatriz Guimarães

25 Abordagem Primária da Deformidade Nasal na Fissura Labial Unilateral **291**
Márcio Arnaut jr.
Henrique Cintra

26 Deformidade Nasal da Fissura Labial Bilateral **299**
Sérgio Carreirão
Thiago Delgado
Arthur Mesquita
Bruna Jacobowski
Eduardo Fortuna

27 Fissuras Craniofaciais **305**
Aristides Augusto Palhares Neto
Rafael José de Castro
Marcelo Pacheco Gonçalves

28 Craniossinostoses **315**
Vera Lúcia Nocchi Cardim
Rodrigo de Faria Valle Dornelles
Alessandra dos Santos Silva

29 Microssomia Craniofacial **335**
Renato da Silva Freitas
Gilvani Azor de Oliveira e Cruz
Isis Juliane Guarezi Nasser

30 Deformidades Orbitopalpebrais Congênitas **345**
Ester Matteo Fallico
Matteo Fallico
Roberto Sebastiá Peixoto

31 Outras Deformidades Faciais Importantes. Displasia Fibrosa, Síndrome de Moebius, Síndrome de Romberg, Síndrome de Treacher-Collins **367**
Dov Charles Goldenberg
Wendel Fernando Uguetto
Nivaldo Alonso

32 Anomalias Congênitas da Orelha. Reconstrução Auricular **377**
Juarez M. Avelar

33 Otoplastias. Orelha em Abano e Outras Deformidades Congênitas **389**
Henrique Pessoa Ladvocat Cintra
Igor Felix Cardoso
Márcio Arnaut Jr.

34 Neurofibromatose **413**
Rodrigo de Faria Valle Dornelles
Alessandra dos Santos Silva
Diogo Kokiso
Fernanda dos Santos Martins

35 Anomalias Vasculares **421**
José Hermílio Curado
Heloisa Galvão do Amaral Campos

36 Anomalias Congênitas do Membro Superior **439**
Rui Ferreira
Gyzelly Veríssimo
Renata Leal
Jorge Matta Ramos
Rodrigo Leite Ferreira

PARTE 5 – CIRURGIA RECONSTRUTORA DA CABEÇA E PESCOÇO

37 Reconstrução das Partes Moles da Face e Couro Cabeludo **465**
José Goulart Furtado
Guilherme Boabaid Furtado

38 Ectrópio Palpebral **479**
Sergio Lessa

39 Entrópio Palpebral **493**
Sergio Lessa

40 Ptose Palpebral **499**
Sergio Lessa

41 Reconstrução Nasal **529**
Júlio Morais-Besteiro
Luiz Carlos Ishida

42 Reconstrução da Orelha nas Deformidades Adquiridas **553**
Max Domingues Pereira
Ivan Dunshee de Abranches O. Santos Filho
Lydia Masako Ferreira

43 Fraturas da Face **565**
Edgard Alves Costa
Bruno Alves Costa

44 Tratamento das Fraturas Nasoetmoidais **577**
Ricardo Lopes da Cruz

45 Reconstrução da Mandíbula e da Maxila **591**
Sergio Moreira da Costa
Gustavo Moreira Costa de Souza
Klaus Rodrigues de Oliveira
Paulo Roberto da Costa
Roberto Junqueira Polizzi
Antônio Luis Neto Custódio

46 Cirurgia Ortognática **607**
Mariângela Santiago

47 Tumores das Glândulas Salivares **621**
Jacob Kligerman
Roberto Araújo Lima
Ullyanov Bezerra Toscano de Mendonça

48 Paralisias Faciais e Síndrome de Möbius **631**
Fausto Viterbo
Alan Fagotti

PARTE 6 – CIRURGIA PLÁSTICA DA MAMA

49 Implantes Mamários de Silicone **645**
Wanda Elizabeth Massière Correa
Guilherme Targino

50 Mamaplastia de Aumento **655**
José Horácio Aboudib Jr.
Maria Lidia de Abreu Silva
Ana Cláudia Weck Roxo

51 Grandes Hipertrofias Mamárias **669**
Pedro Djacir Escobar Martins
Pedro Alexandre da Motta Martins
Milton Paulo de Oliveira
Sérgio Carreirão

52 Mamaplastias com Cicatrizes Reduzidas com Retalho de Parede Torácica Associado à Cinta Muscular Peitoral **683**
Ruth Graf
Maria Cecília Closs Ono
Priscila Balbinot
André Ricardo Dall'Oglio Tolazzi

53 Uso do Implante Mamário nas Mastopexias e Mamaplastias **695**
Farid Hakme
Arthur de Paula Amorim Mesquita
Bruno Cosme Caiado
José Salim Cury
Marielle Grazielle Costa da Ponte
Sérgio Luiz Keinert Filho
Vanessa Leão Pedrozo Rajo
Vitor Lima Ferraz

54 Ginecomastia **705**
Leandro Pereira
Leonardo Fellet
Sérgio Carreirão

55 Câncer Mamário e o Cirurgião Plástico **713**
Mauricio Chveid

56 Reconstrução Mamária com Expansores de Tecidos **727**
José Yoshikasu Tariki
Roberta Amorim

57 Reconstrução Mamária com Retalhos Locais **741**
Ângela Fausto
Patrícia Breder de Barros

58 Reconstrução Mamária com Retalho do Músculo Latíssimo do Dorso **757**
Paulo Roberto de Albuquerque Leal
Sérgio Carreirão
Daniel Gouvêa Leal
Bárbara Fonseca

59 Reconstrução Mamária com o Retalho Transverso Pediculado do Músculo Reto do Abdome (TRAM) **767**
Sérgio Carreirão
Leandro Pereira
Bruno Assad
Maurício Santoro Junior
Thiago Delgado

60 Reconstrução Microcirúrgica da Mama **777**
Juliano Carlos Sbalchiero
Alessandro Grossi
Rodrigo Badotti
Renato de Souza N. R. de Sá

61 Reconstrução da Placa Areolopapilar **785**
Fabio Carramaschi
Lúcio Issamu Nakayama
Ary de Azevedo Marques Neto

62 Complicações dos Implantes Mamários **793**
Sérgio Carreirão
Marcela Mendes de Carvalho de Souza
Marielle Grazielle Costa da Ponte
Niandra Sartori

63 Assimetria Mamária Pós-reconstrução **803**
Sérgio Carreirão
Marcelo Carreirão
Bruno Assad
Maurício Santoro Junior
Thiago Delgado

PARTE 7 – RECONSTRUÇÃO DO TRONCO E MEMBROS

64 Reconstruções da Parede Torácica **813**
Salustiano Gomes Pinho Pessoa
Breno Bezerra Gomes de Pinho Pessoa
Vitor Vasconcelos Muniz
Lucas Bezerra Gomes de Pinho Pessoa

65 Reconstrução da Parede Abdominal. Tratamento das Hérnias Incisionais **831**
José Gradel
Bruno Alves Costa
Fernanda Encinas

66 Reconstrução dos Membros Inferiores **845**
Rogério de Castro Bittencourt
Alan Jeziorowski
Michele Mamprim Grippa

67 Úlceras de Pressão **867**
Marcelo de Oliveira e Silva

68 Cirurgia Plástica do Sistema Urogenital – Fundamentos **885**
Carlos Abib Cury
Bruno Marini
José Salim Cury
Márcio Augusto Canavarros

69 Cirurgia Plástica no Ex-obeso **901**
Edmar Maciel Lima Júnior
Harley Cavalcante Araújo
Victor Monteiro Maciel Lima

70 Propedêutica da Mão **929**
Luiz Mário Bonfatti Ribeiro
Paulo Roberto Camozzato

71 Lesões do Plexo Braquial e Suas Consequências **935**
Luiz Fernando Franciosi

72 Compressões Nervosas no Membro Superior **949**
Rui Ferreira
Gizelly Veríssimo
Renata Leal
Rodrigo Leite Ferreira

73 Reimplantes dos Membros Superiores **959**
João Recalde
Taissa Recalde

74 Trauma da Mão. A Mão Queimada **973**
Dilmar Francisco Leonardi
Flavio Nadruz Novaes

75 Lesões Tendinosas ao Nível do Membro Superior **981**
Pedro Bijos

76 Reconstrução do Polegar **999**
Jefferson Braga Silva

77 Síndrome Isquêmica de Volkmann e Doença de Dupuytren **1009**
Luiz Mário Bonfatti Ribeiro
Paulo Roberto Camozzato
Guilherme Ferreti
Thiago Delgado

PARTE 8 – CIRURGIA ESTÉTICA

78 Ritidoplastia Facial **1021**
Bárbara Helena Barcaro Machado

79 Ritidoplastia Facial com Cicatrizes Reduzidas **1063**
Benjamin de Souza Gomes Filho
Rafael Lopes Busatto

80 Tratamento do Terço Inferior da Face **1075**
Marcelo Rodrigues da Cunha Araújo
Luiz José Muaccad Gama
Maria Roberta Cardoso Martins

81 Videocirurgia no Rejuvenescimento Frontal e do Terço Médio da Face **1087**
Carlos Casagrande
Anderson Saciloto
Daniel Ongaratto Barazzetti

82 Blefaroplastia Superior e Inferior **1099**
Roberto Sebastiá Peixoto
Eduardo Fortuna
Ester Fallico

83 Toxina Botulínica **1117**
Paulo Keiki R. Matsudo
Pâmella Kei Matsudo

84 Pele Envelhecida e *Laser:* Pele Envelhecida: Correlação Clínico-Histológica de Tratamentos com *Lasers* de CO_2 e Er:YAG **1129**
Rômulo Mene
Yuri Mêne
Sabrina Engel Mêne

85 Rinoplastia **1141**
João de Moraes Prado Neto
Luis Felipe Araújo de Moraes Prado
Luis Gustavo Araújo de Moraes Prado
Luis Fernando Araújo de Moraes Prado

86 Rinoplastia Primária Aberta **1153**
Luiz Alberto de Souza Leite
Carlos Lacerda de Andrade Almeida
João Ronaldo Claudino Braga
Luiz Felipe Duarte Fernandes Vieira
Silvio Barbosa de Morais Júnior
Rafael Neves de Souza

87 Rinosseptoplastia e Laterorrinias **1167**
Luiz Carlos Ishida

88 Mentoplastias e Perfiloplastias Estéticas **1173**
Farid Hakme
Marcio Augusto Canavarros
Pedro Adissi
Christiane Vigné
Vanessa Leão Pedrozo Rajo

89 Lipoaspiração – Princípios, Fisiopatologia e Complicações **1181**
Miguel Modolin
Wilson Cintra Jr.
Rodrigo Itocazo Rocha
Rolf Gemperli

90 Lipoaspiração e Lipomioescultura **1189**
Ewaldo Bolivar de Souza Pinto
Priscila Chiarello de Souza Pinto Abdalla
Ana Paula Pimentel Spadari
Ilson Abrantes Rosique
Roosevelt Santos Oliveira Junior

91 Lipoabdominoplastias – Conceitos Atuais **1199**
Osvaldo Saldanha
Osvaldo Ribeiro Saldanha Filho
Cristianna Bonneto Saldanha
Leonardo Gobetti
Andrés Cánchica Cano
Francisco Felipe Góis de Oliveira

92 Abdominoplastia **1209**
Rogério Augusto Camargo Scheibe
Leila de Camargo Righi

93 Enxertos de Gordura. Aplicações Estéticas **1219**
Luiz Haroldo Pereira
Aris Sterodimas
Beatriz Nicaretta

94 Gluteoplastia **1229**
Raul Gonzalez

95 Implantes de Membros Inferiores **1237**
Sérgio Levy
Gabriela Cinotto
Bárbara Fonseca

96 Cirurgia da Calvície **1255**
Carlos Eduardo Leão

97 Metodologia em Cirurgias Plásticas Associadas **1273**
Ivo Pitanguy
Bárbara Helena Barcaro Machado
Henrique Nascimento Radwanski

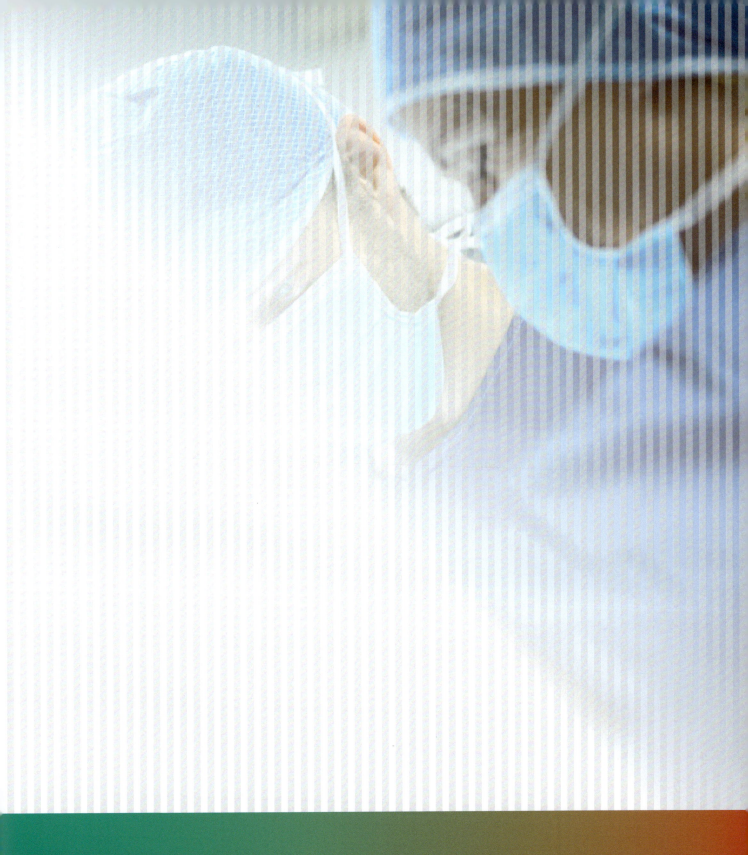

Parte 1
Princípios Gerais

capítulo 1

Princípios da Cicatrização das Feridas

AUTOR: **Sérgio Carreirão**
Coautores: Raul José Mauad, Fabrício Carvalho Torres, Gisleine Longhi, Bruno Marini

Introdução

A pele é o maior órgão do corpo humano, abrangendo uma área de 7.620 cm² em um indivíduo adulto mediano. Este revestimento cutâneo tem a função de manter uma capa protetora para todo o corpo. Através dele o organismo sustenta um equilíbrio físico-químico e biológico com o meio ambiente. Porém, por ser a parte mais exposta, está suscetível a injúrias, ocasionando ruptura da harmonia tecidual, definida como ferida.

Desde os tempos pré-históricos até a medicina moderna, o objetivo do reparo da ferida não mudou: continua sendo a restauração da superfície externa, que tem a função de proteger o indivíduo contra infecções e desidratação. A cicatrização das feridas evoluiu lentamente com o passar dos séculos. Avanços mais significativos ocorreram no século XIX, que conduziram ao reconhecimento da importância do controle da infecção, da hemostasia e do tecido necrótico.

Em condições adequadas, a resolução de uma ferida é feita por um processo que restaura a continuidade orgânica à custa de tecido mesenquimal. Esse fenômeno é genericamente denominado cicatrização e envolve uma série de eventos que podem ser divididos em três fases que se relacionam umas com as outras de forma dinâmica. O processo de formação da cicatriz reflete a tentativa de nosso corpo de restaurar a força e a integridade do tecido. O produto final de uma cicatrização normal é caracterizado pela desorganização do alinhamento do colágeno e pela perda de apêndices dérmicos.

Processos de Cicatrização

A fisiologia da cicatrização da ferida consiste em uma sequência de eventos guiada por inúmeros estímulos celulares, do próprio microambiente da ferida, que estimulam e inibem os processos de cicatrização, em suas distintas fases.

Para simplificar o entendimento dos processos biológicos que conduzem à resposta de cicatrização geral, eles podem ser divididos nas seguintes fases: inflamatória, proliferativa ou colágena e de maturação ou de remodelamento (Figura 1.1).

Fase inflamatória

Para o tecido começar a cicatrizar é preciso primeiro que se faça a hemostasia do local. O estímulo inicial para que a sequência de eventos da coagulação ocorra é a própria lesão tecidual. Inicialmente os vasos do local da ferida se contraem, as plaquetas aderem, agregadas, ao local da lesão e formam o tampão hemostático inicial. Começa então a sequência de eventos da coagulação. As vias de coagulação intrínseca (fatores XI, IX e VIII) e extrínseca (fator tecidual e fator VII) levam à ativação da protrombina em trombina, que converte fibrinogênio em fibrina. A fibrina é polimerizada em coágulo estável. À medida que o trombo se forma, dá-se a hemostasia na ferida. Depois da hemostasia os vasos locais se dilatam secundariamente aos efeitos na sequência da coagulação e seus complementos. Aparece então a bradicinina, que

PARTE 1 – PRINCÍPIOS GERAIS

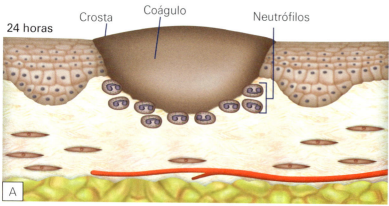
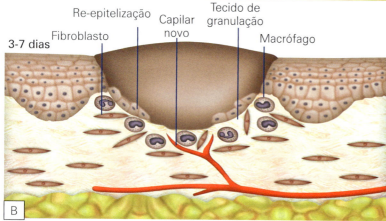
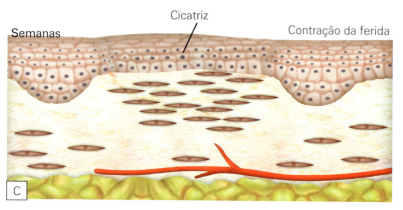

FIGURA 1.1 – Processo de cicatrização de ferida.

é um potente vasodilatador. Ela aumenta a permeabilidade vascular.

Ainda na sequência de coagulação são geradas as anafilatoxinas, que aumentam diretamente a permeabilidade dos vasos sanguíneos e atraem os neutrófilos e monócitos para a ferida. No mesmo processo há a liberação de histamina e leucotrienos, importantes para a vasodilatação. O fluxo inicial de leucócitos para a ferida ocorre em 24 horas e é composto por neutrófilos que eliminam os restos celulares, corpos estranhos e bactérias. O infiltrado de neutrófilo é reduzido em feridas cirúrgicas limpas, em comparação com feridas contaminadas ou infectadas.

No período de 2 a 3 dias as células inflamatórias começam a mudar a sua população para o tipo celular com predominância de monócitos. Os monócitos circulantes e mastócitos teciduais são atraídos e infiltram o local da ferida. Os monócitos se diferenciam em macrófagos e, junto com os macrófagos teciduais locais, orquestram o processo de reparo. Os macrófagos não apenas continuam a fagocitar tecidos e restos bacterianos, mas também secretam vários fatores de crescimento. Esses fatores de crescimento ativam e atraem células endoteliais locais, fibroblastos e queratinócitos para começar suas respectivas funções de reparo. A ferida limpa e com boa vascularização está pronta para o processo proliferativo.

Fase proliferativa

Também conhecida como fase colágena. Os eventos considerados mais importantes dessa fase são descritos a seguir.

- **Formação da matriz extracelular (MEC)**

Ocorre através da degradação da chamada matriz provisória inicial, principalmente da fibrina. Três grandes classes de proteases estão envolvidas no reparo de feridas: as da família da serina, da cisteína e da metaloproteinase da matriz. Essas proteases são secretadas para facilitar a migração celular através do coágulo que é dissolvido. Elas degradam quase todas as proteínas da matriz provisória, ativam fatores de crescimento e ligam-se a superfícies celulares, formando a MEC.

- **Ativação e proliferação dos fibroblastos e a formação do colágeno**

Os macrófagos, mastócitos e a MEC adjacente liberam fatores de crescimento que estimulam a ativação de fibroblastos. Esses, quando ativados, aumentam a síntese de proteínas a partir da união de aminoácidos essenciais como a hidroxiprolina. Conforme os fibroblastos proliferam, eles se tornam o tipo predominante de célula por 3 a 5 dias nas feridas limpas não infectadas. Essa proliferação fibroblástica é controlada por fatores de crescimento e receptores da membrana celular. Os fibroblastos secretam a hialuronidase para digerir a matriz provisória rica em ácido hialurônico, seguida de acúmulo de glicosaminoglicanos sulfatados e colágeno desordenado, formando a cicatriz. Os fibroblastos sintetizam e secretam colágenos por meio de um complexo processo intracelular e extracelular. Este processo inclui as hidroxilações da prolina e da lisina. Os principais colágenos fibrilares que fazem parte da MEC na pele e cicatriz são colágenos tipos I e III. Embora o colágeno tipo III a princípio seja depositado em quantidades maiores na ferida, sua quantidade é sempre menor que a do colágeno tipo I na cicatriz madura, mantendo a proporção 4:1. O colágeno é o principal componente estrutural de cicatriz, é ele que mantém a ferida fechada após a retirada dos pontos e a sua quantidade na cicatriz depende da tensão nas bordas da ferida (Gráfico 1.1).

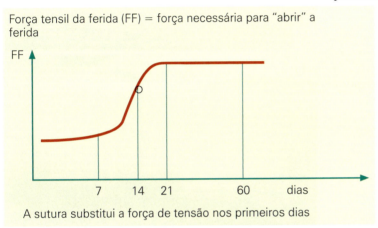

GRÁFICO 1.1 – Curva da força tênsil da ferida.

• Tecido de granulação

É constituído por vasos sanguíneos, macrófagos e fibroblastos, agregados a uma matriz provisória frouxa de fibronectina, ácido hialurônico e colágeno. Macroscopicamente, esse tecido é caracterizado por seu aspecto carnudo vermelho ("carne exuberante" ou "carne esponjosa") presente em feridas abertas. É uma consequência das novas redes de capilares (neoangiogênese) formadas pela divisão e migração celular endotelial. O tecido de granulação viável permite a migração e a integração do tecido epitelial em seu leito (Figura 1.1), que são estimuladas pelos macrófagos ativados e fibroblastos. O tecido de granulação, uma vez presente, permite a integração dos enxertos cutâneos.

• Contração cicatricial

A contração da ferida ocorre por um processo no qual a pele circundante se retrai em direção centrípeta, na tentativa de fechar uma ferida aberta. Esse fenômeno praticamente não ocorre com incisões cirúrgicas fechadas primariamente. A contração aparece nas feridas deixadas abertas, nas queimaduras e nas deiscências de feridas, geralmente por infecção. Sua intensidade de migração depende da tensão e elasticidade das bordas da ferida. A contração da ferida diminui o seu tamanho de maneira significativa, sem formação de tecido novo. Este processo é mais rápido quando comparado com a epitelização e é mais intenso nas áreas de maior elasticidade cutânea (flacidez regional). Os miofibroblastos desempenham um importante papel na contração da ferida e aparecem 4 dias após o ferimento, sendo estimulados pela tensão mecânica.

A contração da ferida difere-se da contratura. Clinicamente, a contratura é definida como um encurtamento do tecido ou distorção, causando restrição da mobilidade e função articular. Ela causa uma diminuição da função da área, diferente da contração, que encurta o comprimento da cicatriz, em comparação com a ferida original.

O tecido epitelial que cobre a granulação é o que caracteriza uma cicatriz (Figura 1.1).

Fase de maturação

Também chamada fase de remodelação. Devido à rica rede de capilares, a cicatriz imatura é avermelhada pela grande proliferação colágena. Durante a maturação há a perda do equilíbrio entre a produção e a degradação do colágeno. Esta fase começa com o aumento da degradação colágena, incentivado entre outras substâncias pela colagenase, assim como a remodelagem da substância matriz.

Como consequência, os capilares regridem e a cicatriz torna-se mais clara, caracterizando a cicatriz madura. A cicatriz se remodela lentamente por um longo período, que varia de meses até anos. Cicatrizes maduras em geral são hipopigmentadas, isto é, parecem mais claras do que a pele circundante após a maturação completa. Ainda durante esta remodelagem, gradualmente as feridas vão se tornando mais fortes e a sua resistência à tração aumenta. No entanto, esta resistência nunca será igual à da pele normal, atingindo no máximo a 80% da pele íntegra. A cicatriz não possui anexos epidérmicos (folículos pilosos e glândulas sebáceas) e tem um padrão de colágeno diferente do padrão da pele sem ferimentos. É claramente perceptível em virtude das diferenças de cor, contorno e textura, em comparação com a pele intacta. Por tudo descrito acima, a cicatriz é sempre um ponto mais fraco que a pele sã.

Tipos de Feridas Cutâneas

É possível classificar as feridas em abertas e fechadas, sendo a primeira com lesão visível e a segunda com lesões em planos inferiores da pele.

As feridas abertas podem ser classificadas em:
- **lacerações:** são rupturas e cortes irregulares da pele e dos tecidos moles. Podem ser produzidas por facas cegas, fragmentos de bomba e máqui-

nas, com possibilidade de esmagamento tecidual. Com frequência são contaminadas;
- **perfurações:** ferimentos geralmente puntiformes, causados por instrumentos pontiagudos (agulhas, arames, projéteis);
- **abrasões:** lesões em que só a camada superficial da pele é removida (joelho ralado, alguns tipos de queimaduras);
- **avulsões:** cortes com descolamentos da pele;
- **amputações:** remoções traumáticas de parte do corpo, geralmente nos membros.

Considerando o ritmo e a velocidade das cicatrizações, podemos defini-las como agudas e crônicas, sendo as crônicas aquelas que não cicatrizam em 4 semanas ou não reduzem em 20-40% de sua área após 2 a 4 semanas de terapia ideal.

As feridas crônicas podem ser classificadas em três principais categorias: úlceras venosas e arteriais, úlceras diabéticas e úlceras de pressão.

As úlceras venosas (úlceras de estase ou úlceras varicosas) são feridas resultantes do funcionamento inadequado de valvas venosas, usualmente das pernas. São a principal causa de feridas crônicas, representando 50-70% dos casos.

As úlceras arteriais, por também serem mais frequentes em membros inferiores, são muitas vezes difíceis de diferenciar das úlceras venosas. A causa mais comum das úlceras arteriais é a aterosclerose.

No diabetes, os efeitos da neuropatia periférica, vasculopatia periférica e infecção muitas vezes se combinam para favorecer o desenvolvimento de úlceras diabéticas que podem causar gangrena e amputação.

As úlceras de pressão são lesões localizadas na pele ou nos tecidos subjacentes, usualmente sobre alguma proeminência óssea, que resultam da aplicação de pressão não aliviada (ver Capítulo 67).

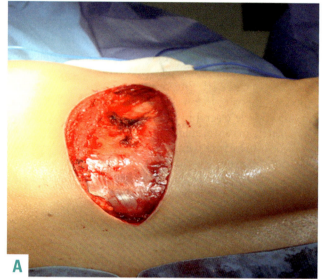
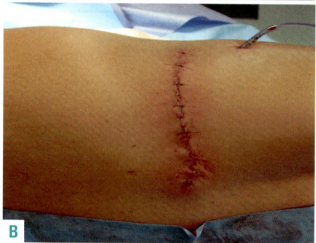

FIGURA 1.2 – A) Ferida cirúrgica extensa. **B)** Mesma ferida com fechamento primário. Cicatrização por primeira intenção.

Tipos de Cicatrização

Cicatrização por primeira intenção ou cicatrização primária

Modo de cicatrização em que todos os tecidos, inclusive a pele, são fechados com sutura. Com essa aproximação direta das bordas da ferida há um favorecimento da epitelização, o que diminui as chances de contaminação bacteriana, minimiza a contração cicatricial e favorece o processo de remodelagem desta ferida. Nestas, o tecido de granulação é fino e a sua cobertura por tecido epitelial resulta em uma cicatriz fina e de boa qualidade estética (Figura 1.2 A e B).

Cicatrização por segunda intenção ou cicatrização secundária

Neste modo de cicatrização a ferida é deixada aberta e fecha-se naturalmente. Em geral apresenta uma epitelização desorganizada sobre o tecido de granulação. Pode evoluir para cicatrização hipertrófica com contratura cicatricial significativa. Geralmente tem aspecto estético insatisfatório e pode comprometer a função do órgão afetado, pela formação das bridas cicatriciais (Figura 1.3).

Cicatrização por terceira intenção ou cicatrização terciária

Também chamada por alguns de cicatrização por primeira intenção tardia. Ocorre quando a ferida é deixada aberta por alguns dias e, então, fechada se for considerada limpa. Normalmente ocorre nas lesões em que havia a presença de infecção local que, após ser sanada, apresenta condições de fechamento. Essa medida evita o aparecimento de abscessos e deiscências. A epitelização após o fechamento acontece de forma semelhante à da cicatrização por primeira intenção (Figura 1.4A e B).

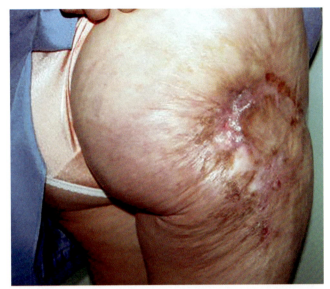

FIGURA 1.3 – Sequelas de cicatrização por segunda intenção. Note-se o processo de retração cicatricial.

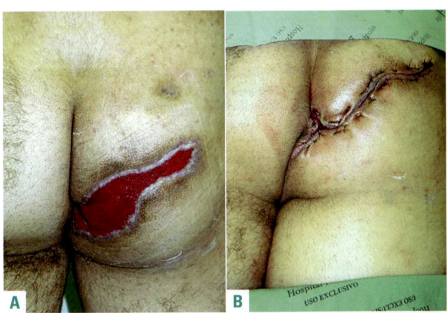

FIGURA 1.4 – **A** e **B** – Cicatrização por primeira intenção tardia (cicatrização terciária).

Fisiopatologia da Cicatrização

A cicatrização pode ocorrer de maneira anormal. As alterações do processo cicatricial podem provocar uma cicatrização em excesso, como a cicatriz hipertrófica e o queloide, e podem também levar a um défice cicatricial, a exemplo da chamada ferida crônica. No caso desta última há vários fatores envolvidos, como certas condições clínicas: diabetes, insuficiência arterial, doença venosa, linfedema, uso de esteroides, doença do tecido conjuntivo e lesão por radiação. Feridas não cicatrizadas também podem ser causadas por necrose de pressão, infecção (sobretudo osteomielite), câncer de pele, desnutrição, doença dermatológica crônica e outras condições metabólicas (desnutrição e obesidade).

Retardo cicatricial

Existem vários fatores capazes de retardar o processo cicatricial. Dentre eles, destacamos o uso dos corticoides. Eles inibem a resposta inflamatória, retardando o processo de contração, diminuindo a proliferação de capilares e retardando a formação do tecido de granulação. Estas drogas têm dois efeitos principais na cicatrização: o primeiro, de inibir o processo de fibroplasia, essencial para o processo normal de formação de cicatriz, e o segundo, de diminuição de síntese de colágeno. Quando usados em doses moderadas nos primeiros 3 dias após o trauma, retardam a cicatrização normal. São bastante utilizados quando se pretende obter retardo da contração das cicatrizes, podendo ser empregados como cremes ou pomadas e por injeção intralesional.

Outros fatores podem retardar o processo cicatricial: a hipoproteinemia (desnutrição), deficiência de vitaminas C (ácido arcórbico), A (ácido retinoico), B_6 (piridoxina), B_1 (tianina), B_2 (riboflavina). Também retardam a cicatrização as drogas imunossupressoras e quimioterápicas, além da aspirina e dos anti-inflamatórios não esteroides.

Cicatrização excessiva

É caracterizada pela proliferação de fibroblastos e produção de colágeno em excesso, e pela diminuição da degradação do colágeno devido à presença contínua de fibroblastos ativados secretores de componentes da MEC. São estas as características da cicatriz hipertrófica e do queloide.

A *cicatriz hipertrófica* é definida como cicatriz patológica que se restringe aos limites originais da ferida, porém é elevada e geralmente acompanhada de dor e prurido. Essas cicatrizes normalmente se formam secundariamente à forças de tensão excessivas, intermitentes ou contínuas através da ferida e são mais comuns em feridas localizadas nas superfícies de flexão, nas extremidades, nas mamas, no esterno e no pescoço. Esse tipo de cicatrização geralmente é autolimitado, regredindo com o tempo. Pode levar anos para apresentar melhora na coloração e aplanamento da cicatriz ao nível da pele circundante (Figura 1.5).

Não há diferenças histológicas claras entre a cicatriz hipertrófica e o queloide. Um estudo mais recente utili-

PARTE 1 – PRINCÍPIOS GERAIS

zando microscopia com varredura a *laser* sugeriu que os queloides poderiam ser caracterizados pela presença de fibras de colágeno mais espessas.

O *queloide* é uma cicatriz que ultrapassa as bordas da ferida original. Não pode ser considerado uma manifestação comum e ocorre predominantemente em indivíduos mais pigmentados, com uma incidência de 6-16% em populações afrodescendentes (Figuras 1.6 e 1.7). Existe uma predisposição genética com características autossômicas dominantes. Comporta-se como um tumor benigno da pele, com crescimento lento e contínuo. A excisão completa e o fechamento primário da ferida, no entanto, resultam em reincidência na grande maioria dos casos. Sua composição é principalmente de colágeno. O queloide é relativamente acelular em sua porção central, embora apresente fibroblastos em suas bordas alargadas.

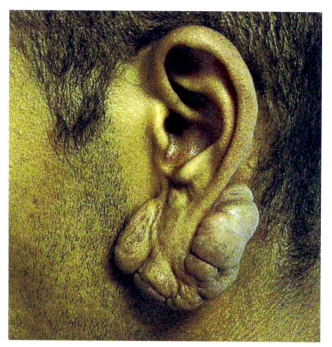

■ **FIGURA 1.7 –** Queloide de lóbulo de orelha. Deformidade típica.

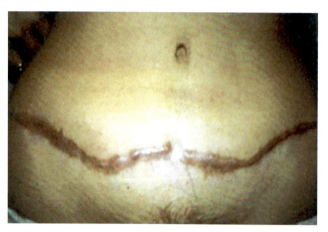

■ **FIGURA 1.5 –** Cicatriz hipertrófica (sequela de abdominoplastia).

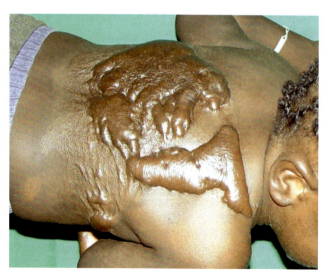

■ **FIGURA 1.6 –** Múltiplos queloides no dorso de uma criança.

Conduta nos Diferentes Processos Cicatriciais

O tratamento das cicatrizes anormais requer uma abordagem multifatorial, incluindo ou não o tratamento cirúrgico. A conduta deve ser guiada pelo diagnóstico, levando em consideração a queixa do paciente e as características da cicatriz, visando sua melhora estética e funcional. As feridas cicatrizadas merecem tratamento diferente das feridas que não cicatrizam (abertas), assim como das cicatrizes hipertróficas e queloides que requerem abordagens terapêuticas diferenciadas.

Feridas incisionais

Feridas incisionais fechadas em camadas ao longo dos planos teciduais cicatrizam por primeira intenção. São realizadas suturas em camadas ricas em colágeno, como fáscia e derme, diminuindo a tensão na linha de sutura. Já as camadas de tecido adiposo não conseguem manter as suturas sob tensão porque não possuem quantidade significativa de colágeno. A maioria dos cirurgiões opta por fechar essa camada apenas para diminuir o espaço morto, evitando seromas.

As feridas pequenas, fechadas e limpas cicatrizam rapidamente com menor formação de cicatriz, ao passo que as feridas grandes, abertas e sujas cicatrizam mais devagar. Ao se proceder a uma hemostasia meticulosa, diminui-se a possibilidade de hematoma evita-se o retardo da fase inflamatória e consequentemente o risco de infecção. Ao se proceder com o mínimo de traumatismo obtêm-se cicatrizes mais finas niveladas à pele e de melhor aspecto estético. Pelo fato de o material de sutura ser um corpo estranho, ele gera uma resposta imune e é suscetível a infecções. O ideal é manter as feridas fechadas e estéreis por 24-48 horas, até que a epitelização esteja completa. A partir de então, a ferida torna-se impermeável, possibilitando ao paciente tomar banho. Isso tem benefício psicológico durante o período de recuperação pós-operatória. Após esse período, a simples limpeza suave com soro fisiológico remove o transudato e crostas sanguíneas, reduzindo o acúmulo de bactérias e o risco de infecção.

Como já vimos, depois de 6 semanas as feridas tornam-se 70% mais resistentes à tração da pele normal, chegando a sua totalidade de 75-80% no processo final. Então, a atividade plena pode ser exercida a partir de 6 semanas.

Feridas excisionais

Esse tipo de ferida tem as mesmas etapas da cicatrização. Porém, elas têm período mais longo, em especial na fase proliferativa, onde ocorre maior formação de tecido de granulação e contração, caracterizando, dessa forma, a cicatrização secundária. O fato de as bordas das feridas excisionais serem abertas implica em maior migração de células epiteliais, cuja finalidade é reepitelizar essa área de matriz provisória e formar o tecido de granulação. Essa é uma característica das feridas crônicas.

Na infecção ocorre uma perda exsudativa de proteína e uma inflamação crônica, podendo desregular o reparo e transformar a cicatrização de feridas em uma ferida clinicamente não cicatrizada.

Em uma cicatrização por segunda intenção, se não houver infecção vigente e a área não for extensa, o fechamento da áreas cruentas deve se fazer em 2 a 3 semanas. Se ultrapassar esse período, deve-se considerar a colocação de um enxerto de espessura parcial ou total de pele. O enxerto adere de imediato ao tecido de granulação e acelera o processo de reparo. A área doadora do enxerto de pele de espessura parcial deve cicatrizar em menos de 2 semanas, dependendo da espessura do enxerto. Quando a cicatrização se completa na ferida, o defeito dérmico será preenchido por colágeno e recoberto por epitélio. Essa área menos resistente e mais suscetível ao trauma que a pele normal é o que constitui a cicatriz propriamente dita.

Para se obter uma melhora de cicatrização neste tipo de ferida deve-se fazer o desbridamento de tecido necrosado, remover possíveis fontes de infecção bacteriana e procurar manter a ferida em ambiente úmido e estéril.

Para que isso ocorra, os desequilíbrios de umidade da ferida devem ser corrigidos com curativos e compressão adequados. Outro ponto importante na abordagem desses pacientes é o tratamento agressivo de suas comorbidades clínicas ativas.

Cicatriz hipertrófica

As medidas terapêuticas para cicatrizes hipertróficas incluem a utilização de malhas compressivas, placas de silicone, corticosteroides, laserterapia e tratamento cirúrgico. O tratamento cirúrgico primário é utilizado na hipertrofia causada por infecção ou deiscência. Nas cicatrizes hipertróficas já estabelecidas (antigas), o tratamento cirúrgico pode ser a simples ressecção, quando a causa da hipertrofia já foi debelada, como por exemplo uma cicatriz hipertrófica de abdominoplastia em que a tensão excessiva do retalho desapareceu. Nos casos de bridas cicatriciais, recomenda-se a emprego da zetaplastia (ver Capítulo 12).

As placas de gel de silicone podem tanto prevenir a formação de cicatriz hipertrófica como acelerar sua involução. Isso porque elas aceleram a maturação da cicatriz hipertrófica e diminuem os sintomas de dor, rigidez e prurido. Estudos tentam evidenciar o mecanismo do silicone através da hidratação da cicatriz pela oclusão, levando a uma diminuição nas citocinas inflamatórias ou, então, pelo efeito direto pelas partículas de silicone, o que nos parece mais viável.

A utilização de malhas compressivas no tratamento cicatricial dos pacientes queimados tem sido indicada. Estudos comprovam uma melhora da espessura da cicatriz com o uso de malha de pressão acima de 15 mmHg.

Outra alternativa de tratamento é com o uso de injeções de corticosteroides intralesionais. Seu mecanismo provável de atuação é a supressão focal das citocinas inflamatórias e a inibição da proliferação de fibroblastos. Pesquisas demonstraram uma melhora cicatricial quando utilizada terapia combinada de injeções de esteroides com excisão cirúrgica. Os efeitos colaterais locais das injeções de esteroides incluem dor, atrofia de pele, telangiectasias e despigmentação.

O *laser* de luz pulsada e outros *lasers* de comprimento de onda específicos também têm eficácia no tratamento de cicatrizes, quando utilizados em monoterapia para o alívio sintomático de lesões pruriginosas e eritematosas. O mecanismo de ação é desconhecido. O CO_2 pulsado de alta energia e os *lasers* Er-Yag estão sendo investigados e podem tornar-se uma promessa no tratamento de cicatrizes distróficas.

O tratamento tópico para cicatrizes hipertróficas tem a vantagem do custo e da comodidade, embora a sua eficácia seja discutida. Como exemplos, podemos citar a vitamina A, vitamina E, o extrato de cebola e o imiquimod a 5%. Os agentes clareadores de pele contendo hidroquinona ou retinol podem auxiliar no tratamento de cicatrizes hiperpigmentadas.

Queloide

Quase sempre há indicação para o tratamento de um queloide. Geralmente, ocorre uma desfiguração física, acarretando trauma psicológico, limitação funcional e sintomas de dor, queimação e prurido. Não existe tratamento único com sucesso absoluto para o queloide. Por isso o tratamento é geralmente multimodal, devendo o paciente ser advertido da possível recorrência das lesões.

O tratamento do queloide pode ser conservador, monitorando-se a cicatriz, ou então cirúrgico complementado por uma terapia adjuvante. A excisão e o fechamento primário, sozinhos, invariavelmente resultam em reincidência. Terapias adjuvantes incluem injeções de esteroides, radiação, crioterapia, *laser* e agentes antitumorais ou imunossupressores.

A injeção de corticosteroide intralesional é o tratamento de primeira linha para o queloide. A dose inicial de tratamento é de 10 mg/mL de acetonil triancinolona administrada intralesionalmente a cada 2 semanas. Em crianças a dosagem deve ser de 3 a 5 mg/mL. No adulto, caso não haja melhora, a concentração pode subir gradativamente até 40 mg/mL. A triancinolona deve ser misturada com lidocaína a 2% pura, em uma proporção de 50:50 (1:1).

Outra opção terapêutica adjuvante é a radioterapia de curta duração e baixa dosagem imediatamente após a excisão.

A crioterapia é método de tratamento eficaz, de baixo custo, a ser aplicado em casos selecionados, como por exemplo, em lesões recentes de duração menor que 1 a 2 anos. É possível observar uma redução maior que 80% no volume das lesões tratadas com nitrogênio líquido.

Indicamos a correção cirúrgica para as cicatrizes queloidianas quando elas se apresentam maduras, flexíveis e macias. As cicatrizes imaturas apresentam vasos sanguíneos frágeis, decorrentes da neovascularização, podendo sangrar excessivamente durante a cirurgia. Além disso, o tecido ao redor das cicatrizes imaturas é mais edematoso e apresenta menor mobilidade, tornando complexa a reorganização do tecido, o que favorece a recidiva.

As cicatrizes finais devem ser colocadas, de preferência, nas linhas de tensão na pele relaxada. Para tanto, é necessário o conhecimento das propriedades do tecido, um bom planejamento cirúrgico e uma técnica atraumática.

A ressecção cirúrgica de um queloide pode ser total ou intralesional, deixando-se pequena quantidade de tecido queloidiano nas bordas. Em qualquer caso ela deve ser sempre complementada por terapia adjuvante, de preferência a radioterapia superficial ou a betaterapia, a serem realizadas no primeiro ou segundo dia de pós-operatório.

Pode-se também complementar o tratamento cirúrgico com a infiltração de corticosteroides nas bordas da ferida operatória.

Em resumo, enquanto ainda não houver nenhuma modalidade completamente eficaz no tratamento de queloides, as abordagens multimodais oferecem alguma promessa no tratamento.

Curativos

O curativo pode variar de acordo com as características da ferida e as necessidades do paciente. Eles podem proporcionar mais conforto ao paciente, prevenir a irritação cutânea e, dependendo do tipo, podem ser trocados com intervalos maiores.

Existem diferentes tipos de curativos, e sua utilização irá depender do efeito que se pretende obter na ferida: desbridamento, antibacteriano, oclusivo, absorvente ou aderente. Esses curativos são compostos por diferentes materiais: hidrocoloide, alginato e colágeno. Também apresentam formas físicas diversas: pomada, filme, espuma e gel.

As colagenases (estreptodornase e estreptoquinase), por exemplo, são indicadas para o tratamento opcional ou adjuvante ao tratamento cirúrgico.

Devido ao aumento da resistência bacteriana, antibióticos tópicos como pomadas, por exemplo, vêm sendo abandonados. Não obstante, ainda são usados em feridas contaminadas ou infectadas.

Os filmes são permeáveis a gás e mantêm úmido o local. Dessa forma, são úteis para feridas dérmicas de espessura parcial, como áreas doadoras de enxerto de pele, por exemplo.

Feridas altamente exsudativas beneficiam-se dos curativos de absorção para criar um ambiente controlado. Os curativos hidrocoloides são úteis para locais em que a aderência é necessária, como as extremidades e sobre proeminências ósseas. Semelhantes a eles existem os curativos hidrogéis, que têm pouca aderência mas são úteis para cobrir feridas em tendões, ligamentos ou na face. Os alginatos podem absorver 15 a 20 vezes o seu peso de líquido, o que os torna adequados para feridas altamente exsudativas.

Um dispositivo para curativo subatmosférico (VAC, KCI, Texas, EUA) está disponível para o fechamento assistido a vácuo. Consiste em uma esponja para preencher a cavidade da ferida, bomba de vácuo e filme transparente. Este dispositivo é útil para diminuir o tamanho de feridas grandes e é utilizado para auxiliar a cicatrização de úlceras de pressão, áreas doadoras de enxerto de pele e úlceras de estase venosas (ver Capítulo 2).

Há pouco tempo, a terapia de pressão negativa tradicional combinada com a instilação intermitente de líquido foi introduzida para o tratamento de feridas agudas problemáticas. Soluções de instilação típicas incluem soluções salinas normais, antibióticos, antifúngicos, antissépticos e anestésicos locais para reduzir a infecção microbiana ou dor, respectivamente.

Em conclusão, gostaríamos de salientar que o tratamento e a orientação do processo cicatricial, embora tenham experimentado grande avanço nas últimas décadas, ainda oferecem um vasto campo de pesquisa a favorecer avanços consideráveis em futuro próximo.

CAPÍTULO 1 – PRINCÍPIOS DA CICATRIZAÇÃO DAS FERIDAS

Bibliografia Consultada

- Anzarut A, Olson J, Singh P et al. The effectiveness of pressure garment therapy for the prevention of abnormal scarring after burn injury: a meta-analysis. J Plast Reconstr Aesth Surg. 2009;62:277-284.
- Erlich HP, Hunt TK. Effects of cortisone and vitamin A on wound healing. Ann Surg. 1968;167:324.
- Fortaleza CMCB, Freire MP. Infecção em Cirurgia Plástica. In: Cirurgia Plástica – Para a formação do especialista. Carreirão S, ed. Rio de Janeiro: Editora Atheneu; 2011. cap. 3, p. 23.
- Franco T, Colluci NRS, Rzenzinski D. Cicatrização. In: Princípios de Cirurgia Plástica. Franco T, ed. Rio de Janeiro: Editora Atheneu; 2002. cap. 3, p. 53.Galiano RD, Mustoe TA. Wound Care. In: Grabb & Smith's Plastic Surgery. Thorme CH, ed. 6th ed. Philadelphia: Lippincott Williams & Wilkins; 2007. cap. 3, p. 23.
- Gunter GC and Wong VW. Wound healing: normal and abnormal. In: Grabb & Smith Plastic Surgery. Thorne CH, ed. 7th ed. Philadelphia: Lippincot, Williams & Wilkins; 2014. p. 27.
- Ishizuka CK, Itamoto KY, Hochman B, Ferreira LM. Cicatriz Hipertrófica. In: Cirurgia Plástica. Ferreira LM, ed. Barueri (SP): Editora Manole, 2007. cap. 6, p. 55.
- Lorenz P, Bari AS. Scar prevention, treatment and revision. In: Neligan P, ed. 3rd ed. Vol 1. Philadelphia: Elsevier Saunders. 2013. cap. 22, p. 295.
- Madden JW, Peacock Jr EE. Studies on the biology of collagen during wound healing: Rate of collagen synthesis and deposition in cutaneous wound of rat. Surgery. 1968;64:288.
- Manganello de Souza LC et al. Myofibroblast of scar and granulation tissues. Experimental study in rats. Cir Plast Iber Lat Am. 1980;6:5.
- Mauad Jr RJ, Torres FC. Princípios Gerais da Cicatrização das Feridas e Suturas de Pele. In: Cirurgia Plástica: para a formação do especialista. Carreirão S, ed. Rio de Janeiro: Editora Atheneu; 2011, cap. 1, p. 3. Mirastschijski U, Jokuszies A, Vogt PM. Skin wound healing: repair biology, wound and scar treatment. In: Plastic Surgery. Neligan P, ed. 3rd ed. Vol 1. Philadelphia: Elsevier Saunders; 2013. cap.15, p. 267.
- Modolin M, Bevilaqua RG, Margarido NF, Gonçalves EL. The effects of protein malnutrition on wound contraction: an exprimental study. Ann Plast Surg. 1984;12(5):428-430.
- Mustoe TA, Cooter RD, Gold MH et al. International clinical recommendations on scar management. Plast Reconstr Surg. 2002;110:560-571.
- Sen CH, Roy S. Wound Healing. In: Plastic Surgery. Neligan P, ed. 3rd ed. Vol 1. Elsevier Saunders; 2013, Chap.14, p. 240.
- Singer AJ, Clark RA. Cutaneous wound healing. N Engl Med. 1999;341:738-746.
- Stavrou D, Weissman O, Winkler E et al. Silicone-based scar therapy: a review of the literature. Aesthetic Plast Surg. 2010;34:646-645.

capítulo 2

Novos Conceitos no Tratamento das Feridas

Terapia de pressão negativa e matriz dérmica acelular no tratamento de feridas complexas

AUTOR: Marcelo de Oliveira e Silva

Introdução

Os avanços tecnológicos, principalmente no campo da engenharia tecidual, permitiram o desenvolvimento de novas alternativas de cobertura cutânea, entre eles materiais biossintéticos como os substitutos dérmicos[1]. Originalmente desenvolvidas para utilização em reconstruções de pacientes queimados, as matrizes dérmicas acelulares (MDA) têm expandido suas indicações para resolver vários problemas de reconstrução como cobertura de tendão, cartilagem e osso exposto[2]. Ao mesmo tempo, o desenvolvimento da terapia de pressão negativa (TPN) também tornou-se um adjuvante de grande utilidade no manejo de diferentes tipos de feridas[3].

A escolha do procedimento mais adequado para a reconstrução de defeitos segue tradicionalmente o raciocínio da escada de reconstrução segundo uma ordem ascendente de complexidade. Nas últimas décadas, este modelo tradicional vem sofrendo modificações para incluir novas terapias adjuvantes no fechamento de feridas. Baseados na evidência clínica crescente de sucesso no fechamento de feridas complexas mediante uso de MDA e a TPN, Janis e cols.[4] propuseram uma evolução para um novo paradigma que inclui essas terapias na escada de reconstrução (Figura 2.1).

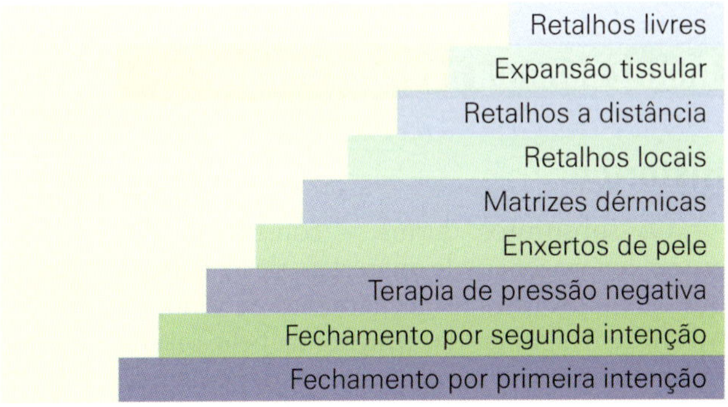

Ambas as terapias visam simplificar o tratamento dos pacientes e diminuir a morbidade das reconstruções e inclusive podem ser utilizadas de forma combinada. As MDA requerem um processo de integração de 3 a 4

FIGURA 2.1 – Escada de reconstrução modificada por Janis e col.[4]

semanas e por tanto de um cuidado meticuloso da ferida e de maior tempo e esforço no tratamento quando comparado com o uso de retalhos para cobertura de defeitos em tempo único[5]. Esse período prolongado a princípio seria uma desvantagem fica minimizado com a associação da TPN. O uso combinado de MDA e TPN facilita esses cuidados e diminui as complicações associadas às MDA[6].

Embora a TPN promova um aumento da granulação da ferida[7], ainda não está claro se a TPN pode encurtar o tempo de integração da matriz dérmica. As taxas de sucesso reportadas por Molnar e col.[6] com a realização de autoenxertia de pele parcial precoce em 7 dias não foram até agora reproduzidas por outros autores. Por outro lado, existe controvérsia em relação à promoção da neovascularização que a TPN exerceria na MDA. Os estudos histológicos *in vitro* mostram evidência a favor da promoção da neovascularização das matrizes tratadas com TPN[8,9], porém estudos histológicos em seres humanos não conseguiram reproduzir esses resultados[10].

Na prática, a desvantagem da reconstrução com MDA Integra® é a necessidade de dois procedimentos sequenciais: a colocação da matriz e o enxerto de pele[11]. Este fato prolonga o tempo de tratamento comparado com a reconstrução usando enxertos de pele sem matriz ou retalhos de cobertura em tempo único. Além disto, são necessários cuidados meticulosos da ferida, o que resulta difícil mediante curativos convencionais com gaze.

A TPN VAC® já demonstrou diminuir o tempo de preparo do leito receptor da matriz mediante a promoção da granulação e diminuição do tamanho das feridas[12]. Seu uso associado à MDA Integra® permitiria encurtar os tempos da reconstrução nas duas etapas do tratamento, promovendo a integração da matriz e do enxerto cutâneo. Desta forma, o uso de TPN VAC® permitiria que a MDA Integra® passasse a ser uma alternativa terapêutica mais atrativa em termos de duração e efetividade de tratamento. Além disso, o melhor conhecimento do processo de integração da MDA Integra® estimulado pela TPN VAC® permitiria saber o momento mais indicado para realizar a enxertia cutânea de forma precoce e segura.

Matriz dérmica acelular Integra®

Histórico

Os substitutos dérmicos constituem um grupo heterogêneo de materiais de cobertura que são adjuvantes no fechamento de feridas e substituem algumas das funções da pele, seja de forma temporária ou permanente dependendo das características do produto. Estes proporcionam diferentes características biológicas e fisiológicas da derme humana que permitem e promovem o crescimento de tecido e otimizam as condições de cicatrização[13]. A primeira documentação da aplicação de um substituto dérmico (xenoenxerto) data do século 15 a.C. no papiro de Ebers[1]. Integra® é uma matriz de regeneração dérmica que foi desenvolvida graças a um trabalho de colaboração entre o Massachusetts General Hospital, o Boston Shriners Burns Center e o Massachusetts Institute of Technology no final dos anos 1970. Burke[14] and Yannas[15] publicaram seu desenho básico em 1980[16-18]. Em 1981, Burke e col.[14] publicaram os primeiros casos de Integra® utilizado para cobertura precoce depois da excisão de extensas queimaduras de espessura completa e parcial. Em 1995 foi concedida a *CE Mark* na Comunidade Europeia para tratamento de defeitos envolvendo espessura total da pele. Nos EEUU foi aprovada pela Food and Drug Administration (FDA) em 1996 para seu uso em queimaduras e recentemente foi estendido para feridas traumáticas e crônicas. No Brasil, a Agência Nacional de Vigilância Sanitária (ANVISA) aprovou seu uso em 2006.

Composição

Integra® é constituída por duas camadas: a primeira (superior) é formada por uma camada semipermeável de polisiloxane sintético (silicone), que atuaria temporariamente como a epiderme, prevenindo a perda de líquido e a invasão microbiana; e uma segunda camada (inferior) constituída por uma estrutura porosa, composta por ligações cruzadas de colágeno de tendão de Aquiles bovino e glicosaminoglicanos (sulfato 6 de condroitina de tubarão), funcionando como um modelo para regeneração dérmica[15] (Figura 2.2). Este arcabouço permite a regeneração organizada de tecido dérmico (neoderme) mediante a migração de células como fibroblastos, macrófagos, linfócitos e células endoteliais através de poros (70-200 μm)[19]. Além disso, evita a formação de tecido cicatricial e bloqueia a contração da ferida, aparentemente mediante a ligação extensa dos miofibroblastos na superfície deste arcabouço[11]. Este produto tem uma antigenicidade muito baixa e seus componentes são degradados ao longo

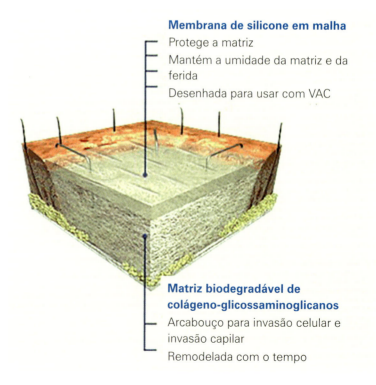

FIGURA 2.2 – Componentes do Integra®. Modificado da Guia do usuário Integra® Disponível em: http://www.ilstraining.com/idrt/idrt/brs_it_01.html.

do tempo de forma controlada em troca por colágeno do hóspede e sem induzir a formação de tecido cicatricial[20]. A neoderme formada a partir da matriz é competente do ponto de vista mecânico, completamente vascularizada, e sensível aos estímulos de tato e temperatura[11].

Formas de colocação

A forma de aplicação convencional consiste em colocá-la sobre o leito receptor e aguardar sua integração para retirar a camada superficial de silicone. Também, Integra® tem sido utilizada em malha para cobrir defeitos de grandes extensões superficiais ou em várias camadas para cobrir defeitos em profundidade e melhorar o contorno mediante aplicações sequenciais separadas por um tempo variável (ainda não existe consenso). O silicone é retirado e uma nova matriz dérmica é aplicada por cima[2]. Outra alternativa para preencher defeitos consiste em retirar a camada de silicone na hora da aplicação deixando só a derme artificial que é pregada e aplicada para contornar o defeito[21].

Etapas de integração

Em estudos histológicos da MDA Integra® Moeiemen e col.[21] diferenciaram quatro etapas de integração da matriz: *embebição, migração de fibroblastos, neovascularização, e remodelação e maturação.*

A *embebição* começa nos primeiros minutos da aplicação da MDA ao leito receptor, quando o interstício da matriz é preenchido pelo líquido da ferida que contém hemácias. A fibrina do exsudado proporciona aderência a matriz, similar ao fenômeno que ocorre com os enxertos de pele. A cor da matriz vai mudando desde vermelho e rosa para amarelo pálido nas primeiras duas semanas.

A segunda fase, que compreende a *migração de fibroblastos*, começa no dia 7 com o aparecimento de células fusiformes com abundante citoplasma e núcleos ovais com nucléolo proeminente. Estas células são positivas para marcador de vimentina. Estas características sugerem que estas células sejam miofibroblastos que usam as fibras de colágeno da MDA como um arcabouço. Na terceira semana estas células ocupam os interstícios da matriz e começam a produzir colágeno no hóspede.

A terceira fase, a neovascularização, começa no final da segunda semana com a migração das células endoteliais. Estas formam colunas que marcam positivo para CD31 e CD34. A formação do lúmen pode ser visualizada na terceira semana. No final da quarta semana a neovascularização está completamente estabelecida. Os neovasos já podem ser observados e a matriz pode sangrar se for retirada a camada de silicone.

A quarta fase, de remodelação e maturação, é equivalente a mesma fase da cicatrização. Começa quando a matriz é invadida por fibroblastos e seus interstícios são preenchidos por colágeno novo que gradualmente substitui a estrutura da matriz. No começo esta neoderme é mais espessa do que a derme normal, e com o tempo torna-se mais fina e com maior pliabilidade. Nesta fase, o autoenxerto adere-se à superfície da neoderme e com o passar dos meses vão se formando as cristas epiteliais.

Num estudo histológico do mesmo grupo de pesquisadores[22], após um acompanhamento maior de dois anos foi comprovado que a estrutura da neoderme tem uma morfologia que não se parece como a das fibras colágenas normais. Mesmo assim, reportaram bons resultados clínicos em termos de diminuição de contratura cicatricial, pliabilidade da pele e satisfação do paciente. Também observaram que a MDA é substituída completamente por colágeno nativo conforme sua natureza de material biodegradável. Não foi comprovada a presença de estruturas anexiais, como glândulas sudoríparas ou folículos pilosos, mas sim de terminações nervosas na derme reticular.

Estudos experimentais mostraram que o tratamento das matrizes com uma grande variedade de fatores de crescimento e suspensões de células epidérmicas, ou matrizes baseadas em polímeros sintéticos fracassou no intuito de induzir regeneração dérmica[15]. Foi demonstrado por Potter e col. que a matriz extracelular tem maior potencial angiogênico que agentes angiogênicos em solução[9].

Implantes de cabelo podem ser feitos na pele enxertada[23] ou através de pequenos furos feitos na matriz de silicone como proposto por Navsaria e col.[24].

Complicações

A MDA Integra deve ser monitorada de perto, para tratar rapidamente seromas, hematomas e infecções que evitam sua integração. As coleções de líquidos serosos podem ser drenadas mediante pequenas incisões no silicone. As coleções de pus e infecções podem ser controladas retirando parcialmente a matriz, drenando através da camada de silicone e usando curativos com anti-sépticos locais[11].

Cobertura do Integra®

A "regeneração sequencial" da ferida corresponde à cobertura da neoderme aguardando sua integração. Geralmente é realizado um enxerto de pele parcial fino sobre a neoderme[11]. Também, a matriz pode ser coberta mediante semeadura de queratinócitos o que permite uma "regeneração simultânea" que dura em torno de duas a três semanas. Este tempo pode ser encurtado mediante cultura previa dos queratinócitos[11]. Os microenxertos de folículos de cabelo na MDA numa fase precoce (12 dias após a colocação da matriz) representam uma alternativa comprovada para obter cobertura epitelial[21]. Se não for semeada nem enxertada ocorreria outro tipo de regeneração sequencial mediante epitelização a partir das bordas da ferida[11].

No caso da MDA Integra® o fabricante recomenda aguardar um período mínimo de 21 dias para realizar a autoenxertia cutânea. Nesse período, a matriz torna-se revascularizada, estando apta para receber um enxerto de pele[12,25]. Em leitos pouco vascularizados como tendão e osso é preferível aguardar 6-8 semanas para fazer a autoenxertia[11].

A espessura do enxerto de pele parcial que tem sido validada para obter enxertos consistentes é de 0,006 polegadas ou 0,15 milímetros segundo Fang e col.[26]. Este enxerto ultrafino diminui a morbidade de áreas doadoras que cicatrizam mais rápido e inclusive, permite a retirada de enxertos da mesma área com maior frequência caso seja necessário devido a falta de áreas doadoras[19,27].

Indicações

Integra® é utilizada principalmente na regeneração da pele, mas também tem sido demonstrada sua utilidade para regeneração de nervos[28,29] e conjuntiva[30]. O emprego na regeneração de outros órgãos ainda está em estudo experimental.

As indicações atuais dos substitutos dérmicos incluindo Integra® segundo Nguyen e col.[31] são as seguintes:

- Queimaduras agudas para dar cobertura inicial e queimaduras crônicas (cicatrizes hipertróficas e contraturas cicatriciais) para melhorar a estética e a mobilidade. Tradicionalmente, o tratamento destas contraturas e cicatrizes incluiu Z-plastias ou excisão e cobertura com enxertos de pele, retalhos fasciocutâneos ou expansão tecidual[31].
- Feridas traumáticas para dar cobertura precoce e minimizar infecção e dessecação do tecido. Também para permitir a reabilitação e mobilização precoce. Feridas com ossos e tendões expostos não estão aptas para cobertura com enxertos de pele. A transferência de retalhos locais ou regionais pode ser uma alternativa apropriada, mas a coexistência de vários ferimentos ou comorbidades do paciente pode impedir que sejam realizados procedimentos prolongados. Nesses casos os substitutos dérmicos podem ser utilizados como uma solução temporária ou permanente de cobertura[31]. Também podem servir para cobertura de estruturas avasculares e para devolver o contorno e aumentar a espessura da reconstrução mediante aplicações sequenciais[11].
- Reconstrução de tecidos após ressecções de tumores malignos e benignos. Alguns exemplos de uso frequente incluem o nevo melanocítico congênito ou câncer de pele tratado pela a cirurgia de Mohs[31]. As alternativas mais utilizadas de reconstrução são enxertos cutâneos, retalhos locais, regionais e expansores cutâneos. Os enxertos podem apresentar contração, deixar defeitos de contorno e são menos robustos, fator especialmente limitante para leitos irradiados. Os retalhos locorregionais oferecem resultados superiores aos enxertos porque proporcionam tecido de textura, cor e espessura parecida. Contudo, é difícil monitorar a recidiva local. A MDA é uma alternativa razoável já que temporiza a reconstrução enquanto aguarda-se o laudo formal da histologia. Não queima nenhuma outra opção de reconstrução e pode ser o único tratamento necessário. Pode ser muito útil em pacientes de idade com alto risco anestésico.
- Reconstrução de áreas doadoras de retalhos como o retalho do antebraço.

Terapia de pressão negativa (TPN) VAC®

A terapia de pressão negativa (TPN) introduzida inicialmente por VAC® (Kinetic Concepts, Inc., San Antonio, Texas) compreende a utilização de pressão subatmosférica como terapia adjuvante não invasiva no fechamento de feridas[32] (Figura 2.3). Foi comercializada em 1995 e Argenta e col.[33] foram os primeiros a reportar seu uso em 1997. Desde então, a TPN vem sendo utilizada para tratar diferentes tipos de feridas principalmente traumáticas e cirúrgicas[34].

O VAC® é constituído de uma esponja de poliuretano que é recortada para se acomodar à ferida e fixada com um adesivo plástico à pele adjacente. O vácuo é feito através de um orifício na parte do adesivo que está colado na esponja. Um tubo de plástico liga a esponja ao aparelho que faz a pressão negativa. Este é operado por um software que permite programar diferentes modos de forma digital com parâmetros predeterminados de terapia dependendo com o tipo de ferida ou modificações particulares para cada caso, incluindo modo intermitente ou contínuo, intensidade de pressão, ente outros (Figura 2.3).

Os benefícios da TPN para tratamento de feridas são bem conhecidos atualmente. Uma metanálise de 10 estudos clínicos randomizados confirmou a eficácia da TPN para diminuir o tamanho das feridas e o tempo de cura[12]. Estudos recentes[35,36] mostram que existem quarto mecanismos de ação do VAC®:

1. Macrodeformação: a esponja porosa permite aproximar as bordas da ferida,
2. Microdeformação: efeito mecânico nas células que estimula sua divisão e proliferação.
3. Remoção do excesso de líquido intersticial e mediadores inflamatórios como metaloproteinases (MMPs) da matriz extracelular (MEC).
4. Controle do ambiente da ferida mantendo-a isolada num espaço de umidade e temperatura ideal.

A interação dos mecanismos primários resulta em efeitos secundários

CAPÍTULO 2 – NOVOS CONCEITOS NO TRATAMENTO DAS FERIDAS

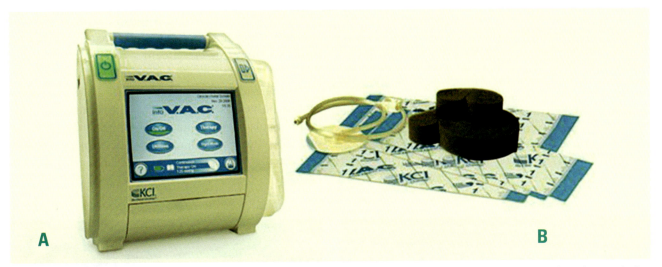

■ **FIGURA 2.3** – Componentes do VAC®. **A:** Dispositivo de vazio **B:** Curativo básico incluindo esponja, tubo e adesivo plástico. Disponível em: http://www.kci-medical.ca/CA-ENG/vactherapy.

1. Granulação da ferida: aumenta a angiogênese, o fluxo de sangue nas margens da ferida, promove a formação mais rápida do tecido de granulação[37,38].
2. Proliferação celular.
3. Modulação da inflamação.

Além disso, gera maior conforto no pós-operatório, permitindo uma mobilização precoce, e melhor aceitação e adesão ao tratamento[12,25].

Neovascularização

A neovascularização das feridas é uma parte necessária do processo de cicatrização[39]. Sem o desenvolvimento de uma vasculatura suficiente nenhuma ferida é passível de cicatrizar completamente. Esta é controlada por um sistema de regulação complexo que envolve fatores de crescimento e moduladores e ocorre simultaneamente com a fibroplasia durante a fase proliferativa da cicatrização[39]. Ocorre como resultado da: vasculogênese, angiogênese e arteriogênese[40].

Angiogênese é a formação de novos vasos sanguíneos a partir de células endoteliais pré-existentes na rede vascular da ferida mediante migração e proliferação dessas células no substrato da ferida ou mediante o processo de intussuscepção onde a parede do capilar se divide em dois vasos.

Vasculogênese é a formação de vasos sanguíneos *de novo* por recrutamento e diferenciação de células progenitoras endoteliais (CPE) provenientes da medula óssea.

Arteriogênese é o processo de amadurecimento dos vasos pré-existentes para formar arteríolas funcionais. Isto acontece com a melhora das propriedades viscoelásticas e o aumento da força estrutural proporcionado pelas células musculares lisas, pericitos e matriz extracelular.

O fator mais expressado e crítico dos fatores de crescimento e moduladores da vasculogênese e da angiogênese é o fator de crescimento do endotélio vascular (VEGF), secretado em resposta a inflamação devido à isquemia ou lesão[39] e expressado principalmente pelos queratinócitos da pele lesada[41]. O VEGF estimula a migração e proliferação das células endoteliais dos vasos locais e aumenta a permeabilidade vascular[39]. Também participa na vasculogênese recrutando CPE da medula óssea, estabiliza a vasculatura estimulando a cobertura dos neovasos pelos pericitos[42,43]. Outros fatores de crescimento por angiogênicos e vasculogênicos são: o fator de crescimento de fibroblastos (FGF), produzido pelas células endoteliais e que interage com vários receptores das mesmas células endoteliais estimulando a ramificação inicial e a formação de capilares[43] e o fator de crescimento derivado das plaquetas (PDGF), produzido pelas plaquetas, macrófagos e células endoteliais e que atua induzindo a proliferação e migração das células endoteliais, de forma sinérgica com outros fatores de crescimento, especialmente FGF[44].

A neovascularização é considerada como um processo de resposta adaptativa à hipóxia. Dentre a variedade de fatores e vias envolvidas na regulação da angiogênese, a hipóxia parece ter um papel fundamental já que regula a liberação e estabiliza o Fator Induzido pela Hipóxia 1 Alfa (HIF-1α) e por tanto estimula a expressão de VEGF, também envolvido na deposição de colágeno e na epitelização da ferida. A hipóxia tem um papel bivalente na cicatrização das feridas. Na fase inicial da cicatrização, ajuda a recrutar células inflamatórias e promove a liberação e estabilização do HIF-1α. Nos ambientes hipóxicos o HIF-1α tende-se a acumular. Embora a hipóxia seja benéfica para a cicatrização da ferida nessa fase inicial, na fase proliferativa leva a uma alteração na proliferação e migração das células endoteliais e fibroblastos, inter-

17

PARTE 1 – PRINCÍPIOS GERAIS

rupção da angiogênese e diminuição da formação de colágeno e maior risco de infecção[45].

As citocinas angiogênicas (IL2, IL8, IL12) e seus receptores (IL2R, IL8R, IL12) promovem a neovascularização através da estimulação da migração e proliferação das células endoteliais (angiogênese) e mediante o recrutamento das CPE (vasculogênese)[46].

As integrinas (moléculas de adesão) liberadas na superfície da célula interatuam com a matriz extracelular (MEC) direcionando o crescimento vascular[39]. Os fibroblastos proporcionam o substrato para a neovasculatura produzindo proteínas de matiz extracelular (MEC) e fatores de crescimento, como VEGF, FGF e PDGF[40].

Existe evidência apoiando o papel das forças biomecânicas na neovascularização. As forças mecânicas alteram a regulação de liberação de fatores angiogênicos e seus receptores e também permitem a expansão de vasos preexistentes para formar alças vasculares.

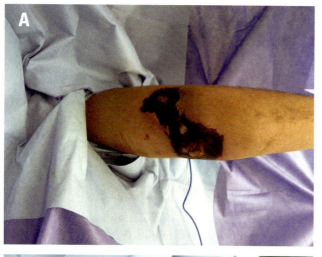
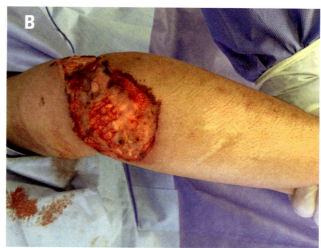
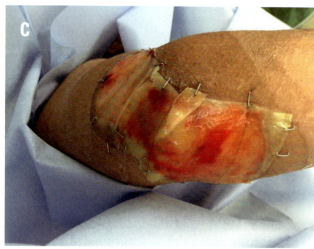
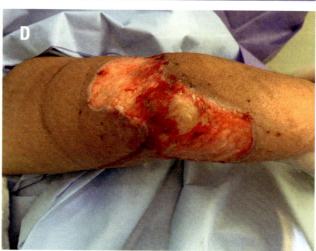
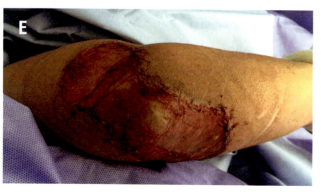

FIGURA 2.4 – **A:** Escara necrótica após trauma em cotovelo direito com exposição óssea, **B:** Aspecto após desbridamento inicial da escara para receber TPN VAC® por 9 dias. Note-se exposição óssea do osso ulnar, **C:** Matriz dérmica acelular Integra® após 7 dias de colocada junto com curativo TNP VAC®. **D:** Aspecto após sete dias de TPN VAC® sobre MDA Integra® e retirada da camada de silicone. Note-se matriz integrada por cima do osso exposto. **E:** Aspecto do enxerto de pele parcial sobre a MDA Integra®.

CAPÍTULO 2 – NOVOS CONCEITOS NO TRATAMENTO DAS FERIDAS

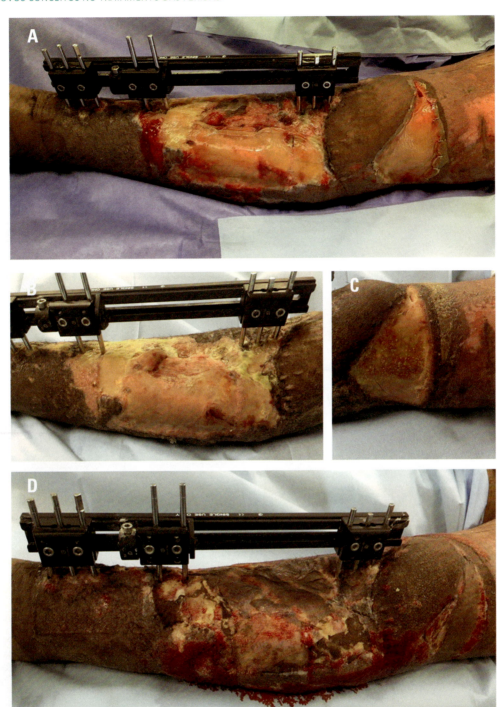

FIGURA 2.5 – Defeito de tecidos moles na perna e coxa esquerda com perda tecidual e fratura óssea associada de fíbula e tíbia. **A:** MDA Integra® colocada sobre ambos os defeitos após 7 dias de TNP VAC®, **B** e **C**: Aspecto da MDA Integra® após 10 dias de TPN VAC na perna e na coxa sem a camada de silicone, **D:** Enxerto de pele sobre MDA Integra® e TPN VAC® após 4 dias de TNP VAC®.

PARTE 1 – PRINCÍPIOS GERAIS

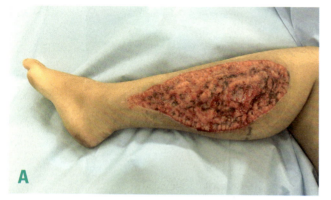
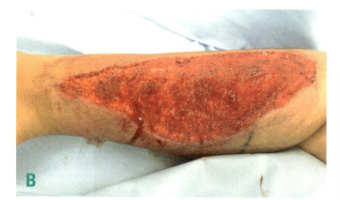
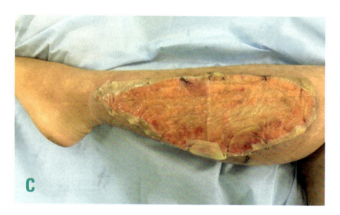
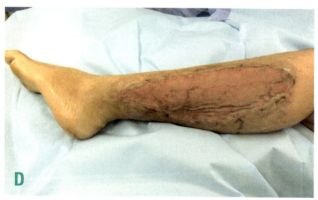

FIGURA 2.6 – Trauma em perna esquerda com exposição de tecido celular subcutâneo. **A:** Área desbridada, **B:** Aspecto após 12 dias de TPN VAC®, **C:** Aspecto da MDA Integra® depois de uma semana de integração, **D:** Aspecto do enxerto de pele depois de uma semana de TPN VAC®.

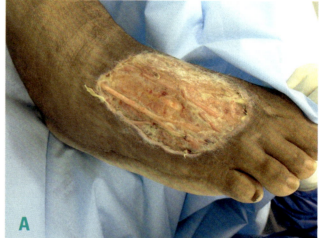
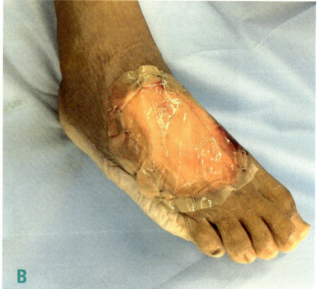
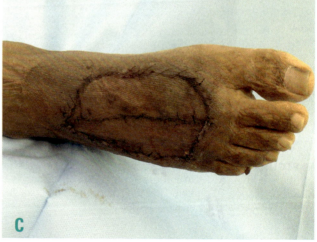

FIGURA 2.7 – Trauma no pé com exposição de tendão. **A:** Leito da ferida após desbridamento (note-se tendões extensores expostos), **B:** Matriz dérmica colocada junto com TPN VAC® 15 dias depois do último desbridamento, **C:** Enxerto de pele após 5 dias de TPNVAC®.

Conclusões

Integra® e VAC® constituem duas terapias adjuvantes de grande utilidade na cirurgia reparadora, proporcionando cobertura precoce de defeitos complexos de tecidos moles, devolvendo a funcionalidade e o contorno às regiões acometidas e diminuindo ao mínimo a morbidade nas áreas doadoras. Cada defeito deve ser tratado de forma diferenciada atendendo às condições do paciente e às características do defeito para se obter resultados satisfatórios. As vantagens deste tratamento devem ser contrapesadas com o custo da terapia e com a cooperação do paciente para se submeter a uma reconstrução em varias etapas.

A TPN VAC® aplicada sobre MDA Integra® permite uma integração mais rápida da matriz dérmica comparado com estudos prévios. Também, permite uma autoenxertia cutânea precoce com altas taxas de sucesso, encurtando o tempo de tratamento recomendado pelo fabricante do Integra®. Contudo, estes resultados devem ser confirmados em trabalhos comparativos.

Referências Bibliográficas

1. Rehim SA, Singhal M, Chung KC. Dermal skin substitutes for upper limb reconstruction: current status, indications, and contraindications. Hand clinics. 2014 May;30(2):239-52, vii. PubMed PMID: 24731613. Pubmed Central PMCID: 4158916.
2. Jeng JC, Fidler PE, Sokolich JC, Jaskille AD, Khan S, White PM, et al. Seven years' experience with Integra as a reconstructive tool. J Burn Care Res. 2007 Jan-Feb;28(1):120-6. PubMed PMID: 17211211.
3. Moues CM, Heule F, Hovius SE. A review of topical negative pressure therapy in wound healing: sufficient evidence? American Journal of Surgery. 2011 Apr;201(4):544-56. PubMed PMID: 21421104.
4. Janis JE, Kwon RK, Attinger CE. The new reconstructive ladder: modifications to the traditional model. Plast Reconstr Surg. 2011 Jan;127 Suppl 1:205S-12S. PubMed PMID: 21200292.
5. Janis J, Harrison B. Wound healing: part II. Clinical applications. Plast Reconstr Surg. 2014 Mar;133(3):383e-92e. PubMed PMID: 24572884.
6. Molnar JA, DeFranzo AJ, Hadaegh A, Morykwas MJ, Shen P, Argenta LC. Acceleration of Integra incorporation in complex tissue defects with subatmospheric pressure. Plast Reconstr Surg. 2004 Apr 15;113(5):1339-46. PubMed PMID: 15060345.
7. Morykwas MJ, Faler BJ, Pearce DJ, Argenta LC. Effects of varying levels of subatmospheric pressure on the rate of granulation tissue formation in experimental wounds in swine. Annals of Plastic Surgery. 2001 Nov;47(5):547-51. PubMed PMID: 11716268.
8. Baldwin C, Potter M, Clayton E, Irvine L, Dye J. Topical negative pressure stimulates endothelial migration and proliferation: a suggested mechanism for improved integration of Integra. Ann Plast Surg. 2009 Jan;62(1):92-6. PubMed PMID: 19131729.
9. Potter MJ, Banwell P, Baldwin C, Clayton E, Irvine L, Linge C, et al. In vitro optimisation of topical negative pressure regimens for angiogenesis into synthetic dermal replacements. Burns. 2008 Mar;34(2):164-74. PubMed PMID: 18242874.
10. Moiemen NS, Yarrow J, Kamel D, Kearns D, Mendonca D. Topical negative pressure therapy: does it accelerate neovascularisation within the dermal regeneration template, Integra? A prospective histological in vivo study. Burns. 2010 Sep;36(6):764-8. PubMed PMID: 20494522.
11. Yannas IV, Orgill DP, Burke JF. Template for skin regeneration. Plast Reconstr Surg. 2011 Jan;127 Suppl 1:60S-70S. PubMed PMID: 21200274.
12. Suissa D, Danino A, Nikolis A. Negative-pressure therapy versus standard wound care: a meta-analysis of randomized trials. Plast Reconstr Surg. 2011 Nov;128(5):498e-503e. PubMed PMID: 22030509.
13. Shores JT, Gabriel A, Gupta S. Skin substitutes and alternatives: a review. Advances in skin & wound care. 2007 Sep;20(9 Pt 1):493-508; quiz 9-10. PubMed PMID: 17762218.
14. Burke JF, Yannas IV, Quinby WC, Jr., Bondoc CC, Jung WK. Successful use of a physiologically acceptable artificial skin in the treatment of extensive burn injury. Annals of surgery. 1981 Oct;194(4):413-28. PubMed PMID: 6792993. Pubmed Central PMCID: 1345315.
15. Yannas IV, Burke JF, Orgill DP, Skrabut EM. Wound tissue can utilize a polymeric template to synthesize a functional extension of skin. Science. 1982 Jan 8;215(4529):174-6. PubMed PMID: 7031899.
16. Dagalakis N, Flink J, Stasikelis P, Burke JF, Yannas IV. Design of an artificial skin. Part III. Control of pore structure. Journal of biomedical materials research. 1980 Jul;14(4):511-28. PubMed PMID: 7400201.
17. Yannas IV, Burke JF. Design of an artificial skin. I. Basic design principles. Journal of biomedical materials research. 1980 Jan;14(1):65-81. PubMed PMID: 6987234.
18. Yannas IV, Burke JF, Gordon PL, Huang C, Rubenstein RH. Design of an artificial skin. II. Control of chemical composition. Journal of biomedical materials research. 1980 Mar;14(2):107-32. PubMed PMID: 7358747.
19. Akhtar S, Hasham S, Abela C, Phipps AR. The use of Integra in necrotizing fasciitis. Burns : journal of the International Society for Burn Injuries. 2006 Mar;32(2):251-4. PubMed PMID: 16446035.
20. Barnett TM, Shilt JS. Use of vacuum-assisted closure and a dermal regeneration template as an alternative to flap reconstruction in pediatric grade IIIB open lower-extremity injuries. American journal of orthopedics. 2009 Jun;38(6):301-5. PubMed PMID: 19649348.
21. Moiemen NS, Vlachou E, Staiano JJ, Thawy Y, Frame JD. Reconstructive surgery with Integra dermal regeneration template: histologic study, clinical evaluation, and current practice. Plast Reconstr Surg. 2006 Jun;117(7 Suppl):160S-74S. PubMed PMID: 16799385.
22. Moiemen N, Yarrow J, Hodgson E, Constantinides J, Chipp E, Oakley H, et al. Long-term clinical and histological analysis of Integra dermal regeneration template. Plast Reconstr Surg. 2011 Mar;127(3):1149-54. PubMed PMID: 21088647.
23. Spector JA, Glat PM. Hair-bearing scalp reconstruction using a dermal regeneration template and micrograft hair transplantation. Annals of Plastic Surgery. 2007 Jul;59(1):63-6. PubMed PMID: 17589263.
24. Navsaria HA, Ojeh NO, Moiemen N, Griffiths MA, Frame JD. Reepithelialization of a full-thickness burn from stem cells of hair follicles micrografted into a tissue-engineered dermal template (Integra). Plast Reconstr Surg. 2004 Mar;113(3):978-81. PubMed PMID: 15108893.
25. Borgquist O, Ingemansson R, Malmsjo M. The influence of low and high pressure levels during negative-pressure wound thera-

25. py on wound contraction and fluid evacuation. Plast Reconstr Surg. 2011 Feb;127(2):551-9. PubMed PMID: 20966819.
26. Fang P, Engrav LH, Gibran NS, Honari S, Kiriluk DB, Cole JK, et al. Dermatome setting for autografts to cover INTEGRA. The Journal of burn care & rehabilitation. 2002 Sep-Oct;23(5):327-32. PubMed PMID: 12352134.
27. Heimbach DM, Warden GD, Luterman A, Jordan MH, Ozobia N, Ryan CM, et al. Multicenter postapproval clinical trial of Integra dermal regeneration template for burn treatment. The Journal of burn care & rehabilitation. 2003 Jan-Feb;24(1):42-8. PubMed PMID: 12543990.
28. Chamberlain LJ, Yannas IV, Hsu HP, Strichartz G, Spector M. Collagen-GAG substrate enhances the quality of nerve regeneration through collagen tubes up to level of autograft. Experimental neurology. 1998 Dec;154(2):315-29. PubMed PMID: 9878170.
29. Chamberlain LJ, Yannas IV, Hsu HP, Spector M. Connective tissue response to tubular implants for peripheral nerve regeneration: the role of myofibroblasts. The Journal of comparative neurology. 2000 Feb 21;417(4):415-30. PubMed PMID: 10701864.
30. Hsu WC, Spilker MH, Yannas IV, Rubin PA. Inhibition of conjunctival scarring and contraction by a porous collagen-glycosaminoglycan implant. Investigative ophthalmology & visual science. 2000 Aug;41(9):2404-11. PubMed PMID: 10937547.
31. Nguyen DQ, Potokar TS, Price P. An objective long-term evaluation of Integra (a dermal skin substitute) and split thickness skin grafts, in acute burns and reconstructive surgery. Burns : journal of the International Society for Burn Injuries. 2010 Feb;36(1):23-8. PubMed PMID: 19864070.
32. Erba P, Orgill DP. Discussion. The new reconstructive ladder: modifications to the traditional model. Plast Reconstr Surg. 2011 Jan;127 Suppl 1:213S-4S. PubMed PMID: 21200293.
33. Argenta LC, Morykwas MJ. Vacuum-assisted closure: a new method for wound control and treatment: clinical experience. Annals of Plastic Surgery. 199 7 Jun;38(6):563-76; discussion 77. PubMed PMID: 9188971.
34. Semsarzadeh NN, Tadisina KK, Maddox J, Chopra K, Singh DP. Closed Incision Negative-Pressure Therapy Is Associated with Decreased Surgical-Site Infections: A Meta-Analysis. Plast Reconstr Surg. 2015 Sep;136(3):592-602. PubMed PMID: 26313829.
35. Orgill DP, Bayer LR. Negative pressure wound therapy: past, present and future. International wound journal. 2013 Dec;10 Suppl 1:15-9. PubMed PMID: 24251839.
36. Saxena V, Hwang CW, Huang S, Eichbaum Q, Ingber D, Orgill DP. Vacuum-assisted closure: microdeformations of wounds and cell proliferation. Plast Reconstr Surg. 2004 Oct;114(5):1086-96; discussion 97-8. PubMed PMID: 15457017.
37. Orgill DP, Bayer LR. Update on negative-pressure wound therapy. Plast Reconstr Surg. 2011 Jan;127 Suppl 1:105S-15S. PubMed PMID: 21200280.
38. Timmers MS, Le Cessie S, Banwell P, Jukema GN. The effects of varying degrees of pressure delivered by negative-pressure wound therapy on skin perfusion. Annals of Plastic Surgery. 2005 Dec;55(6):665-71. PubMed PMID: 16327472.
39. Chan LK. Current thoughts on angiogenesis. Journal of wound care. 2009 Jan;18(1):12-4, 6. PubMed PMID: 19131912.
40. Stavrou D. Neovascularisation in wound healing. Journal of wound care. 2008 Jul;17(7):298-300, 2. PubMed PMID: 18705231.
41. Brown LF, Yeo KT, Berse B, Yeo TK, Senger DR, Dvorak HF, et al. Expression of vascular permeability factor (vascular endothelial growth factor) by epidermal keratinocytes during wound healing. The Journal of experimental medicine. 1992 Nov 1;176(5):1375-9. PubMed PMID: 1402682. Pubmed Central PMCID: 2119412.
42. Dvorak HF, Detmar M, Claffey KP, Nagy JA, van de Water L, Senger DR. Vascular permeability factor/vascular endothelial growth factor: an important mediator of angiogenesis in malignancy and inflammation. International archives of allergy and immunology. 1995 May-Jun;107(1-3):233-5. PubMed PMID: 7542074.
43. Hoeben A, Landuyt B, Highley MS, Wildiers H, Van Oosterom AT, De Bruijn EA. Vascular endothelial growth factor and angiogenesis. Pharmacological reviews. 2004 Dec;56(4):549-80. PubMed PMID: 15602010.
44. Cao R, Brakenhielm E, Pawliuk R, Wariaro D, Post MJ, Wahlberg E, et al. Angiogenic synergism, vascular stability and improvement of hind-limb ischemia by a combination of PDGF-BB and FGF-2. Nature medicine. 2003 May;9(5):604-13. PubMed PMID: 12669032.
45. Erba P, Ogawa R, Ackermann M, Adini A, Miele LF, Dastouri P, et al. Angiogenesis in wounds treated by microdeformational wound therapy. Ann Surg. 2011 Feb;253(2):402-9. PubMed PMID: 21217515. Pubmed Central PMCID: 3403722.
46. Bodnar RJ. Chemokine Regulation of Angiogenesis During Wound Healing. Advances in wound care. 2015 Nov 1;4(11):641-50. PubMed PMID: 26543678. Pubmed Central PMCID: 4620517.

capítulo 3

Anestesia em Cirurgia Plástica

AUTORA: Gisele Kreimer
Coautoras: Carla Mara Santana, Ondina Maria de Azevedo Aragão Ribeiro

Introdução

Os grandes avanços tecnológicos ocorridos em diversas áreas da ciência nas últimas décadas levaram a um aumento da longevidade e da qualidade de vida do ser humano.

O advento de novas drogas, monitores, aparelhos de anestesia e outros itens proporcionou que cirurgias de alto grau de complexidade, cirurgias combinadas e muitas outras com tempo cirúrgico mais prolongado ocorram em condições seguras e adequadas, aperfeiçoando os resultados finais e aumentando o grau de satisfação dos pacientes.

As cirurgias plásticas estéticas e/ou reparadoras são realizadas em pacientes de diferentes faixas etárias (desde o recém-nascido ao paciente da terceira idade), saudáveis ou com doenças (congênitas e/ou adquiridas ao longo da vida), cujas alterações psicológicas, anatômicas e fisiopatológicas devem ser previamente conhecidas pelo anestesiologista.

Com a avaliação e o preparo pré-anestésico (APA) adequados, o anestesiologista pode, juntamente com o cirurgião e o paciente, escolher a melhor técnica indicada para o tipo de procedimento cirúrgico.

Neste capítulo apresentaremos as diversas técnicas anestésicas que podem ser empregadas em cirurgia plástica e também iremos abordar algumas possíveis complicações decorrentes destas.

Avaliação Pré-anestésica

O Conselho Federal de Medicina (CFM), na Resolução nº 1.363/93, Artigo 1, inciso I, diz: "Antes da realização de qualquer anestesia é indispensável conhecer com a devida antecedência as condições clínicas do paciente a ser submetido à mesma, cabendo ao anestesista decidir da conveniência ou não da prática do ato anestésico, de modo soberano e intransferível". Logo, a avaliação pré-anestésica (APA) é um direito do paciente e dever do médico anestesiologista, devendo constar no prontuário, inclusive para que possa ter eficácia como documento médico-legal.

A APA pode ocorrer algumas semanas ou dias antes do ato cirúrgico, em ambulatórios ou consultórios pré-anestésicos. Existe um formulário próprio, completo, a ser preenchido previamente pelo paciente e encaminhado ao anestesista, anteriormente à consulta (vide modelo: Formulário 3.1).

A APA inclui anamnese e exame físico detalhados, em que se pode analisar a presença de doenças preexistentes, dados do prontuário médico e exames complementares, e ainda solicitar avaliações mais especializadas em alguns casos. O estado psicológico do paciente e o grau de ansiedade do mesmo também são conhecidos durante a avaliação.

O objetivo é reduzir a morbidade e mortalidade de qualquer ato cirúrgico, minimizar a ansiedade do paciente através do diálogo, permitindo maiores esclarecimentos de dúvidas, organizar providências necessárias em caso de doenças preexistentes, melhorando a recuperação do paciente.

Essa etapa da preparação pré-operatória é extremamente importante, pois o anestesiologista obterá informações vitais para a escolha do ato anestésico, podendo transmitir toda orientação e segurança necessárias ao paciente neste momento.

Não menos importante é obter-se o consentimento informado por escrito, prática obrigatória na legislação médica vigente no Brasil (vide modelo: Formulário 3.2).

PARTE 1 – PRINCÍPIOS GERAIS

FORMULÁRIO 3.1 – Avaliação pré-anestésica.

*Leia atentamente o questionário abaixo e preencha usando letras de forma legíveis.
O correto preenchimento do questionário é importante para o planejamento e a segurança da anestesia.*

Nome completo: _____

Plano de saúde (se possuir): _____

Telefone para contato:( )_____ Idade:__anos Peso:__kg Altura:____cm. Sexo:(M)(F) Profissão:_____

Tipo sanguíneo:__ End:_____ CEP:_____ CPF:_____

1. Tem alergia a algum medicamento, poeira, substância química ou ao látex?
   ( ) Sim ( ) Não. Qual (quais)? _____

2. Faz uso regular de alguma medicação (incluindo fitoterápicos e homeopáticos)?
   ( ) Sim ( ) Não. Qual (quais)? _____

Nome	dose	vezes/dia	Nome	dose	vezes/dia

3. Usou cortisona (corticoide) nos últimos 6 meses? ( ) Sim ( ) Não
4. Usou aspirina (AAS ou similar) nos últimos 15 dias? ( ) Sim ( ) Não
5. Usou algum medicamento para emagrecer nos últimos 30 dias? ( ) Sim ( ) Não
6. Já foi submetido a alguma cirurgia na sua vida? ( ) Sim ( ) Não.
   Qual (quais)? E quando?_____
   Apresentou algum tipo de problema na anestesia? ( ) Sim ( ) Não
   Qual (quais)? ( ) dor ( ) náuseas ( ) vômitos ( ) tremores. Outros: _____
7. Já recebeu transfusão de sangue? ( ) Sim ( ) Não
8. Já teve hepatite? ( ) Sim ( ) Não. Qual? ( ) A ( ) B ( ) C ( ) Não sei o tipo
9. Já teve úlcera, gastrite, refluxo gastroesofágico (retorno dos alimentos após comer)? ( ) Sim ( ) Não
10. Tem dor de cabeça com frequência? ( ) Sim ( ) Não
11. É diabético? ( ) Sim ( ) Não. Há quanto tempo? _____
12. É hipertenso? ( ) Sim ( ) Não. Há quanto tempo? _____
13. Tem pressão baixa? ( ) Sim ( ) Não. Normalmente, qual é a sua pressão arterial? ____ × ____ mmHg
14. Tem algum problema de coluna? ( ) Sim ( ) Não. Qual? _____
15. Tem dor ou dormência nos braços? ( ) Sim ( ) Não
16. Tem dor ou dormência nas pernas? ( ) Sim ( ) Não
17. Tem ou já teve algum problema do coração? ( ) Sim ( ) Não.
    Qual (quais)? ( ) infarto ( ) angina (dor no peito) ( ) arritmias ( ) uso de marca-passo ( ) outros _____
18. É ou foi fumante de cigarros ou similar? ( ) Sim ( ) Não Há quanto tempo? Qual a quantidade por dia? ____
    Quando fumou pela última vez? _____
19. Faz uso de alguma prótese? ( ) Sim ( ) Não
    ( ) dentária ( ) auditiva ( ) lente de contato
20. Tem algum problema renal ou urinário? ( ) Sim ( ) Não.
    Qual (quais)? _____

CAPÍTULO 3 – ANESTESIA EM CIRURGIA PLÁSTICA

21. Tem problema de tireoide? ( ) Sim ( ) Não. Qual? _____
22. Tem rinite alérgica ou sinusite? ( ) Sim ( ) Não
23. Está com dor de garganta? ( ) Sim ( ) Não
24. Costuma ingerir bebida alcoólica? ( ) Sim ( ) Não

    ( ) frequentemente ( ) eventualmente ( ) raramente
25. Tem algum problema de coagulação (sangramentos anormais ou excessivos)?

    ( ) Sim ( ) Não. Qual (quais)? _____
26. Quando foi sua última menstruação? _____ ou ∅.
27. Costuma roncar muito? ( ) Sim ( ) Não
28. Apresenta sonolência excessiva durante o dia? ( ) Sim ( ) Não
29. Já apresentou algum problema neurológico? ( ) Sim ( ) Não.

    Qual (quais)? _____
30. Já apresentou alguma doença reumática (lúpus, artrite reumatoide, etc.)? ( ) Sim ( ) Não.

    Qual (quais)? _____
31. Tem alguma restrição de movimentação da cabeça? ( ) Sim ( ) Não

    Qual (quais)? ( ) flexão/extensão ( ) lateralização (dir/esq)
32. Tem alguma restrição de movimentação dos membros? ( ) Sim ( ) Não.

    Qual (quais)? _____
33. Pratica alguma atividade física? ( ) Sim ( ) Não

    Qual (quais) atividade(s)? _____

    Com que frequência na semana? ( ) 2 vezes ( ) 3 vezes ( ) 4 ou mais

    Com que intensidade? ( ) leve ( ) moderada ( ) intensa
34. Na sua família, alguém já teve algum problema relacionado à anestesia? ( ) Sim ( ) Não

    Qual (quais)? _____
35. Fez alguma viagem longa (8 horas ou mais) recente? ( ) Sim ( ) Não. Quando? _____

• RECOMENDAÇÕES

1. Não coma nem beba nada após o período recomendado de jejum (nem água).
2. Leve todos os seus exames pré-operatórios e risco cirúrgico p/o hospital ou clínica no dia da cirurgia.
3. Não use esmaltes (só os muito claros, conhecidos como misturinha ou base), maquiagens e/ou peças metálicas.
4. Remova qualquer prótese antes de ir para o centro cirúrgico (p. ex., lentes de contato).
5. Pare de fumar pelo menos 15 dias antes da cirurgia (ou o maior tempo possível). Se não conseguir pare no mínimo 24 horas antes.
6. Qualquer anormalidade, por exemplo, algum sangramento inesperado, intoxicação alimentar, febre, etc., informe ao cirurgião com antecedência.
7. Compareça para a cirurgia/exame acompanhado de um responsável maior de idade.
8. Não dirija no dia da cirurgia/exame.

PARTE 1 – PRINCÍPIOS GERAIS

■■ **FORMULÁRIO 3.2** – Termo de consentimento – procedimento anestésico.

• PACIENTE

Nome: _____ Idade: _____

Identidade nº: _____ Órgão expedidor: _____

Obs.: Na impossibilidade de assinatura pelo paciente, sempre preencher os dados o representante ou responsável legal.

• REPRESENTANTE/RESPONSÁVEL LEGAL

Nome: _____ Idade: _____

Identidade nº: _____ Órgão expedidor: _____

Declaro que o Dr. _____ CRM nº: _____

Informou que, tendo em vista a realização do procedimento _____
será necessária a administração de anestesia, conforme acima especificado.

As propostas do procedimento anestésico que será realizado e seus benefícios me foram claramente explicados, assim como os riscos e complicações potenciais, especialmente os seguintes: dor ou desconforto após o término da anestesia, náuseas e/ou vômitos, lesão a veias e/ou artérias, reações alérgicas, infecção, sangramento, falta de ar, queda de oxigenação no sangue, queda ou aumento excessivo da pressão arterial, sensação residual da anestesia, frio ou tremores ao despertar, complicações de eventuais transfusões sanguíneas, vermelhidão em partes do corpo, perda da sensação e/ou da função das extremidades do corpo, dano ao cérebro e perda de vida.

Complicações e/ou riscos adicionais conforme o tipo de anestesia.

( ) Anestesia Geral: dor de garganta, rouquidão, dano e lesão aos dentes e às vias aéreas, consciência durante anestesia, lesão aos olhos.

( ) Anestesia Regional: necessidade de mudança para anestesia geral, dor de cabeça sensação de anestesia residual.

( ) Anestesia Local com Sedação: dor de garganta, rouquidão, dano e lesão aos dentes e vias aéreas, necessidade de mudança para anestesia geral.

( ) Outros: _____

Tive a oportunidade de fazer perguntas e, quando as fiz, obtive respostas de maneira adequada e satisfatória.

Autorizo qualquer outro procedimento, exame ou tratamento, incluindo transfusão de sangue e hemocomponentes, em situações imprevistas que possam ocorrer durante o presente procedimento anestésico e que necessitem de cuidados diferentes daqueles inicialmente propostos.

Assim, declaro agora que estou satisfeito(a) com as informações recebidas e que compreendo o alcance e os riscos do procedimento. Por tal razão, e nestas condições, dou o meu consentimento para que o mesmo seja realizado.

Também entendi que, a qualquer momento e sem necessidade de prestar qualquer explicação, poderei revogar este consentimento, antes da realização do procedimento.

_____,_____ de_____ de_____ Hora: _____

_____
(Paciente) ou (Representante/Responsável Legal)

• MÉDICO RESPONSÁVEL

( ) Prestei todas as informações necessárias ao paciente ou seu representante legal, conforme o termo acima.

_____,_____ de_____ de_____ Hora: _____

_____
Médico, CRM nº

REVOGAÇÃO: RJ, _____/_____/_____

_____
(Paciente) ou (Representante / Responsável Legal)

Anamnese

"Tão importante quanto conhecer a doença que o homem tem, é conhecer o homem que tem a doença".
William Osler

Na anamnese, a pesquisa de doenças preexistentes deve ser analisada para que possamos avaliar a melhor técnica anestésica a ser empregada no ato anestésico. A forma mais prática desta avaliação é direcionar a anamnese para os sistemas:

- *cardiovascular*: hipertensão arterial sistêmica (HAS), arritmias, coronariopatia e outras;
- *respiratório*: asma, DPOC, tabagismo e outras;
- *endócrino*: diabetes, doenças relacionadas à tireoide e outras;
- *neurológico*: convulsão, enxaqueca, AVC e outras;
- *gastrointestinal*: úlcera, gastrite, cirurgia bariátrica e outras;
- *renal*: insuficiência renal, necessitando ou não de diálises, nefrolitíases, infecções urinárias de repetição e outras;
- *hepático*: cirrose, hepatites e outras;
- *hematológico*: sangramentos, púrpuras, petéquias, hematomas e outras;
- *imunológico*: atopias (alergias medicamentosas, tópicas ou alimentares), doenças autoimunes e outras;
- *musculoesquelético*;
- *reprodutor*: data da última menstruação, miomatose uterina e outras;
- *hábitos sociais*: uso de drogas ilícitas, alcoolismo, tabagismo, uso de suplementos para atividades físicas (termogênicos, proteínas, testosterona, etc.) e outros.

Ao coletar os dados do paciente, enfatizar o registro de antecedentes cirúrgicos, se houver; avaliar intercorrências, tais como nível de consciência peroperatória, náuseas e vômitos, dor pós-operatória, etc.

Muitas medicações usadas regularmente não devem ser interrompidas nem no dia da cirurgia, tais como anti-hipertensivos, antiarrítmicos, anticonvulsivantes, colírios, etc. Já outras devem ser suspensas (p. ex., hipoglicemiantes orais) ou substituídas previamente à cirurgia (p. ex., insulina de longa duração por insulina regular de acordo com dosagens da glicemia) e, dependendo do histórico do paciente, somente após um melhor estudo das condições clínicas, inclusive através da solicitação de novos exames por parte do médico especialista que acompanha o paciente.

Na Tabela 3.1 e no Quadro 3.1 apresentamos condutas perante vários medicamentos.

TABELA 3.1 – Medicamentos que devem ser suspensos anteriormente ou no dia da cirurgia

Aspirina	7 a 10 dias antes – nos pacientes em prevenção secundária com risco vascular importante (IAM, AVC, outras doenças arteriais) deve ser continuada de acordo com avaliação individualizada de cada caso quanto aos riscos/benefícios (suspender sempre em cirurgias oftalmológicas e intracranianas)
AINEs ICOX-2 seletivos e superseletivos	Suspender no dia
AINEs não seletivos ICOX-1 reversível	48 horas
IMAO	2 a 3 semanas antes
Insulina	Suspender no dia. Se a diabetes mellitus for tipo I – 1/3 da dose de NPH longa, ou manter bomba de insulina basal
Hipoglicemiantes orais	Suspender no dia e/ou na noite anterior
Clopidogrel	7 a 10 dias antes, com autorização prévia do cardiologista
Anfetaminas, sibutramina	3 semanas antes
Vitaminas, ferro Vitamina E	Suspender no dia 3 dias antes
Reposição hormonal e bloqueadores hormonais (tamoxifeno, raloxifeno)	Suspender 4 semanas antes
Cigarro	Interromper pelo menos 12 a 24 horas antes
Fitoterápicos • alho, ginseng, óleo de peixe • kava-kava • erva-de-são-joão (Hipericum)	 7 a 10 dias antes 1 dia antes 5 dias antes
Ginkgo biloba	Pelo menos 3 dias antes

Quadro 3.1
Medicamentos de uso crônico que devem ser mantidos no dia da cirurgia
• Anti-hipertensivos
• Diuréticos (?)
• Cardiológicos (p. ex., digoxina, amiodarona)
• Antidepressivos (exceto inibidores de MAO), ansiolíticos e psiquiátricos
• Medicamentos para tiroide
• Colírios
• Medicamentos para tratamento de azia ou refluxo
• Analgésicos narcóticos
• Anticonvulsivantes
• Medicamentos para tratamento da asma
• Esteroides (oral ou inalado)
• Estatinas

Exame Físico

A anamnese e o exame físico se complementam. A anatomia do paciente deve ser avaliada em relação a peso, altura, motricidade (défices neurológicos preexistentes devem ser sempre verificados), exame cardiovascular, verificação dos sinais vitais, alterações dermatológicas significativas, exames dos membros inferiores, ausculta pulmonar e exame das vias aéreas superiores.

Na avaliação das vias aéreas consta observação da presença de dentes falhos, anômalos e/ou próteses; anormalidade na abertura da boca; no tamanho da língua; tamanho do queixo e na largura e mobilidade do pescoço. Caso se observe alteração das vias aéreas, é possível realizar testes para avaliação da dificuldade de intubação orotraqueal como, por exemplo, teste de Mallampati, distâncias esterno-mento, tíreo-mento e interincisivos, e grau de mobilidade atlanto-occipital.

No exame dos membros inferiores deve-se procurar a presença de edema e varizes de médio e grosso calibres, que são sinais de maior risco de trombose venosa profunda (TVP) e que, consequentemente, requerem cuidados prévios específicos, tais como compressores pneumáticos de MMII e introdução de medicações como heparina de baixo peso molecular. Cuidados com risco de TVP e TEP são importantes também em pacientes tabagistas, pacientes que fizeram viagens com mais de 8 horas de duração em menos de 48 horas, mulheres que utilizem hormonoterapia, uso de bloqueadores hormonais e mulheres com miomatose uterina importante ou multíparas, porque aumentam a possibilidade de existirem varizes pélvicas (ver Quadro 3.2).

O tempo de jejum pré-operatório é a principal medida para evitar intercorrências do tipo broncoaspiração em procedimentos que requeiram anestesia geral, regional ou sedação. Estudos mais recentes mostram que tempos prolongados predispõem a mais náuseas e vômitos

Quadro 3.2
Protocolo Sandri modificado para profilaxia de TVP
Fatores de risco:
( ) Idade > 60 anos: 2
( ) Idade entre 40 e 60 anos: 1
( ) Obesidade (IMC*>30): 1
( ) Insuficiência venosa ou edema de membros: 2
( ) TVP ou EP prévia: 2
( ) Uso de ACHO/TRH**: 1
( ) Fumante: 1
( ) Queimadura: 2
( ) Viagens longas 10 dias antes: 1
( ) Imobilização prévia à cirurgia > 24 h: 2
( ) Posição Fowler: 1
( ) Dermolipectomia abdominal ou coxa: 1
( ) Prótese em glúteo coxa ou perna: 1
( ) Lipoaspiração: 1
( ) Cirurgias estéticas associadas: 1
( ) Recontrução de mama com retalho: 1
( ) Outras cirurgias associadas: 2
( ) Cirurgia > 1 h ou anestesia geral: 1
( ) Restrição ao leito maior que 72 h: 2
( ) Malignidade: 2
Pontuação:
• Baixo risco: 1
• Moderado risco: 2 a 4 pontos
• Alto risco: > 4 pontos
Medidas de profilaxia:
• Não farmacológicas – se aplicam a TODOS os pacientes:
– Compressão pneumática intermitente (iniciada antes da indução anestésica)
– Mobilização precoce
– Meias elásticas (iniciar antes da indução anestésica e manter até a deambulação cotidiana)
• Famacológicas – nos pacientes de risco alte:
– HBPM – enoxaparina (Clexane) 40 mg subcutâneo, com início 12 h após a cirurgia, mantendo dose diária até a deambulação cotidiana

* Índice de massa corpórea;

** Anticoncepcional hormonal oral/terapia de reposição hormonal.

e têm um caráter negativo até na resposta inflamatória ao trauma. O jejum prolongado diminui os níveis de insulina, aumenta os do glucagon e a resistência à insulina, sendo que essa resposta pode se prolongar por até 3 semanas, aumentando a morbimortalidade. Um protocolo criado pela American Society of Anesthesiologists (ASA), pelo projeto Acerto, pela *ERAS Society* e outros, recomenda líquidos claros ou um líquido carboidratado (maltodextrina a 12,5%) 6 e 2 horas antes da cirurgia. Os alimentos sólidos (em especial os que contêm gordura) devem ser evitados por até 8 horas antes. Em crianças, o leite materno deve ser evitado por até 4 horas e as fórmulas infantis ou o leite não materno por 6 horas.

Os exames laboratoriais devem ser solicitados com base na anamnese, no exame físico e no porte da cirurgia. Quando o paciente tem uma determinada patologia, é consenso a solicitação de exames que avaliem o estado da doença e dos órgãos-alvo desta. Já em pacientes aparentemente sem patologias, existe certa polêmica quanto à solicitação de exames complementares. Mesmo assim, como uma forma de orientação para a equipe médica, caso seja necessária uma comparação dos resultados dos exames do pré-operatório com os do pós-operatório e levando-se em conta aspectos médicos legais em caso de demanda judicial, são solicitados, ao menos, ECG em repouso, hemograma e coagulograma.

A classificação do estado físico segundo a Sociedade Americana de Anestesiologia (ASA) define:
- ASA I – paciente saudável, não fumante e mínimo uso de álcool;
- ASA II – doença(s) sistêmica(s) leve a moderada sem substantiva limitação funcional (tabagista, grande obeso, grávida, DM bem controlada, extremos etários);
- ASA III – doença(s) sistêmica(s) severa com substantiva limitação funcional, mas controlada (DM mal controlada, obesidade mórbida, hepatite ativa, alcoolismo, uso de marca-passo);
- ASA IV – doença(s) sistêmica(s) severa, que é um constante risco para a vida (CAD/*stents*, disfunção valvular severa, sepses, AVC e IAM recentes);
- ASA V – moribundo que não se espera que sobreviva com a cirurgia (aneurisma roto de aorta torácica ou abdominal, grande politrauma, disfunção sistêmica de múltiplos órgãos);
- ASA VI – morte cerebral declarada e cujos órgãos estão sendo retirados para doação.

A adição do "E" denota cirurgia de emergência.

Na grande maioria dos casos, os pacientes candidatos à cirurgia plástica classificam-se como ASA I ou II, alguns como ASA III e em caso de cirurgias reparadoras, também ASA IV.

Medicações Pré-anestésicas

O objetivo das medicações pré-anestésicas é reduzir a ansiedade do paciente, colaborando para a aceitação do ambiente estranho que é a sala cirúrgica, bem como diminuir alterações hemodinâmicas como taquicardia e hipertensão no período imediatamente anterior à indução da anestesia. Tem impacto positivo sobre a satisfação do paciente e potencializa o efeito de várias drogas. Apesar de existirem várias medicações com essas finalidades, as drogas mais utilizadas no nosso meio são o midazolam e também a clonidina. O midazolam é um benzodiazepínico que promove um efeito ansiolítico pronunciado e induz amnésia anterógrada na grande maioria dos pacientes. Administrado por via oral, que é a mais comum, o pico de ação é entre 30 e 60 minutos, com doses entre 7,5 e 15 mg em pacientes adultos. A clonidina é um agonista alfa$_2$-adrenérgico que, além da sedação, propicia analgesia e reduz os reflexos autonômicos. A dose recomendada é de 2 a 5 µg/kg, por via oral em adultos, e o pico de ação é de 90 minutos. Estudos recentes mostram que os gabapentinoides (Lyrica®, Neurotin®), usados em dose única na noite anterior a cirurgia, são bem indicados tanto para a ansiólise quanto para um melhor controle álgico e antiemético no pós-operatório.

Técnicas Anestésicas

A escolha da técnica anestésica vai depender de vários fatores: ligados à cirurgia, como o porte cirúrgico; ligados ao paciente (idade ou estado físico) e ligados à própria anestesia (Tabela 3.2).

TABELA 3.2 – Técnicas anestésicas

Anestesia local (infiltrativa)	• Pura e com sedação

Bloqueios regionais	• Bloqueios de plexos e de nervos periféricos
	• Bloqueios centrais:
	  – Bloqueio subaracnóideo
	  – Bloqueio peridural

Anestesia geral	• Endovenosa (TIVA) • Inalatória • Combinada (inalatória + endovenosa)

Monitoração

A monitoração mínima exigida consiste em oximetria de pulso, monitoração cardíaca (DII, V5 e V4 – tem sensibilidade de 96% para isquemias miocárdicas), aparelho de medição da pressão arterial não invasiva e capnografia, podendo ser aumentada de acordo com a necessidade (p. ex., analisador de gases, estimulador de nervos periféricos, pressão arterial invasiva, ecocardiografia transesofágica, dosagem de glicemia, etc.).

Dentre as inovações na anestesiologia, tivemos a introdução do Índice Biespectral (BIS), um monitor que nos fornece o eletroencefalograma processado, de fácil avaliação, em forma numérica. Os valores ideais aproximam-se de: anestesia geral: 40 a 60, sedação: 60 a 80 e despertar: maior que 80. O seu uso reduz o consumo de drogas durante a anestesia geral, reduzindo seus efeitos colaterais e custos, diminui o risco de despertares perioperatórios (*recall*), principalmente em anestesias venosas ou sedativas e reduz o tempo para o despertar ao fim da anestesia. Essa monitoração contínua nos mostra também o fator de supressão neuronal (SR) correlacionado à perfusão e oxigenação cerebral, devendo-se manter sempre em zero.

Anestesia Local

A anestesia local (AL) corresponde ao bloqueio reversível da condução nervosa, determinando perda das sensações sem alteração do nível de consciência. A anestesia infiltrativa consiste na injeção de anestésico local próximo ou no local da incisão cirúrgica, a despeito do trajeto do nervo e sua correspondente analgesia. O uso de anestésicos locais pode ocorrer como técnica isolada ou associada a anestesia geral, sedação ou empregada em bloqueios locorregionais.

Este grupo de drogas tem diferentes características químicas e farmacocinéticas, e sua seleção está basicamente associada à duração dos seus efeitos analgésicos. Existem outros fatores relacionados, que também prolongam o efeito analgésico dos anestésicos locais, entre eles:

- interação com a absorção sistêmica do AL e área do tecido a ser infiltrado (pouco ou muito vascularizado);
- uso de vasoconstritor associado;
- concentração da solução;
- ação vasoconstritora intrínseca do AL;
- padrão adiposo local;
- velocidade de infiltração.

Os anestésicos locais utilizados em administração subcutânea no adulto podem ser:

a) *de curta duração*: procaína e clorprocaína;
b) *de duração intermediária*: lidocaína, mepivacaína e prilocaína;
c) *de longa duração*: tetracaína, ropivacaína, bupivacaína, levobupivacaína, etidocaína.

O mais novo anestésico local, já disponível em outros países, bupivacaína lipossômica (Exparel®) tem duração de efeito analgésico de até 96 horas (a bupivacaína está encapsulada com um complexo lipídico de multivesículas lipossômicas) e está liberado apenas para anestesia infiltrativa. Na prática, os anestésicos locais mais utilizados são a lidocaína, ropivacaína, bupivacaína e levobupivacaína.

Hoje sabe-se que o anestésico local, intrinsecamente, tem como grande vantagem a diminuição da resposta inflamatória ao trauma, em quaisquer de suas formas de administração: venosa, no neuroeixo, em nervos periféricos ou por infiltração local.

As doses mais utilizadas, com ou sem epinefrina, estão descritas na Tabela 3.3. Quando grandes áreas forem anestesiadas, utilizamos grandes volumes com baixa concentração (p. ex., a lidocaína pode ser diluída de 2% para 0,5% ou 0,3%).

O uso de vasoconstritores, respeitando suas contraindicações, tem como finalidade retardar a absorção dos agentes anestésicos, impedindo assim a elevação dos níveis sistêmicos, reduzindo reações tóxicas e prolongando a ação da droga, com aumento da captação neural. Em geral, a concentração de epinefrina de 1:200.000 é aceita como segura e suficiente para proporcionar a desejada vasoconstrição no território cirúrgico e aumentar a dose total segura dos anestésicos locais.

A toxicidade envolve os sistemas cardiovascular e nervoso central. Em razão de o sistema nervoso central ser mais sensível aos efeitos tóxicos do anestésico local, é o primeiro a ser afetado. As manifestações tóxicas estão apresentadas abaixo em ordem cronológica, tendo como exemplo clássico a lidocaína:

- toxicidade do sistema nervoso central (concentração plasmática tóxica de 5 a 9 µg/mL):
    a) entorpecimento, zumbidos, parestesias, confusão mental, gosto metálico;
    b) contraturas musculares, alucinações auditivas e visuais;
    c) convulsões tônico-clônicas, inconsciência, parada respiratória;
- toxicidade cardíaca (concentração plasmática superior a 10 µg/mL):
    a) hipertensão, taquicardia;
    b) diminuição da contratilidade e do débito cardíaco, hipotensão;
    c) bradicardia sinusal, arritmias ventriculares, parada circulatória.

TABELA 3.3 – Dosagens de alguns anestésicos mais utilizados

Anestésico	Lidocaína	Ropivacaína	Bupivacaína	Levobupivacaína
Técnica anestésica	Local	Local	Local	Local
Concentração eficiente*	0,2 a 0,8%	0,15 a 0,4%	0,1 a 0,25%	0,1 a 0,25%
Duração de ação	1 a 2 h	3 a 6 h	3 a 8 h	3 a 8 h
Dose segura**	5 a 10 mg/kg	1 a 3 mg/kg	0,75 a 2 mg/kg	1 a 3 mg/kg
Potencial tóxico***	1	1 a 2	3	1 a 2

* Infiltração de pele, subcutâneo e tecido gorduroso.
** Usar dose mínima em pacientes idosos e/ou com patologias sistêmicas, doses sem e com epinefrina.
*** Quanto maior o número, mais tóxico o anestésico local.

Hoje, a eficácia da terapia lipídica nas intoxicações por anestésicos locais não é mais matéria de discussão. Não se deve protelar o início do tratamento com as emulsões lipídicas a 20% (seu uso pode ser feito em veias periféricas, em razão da sua baixa osmolaridade), pois a acidose metabólica e a hipóxia podem limitar o seu efeito terapêutico.

De acordo com a resolução do CFM n° 1.886/2008, em consultórios só é permitida a utilização de doses de lidocaína inferiores a 3,5 mg/kg em infiltrações locais.

Bloqueios

A anestesia regional é a técnica que envolve a inibição da condução nervosa da informação nociceptiva, normalmente obtida pela administração de anestésico local (muitas vezes com um adjuvante) nas terminações nervosas centrais (neuroeixo) ou periféricas. Compreendem os bloqueios subaracnóideo, peridural, intercostais, paravertebrais, do plexo braquial, femoral e outros.

O uso da ultrassonografia pelo anestesista, a fim de guiá-lo na realização de qualquer tipo de bloqueio, seja ele central ou periférico, em muito tem contribuído para a maior segurança e qualidade dessas modalidades de técnicas anestésicas, pois diminui potenciais complicações inerentes ao mau posicionamento da agulha (punções vasculares inadvertidas e seus hematomas, injeções intravasculares de anestésicos locais com suas complicações cardiovasculares e neurológicas, punções e lesões intraneurais). O ultrassom também aumenta o sucesso e diminui as complicações no uso para as punções vasculares venosas e arteriais.

Os bloqueios do neuroeixo e os bloqueios de nervos periféricos apresentam contraindicação absoluta quando ocorre a recusa do paciente, quando existe um quadro de hipertensão intracraniana, instabilidade hemodinâmica, coagulopatias, estenoses aórtica e mitral graves, sepse, infecção no sítio de punção, importantes deformidades ou cirurgias prévias da coluna vertebral.

• Bloqueio Subaracnóideo

A anestesia espinal decorre da administração de anestésico local dentro do espaço subaracnóideo. A administração deve ser realizada abaixo de L1 em adultos e abaixo de L3 em crianças para se evitar um trauma sobre a medula espinal. Os fatores que afetam o nível da anestesia são:
- baricidade da solução;
- posicionamento do paciente durante e imediatamente após a administração;
- dose do anestésico local;
- sítio de administração;
- outros fatores são: idade, curvatura da coluna, volume de anestésico local, pressão intra-abdominal, direção da agulha, altura do paciente e gravidez.

A anestesia espinal ocasiona bloqueio sensitivo e motor, e em geral são empregadas a bupivacaína a 0,5% hiperbárica e bupivacaína a 0,5% isobárica.

A bupivacaína isobárica ocasiona uma maior estabilidade hemodinâmica e maior duração do bloqueio sensitivo, porém a bupivacaína hiperbárica apresenta uma maior previsibilidade do nível de bloqueio sensitivo alcançado.

• Bloqueio Peridural

Há situações clínicas nas quais a preferência e a fisiologia do paciente ou o procedimento cirúrgico tornam o bloqueio neuroaxial central a técnica de escolha. A anestesia peridural comprovadamente:
- diminui a resposta endócrino-metabólica ao trauma;
- diminui a perda sanguínea intraoperatória;
- diminui a morbidade e a mortalidade em pacientes cirúrgicos de alto risco quando bem indicada;
- se associarmos um opioide e/ou um agonista alfa$_2$ ao bloqueio no neuroeixo, permite analgesia prolongada;
- possibilidade de introdução de cateter para analgesia contínua.

Esta técnica, que tem início de ação mais lento, pode ser realizada nas regiões cervical, torácica, lombar e, dependendo da concentração e do volume de anestésico local injetado, é possível obter apenas bloqueios sensitivo, sensitivo-motor e bloqueios segmentares (a dispersão do anestésico local é craniocaudal). Como as cirurgias plásticas são superficiais, não é necessário um relaxamento muscular intenso e, assim, podem ser utilizadas baixas concentrações de anestésico local no bloqueio peridural, tornando esta técnica mais segura em relação aos sistemas respiratório e circulatório.

Drogas Adjuvantes dos Anestésicos Locais

• Epinefrina

A epinefrina prolonga o bloqueio e a intensidade e diminui a absorção sistêmica dos anestésicos locais. É importante relatar que a epinefrina não tem utilização com a ropivacaína pois, diferentemente de todos os anestésicos locais que produzem vasodilatação local, ela produz vasoconstrição.

Podem ocorrer efeitos analgésicos adicionais da epinefrina, pois ocorre uma interação com receptores alfa$_2$-adrenérgicos no cérebro e na medula espinal (pois os anestésicos locais aumentam a captação vascular da epinefrina).

A efetiva ação relatada depende da quantidade de epinefrina adicionada, somada ao anestésico local escolhido e ao tipo de bloqueio regional.

A menor dose de epinefrina deve ser usada pois ela, combinada com o anestésico local, pode ter efeitos tóxicos sobre o tecido, o sistema cardiovascular, os nervos periféricos e a medula espinal.

• Opioides

Reduzem a latência, aumentam a duração e a qualidade do bloqueio sensitivo. Trabalhos recentes apontam para um papel de diminuição da imunidade no peroperatório, causada por alguns opiáceos, devendo ser mais restrito o seu uso em cirurgias oncológicas e/ou de pacientes oncológicos.

• Agonista Alfa$_2$-Adrenérgicos

A clonidina proporciona analgesia mediada por receptores nos neuroeixos central e periférico e tem efeito sinérgico com os anestésicos locais. Há efeitos diretos de caráter inibitório sobre a condução de fibras nervosas periféricas tipos A e C. A vantagem do seu uso decorre da intensificação tanto do bloqueio sensitivo quanto do motor.

Bloqueio de Nervos Periféricos

O bloqueio de nervos periféricos ocorre pela administração de anestésico local dentro dos tecidos adjacentes aos nervos periféricos individuais ou aos plexos nervosos. A perfeita indicação de um bloqueio do nervo periférico depende, principalmente, do conhecimento da anatomia do mesmo, da região por ele inervada e da área de analgesia consequente ao bloqueio.

Estes bloqueios são de extrema utilidade, especialmente em anestesia ambulatorial, onde se empregam pequenos volumes de anestésico local, associados ou não à epinefrina (que não deve ser utilizada em extremidades).

Dependendo do anestésico local utilizado, observamos um maior ou menor efeito da analgesia pós-operatória.

Sedação

Novos estudos comprovam que a sedação analgésica associada à anestesia local é uma técnica que, por manter níveis adequados de hipnose e estabilidade hemodinâmica no peroperatório, tem maior importância na recuperação plena dos pacientes do que se pensava. Com a sedação é possível o controle da pressão arterial e frequência cardíaca, diminuindo intercorrências cardiovasculares no peroperatório, diminuindo a demanda por analgésicos no pós-operatório e melhorando as condições de trabalho da equipe cirúrgica com a diminuição do sangramento no campo operatório.

O CFM, em sua Resolução 1.670, de 11/07/2003, define sedação como um ato médico realizado mediante a utilização de medicamentos com o objetivo de proporcionar conforto ao paciente para a realização de procedimentos cirúrgicos.

Todos os protocolos de segurança pertinentes ao ato anestésico devem ser tomados. A sedação pode ser classificada em diferentes aspectos clínicos, como leve, moderada e profunda, definidos a seguir:
- sedação leve: é um estado de consciência obtido em que o paciente responde ao comando verbal. A função cognitiva e a coordenação podem estar comprometidas. As funções cardiovascular e respiratória não apresentam comprometimento;
- sedação moderada – analgésica (sedação consciente): é um estado de depressão da consciência, obtido com uso de medicamentos, no qual o paciente responde ao estímulo verbal isolado ou acompanhado de estímulo tátil. Não são necessárias intervenções para manter a via aérea permeável, a ventilação espontânea é suficiente e a função cardiovascular é mantida adequadamente;
- sedação profunda – analgesia: é uma depressão da consciência induzida por medicamentos, e nela o paciente dificilmente é acordado com comando verbal, mas responde a estímulo doloroso. A ventilação espontânea pode estar comprometida e ser insuficiente. Pode ocorrer a necessidade de assistência para manutenção da via aérea permeável. A função cardiovascular é mantida.

Nos ambientes em que se realizam procedimentos sob sedação consciente ou níveis mais profundos de sedação, deve-se seguir as recomendações da Resolução 1.670 do CFM. O médico que realiza o procedimento não pode encarregar-se simultaneamente da administração de sedação, a qual deve ficar a cargo de outro médico.

O nível de sedação pode variar ao longo do procedimento, reforçando a necessidade de se monitorar continuamente os efeitos colaterais ou complicações, como apneia, obstrução ventilatória, aspiração pulmonar, agitação, etc.

Em 1996, a *American Society of Anesthesiologists* considerou o termo "sedação consciente" inadequado, já que ele não se referia a um serviço anestésico específico, propondo para esta técnica a denominação de "Cuidados Anestésicos Monitorados".

Apesar de geralmente envolver o uso de drogas que deprimem o reflexo de vias aéreas, a aplicação adequada desta técnica implica em manter estes reflexos preservados durante a maior parte do procedimento. Na prática, para se obter este efeito deve-se titular a administração das drogas anestésicas com a finalidade de manter níveis plasmáticos suficientes para proporcionar boa analgesia, hipnose, amnésia e cooperação do paciente. Titular significa empregar doses menores de drogas, de forma incremental, de acordo com as necessidades do paciente ou do procedimento.

A esta associação de várias drogas utilizadas de forma a diminuir suas doses individuais e efeitos colaterais, e potencializar suas ações hipnóticas, analgésicas e anti-inflamatórias, chamamos de anestesia multimodal.

Os benzodiazepínicos, como o midazolam, são utilizados como coadjuvantes em sedação por seus efeitos amnésico, hipnótico, ansiolítico, relaxante muscular e anticonvulsivante. O propofol, devido às suas características farmacocinéticas, permite um bom controle do nível de sedação quando administrado em infusão contínua. A associação com opioides e/ou quetamina e/ou sulfato de magnésio (esses dois últimos agem como antagonistas NMDA) proporciona um efeito analgésico satisfatório. O uso de agonistas alfa$_2$-adrenérgicos como a clonidina ou a dexmedetomidina tem se mostrado uma ótima escolha. Os alfa$_2$-agonistas potencializam os efeitos dos analgésicos, têm efeito antissialagogo, antiemético, sedativo e promovem bradicardia e hipotensão dose-dependentes, não provocam depressão respiratória e também diminuem os tremores pós-operatórios. A dexmedetomidina possui especificidade para o receptor alfa$_2$-adrenérgico cerca de oito vezes maior que a clonidina e também possui meia-vida de eliminação plasmática de 2 horas, bem menor que a da clonidina (superior a 8 horas). Por todas estas características, a dexmedetomidina tem sido de grande utilidade na sedação associada à anestesia local, especialmente nas cirurgias plásticas de face.

Anestesia Geral

A escolha dessa técnica anestésica depende das informações obtidas na visita pré-anestésica, como estado físico e procedimento cirúrgico proposto, e repercussões, previsíveis ou não. A anestesia geral pode ser venosa total (TIVA), inalatória pura ou balanceada (venosa e inalatória). O aspecto do custo da anestesia deve ser somente mais um dos fatores a serem levados em consideração quanto à escolha da técnica, sem sobrepujar jamais a qualidade e segurança da técnica proposta.

Vantagens da anestesia geral: maior conforto para o paciente; imobilidade; controle da ventilação; controle hemodinâmico; campo operatório adequado.

Desvantagens da anestesia geral: odinofagia e tosse; tonturas, náuseas e vômitos: agitação ao despertar; efeitos residuais; necessidade de equipamentos mais sofisticados e, consequentemente, custos mais elevados.

Com a introdução no mercado de aparelhos de laringoscopia videoassistida (p. ex. KingVision®), as complicações inerentes à intubação traqueal diminuíram.

A técnica escolhida para anestesia geral em cirurgia plástica deve proporcionar considerável diminuição do sangramento peroperatório no campo cirúrgico (hipotensão controlada, dependendo do caso), um despertar rápido e tranquilo e analgesia no pós-operatório. Como as cirurgias são superficiais e não há necessidade de relaxamento muscular intenso, o uso de relaxantes musculares fica restrito ao momento da intubação traqueal e pequenas doses durante o procedimento. A anestesia geral pode também ser associada às técnicas de bloqueio peridural ou de infiltração local com soluções anestésicas com ou sem adrenalina, cabendo ao anestesiologista orientar a composição dessa solução.

Nas cirurgias plásticas, conforme o procedimento, ocorrem muitas mudanças de decúbito e posição (p. ex., de posição em decúbito dorsal para semissentado). O anestesiologista deve estar alerta cada vez que estas mudanças se realizam, pois podem ocorrer alterações nos sistemas cardiovascular e pulmonar e na vascularização e oxigenação cerebral. Durante estas mudanças devemos ter cuidado com o posicionamento correto do paciente na mesa cirúrgica, com a finalidade de prevenir lesões oculares, nervosas, musculotendinosas ou vasculares. As mudanças de decúbito dorsal/ventral, muito comuns em lipoaspirações, devem ser realizadas em dois tempos, cuidadosamente, com a mobilização de pescoço e membros e, de forma muito atenta para variações súbitas nos batimentos cardíacos e/ou pressão arterial.

Complicações Anestésicas

As complicações podem ocorrer durante a indução, a manutenção ou a regressão da anestesia, por isso é muito importante uma boa monitoração e atenção contínua do anestesiologista em todos os estágios, inclusive no pós-operatório imediato.

As complicações mais frequentes são:

- *náuseas e vômitos*: maior incidência no sexo feminino, não fumante, jovens, pacientes com história prévia de náuseas e vômitos no pós-operatório (NVPO), uso de opioides, anestesia geral (risco nove vezes maior que nas anestesias regionais), crianças menores de 3 anos, cirurgias pediátricas maiores que 30 minutos. Em cirurgias de face, rinoplastias e abdominoplastias deve ser evitado ao máximo, pois o esforço efetuado pode causar hematoma na região operada. Se não tratados, a incidência de NVPO chega a 50% e 30%, respectivamente. As drogas mais usadas na prevenção da NVPO são: dexametasona, ondansetrona, droperidol, dimenidrinato (Dramin®), propofol (20 mg). Não têm ação na profilaxia: oxigênio suplementar, redução no tempo de jejum, descompressão gástrica, inibidor da bomba de prótons;
- *dor*: a incidência e a intensidade da dor dependem do local e da extensão do trauma cirúrgico e da técnica anestésica utilizada. A analgesia preemptiva (iniciada na anestesia antes mesmo das incisões cirúrgicas) e a manutenção da analgesia regular no pós-operatório diminuem o risco das complicações. A dor pode levar à restrição ventilatória, dificultando o ato de tossir e inspirar profundamente, acarretando complicações pulmonares. Fenômenos tromboembólicos podem ocorrer devido a limitações à movimentação ou a restrição ao leito, sendo importante salientar a deambulação precoce e o

manter-se fora do leito pelo menos 6 horas por dia. Complicações cardiovasculares como hipertensão, taquicardia e arritmias podem ocorrer por hiperatividade do sistema nervoso simpático em resposta à dor, podendo também ocasionar a formação de hematomas. A abordagem sistêmica para analgesia, seguindo o conceito da multimodalidade, utiliza: dipirona, paracetamol, AINEs, dexametasona, quetamina, clonidina, dexmedetomidina, sulfato de magnésio, gabapentinoides, lidocaína, tramadol e opioides;

- *complicações térmicas*: a hipertermia é rara, podendo ocorrer pela manipulação de tecidos infectados; hipertermia maligna; intoxicação por atropina e crise tireotóxica. Já a hipotermia ocorre de forma mais intensa em idosos e crianças. Aumenta a duração de agentes anestésicos e leva a distúrbios de coagulação (sangramentos). Os tremores generalizados consequentes para elevar a temperatura corporal aumentam muito o consumo de oxigênio, podendo levar, inclusive, a um quadro de isquemia miocárdica. Deve ser combatida ativamente através do uso de manta térmica, aquecimento de soluções infundidas, controle da temperatura da sala cirúrgica, etc.

Outras complicações são:
- *complicações respiratórias*: hipoxemia e hipercapnia devidas ao efeito residual de anestésicos, bloqueadores neuromusculares ou opioides (monitorar a oximetria de pulso no pós-operatório é importante nas primeiras horas); atelectasia no peroperatório; aspiração pulmonar do conteúdo oral (sangue, secreções orofaríngeas, próteses dentárias) ou gástrico; obstrução de vias aéreas superiores por compressão de hematomas (principalmente em *liftings* faciais), edema de língua, faringe, laringe ou outras causas. As medidas terapêuticas devem ser rápidas, e se não forem suficientes, optar por intubação traqueal e até traqueostomia;
- *trombose venosa profunda*: em sua pior complicação, a tromboembolia pulmonar – adotar medidas profiláticas como uso de meias de compressão e/ou uso dos dispositivos de compressão mecânica de membros inferiores, uso de heparinas de baixo peso molecular, etc. Caso seja confirmada a TEP, tratar com trombolíticos, etc.;
- *embolia gordurosa*: pode ocorrer durante lipoaspirações e lipoenxertias, etc.;
- *complicações circulatórias*: hipotensão arterial – tratar o fator etiológico, fazer reposição de fluidos, uso de simpaticomiméticos, etc. Hipertensão arterial – tratar o fator etiológico como dor, hipervolemia, etc. Arritmias – tratar o fator etiológico como hipoxemia, hipercapnia, desequilíbrio ácido-base, etc. Isquemia miocárdica – pode ocorrer por dor, hipertensão arterial, hipotermia, hipoxia, etc.;
- *complicações renais*: oligúria – quando o débito urinário for menor que 0,5/mL/kg. Poliúria – hidratação intensa. Insuficiência renal aguda;
- *complicações metabólicas*: hipoglicemia; hiperglicemia. A monitoração dos níveis glicêmicos no peroperatório é recomendada, principalmente em pacientes de difícil controle (manter o limite máximo da glicemia controlada entre 160 a 200 mg/dL para evitar suas maiores complicações).

Alta Hospitalar

Para obtenção de alta hospitalar os pacientes devem estar lúcidos, orientados, com estabilidade hemodinâmica e respiratória, sem sangramentos, náuseas ou vômitos, débito urinário adequado e dor sob controle. Todas as medicações prescritas, orientações médicas e telefones para emergência devem estar escritos em papel.

Conclusão

A anestesia nos procedimentos de cirurgia plástica tem suas particularidades. Mais do que o tipo de técnica anestésica escolhida, a habilidade do anestesiologista em se antecipar às complicações e intervir prontamente junto ao paciente, assim como o bom entrosamento de toda a equipe cirúrgica, garantem a segurança do paciente e conduzem ao êxito da cirurgia.

Com a constante evolução tecnológica, a principal atuação do anestesiologista tende a se relacionar aos conceitos de medicina perioperatória: avaliações pré-operatórias, cuidados peroperatórios e acompanhamento pós-operatório, e não só ao ato de anestesiar em si.

CAPÍTULO 3 – ANESTESIA EM CIRURGIA PLÁSTICA

Bibliografia Consultada

- Bagatini A, Gomes CR, Masella MZ et al. Dexmedetomidina: farmacologia e uso clínico. Rev Bras Anestesiol. 2002;52:426-433.
- Biazzotto CB, Brudniewski M, Schmidt AR Auler Jr JOC. Hipotermia no período Perioperatório. Rev Bras Anestesiol. 2006;56(1):89-106.
- Consenso TEP 2010. J Bras Pneumol. mar. 2010;36(supl. 1):S1-68.
- Davidson S, Venturi M, Attiger C et al. Deep venous thromboembolism in plastic surgery patient. Plast Reconstr Surg. 2004;114:43e-51e.
- Destro, M, Baena W et al. Estudo da utilização no pré-operatório de medicamentos ou drogas fitoterápicas que alteram a coagulação sanguínea. Rev Col Bras Cir. [on line] 2006;33(2):107-111. ISSN 0100-6991. Disponível em: <http://dx.doi.org/101590/S0100-699120060000200010>
- Dock-Nascimento DB et al. Ingestion of glutamine and maltodextrin two hours preoperatively improves insulin sensitivity after surgery: a randomized, double blind, controlled trial. Rev Col Bras Cir. dec 2012;39(6):449-55.
- Gan TJ et al. Consensus guidelines for the management of postoperative nausea and vomiting. Anesth Analg. jan 2014;118(1):85-113.
- Gruber EM, Tschemko EM, Kritzinger M, et al. The effects of thoracic epidural analgesia with bupivacaine 0,25% on ventilatory mechanisms in patients with severe chronic obstructive pulmonary disease. Anesth Analg. 2001;92:1015-1019.
- Freise H, Van Aken HK. Risks and benefits of thoracic epidural anaesthesia. British J Anesth. 2011;107:859-868.
- Hayashi Y, Maze M. Alpha 2 adrenoreceptor agonists and anaesthesia. Br J Anaesth. 1993;71:108-118.
- Hobaika AB et al. Monitored anesthesia care for ambulatory anesthesia. Revista Médica de Minas Gerais. 2004;15:1.
- Lam DK et al. Evidence for the use of ultrasound imaging in pediatric regional anaesthesia: a systematic review. Reg Anesth Pain Med. mar-apr. 2016.
- Lapostolle F et al. Severe pulmonary embolism associated with air travel. N Engl J Med. 2011;345(11):779-83.
- Lima e Souza R et al. Embolia gordurosa grave no peroperatório de lipoaspiração abdominal e lipoenxertia. Rev Bras Anestesiol. 2016;66:324-8.
- Magarão R, Viana Q et al. Aspirina no perioperatório de cirurgias não cardíacas: o dilema entre manter ou suspender. Rev Bras Clin Med. mai-jun 2011;9(3):218-24.
- Moore CL et al. Ultrasound first, second and last for vascular access. J Ultrasound Med. 2014;33:1135-1142.
- Moreno RP et al. O escore da American Society of Anesthesiologists: ainda útil após 60 anos? Resultados do estudo EUSOS. Rev Bras Ter Intensiva (São Paulo). apr/jun 2015; 27(2).
- Moulin J et al. Estudo comparativo entre protocolos para profilaxia da trombose venosa profunda: uma nova proposta. Rev Bras Cir Plast. 2010;25(3):415-22.
- Brogly N, Wattier JM, Andriew G. Gabapentin attenuates late but not early postoperative pain after thyroidectomy with superficial cervical plexus block. Anesth Analg. 2008;107:1720-25.
- Nascimento JEA et al. Acerto Pós-operatório: Avaliação dos Resultados da Implantação de um Protocolo Multidisciplinar de Cuidados Perioperatórios em Cirurgia Geral. Rev Col Bras. mai/jun 2006;33:3.
- Nociti JR, Serzedo PSM, Zuccolotto EB et al. Dexmedetomidina associada a propofol em sedação durante anestesia local para cirurgia plástica. Rev Bras Anestesiol. 2003;53:198-208. Disponível em: <http://www.scielo.br/scielo.php?script=sci_arttext&pid=S0102-67202012000300007>.
- Nunes RR et al. Índice bi-espectral e outros parâmetros processados do eletroencefalograma: uma atualização. Rev Bras Anestesiol (Campinas). jan/feb. 2012;62(1).
- Oprea AD, Popescu WM. Algorithm for perioperative management of antiplatelet therapy. Br J Anaest. 2013;111:i3-i17.
- Ortenzi AV, Sousa AM, Misawa AK et al. Recomendações para o Jejum Pré-anestésico. In: Ferrez D, Vane LA. Atualização em Anestesiologia. São Paulo: Office Editora; 2003. p. 13-28.
- Pasternak LR. Preoperative evaluation – a sistematic approach. ASA Annual Refresher Courses Lectures. 1995:421.
- Perlas A et al. Lumbar Neuroaxial Ultrasound for Spinal and Epidural Anesthesia: A Systematic Review and Meta-Analysis. Reg Anesth Pain Med. mar-apr. 2016.
- Pesquisa sobre bupivacaína lipossômica – exparel. Disponível em: <http://www.acessdata.fda.gov/drugsatfdadocs/nda/2011/022496Orig1s000MedR.pdf>.
- Report by the American Society of Anesthesiologists Task Force on Preanesthesia Evaluation. Practice advisory for preanesthesia evaluation. Anesthesiology. 2002;96:485-496.
- Roizen ME. Preoperative evaluation. In: Miller RD. Anesthesia. vol. 1. 6a ed. New York: Churchill Livingstone; 2005. p. 927-997.
- Shepherd J et al. Clinical effectiveness and cost-effectiveness of depth of anaesthesia monitoring (E-Entropy, Bispectral Index and Narcotrend): a systematic review and economic evaluation. Health Technol Assess. aug 2013;17(34):1-264.
- Sweitzer BJ. Overwiew of preoperative assesment and management. In: Longnecker DE, Brown DL, Newman MF, Zapol WM. Anesthesiology. 1 ed. New York: McGraw Hill; 2008. p. 40-68.
- Tanaka PP et al. O que falta para o manejo de via aérea difícil no século 21. Rev Bras Anestesiol (Campinas). mai./jun. 2015;65(3).
- Udelsmann A et al. lipídeos nas intoxicações por anestésicos locais. ABCD, Arq Bras Cir Dig. jul./set. 2012;25:169-172.
- Viana CA et al. Utilização se ácido acetilsalicílico (AAS) na prevenção de doenças cardiovasculares: um estudo de base populacional. Cad Saúde Pública (Rio de Janeiro). jun, 2012;28(6):1122-1132.
- Vieira JL. Hipotensão Arterial Induzida. In: Cangiani LM, Potério GMB, Posso IP et al. Tratado de Anestesiologia, SAESR. 6a ed. São Paulo: Atheneu; 2006. p. 683-694.
- World Health Statistics 2016: Monitoring health for the SDGs.

capítulo 4

Infecção em Cirurgia Plástica

AUTOR: Carlos Magno Castelo Branco Fortaleza
Coautora: Maristela Pinheiro Freire

Introdução

As infecções estão entre os mais temíveis eventos adversos de procedimentos cirúrgicos. Elas não somente comprometem o resultado do procedimento, mas acrescentam um pesado ônus de morbidade. Quando graves podem levar a sequelas permanentes e mesmo ao óbito.[1]

Em recente revisão da literatura, estimou-se que uma infecção de sítio cirúrgico (ISC) aumenta os custos de internação em até US$ 40.000,00 e o tempo de internação em 2 a 52 dias.[2] Em média, um paciente com ISC custa ao hospital o dobro do que deveria. Mas os principais danos – dor, deformidades, morte – não têm seu custo mensurável.

As ISC são classificadas de acordo com os tecidos que acometem. Quando se restringem a pele e subcutâneo, são denominadas incisionais superficiais; se atingem fáscia e músculo, incisionais profundas. A extensão para cavidades ou órgãos classifica a infecção como de órgão-espaço. Tomadas em conjunto, infecções incisionais correspondem a mais de 2/3 das ISC.

A incidência de ISC varia amplamente entre os serviços cirúrgicos. As características da população atendida e a complexidade dos procedimentos realizados são os principais determinantes dessa variação. Outro aspecto importante diz respeito à existência de programas de ensino. Hospitais-escola apresentam taxas mais elevadas de ISC. Dados do sistema norte-americano de vigilância de infecções hospitalares (atual National Healthcare Safety Network, NHSN) identificaram incidência de 8,2 por 1.000 saídas em hospitais de ensino, contra 6,2/1.000 nos demais serviços de grande porte.[3]

A dificuldade de comparar serviços torna difícil a identificação de taxas "ideais" ou "desejáveis". Isso se torna mais complicado pelo fato de a maioria dos hospitais não identificar infecções ocorridas após a alta do paciente. Mesmo a interpretação da literatura médica é prejudicada pela ausência de "vigilância pós-alta", o que subestima a incidência de ISC em até 80%.

Apesar disso, há diversos esforços multicêntricos para a determinação das taxas usuais de ISC. Neles, os procedimentos são analisados individualmente ou categorizados por fatores de risco. Dentre esses, um dos mais importantes é a classificação da ferida cirúrgica. Nela os procedimentos são divididos em:

- *limpos*: aqueles em que a incisão é feita em pele não inflamada, com procedimentos adequados de assepsia, sem penetração em trato gastrointestinal, genitourinário ou respiratório;
- *potencialmente contaminados*: nestes ocorre penetração em tecidos nos quais a assepsia não pode ser garantida: trato gastrointestinal, trato genitourinário ou vias respiratórias;
- *contaminados*: esta categoria inclui procedimentos nos quais há quebras acidentais de técnica asséptica e extravasamento de material de trato gastrointestinal. São também contaminados os procedimen-

tos que envolvam tecidos com inflamação não purulenta;
- *infectados (também denominados "sujos")*: todos aqueles em que a incisão é feita em área onde há evidência de infecção.

A incidência de ISC varia de acordo com a classificação da ferida cirúrgica. Espera-se que apenas 1 a 5% das cirurgias limpas apresentem complicação infecciosa.

Outros critérios podem ser utilizados para estratificar procedimentos cirúrgicos de acordo com o risco para infecção. O já citado sistema NHSN emprega um índice composto por três fatores: a classificação da ferida, o estado clínico do paciente (ASA – classificação de risco da Sociedade Americana de Anestesiologia) e a duração do procedimento. Busca assim contemplar fatores inerentes ao tipo de procedimento, à correção da técnica cirúrgica e ao indivíduo operado.

Aspectos Fisiopatológicos e Sua Relevância Prática

Toda cirurgia representa uma agressão à integridade do organismo. A otimização da técnica cirúrgica reduz, mas não anula essa agressão. A quebra da integridade do tegumento expõe tecidos estéreis aos microrganismos. Os fatores que irão determinar a ocorrência ou não de ISC são discutidos em detalhes a seguir.

Microrganismos: espécies envolvidas e suas fontes

A maior parte dos microrganismos é adquirida de fontes endógenas, isto é, da própria microbiota (flora) do paciente. Bactérias que habitam a pele, como Staphylococcus aureus e os estafilococos coagulase-negativos (principalmente Staphylococcus epidermidis) são os agentes mais identificados em ISC nas cirurgias limpas. Em procedimentos que envolvem o trato gastrointestinal há risco de infecção por enterobactérias (como Escherichia coli) ou bactérias anaeróbias (p. ex., Bacteroides fragilis)[1]. No ato da cirurgia, infecções presentes em sítios distantes da área da incisão podem ser a fonte de microrganismos que contaminam a ferida. Recomenda-se fortemente que o procedimento cirúrgico seja adiado até o término do seu tratamento.

Fontes exógenas são incomuns. Membros da equipe cirúrgica podem carrear microrganismos em sua pele ou mucosa nasal. O risco de esses agentes atingirem a ferida cirúrgica é reduzido pelo emprego correto da assepsia e da paramentação. O ambiente físico é uma fonte rara de microrganismos em ISC. Embora haja recomendações referentes ao fluxo de ar, há pouca evidência de seu impacto na incidência de infecção. O benefício de cuidados intensivos com o ar só foi demonstrado em situações especiais, como o implante de prótese total de quadril ou joelho.[4] Soluções, equipamentos e implantes contaminados são ocasionalmente relacionados à infecção, inclusive por microrganismos atípicos (micobactérias e fungos).

Inóculo infeccioso

A quantidade de bactérias que atinge a área da incisão (inóculo) é diretamente relacionada ao risco de desenvolvimento de infecção. Medidas que reduzem a população bacteriana na pele ou em outros tecidos que serão manipulados durante a cirurgia têm impacto importante na prevenção da ISC.

A mais importante dessas medidas é a assepsia da pele. Antissépticos como a polivinilpirrolidona (PVPI) e a clorexidina eliminam mais de 99% da microbiota da pele. Por outro lado, a realização de tricotomia determina lesões de pele onde há proliferação aumentada de bactérias, elevando o risco de infecção. Por essa razão, a literatura tem sido unânime em desaconselhar a tricotomia.[4]

Uso perioperatório de antimicrobianos

Bactérias que atingem o sítio cirúrgico podem ser eliminadas por antimicrobianos. Para tanto, alguns detalhes devem ser observados. Em primeiro lugar, a espécie deve ser suscetível ao agente empregado. O antimicrobiano deve estar presente em altas concentrações nos tecidos manipulados ao longo de todo o procedimento. Esses fatos fornecem os princípios da antibioticoprofilaxia cirúrgica.[1,4]

Os antimicrobianos devem ser administrados em altas doses no pré-operatório imediato, de forma a impregnar os tecidos. Doses devem ser repetidas no intraoperatório (a cada 3 ou 4 horas) para manter a alta concentração tissular.

Antimicrobianos administrados nos dias anteriores à cirurgia podem modificar a microbiota do paciente, selecionando microrganismos resistentes. Dessa forma, não serão tão eficazes durante o procedimento. Por outro lado, estudos demonstram que o uso pós-operatório de antibióticos não tem impacto sobre a redução das taxas de infecção. Isso se deve ao fato de a infecção se instalar durante, e não após a cirurgia.

Aspectos da Técnica Cirúrgica

Ao final do procedimento, tecidos desvitalizados, seromas, coágulos e hematomas permanecem. Esse material tem pouca irrigação sanguínea, dificultando a ação local dos componentes do sistema imunológico. A impregnação desses tecidos com antimicrobianos é atingida com as doses infundidas pré e intraoperatoriamente, mas não no pós-operatório. Dessa forma, microrganismos aí semeados encontram um ambiente privilegiado para proliferação.

Recomenda-se otimizar a técnica cirúrgica com o objetivo de reduzir a formação de coágulos, seromas e áreas necróticas. Procedimentos que aumentam a desvitalização de tecidos, como o uso de eletrocautérios, são fortemente desaconselhados.

Corpos estranhos e "biofilmes"

Microrganismos possuem estruturas capazes de aderir fortemente a corpos estranhos deixados durante procedimentos cirúrgicos. Da mesma forma que os tecidos desvitalizados, os corpos estranhos dificultam a eliminação de agentes infecciosos pelo sistema imunológico. Além disso, algumas bactérias e fungos podem formar biofilmes. Biofilmes são formações que mimetizam tecidos multicelulares (Figura 4.1). As bactérias se organizam em camadas.[5] As mais profundas aderem à superfície do implante. Outras são formadas sobre elas, fortemente unidas por uma matriz extracelular. Biofilmes possuem canais por onde circula água com oxigênio e nutrientes. Sua característica mais significativa, porém, é a relativa impermeabilidade a antimicrobianos. Dessa forma, torna-se muito difícil erradicar microrganismos apenas com a terapia anti-infecciosa, sendo frequentemente necessária a remoção dos implantes.

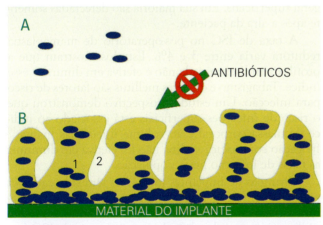

FIGURA 4.1 – Representação esquemática de biofilme bacteriano em implantes. **A.** Bactérias não aderidas ao biofilme. **B.** Biofilme formado, composto por camadas de células bacterianas unidas por matriz extracelular (1), permeada por canais (2) por onde circulam água e nutrientes. Os antimicrobianos têm penetração reduzida em biofilmes.

Características do Indivíduo Operado

Diversas características individuais podem influenciar no risco de adquirir uma ISC. Estudos diferentes identificaram fatores de risco como: idade avançada, tabagismo, obesidade e estado nutricional. Além disso, diabetes mellitus não compensado aumenta as possibilidades de infecção. Diversas explicações fisiopatológicas são possíveis: redução na vascularização do sítio operatório e deficiência na atividade de células do sistema imunológico, como os macrófagos e linfócitos.

Recomendações para Prevenção de Infecção

Em 1999, os Centros de Controle e Prevenção de Doenças dos Estados Unidos (CDC) publicaram um guia contendo normas práticas para prevenção de ISC.[4] Mais de 10 anos depois, esse documento continua a ser a mais completa coleção de normas sobre o tema. De fato, guidelines mais recentes apenas confirmaram a atualidade do seu conteúdo.[6] A principal razão da longevidade do guia dos CDC é o rigor na avaliação da evidência científica que embasa cada recomendação. Listamos a seguir os principais itens do documento:

- **Pré-operatório**
  - Quando possível, identificar e tratar todas as infecções à distância do sítio operatório antes de realizar a cirurgia.
  - Não realizar tricotomia, a não ser que os pelos na incisão interfiram diretamente na técnica cirúrgica. Se os pelos devem ser removidos, fazê-lo imediatamente antes da cirurgia.
  - Controlar níveis séricos de glicose, evitando particularmente a hiperglicemia perioperatória.
  - Encorajar os pacientes a cessar o tabagismo 30 dias antes da cirurgia.
  - Existe evidência favorável ao efeito protetor de banhos com antissépticos na noite anterior ou no dia da cirurgia.
  - No pré-operatório imediato, lavar a área onde a incisão será feita para remover contaminação grosseira. Só então aplicar antissépticos.

- **Equipe cirúrgica**
  - Cuidados especiais com profissionais que tenham sinais e sintomas de doenças transmissíveis. Eles devem ser avaliados e, se necessário, afastados até a resolução do quadro.
  - Escovação com antissépticos por 2 a 5 minutos.

- **Antibioticoprofilaxia**
  - Administrar antibiótico dirigido aos possíveis agentes de ISC e somente quando indicado na literatura. Não prolongar a profilaxia indevidamente.
  - Administrar a primeira dose intravenosa na indução anestésica e repeti-la no intraoperatório para manter a concentração sérica e tecidual.
  - Não utilizar vancomicina rotineiramente na profilaxia.

- **Intraoperatório**
  - Ventilação do centro cirúrgico: pressão positiva, com um mínimo de 15 trocas por hora. A entrada de ar deve ser próxima ao teto e a saída próxima ao chão. Manter as portas da sala fechadas.
  - Superfícies: devem ser aplicados desinfetantes no chão quando houver fragmentos ou fluidos visíveis. Não há necessidade de limpeza entre cirurgias na ausência dessas condições. Salas onde foram realizadas cirurgias contaminadas ou infectadas não necessitam de cuidados especiais.
  - Paramentação correta: máscara, gorro (cobrindo todo o cabelo), avental estéril, luvas. O uso propés é desnecessário, não havendo evidência de que reduzam o risco de ISC.
  - Cuidados rigorosos de assepsia quando houver introdução de dispositivos intravasculares (p. ex., *intracath*) ou administração de infusões e medicamentos.
  - Técnica cirúrgica: manusear tecidos com cuidado, manter hemostasia, minimizar a formação de áreas desvitalizadas e corpos estranhos. Erradicar espaços mortos deixados pela cirurgia. Se drenos forem necessários, preferir sistemas fechados de sucção. Inserir drenos por incisão diferente da operatória.

- **Pós-operatório**
  - Proteger a ferida com curativo estéril por 24-48 h após a cirurgia.
  - Se necessária a troca de curativo, usar luvas e material estéril.

Infecção em Procedimentos de Cirurgia Plástica

O risco de aquisição de ISC em procedimentos de cirurgia plástica é bastante variável. Fatores inerentes à cirurgia como local da incisão, grau de manipulação dos tecidos e uso de implantes interferem diretamente sobre a incidência de complicações infecciosas. Influem também a condição clínica do paciente e a adequação dos procedimentos de prevenção (inclusive a antibioticoprofilaxia). É preciso ainda reforçar o fato de que os estudos publicados na literatura médica utilizam diferentes modelos de vigilância e diagnóstico da ISC. Portanto, as taxas apresentadas devem ser interpretadas com cautela.

Lipoaspiração e outras cirurgias em abdome

As infecções após lipoaspiração são pouco frequentes. Sua incidência é inferior a 0,5%.[7] Especula-se que soluções contendo lidocaína, epinefrina e bicarbonato exerçam efeito bactericida, reduzindo a incidência de infecção. No entanto, esse efeito só é comprovado em concentrações muito superiores às rotineiramente utilizadas. Outros fatores de proteção foram sugeridos. Soluções hiperosmolares e a liberação de ácidos graxos podem contribuir para a morte de microrganismos. Estudos definitivos que comprovem essa proteção são difíceis de serem realizados. A baixa incidência de infecção torna desnecessário o uso de antibioticoprofilaxia cirúrgica.

A taxa de ISC em dermolipectomia é de 5 a 13%. O tabagismo e altos índices de massa corporal podem aumentar em até três vezes o risco de se adquirir infecção. Pacientes obesos têm risco aumentado – não só pela dificuldade de penetração tissular do antibiótico profilático, mas também pelo excesso de manipulação, com retirada de grandes volumes de tecido. A maior incidência de infecções em homens ainda é um assunto controverso na literatura. O tratamento destas infecções deve ser dirigido para bactérias da flora da pele, principalmente cocos gram-positivos.

Cirurgias de mama

A evidência atual não é conclusiva sobre a necessidade de antibioticoprofilaxia nesses procedimentos. Se realizada, devem ser utilizados antibióticos com atividade para germes da pele, como cefalosporinas de primeira geração. As ISC que complicam essas cirurgias são em geral superficiais. Em sua maioria são detectadas somente após a alta da paciente.

A taxa de ISC no pós-operatório de mamaplastia redutora varia entre 3 e 4%. Estudos mostram que a profilaxia indiscriminada não é efetiva em diminuir esse índice. Tabagismo e diabetes mellitus são fatores de risco para infecção. Um estudo prospectivo demonstrou que o risco de infecções superficiais está associado ao índice de massa corporal e ao volume inicial das mamas.[8] Irrigação com solução salina não foi efetiva em diminuir as taxas de infecção nesta população.

Cirurgias de implantes mamários têm sido cada vez mais frequentes. As taxas de infecção relatadas na literatura são baixas (por volta de 2%). No entanto, a presença de corpo estranho dificulta o tratamento de ISC (ver pág. 39). Infecções podem associar-se a risco aumentado de outras complicações, como a contratura capsular. Cerca de metade dos casos cursa com eritema, edema e dor da mama acometida, acompanhados de drenagem espontânea de secreção. Tentativas de erradicar a infecção sem remoção do implante são frequentemente infrutíferas e aumentam a incidência de contratura capsular. Um estudo de Spear e cols. sugere que infecções superficiais podem ser curadas somente com abordagem clínica conservadora.[9] No entanto, a casuística relatada é pequena (16 pacientes). Infecções mais profundas, graves ou com falha de tratamento clínico são indicações objetivas para a retirada do implante.

Procedimentos de reconstrução da mama são geralmente realizados após mastectomia por câncer de mama. Essa paciente é submetida à imunossupressão por quimioterapia e radioterapia. A manipulação de tecidos no intraoperatório é intensa, com tempo cirúrgico superior ao de outras cirurgias mamárias. Utiliza-se frequentemente o eletrocautério. O risco aumentado de infecção indica a realização de antibioticoprofilaxia, embora haja pouca evidência científica que suporte essa prática. A incidência de ISC varia entre 1 e 4%. Fatores de risco reconhecidos são: tempo prolongado de cirurgia, uso de drenos e radioterapia prévia. Mesmo as cirurgias de reconstrução após mastectomia profilática, nas quais o quadro clínico da paciente é bem mais favorável, apresentam taxas de infecção superiores às de outras cirurgias de mama – em média 3%. O uso de soluções de epinefrina parece eficaz para controle de sangramento, mas não há evidências de que reduza a incidência de ISC. A radioterapia posterior à cirurgia não aumenta o risco de complicações infecciosas no enxerto.

Procedimentos em queimados

Os cuidados para prevenção e tratamento de infecções em queimados estão além dos objetivos deste capítulo. No entanto, alguns princípios se aplicam aos procedimentos realizados nesses pacientes.

As lesões decorrentes de queimaduras têm como característica o comprometimento de vasos e nervos e falta de planos bem delimitados de acometimento. A incidência de infecções cutâneas nesta população é muito alta, especialmente quando as lesões ocupam mais de 40% da extensão corporal. A infecção é a principal complicação e a mortalidade ocorre em mais de 75% dos casos. Feridas infectadas têm tempo de cicatrização mais prolongado. Estudos microbiológicos demonstram colonização em 50% dos casos, nos primeiros dias, por cocos gram-positivos (S. aureus e S. epidermidis). Posteriormente, aumenta a incidência de bacilos gram-negativos (Pseudomonas aeruginosa e outros).

Fatores de risco associados à maior incidência de infecção são: focos de necrose e envolvimento da cavidade oral ou do trato respiratório. O uso de antimicrobianos sistêmicos para prevenção de infecção em queimados é ainda um item controverso. A maioria dos guias terapêuticos contraindica essa abordagem, pelo grande risco de seleção de microrganismos oportunistas multirresistentes. Além disso, não há consenso sobre quais esquemas seriam úteis. Em suma, a evidência científica sobre esse item é de baixa qualidade metodológica, o que o torna um campo aberto a novos estudos.[10] Por outro lado, está demonstrada a eficácia de agentes anti-infecciosos tópicos: sulfadiazina de prata, acetato de mafenide e nitrato de prata.

O emprego de expansores de tecidos para aumentar a área doadora nas cirurgias de reconstrução é uma prática segura. A taxa de infecção associada ao procedimento é de 7%.

A antibioticoprofilaxia é indicada para cirurgias de desbridamento e reconstrução. No entanto, esta deve ser restrita ao intraoperatório. Deve-se utilizar antimicrobiano com atividade contra cocos gram-positivos (p. ex., cefalosporina de primeira geração).

Em lesões por queimaduras elétricas há comprometimento profundo de músculos, tendões, vasos e nervos. Quando se realizam enxertos na área lesada, é necessária a identificação da extensão de lesão vascular. Enxertos mal vascularizados evoluem frequentemente com necrose e infecção.

Cirurgias de reconstrução realizadas após a fase aguda da queimadura complicam com ISC em 6% dos casos. Crianças com idade entre 1 e 12 anos costumam apresentar mais frequentemente infecção.

Lifting facial

Procedimentos de dermo e quimioabrasão são frequentemente realizados em esquema ambulatorial, com pequena ocorrência de complicações. A incidência de infecção varia de 0,2-4,3%, conforme a técnica utilizada e as características dos pacientes. A indicação de profilaxia antibacteriana é controversa. Alguns autores enfatizam o impacto negativo da profilaxia sobre a flora da pele, aumentando a colonização por P. aeruginosa e Enterobacter spp. Alguns estudos retrospectivos recentes com grande casuística obtiveram resultados conflitantes quanto ao efeito protetor dos antimicrobianos. Outros autores relatam achados conflitantes.

A indicação de profilaxia para o herpesvirus do tipo 1 é mais consistente.[11] A infecção herpética pode reativar-se a partir de focos latentes no nervo trigêmeo, podendo ocorrer em até 50% dos pacientes com história prévia de herpes labial. A profilaxia deve ser iniciada 1 dia antes do procedimento e estendida por 10 dias. Os antivirais recomendados são: aciclovir, 400 mg, três vezes ao dia; valaciclovir, 500 mg, duas vezes ao dia ou famciclovir, 500 mg, duas vezes ao dia.

Implantes faciais/reconstrução da face

A incidência de ISC em cirurgias faciais com implantes de politetrafluoroetileno é de 6%. Os sintomas têm início até 10 dias após o procedimento. Geralmente não respondem ao tratamento clínico, exigindo a combinação de remoção do implante e uso de antimicrobianos. Cocos gram-positivos de pele (S. aureus, S. epidermidis) são os agentes mais frequentes. A terapia deve ser direcionada a esses agentes, podendo ser utilizadas cefalosporinas de primeira geração.

Pacientes portadores do HIV têm sido cada vez mais submetidos a cirurgias para correção de lipodistrofia. Essa condição se caracteriza por perda regional ou localizada da gordura subcutânea e é consequência do uso prolongado de medicação antirretroviral. O preenchimento das lesões de face com substâncias sintéticas ou com o próprio tecido adiposo apresenta baixos índices de infecção, a despeito da imunossupressão característica da Aids.

A incidência de ISC após cirurgias de reconstrução de face varia entre 0 e 10%. Fatores como a localização das fraturas, via de abordagem cirúrgica e tipo de implantes utilizados influenciam o risco de desenvolvimento de complicações infecciosas. Abordagens cirúrgicas transorais e/ou realizadas na vigência de processos infecciosos têm pior prognóstico. A infecção é a causa mais comum da remoção de implantes utilizados na reconstrução.[12]

Cirurgias em pacientes com fraturas de órbita e aquelas em que os seios da face são abordados se classificam como potencialmente contaminadas. Assim, há indicação formal da utilização de antibioticoprofilaxia. Esta deve ser eficaz não somente contra microrganismos de pele, mas também para aqueles que colonizam as vias aéreas superiores. Boas opções são as combinações de betalactâmicos com inibidores (amoxicilina/clavulanato, ampicilina/sulbactam).

Outros fatores estão associados a risco aumentado de ISC: extensão dos hematomas resultantes do procedimento; características dos materiais utilizados. Produtos de silicone são mais propensos à formação de biofilmes (ver acima), se comparados com implantes de titânio ou reabsorvíveis. A reabsorção do material dificulta a adesão de bactérias.

Reconstruções com tecido ósseo autólogo apresentam baixos índices de infecção. O uso de retalhos de pele vascularizados como leito para colocação do enxerto ósseo ou de biomateriais pode evitar o contato direto com os seios da face, reduzindo o risco de ISC.

Um risco a ser considerado em ISC associada a fraturas de órbita e/ou seios da face é a progressão com acometimento do sistema nervoso central (abscesso cerebral). Outra complicação da manipulação dos seios da face é a obstrução do óstio de drenagem do seio, levando a quadros de sinusite. A incidência de complicações infecciosas em fraturas de seio frontal chega a 10%.

Outras cirurgias de face

A otoplastia é um procedimento simples, realizado ambulatorialmente por cirurgiões plásticos ou por otorrinolaringologistas. A indicação de profilaxia antimicrobiana não está bem estabelecida. A incidência de infecção para o procedimento é, em média, de 4%. A principal complicação infecciosa é a condrite, que pode levar a deformidades permanentes do pavilhão. Ela costuma ocorrer no terceiro ou quarto dia do pós-operatório. Os sintomas são: aumento da dor, presença de eritema e edema. Pode haver drenagem purulenta. Recomenda-se a terapia imediata com antibióticos. Nova abordagem cirúrgica deve ser feita caso não haja melhora com 24-48 h de antibioticoterapia.

As cirurgias de rinoplastia classificam-se como potencialmente contaminadas. Há indicação de antibioticoprofilaxia. Como nas demais cirurgias plásticas, o S. aureus é o principal agente de infecção. O uso de tampões nasais impregnados com antibiótico tem se mostrado eficaz em diminuir a colonização bacteriana no pós-operatório. No entanto, sua eficácia em prevenir infecções é questionável.

A incidência de ISC após blefaroplastia é muito baixa. Isso talvez se deva à extensa vascularização da região periorbitária. As raras complicações incluem a fascite necrosante (ver a seguir). Os sintomas se iniciam por volta do segundo dia pós-operatório: dor, edema e eritema que progride para toda a face. Formam-se áreas de necrose e drenagem de secreção. Medidas terapêuticas (desbridamento e antibioticoterapia agressiva) devem ser instituídas imediatamente. Outros raros agentes são as micobactérias atípicas (ver adiante).

Quadros infecciosos graves ou atípicos

A fascite necrosante é uma infecção rara de extrema gravidade. Pode complicar diversos procedimentos, entre eles a lipoaspiração. Os agentes mais frequentes são Streptococcus spp. beta-hemolíticos do grupo A. Quadro clínico semelhante tem sido observado em infecções polimicrobianas que incluem E. coli, Proteus spp., Citrobacter freundii, Serratia marcescens e Enterobacter spp.[13]. Mais recentemente, os Staphylococcus aureus meticilinarresistentes adquiridos na comunidade, portadores de gene especial de virulência, vieram somar-se aos agentes causadores de infecções necrosantes de pele e partes moles.[14]

O quadro clínico da fascite necrosante é de evolução rápida, acometendo grande superfície. Há dor intensa na região. Abordagem cirúrgica precoce é recomendada, e o diagnóstico é feito no intraoperatório pelo achado de tecido subcutâneo acinzentado e fáscia com estrias e edema (friável à manipulação). O diagnóstico diferencial deve ser feito com infecções por Clostridium spp. e S. aureus. Quadros causados por Clostridium diferenciam-se por acometerem o plano muscular. A letalidade é significativa, mas pode ser reduzida a 4% com terapia adequada. Diagnóstico e tratamento tardios se associam a pior prognóstico. O tratamento inclui antibioticoterapia sistêmica e emprego da câmara hiperbárica.

A síndrome do choque tóxico é causada por toxinas produzidas por algumas cepas de S. aureus.[15] Elas têm a capacidade de induzir a produção de citocinas (IL-1 e TNF-alfa) responsáveis por resposta inflamatoria sistêmica. O quadro clínico se inicia rapidamente no pós-operatório. Febre e queda do estado geral são acompanhadas por exantema. Este evolui com necrose progressiva da pele, podendo haver lesões bolhosas e áreas de gangrena. A infecção pode se estender a planos mais profundos, confundindo-se com a fascite necrosante. A terapia se faz com drogas antiestafilocócicas potentes (como a oxacilina) e suporte clínico. O desbridamento pode estar indicado.

Em publicação anterior, chamávamos a atenção para um problema emergente em cirurgia plástica: as infecções por micobactérias não tuberculosas. Desde então, a incidência desses quadros aumentou significativamente no Brasil. O primeiro surto de relevância em nosso país foi relatado em 2004 e envolvia pacientes submetidas a implantes mamários de silicone. Os microrganismos envolvidos eram: M. fortuitum (12 casos), M. porcinum e M. abscessus (um caso cada). O período de incubação variava entre 5 e 355 dias. Os sintomas e sinais mais referidos eram: edema (86%), dor (86%), eritema (71%) e calor (50%). Observou-se drenagem espontânea de secreção purulenta (64%) ou serosa (21%). Alguns pacientes apresentaram febre (29%) e formação de abscesso (29%).[16] Seguiram-se outros surtos, envolvendo procedimentos estéticos (mesoterapia) e cirurgias com técnica endoscópica (p. ex., videolaparoscopia). Entre 2003 e 2008 a Agência Nacional de Vigilância Sanitária (ANVISA) identificou 2.028 casos de infecções cirúrgicas por micobactérias. O maior surto foi relatado no Rio de Janeiro, com 1.051 casos prováveis e 197 pacientes com infecção confirmada por M. massiliense.[17] Os surtos de infecções por micobactérias têm sido atribuídos a sua resistência ao glutaraldeído – amplamente utilizado para desinfecção de endoscópios e outros instrumentos cirúrgicos. Por essa razão, a ANVISA expediu norma técnica proibindo a realização desse procedimento para materiais que entrem em contato com tecidos estéreis.

O tratamento de infecções por micobactérias atípicas inclui a remoção de implantes e a combinação de dois antimicrobianos. Agentes que podem ser combinados incluem: claritromicina, ciprofloxacina e amicacina. O tratamento geralmente é feito por vários meses e sua eficácia deve ser avaliada pela evolução das lesões.

O pioderma gangrenoso é um diagnóstico diferencial importante das infecções de pele. Ele é uma rara complicação de vários procedimentos cirúrgicos, como: lipoaspiração, redução de mama e blefaroplastia. É uma dermatose caracterizada histopatologicamente por intensa reação inflamatória da derme com infiltrado neutrofílico e pouco acometimento vascular. O quadro tem início 4 a 14 dias após a cirurgia, cursando com pústulas, bolhas e lesões vegetantes. Muitos pacientes acometidos têm antecedentes de doenças inflamatórias (artrite reumatoide, retocolite ulcerativa) ou hematológicas. O tratamento envolve aplicação de antibióticos tópicos e oxigenoterapia hiperbárica. Pacientes não responsivos podem ser submetidos a tratamento com esteroides sistêmicos e (raramente) outros agentes imunossupressores. Novos enxertos devem ser realizados quando cessarem os sinais de atividade da doença.

Aspectos Diagnósticos e Terapêuticos

O diagnóstico etiológico das ISC é importante para o direcionamento da terapia antimicrobiana. Portanto, indica-se sempre que possível o envio de material para culturas. No entanto, resultados de microbiologia, quando mal interpretados, podem induzir a avaliações errôneas.

A pele é naturalmente colonizada por vários microrganismos. Secreções, quando em contato com a pele, são contaminadas por essa microbiota. Assim, coletas de secreções na superfície através de *swab* podem detectar colonizantes, e não contaminantes. O mesmo se aplica a líquidos obtidos em drenos. Contraindica-se, portanto, essas formas de coleta.

Outros materiais, colhidos profundamente em sítios que não tenham contato direto com o meio externo, fornecem resultados mais confiáveis. Recomenda-se a cultura de tecidos ou secreções obtidos em procedimento cirúrgico. Implantes retirados por infecção devem ser mandados ao laboratório de microbiologia. A punção percutânea de lojas e abscessos fornece espécimes adequados para avaliação microbiológica.

Em feridas abertas ou lesões de pele recomenda-se o envio de fragmentos obtidos por biópsia. Antes da retirada do fragmento a superfície externa deve ser lavada abundantemente com soro fisiológico. Ainda assim, deve-se ter em mente que microrganismos isolados dessas biópsias podem representar contaminantes de pele.

Materiais devem ser encaminhados ao laboratório de microbiologia rapidamente. O recipiente de envio deve ser hermeticamente fechado. Tecidos e implantes devem ser encaminhados embebidos em soro fisiológico.

Além das culturas usuais, procedimentos microbiológicos especiais podem ser necessários. Micobactérias vêm emergindo como agentes de ISC em cirurgia plástica (ver acima). A cultura para essas bactérias é sugerida para implantes (especialmente de mama) ou nas infecções que não respondem à antibioticoterapia convencional.

Enquanto se aguardam os resultados de microbiologia, antibioticoterapia sistêmica deve ser instituída. Deve-se iniciar o antimicrobiano após a coleta das culturas. Agentes de escolha são aqueles com espectro adequado para cocos gram-positivos da pele: oxacilina, cefalosporinas de primeira geração, combinação de beta-lactâmicos com inibidores de betalactamase (amoxicilina/clavulanato, ampicilina/sulbactam). A vancomicina deve ser reservada para situações especiais: (a) infecções microbiologicamente comprovadas por S. aureus oxacilinarresistente; (b) ISC que não responde aos antibióticos anteriormente citados. Nessa última circunstância deve-se considerar a hipótese de infecção por bacilos gram-negativos, bactérias anaeróbias ou microrganismos atípicos.

Autores enfatizam a dificuldade de se controlar infecção em implantes. Em geral, há necessidade de removê-los. Indica-se ainda que reimplantes só sejam realizados após o término da antibioticoterapia. Há alguma evidência a favor de terapia clínica conservadora em situações excepcionais. No entanto, a decisão de não retirar os implantes deve ser tomada com extrema cautela, sempre baseada em características do paciente e no procedimento realizado.

Referências Bibliográficas

1. Dellinger EP, Ehrenkranz NJ, Jarvis WR. Surgical site infections. In: Jarvis WR. Bennet & Brachman's Hospital Infections. 5th ed. Philadelphia: Lippincot Williams & Wilkins; 2007. p. 583-98.
2. Broek EC, van Asselt AD, Brugemman CA, van Tiel AH. Surgical infections. How high are the costs? Journal of Hospital Infection. 2009;72:193-201.
3. Centers for Disease Control and Prevention. National Nosocomial Surveillance (NNIS) system report, data summary from January 1992 through June 2003, issued August 2003. Am J Infect Control. 2003;31:481-488.
4. Mangram AJ, et al. Guideline for prevention of surgical site infection. Infect Control Hosp Epidemiol. 1999;20:247-278.
5. Lynch AS, Robertson GT. Bacterial and fungal biofilm infections. Annu Rev Med. 2008;59:415-28.
6. Anderson DJ, Kaye KS, Classen D, et al. Strategies to prevent surgical site infections in acute care hospitals. Infect Control Hosp Epidemiol. 2008;29(suppl. l):S51-61.
7. Camarena LC. Lipoaspiration and its complications: a safe operation. Plastic Reconst Surg. 2003;112:1435-41.
8. Piatt AJ, Mohan D, Baguley E. The effect of body mass index and wound irrigation on autcome after bilateral breast reduction. Ann Plast Surg. 2003;51:552-55.
9. Spear SL, Howard MA, Boehmler JH. The infected or exposed breast implant: manangement and treatment strategies. Plastic Reconst Surg. 2004;113:1634-44.
10. Avni T, Levcovich A, Ad-El D, Leibovici L. Prophylactic antibiotics for burns patients: systematic review and meta-analysis. BMJ. 2010;300:c41.
11. Beeson WH, Rachel JD. Valacyclovir prophylaxis for herpes simples virus infection or infection recurrence following laser skin resurfacing. Dermatol Surg. 2002;28:331-6.
12. Islamoglu K, Coskunfirat OK, Tetik G, Ozgentas HE. Complications and removal rates of miniplates and screws used for maxillofacial fractures. Ann Plast Surg. 2002;48:265-8.
13. Sarani B, Strong M, Pascual J, Schwab CW. Necrotizing fasciitis: current concepts and review of the literature. J Am Coll Surg. 2009;208:279-88.
14. Bassetti M, Nicco E, Mikulska M. Why is community-associated MRSA spreading across the world and how will it change clinical practice? Int J Antimicrob Agents. 2009;34(Suppl. l):S15-9.
15. Tare M, Durcan J, Niranjan N. A case of toxic shock syndrome following a DIEP breast reconstruction. J Plast Reconstr Aesthet Surg. 2010;63:e261-2.
16. Padoveze MC, Fortaleza CM, Freire MR, et al. Outbreak of surgical infection caused by non-tuberculous mycobacteria in breast implants in Brazil. J Hosp Infect. 2007;67:161-7.
17. Duarte RS, Lourenço MC, Fonseca LS, et al. Epidemic of postsurgical infections caused by Mycobacterium massiliense. J Clin Microbiol. 2009;47:2149-55.
18. Edwards JR, Petterson KR, Mu Y, et al. National Healthcare Safety Network (NHSN) report: data summary for 2006 through 2008, issued December 2009. Am J Infect Control. 2009;37:783-805.

capítulo 5

Doença Tromboembólica
Fundamentos, Princípios Gerais

AUTOR: **Arno von Ristow**
Coautores: Marcos Arêas Marques e Brunno von Ristow

Introdução

As cirurgias plásticas são, por definição, em sua maioria procedimentos eletivos e a morte de um paciente por embolia pulmonar pós-operatória é uma tragédia inesperada![1] A trombose venosa profunda (TVP) é uma complicação temida em todos pacientes cirúrgicos. Frequentemente é assintomática, de diagnóstico clínico impreciso e potencialmente fatal. Sua complicação aguda mais temida é a embolia pulmonar (EP), que pode levar o paciente ao óbito subitamente. Além disto, a TVP pode evoluir para doença venosa crônica (DVC), uma patologia com sequelas clínicas incapacitantes e consequências estéticas desapontadoras.

A estratégia de combate ao tromboembolismo venoso (TEV) é baseada em sua prevenção. O método mais empregado na prevenção da TVP atualmente é o farmacológico, com uso de heparinas de baixo peso molecular. Seu uso eleva a incidência de hemorragia pós-operatória em cirurgia plástica, dificultando sua aplicação na cirurgia plástica, onde os hematomas são temidos![1,4] O grande desafio do médico assistente é o planejamento estratégico e objetivo para a prevenção e redução destas temíveis complicações cirúrgicas.

Fundamentos Básicos

Em 1856, o patologista alemão Rudolf Virchow descreveu os fatores que seriam responsáveis, isoladamente ou em conjunto, pela gênese da TVP: hipercoagulabilidade sanguínea, estase venosa e lesão endotelial. A tríade de Virchow pode ser considerada a base conceitual da fisiopatologia da doença tromboembolica (DTE) até hoje.

Os pacientes cirúrgicos têm a peculiaridade de eventualmente apresentarem os três componentes da tríade simultaneamente, o que os tornam classicamente um dos grupos mais expostos à formação da TVP e EP. Os fatores de risco mais conhecidos para o desenvolvimento de DTE são: idade maior que 40 anos, imobilização, cirurgia, história de DTE, neoplasia, trombofilia, varizes, obesidade, infecção, trauma, gestação, puerpério, tempo cirúrgico, anestesia com duração maior que 30 minutos, anestesia geral, uso de estrógenos (contraceptivos e reposição hormonal, sobretudo), insuficiência cardíaca, acidente vascular encefálico, plegias, DPOC (doença pulmonar obstrutiva crônica) grave, doença inflamatória intestinal, infarto do miocárdio, quimioterapia, síndrome nefrótica e cateteres venosos centrais.[3,4] Pessoas de idade cada vez mais elevada buscam os benefícios do rejuvenescimento, constituindo um grupo especial de risco de TEV.

Incidência

A incidência de TVP é estimada em dois em cada 1.000 pacientes cirúrgicos.[5] Na cirurgia plástica a incidência é, em geral, baixa. Todavia pacientes que recebem curativos ou *colants* elásticos após cirurgias no abdome – abdominoplastia ou mesmo lipoaspiração – têm uma prevalência mais elevada. Eventualmente podem ser desencadeadas TVPs, inclusive em suas formas mais graves.

Em 2001, a *American Society of Plastic Surgeons* extrapolou os dados da literatura e estimou a ocorrência de cerca 18.000 casos de TVP nos pacientes submetidos às cirurgias plásticas por ano, naquele país! Embora rara, é uma complicação grave em cirurgias eletivas e sobretudo quando ocorre em procedimentos estéticos.[6] De todas as cirurgias plásticas rotineiras, a abdominoplastia é a que tem maior risco de TEV: 1,2% de TVP e 0,8% de EP.[7] A EP é a causa mais frequente de morte após lipoaspiração, com 23% dos casos fatais. Quando combinada com outros procedimentos, este percentual dobra.[8,9] A cirurgia plástica de maior risco de EP é a paniculectomia abdominal circunferencial, com uma incidência de 9,3%![10] Nas ritidectomias, *a priori* intervenções com baixo risco para TVP, esta ocorre em 0,35% dos casos e EP em 0,14%. Isso significa um caso de TVP ou EP a cada 200 ritidectomias realizadas.[11] Um fator de risco que não pode ser negligenciado é o grande número de indivíduos que realizam longas viagens, sobretudo aéreas, para realizarem cirurgias plásticas em nosso País. O risco de TEV após longas viagens é amplamente conhecido. Os pacientes estão em risco de desenvolverem TVP na viagem de vinda e de volta. Assim, é possível que o paciente já apresente uma TVP, assintomática, mesmo antes de iniciada sua cirurgia plástica![12,13]

Diagnóstico Clínico

Em grande parte dos casos, o início do quadro de TVP é insidioso e com poucas manifestações clínicas, o que dificulta sobremaneira o diagnóstico. Isto pode se dever ao fato de que nas fases iniciais da formação de trombos, estes nem sempre ocluem completamente a luz da veia e, além disto, pode haver uma adequada e abundante rede colateral venosa. É importante salientar, também, que em metade dos casos em que há suspeição clínica do diagnóstico de TVP, este não é confirmado pelos métodos complementares.[14]

O sintoma mais comum e precoce da TVP em membros é a dor, em grau variável, que é causada pela distensão da parede venosa e pelo processo inflamatório vascular e perivascular. O sinal mais prevalente é o aumento de temperatura local, embora muito inespecífico e geralmente não valorizado.[14]

O edema na TVP é normalmente de instalação mais tardia e pode estar ausente nos pacientes em repouso ou acamados. A apresentação é usualmente unilateral, embora esta doença possa ocorrer nos dois membros. Normalmente o edema é mais evidente e volumoso nos quadros de TVP que acometem o segmento femoroilíaco ou iliocaval. Nestes segmentos pode haver alterações da coloração da pele, como nos casos clássicos de *phlegmasia cerulea* e *alba dolens*. Manifestações como febre, taquicardia e mal-estar podem estar presentes.[14]

Ao exame físico podemos observar calor local, empastamento da panturrilha à palpação, que pode estar dolorosa à compressão e à dorsoflexão passiva dos pés (sinal de Homans). As veias superficiais túrgidas, que funcionam como colaterais nos pés e na face anterior da perna, são conhecidas como veias sentinelas de Pratt. Raramente uma TVP é bilateral e simétrica. A assimetria dos achados de exame físico é típica e deve ser valorizada.[14]

É fundamental e imprescindível que o cirurgião tenha sempre em mente a possibilidade do desenvolvimento da TVP nos pacientes em pós-operatório. Em casos de suspeição clínica, devem-se solicitar rapidamente os exames laboratoriais e de imagem que ajudem na confirmação ou exclusão deste diagnóstico.[14]

Eventualmente, na impossibilidade da execução rápida dos exames complementares, pode-se até optar pelo tratamento baseado somente em uma forte suspeição clínica, até que se confirme ou descarte o diagnóstico da TVP.

Diagnóstico Complementar

Diagnóstico por imagem

- **Flebografia**

Exame considerado padrão-ouro no diagnóstico da TVP, tem o incoveniente de não poder ser feito à beira do leito, usar contraste iodado, expor o paciente a radiação ionizante e ser doloroso. Foi substituído na prática clínica diária pelo eco-Doppler colorido.[14]

- **Eco-Doppler colorido**

Exame não invasivo e de baixo custo, pode ser realizado à beira do leito e repetido quantas vezes for necessário, por não expor o paciente ao uso de contraste e à radiação ionizante. Pode ser realizado ambulatorialmente ou no leito do paciente. Atualmente é considerado o exame de escolha para o diagnóstico de TVP.[14]

- **Angiorressonância e Angiotomografia**

São exames de custo mais elevado e indicados em situações específicas, sobretudo nas situações em que se deseja avaliar com maior acurácia os segmentos femoroilíaco e iliocaval.

Diagnóstico laboratorial

O teste laboratorial mais útil no auxílio diagnóstico da TVP é a dosagem do D-dímero (método ELISA). Este exame apresenta baixa especificidade, mas alta sensibilidade e é útil para descartar o diagnóstico de TVP, sobretudo quando os exames de eco-Doppler colorido se revelam inicialmente dentro da normalidade (**Figura 5.1**).

CAPÍTULO 5 – DOENÇA TROMBOEMBÓLICA – FUNDAMENTOS, PRINCÍPIOS GERAIS

• **Estratégia diagnóstica**

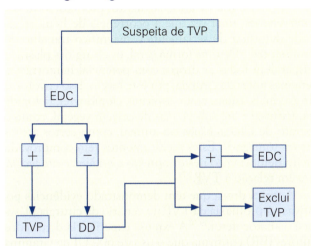

FIGURA 5.1 – Algoritmo de estratégia diagnóstica para TVP utilizando o eco-Doppler colorido (ECD) e o D-dímero (DD).

Tratamento

O tratamento agudo da TVP tem como objetivos: o alívio sintomático, evitar a progressão do trombo, evitar a EP e diminuir a intensidade da DVC. Portanto, quanto mais precoce for a suspeita e o diagnóstico da TVP, mais precoce será a instituição do tratamento adequado e mais eficiente será a profilaxia das complicações. O tratamento com anticoagulantes deve ser realizado sempre que não houver contraindicação (Tabela 5.1), independentemente do uso terapias clínicas ou cirúrgicas alternativas.

A Sociedade Brasileira de Angiologia e Cirurgia Vascular (SBACV) publicou no Jornal Vascular Brasileiro, em 2005, uma normativa de orientação clínica para tratamento da TVP hospitalar (Figura 5.2).[4] Este algoritmo delineia os pontos básicos e cruciais do tratamento agudo desta doença.

TABELA 5.1 – Contraindicações à terapia anticoagulante

Absoluta	Relativa
• Sangramento ativo • Discrasia sanguínea • Plaquetopenia (< 20.000 plaquetas) • Neurocirurgia (< 10 dias) • Cirurgia oftalmológica (< 10 dias) • Sangramento de SNC (< 10 dias)	• Plaquetopenia (> 20.000 plaquetas) • Metástase cerebral • Trauma maior recente • Cirurgia abdominal (< 2 dias) • Sangramento gastrointestinal (< 14 dias) • Sangramento urinário (< 14 dias) • Endocardite • PAS > 200 mmHg ou PAD > 120 mmHg

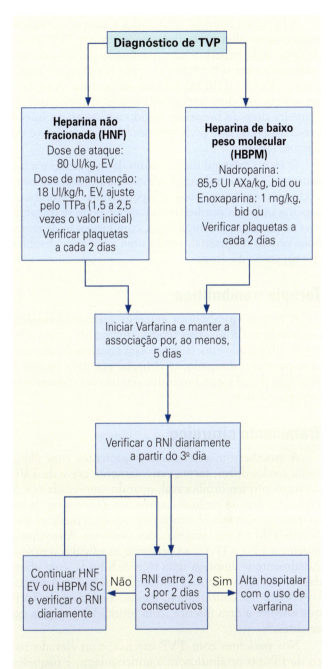

Observações:
• A varfarina pode ser usada em dois esquemas:
  a) Iniciar 10 mg nos 2 primeiros dias, seguida por 5 mg no 3º e 4º dias, no 3º dia iniciar ajuste de dose de acordo com o RNI.
  b) Iniciar 5 mg nos primeiros 4 dias, no 3º dia ajustar a dose de acordo com o RNI.
• Existe a possibilidade do uso de HNF SC a cada 12 h com ajuste de dose pelo TTPa, na impossibilidade de uso EV.
• Na impossibilidade do uso de varfarina, no tratamento de manutenção, podem ser utilizadas a HNF ou a HBPM em doses terapêuticas.

FIGURA 5.2 – Tratamento hospitalar da TVP.

A heparina em dose terapêutica é sempre o medicamento de escolha no tratamento inicial da TVP. Pode-se optar pela heparina não fracionada (HNF) pela via endovenosa ou subcutânea ou pela heparina de baixo peso molecular (HBPM) pela via subcutânea. A varfarina por via oral deve ser iniciada somente após o uso da primeira dose de heparina, devido ao seu efeito inicial pró-coagulante, que pode provocar um quadro grave de necrose cutânea.[4,15]

O efeito colateral mais comum das heparinas é a hemorragia. O uso prolongado destas medicações também pode provocar osteoporose e hipercalemia. A trombocitopenia induzida por heparina é rara e pode se transformar em uma grave complicação, com formação de trombose venosa ou arterial, sendo uma indicação absoluta de suspensão da droga.

Terapia trombolítica

A terapia trombolítica emprega agentes fibrinolíticos, sendo as drogas mais usadas atualmente os ativadores do plasminogênio. Seu uso está contraindicado nos pós-operatório de qualquer cirurgia, por pelo menos 2 semanas, o que torna proibitivo seu uso no contexto da cirurgia plástica.[15]

Tratamento cirúrgico

A trombectomia venosa nos pacientes com *phlegmasia cerulea dolens*, forma extremamente grave de TVP do segmento femoroiliocaval, quando empregada nos 5 primeiros dias de evolução, apresenta a vantagem da resolução imediata da obstrução venosa, com melhora instantânea do retorno venoso e dos sintomas. Além disto, previne a EP e a DVC, ao preservar as válvulas venosas. Atualmente se emprega uma técnica híbrida, com abordagem cirúrgica inguinal unilateral e acesso endovascular na femoral contralateral, mesmo nos casos de TVP que envolve a cava inferior, com resultados estéticos excelentes.[16]

Nos pacientes com TVP extensa, com elevado risco de EP e contraindicação à anticogulação e naqueles que apresentam EP apesar de adequadamente anticoagulados, pode ser indicado o implante de um filtro de veia cava inferior. Atualmente, filtros temporários, opcionais ou conversíveis têm sido implantados nesses pacientes, sendo removidos uma vez que cessa o risco embólico. Embora seja um procedimento de baixo risco, há uma possibilidade pequena de trombose da veia cava, com graves sequelas, o que contraindica seu uso indiscriminado.

Profilaxia

Hematomas ocorrem entre 1,8 e 9% das ritidectomias.[17,19] O temor de sangramentos nos locais operados sempre atormentou os cirurgiões plásticos, sobretudo nos procedimentos estéticos. Este temor certamente afasta a opção do uso de anticoagulantes profiláticos nessas intervenções, uma vez que a ocorrência de hemorragia pode deformar de seriamente o magnífico trabalho do profissional.[2] De uma forma geral, os cirurgiões plásticos suspendem todas as drogas com potencial hemorrágico semanas antes da cirurgia, por este receio. Isso envolve as drogas mais usuais, como aspirina, clopidogrel, ticlopidina, triflusal e até substâncias de origem vegetal, como o extrato de *Ginkgo biloba* ou animal, como certos ácidos graxos (ômega-3). Estes medicamentos têm comprovado efeito hemorrágico neste contexto e *nenhum efeito profilático* em relação à TVP.[2,18]

A única droga que tem demonstrado evidências positivas na profilaxia da TVP no cenário da cirurgia plástica é o alfatocoferol.[19,20] A extensa experiência de um dos autores (BR) confirma que o uso de 600 UI de vitamina E, iniciado semanas antes da cirurgia, não aumenta a incidência de hematomas nas ritidectomias, com o benefício de uma acentuada queda na incidência de TVP.[19,20] O objetivo da profilaxia é diminuir a ocorrência de TVP e EP em pacientes cirúrgicos, identificando os fatores de risco e agindo de forma objetiva e sensata.

A SBACV estratificou o grau de risco dos pacientes cirúrgicos em:

- baixo risco:
  1. cirurgia em pacientes com menos de 40 anos, sem outros fatores de risco;
  2. cirurgias menores (duração menor que 30 minutos e sem necessidade de repouso prolongado) em paciente com mais de 40 anos sem outro risco;
  3. trauma menor;
- médio risco:
  1. cirurgia maior (geral, urológica ou ginecológica) em paciente de 40 a 60 anos sem fatores de risco adicionais;
  2. cirurgia em pacientes de menos de 40 anos usando estrógenos;
- alto risco:
  1. cirurgia geral em maiores de 60 anos;
  2. cirurgia geral em pacientes de 40 a 60 anos com fatores de risco adicionais;
  3. cirurgia maior em pacientes com história de TVP ou TEP ou trombofilia;
  4. grandes amputações;
  5. cirurgias ortopédicas maiores;
  6. cirurgias maiores em pacientes com neoplasia maligna;
  7. cirurgias maiores em pacientes com outros estados de hipercoagulabilidade;
  8. traumas múltiplos com fratura de pelve, quadril ou membros inferiores.

A maioria dos pacientes submetidos a cirurgias plásticas está enquadrada nos grupos de baixo e médio riscos.

CAPÍTULO 5 – DOENÇA TROMBOEMBÓLICA – FUNDAMENTOS, PRINCÍPIOS GERAIS

Uma vez determinado o grau de risco do paciente, podem-se aplicar as normas de prevenção sugeridas pela SBACV (Figura 5.3). É interessante lembrar que a profilaxia da TVP e/ou TEP envolve também métodos mecânicos, como elevação dos membros inferiores durante a cirurgia e no pós-operatório, deambulação precoce, movimentação ativa e passiva, meia elástica, bomba de compressão pneumática e fisioterapia.[20,21] O uso de fármacos permanece restrito ao alfatocoferol, uma vez que a maioria dos cirurgiões plásticos não recomenda o uso profilático das heparinas.[1,2,18-20]

Atualmente, a forma mais eficiente para prevenção da TVP no paciente de cirurgia plástica consiste no emprego combinado de métodos físicos e farmacológicos (alfatocoferol, vitamina E).[19] Elevação dos membros inferiores com leve flexão dos joelhos no per e pós-operatório, uso associado de meias elásticas e de bomba de compressão pneumática, fisioterapia específica e deambulação precoce são medidas efetivas. *Colants* elásticos não devem ser tão apertados a ponto de favorecer a estase venosa (facilmente identificada pelo surgimento de edema periférico). Meias elásticas devem ser mantidas no pós-operatório, pelo menos por 2 semanas.

Os novos anticoagulantes orais (rivaroxabana, dabigatrana, etc.) ainda não têm um papel definido para uso na prevenção da TVP em cirurgia plástica e até que estudos específicos sejam conduzidos, seu uso não é recomendado.

Hormônios estrogênicos devem ser suspensos pelo menos 10 dias antes da intervenção. Pacientes com risco trombótico devem ser estratificados e tratados de acordo com o problema específico. Heparina pode ser instituída a partir do terceiro dia pós-operatório, com baixo risco de formação de hematomas. O estudo de antitrombóticos mais seguros está em curso e certamente, no futuro, medidas mais seguras e eficientes poderão ser oferecidas aos nossos pacientes.[19,20,22]

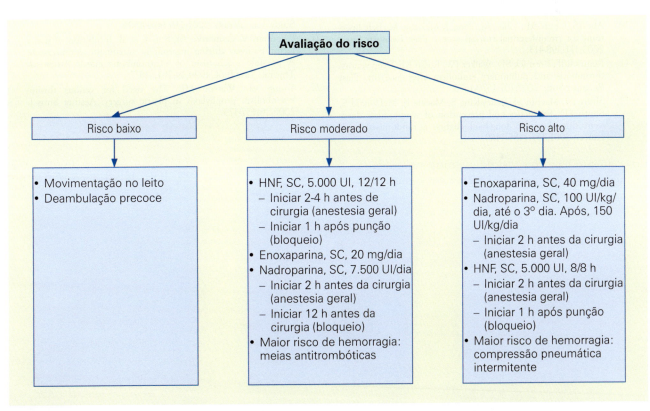

FIGURA 5.3 – Prevenção da TVP em pacientes cirúrgicos.

Referências Bibliográficas

1. Lofsky AS. Deep venous thrombosis and pulmonary embolism in plastic surgery office procedures. In: Speciality Related Risks – Plastic Surgery and Anestesiology. The Doctors Company (Ed.); 2005. p. 1-4.
2. Durnig P, Jungwirth W. Low-molecular-weight heparin and postoperative bleeding in rhytidectomy. Plast Reconstr Surg. 2006;118:502-505.
3. Geerts WH, Bergqvist D, Pineo GF et al. Prevention of venous thromboembolism. 2008;133:S381-453.
4. Maffei FHA, Caiafa JS, Ramacciotti E, Castro AA. Normas de orientação clínica para prevenção, diagnóstico e tratamento da trombose venosa profunda. J Vasc Br. 2005;4:S2-S14.
5. Silvestein MD, Heit JA, Mohr DN. Trends in the incidence of deep vein thrombosis and pulmonary embolism: A 25 year population study. Ann Int Med. 2007;147:525-259.
6. Rohrich JF, Rios J. Venous thromboembolism in cosmetic plastic surgery. Plast Reconstr Surg. 2003;112:871-172.
7. Most D, Koslow J, Heller J, Shermak M. Thromboembolism in plastic surgery. Plast Reconstr Surg. 2005;115:20e-30e.
8. De Jong RH, Grazer FM. Perioperative management of cosmetic liposuction. Plast Reconstr Surg. 2001;107:1039-1044.
9. Hughes CE. Reduction in lipoplasty risks and mortality. Aesthet Surg J. 2001;21:161-163.
10. Aly AS, Cram AE, Chão M, Pang J, McKeon M. Belt lipectomy for circunferential truncal excess. Plast Reconstr Surg. 2003;111:398-413.
11. Reinisch JF, Bresnick SD, Walker JW, Rosso RF. Deep venous thrombosis and pulmonary embolism after face lift. Plast Reconstr Surg. 2001;107:1570-1575.
12. Shurr JH, Machin SJ, Bailey-King S, Mackie IJ, McDonald S, Smith PD. Frequency and prevention of symptomless deep-vein thrombosis in long-haul flights: a randomised trial. Lancet. 2001;357:1485-1489.
13. Swartz T, Siegert G, Oettler W et al. Venous thrombosis after long-haul flights. Arch Intern Med. 2003;163:2759-2764.
14. Ristow AV. Diagnóstico atual da trombose venosa profunda. In: Maffei FHA & Ristow AV, eds. Trombose Venosa Profunda e Embolia Pulmonar. São Paulo: Colégio Brasileiro de Cirurgiões e Sanofi-Winthrop; 1995. p. 59-68.
15. Kearon C, Kahn SR, Agnelli G, Goldhaber S, Raskob GE, Comerota AJ. Antithrombotic therapy for venous thromboembolic disease. Chest. .2008;133(6):S454-S545.
16. Ristow Av, Loures JMR, Coelho RP et al. Trombectomia da veia cava inferior sem laparotomia. J Vasc Bras. 2002;1(1):71-78.
17. Jones BM, Grover R. Avoiding haematoma in cervicofacial rhytidectomy. A personal 8-year quest reviewing 910 patients. Plast Reconst Surg. 2004;113:381-384.
18. Destro MW, Speranzini MB, Cavalheiro Filho C et al. Bilateral haematoma after rhytidectomy and blepharoplasty following chronic use of Ginkgo biloba. Br J Plast Surg. 2005;58:100-105.
19. Ristow BV. Preoperative use of alpha tochoferol does not increase the risk of hematoma in the face lift patient: a preliminary report. Plastic and Reconstr Surg. 2009;124:1696-1699.
20. Glynn RJ, Ridker PM, Goldhaber SZ et al. Effects of random allocation to vitamin E supplementation on the occurrence of venous thromboembolism: Report from the Womens Health Study. Circulation. 2007;116:1497-1503.
21. Chouhan V, Comerota AJ, Sun L et al. Inhibition of tissue factor pathway during intermitent pneumatic compression: A possible mechanism of antihombotic effect. Atherosck Thromb Vasc Biol. 1999;19:2812-2817.
22. Young VL, Watson ME. The need for venous thromboembolism prophylaxis in plastic surgery. Aesthet Surg J. 2006;26:157-175.

capítulo 6

Expansão Tecidual

AUTOR: **João Medeiros Tavares Filho**
COAUTORES: Diogo Franco, Talita Franco

Introdução

A expansão tecidual é um fenômeno fisiológico que se observa na gravidez e no crescimento dos tumores. Tem sido usada como recurso estético em várias culturas, como nos índios botocudos brasileiros, que expandem lábios e lóbulos de orelhas usando fragmentos de madeira (botoques) de tamanhos crescentes.

O processo de expansão cutânea possibilita cobrir áreas receptoras com retalhos de pele de mesma cor, textura, sensibilidade e fâneros, sem causar dano à área doadora. Pode ser usado também para aumentar a área destinada à obtenção de enxertos cutâneos de espessura total e confeccionar ou expandir lojas destinadas à colocação de implantes permanentes.

A primeira aplicação clínica foi descrita por Newmann, em 1957, na reconstrução do polo superior da orelha utilizando um balão inflado com gás para expandir a pele local.

Somente no final da década de 1970, com os trabalhos de Radovan e Austad sobre o uso da expansão na reconstrução mamária, este procedimento tornou-se mais conhecido na comunidade médica, resultando no aumento das indicações clínicas e do conhecimento científico.

Expansor

O expansor é um balão inflável de silicone de superfície lisa ou texturizada e de uso temporário ou permanente (expansor para a reconstrução de mama). Fabricado sob diversas formas e tamanhos (volumes), em série ou sob medida (Figura 6.1). O preenchimento do expansor é realizado através de válvulas que podem ser inclusas (Figura 6.2) ou remotas (Figura 6.1). As válvulas remotas não fazem parte do corpo do expansor, ao qual estão conectadas por um tubo de silicone maleável. Sua base é revestida por uma placa metálica que, além de evitar a transfixação pela agulha, permite localização radiológica. Em geral, são oferecidas com diferentes diâmetros, para adulto e infantil.

As válvulas inclusas fazem parte do corpo do expansor e são identificadas por meio de um localizador com ímã, para detectar a parte metálica da válvula.

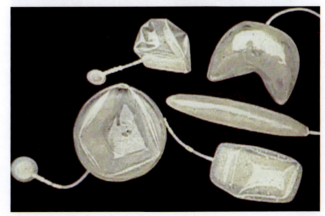

FIGURA 6.1 – Expansores de várias formas e volumes com válvulas remotas.

PARTE 1 – PRINCÍPIOS GERAIS

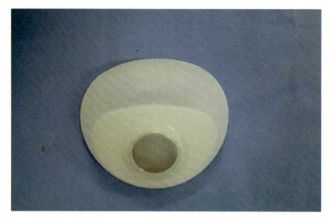

FIGURA 6.2 – Expansor com válvula inclusa.

Os expansores permanentes, também denominados definitivos, possuem duas partes: uma externa de silicone gel, correspondendo a 25%, 35% ou 50% do conteúdo total e uma parte interna expansora (balão) para a infiltração com soro fisiológico (Figura 6.3). Sua válvula pode ser removida no momento em que for definido o volume desejável pela paciente, ficando na paciente apenas a parte do implante expandido. São utilizados na reconstrução mamária.

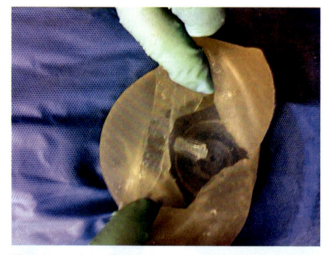

FIGURA 6.3 – Expansor permanente com a camada externa de silicone gel e a camada interna para infiltração.

Alterações Histomorfológicas

A expansão tecidual causa alterações histológicas na pele e alterações morfológicas nas partes moles adjacentes, geralmente temporárias. Austad, em estudos em animais, e Olenius, em humanos, descrevem aumento da atividade mitótica celular nas 24 horas após a expansão, retornando à atividade basal em cerca de 2 a 5 dias.

As alterações observadas são:
- *epiderme* – aumento da espessura devido ao espessamento do extrato espinhoso e à diminuição do espaço intercelular;
- *derme* – diminuição da espessura das camadas papilar e reticular;
- *tecido subcutâneo* – diminuição da camada adiposa;
- *músculo* – depressão, quando o expansor é posicionado sobre o músculo, e diminuição da espessura quando posicionado sob o músculo e este é expandido;
- *osso* – pode ocorrer depressão temporária principalmente na calota craniana em crianças e no gradil costal nas reconstruções mamárias;
- *cápsula* – apresenta três zonas distintas:
    1) *zona adjacente* ao expansor: predominantemente celular, rica em macrófagos e fibroblastos;
    2) *zona intermediária* rica em fibras colágenas orientadas paralelamente à superfície do expansor;
    3) *zona externa*, com uma rede vascular aumentada (Figura 6.4).

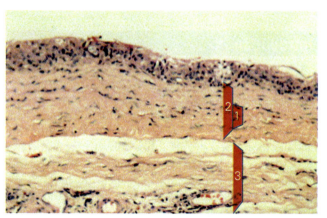

FIGURA 6.4 – Microscopia da cápsula formada em torno do expansor. Observam-se as zonas interna (1), intermediária (2) e externa (3).

Medeiros Tavares Filho e cols., na avaliação da cápsula de retalhos expandidos com expansores de superfície lisa ou texturizada, observaram que a maior parte da espessura da cápsula é formada por tecido conjuntivo denso, hialinizado, com fibras colágenas fortemente eosinofílicas. Não observaram diferenças na composição histológica e na espessura da cápsula entre os expansores de superfície lisa e texturizada, nos vários segmentos corpóreos, em diferentes planos de inclusão e independentemente da expansão ser primária ou secundária.

Indicações e Contraindicações

As indicações são amplas, mas dependem das condições clínicas e psicológicas do paciente para ser submetido a um procedimento de longa duração e com algumas restrições temporárias, de aspecto estético e/ou funcional. Escolher a área doadora viável, seja vizinha ou distante à lesão, planejar volumes de expansão e o local das incisões exigem do cirurgião conhecimento, bom senso e imaginação.

Entre as indicações estão:
A) produzir retalhos de avançamento (Figuras 6.5 A-D);
B) aumentar retalhos axiais (de transposição ou rotação) (Figuras 6.6 A-D);

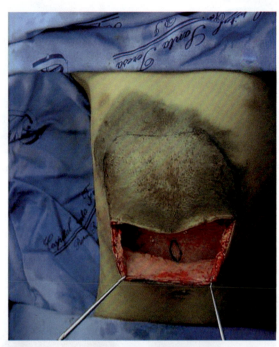

FIGURA 6.5 A – Planejamento de retalho de avanço para retirada de nevo gigante congênito em criança do sexo feminino. Confecção de bolsa para colocação de expansor.

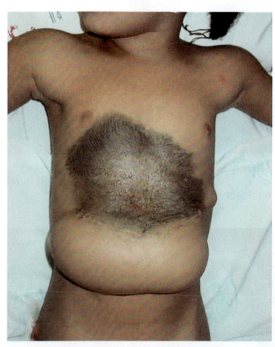

FIGURA 6.5 B – Colocação de expansor retangular, observando a maior distensibilidade da pele da região no sentido vertical.

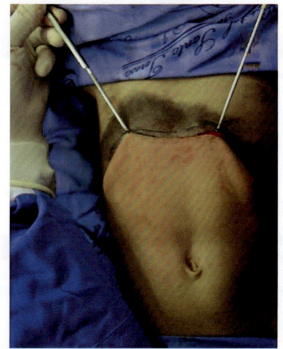

FIGURA 6.5 C – Após o término do processo de expansão, retirada do expansor e avaliação do retalho expandido antes da excisão da lesão.

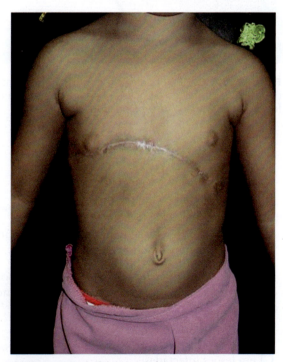

FIGURA 6.5 D – Pós-operatório de 2 meses.

PARTE 1 – PRINCÍPIOS GERAIS

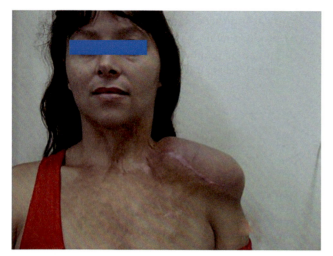

FIGURA 6.6 A – Sequela de queimadura em região cervical e no terço superior do tórax. Confecção de retalho de transposição axial expandido.

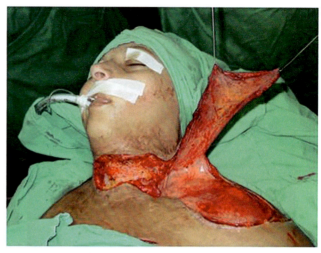

FIGURA 6.6 B – Excisão da brida cicatricial e rotação de retalho axial expandido.

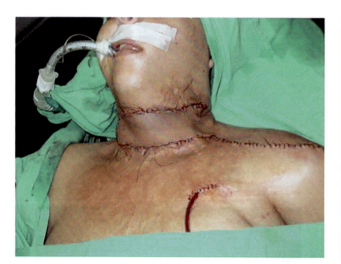

FIGURA 6.6 C – Pós-operatório imediato. A expansão do retalho possibilitou a cobertura da área receptora e o fechamento primário da área doadora.

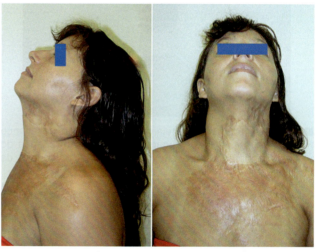

FIGURA 6.6 D – Pós-operatório tardio. Bom aspecto estético e funcional.

C) expandir área doadora de retalho;
D) expandir área doadora de enxerto;
E) expandir retalhos microcirúrgicos;
F) expandir cavidade óssea;
G) preencher temporariamente cavidades anatômicas (pós-pneumectomias, pós-hepatectomias).

As contraindicações para seu uso podem ser absolutas ou relativas, variando com o paciente e a experiência do cirurgião.
A) sob áreas irradiadas;
B) em lesões agudas;
C) em lesões infectadas;
D) em dobras;
E) subjacentes a tumores malignos;
F) em pacientes psicologicamente instáveis;
G) em pacientes com dificuldade de realizar uma expansão regularmente (residir longe).

Processo de Expansão

O processo de expansão tem seus conceitos já estabelecidos e o sucesso depende de uma sistematização que consiste em quatro etapas:
1) planejamento;
2) colocação;
3) período de infiltração;
4) retirada.

Planejamento

O planejamento criterioso é fundamental para o sucesso do procedimento, sendo de grande valia a utilização de moldes dos expansores, com várias formas e tamanhos.

• Escolha do expansor

O ideal é que tivéssemos um expansor especial para cada caso, porém na prática temos que escolher a forma e o volume entre os oferecidos pelos fabricantes, adaptando-os ao caso em questão.

A forma do expansor é, geralmente, determinada pela forma da lesão e pela disponibilidade da área doadora.

Para lesão redonda utilizamos o expansor semilunar, que proporciona maior expansão para a área central da lesão e menor expansão para a área lateral (Figura 6.7).

Para lesões retangulares ou longitudinais são usados expansores retangulares ou longitudinais, que expandem a pele vizinha ao longo da lesão. São também indicados na expansão de retalhos axiais (Figura 6.6 A).

• Volume

É condicionado à disponibilidade da área doadora, devendo ser sempre o maior possível para causar a expansão de pelo menos duas vezes o tamanho da área a ser reparada (Figura 6.7).

• Local para posicionamento do expansor

Sempre que possível deve ser posicionado sobre uma estrutura rígida (calota craniana, gradil costal) para expandir apenas em uma direção. Quando posicionado sobre a musculatura ou região depressível (parede abdominal) há uma perda da expansão para a profundidade, o que dificulta a obtenção de tecido suficiente e torna o processo de expansão mais prolongado.

É fundamental não comprimir ou tracionar áreas funcionais e aproveitar o sentido de maior distensibilidade da pele da região (Figura 6.5B).

• Número de expansores

Quando a área doadora disponível for pequena ou a lesão for muito grande, pode ser necessário utilizar mais de um expansor, ao redor da lesão (Figura 6.8).

Nos casos de várias lesões corporais, podemos utilizar vários expansores ao mesmo tempo (Figura 6.9).

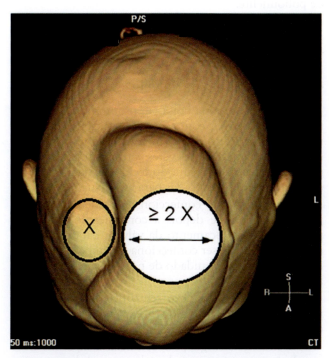

■ **FIGURA 6.7** – Lesão redonda com indicação de expansor semilunar.

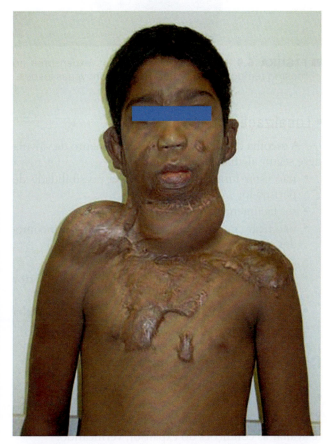

■ **FIGURA 6.8** – Extensa área de sequela de queimadura necessitando de mais de um expansor. Confecção de retalho expandido de rotação em ombreira e de avanço cervical.

PARTE 1 – PRINCÍPIOS GERAIS

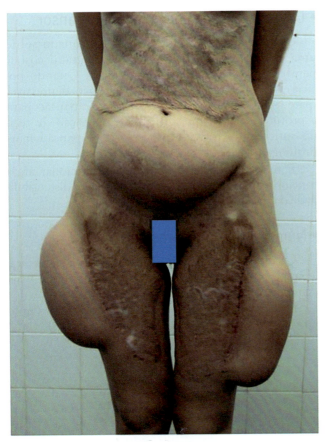

FIGURA 6.9 – Utilização de múltiplos expansores no mesmo tempo cirúrgico em paciente com várias lesões.

• Localização da válvula

A escolha do local para o posicionamento da válvula deve seguir alguns detalhes.
- não estar junto ao expansor pela possibilidade de perfurá-lo;
- ser facilmente palpável sob a pele;
- não ficar em dobras ou em local que possa incomodar sob roupas ou ao dormir;
- se possível, sobre um anteparo rígido;
- nos membros inferiores, ficar em posição superior ao expansor;
- em crianças, localizar-se em área onde não perceba as manobras de infiltração.

Colocação do expansor/válvula

• Teste

Antes de iniciar o processo de colocação é importante avaliar as condições do expansor, verificando:
- permeabilidade da válvula;
- permeabilidade do tubo conector;
- perfurações no expansor;
- aderências no interior do expansor.

• Incisão

Deve ser feita preferencialmente na borda da lesão, suficientemente ampla para uma adequada hemostasia. Pode ser múltipla, porém neste caso é conveniente o uso da videoendoscopia para uma perfeita hemostasia (Figura 6.5 A).

• Confecção da bolsa

Deve ser maior que a dimensão do expansor para que, durante a expansão, não cause dobras ou tensão na ferida cirúrgica (Figura 6.5 B).

O fechamento da ferida deve ser feito em pelo menos dois planos.

• Plano de colocação

Na maioria dos casos o expansor é posicionado no plano subcutâneo, com objetivo de expandir o tegumento cutâneo.

Na expansão do couro cabeludo o expansor é colocado em posição subgaleal para preservar os folículos pilosos.

O plano sub ou retromuscular é utilizado onde a pele é muito aderida (como na região frontal), quando o panículo adiposo é escasso (como nas reconstruções mamárias) e para expandir retalhos miocutâneos (como no retalho do músculo latíssimo do dorso).

A colocação subfascial está indicada na expansão de retalhos fasciocutâneos e para expandir loja subfascial, como na colocação de implantes definitivos nas sequelas de poliomielite.

O posicionamento intracavitário permite a expansão da cavidade óssea, como nas microftalmias ou pós-exenterações oculares.

• Posicionamento da válvula

Deve ser feita uma bolsa em profundidade que seja facilmente palpável, com tamanho suficiente para que não haja pressão na pele com consequente isquemia e exposição da mesma. Às vezes, principalmente em regiões com maior espessura do tecido subcutâneo, é necessária a fixação das bordas para evitar sua rotação.

A bolsa pode ser confeccionada desde a loja do expansor, fechando-se depois a comunicação entre elas para evitar o deslocamento da válvula para a cavidade do expansor. Pode ser confeccionada também por outra incisão, tomando o cuidado de não deixar a válvula sob a cicatriz.

O tubo conector deve ser suficientemente longo para que, durante o processo de expansão, não sofra tração e consequente desconexão (Figura 6.10).

Ao final da cirurgia pode-se iniciar a expansão infiltrando uma porcentagem do volume total do expansor, momento em que se aproveita para testar o funcionamento da válvula na sua posição final.

CAPÍTULO 6 – EXPANSÃO TECIDUAL

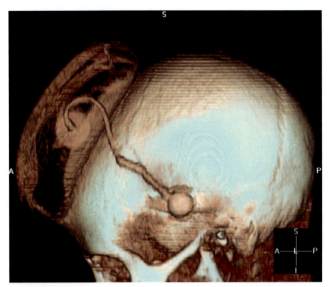

FIGURA 6.10 – Posicionamento da válvula sobre um anteparo ósseo e tubo conector entre a válvula e o expansor sem dobras.

Processo de expansão

Inicia-se 10 a 14 dias após a colocação, em geral semanalmente, com todos os cuidados de assepsia.

Deve-se utilizar *scalp* ou agulhas finas, para traumatizar o menos possível a cúpula da válvula, e evitar bater a ponta da agulha na placa metálica para não dobrá-la e rasgar a membrana de silicone da válvula. Esta ocorrência propicia vazamentos do soro fisiológico para o tecido perivalvular e, consequentemente, celulite química.

O volume a ser infiltrado deve ter como parâmetro o momento de desconforto ou dor referido pelo paciente e a coloração da pele. O desrespeito a estes parâmetros pode causar isquemia do retalho e, às vezes, impõe a retirada de parte do volume.

Na expansão dos membros inferiores, sobretudo de perna, os volumes devem ser mais comedidos e orienta-se o repouso por cerca de 48 horas, devido à pouca distensibilidade da pele e à pressão exercida pela musculatura. Não deve haver pressa nesta etapa.

Retirada do expansor

O momento da retirada do expansor acontece quando a medida da pele expandida for no mínimo duas vezes o tamanho da lesão ou quando, por medidas seriadas da área expandida, já não houver ganho na expansão. Isto se deve ao limite da expansibilidade da pele ou à perda da expansão para os tecidos subjacentes (p. ex., anteparo muscular) (Figura 6.5 B).

A retirada é realizada pela mesma incisão da colocação, havendo em alguns casos a necessidade de esvaziar o expansor para facilitar a sua retirada.

Antes da excisão da lesão deve-se avaliar a extensão da migração do retalho expandido, seja por avançamento ou rotação (Figura 6.5 C). Nos retalhos de avanço pode-se facilitar a migração realizando incisões ou secções nas bordas laterais da cápsula. A retirada de "orelhas" deve ser avaliada quanto ao prejuízo à circulação do retalho, podendo ser realizada em um segundo tempo cirúrgico.

Nesta etapa geralmente é deixado um dreno e curativo contensivo por 24 a 48 horas.

Reexpansão

- Indicações:
  A) quando o tamanho da lesão for maior que o da área doadora (Figura 6.11 A);
  B) após a retirada do expansor observa-se a necessidade de maior quantidade de pele devido a um erro no planejamento;
  C) complicação que exija a retirada do expansor antes do término do processo.

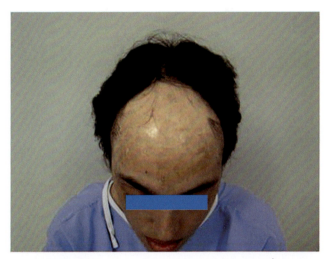

FIGURA 6.11 A – Sequela de queimadura. Área doadora restrita, necessitando de dois tempos de expansão (reexpansão).

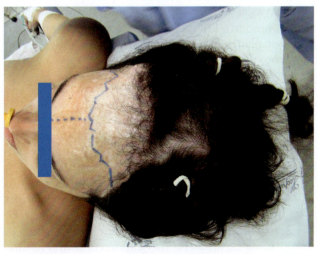

FIGURA 6.11 B – Reexpansão do couro cabeludo.

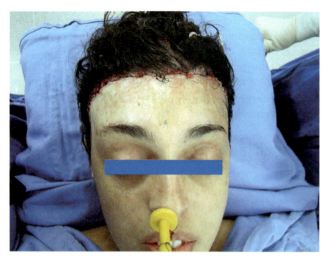
■ **FIGURA 6.11 C** – Pós-operatório imediato. Avanço do retalho reexpandido até altura desejada pela paciente.

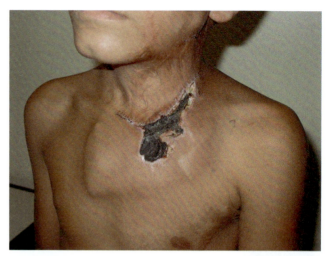
■ **FIGURA 6.12** – Complicação absoluta. Necrose do retalho, tendo a indicação de retirada do expansor no início do processo de expansão, sem nenhum ganho.

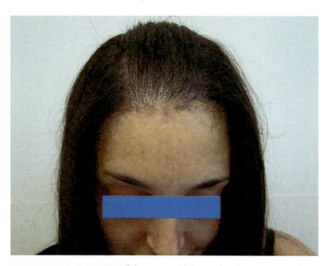
■ **FIGURA 6.11 D** – Pós-operatório após duas expansões.

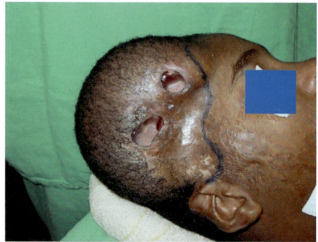
■ **FIGURA 6.13 A** – Complicação relativa. Deiscência da borda do retalho no final do processo de expansão permitindo, porém, a utilização do tecido expandido.

No caso de se deixar o expansor sob o retalho avançado, para reexpandi-lo deve-se cuidar para que não se desloque do local desejado devido à grande área já descolada.

Os preceitos são os mesmos da expansão primária. Pode ser planejada previamente ou ser considerada no momento da retirada do expansor, avaliando-se a capacidade local da pele em ser reexpandida.

Complicações

Podemos dividir em absolutas e relativas. Geralmente ocorrem por erros no planejamento, na técnica operatória ou na fase de infiltração:

1. *absolutas*: quando impedem o prosseguimento em uma fase inicial do processo de expansão (Figura 6.12);
2. *relativas*: quando não impedem o prosseguimento da expansão ou não interferem com o resultado final (Figura 6.13 A e B).

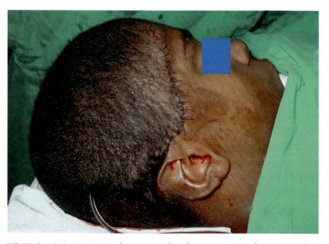
■ **FIGURA 6.13 B** – Interrupção do processo de expansão. Retirada do expansor e avanço do retalho, com ganho total da expansão.

Dentre as complicações, temos:

A) expansão insuficiente ou inadequada, que decorre da escolha inadequada de forma, volume ou número de expansores; do sentido de avanço do retalho, da falta de anteparo apropriado ou de aderências no interior do expansor;
B) seroma;
C) hematoma;
D) extrusão do expansor, geralmente associada à confecção de bolsa pequena e tensão na ferida cirúrgica;
E) extrusão da válvula, mais comum quando posicionada sob áreas irradiadas ou queimadas em dissecção superficial, mas também quando a válvula está sob cicatrizes e ocorre seroma ou infecção;
F) migração da válvula para a loja do expansor devido ao não fechamento da comunicação entre as lojas;
G) rotação da válvula;
H) esvaziamento do expansor devido a perfuração durante a infiltração, desconexão da válvula ao tubo condutor ou defeito no expansor;
I) exposição pontual do expansor devida a dobra e isquemia focal;
J) infecção.

Bibliografia Consultada

- Argenta LC, Marks MW, Pasyk KA. Advances in tissue expansion. Clin Plast Surg. 1985;12(2):159-171.
- Anger J, Szego T. Use of videocospy as an aid in the placement of tissue expander. Rev Paul Med. 1993;111(2):363-366.
- Austad ED, Thomas SB. Tissue expansion: dividend or loan? Plast Reconst Surg. 1986;78(1):63-67.
- Gemperli R. Emprego dos expansores de tecidos na reparação cutânea do membro inferior. Tese de Livre Docência. Faculdade de Medicina da Universidade de São Paulo; 1991.
- Gemperli R, Cardim V, Manders EK. Orbital expansion with the use of Surg. tissue expander. Plast Reconst Surg. 1992;1:291-292.
- Gossman MD, Mohay J, Roberts DM. Expansion of the human microphtalmic orbit. Ophtalmaology. 1999;106(10):2005-2009.
- Heymans M, Lengele B, Lahlali N, Vanwijck R. A peri-implant capsule flan. Br J Plast Surg. 1993;46:456-459.
- Horibe EK et al. Estudo experimental de la formación de la cápsula en piel expandida; contribución histológica. Cir Plast Iberolatinoamer.1989;15(4):267-275.
- Iglesias MCS, Mendia JGQ, Carreirão S, Pitanguy I. Reexpansão cutânea. Rev Soc Bras Cir Plast. 1994;9(1):10-22.
- Kostacoglu N, Keçik A, Özylmaz F, Safak T, Özgür F, Gürsu G. Expansion of fascial flaps: Histopathologic changes and clinical benefits. Plast Reconst Surg. 1993;91(1):72-79.
- May JW, Bucky LP, Sohoni S, Ehrlich HP. Smooth versus texture expanded implants: A double blind study of capsule quality and discomfort in simultaneous bilateral breast reconstruction patients. Ann Plast Surg. 1994;32(3):225-232.
- Olenius M, Dalsgaard CJ, Wickman M. Mitotic activity in expanded human skin. Plast Reconst Surg.1993;91(2):213-216.
- Radvanski HN. Expansores de tecidos: Princípios Gerais e Principais Indicações.In: Cirurgia Plástica para a Formação do Especialista. Carreirão S, ed. São Paulo: Atheneu; 2011. Cap. 6, p. 45-58.
- Tavares Filho MJ, Gomes JGV. Tratamento das sequelas de queimaduras da face com uso de expansores de tecidos. In: Avelar J, ed. Cirurgia Plástica na Infância. São Paulo: Atheneu; 1989. p. 611-616,
- Tavares Filho JM. Expansores. In: Franco T. Princípios de Cirurgia Plástica. São Paulo: Atheneu. 2002. Cap. 18, p. 275-287.
- Tavares Filho JM, Claudio-da-Silva CS, Souza FZ. Uso de expansores de tecidos nos membros inferiores. Rev Col Bras Cir. 2005;32(6):290-296.
- Tavares Filho JM, Belerique M, Franco D, Franco T. Tissue expansion in burn sequelae repair. Burns. 2007;33(20):246-251.
- Tavares Filho JM, Cuzzi T, Franco D, Demolinari I, Franco T. Avaliação histológica e de espessura das cápsulas orgânicas formadas ao redor de expansores de tecidos de superfície lisa e texturizada. Rev Bras Cir Plast. 2012;27(2):179-184.

capítulo 7

Princípios de Cirurgia Videoassistida em Cirurgia Plástica

AUTORA: Lydia Masako Ferreira
Coautor: Felipe Contoli Isoldi

Introdução

A cirurgia videoassistida é parte do arsenal terapêutico da Cirurgia Plástica.[1] O acesso videoendoscópico possibilita incisões menores, em locais distantes da área a ser operada, com resultados já comparáveis às cirurgias convencionais.[2] Isso implica em menor porte cirúrgico, minimização dos desequilíbrios metabólicos, menor taxa de morbidade, redução dos períodos de permanência hospitalar e reabilitação precoce do paciente.[3] Ainda, a magnificação da imagem permite visibilizar estruturas anatômicas importantes com maior segurança, diminuindo lesões inadvertidas e proporcionando maior rigor na hemostasia.[3] Dessa maneira, os avanços nos procedimentos endoscópicos têm compelido os cirurgiões plásticos a repensarem procedimentos convencionais antes consagrados.[4]

Em breve histórico, a primeira descrição do uso da endoscopia foi em 1984, por Teimourian e Kroll,[5] os quais visibilizaram, por fibra óptica, a permanência intacta dos feixes neurovasculares na tela subcutânea após lipoaspiração. Em 1992, Vasconez e cols.[6] aplicaram o endoscópio à cirurgia da face, em dissecções de cadáveres, inaugurando a Cirurgia Plástica videoassistida. Em seguida, as diversas áreas desta especialidade adaptaram o uso do endoscópio à sua rotina cirúrgica: cirurgias da mama,[7,8] craniomaxilofaciais,[9,10] cirurgias oncológicas,[11-13] microcirurgias,[14] entre outras.

Equipamentos e Instrumental Específicos e o Treinamento em Cirurgia Videoassistida

A endoscopia é a introdução de uma óptica pela pele, através de pequena incisão, para a captura de imagens na cirurgia videoassistida. Após a incisão cutânea e breve dissecção local dos tecidos, cria-se a cavidade na qual a óptica será introduzida para captar as imagens. Essas são, então, digitalizadas e transmitidas ao monitor para visibilização pela equipe médica. O equipamento óptico também possui uma via que conduz luz, gerada por fonte externa, para iluminar a cavidade óptica.

Na Cirurgia Plástica, a cirurgia videoassistida tem por principal característica não envolver uma cavidade natural, a qual se permitiria um campo óptico direto como, por exemplo, o abdome. Em geral, a cavidade óptica é criada através do descolamento e da elevação da pele, da tela subcutânea ou do músculo, formando uma tenda com a superfície óssea abaixo. Para a criação e manutenção dessa cavidade são utilizados os retratores e descoladores.

Assim, os instrumentos utilizados na cirurgia videoassistida devem ser compatíveis e adequados para essa cavidade criada. Portanto, trata-se de endoscópios e fibras ópticas, equipamento de vídeo (câmara de vídeo, fonte de luz e monitor de vídeo), retratores e descoladores (instrumentos para criar e manter a cavidade óptica), pinças endoscópicas (utilizadas para dissecção, corte e cauterização), e os descoladores específicos para cada cirurgia e tempo cirúrgico[15] (Figura 7.1).

O treinamento em cirurgia videoassistida deve ser realizado em etapas, utilizando-se diferentes modelos práticos e técnicas de aprendizado para o desenvolvimento e aprimoramento das habilidades[3] antes da abordagem em pacientes. Esse desenvolvimento se faz em curva de aprendizado, na qual a prática contínua da habilidade desenvolve os caracteres individuais ao longo do tempo. Os primeiros desafios da endoscopia são a troca do campo tridimensional pelo bidimensional e o uso de equipamentos e instrumental específicos.

A primeira etapa da capacitação consiste no treinamento em caixa preta para o desenvolvimento do campo visual bidimensional e manuseio dos instrumentos cirúrgicos (Figura 7.2).

Em seguida, o treinamento em frutas ocas, para simulação de visibilidade adversa. Ou seja, o manuseio dos instrumentos cirúrgicos e da óptica em uma cavidade reduzida, a fim de desenvolver a firmeza de movimentos e perceber detalhes em estruturas pequenas (Figura 7.3).

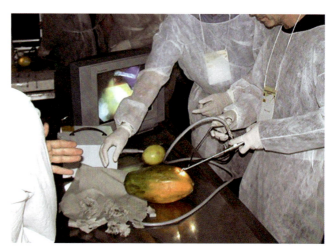

FIGURA 7.3 – Treinamento em frutas ocas (p. ex., mamão e maracujá).

Conforme se adquire maior condicionamento pelas etapas anteriores e familiarização com o material endoscópico, parte-se para o treinamento em cabeça de suíno. Nesse momento, obtém-se assimilação e correlação com estruturas semelhantes à anatomia humana e maior veracidade na dissecção de estruturas. Essa etapa é pré-requisito para a cirurgia em humanos (Figura 7.4).

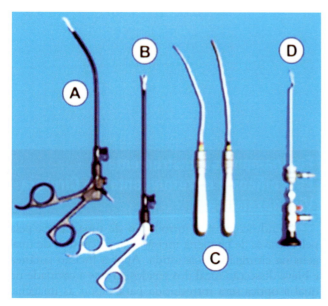

FIGURA 7.1 – **A.** Grasper. **B.** Tesoura. **C.** Descoladores. **D.** Óptica rígida.

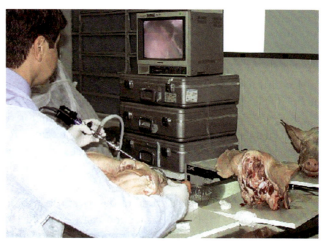

FIGURA 7.4 – Treinamento em cabeça de suíno.

Por fim, a quarta etapa consiste no treinamento em cadáveres. Deve-se ter em mente toda a anatomia topográfica para a sistematização dos tempos operatórios (p. ex., a cirurgia da face – Figura 7.5). Então, treinam-se as habilidades aprendidas nas etapas anteriores sob o prisma cirúrgico.

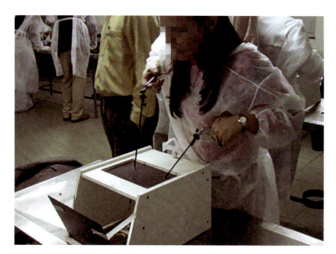

FIGURA 7.2 – Treinamento em caixa preta.

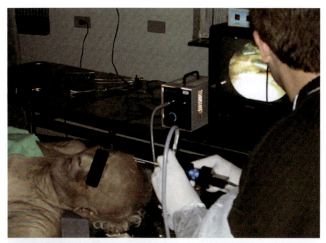

FIGURA 7.5 – Treinamento em cadáver.

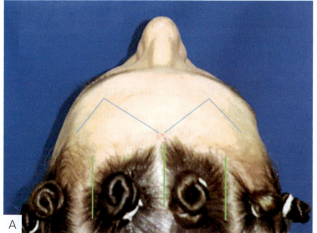

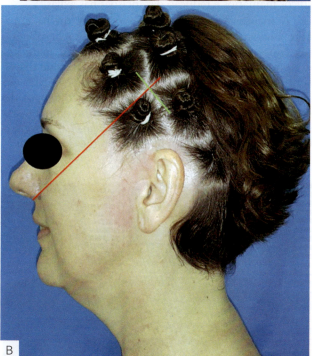

FIGURA 7.6 – Em **A**, visão superior da face. As linhas verdes representam os locais das incisões superiores no couro cabeludo. As linhas azuis representam os vetores de tração da região frontal. Em **B**, visão lateral da face. A linha verde representa o local da incisão temporal no couro cabeludo. A linha vermelha representa o vetor de tração da porção lateral do terço superior da face.

Após o treinamento inicia-se a etapa de acompanhar e auxiliar cirurgias videoassistidas demonstrativas, participando-se também dos períodos pré e pós-operatórios. Dessa forma, instrui-se o profissional pela seleção dos pacientes, preparo cirúrgico, sistematização dos tempos operatórios e cuidados após o procedimento.[16]

Principais Indicações para a Cirurgia Videoassistida

As principais indicações para o uso do arsenal endoscópico na Cirurgia Plástica são no rejuvenescimento facial e cervical, mamaplastia e gluteoplastia de aumento, implante de panturrilha, abdominoplastia, cirurgias oncológicas (na face), cirurgias craniomaxilofaciais, retalhos musculares e dissecção e coleta de nervos para enxerto.

Rejuvenescimento facial

O envelhecimento da face ocorre de maneira plena e acomete tanto as estruturas ósseas quanto os tecidos moles.[17] A avaliação clínica para se propor o rejuvenescimento facial pode ser dividida didaticamente em terços. O terço superior da face compreende principalmente a região frontal e porção superior das órbitas. Na primeira, evidencia-se ptose dos supercílios (cauda, corpo ou ambos) e rugas frontoglabelares. Na órbita há pseudoexcesso da pele nas pálpebras superiores. Essas alterações podem ser corrigidas pela cirurgia videoassistida, pelo acesso no couro cabeludo por pequenas incisões, evitando-se a incisão bicoronal convencional[18-20] (Figura 7.6).

No terço médio, o envelhecimento se caracteriza pela queda da bolsa da gordura malar (*malar fat pad*), flacidez da porção orbital do músculo orbicular, hérnia da gordura orbicular, descenso da bola de Bichat e flacidez da pele malar, acentuando o sulco nasolabial.[17] O acesso videoassistido se dá, principalmente, por incisões temporais e, geralmente, após as correções do terço superior da face. Os planos de acesso às estruturas são variáveis, preferindo-se o subcutâneo e o subperiosteal.[21,22] Há, ainda, a possibilidade de correção de ectrópio extrínseco pela técnica videoassistida.[23] O terço inferior e a região cervical são corrigidos por incisões superiores no couro cabeludo, e acessados por ópticas flexíveis; bem como por incisões laterais ântero ou retroauriculares. Nos dois casos, corrigem-se a flacidez cutânea e se realiza a plicatura do músculo platisma. Garante-se o contorno mandibular e a silhueta do pescoço.[4]

A ritidoplastia videoassistida, portanto, proporciona benefícios pelas incisões menores, cicatrização mais rápida e disfarçada, redução da incidência de alopecia e da perda da sensibilidade no local da incisão.[19]

Mamaplastia de aumento via axilar

A via axilar para mamaplastia de aumento foi descrita na década de 1970, a princípio, com dissecção às cegas. Dessa maneira, o controle da hemostasia e a manutenção da simetria do sulco inframamário eram fatores de dificuldade e complicações da técnica. Com a inovação da endoscopia na cirurgia da mama, conseguiu-se visibilizar os planos de dissecção, evitando-se lesões vasculares e primando-se pela hemostasia rigorosa; manutenção dos sulcos mamários e redução das incisões nas axilas.[24]

A incisão é realizada na prega axilar média com, aproximadamente, 3 a 4 cm de extensão. A tela subcutânea é dissecada para se criar a cavidade óptica, margeando o músculo peitoral maior. Todos os planos de disposição do implante podem ser obtidos por essa via, em geral, anteropeitoral ou retropeitoral. A colocação do implante é realizada após revisão cautelosa da hemostasia e o fechamento é feito por planos (Figura 7.7). O tempo operatório pode ser maior até a adaptação da técnica.[25]

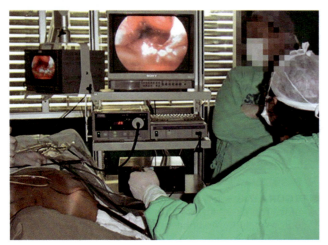

FIGURA 7.7 – Fotografia de cirurgia videoassistida para inserção de implante mamário via axilar. No monitor de vídeo, tem-se a visão endoscópica da área descolada em região mamária.

Gluteoplastia de aumento e implantes na panturrilha

Bartels e cols., em 1969,[26] utilizaram um implante de mama para a correção de ptose glútea. Anos mais tarde, Gonzalez-Ulloa[27] relatou a colocação de implantes na região glútea, acima do músculo glúteo maior, por incisão no sulco subglúteo. Em seguida, preferiu-se utilizar a incisão na linha média sacral (interglútea). Atualmente, a gluteoplastia vem sendo cada vez mais realizada, havendo implantes específicos para este fim, na forma redonda ou anatômica.

O endoscópio na gluteoplastia de aumento auxilia na dissecção precisa da loja, sob visão direta, onde será colocado o implante. Também, reduz o risco de lesão do nervo ciático e garante hemostasia adequada[28] (Figura 7.8).

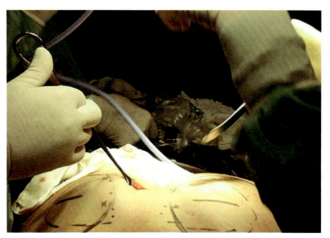

FIGURA 7.8 – Dissecção inicial na linha média sacral (interglútea) para a criação da cavidade óptica e introdução do endoscópio em cirurgia videoassistida de gluteoplastia de aumento.

Habitualmente, o plano de escolha para se colocar o implante é entre os músculos glúteo máximo e médio, confeccionando a loja intermuscular por afastamento das fibras.

A utilização de implantes na panturrilha, para aperfeiçoar o contorno das pernas, foi inicialmente descrita por Carlsen, em 1972.[29] E, de maneira semelhante à gluteoplastia de aumento videoassistida, o uso do endoscópio facilita a dissecção plena da loja do implante, sob visão direta (Figura 7.9).

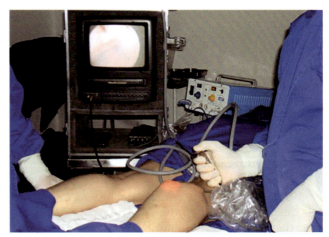

FIGURA 7.9 – Fotografia de cirurgia videoassistida para inserção de implante em panturrilhas. No monitor de vídeo tem-se a visão endoscópica da área descolada.

Cirurgias oncológicas

A endoscopia também ganhou espaço nas cirurgias oncológicas. Na Cirurgia Plástica, as áreas de destaque são as cirurgias da mama[12,30,31] e craniomaxilofaciais,[11,32] precisamente nas cirurgias em conjunto com a Cirurgia de Cabeça e Pescoço.[33] Essa experiência em cirurgia videoassistida traz uma visão melhor e ampliada das áreas de dissecação e estruturas, incisões menores ou escondidas, assegurando menor comorbidade ao paciente oncológico. Ademais, confere-se melhor conforto no pós-operatório e redução no tempo de internação. Atualmente, passou a ser um método seguro de escolha no tratamento oncológico.[31,33,34]

Na cirurgia da mama pode-se realizar o tratamento completo ou parcial pela cirurgia videoassistida, tanto para o cuidado de tumores benignos e malignos. Assim, pode-se buscar acessos e ressecções que garantem resultados estéticos.[30,31]

Ainda, tumores na região da cabeça e do pescoço podem ser acessados pela via endoscópica, refinando a dissecção oncológica e de estruturas nobres.[11] Assim, as incisões convencionais vêm sendo repensadas pelos cirurgiões, e de forma equitativa a cirurgia videoassistida ganha cada vez mais espaço.[33] Associadamente, pela via endoscópica pode-se realizar a dissecção de nervos periféricos, como o nervo sural,[35,36] para seu uso em enxertia. Também, o auxílio do arsenal endoscópico possibilita a dissecção e, em seguida, o levantamento de retalhos simples e complexos para reconstruções diversas.[37]

Cirurgia craniomaxilofacial

Há também o uso da cirurgia videoassistida na abordagem dos ossos da face na área da cirurgia craniomaxilofacial. As osteotomias podem ser realizadas com o auxílio do material de vídeo.[37,38] E, semelhantemente às outras áreas, tem-se melhor dissecção das estruturas, por meio da visão direta, menor morbidade no pós-operatório; apesar de maior tempo cirúrgico, comparado às técnicas abertas convencionais.

Conclusão

A cirurgia videoassistida tem se mostrado efetiva e ganha cada vez mais espaço nas especialidades cirúrgicas, com especiais aplicações na Cirurgia Plástica.

Referências Bibliográficas

1. Vasconez LO. Endoscopy in plastic surgery. Clin Plast Surg. 1995;22(4):1.
2. Hönig JF, Knutti D, Hasse FM. Centro-lateral subperiosteal vertical midface lift. GMS Interdiscip Plast Reconstr Surg DGPW. 2014 Mar 27;3:Doc04.
3. Ferreira LM, Di Martino M, Hochman B. Programa de Treinamento em Videoendoscopia na Cirurgia Plástica. Guia de Medicina Ambulatorial e Hospitalar, UNIFESP - Escola Paulista de Medicina. 1ª ed. São Paulo: Editora Manole; 2007. p. 41-45.
4. Guerrissi JO. Minimal invasive surgery in head and neck: video-assisted technique. J Craniofac Surg. 2010 May;21(3):882-6.
5. Teimurian B, Kroll SS. Subcutaneous endoscopy and suction lipectomy. Plast Reconstr Surg. 1984;74:708-11.
6. Vasconez LO, Core GB, Gamboa-Bobadilla M, Guzman G, Askren C, Yamamoto Y. Endoscopic techniques in coronal brow lifting. Plast Reconstr Surg. 1994 Nov;94(6):788-93.
7. Kompatscher P. Endoscopic capsulotomy of capsula contracture after breast augmentation: a very charllinging therapeutic approach. Plast Reconst Surg. 1992;90:1125-6.
8. Ho LC. Endoscopic assistent transaxillary augmentation mammaplaty. Br J Plast Surg. 1993;46:332-6.
9. Mueller R. Endoscopic treatment of facial fractures. Facial Plast Surg. 2008 Jan;24(1):78-91.
10. Cheong EC, Chen CT, Chen YR. Endoscopic management of orbital floor fractures. Facial Plast Surg. 2009. Feb;25(1):8-16.
11. Guerrissi JO. Video-assisted resection in mediofacial lateral tumors. J Craniofac Surg. 2012 Jul;23(4):1202-4.
12. Nakajima H, Fujiwara I, Mizuta N, Sakaguchi K, Hachimine Y. Video-assisted skin-sparing breast-conserving surgery for breast cancer and immediate reconstruction with autologous tissue. Ann Surg. 2009 Jan;249(1):91-6.
13. Buyske J. Role of videoscopic-assisted techniques in staging malignant diseases. Surg Clin North Am. 2000 Apr;80(2):495-503.
14. El-Shazly MM, Kamel AH, El-Sonbaty MA, Zaki MS, Baumeister RG. Microscopic vs. endoscopic assisted harvesting and transplantation of free groin flaps: a comparative experimental study in the rat model. Microsurgery. 2002;22(8):347-51.
15. Ferreira LM, Hochman B, Andrade N, Kobayashi L, Oliveira A. Equipamentos e Instrumentos na Cirurgia Plástica Videoendoscópica. Guia de Medicina Ambulatorial e Hospitalar, UNIFESP - Escola Paulista de Medicina. 1ª ed. São Paulo: Editora Manole; 2007. p. 843-46.
16. Seify H, Jones G, Bostwick J, Hester TR. Endoscopic-assisted face lift: review of 200 cases. Ann Plast Surg. 2004 Mar;52(3):234-9.
17. Cotofana S, Fratila AA, Schenck TL, Redka-Swoboda W, Zilinsky I, Pavicic T. The Anatomy of the Aging Face: A Review. Facial Plast Surg. 2016 Jun;32(3):253-60.
18. Song IC, Pozner JN, Sadeh AE, Shin MS. Endoscopic-assisted recontouring of the facial skeleton: the forehead. Ann Plast Surg. 1995 Mar;34(3):323-5; discussion 325.
19. Chowdhury S, Malhotra R, Smith R, Arnstein P. Patient and Surgeon Experience With the Endotine Forehead Device for Brow and Forehead Lift. Ophthal Plast Reconstr Surg. 2007 Sep-Oct;23(5):358-62.
20. Hönig JF, Frank MH, Knutti D, de La Fuente A. Video endoscopic-assisted brow lift: comparison of the eyebrow position after Endotine tissue fixation versus suture fixation. J Craniofac Surg. 2008 Jul;19(4):1140-7.
21. Mühlbauer W. Endoscopic forehead, face and neck lifting. Handchir Mikrochir Plast Chir. 1999 Jan;31(1):37-41.
22. de la Fuente A, Hönig JF. Video-assisted endoscopic transtemporal multilayer upper midface lift (MUM-Lift). J Craniofac Surg. 2005 Mar;16(2):267-76.
23. Vana LP, Isaac C, Alonso N. Treatment of extrinsic ectropion on burned face with facial suspension technique. Burns. 2014 Dec;40(8):1713-9.

24. Pacella SJ, Codner MA. The transaxillary approach to breast augmentation. Clin Plast Surg. 2009 Jan;36(1):49-61, vi.
25. Roxo AC, Marques RG, De Castro CC1, Aboudib JH. Utility of video-assisted endoscopy in transaxillary breast augmentation. Aesthet Surg J. 2015 Mar;35(3):265-72.
26. Bartels RJ, O'Malley JE, Douglas WM, Wilson RG. An unusual use of the Cronin breast prosthesis. Case report. Plast Reconstr Surg. 1969 Nov;44(5):500.
27. González-Ulloa M. Torsoplasty. Aesthetic Plast Surg. 1979 Dec;3(1):357-68.
28. Badin AZ, Vieira JF. Endoscopically assisted buttocks augmentation. Aesthetic Plast Surg. 2007 Nov-Dec;31(6):651-6.
29. Carlsen LN. Calf augmentation–a preliminary report. Ann Plast Surg. 1979 Jun;2(6):508-10.
30. Tamaki Y, Sakita I, Miyoshi Y, Sekimoto M, Takiguchi S, Monden M et al. Transareolar endoscopy-assisted partial mastectomy: a preliminary report of six cases. Surg Laparosc Endosc Percutan Tech. 2001 Dec;11(6):356-62.
31. Tamaki Y, Tsukamoto F, Miyoshi Y, Tanji Y, Taguchi T, Noguchi S. Overview: video-assisted breast surgery. Biomed Pharmacother. 2002;56(Suppl 1):187s-191s.
32. Guerrissi JO. Video-assisted resection in benign frontal tumors. J Craniofac Surg. 2015 Jan;26(1):e31-3.
33. Guerrissi JO. Minimal invasive surgery in head and neck: video--assisted technique. J Craniofac Surg. 2010 May;21(3):882-6.
34. Naif de Andrade NT, Hochman B, Naif de Andrade CZ, Ferreira LM. Computerized Photogrammetry used to calculate the brown position index. Aesthetic Plastic Surgery. 2012;36:1047-51.
35. Lin CH, Mardini S, Levin SL, Lin YT, Yeh JT. Endoscopically assisted sural nerve harvest for upper extremity posttraumatic nerve defects: an evaluation of functional outcomes. Plast Reconstr Surg. 2007 Feb;119(2):616-26.
36. Capek L, Clarke HM. Endoscopically assisted sural nerve harvest in infants. Semin Plast Surg. 2008 Feb;22(1):25-8.
37. Fine NA, Orgill DP, Pribaz JJ. Early clinical experience in endoscopic-assisted muscle flap harvest. Ann Plast Surg. 1994 Nov;33(5):465-9; discussion 469-72.
38. Rohner D, Yeow V, Hammer B. Endoscopically assisted Le Fort I osteotomy. J Craniomaxillofac Surg. 2001 Dec;29(6):360-5.

capítulo 8

Princípios Éticos da Cirurgia Plástica
"Erro Médico"

AUTOR: Dênis Calazans Loma

Ética

A ética é a teoria ou a ciência do comportamento moral dos homens em sociedade, buscando o bem comum, o bom e o cumprimento do dever. Ética deriva do grego *etikós*, significando modo de ser ou caráter, o que a diferencia da moral (do latim) *mos, mores*, que diz respeito a costume.

A ética é a íntima relação de sociabilidade do indivíduo com seus pares e o mundo que habita, ou seja, ela está ligada à pessoa de modo a proporcionar, por suas ações e/ou omissões, consciência dos seus direitos e deveres em relação a si mesma, ao próximo e à sociedade. Fica claro, a partir deste conceito, que ética está muito mais próxima do ato de "relacionar-se".

Dito isto sobre a ética, é preciso saber onde e para que se enquadra a moral no contexto das relações humanas. A ação do homem, em quaisquer de seus atos e/ou omissões, implica na formação dos costumes, que no contexto da "moral" são evidenciados por virtudes.

Muito se deve ao pensamento de Aristóteles, que sintetizou magnificamente na sua "Ética a Nicômaco", dedicada ao seu filho, os principais conceitos que balizam o pensamento ético. Aristóteles cuidou do assunto de modo muito claro ao considerar a natureza das virtudes. Para ele existem duas espécies de virtudes, quais sejam a intelectual e a moral. A virtude intelectual deve-se, em grande parte, a sua geração e crescimento, ao ensino, e por isto demanda experiência e tempo. A virtude moral é advinda do exercício do hábito.

Em síntese, a virtude, quer seja intelectual ou moral, nasce e cresce no íntimo da pessoa, com o ensino. "Se assim não fosse, não haveria necessidade do mestre, pois todos nasceriam bons ou maus", definiu Aristóteles. Fica evidente, deste modo, a importância do mestre no desenvolvimento da pessoa, que, como um semeador, busca o germinar e o florescer da virtude da alma.

No século XVIII, um segundo filósofo estudioso desta seara, o iluminista Kant, estabeleceu os fundamentos de uma ética autonomamente constituída. Desde então, sábia e felizmente, os princípios éticos têm evoluído com as mudanças no contexto global, buscando atender a todas as situações conflituosas, também definidas como situações-limites com que se depara o mundo contemporâneo. Este momento estabeleceu um marco para o que hoje se define como ética médica. Tudo graças ao pensamento ético, estabelecido por pensadores, afastar-se sutilmente da religião e firmar-se de modo mais independente na praticidade de um modelo calcado no *corpus hipocraticum*, que nada mais foi que um rol de normas morais impostas sobre os que exercem a medicina. A virtude e a prudência tornaram-se os pilares dessa nova doutrina.

Ainda que a medicina tenha mudado enormemente, e as circunstâncias cotidianas sejam mais desafiadoras que outrora, os princípios preconizados por Hipócrates, "pai da medicina", ainda prevalecem, buscando aliar desde cedo (juramento hipocrático) o jovem médico ao sentido humanitário e à teoria das virtudes. Este conjunto somado à moral, norteia a relação médico-paciente.

PARTE 1 – PRINCÍPIOS GERAIS

Isto posto, pode o leitor confundir-se com um, culturalmente necessário, emaranhado de breves considerações históricas, e perguntar-se sobre a aplicabilidade da ética e da moral no seu dia a dia, sobretudo àqueles que exercem a cirurgia plástica como uma reconhecida especialidade médica. Ocorre que as sociedades, independentemente de seu tempo, sempre exigiram do médico determinados padrões de comportamento moral e ético. Se em tempos remotos o empirismo era a regra para o ato médico, atualmente o médico sofre pressões dos pacientes (recentemente rotulados por leis como consumidores), que exigem qualidade, e dos prestadores de serviços (convênios médicos, planos de saúde e hospitais), que buscam a redução dos custos e/ou maior lucratividade. Fica patente que repousa sobre o médico o ônus da responsabilidade, e para tanto deve estar legalmente preparado e eticamente amparado, a fim de que faça de sua prática profissional um exercício seguro para si e para aqueles que dela se servem.

A ética não se dissocia da justiça, mormente no período contemporâneo.

O avanço da medicina, o desenvolvimento tecnológico e o especialismo da profissão médica evidenciaram com grande dramaticidade para a humanidade, sobretudo para o médico, a necessidade de um saber transdisciplinar para a tomada de atitudes no interferir no nascer (antinatalidade e aborto), no morrer (eutanásia, distanásia e ortotanásia), na qualidade de vida e na interdependência dos seres vivos. Destarte, surgiu uma nova norma aplicável aos médicos, a *ética biomédica* e, em 1970, proposta pelo Doutor em Bioquímica e pesquisador na área de oncologia na Universidade de Winsconsin/EUA, Prof. Van Rensselaer Potter, instituiu-se a bioética.

Ao contrário da ética, a bioética não cria nenhum vínculo jurídico, muito embora envolva diversos especialistas: médicos, biólogos, juristas e moralistas. A velocidade com que a bioética vem avançando sobre a medicina e o direito coloca por terra o conceito, válido até então, de que a ética médica é um ramo da ética profissional. Se por um lado o médico enfrenta conflitos morais e éticos com as situações que se descortinam com o avanço vertiginoso da medicina, por outro há que se buscar um refúgio de proteção legal para sua prática.

Nenhum lugar pode ser mais seguro que aquele estabelecido pelo *mestre de Cós* (Hipócrates) e o Código de Ética Médica. Este Código de Ética não é apenas um elemento de normas a fazer e não fazer ("código de etiquetas"), ou um "manual de privilégios" corporativistas. É um dispositivo de proteção para o médico e, ao mesmo tempo, em favor dos pacientes e da coletividade.

Em 17 de setembro de 2009 o Conselho Federal de Medicina aprovou a Resolução CFM nº 1.931, que estabelece o novo Código de Ética Médica (vigente em abril/2010). Este documento explicita os parâmetros legais da realidade social em que se vive, com a prática médica que se exerce. Fundamentalmente, fica patente neste Código a descaracterização do indivíduo como paciente ou doente e é reconhecida sua condição de ser humano, preocupando-se com a pessoa antes mesmo que ela se transforme num paciente, pois o alvo de toda atenção do médico é a vida e a saúde do ser humano. Mister que se diga, do estabelecimento norteador no relacionamento do médico, com seus pares.

Código de Ética Médica

RESOLUÇÃO CFM Nº 1931/2009

(Publicada no D.O.U. de 24 de setembro de 2009, Seção I, p. 90)

(Retificação publicada no D.O.U. de 13 de outubro de 2009, Seção I, p.173)

Aprova o Código de Ética Médica.

O **CONSELHO FEDERAL DE MEDICINA**, no uso das atribuições conferidas pela Lei nº 3.268, de 30 de setembro de 1957, regulamentada pelo Decreto nº 44.045, de 19 de julho de 1958, modificado pelo Decreto nº 6.821, de 14 de abril de 2009 e pela Lei nº 11.000, de 15 de dezembro de 2004, e, consubstanciado nas Leis nº 6.828, de 29 de outubro de 1980 e Lei nº 9.784, de 29 de janeiro de 1999; e

CONSIDERANDO que os Conselhos de Medicina são ao mesmo tempo julgadores e disciplinadores da classe médica, cabendo-lhes zelar e trabalhar, por todos os meios ao seu alcance, pelo perfeito desempenho ético da Medicina e pelo prestígio e bom conceito da profissão e dos que a exerçam legalmente;

CONSIDERANDO que as normas do Código de Ética Médica devem submeter-se aos dispositivos constitucionais vigentes;

CONSIDERANDO a busca de melhor relacionamento com o paciente e a garantia de maior autonomia à sua vontade;

CONSIDERANDO as propostas formuladas ao longo dos anos de 2008 e 2009 e pelos Conselhos Regionais de Medicina, pelas Entidades Médicas, pelos médicos e por instituições científicas e universitárias para a revisão do atual Código de Ética Médica;

CONSIDERANDO as decisões da IVª Conferência Nacional de Ética Médica que elaborou, com participação de Delegados Médicos de todo o Brasil, um novo Código de Ética Médica revisado.

CONSIDERANDO o decidido pelo Conselho Pleno Nacional reunido em 29 de agosto de 2009;

CONSIDERANDO, finalmente, o decidido em sessão plenária de 17 de setembro de 2009.

RESOLVE:

Art. 1º Aprovar o Código de Ética Médica, anexo a esta Resolução, após sua revisão e atualização.

Art. 2º O Conselho Federal de Medicina, sempre que necessário, expedirá Resoluções que complementem este Código de Ética Médica e facilitem sua aplicação.

Art. 3º O Código anexo a esta Resolução entra em vigor cento e oitenta dias após a data de sua publicação e, a partir daí, revoga-se o Código de Ética Médica aprovado pela Resolução CFM nº 1.246, publicada no Diário Oficial da União no dia 26 de janeiro de 1988, Seção I, páginas 1.574-1.579, bem como as demais disposições em contrário.

Brasília, 17 de setembro de 2009.

EDSON DE OLIVEIRA ANDRADE
Presidente

LÍVIA BARROS GARÇÃO
Secretária-Geral

CÓDIGO DE ÉTICA MÉDICA
PREÂMBULO

I – O presente Código de Ética Médica contém as normas que devem ser seguidas pelos médicos no exercício de sua profissão, inclusive no exercício de atividades relativas ao ensino, à pesquisa e à administração de serviços de saúde, bem como no exercício de quaisquer outras atividades em que se utilize o conhecimento advindo do estudo da Medicina.

II – As organizações de prestação de serviços médicos estão sujeitas às normas deste Código.

III – Para o exercício da Medicina impõe-se a inscrição no Conselho Regional do respectivo Estado, Território ou Distrito Federal.

IV – A fim de garantir o acatamento e a cabal execução deste Código, o médico comunicará ao Conselho Regional de Medicina, com discrição e fundamento, fatos de que tenha conhecimento e que caracterizem possível infração do presente Código e das demais normas que regulam o exercício da Medicina.

V – A fiscalização do cumprimento das normas estabelecidas neste Código é atribuição dos Conselhos de Medicina, das comissões de ética e dos médicos em geral.

VI – Este Código de Ética Médica é composto de 25 princípios fundamentais do exercício da Medicina, dez normas diceológicas, 118 normas deontológicas e quatro disposições gerais. A transgressão das normas deontológicas sujeitará os infratores às penas disciplinares previstas em lei.

Capítulo I
PRINCÍPIOS FUNDAMENTAIS

I – A Medicina é uma profissão a serviço da saúde do ser humano e da coletividade e será exercida sem discriminação de nenhuma natureza.

II – O alvo de toda a atenção do médico é a saúde do ser humano, em benefício da qual deverá agir com o máximo de zelo e o melhor de sua capacidade profissional.

III – Para exercer a Medicina com honra e dignidade, o médico necessita ter boas condições de trabalho e ser remunerado de forma justa.

IV – Ao médico cabe zelar e trabalhar pelo perfeito desempenho ético da Medicina, bem como pelo prestígio e bom conceito da profissão.

V – Compete ao médico aprimorar continuamente seus conhecimentos e usar o melhor do progresso científico em benefício do paciente.

VI – O médico guardará absoluto respeito pelo ser humano e atuará sempre em seu benefício. Jamais utilizará seus conhecimentos para causar sofrimento físico ou moral, para o extermínio do ser humano ou para permitir e acobertar tentativa contra sua dignidade e integridade.

VII – O médico exercerá sua profissão com autonomia, não sendo obrigado a prestar serviços que contrariem os ditames de sua consciência ou a quem não deseje, excetuadas as situações de ausência de outro médico, em caso de urgência ou emergência, ou quando sua recusa possa trazer danos à saúde do paciente.

VIII – O médico não pode, em nenhuma circunstância ou sob nenhum pretexto, renunciar à sua liberdade profissional, nem permitir quaisquer restrições ou imposições que possam prejudicar a eficiência e a correção de seu trabalho.

IX – A Medicina não pode, em nenhuma circunstância ou forma, ser exercida como comércio.

X – O trabalho do médico não pode ser explorado por terceiros com objetivos de lucro, finalidade política ou religiosa.

XI – O médico guardará sigilo a respeito das informações de que detenha conhecimento no desempenho de suas funções, com exceção dos casos previstos em lei.

XII – O médico empenhar-se-á pela melhor adequação do trabalho ao ser humano, pela eliminação e pelo controle dos riscos à saúde inerentes às atividades laborais.

XIII – O médico comunicará às autoridades competentes quaisquer formas de deterioração do ecossistema, prejudiciais à saúde e à vida.

XIV – O médico empenhar-se-á em melhorar os padrões dos serviços médicos e em assumir sua responsabilidade em relação à saúde pública, à educação sanitária e à legislação referente à saúde.

XV – O médico será solidário com os movimentos de defesa da dignidade profissional, seja por remuneração digna e justa, seja por condições de trabalho compatíveis com o exercício ético-profissional da Medicina e seu aprimoramento técnico-científico.

XVI – Nenhuma disposição estatutária ou regimental de hospital ou de instituição, pública ou privada, limitará a escolha, pelo médico, dos meios cientificamente reconhecidos a serem praticados para o estabelecimento do diagnóstico e da execução do tratamento, salvo quando em benefício do paciente.

XVII – As relações do médico com os demais profissionais devem basear-se no respeito mútuo, na liberdade e na independência de cada um, buscando sempre o interesse e o bem-estar do paciente.

XVIII – O médico terá, para com os colegas, respeito, consideração e solidariedade, sem se eximir de denunciar atos que contrariem os postulados éticos.

XIX – O médico se responsabilizará, em caráter pessoal e nunca presumido, pelos seus atos profissionais, resultantes de relação particular de confiança e executados com diligência, competência e prudência.

XX – A natureza personalíssima da atuação profissional do médico não caracteriza relação de consumo.

XXI – No processo de tomada de decisões profissionais, de acordo com seus ditames de consciência e as previsões legais, o médico aceitará as escolhas de seus pacientes, relativas aos procedimentos diagnósticos e terapêuticos por eles expressos, desde que adequadas ao caso e cientificamente reconhecidas.

XXII – Nas situações clínicas irreversíveis e terminais, o médico evitará a realização de procedimentos diagnósticos e terapêuticos desnecessários e propiciará aos pacientes sob sua atenção todos os cuidados paliativos apropriados.

XXIII – Quando envolvido na produção de conhecimento científico, o médico agirá com isenção e independência, visando ao maior benefício para os pacientes e a sociedade.

XXIV – Sempre que participar de pesquisas envolvendo seres humanos ou qualquer animal, o médico respeitará as normas éticas nacionais, bem como protegerá a vulnerabilidade dos sujeitos da pesquisa.

XXV – Na aplicação dos conhecimentos criados pelas novas tecnologias, considerando-se suas repercussões tanto nas gerações presentes quanto nas futuras, o médico zelará para que as pessoas não sejam discriminadas por nenhuma razão vinculada à herança genética, protegendo-as em sua dignidade, identidade e integridade.

Capítulo II
DIREITOS DOS MÉDICOS
É direito do médico:

I – Exercer a Medicina sem ser discriminado por questões de religião, etnia, sexo, nacionalidade, cor, orientação sexual, idade, condição social, opinião política ou de qualquer outra natureza.

II – Indicar o procedimento adequado ao paciente, observadas as práticas cientificamente reconhecidas e respeitada a legislação vigente.

III – Apontar falhas em normas, contratos e práticas internas das instituições em que trabalhe quando as julgar indignas do exercício da profissão ou prejudiciais a si mesmo, ao paciente ou a terceiros, devendo dirigir-se, nesses casos, aos órgãos competentes e, obrigatoriamente, à comissão de ética e ao Conselho Regional de Medicina de sua jurisdição.

IV – Recusar-se a exercer sua profissão em instituição pública ou privada onde as condições de trabalho não sejam dignas ou possam prejudicar a própria saúde ou a do paciente, bem como a dos demais profissionais. Nesse caso, comunicará imediatamente sua decisão à comissão de ética e ao Conselho Regional de Medicina.

V – Suspender suas atividades, individualmente ou coletivamente, quando a instituição pública ou privada para a qual trabalhe não oferecer condições adequadas para o exercício profissional ou não o remunerar digna e justamente, ressalvadas as situações de urgência e emergência, devendo comunicar imediatamente sua decisão ao Conselho Regional de Medicina.

VI – Internar e assistir seus pacientes em hospitais privados e públicos com caráter filantrópico ou não, ainda que não faça parte do seu corpo clínico, respeitadas as normas técnicas aprovadas pelo Conselho Regional de Medicina da pertinente jurisdição.

VII – Requerer desagravo público ao Conselho Regional de Medicina quando atingido no exercício de sua profissão.

VIII – Decidir, em qualquer circunstância, levando em consideração sua experiência e capacidade profissional, o tempo a ser dedicado ao paciente, evitando que o acúmulo de encargos ou de consultas venha a prejudicá-lo.

IX – Recusar-se a realizar atos médicos que, embora permitidos por lei, sejam contrários aos ditames de sua consciência.

X – Estabelecer seus honorários de forma justa e digna.

Capítulo III
RESPONSABILIDADE PROFISSIONAL
É vedado ao médico:

Art. 1º Causar dano ao paciente, por ação ou omissão, caracterizável como imperícia, imprudência ou negligência.

> **Parágrafo único.** A responsabilidade médica é sempre pessoal e não pode ser presumida.

Art. 2º Delegar a outros profissionais atos ou atribuições exclusivos da profissão médica.

Art. 3º Deixar de assumir responsabilidade sobre procedimento médico que indicou ou do qual participou, mesmo quando vários médicos tenham assistido o paciente.

Art. 4º Deixar de assumir a responsabilidade de qualquer ato profissional que tenha praticado ou indicado, ainda que solicitado ou consentido pelo paciente ou por seu representante legal.

Art. 5º Assumir responsabilidade por ato médico que não praticou ou do qual não participou.

Art. 6º Atribuir seus insucessos a terceiros e a circunstâncias ocasionais, exceto nos casos em que isso possa ser devidamente comprovado.

Art. 7º Deixar de atender em setores de urgência e emergência, quando for de sua obrigação fazê-lo, expondo a risco a vida de pacientes, mesmo respaldado por decisão majoritária da categoria.

Art. 8º Afastar-se de suas atividades profissionais, mesmo temporariamente, sem deixar outro médico encarregado do atendimento de seus pacientes internados ou em estado grave.

Art. 9º Deixar de comparecer a plantão em horário preestabelecido ou abandoná-lo sem a presença de substituto, salvo por justo impedimento.

Parágrafo único. Na ausência de médico plantonista substituto, a direção técnica do estabelecimento de saúde deve providenciar a substituição.

Art. 10. Acumpliciar-se com os que exercem ilegalmente a Medicina ou com profissionais ou instituições médicas nas quais se pratiquem atos ilícitos.

Art. 11. Receitar, atestar ou emitir laudos de forma secreta ou ilegível, sem a devida identificação de seu número de registro no Conselho Regional de Medicina da sua jurisdição, bem como assinar em branco folhas de receituários, atestados, laudos ou quaisquer outros documentos médicos.

Art. 12. Deixar de esclarecer o trabalhador sobre as condições de trabalho que ponham em risco sua saúde, devendo comunicar o fato aos empregadores responsáveis.

Parágrafo único. Se o fato persistir, é dever do médico comunicar o ocorrido às autoridades competentes e ao Conselho Regional de Medicina.

Art. 13. Deixar de esclarecer o paciente sobre as determinantes sociais, ambientais ou profissionais de sua doença.

Art. 14. Praticar ou indicar atos médicos desnecessários ou proibidos pela legislação vigente no País.

Art. 15. Descumprir legislação específica nos casos de transplantes de órgãos ou de tecidos, esterilização, fecundação artificial, abortamento, manipulação ou terapia genética.

§ 1º No caso de procriação medicamente assistida, a fertilização não deve conduzir sistematicamente à ocorrência de embriões supranumerários.

§ 2º O médico não deve realizar a procriação medicamente assistida com nenhum dos seguintes objetivos:

I - criar seres humanos geneticamente modificados;

II - criar embriões para investigação;

III - criar embriões com finalidades de escolha de sexo, eugenia ou para originar híbridos ou quimeras.

§ 3º Praticar procedimento de procriação medicamente assistida sem que os participantes estejam de inteiro acordo e devidamente esclarecidos sobre o mesmo.

Art. 16. Intervir sobre o genoma humano com vista à sua modificação, exceto na terapia gênica, excluindo-se qualquer ação em células germinativas que resulte na modificação genética da descendência.

Art. 17. Deixar de cumprir, salvo por motivo justo, as normas emanadas dos Conselhos Federal e Regionais de Medicina e de atender às suas requisições administrativas, intimações ou notificações no prazo determinado.

Art. 18. Desobedecer aos acórdãos e às resoluções dos Conselhos Federal e Regionais de Medicina ou desrespeitá-los.

Art. 19. Deixar de assegurar, quando investido em cargo ou função de direção, os direitos dos médicos e as demais condições adequadas para o desempenho ético-profissional da Medicina.

Art. 20. Permitir que interesses pecuniários, políticos, religiosos ou de quaisquer outras ordens, do seu empregador ou superior hierárquico ou do financiador público ou privado da assistência à saúde interfiram na escolha dos melhores meios de prevenção, diagnóstico ou tratamento disponíveis e cientificamente reconhecidos no interesse da saúde do paciente ou da sociedade.

Art. 21. Deixar de colaborar com as autoridades sanitárias ou infringir a legislação pertinente.

Capítulo IV
DIREITOS HUMANOS

É vedado ao médico:

Art. 22. Deixar de obter consentimento do paciente ou de seu representante legal após esclarecê-lo sobre o procedimento a ser realizado, salvo em caso de risco iminente de morte.

Art. 23. Tratar o ser humano sem civilidade ou consideração, desrespeitar sua dignidade ou discriminá-lo de qualquer forma ou sob qualquer pretexto.

Art. 24. Deixar de garantir ao paciente o exercício do direito de decidir livremente sobre sua pessoa ou seu bem-estar, bem como exercer sua autoridade para limitá-lo.

Art. 25. Deixar de denunciar prática de tortura ou de procedimentos degradantes, desumanos ou cruéis, praticá-los, bem como ser conivente com quem os realize ou fornecer meios, instrumentos, substâncias ou conhecimentos que os facilitem.

Art. 26. Deixar de respeitar a vontade de qualquer pessoa, considerada capaz física e mentalmente, em greve de fome, ou alimentá-la compulsoriamente, devendo cientificá-la das prováveis complicações do jejum prolongado e, na hipótese de risco iminente de morte, tratá-la.

Art. 27. Desrespeitar a integridade física e mental do paciente ou utilizar-se de meio que possa alterar sua personalidade ou sua consciência em investigação policial ou de qualquer outra natureza.

Art. 28. Desrespeitar o interesse e a integridade do paciente em qualquer instituição na qual esteja recolhido, independentemente da própria vontade.

Parágrafo único. Caso ocorram quaisquer atos lesivos à personalidade e à saúde física ou mental dos pacientes confiados ao médico, este estará obrigado a denunciar o fato à autoridade competente e ao Conselho Regional de Medicina.

Art. 29. Participar, direta ou indiretamente, da execução de pena de morte.

Art. 30. Usar da profissão para corromper costumes, cometer ou favorecer crime.

Capítulo V
RELAÇÃO COM PACIENTES E FAMILIARES

É vedado ao médico:

Art. 31. Desrespeitar o direito do paciente ou de seu representante legal de decidir livremente sobre a execução de práticas diagnósticas ou terapêuticas, salvo em caso de iminente risco de morte.

Art. 32. Deixar de usar todos os meios disponíveis de diagnóstico e tratamento, cientificamente reconhecidos e a seu alcance, em favor do paciente.

Art. 33. Deixar de atender paciente que procure seus cuidados profissionais em casos de urgência ou emergência, quando não haja outro médico ou serviço médico em condições de fazê-lo.

Art. 34. Deixar de informar ao paciente o diagnóstico, o prognóstico, os riscos e os objetivos do tratamento, salvo quando a comunicação direta possa lhe provocar dano, devendo, nesse caso, fazer a comunicação a seu representante legal.

Art. 35. Exagerar a gravidade do diagnóstico ou do prognóstico, complicar a terapêutica ou exceder-se no número de visitas, consultas ou quaisquer outros procedimentos médicos.

Art. 36. Abandonar paciente sob seus cuidados.

§ 1° Ocorrendo fatos que, a seu critério, prejudiquem o bom relacionamento com o paciente ou o pleno desempenho profissional, o médico tem o direito de renunciar ao atendimento, desde que comunique previamente ao paciente ou a seu representante legal, assegurando-se da continuidade dos cuidados e fornecendo todas as informações necessárias ao médico que lhe suceder.

§ 2° Salvo por motivo justo, comunicado ao paciente ou aos seus familiares, o médico não abandonará o paciente por ser este portador de moléstia crônica ou incurável e continuará a assisti-lo ainda que para cuidados paliativos.

Art. 37. Prescrever tratamento ou outros procedimentos sem exame direto do paciente, salvo em casos de urgência ou emergência e impossibilidade comprovada de realizá-lo, devendo, nesse caso, fazê-lo imediatamente após cessar o impedimento.

Parágrafo único. O atendimento médico à distância, nos moldes da telemedicina ou de outro método, dar-se-á sob regulamentação do Conselho Federal de Medicina.

Art. 38. Desrespeitar o pudor de qualquer pessoa sob seus cuidados profissionais.

Art. 39. Opor-se à realização de junta médica ou segunda opinião solicitada pelo paciente ou por seu representante legal.

Art. 40. Aproveitar-se de situações decorrentes da relação médico-paciente para obter vantagem física, emocional, financeira ou de qualquer outra natureza.

Art. 41. Abreviar a vida do paciente, ainda que a pedido deste ou de seu representante legal.

Parágrafo único. Nos casos de doença incurável e terminal, deve o médico oferecer todos os cuidados paliativos disponíveis sem empreender ações diagnósticas ou terapêuticas inúteis ou obstinadas, levando sempre em consideração a vontade expressa do paciente ou, na sua impossibilidade, a de seu representante legal.

Art. 42. Desrespeitar o direito do paciente de decidir livremente sobre método contraceptivo, devendo sempre esclarecê-lo sobre indicação, segurança, reversibilidade e risco de cada método.

Capítulo VI
DOAÇÃO E TRANSPLANTE DE ÓRGÃOS E TECIDOS

É vedado ao médico:

Art. 43. Participar do processo de diagnóstico da morte ou da decisão de suspender meios artificiais para prolongar a vida do possível doador, quando pertencente à equipe de transplante.

Art. 44. Deixar de esclarecer o doador, o receptor ou seus representantes legais sobre os riscos decorrentes de exames, intervenções cirúrgicas e outros procedimentos nos casos de transplantes de órgãos.

Art. 45. Retirar órgão de doador vivo quando este for juridicamente incapaz, mesmo se houver autorização de seu representante legal, exceto nos casos permitidos e regulamentados em lei.

Art. 46. Participar direta ou indiretamente da comercialização de órgãos ou de tecidos humanos.

Capítulo VII
RELAÇÃO ENTRE MÉDICOS

É vedado ao médico:

Art. 47. Usar de sua posição hierárquica para impedir, por motivo de crença religiosa, convicção filosófica, política, interesse econômico ou qualquer outro, que não técnico-científico ou ético, que as instalações e os demais recursos da instituição sob sua direção sejam utilizados por outros médicos no exercício da profissão, particularmente se forem os únicos existentes no local.

Art. 48. Assumir emprego, cargo ou função para suceder médico demitido ou afastado em represália à atitude de defesa de movimentos legítimos da categoria ou da aplicação deste Código.

Art. 49. Assumir condutas contrárias a movimentos legítimos da categoria médica com a finalidade de obter vantagens.

Art. 50. Acobertar erro ou conduta antiética de médico.

Art. 51. Praticar concorrência desleal com outro médico.

Art. 52. Desrespeitar a prescrição ou o tratamento de paciente, determinados por outro médico, mesmo quando em função de chefia ou de auditoria, salvo em situação de indiscutível benefício para o paciente, devendo comunicar imediatamente o fato ao médico responsável.

Art. 53. Deixar de encaminhar o paciente que lhe foi enviado para procedimento especializado de volta ao médico assistente e, na ocasião, fornecer-lhe as devidas informações sobre o ocorrido no período em que por ele se responsabilizou.

Art. 54. Deixar de fornecer a outro médico informações sobre o quadro clínico de paciente, desde que autorizado por este ou por seu representante legal.

Art. 55. Deixar de informar ao substituto o quadro clínico dos pacientes sob sua responsabilidade ao ser substituído ao fim do seu turno de trabalho.

Art. 56. Utilizar-se de sua posição hierárquica para impedir que seus subordinados atuem dentro dos princípios éticos.

Art. 57. Deixar de denunciar atos que contrariem os postulados éticos à comissão de ética da instituição em que exerce seu trabalho profissional e, se necessário, ao Conselho Regional de Medicina.

Capítulo VIII
REMUNERAÇÃO PROFISSIONAL

É vedado ao médico:

Art. 58. O exercício mercantilista da Medicina.

Art. 59. Oferecer ou aceitar remuneração ou vantagens por paciente encaminhado ou recebido, bem como por atendimentos não prestados.

Art. 60. Permitir a inclusão de nomes de profissionais que não participaram do ato médico para efeito de cobrança de honorários.

Art. 61. Deixar de ajustar previamente com o paciente o custo estimado dos procedimentos.

Art. 62. Subordinar os honorários ao resultado do tratamento ou à cura do paciente.

Art. 63. Explorar o trabalho de outro médico, isoladamente ou em equipe, na condição de proprietário, sócio, dirigente ou gestor de empresas ou instituições prestadoras de serviços médicos.

Art. 64. Agenciar, aliciar ou desviar, por qualquer meio, para clínica particular ou instituições de qualquer natureza, paciente atendido pelo sistema público de saúde ou dele utilizar-se para a execução de procedimentos médicos em sua clínica privada, como forma de obter vantagens pessoais.

Art. 65. Cobrar honorários de paciente assistido em instituição que se destina à prestação de serviços públicos, ou receber remuneração de paciente como complemento de salário ou de honorários.

Art. 66. Praticar dupla cobrança por ato médico realizado.

Parágrafo único. A complementação de honorários em serviço privado pode ser cobrada quando prevista em contrato.

Art. 67. Deixar de manter a integralidade do pagamento e permitir descontos ou retenção de honorários, salvo os previstos em lei, quando em função de direção ou de chefia.

Art. 68. Exercer a profissão com interação ou dependência de farmácia, indústria farmacêutica, óptica ou qualquer organização destinada à fabricação, manipulação, promoção ou comercialização de produtos de prescrição médica, qualquer que seja sua natureza.

Art. 69. Exercer simultaneamente a Medicina e a Farmácia ou obter vantagem pelo encaminhamento de procedimentos, pela comercialização de medicamentos, órteses, próteses ou implantes de qualquer natureza, cuja compra decorra de influência direta em virtude de sua atividade profissional.

Art. 70. Deixar de apresentar separadamente seus honorários quando outros profissionais participarem do atendimento ao paciente.

Art. 71. Oferecer seus serviços profissionais como prêmio, qualquer que seja sua natureza.

Art. 72. Estabelecer vínculo de qualquer natureza com empresas que anunciam ou comercializam planos de financiamento, cartões de descontos ou consórcios para procedimentos médicos.

Capítulo IX
SIGILO PROFISSIONAL

É vedado ao médico:

Art. 73. Revelar fato de que tenha conhecimento em virtude do exercício de sua profissão, salvo por motivo justo, dever legal ou consentimento, por escrito, do paciente.

Parágrafo único. Permanece essa proibição: a) mesmo que o fato seja de conhecimento público ou o paciente tenha falecido; b) quando de seu depoimento como testemunha. Nessa hipótese, o médico comparecerá perante a autoridade e declarará seu impedimento; c) na investigação de suspeita de crime, o médico estará impedido de revelar segredo que possa expor o paciente a processo penal.

Art. 74. Revelar sigilo profissional relacionado a paciente menor de idade, inclusive a seus pais ou representantes legais, desde que o menor tenha capacidade de discernimento, salvo quando a não revelação possa acarretar dano ao paciente.

Art. 75. Fazer referência a casos clínicos identificáveis, exibir pacientes ou seus retratos em anúncios profissionais ou na divulgação de assuntos médicos, em meios de comunicação em geral, mesmo com autorização do paciente.

Art. 76. Revelar informações confidenciais obtidas quando do exame médico de trabalhadores, inclusive por exigência dos dirigentes de empresas ou de instituições, salvo se o silêncio puser em risco a saúde dos empregados ou da comunidade.

Art. 77. Prestar informações a empresas seguradoras sobre as circunstâncias da morte do paciente sob seus cuidados, além das contidas na declaração de óbito, salvo por expresso consentimento do seu representante legal.

Art. 78. Deixar de orientar seus auxiliares e alunos a respeitar o sigilo profissional e zelar para que seja por eles mantido.

Art. 79. Deixar de guardar o sigilo profissional na cobrança de honorários por meio judicial ou extrajudicial.

Capítulo X
DOCUMENTOS MÉDICOS

É vedado ao médico:

Art. 80. Expedir documento médico sem ter praticado ato profissional que o justifique, que seja tendencioso ou que não corresponda à verdade.

Art. 81. Atestar como forma de obter vantagens.

Art. 82. Usar formulários de instituições públicas para prescrever ou atestar fatos verificados na clínica privada.

Art. 83. Atestar óbito quando não o tenha verificado pessoalmente, ou quando não tenha prestado assistência ao paciente, salvo, no último caso, se o fizer como plantonista, médico substituto ou em caso de necropsia e verificação médico-legal.

Art. 84. Deixar de atestar óbito de paciente ao qual vinha prestando assistência, exceto quando houver indícios de morte violenta.

Art. 85. Permitir o manuseio e o conhecimento dos prontuários por pessoas não obrigadas ao sigilo profissional quando sob sua responsabilidade.

Art. 86. Deixar de fornecer laudo médico ao paciente ou a seu representante legal quando aquele for encaminhado ou transferido para continuação do tratamento ou em caso de solicitação de alta.

Art. 87. Deixar de elaborar prontuário legível para cada paciente.

§ 1º O prontuário deve conter os dados clínicos necessários para a boa condução do caso, sendo preenchido, em cada avaliação, em ordem cronológica com data, hora, assinatura e número de registro do médico no Conselho Regional de Medicina.

§ 2º O prontuário estará sob a guarda do médico ou da instituição que assiste o paciente.

Art. 88. Negar, ao paciente, acesso a seu prontuário, deixar de lhe fornecer cópia quando solicitada, bem como deixar de lhe dar explicações necessárias à sua compreensão, salvo quando ocasionarem riscos ao próprio paciente ou a terceiros.

Art. 89. Liberar cópias do prontuário sob sua guarda, salvo quando autorizado, por escrito, pelo paciente, para atender ordem judicial ou para a sua própria defesa.

§ 1º Quando requisitado judicialmente o prontuário será disponibilizado ao perito médico nomeado pelo juiz.

§ 2º Quando o prontuário for apresentado em sua própria defesa, o médico deverá solicitar que seja observado o sigilo profissional.

Art. 90. Deixar de fornecer cópia do prontuário médico de seu paciente quando de sua requisição pelos Conselhos Regionais de Medicina.

Art. 91. Deixar de atestar atos executados no exercício profissional quando solicitado pelo paciente ou por seu representante legal.

Capítulo XI
AUDITORIA E PERÍCIA MÉDICA

É vedado ao médico:

Art. 92. Assinar laudos periciais, auditoriais ou de verificação médico-legal quando não tenha realizado pessoalmente o exame.

Art. 93. Ser perito ou auditor do próprio paciente, de pessoa de sua família ou de qualquer outra com a qual tenha relações capazes de influir em seu trabalho ou de empresa em que atue ou tenha atuado.

Art. 94. Intervir, quando em função de auditor, assistente técnico ou perito, nos atos profissionais de outro médico, ou fazer qualquer apreciação em presença do examinado, reservando suas observações para o relatório.

Art. 95. Realizar exames médico-periciais de corpo de delito em seres humanos no interior de prédios ou de dependências de delegacias de polícia, unidades militares, casas de detenção e presídios.

Art. 96. Receber remuneração ou gratificação por valores vinculados à glosa ou ao sucesso da causa, quando na função de perito ou de auditor.

Art. 97. Autorizar, vetar, bem como modificar, quando na função de auditor ou de perito, procedimentos propedêuticos ou terapêuticos instituídos, salvo, no último caso, em situações de urgência, emergência ou iminente perigo de morte do paciente, comunicando, por escrito, o fato ao médico assistente.

Art. 98. Deixar de atuar com absoluta isenção quando designado para servir como perito ou como auditor, bem como ultrapassar os limites de suas atribuições e de sua competência.

Parágrafo único. O médico tem direito a justa remuneração pela realização do exame pericial.

Capítulo XII
ENSINO E PESQUISA MÉDICA

É vedado ao médico:

Art. 99. Participar de qualquer tipo de experiência envolvendo seres humanos com fins bélicos, políticos, étnicos, eugênicos ou outros que atentem contra a dignidade humana.

Art. 100. Deixar de obter aprovação de protocolo para a realização de pesquisa em seres humanos, de acordo com a legislação vigente.

Art. 101. Deixar de obter do paciente ou de seu representante legal o termo de consentimento livre e esclarecido para a realização de pesquisa envolvendo seres humanos, após as devidas explicações sobre a natureza e as consequências da pesquisa.

Parágrafo único. No caso do sujeito de pesquisa ser menor de idade, além do consentimento de seu representante legal, é necessário seu assentimento livre e esclarecido na medida de sua compreensão.

Art. 102. Deixar de utilizar a terapêutica correta, quando seu uso estiver liberado no País.

Parágrafo único. A utilização de terapêutica experimental é permitida quando aceita pelos órgãos competentes e com o consentimento do paciente ou de seu representante legal, adequadamente esclarecidos da situação e das possíveis consequências.

Art. 103. Realizar pesquisa em uma comunidade sem antes informá-la e esclarecê-la sobre a natureza da investigação e deixar de atender ao objetivo de proteção à saúde pública, respeitadas as características locais e a legislação pertinente.

Art. 104. Deixar de manter independência profissional e científica em relação a financiadores de pesquisa médica, satisfazendo interesse comercial ou obtendo vantagens pessoais.

Art. 105. Realizar pesquisa médica em sujeitos que sejam direta ou indiretamente dependentes ou subordinados ao pesquisador.

Art. 106. Manter vínculo de qualquer natureza com pesquisas médicas envolvendo seres humanos, que usem placebo em seus experimentos, quando houver tratamento eficaz e efetivo para a doença pesquisada.

Art. 107. Publicar em seu nome trabalho científico do qual não tenha participado; atribuir-se autoria exclusiva de trabalho realizado por seus subordinados ou outros profissionais, mesmo quando executados sob sua orientação, bem como omitir do artigo científico o nome de quem dele tenha participado.

Art. 108. Utilizar dados, informações ou opiniões ainda não publicados, sem referência ao seu autor ou sem sua autorização por escrito.

Art. 109. Deixar de zelar, quando docente ou autor de publicações científicas, pela veracidade, clareza e imparcialidade das informações apresentadas, bem como deixar de declarar relações com a indústria de medicamentos, órteses, próteses, equipamentos, implantes de qualquer natureza e outras que possam configurar conflitos de interesses, ainda que em potencial.

Art. 110. Praticar a Medicina, no exercício da docência, sem o consentimento do paciente ou de seu representante legal, sem zelar por sua dignidade e privacidade ou discriminando aqueles que negarem o consentimento solicitado.

Capítulo XIII
PUBLICIDADE MÉDICA

É vedado ao médico:

Art. 111. Permitir que sua participação na divulgação de assuntos médicos, em qualquer meio de comunicação de massa, deixe de ter caráter exclusivamente de esclarecimento e educação da sociedade.

Art. 112. Divulgar informação sobre assunto médico de forma sensacionalista, promocional ou de conteúdo inverídico.

Art. 113. Divulgar, fora do meio científico, processo de tratamento ou descoberta cujo valor ainda não esteja expressamente reconhecido cientificamente por órgão competente.

Art. 114. Consultar, diagnosticar ou prescrever por qualquer meio de comunicação de massa.

Art. 115. Anunciar títulos científicos que não possa comprovar e especialidade ou área de atuação para a qual não esteja qualificado e registrado no Conselho Regional de Medicina.

Art. 116. Participar de anúncios de empresas comerciais, qualquer que seja sua natureza, valendo-se de sua profissão.

Art. 117. Apresentar como originais quaisquer ideias, descobertas ou ilustrações que na realidade não o sejam.

Art. 118. Deixar de incluir, em anúncios profissionais de qualquer ordem, o seu número de inscrição no Conselho Regional de Medicina.

Parágrafo único. Nos anúncios de estabelecimentos de saúde devem constar o nome e o número de registro, no Conselho Regional de Medicina, do diretor técnico.

Capítulo XIV
DISPOSIÇÕES GERAIS

I – O médico portador de doença incapacitante para o exercício profissional, apurada pelo Conselho Regional de Medicina em procedimento administrativo com perícia médica, terá seu registro suspenso enquanto perdurar sua incapacidade.

II – Os médicos que cometerem faltas graves previstas neste Código e cuja continuidade do exercício profissional constitua risco de danos irreparáveis ao paciente ou à sociedade poderão ter o exercício profissional suspenso mediante procedimento administrativo específico.

III – O Conselho Federal de Medicina, ouvidos os Conselhos Regionais de Medicina e a categoria médica, promoverá a revisão e atualização do presente Código, quando necessárias.

IV – As omissões deste Código serão sanadas pelo Conselho Federal de Medicina.

Direito Médico

Isto tudo nada mais é que um forte investimento naquilo que se define como relação médico-paciente. "Cura melhor quem tem a confiança do paciente" (Galeno). Nada explicita melhor a força da confiança na segurança entre os polos ativos do ato médico: o paciente e o médico.

Aqui começa um novo tópico a se explorar, ainda que de maneira sucinta, mas cuidadosamente a fim de instruir o leitor, e de forma objetiva o cirurgião plástico: o Direito Médico.

Não é de hoje que médicos e operadores do Direito se veem quase à deriva no estabelecimento de parâmetros esclarecedores, diante da avalanche de situações que surgem hodiernamente da relação entre o médico e o paciente. Tudo agravado pelo acelerado ritmo da evolução social.

À proporção que o Direito e a Medicina foram evoluindo, surgiram pontos de contato destas ciências, que resultaram em uma problemática ainda muito controversa. Se por um lado há uma dificuldade dos médicos aceitarem a intervenção judicial, com suas regras preestabelecidas, na averiguação de uma profissão que exige condutas eminentemente pessoais, em circunstâncias as mais diversas; por outro, a impotência da Justiça de entrar no misterioso campo da vida e da Medicina. Destarte, vai a responsabilidade civil do médico se estruturando num sistema que, de fato e de direito, é cada vez mais rigoroso.

Se na Medicina, nos dias que correm, não se pode prescindir das especialidades médicas e dos especialistas, o Direito brasileiro deveria buscar esta esteira de atuação, para melhor exercício da Justiça. Este não é um pleito corporativista em benefício dos médicos, mas sim a justa aplicação de cidadania como um bem social e assegurar direitos de médicos e pacientes. Já se fala em estatização da profissão médica, o que em ordem prática, entre outras, traria o estabelecimento de tribunais especializados no julgamento das causas médicas. Prevalece, no entanto, até o presente, o conceito de que os tribunais civis são competentes para julgar os atos dos médicos, pois quando juízes avaliam as faltas daqueles profissionais, somente se manifestam após ouvirem competentes peritos.

A figura do médico atravessou épocas sofrendo algumas alterações notadamente desgastantes, entre elas a relação médico-paciente. O médico era visto como profissional cujo título garantia a onisciência – médico da família, amigo e conselheiro – figura de uma relação social que não admitia dúvida sobre a qualidade de seus serviços e, menos ainda, cogitar intentar uma ação sobre ele. Os tempos modernos incumbiram de massificar as relações sociais, distanciando o médico do seu paciente. A própria denominação dos sujeitos da relação foi alterada, passando para usuário e prestador de serviços, tudo visto sob a ótica de uma sociedade de consumo, cada vez mais consciente de seus direitos, reais ou fictícios, e mais exigente quanto aos resultados. Desapareceu, assim, a figura cordial do "médico da família", amigo e camarada.

A busca da estética pela via da cirurgia plástica alcançou tamanha demanda que acabou por favorecer a possibilidade de surgimento de profissionais nem sempre bem preparados e com a suficiente perícia técnica, como requer a tal especialidade, favorecendo, assim, uma maior probabilidade de incorrer em erro. A popularização da cirurgia plástica (consórcios; publicidade indevida e exagerada) tem feito aumentar o número de demandas indenizatórias propostas por pacientes insatisfeitos. Aqui surge a raiz de uma praga que permeia a sociedade, a medicina e a justiça: "o dito erro médico na cirurgia plástica". Importantíssimo se faz citar a tênue fronteira entre o erro médico e a mera insatisfação do lesado.

A Cirurgia Plástica é uma especialidade singular da Medicina. Nem melhor nem pior que qualquer outra das tantas que a perfazem, mas possui uma nuance que em outras pouco se nota: o viés de sonho, físico e alma.

Na prática diária do consultório, os cirurgiões plásticos têm uma delicada tarefa: interpretadores de sonhos! São tantos os desejos dos pacientes que se propõem a buscar na Cirurgia Plástica a solução de seus descontentamentos com a forma física, que tornam este *start* (a consulta) o mais importante momento do tratamento. É ali, na intimidade do consultório, que se percebe o que é necessidade e o que é ilusão e utopia. Volto à informação. Nada pode ser omitido. Quanto mais se conhece entre médico e paciente, mais concreta se torna a relação e, por consequência, a felicidade com a cirurgia realizada.

Clarice Lispector, nossa sábia escritora que a Ucrânia nos deu de presente, deixou patente uma das mais inteligentes afirmações: "Até cortar defeitos pode ser perigoso; nunca se sabe qual deles sustenta nosso edifício interno".

Nada pode expressar melhor que esta frase, uma particularidade não muito rara nos consultórios de Cirurgia Plástica: pacientes com conflitos psicológicos muito além do aceitável, que projetam sobre a forma física todos os descontentamentos de múltiplas ordens. O conflito de autoestima torna-se tamanho, que se acredita que a esperança de beleza e rejuvenescimento será a solução de problemas afetivos, sociais e até profissionais. Bisturi de cirurgião plástico não é varinha de condão! Pacientes assim não precisam de cirurgia plástica, mas sim de orientação delicada, justa e precisa.

O Código de Processo Civil brasileiro traz em sua lei de introdução a célebre frase: "Não se alega a ignorância", deste modo não podem os médicos, e principalmente os cirurgiões plásticos, alegarem desconhecer as regras do direito que concernem à profissão e sua responsabilidade.

Mais que em qualquer outra época, estamos frente a uma necessidade imperativa de proteção aos mal fadados processos contra médicos. Tem-se observado, ultimamente, certa movimentação acerca da responsabilidade civil do cirurgião plástico, mas esta ainda é obscura e confusa, pois a profissão médica pede uma dedicação ímpar e extrema com estudos e pacientes, fazendo com que os cirurgiões plásticos sublimem a necessidade de conhecer e entender o assunto pelo próprio temor que a matéria impõe.

Obrigações (Meio e Resultado)

Define-se como obrigação o vínculo jurídico por virtude do qual uma pessoa fica adstrita para com outra à realização de uma prestação. Advém da década de 1920 a classificação das obrigações em duas categorias, em função de seu objeto ou conteúdo, a saber, **obrigação de meio** e **obrigação de resultado**. Nesta última, o devedor se obriga a realizar um ato determinado, com resultado preciso (p. ex., fornecer determinada coisa; efetuar um transporte; pagar uma soma em dinheiro). Ao contrário, na primeira ele se compromete apenas a empregar os meios apropriados para obtenção do resultado que o credor tem em vista. Situam-se aqui o médico que se obriga a cuidar de um doente, mas não a curá-lo; e o advogado que se propõe a defender seu cliente, mas sem se comprometer a ganhar a causa.

Tal diferenciação de obrigações iniciou-se com a preocupação dirigida no sentido de tentar resolver os problemas surgidos com o transporte de pessoas e mercadorias, já que os meios de transporte de então (1920) começavam a desenvolver uma maior velocidade, tendo como resultante a ocorrência de um maior número de acidentes. Assim, pela obrigação de resultado, no contrato de transporte, obrigava-se o responsável a conduzir o passageiro são e salvo, do ponto de embarque até o seu destino final.

Por mais irônico e paradoxal que pareça, a aplicação diferencial das obrigações naqueles termos é usada para a responsabilidade civil dos médicos. Dentro destes moldes, a única concordância em litígios jurídicos contra médicos seria definir a quem cabe o ônus da prova. Enquanto na obrigação de meio esta cabe ao credor, na de resultado vai ocorrer a inversão de tal ônus, deslocando-se, portanto, para a pessoa do devedor. Desta maneira, nas obrigações de resultado o devedor (o médico) somente alforriar-se-á se vier a ser atingido o fim almejado pelas partes, independentemente dos meios utilizados. Nas obrigações de meio, liberar-se-á o devedor se demonstrada sua diligência no emprego dos meios para que se atinja o resultado, mas sem se vincular a ele. Na hipótese de uma cirurgia, se se entender que a obrigação assumida pelo réu era de meio, o autor deverá provar que eles não foram diligentes por ocasião da cirurgia. Se não produzir essa prova de culpa, o pedido será improcedente, pois o médico não se teria vinculado ao resultado, mas apenas ao emprego dos meios necessários para que a operação viesse a ser coroada de êxito.

Atualmente predomina no país uma tendência viciada, e guiada pela inércia jurídica, em atribuir ao cirurgião plástico a obrigação de resultados. Isto é grande entrave à atribuição da justiça. O que se pretende, postas essas considerações, é que os tribunais expressem aquilo que está provado pelos países de tradição na pesquisa do direito, em especial a França, precursora e fonte de informes jurídicos quando se trata da responsabilização civil dos médicos. Lá também se passou pelo mesmo período de incerteza no campo da cirurgia plástica estética, problema já há anos superado, como se vê no citado do respeitado jurista francês Jean Penneau (em 1977): "A jurisprudência admitiu, ainda que com certa hesitação, que a obrigação do cirurgião estético não era, fundamentalmente, diferente da obrigação de qualquer outro cirurgião, em virtude da álea inerente a todo ato cirúrgico". Ainda neste aspecto, a única particularidade a se acrescentar à responsabilidade do cirurgião plástico reside no aumento do dever de informação ao paciente, que deve ser exaustivo. O que deve buscar o pleno consentimento, claramente manifestado, esclarecido e determinado, pelo paciente. Cabe aqui a citação do Prof. Antonio Chaves (artigo Responsabilidade Civil do ato médico – Ato Médico – Contrato de meios, RJ 207/19), em que a advertência médica sobre riscos de terapias, exames e cirurgias é dever do médico. Todavia tal dever há que ser exercido sem exageros, sob pena de afugentar clientela. Em matéria esclarecedora, o Dr. Miguel Kfouri Neto (artigo Responsabilidade Civil do Cirurgião Plástico: Breves Observações, Jornal Síntese 15) afirma que é impossível ao médico informar ao paciente todos os riscos que um tratamento envolve, sob pena de transformar a consulta num curso de Medicina. Ele salienta que as informações devem ser claras, exatas, mas limitadas aos riscos razoáveis e estatisticamente previsíveis. Desta maneira, uma verdade se extrai: a responsabilidade do cirurgião plástico estético é maior que a do cirurgião geral. Todavia, tal fato não tem o condão de inserir-se em uma obrigação de resultado. É chegado o tempo, ainda que com mais de 20 anos de atraso, de o Brasil se espelhar na sensatez e na cautela daqueles considerados os maiores estudiosos e pesquisadores do assunto. O foco gerador de entraves ao julgamento da conduta do cirurgião plástico posiciona-se na falta da compreensão de alguns institutos do direito. O exame desta conduta impõe uma série de cuidados que visam não só a evitar a errônea interpretação da lei, futuras nulidades, como também a suprimir, banir de uma vez, a indesejável injustiça. Muitas vezes excelentes e renomados profissionais da medicina são vítimas de uma famigerada "indústria do erro médico" e as indenizações que daí decorrem são verdadeiramente uma "loteria dos espertos".

Aprofundando-nos um pouco mais sobre a teoria de meios e resultados, percebe-se dolorosamente a cegueira de alguns profissionais médicos para o assunto, pois enquanto a regra e a ética não nos permitem a promessa de resultados, eles adotam uma postura comercial. Despidos do espírito profissional e humanitário que deve nortear a nobre atividade do médico, mergulham na mídia onde se veem clínicas de cirurgia plástica com anúncios publicitários inseridos em revistas, jornais, colunas sociais e até *outdoors*. Proliferam propagandas nas quais o profissional se compromete a obter um determinado resultado, e a promessa é quase sempre a de um corpo perfeito, ou pleno rejuvenescimento do incauto e desinformado paciente. O notável jurista brasileiro Rui Stoco assevera: "O que impede considerar é que o profissional na área de cirurgia plástica, nos dias atuais, promete um determinado resultado, prevendo, inclusive com detalhes, esse novo resultado estético procurado. Alguns se utilizam mesmo de programas de computador que projetam a nova imagem (nariz, boca, olhos, seios, nádegas, etc.), através de montagem, escolhida na tela do computador ou na impressora, para que o cliente decida. Estabelece-se sem dúvida, entre médico e paciente, relação contratual de resultado que deve ser honrada".

Assistimos, estarrecidos, a programas de TV em que o profissional se compromete a transformar qualquer desavisada numa modelo de beleza irretocável, garantindo pleno êxito na cirurgia, o que atrai a pertinência de indisfarçável contrato de obrigação de resultado.

As obrigações de meios se caracterizam quando o médico tem o dever de prestar o serviço, executar a tarefa, utilizando-se de todo o cuidado, atenção e diligência, assim como o emprego de todos os recursos que tem à disposição, de acordo com o desenvolvimento atual da ciência, não se comprometendo frente ao paciente com um resultado final. De outro lado, a obrigação de resultado é aplicável aos médicos que se comprometem com determinado resultado. O abuso de mídias sociais e publicidade ostensiva que muitos cirurgiões utilizam como meio de se promoverem é entendido, por juízes, como atestado de infalibilidade de seu serviço ou publicidade enganosa (invocando assim o art. 3º, §1º e 3º do Código de Defesa do Consumidor), ficando irrefutável a obrigação de resultados para estes casos. A publicidade médica é necessária, e quando ética, é legal. Problema é o abuso e o descumprimento das balizas éticas.

Não se pode penalizar a classe médica desta especialidade, constituída em quase sua universalidade por profissionais corretos, apontando exceções que servem apenas para confirmar a regra. Não se pode também, nem se pretende, justificar a conduta de profissionais omissos e desidiosos, que muito mais se aplicam às técnicas de venda de serviços. Menos ainda se deve fazer apologia à indústria da medicina, até tendo em vista o caudaloso e desmedido crescimento de faculdades e escolas que, ano a ano, vêm colocando no mercado profissionais totalmente despreparados. Tudo aliado ao *status* (infundado) que se busca na especialidade de cirurgião plástico, como adverte em retificação de voto, com brilho invulgar, o Ministro Waldemar Zveiter, relator de acórdão inserto na Revista dos Tribunais 767/121.

Outro destacado Ministro, Ruy Rosado de Aguiar Junior, aderindo ao posicionamento de obrigação apenas de meios, obtempera que, embora algum cirurgião plástico ou muitos deles assegurem a obtenção de um resultado, isto não define a natureza da obrigação de prestar um serviço que traz consigo um risco. Na França, a doutrina e a jurisprudência se inclinam para admitir que a obrigação a que está submetido o cirurgião plástico não se diferencia daquela dos demais cirurgiões, pois depende dos mesmos riscos.

Além da proposição de um resultado certo, o que erroneamente se aplica à cirurgia plástica é o embasamento inadvertido de alguns profissionais do direito, ao afirmarem que a especialidade é de resultado e não de meio, por tratar de paciente hígido onde não se presencia alteração da saúde. Importante a referência do Dr. Mario Eduardo P. Monteiro de Barros (prof. da Faculdade de Medicina de Ribeirão Preto/USP), neste sentido: A Organização Mundial da Saúde define saúde como: "Um estado completo de bem estar físico, mental e social", e não a ausência de patologia. E, partindo deste conceito, não há como negar que a cirurgia plástica estética traz enorme benefício ao paciente, e estes quando procuram o cirurgião plástico sentem dor. Não apenas dor física, mas dor moral, emocional. Esclareça-se com exemplos: encontre uma solução para uma criança magoada e entristecida em seus melhores anos, pelo complexo causado por deformidade cicatricial, especificamente os queimados, marcados por lábio leporino, orelhas em abano, ou resultantes de acidentes automobilísticos, que de normal provocam a cruel curiosidade humana pelo destaque da anormalidade. Diga para uma mulher ainda jovem, portadora de câncer de pele, cuja retirada cause cicatriz deformante no rosto, não ser necessária a intervenção de cirurgião plástico a fim de preservar a estética, resultando em estigma autossegregatícia. Peça para uma adolescente, exaurida em seu vigor, ser feliz e comportar-se dentro dos padrões de normalidade quando não há roupa que lhe permita esconder seios enormes que, projetando-se para frente pelo peso, causem-lhe ainda dores e deformidade na coluna. Os problemas psicológicos surgem dependendo dos conceitos pessoais de beleza, estética e anormalidade, resultantes da complexidade do sentimento humano". Quantas não são as cirurgias estéticas que se realizam por recomendação de psiquiatras e psicólogos, pelos benefícios que trazem à autoestima e à segurança dos pacientes? Quantas pessoas, crianças, adolescentes ou adultos, não se excluem do convívio social por não aceitarem suas próprias características e defeitos físicos? Existindo uma possibilidade de contornar ou amenizar o problema que as aflige, essa solução pode ser considerada terapêutica ou ser vista como pura vaidade?

Silvio de Macedo (O Problema Moral, Maceió: Ed. Edufal, 1981, p. 18) faz ver o quão inestimáveis e perturbadoras das relações psíquicas são as dores da alma, dizendo: "Há um fio de tecido humano feito de moral. Esta é bem mais concreta para os homens que as pedras, porque as coisas que nos ferem mais são as que atingem o espírito".

Por tais razões hão de ruir duas concepções, porque errôneas, injustas e imprestáveis à exata compreensão do instituto da responsabilidade, notadamente do cirurgião plástico:
1) a distinção entre cirurgia plástica reparadora e estética;
2) a conceituação de obrigação de meio para uma e de resultado para outra. A Cirurgia Plástica – seja reparadora, seja estética – é sempre uma obrigação de meio, de diligência e prudência, e não de fim ou resultado.

Não há como se precisar o "nascimento" de um processo indenizatório contra um médico. Sabe-se que é o fim de uma relação médico-paciente, iniciada erroneamente por alguma das partes ou ambas. Ou ao médico que não cumpriu os princípios doutrinários de sua profissão (dever de zelo a seu paciente; dever de informação; e o dever de abstenção de atos que impliquem em abuso ou desvio de poder); ou o paciente que infringiu as recomendações do tratamento e, no caso específico da cirurgia plástica, uma expectativa exacerbada quanto ao resultado.

Chama-se a atenção ao fato desta expectativa exacerbada do paciente que espera a perfeição em um resultado e quando não obtém, o que é bastante possível, reclamar isto apoiado sobre o que entende ser um "erro médico".

Um bom resultado não significa a perfeição e isto vem sendo exigido como se fora absoluta a magia da arte médica. Seria o mesmo que atribuir a ele o poder extrassensorial de prever o desenlace da própria vida. Não há médico que possa afirmar que uma cirurgia terá 100% de possibilidade de sucesso e 0% de insucesso.

Fica patente que a informação prévia ao paciente e fornecida pelo médico é o pilar de sustentação da boa relação médico-paciente. O cirurgião plástico, como qualquer outro médico, deve exercer o dever de informação ao paciente de maneira cuidadosa e legítima, minuciando todos os detalhes e implicações de determinado tratamento.

Invoco aqui o saudoso Ministro Carlos Alberto Menezes Direito, que no I Fórum de Defesa da Especialidade (realizado em 2006 em Brasília), instado sobre a obrigação de resultados para o cirurgião plástico, expressou com veemência: "O que não se pode admitir é a repetição de um *standart* jurisprudencial que está em desalinho, a meu juízo, com a realidade mais moderna dos avanços da ciência médica e da ciência jurídica".

Cresce na jurisprudência uma entidade definida como o "erro médico imaginário" ou o "erro de expectativa", e seu estofo ganha corpo na Cirurgia Plástica.

Nada mais adequado que o trecho de acórdão magistral da Ministra Nancy Andrighi, de 23/outubro/2012, ao dar provimento em favor de cirurgião plástico: "a mera insatisfação do paciente com o resultado cirúrgico não autoriza a indenização. Ainda que perdure a viciosa conceituação e divisão da Cirurgia Plástica em "estética e corretiva", prevalece a responsabilização do médico calcada na culpa (negligência, imprudência e imperícia)".

Documentação

Importantíssima e necessária é a citação da Dra. Hildegard Taggesell Giostri, grande estudiosa do assunto "erro médico", quando diz: "Deve o médico estar sempre atento ao consenso genérico que aquilo que não está no papel não existe no mundo jurídico". Percebe-se a importância da documentação médica na defesa e no clareamento dos fatos numa lide judicial.

Registros médicos precisos são a primeira linha na defesa de um médico. Sem importar o mérito, em qualquer demanda por má prática, pode-se ganhar ou perder a causa exclusivamente pela qualidade e conteúdo dos registros médicos. A documentação não se refere apenas ao prontuário do paciente, mas a todos os outros meios que possam marcar a veracidade dos fatos. Incluem-se fotografias, manuais informativos, registros hospitalares, documentos de consentimento cirúrgico e até gravações em áudio e vídeo.

O "termo de consentimento" cirúrgico é uma parte fundamental da celebração do contrato médico-paciente, pois a justificativa mais profunda do uso do consentimento do paciente decorre do direito essencial e irrenunciável de cada pessoa se autodeterminar. E para tanto, nada mais explícito que o seja expresso em forma de documento adequado, e assinado, atestando a ciência.

O registro deste dever de informação é a formatação de documento denominado "consentimento informado", "consentimento livre e esclarecido" ou outro, que é uma condição indispensável onde o paciente, de forma autônoma e capaz, após um processo informativo e deliberativo, expressa aceitação de um tratamento específico, sabendo a natureza do mesmo, das suas consequências, dos riscos e limitações. Juridicamente, para que se possa considerar válido um termo de consentimento informado, devem ser cumpridos os seguintes requisitos mínimos: capacidade civil do paciente; voluntariedade; compreensão; prestação de informações relevantes.

O documento perde sua eficácia quando elaborado de forma *standart*, com conteúdo genérico, vago, compelindo o paciente assiná-lo momentos antes da cirurgia. Ademais, alguns chegam a imprimirem cláusulas de não indenizar, tentando sub-repticiamente eximir-se de responsabilidades. A ausência do termo de consentimento informado, em caso de litigância jurídica no processo, tem sido fundamento crucial pela jurisprudência para configurar a negligência médica.

Responsabilidade Civil do Médico

O "erro médico", fartamente explorado em doutrinas e jurisprudências, deve estar imperativamente apoiado na culpa e na responsabilidade civil, e que entre causa e efeito exista uma conexão (nexo causal), sem os quais não há o que se contestar. Para que seja possível atribuir ao médico a responsabilidade sobre um ato danoso, é necessário que ele tenha deixado de cumprir com seus deveres, que são: dever de informar e aconselhar, dever de assistir e dever de prudência. Resta enquadrar o ato médico, e seus efeitos, dentro da culpa que deve ter sua base fundada na negligência, imperícia e imprudência. Segue-se a demarcação destes componentes:

Negligência: É a desatenção, incúria, inércia, descaso, desídia, falta de cuidado capaz de gerar responsabilidade com culpa. Importa destacar que os casos mais comuns de negligência são: falta de higiene, esquecimento de compressas ou instrumentos em uma cirurgia, etc.

Imprudência: Consiste na ação precipitada, desponderada, irrefletida, na qual não procura o profissional evitar um futuro previsível.

Imperícia: É a inabilidade, ignorância, falta de conhecimento ou técnica profissional, revelando-se na condução de encargo ou serviço que venha a causar dano por falta de conhecimento acerca da imaestria da arte, profissão ou encargo.

Assim, pode-se alinhavar com grande embasamento legal que não se pode acusar um profissional de erro médico quando fatores avessos e imprevisíveis, como uma cicatrização errônea, uma não integração de enxerto, embolia, etc., ocorrem na teoria da imprevisibilidade.

Por mais que se diga, nunca é demais afirmar que a Medicina, por mais nobre e soberana que seja, ainda não se equiparou em sua abrangência à totalidade de conhecimento da natureza humana. O corpo humano ainda é um grande mistério ao médico. Nesta mesma linha de pensamento surge a doutrina de Rui Stoco (p. 286): "O insucesso parcial ou total de uma cirurgia pode ocorrer em razão de característica peculiar inerente ao próprio paciente e se essa circunstância não for possível de ser detectada antes da operação, estar-se-á diante de escusa absolutória ou causa excludente da responsabilidade." Nas hipóteses em que as manifestações adversas são absolutamente imprevistas e imprevisíveis, exsurge o verdadeiro caso fortuito ou força maior, a ser debitado por conta do infortúnio, não se podendo imputar responsabilidade ao profissional pelo insucesso cirúrgico, desde que tenha alertado previamente o paciente da possibilidade dessas indesejáveis intercorrências. Vê-se assim a importância do "consentimento esclarecido".

É de extrema importância o reconhecimento que o médico trabalha sempre com uma margem de risco inerente à sua atividade. Por mais zeloso e competente que seja, não se pode imputar a ele a divina atribuição da cura, da perfeição física, e da magia de atingir resultados precisos, isto é lógica do Criador. É dever do médico, seja qual for sua especialidade, informar corretamente o paciente, prestar serviços zelosos, atentos e conscienciosos, a utilização de recursos e métodos adequados e de agir conforme as aquisições da ciência. O que não se pode admitir é o desalinho da realidade dos limites da medicina com os da ciência jurídica. Quando se fala em "erro médico" há que se buscar a existência da culpa. Ela, em sua essência, reside na previsibilidade dos acontecimentos, sendo este seu ponto nuclear. Sem ela é impossível fundamentar ou justificar um juízo de reprovação. Não se há de reconhecer a responsabilidade civil do médico cirurgião plástico quando o resultado não pode ser previsto ou evitado. Portanto, há que se excluir duas concepções errôneas, injustas e imprestáveis à exata compreensão do instituto da responsabilidade neste campo da cirurgia plástica: a primeira, a divisão entre cirurgia plástica reparadora e estética. E a segunda, a conceituação de obrigação de meio para uma e de resultado para outra. O corpo humano, em sua anatomia e fisiologia, é único, mas as reações a cada indivíduo são muito diversas e imprevisíveis. Vê-se que qualquer contrato para melhorar a aparência física do paciente por meio de cirurgia não depende somente de diligência e perícia do cirurgião, mas de fatores idênticos aos de qualquer outra cirurgia. Amparado na lógica, no bom senso e na farta jurisprudência é que se pode afirmar ser a cirurgia plástica uma especialidade médica não diferente das demais, portanto, com obrigação de meios.

Entretanto, *errare humanum est*, e, na conjugação deste verbo citamos Delton Croce e Delton Croce Júnior:

> "A todo instante, imbuído embora da intenção de agir com acerto, com pundonor e intangível perfeição, alguém está cometendo erro... corrupiando malificamente nos fatos triviais da vida a decidir, diuturnamente, o destino têmporo-espiritual de cada homem pois,
>
> posto ninguém ser infalível,
>
> na conjugação do verbo errar,
>
> eu erro, tu erras, ele erra,
>
> todos nós erramos:
>
> arquitetos,
>
> engenheiros,
>
> políticos,
>
> pilotos,
>
> ...
>
> médicos,
>
> promotores,
>
> advogados,
>
> juízes,
>
> procuradores,
>
> delegados,
>
> ...
>
> resumindo a sabedoria latina:
>
> *Errare humanum est.*

Bibliografia Consultada

- Croce D, Croce Júnior D. Erro Médico e o direito. São Paulo: Oliveira Mendes; 1997.
- Demogue R. Traité dês obligations em general. Source des obligations. Vol. 5. Paris: Librairie Arthur Rousseau; 1925.
- França GV. Erro médico - Um enfoque político. Arquivos do Conselho Regional de Medicina do Paraná, Curitiba. jul/set. 1990;7(27):48-155.
- Giostri HT. Erro Médico à luz da jurisprudência comentada. Curitiba: Juruá; 2001.
- Kfouri Neto M. Responsabilidade Civil do Cirurgião Plástico: Breves Observações. Jornal Síntese. mai. 1998;15:10.
- Kfouri Neto M. Responsabilidade Civil do Médico. São Paulo: Ed. RT; 1998.
- Magalhães TA. O dano estético - responsabilidade civil. São Paulo: Revista dos Tribunais; 1990.
- Orsi L. Riflessioni intorno al concetto di colpa profissionale in la responsabilità medica. Collano della Rivista Responsabilità Civile e Previdenza. Milano: Dott. A. Giuffre Editora; 1982.
- Penneau J. La responsabilité du médecin. Paris: Dalloz; 1992.
- Penneau J. La responsabilité médicale. Paris: Éditions Sirey; 1977.
- Pereira CMS. Da responsabilidade médica. ADV Seleções Jurídicas, São Paulo. jun.1994;2:5-10.

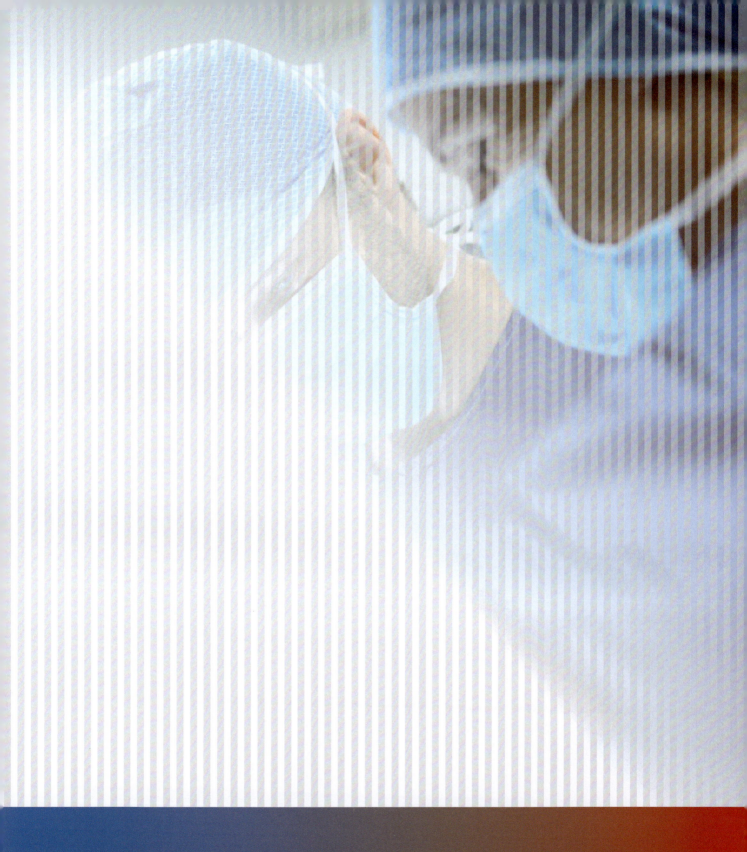

Parte 2
Transplantes

capítulo **9**

Enxerto de Pele

AUTOR: **Rodrigo d'Eça Neves**

Definição

- **Enxerto** – MED. Transferência especial de células ou tecido (p. ex., pele) de um local para outro do corpo de um mesmo indivíduo ou de um indivíduo para outro. Etm.: existe o registro do termo enxerto nos textos em português já nos séculos XIV e XV.

Inicialmente o termo tinha sentido apenas dentro da botânica, todavia obedecendo este conceito é que se utilizou a designação *enxerto* para o ato cirúrgico que transporta um fragmento de tecido corporal de um local para outro. Sabemos que a maior parte dos tecidos do corpo humano pode ser transferida na forma de enxerto.

Para caracterizar-se como enxerto é necessário que seja eliminada toda conexão com a região de origem e passe a receber toda nutrição a partir do leito que o acolheu. Qualquer parte do corpo pode ser transplantada contendo apenas um tipo de tecido (simples) ou vários (composto).

Hoje, com o advento das células-tronco, seu uso também é na forma de enxerto, seja injetado na corrente sanguínea ou aplicado em um local.

História

A cirurgia plástica como especialidade é muito jovem, mas a sua prática é muito antiga. Encontra-se na biblioteca de Universidade de Liepzig o papiro egípcio de Ebers, retirado da tumba de Amenofis I da necrópole de Tebas, onde consta que há 3500 anos A.C. foram utilizados transplantes de tecidos.

Nos registros antigos consta esta prática na Índia dentro da casta Hindu Tilemarker (entre 2500-3000 A.C.), para recuperar narizes de adúlteros amputados como castigo.

Ao redor do ano de 1500 foram feitos enxertos retirados de escravos para cobrir lesões com perda de pele de seus senhores durante batalhas, sendo a primeira experiência de enxertos homólogos.

Giuseppe Baronio (1804) realizou enxerto em animais e Asiley Cooper (1817) realiza o procedimento com sucesso.

Há muito a humanidade se vale desta técnica para recuperar pele perdida e assim evitar a cicatrização espontânea por segunda intenção, geralmente de má qualidade estética e funcional.

Durante a segunda metade do século este ato despertou muita atenção dos cirurgiões da época. Reverdin (1869) criou as microilhas de pele para utilizar em queimados com grandes perdas de tegumento, mergulhando-as na granulação, e observou o crescimento de epitélio que se originava a partir dos microtransplantes.

Com base nestes conceitos iniciais os estudos continuaram e Lawson (1871) utilizou pele total em correção de pálpebras com ectrópio, Ollier (1872) não aceitou o termo de enxerto epidérmico recomendado por

Reverdin, introduzindo o termo dermo/epidérmico, pois soube interpretar o valor da estrutura do derma e suas vantagens na recuperação da cobertura epitelial.

Karl Thiersh (1865) propôs o uso de enxerto de pele, entendeu e explicou a revascularização (1874), descrevendo o crescimento do neovaso que utiliza o trajeto das veias e artérias originais dos transplantes livres. Hoje, na Alemanha, um enxerto de pele é chamado de Thiersh, que é nome do introdutor e divulgador neste país (Informação pessoal: Uebel CO.)

Wolfe (1875) determinou a necessidade de retirar o tecido celular subcutâneo da lâmina de pele total para permitir a boa integração no leito receptor. O uso de fragmento de lóbulo auricular completo sem a limpeza da gordura anexa foi recomendado por Raul Couto Sucena em relato de congresso nacional para reconstruções em ponta nasal, no ano 1991.

Blair e Brown (1929) divulgaram o uso de faca para retirar pele e Hamby introduziu o cursor para regular a espessura do enxerto.

Padgett (1939) criou o dermátomo manual e depois da IIª Guerra Mundial Brown desenvolveu o dermátomo elétrico, acompanhado na sua ideia por Padgett.

Entre nós, na década de 1960, Ary do Carmo Russo, auxiliado pelo fabricante Richter, modificaram o dermátomo manual de Blair, Brown, Hamby permitindo, com a utilização de lâmina e cursor cambiáveis, inverter sua posição e adaptar à habilidade do cirurgião sinistro ou destro.

Estes instrumentos hoje estão bastante modificados, atendendo com maior precisão, o que facilita muito o trabalho do cirurgião.

Pele

A pele, estrutura dependente do folheto ectodérmico, mantém intensa conexão com o tecido celular subcutâneo dependente do folheto mesodérmico. Entre os animais existe a pele que é assim aderida à gordura profunda e o couro, que não mantém esta intimidade, pois o tecido adiposo é fixado junto ao músculo.

A pele é um órgão vital, talvez o maior do corpo humano. Na literatura encontramos suas características relacionadas a um homem com 70 quilos e 1,70 m de altura que possui 1,5 m² de extensão, volume de 4.000 cm³ e 4,2 quilos.

Em 1 cm³ de pele temos, 1 m de vasos sanguíneos, 5.000 corpúsculos sensitivos, 100 glândulas sudoríparas, 4 m de nervos, 15 glândulas sebáceas, cinco folículos pilosos e 6.000.000 de células.

Cada região do corpo tem a pele que necessita para cumprir sua função, condição que impõe variação de espessura, consistência, superfície e estrutura. Difere quanto à inervação, que se responsabiliza pelo contato com o meio ambiente e além da dor, do tato e da definição de espaço, também participa do controle da temperatura. A circulação sanguínea e linfática modifica o calibre e a quantidade de vasos segundo a profundidade no derma. Inexistem vasos na camada epidérmica. Quanto menor a profundidade, maior será o número de vasos e menor o seu calibre, culminando com as alças vasculares que penetram na epiderme acompanhando as papilas dérmicas. Este fato aumenta a rede vascular, facilitando as trocas metabólicas e as perdas líquidas, quando lesadas. O calibre dos vasos e o número e tamanho das gotículas de sangue (semelhante a orvalho) no leito doador permitem avaliar a espessura da lâmina de enxerto em sua obtenção (Figura 9.1).

Entendida a histologia, fica claro que temos áreas doadoras diferenciadas para serem utilizadas em diversos locais. A regra é buscar a pele contralateral ou mais próxima à lesão, para poder transportar as mesmas características e propriedades. Podemos citar como exemplo a pele retroauricular, que se presta bem para enxertos na face, ainda que o ideal seria a do lado oposto, evita lesão em área aparente. A planta do pé é a melhor área doadora para a palma da mão, pois esta necessita de pele com o mesmo poder de fixação e predisposição de produzir

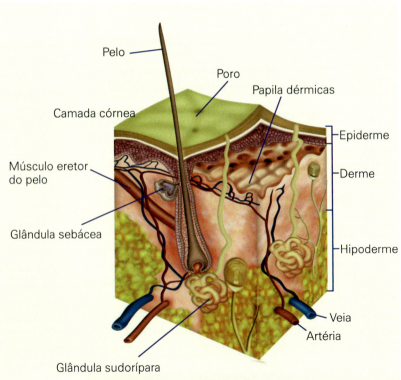

■ FIGURA 9.1 – Corte esquemático da pele mostrando os elementos importantes para se entender um enxerto de pele.

queratina; o couro cabeludo é opção quando não temos outra área doadora; cortam-se os cabelos e retiram-se as lâminas de pele fina, o que permite que o cabelo cresça novamente e mascare a área doadora.

A epiderme é transparente, com pigmentação exclusiva nos melanócitos, que contêm maior ou menor quantidade de melanina em seu citoplasma. Participam da coloração da pele os vasos sanguíneos e seu conteúdo, com palidez na ausência de sangue, hiperemia na congestão vascular e cianose na redução de oxigênio ou concentração de gás carbônico. A luz do sol é a responsável pela estimulação da produção de pigmentos. A melanina é responsável pelo bronzeamento no verão e na fixação pelos macrófagos do pigmento hemocromatina, produto final da degradação da hemoglobina de cor castanha, que é comum nos membros inferiores, contornando as úlceras varicosas. A luz solar descora todo pigmento, esteja ele em quadros, tecidos ou tatuagens.

O calor é responsável apenas pelo edema, que desaparece com o afastamento da causa.

Enxerto (Transplante) de Pele

Retirando um fragmento de tecido de um local para levar a outro, teremos o enxerto, um leito doador e outro receptor. Evoluindo este pensamento, podemos entender que há possibilidade de transferir tecido de um sítio para outro, assim como de um indivíduo para outro, a exemplo dos transplantes de órgãos. Quando enfrentarmos a situação em que o paciente tem irmão gêmeo univitelino, poderemos migrar a pele de um para o outro, que em razão da igualdade genética os torna compatíveis sem o processo de rejeição. Quando o transplante é realizado entre seres humanos de estrutura genética diferente, permite apenas auxiliar na melhoria do estado geral do paciente. Este tipo de enxerto permanece por pouco tempo, mas o suficiente para evitar perda de líquidos e facilitar o controle do estado geral do paciente. Nestes casos haverá rejeição por incompatibilidade, com eliminação da pele em torno do 15º dia. Podem ser utilizadas lâminas de pele mistas, entremeando pele autógena com heteróloga. Os enxertos no linguajar atual estão sendo sofisticadamente chamados de transplante, o que não deixa de ser verdade.

Alguns termos correspondentes em outros idiomas: francês – *greffe*; inglês – *graft*; espanhol – *injerto*; alemão – *haut transplantat* (pele transplantada).

Indicação

Sua utilização visa restaurar perda parcial de algum segmento. Quando a perda de pele não permite a restauração com sutura direta ou retalho de vizinhança, então o enxerto deve ser empregado. Existem condições desfavoráveis que impedem a sua aplicação, como infecção, leito desvitalizado, granulação deteriorada, secreção, espaço vazio, osso sem periósteo e tendão exposto. Não há indicação para cobrir vísceras pela insuficiência da espessura, embora possa em raros momentos ser utilizado temporariamente. Nestes casos o melhor é cobrir a área com retalho da membrana epiploica.

Áreas doadoras

São áreas doadoras de pele por excelência para pele parcial, coxas, pernas, braços, tronco e nádegas.

Área especial

O couro cabeludo é uma das áreas especiais como doadora também de pele parcial, da mesma forma a bolsa escrotal.

Áreas discretas

São áreas eventuais fornecedoras de pele total: região inguinal, supraclavicular, retroauricular, face interna do braço, prepúcio, pequenos lábios, mucosa intraoral (para uso em sítios de transição), pálpebra superior, lóbulo auricular.

Obtenção

O enxerto é obtido utilizando instrumentos com o nome de *dermátomo* onde *derma* é pele e *tomo* é fatia.

Tem apresentação variada como simples lâmina, faca ou instrumentos complexos.

- *Simples*: lâminas simples (bisturi), faca simples (navalha).
- *Punção – punch*: permite a retirada de cilindros de pele ou outro material para enxerto, foi muito utilizado para transplante de cabelos antes dos microenxertos (Figura 9.2).

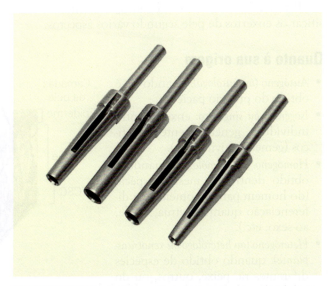

FIGURA 9.2 – Instrumentos de punção (punches) de calibres variados utilizados em transplantes diversos quando se deseja a obtenção de pequenas ilhas de pele.

PARTE 2 – TRANSPLANTES

- *Complexos*: faca de Blair & Brown com cursor e regulador de profundidade do tipo de Blair. No Brasil, com modificações introduzidas por Russo e Richter (Figura 9.3).

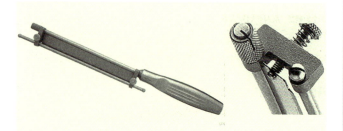

FIGURA 9.3 – Faca de Blair e Brown.

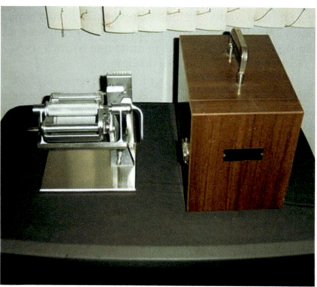

FIGURA 9.4 – O popular dermátomo tipo tambor, desenvolvido por Padgett e Hood, em 1939.

- *Dermátomo manual em tambor*: Padgett criou, em 1939, este aparelho que possui um tambor com punho móvel central e faca externa acoplada. Permite, ao aplicar a cola na pele e na face externa do tambor, retirar o fragmento na forma e espessura que desejarmos, tracionando o tambor e cortando com movimentos laterolaterais da lâmina. Permite a retirada em superfícies moles como o abdome. Em contrapartida, a cola utilizada dificulta seu manuseio, grudando no curativo e nas áreas vizinhas (Figura 9.4).
- *Elétrico, estudado por Brown e Padgett*: hoje existem muitos de origens diferentes, e atuam com lâmina cortante que oscila em movimento laterolateral. Permitem retirar lâminas na largura e espessura desejadas com facilidade.

Classificação dos Enxertos

Para melhor organizar o assunto, necessitamos classificar os enxertos de pele segundo vários aspectos.

Quanto à sua origem

- *Autógeno (ou autólogo)*: quando ele é obtido do próprio paciente.
- *Isogênico ou singênico*: enxerto entre indivíduos geneticamente idênticos (gêmeos univitelinos).
- *Homógeno (ou homólogo)*: quando é obtido dentro da mesma espécie (do homem para o homem sem diferenciação quanto à etnia, idade, ao sexo, etc.).
- *Heterógeno (ou heterólogo ou xenotransplante)*: quando obtido de espécies diferentes rã, peixe, outros, ou do animal com tegumento mais próximo ao do homem que é o porco.

Quanto à sua espessura

- *Pele parcial*:
  - *fino*: quando incorpora a epiderme e pouca derme;
  - *intermediário* (médio): quando incorpora epiderme e a derme subtotal;

- *Pele total*:
  - *espesso*: quando incorpora toda espessura da pele interessando epiderme e derme (tecido celular subcutâneo exclusive) (Figura 9.5).

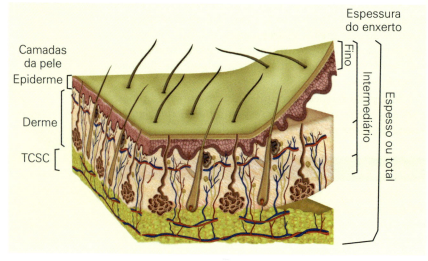

FIGURA 9.5 – Pele, suas camadas e divisão da espessura dos enxertos.

CAPÍTULO 9 – ENXERTO DE PELE

Quanto à sua complexidade

- *Simples*: quando é formado por apenas um tipo de tecido (pele, gália, periósteo, cartilagem, tendão, osso, etc.).
- *Composto (misto)*: quando leva consigo mais de um tipo de tecido (folículo piloso, gordura aspirada, osso com periósteo, cartilagem com pericôndrio, complexo areolopapilar, etc.).

Quanto à oportunidade

- *Imediato (fresco)*: o enxerto é utilizado no ato cirúrgico em que foi obtido.
- *Tardio (conservado)*: quando é utilizado dias após, em outro ato operatório.

Quanto à forma

- *Microenxerto (Reverdin)*: este enxerto é obtido utilizando a ponta de uma agulha para levantar a pele e retirar com o bisturi minúsculos pedaços de pele total ou intermediários, que são mergulhados imediatamente no tecido de granulação a ser tratado. A pele brota da profundidade e recobre a área com discos de epitélio cercados por cicatriz; além de mau aspecto estético, permite a instalação de bridas.
- *Microenxerto tipo Orenthreich*: utiliza cilindros de couro cabeludo para transplante de cabelo, pois mantém os bulbos intactos, obtidos com *punch* de diâmetros variados.
- *Microenxerto de couro cabeludo*: obedecendo a ideia acima, é obtido de segmentos de couro cabeludo divididos com bisturi em mínimos fragmentos que contêm um, dois ou mais pelos com bulbos intactos.
- *Estampilha tipo Gabarro (selo, ilha)*: quando a pele é obtida em pequenos fragmentos ou seccionada com bisturi. Para uma mesma lâmina, quanto menor for o fragmento da pele, maior será o número de ilhas e maior seu rendimento, permitindo cobrir grandes áreas. Este método tem como desvantagem o fato de a cicatriz cercar a ilha de pele e, quando colocada com regularidade, forma brida facilmente (Figura 9.6). Neste procedimento de enxertia foi também proposta e descrita por Mir e Mir a possibilidade de, em grande áreas cruentas, utilizar-se enxertos autógenos entremeados por enxertos homólogos ou heterólogos em estampilha ou em lâminas. Esta proposta entende que enquanto a pele do paciente se integra e desenvolve, a outra cai após cumprir seu papel. Todavia pode facilitar a contaminação, culminando com a rejeição.
- *Expandido (mash graft ou em malha)*: quando a lâmina de pele é passada em aparelho especifico criado por Tanner-Vandeput, que permite produzir de forma organizada inúmeras incisões em linhas paralelas e desencontradas, de forma que ao ser distendida assume a forma de uma rede. Sua malha depende do tamanho das incisões aplicadas. Quanto maior a incisão, mais ampla fica a lâmina do enxerto. O papel fisiológico desta malha é tanto menor quanto maior for o tamanho da incisão utilizada. Neste caso, ao contrário da estampilha a cicatriz é cercada por pele sadia, reduzindo a possibilidade de brida, todavia forma um desenho rendilhado de aspecto estético deficitário. Em razão da permeabilidade da lâmina é aceito seu uso em leito infectado, mas com vitalidade mantida (Figuras 9.7 e 9.8). Nessa condição, em que a pele sadia circunda a cicatriz, interrompendo-a, há produção da regeneração da pele o mais próximo da pele normal e reproduzindo as suas funções primordiais.

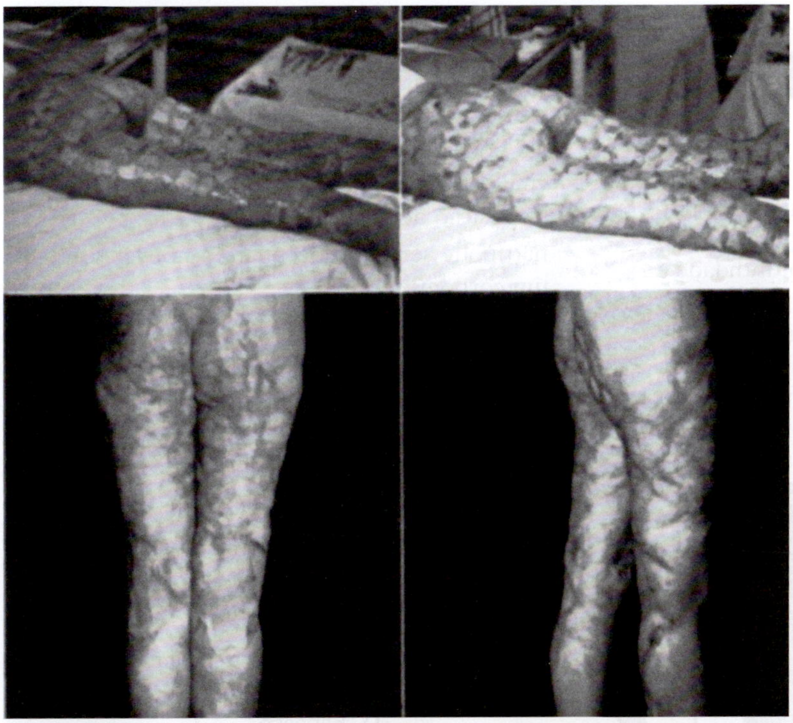

FIGURA 9.6 – Enxertos em estampilhas. Ato cirúrgico e pós-operatório tardio evidenciando o seu aspecto em mosaico, com a cicatriz envolvendo a pele sadia (Fonte: Mir e Mir).

PARTE 2 – TRANSPLANTES

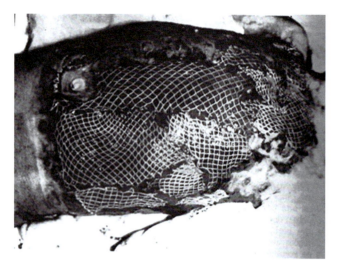
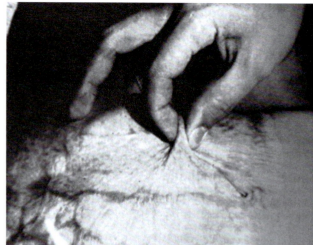

FIGURAS 9.7 e 9.8 – Enxerto expandido aplicado ao tórax e pinçamento desta pele, mostrando a boa flexibilidade. No enxerto em malha a pele sadia circunscreve a cicatriz, evitando a brida intracicatricial. (Homenagem e fonte: Raul Couto Sucena.)

Esquema de classificação dos transplantes de tecidos

Esquema baseado no que foi apresentado por Farina em seu livro publicado em 1965. Do original foram deixados de registrar os retalhos pediculados e que por definição não são enxertos (Figura 9.10 – pág. 91).

Características dos Enxertos

Leito doador – (área doadora)

Na observação do leito doador no momento da retirada, em função do número e tamanho do porejamento de sangue produzido, podemos avaliar a profundidade e por consequência a espessura da lâmina de pele.

Como a vascularização da derme tem três níveis diferentes, na profundidade encontramos vasos mais calibrosos, porém, em menor número, o que se evidencia por poucos pontos sangrantes em maior volume por ponto. Na superfície, em nível das alças vasculares encontramos muitos pontos de pequeno volume de sangramento e nas camadas intermediárias obedece a relação entre números de pontos e calibre do vaso em relação à profundidade atingida (Figuras 9.9A e B).

Leito recebedor ou receptor

As condições do leito são importantes para a integração do enxerto:

- ele pode ser resultado imediato de cirurgia com vitalidade total e boa vascularização, pronto para a aposição do enxerto;
- não pode ser utilizado quando houver sobre ele um corpo estranho;
- ele não pode receber a pele com a face cruenta invertida;
- quando houver dúvida quanto à formação de coleção de líquidos, podemos abrir pequenos orifícios

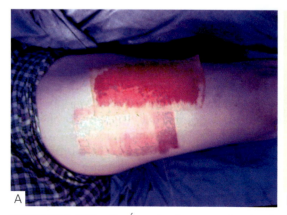
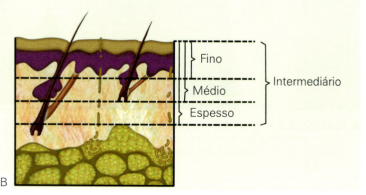

FIGURA 9.9 – A – Área doadora recente e tardia. **B** – Esquema de espessura do enxerto e o correspondente porejamento de sangue segundo a profundidade.

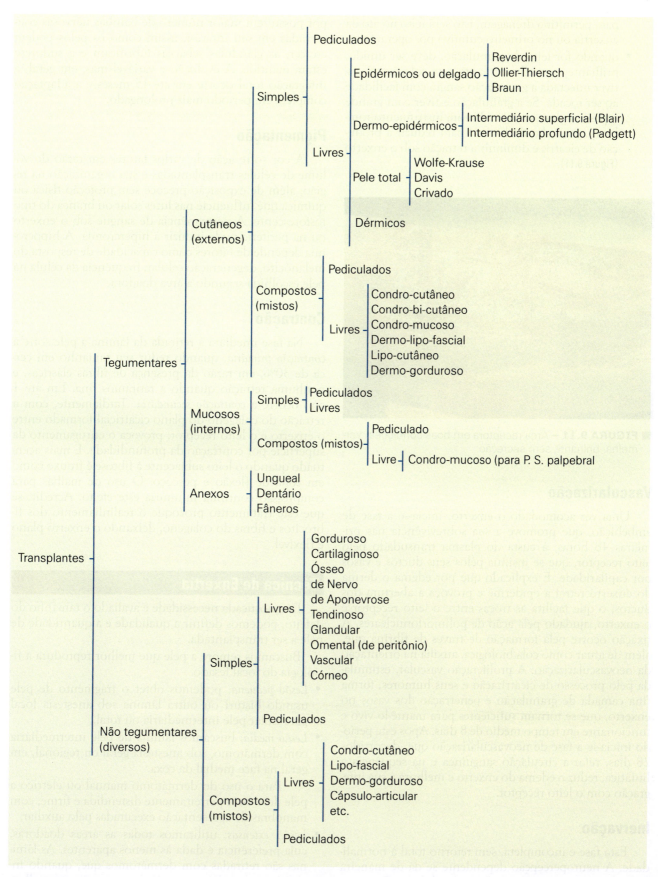

FIGURA 9.10 – Esquema da classificação dos transplantes de tecidos.

para permitir a drenagem, isto será feito no ato da enxertia ou no primeiro curativo pós-operatório;
- quando for leito de granulação, deve ser úmido, brilhante, vermelho rutilante, sem coleções. Se estiver infectada a granulação sangra com facilidade ao ser tocada. Se a granulação estiver com grande espessura deve ser retirada com instrumento rombo (p. ex., cabo do bisturi) para reduzir a produção de cicatriz e diminuir a retração sob o enxerto (Figura 9.11).

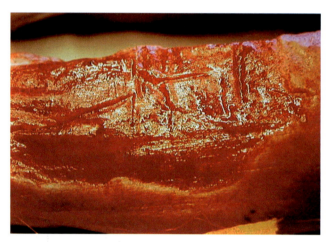

FIGURA 9.11 – Área receptora em boas condições: vermelha, brilhante sem secreção.

Vascularização

Uma vez acomodado o enxerto, inicia-se a fase de embebição, que promove a sua sobrevivência nas primeiras 48 horas, à custa do plasma transudado pelo leito receptor, que se insinua pelos seus ductos e vasos por capilaridade. É explicado que por edema o derma do enxerto retrai a epiderme e provoca a abertura dos ductos, o que facilita as trocas entre o leito receptor e o enxerto, ajudado pela ação de polimorfonucleares. A fixação ocorre pela formação de traves de fibrina que, além de atuar como cola biológica, auxilia na orientação da neovascularização. A proliferação vascular, estimulada pelo processo de cicatrização e seus humores, forma fina camada de granulação e penetração dos vasos no enxerto, que se tornam suficientes para mantê-lo vivo e funcionante em tempo médio de 8 dias. Após este período inicia-se a fase de neovascularização que, decorridos 28 dias, refaz a circulação sanguínea e na sequência a linfática, reduz o edema do enxerto e melhora a sua integração com o leito receptor.

Inervação

Esta fase é incompleta, sem retorno total à normalidade. A neuropercepção dependente se dá de maneira indireta, por compensação na profundidade. Os enxertos mais espessos podem apresentar melhor reinervação, por possuírem maior número de bainhas nervosas conservadas em seu interior, assim como os pelos podem crescer, as glândulas sebáceas lubrificam e a sudorese estará mantida. A evolução é variável mas, em geral, a integração total ocorre em até 15 meses e a adaptação completa em período mais prolongado.

Pigmentação

A cor sofre ação de vários fatores em razão do volume de células transplantadas e sua organização na região, além de exposição precoce sem proteção física ou química que influencie nas luzes solar ou branca do tipo fosforescente. A permanência de sangue sob o enxerto ou na periferia pode induzir à hipercromia. A hipocromia depende de fatores como capacidade de resposta do melanócito, degeneração celular, frequência da célula na pele escolhida segundo a área doadora.

Contração

Na fase imediata à retirada da lâmina a pele sofre a *contração primária*, quando reduz seu tamanho em cerca de 30%, em razão da presença de fibras elásticas, e nenhuma retração quando a retiramos fina. Em até 1 ano ocorre a *contração secundária*. Tardiamente, com a retração do colágeno do plano cicatricial formado entre o enxerto e o leito receptor, provoca o enrugamento da superfície por contração da profundidade. É mais acentuado quando o leito subjacente à fibrose é frouxo como em zona de flexão e pescoço. O uso de malhas para compressão contínua minimiza este efeito. Acredita-se que este tratamento provoque o realinhamento dos fibrócitos e fibras do colágeno, deixando o enxerto plano e flexível.

Técnica de Enxertia

Diagnosticada necessidade e avaliado o tamanho do defeito, podemos definir a qualidade e a quantidade de pele a ser transplantada.

Buscamos sempre a pele que melhor reproduza a fisiologia do local lesado.
- *Lesão pequena*: podemos obter o fragmento de pele usando bisturi ou outra lâmina sob anestesia local para isolar pele intermediária ou total.
- *Lesão média*: buscamos lâmina de pele intermediária com dermátomo, sob anestesia geral ou regional, em geral na face medial da coxa.

   Para o uso do dermátomo manual ou elétrico a pele deve estar perfeitamente distendida e firme, com manobras de apresentação executadas pelo auxiliar.
- *Lesões extensas*: utilizamos todas as áreas doadoras, cuja preferência é dada às menos aparentes. As lâminas são retiradas com dermátomos que, quando insuficientes, podem ser passados em outros aparelhos expansores da pele.

Aplicação do enxerto

O enxerto deve ser distendido com sua face cruenta em contato com o leito recebedor, de maneira a tocar intimamente em toda sua extensão. Nenhuma bolha de ar ou coleção líquida pode permanecer. Quando existir a possibilidade de produção de qualquer líquido, devemos fazer perfurações no enxerto em número e tamanho suficientes para permitir a drenagem.

Quando o leito estiver em excelentes condições não há necessidade de suturar o enxerto, pois a fibrina do leito é suficiente para sua fixação. Quando usar sutura os fios devem ser finos, de *nylon* de preferência. Quando necessitamos aumentar o enxerto a sutura deve ser utilizada para distender. A sutura entre lâminas deve sempre everter totalmente suas bordas. Os pontos entre o leito e o enxerto para evitar bolhas ou coleções são dispensáveis quando elas forem cuidadosamente removidas. A distribuição e a acomodação do enxerto no leito receptor podem ser feitas com a parte convexa das lâminas da tesoura curva e com a pinça sem dentes.

A enxertia da pele permite ser apenas aposta sobre a área necessitada, devendo ser acompanhada sem curativo por equipe treinada. O uso de cola biológica é permitido, todavia não é imprescindível (Figura 9.12).

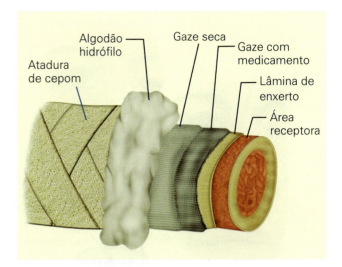

FIGURA 9.13 – Curativo compressivo: oclusão, compressão e repouso (OCR).

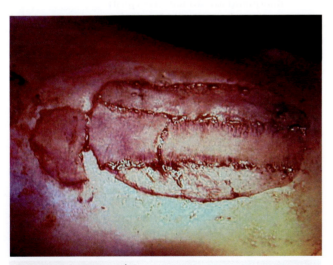

FIGURA 9.12 – Área enxertada com boa cobertura e ajuste das lâminas.

Curativo

• Curativo compressivo geral

Tem por objetivo produzir *oclusão, compressão e repouso* (OCR). Ao ocluir evita-se o contato da área com o meio ambiente. Em ferida limpa pode permanecer durante até 1 semana, desde que não haja: *dor, febre, secreção* ou *mau cheiro* (Figura 9.13).

A gaze cirúrgica de algodão, malha sintética de *rayon* ou outro material flexível pode veicular medicamento, em geral na forma de pomada ou unguento. Esta camada deve ser bem adaptada ao leito da região a ser tratada, seja enxertia ou apenas ferimento. Sobre esta camada é aplicada fina camada de gaze cirúrgica seca, simplesmente para isolar da farta camada de algodão branco hidrófilo cirúrgico que a recobre. A compressão final é feita com atadura de crepom para evitar a instalação de edema, favorecendo a livre circulação de sangue e linfa. O curativo, quando apenas úmido, deve ser aberto, pois a larva de mosca depositada na superfície pode penetrar através do curativo e infestar a ferida provocando miíase importante, mesmo em ambiente bem conduzido e fechado como uma UTI. A imobilização obtida com o curativo permite o repouso, protege e reduz o agravamento do trauma, diminuindo a dor e o edema. Na enxertia, evita mobilização e adapta melhor as lâminas de pele, impedindo a instalação de bolhas ar ou secreção.

• Curativo compressivo localizado

Utilizamos durante algum tempo o curativo preconizado por Brown, todavia muito nos intrigava a quantidade de fios utilizada. Pareceu-nos mais simples e econômica a utilização de poucos pontos apenas para distribuir a pele no leito receptor. Com fio único na sutura, buscamos o lado oposto onde o fio engloba a lâmina de pele e a borda da área cruenta, de maneira que com movimento em zigue-zague possamos fixar e comprimir o volume de gazes que ficará contido, permitindo íntimo contato de todo o enxerto com o território que o recebe. Modificamos pela passagem do fio no lugar de múltiplos nós, apesar de manter o princípio proposto por Brown (Figuras 9.14 e 9.15).

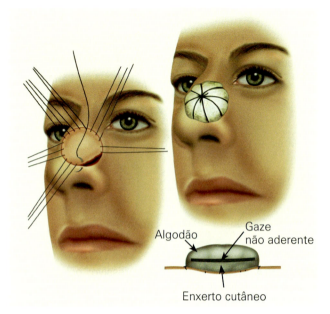

FIGURA 9.14 – Curativo original de Brown.

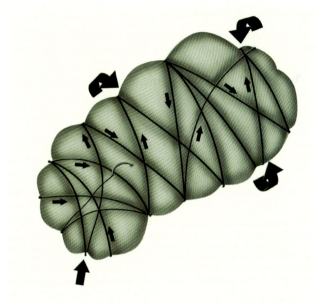

FIGURA 9.15 – Curativo de Brown modificado. Fio único aplicado em zigue-zague comprimindo o volume de gaze sobre o enxerto.

- **Camadas do curativo a partir da ferida**
  - Enxerto de pele.
  - Gaze com medicamento.
  - Volume de gaze (que, umedecida, facilita a modelagem).
  - Zigue-zague com o fio longo comprimindo o volume de gaze central.

Este curativo pode ser redondo, longo ou irregular e nossa fixação será segmentar acompanhando a sua forma. Ao final, diante da dificuldade de dar o nó, cravamos a agulha dobrada no corpo do penso.

- **Abertura dos curativos**

O uso de luvas estéreis é obrigatório.

Ao abrir um curativo em pós-operatório de enxertia de pele devemos proceder com delicadeza a separação das camadas, mantendo a camada profunda sempre apoiada enquanto tracionamos a superficial. Isto evitará o arrancamento da pele transplantada, que pode estar grudada no curativo. Ao examinar o enxerto devemos abrir possíveis bolhas de ar ou secreção, recortar zona com evidente necrose e a pele que se superpõe sobre outra lâmina ou tegumento vizinho. Fechamos outra vez, refazendo curativo igual ao que foi retirado.

Intercorrências

- **Gerais**

Decorrentes de situações variadas, podem surpreender com perda do enxerto ou insuficiência, por:
  - infecção;
  - hematoma;
  - seroma;
  - mobilização da lâmina do enxerto;
  - má qualidade do leito receptor;
  - má vascularização do leito;
  - discromias com hipo e hipercromias;
  - retração com enrugamento do enxerto;
  - cicatrização periférica defeituosa como hipertrófica ou queloide.

- **Iatrogênicas**
  - Colocação invertida da lâmina de pele.
  - Irregularidade do leito.
  - Lâmina exageradamente fina.
  - Inclusão de fragmentos com formação tardia de cistos.
  - Pele com aspecto muito diferente do solicitado pela área.

Conceitos Atuais

Bancos de pele

- **Simples**

Conserva o enxerto simplesmente mergulhado em soro fisiológico, em vidro lacrado ou armazenado em compressa cirúrgica enrolada e umidificada com soro fisiológico e antibiótico que, ao final, é recoberta por plástico para impedir o dessecamento. Em ambas as formas regula-se a geladeira em 4º C.

A pele resiste com vitalidade até 15 dias. Deve ser rejeitada quando demonstra sinais de maceração. Se for para utilizar em outro paciente, o doador deve estar livre de moléstias contagiosas, respeitando as normas básicas para doador de órgãos.

• Complexo

São laboratórios que armazenam e cultivam pele a partir de pequenos fragmentos. As lâminas cultivadas são basicamente obtidas pelo crescimento de queratinócitos.

Eles participam recebendo pele para cultivo artificial a fim de utilizá-la no mesmo paciente (autógeno) ou em outro (homógeno). A perspectiva é que os bancos de pele possam atuar como coletadores de pele de doadores com a mesma obrigação e prerrogativa da córnea, rim ou outro órgão.

No sul do Brasil, na cidade de Porto Alegre, Roberto Correa Chem criou e instalou junto à Santa Casa de Porto Alegre um excelente banco de pele humana, hoje sob direção de seu filho, Eduardo Chem (veja Capítulo 10).

Substituto de pele

É um desejo antigo ter material para evitar nova agressão ao corpo já ofendido e com isto diminuir também outras sequelas.

• Biológicos

- Lâminas porosas produto da biodigestão da celulose.
- Pele porcina liofilizada.
- Pele fresca de rã.
- Pele de tilápia.
- Membrana amniótica (pode ser *corium* e/ou *amnium*).

• Sintéticos

Vários são os materiais propostos, com inúmeras qualidades a eles atribuídas para tratar a área de perda e restabelecer a normalidade, evitando outras sequelas. Alguns são biodegradáveis e absorvíveis e outros, inabsorvíveis.

• Pele cultivada

Basicamente desenvolve a camada córnea que cresce em todas as direções e permite aumentar a superfície de pele do próprio paciente em tempo suficiente para contribuir no tratamento. Necessita de laboratório especial e na grande maioria controlado pelos setores estaduais que regulam e coordenam a doação de órgãos. Para isto o hospital ou o serviço necessitam estar credenciados, através da Secretaria de Saúde do Estado onde esteja localizado. Esta credencial tem validade por 2 anos, cuja renovação necessita ser solicitada com antecedência de 2 meses.

• Transplante de gordura, enxerto de gordura

Embora existam capítulos sobre enxerto de gordura (Capítulos 11 e 93), convém anotar que em 1982 iniciamos o uso de enxerto de gordura apenas decantada e apresentamos um dos primeiros trabalhos em congresso e imediatamente chamado batizado de microlipoenxertia.

O transplante de gordura está sendo apresentado em procedimentos estéticos como responsável por resultados milagrosos, onde tudo está solucionado. Sabemos, contudo, que o seu conhecimento ainda carece de maiores definições científicas.

Hoje tem largo uso, com inúmeras indicações, o que nos induz a chamar a atenção pelo papel que exerce quando injetada na intimidade do território cicatricial retraído e fixado à profundidade, com excelentes resultados, proporcionando a liberação da pele ao devolver sua flexibilidade e espessando o tecido celular subcutâneo.

O tecido adiposo entremeado dentro de tecido cicatricial rígido e aderido em placas ao plano profundo provoca seu amolecimento e espessa o tecido celular subcutâneo com grande melhora, permitindo depois o uso de expansor de pele.

Muitas são as técnicas propostas para obtenção, preparo e enxertia da gordura, com as mais variadas finalidades.

Nosso procedimento é simples: retiramos a gordura de várias regiões, optamos por aquelas em que exista tecido fibroso interposto entre as células gordurosas e que não tenha ácinos gordurosos grandes. Procuramos evitar muito manuseio como lavações, centrifugações, injeção sob muita pressão, acreditando que assim lesamos menor número de células.

Áreas doadoras preferidas, em função do aspecto histológico:
- linha média abdominal supra e infraumbilical, rica em tecido fibroso associado;
- face interna do joelho;
- flancos e abdome;
- culotes;
- por fim, outras onde exista gordura.

Para este procedimento devemos repetir a injeção de gordura em várias sessões, de maneira a liberar a fixação da periferia para o centro da área retraída.

Devemos apenas deixar um cilindro com até 5 mm de adipócitos para permitir boa irrigação e maior e melhor integração (**Figuras 9.16A-C**).

PARTE 2 – TRANSPLANTES

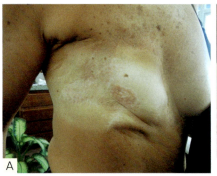 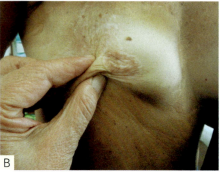 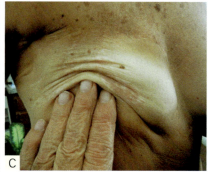

FIGURA 9.16 – A: Pele fixada, pós-operatório de mastectomia. B: Pele liberada e flexível. C: Tecido celular subcutâneo frouxo.

Bibliografia Consultada

- Arons JA, Wainwright DJ, Jordon RE. The surgical applications and implications of cultured human epidermis. Surgery. 1992;111:4-11.
- Disponível em: http://1.bp.blogspot.com/_e-eVByT_7f4/SjUw9NKNGiI/AAAAAAAAABg/eZjQOcFcDbU/s400/102030.jpg
- Disponível em: http://www.hiperbarico.com.br/publicacoes/22.php.
- Barrett Jr. BM. Patient Care in Plastic Surgery. 2nd ed. Vol. 35. Mosby; 1996. p. 552-63.
- Converse J. Reconstructive Plastic Surgery. Philadelphia: W.B. Saunders Co.; 1977.
- Currie LJ, Sharpe JR, Martin R. The use of fibrin glue in skin grafts and tissue-engineered skin replacements. Plast Reconstr Surg. 2001;108:1713-26.
- De Moraes AM, Annichino-Bizzacchi JM, Rossi AB. Use of autologous fibrin glue in dermatologic surgery: application of skin graft and second intention healing. São Paulo Med J. 1998;116:1747-52.
- Dicionário Collins Gem - Inglês-Português. Harper Collins Sons; 1997. p.115. ISBN 0-00-458713-8.
- Dicionário Michelis - Francês-Português. Cia Melhoramentos; 1998. p.125, 395. ISBN 85-06-02615-0.
- Dicionário Michels. Espanhol – Português. Cia Melhoramentos,1993. p. 169. ISBN 85-06-01724-6.
- Falabella AF. Debridement and management of exudative wounds. Dermatol Ther. 1999;9:36-46.
- Farina R. Cirurgia Plástica e Reparadora. 2ª ed. Gráfica São José; 1965.
- Ferreira LM. Manual de Cirurgia Plástica. Vol. 3. São Paulo: Atheneu; 1995. p. 27-31.
- Franco D, Cláudio-da-Silva CS. Enxertos, retalhos e implantes. In: Franco T. Princípios de cirurgia plástica. São Paulo: Atheneu; 2002. p. 87-106.
- Franco T, Branco PS, Franco D, Gonçalves LF, Borojevic R. Enxerto autólogo de epiderme cultivada. Rev Soc Bras Cir Plast. 2000;15:63-78.
- Gallico GG. Biologic skin substitutes. Clin Plast Surg. 1990;17:519-26.
- Golcman B, Golcman R. Principais tipos e indicações de enxertos. In: Gadelha AR, Costa IM, eds. Cirurgia dermatológica em consultório. São Paulo: Atheneu; 2002. p. 285-91.
- Graab & Smitt. Cirurgia Plástica, Enxerto de pele. Vol. 6. 2008. p.7-8.
- Houaiss A. Dicionário Houaiss. Ed. Objetiva; 2000. p. 1174.
- Martinez R, et al. Avaliação da integração de enxerto de gordura no dorso da mão. Dissertação de Mestrado, Pontifícia Universidade Católica do Rio Grande do Sul; Mélega JM, Zanini SA, Psillakis JM. Cirurgia Plástica Reparadora e Estética. vol. 5. Rio de Janeiro: Medsi; 1992. p. 35-42.
- Mir & Mir L. Fisiopatologia y tratamiento de las quemaduras y sus secuelas, – Barcelona: Editorial Cientifico-Medica; 1969.
- Nakano M, Yoshida T, Ohura T, Azami K, Senoo A, Fuse Y. Clinicopathologic studies on human epithelial autografts and allografts. Plast Reconstr Surg. 1992;90:899-909.
- Orentreich N. Hair transplantation: the punch graft technique. Surg Clin North Am. 1971;51:(2):511-8.
- Padgett EC, Sthephenson KL. Plastic and Reconstructive Surgery. 1st ed. Charles C. Thomas Publisher; 1948.
- Petroianu A. Synthesis of surgical wounds without skin suture. Plast Reconstr Surg. 1988;82:919-20.
- Psillakis,J.M.: Lynphatic Vasc. of Skin Grafts. Plast Reconstr Surg. 1969;43:287.
- Rakel BA, Bermel MA, Abott LI. Split-thickness skin graft donor site care. Apppl Nurs Res. 1988;11:174-82.
- Silva AA, Júnior OO, Petroianu A. Avaliação experimental da validade do curativo em tratamento de feridas infectadas. Rev Med Minas Gerais. 1993;3:2-4.
- Smael J, Clodius L. The Blood Vessel System of Free Human skin graft. Plast Reconstr Surg. 1971;47:61.
- Sucena RC. Cirurgia Plástica SBCP.Liv. Roca.1981. p. 313-46.
- Theirsch,K. Der Epithelialkrebs, namentlich der Haut. Eine anatomisch-klinische Untersuchung. Leipzig; 1865. With Atlas.
- Yamamoto Y, Yokohama T, Minakawa H, Sugihara T. Use of the expanded skin flap in esthetic reconstruction of postburn deformity. J Burn Care, Rehabil. 1996;7:397-401.
- Zanini M, Machado Filho CDS, Timoner F. Uso de esponja cirúrgica para curativo compressivo de enxerto cutâneo. An Bras Dermatol. 2004;79:359-62.

capítulo 10

Banco de Pele e Transplante Alógeno

AUTOR: Eduardo Mainieri Chem
Coautores: Aline Francielle Damo Souza, Luana Pretto, Pablo Fagundes Pase, Paulo Pereira de Souza Favalli, Rodrigo Dornelles, Rafael Netto, Carolina Franke, Elisa Vasconcellos Soares

Banco de Pele Humana

Introdução

O Banco de Pele tem como funções principais realizar a captação, o processamento, o controle de qualidade, o armazenamento e a disponibilização de finas lâminas de pele humana alógena com finalidade de transplante. A pele alógena funciona como um curativo biológico temporário para cobertura de lesões cutâneas superficiais a profundas. Sua principal indicação clínica é para os casos em que uma extensa área de superfície corporal está comprometida, inviabilizando a realização do autoenxerto.

A cobertura e o fechamento das feridas são essenciais para o tratamento e a manutenção da vida dos pacientes acometidos. Assim, nos casos em que grande parte da superfície corporal do paciente é comprometida, e não sendo viável momentaneamente a realização de um autoenxerto, indica-se o aloenxerto de pele para recobrir e fechar temporariamente as áreas lesadas. Dessa forma, o transplante de pele proveniente do Banco de Pele também evita, em um primeiro momento, que novas áreas do corpo sejam utilizadas como zonas doadoras para o recobrimento das feridas preexistentes, diminuindo a agressão ao organismo.

Captação de pele

A pele humana disponibilizada pelo Banco de Pele pode ser obtida a partir de doadores falecidos, com diagnóstico de morte encefálica (doadores de múltiplos órgãos) ou em parada cardiorrespiratória (doadores de tecidos, apenas).

A captação de lâminas de pele de espessura parcial fina (contendo epiderme e cerca de 1/4 da espessura da derme) é feita em centro cirúrgico por uma equipe multidisciplinar constituída por um médico cirurgião plástico e um biomédico. A retirada da pele é idealmente realizada com o auxílio de um dermátomo, mas também pode ser feita com faca de Blair.

A pele é retirada, preferencialmente, de regiões que podem ser "escondidas" durante a velação do corpo do doador, como coxas, pernas e tronco posterior (Figura 10.1). Após a retirada da pele, as regiões doadoras apre-

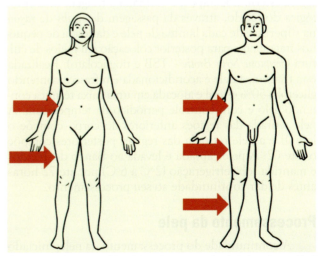

FIGURA 10.1 – Regiões do corpo do doador de onde é realizada a retirada de pele.

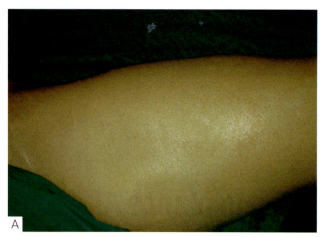 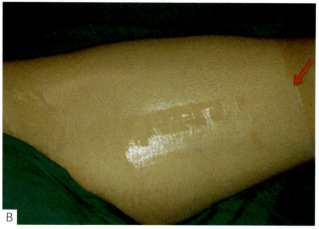

FIGURA 10.2 – Coxa esquerda de doador antes e após a retirada de pele. **A)** Antes da retirada. **B)** Após a retirada. A seta indica a transição entre a parte da coxa em que a pele já foi retirada (à esquerda) e a pele intacta (à direita).

sentam uma coloração mais clara em relação ao tom da pele do doador, entretanto, não há sangramento, tampouco mutilação destas áreas do corpo (Figura 10.2). Além disso, estas regiões de onde a pele foi retirada são reconstituídas com apósitos, ataduras e esparadrapos ao final do processo de captação. Este procedimento minimiza possíveis perdas de líquido em decorrência da remoção de parte do tecido de barreira do corpo.

Todo o processo de captação da pele deve, obrigatoriamente, ser realizado em sala de centro cirúrgico. Para a preservação das condições do tecido e minimização de possíveis contaminações microbianas, o protocolo de retirada de pele é muito similar ao de uma cirurgia in vivo. Salas limpas, degermação de mãos e antebraços, paramentação cirúrgica e utilização de materiais estéreis fazem parte das rotinas da captação do tecido.

Ainda no bloco cirúrgico, é iniciado o processamento da pele. A biomédica responsável monta sua área de trabalho (mesa com campos estéreis) e realiza uma dupla lavagem das lâminas de pele retiradas com solução fisiológica estéril. Logo após, é realizada a triagem microbiológica do tecido, através da passagem de *swabs* de *rayon* na superfície de cada lâmina de pele e da coleta de pequenos fragmentos para posterior colocação em meios de cultura (*Tryptone Soya Broth* – TSB e tioglicolato). Realizada esta triagem, a pele é acondicionada em frascos contendo glicerol a 50% estéril e alocada em uma caixa térmica contendo gelo e com controle periódico da temperatura. A pele retirada das regiões anteriores do corpo compõe o lote 01 e a pele retirada das regiões posteriores compõe o lote 02. A pele captada é levada ao Banco de Tecidos e mantida sob refrigeração (2ºC a 6ºC) por até 72 horas antes de dar continuidade ao seu processamento.

Processamento da pele

A continuidade do processamento da pele, iniciado no centro cirúrgico, pode ser dividida em três fases: A primeira fase consiste em lavar a pele com solução fisiológica estéril e colocá-la em glicerol mais concentrado (85%). A segunda fase tem por objetivo "massagear" a pele para que as bordas livres da lâmina não grudem ou enrijeçam, além da troca para um novo glicerol a 85%. E a terceira fase, que é a fase final do processamento, consiste no aparo de bordas irregulares das lâminas de pele, embalagem e mensuração do tecido em cm². Caso ocorra a contaminação do tecido neste período de processamento, a pele é submetida a um tratamento com antibióticos específicos, na tentativa de eliminar os microrganismos presentes, repetindo-se, após, as três fases do processamento.

Métodos de preservação da pele

A pele alógena pode ser conservada através de diferentes métodos. O principal impacto da escolha da técnica de preservação é a manutenção do enxerto viável ou não viável[1]. Os dois métodos mais utilizados mundialmente são por preservação em altas concentrações de glicerol ou através da criopreservação[2].

• Preservação por glicerol

A técnica de preservação em glicerol foi desenvolvida pelo *Euro Skin Bank* (Beverwijk), em 1985, e consiste em imobilizar a água intracelular com o aumento da concentração de glicerol até 85%[3,4]. O sequestro da água e a manutenção da pele em baixas temperaturas minimizam as reações de degradação do tecido, possibilitando o armazenamento da pele em longo prazo[1]. A pele conservada em altas concentrações de glicerol é desvitalizada, porém a estrutura anatômica é mantida intacta[5]. Em glicerol a 85%, concentração ideal para mínima degradação e melhor consistência, a pele pode ser estocada em geladeiras de 4ºC a 8ºC por até 2 anos[2]. Devido à pequena quantidade de pele disponível nos bancos, mesmo considerando o estoque de pele internacional, a durabilidade de 2 anos é mais que suficiente.

Antes de seu uso clínico, é essencial que o glicerol, o qual é tóxico para as células vivas do receptor, seja removido através de lavagens repetidas com solução fisiológica. Esta reidratação da pele também permite que ela recupere a sua pliabilidade[6]. Uma vantagem da técnica de preservação em glicerol é a redução da imunogenicidade em comparação com a pele viável, o que resulta em rejeição mais tardia do enxerto[7].

• Criopreservação

A técnica de criopreservação consiste na diminuição lenta e progressiva da temperatura e, quando associada ao uso de crioprotetores e soluções salinas tamponadas, mantém boa parte das células da pele viáveis. Após ser incubado na solução crioprotetora, o enxerto de pele é congelado através de um programa de congelamento que diminui a temperatura gradativamente (1ºC por minuto) e armazenado de –80ºC a –196ºC em nitrogênio líquido ou em vapor de nitrogênio[8]. Durante o transporte esta mesma faixa de temperatura deve ser mantida.

Para sua utilização, a pele deve ser descongelada rapidamente a 37ºC removendo, logo em seguida, o crioprotetor. A manutenção de células viáveis nos enxertos de pele criopreservados não confere melhora clínica em relação aos enxertos conservados em glicerol e, portanto, a principal vantagem desta técnica é o armazenamento prolongado do tecido.

Controle de qualidade do tecido

Em cada fase do processamento é realizada a coleta de fragmentos de pele para a análise microbiológica. Os fragmentos são colocados submersos em meios de cultura líquidos específicos, que são capazes de propiciar o crescimento e a recuperação de bactérias aeróbias, bactérias anaeróbias e fungos que possam estar presentes no tecido.

O Banco de Pele segue as diretrizes de *guidelines* internacionais, nas quais os critérios de aceitabilidade do tecido levam em consideração o grau de patogenicidade do microrganismo e seu potencial de produzir toxinas. Desta forma, a presença de bactérias gram-negativas, *Staphylococcus aureus* e fungos no tecido implica em descarte obrigatório. No entanto, se o tecido estiver colonizado por bactérias da microbiota (*Staphylococcus* coagulase-negativo) ou contaminantes ambientais (como os pertencentes ao gênero *Bacillus*), pode ser tratado com antibióticos ou métodos físicos, como a irradiação, com o intuito de deixar o tecido estéril.

Distribuição do tecido para uso clínico

A distribuição do tecido se dá para as Unidades de Tratamento de Queimados de todo o País, sendo regulada pela Central Nacional (CNT – Central Nacional de Transplantes) e pelas Centrais Regionais (CNCDO). Para solicitar o tecido para transplante, o médico transplantador deverá entrar em contato com o Banco de Tecidos para verificar a disponibilidade de estoque de acordo com a sua necessidade. O próximo passo é encaminhar para a CNCDO do seu Estado um formulário contendo os dados do paciente a ser transplantado, a quantidade de tecido requerida e os dados do hospital onde será realizado o transplante. Tanto o médico como o hospital de transplante deverão ser cadastrados no Sistema Nacional de Transplantes (SNT). A CNCDO entra em contato com o Banco de Tecidos e emite uma autorização para a realização do transplante. O Banco de Tecidos separa, a partir do estoque de tecido liberado, a quantidade de pele solicitada e organiza o seu envio para o local do transplante. O transporte pode ser feito por via terrestre ou aérea, de acordo com a distância do Centro de Transplante. Em caso de envio aéreo, a CNT solicita à companhia aérea a realização do transporte de forma gratuita.

Juntamente com o tecido são enviadas instruções para manuseio e uso da pele alógena, bem como documentos contendo o registro do tecido enviado, um "Termo de Consentimento" para realização do transplante, que deverá ser assinado por um responsável previamente ao transplante, uma "Notificação de Transplante Realizado" e um "Termo de Notificação de Efeitos Colaterais". Todos os documentos devidamente preenchidos pelo médico transplantador devem retornar ao Banco de Tecidos para controle de rastreabilidade do procedimento e posterior arquivamento.

Transplante de pele alógena preservada em glicerol

A quantidade de pele alógena necessária para transplante depende do peso e da altura do receptor, da extensão das feridas ou queimaduras e do método de aplicação do enxerto. A área a ser coberta, bem como a quantidade de pele alógena necessária, é determinada pelo médico transplantador, sendo que as lâminas de pele podem ser aplicadas no seu tamanho normal ou podem ser expandidas para serem aplicadas na forma de "malha" (*mesh graft*)[9] (Figura 10.3).

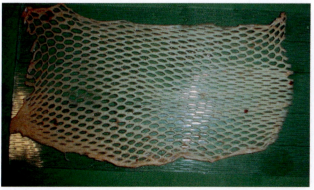

FIGURA 10.3 – Lâmina de pele humana expandida.

A pele transplantada é integrada da mesma maneira que ocorre com um enxerto autólogo. Ambos passam por uma fase de embebição plasmática, na qual ocorre a aderência do enxerto através de coágulos de fibrina, seguida por uma fase vascular onde ocorre inosculação a partir de vasos do leito do receptor[10]. Como a pele é um órgão extremamente imunogênico, à medida que ocorre neovascularização, as células de defesa do receptor entram em contato com as células do enxerto, que passam a ser reconhecidas como não próprias[7]. Consequentemente, inicia-se o processo de rejeição, que culmina com a morte do enxerto seguida pelo desprendimento do mesmo em, aproximadamente, 21 dias após a enxertia. A rejeição pode ocorrer mais tardiamente devido ao estado de imunossupressão em que se encontra o paciente com queimaduras extensas. Entretanto, quando isso ocorre, o paciente normalmente apresenta um quadro clínico mais estável e pode ser submetido ao procedimento de autoenxerto, o qual é definitivo.

Uso Clínico da Pele Alógena

As principais indicações clínicas para a utilização de pele alógena são queimaduras profundas e extensas, e grandes defeitos cutâneos provocados por trauma. Um dos fatores mais críticos no manejo e reparo de lesões em pacientes com grandes perdas cutâneas é a adequada cobertura da área lesada, de modo a evitar maiores perdas volêmicas e infecções bacterianas oportunistas. O tratamento cirúrgico padrão-ouro nestes casos é o enxerto de pele autóloga. No entanto, esta abordagem fica bastante limitada quando grandes extensões de pele foram acometidas pela queimadura, ou grandes áreas foram lesadas por traumas físicos, pela restrição de sítios doadores de pele do próprio paciente. Nestes casos, a utilização de aloenxerto é um tratamento providencial e pode representar a diferença entre a vida e a morte desses pacientes, havendo redução da mortalidade de grandes queimados quando se dispõe dessa alternativa[11].

Queimaduras

• Histórico

Como postulado por Spence e cols.[19], "o tipo mais difícil de lesão cutânea tratado pelos primeiros médicos eram as queimaduras térmicas". As primeiras experiências de Giuseppe Baronio[20] em animais já demonstravam que era possível a autoenxertia e, conforme palavras do próprio ao final da descrição do primeiro experimento, "...onze dias após o enxerto, incisões cutâneas foram feitas no centro da peça transplantada e, com grata maravilha, observamos a saída de sangue, prova inequívoca da restauração da circulação". De vital importância citar também os trabalhos de Reverdin e cols., descrevendo em humanos o uso de autoenxerto (1871) e aloenxerto (1872)[21]. Entretanto, justo também se faz mencionar George Pollock e seus experimentos com auto e aloenxertos no tratamento de pacientes queimados[22]. Outro relato do uso de aloenxerto em queimaduras é creditado a Girdner que, em 1881, descreve um caso de queimadura extensa tratado com aloenxerto proveniente de doador cadavérico. Ambos (Pollock e Girdner) observaram que, após uma integração inicial, havia o "desaparecimento" do aloenxerto. Outros também relataram o mesmo insucesso, desmotivando assim o uso de pele alógena[19].

Em 1938, Adalbert Bettman inicia a retomada pelo interesse na aloenxertia. Ao relatar o tratamento de queimaduras de 80% de SCQ em um menino de 9 anos e de 60% de SCQ em uma menina de 7 anos, ele reconhece a efemeridade do aloenxerto, porém questiona: "quais são as condições do paciente *enquanto* os enxertos permanecem?"; e responde: "as áreas cobertas por aloenxertos permanecem temporariamente curadas e livres de infecção... Isto com certeza beneficia o paciente"[23]. Entretanto, o aloenxerto somente começou a ser usado rotineiramente em unidades de queimados a partir da década de 1950. Além disso, o aperfeiçoamento nos processos de refrigeração apenas a partir da década de 1930 possibilitou o armazenamento da pele e a criação dos bancos de pele. Nos primeiros relatos feitos por Webster, o tempo máximo que a pele se mantinha viável após ser armazenada era de 21 dias[19]. Esse tempo só foi prolongado com o domínio da criopreservação, em 1979, e da preservação em glicerol, em 1984[27].

• Uso para cobertura de áreas queimadas extensas

O aloenxerto possui muitas das qualidades de um curativo biológico ideal e constitui uma excelente alternativa quando não há tecido autógeno disponível. Restaurando temporariamente a barreira fisiológica na superfície da lesão, diminui a dor e a resposta hipermetabólica associada a grandes perdas cutâneas[12]. Apesar de ser apenas uma cobertura temporária, nesse período de tempo as condições gerais do paciente podem ser melhoradas, tanto do ponto de vista nutricional quanto de manejo local da lesão. Ainda, essa situação possibilita que áreas doadoras de autoenxerto regenerem e permitam nova retirada[24].

• Uso para teste da área receptora antes do autoenxerto

Os aloenxertos são comumente usados em áreas receptoras como "teste" antes da colocação do autoenxerto. Exemplos claros desse uso podem ser encontrados no manejo das queimaduras elétricas ou em lesões contaminadas. Também são usados como coberturas para fasciotomias, escarotomias e lesões abdominais extensas[12]. Quando em condição para o recebimento do autoenxerto, alguns sinais que demonstram a viabilidade do leito receptor são aderência do aloenxerto e sangramento à remoção[25].

• Proteção do enxerto em malha

O aloenxerto pode ser usado como cobertura protetora de autoenxerto expandido. Essa técnica, também conhecida como "enxerto em sanduíche" é realizada tanto no mesmo ato cirúrgico quanto em operações sequenciais, isto é, colocando-se primeiramente o autoenxerto e, após 3 a 5 dias, cobrindo-se com o aloenxerto. Tal estratégia impede o excessivo ressecamento do leito, reduzindo também a colonização bacteriana[25]. Comumente, utiliza-se um autoenxerto expandido na proporção 1:3 e um aloenxerto não expandido ou alargado na proporção 1:1,5. Em grandes superfícies corporais queimadas, autoxenxertos expandidos até 1:9 podem ser usados em conjunto com o aloenxerto[26].

• Tratamento de queimaduras de espessura parcial

Ainda que o aloenxerto tenha propriedades consideradas ideais para um substituto de pele temporário em queimaduras de espessura total, verifica-se que sua aplicação em queimaduras de espessura parcial é também carregada de vantagens significativas.

Queimaduras de segundo grau superficial, extensas ou não, são passíveis de reepitelização a partir dos elementos dérmicos que restam intactos em camadas mais profundas e em estruturas anexas, como os folículos pilosos e as glândulas sebáceas. Mesmo assim, perdas hídricas e proteicas a partir de exudato não deixam de ocorrer, além do fato de serem lesões extremamente dolorosas. Aloenxertos, quando aplicados nestes casos, reduzem estas perdas e aliviam significativamente a dor, ao aderirem sobre o leito queimado. À medida que a queimadura epiteliza, o aloenxerto separa-se lentamente, fazendo as vezes de um curativo biológico propriamente dito[12].

Bancos de tecidos estocam pele de forma refrigerada (4ºC) ou congelada (criopreservada a −80ºC). Quando congelados, aloenxertos podem ser estocados por mais tempo, mas sua viabilidade de revascularizar no leito receptor fica comprometida. Na cobertura de queimaduras de espessura parcial não há necessidade do aloenxerto se vascularizar em contato com o leito e, nestes casos, o emprego da pele criopreservada é de grande valia[12].

A barreira formada pelo aloenxerto protege as queimaduras de segundo grau contra possíveis infecções, responsáveis pelo aprofundamento das lesões. Isso pode diminuir a necessidade de autoenxerto nestes casos. Além disso, seu uso reduz a frequência de trocas de curativos, bem como a administração de analgésicos, sobretudo opioides. Por isso, tais benefícios resultam em redução de custos envolvendo o tratamento destes pacientes, principalmente quando hospitalizados. Rose e cols., já em 1997, mostraram significante diminuição no tempo de epitelização e no escore de dor com o uso de aloenxerto em crianças[13]. Naoum e cols., em um estudo de 2004, mostraram que crianças com mais de 40% de superfície corporal queimada tiveram menor tempo de internação quando tratadas com desbridamento precoce e aloenxerto, em comparação com terapia tópica[14].

Aloenxertos, da mesma forma, demonstram ser excelentes curativos biológicos no tratamento de extensas lesões superficiais da pele, decorrentes do uso de fármacos ou de distúrbios epidérmicos. A necrólise epidérmica tóxica e a síndrome de Stevens-Johnson são dois destes distúrbios frequentemente associados ao uso de drogas como sulfonamida, alopurinol, carbamazepina e fenitoína. Entre as manifestações clínicas marcantes está o surgimento de eritema, bolhas e epidermólise difusa, seguido do desprendimento da epiderme. As mucosas costumam estar acometidas e lesões extensas costumam ser manejadas em unidades de grandes queimados[15]. Crianças com síndrome da pele escaldada, causada por infecção estafilocócica, também podem se beneficiar do tratamento das lesões bolhosas generalizadas através do emprego de aloenxertos. Sua aplicação nestas lesões epidérmicas difusas deve ser prévia ao uso de antibióticos tópicos, visto que tais agentes inibem a adesão do aloenxerto ao leito da ferida[12].

• Aloenxertos como arcabouços dérmicos para o implante de queratinócitos

Substitutos dérmicos permanentes têm importante papel no tratamento de extensas áreas queimadas envolvendo a espessura total da derme. Eles têm como objetivo oferecer um ambiente tridimensional propício para o repovoamento celular da derme e a reaquisição de propriedades fisiológicas, como resistência e elasticidade, prevenindo retrações cicatriciais maiores a partir de sua integração em um leito limpo e vascularizado. Alguns produtos comerciais substitutivos de matriz extracelular são produzidos a partir da derme de aloenxertos de cadáveres. Sua confecção passa por processos de desepidermização e descelularização, tornando-o menos antigênico, ainda que com sua arquitetura dérmica preservada. Seu uso preconiza a aplicação de um autoenxerto epidérmico sobre a matriz dérmica em um mesmo tempo cirúrgico[16-18].

Outro método que utiliza aloenxerto como estrutura substituta da derme é descrito a partir do seu uso como leito para receber células epiteliais de cultivo. Neste caso aguarda-se a vascularização do aloenxerto no leito receptor e, por conseguinte, remove-se a epiderme alógena com dermoabrasão. As células epiteliais do paciente, previamente cultivadas in vitro, são então semeadas sobre o leito de derme alógena[17,18].

A aplicação destes substitutos dérmicos está indicada no manejo de casos agudos de queimadura de espessura total da pele, quando a matriz deve ocupar o espaço deixado pelo desbridamento dos tecidos necróticos, mas também no tratamento tardio de sequelas cicatriciais, geralmente associadas a importantes retrações. Nestes casos, eletivamente, a cicatriz é removida em toda sua espessura, até se chegar a um tecido são. Com isso, a retração é desfeita e sua substituição por uma nova matriz dérmica deve prevenir recidivas. A partir daí, os princípios técnicos são os mesmos em ambas as situações. Aplica-se um autoenxerto epidérmico sobre a matriz em mesmo tempo cirúrgico, completando-se a restauração da pele queimada em toda sua espessura[16,17].

Defeitos cutâneos causados por trauma

Enxerto de pele proveniente de Banco de Pele também pode ser utilizado para cobertura de defeitos cutâneos provocados por traumas, como amputações (Figura 10.4) e escalpelamento (Figura 10.5). Além disso, sua indicação se estende para o tratamento de feridas complexas que não cicatrizariam espontaneamente, não apenas nas de fase aguda, mas também nas feridas consideradas crônicas, que não fecham em 3 meses[28,29]. Nestes casos, o aloenxerto tem como função principal a cobertura da área exposta, contribuindo para a estabilização clínica do paciente, reduzindo o risco de infecções microbianas e diminuindo o estímulo de dor.

A aplicabilidade da pele alógena para cobertura de defeitos cutâneos provocados por trauma possui registros e estudos nos tratamentos dos traumas e ferimentos de guerra[30]. O uso da pele humana alógena pode otimizar a cicatrização de feridas que normalmente seriam deixadas abertas pela perda considerável de tecidos, contaminação, cronicidade ou fechamento secundário duvidoso. Em feridas contaminadas, o aloenxerto possui a vantagem de adesão à ferida, conferindo benefícios de fechamento precoce, promovendo vascularização e a resistência à infecção[31].

Feridas crônicas

As feridas crônicas apresentam-se com situações complexas pelo nível de morbidade, alto custo do manejo e desfechos pouco satisfatórios em boa parte dos casos. Os principais exemplos são úlceras de pressão, venosas e diabéticas[32,35]. Do ponto de vista fisiopatológico, estas lesões permanecem cronicamente na fase inflamatória do processo cicatricial. Os princípios básicos do seu tratamento incluem desbridamento de tecidos desvitalizados, controle da infecção, manutenção da hidratação e estimulação do avanço das bordas.

A bioengenharia de tecidos oferece uma série de substitutos dérmicos com potencial de uso em feridas crônicas, especialmente nas secundárias ao diabetes e à insuficiência venosa. Na maioria dos casos utilizam-se matrizes dérmicas modificadas industrialmente. A literatura, entretanto, apresenta estudos retrospectivos e um número pequeno de casos avaliados. Embora com resultados promissores, estas análises carecem de comprovação científica em relação à eficácia e ao custo-efetividade dos substitutos dérmicos.

Neste contexto, o enxerto de pele alógena constituiu uma alternativa de cobertura temporária de baixo custo e com propriedades que favorecem a cicatrização. Seu efeito mecânico melhora a dor, limita a colonização bacteriana e reduz a perda líquida da ferida. Considerando-se a teoria da "reciprocidade dinâmica" no processo de

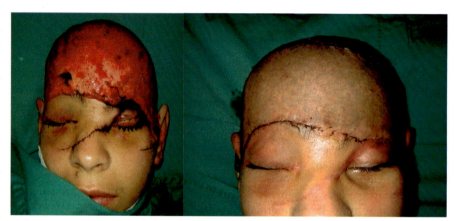

FIGURA 10.4 – Transplante de pele alógena para cobertura de perda cutânea por escalpelamento.

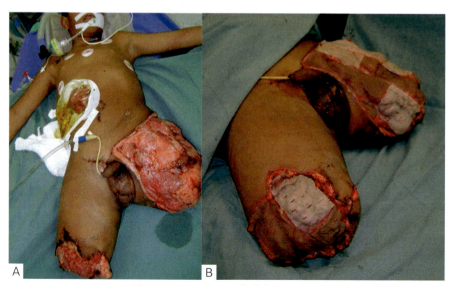

FIGURA 10.5 – Defeito cutâneo provocado por atropelamento (A). Enxerto de pele alógena não expandida para cobertura da área exposta no pós-operatório imediato (B).

cicatrização de feridas, define-se uma interdependência entre matriz extracelular, moléculas bioativas e células. Além do estímulo à formação de tecido de granulação, a derme da pele alógena funciona como matriz para a migração de fibroblastos da zona receptora.

O uso clínico de pele alógena de banco na cobertura de feridas crônicas foi relatado por Tzeng, em 2012[33]. O estudo incluiu pacientes com úlceras crônicas, fascite necrosante e feridas agudas pós-trauma. O desfecho clínico foi considerado satisfatório como preparo para enxertia de pele autógena. Além disso, a biópsia do tecido enxertado revelou migração de células epiteliais do receptor para a superfície da pele alógena, reforçando o conceito de matriz dérmica.

Alguns estudos clínicos[34,36] compararam o uso de pele criopreservada com substituto dérmico criado com bioengenharia. A utilização da pele criopreservada resultou em uma maior porcentagem de feridas cicatrizadas no período de 12 e 20 semanas.

Atualmente, a utilização da pele alógena de Banco de Pele pode ser considerada uma alternativa segura no tratamento de feridas crônicas. O seu baixo custo e suas propriedades biológicas constituem diferenciais importantes em relação aos substitutos dérmicos produzidos por bioengenharia.

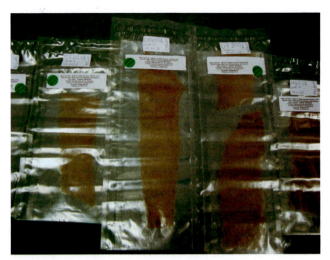

FIGURA 10.6 – Lote de pele humana alógena conservada em glicerol e liberada para transplante.

O Banco de Tecidos-Pele da Irmandade Santa Casa de Misericórdia de Porto Alegre

O Banco de Tecidos-Pele da Irmandade Santa Casa de Misericórdia de Porto Alegre foi inaugurado em junho de 2005, com a finalidade de disponibilizar pele alógena a todos os Centros de Tratamento de Queimados e politraumatizados do Brasil. Foi o primeiro Banco de Tecidos a ser criado no Estado do Rio Grande do Sul e o segundo no país, embora por muito tempo tenha sido o único em funcionamento efetivo.

O ano de 2005 foi dedicado ao estabelecimento de Procedimentos Operacionais Padrão para a padronização das rotinas pertinentes ao banco, como a captação, a recepção, o processamento e a análise microbiológica da pele. No ano de 2006 começaram as doações a partir da pele em excesso retirada em cirurgias estéticas, principalmente nas abdominoplastias. Com isso, o processamento para conservação e posterior liberação deste tecido tornou-se rotina no banco (Figura 10.6).

No final de 2006 foi publicada a Resolução da Diretoria Colegiada – RDC nº 220, de 27 de dezembro de 2006, que dispõe sobre o Regulamento Técnico para o Funcionamento de Bancos de Tecidos Músculo-Esqueléticos e de Bancos de Pele de Origem Humana, e o nosso estabelecimento recebeu o alvará de licença para funcionamento emitido pela Agência Nacional de Vigilância Sanitária (ANVISA).

O ano de 2007 foi marcado por grandes conquistas, como a obtenção da autorização legal do Ministério da Saúde para captação de pele a partir de doador cadáver (doador de múltiplos órgãos) e também foi assinada e publicada no Diário Oficial da União, em março de 2007, a Portaria 101, que autoriza o funcionamento de Bancos de Pele e a utilização desse tecido para tratamento de pacientes com grandes defeitos cutâneos.

No dia 17 de fevereiro de 2008 foi realizada a primeira captação de pele de doador de múltiplos órgãos e, a partir de então, não mais foram realizadas doações a partir de pacientes submetidos a abdominoplastias. Entretanto, somente no dia 21 de outubro de 2009 o Ministério da Saúde incluiu na Tabela de Habilitações do Sistema de Cadastro Nacional dos Estabelecimentos de Saúde a habilitação referente ao Banco de Pele Humana, passando a ocorrer o repasse de verba pelo Sistema Único de Saúde dos procedimentos de retirada de pele para transplante e de processamento de pele em glicerol.

O Banco de Pele da Santa Casa de Porto Alegre teve como idealizador, mentor e fundador o Dr. Roberto Corrêa Chem. Esse foi um dos seus projetos de vida, na qual o mesmo pôde ver este sonho se tornar realidade. Infelizmente, não contamos mais com a presença física do Dr. Roberto Chem, mas seu espírito científico ficou tatuado em todos que puderam trabalhar com ele. É para ele que esse capítulo é dedicado pelo seu filho, Eduardo, e por suas colegas de trabalho Carolina e Elisa. (Roberto Corrêa Chem, 1942-2009).

PARTE 2 – TRANSPLANTES

Referências Bibliográficas

1. Kearney JN. Guidelines on processing and clinical use of skin allografts. Clinics in Dermatology. 2005;23:357-364.
2. Pianigiani E, Ierardi F, Di Simplicio FC, Andreassi A. Skin bank organization. Clinics in Dermatology. 2005;23:353-356.
3. Kreis RW, Vloemans AFPM, Hoestra MJ, et al. The use of non-viable glycerol-preserved cadaver skin combined with widely expanded autografts in the treatment of extensive third-degree burns. J Trauma. 1989;29:51-54.
4. Ross A, Kearney JN. The measurement of water activity in allogeneic skin grafts preserved using high concentration glycerol or propylene glycol. Cell and Tissue Banking. 2004;5:37-44.
5. Richters CD, Hoekstra MJ, van Baare J, et al. Morphology of glycerol-preserved human cadaver skin. Burns. 1996;22:113-116.
6. Huang Q, Pegg DE, Kearney JN. Banking of non-viable skin allografts using high concentrations of glycerol or propylene glycol. Cell Tissue Bank. 2004;5:3-21.
7. Richters CD, Hoekstra MJ, du Pont JS, et al. Immunology of skin transplantation. Clinics in Dermatology. 2005;23:338-342.
8. Blondet R, Gibert-Thevenin MA, Pierre C, Ehrsam A. Skin preservation by programmed freezing. Br J Plast Surg. 1982;35:530-6.
9. Euro Skin Bank. Disponível em: <http://www.euroskinbank.nl/>. Acessado em: 16 set. 2009.
10. Carreirão S, Cardim V, Goldenberg D. Cirurgia plástica. 1ª ed. São Paulo: Editora Atheneu; 2005.
11. Kagan RJ, Robb EC, Plessinger RT. Human skin banking. Clin Lab Med. 2005;25(3):587-605.
12. Kagan RJ, Winter R, Robb EC. The skin bank. In: Herndon DN, ed. Total burn care. 4th ed. Edinburgh: Elsevier; 2012. p.199-208.
13. Rose JK, Desai MH, Mlakar JM, et al. Allograft is superior to topical antimicrobial therapy in the treatment of partial thickness scald burns in children. J Burn Care Rehabil. 1997;18:338-341.
14. Naoum JJ, Roehl KR, Wolf SE, et al. The use of homograft compared to topical antimicrobial therapy in the treatment of second-degree burns of more than 40% total body surface area. Burns 2004;30:548-551.
15. Oliveira FL, Silveira LK, Morais TS, et al. Necrólise epidérmica tóxica e síndrome de Stevens Johnson: atualização. Rev Bras Queimaduras. 2012;11(1):26-30.
16. Barret JP. The role of alternative wound substitutes in major burn wounds and burn scar resurfacing. In: Herndon DN, ed. Total burn care. 4th ed. Edinburgh: Elsevier; 2012. p. 215-217.
17. Sheridan RL, Tompkins RG. Alternative wound coverings. In: Herndon DN, editor. Total burn care. 4th ed. Edinburgh: Elsevier; 2012. p. 209-214.
18. Lineen E, Namias N. Biologic dressing in burns. J Craniofac Surg. 2008;19:923-928.
19. Spence R, Wong L. The Enhancement of Wound Healing with Human Skin Allograft. Surg Clin North Am. 1997;77(3):731-45.
20. Baronio G. In: Degli Innesti Animali. Milano; 1804.
21. Mudry A. Jacques-Louis Reverdin (1842-1929) et la greffe épidermique. Forum Med Suisse. 2014;14(36):651-653.
22. Freshwater MF, Krizek TJ. George David Pollock and the Development of Skin Grafting. Ann Plast Surg. 1978;1(1):96-104.
23. Bettman AG. Homogeneous Thiersch grafting as a life saving measure. Am J Surg. 1938;39:156.
24. Artz CC, Becker JM, Sako Y, Bronwell AW. Postmortem Skin Homografts in the Treatment of Extensive Burns. AMA Arch Surg. 1955;71(5):682-687.
25. Khoo TL, Halim AS, Mat Saad AZ, Dorai AA. The application of glycerol-preserved skin allograft in the treatment of burn injuries: An analysis based on indications. Burns. 2010;36:897-904.
26. Vloemans AFPM, Schreinemachers MCJM, Middelkoop E, Kreis RW. The use of glycerol-preserved allografts in the Beverwijk Burn Centre: a retrospective study. Burns. 2002;28:s2-s9.
27. Zidan S, et al. Banking and use of glycerol preserved full-thickness skin allograft harvested from body contouring procedures. Burns. 2014;40:641.
28. Ferreira MC, Tuma Jr. P, Carvalho VF, Kamamoto F. Complex Wounds. Clinics. 2006;61(6):571-8.
29. Lee CK, Hansen SL. Management of acute wounds. Surg Clin North Am. 2009;89(3):659-76.
30. Brown JB, McDowell F. Epithelial healing and the transplantation of skin. Annals of Surgery. 1942;115(6):1166-81.
31. Park H, Copeland C, Henry S, Barbul A. Complex wounds and their management. Surg Clin North Am. 2010;90(6):1181-94.
32. Greaves NS, Iqbal SA, Bagueneid M, Bayat A. The role of skin substitutes in the management of chronic cutaneous wounds. Wound Repair Regen. 2013;21(2):194-210.
33. Tzeng YS, Chen SG, Dai NT, et al. Clinical experience using cadaveric skin for wound closure in Taiwan. Wounds. 2012;24(10):293-8.
34. DiDomenico L, Emch KJ, Landsman AR, Landsman, A. A prospective comparison of diabetic foot ulcers treated with either a cryopreserved skin allgraft or bioengineered skin substitute. Wounds. 2011;23(7):184-189.
35. Desman E, Bartow W, Anderson LH. Human Skin Allograft for Patients with Diabetic Foot Ulcers, Venous Leg Ulcers, or Surgical/Traumatic Wounds Retrospective, Descriptive Study. Ostomy Wound Manage. 2015;61(7):16-22.
36. Landsman AS, Cook J, Cook E, et al. A retrospective clinical study of 188 consecutive patients to examine the effectiveness of a biologically active cryopreserved human skin allograft (TheraSkin®) on the treatment of diabetic foot ulcers and venous leg ulcers. Foot Ankle Spec. 2011;4(1):29-41.

capítulo 11

Células-tronco
Fundamentos e Aplicações na Cirurgia Plástica

AUTORA: Isa Dietrich

Introdução

Os conhecimentos sobre as células-tronco e suas potencialidades para regenerar e restaurar órgãos e tecidos lesados representam uma etapa revolucionária na medicina, cujo impacto é comparável ao advento dos transplantes de órgãos. Em especial na cirurgia plástica, o domínio das técnicas para isolamento, expansão, diferenciação e integração destas células a biocarregadores pode trazer inestimável contribuição para o desafiante tratamento da perda tecidos, seja por defeito congênito, por ressecção de tumor ou por trauma. Não apenas na reconstrução do volume e da funcionalidade o emprego das células-tronco pode revolucionar a área da cirurgia plástica; a capacidade trófica destas células poderá ser uma eficiente ferramenta no tratamento de úlceras complexas, em que concorrem a alteração da imunidade e a insuficiência do aporte sanguíneo.

Definição e Classificação

Células-tronco são definidas como células que têm como características:
- infinita capacidade de divisão simétrica: células filhas dão origem a outras células-tronco sucessivamente; e
- capacidade de divisão assimétrica: células filhas são capazes de se diferenciar em células especializadas[1] (Figura 11.1).

Quanto à capacidade de diferenciação, as células-tronco podem ser consideradas[1,2]:

- *totipotentes*, quando têm capacidade de diferenciação em todos os tecidos do embrião e também dos tecidos extraembrionários, como placenta e anexos (p. ex., células obtidas das primeiras divisões celulares a partir do zigoto);
- *pluripotentes*, quando têm capacidade de diferenciação em todos os tecidos dos três folhetos embrionários (endoderma, mesoderma e ecto-

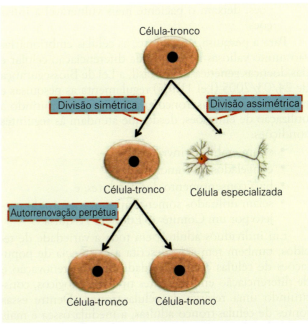

FIGURA 11.1 – Células-tronco. Divisão simétrica e divisão assimétrica (Fonte: Dietrich, 2016).

105

derma), mas perdem a capacidade de se diferenciar em tecido placentário (p. ex., células-tronco embrionárias);
- *multipotentes*, quando têm capacidade limitada de autorrenovação e podem se diferenciar em vários, mas não em todos os tecidos especializados. Ex.: células-tronco adultas da medula óssea e do tecido adiposo;
- *unipotentes*, quando são células de reserva já comprometidas com a diferenciação em um tipo celular específico (p. ex., a célula-tronco endotelial envolvida na vasculogênese.

Quanto à origem, conhecemos, hoje, os seguintes tipos de células-tronco:
- embrionárias;
- de tecidos adultos; e
- células induzidas à pluripotência ou *induced prulipotent stem cells* (IPS *cells*)[1-3].

As células-tronco embrionárias são obtidas da massa interna do blastocisto em torno do 15º dia de fertilização[4]. Embora tenham capacidade de gerar tecidos dos três folhetos embrionários, as células-tronco embrionárias têm, até o momento, restrito uso terapêutico porque:
- o implante experimental de células-tronco embrionárias em organismos adultos levou à formação de teratomas (tumores com elementos de diferentes tecidos, tais como cabelo, dentes, mucosa intestinal, etc.) no local do implante;
- diferentemente das células-tronco adultas, que são retiradas do próprio indivíduo a ser tratado, as células-tronco embrionárias são de outro indivíduo e, portanto, possuem potencial de causar rejeição, implicando na necessidade de utilização de imunossupressores que, entre outras complicações, deixam o paciente mais vulnerável a infecções[1-3].

Para a pesquisa, entretanto, as células embrionárias são muito valiosas no estudo da diferenciação celular e das doenças genéticas. No Brasil, a Lei de Biossegurança de 24/03/2005 (Lei 11.105) regulamenta as pesquisas e terapias com células-tronco embrionárias, permitindo a utilização de embriões, desde que atendam às seguintes condições:
- sejam embriões inviáveis;
- congelados há 3 anos ou mais;
- haja consentimento dos doadores; e
- sejam utilizados somente após aprovação do projeto por um Comitê de Ética em Pesquisa[5].

Em indivíduos adultos, em toda a variedade de tecidos, também tem sido descrita a existência de populações de células com capacidade de autorrenovação e de diferenciação em diferentes tipos histológicos, constituindo uma reserva de células-tronco. Dentre essas fontes de células-tronco adultas, a medula óssea é mais estudada e há muito tempo tem sido utilizada no tratamento de doenças hematopoiéticas. Hoje sabemos que o estroma de todos os tecidos do organismo adulto (entendido como pós-natal e incluindo placenta e cordão umbilical), como o hepático, muscular, tendinoso, adiposo, nervoso, entre outros, tem essa população de células de reserva, chamadas células mesenquimais ou células-tronco adultas, com capacidade de expansão e diferenciação em diferentes tipos de tecidos[6-8].

O cordão umbilical, assim como a medula óssea e o tecido adiposo, representam uma valiosa fonte de células-tronco adultas que podem ser mantidas *in vitro* por mais de 6 meses e apresentam maior capacidade de autorrenovação, quando comparadas às células-tronco da medula óssea.

O uso de células de cordão umbilical para reconstituição da medula óssea em transplantes entre indivíduos não aparentados requer um banco com amplo painel de doadores, para que seja contemplada a variabilidade genética de determinada população. No Brasil, 12.000 cordões seriam suficientes para atender à variabilidade da população mas, infelizmente, não existe ainda esta prática para doação a bancos públicos, que na Europa e nos EUA já está bem estabelecida atende às necessidades da população[9,10].

Embora tenham a vantagem de serem autólogas e com menor risco de formação de tumores, as células-tronco adultas não exibem o mesmo potencial de autorrenovação e diferenciação oferecido pelas células-tronco embrionárias[11,12].

Shinya Yamanaka e John Gurdon venceram essa limitação desenvolvendo um método para reprogramar qualquer célula adulta e diferenciada em células-tronco pluripotentes (IPS *cells*) e ganharam, em 2012, o prêmio Nobel de Medicina[13,14]. Utilizando um vetor viral, os pesquisadores promoveram a inserção genômica de quatro fatores de transcrição (Oct4, Sox2, Klf4 e c-Myc) que permitem a conversão de qualquer célula adulta diferenciada em célula-tronco pluripotente com a mesma capacidade de diferenciação das células-tronco embrionárias.

Particularidades das Células-tronco do Tecido Adiposo

O tecido adiposo, assim como a medula óssea, é derivado do mesoderma embrionário e contém uma população celular estromal heterogênea. Esta correlação, aliada à identificação de células mesenquimais multipotentes em vários tecidos, levou à hipótese plausível da existência de células mesenquimais indiferenciadas e multipotentes também no tecido adiposo[15].

Embora outros tecidos também contenham células-tronco, o tecido adiposo apresenta indiscutíveis vantagens:
- a lipoaspiração de depósitos subcutâneos de gordura é técnica largamente utilizada e em pequenos volumes pode ser realizada ambulatorialmente e com anestesia local;

- é um procedimento de baixo risco, baixo custo e baixa morbidade quando empregada a técnica adequada; e
- tem alto rendimento de células-tronco: 100 vezes mais que o obtido da medula óssea[16].

Rodbell[17] foi o primeiro a relatar, em 1964, o isolamento de células indiferenciadas do tecido adiposo, separando-as dos adipócitos maduros por meio de método enzimático. Em 2001, Zuk e cols.[18] publicaram estudo demonstrando que, in vitro, células indiferenciadas provenientes do produto de lipoaspiração eram capazes de se diferenciar na linhagem condrogênica, osteogênica, adipogênica e miogênica, identificando assim o tecido adiposo como um reservatório de células mesenquimais multipotentes.

Para obtenção das células indiferenciadas do tecido adiposo, o produto da lipoaspiração é submetido a digestão enzimática e posterior centrifugação, permitindo a separação de uma fração adipocitária sobrenadante e de um precipitado correspondente à fração estroma-vascular. Esta fração estroma-vascular é constituída por uma população heterogênea de células que inclui células endoteliais, células sanguíneas circulantes, células de músculo liso e uma população indefinida de células semelhantes ao fibroblasto, com capacidade multipotente. Quando a fração estroma-vascular é semeada em placas de cultura, as células-tronco ou células mesenquimais indiferenciadas aderem à placa e as demais ficam no sobrenadante, sendo eliminadas nas sucessivas trocas do meio de cultura. As células-tronco mesenquimais cultivadas podem então ser induzidas à diferenciação em determinada linhagem celular especializada pela modificação do meio de cultura que pode incluir hormônios, citocinas, oligoelementos, etc.[17,18].

Propriedades e Aplicações das Células-tronco

Terapia celular

Quando implantas em locais de lesão tecidual e, portanto na vigência de processo inflamatório, as células-tronco são capazes de modular a inflamação, induzir e angiogênese e recrutar células precursoras para reparação tecidual.

Dennis e Caplan[19] postulam que essa ação trófica de células-tronco mesenquimais, oriundas de diferentes sítios anatômicos, decorre de fatores de crescimento e citocinas secretados pelas células-tronco mesenquimais no local de lesão tecidual, levando a uma resposta reparadora de melhor qualidade com diminuição da fibrose.

Tille e Pepper[20] demonstraram que quando células endoteliais eram cocultivadas com células mesenquimais indiferenciadas, a angiogênese induzida por VEGF-A era significativamente potencializada. Os autores formularam a hipótese da existência de uma interação do tipo parácrina entre as células mesenquimais e as células endoteliais e concluem que, em seu estado indiferenciado, as células mesenquimais potencializam a angiogênese.

Quando transplantadas em animais diabéticos, células-tronco mesenquimais foram capazes de atenuar o estado pró-inflamatório, prevenir a apoptose das células β do pâncreas e induzir o recrutamento de progenitores endógenos, por via parácrina, ativando mecanismos angiogênicos, citoprotetivos, anti-inflamatórios, mitogênicos e antiapoptóticos[21].

O uso clínico de células-tronco adultas remonta ao fim da década de 1940, quando surgiu a necessidade de tratar anemias profundas desenvolvidas por indivíduos expostos à radiação após o lançamento das bombas atômicas no Japão, e também por indivíduos submetidos a químio e radioterapia para o tratamento do câncer. Os estudos experimentais já haviam mostrado que em animais letalmente irradiados era possível recompor a medula óssea pela infusão da medula óssea de animais não irradiados ou pelo implante de tecido esplênico. No final da década de 1950 pacientes com imunodeficiência terminal e sem outras possibilidades de tratamento foram incluídos nos primeiros estudos clínicos com transplante de medula óssea. Embora a maioria destes pacientes não tenha sobrevivido, alguns pacientes mostraram significativa melhora 10 anos após o tratamento[22].

Em 1976 Donnall Thomas, posteriormente agraciado com o prêmio Nobel, e seus colaboradores demonstraram que no tratamento da anemia aplástica, o transplante precoce de medula óssea era mais efetivo que as terapias convencionais[23].

Na cirurgia plástica, os efeitos tróficos das células-tronco podem ser utilizados como adjuvantes no tratamento de úlceras isquêmicas, síndrome do pé diabético e nas difíceis reconstruções envolvendo tecidos irradiados[24]. De fato, Rigotti e cols.[25] relataram o uso de células-tronco do tecido adiposo para o tratamento de úlcera torácica pós-irradiação para o tratamento do câncer, com êxito na resolução da ferida. O aproveitamento do efeito antiapoptótico e angiogênico das células mesenquimais indiferenciadas do tecido adiposo também vem sendo proposto para melhorar a integração do enxerto de gordura. Neste procedimento, chamado enxerto de tecido adiposo enriquecido com células ou cell assisted lipotransfer (CAL), uma fração do tecido adiposo autólogo é processada para isolamento das células-tronco. Num segundo tempo o tecido adiposo a ser enxertado é aspirado e enriquecido com as células-tronco anteriormente isoladas, com a finalidade de aumentar a angiogênese e reduzir a apoptose dos adipócitos maduros enxertados. Yoshimura e cols.[26], em 2008, utilizaram esta técnica para o aumento do volume das mamas em 40 pacientes e com 6 meses de seguimento observaram a manutenção do volume enxertado sem complicações. Embora outros estudos também tenham mostrado resultados positivos não só nas mamas, mas também em outras regiões como a face, são necessários estudos prospectivos controlados e randomizados que comparem o enxerto de gordura enriquecido com células com o padrão-ouro hoje vigente, ou seja, o enxerto em pequenos volumes em microtúneis multidirecionais[26-30].

As células-tronco podem ainda ser manipuladas geneticamente para correção de defeitos genéticos. Células-tronco da pele induzidas a pluripotência (IPS *derived skin cells*), cuja mutação no colágeno VII foi corrigida, foram utilizadas com sucesso no tratamento da epidermólise bollhosa e a técnica está sendo considerada para um estudo clínico ampliado[31]. Também estão em curso estudos para tratamento de doenças hematopoiéticas como talassemia, empregando a manipulação genética de células-tronco[32].

Engenharia de Tecidos

A engenharia de tecidos é uma especialidade interdisciplinar, que aplica princípios da engenharia e da biologia para criar substitutos biológicos a fim de restaurar, manter, substituir ou melhorar tecidos ou órgãos danificados[1]. Young e Lucas[33] propuseram e patentearam, em 1988, o modelo que embasa a Engenharia de Tecidos e é alicerçado no tripé composto por células de reserva, arcabouço biodegradável e fatores bioativos, escolhidos segundo a especificidade do tecido que se pretende reparar ou reconstruir (Figura 11.2).

Neste modelo, as células e os fatores bioativos podem ser recrutados do próprio receptor, *in vivo*, ou podem ser fornecidos exogenamente. As células podem ainda ser pré-tratadas, *ex vivo*, com fatores bioativos ou modificadas geneticamente. Exemplos de fatores bioativos incluem:

- agentes proliferativos: fator de crescimento derivado de plaquetas;
- agentes que induzem o comprometimento da célula com determinada linhagem: proteína morfogenética de osso, proteína morfogenética de cartilagem, fator de crescimento de queratinócito, fator de crescimento de hepatócito;
- fatores angiogênicos: VEGF (fator de crescimento de endotélio vascular), βFGF (fator básico de crescimento de fibroblasto);
- fatores indutores da diferenciação celular: insulina, fator de crescimento insulina-*like* (IGF);
- fatores inibidores da diferenciação celular: fator inibidor de leucemia, fator inibidor de cicatriz.

O primeiro relato a vislumbrar a aplicação terapêutica da engenharia de tecidos data de 1975, quando Chick e cols.[34] relataram seus resultados com implantes de ilhotas pancreáticas encapsuladas em membranas semipermeáveis, visando a melhorar o controle da glicemia em camundongos diabéticos. Yannas e cols.[35], em 1980, criaram matriz de colágeno e glicosaminoglicanos para auxiliar na regeneração da derme de pacientes queimados. Bell e cols.[36], 1 ano após, semearam fibroblastos em gel de colágeno para a mesma finalidade.

Em estudo experimental implantamos células-tronco do tecido adiposo humano, mantidas indiferenciadas, em um gel biodegradável, no dorso de camundongos atímicos. Com 8 semanas, no dorso do animal onde foi implantado o gel contendo células-tronco do tecido adiposo humano, foi possível identificar um bloco de tecido humano organizado e bem vascularizado, em contraposição ao controle (implante apenas do gel) que se mostrou avascular e acelular[37]. A possibilidade de gerar volume tecidual ou um bloco de tecido a partir de células-tronco do tecido adiposo é promissora e futuramente pode representar uma alternativa terapêutica no tratamento de perdas teciduais por acidentes, ressecções tumorais, decorrentes de doenças congênitas ou ainda como adjuvante nos procedimentos cirúrgicos estéticos.

Em 1977, Green tentou regenerar cartilagem semeando condrócitos sobre osso descalcificado usando a técnica que hoje chamamos engenharia de tecidos. Desde então, as várias etapas deste processo vêm se sofisticando e culminaram com a aplicação clínica e trazendo a engenharia de tecidos da bancada do laboratório para o leito do paciente[38]. Gonfiotti e cols.[39] apresentaram o seguimento de 5 anos de uma paciente com broncomalacia, cuja traqueia foi reconstruída em um biorreator a partir de uma traqueia de cadáver descelularizada e semeada com células mesenquimais da própria paciente, induzidas à diferenciação. A traqueia construída em laboratório manteve-se pérvia, vascularizada e com epitélio ciliar funcional, atestando o sucesso da técnica.

No campo da cirurgia plástica o uso clínico de queratinócitos cultivados e sua combinação com biomateriais para substituição dérmica é uma realidade disponível no mercado. Estes substitutos dérmicos permitem a invasão vascular e a proliferação e diferenciação do epitélio cultivado[40,41]. Os bons resultados preliminares da bioengenharia de tecidos vêm encorajando os primeiros estudos clínicos para reconstrução de estruturas mais complexas. Fulco e cols. utilizaram a engenharia de tecidos para a reconstrução de nariz em cinco pacientes e Raya-Rivera e cols. aplicaram a tecnologia para reconstrução de vagina em quatro pacientes[42,43].

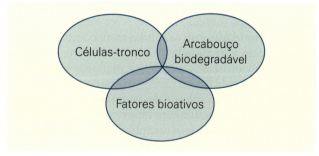

FIGURA 11.2 – Modelo de engenharia de tecidos proposto por Young e Lucas.

O surgimento das impressoras 3D trouxe grande contribuição à engenharia de órgãos e tecidos complexos, permitindo a confecção ou impressão de arcabouços biodegradáveis mais detalhados e precisos que podem ser semeados com diferentes tipos celulares, em diferentes planos e compartimentos[44]. As impressoras 3D utilizam "biotintas" compostas por materiais biocompatíveis, que podem inclusive já conter as células de interesse, que ficam assim incorporadas no biocarreador "impresso"[45]. Essa tecnologia também pode ser utilizada para criação de organoides para o estudo in vitro da diferenciação celular, do comportamento de tumores, do desenvolvimento e teste de novos medicamentos e do estudo das doenças genéticas[46].

Perspectivas

Muito ainda precisamos avançar no conhecimento das intricadas vias que regulam os processos de divisão e diferenciação celular, as interações intercelulares e a interação destas com a matriz extracelular e o microambiente para recomendar o uso clínico das células-tronco. Contudo, os resultados dos estudos preliminares empregando estas células são muito promissores e ensejam a continuidade das investigações, tanto nos laboratórios como em estudos clínicos prospectivos controlados e randomizados, para que possamos trazer os avanços científicos da bancada para a beira do leito (*from bench to bed side*), alcançando o objetivo da medicina translacional.

Referências Bibliográficas

1. Vacanti JP, Vacanti CA. The history and scope of tissue engineering. In: Lanza PR, Langer R, Vacanti J. Principles of tissue engineering. 2nd ed. San Diego: Academic Press; 2000. p. 3-7.
2. Dushnik-Levinson M, Benvenisty N. Embryogenesis in vitro: study of differentiation of embryonic stem cells. Review. Biol Neonate. 1995;67:77-83.
3. Odorico JS, Kaufman DS, Thomson JA. Multilineage differentiation from human embryonic stem cell lines. Stem Cells. 2001;19:193-204.
4. Obokata H, Wakayama T, Sasai Y, Kojima K, Vacanti MP, Niwa H, et al. Stimulus-triggered fate conversion of somatic cells into pluripotency. Nature. 2014 Jan 30;505(7485):641-7.
5. Couri CEB. Transplante de celulas tronco em diabetes. In: Wajchenberg BL, Lerario AC, Betti RTB. Tratado de endocrinologia clínica. 2nd ed. São Paulo: AC Farmacêutica; 2014, p. 399-403.
6. Young HE, Mancini ML, Wright RP, Smith JC, Black AC Jr, Reagan CR, et al. Mesenchymal stem cells reside within the connective tissues of many organs. Dev Dyn. 1995;202:137-44.
7. Grigoriadis AE, Heersche JN, Aubin JE. Differentiation of muscle, fat, cartilage, and bone from progenitor cells present in a bone-derived clonal cell population: effect of dexamethasone. J Cell Biol. 1988 Jun;106:2139-51.
8. Williams JT, Southerland SS, Souza J, Calcutt AF, Cartledge RG. Cells isolated from adult human skeletal muscle capable of differentiating into multiple mesodermal phenotypes. Am Surg. 1999;65:22-6.
9. Okamoto KO, Moreira-Filho CA. Células Tronco – Genômica Funcional e Aplicações Terapêuticas. In: Genômica. – São Paulo: Atheneu; 2004. p. 311-326.
10. Gluckman E. Current status of umbilical cord blood hematopoietic stem cell transplantation. Exp Hematol. 2000;(11):1197-205.
11. Rosenthal N. Prometheus's culture and the stem-cell promise. N Engl J Med. 2003;349:267-77.
12. Schultz E, Lipton BH. Skeletal muscle satellite cells: changes in proliferation potential as a function of age. Mech Ageing Dev. 1982;20:377-83.
13. Okita K, Ichisaka T, Yamanaka S. Generation of germ-line competent induced pluripotent stem cells.. Nature. 2007;448:313-317.
14. Gurdon JB. From nuclear transfer to nuclear reprogramming: the reversal of cell differentiation. Ann Rev Cell Dev Biol. 2006;22:1-22. PMID: 16704337.
15. Pittenger MF, Mackay AM, Beck SC, Jaiswal RK, Douglas R, Mosca JD, et al. Multilineage potential of adult human mesenchymal stem cells. Science. 1999;284(5411):143-7.
16. De Ugarte DA, Morizono K, Elbarbary A, Alfonso Z, Zuk PA, Zhu M, et al. Comparison of multi-lineage cells from human adipose tissue and bone marrow. Cells Tissues Organs. 2003;174:101-9.
17. Rodbell M. Metabolism of isolated fat cells effects of hormones on glucose metabolismand lipolysis. J Biol Chem. 1964;239:375-80.
18. .Zuk PA, Zhu M, Mizuno H, Huang J, Futrell JW, Katz AJ, et al. Multilineage cells from human adipose tissue: implications for cell-based therapies. Tissue Eng. 2001;7:211-28.
19. Dennis JE, Caplan HI. Advances in mesenchymal stem cell biology. Curr Opin Orthop. 2004;15:341-346.
20. Tille JC, Pepper MS. Mesenchymal cells potentiate vascular endothelial growth factor-induced angiogenesis in vitro. Exp Cell Res. 2002;280:179-91.
21. Dietrich I, Crescenzi A, Chaib E, D'Albuquerque LAC. Trophic effects of adipose derived stem cells on Langerhans islets viability - Review. Transplantation Reviews. 2015;29:121-126.
22. Prockop DJ, Prockop SE, Bertoncello I. Are clinical trials with mesenchymal stem/progenitor cells too far ahead of the science? Lessons from experimental hematology. Stem Cells. 2014 Dec;32(12):3055-61.
23. Storb R, Thomas ED, Buckner CD, Clift RA, Fefer A, Fernando LP, et al. Allogeneic marrow grafting for treatment of aplastic anemia: a follow-up on long-term survivors. Blood. 1976 Oct;48(4):485-90.
24. Sorice S, Rustad KC, Li AY, Gurtner GC. The Role of Stem Cell Therapeutics in Wound Healing: Current Understanding and Future Directions. 2016 Aug 11. doi: 10.1111/edt.12303. [Epub ahead of print]
25. Rigotti G, Marchi A, Galie M, Baroni G, Benati G, Krampera M, et al. Clinical treatment of radiotherapy tissue damage by lipoaspirate transplant: a healing process mediated by adipose-derived adult stem cells. Plast Reconstr Surg. 2007.;VOLUME(NÚMERO):PÁGINAS
26. Yoshimura K, Sato K, Aoi N, et al. Cell-assisted lipotransfer for cosmetic breast augmentation: supportive use of adipose-derived stem/stromal cells. Aesthetic Plast Surg. 2008;32:48-55.
27. Kamakura T, Ito K. Autologous cell-enriched fat grafting for breast augmentation. Aesthetic Plast Surg. 2011;35:1022-1030.
28. Koh KS, Oh TS, Kim H, et al. Clinical application of human adipose tissue-derived mesenchymal stem cells in progressive hemifacial atrophy (Parry-Romberg disease) with microfat grafting techniques using 3-dimensional computed tomography and 3-dimensional camera. Ann Plast Surg. 2012;69:331-337.

29. Toyserkani NM, Quaade ML, Sørensen JA. Cell-Assisted Lipotransfer: A Systematic Review of Its Efficacy. Aesthetic Plast Surg. 2016 Apr;40(2):309-18.
30. Zhou Y, Wang J, Li H, Liang X, Bae J, Huang X, et al. Efficacy and Safety of Cell-Assisted Lipotransfer: A Systematic Review and Meta-Analysis. Plast Reconstr Surg. 2016 Jan;137(1):44e-57e.
31. Martínez-Santamaría L, Guerrero-Aspizua S, Del Río M. Skin bioengineering: preclinical and clinical applications. Actas Dermosifiliogr. 2012;103: 5-11.
32. Trounson A. A rapidly evolving revolution in stem cell biology and medicine. Reproductive Bio Medicine Online. 2013.07.005. Disponível em: Acessado em:
33. Young HE, Lucas PA. Pluripotent mesenchymal stem cells and methods of use thereof. US Patent No. 5,827,735. 1998.
34. Chick WL, Like AA, Lauris V. Beta cell culture on synthetic capillaries: an artificial endocrine pancreas. Science. 1975;187(4179):847-924.
35. Yannas IV, Burke JF, Gordon PL, Huang C, Rubenstein RH. Design of an artificial skin. II. Control of chemical composition. J Biomed Mater Res.1980;14(2):107-32.
36. Bell E, Ehrlich HP, Buttle DJ, Nakatsuji T. Living tissue formed in vitro and accepted as skin-equivalent tissue of full thickness. Science. 1981;211(4486):1052-4.
37. Dietrich I, Cochet O, Villageois P, Rodrigues CJ. Engraftment of human adipose derived stem cells delivered in a hyaluronic acid preparation in mice. Acta Cir Bras. 2012 Apr;27(4):283-9.
38. Beeson W, Woods E, Agha R. Tissue engineering, regenerative medicine, and rejuvenation in 2010: the role of adipose-derived stem cells. Facial Plast Surg. 2011 Aug;27(4):378-87.
39. Gonfiotti A, Jaus MO, Barale D, et al. The first tissue-engineered airway transplantation: 5-year follow-up results. Lancet. 2014;383:238.
40. Chua AWC, Khoo YC, Tan BK, Tan KC, et al. Skin tissue engineering advances in severe burns: review and therapeutic applications. https://doi.org/10.1186/s41038-016-0027-y.
41. Chua AW, Khoo YC, Tan BK, Tan KC, Foo CL, Chong SJ. Skin tissue engineering advances in severe burns: review and therapeutic applications. Burns Trauma. 2016 Feb 19;4:3. doi: 10.1186/s41038-016-0027-y. eCollection 2016. Review.
42. Fulco I, Miot S, Haug MD, et al. Engineered autologous cartilage tissue for nasal reconstruction after tumour resection: an observational first-in-human trial. Lancet. 2014;384:337.
43. Raya-Rivera AM, Esquiliano D, Fierro-Pastrana R, et al. Tissue-engineered autologous vaginal organs in patients: a pilot cohort study. Lancet. 2014;384:329.
44. Bos EJ, Doerga P, Breugem CC, van Zuijlen PP. The burned ear; possibilities and challenges in framework reconstruction and coverage. Burns. 2016 Jun 3. pii: S0305-4179(16)00063-2. doi: 10.1016/j.burns.2016.02.006. [Epub ahead of print] Review.
45. Pati F, Jang J, Ha DH, Won Kim S, Rhie JW, Shim JH, et al. Printing three-dimensional tissue analogues with decellularized extracellular matrix bioink. Nat Commun. 2014 Jun 2;5:3935.
46. Benien P, Swami A. 3D tumor models: history, advances and future perspectives. Future Oncol. 2014 May;10(7):1311-27. doi: 10.2217/fon.13.274. Review.

capítulo 12

Princípios da Utilização de Retalhos Cutâneos e Fasciocutâneos

AUTOR: **Alexis Pacheco**
Coautores: Ronaldo Webster, Marcia Terres, Rafael Netto, Paulo E. K. Solano Jr.

Introdução

Um retalho pode ser definido como uma porção de tecido(s) removida parcialmente de seu local de origem (zona doadora) e transferida a outro sítio (zona receptora), mantendo seu suprimento sanguíneo.

A palavra retalho remonta do século XVI, tendo origem no termo holandês *flappe* (algo livre e pendurado por um dos lados). Sushruta Samitav (600 a.C.) descreveu o retalho de bochecha. Os primeiros retalhos realizados eram do tipo ao acaso. Tagliacozzi, nos idos de 1500, descreveu o retalho de membro superior para reconstrução nasal. Von Graefe (1818), Mutter (1843), Dieffenbach (1845) e Gersuny (1887) também contribuíram para o desenvolvimento dos retalhos. O retalho tubulizado é atribuído a Gilles e Fillatov. Em 1889, Manchot definiu o padrão de irrigação sanguínea da pele.

Davis, em 1919, introduziu o retalho axial. O princípio da autonomização foi descrito em 1921. Durante a Segunda Guerra Mundial, os retalhos foram amplamente utilizados. As décadas de 1950 e 1960 foram marcadas pela consolidação dos retalhos axiais. Em 1970, Milton demonstrou que a viabilidade de um retalho dependia não só da proporção largura x comprimento, mas também do suprimento sanguíneo incorporado ao mesmo. Na década de 1980, houve diversificação nos tipos de retalhos, com o surgimento de retalhos fasciocutâneos, ósseos e osteocutâneos. O mais recente avanço ficou por conta dos retalhos perfurantes, na década de 1990. Esses retalhos são supridos por pequenos vasos, ramos de vasos principais, que cruzam músculos ou septos musculares para irrigar os tecidos sobrejacentes.

Anatomia e Fisiologia da Pele

Uma breve revisão da anatomia e fisiologia cutânea se faz necessária para a melhor compreensão da técnica operatória. Salienta-se a importância do plexo vascular subdérmico no êxito da transferência de retalhos (Figura 12.1).

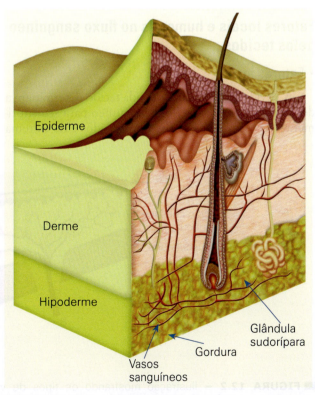

■ **FIGURA 12.1** – Microestrutura da pele.

111

PARTE 2 – TRANSPLANTES

A pele é formada por duas porções mutuamente dependentes: derme e epiderme. A epiderme é a camada mais superficial, avascular e formada por queratinócitos em diferentes estágios de diferenciação, da porção profunda à superficial. Os estratos da epiderme são germinativo, espinhoso, granuloso e córneo. Os melanócitos, responsáveis pela produção da melanina, também se encontram na camada basal da epiderme. Em áreas expostas ao sol, a proporção melanócitos:queratinócitos é de 1:4. Em áreas não expostas, esta proporção pode chegar a 1:30. Células de Langerhans, derivadas da medula óssea, são encontradas nas camadas basal, espinhosa e granulosa da epiderme. Estas células agem como apresentadoras de antígenos. A derme tem como função primordial a sustentação da epiderme. Possui duas camadas: papilar (superficial) e reticular (profunda). A derme reticular é mais fina, possui tecido conjuntivo frouxo, capilares e colágeno. Além disso, contém fibroblastos, mastócitos, terminações nervosas, linfáticos e apêndices epidérmicos. A derme papilar consiste de uma camada densa de tecido conjuntivo, vasos mais calibrosos, fibras elásticas entrelaçadas e fibras de colágeno organizadas paralelamente à superfície. O fibroblasto é a célula mais importante da derme, responsável pela produção e secreção de procolágeno e fibras elásticas. A membrana basal une a derme à epiderme (junção dermoepidérmica) e possui duas lâminas: lúcida (superficial) e densa (profunda).

Vascularização da Pele e Fáscia

Ver Figura 12.2.

Fatores locais e humorais no fluxo sanguíneo pelos tecidos

• Fatores locais

A atividade metabólica de cada tecido determinará a demanda necessária do fluxo sanguíneo para seu suprimento. O controle deste fluxo aos tecidos é de extrema importância e acontece através de mecanismos locais e humorais. Assim, o aumento do metabolismo tecidual determinará o aumento do fluxo sanguíneo, para que desta forma sejam supridas as necessidades deste tecido.

• Mecanismos de controle

• Imediato

A regulagem aguda do fluxo acontece em decorrência de duas situações principais:
1. deficiência de oxigênio (Figura 12.3);
2. variação do metabolismo (Figura 12.4).

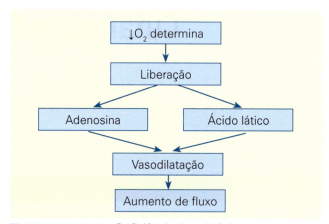

■ **FIGURA 12.3** – Deficiência de oxigênio.

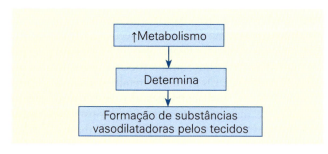

■ **FIGURA 12.4** – Variação do metabolismo..

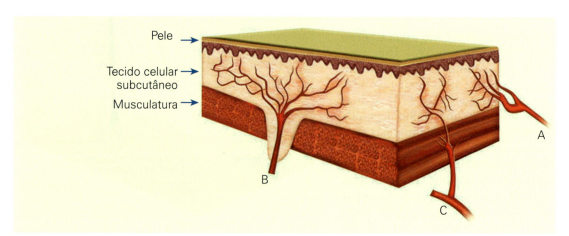

■ **FIGURA 12.2** – Ilustração mostrando os tipos de vascularização da pele e fáscia, segundo Mathes e Nahai. **A)** Cutânea direta; **B)** Septocutânea; e **C)** Perfurante miocutânea.

Na microcirculação, em nível capilar, existem os esfíncteres pré-capilares e as meta-arteríolas, os quais se contraem e relaxam de forma cíclica, em concordância com a demanda tecidual. Tal fenômeno é conhecido como *vasomotilidade*. Assim, quando houver excesso na oferta de O_2 e outros nutrientes a um tecido, o fluxo diminuirá até que seja consumido, e sua concentração caia o suficiente para que os esfíncteres vasculares se abram novamente, reiniciando o ciclo.

O aumento do fluxo na microcirculação desencadeia ainda outro mecanismo que dilata artérias maiores. Trata-se da ação de uma substância vasodilatadora sintetizada pelas células endoteliais, conhecida como FRDE (fator de relaxamento derivado do endotélio), composta principalmente por óxido nítrico.

• Tardio

Este fenômeno poderá se dar em dias, semanas ou meses. Três importantes fatores foram identificados:
1. fator de crescimento do endotélio vascular (FCEV);
2. fator de crescimento de fibroblastos;
3. angiogenina.

Uma diminuição do aporte de O_2 e de outros nutrientes leva à produção de fatores angiogênicos, que por sua vez promovem o crescimento de novos vasos. O fenômeno ocorre pela dissolução da membrana basal das células endoteliais, que estimula a proliferação endotelial.

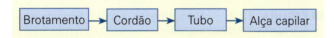

• Fatores humorais

■ Agentes vasoconstritores

• *Norepinefrina e epinefrina* – por estímulo do sistema nervoso simpático (estresse ou exercícios) ocorre a liberação de norepinefrina, que promove a vasoconstrição.
• *Angiotensina II* – por ação deste agente ocorre intensa contração de pequenas arteríolas, aumentando assim a resistência periférica, que por sua vez determinará aumento da pressão arterial.
• *Vasopressina* – também conhecida como hormônio antidiurético, é produzida no hipotálamo e em seguida transportada por axônios à hipófise posterior, de onde será secretada no sangue. É considerada a substância constritora vascular mais potente do nosso organismo. Sua função também está relacionada ao aumento da reabsorção tubular de água para o sangue, controlando assim o volume e a osmolaridade do líquido corporal.
• *Endotelina* – a lesão endotelial (p. ex., esmagamento) promove a liberação de endotelina que, por sua capacidade vasoconstritora, controla perdas excessivas de sangue.

■ Agentes vasodilatadores

• *Bradicinina* – a inflamação ou a maceração tecidual ativam a enzima calicreína, até então inativa, que por sua vez atua na enzima alfa2-globulina. Esta libera a calicreína que, sob ação de enzimas teciduais, fará sua conversão em bradicinina, a qual, por sua ação vasodilatadora, promoverá aumento da permeabilidade capilar.
• *Histamina* – fatores como inflamação, lesão tecidual ou processos alérgicos induzem a liberação de histamina através dos mastócitos e basófilos, os quais também irão promover vasodilatação, com consequente formação de edema, por extravasamento de líquidos e proteínas plasmáticas para os tecidos.
• *Controle por íons* – os íons podem dilatar ou contrair os vasos. O aumento da concentração do íon cálcio promove, por contração do músculo liso dos vasos, vasoconstrição. O aumento da concentração dos íons hidrogênio provoca a dilatação das arteríolas, e ao contrário, a ligeira diminuição da concentração destes íons promove vasoconstrição. O aumento da concentração dióxido de carbono provoca vasodilatação. No cérebro, agindo sobre o centro vasomotor, tem como efeito paradoxal o aparecimento de vasoconstrição generalizada, devido ao estímulo do sistema nervoso simpático.

■ Algumas drogas com ação na microcirculação

• *Buflomedil* – indicado nos casos de sofrimento vascular de origem arterial.
• *Pentoxifilina (Tentral®)* – atua na camada externa da hemácia, aumentando sua mobilidade e capacidade de deformação, facilitando assim sua passagem pelos capilares.
• *AAS* – diminui processos inflamatórios por bloqueio da ciclo-oxigenase.

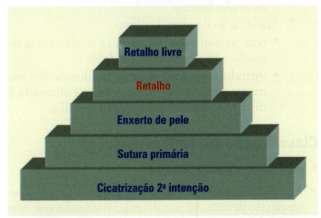

FIGURA 12.5 – Ilustração mostrando hierarquia dos procedimentos reparadores. Da base para o topo: técnicas mais simples com progressão para as mais aprimoradas.

Os retalhos se encontram no quarto degrau da pirâmide de complexidade dos procedimentos reparadores. São utilizados quando táticas mais simples estiverem contraindicadas ou se traduzirem em pobre desenlace cirúrgico. A deficiência de circulação e a ausência de pericôndrio ou periósteo são indicações formais do uso de retalhos. Semelhança e disponibilidade de tecido local, bem como adequado posicionamento das cicatrizes devem ser bem avaliados. A proteção de estruturas nobres, enxertos de cartilagem e situações que requerem preenchimento de volume também são indicações de retalhos. Reconstruções da região periorbital, de nariz, boca e orelha são exemplos de regiões que se beneficiam do emprego desta técnica.

Princípios de utilização de retalhos cutâneos

1. Substituir o defeito com tecidos semelhantes ao da zona receptora.
2. Raciocinar em termos de unidades e subunidades anatômicas.
3. Estabelecer um planejamento inicial e uma opção para o caso de insucesso da primeira.
4. Utilizar as zonas adjacentes com excesso de tecidos.
5. Não descuidar da zona doadora.

Fundamentos de retalhos: classificação geral

Os retalhos podem ser classificados, de forma geral, em três características:
1. Suprimento sanguíneo:
   - os retalhos vascularizados por pequenos vasos inominados são chamados *ao acaso*;
   - os retalhos supridos por um ou mais vasos bem definidos são chamados *axiais*;
2. Tecido transferido:
   - retalho *simples* é formado por um tipo de tecido;
   - os retalhos *compostos* possuem mais de um tipo de tecido. Por exemplo: condromucoso; musculocutâneo;
3. Localização da zona doadora:
   - retalho *local* é definido como a transferência de tecido adjacente à zona do defeito;
   - quando a transferência de tecidos ocorre entre áreas não contíguas, o retalho é chamado à distância. Por exemplo: retalho em ilha.

Classificação de retalhos cutâneos

• Quanto à mobilização

• *Retalhos de rotação (Figura 12.6)*: realiza-se a transformação do defeito em um desenho triangular que corresponda a aproximadamente 1/3 do diâmetro de um semicírculo, que será mobilizado em direção ao defeito para realizar seu fechamento.

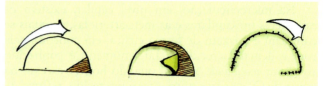

FIGURA 12.6 – Retalho de rotação.

• *Retalhos de avançamento (Figura 12.7)*: consistem na mobilização com avançamento localizado de tecidos, que visa corrigir a falta de substância diretamente adiante do retalho. A forma mais comum é o avançamento em V-Y seguido pelo avançamento quadrangular.

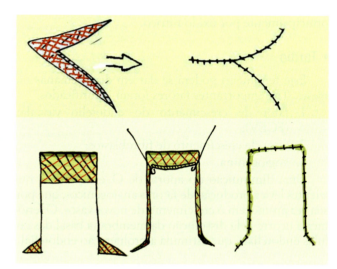

FIGURA 12.7 – Avançamento em V-Y seguido pelo avançamento quadrangular.

• *Retalhos de transposição (Figura 12.8)*: difícil diferenciação quanto aos retalhos de rotação. A dissecção necessária pode ser pequena se o defeito estiver situado adjacente à zona doadora. A maior transposição possível se situa a 90° da posição original do retalho.

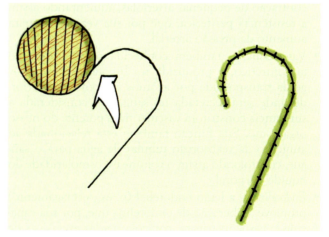

FIGURA 12.8 – Retalhos de transposição.

CAPÍTULO 12 – PRINCÍPIOS DA UTILIZAÇÃO DE RETALHOS CUTÂNEOS E FASCIOCUTÂNEOS

- *Interpolação (Figura 12.9)*: zetaplastia – descrita por Horner, em 1837 consiste na transposição de dois retalhos triangulares. Transpõe o excesso de pele transversal para compensar a falta de pele longitudinal. É bastante utilizada na adequação de cicatrizes às linhas de força e correção de contraturas cicatriciais. O ângulo de incisão em que mais alongamento é produzido é de 60° (75% de alongamento da ferida operatória). Múltiplas zetaplastias podem ser associadas, se necessário.

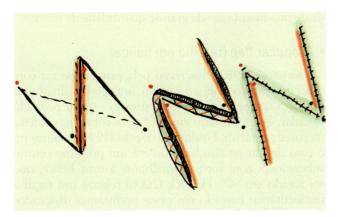

FIGURA 12.9 – Retalhos de interpolação – zetaplastia.

- *Retalhos em ilha (Figura 12.10)*: podem ser axiais ou ao acaso e caracterizam-se pela sua transferência com pedículo dissecado por debaixo da pele íntegra, criando assim um túnel de transposição.

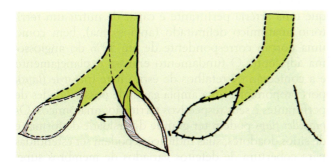

FIGURA 12.10 – Retalhos em ilha.

- *Retalho romboide (Figura 12.11)*: introduzido por Limberg, em 1946. Transforma-se o defeito em um formato romboide, onde um ângulo de 120° é planejado sobre a área com melhor mobilização cutânea. O traçado obedece à ilustração anexa. Pode ser associado em diversas posições para fechamento de defeitos maiores.

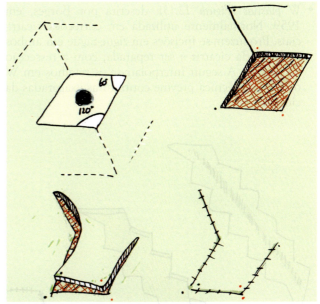

FIGURA 12.11 – Retalho romboide.

- *Retalhos bilobados (Figura 12.12)*: descritos por Esser, em 1918. Basicamente é um retalho duplo de transposição que possibilita um fechamento facilitado da zona doadora imediatamente ao lado do defeito, por meio de uma zona doadora adicional mais remota.

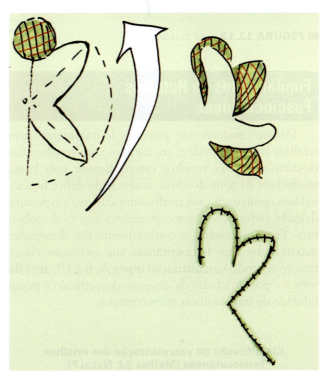

FIGURA 12.12 – Retalho bilobado.

115

- *W plastias* (Figura 12.13): descrita por Borges, em 1959. Normalmente utilizada em correções cicatriciais. Produzem-se incisões em zigue-zague em ambos os lados da cicatriz a ser reparada, com a ressecção da mesma. A seguir interpolam-se os retalhos em W obtidos. A técnica previne contraturas exageradas da cicatriz.

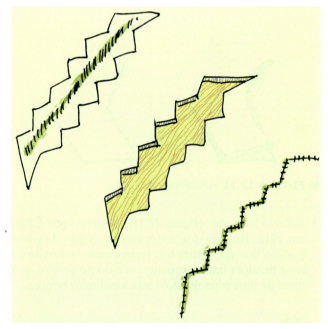

FIGURA 12.13 – W plastia.

Fundamentos de Retalhos Fasciocutâneos

Defeitos maiores não passíveis de tratamento com retalhos cutâneos podem ser tratados com retalhos fasciocutâneos. Esses retalhos caracterizam-se pela baixa morbidade da zona doadora, ausência de défice funcional (em comparação aos retalhos musculares) e espessura delgada, definindo-se como excelentes opções de cobertura. Faz-se necessário o conhecimento das dimensões máximas das ilhas fasciocutâneas, sua inervação, classificação segundo vascularização (tipos A, B e C), arco de rotação, possibilidades de extensão do pedículo e possibilidade de transferência microcirúrgica.

Classificação da vascularização dos retalhos fasciocutâneos (Mathes SJ, Nahai F):
- Tipo A: vasos cutâneos diretos;
- Tipo B: vasos septocutâneos;
- Tipo C: vasos perfurantes musculares.

Técnicas auxiliares à mobilização de retalhos

Autonomização

Estratégia na utilização de incisões e descolamentos do retalho, mantendo-o em seu sítio original, com o objetivo de estimular o aumento da circulação tecidual local. Duas a 3 semanas após a autonomização o retalho é transferido. Essa conduta pode ser utilizada com o intuito de reduzir a incidência de necrose, em pacientes com condições desfavoráveis (p. ex., tabagistas) ou necessidade de movimentação de grande quantidade de tecidos.

Propeller flap (retalho em hélice)

Katsaros (1982) descreveu pela primeira vez o conceito de *propeller flap*, ao realizar um retalho ilhado do músculo tensor da fáscia *lata* baseado em seu pedículo vascular, que foi rotado em 180° para cobrir um defeito na parede torácica. Hyakusoku e cols. (1991) publicaram o caso de um retalho baseado em um pedículo central subcutâneo, com forma semelhante a uma hélice, que foi rotado em 90°. Hallock (2006) relatou um retalho fasciocutâneo baseado em vasos perfurantes dissecados e rotado 180°. O conceito de *propeller flap* designa um retalho ilhado fasciocutâneo com duas porções desiguais, cujo ponto pivô é o pedículo formado por vasos perfurantes dissecados, podendo o retalho ser rotado em qualquer angulação até 180° (ver Figura 12.26).

Apresentam-se como excelente alternativa para reconstrução de ferimentos complexos de partes moles. A nutrição fornecida por vasos perfurantes tem por base o conceito dos "territórios de angiossomos", que postula que uma artéria perfurante é capaz de nutrir um território anatômico delimitado (angiossoma), bem como uma porção correspondente de até 50% do angiossoma adjacente. O fundamento embasa o planejamento e a confecção de retalhos de estilo livre (*free-style flaps*), pois proporciona uma ampla gama de possibilidades de perfurantes e seus respectivos territórios anatômicos. Os *propeller flaps* podem ter grande diversidade de formas e de sítios doadores, suas indicações podem ser estendidas para cobertura de defeitos variados de membros superiores, inferiores, regiões sacra, isquiática, região torácica anterior e posterior. A liberdade de desenho do retalho e a possibilidade de rotação em torno de um ponto pivô constituído pela esqueletização dos vasos perfurantes nutridores fornece um fechamento sem tensão, permitindo a cobertura de ferimentos complexos de partes moles em um único tempo cirúrgico.

Expansão tecidual

O fenômeno é conhecido em processos naturais, como na gestação, nos tumores de crescimento lento e no acúmulo de coleções líquidas. Baseia-se na inserção de dispositivo inflável abaixo da superfície cutânea que, ao longo do tempo, é aumentado de volume por meio de injeção de solução salina a 0,9%. Neumann, em 1957, e Radovan, em 1982, foram grandes impulsionadores da técnica. As vantagens da utilização da expansão são a maior disponibilidade de pele de igual textura e cor, cicatrizes de baixa morbidade na zona doadora e possibilidade de utilização em vários locais do corpo. Suas limitações envolvem a deformidade estética temporária durante o período de expansão, necessidade de múltiplos procedimentos e complicações associadas ao uso de implantes.

As modificações cutâneas secundárias à expansão tecidual são bem conhecidas. A proliferação vascular observada relaciona-se à presença da cápsula formada em torno do implante e pode servir como uma espécie de autonomização do retalho expandido. Ocorre também espessamento da epiderme e adelgaçamento da derme. Atrofia muscular sem perda da função contrátil também é observada. Há atrofia permanente do tecido adiposo estimada entre 30-50%. Os expansores modernos são constituídos de silicone e providos de válvula – integrada ou remota – para infusão de líquido.

Mais recentemente, expansores classificados como "permanentes" são mantidos após o período de expansão como implante definitivo, podendo-se optar pela remoção da válvula remota ao término da expansão. Existem vários formatos de expansor tecidual (redondo, meia-lua, retangular...). O ganho real de pele associado à expansão gira em torno de 35% do estimado por modelos matemáticos. O expansor é posicionado na área adjacente ao defeito, e seu plano pode ser subcutâneo, retromuscular ou subgaleal. Os melhores resultados são observados com o expansor sobre áreas rígidas (osso).

Na presença de cicatrizes na pele a ser expandida, estas devem ficar preferencialmente em posição perpendicular à posição do expansor. Dependendo das condições locais, pode-se iniciar a infusão de líquidos já no momento da inclusão do expansor. Caso contrário, a primeira expansão é realizada em 2 a 3 semanas. O desconforto local tem sido utilizado como parâmetro para definir o limite de expansão nas sessões subsequentes. Deve-se buscar um excesso cutâneo em torno de duas vezes o necessário para a cobertura do defeito, aguardando-se 2 a 3 semanas após a expansão final para mobilizar o retalho. A principal aplicação do expansor tecidual é a reconstrução mamária.

Calvície masculina, defeitos de couro cabeludo e retrações cervicais são outros exemplos de situações passíveis de tratamento com o auxílio da expansão tecidual. As complicações relacionadas ao uso de expansores são: infecção, hematoma, seroma e dificuldade de expansão. A exposição do implante com ou sem necrose de pele constitui indicação de suspensão do processo de expansão e/ou remoção do mesmo.

Retalhos Cervicofaciais

Fundamentos

A hierarquia de procedimentos reparadores da região se baseia na preservação da integridade e proteção das estruturas neurovasculares centrais e periféricas (estruturas intracranianas, pares cranianos, sistema vascular carotídeo e jugular); reparação das estruturas anatômicas que permitem as funções de relação (ocular, respiratória, mastigatória, fonatória, auditiva e olfativa) e a minimização de dano estético regional. A reparação desta área deve obedecer aos princípios de reconstrução por subunidades anatômicas e a orientação das linhas de força da face.

Reconstrução da bochecha

Deve-se atentar para a definição de subunidades anatômicas específicas, preservação da maior quantidade de inervação motora possível, e prevenir retração cicatricial da pálpebra inferior, que pode provocar ectrópio cicatricial. Retalhos de rotação-avançamento são bastante utilizados na reparação desta região (Figura 12.14).

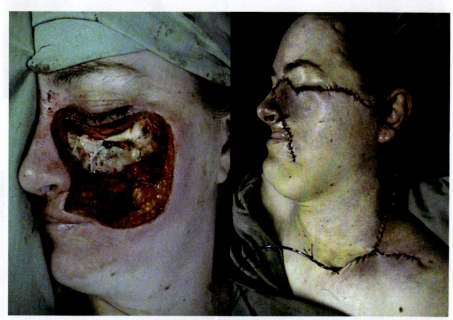

FIGURA 12.14 – Retalho de rotação-avançamento cervicofacial confeccionado em plano sub-SMAS-platisma, com preservação nervosa motora. SMAS – Sistema músculo-aponeurótico superficial (da face).

Reconstrução de escalpo

No intuito de aumentar a elasticidade tecidual desta região podem ser executadas na gálea aponeurótica incisões de espessura parcial paralelas ao defeito a ser reparado, preservando a vascularização do retalho de escalpo. O traçado dos retalhos deve obedecer ao padrão de vascularização axial pericraniano, que é baseado nos vasos supratrocleares/supraorbitários, temporais superficiais e occipitais. A área doadora do retalho de escalpo deve sempre guardar o seu tecido pericrânico subjacente relacionado intacto e apto para receber enxertia de pele (Figura 12.15).

Reconstrução periorbital

A pálpebra superior é responsável por 90% da proteção ocular e sua função e mobilidade devem ser prioritariamente preservadas. A conjuntiva e a sustentação palpebral normalmente são repostas por meio de enxertos compostos de cartilagem septal ou auricular ou de tecido palatino. A cobertura cutânea deriva de retalhos de transferência entre as pálpebras superior e inferior. As regiões frontal, zigomática e do sulco nasogeniano têm contribuição importante na solução de defeitos nesta área anatômica. Retalhos miotarsoconjuntivais palpebrais associados à enxertia ou retalhos cutâneos de avançamento podem ser utilizados em situações específicas de reparação. O sistema lacrimal deve ter atenção especial quanto a sua reparação (Figura 12.16).

Reconstrução nasal

A região nasal deve ser vista de maneira estratigráfica e estudada por subunidades anatômicas com vistas à reconstrução. O forro mucoso deve ser reparado, de preferência, com retalhos septais. O arcabouço cartilaginoso pode ser reposto. Deve-se proceder a uma adequação da ressecção para que os limites da cobertura cutânea coincidam com as linhas naturais de luz e sombra nasais com vistas à melhor camuflagem cicatricial. Os principais retalhos de cobertura utilizados nesta região são baseados no próprio nariz, na região frontal, glabelar e do sulco nasogeniano (Figura 12.17).

Reconstrução de orelha

Pequenos defeitos de hélix e anti-hélix podem ser reparados por ressecções em forma de estrela. Deve-se evitar a cicatrização por segunda intenção na área contígua ao conduto auditivo externo, por conduzir a estenoses significantes e diminuição da acuidade auditiva. Retalhos das regiões pré e retroauriculares podem ser usados com este intuito. A reparação conchal pode ser

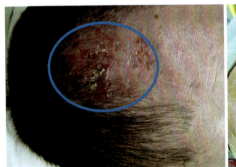 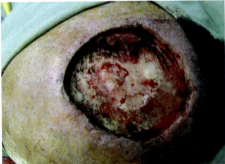 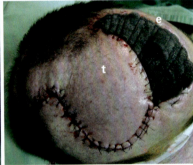

FIGURA 12.15 – Retalho de transposição de escalpo. t: retalho de transposição; e: zona doadora enxertada com curativo de Brown feito com espuma de poliuretano.

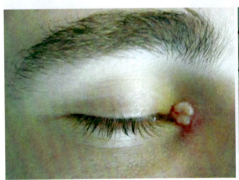 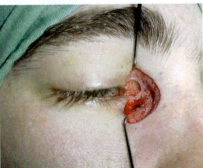 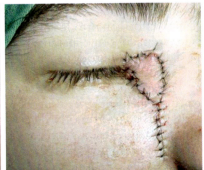

FIGURA 12.16 – Reconstrução cantal medial com retalho de avançamento em V-Y e reparo do canal lacrimal com tubo de Silastic®.

CAPÍTULO 12 – PRINCÍPIOS DA UTILIZAÇÃO DE RETALHOS CUTÂNEOS E FASCIOCUTÂNEOS

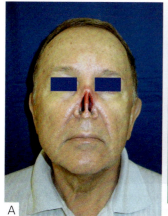 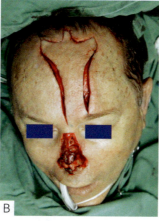 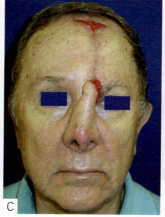 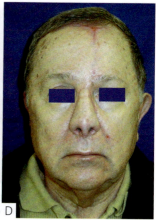

FIGURA 12.17 – Fotografias mostrando em **A)** Pré-operatório de reconstrução total do nariz; **B:** Reconstrução total do nariz combinando retalho em península frontal e retalho septal em pivô complementado com enxertos cartilaginosos, procurando mimetizar a estrutura nasal, seu forro mucoso e cobertura cutânea; **C:** Estágio intermediário de rotação de retalho frontal, ainda com conexão na zona doadora; e **D:** Retalho frontal é seccionado e refinado nos últimos estágios do procedimento. Caso gentilmente cedido por Fadanelli, RG.

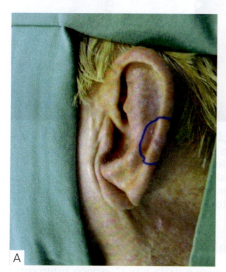 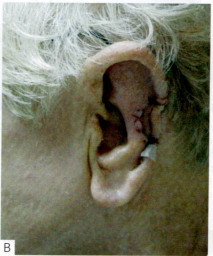 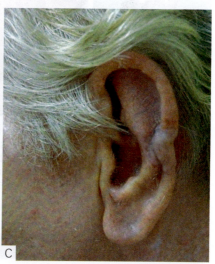

FIGURA 12.18 – Retalho tubulizado retroauricular em dois tempos cirúrgicos para reparação de anti-hélix. **A)** pré-operatório; **B)** estágio intermediário com conexão entre a anti-hélix e a região retroauricular; **C)** estágio final após secção do pedículo retroauricular. Seta indica cicatriz arciforme da zona doadora retroauricular.

realizada da mesma forma. A anti-hélix pode ser reconstruída por meio de retalhos tubulizados retroauriculares ou avançamentos dos segmentos restantes de anti-hélix pediculados nos tecidos cutâneos posteriores do pavilhão auricular. O polo superior e a reparação total da orelha geralmente requerem mais de um estágio operatório e baseiam-se na associação entre enxertos cartilaginosos e retalhos de pele (Figura 12.18).

Reconstrução bucal

A manutenção da competência do esfíncter oral é mandatória na reparação da região bucal. Normalmente até 1/3 de extensão de ressecção os lábios podem ser suturados diretamente. Entre 1/3 e 2/3 de extensão de defeito em relação ao tamanho total do lábio já são necessárias técnicas de rotação de retalhos. A maioria das reparações envolve retalhos compostos de mucosa, músculo orbicular da boca e superfície cutânea, dependendo das estruturas acometidas. Em ressecções totais de lábio devem ser escolhidas técnicas que enfatizem a preservação neuromuscular, como a de Webster (Figura 12.19).

Reconstrução cervical

A preservação da mobilidade cervical e a cobertura das estruturas neurovasculares e vias respiratórias têm prioridade no procedimento reparador da região cervical. A utilização de retalhos da região supraclavicular, o emprego do retalho fasciocutâneo deltopeitoral e a associação com procedimentos de expansão e autonomização tecidual têm grande valia nesta região anatômica (Figura 12.20).

PARTE 2 – TRANSPLANTES

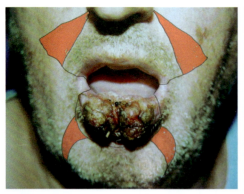
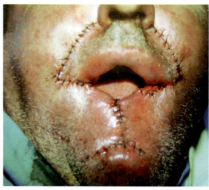
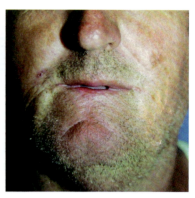

■ **FIGURA 12.19** – Reconstrução total de lábio com retalho de Webster, caracterizado por avançamento lateromedial dos tecidos e preservação nervosa da muscular orbicular da boca. Os triângulos de descarga em vermelho são removidos para permitir o avançamento adicional dos tecidos vizinhos.

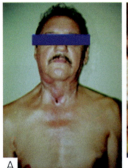
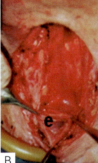
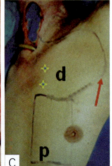
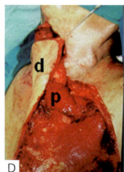
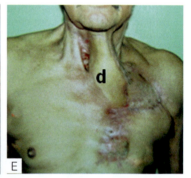

■ **FIGURA 12.20** – Fotografias mostrando sequência operatória de reconstrução do esôfago cervical com retalho fasciocutâneo deltopeitoral por transposição associado como cobertura ao retalho miocutâneo peitoral. **A)** Pré-operatório, notar orifício de traqueostomia e cicatriz cervical prévia; **B)** Transoperatório evidenciando o orifício esofágico distal à ressecção; **C)** Desenho das ilhas cutâneas para transferência; **D)** Rotação dos retalhos combinados para a zona receptora; e **E)** Resultado da reparação. Seta e asteriscos indicam o retalho e sua vascularização principal pelos vasos perfurantes mamários internos, respectivamente; e – esôfago cervical; d – retalho deltopeitoral; p – retalho peitoral.

Retalhos do Tronco

Fundamentos

Os desenhos dos retalhos cutâneos ao acaso desta região obedecem aos previamente abordados na região cervicofacial, mas salienta-se que a viabilidade tecidual é bem menos previsível que na face. A espessura do tecido celular subcutâneo e a presença de fatores de risco cardiovasculares na história clínica podem influenciar em muito a perda de retalhos no pós-operatório. Sempre que possível, a base do retalho deverá conter alguma vascularização diferenciada.

Deltopeitoral

Localizado na porção superior do tórax até a região deltoide, com dimensões de até 10 x 25 cm. Inervação pelos nervos do 2° ao 4° espaço intercostal. Vascularização pelos ramos perfurantes dos vasos mamários internos. Classificação: tipo C. Arco de rotação: atinge o pescoço, a face e cavidade oral (Figura 12.20).

Torácico lateral

Localização: entre a axila e o 7° espaço intercostal verticalmente e entre a borda do m. latíssimo do dorso e a borda do m. peitoral maior. Dimensões: 12 x 8 cm. Inervação: ramos cutâneos entre o 3° e 5° espaços intercostais. Vascularização: vasos torácicos laterais principais e acessórios e seus ramos cutâneos com contribuição de ramos cutâneos dos vasos toracodorsais. Classificação: tipo A. Arco de rotação: porção anterolateral do tórax, axila posterior e parede posterolateral do tórax (Figura 12.21).

Escapulares

Localização: porção posterior do tronco entre a axila e a linha média posterior, centrado sobre a região infraespinhosa da escápula. Dimensões: 20 x 7 cm, em orientação vertical ou horizontal. Inervação: ramos cutâneos entre o 3° e o 5° espaços intercostais. Vascularização: vasos circunflexos da escápula. Classificação: Tipo B. Arco de rotação: ombro, axila e parede torácica lateral (Figura 12.22).

CAPÍTULO 12 – PRINCÍPIOS DA UTILIZAÇÃO DE RETALHOS CUTÂNEOS E FASCIOCUTÂNEOS

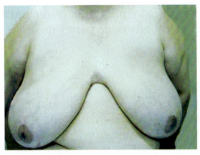
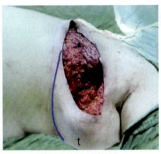
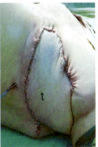
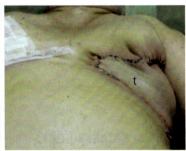

FIGURA 12.21 – Sequência mostrando reconstrução torácica com retalho fasciocutâneo torácico lateral e mamaplastia contralateral simultânea. t – retalho torácico lateral.

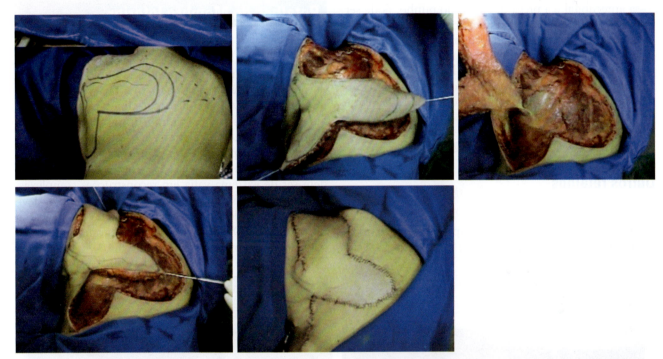

FIGURA 12.22 – Sequência de confecção de retalho fasciocutâneo bilobado da região escapular para solução de defeito na região supraescapular. Seta indica rotação anti-horária do retalho bilobado.

Outros retalhos

• Ombreira

Localização: entre o m. esternocleidomastoideo e a inserção do m. deltoide em seu comprimento e a borda da porção transversal do m. trapézio e por sobre a clavícula em sua largura. Dimensões: 17 x 8 cm, passível de autonomização e expansão com aumento de dimensões. Inervação: ramos sensitivos do plexo cervical. Vascularização: ramos cutâneos dos vasos cervicais transversos. Classificação: tipo A. Arco de rotação: na reconstrução cervical pode cruzar a linha média, se previamente autonomizado.

• Inguinal

Localização: lateralmente à prega inguinal, pode-se elevar um retalho entre os vasos femorais e a espinha ilíaca posterior. O maior eixo do retalho é centrado em uma linha paralela e 3 cm inferior ao ligamento inguinal, com largura entre 6 e 10 cm. Dimensões: 25 x 10 cm. Inervação: ramos cutâneos laterais de T12. Vascularização: vasos circunflexos ilíacos superficiais. Classificação: tipo A. Arco de rotação: atinge a parede abdominal e o períneo. É útil para a cobertura de extremidades como retalho à distância.

Retalhos do Membro Superior

Fundamentos

Os retalhos mais úteis desta região são os fasciocutâneos. Podem ser traçados com vascularização ortotópica ou reversa.

Retalho antebraquial

Primeira descrição de série de casos por Chang e cols., em 1982. Localizado no aspecto ventral do antebraço. Praticamente qualquer área da pele ou fáscia, desde a fossa antecubital e a prega de flexão do punho, pode ser utilizada. Pode atingir uma dimensão de até 10 x 40 cm. Classificado como retalho fasciocutâneo tipo B, inervado pelos nervos antebraquiais lateral e medial. Vascularizado pela artéria e veias radiais e veia cefálica. Pode ser utilizado com pedículo reverso baseado no arco de circulação palmar radial/ulnar. Deve ser realizado teste de viabilidade do arco palmar antes da rotação do retalho (teste de Allen). A área doadora normalmente é fechada por meio de enxertia de pele simples (Figura 12.23).

Outros retalhos

- Interósseo posterior

Retalho septofasciocutâneo (tipo B) vascularizado pelos vasos interósseos posteriores, elevado no aspecto dorsal do antebraço. Utilizado mais frequentemente com pedículo distal para cobertura de partes moles da mão.

- Ulnar distal

Retalho fasciocutâneo (tipo A) do lado ulnar do antebraço baseado em ramo cutâneo da artéria ulnar. Usado para restaurar defeitos anteriores do punho, como cobertura. É utilizado predominantemente com o componente fascial isolado do cutâneo.

Retalhos do Membro Inferior

Fundamentos

O membro inferior é considerado uma área especial de reparação. Retalhos ao acaso nesta zona anatômica devem ser reservados como procedimentos de exceção. Sempre que possível, o padrão de vascularização para procedimentos de cobertura deve ser o fasciocutâneo. Deve-se atentar para o papel de retalhos fasciocutâneos de fluxo reverso na região da perna e do pé, que podem ser de extrema valia em reconstruções complexas. Raramente se aplica nesta área expansão tecidual, devido ao aumentado índice de complicações em relação a outras regiões. Os procedimentos de autonomização são bastante úteis em casos selecionados.

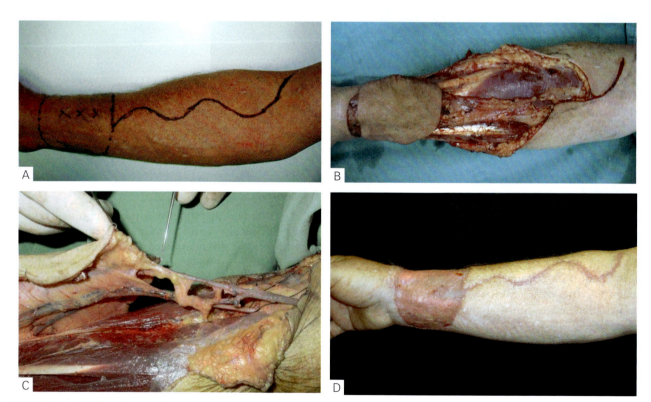

FIGURA 12.23 – Fotografias mostrando em **A)** Marcação; **B:** Dissecção; **C)** Isolamento vascular; e **D)** Resultado da área doadora após enxertia de pele parcial fina no retalho fasciocutâneo antebraquial. O retalho foi transferido à distância por técnica microcirúrgica.

Anterolateral da coxa

- *Localização:* centrado no ponto médio de uma linha entre a espinha ilíaca anterossuperior e o epicôndilo lateral do fêmur.
- *Ilha fasciocutânea:* em torno de até 12 × 20 cm. Dependendo da qualidade dos vasos perfurantes, pode chegar a 20 × 25 cm.
- *Inervação:* nervo cutâneo femoral lateral.
- *Vascularização:* ramos descendentes dos vasos circunflexos femorais laterais.
- *Classificação:* tipos B e C.
- *Arco de rotação:* atinge a porção inferior e posterior do tronco, região inguinal, tórax inferior, região inguinal ipsolateral e o ísquio (Figura 12.24).

Sural

- *Localização:* situado entre a fossa poplítea e a metade superior da perna por sobre a linha média entre os ventres do músculo gastrocnêmio.
- *Ilha fasciocutânea:* em torno de 15 × 6 cm. Inervação: nervo sural medial.
- *Vascularização:* artéria cutânea direta sural e veia safena menor. Variante reversa baseada no feixe neurovascular sural que emerge entre o maléolo lateral e o tendão de Aquiles e segue trajeto em direção à linha intermuscular dos ventres do m. gastrocnêmio (Figura 12.25).
- *Classificação:* A ou neurofasciocutâneo reverso.
- *Arco de rotação:* pedículo regular – fossa poplítea e terço superior da perna, pedículo reverso – calcâneo, dorso do pé e terço distal da perna.

Complicações

A ênfase nos princípios gerais do manejo de tecidos em cirurgia plástica e o conhecimento anatomofisiológico da vascularização e inervação regional previnem grande parte das complicações relacionadas à confecção de retalhos cutâneos e fasciocutâneos. Deve-se ressaltar o

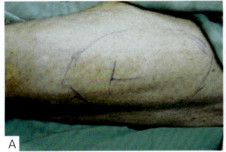
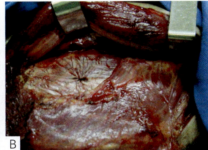
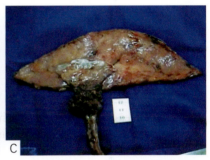

FIGURA 12.24 – Sequência operatória do retalho perfurante anterolateral da coxa evidenciando em **A)** Marcação da ilha cutânea; **B)** O espaço de dissecção entre o m. reto da coxa e o m. vasto lateral e a porção de tecido mobilizado; e **C)** dissecção completa do retalho. Seta indica feixe vascular dominante.

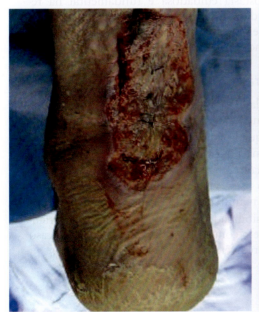
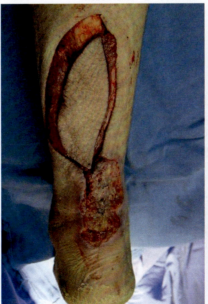
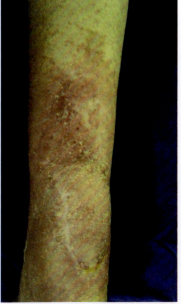

FIGURA 12.25 – Retalho sural de pedículo reverso com giro de 180° de rotação para solução de defeito no tendão de Aquiles. Área doadora solucionada com enxertia de pele.

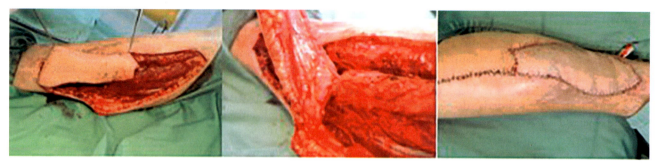

■ **FIGURA 12.26** – *Propeller flap:* sequência mostrando a confecção de um retalho baseado nos vasos perfurantes fibulares para cobertura de um defeito em membro inferior. O retalho foi rodado 180° e o sítio doador foi fechado primariamente.

papel da estabilização de comorbidades previamente ao procedimento. Especial cuidado deve ser tomado com a presença de insuficiência vascular periférica ou central, desnutrição e infecções ativas ou subclínicas que possam comprometer o resultado final. O tabagismo é formalmente desencorajado, estando relacionado com aumento de intercorrências no pós-operatório. As principais complicações são: necroses, infecções e deiscências de sutura. Deve ser evitado o sacrifício desnecessário de retalhos que podem ser usados em intervenções de resgate. Um desenho cuidadoso pode respeitar territórios que são nutridos por vascularização alternativa, assim possibilitando uma opção de cobertura no evento de falha de um primeiro retalho.

Lembre-se

- **Pré-operatório**
  - Avaliação precisa do tamanho do defeito, disponibilidade de tecidos locais e necessidade de técnicas associadas.
  - O conhecimento anatômico é fundamental na composição de retalhos, com ênfase na vascularização e em seu arco de rotação.
  - Pacientes tabagistas, submetidos à radioterapia local ou com doenças sistêmicas com comprometimento vascular têm maior risco de complicações.

- **Transoperatório**
  - Posicionamento correto da mesa cirúrgica, conforto do paciente, proteção de contato com estruturas metálicas, proteção ocular, sondagem vesical em procedimentos longos, temperatura ambiente adequada e profilaxia antibiótica são indicados.
  - A informação ao paciente no momento do ato cirúrgico sob anestesia local é mandatória. Cuidados com a utilização simultânea de oxigenoterapia por cateter/óculos nasal e bisturi elétrico devem ser considerados. A manutenção de um ambiente tranquilo propicia conforto ao paciente e ao cirurgião.
  - Manipulação delicada dos tecidos.
  - A utilização de infiltração com solução de vasoconstritor pode facilitar a dissecção e não há evidência de comprometimento vascular com seu uso. O uso de anestésico local – mesmo nos casos de anestesia geral – segue o conceito de analgesia preemptiva, reduzindo a dor pós-operatória.
  - Hemostasia cuidadosa é fundamental na redução de complicações. A utilização de drenos pode ser considerada em casos de mobilização de grandes retalhos fasciocutâneos.

- **Pós-operatório**
  - O cuidado com os curativos é indispensável e fundamental.
  - A adequada analgesia propicia conforto ao paciente no pós-operatório.
  - Limitações em termos de posicionamento e/ou esforço físico no período de recuperação são vitais na manutenção do resultado cirúrgico.
  - A possibilidade de complicações deve ser orientada, bem como a conduta a ser tomada no caso de intercorrências (contato com o médico).

Bibliografia Consultada

- Callegari PR, Taylor GI, Caddy CM, et al. An anatomic review of the delay phenomenon: I. Experimental studies. Plast Reconst Surg. 1992;89(3):397-407.
- Chang N, Mathes SJ. Comparison of the effect of bacterial inoculation in musculocutaneous and random-pattern flaps. Plast Reconstr Surg. 1982.
- Guyton AC. Fisiologia Humana. 6ª ed. Rio de Janeiro: Guanabara Koogan; 2006.
- Hallock G. The propeller flap version of the adductor muscle perforator flap for coverage of ischial or trochanteric pressure sores. Annals of Plastic Surgery. 2006;56(5):540-542.
- Jonsson K, Hunt TK, Brennan SS, Mathes SJ. Tissue oxygen measurements in delayed skin flaps: a reconsideration of the mechanisms of the delay phenomenon. Plast Reconstr Surg. 1988.
- Masquelet AC, Gilbert A. Atlas colorido de retalhos na reconstrução dos membros. Rio de Janeiro: Livraria e Editora Revinter; 1997.
- Mathes SJ, Nahai F. Clinical atlas of muscle and musculocutaneous flaps. St. Louis: C.V. Mosby; 1979.
- Murakami M, Hyakusoku H, Ogawa R. The Multilobed Propeller Flap Method. Journal of Plast Reconst Surg. 2005;116(2):599-604.
- Pignatti M, D'Arpa S, Cubison TCS. Novel fasciocutaneous flaps for the reconstruction of complicated lower extremity wounds. Techniques in Orthopaedics. 2009;24(2):88-95.
- Teo TC. The Propeller Flap Concept. Clinics in Plastic Surgery. 2010;37(1):615-626.
- Thorne CH, Beasley RW, Aston SJ, Barlett SP, Gurtner GC, Spear SL. Cirurgia Plástica. Grabb & Smith. 6ª ed. Rio de Janeiro: Guanabara Koogan; 2007.

capítulo 13

Retalhos Musculares e Musculocutâneos
A Vascularização Muscular e Cutânea

AUTOR: Luiz Humberto Toyoso Chaem
Coautores: Odo Adão, Manoel Pereira da Silva Neto, Carlos Renato Rodrigues da Cunha, Adriano Peduti Batista e Cynthia Ottaiano Rodrigues Almeida

Introdução

Retalhos são segmentos ou estruturas anatômicas que podem envolver pele, tecido celular subcutâneo, fáscia, músculo, osso e/ou cartilagem. Eles são transferidos de uma área corpórea a outra, respeitando uma conexão vascular, sendo um dos principais métodos de reparação das grandes perdas de substância.

O conhecimento da circulação musculocutânea e a sua aplicação sob a forma de retalhos musculares e musculocutâneos permitiram a realização de grandes reconstruções em um único tempo cirúrgico.

A anatomia vascular cutânea, descrita por Salmon, baseia-se na distinção das artérias diretas e indiretas. As artérias diretas surgem dos tecidos profundos, passam através da fáscia e emergem diretamente para a pele. São classificadas em artérias de longo curso e intersticiais, de acordo com seu diâmetro, comprimento e direção. As artérias de longo curso perfuram a fáscia profunda obliquamente, com trajeto em tecido subcutâneo. São a base dos retalhos cutâneos axiais. As artérias intersticiais são ramos de uma artéria axial principal e obedecem a um trajeto entre dois músculos. Formam um plexo suprafascial que se torna secundário no plano subcutâneo, onde se originam as artérias terminais da pele. A vascularização cutânea indireta é dada pelas artérias originadas no músculo, que atravessam a fáscia e são distribuídas à pele. Correspondem à base dos retalhos musculocutâneos (Figura 13.1).

A anatomia vascular dos músculos é mais simples e obedece a um padrão mais constante, pouco variável e bastante confiável.

PARTE 2 – TRANSPLANTES

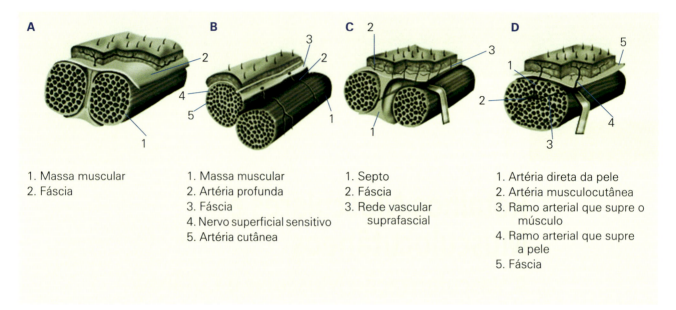

FIGURA 13.1 – A) Artérias de longo percurso; **B)** Artérias neurocutâneas; **C)** Artérias intersticiais; e **D)** Artérias indiretas (adaptado de: Masquelet AC, Gilbert A. Anatomia Vascular. Atlas Colorido de Retalhos na Reconstrução de Membros 1997;2:11-12.).

Classificação

A classificação mais utilizada para os retalhos musculares foi proposta por Mathes e Nahai, em 1981. São cinco categorias:

- *Tipo I*: pedículo vascular único (gastrocnêmio, reto femoral, tensor da fáscia lata);
- *Tipo II*: pedículo vascular dominante e outros pedículos vasculares menores (grácil, sóleo, fibular longo, fibular curto, flexor curto dos dedos, abdutor do hálux);
- *Tipo III*: dois pedículos vasculares dominantes (glúteo máximo, reto do abdome);
- *Tipo IV*: múltiplos pedículos segmentares (sartório, tibial anterior, extensor longo dos dedos);
- *Tipo V*: pedículo vascular dominante e outros pedículos segmentares que, ao contrário do tipo II, conseguem suprir a irrigação muscular e proporcionam mais de um eixo de rotação (latíssimo do dorso, peitoral maior) (Figura 13.2).

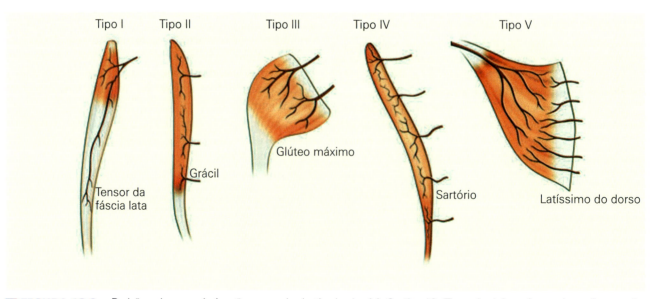

FIGURA 13.2 – Padrões de vascularização muscular (retirado de: McCarthy JG. *The principles of muscle and musculocutaneous flaps.* Plastic Surgery. 1990. cap. 11.).

Características

Em geral, o arco de rotação do retalho é inversamente proporcional ao número de pedículos vasculares. Similarmente, a localização do pedículo vascular dominante nas extremidades da origem ou inserção muscular aumenta o eixo de rotação do retalho.

As vantagens dos retalhos musculares e musculocutâneos incluem: irrigação abundante, com pedículos vasculares definidos; possibilidade de boa cobertura em espessura e maleabilidade; intervenção cirúrgica em um só tempo. Dentre as desvantagens podemos citar a possibilidade de perda de função muscular; cicatrizes e volumes inestéticos, aumento da deformidade em caso de insucesso.

A escolha de um retalho musculocutâneo não é baseada apenas em seu padrão de vascularização. A manutenção da função, forma e resistência são aspectos a serem considerados. A função da área doadora é, na maioria das vezes, preservada pelo sinergismo muscular, que compensa o défice do músculo utilizado. Em determinados casos, quando este sinergismo é deficiente ou nulo, deve-se preservar um segmento do músculo utilizado e sua função ou selecionar outro retalho para reconstrução.

Certos fatores devem ser considerados na seleção do retalho ideal: o músculo deve ser adjacente à lesão, ter tamanho e espessura suficiente para cobrir o defeito, ser distensível, propiciar boa cobertura com cicatrizes bem posicionadas e estéticas, ter pedículo vascular em boa condição e, se possível, deve restituir função e sensibilidade, com a preservação neurossensorial.

O conhecimento do padrão circulatório intramuscular é também mandatório na seleção do retalho muscular, pois possibilita a confecção de retalhos segmentados, diminuindo a morbidade da área doadora, o tempo cirúrgico e volumes em excesso.

Retalhos

Retalho do músculo frontal

O músculo frontal envolve a cúpula craniana e é constituído de duas partes principais: temporoparietal e occipitofrontal. A parte temporoparietal se situa entre a parte frontal do occipitofrontal e os músculos auriculares anteriores e superiores. A parte occipitofrontal é constituída de quatro ventres, dois occipitais e dois frontais, unidos pela gálea aponeurótica, da nuca às sobrancelhas. É responsável pela elevação das sobrancelhas, da pele acima do nariz e a tração do couro cabeludo. Origina-se na gálea aponeurótica, anterior à sutura coronal e não apresenta fixações ósseas nas suas inserções, continuando-se com músculos locorregionais.

A inervação motora é feita por ramos temporais de nervo facial e a sensitiva, pelo ramo oftálmico do nervo trigêmeo. Sua irrigação advém das artérias supratroclear e supraorbitária, ramos da artéria oftálmica (tipo III). Também recebe ramos da artéria carótida externa (temporal superficial).

Pode ser usado com a pele sobrejacente, retalho musculocutâneo ou como retalho muscular. O ponto principal de rotação está a 2 cm da linha mediossagital, no rebordo supraorbitário.

O músculo frontal tem uma posição estratégica, principalmente para uso na região mediofacial, quando outras reparações mais simples não puderem ser efetuadas. Como retalho inervado, pode ser usado para correção de ptose palpebral.

Retalho do músculo temporal

O temporal é um músculo em forma de leque que cobre parte da porção lateral da cabeça. É um músculo da mastigação, com a função de elevar a mandíbula. Origina-se da fossa temporal e da fáscia temporal, inserindo-se no processo coronoide e na margem anterior do ramo ascendente da mandíbula.

Sua inervação é feita pela divisão mandibular do nervo trigêmeo. A vascularização principal é proveniente de ramos temporais profundos (artéria maxilar interna). A artéria temporal média (artéria temporal superficial) emite ramos secundários, constituindo uma vascularização tipo V de Mathes e Nahai.

O uso como retalho musculocutâneo não é recomendado, pois pode ser adequadamente substituído pelo retalho frontal, além de levar pele com pelos, o que, na maioria das vezes, constitui uma desvantagem. Seu arco de rotação pode atingir a parede medial da órbita e as regiões etmoidal, maxilar, parotídea massetérica e mastóidea. É uma boa opção para o preenchimento de órbitas exenteradas e no tratamento da hemiatrofia facial, com bons resultados funcionais.

Retalho do músculo esternocleidomastóideo

Os esternocleidomastóideos são músculos longos e finos, que cruzam obliquamente a região cervical lateral e cobrem os grandes vasos do pescoço, plexo cervical e parte de outros músculos regionais. Atuam conjuntamente na movimentação da cabeça e são coadjuvantes nos movimentos respiratórios. Originam-se da face anterior do manúbrio esternal e terço medial da clavícula e inserem-se num forte tendão, na superfície lateral do processo mastóideo e na metade lateral da linha nucal superior do osso occipital.

A inervação principal é feita pelo nervo espinal com contribuição de alguns ramos ventrais dos nervos cervicais.

Não há uma distribuição axial em sua vascularização. O esternocleidomastóideo é nutrido através de três pedículos: um superior, ramo da artéria occipital; um médio, ramo da artéria tireóidea superior e um inferior, ramo da artéria transversa do pescoço ou da supraescapular (tipo II). Pode receber irrigação de ramos da auricular posterior em seu terço superior.

O retalho musculocutâneo do esternocleidomastóideo pode ser elevado em península ou em ilha, com pedículo superior ou inferior. No retalho em península, os bordos laterais não devem ultrapassar 2 cm das bordas do músculo. Deve haver fechamento primário da zona doadora. Pode ultrapassar em 4 a 5 cm a clavícula, na sua extremidade inferior, sem autonomização prévia, desde que a fáscia peitoral seja elevada juntamente. Recomenda-se a sua utilização para defeitos menores que 6 cm de diâmetro. Com base superior, o ponto de rotação do retalho situa-se cerca de 2 cm acima da bifurcação da carótida, ao nível do pedículo da artéria occipital. O arco anterior alcança a região cervical anterior, hemiface e região temporal. O arco posterior atinge a região cervical posterior e o hemicrânio. Baseado inferiormente, o arco de rotação anterior atinge o mento, a região cervical anterior, a região peitoral e pré-esternal, enquanto posteriormente alcança a região supraclavicular e o ombro.

Retalho do músculo braquiorradial

O músculo braquiorradial é um músculo flexor acessório do cotovelo, localizado em sua borda radial. Origina-se do côndilo lateral do úmero e insere-se no processo estiloide do rádio. É inervado pelo nervo radial em sua parte motora e pelo nervo cutâneo lateral em sua parte sensitiva. É irrigado pela artéria braquial, com seu maior pedículo localizado na fossa cubital (tipo II). É neste pedículo que se baseia o arco de rotação do retalho, sendo uma boa alternativa na cobertura da porção anterior ou lateral do cotovelo. Pode ser utilizado como retalho musculocutâneo.

Retalho do músculo peitoral maior

O músculo peitoral maior tem como anatomia de superfície relação com a clavícula superiormente e com o esterno medialmente. Sua borda lateral é palpável com a prega axilar anterior e estende-se da margem inferior do músculo deltoide até abaixo do mamilo. A borda inferior cobre parcialmente a 5ª costela e as extensões aponeuróticas do m. reto do abdome e do m. serrátil anterior. A origem do músculo é constituída por três subunidades: a clavicular, a esternocostal e a abdominal. Existe um septo intermuscular constituído por tecido conjuntivo frouxo entre as partes clavicular e esternocostal. Insere-se no sulco intertubercular do úmero, lateral à inserção do latíssimo do dorso. A perda funcional do peitoral maior é raramente detectada se os músculos do ombro estiverem intactos.

O suprimento arterial principal do músculo inclui as artérias toracoacromial e torácica lateral, ambas relacionadas às porções medial e lateral do músculo peitoral menor, respectivamente. A artéria toracoacromial dá origem aos ramos deltoideano, acromial, clavicular e peitoral. Artérias perfurantes, ramos da a. mamária interna e a. intercostais, fornecem a irrigação complementar (tipo V). A metade superior do músculo é inervada pelo nervo peitoral lateral, e a inferior e lateral, pelo nervo peitoral medial.

O músculo peitoral maior pode ser usado como retalho muscular, musculocutâneo, osteomiocutâneo e retalho livre nas reconstruções de cabeça e pescoço para coberturas intraorais, faríngeas, mentonianas; nas reconstruções intra e extratorácicas e de membros superiores (Figura 13.3).

Retalho do músculo serrátil anterior

É um músculo fino, localizado na parede anterolateral do tórax, entre a linha axilar anterior e a borda da escápula. Tem relação com o músculo peitoral menor anteriormente e o latíssimo do dorso posteriormente. A superfície costal tem contato com as costelas e os músculos intercostais.

Origina-se na superfície externa das costelas superiores (8 ou 9) e insere-se na superfície costal da borda

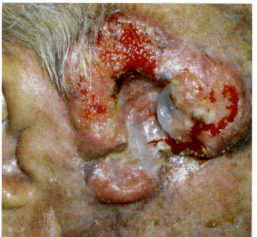
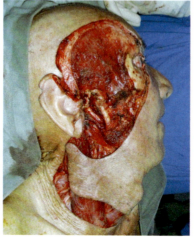
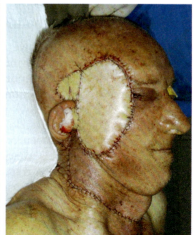

FIGURA 13.3 – Aplicação clínica do retalho de músculo peitoral maior.

vertebral da escápula. É nutrido por ramos das artérias torácica longa e toracodorsal (tipo II). A inervação motora é feita pelo nervo torácico longo e a sensitiva, pelo nervo intercostobraquial. A utilização do músculo pode levar à perda da adução da escápula e consequente escápula alada.

O arco de rotação anterior é longo quando seguido da liberação de sua origem e inserção, e mantido nas artérias torácica longa e toracodorsal. O território cutâneo do músculo é pequeno e compreende pequena porção entre o m. peitoral maior e o m. latíssimo do dorso.

Pode ser usado como retalho muscular, musculocutâneo e livre, com aplicações em reconstrução de mama e cobertura da parede torácica, pescoço e axila.

Retalho do músculo reto do abdome

O músculo reto do abdome origina-se na parede torácica no nível das cartilagens costais (6ª, 7ª e 8ª). Tem relação lateral com a linha semilunar e confluência das fáscias musculares anterior e lateral da parede abdominal; relação medial com a linha alba e profunda e caudalmente com a linha semicircular. Não há folheto posterior da bainha aponeurótica do músculo reto. Insere-se dentro do tubérculo púbico e da crista do púbis.

O pedículo arterial dominante é a artéria epigástrica inferior profunda, ramo da artéria ilíaca externa que penetra o músculo em sua porção caudal, através de sua face posterolateral. É o pedículo mais usado quando se obtém o músculo para transplante microcirúrgico.

Na reconstrução de parede torácica, o pedículo mais importante é a artéria epigástrica superior, ramo da mamária interna que, passando entre o apêndice xifoide e a cartilagem da 8ª costela, penetra a porção cranial do músculo por sua face profunda. Os sistemas vasculares originários das artérias epigástricas superior e inferior se anastomosam fartamente na intimidade do músculo, formando perfurantes que nutrem a pele da parede abdominal anterior (tipo III).

Sob a forma de retalho, é usado para preenchimento de espaços mortos, cobertura de tecidos nobres, em osteomielites e mediastinites. Retalhos musculocutâneos admitem duas formas principais: a ilha de pele pode ser longitudinal, acompanhando o trajeto do músculo ou transversal (TRAM) (ver Capítulo 59).

Alguns trabalhos mostram que o retalho mais seguro é o superdrenado, isto é, aquele que tem a veia epigástrica inferior anastomosada microcirurgicamente com veia dissecada na área receptora. No entanto, a maioria dos autores continua usando o TRAM monopediculado, sem autonomização prévia, sem superdrenagem, escolhendo o músculo do lado oposto ao da lesão torácica e removendo parte substancial da área de vascularização ao acaso do retalho. O TRAM atinge facilmente a parede torácica anterior. Abaulamentos e hérnias incisionais podem ocorrer principalmente no hipogástrio pela ausência do folheto posterior da aponeurose do reto do abdome, caudalmente à linha semicircular. Nos casos em que a reparação da parede abdominal será feita sob tensão e nos retalhos bipediculados usam-se telas no fechamento da área doadora.

A aplicação clínica consiste na reconstrução mamária, reconstrução da região esternal e lesões da parede anterior e lateral do tórax se houver o pedículo superior (Figura 13.4). Com o pedículo inferior os retalhos são usados para reconstrução da parede abdominal anterior ou lateral, regiões trocantéricas e perineal e o terço superior da coxa.

Retalho do músculo trapézio

É um músculo fino e largo, localizado na porção posteroinferior do pescoço e posterossuperior do tronco. Tem como origem a protuberância occipital externa, linha nucal superior, ligamento nucal e processos espinhosos de C7 a T12. A inserção das fibras superiores é na clavícula; das fibras médias, na espinha da escápula e das inferiores, no acrômio.

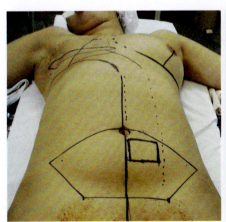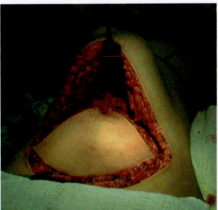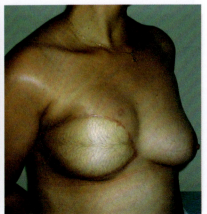

FIGURA 13.4 – Aplicação clínica do retalho de músculo reto do abdome.

O suprimento arterial dominante tem origem da artéria subclávia, a artéria cervical transversa. A nomenclatura é variável, dependendo do ponto de origem do pedículo vascular. As artérias principais são a cervical superficial, que é a artéria ascendente, e a escapular posterior, que é o ramo descendente (tipo II). A inervação motora é feita pelo nervo espinal acessório e a sensitiva por nervos cervicais e intercostais.

Pode ser usado como retalho muscular, miocutâneo e livre. Suas principais aplicações são na reconstrução de mama, cobertura da parede torácica, cirurgias de cabeça e pescoço, dorso e membro superior.

Retalho do músculo latíssimo do dorso

O músculo latíssimo do dorso (*latissimus dorsi*) é um músculo fino, largo, de formato triangular. Seus limites de superfície são a parte inferior da escápula, a sétima vértebra torácica, o terço médio da crista ilíaca e a axila. Atuam na adução, extensão e rotação medial do úmero. Origina-se nos processos espinhosos de T7 a T12, L1 a L5 e sacro, na parte posterior da crista ilíaca e superfície externa das quatro costelas inferiores. Insere-se na axila, no sulco intertubercular do úmero.

O pedículo vascular surge dos vasos toracodorsais. Antes de penetrar no músculo, a artéria toracodorsal emite um ou dois pequenos ramos para o m. redondo maior e pelo menos um ramo principal para o m. serrátil anterior.

O nervo toracodorsal penetra o músculo com o pedículo vascular a 10 cm dos vasos da axila. O pedículo vascular sofre divisão intramuscular, em 94% dos casos, em um ramo horizontal e outro oblíquo, cada um suprindo um segmento distinto, interligados por anastomoses. Em 6% dos casos o pedículo principal se divide em três ou quatro ramos. As artérias intercostais também emitem vasos contribuintes, no ponto de sua inserção na espinha. O músculo pode ficar distalmente baseado em três desses pedículos para cobertura de defeitos da região inferior das costas (tipo V) (Figura 13.5).

É, provavelmente, o retalho mais empregado e confiável. Pode ser utilizado como retalho livre ou pediculado, em procedimento de cobertura ou transferência funcional. O défice funcional associado à sua elevação é irrelevante. Todo o músculo poderá ser transposto, suprido pelo ramo dominante ou pelos segmentares secundários. O ramo dominante possibilita a sua transposição para a região da cabeça e do pescoço, regiões anterior e posterior do tórax. Considerando os ramos tegumentares, poderemos empregá-lo na cobertura da coluna vertebral. Se empregarmos o músculo anteriormente, devemos desinseri-lo da sua origem, permitindo um grande arco de rotação e cobertura da região anterior do tórax, das mamas e axilas (ver Capítulo 58).

Retalho do músculo tensor da fáscia *lata*

O tensor da fáscia *lata* é um músculo pequeno e espesso (8 a 15 cm), localizado na região lateral da parte superior da coxa. Atua na flexão e rotação medial da coxa, embora seja dispensável. Origina-se na parte anterior da face externa da crista ilíaca, lateralmente à origem do músculo sartório e insere-se no trato ileotibial. Sua inervação motora é feita pelo ramo inferior do nervo glúteo superior e a sensitiva pelo ramo cutâneo lateral do 12º nervo torácico com o nervo femorocutâneo lateral, ramo do 2º e 3º nervos lombares.

É irrigado pelo ramo terminal da artéria circunflexa lateral do fêmur (tipo I).

Baseado em seu pedículo vascular, possui um arco de rotação de até 180°, girando num ponto aproximadamente 8 a 10 cm distal à crista ilíaca. Anteriormente pode cobrir a região inguinal, o períneo e a parte baixa do abdome. Posteriormente pode cobrir a área trocanteriana, isquiática, região anal e sacral.

Como retalho livre, permite a transferência de grande quantidade de pele inervada, utilizado na cobertura de defeitos dos membros inferiores.

Possui vasta aplicação clínica na cobertura de úlceras de decúbito, sendo a primeira opção nas úlceras trocanterianas (Figura 13.6).

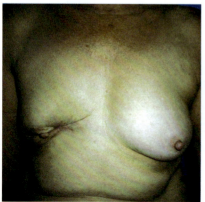
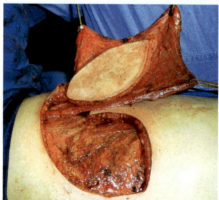
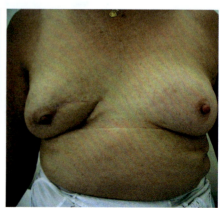

FIGURA 13.5 – Aplicação prática do m. latíssimo do dorso em reconstrução de mama.

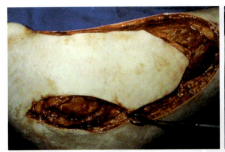
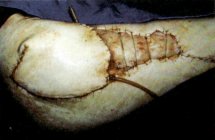
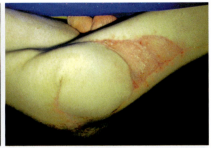

FIGURA 13.6 – Cobertura de úlcera trocanteriana com retalho de m. tensor da fáscia *lata*.

Retalho do músculo glúteo máximo

O glúteo máximo é um músculo essencial para suporte e locomoção. É um poderoso extensor da coxa e da pelve, e age secundariamente na rotação lateral da articulação do quadril, abdução e adução da coxa. A sua elevação completa gera comprometimento funcional significativo, limitando sua utilização no tratamento de úlceras crônicas sacrais ou isquiáticas, especialmente em paraplégicos.

Origina-se da linha glútea posterior do ílio, nas faces dorsais do sacro, cóccix e do ligamento sacrotuberal, na aponeurose do eretor da espinha e na aponeurose glútea. Suas fibras inserem-se no trato ileotibial e na tuberosidade glútea do fêmur. É inervado por fibras do último nervo lombar e dos dois primeiros nervos sacrais, através do nervo glúteo inferior.

É nutrido pelas artérias glúteas superior e inferior e por alguns ramos da artéria circunflexa do fêmur (tipo III). A artéria glútea superior, ramo da artéria ilíaca interna, deixa a pelve pelo forame isquiático maior, superiormente ao músculo piriforme, enquanto a artéria glútea inferior emerge na borda inferior deste músculo (Figura 13.7).

Seu arco de rotação, utilizando-se sua porção superior, atinge a região sacra e a coccígea; com sua metade inferior, cobre a região isquiática.

Na forma de retalho musculocutâneo, muscular ou fasciocutâneo repara perdas de substância ao nível das regiões sacral, coccígea, perineal e trocanteriana. Devido a sua grande dimensão, bom arco de rotação, pedículo vascular geralmente constante e de fácil identificação, o retalho de glúteo máximo é indicado em casos de difícil solução.

Retalho do músculo grácil

O grácil é um músculo longo e fino localizado superficialmente na face medial da coxa. Tem como função principal a adução da coxa, mas sua perda funcional não é detectada clinicamente. Origina-se na sínfise púbica e insere-se no côndilo medial da tíbia. É inervado pelo ramo anterior do nervo obturador.

Apresenta um pedículo dominante e dois ou mais pedículos secundários (tipo II). O ramo dominante é constituído pela artéria circunflexa medial do fêmur, ramo da artéria femoral profunda e penetra no músculo 8 a 10 cm do tubérculo púbico. Existem um ou mais pedículos vasculares secundários, ramos diretos da artéria femoral superficial, que entram no músculo na junção do terço médio com o terço distal (Figura 13.8).

Baseado em seu pedículo vascular, possui um arco de rotação anterior e outro posterior, podendo ser usado como retalho muscular ou musculocutâneo. O arco de rotação anterior permite a cobertura da região inguinal, suprapúbica, do abdome inferior e da genitália.

O arco de rotação posterior cobre a região isquiática, sacral, nádegas e região perianal, inclusive com recons-

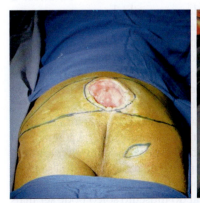
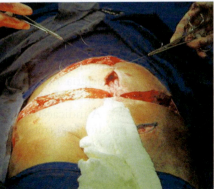
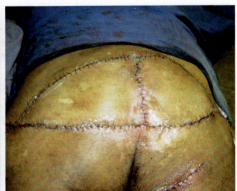

FIGURA 13.7 – Aplicação clínica do retalho de m. glúteo máximo em cobertura de escara sacral.

PARTE 2 – TRANSPLANTES

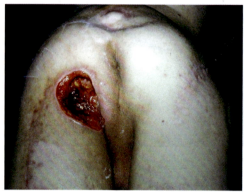
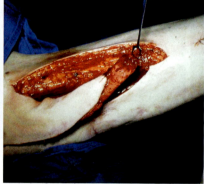
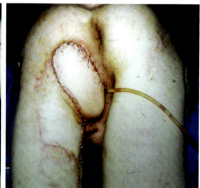

FIGURA 13.8 – Aplicação clínica do retalho de m. grácil em cobertura de escara isquiática.

trução esfincteriana. Como retalho livre, é utilizado na correção de paralisias faciais e defeitos cutâneos de membros inferiores.

Retalho do músculo reto femoral

O músculo reto femoral é um músculo longo e fusiforme localizado superficialmente na região anterior da coxa. Funciona como um forte extensor da perna, além de atuar na flexão da coxa. Origina-se na parte inferior do osso ilíaco e insere-se na patela.

Recebe suprimento sanguíneo da artéria circunflexa lateral, sob a forma de dois ou três pedículos (tipo I). Sua inervação motora advém do nervo femoral, enquanto a inervação sensitiva é feita pelo nervo cutâneo anterior da coxa.

O seu arco de rotação é feito a partir do pedículo vascular, 10 cm abaixo do ligamento inguinal. Sob a forma muscular ou musculocutânea, é indicado para reparação da parede abdominal, anteriormente, e cobertura das regiões isquiática e trocantérica, posteriormente.

Retalho do músculo vasto lateral

É um músculo de localização anterolateral na coxa, largo e longo. Trata-se de um potente extensor da perna, que pode ter função reparada pelo quadríceps remanescente. Origina-se do trocanter femoral e da tuberosidade glútea, com inserção na patela.

É inervado pelo nervo femoral e irrigado pela artéria circunflexa lateral (tipo II). O arco de rotação deste músculo, utilizado apenas sob a forma de retalho muscular, parte do ponto de entrada do pedículo vascular, 10 cm abaixo da crista ilíaca superior e anterior. Anteriormente, é utilizado para cobrir defeitos extensos em abdome inferior e virilha. Posteriormente, é útil na cobertura de defeitos isquiáticos e trocantéricos.

Retalho do músculo gastrocnêmio

O músculo gastrocnêmio localiza-se na região posterior da perna, é superficial e largo. É composto por uma porção medial mais extensa e outra lateral. Atua na flexão plantar do pé e do joelho. A sua porção medial origina-se na face poplítea do fêmur e a sua porção lateral, no côndilo lateral do mesmo osso. Inserem-se com o músculo sóleo no tendão calcâneo. É inervado pelo nervo tibial. As cabeças do músculo são supridas pelas artérias surais, ramos da artéria poplítea (tipo I).

Baseada no pedículo vascular, a cabeça medial do músculo pode executar um arco de rotação para a cobertura do joelho e do terço superior da perna. A incisão múltipla transversa da aponeurose e a divisão da inserção do tendão proximal aumentam o arco de rotação deste segmento. A cabeça lateral é menos utilizada, pois é mais fina e a fíbula dificulta a sua rotação. É utilizada na cobertura da metáfise da tíbia, da região anterior do joelho e da parte distal do fêmur (Figura 13.9).

Retalho do músculo sóleo

O músculo sóleo está localizado imediatamente abaixo do músculo gastrocnêmio, e com ele forma a panturrilha. Está na parte superficial do compartimento posterior, sendo poupado em casos de fratura da tíbia. É um importante músculo postural locomotor. Flexiona a parte lateral plantar do pé e mantém a perna em alinhamento. Origina-se na cabeça e na parte superior da tíbia. Possui origem adicional no arco tendíneo, na fíbula. Insere-se na parte medial do tendão calcâneo. É inervado por ramos do nervo tibial, que o penetram proximalmente. As artérias tibial posterior e fibular são as responsáveis pelo suprimento sanguíneo. A porção de origem fibular é irrigada por um pedículo dominante, enquanto a porção de origem tibial é suprida por ramos da artéria tibial posterior. Obedece a classificação do tipo II de Mathes e Nahai (Figura 13.10).

A indicação do retalho solear é a cobertura do terço médio da perna; no entanto, o músculo está sujeito a variações de comprimento e espessura, com alteração em seu arco de rotação. O ponto de rotação localiza-se a cerca de 10 a 12 cm do joelho. Em alguns casos, a transferência da porção medial do músculo sóleo pode ser mais versátil e simples. Guyuron utilizou o músculo sóleo na

CAPÍTULO 13 – RETALHOS MUSCULARES E MUSCULOCUTÂNEOS. A VASCULARIZAÇÃO MUSCULAR E CUTÂNEA

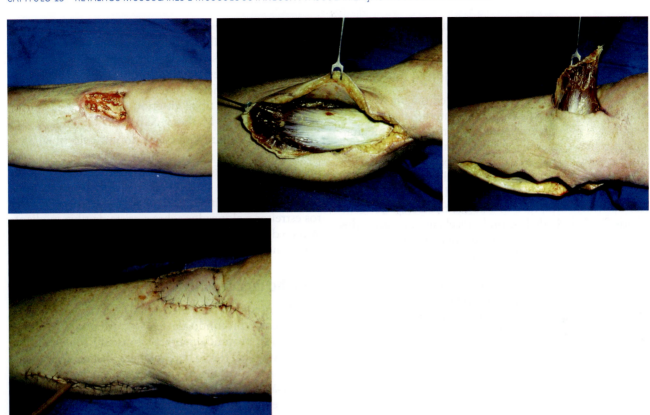

FIGURA 13.9 – Aplicação clínica do retalho muscular do m. gastrocnêmio.

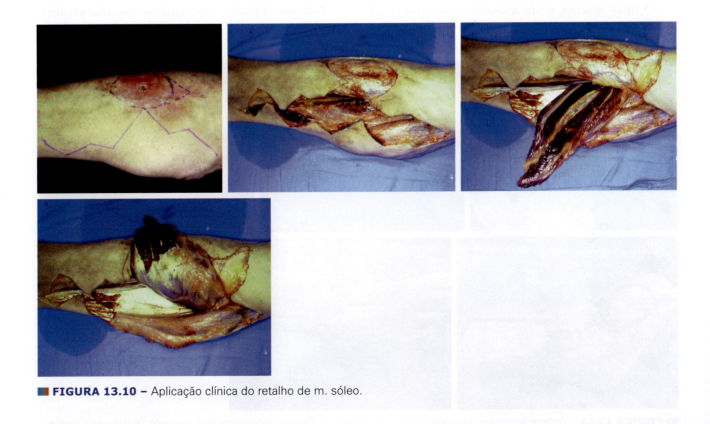

FIGURA 13.10 – Aplicação clínica do retalho de m. sóleo.

forma reversa para reparação de perda de substância do pé, ainda hoje utilizada.

Retalho do músculo extensor longo dos dedos

O músculo extensor longo dos dedos é um dos quatro músculos do compartimento anterior da perna. É responsável pela hiperextensão das articulações metatarsofalangianas e interfalangianas, com o auxílio dos músculos extensor longo e curto do hálux, além do extensor curto dos dedos. Origina-se no côndilo lateral da tíbia. A sua inserção é fracionada. Ao nível do retináculo inferior dos extensores, há a divisão em fascículos. Dirigem-se aos 2º, 3º e 4º dedos, onde recebem expansões dos músculos lumbricais. Inserem-se, então, nas falanges médias e distais. É inervado pelo ramo terminal do nervo fibular comum (nervo fibular profundo). O suprimento sanguíneo advém da artéria tibial anterior, através de oito a dez ramos musculares (tipo IV).

Pode ser confeccionado sob a forma de retalho musculocutâneo ou muscular. Neste caso há ainda a possibilidade de utilização do pedículo proximal ou distal (retalho reverso). A melhor indicação em seu uso está no reparo de lesões com pequena exposição óssea na porção alta do terço distal da perna e do terço médio. A cicatriz inestética na área doadora constitui uma desvantagem em sua utilização.

Retalho do músculo tibial anterior

O tibial anterior é um músculo espesso proximalmente e tendíneo distalmente, lateral à tíbia. É responsável pela dorsiflexão do tornozelo e contribui para a manutenção do equilíbrio do corpo. Origina-se no côndilo lateral da tíbia e insere-se na base do primeiro metatarso. É inervado pelo nervo fibular profundo, mas pode receber inervação do nervo fibular comum. A sua irrigação é feita pela artéria tibial anterior, com oito a 12 ramos, classificação IV de Mathes e Nahai.

O retalho utilizado a partir do músculo tibial anterior é, geralmente, muscular. Não é utilizado como retalho livre por não ter pedículo dominante. O ponto de rotação do retalho situa-se 5 a 10 cm abaixo do côndilo medial da tíbia. É interessante para a cobertura de defeitos estreitos e alongados sobre a crista da tíbia mediante avanço do corpo muscular, quando os músculos flexores não fornecem cobertura (Figura 13.11).

Retalho do músculo flexor longo dos dedos

O músculo flexor longo dos dedos faz parte do grupo muscular profundo da região posterior da perna e encontra-se profundamente ao músculo sóleo no lado tibial. Atua na flexão das falanges distais dos quatro últimos pododáctilos e é importante na flexão plantar e inversão do pé. Origina-se na face posterior e borda interóssea da tíbia e, por um arco tendíneo, no terço distal da fíbula. Insere-se na base das falanges distais dos quatro últimos pododáctilos.

Sua irrigação é feita por ramos segmentares da artéria tibial posterior (tipo IV). É inervado pelo nervo tibial.

Pode ser utilizado como retalho muscular ou livre, com manutenção da inervação. O défice funcional com

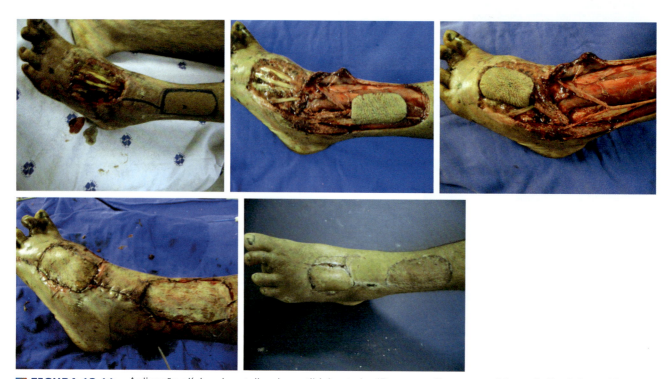

■ **FIGURA 13.11** – Aplicação clínica do retalho de m. tibial anterior (Fotos gentilmente cedidas pelo Dr. Juliano Cândido).

CAPÍTULO 13 – RETALHOS MUSCULARES E MUSCULOCUTÂNEOS. A VASCULARIZAÇÃO MUSCULAR E CUTÂNEA

sua retirada é insignificante, desde que o flexor curto dos dedos seja mantido. Trata-se de um retalho de pequenas dimensões, utilizado como complemento do retalho de músculo sóleo. O arco de rotação é distal ao músculo sóleo e não ultrapassa a parte média do terço distal da perna.

Retalho do músculo flexor curto dos dedos

O músculo flexor curto dos dedos faz parte do grupo superficial da face ventral do pé. Emite tendões para os quatro pododáctilos laterais. Atua na flexão dos quatro dedos laterais do pé, com atuação nas articulações interfalangianas proximais. Participa ainda da manutenção do arco longitudinal do pé. Origina-se no processo medial da tuberosidade do calcâneo, com inserção nas falanges médias do 2º ao 5º pododáctilos.

É irrigado pelas artérias plantar medial e plantar lateral, ramos terminais da artéria tibial posterior (tipo II). Sua inervação é feita pelo nervo plantar medial. Sua utilização como retalho é prioritariamente sob a forma muscular, para cobertura de lesões em calcâneo. Utilizá-lo como retalho musculocutâneo traz sequelas indesejáveis à área doadora. Pode ainda ser utilizado na forma de retalho livre.

Retalho do músculo abdutor do hálux

O músculo abdutor do hálux repousa ao longo da borda medial do pé. É responsável pela abdução do hálux, mas também auxilia na flexão da articulação metatarsofalangiana do mesmo dedo. Origina-se no processo medial da tuberosidade do calcâneo, no retináculo dos flexores e na aponeurose plantar. Insere-se no sesamoide medial e na base da falange proximal do hálux.

A artéria plantar medial, por meio de três a quatro ramos, irriga este músculo (tipo II), que é inervado pelo nervo plantar medial. É utilizado sob a forma de retalho muscular com arco de rotação que se estende do maléolo medial ao calcâneo. Trata lesões limitadas da parte medial do calcâneo.

Retalho do músculo abdutor do dedo mínimo

O músculo abdutor do dedo mínimo é o mais lateral do grupo de músculos superficiais da planta do pé. Trata-se de um músculo largo que forma a eminência plantar lateral. É responsável pela abdução do 5º pododáctilo e, às vezes, por sua flexão. Possui dois ventres musculares, sendo que o superficial se origina no processo lateral da tuberosidade do calcâneo e da aponeurose plantar, enquanto sua cabeça lateral se origina do processo medial da tuberosidade do calcâneo. Insere-se na falange proximal do dedo mínimo e na tuberosidade do 5º metatarso.

É inervado pelo ramo motor do nervo plantar medial e pelo ramo sensitivo distal do nervo sural. É irrigado por dois ou três ramos da artéria plantar lateral.

Seu arco de rotação atinge a parte lateral do calcâneo e chega à proeminência do maléolo lateral. Pode ser utilizado sob a forma de retalho muscular, na cobertura do maléolo lateral e calcâneo, ou sob a forma de retalho musculocutâneo, com necessidade de enxertia na área doadora (Figura 13.12).

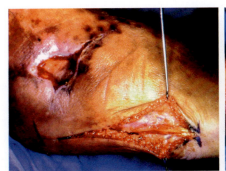
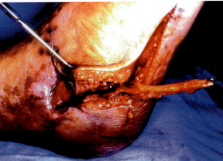
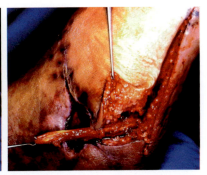
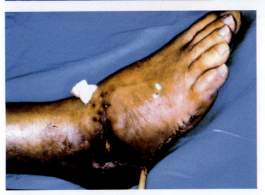

FIGURA 13.12 – Aplicação clínica do retalho de m. abdutor do dedo mínimo.

Bibliografia Consultada

- Bozola AR. Manual de Retalhos Miocutâneos. Porto Alegre: AMRIGS; 1984.
- Masquelet AC, Gilbert A. Atlas Colorido de Retalhos na Reconstrução de Membros. Rio de Janeiro: Revinter; 1997.
- Mathes S, Nahai F. Classification of the Vascular Anatomy of Muscles: Experimental and Clinical Correlation. Plast Reconstr Surg. 1981;67(2):177-187.
- Mathes SJ, Nahai F. Clinical applications for muscle and musculocutaneous flaps. London: Year Book; 1982.
- Mathes SJ, Nahai F. Clinical atlas of muscle and musculocutaneous flaps. St Louis: CV Mosby; 1979.
- McCarthy JG. Plastic Surgery. Philadelphia: WB Saunders; 1990.

capítulo 14

Retalhos Microcirúrgicos
Princípios da Microcirurgia

AUTOR: Marcelo Sacramento Cunha
COAUTORES: André Leal Gonçalves Torres e Nilmar Galdino Bandeira

Princípios da Microcirurgia

Introdução

A microcirurgia pode ser definida como procedimentos cirúrgicos aplicados na manipulação de pequenas estruturas que dependem do auxílio de lentes de aumento (lupas ou microscópio). Apesar de o microscópio óptico ter sido inventado em 1590 por Janssen, somente em 1960 sua aplicação em anastomoses de vasos com diâmetro menor que 2 mm foi relatada com sucesso por Jacobson e Suarez[1]. A realização de reimplantes de dedos e extremidades mostrou a eficiência da técnica e favoreceu a continuidade do desenvolvimento da microcirurgia.

Em 1972, McLean e Buncke[2] relataram um caso clínico de reconstrução do couro cabeludo com omento e o primeiro retalho cutâneo microcirúrgico transplantado com sucesso foi descrito por Daniel, em 1973. Na América do Sul, a introdução da microcirurgia vascular experimental ocorreu em 1971, no Laboratório de Microcirurgia da Faculdade de Medicina da Universidade de São Paulo (USP), por Ferreira[3], e o primeiro reimplante microcirúrgico em humanos com sucesso foi um reimplante de mão realizado por Ferreira, em 1972, introduzindo a microcirurgia vascular na prática clínica brasileira. Com o desenvolvimento progressivo da técnica, diferentes segmentos de tecidos compostos de pele, músculo e osso puderam então ser transplantados para locais distantes, mantendo sua vascularização.

Em menos de 30 anos, a microcirurgia difundiu-se e tornou-se recurso indispensável em inúmeras situações clínicas, tendo aplicação em diferentes especialidades, como cirurgia geral, neurocirurgia, urologia, ginecologia, ortopedia, oftalmologia e otorrinolaringologia. Problemas clínicos previamente tidos como insolúveis têm sido tratados com sucesso através da aplicação desta técnica. Vencida a dificuldade técnica inicial, a microcirurgia deixou de ser considerada última opção reservada aos casos mais complicados. Hoje, a microcirurgia é recurso que deve ser considerado como primeira opção para um melhor resultado funcional e estético, mesmo com a possibilidade de outros recursos menos complexos.

Treinamento

A destreza e precisão nos movimentos necessários à microcirurgia devem ser adquiridas com uma sequência de aprimoramentos que vão desde o treinamento experimental, passando pela dissecção anatômica dos retalhos em cadáveres, até a aplicação na prática clínico-cirúrgica. Dedicação, paciência e persistência são importantes atributos requeridos. A satisfação pessoal e do paciente é a maior recompensa.

O correto posicionamento do cirurgião é sentado confortavelmente à altura da mesa, com apoio para mãos, antebraços e cotovelos, orientados perpendicularmente em relação à estrutura a ser manipulada. O antebraço deve preferencialmente estar ao mesmo nível da sutura realizada. A cadeira deve ser do tipo ajustável. O tempo gasto com a apresentação do campo cirúrgico e o posicionamento é previsto e não perdido, pois facilita a realização, a precisão do procedimento e um melhor resultado. A cirurgia rápida é a que não precisa de reintervenção ou retorno à sala de cirurgia (Figura 14.1).

PARTE 2 – TRANSPLANTES

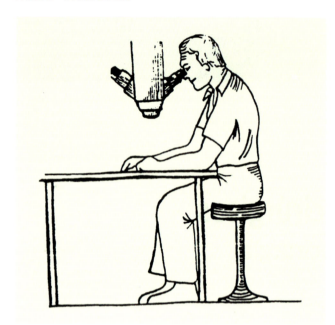

■ **FIGURA 14.1** – Posicionamento adequado do cirurgião, mesa cirúrgica e microscópio.

Magnificação cirúrgica

O aparelho de magnificação escolhido deve ser específico para o tipo de cirurgia a ser realizada. Podem ser utilizadas lupas cirúrgicas, que permitem aumento de 2,5 a seis vezes. A lupa é útil no preparo do campo cirúrgico e dissecção dos vasos ou nervos.

O microscópio ideal deve alcançar aumento de até 40 vezes. Aumentos moderados (dez a 20 vezes) são utilizados na realização das suturas vasculares, e grandes aumentos (até 30 ou 40 vezes) são utilizados na manipulação de vasos particularmente pequenos, como os digitais nos reimplantes de dedos (Figura 14.2).

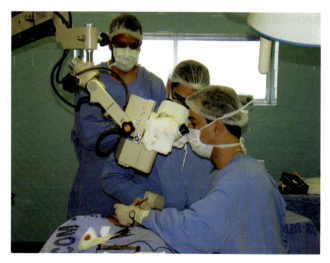

■ **FIGURA 14.2** – Microscópio cirúrgico e posicionamento do microcirurgião.

Material cirúrgico

O material cirúrgico é miniaturizado e consiste de: microscópio cirúrgico ou lupa, pinça de relojoeiro número 4 e/ou 5, tesoura microcirúrgica, portas-agulhas microcirúrgicas, clipes vasculares (microclampes) simples e duplos, fios microcirúrgicos e pinças anguladas (Figura 14.3).

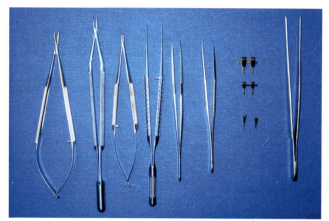

■ **FIGURA 14.3** – Material microcirúrgico.

O fio de eleição é o náilon monofilamentar. Os mais frequentemente utilizados são os 8-0, 9-0, 10-0 e 11-0, com as agulhas respectivas variando de 50 a 130 μm. Para as microanastomoses vasculares, o náilon 10-0 é o fio de escolha. O náilon 11-0 é usado para veias menores ou para sutura de nervos.

Solução de heparina (1.000 U em 100 mL de solução salina a 0,9%) é utilizada para perfusão do retalho antes das anastomoses, irrigação das bocas anastomóticas e para repouso do material microcirúrgico; lidocaína a 1% sem adrenalina ou papaverina para irrigar os vasos e/ou tratar o vasoespasmo; e bisturi elétrico bipolar são indispensáveis à realização do procedimento cirúrgico.

Treinamento da técnica cirúrgica

• Fase experimental

O treinamento deve começar com a realização de suturas em borracha esticada sobre placa de Petri, utilizando-se fios cada vez mais finos. Tubos de silicone, látex, pés de frango, cordão umbilical, dentre outros, também podem ser utilizados[4]. São encontrados também modelos experimentais de silicone que substituem em alguns centros os animais de experimentação. Os pontos devem ser dados em diversas direções, simulando diferentes dificuldades técnicas, atentando-se para o correto manuseio e posicionamento do instrumental (Figuras 14.4 e 14.5).

CAPÍTULO 14 – RETALHOS MICROCIRÚRGICOS – PRINCÍPIOS DA MICROCIRURGIA

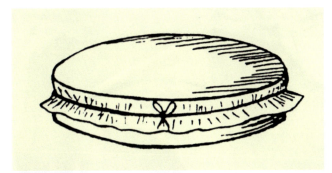

FIGURA 14.4 – Placa de Petri para treinamento em borracha.

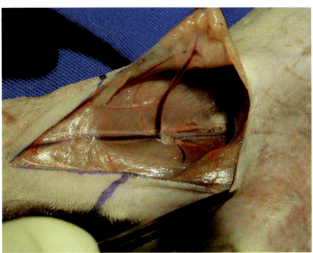

FIGURA 14.6 – Vasos femorais e epigástricos em modelo de ratos para microcirurgia.

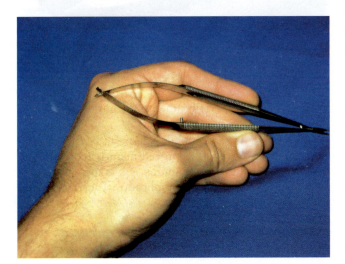

FIGURA 14.5 – Posicionamento adequado do material microcirúrgico.

borda do vaso de duas a três vezes a espessura da parede. A agulha deve ser introduzida perpendicularmente à superfície do vaso. Os pontos aplicados a 0° e 120° podem ser usados como reparo. Deve ser observada a tensão da sutura, pois caso seja excessiva pode ser aliviada por aproximação dos clipes microvasculares, deslizando-os sobre o mesmo eixo que os mantém (Figura 14.7).

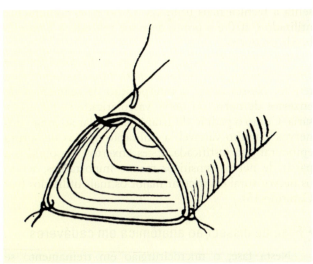

FIGURA 14.7 – Efeito Carrel. Pontos a 0° e 120° evitam o colabamento das paredes anterior e posterior do vaso.

• Animais de experimentação

O próximo passo é a aplicação em animais de experimentação, sendo o rato o mais conveniente animal para o treinamento e ensino de técnicas microcirúrgicas, pois o tamanho de seus vasos é equivalente ao dos vasos digitais humanos, é de fácil manejo e cuidados em biotério. Modelos microcirúrgicos em ratos têm sido descritos desde o início da década de 1960. Desde então, o desenvolvimento de modelos para cirurgias humanas, microcirurgia e reimplantes tem sido comum. O rato tem sido utilizado amplamente nas últimas 3 décadas para o desenvolvimento de modelos de reimplantes de membros e estudo do fenômeno de não reperfusão[5] (Figura 14.6).

No tocante às anastomoses vasculares, estas podem ser executadas, de acordo com os achados intraoperatórios, das formas terminoterminais, terminolaterais e por telescopagem.

• Anastomose terminoterminal

Consiste na coaptação direta "boca a boca" dos cotos vasculares. Os pontos são dados a uma distância da

• Anastomose terminolateral

A anastomose terminolateral é utilizada com frequência em microcirurgia, particularmente na reconstrução dos membros superiores ou inferiores. Apresenta a vantagem de não interromper o fluxo distal do vaso receptor, já que consiste em coaptação do coto do vaso receptor à parede lateral do vaso doador.

• **Telescopagem**

A telescopagem consiste em embutir um vaso de menor calibre dentro de um maior. O uso de enxertos de veia pode ser necessário devido à ausência de vasos receptores em boas condições próximos ao defeito a ser tratado, permitindo alongar o pedículo vascular dos retalhos microcirúrgicos e possibilitando anastomosá-los em vasos de melhor qualidade e que ofereçam mais segurança para realização do procedimento, sendo esta uma das técnicas anastomóticas possíveis de serem aplicadas. A telescopagem tem sido utilizada por nós particularmente na realização dos reimplantes que frequentemente necessitam de enxertos de veia para defeitos venosos ou arteriais.

• **Sutura de nervos periféricos**

Muitos fatores influenciam o sucesso da sutura neural, dentre eles a técnica microcirúrgica, a prevenção de ressecamento, a coaptação sem tensão, o julgamento criterioso no posicionamento dos pontos, a colocação do menor número de pontos possível, a seleção de leito receptor bem vascularizado, além do alinhamento fascicular correto. As técnicas utilizadas na neurorrafia primária consistem na sutura epineural e perineural ou interfascicular. A combinação das duas, ou seja, epiperineural, a qual permite o alinhamento mais preciso dos fascículos nervosos e manutenção de sutura mais segura devido à maior resistência que o epineuro oferece, representa a técnica mais utilizada. O fio mais comumente utilizado é 10-0 e o ponto deve ser aplicado a 1 mm da borda do nervo.

Em algumas situações clínicas a aproximação dos cotos nervosos não pode ser feita primariamente sem tensão. Nesses casos, a interposição de segmentos de enxertos de nervo ou nervo vascularizado se faz necessária. Como o padrão de arranjo fascicular ao longo dos nervos é muito variável, a utilização apenas de sutura epineural está justificada. Estes enxertos são obtidos a partir de nervos sensitivos menos importantes, sendo os nervos sural e auricular maior os mais utilizados (ver Capítulo 15).

• **Fase de dissecção anatômica em cadáveres**

Nesta fase, o microcirurgião em treinamento se familiariza com os detalhes anatômicos dos principais retalhos a serem utilizados, suas variantes anatômicas e as principais características vasculonervosas pertinentes (Figura 14.8).

• **Fase clínico-cirúrgica**

Após o cumprimento das fases anteriores é possível o início da participação ativa em procedimentos cirúrgicos. Como forma de uma melhor adaptação a essa nova realidade, é preferível a atuação do aprendiz como o primeiro assistente ao microscópio, posicionado na óptica

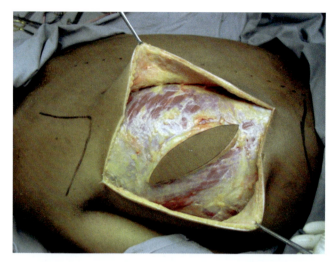

FIGURA 14.8 – Dissecção do retalho miocutâneo do latíssimo do dorso em cadáver.

secundária até o aperfeiçoamento e segurança plena no procedimento.

O estresse da responsabilidade nesta fase, com muita frequência, transforma procedimentos teoricamente mais simples que os executados nas etapas anteriores (experimentais) em mais complicados. Paciência e persistência são necessárias.

Retalhos Microcirúrgicos

Introdução

O transplante microvascular tem particular importância na reconstrução das regiões de cabeça e pescoço e do terço distal do membro inferior. Nas reconstruções de cabeça e pescoço os tecidos adjacentes são geralmente insuficientes e não satisfazem características importantes da reconstrução, como reconstruir volumes da face. No membro inferior geralmente nos deparamos com a falta de tecidos suficientes para a reconstrução.

O tratamento das feridas complexas se constitui numa grande aplicação para a utilização dos retalhos musculares e musculocutâneos. Estudos experimentais comparando a resistência à invasão bacteriana em retalhos musculares e fasciocutâneos demonstraram uma resistência superior à invasão bacteriana e à necrose em retalhos musculares e musculocutâneos. No tratamento da osteomielite, o retalho muscular ou musculocutâneo pode ser transposto após desbridamento do osso infectado e, associado à antibioticoterapia, tem demonstrado bons resultados. Feridas complexas associadas a insuficiência vascular frequentemente evoluem para amputação do membro. O tratamento das feridas requer retalhos e a revascularização do membro pode ser realizada em um mesmo procedimento utilizando-se de retalhos musculares do tipo *flow-through*, que revascularizam o membro e oferecem retalhos para o tratamento da ferida. Alguns curativos, como o curativo à pressão negativa, têm sido amplamente utilizados com sucesso no tratamento das feridas complexas e até mesmo reduzindo a complexidade do tratamento. Em um primeiro momento estes curativos podem ser muito úteis para o preparo do leito, com a limpeza e redução da exsudação.

Principais retalhos musculares utilizados em microcirurgia

• Retalho de músculo latíssimo do dorso

O músculo latíssimo do dorso é um músculo amplo, plano, triangular e tipo V da classificação de Mathes e Nahai, que recobre a metade inferior do tronco. A sua extensão média é de 25 × 35 cm e tem origens nas espinhas das seis vértebras torácicas inferiores, sacrais e crista ilíaca posterior. A sua inserção tendínea está no sulco intertubercular do úmero. O pedículo dominante é representado pela artéria toracodorsal ramo da artéria subescapular e suas veias comitentes, com extensão média de 8 cm e diâmetro de 2,5 mm. Os pedículos secundários são representados pelos ramos perfurantes das artérias intercostais posteriores e lombares. A inervação motora é proveniente do nervo toracodorsal (C6-8) adjacente ao pedículo dominante.

O retalho de músculo latíssimo do dorso pode ser utilizado através de técnica microcirúrgica para cobertura de cabeça e pescoço, tronco, membro superior e membro inferior. As indicações principais do transplante microcirúrgico do músculo latíssimo do dorso são as reconstruções de membro, quando grande extensão de retalho é necessária ou quando, em presença de infecção crônica ou de tecidos pouco vascularizados, é importante a presença de músculo para melhorar o aporte sanguíneo nessas áreas. A face anterior da perna é a sede mais frequente de indicações para o transplante do músculo latíssimo do dorso, seguida pela reparação de perdas cutâneas extensas no pé, em especial da área plantar.

O fechamento da área doadora deve ser primário, para evitar sequelas estéticas com a aplicação de enxertos. Quando extensas ilhas de pele são necessárias, a expansão tecidual pode permitir o fechamento primário da área doadora (Figura 14.9A-G).

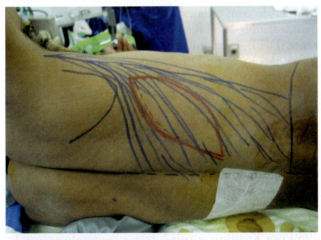

FIGURA 14.9A – Marcação do retalho miocutâneo do latíssimo do dorso.

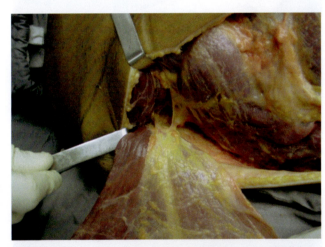

FIGURA 14.9C – Dissecção do retalho com detalhe do pedículo. Vasos toracodorsais e ramo do serrátil.

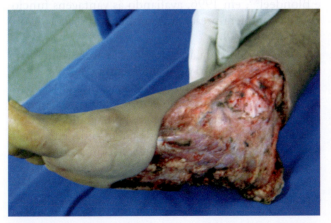

FIGURA 14.9B – Defeito extenso em pé e no terço distal de perna após ressecção de melanoma acral.

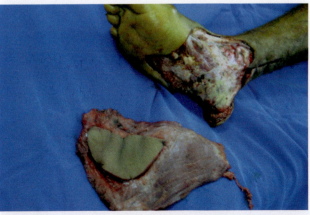

FIGURA 14.9D – Retalho após secção do pedículo pronto para o transplante.

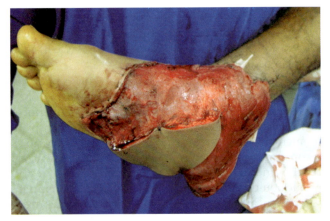

FIGURA 14.9E – Retalho em posição. Ilha de pele mantida como monitor de perfusão.

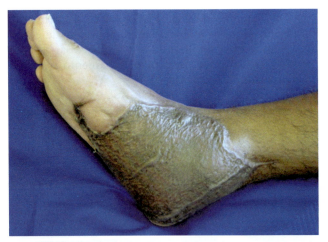

FIGURA 14.9F – Resultado final após enxertia de pele do músculo transplantado e retirada do monitor de pele.

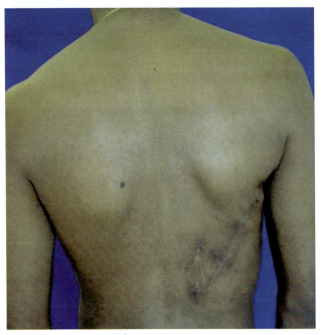

FIGURA 14.9G – Área doadora no pós-operatório.

• Retalho do músculo reto do abdome

O músculo reto do abdome é orientado verticalmente a partir das suas origens na crista e sínfise púbica até sua inserção nas cartilagens da quinta, sexta e sétima costelas, com extensões médias de 25 × 6 cm. O músculo reto do abdome é um músculo tipo III de Mathes e Nahai com pedículos dominantes baseados nas artérias e veias epigástricas superior e inferior, ramos e tributárias das artérias e veias mamária interna e ilíaca externa, respectivamente. Os pedículos menores são representados pelos ramos das artérias intercostais e subcostal. A inervação motora é segmentar e representada pelos ramos intercostais (sétimo ao décimo segundo nervos intercostais).

O retalho de músculo reto do abdome, com ou sem ilha cutânea, pode ser transplantado para cobertura e reconstrução de cabeça e pescoço, tronco posterior, membros superior e inferior e mama. O retalho miocutâneo do músculo reto do abdome (TRAM), que inclui uma ilha de pele transversa infraumbilical sobre o músculo reto do abdome, tem sido amplamente utilizado em reconstrução mamária. O retalho pode ser transferido com toda espessura do músculo, parte dele (*muscle-sparing* MS-TRAM) ou como retalho de perfurante (DIEP – retalho perfurante da artéria epigástrica inferior). O retalho DIEP apresenta ilha de pele e gordura semelhante à do retalho TRAM convencional[6,7]. Sua vascularização baseia-se na artéria epigástrica profunda inferior através da dissecção dos ramos perfurantes em seu trajeto intramuscular, possibilitando a separação do tecido muscular do retalho cutaneogorduroso abdominal. Com a preservação de toda a musculatura abdominal e a manutenção da estrutura aponeurótica consegue-se uma maior integridade estática e dinâmica do abdome, minimizando-se as sequelas da área doadora[8,9]. Inicialmente descrito em 1989 por Koshima e cols.[6], teve sua grande aplicação em reconstrução mamária com os trabalhos publicados por Allen[7], em 1994, mostrando séries clínicas iniciais, e Blondeel[8,9], em 1996, avaliando as vantagens funcionais da completa preservação muscular (Figura 14.10A-H) (ver Capítulo 60).

O fechamento da área doadora[10] é importante para prevenir o surgimento de abaulamentos e hérnias abdominais. O uso de tela sintética (Prolene ou Marlex) deve ser levado em consideração sempre que o fechamento primário da aponeurose não é possível, quando a tensão é excessiva ou a aponeurose é de má qualidade (aponeurose desvascularizada ou queimada com bisturi elétrico). Nos casos de DIEP, não há necessidade de uso da tela. O fechamento da pele geralmente é primário sem dificuldades.

CAPÍTULO 14 – RETALHOS MICROCIRÚRGICOS – PRINCÍPIOS DA MICROCIRURGIA

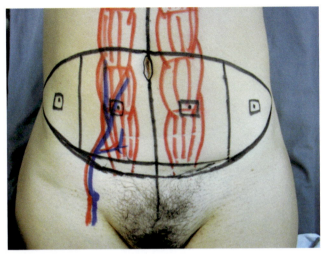

FIGURA 14.10A – Desenho do retalho TRAM e programação das incisões.

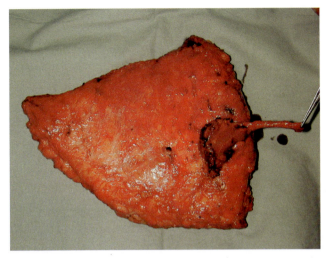

FIGURA 14.10D – Retalho TRAM com preservação transversa e longitudinal de músculo (MS-TRAM).

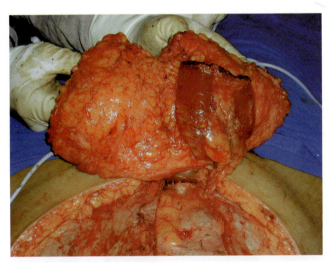

FIGURA 14.10B – Retalho TRAM dissecado.

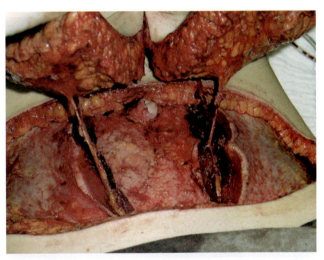

FIGURA 14.10E – Dissecção do retalho de perfurante da artéria epigástrica inferior DIEP bilateral. Preservação total do músculo reto do abdome.

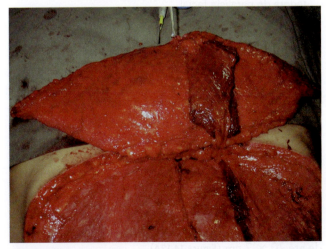

FIGURA 14.10C – Retalho TRAM com preservação transversa de músculo (fita lateral de músculo preservada).

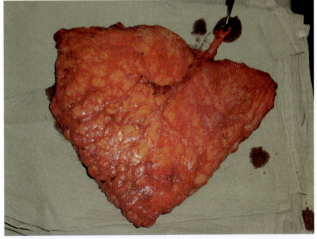

FIGURA 14.10F – Retalho DIEP preparado para o transplante.

145

PARTE 2 – TRANSPLANTES

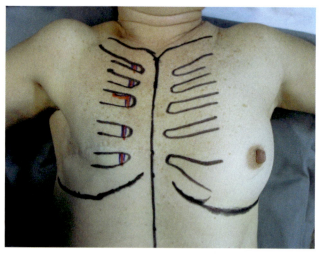

FIGURA 14.10G – Desenho dos vasos mamários internos (receptores do transplante).

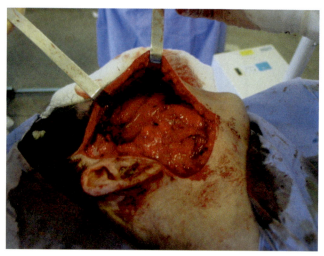

FIGURA 14.11A – Retalho muscular do grácil dissecado com seu pedículo vascular e nervo obturador.

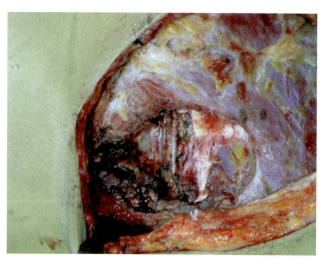

FIGURA 14.10H – Dissecção dos vasos mamários internos após retirada de segmento de cartilagem costal.

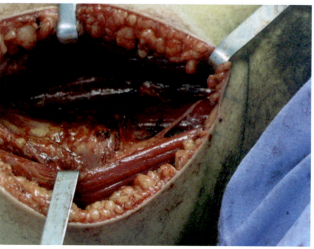

FIGURA 14.11B – Transplante do retalho de músculo grácil para a face com anastomoses em vasos faciais e coaptação nervosa com nervo massetérico. Paciente portadora de paralisia facial.

• Retalho de músculo grácil

O músculo grácil se localiza na região medial da coxa entre os músculos adutor longo anteriormente e semimembranoso posteriormente. O músculo se origina na sínfise púbica e se insere no côndilo tibial medial. Pode ser utilizado como retalho muscular ou musculocutâneo e se constitui em um músculo tipo II de Mathes e Nahai. O pedículo dominante é o ramo ascendente da artéria circunflexa femoral medial, ramo da artéria femoral profunda e suas veias comitentes, com extensão média de 6 cm e diâmetro de 1,6 mm. O pedículo menor é representado por ramos diretos da artéria femoral superficial e veias comitentes. A inervação motora se deve ao ramo anterior do nervo obturador.

Esse retalho pode ser aplicado na cobertura de cabeça e pescoço, nos membros superior e inferior e no pé; nas reconstruções funcionais do membro superior e na paralisia facial (14.11A, B).

Principais retalhos fasciocutâneos utilizados em microcirurgia

• Retalho escapular/paraescapular

O retalho escapular tem inúmeras aplicações quando utilizado como retalho livre. Pode ser aplicado para reconstrução e cobertura de cabeça e pescoço, cavidade oral, mandíbula, membro superior e membro inferior. O retalho escapular é um retalho fasciocutâneo do tipo B da classificação de Mathes e Nahai, localizado na face posterior do tronco, entre a axila e a linha média do dorso, na região infraespinal da escápula, com extensões de até 20 × 7 cm (Figura 14.12A).

O pedículo vascular é representado pela artéria circunflexa escapular (ramo da artéria subescapular) e suas veias comitentes. O retalho pode ser desenhado horizontalmente (retalho escapular) ou verticalmente (retalho paraescapular), baseado nos ramos horizontal ou vertical da artéria circunflexa escapular. Os músculos redondo maior (inferiormente) e menor (superiormente) formam, com a cabeça longa do músculo tríceps (lateralmente), o triângulo homotricipital, por onde emergem os vasos circunflexos escapulares (Figuras 14.12B-D).

Modificações do retalho podem ser obtidas com a expansão tecidual ou inclusão de segmentos ósseos e o fechamento da área doadora deve ser primário, pois a mobilidade da escápula impede a utilização de enxertos de pele.

• Retalho lateral do braço

O retalho lateral do braço pode ser utilizado para cobertura e reconstrução de cabeça e pescoço, membro superior e membro inferior, mão e punho[11] (Figura 14.13A).

O retalho é fasciocutâneo tipo B de Mathes e Nahai e localiza-se nos dois terços distais da porção lateral do braço. O limite superior é a inserção do deltoide e o limite inferior é o epicôndilo lateral, com extensões de até 15 × 8 cm. O pedículo é baseado na artéria radial colateral, ramo da artéria braquial profunda e suas veias comitentes. A extensão do pedículo é em média de 7 cm e o diâmetro, de 2,5 cm. Os nervos cutâneo braquial posterior e cutâneo antebraquial posterior podem ser incluídos no retalho para se obter um retalho sensitivo. O

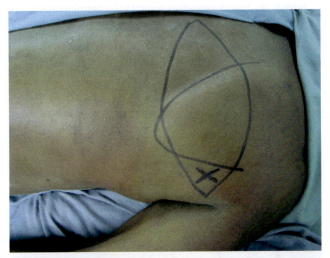

FIGURA 14.12A – Desenho do retalho escapular e localização do pedículo.

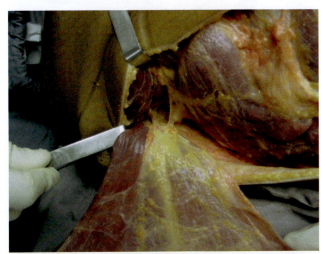

FIGURA 14.12C – Detalhe do pedículo vascular.

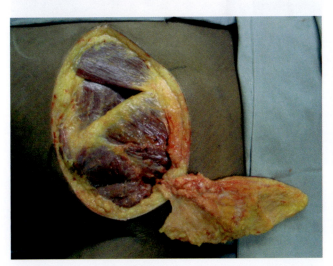

FIGURA 14.12B – Dissecção subfascial com exposição dos músculos trapézio, subescapular, infraespinhal, redondos maior e menor.

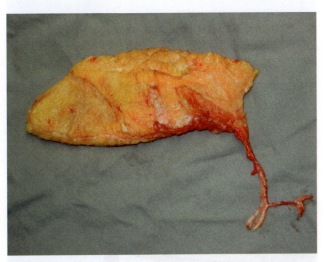

FIGURA 14.12D – Retalho retirado e pedículo com seus ramos.

fechamento da área doadora normalmente é primário[12], no entanto, o enxerto de pele pode ser utilizado quando a largura da ilha de pele é extensa (maior de 6 cm) (Figuras 14.13B-E).

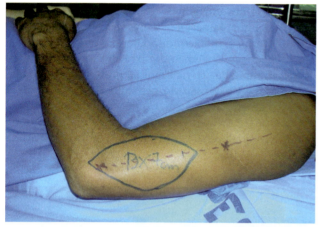

FIGURA 14.13A – Marcação do retalho cutâneo lateral do braço.

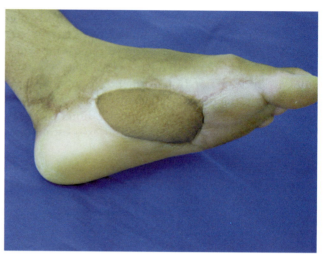

FIGURA 14.13D – Resultado do transplante do retalho lateral do braço sensitivo (coaptação terminolateral em nervo tibial posterior e anastomoses venosas terminolateral arterial e terminoterminal venosa em vasos tibiais posteriores).

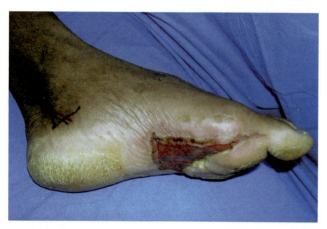

FIGURA 14.13B – Lesão traumática em região plantar com indicação de retalho microcirúrgico sensitivo.

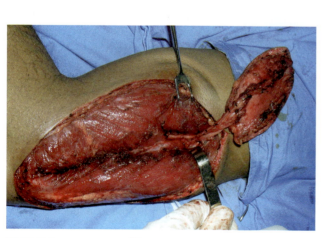

FIGURA 14.13C – Dissecção do retalho lateral do braço. Relação do pedículo com o nervo radial.

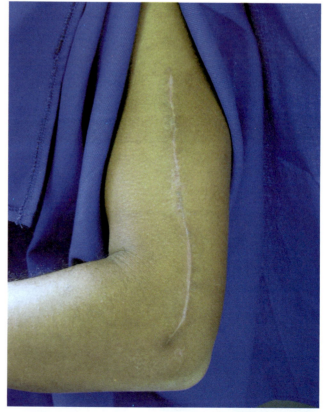

FIGURA 14.13E – Fechamento primário da área doadora, com cicatriz de bom aspecto.

• Retalho antebraquial radial (retalho chinês)

O retalho antebraquial pode ser empregado para cobertura e reconstrução de cabeça e pescoço, tronco posterior, membros superior e inferior, esôfago e pênis.

O retalho é fasciocutâneo tipo B de Mathes e Nahai e compreende uma região de pele ampla, fina e bem vascularizada. Qualquer segmento ou quase toda a região de pele ou fáscia compreendido entre a fossa antecubital e o punho (até 10 x 40 cm) pode ser dissecado baseado na irrigação da artéria radial.

O pedículo é baseado na artéria radial (ramo da artéria braquial), que possui extensão média de 20 cm e diâmetro de 2,5 mm. O retorno venoso é baseado nas veias comitentes (sistema profundo) e veias cefálica e basílica (sistema superficial). A região anterior do antebraço é inervada pelos nervos cutâneos antebraquiais lateral (C5-6) e medial (C8-T1) (Figuras 14.14A-F).

A área doadora pode ser fechada primariamente em retalhos de pequenas dimensões, retalho adiposofascial ou retalho expandido. Na maioria das vezes é necessária enxertia de pele para fechamento da área doadora e para isto se torna importante a preservação do peritendão na dissecção dos tendões do antebraço (Figura 14.14G).

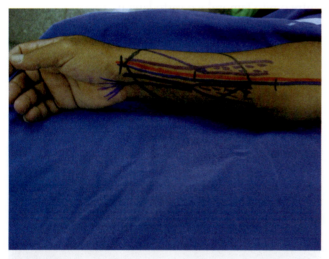

FIGURA 14.14A – Marcação do retalho antebraquial radial com seu pedículo e principais relações.

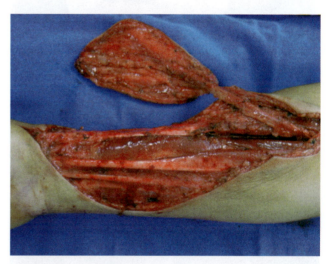

FIGURA 14.14C – Dissecção do retalho antebraquial radial com pedículo radial e veias superficiais.

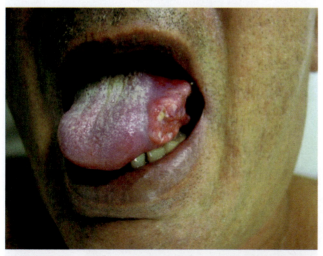

FIGURA 14.14B – Paciente portador de carcinoma espinocelular de língua.

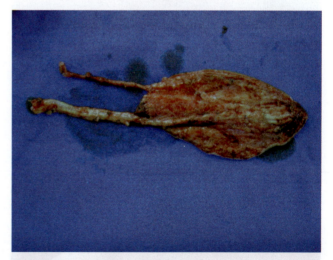

FIGURA 14.14D – Retalho após secção do pedículo para o transplante. Pedículo radial (artéria radial e veias comitentes) e veia superficial (cefálica).

PARTE 2 – TRANSPLANTES

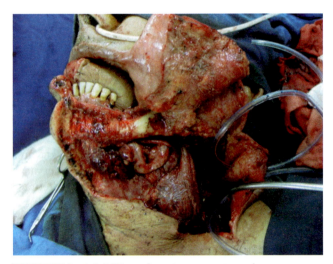

FIGURA 14.14E – Anastomoses vasculares em vasos faciais e montagem do retalho em assoalho bucal e língua.

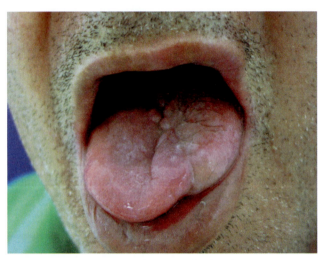

FIGURA 14.14F – Bom resultado da reconstrução, sem complicações. Observar a metaplasia sofrida pelo retalho.

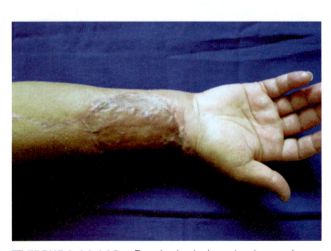

FIGURA 14.14G – Resultado da área doadora após enxerto de pele.

• Retalho anterolateral da coxa

O retalho anterolateral da coxa é um retalho fasciocutâneo tipo B e C de Mathes e Nahai, cujos pedículos dominantes são os ramos septocutâneos da artéria circunflexa femoral lateral, ramo descendente, e seus pedículos menores formados pelos ramos musculocutâneos da artéria circunflexa femoral lateral, ramo descendente, e ramos musculocutâneos da artéria circunflexa femoral lateral, ramo transverso. O centro do retalho se localiza no ponto médio de uma linha traçada da espinha ilíaca anterossuperior até a borda superolateral da patela. Uma ilha de pele de 12 × 20 cm pode ser utilizada. No plano subfascial, o retalho é descolado até a identificação do pedículo principal, localizado no septo intermuscular entre o reto femoral e o vasto lateral.

Este retalho é um dos mais utilizados na atualidade, acompanhando a tendência mundial no uso de retalhos de perfurantes, podendo ser utilizado nas reconstruções de cabeça e pescoço, membros superiores e inferiores[13] (Figura 14.15A-F).

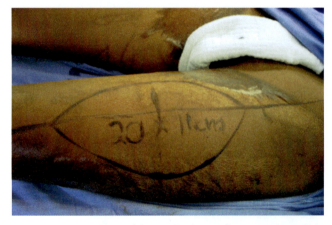

FIGURA 14.15A – Marcação do retalho anterolateral da coxa.

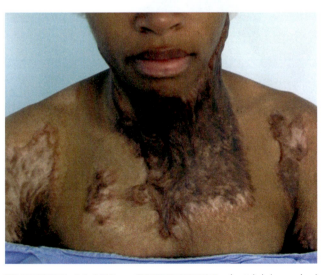

FIGURA 14.15B – **CONTRATURA** cicatricial cervical pós-queimadura.

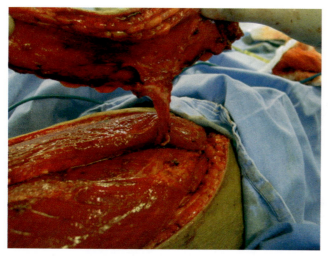
■ **FIGURA 14.15C** – Dissecção do retalho e seu pedículo.

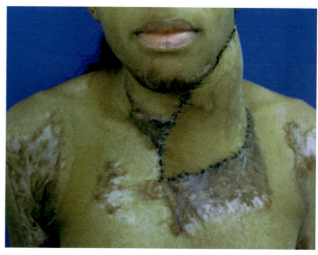
■ **FIGURA 14.15E** – Resultado pós-operatório do transplante do retalho anterolateral da coxa para região cervical.

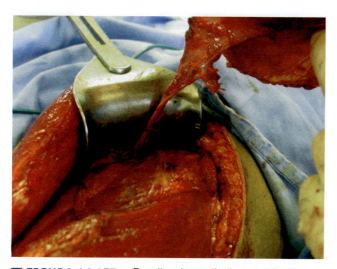
■ **FIGURA 14.15D** – Detalhe do pedículo vascular.

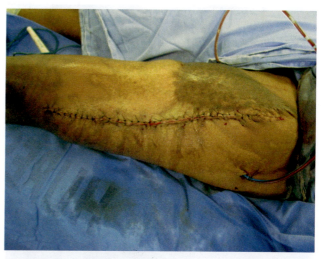
■ **FIGURA 14.15F** – Resultado da área doadora após fechamento primário.

Principais retalhos ósseos utilizados em microcirurgia

• Retalho de fíbula

Localizada no aspecto lateral da perna, a fíbula é um osso longo com um padrão de circulação tipo V de Mathes e Nahai, tendo como pedículo principal uma artéria nutridora e suas veias comitentes, ramos da artéria e veia fibulares. Os pedículos secundários são compostos por ramos periostais e musculares, ao nível das origens dos músculos na fíbula, também originários da artéria e veia fibulares. O pedículo dominante entra no osso numa distância média de 17 cm abaixo do processo estiloide fibular. Através de ramos perfurantes septocutâneos e musculocutâneos, é passível o transplante composto incluindo uma ilha de pele e músculo. O osso é dissecado e levantado baseado na artéria e veia fibulares proximais, sendo a microanastomose realizada entre esses vasos e os receptores. É importante, durante a dissecção do retalho, preservar a nutrição periostal mantendo, ligado ao osso, um coxim dos músculos que nele se originam.

Esse transplante é muito utilizado para as reconstruções de cabeça e pescoço, principalmente da mandíbula, mas também tem grande utilidade para os reparos de extensas perdas ósseas dos membros superiores e inferiores.

A remoção da fíbula não resulta em morbidade, porém a preservação dos seus 6 a 8 cm distais é de suma importância para a manutenção da estabilidade da articulação do tornozelo (Figura 14.16A-H).

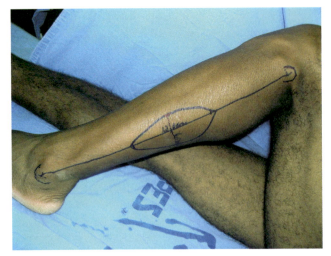

FIGURA 14.16A – Marcação do retalho osteomiocutâneo de fíbula.

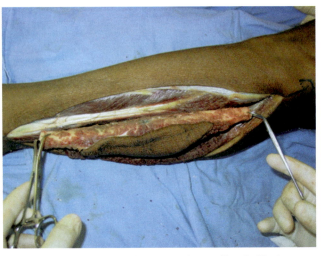

FIGURA 14.16D – Dissecção do retalho de fíbula.

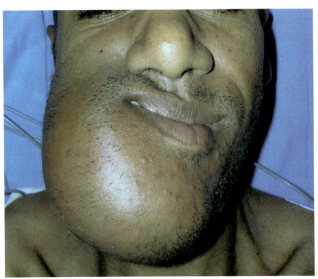

FIGURA 14.16B – Paciente portador de ameloblastoma de mandíbula.

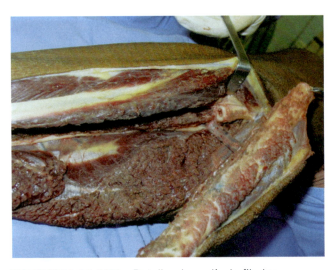

FIGURA 14.16E – Detalhe do pedículo fibular.

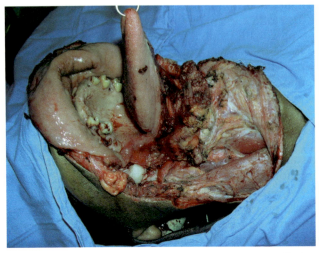

FIGURA 14.16C – Ressecção bicondilar da mandíbula.

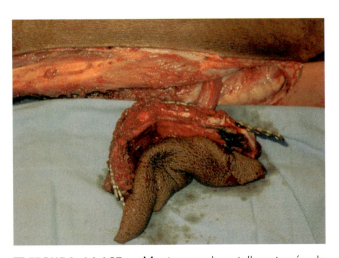

FIGURA 14.16F – Montagem do retalho através de molde em membro inferior.

CAPÍTULO 14 – RETALHOS MICROCIRÚRGICOS – PRINCÍPIOS DA MICROCIRURGIA

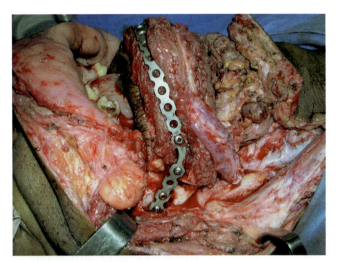

FIGURA 14.16G – Transferência do retalho com anastomoses nos vasos faciais e fixação óssea.

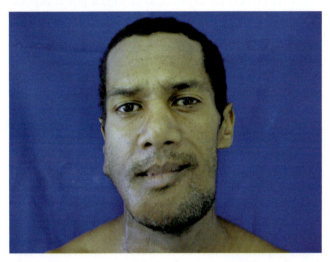

FIGURA 14.16H – Resultado pós-operatório.

• Retalho de crista ilíaca

Trata-se de um retalho composto baseado no sistema da artéria ilíaca circunflexa profunda, estendendo-se posteriormente a partir da espinha ilíaca anterossuperior. Corresponde ao padrão de circulação tipo I de Mathes e Nahai, cujo pedículo dominante é representado pela artéria ilíaca circunflexa profunda e suas veias comitentes, ramos das artéria e veia ilíacas externas. O pedículo possui comprimento de 6 a 8 cm e diâmetro aproximado de 2 mm, emergindo do aspecto lateral da ilíaca externa, quase oposta à origem da artéria epigástrica inferior profunda. Emite ramos tanto para os grupos musculares abdominais (transverso e oblíquo interno) como para o osso ilíaco e pele sobrejacente, podendo ser transferido como retalho ósseo, osteomiocutâneo, osteomuscular, de acordo com as necessidades das áreas a serem reconstruídas (cabeça e pescoço, tronco, membros superiores e inferiores).

O fechamento da área doadora é primário e deve ser meticuloso para se evitar grandes deformidades e herniações. A musculatura deve ser reparada camada por camada e se toda a espessura óssea da crista for dissecada, a deformidade de contorno resultante será inevitável.

Monitoração dos transplantes microcirúrgicos

A monitoração da perfusão ou viabilidade de retalhos é fundamental na prevenção, no reconhecimento e tratamento das complicações. Inúmeros testes subjetivos ou objetivos são utilizados para monitoração. Alguns aspectos devem ser avaliados antes de utilizar estes testes. Reconhecer a melhor situação para a sua aplicação, as limitações do teste, o tempo para realização, a possibilidade de repetição ou utilização contínua é de grande importância na escolha do mesmo.

Os testes podem ser divididos em quatro grandes grupos: observação clínica, monitoração direta do pedículo, indicadores de circulação tecidual e monitoração do metabolismo tecidual.

• Observação clínica

A avaliação clínica dos retalhos depende da avaliação da circulação da pele do retalho por um cirurgião experiente, devendo ser seriada. São avaliados a cor, o enchimento capilar, a temperatura e o sangramento de escarificações locais. Ausência de sangramento significa isquemia e comprometimento arterial. Sangramento lentificado e de cor brilhante (vermelho vivo) pode significar algum grau de espasmo arterial. Sangramento imediato e brilhante deve ser interpretado como perfusão arterial normal. Sangramento cianótico imediato e que logo se transforma em brilhante indica algum grau de congestão venosa (Figura 14.17).

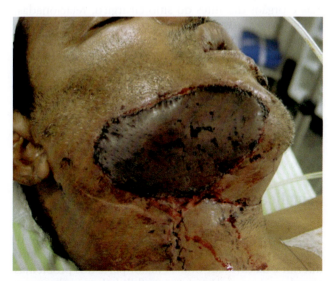

FIGURA 14.17 – Trombose venosa no terceiro dia de pós-operatório de retalho osteomiocutâneo de fíbula.

• Avaliação direta do pedículo

A arteriografia, o ultrassom Doppler, a fluxometria eletromagnética e o probe termoacoplado podem demonstrar a patência vascular das anastomoses microcirúrgicas, mas têm sua utilização limitada no período pós-operatório devido a algumas peculiaridades inerentes a cada método.

• Indicadores da circulação tecidual

Avaliada através da oximetria de pulso, da fotopletismografia e do *laser* Doppler. Esse último mede o fluxo capilar sanguíneo pelo cálculo da variação do comprimento de onda da luz do *laser* refletida pelas hemácias em movimento. Outro método é o uso de contrastes, dentre eles a fluoresceína e a indocianina verde, que após injeção intravenosa e equilíbrio tecidual, podem ser estimuladas, respectivamente, pela luz ultravioleta e luz infravermelha, produzindo fluorescência. A ausência de fluorescência indica falta de perfusão arterial, enquanto a fluorescência prolongada indica obstrução venosa.

• Monitoração do metabolismo

Estas técnicas avaliam aspectos do metabolismo tecidual que estão associados à viabilidade do tecido ou indicam isquemia tecidual. Monitoração do pH, da oxigenação transcutânea e o escaneamento com radioisótopo representam métodos possíveis de atingir esse objetivo.

Complicações em Microcirurgia

As complicações em microcirurgia podem ser divididas em gerais e locais.

Complicações gerais

As complicações gerais estão relacionadas a sistemas e órgãos distantes do sítio cirúrgico, relacionadas, na maioria das vezes, ao tempo cirúrgico prolongado. Estão incluídas complicações anestésicas, problemas de posicionamento como neuropraxia, trombose venosa profunda e complicações respiratórias como tromboembolismo, edema pulmonar e atelectasia. Singh, em 1999, estudou retrospectivamente 200 reconstruções microcirúrgicas de cabeça e pescoço e observou complicações gerais em 14% dos pacientes. Idade acima de 70 anos e o tempo cirúrgico aumentado foram os fatores relacionados com o surgimento de complicações sistêmicas[14].

Complicações locais

As complicações locais estão relacionadas, na maioria das vezes, a problemas vasculares. Infecção é complicação rara, com exceção de reconstruções do membro inferior e da cavidade oral. A maior parte dos problemas vasculares é secundária à impossibilidade, em alguns casos, de realizar anastomoses entre vasos normais. Para evitar tromboses, as anastomoses vasculares devem estar longe da zona de trauma, zona irradiada e sem doença ateromatosa. A frequência de complicações vasculares tem sido consideravelmente maior no membro inferior, com taxas de perda de 10%, devidas, na maioria dos casos, à trombose venosa. Pacientes vítimas de trauma evoluíram com uma taxa maior de complicações em relação aos pacientes sem trauma. A radioterapia prévia no leito receptor também leva a uma pior qualidade dos vasos receptores e a um risco maior para o surgimento de complicações.

Desnutrição, hipotireoidismo, diabetes *mellitus*, doenças neoplásicas e tabagismo aumentam o risco de deiscência de ferida, formação de fístulas e trombose do pedículo vascular, alem de causas comuns controláveis, como fechamento sob tensão da pele, curativo compressivo, formação de hematoma, mau posicionamento de drenos e acotovelamento dos vasos.

A incidência de exploração cirúrgica por complicações do pedículo vascular varia bastante entre os diferentes grupos. São descritos de 8 a 34% de exploração ou revisão do pedículo vascular em retalhos microcirúrgicos e a taxa de salvamento é geralmente alta após esta revisão (69 a 100%). Cunha, em sua casuística de 48 retalhos transplantados, observou 11 tromboses vasculares em seis casos, sete tromboses arteriais e quatro venosas. As anastomoses foram refeitas com sucesso. A incidência de reexploração imediata foi de 12,5% dos casos, com sucesso de 100%[15].

A trombose venosa tem sido relatada como a mais comum das complicações trombóticas, porém este dado pode variar de acordo com a série estudada.

A maior experiência da equipe e a realização do retalho microcirúrgico em fase precoce (até 5 dias da lesão) implica em menor colonização bacteriana e tecido inflamatório crônico, levando a uma taxa menor de complicações.

Ao primeiro sinal de comprometimento vascular, o cirurgião deve afastar a compressão do curativo, suturas tensas e hematomas. O membro deve ser elevado ou mantido pendente conforme a obstrução seja venosa ou arterial, respectivamente. Exploração cirúrgica é mandatória, com revisão das anastomoses o mais breve possível.

O tempo de isquemia continua sendo um verdadeiro desafio para o microcirurgião. Tempos prolongados de isquemia podem levar ao fenômeno de não reperfusão e necrose parcial ou total do retalho. Alguns fatores afetam a evolução da perda de um retalho microcirúrgico: o primeiro é que a extensão da perda, quando completa, é mais catastrófica que a parcial, requerendo tratamentos mais elaborados, como um segundo retalho microcirúrgico. Segundo, existem diferenças entre uma perda por falência arterial e venosa. A arterial leva a uma necrose progressiva e total, enquanto a venosa, no entanto, leva a condutas mais expectantes. Escarificações ou sanguessugas podem ser utilizadas nos retalhos congestos e podem levar a perda parcial ou perda tardia. A perda tardia pode levar a revascularização das porções profundas do retalho ou granulação do leito receptor, podendo ser reparada com enxerto de pele após um desbridamento tangencial.

As complicações na área doadora foram encontradas em 3,2% por Buncke em 1986 e, em uma análise de 300 casos, Colen e cols. observaram 20% de taxa de complicações na área doadora com 7,7% de incidência de cirurgia secundária para corrigir defeitos na área doadora. Singh e cols. observaram 5,5% de complicações na área doadora de retalhos microcirúrgicos para reconstrução de cabeça e pescoço e não foi encontrado um fator de risco relacionado[16].

Referências Bibliográficas

1. Jacobson JH, Suarez EL. Microsurgery in anastomosis of small vessels. Surg Forum. 1960;9:243-7.
2. McLean DH, Buncke HJJr. Autotransplant of omentum to a large scalp defect with microsurgical revascularization. Plast Reconstr Surg. 1972;49:268-74.
3. Ferreira MC, Marques E, Tedesco-Marchese A. Microcirurgia vascular: técnica para sutura de vasos com diâmetro externo inferior a 2 milímetros. Rev Paul Méd. 1974;83:67-70.
4. Victor GI, Vlad II, Codrin D, Nicolae G, Stefan LE, Dragos P. Training of microsurgical skill on nonliving models. Microsurgery. 2008;28:571–577.
5. Cunha MS. Efeito de inibidores da glicoproteína IIb-IIIa em modelo de amputação subtotal de membro submetido a isquemia quente: estudo experimental em ratos. [Tese de doutorado]. São Paulo: Universidade de São Paulo, Faculdade de Medicina; 2003.70p.
6. Koshima I, Soeda S. Inferior Epigastric Artery Skin Flap Without Rectus Abdominis Muscle. Br J Plast Surg. 1989;42:645.
7. Allen RJ, Treece P. Deep Inferior Epigastric Perforator for Breast Reconstruction. Ann Plast Surg. 1994;32:32.
8. Blondeel PN, Boeckx WD, Vanderstraeten GG. The Fate of the Oblique Abdominal Muscles After Free TRAM Flap Surgery. Br J Plast Surg. 1997;50:315.
9. Blondeel PN, Vanderstraeten GG, Monstrey.SJ; The Donor Site Morbidity of The Free DIEP Flaps and Free TRAM flaps for Breast Reconstructions. Br J Plast Surg. 1997;50:322.
10. Boehmler JH, Butler CE, Ensor J, Kronowitz SJ. Outcomes of various techniques of abdominal fascia closure after TRAM flap breast reconstruction. Plast Reconstr Surg. 2009;123(3):773-81.
11. Holger E, Emre G, Ming-Huei C, David P, Guenter G, Goetz G. Customized reconstruction with the free anterolateral thigh perforator flap. Microsurgery. 2008;28:489-494.
12. Cunha MS, Alves CP, Ramos RS, Agra IMG, Meneses JVL. Versatilidade do retalho lateral do braço microcirúrgico em reconstruções complexas. Revista da Sociedade Brasileira de Cirurgia Plástica. 2007;22:213-218.
13. Yener D, Osman K, Mehmet C, Volkan T, Ahmet D, Ethem G. Comparison of free anterolateral thigh flaps and free muscle-musculocutaneous flaps in soft tissue reconstruction of lower extremity. Microsurgery. Sep 22, 2009.
14. Singh B, Cordeiro PG, Santamaria E, et al. Factors associated with complications in microvascular reconstruction of head and neck defects. Plast Reconstr Surg. 1999;103:403.
15. Cunha MS. Aplicação dos transplantes microcirúrgicos no Serviço de Cirurgia Plástica da Universidade Federal da Bahia: análise dos resultados e complicações [Tese de livre-docência]. Salvador: Universidade Federal da Bahia, Faculdade de Medicina; 2008. 80p.
16. Cunha MS, Ramos RS, Torres ALG, Souza MAD, Agra IMG, Johnson LFP, et al. Aplicação da microcirurgia em oncologia: análise dos resultados e complicações. Revista da Sociedade Brasileira de Cancerologia. 2005;29:20-29.

capítulo 15

Regeneração Nervosa, Reparo e Enxerto do Nervo Periférico

AUTOR: **Fausto Viterbo**
Coautor: **Alan Fagotti**

Introdução

O tratamento das lesões de nervos periféricos beneficiou-se da experiência clínica da Primeira e da Segunda Guerra Mundial; da evolução da microcirurgia nas últimas décadas; do melhor conhecimento da anatomia, vascularização e função dos nervos; dos progressos da Neurociência, do aperfeiçoamento de equipamentos médico-cirúrgicos e do desenvolvimento de novas substâncias que estimulam a regeneração nervosa[3,4,9].

Anatomia

O sistema nervoso periférico é composto pelos corpos celulares (neurônios), elementos celulares (células de Schwann e mielina), tecido conjuntivo e órgãos terminais[1-3].

Cada corpo celular emite um axônio. Os axônios apresentam um delgado envoltório lipoproteico (axônios amielínicos) ou apresentam diversas camadas mielínicas (axônios mielínicos)[1-3].

A fibra nervosa mielínica é constituída por um único axônio envolto por uma célula de Schwann, cuja membrana envolve a fibra nervosa e forma a bainha de mielina. A bainha de mielina é interrompida por intervalos regulares ao longo do eixo do axônio, que medem de 1 a 3 mm, denominados nodos de Ranvier, onde ocorre despolarização durante a transmissão do impulso nervoso[1-3].

As fibras nervosas amielínicas são envolvidas, em conjunto, por uma única célula de Schwann. Essas fibras apresentam um delgado envoltório lipoproteico e estão presentes em maior número no sistema nervoso autônomo[1-3].

O nervo é envolto por três camadas distintas de tecido conjuntivo: epineuro, perineuro e endoneuro[1-3] (Figura 15.1). O endoneuro, constituído de tecido conjuntivo frouxo, envolve a fibra nervosa. O perineuro, formado por tecido conjuntivo denso, envolve os fascículos nervosos individualmente. O epineuro, também constituído de tecido conjuntivo denso, reveste externamente o nervo e possui uma camada externa e outra interna[1-3].

O número e a espessura dos fascículos são variáveis entre os nervos. Não há diferenças morfológicas entre as fibras sensitivas ou motoras. A nutrição de um nervo periférico é realizada por artérias que penetram no tronco nervoso, procedentes de vasos sanguíneos regionais. A rede arterial vizinha ao nervo periférico é rica em vasos colaterais, tanto ao redor como na intimidade deles, o que lhes confere capacidade para suportar isquemia que acomete os grandes vasos[1-3].

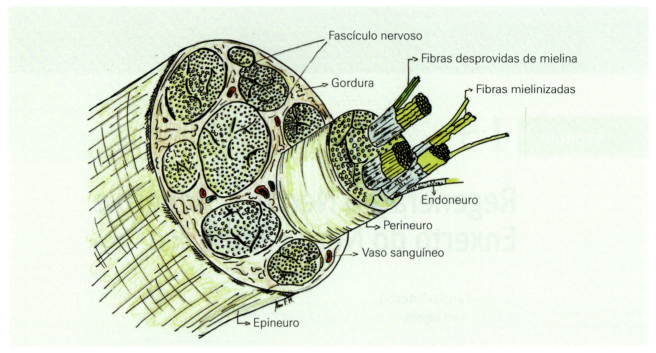

FIGURA 15.1 – Anatomia do nervo periférico.

Regeneração Nervosa

Os nervos periféricos traumatizados apresentam alterações específicas tanto proximais quanto distais ao local do traumatismo. Proximalmente, os axônios se retraem a uma distância variável e, após um período de quiescência, alongam-se através de múltiplos brotamentos axonais que crescem, em direção ao coto distal, até atingirem um tubo endoneural vazio para penetrá-lo e crescerem até os seus alvos sensitivos ou motores. Completada uma sinapse funcional, os brotamentos axonais restantes se degeneram[1,3].

No segmento distal do nervo as células de Schwann, fibroblastos, miócitos e axônios lesados exprimem um conjunto de fatores neurotróficos em pequenas concentrações e em pontos específicos, à medida que os elementos neurais degradados são fagocitados. Estas alterações, relatadas por Waller em 1850 e denominadas degeneração walleriana, duram aproximadamente 2 a 3 semanas[1,3].

A taxa estimada de regeneração axonal é de 1 mm ao dia no homem e é dependente de vários fatores, dentre eles a severidade e a natureza da lesão, a duração da desnervação, a condição do tecido periférico e a idade do indivíduo. Já em ratos a taxa estimada varia de 3 a 4 mm/dia[1,3].

Tipos de Lesão do Nervo

A lesão de nervo periférico pode ser classificada de várias maneiras. Historicamente, o primeiro sistema de classificação foi feito por Sir. Herbert Seddon (1943) e era baseado nas alterações anatômicas brutas e histológicas, em vez de no mecanismo da lesão. Ele descreveu três tipos de lesões do nervo[4] (Figura 15.2):

- a neuropraxia, que é a forma mais leve de lesão neural e corresponde a um bloqueio de condução nervosa localizado. Nela, a continuidade axonal está preservada, assim como a condução do estímulo proximal e distal ao local lesionado. A degeneração walleriana não ocorre e a recuperação da função normal é rápida e ocorre em semanas;
- a axonotmese é uma lesão grave, que cursa com ruptura da continuidade dos axônios. Ocorre bloqueio na condução do estímulo nervoso e degeneração walleriana distal, contudo o prognóstico não é ruim, uma vez que a continuidade do nervo é mantida pelo tecido conjuntivo de suporte, células-satélites e membrana basal, o que determina adequada regeneração axonal;
- a neurotmese corresponde a um tipo de lesão mais grave. Ocorre ruptura completa do nervo, degeneração distal e certo grau de degeneração proximal, não havendo qualquer recuperação da função sem correção cirúrgica.

Sunderland, em 1968, expandiu a classificação anterior de Seddon e enfatizou os cinco graus de lesão do nervo. Posteriormente, Mackinnon incluiu uma sexta[4]:

- primeiro grau: é idêntica à neuropraxia de Seddon;
- segundo grau: semelhante à axonotmese de Seddon;
- terceiro grau: lesão importante da fibra nervosa e do endoneuro, mantendo o perineuro intacto. Ocorre uma regeneração com reinervação inadequada dos

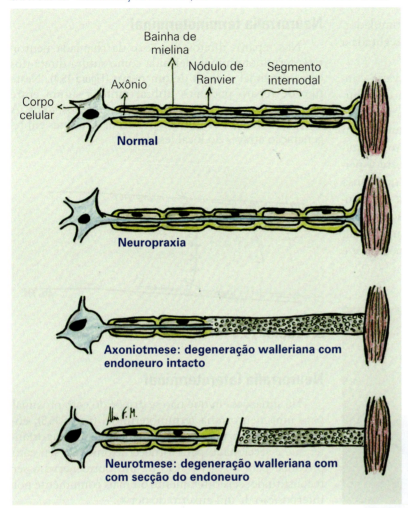

FIGURA 15.2 – Neuropraxia, axonotmese e neurotmese.

órgãos-alvo devido ao crescimento axonal, com desorganização fascicular;
- quarto grau: lesão extensa do endoneuro com ruptura do perineuro. A continuidade da fibra nervosa é mantida pelo epineuro e há formação de uma cicatriz mais extensa do que no grau anterior, com intenso crescimento axonal interfascicular desorganizado;
- quinto grau: ruptura completa do nervo com rara regeneração espontânea. Portanto, o terceiro grau da classificação de Seddon (neurotmese) corresponde aos graus 3, 4 e 5 de Sunderland;
- sexto grau: representa uma combinação de qualquer dos cinco níveis anteriores de lesão. Em virtude da natureza longitudinal das lesões por esmagamento, níveis diferentes de lesão nervosa podem ser encontradas nas várias localizações que acompanham o nervo[2,4,5,7,9].

Técnicas de Reparação Nervosa

Babcock, em 1927, definiu três opções para tratamento cirúrgico da lesão do nervo periférico, neurólise, sutura direta e enxerto de nervo. Em 1964, Smith declarou que qualquer procedimento sobre uma estrutura nervosa deveria ser realizado sob magnificação. Mais tarde, postulou-se que um nervo periférico só deveria ser abordado cirurgicamente se houvesse uma sala de cirurgia com equipamento de magnificação (microscópio cirúrgico e/ou lupas), materiais de microcirurgia adequados e staff treinado para tal procedimento.

A neurólise consiste na remoção de todo o tecido estranho à estrutura nervosa que possa estar comprimindo um nervo periférico, como a fibrose. Sua presença pode trazer problemas na transmissão de estímulos nervosos, ocasionando prejuízos tanto sensitivos como motores[3,9].

A neurorrafia é o procedimento pelo qual os cotos de um nervo seccionado são aproximados e suturados diretamente. É utilizada, na prática, em reparo primário de um nervo seccionado, principalmente nos casos em que o agente causador do trauma for um instrumento cuja ação de corte foi maior que a de esmagamento. Somente deve ser realizada em situação onde não exista tensão entre o coto proximal e o distal do nervo, pois se sabe que a tensão local ocasiona isquemia e fibrose, formando uma barreira quase intransponível para os axônios em regeneração. Atualmente, sabe-se que não há diferença clínica na análise dos resultados das técnicas de reparo nervoso epineural, perineural ou fascicular. O importante é realizar um preparo atraumático dos cotos nervosos, com bom alinhamento de suas superfícies fasciculares, contando-se com o auxílio de microscópico ou lupa, permitindo, dessa forma, um bom crescimento dos axônios do coto proximal para o distal[1,4,8].

O enxerto de nervo tem como finalidade reduzir a tensão da sutura nos cotos do nervo. Portanto, está indicado quando não é possível a aproximação direta do coto proximal ao distal.

Quando o leito é bem vascularizado, o uso de enxertos não vascularizados, ditos convencionais, é semelhante ao uso de enxertos de nervos vascularizados.

O ideal é a realização desse procedimento com duas equipes. Enquanto uma confecciona o enxerto de nervo, a outra dissecaa o nervo lesado, que deve ser dissecado proximal e distalmente à lesão, sob visão direta magnifi-

PARTE 2 – TRANSPLANTES

cada e, se necessário, com auxílio de eletroestimulador. Desbrida-se o tecido nervoso até que esteja assegurada a viabilidade dos cotos nervosos.

A escolha do nervo doador de enxerto varia conforme a lesão, a preferência e a experiência do cirurgião. O nervo sural (Figura 15.3A, B) é o mais utilizado como enxerto autógeno para substituir um nervo lesado, mesmo sendo ele um nervo sensitivo. Como consequência da exérese do nervo sural ocorre a perda da sensibilidade na face lateral do pé, o que causa anestesia nesse local, porém não prejudica a deambulação. Outros nervos usados como enxerto são o nervo cutâneo antebraquial medial, nervo radial superficial, nervo cutâneo antebraquial lateral e nervos posterior e lateral da coxa[1-3,8].

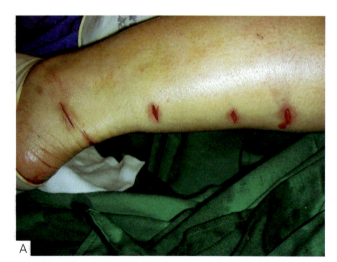
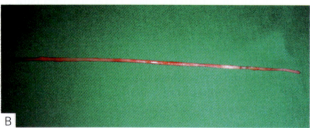

FIGURA 15.3 – A) Incisões intraoperatórias para acesso ao nervo sural; e **B)** Nervo sural extraído para utilização como enxerto.

Mais recentemente tem-se tentado substituir os enxertos de nervos por tubos de materiais sintético como os de silicone, celulose, ácido glicólico, metal, plástico e polietileno. Na tentativa de substituir as coaptações nervosas por fios cirúrgicos, tem-se utilizado adesivos de fibrina, como o adesivo de fibrina bovino e a cola de fibrina derivada de veneno de serpente. As células-tronco vêm sendo estudadas experimentalmente na tentativa de potencializar a regeneração de nervos[1,3,9,10,13].

Neurorrafia terminoterminal

Nos reparos diretos dispõe-se da chamada neurorrafia terminoterminal, definida como sutura direta dos cotos proximal e distal de um nervo (Figura 15.4). Neste tipo de reparo podemos utilizar tanto a sutura entre os epineuros, quanto entre os perineuros dos cotos. A coaptação destes possibilita a passagem das fibras em regeneração através do local lesado[1,3,8,9].

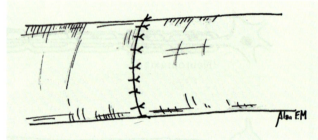

FIGURA 15.4 – Neurorrafia terminoterminal.

Neurorrafia lateroterminal

Há situações em que não se dispõe do coto proximal para uma neurorrafia terminoterminal (Figura 15.5), então utiliza-se um nervo da vizinhança menos importante, que é seccionado para fornecer axônios de seu coto proximal para a regeneração de um outro nervo a ser reconstituído, seja diretamente ou mais comumente por interposição de um enxerto de nervo.

Em 1992, Viterbo e cols., em trabalhos experimentais em ratos, removendo ou não o epineuro, constataram que a neurorrafia lateroterminal foi funcional, e que a presença do epineuro não constituiu barreira para regeneração axonal e para a passagem do estímulo elétrico.

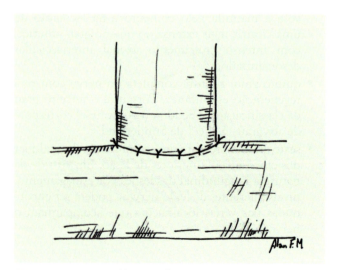

FIGURA 15.5 – Neurorrafia lateroterminal.

A neurorrafia lateroterminal é indicada quando o coto proximal do nervo lesado não está disponível para proceder a um reparo terminoterminal ou quando a distância entre os cotos do nervo for demasiadamente longa para ser corrigida com enxertos. Nesse último caso, o coto distal é suturado na lateral de um nervo próximo.

A neurorrafia lateroterminal não causa prejuízos ao nervo doador, tornando qualquer nervo em potencial doador. Este conceito vem trazendo novas possibilidades reconstrutivas[18].

Viterbo e cols. (1998) vêm aplicando essa técnica na prática clínica, principalmente no tratamento de paralisia facial, lesões do plexo braquial e na restauração da sensibilidade em paraplégicos[1,3,10-14,18].

Neurotização muscular direta

Existem situações em que o coto distal também não está disponível. Uma solução para esses casos é conhecida como neurotização muscular direta, ou seja, um nervo doador é introduzido dentro de um músculo desnervado. É indicada para restaurar a função muscular.

A neurotização muscular direta só ocorre em músculo desnervado, pois a sua sensibilidade à acetilcolina está presente em todo o músculo. No músculo inervado normalmente, esta sensibilidade está confinada somente às placas motoras[1,3].

Desafios

Os resultados dos reparos nervosos têm melhorado muito nos últimos tempos, porém a função normal do nervo ainda não é restaurada completamente. Sabe-se da importância dos fatores de crescimento na regeneração axonal após uma lesão, mas seu uso não está sendo feito em humanos.

Assim, as pesquisas continuam necessárias para uma maior compreensão dos fenômenos neurobiológicos da regeneração nervosa, na tentativa de melhorarmos a recuperação funcional do nervo e, deste modo, darmos melhor condição de vida aos nossos pacientes[3,4].

Referências Bibliográficas

1. Carreirão S, Carneiro Jr LVF. Cirurgia Plástica para a Formação do Especialista. Viterbo F, Reis F. Princípios de Reparação Microcirúrgica de Nervos Periféricos. Enxertos de Nervos. , São Paulo: Atheneu; 2011. cap. 16, p. 159-165.
2. Mélega JM. Cirurgia Plástica: Fundamentos e arte. Princípios gerais. Nunes R, Arantes HL, Mélega JM. Enxertos de nervos. Rio de Janeiro: Guanabara Koogan; 2002.
3. Mélega JM, Viterbo F, Mendes. Cirurgia Plástica: Os princípios e a atualidade. Mueller SF. Regeneração Nervosa e enxerto de nervo. Rio de Janeiro: Guanabara Koogan;
4. Neligan PC. Plastic Surgery. Gurtner GC. Principles. Weber RV, Boyd KU, Mackinnon SE. Repair and grafting of peripheral nerve. 3rd ed. Vol. 1. China: Elsevier Saunders;. 2013.
5. Seddon HJ. Use of autogenous grafts for repair of large nerve gaps in peripheral nerves. Br J Surg (Bristol). 1947;35:151-167.
6. Smith JW. Microsurgery of peripheral nerves. Plast Reconstr Surg (Baltimore). 1964;33:317.
7. Sunderland S. Nerves and Nerves Injuries. Edinburg: Churchill Livingstone; 1978. p. 483-650.
8. Terzis J, Faibisoff B, Williams HB. The nerve gap, suture under tension versus graft. Plast Reconstr Surg (Baltimore). 1975;56:166-170.
9. Thorne CH. Grabb and Smith's plastic surgery. Terence M, Myckatyn and Susan E, Mackinnon. Microsurgical repair of peripheral nerves and nerve grafts. 6th ed. Philadelphia: Lippincott Williams and Wilkins, a Wolters Kluwer Business.2007. Cap. 9.
10. Viterbo F, Palhares A, Franciosi LF. Restoration of sensitivity after removal of the sural nerve. A new application of latero-terminal neurorrhaphy. São Paulo Med J (São Paulo). 1994a;112(4):658-659.
11. Viterbo F, Teixeira E, Hoshino K, Padovani CR. End-to-side neurorrhaphy with and without perineurium. Rev Paul Med (São Paulo). 1998;116:1808-1814.
12. Viterbo F, Trindade JC, Hoshino K, Neto AM. End-to-side neurorrhaphy with removal of epineural sheath; an experimental study in rats. Plast Reconstr Surg (Baltimore). 1994b;94:1038-1047.
13. Viterbo F, Trindade JC, Hoshino K, Neto AM. Lateroterminal neurorrhaphy without removal of the epineural sheath. Experimental study in rats. Rev Paul Med (São Paulo). 1992;110:267-275.
14. Viterbo F, Trindade JC, Hoshino K, Neto AM. Two end-to-side neurorhaphies and nerve graft whit removal of the epineural sheath: experimental study in rats. Br J Plast Surg (Edinburgh). 1994c;47:75-80.
15. Viterbo F, Franciosi LF, Palhares A. Nerve graftings and end-to-side neurorrrhaphies connecting the pherenic nerve to the brachial plexus. Plast Reconst Surg. 1995;96(2):494-495.
16. Viterbo F. A new method for treatment of facial palsy: The cross-face nerve transplantation with end-to-side neurorrhaphy. (Abstracts) Plastic and Reconstructive Surgery. 1996;98(1):189.
17. Viterbo F, Franciosi LF, Palhares A. Nerve grafting and end-to-side neurorrhaphies connecti phrenic nerve to the brachial plexus reply. (Correspondence) Plastic and Reconstructive Surgery. 1996;98(5):905.
18. Viterbo F, Amr AH, Stipp EJ, Reis FJ. End-to-side neurorrhaphy: Past, present and future. Microsurgery Supplement, Plastic and Reconstructive Surgery. Dec 2009; 124(6):351e-358e.
19. Viterbo F, Romão A, Brock RS, Joethy J. Facial reanimation utilizing combined orthodromic temporalis muscle flap and end-to-side cross-face nerve grafts. Aesthetic Plast Surg. 2014 Jun 19.
20. Nektarios S, Stefano G, Fausto V. Translational research in peripheral nerve repair and regeneration. Bio Med Research International. 2014, Article ID 381426, 2 pages, 2014. doi:10.1155/2014/381426.

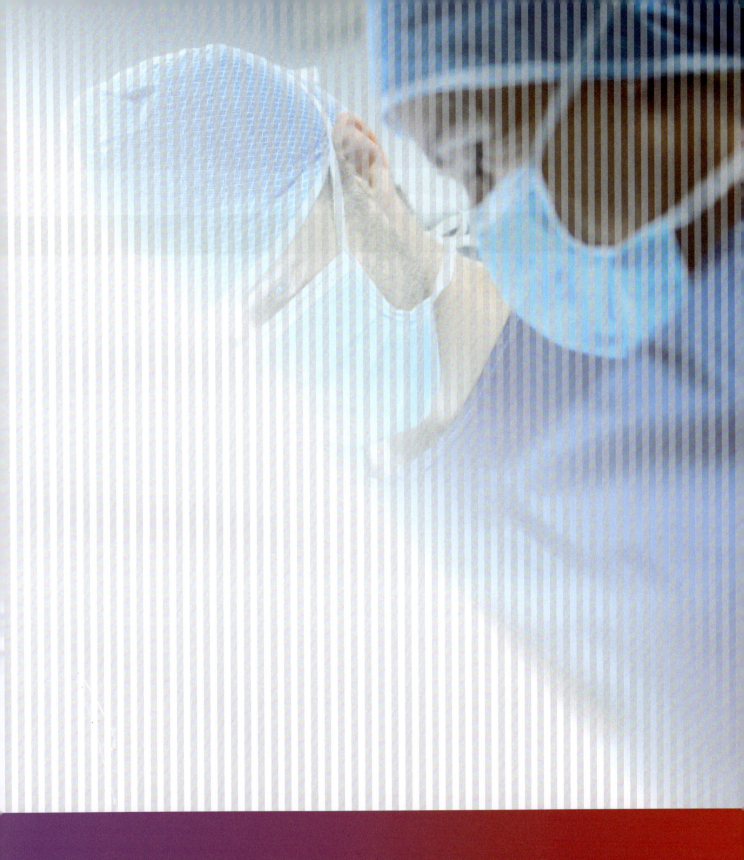

Parte 3
Pele e Tecido Subcutâneo

capítulo 16

Tumores Benignos da Pele

AUTOR: **Niveo Steffen**
Coautores: Sylvio Ibáñez, Rafael Netto e Lucas Steffen

Definição

Define-se como tumor a formação sólida resultante de processo neoplásico maior que 3 cm, que pode atingir epiderme, derme ou hipoderme. Genericamente, o termo tumor é usado para designar lesões como pápulas, nódulos, lesões névicas ou neoplásicas. A neoplasia benigna caracteriza-se macroscopicamente por crescimento lento, expansivo, deslocando tecido normal, sem disseminação metastática. Em relação à histologia, as lesões benignas caracterizam-se pela ausência de mitoses atípicas ou anaplasias.

As técnicas utilizadas no tratamento cirúrgico dos tumores benignos podem variar desde procedimentos mais simples: excisão e suturas, curetagem, o *shaving* e eletrocauterização – até grandes ressecções, com necessidade de reparação com retalhos locais, complexos ou microcirúrgicos.

A alta incidência destas alterações cutâneas determina ao cirurgião plástico a necessidade de distinguir corretamente lesões benignas e malignas, especialmente nos casos em que esta diferenciação não é evidente à simples inspeção.

Muitas são as classificações e apresentações para os tumores benignos da pele na literatura especializada. Procuramos estabelecer, aqui, uma classificação orientada pelas estruturas que compõem o tegumento cutâneo.

- **Tumores benignos da pele (TBP) – quadro geral**
  - Tumores benignos da epiderme:
    – nevo epidérmico verrucoso;
    – nevo comedoniano;
    – ceratose seborreica.

- **Tumores benignos foliculares**
  - Ceratoacantoma.
  - Pilomatricoma (epitelioma calcificante de Malherbe).
  - Tricofoliculoma.
  - Tricoepitelioma múltiplo.
  - Triquilemoma.

- **Tumores benignos de glândulas sebáceas**
  - Nevo sebáceo.
  - Adenoma sebáceo:
    – tipo Pringle;
    – tipo Balzer.
  - Hiperplasia sebácea senil

- **Tumores benignos das glândulas sudoríparas**
  - Écrinas/apócrinas:
    – écrinas:
      - siringoma;
      - siringoma condroide;
      - poroma écrino;
      - espiradenoma écrino;
      - hidroadenoma de células claras;
      - cilindroma (tumor em turbante);
    – apócrinas;
      - siringocistadenoma papilífero;
      - hidradenoma papilífero;
      - cistadenoma apócrino;
      - adenomatose erosiva do mamilo

PARTE 3 – PELE E TECIDO SUBCUTÂNEO

- **Tumores benignos melanocíticos**
  - Nevos melanocíticos: juncional, dérmico e composto.
  - Nevo melanocítico congênito > 20 cm (gigante).
  - Nevo azul.
  - Nevocitoma juvenil – nevo de Spitz.
  - Halo-nevo (vitiligo perinévico ou nevo de Sutton).
  - Nevo displásico.
  - Lentigo.

- **Tumores benignos cutâneos de origem mesenquimal**
  - Tecido conjuntivo.
  - Tecido de células musculares lisas.
  - Tecido vascular.
  - Tecido nervoso.

Tecido conjuntivo

- Fibroblastos:
  - dermatofibroma;
  - queloide;
  - fibroma mole;
  - mixomas;
  - fasceíte nodular;
  - fibromatose digital infantil;
  - tumor desmoide;
  - doença de Dupuytren;
  - *induratio penis* plástica.
- Histiócitos:
  - histiocitoma.
- Adipócitos:
  - lipomas;
  - hibernoma;
  - outros

Tecido muscular liso

- leiomiomas.

Tecido vascular

- Sanguíneos:
  - angiomas;
  - tumor glômico;
  - hemangiopericitoma.
- Linfáticos:
  - linfangioma.

Tecido nervoso

- Neuroma.
- Neurofibroma.
- Schwanoma neurilemoma.
- Ganglioneuroma.

- **Cistos cutâneos**
  - Cisto epidérmico
  - Cisto mixoide
  - *Milium* (pseudocisto)
  - Cisto triquilemial
  - Esteatocistoma múltiplo
  - Cisto dermoide
  - Lúpia

Tumores Benignos da Pele "Epiderme"

Nevo epidérmico verrucoso (Figura 16.1)

Constitui lesão verrucosa da cor da pele ou castanha-escura, bem circunscrita, com distribuição linear. O nevo (*este termo é usado para denotar um defeito no desenvolvimento*) epidérmico verrucoso pode ser localizado ou difuso, sua distribuição pode ser em qualquer área do corpo. Não há proliferação de células névicas (melanócitos) na lesão. Estão presentes ao nascimento ou na infância, é raro aparecerem tardiamente. Caracterizam-se histologicamente por hiperceratose, acantose e papilomatose.

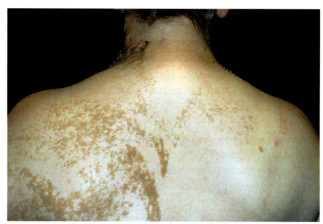
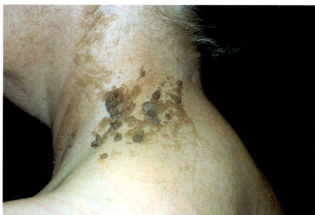

FIGURA 16.1 – Nevo epidérmico verrucoso.

Nevo comedoniano

Esta lesão pode ser definida como uma variante do nevo verrucoso. Apresenta-se como pápulas ligeiramente elevadas, com rolha córnea central, de cor castanha e/ou preta, assemelhando-se a comedões. É geralmente unilateral e linear, atingindo preferencialmente a face, o pescoço e a porção superior do tronco. Alterações inflamatórias podem resultar em cicatrizes com aspecto de acne *conglobata*.

Ceratose seborreica

Apresenta-se a partir dos 40 anos. Apesar da denominação, não há relação com a atividade de glândulas sebáceas. Tal caracterização refere-se à aparência e à localização mais comum em áreas com maior concentração de glândulas sebáceas. São muito comuns e a maioria das pessoas desenvolverá ao menos uma ao longo da vida. As lesões variam de castanho-claro a escuro, têm aspecto verrucoso com superfície irregular e localizam-se nos membros, tronco e face, exceto nas mucosas. Em pessoas de pele escura podem apresentar-se como múltiplas lesões pretas ou marrons nas regiões frontal, malar e no pescoço (variante dermatose papulosa negra, com predisposição familiar). Não apresentam transformação maligna, embora alguns autores acreditem na possibilidade da mesma.

O surgimento súbito de múltiplas lesões acompanhadas de prurido pode ser manifestação paraneoplásica (sinal de Léser-Trelat). Histologicamente, apresentam hiperceratose, acantose e papilomatose. A maioria dos casos não necessita de tratamento. Acompanhamento clínico está indicado nos casos de diagnóstico diferencial com lesões pigmentadas. Prurido, inflamação local e dor são as principais indicações de tratamento. Curetagem, crioterapia e ressecção são as modalidades utilizadas.

Tumores Benignos da Pele "Foliculares"

Ceratoacantoma (Figura 16.2)

Origem no infundíbulo dos folículos pilosos. Apresenta crescimento rápido e caráter benigno. Pode ser confundido clínica e histologicamente com o carcinoma espinocelular. Homens são afetados três a quatro vezes mais que mulheres. Seu crescimento rápido, que dura semanas, é seguido por um período estacionário e pela remissão em meses. É observado, na maioria dos casos, a partir dos 50 anos. Apresenta-se como uma tumoração esférica com área central em forma de cratera ocupada com massa córnea. Localiza-se, preferencialmente, na face, no pescoço, antebraço e dorso das mãos. O subtipo Gryzbowski apresenta-se com múltiplas lesões simultaneamente. Quando as lesões se apresentam múltiplas numa determinada distribuição, define-se como subtipo Ferguson-Smith.

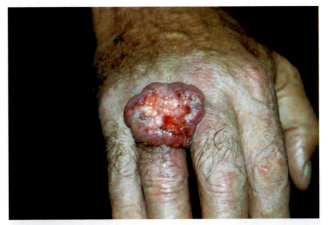

FIGURA 16.2 – Ceratoacantoma.

O ceratoacantoma actínico é acompanhado de ceratoses actínicas. Infecção viral e exposição a carvão podem contribuir para a gênese do ceratoacantoma. O principal fator, entretanto, é a exposição ultravioleta. O poder de transformação maligno encontrado na literatura é discutível. Apesar do caráter limitado e da capacidade de regressão completa, o tratamento pode reduzir a possibilidade de comprometimento cosmético após cicatrização. Ressecção, curetagem e eletrocoagulação são as modalidades utilizadas. A ressecção tem a vantagem de permitir a análise histopatológica.

Pilomatricoma (epitelioma calcificante de Malherbe) (Figura 16.3)

Nódulo firme. Surge, em geral, na infância. Localiza-se mais frequentemente na face, no pescoço e nos membros superiores. Histologicamente é composto por células basofílicas que gradualmente perdem seus núcleos e sofrem calcificações.

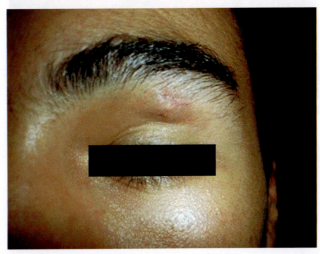

FIGURA 16.3 – Pilomatricoma.

PARTE 3 – PELE E TECIDO SUBCUTÂNEO

Tricofoliculoma

Origem no folículo piloso. Caracteriza-se por nódulo único, com pertuito central, com um tufo de pelos, geralmente brancos. Histologicamente é bem diferenciado.

• Tricoepitelioma múltiplo (Figura 16.4)

É múltiplo, componente hereditário dominante. Começa a aparecer na puberdade, principalmente na face.

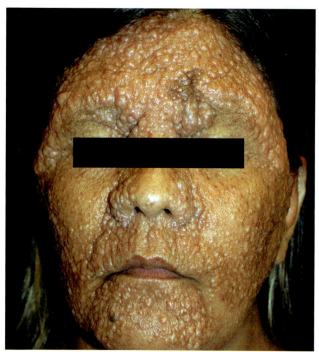

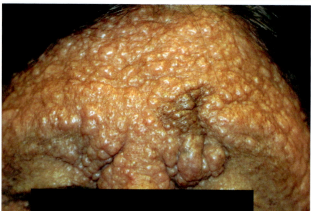

FIGURA 16.4 – Tricoepitelioma.

Tumores Benignos da Pele "Glândulas Sebáceas"

Nevo sebáceo (de Jadassohn) (Figura 16.5)

Esta lesão apresenta-se tipicamente no couro cabeludo e na face desde o nascimento e tem crescimento lento. Na adolescência pode apresentar uma fase de crescimento rápido devido a estímulo hormonal. Possui coloração amarelada com leve elevação. No couro cabeludo apresenta-se sem pelos. Sua evolução inclui a formação de uma placa espessa, verrucosa, com ulceração e formação de crostas. Seu aspecto é compatível com hamartoma. Também chamado de "nevo organoide", tem origem em elementos das glândulas sebáceas e apócrinas, folículos defeituosos, acantose e papilomatose. Cerca de 10 a 15% dos casos podem evoluir a carcinoma basocelular ou outras neoplasias. O tratamento de escolha é a ressecção completa.

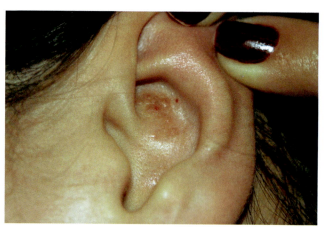

FIGURA 16.5 – Nevo sebáceo.

Adenoma sebáceo – tipo Pringle

As manifestações cutâneas são parte da síndrome hereditária conhecida como epiloia (manifestações neurológicas). Na pele, apresentam-se como pápulas, cor amarelo-avermelhada com finas telangiectasias na superfície e localizam-se na porção central da face.

Histologicamente as lesões são angiofibromas com predomínio da proliferação fibrosa sobre a proliferação vascular, em meio às quais podem ser encontradas glândulas sebáceas hipoplásicas e estruturas pilosas.

Adenoma sebáceo – tipo Balzer

Quadro hereditário, dominante, também conhecido como tricoepitelioma. Estas lesões localizam-se na porção central da face, principalmente nos sulcos nasogenianos, região periorbitária e fronte. Histologicamente, encontram-se cistos córneos e massas de células basais.

Hiperplasia sebácea senil (Figura 16.6)

É a proliferação da unidade sebácea em pessoas idosas; são lesões pequenas, papulosas, de cor amarelada. Podem ser poucas ou muitas, isoladas ou confluentes, localizadas preferencialmente na face.

CAPÍTULO 16 – TUMORES BENIGNOS DA PELE

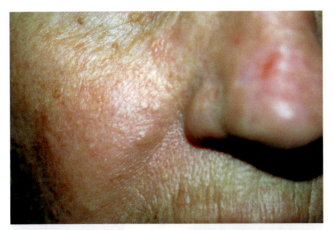

FIGURA 16.6 – Hiperplasia sebácea senil.

Tumores Benignos da Pele "Glândulas Sudoríparas"

Écrinas

• **Siringoma** (Figura 16.7)

Caracterizam-se por pápulas duras, achatadas, de 1 a 3 mm de tamanho, cor amarelo-róseo; situadas, em geral, nas pálpebras inferiores, região periorbitária, principalmente em mulheres. Histologicamente, compõem-se de pequenos dutos císticos em forma de vírgula e cordões epiteliais sólidos embebidos em estroma fibroso.

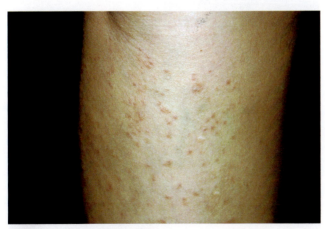

FIGURA 16.7 – Siringoma.

• **Siringoma condroide**

Tumor raro. Apresenta-se como nódulos endurecidos, intradérmicos ou subcutâneos; localizados, em geral, na cabeça e no pescoço. Histologicamente, o estroma mixoide hialino tem formações ductais pequenas ou maiores com ilhotas de tecido cartilaginoso.

• **Poroma écrino** (Figura 16.8)

É de coloração rósea, com ou sem ulceração; em geral único, protuberante, pequeno, de localização preferencial plantar. Diagnóstico diferencial com granuloma piogênico, melanoma amelanocítico, carcinoma basocelular e carcinoma espinocelular.

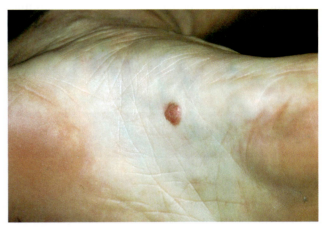

FIGURA 16.8 – Poroma écrino em região plantar.

• **Espiradenoma écrino**

Caracteriza-se por nódulo com localização preferencial na região peitoral; doloroso. Diagnóstico via exame anatomopatológico.

• **Hidroadenoma de células claras**

Lesão nodular. As localizações mais comuns são: axilas, braços, coxas, região pubiana e couro cabeludo. Eventualmente podem malignizar-se. Também diagnosticado por exame anatomopatológico.

• **Cilindroma – "tumor em turbante"**

Caracteriza-se pela presença de lesões papulonodulares, discretamente pediculadas, de tonalidade rósea, situadas na cabeça e no pescoço, preferencialmente em mulheres. É frequentemente hereditário, dominante e surge no início da puberdade. Algumas vezes têm disposição em cachos e cobrem o couro cabeludo como turbante. Geralmente permanecem benignos, mas há registro de transformação maligna. Histologicamente é composto de células basaloides.

Apócrinas

• **Siringocistadenoma papilífero**

Tumor raro, geralmente congênito. Pode manifestar-se na infância, tornando-se mais exuberante na puberdade. Clinicamente, são placas ou nódulos com

169

aspecto verrucoso ou papilomatoso e localizam-se principalmente no couro cabeludo. As lesões são compostas por pequenas formações císticas e pápulas umbilicadas que podem ulcerar, propiciando a saída de uma secreção mucoide.

• Hidradenoma papilífero

Tem origem na porção glomerular de glândulas apócrinas. Ocorre quase exclusivamente nas mulheres, na região perineovulvar, sob a forma de nódulos. Consistência cística. Histologicamente observam-se estruturas tubulares e císticas na derme dentro da cápsula fibrosa.

Tumores Benignos da Pele "Melanocíticos"

Nevos melanocíticos

Os tumores melanocíticos são muito frequentes. A maioria é benigna, com mínimo potencial de malignização. Formam um amplo espectro de alterações que variam de um simples aumento no número de melanócitos (hiperplasia) a uma extensa infiltração de melanócitos em vários estágios de diferenciação (neoplasia).

Nevo melanocítico adquirido

São coleções de células névicas na epiderme (juncional), derme (intradérmico) ou ambas (composto). Aparecem após o nascimento e aumentam simétrica e lentamente. Podem regredir com o tempo. A maioria surge na segunda e terceira décadas de vida. A exposição à radiação ultravioleta é o fator estimulante para o desenvolvimento dos nevos.

Os eventos que levam ao surgimento de um nevo permanecem indefinidos. Várias hipóteses são propostas:
a) transformação de melanócitos epidérmicos, subsequente migração e deposição na derme;
b) origem dupla: melanócitos derivados de melanócitos epidérmicos e de células de Schwann;
c) modificações hamartomatosas;
defeitos em melanoblastos e células da crista neural.

O estágio final de um nevo melanocítico é um apêndice cutâneo com poucas células névicas, pouco pigmento e com células gordurosas. Outras alterações, como folículos pilosos tortuosos, reação de corpo estranho, calcificação e ossificação podem ocorrer.

Clinicamente, os nevos são lesões arredondadas ou ovais, com superfície homogênea, bordas regulares e definidas. Também podem ser planos, pedunculados, papilomatosos, de cor marrom ou rósea.

• **Nevo juncional** (Figura 16.9) – plano, pigmentado, de 1 mm a 1 cm de diâmetro, marrom-claro, escuro ou negro. O centro é mais escuro que a periferia. Presente em pele e mucosas. Em geral é uma forma transitória de desenvolvimento para nevo composto em crianças.

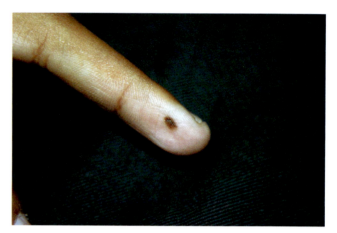

■ **FIGURA 16.9** – Nevo juncional.

• **Nevo composto** (Figura 16.10) – placa pouco elevada ou papilomatosa, de cor marrom-clara ou escura. Na infância e adolescência é mais pigmentado e espesso.

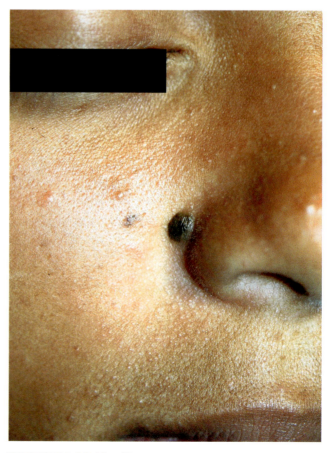

■ **FIGURA 16.10** – Nevo composto.

- **Nevo intradérmico** (Figura 16.11) – pápula não pigmentada, mais frequente na face, com telangiectasias, com ou sem pelos. Evolui para regressão numa minoria de casos (nevo colinesterase). Muitos nevos intradérmicos têm tecido neuroide na profundidade. São os corpúsculos névicos de Marron, semelhantes aos corpúsculos de Meissner.

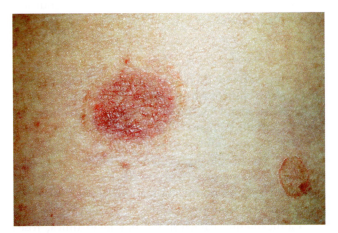

FIGURA 16.11 – Nevo intradérmico.

A diferenciação clínica entre nevo melanocítico, lentigo simples (Figura 16.12) e lentigo solar e mancha café com leite é difícil. Na prática, o nevo melanocítico deve ser diferenciado de melanoma, carcinoma basocelular pigmentado, sarcoma de Kaposi, nevo azul, ceratose seborreica, entre outros. A dermatoscopia pode ser útil. O mais importante é o diagnóstico diferencial com o melanoma. A história de lesão pigmentada em adulto com alteração de crescimento, a coloração, o contorno e a sensibilidade devem ser examinados com cautela. Os fatores de risco para melanoma são grande número de nevos (mais de 100), nevos atípicos (mais de dez), coloração clara da pele e efélides.

A ressecção é indicada em casos de desconforto estético ou irritação crônica. Não existe evidência de que a fricção de nevos possa ser fator de risco para malignização. Também não existe maior risco de malignidade em nevos nas regiões palmares, plantares ou genitália. A ressecção parcial – com manutenção das células dérmicas profundas – pode levar a uma proliferação celular gerando o nevo ativado traumático.

Nevo melanocítico congênito (Figura 16.13)

Também conhecido como nevo em calção de banho, nevo pigmentado piloso ou nevo gigante pigmentado. Descrito em 1832, por Alibert. Cerca de 1 a 2,5% dos recém-nascidos têm lesões pigmentadas, sendo a grande maioria pequena e única. Os nevos congênitos formam-se antes dos 40 dias de vida gestacional e 6 meses de vida uterina. Nevos congênitos com diâmetro igual ou maior que 99 mm ocorrem em 1:20.000 dos recém-nascidos. Nevos gigantes ocorrem em 1:500.000.

Não há limite de tamanho que defina um nevo em congênito ou adquirido. Um nevo congênito é considerado gigante quando a lesão é maior que a palma da mão do paciente (na face e no pescoço) ou maior que

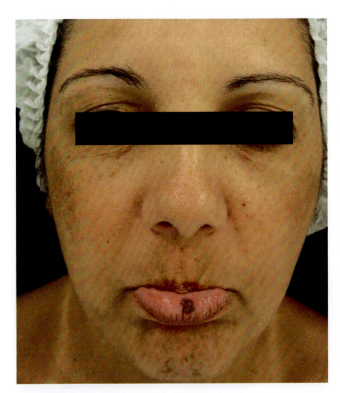

FIGURA 16.12 – Lentigo simples.

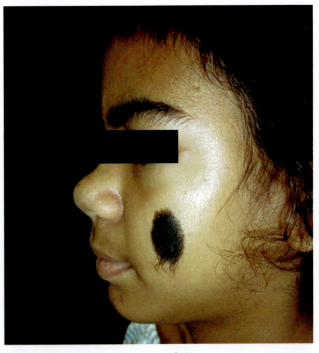

FIGURA 16.13 – Nevo congênito.

dez vezes a região palmar (em outros sítios). Nevos que ocupam mais que 30% da superfície corporal ou 900 cm² em adultos também são considerados gigantes.

Nevo congênito	Tamanho
Pequeno	< 1,5 cm
Médio	Entre 1,5 e 19,9 cm
Grande	> 20 cm

Os nevos congênitos da cabeça e do pescoço, bem como os que ocupam a linha média dorsal, podem associar-se a melanocitose leptomeníngea espinal e/ou craniana, estando indicada a avaliação com ressonância magnética.

O risco de desenvolvimento de melanoma é proporcional ao tamanho do nevo congênito quando este ocupa pelo menos 5% da superfície corporal. Nevos gigantes têm risco de 6,3% de originar um melanoma.

A histologia do nevo congênito evidencia melanócitos na epiderme (teca) e na derme (em folha, ninho ou cordão). Nevos pequenos e grandes são semelhantes na histologia. Quando comparados a nevos adquiridos, os congênitos mostram melanócitos na derme reticular inferior, envolvendo apêndices dérmicos em 76 a 97% dos casos.

O tratamento é determinado pelo risco de desenvolvimento de melanoma, pelo comprometimento funcional e por desconforto estético. Podem ser consideradas a excisão profilática, o seguimento sem excisão e com documentação e a excisão parcial. Expansão tecidual, enxertos e retalhos são utilizados na cobertura de defeitos após a ressecção.

Nevo azul (Figura 16.14)

É um nódulo, pápula ou raramente placa, adquirido ou congênito, de cor azul e com melanócitos dérmicos aberrantes produtores de melanina. Há três tipos: comum, celular e combinado. Há risco de desenvolvimento de melanoma a partir do tipo celular. A etiologia associa-se a uma parada na migração dos melanócitos em direção à junção dermoepidérmica. As lesões podem acometer pele e mucosas, cordão espermático, próstata e linfonodos. Mais frequentes após a puberdade em face, dorso das mãos, pés e nádegas. Lesões antigas pequenas podem ser observadas. Excisão completa está indicada para lesões maiores.

Nevo de Spitz

É uma variante do nevo composto, adquirida e única. Critérios clínicos e histológicos são confundidos com os de melanoma. Descrito em 1948 por Spitz como melanoma juvenil benigno. Mais comuns nas primeiras 2 décadas, afetando ambos os sexos.

O estudo histológico evidencia glóbulos eosinófilos ou corpos apoptóticos (corpos de Kamino), achados também presentes no melanoma. As células névicas são epitelioides ou fusiformes.

Clinicamente, caracteriza-se por lesão única, rósea ou avermelhada, verrucosa ou papiliforme, com crescimento rápido e surgindo em face ou pernas. O diagnóstico clínico é difícil no adulto. A dermatoscopia está indicada no seguimento pós-ressecção, uma vez que algumas lesões podem ser melanomas em estágio inicial.

Nevo Spillus (nevo sobre nevo) (Figura 16.15)

Descrito por Ito e Hamada, em 1952, como mácula pigmentada, circunscrita, pontilhada, com pequenas máculas mais escuras. São mais frequentes em dorso e extremidades. Histologicamente, ocorre aumento do número de melanócitos na camada basal. A área salpicada mostra ninhos juncionais de células névicas semelhantes ao lentigo. Não há tratamento definido. Tanto a observação como a ressecção completa são aceitas. O nevo Spillus com características displásicas ou congênito tem maior risco de originar melanoma.

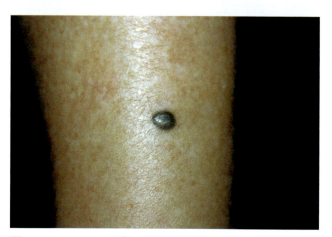

FIGURA 16.14 – Nevo azul.

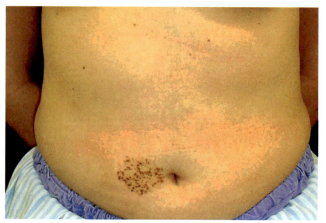

FIGURA 16.15 – Nevo Spillus periumbilical.

Nevo halo ou de Sutton (Figura 16.16)

É um nevo melanocítico circundado por halo de despigmentação, fenômeno que nem sempre significa regressão da lesão. São múltiplos e comuns em crianças e adolescentes. Anticorpos antimembrana podem ser detectados, porém não está definido seu papel na despigmentação local. Associa-se frequentemente ao vitiligo (18-26%). Também ocorre na anemia perniciosa e em pacientes com história familiar de melanoma. Trata-se de uma variante do nevo composto, mas pode ocorrer com o junccional e o intradérmico.

A área de despigmentação é desprovida de melanócitos e ocupada por infiltrado linfocitário. Nas fases iniciais os melanócitos sofrem autofagocitose. Nas fases tardias os melanócitos estão ausentes na epiderme.

O diagnóstico é clínico e o tratamento consiste em ressecção completa.

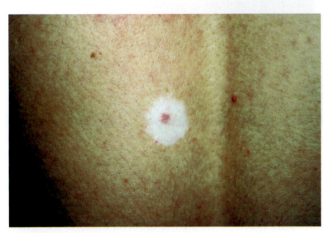

FIGURA 16.16 – Nevo halo.

Nevo atípico melanocítico (nevo displásico ou de Clark)

São nevos adquiridos, irregulares, caracterizados histologicamente por atipias. São marcadores de risco para melanoma. Em 1992 o termo "displásico" foi substituído por "atípico melanocítico".

Ocorre desorganização da melanogênese, aumento da feomelanina e distúrbio na proliferação de melanócitos. A maioria é variante de nevos compostos. Também ocorre com o nevo congênito, juncional e de Spitz.

Clinicamente, são lesões menores que 5 mm com bordas e pigmentação irregular. O seu tratamento é discutível. A dermatoscopia em pacientes com múltiplas lesões pode reduzir a necessidade de múltiplas exéreses. Lesões em couro cabeludo e na região perianal devem ser ressecadas profilaticamente com margem de 3 mm. Orienta-se autoexame a cada 2 meses e revisão médica periódica a cada 3 a 12 meses.

Tumores Benignos da Pele "Mesenquimais"

São tumores que se originam nas várias células e estrutura mesenquimal; compreendem quatro grupos, referentes aos tecidos conjuntivo, adiposo, vascular e linfático.

Tecido conjuntivo

- **Dermatofibroma** (Figura 16.17)

Também denominado fibrose subepidérmica nodular ou fibroma duro. Trata-se de um ou mais nódulos, relativamente comuns. Ocorre em qualquer lugar do corpo, geralmente nas pernas. Mais comum em mulheres. Apresenta-se com superfície brilhante ou ceratótica e coloração mais escura, de intensidade variável. Queixa de prurido ou irritação local pode ser referida pelo paciente. Endurecido à palpação e fixo à superfície da pele. Etiologia desconhecida. Trauma e componente viral têm sido considerados em sua etiologia. Histologicamente, é formado por nódulo basofílico na derme. Na microscopia apresenta fascículos turbilhonados de células fusiformes com uma quantidade pequena de citoplasma azul-claro e com núcleo alongado.

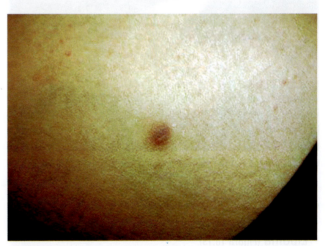

FIGURA 16.17 – Dermatofibroma.

- **Fibroma mole ou nevo molusco**

São lesões filiformes, de superfície enrugada e coloração semelhante à da pele. Localizam-se, preferencialmente, na região cervical de adultos ou idosos. Podem ter a forma de domo ou ser peliculada. Histologicamente são compostos por fibras colágenas frouxas.

- **Mixomas**

Apresentam-se como lesões cilíndricas pequenas, localizadas na face, no tronco e nas extremidades. São de reconhecimento histológico. Também chamados de "mucinose focal".

• **Fascite nodular**

Trata-se de lesão benigna resultante da proliferação da fáscia muscular, desenvolvendo-se sob a forma de nódulo, de crescimento rápido, firme e móvel em relação às estruturas profundas, às vezes levemente doloroso à palpação.

• **Tumor desmoide**

Trata-se de fibromatose invasiva, originada das estruturas musculoaponeuróticas da parede abdominal anterior ou ombro. Mais frequente em mulheres pós-parto (cicatriz de cesarianas).

• **Doença de Dupuytren** (Figura 16.18)

É uma fibromatose da aponeurose palmar, resultando na retração dos quarto e quinto dedos da mão, às vezes do terceiro, frequentemente bilateral (ver também Capítulo 77).

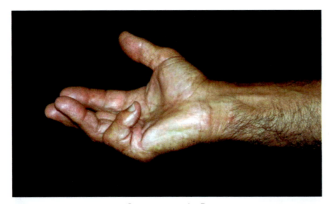

FIGURA 16.18 – Contratura de Dupuytren.

Tecido adiposo

• **Lipoma** (Figura 16.19)

São os tumores mesenquimais mais comuns. Os locais com maior incidência são o pescoço e o tronco, podendo ser encontrados em qualquer local do tecido subcutâneo. Apresentam-se como nódulos de conformação redonda ou lobulada, com consistência macia. Diferenciam-se do tecido adiposo por apresentarem maior atividade da lipase lipoproteica e maior número de células precursoras. Os lipomas podem crescer em meio à musculatura esquelética.

A forma mais comum de apresentação é a lesão isolada. A *lipomatose disseminada congênita* cursa com lipomas com margens pouco definidas no tronco. *Lipomatose simétrica benigna* (doença de Madelung) é caracterizada por lipomas em cabeça, pescoço e membros superiores.

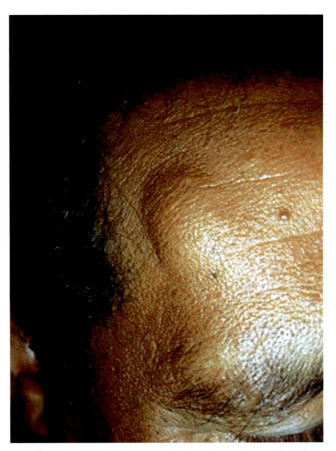

FIGURA 16.19 – Lipoma.

Sua incidência é quatro vezes maior no sexo masculino. Condições associadas à doença de Madelung incluem consumo excessivo de álcool, diabete, tumores malignos de via aérea, hiperuricemia, obesidade, acidose tubular renal, neuropatia periférica e doença hepática. Na *lipomatose benigna familiar* surgem pequenos lipomas bem demarcados em extremidades. Ombros e pescoço são preservados. A herança é do tipo autossômica dominante.

Uma condição presente em mulheres obesas pós-menopáusicas é *adiposidade dolorosa* (doença de Dercum). Caracteriza-se por múltiplos lipomas dolorosos em extremidades e associa-se à depressão, à instabilidade emocional e ao alcoolismo. É a única condição lipomatosa que pode se beneficiar de tratamento clínico com infusão endovenosa de lidocaína, esteroides e analgésicos.

O tratamento dos lipomas pode ser realizado por ressecção simples. Associação de uma pequena incisão e compressão digital pode ser utilizada para lesões pequenas e superficiais. A lipoaspiração também pode ser usada no tratamento de lipomas.

• **Hibernoma**

São lesões benignas indistinguíveis dos lipomas, do ponto de vista clínico. Constituídos por tecido gorduroso com características embrionárias. São incomuns.

CAPÍTULO 16 – TUMORES BENIGNOS DA PELE

Origem no músculo liso. Os principais sítios acometidos são a região interescapular, axila, pescoço e mediastino.

• Leiomioma

Tumor benigno de musculatura lisa, que pode ser solitário ou múltiplo.

Tecido vascular

• Angiomas

São manchas ou tumorações por malformação ou neoplasia dos vasos. Quando compostos por vasos sanguíneos, denominam-se *hemangiomas* (ver também Capítulo 35):
- hemangioma plano;
- hemangioma tuberoso;
- hemangioma cavernoso;
- hemangioma rubi (senil).

• Hemangiomas (Figura 16.20)

São os tumores mais frequentes na infância. Aproximadamente 30% dos hemangiomas estão presentes no nascimento. A fase proliferativa inicial do hemangioma mostra crescimento rápido, que vai de 3 a 18 meses, aproximadamente. A fase involutiva ocorre gradualmente dos 2 aos 6 anos. Estatisticamente é difícil quantificar a porcentagem destes tumores que sofrem uma involução total. Estes elementos determinam um grau de cautela na indicação do tratamento cirúrgico isolado ou associado a outros tratamentos.

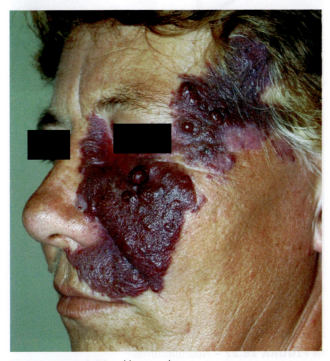

FIGURA 16.20 – Hemangioma.

• Hemangioma plano (nevos flammeus, mancha em vinho do Porto)

O hemangioma plano, capilar ou mancha vinhosa ocorre devido à ectasia de capilares na derme por malformação de suas paredes. Clinicamente, caracteriza-se por mancha de coloração avermelhada/escura, bem delineada e de tamanhos variáveis. O hemangioma plano geralmente tem cor vinhosa. Está presente no nascimento e é persistente. Histologicamente, observam-se vênulas aumentadas em número e dilatadas na porção superior da derme reticular.

• Hemangioma tuberoso

Surge no nascimento ou nas primeiras semanas de vida. Cresce no primeiro ano e geralmente involui espontaneamente até os 10 anos. Apresenta-se como tumoração de cor vermelha/violácea, com superfície moriforme e lobulada. Histologicamente, é constituído por proliferação capilar nas lesões recentes e fibrose nas antigas.

• Hemangioma cavernoso

Surge também no nascimento ou nas primeiras semanas de vida. É a forma menos comum. Consiste de massas volumosas, moles, depressíveis, localizadas no subcutâneo, que mostram cor vermelho-roxa da pele subjacente. São lesões menos ativas que os tuberosos.

• Hemangioma rubi (senil)

São pápulas esféricas de diâmetro pequeno, cor vermelho-brilhante, que aparecem em pessoas de meia-idade ou idosas, principalmente no tronco. São opções terapêuticas o *shaving*, curetagem, luz pulsada e crioterapia.

• Tumor glômico

Pápulas menores que 1 cm, azuladas/violáceas e extremamente dolorosas à palpação ou exposição ao frio. Origina-se na porção arterial dos corpos glômicos. Há duas variantes: tumor solitário e múltiplos tumores. Os casos com múltiplas lesões são usualmente de caráter autossômico dominante. Situa-se com maior frequência na ponta dos dedos, sobretudo na região subungueal. O tratamento de escolha é a ressecção cirúrgica. Nos casos de lesões múltiplas, ressecam-se as lesões sintomáticas. *Laser* de argônio e CO_2 ou escleroterapia (salina hipertônica) são opções para os casos de múltiplos tumores.

• Hemangiopericitoma

Tumor na derme ou no subcutâneo sem aspecto clínico característico. É geralmente um nódulo solitário, de consistência firme. Originado nos pericitos (células contráteis que envolvem os capilares e modificam seu diâmetro).

PARTE 3 – PELE E TECIDO SUBCUTÂNEO

Origem linfática

• Linfangioma (Figura 16.21)

São malformações congênitas, hamartomatosas, de vasos linfáticos da pele e do tecido subcutâneo que, em geral, tornam-se aparentes após o nascimento. Há dois tipos de linfangiomas: superficial e profundo. O tipo superficial é circunscrito, com lesões vesiculosas, de paredes espessadas, às vezes com aspecto verrucoso. Mostram conteúdo claro ou vermelho-escuro pela mistura de linfa e sangue. Ocorrem formando grupos esparsos, e a localização mais frequente são os membros, a região cervical e o tronco.

O tipo profundo mostra tumefação difusa, ocasionando quadros como os de macroglossia, macroquelia ou outros. As hipertrofias de partes moles constituem as chamadas "elefantíases linfangiomatosas". Histologicamente, na forma superficial existem vasos linfáticos dilatados e dilatações revestidas por endotélio na derme reticular e no subcutâneo. O tratamento consiste de ressecção completa, porém há elevado risco de recidiva. Crioterapia, escleroterapia, cauterização e *laser* de CO_2 também têm sido utilizados.

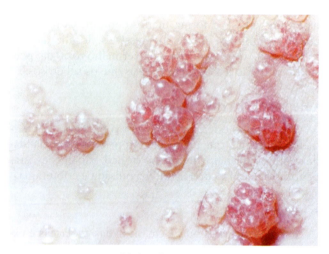

■ **FIGURA 16.21** – Linfangioma.

Tecido nervoso

• Neuroma

Tumor cutâneo originário do nervo. Caracteriza-se por pequena pápula ou nódulo. Solitário ou múltiplo. Doloroso.

• Neurofibroma (Figura 16.22)

Tumor mais comum da neufibromatose tipo 1. Também presente na neurofibromatose tipo 2. Compostos de células de Schwann, fibroblastos, mastócitos e componentes vasculares. Desenvolvem-se a partir de qualquer porção do nervo. Podem ser cutâneos, subcutâneos ou plexiformes. Coloração da pele, marrons ou violáceos. "Sinal do botão" à compressão da lesão. O tipo plexiforme (Figura 16.23) é exclusivo da neurofibromatose tipo 1 e caracteriza-se por bordas pouco definidas, irregularidades e espessamento cutâneo (ver também Capítulo 34).

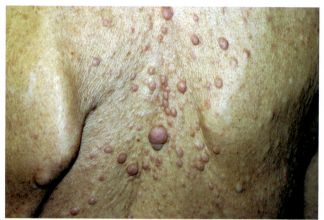

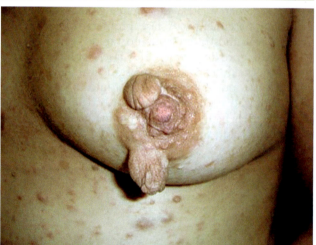

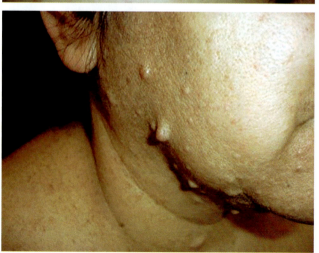

■ **FIGURA 16.22** – Neurofibromas.

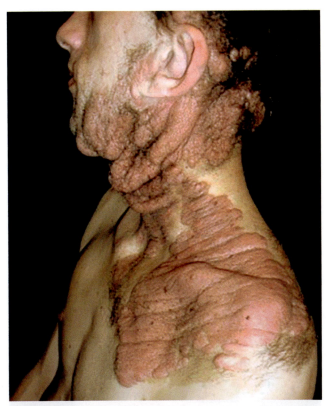

■ **FIGURA 16.23** – Neurofibroma plexiforme.

- **Neurilemoma (schwanoma)**

É único e com tamanho variável. Localizado ao longo do trajeto de nervos periféricos ou cranianos, preferencialmente na cabeça e no pescoço, podendo, menos frequentemente, acometer outras regiões. Na palpação percebe-se que são mais endurecidos e algumas vezes dolorosos. Seu crescimento ocorre a partir da bainha de Schwann. É tratado por ressecção completa. Apesar do caráter benigno, a remoção incompleta pode levar à recidiva. Nos pacientes com neurofibromatose tipo 2, o risco de recorrência é alto. Transformação maligna é muito rara.

- **Ganglioneuroma**

Tumor raro de células ganglionares, representado clinicamente por lesões milimétricas, distribuídas pelo tronco e lembrando xantomas.

Cistos Cutâneos

São afecções comuns. Apresentam-se em dois tipos, conforme sua origem e estrutura histológica: *epidérmicos* e *triquilemais*.

Cistos epidérmicos (Figura 16.24)

Apresentam-se como nódulos de dimensões variáveis, móveis em relação aos planos profundos, únicos ou múltiplos. A localização é intradérmica ou subcutânea; a consistência é dura ou macia, às vezes com flutuação. Em alguns se observa ponto central, representando o orifício pilossebáceo obstruído que elimina material queratinoso.

Histologicamente, a parede do cisto epidérmico é composta por epiderme normal contendo todas as camadas, inclusive a granulosa, sem cones epiteliais, e o conteúdo é formado por lâminas de queratina. O tratamento não é obrigatório. Ressecção completa é opção de escolha. Remoção incompleta da cápsula associa-se à recidiva. Lesões infectadas devem ser drenadas, sendo indicada ressecção completa num segundo tempo cirúrgico.

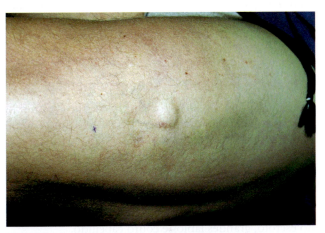

■ **FIGURA 16.24** – Cisto epidérmico.

Cisto mixoide

Caracteriza-se por um nódulo de consistência cística, localizado comumente na superfície dorsal das falanges distais dos quirodáctilos e pododáctilos. Quando puncionado eliminam líquido glicerinoso. Histologicamente se caracteriza por degeneração mixomatosa do tecido conjuntivo, rica em ácido hialurônico, que se apresenta ocasionalmente envolta por pseudocápsula fibrosa. O tratamento é realizado por drenagem e destruição do leito do cisto ou remoção cirúrgica. Transfixação com dois pontos de sutura e manutenção dos mesmos por 2 a 3 semanas também é uma opção terapêutica descrita.

Milium

São tumores minúsculos e esbranquiçados, de 1 ou 2 mm de tamanho. São cistos epidérmicos por obstrução de folículos pilossebáceos ou dutos sudoríparos e formação de pequena massa queratinosa. Localização preferencial na face. No *milium* em placa ocorre a erupção de múltiplos cistos sobre uma placa eritematosa. Não necessita de tratamento, porém pode ser realizada incisão com lâmina pontiaguda e remoção manual do conteúdo dos cistos. No *milium* em placa cauterização, *laser* de CO_2, dermoabrasão e crioterapia podem ser utilizados.

Cisto triquilemal ou "pilar"

São clinicamente semelhantes aos cistos epidérmicos, porém menos frequentes que estes. Ocorrem em 5 a 10% da população, sendo mais comuns em mulheres. Setenta por cento dos pacientes têm múltiplas lesões e 10% possuem mais de dez lesões. Caracterizam-se por nódulos de localização dérmica, móveis, presentes principalmente no couro cabeludo.

Histologicamente são compostos por parede de células epidérmicas cuboidais, sem pontes intercelulares e sem camada granulosa. O conteúdo é composto por material queratinoso amorfo, em disposição lamelar. O tratamento é a ressecção completa. As lesões infectadas necessitam de tratamento antibiótico, com ou sem drenagem.

Esteatoma múltiplo – "sebocistomatose"

Doença caracterizada por múltiplos cistos contendo sebo. Em geral, tem caráter genético autossômico dominante. Ocorre principalmente no tronco.

Lúpia (Figura 16.25)

Denominação à presença de cistos epidérmicos ovoides, amarelados, com dimensões variáveis, localizados no escroto, grandes lábios e couro cabeludo.

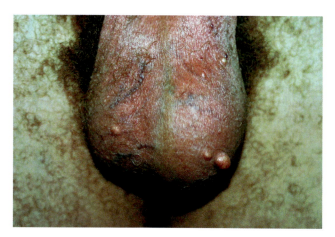

■ **FIGURA 16.25** – Lúpia em bolsa escrotal.

Cisto dermoide (Figura 16.26)

Caracterizam-se por nodulações subcutâneas, macias à palpação. Localizam-se em áreas de fendas embrionárias, como regiões periorbitárias, pescoço, região supraesternal, sacral e perineal. A cápsula é epidérmica com anexos rudimentares, e a massa cística é constituída por sebo e queratina, às vezes com pelos e, excepcionalmente, com osso ou cartilagem.

A diferenciação com encefalocele é fundamental no tratamento, o que pode ser auxiliado por tomografia computadorizada ou ressonância magnética. A ressecção completa é usualmente curativa. Ressecção incompleta associa-se à recidiva. Quando próximos ao osso hioide são indistinguíveis do cisto tireoglosso, indicando-se procedimento de Sistrunk (ressecção do hioide).

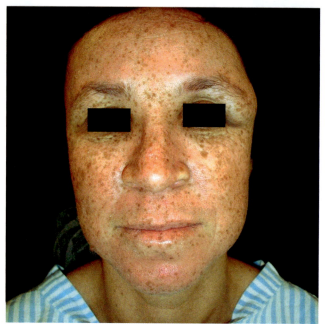

■ **FIGURA 16.26** – Cisto dermoide temporal esquerdo.

Sistematização Diagnóstica nas Lesões Benignas

Embora se observe um grande número de lesões benignas, a sistematização diagnóstica funciona como um guia ao diagnóstico dos tipos mais frequentes (Figuras 16.27 a 16.29).

CAPÍTULO 16 – TUMORES BENIGNOS DA PELE

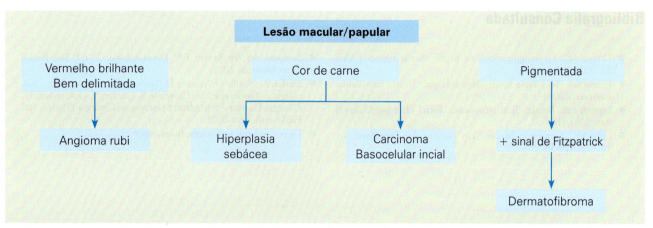

■ **FIGURA 16.27** – Algoritmo de avaliação de lesões maculares, considerando diagnósticos mais frequentes. Adaptado de Luba MC (2003).

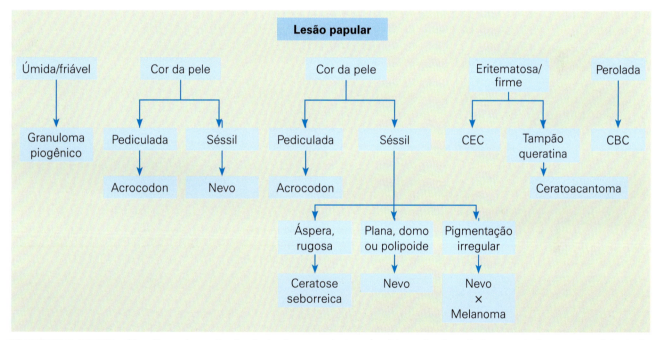

■ **FIGURA 16.28** – Algoritmo de avaliação de lesões papulares, considerando diagnósticos mais frequentes. Adaptado de Luba MC (2003).

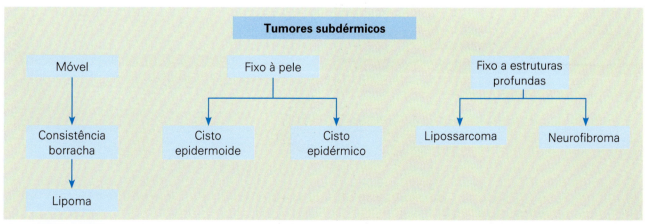

■ **FIGURA 16.29** – Algoritmo de avaliação de tumores subdérmicos, considerando diagnósticos mais frequentes. de Luba MC (2003).

Bibliografia Consultada

- Duque AC. Hemangiopericytoma in the thenar region. J Vasc Br. 2003;2(1).
- Fitzpatrick TB. Tratado de dermatologia. 5ª ed. São Paulo: Revinter; 2004.
- Ingraffea A. Benign Skin Neoplasms. Facial Plast Surg Clin N Am. 2013;21:21-32.
- Luba MC. Commom Benign Skin Tumors. Am Fam Physician. 2003;67:729-38.
- Sampaio AS, Pe Revitti EA. Dermatologia. 2ª ed. São Paulo: Artes Médicas; 2001.
- Steffen N, Borille G, Valente D. Tumores benignos da pele – histologia e classificação. In: Carreirão S, Cardim V, Goldenberg D. Cirurgia Plástica – Sociedade Brasileira de Cirurgia Plástica. São Paulo: Atheneu; 2005.
- Disponível em: <www.emedicine.com>

capítulo 17

Tumores Cutâneos Malignos

AUTORA: **Marcia Ramos-e-Silva**
Coautoras: Débora B. de Pinho e Juliana Marques-da-Costa

Introdução

O câncer da pele corresponde a cerca de 25% de todos os tumores malignos registrados no Brasil. Destes, os cânceres da pele não melanoma são os mais frequentes, principalmente o carcinoma basocelular (CBC) e o carcinoma epidermoide ou espinocelular (CEC). Apesar das altas taxas de incidência, o câncer da pele não melanoma apresenta altos índices de cura quando abordado precoce e corretamente.

A exposição à luz ultravioleta tem importante papel na patogênese da maioria dos tumores de pele não melanoma. O risco de desenvolvimento de CEC parece estar mais relacionado a um padrão crônico de exposição diferente do CBC, no qual um padrão de exposição intermitente e intenso parece ser mais importante[1]. Além disso, a exposição solar na infância tem demonstrado uma maior influência no risco de câncer de pele do que a exposição tardia[2]. Neste capítulo abordaremos ainda outros tumores que ocorrem na pele, como o tumor de células de Merkel, o porocarcinoma e o dermatofibrossarcoma *protuberans*.

Carcinoma Basocelular

O carcinoma basocelular (CBC) é o tumor maligno da pele mais frequente em indivíduos de pele clara, correspondendo a cerca de 75% dos casos de tumores de pele não melanoma. Apresenta crescimento lento com potencial para invasão local e destruição de tecidos[3], e a ocorrência de metástases é um evento extremamente raro[4].

Etiologia

A exposição à radiação ultravioleta e a predisposição genética parecem ser os fatores mais importantes na etiologia do CBC. Assim, as áreas fotoexpostas, em especial cabeça e pescoço, são os sítios mais envolvidos. Outros fatores de risco reconhecidos são idade maior que 50 anos, sexo masculino, tipos de pele I e II de Fitzpatrick, imunossupressão e exposição ao arsênico[5].

Clínica

O CBC localiza-se de preferência na face, nas orelhas e região cervical, embora já tenha sido descrito também nas regiões genital, inguinal, axilas e couro cabeludo. É raro na região palmoplantar e pode, por vezes, surgir sobre certas lesões preexistentes, como o nevo sebáceo de Jadassohn (Figura 17.1).

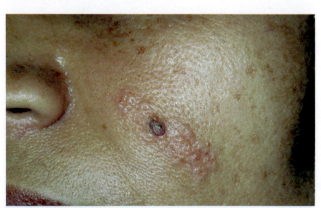

FIGURA 17.1 – Carcinoma basocelular sobre nevo sebáceo de Jadassohn.

As lesões, na maior parte das vezes, caracterizam-se por apresentar uma borda perolada (Figura 17.2) e podem mostrar-se de formas variadas. De acordo com o aspecto clínico predominante, os CBC são classificados em:

- *Nodular*: esta é a forma clínica mais comum. Apresenta-se como pápula ou nódulo de coloração rosada e perolada, sendo comum a presença de telangiectasias tortuosas e irregulares na superfície da lesão. Predomina nas áreas de pele fotoenvelhecidas (Figura 17.3). As lesões podem evoluir com exulceração ou ulceração, quando são denominadas CBC nódulo-ulcerados (Figura 17.4). Nestes casos, o paciente pode se queixar de uma ferida que não cicatriza, achando que se trata de um ferimento qualquer. Algumas vezes podem exibir coloração acastanhada ou negra, constituindo o CBC pigmentado que faz importante diagnóstico diferencial com o melanoma (Figuras 17.5 e 17.6).

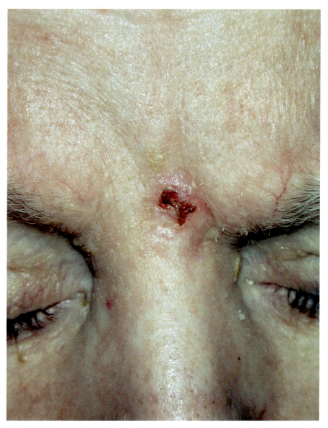

FIGURA 17.4 – Carcinoma basocelular nódulo-ulcerado.

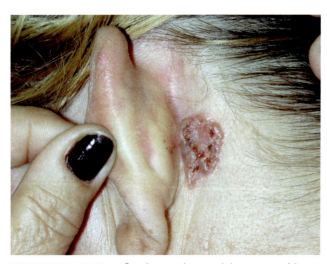

FIGURA 17.2 – Carcinoma basocelular com evidente borda perolada.

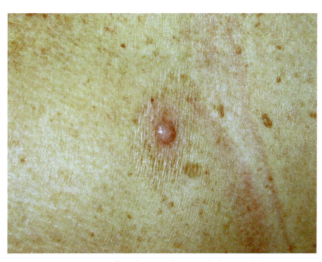

FIGURA 17.3 – Carcinoma basocelular nodular.

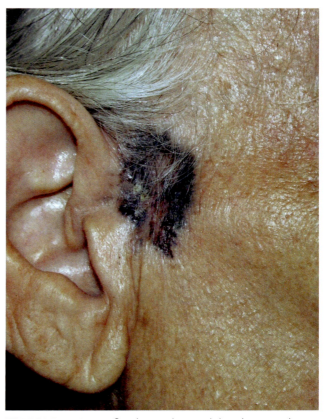

FIGURA 17.5 – Carcinoma basocelular pigmentado.

CAPÍTULO 17 – TUMORES CUTÂNEOS MALIGNOS

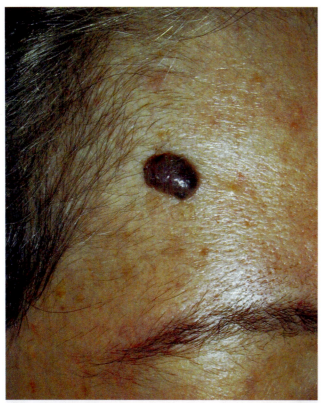

FIGURA 17.6 – Carcinoma basocelular nodular pigmentado.

- *Superficial*: apresenta-se como placa eritematosa bem delimitada, com superfície escamosa e bordas peroladas levemente elevadas. Tem predileção pelo tronco e membros (Figura 17.7).

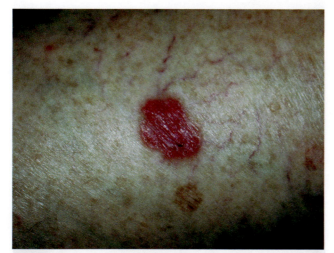

FIGURA 17.7 – Carcinoma basocelular superficial.

- *Esclerodermiforme ou fibrosante*: é o mais agressivo dos CBC, já que apresenta crescimento infiltrativo. Na maioria das vezes surge na face como uma placa pouco deprimida, de bordas mal delimitadas e coloração branca a amarelada, assemelhando-se a uma cicatriz. A aparente benignidade pode dificultar o seu diagnóstico, levando a um pior prognóstico (Figura 17.8).

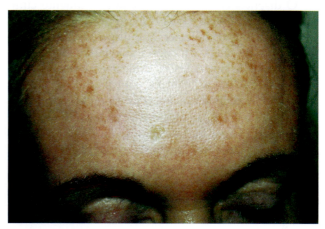

FIGURA 17.8 – Carcinoma basocelular fibrosante.

- *Fibroepitelioma de Pinkus*: é uma variante rara que ocorre nas regiões lombar, pubiana, genital ou de extremidades, sendo comum a presença de múltiplas lesões.

Histopatologia

Na histopatologia, o CBC apresenta um agregado de células tumorais basaloides em maciços ou cordões ligados à epiderme ou ao epitélio de um anexo cutâneo, por vezes com arranjo em paliçada na periferia, circundado por estroma. As células basaloides apresentam núcleo redondo ou ovoide, basofílico e citoplasma escasso ou inexistente. Pode ocorrer infiltrado inflamatório peritumoral de intensidade variável.

A presença de pigmentação melânica abundante nas células tumorais ou nos macrófagos dérmicos se correlaciona frequentemente com lesões clínicas pigmentadas, porém nem sempre é possível a correlação entre clínica e histopatologia.

São cinco os tipos histológicos mais frequentes, estes são reconhecidos pelo padrão da arquitetura dos agregados celulares e da reação do estroma ao tumor[6]:
- Padrões menos agressivos:
  – CBC nodular;
  – CBC superficial.
- Padrões mais agressivos:
  – CBC esclerodermiforme;
  – CBC micronodular;
  – CBC infiltrativo.

Os tumores mais agressivos são mal delimitados e apresentam crescimento infiltrativo com acometimento perineural em alguns casos.

183

PARTE 3 – PELE E TECIDO SUBCUTÂNEO

Outras variantes histopatológicas raras incluem: fibroepitelioma de Pinkus, CBC basoescamoso ou metatípico, adenoide e adamantinoide[6].

Diagnóstico e investigação

O diagnóstico do CBC é fundamentalmente clínico e a dermatoscopia (Figura 17.9) tornou-se, nos últimos anos, um exame complementar indispensável para identificar tumores cada vez menores, auxiliar no diagnóstico diferencial com outras lesões clinicamente semelhantes e delimitar melhor as margens, contribuindo com a decisão sobre o tratamento, que pode ser ou não cirúrgico.

O exame histopatológico é o padrão-ouro para a confirmação diagnóstica e definição do tipo histológico da lesão, uma vez que isto influenciará na seleção do tratamento e no prognóstico.

A maior parte das lesões é assintomática, assim é fundamental o exame clínico, em especial nos indivíduos idosos e com pele fotodanificada.

Exames de imagem como tomografia computadorizada e ressonância magnética são indicados quando há suspeita de acometimento ósseo ou invasão de estruturas adjacentes à lesão.

Tratamento

O objetivo do tratamento é remover ou destruir o tumor completamente com o menor prejuízo estético e funcional possível. Para tal, muitos tratamentos diferentes são descritos. A probabilidade de cura se correlaciona com a presença ou não de fatores risco de recorrência que permitem a classificação das lesões em baixo ou alto risco (Tabela 17.1)[7].

Na escolha da modalidade terapêutica mais adequada para cada caso, além dos fatores relacionados ao tumor, devem ser considerados os fatores associados ao paciente como idade, comorbidades, uso de medicações e aspectos estéticos e funcionais resultantes da terapêutica.

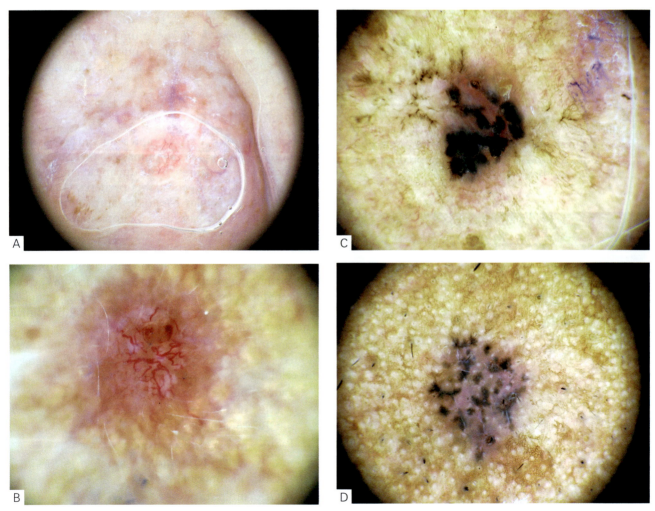

FIGURA 17.9 – Dermatoscopia de carcinomas basocelulares: **A)** Vasos arboriformes; **B)** Vasos arboriformes e ulceração; **C)** Ninhos ovoides e estruturas em folha de borda; e **D)** Ninhos ovoides, estruturas em folha de borda e estrutura em raio de roda.

CAPÍTULO 17 – TUMORES CUTÂNEOS MALIGNOS

TABELA 17.1 – Fatores de risco no CBC

Critérios	Alto risco de recorrência
Localização	• Área H
Tamanho do tumor	• Área H ≥ 6 mm • Área M ≥ 10 mm • Área L ≥ 20 mm
Definição clínica das margens	• Bordas clinicamente mal delimitadas
Subtipo histológico	• Esclerodermiforme • Micronodular • Infiltrativo
Envolvimento perineural e/ou perivascular	• Presente

Área L: baixo risco de recorrência: tronco e membros.
Área M: médio risco de recorrência: maxilas, fronte, couro cabeludo e pescoço.
Área H: alto risco de recorrência: "máscara da face" (centro facial, supercílios, pálpebras, região periorbitária, nariz, lábios, orelhas, regiões pré e retroauriculares e temporal), genitália, mãos e pés.

O desenvolvimento recente de terapias tópicas e não cirúrgicas mais efetivas tem aumentado as opções de tratamento para lesões de baixo risco, no entanto a cirurgia e a radioterapia permanecem como abordagem de escolha para a maioria das lesões de alto risco.

• Excisão cirúrgica

É um tratamento efetivo para o CBC primário[8]. Consiste na retirada do tumor com uma margem de tecido circundante de aspecto clínico normal. As margens cirúrgicas periféricas e profundas podem ser examinadas histologicamente no peroperatório ou, com maior frequência, no pós-operatório. No último caso, o tamanho da margem cirúrgica periférica e profunda deve se correlacionar com a probabilidade de existir extensões subclínicas do tumor (p. ex., tumores mal delimitados, subtipos infiltrativos, entre outros). Recomenda-se uma margem periférica de 3-4 mm e a retirada de toda a gordura subcutânea adjacente na ressecção de CBC primário[3]. Tumores grandes, do tipo esclerodermiforme ou recorrentes, requerem margens cirúrgicas amplas com o objetivo de aumentar a chance de ressecção histológica completa.

No caso de comprometimento das margens após estudo histopatológico da peça cirúrgica (tumores incompletamente excisados) recomenda-se, em geral, a reexcisão nos casos de tumores com histologia agressiva, localizados em áreas consideradas de alto risco ou lesões recidivadas[8].

• Cirurgia micrográfica de Mohs

É a técnica que apresenta as taxas de cura mais elevadas no tratamento do câncer de pele, preservando o máximo possível de tecido saudável[9].

Pode ser feita com anestesia local ou bloqueio. Inicialmente a lesão é curetada com o objetivo de retirar a maior parte possível do tumor macroscopicamente visível, permitindo que se delimitem melhor as bordas da lesão. Em seguida, utilizando o bisturi, realiza-se uma incisão em toda a extensão da lesão, incluindo uma pequena margem de tecido aparentemente sadio. Este tecido é marcado para orientação dos lados direito, esquerdo, superior e inferior, preparado no criostato e cortado de forma que toda a borda externa e o fundo do tumor sejam observados. Posteriormente, são feitas colorações por hematoxilina e eosina ou azul de toluidina para o exame microscópico. Assim, se algum tumor for observado em alguma das margens, a sua localização exata poderá ser determinada e uma nova camada retirada apenas deste ponto. Este processo é repetido até que se obtenham margens e fundo livres de tecido tumoroso[9].

Apesar das suas altas taxas de cura, esta técnica não é preconizada para todos os casos. As principais indicações de cirurgia micrográfica de Mohs no CBC são tumores localizados na face, em especial nas áreas com grande risco de recidiva, tumores maiores que 2 cm, lesões clinicamente mal delimitadas, tipos histológicos agressivos (esclerodermiforme micronodular, infiltrativos e metaplásicos), evidência de comprometimento perineural ou perivascular na histopatologia e CBC recidivados[3].

• Curetagem e eletrocoagulação

É uma das alternativas para o tratamento do CBC primário. O sucesso desta técnica depende do cuidado na seleção das lesões, que devem ser pequenas (< 20 mm), localizadas em áreas de baixo risco de recorrência e de tipo histológico pouco agressivo (nodular ou superficial)[10].

Consiste na remoção do tumor por curetagem, seguida de eletrocoagulação da área com margem de 3-5 mm com eletrocautério. Recomendam-se três ciclos de curetagem e eletrocoagulação[6]. O número de ciclos considerado eficaz, no entanto, ainda é controverso.

É um procedimento simples e rápido, tem um baixo custo, mas não permite o estudo histológico das margens da lesão e o pós-operatório é prolongado.

• Criocirurgia

A criocirurgia também é uma boa alternativa para o tratamento de CBC primários em casos bem selecionados. Está indicada em tumores pequenos e finos, localizados fora do H da face (área com alto risco de recorrência), nos pacientes idosos e/ou que não tenham condições clínicas de serem submetidos a cirurgia convencional, e nos pacientes que apresentam múltiplas lesões. Não deve ser utilizada no tratamento de CBC de alto risco.

Consiste na aplicação de um criógeno, em geral nitrogênio líquido, levando à destruição do tumor por congelamento. Deve-se incluir um halo de congelamento de, pelo menos, 5 mm da margem clinicamente visível da lesão. A técnica é variável e são recomendados dois a três ciclos de congelamento com duração de cerca de 30 segundos cada um[11].

É um método prático e rápido muito utilizado. Apresenta como principais limitantes a impossibilidade do exame anatomopatológico para avaliar a presença de restos tumorais, o pós-operatório prolongado e risco de hipocromia no local tratado.

- Imunoterapia tópica com imiquimod a 5% creme

Pode ser uma alternativa aos tratamentos cirúrgicos e ablativos. O imiquimod estimula a resposta imune inata e adquirida, levando a fenômenos inflamatórios locais. Uma maior gravidade da reação inflamatória local pode estar associada a melhores resultados.

Parece ser efetivo no tratamento de CBC superficiais primários pequenos (< 1 cm), com porcentagem de cura que varia de 80,8 a 100%, dependendo da forma de aplicação. Quando usado de 5 a 7 dias por semana durante 12 semanas mostrou alta eficácia com segurança aceitável[12]. Alguns estudos têm mostrado bons resultados no tratamento do CBC nodular primário, apesar de ainda não estar bem claro[13,14].

Ainda não há na literatura consenso sobre um protocolo de tratamento.

- Terapia fotodinâmica (TFD)

É também uma alternativa de tratamento menos invasiva para os CBC primários superficiais[15]. O uso desta em CBC nodular ainda é controverso.

A técnica utiliza uma substância fotossensibilizante tópica que, associada à luz em comprimentos de onda que variam de 600 e 700 nm, resulta em uma série de reações foto-oxidativas, principalmente nas células neoplásicas, levando a necrose seletiva do tumor. O metil aminolevulinato (MAL) é a única droga liberada para tratamento do CBC atualmente.

A TFD ainda não demonstrou ser superior aos métodos convencionais já existentes, com as desvantagens do alto custo e de não permitir o controle histológico das margens[11].

- Radioterapia

A radioterapia pode ser utilizada no tratamento de CBC primário e recorrente após abordagem cirúrgica como alternativa para pacientes que recusam ou são inaptos para cirurgia. Pode ser também usada como adjuvante após excisão incompleta de CBC de alto risco[3]. Está contraindicada nos tipos histológicos infiltrativo e esclerodermiforme ou nos casos de síndrome do nevo basocelular.

Apresenta alto custo, com equipamentos disponíveis apenas em centros especializados.

Os CBC recidivados após radioterapia são mais agressivos[6].

Prognóstico

O prognóstico do CBC é melhor quanto mais precoce for feito o diagnóstico e instaurado o tratamento adequado, levando-se em conta se o tumor é primário ou recidivado, sua classificação clínica e histopatológica, localização e tamanho. Tumores primários, independentemente da forma clínica ou histopatológica, são sempre de melhor prognóstico do que os recidivados ou metastáticos, que são de mais difícil tratamento, tendendo a recidivar novamente, piorando a morbidade e a mortalidade destes pacientes[11].

Metástases e, por vezes, morte podem acontecer, apesar de raras devidas ao CBC[16].

Carcinoma Espinocelular

O carcinoma espinocelular (CEC), escamoso ou epidermoide é um tumor de pele maligno, localmente agressivo, com potencial metastático, assim seu diagnóstico e tratamento tardios podem levar a significativa morbidade e mortalidade.

É o segundo tumor de pele não melanoma de maior frequência, sendo responsável por cerca de 25% dos casos. A incidência tem aumentado em todo o mundo, com mais de 250.000 casos de CEC invasivo diagnosticados anualmente nos Estados Unidos[7].

Etiologia

A radiação ultravioleta é o fator de risco mais importante para desenvolvimento do CEC cutâneo primário[17].

O CEC é originário dos queratinócitos epiteliais ou de seus anexos e surge em geral nas áreas fotoexpostas, incluindo cabeça, pescoço e braços, mas também pode ocorrer no tronco, nos glúteos e em outras áreas.

As ceratoses actínicas são consideradas lesões precursoras do CEC cutâneo. A porcentagem dessas lesões que evoluem para CEC varia de 0,25 a 20% por ano em lesões individuais, e como com frequência os pacientes apresentam múltiplas lesões, o risco de conversão aumenta significativamente[18]. Alguns autores, no entanto, acreditam que estas lesões já seriam CEC in situ.

Clínica

O CEC, em geral, surge na pele fotoexposta, sobre ceratose actínica, queilite actínica, cicatriz crônica incluindo a de queimadura, ceratodermia marginada de Ramos-e-Silva, entre outras (Figuras 17.10 e 17.11). Apresenta três variantes clínico-histopatológicas: in situ, invasivo e metastático.

- CEC in situ

Os CEC in situ ou doença de Bowen são tumores limitados à epiderme, ou seja, não ultrapassam a membrana basal. Apresentam-se, em geral como uma placa

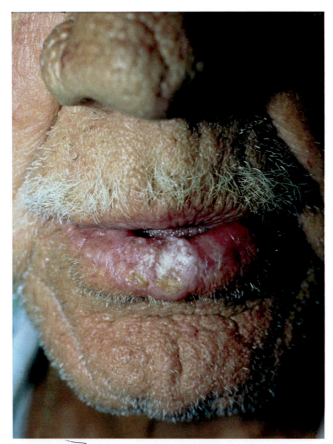

FIGURA 17.10 – Carcinoma espinocelular sobre queilite actínica.

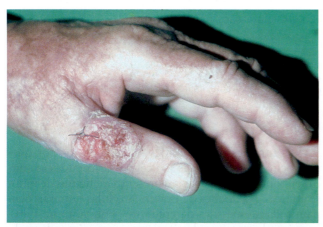

FIGURA 17.11 – Carcinoma espinocelular sobre ceratodermia marginada de Ramos-e-Silva (Acervo de João Ramos-e-Silva).

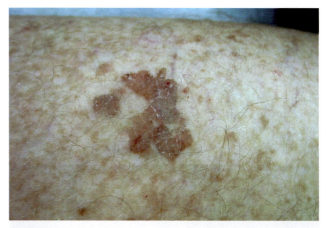

FIGURA 17.12 – Carcinoma espinocelular *in situ* – doença de Bowen.

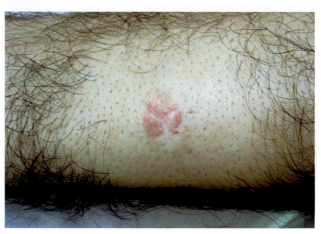

FIGURA 17.13 – Carcinoma espinocelular *in situ* – doença de Bowen.

eritematosa, descamativa, bem definida, assintomática, que surge nas áreas fotoexpostas em indivíduos idosos (Figuras 17.12 e 17.13). A cabeça e o pescoço, seguidos das extremidades e do tronco, são os sítios mais comuns.

Outros tipos importantes de CEC *in situ* são a eritroplasia de Queyrat, papulose bowenoide, CEC pigmentado e CEC verrucoso.

A eritroplasia de Queyrat é definida como o CEC *in situ* no pênis, localizando-se na glande de homens não circuncidados.

A papulose bowenoide apresenta-se clinicamente como verrugas venéreas com frequência pigmentadas, que apresentam alterações histológicas de CEC *in situ*, usualmente devido à infecção por vírus oncogênico, como HPV 16 e 18[7].

O CEC pigmentado é uma variante em geral encontrada nos indivíduos de pele negra e pode ser confundido com lesão melanocítica.

O CEC verrucoso é uma forma rara, de crescimento lento, com padrão evolutivo mais expansivo do que invasivo, metástases são raras e as lesões assemelham-se a verrugas. Dependendo do local acometido, recebe várias denominações, assim, na área genital é denominado tumor de Buschke-Lowenstein; na região plantar, epitelioma *cuniculatum*; e na cavidade oral (70% dos casos), papilomatose oral florida, tumor de Ackerman ou carcinoma verrucoso oral[19].

• CEC invasivo

Quando o tumor ultrapassa a membrana basal da epiderme, é denominado CEC invasivo. Este se apresenta mais comumente como uma placa ou nódulo eritematoso e ceratótico que surge sobre pele fotodanificada (Figuras 17.14 e 17.15). Ulceração é comum. O grau de hiperceratose é variável mas, em geral, é mais pronunciado que nas ceratoses actínicas e no CEC *in situ*.

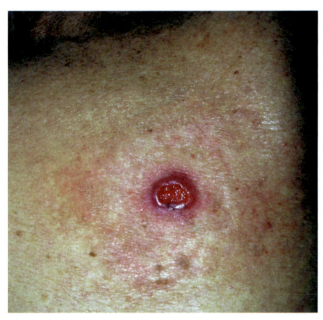

■ **FIGURA 17.14** – Carcinoma espinocelular.

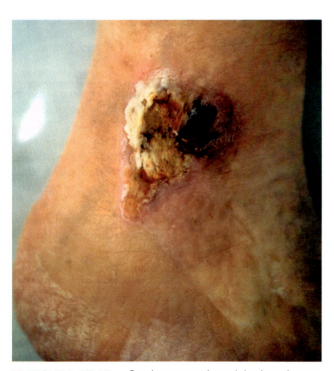

■ **FIGURA 17.15** – Carcinoma espinocelular invasivo sobre cicatriz de úlcera vascular crônica.

• CEC metastático

Metástases de CEC cutâneo tipicamente acometem linfonodos regionais antes de ocorrerem metástases à distância[20]. O potencial metastático do CEC tende a ser relativamente baixo, em especial nas formas induzidas pelo sol. Lesões localizadas nos lábios e orelhas ou em cicatrizes, no entanto, exibem maiores riscos de metástases. Outros fatores de risco estão dispostos na Tabela 17.2[7,21].

■ **TABELA 17.2** – Fatores de Risco para Recorrência e Metástase de Carcinoma Espinocelular

Critérios	*Alto risco para recorrência e metástases*
Localização	• Área H • Sítio de inflamação crônica • Cicatrizes
Tamanho	• Área H ≥ 6 mm • Área M ≥ 10 mm • Área L ≥ 20 mm
Profundidade do tumor	• ≥ 4 mm de espessura ou • nível de Clark ≥ IV
Grau de diferenciação histológica	• Moderadamente ou • Pouco diferenciados
Tipos histológicos agressivos	• Presente
Acometimento perineural ou vascular	• Presente
Imunossupressão	• Presente

Área H: "máscara da face" (centro facial, supercílios, pálpebras, região periorbitária, nariz, lábios, orelhas, regiões pré e retroauriculares e temporal), genitália, mãos e pés.
Área L: tronco e membros.
Área M: maxilas, fronte, couro cabeludo e pescoço.

Histopatologia

Os tumores epidermoides são compostos por queratinócitos atípicos. Essas são células disceratósicas com hipercromasia dos núcleos e presença de figuras de mitose atípicas. Na doença de Bowen as células tumorais ocupam toda a espessura da epiderme, enquanto no CEC invasivo observam-se classicamente massas irregulares de células que se proliferam invadindo a derme. Os tumores bem diferenciados apresentam tendência à formação de pérolas córneas paraceratóticas, pequena atividade mitótica e pleomorfismo mínimos. Os moderadamente diferenciados apresentam desorganização arquitetural, com aspecto celular mais pleomórfico e atividade mitótica aumentada. Nos poucos diferenciados não há formação de pérolas córneas, exibem pleomorfismo mais acentuado, além de invasão perineural frequente.

Outros padrões histológicos reconhecidos são o de células fusiformes, o adenoide e o verrucoso.

Diagnóstico

O diagnóstico é baseado na história e no exame clínico e confirmado na histopatologia através da biópsia incisional da lesão.

Os achados dermatoscópicos podem ser altamente sugestivos de carcinoma espinocelular (Figura 17.16), auxiliando no diagnóstico diferencial com outros tumores cutâneos. Todavia, as semelhanças com o ceratoacantoma ocorrem da mesma maneira que na clínica e na histopatologia.

Exames complementares de imagem são úteis na suspeita de doença metastática.

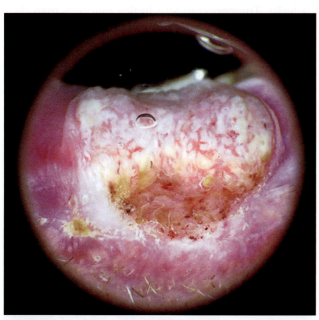

FIGURA 17.16 – Dermatoscopia do carcinoma espinocelular – vasos com halo branco e área ulcerada com rolha de queratina.

Tratamento

Como no CBC, o objetivo do tratamento dos CEC é remover ou destruir o tumor completamente com o menor prejuízo estético e funcional possível, considerando aspectos do paciente e do próprio tumor e identificando-se aquelas neoplasias de alto risco de recorrência e metástases, já que estas devem ser tratadas com maior agressividade[7].

Muitos métodos podem ser utilizados no tratamento do CEC, porém poucos foram avaliados em estudos randomizados e controlados. Excisão cirúrgica e cirurgia micrográfica de Mohs permitem o exame histológico completo da lesão e a avaliação das margens cirúrgicas e, por isso, são frequentemente os tratamentos de escolha.

Tumores grandes, profundos ou metastáticos necessitam de uma abordagem multidisciplinar.

• Excisão cirúrgica

É a melhor opção terapêutica para o tratamento de lesões de CEC primário bem diferenciadas e com menos de 2 cm de diâmetro, ou seja, tumores de baixo risco. Neste caso, a margem cirúrgica preconizada é de 4 mm, com taxa de eliminação do tumor de mais de 95%. Lesões pouco diferenciadas, entretanto, maiores que 2 cm e/ou com invasão de tecido subcutâneo, localizadas na face ou região anogenital, ou seja, tumores de alto risco, exigem margens de excisão mínimas de 6 mm para atingir 95% de eliminação do tumor[22].

• Cirurgia micrográfica de Mohs

É a modalidade terapêutica de menor taxa de recorrência[21]. Está indicada apenas, no entanto, nas lesões primárias de alto risco, CEC recorrentes e nas localizadas em áreas nobres que, por questões funcionais, deve-ser preservar o máximo de tecido saudável.

• Curetagem e eletrocoagulação

Este método é com frequência usado no tratamento do CEC primário, em particular no caso de lesões *in situ* ou bem diferenciadas, menores que 2 cm de diâmetro e localizadas no tronco e nos membros. Quando bem indicado, as recorrências são raras[10].

• Criocirurgia

Pode ser usada para o tratamento de lesões primárias pequenas (< 2 cm) ou minimamente invasivas, localizadas no tronco e nos membros. O protocolo consiste em dois ciclos de congelamento com nitrogênio líquido durando 1 a 5 minutos por ciclo[20].

• Terapia fotodinâmica (TFD)

Esta modalidade pode ser considerada no tratamento primário de CEC *in situ* em paciente com lesões largas e/ou múltiplas. Para tumores invasivos ou localizados na cabeça e no pescoço, no entanto, a TFD deve ser pensada como um tratamento adjuvante e nunca como primeira linha[23].

• Imunoterapia tópica com imiquimod a 5% creme

Esta medicação pode servir como alternativa para a cirurgia nos casos de doença de Bowen e CEC invasivo.[24]

• Radioterapia

É uma boa opção de tratamento para CEC primário quando há contraindicação para a cirurgia. Tem sido também usada com frequência como terapia adjuvante para tumores de alto risco ou agressivos, especialmente quando há envolvimento perineural[7].

Prognóstico

A maior parte dos pacientes com CEC primário tratado tem excelente prognóstico; no entanto, quando há presença de metástases para linfonodos regionais e à distância, os pacientes apresentam taxas de sobrevida em 10 anos menores que 20 e 10%, respectivamente.

Tumor de Células de Merkel

É uma rara neoplasia cutânea derivada das células neuroendócrinas da pele, com comportamento altamente agressivo. A maior parte dos casos ocorre em idosos, não há predileção por sexo e é mais comum nos indivíduos brancos[25]. Mais da metade dos casos localiza-se em áreas expostas da pele, principalmente na face e no pescoço. Pouco se sabe sobre os fatores etiológicos específicos da patogênese destes tumores, no entanto a sua localização preferencial e a frequente associação com outros cânceres de pele sugerem fortemente uma grande influência da radiação solar[26]. A forma de apresentação mais típica é como nódulo subcutâneo, com ou sem ulceração, assintomático, firme, avermelhado ou azulado, de crescimento rápido em pacientes idosos, imunossuprimidos e/ou com pele fotodanificada (Figura 17.17).

A imunoistoquímica permite o diagnóstico diferencial histológico do tumor de células de Merkel com outros importantes tumores de pequenas células como, por exemplo, o carcinoma metastático de pequenas células e a variante de pequenas células do melanoma. As células tumorais apresentam tipicamente positividade para enolase neurônio-específica, citoqueratina (CK) 20 e CAM 5.2, enquanto a proteína S100 e a CK 7 estão negativas[27].

A excisão cirúrgica com confirmação histopatológica da completa remoção do tumor é o tratamento de escolha. O estudo do linfonodo-sentinela tem sido aconselhado[28]. A radioterapia está recomendada como terapia adjuvante, exceto nos casos de lesões pequenas e casos em que não há comprometimento de linfáticos ou linfonodos[26]. A quimioterapia pode ser usada para o tratamento da doença metastática. O prognóstico é ruim, com altas taxas de recorrência local, doença metastática e óbito.

Porocarcinoma

É um tumor maligno raro originário da porção intraepidérmica do ducto de glândulas sudoríparas écrinas (acrossiríngio) potencialmente agressivo. Afeta principalmente idosos, sendo raro em negros. É com frequência localizado nas extremidades e na cabeça[29]. Sua apresentação clínica é variada e ocorre em geral como lesão única de longa evolução, mas também pode ser múltipla ou exibir crescimento rápido[25] (Figura 17.18). A confirmação diagnóstica é feita através do estudo histopatológico da lesão. Tumores com alto índice mitótico, mais de 7 mm de espessura, com invasão linfovascular ou padrão de crescimento infiltrativo são de pior prognóstico e alguns autores preconizam a biópsia do linfonodo sentinela nestes casos, para determinar possíveis metástases subclínicas[30].

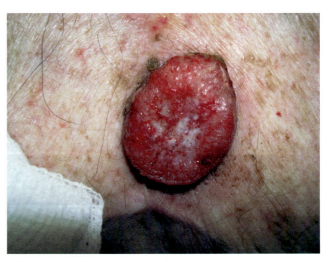

■ **FIGURA 17.18** – Porocarcinoma.

Os tratamentos utilizados são excisão cirúrgica ampla, cirurgia micrográfica de Mohs e radioterapia. A taxa de recorrência local após tratamento cirúrgico é de cerca de 20%. Metástases para linfonodos regionais ocorrem também em 20% dos pacientes e nestes a taxa mortalidade é de 67%[29]. Metástases para ossos, cérebro e pulmão já foram relatadas.

Dermatofibrossarcoma *protuberans*

É um tumor maligno de agressividade local, originário da proliferação de células mesenquimais fusiformes aparentemente derivadas de dendrócitos dérmicos tipo II[25] (Figuras 17.19 e 17.20). Os sítios preferenciais são tronco, região proximal dos membros, cabeça e pescoço,

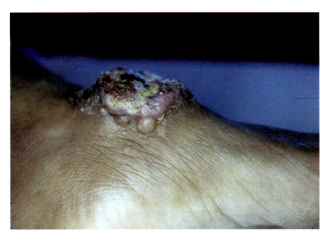

■ **FIGURA 17.17** – Tumor de células de Merkel.

atingindo pacientes jovens e adultos de meia-idade. Sua patogênese ainda não está esclarecida. Surge de início como uma placa cor da pele, indurada, assintomática e de crescimento lento. Nódulos violáceos ou acastanhados surgem posteriormente na superfície da lesão[31]. A lesão inicial pode ser confundida com cicatriz hipertrófica, queloide ou dermatofibroma. A cirurgia micrográfica de Mohs é o tratamento de escolha. Seu comportamento é altamente recidivante e eventuais metástases podem ocorrer.

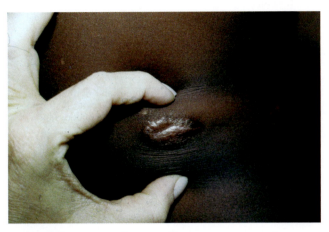

FIGURA 17.19 – Dermatofibrossarcoma protuberans.

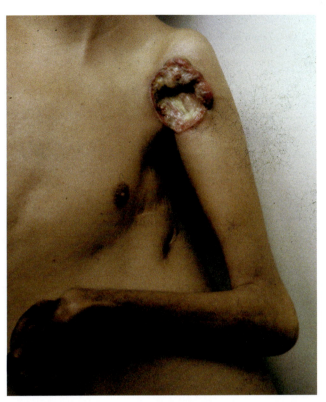

FIGURA 17.20 – Dermatofibrossarcoma protuberans recidivante.

Referências Bibliográficas

1. Pontén F, Lundeberg J, Asplund A. Principles of tumor biology and pathogenesis of BCCs and SCCs. In: Bolognia JL, Jorizzo JL, Rapini RP, et al. Dermatology. 2nd ed. London: Mosby; 2008. p. 1627-1639.
2. Corona R, Dogliotti E, D'Errico M, et al. Risk factors for basal cell carcinoma in Mediterranean population: role of recreational Sun exposure early in life. Arch Dermatol. 2001;137:1162-1168.
3. Telfer NR, Colver GB, Morton CA. Guideline for management of basal cell carcinoma. Br J Dermatol. 2008;159:35-48.
4. Ting PT, Kasper R, Arlette JP. Metastatic basal cell carcinoma: report of two cases and literature review. J Cutan Med Surg. 2005;9:10-15.
5. Zak-Prelich M, Narbutt J Sysa-Jedrzejowska A. Environmental risk factors predisposing to the development of basal cell carcinoma. Dermatol Surg. 2004;30:248-252.
6. Terzian LR. Carcinoma basocelular. In: Ramos-e-Silva M, Castro MC. Fundamentos de Dermatologia. Rio de Janeiro: Atheneu; 2009. p. 1709-1725.
7. Rigel DS, Cockerell CJ, Carucci J, Wharton J. Actinic keratosis, basal cell carcinoma and squamous cell carcinoma. In: Bolognia JL, Jorizzo JL, Rapini RP, et al. Dermatology. 2nd ed. London: Mosby; 2008. p. 1641-1659.
8. Walker P, Hill D. Surgical treatment of basal cell carcinoma using standard postoperative histological assessment. Australas J Dermatol. 2006;47:1-12.
9. Olbricht SM Cirurgia de Mohs. In: Ramos-e-Silva M, Castro MCR. Fundamentos de Dermatologia. Rio de Janeiro: Atheneu; 2009. p. 2151-2161.
10. Sheridan AT, Dawber RP. Curettage, electrosurgery and skin cancer. Australas J Dermatol. 2000;41:19-30.
11. Kopke LFF, Schmidt SM. Carcinoma basocelular. An Bras Dermatol. 2002;77(3):249-285.
12. Geisse JK, Rich P, Pandya A, et al. Imiquimod 5% cream for the treatment of superficial basal cell carcinoma: a double-blind, randomized, vehicle-controlled study. J Am Acad Dermatol. 2002;47:390-398.
13. Wu JK, Oh C, Strutton G, Siller G. An open-label, pilot study examining the efficacy of curettage followed by imiquimod 5% cream for the treatment of primary nodular basal cell carcinoma. Australas J Dermatol. 2006;47:46-48.
14. Shumack S, Robinson J, Kossard S, et al. Efficacy of topical 5% imiquimod cream for the treatment of nodular basal cell carcinoma: comparison of dosing regimes. Arch Dermatol. 2002;138:1165-1171.
15. Rhodes LE, de Rie M, Enström Y, et al. Photodynamic therapy using topical methyl aminolevulinate vs surgery for nodular basal cell carcinoma. Results of a multicenter randomized prospective trial. Arch Dermatol. 2004;140:17-23.
16. Elghissassi I, Mikou A, Inrhaoun H, Ennouhi A, Gamra L, Errihani H. Metastatic basal cell carcinoma to the bone and bone marrow. Int J Dermatol. 2009;48:481-483.
17. Alam M, Ratner D. Cutaneous squamous-cell carcinoma. N Engl J Med. 2001;344:975-983.
18. Callen JP, Bickers DR, Moy RL. Actinic keratoses. J Am Acad Dermatol. 1997;36:650-653.

19. Zanini M, Wulkan C, Paschoal FM, Maciel MHM, Machado-Filho CAS. Carcinoma verrucoso: uma variante clinico-histopatologica do carcinoma espinocelular. An Bras Dermatol. 2004;79:619-621.
20. Garcia-Zuazaga JG, Olbricht SM. Cutaneous squamous cell carcinoma. Adv Dermatol. 2008;24:33-57.
21. Rowe DE, Carrol RJ, Day CL Jr. Prognostic factor for local recurrence, metastasis, and survival rates in squamous cell carcinoma of the skin, ear, and lip. Implications for treatment modality selection. J Am Acad Dermatol. 1992;26:976-990.
22. Brodland DG, Zitelli JA. Surgical margins for excision of primary cutaneous squamous cell carcinoma. J Am Acad Dermatol. 1992;27:241-248.
23. Morton C, Horn M, Leman J, et al. Comparison of topical methyl aminolevulinate photodynamic therapy with cryotherapy or fluorouracil for treatment of squamous cell carcinoma in situ: results of a multicenter randomized trial. Arch Dermatol. 2006;142:729-735.
24. Peris K, Micantonio T, Fargnoli MC, Lozzi GP, Chimenti S. Imiquimod 5% cream in the treatment of Bowen´s disease and invasive squamous cell carcinoma. J Am Acad Dermatol. 2006;55:324-327.
25. Luz FB, Guerra SG. Outros tumores malignos da pele. In: Ramos-e-Silva M, Castro MCR. Fundamentos de Dermatologia. Rio de Janeiro: Atheneu; 2009. p. 1749-1760.
26. The Rockville Merkel Cell Carcinoma Group. Merkel cell carcinoma: recent progress and current priorities on etiology, pathogenesis, and clinical management. J Clin Oncol. 2009;27:4021-4026.
27. Goessling W, McKee PH, Mayer RJ. Merkel cell carcinoma. J Clin Oncol. 2002;20:588-598.
28. Argenyi ZB. Neural and neuroendocrine neoplasms (other than neurofibromatosis). In: Bolognia JL, Jorizzo JL, Rapini RP, et al. Dermatology. 2nd ed. London: Mosby; 2008. p. 1795-1811.
29. Lozano Orella JA, Valcayo Peñalba A, San Juan CC, Vives Nadal R, Castro Morrondo J, Tuñon Alvarez T. Eccrine porocarcinoma: report of nine cases. Dermatol Surg. 1997;23:925-928.
30. Shiohara J, Koga H, Uhara H, Takata M, Saida T. Eccrine porocarcinoma: Clinical and pathological studies of 12 cases. J Dermatol. 2007;34:516-522.
31. Kamino H, Meehan AS, Pui J. Fibrous and fibrohistiocytic proliferations of the skin and tendons. In: Bolognia JL, Jorizzo JL, Rapini RP, et al. Dermatology. 2nd ed. London: Mosby; 2008. p. 1813-1829.

capítulo 18

Melanoma Cutâneo

AUTOR: Rogério Izar Neves

Introdução

A incidência de melanoma vem aumentando mais do que qualquer outro câncer em homens. Em mulheres, está aumentando mais rapidamente do que todos, depois do câncer do pulmão. Estimativas atuais mostram que um em cada 50 indivíduos nascidos nos Estados Unidos deve desenvolver melanoma durante a vida. Fatores de risco para o desenvolvimento de melanoma incluem história familiar ou pessoal, fototipo de pele I e II, pele actínica, cabelos e olhos claros, mais de 50 nevos, nevos melanocíticos atípicos, síndrome do nevo atípico, nevo congênito gigante, episódios de intensa queimadura solar na infância e adolescência, efélides na infância, bronzeamento artificial e exposição ao sol. O prognóstico depende do estádio diagnóstico, e a sobrevida depende do diagnóstico precoce. Cerca de 82% a 85% dos pacientes apresentam-se ao diagnóstico com doença localizada, 10% a 13% com doença regional, e 2% a 5% com doença metastática. O prognóstico geralmente é excelente em pacientes com doença localizada e com tumores de espessura menor de 1,0mm; sua taxa de sobrevida de cinco anos é superior a 90%. Melanomas com espessura superior a 1,0mm têm a taxa de sobrevida entre 50% e 90% no mesmo período. Linfonodos regionais são envolvidos mais frequentemente quando a espessura é maior, fazendo a taxa de sobrevida diminuir até 50%. A taxa de sobrevida em melanomas que disseminaram para outros órgãos (estádio IV) até alguns anos atrás era inferior a 10%, contudo com o surgimento novos tratamentos com imunoterapia a perspectiva de sobrevida para os pacientes com doença metastática mudou substancialmente.

Apresentação Clínica

Os principais subtipos de melanoma definidos pela Organização Mundial da Saúde (OMS) são disseminativo superficial, nodular, lentigo maligno, lentiginoso acral e desmoplástico. Esta classificação correlaciona-se com as características epidemiológicas das populações de pacientes e com o estado genômico dos tumores. Os dados utilizados para derivar as categorias TNM foram baseados principalmente em melanomas de subtipos disseminativo superficial e nodular. Existem evidências de que os melanomas de outros subtipos, especialmente melanomas desmoplásticos, mas talvez também lentigo maligno e melanoma acral lentiginoso, têm etiologia, patogênese e/ou história natural diferentes.[1-5] Atualmente, os mesmos critérios de estadiamento devem ser usados para melanomas com qualquer padrão de crescimento.

O Lentigo Maligno Melanoma (LMM) apresenta-se em 4-10% dos pacientes com melanoma. É tipicamente localizado na face e no pescoço, sendo nariz e bochechas sua localização mais comum. Contudo, pode ocorrer em mãos e pernas. Normalmente está presente na sua forma pregressa intraepitelial (lentigo maligno) por longos períodos (5-15 anos) antes de ocorrer invasão. Apresenta-se como lesões planas, geralmente grandes (> 3cm), em faixa etária elevada, sendo incomum antes dos 50 anos (Figura 18.1).

O Melanoma Disseminativo Superficial (MDS) representa 70% dos melanomas, podendo surgir de lesões preexistentes, como nevos atípicos. É comum a história de crescimento rápido da lesão meses antes do diagnóstico. Pode ocorrer em qualquer idade, sendo mais comum após a puberdade. Apresenta-se geralmente como uma lesão pigmentada plana ou levemente elevada, com grande variação de coloração e margens irregulares (Figura 18.2).

O melanoma nodular é o segundo tipo mais comum de melanoma, correspondendo a 15-30% das lesões. Apresenta-se como uma lesão nodular, às vezes em placa ou polipoide, de coloração negro-azulada ou acastanhada. São geralmente mais agressivos, podendo surgir em qualquer idade. Encontram-se mais frequentemente no tronco e cabeça e pescoço. Geralmente apresentam-se ao diagnóstico entre 1-2cm de diâmetro, porém podem ser maiores. É mais comum surgir de pele sã do que de um nevo preexistente (Figura 18.3).

O melanoma lentiginoso acral ocorre nas regiões palmares, plantares e falanges distais, podendo ser peri ou subungueais. Representam 2-8% dos melanomas em pacientes da raça branca e 35-90% em pacientes negros. Geralmente surgem em faixa etária elevada (após 60 anos). Tem evolução mais curta e agressiva que o MDS e o LMM, e aspecto semelhante ao LMM, porém com pior prognóstico (Figura 18.4).

O melanoma desmoplásico é uma variante rara, caracterizada por acentuada desmoplasia (células fusiformes malignas separadas por estroma proeminentemente fibrocolagenoso ou fibromixóide) e neurotropismo, representando menos de 1% de todos os melanomas. Contudo, cerca de 75% ocorrem em região de cabeça e pescoço. Apresenta-se como nódulo ou placa de consistência firme, geralmente sem pigmentação importante. Sua característica principal é o elevado índice de recidiva (25-85%). Os melanomas primários podem ser total ou quase inteiramente desmoplásico (> 90% de tumor invasivo dérmico - melanoma desmoplásico "puro") ou exibir um componente desmoplástico misturado com um componente não desmoplástico (10-90% desmoplásico – melanoma desmoplásico "misto")[6]. A melhora da sobrevida específica da doença é observada em pacientes com melanoma desmoplásico puro, em comparação com pacientes com melanoma desmoplásico misto e aqueles com melanomas desprovidos de

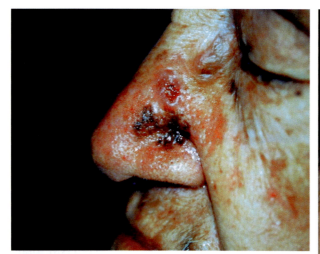

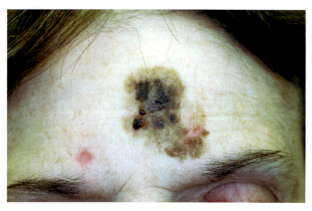

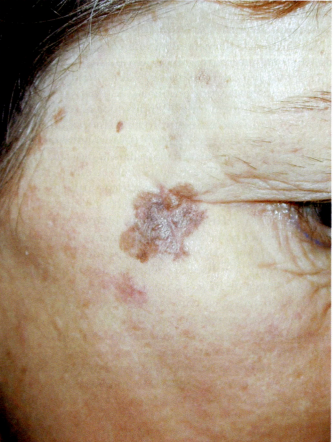

FIGURA 18.1 – Lentigo maligno melanoma.

CAPÍTULO 18 – MELANOMA CUTÂNEO

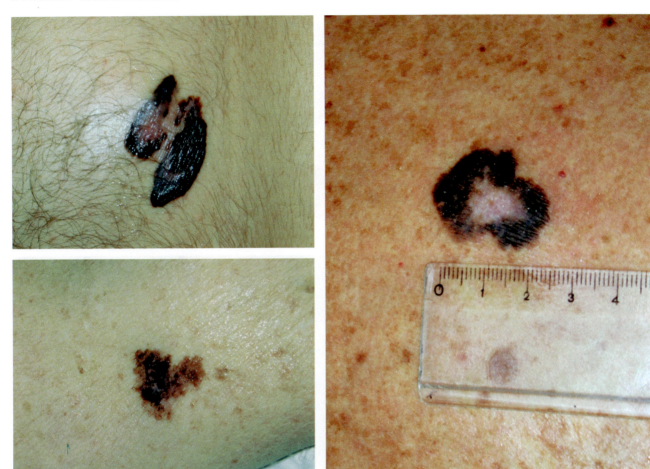

FIGURA 18.2 – Melanoma disseminado superficial.

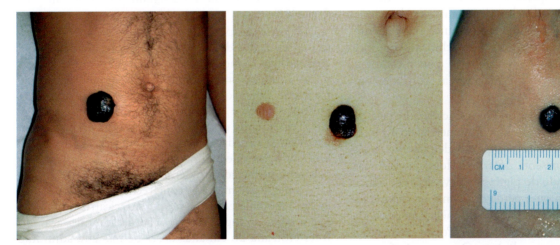

FIGURA 18.3 – Melanoma nodular.

PARTE 3 – PELE E TECIDO SUBCUTÂNEO

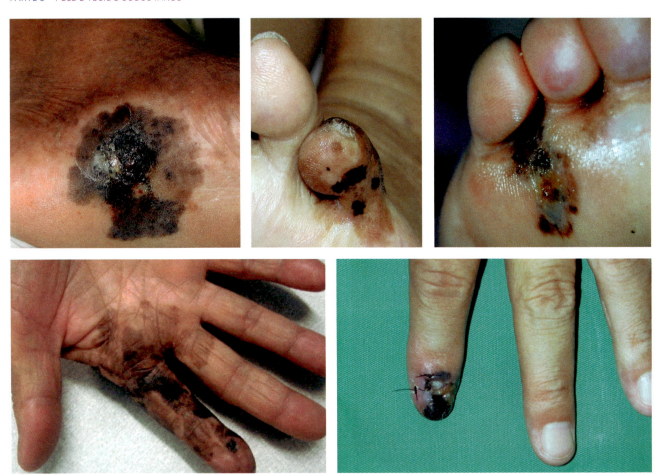

FIGURA 18.4 – Melanoma lentiginoso acral.

componente desmoplásico[7-9]. Além disso, as metástases nodais regionais (incluindo metástases detectadas pela biópsia SLN) são menos comuns em pacientes com melanoma desmoplásico puro clinicamente localizado em comparação com aqueles com melanomas desmoplásicos mistos ou melanomas convencionais (não-desmoplásticos)[10-13].

O melanoma amelanótico é caracterizado pela pequena (hipomelanótico) ou nula (amelanótico) produção de melanina. O melanoma verdadeiramente amelanótico é raro e representa 2-8% de todos os melanomas. A pouca quantidade de pigmento deve-se à deficiência da enzima tirosina ou à perda funcional na capacidade de produção e armazenamento de melanina ocasionada pela rápida diferenciação celular. Possui uma grande gama de apresentações clínicas. Ocorre mais frequentemente em áreas expostas ao sol da pele de pacientes acima de 60 anos com foto-envelhecimento acentuado. Pode apresentar-se como uma mácula, pápula ou placa com bordas irregulares, eritematosa, por vezes descamativa, simulando um carcinoma basocelular superficial, queratose actínica, doença de Bowen ou dermatoses inflamatórias, como a psoríase. A sintomatologia mais frequente é o prurido ou sangramento pós-traumático (Figura 18.5).

Durante um período de quase 30 anos o tratamento e os cuidados de pacientes portadores de melanoma cutâneo não se modificaram. Porém, nos últimos anos, novas condutas foram estabelecidas na abordagem de pacientes portadores desta neoplasia, que apresenta múltiplas faces e diferentes comportamentos biológicos. Pelo menos dois importantes avanços ocorreram nas últimas décadas: em primeiro lugar, o conceito do linfonodo sentinela (linfadenectomia seletiva) guiado pela administração intradérmica de um corante azul vital e um coloide marcado com Tecnécio 99 ao redor do melanoma cutâneo primário ou sua cicatriz de biópsia e, em segundo lugar, a aprovação da administração do Interferon-alfa 2b em altas doses de maneira adjuvante para os pacientes portadores de doença regional linfonodal, ou seja, estádio III. Além disso, com a identificação de mutações genéticas importantes para a formação do melanoma e o desenvolvimento de drogas para sua inibição, tornou-se importante este conhecimento na prática clínica.

Foi também identificada uma correlação das principais mutações com a apresentação clínica. Mutações de

CAPÍTULO 18 – MELANOMA CUTÂNEO

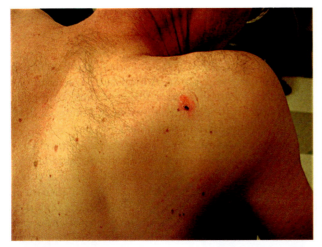
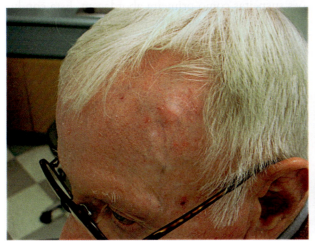
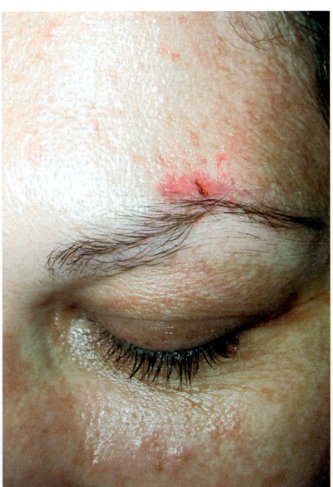

■ **FIGURA 18.5** – Exemplos de melanoma amelanótico apresentando-se como uma mácula, pápula ou placa com bordas irregulares, eritematosa, descamativa, simulando um carcinoma basocelular superficial, queratose actínica, doença de Bowen ou psoríase.

BRAF são encontradas em cerca de 50% dos pacientes com melanoma cutâneo[14] e, em grupos selecionados, como aqueles com lesões em pele sem dano solar, essa taxa está em torno de 60%[15]. Há também um predomínio da mutação em indivíduos mais jovens. Em um estudo australiano, todos os pacientes com até 30 anos apresentaram mutação do BRAF, enquanto ela foi identificada em somente 25% daqueles com mais de 70 anos[16]. Não sabemos se a distribuição das mutações é similar na população brasileira.

A mutação do c-KIT é bem menos comum do que inicialmente reportado[17]. Na maior série da literatura, a taxa de mutação do KIT foi de 21,4% (18 de 84) em melanoma acral, de 18,3% (17 de 93) em melanoma de mucosa e em 15,6% (5 de 32) em melanoma de pele com dano solar crônico. Nessa mesma série, a mutação do BRAF foi de 22,6, 8,7 e 21,9% em melanoma acral, de mucosa e em pele com dano solar crônico, respectivamente[18]. Uma importante distinção é que, ao passo que a mutação do BRAF é a V600E em 80% dos casos, seguida por outras similares (V600K, V600R e V600E2), o c-KIT apresenta grande variedade de mutações em sítios distintos, o que limita a previsibilidade de inibição do gene.

Há ainda as mutações do gene NRAS, que tendem a acometer pacientes mais velhos, em comparação com o BRAF, e estão associadas a pior prognóstico[19]. Atualmente, na prática clínica não há indicação para a pesquisa do perfil molecular antes de detectar o comprometimento metastático. Ainda que haja relato de elevada concordância entre o status das mutações do tumor primário e das metástases[20], séries recentes indicam que discrepância no status do BRAF pode ocorrer em cerca de 16% dos casos[21].

Diagnóstico e Margens de Ressecção

No diagnóstico precoce, a dermatoscopia é o mais recente avanço e pode indicar melhor as lesões que necessitam de biópsia. A dermatoscopia surgiu como exame auxiliar *in vivo*, que tem papel fundamental na realização do diagnóstico precoce e amplifica a acurácia diagnóstica do melanoma. Para a realização do método, é necessário utilizar o dermatoscópio, aparelho que permite aumentar a lesão, no mínimo, 10 vezes. A imagem obtida é interpretada utilizando-se o método diagnóstico da preferência do examinador. O método de Análise de Padrões é atualmente o mais utilizado e o que possui maior acurácia para o diagnóstico do melanoma cutâneo, tendo-se demonstrado confiável para o ensino de residentes[22,23]. Baseia-se em padrões globais e específicos que permitem diferenciar as lesões melanocíticas das não melanocíticas (também importantes no diagnóstico diferencial com o melanoma cutâneo), assim como identificar lesões melanocíticas consideradas benignas, suspeitas ou malignas (Figura 18.6).

O diagnóstico definitivo do melanoma deve ser feito através da realização de biópsia excisional, sempre que possível. Nenhum tratamento cirúrgico deve ser planejado sem o prévio diagnóstico histológico, preferencialmente, de toda a lesão suspeita. Quando se encontra uma lesão suspeita de ser melanoma, deve-se proceder a biópsia excisional com margens de 1 a 2 mm.

A biópsia excisional é recomendada para qualquer lesão suspeita de melanoma. A biópsia deve se estender até o tecido subcutâneo para fornecer uma estimativa adequada da profundidade da invasão. O material deve ser enviado a um dermatopatologista.

A biópsia incisional é uma alternativa aceitável para grandes lesões, especialmente quando localizadas na face, no pescoço, ou nas extremidades distais. Tal como acontece com biópsias excisionais, a biópsia incisional deve incluir o tecido subcutâneo para permitir uma estimativa da espessura tumoral. É importante salientar que é errónea a conduta de ressecção de margens amplas de lesões suspeitas como primeira abordagem. Esta conduta, além de não ser necessária, pode impossibilitar a realização da biópsia do linfonodo sentinela por alterar a área de drenagem linfática e aumentar consideravelmen-

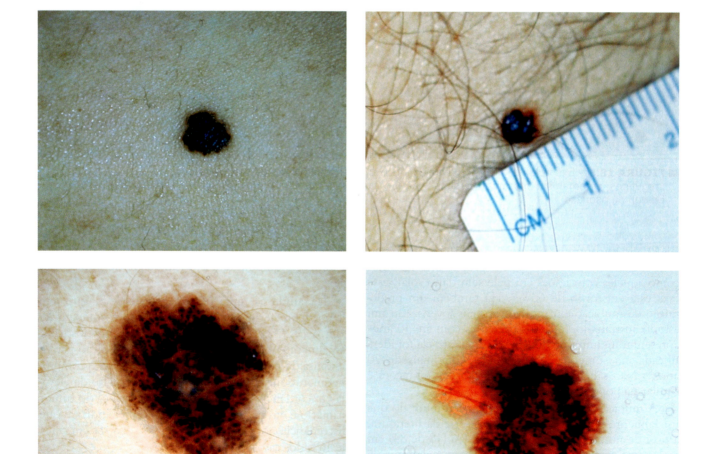

■ **FIGURA 18.6** – A dermatoscopia permite identificar melhor as lesões que necessitam de biópsia. Na metade superior, vemos fotografias de duas lesões melanocíticas de tamanho, cor e aparência semelhantes. Na metade inferior, suas respectivas dermatoscopias, evidenciando que a lesão esquerda refere-se a um nevo composto e a da direita, a um melanoma.

te as chances de um resultado falso-negativo. As margens podem ser modificadas para acomodar situações anatômicas individuais ou por considerações estéticas, e devem ser preferencialmente orientadas paralelamente à direção da drenagem linfática.[24,25]

Em lesões suspeitas de melanoma, todo esforço deve ser feito para preservar a habilidade de acessar o envolvimento das margens e realizar estudo imuno-histoquímico do tumor primário. Este último é particularmente importante em casos limítrofes, onde o diagnóstico de melanoma é incerto. Portanto, biópsias do tipo "shave" e cirurgia micrográfica de Mohs estão absolutamente contraindicadas. A biópsia por congelação é inadequada no diagnóstico do melanoma e não permite material adequado para revisão em casos difíceis.

Na maior parte do século XX, o tratamento cirúrgico *standard* para todos os melanomas cutâneos constituía-se na excisão radical da lesão primária com uma margem radial circunferencial de 3 a 5 cm e reconstrução do defeito com enxerto de pele. A razão para o uso do enxerto de pele baseava-se na premissa de que isto possibilitava ao cirurgião uma detecção precoce da recorrência local, o que seria prejudicado por um retalho.

Essa abordagem agressiva não foi questionada até a década de 1970, quando se determinou que recorrências locais e sobrevida estavam relacionadas a fatores prognósticos como a espessura tumoral e à biologia do tumor. Cirurgiões começaram então a utilizar menores excisões e, portanto, com menor morbidade para lesões finas com resultados encorajadores.[26,27]

No entanto, paralelamente, outros estudos retrospectivos demonstraram baixo controle local quando margens mais estreitas eram utilizadas em melanomas espessos e, portanto, de maior risco.[28] Estas experiências clínicas levaram ao paradigma de que margens amplas para lesões de alto risco poderiam reduzir o índice de recorrência local e preservaria a sobrevida. Infelizmente, nenhum dado de estudos clínicos randomizados existia definindo qual margem específica seria segura e se a largura da excisão deveria ou não ser ajustada de acordo com a biologia do tumor, a espessura tumoral ou outros fatores importantes, como ulceração.

Com relação à determinação das dimensões das margens de segurança, cinco importantes estudos prospectivos e randomizados foram realizados com o objetivo de otimizar as margens de ressecção no melanoma cutâneo de acordo com as diferentes espessuras do tumor encontradas pela análise histológica (Tabela 18.1), a chamada espessura de Breslow, principal determinante do prognóstico de pacientes portadores de melanoma cutâneo estádios I e II. Estes estudos foram:

- French Cooperative Study.
- Swedish Melanoma Trial Group.
- World Health Organization Melanoma Program Trial nº 10.
- Intergroup Melanoma Surgical Trial.
- U.K. Melanoma Study Group.

Após análise dos resultados, as atuais margens de segurança recomendadas foram estabelecidas conforme a Tabela 18.2.

Para o melanoma "in situ", a excisão da lesão ou local de biópsia com 0,5 cm a 1 cm de pele clinicamente normal e uma camada de tecido celular subcutâneo é suficiente. Embora estas lesões não sejam invasivas, uma recorrência local pode apresentar-se como um melanoma invasivo com consequente potencial para metástases.

Para melanomas invasivos menores ou iguais a 1mm de espessura, uma excisão com 1 cm de margem de pele normal e tecido celular subcutâneo subjacente é suficiente. Os dados do estudo randomizado da Organização Mundial de Saúde são a base para esta recomendação de margens.

As margens de excisão apropriadas para melanomas entre 1 mm e 2 mm de espessura não puderam ser definidas pelos estudos prospectivos mencionados. Devido ao pequeno número de recorrências ou mortes, nenhum

TABELA 18.2 – Margens de Segurança Recomendadas de acordo com a Espessura Tumoral

Espessura Tumoral (mm)	Margens (cm)
In situ	0,5-1
0-1	1
1-2	1 ou 2*
2-4	2
>4	2

*A margem pode ser reduzida em áreas anatomicamente restritas, como a face; para todas as outras, a margem de 2cm é a recomendada.

TABELA 18.1 – Estudos Prospectivos e Randomizados Realizados com o Objetivo de Determinar as Margens de Ressecção no Melanoma Cutâneo de Acordo com as Diferentes Espessuras do Tumor

Estudos	Nº de Pacientes	Espessura Tumoral (mm)	Braços Cirúrgicos Randomizados
French Cooperative Study	362	<2	2cm *vs.* 5cm
Swedish Melanoma Trial Group	989	<2	2cm *vs.* 5cm
World Health Organization Melanoma Program Trial nº 10	612	<2	1 cm *vs.* 3cm
Intergroup Melanoma Surgical Trial	486	1-4	2cm *vs.* 4cm
U.K. Melanoma Study Group	900	>2	1cm *vs.* 3cm

dos estudos apresentou força estatística para confirmar ou refutar a equivalência em longo prazo entre 1 cm e 3 cm de margem e, até o momento, 1 cm *versus* 2 cm de margens. Portanto, recomenda-se 2 cm de margens cirúrgicas para estes melanomas (onde anatomicamente viável) e quando o defeito cirúrgico possa ser fechado primariamente sem enxerto de pele. Contudo, em localizações anatômicas onde a margem de 2 cm pode comprometer estruturas adjacentes com consequentes danos funcionais ou estéticos, margens de 1cm ou margens entre 1 cm e 2 cm são preferencialmente utilizadas. Estudo do *Swedish Melanoma Trial Group*, com longo tempo de seguimento, mostrou não haver diferenças estatisticamente significativas para sobrevida e recidiva entre pacientes submetidos a margens de ampliação de 2 cm comparados a margens de 5 cm, para melanomas de espessuras de 0,8 mm até < 2 mm.

Para melanomas entre 2 mm e 4 mm de espessura, a recomendação da margem cirúrgica é de 2 cm. Embora uma margem de 3 cm possa parecer superior à de 1 cm em termos de controle local (UK Trial), a de 4 cm não mostrou ser superior a 2 cm (*Intergroup Trial*). Portanto, logicamente, uma margem de 3 cm não pode ser superior a uma margem de 2 cm. Além disso, não há dados que suportem nenhuma abordagem cirúrgica para este grupo de pacientes (2 mm a 4 mm) que poderiam incluir margens maiores que 2 cm.

Até recentemente, as recomendações para tratamento de melanomas espessos (maior do que 4 mm) foram baseadas em análises retrospectivas. Sabia-se pela sua história natural que pacientes com melanomas espessos eram de alto risco para recorrências locais (10-15%) e metástases à distância (aproximadamente 60%). Em estudo colaborativo entre o *Anderson Cancer Center* e o *Lakeland Regional Câncer Center*, pacientes foram estudados retrospectivamente com respeito à recorrência local e sobrevida em relação às margens de excisão e outros fatores prognósticos. Não foram encontrados aumento nos índices de recorrência local e nem uma diminuição da sobrevida foi observada quando margens de 2 cm ou menos foram utilizadas, comparadas com pacientes que tiveram melanomas de espessura e fatores prognósticos similares que tiveram, porém, margens maiores que 2cm. Portanto, margens de 2 cm podem seguramente ser empregadas para lesões espessas.

Em suma, as recomendações devem ser individualizadas para cada paciente. A importância de outros fatores prognósticos, a localização anatômica do tumor primário e outros fatores clínicos de risco devem ser considerados. Se estas recomendações gerais forem seguidas, os índices de recorrência local devem ser reduzidos a níveis aceitáveis (< 3%), com a grande maioria dos pacientes sendo efetivamente tratados por procedimento cirúrgico relativamente simples, na maioria das vezes ambulatorial e com mínima morbidade.

Nos últimos 20 anos, a utilização do microestadiamento da espessura de Breslow na lesão primária tem sido de grande valia ao relacionar a probabilidade de haver linfonodo regional oculto comprometido e a sobrevida. Assim, a incidência de metástases ocultas em linfonodo regional nos melanomas com espessura entre 0,75 mm e 1 mm é de cerca de 5%, enquanto os melanomas mais espessos associam-se à chance progressivamente maior de haver metástase linfonodal regional oculta (10-40%).

Enquanto o nível e a profundidade da lesão primária são importantes, outro indicador de sobrevida é o estado anatomopatológico do linfonodo regional. A taxa de sobrevida de 5 anos em pacientes com linfonodos negativos é de 70-90% em vários estudos, dependendo do nível ou da espessura da lesão primária.

Emprega-se a linfadenectomia regional para remover metástases linfonodais antes que haja disseminação à distância. Consequentemente, os únicos pacientes que se beneficiam deste procedimento são aqueles com metástase linfonodal, porém sem metástases em crescimento progressivo em outros locais.

É aceita a indicação de linfadenectomia regional em pacientes com metástases confirmadas patologicamente nos linfonodos regionais ou através de exames como a tomografia computadorizada por emissão de positrons (PET-TC). Não há indicação, no entanto, de dissecção linfonodal eletiva em pacientes com linfonodos clinicamente negativos.

Linfadenectomia Seletiva

Linfonodo sentinela

Este procedimento também chamado de mapeamento linfático intraoperatório com linfadenectomia seletiva foi desenvolvido com o objetivo de abordar de maneira mais específica, com maior acurácia e menor morbidade o estado da base linfonodal de drenagem do melanoma cutâneo primário. Esta técnica baseia-se no conceito de que regiões da pele apresentam padrões específicos de drenagem linfática não somente para a base linfonodal regional, mas também para um linfonodo específico naquela base linfonodal: o chamado linfonodo sentinela. Além disso, a progressão metastática para os outros linfonodos dentro da mesma base faz-se de maneira ordenada: níveis I, II e III, respectivamente[29,30]. Morton propôs e em seguida provou a validade desta técnica usando um corante vital azul (Azul Patente V ou Azul de Isosulfan) tanto em estudos animais como em humanos.[31,32] Também está demonstrado que a histologia do linfonodo sentinela representa o estado histológico dos linfonodos remanescentes nesta base linfonodal: se o linfonodo sentinela for negativo para doença metastática, o restante dos linfonodos desta base muito provavelmente também o serão. Além do mapeamento linfático com o corante vital azul, associa-se a pesquisa intraoperatória através da linfocintigrafia. Antes da cirurgia é injetado, ao redor da lesão primária ou da cicatriz de biópsia, um coloide associado ao radioisótopo Tecnécio[99]. Uma sonda nuclear, que nada mais é do que um detector gama, é usada para mapear os canais linfáticos desde o local do tumor primário até a base linfonodal regional. Na base, o linfonodo sentinela é identificado por apresentar intensa radioatividade. Quando o linfonodo é ressecado, os altos níveis de atividade residual no linfonodo e a baixa contagem de atividade do Tecnécio[99] no restante da base linfonodal confirma a retirada do linfonodo sentinela.[33-35]

Setenta por cento dos linfonodos sentinelas coram-se pelo corante vital. Aproximadamente 90% dos linfonodos sentinela tornam-se "quentes" através do mapeamento pré e intraoperatório utilizando-se o Tecnécio99 e o gama probe. No entanto, a associação das duas técnicas nos dá uma porcentagem de positividade de encontro do linfonodo sentinela ao redor de 98%. O linfonodo sentinela deve ser examinado detalhadamente pelo patologista. Todo o material deve ser examinado e os cortes devem ser feitos de 1mm em 1mm. Duas técnicas devem ser associadas para a pesquisa de micrometástases: a coloração pela Hematoxilina-Eosina e a imuno-histoquímica, utilizando-se anticorpos monoclonais contra as proteínas S100, HMB-45 e MART-1. A integração entre as três diferentes especialidades, Clínica Cirúrgica, Anatomia Patológica e Medicina Nuclear, é de fundamental importância para o sucesso do método em todas as etapas do procedimento.

Estadiamento

Em nossa instituição, em pacientes com estádios clínicos I e II ou com linfonodo sentinela negativo microscopicamente, índice mitótico ≤ 1, cujo primário tem Breslow < 4mm e não apresenta ulceração, deve-se obter como linha de base raios-X de tórax e DHL. Não há indicação de tomografia computadorizada (TC) ou tomografia computadorizada por emissão de pósitrons (PET-TC) nesses casos, pois a incidência de resultados verdadeiro-positivos é ≤ 1%, e a de falso-positivos está entre 10% e 20%.

Em pacientes com comprometimento nodal macroscópico ou linfonodo sentinela positivo microscopicamente, índice mitótico ≥ 1, cujo tumor primário tem Breslow > 4mm ou é ulcerado (classificados como "linfonodo sentinela positivo de alto risco"), deve-se obter hemograma, função hepática, DHL e PET-TC. Tomografia computadorizada dedicada de tórax e abdome deve ser realizada somente se necessário. Incluir TC dedicada de pelve em caso de tumores primários abaixo da cicatriz umbilical e TC dedicada do pescoço em pacientes com tumor primário da cabeça e pescoço (Tabela 18.3).

> **NOTA:** *O American Joint Committee on Cancer (AJCC) anunciou uma mudança nas regras de estadiamento para a Oitava Edição de seu manual para casos diagnosticados em ou após 1 de janeiro de 2017, na atribuição da categoria T para melanoma in situ. A partir da 8ª edição em 2017, a categoria T clínica será agora cTis. No fechamento desta edição o novo estadiamento ainda não havia sido publicado! Verificar as mudanças no novo estadiamento assim que encontrar-se disponível!*

Em pacientes com estádio clínico III (linfonodo palpável, lesões satélites ou metástases em trânsito), realizamos PET-TC como nos pacientes com linfonodo sentinela positivo de alto risco. Ao contrário do que ocorre com pacientes em estádios I e II, o exame por PET-TC mostrou-se útil na detecção de metástase em pacientes em estádio clínico III, com taxa de detecção de metástase à distância de até 30% a mais do que com a TC convencional. Apesar da positividade baixa na maioria das séries publicadas, a ressonância nuclear magnética (RNM) do cérebro é solicitada nestes grupos de alto risco. O mapeamento ósseo deve ser realizado somente se clinicamente indicado e desnecessário em indivíduos que realizam PET-TC.

Em pacientes em estádio IV, além dos exames obtidos no estádio III, incluímos RNM do cérebro. O exame por PET-TC é sempre realizado quando exames convencionais de imagem evidenciarem metástase aparentemente única em pacientes em estádio IV e que são, portanto, candidatos à ressecção cirúrgica (Tabela 18.4).

Tratamento

Tratamento dos estádios I a III

- **Pacientes com pT ≤ 0,75 mm, índice mitótico igual a zero e sem ulceração**

A recomendação é de ampliação com 1cm de margem. Não há indicação de pesquisa do linfonodo sentinela, nem indicação de tratamento adjuvante.

A relevância prognóstica da presença de regressão em pacientes com primários finos é altamente controversa.[36] Ainda assim, muitos centros ainda recomendam a realização da pesquisa do linfonodo sentinela, porém somente quando há extensa área de regressão. Em uma grande série recente a regressão e a invasão vascular foram consideradas fatores prognósticos significativos nesse subgrupo de pacientes[37].

Quanto à taxa de positividade do linfonodo sentinela nesses pacientes, um estudo recente que abordou especificamente esse ponto não mostrou um aumento na taxa de positividade[16].

O prognóstico desses pacientes é ótimo, com taxa de cura superior a 90%[38]. A taxa de positividade do LNS

TABELA 18.3 – Estadiamento de acordo com o AJCC 2009

Classificação	Espessura (mm)	Ulceração/Mitose	
Tis	N/A	N/A	
T1	<1,00	a:	sem ulceração e número de mitoses < 1/mm²
		b:	com ulceração ou número de mitoses > 1/mm²
T2	1,01-2,00	a:	sem ulceração
		b:	com ulceração
T3	2,01-4,00	a:	sem ulceração
		b:	com ulceração
T4	>4,00	a: b:	sem ulceração com ulceração
N	Número de Linfonodos	Envolvimento Nodal	
N0	0	N/A	
N1	Um linfonodo positivo	a:	micro*
		b:	macrometástases
N2	Dois a três linfonodos positivos	a:	micro*
		b:	macro
		c:	metástases em trânsito/satélite e sem metástases linfonodais
N3	Quatro ou mais linfonodos positivos ou coalescentes, ou metástases em trânsito/satélite com metástases linfonodais		
M	Localização	Desidrogenase láctica [DHL]	
M0	Sem metástases à distância	N/A	
M1a	Metástases à distância para pele subcutâneo ou linfonodo distante	Normal	
M1b	Metástases à distância para pulmão	Normal	
M1c	Metástases à distância para outros órgãos	Normal	
	Qualquer metástase à distância	Elevada	

*Micrometástases são diagnosticadas após a biópsia do linfonodo sentinela.
†Macrometástases: definidas como envolvimento linfonodal detectado clinicamente ou quando existe extravasamento linfonodal evidente.

TABELA 18.4 – Agrupamento (TNM, Simplificado) e Sobrevida Estimada

Estadio 0: TisN0M0 (sobrevida em 10 anos = 100%)
Estadio I: T1-T2aN0M0 (sobrevida em 10 anos = 90%)
Estadio II: T2b-T4bN0M0 (sobrevida em 10 anos = 60%)
Estadio III: qqTN1-3M0 (sobrevida em 10 anos = 45%)
Estadio IV: qqTqqNMl (sobrevida em 10 anos = 10%)

em indivíduos com melanoma < 0,75 mm com índice mitótico) e sem ulceração é mínimo e, portanto, sua pesquisa não está indicada[39]. Em casos de lentigo maligno ou melanoma lentigo maligno, a radioterapia (RT) exclusiva é favorecida em relação à cirurgia quando esta não puder ser realizada devido às condições clínicas do paciente (p. ex., risco cirúrgico maior que risco de morrer da doença)[40-42]. Embora a relevância prognóstica da presença de regressão em pacientes com primários finos seja controversa[43], em uma grande série recente a regressão e a invasão vascular foram consideradas fatores prognósticos significativos nesse subgrupo de pacientes[37].

- **Pacientes com pT > 0,76 mm e ≤ 4 mm, ou pT ≤ 0,75 mm com ulceração ou com número de mitoses ≥ 1/mm²**

A recomendação é de ampliação da margem, de acordo com espessura de Breslow: 0,76 a 1 mm – margem de l cm; > 1 mm – margem de 2 cm. Realizar biópsia do linfonodo sentinela em todos os pacientes.

O prognóstico desses pacientes vai depender da espessura de Breslow, da presença ou ausência de ulceração, do índice mitótico e, principalmente, do *status* histológico do linfonodo sentinela. Nos pacientes com espessura de Breslow ≥ 2 mm ou ≤ 2 mm com ulceração ou índice mitótico ≥ l/mm² temos discutido individualmente com os pacientes o uso de IFN adjuvante em altas doses Quanto ao uso de IFNα em dose baixa (3 MU SC 3×/semana) no tratamento adjuvante, dois estudos randomizados mostraram pequeno aumento do intervalo livre de doença (ILD), mas sem aumento de sobrevida global (SG) em pacientes com Breslow > 1,5 mm (linfonodos clinicamente negativos)[44,45]. Seu uso foi aprovado somente em alguns países da Europa. Estudo conduzido pelo Dermatologic Cooperative Oncology Group (grupo alemão) com 840 pacientes em estádio II comparou 18 meses de IFNα em dose baixa *versus* 60 meses e não demonstrou diferença entre os braços em termos de sobrevida livre de doença (SLD)[46].

- **Pacientes com T > 4 mm ou metástase linfonodal**

A recomendação para pacientes com T > 4 mm e clinicamente N0 é de ampliação de margem de 2 cm e pesquisa do linfonodo sentinela. Nos pacientes com linfonodo sentinela positivo ou com envolvimento linfonodal clínico, realizar dissecção linfonodal completa. Não há consenso sobre o melhor tratamento adjuvante sistêmico para melanoma de alto risco, e a decisão deve ser sempre individualizada.

Em pacientes com T > 4 mm e pN0 ou qualquer T e com comprometimento linfonodal microscópico (Nla), recomenda-se IFN adjuvante. Considerar fortemente o uso da RT adjuvante em pacientes com envolvimento linfonodal macroscópico de, pelo menos, um linfonodo da região cervical ou envolvimento macroscópico de mais do que quatro linfonodos na região axilar ou inguinal ou presença de extensão extracapsular.

Alguns subgrupos entre os pacientes portadores de melanoma que são submetidos a tratamento cirúrgico e, após o tratamento permanecem sem evidência de doença, apresentam alto risco de recorrência e desenvolvimento de metástases sistêmicas. Pacientes com melanoma primário de espessura entre l,5 mm e 4 mm apresentam risco de recorrência bastante variável. Porém, aqueles pacientes portadores de melanoma primário com espessura maior do que 4 mm, lesões em trânsito e doença linfonodal regional apresentam 50% de risco de recorrência da doença em 5 anos. Estes pacientes são candidatos a estudos clínicos de tratamento sistêmico adjuvante com o intuito de prevenção de recorrência da doença.

Atualmente, a única terapia adjuvante aprovada pelo FDA é a administração de altas doses de Interferon-alfa 2b (IFN-α 2b) em pacientes portadores de melanoma com alto risco de recorrência da doença após tratamento cirúrgico (estádio III). Este tratamento consiste na aplicação de IFN-α 2b em altas doses durante 12 meses. No primeiro mês de tratamento, o paciente recebe 20 milhões de unidades por m² de superfície corporal, por via intravenosa, por dia, durante 5 dias por 4 semanas. Nos próximos 11 meses de tratamento, o IFN-α 2β é dado na dose de 10 milhões de unidades por m² de superfície corporal, por via subcutânea, três vezes por semana (com base no estudo do Eastern Coopérative Oncology Group, ECOG 1684). Este é um tratamento que, além de caro, apresenta também alta toxicidade. Praticamente todos os pacientes apresentam sintomas semelhantes a um intenso estado gripal, tais como febre, mialgia, náuseas e vómitos. Atenção especial deve ser dada às funções hepática e hematológica. Cerca de 25% dos pacientes seguindo este regime abandonam o tratamento devido à *intolerabilidade* aos efeitos colaterais do Interferon. Estudos recentes têm questionado cada vez mais este regime e o valor da relação custo-benefício.

Uma análise conjunta de dois estudos do EORTC (*European Organisation for Research and Treatment of Cancer*) demonstrou um impacto significativo na sobrevida global de pacientes cujas lesões primárias eram ulceradas e cujo comprometimento nodal era microscópico. Esses dados sugerem que a presença de ulceração e volume de doença são um forte marcador de sensibilidade ao tratamento com IFN adjuvante.[47]

Meta-análise com mais de seis mil pacientes mostrou que IFN aumentou o tempo livre de doença (HR = 0,87; IC de 95%: 0,81-0,93, p = 0,00006) e a SG (HR = 0,90; IC de 95%: 0,84-0,97, p = 0,008) independentemente da dose e duração do tratamento. A meta-análise sugere que tumores ulcerados tenham maior ganho com IFN adjuvante.[48] Devido à elevada toxicidade do IFN em dose alta, a decisão de tratar deve ser cuidadosamente individualizada, principalmente em pacientes com idade superior a 65 anos.

Quimioterapia (QT) adjuvante com dacarbazina (DTIC) ou nitrosureias não se mostrou benéfica nos estudos randomizados em termos de sobrevida e, portanto, não deve ser administrada. Várias séries retrospectivas e um estudo prospectivo de fase II sugerem que o uso da RT adjuvante aumenta significativamente o controle regional e deve ser considerado em pacientes com alto risco de recorrência regional como múltiplos linfonodos envolvidos e extensão extracapsular.[49]

- **Pacientes com metástases em trânsito ou satélite**

Pacientes com metástases em trânsito ou satélite têm elevado risco de morte, e a ressecção das lesões é recomendável quando a doença tem comportamento indolente. No entanto, se as metástases em trânsito tiverem comportamento agressivo e se localizarem nas extremidades, recomenda-se a perfusão ou a infusão isolada do membro com Melfalan e hipertermia ou tratamento sistêmico.

Na perfusão conectamos cirurgicamente a artéria e a veia principal do membro a uma bomba de circulação extracorpórea, isolando-se o membro através de torniquete e per fundindo-se o mesmo com o agente quimioterápico e hipertermia. Este método possui remissão completa em 50% e remissão parcial em 35% dos pacientes; no entanto, possui alguns pontos negativos. Necessita de aparelhos sofisticados e caros, ocupam várias horas de centro cirúrgico, terapia intensiva e vários profissionais altamente especializados (cirurgião vascular, médico nuclear, perfusionista, enfermagem especializada etc.). Não deve ser realizada em pacientes idosos e possui complicações frequentes. Apesar da indubitável validade da perfusão, devido à sua sofisticação e ao preço, poucos centros no mundo e raríssimos no Brasil oferecem este recurso aos pacientes que o necessitam.

Várias séries de perfusão isolada de membro mostram uma taxa de resposta completa da ordem de 50% a 90% (dependendo do volume da doença), sendo duradoura em 25% a 30%.[50] Esse tipo de tratamento tem potencial curativo em pacientes com doença confinada à extremidade e, portanto, deve ser fortemente considerado como primeira opção terapêutica. O papel do TNF (*Tumor Necrosis Factor*) associado ao Melfalan em pacientes com doença volumosa não está totalmente claro para pacientes com melanoma e encontra-se disponível somente em alguns países europeus.

A infusão isolada de membro representa uma alternativa que é mais simples de ser realizada e com menos toxicidade quando comparada à perfusão. Esta técnica simples e de custo mais baixo surgiu como opção para a já estabelecida e comprovada técnica da Perfusão Isolada de Membro no controle do melanoma avançado e recorrente restrito ao membro. Desenvolvida na Austrália, a infusão isolada de membro obteve resultados semelhantes à perfusão. A remissão completa foi de 39% e a parcial de 52%; após a segunda infusão, a resposta completa foi de 45% e a parcial de 42%. A resposta completa foi atingida em intervalo mediano de duas semanas (variando de 1 a 23 semanas).[51] Entretanto, uma comparação retrospectiva recente realizada por pesquisadores da *Duke University* sugere superioridade da perfusão sobre a infusão isolada de membro.[52]

Se a perfusão ou infusão isolada não for viável, considerar interleucina-2 (IL-2) intralesional em pacientes com metástases subcutâneas. O FDA recentemente aprovou a primeira terapia intralesional, talimogene laherparepvec (T-VEC), para o tratamento de lesões de melanoma metastático cutâneo e linfonodal. Várias outras terapias intralesionais (PV-10, interleucina-12 electroporação, coxsackievirus A21 [CVA21]) estão entrando em estágio avançado de testes. Os agentes injetados localmente mostraram claramente sua capacidade de produzir respostas locais que podem ser duráveis. A possibilidade de que eles também estimulem uma resposta imune regional e mesmo sistêmica é excitante, pois este efeito potencial pode ter utilidade em regimes combinados; Tais regimes são uma área ativa de pesquisa. As respostas favoráveis com toxicidade mínima em ensaios em monoterapia conduziram aos primeiros estudos em melanoma de T-VEC em combinação com o inibidor de antigeno 4 dos linfócitos-T citotóxicos (CTLA-4) ipilimumab e, separadamente, com o anticorpo de bloqueio de morte programado (PD-1) pembrolizumab. Estudos de PV-10 com pembrolizumab e de CVA21 com pembrolizumab também estão sendo iniciados. Análises preliminares dos resultados dos primeiros ensaios de combinação, que mostram taxas de resposta mais altas do que com qualquer dos dois agentes, oferecem algum otimismo de que essas terapias locorregionais encontrarão aplicação - como tratamento para pacientes que não podem tolerar imunoterapias sistêmicas, para aliviar a morbidade locorregional e talvez até mesmo "destravar" o sistema imunológico.

- **Seguimento**

Na consulta do seguimento do melanoma deve-se examinar a área operada pesquisando-se as pigmentações anómalas ou nodulações que possam indicar recidiva local, o trajeto entre o tumor primário e a(s) base(s) linfonodal(is) de drenagem e também a(s) base(s) linfonodal(is) de drenagem para detecção de eventuais metástases. As recorrências locorregionais (nodal, local e em trânsito/ satélite) são potencialmente curáveis e não podem passar despercebidas.

A superfície corpórea também deve ser observada para a detecção de novos tumores primários, e lesões pigmentadas suspeitas devem ser avaliadas clínica e/ou através da dermatoscopia. Nos pacientes com história pessoal e/ou familiar importante ou número muito elevado de nevos atípicos, recomendamos o mapeamento corporal total.

A periodicidade e os exames realizados no seguimento do melanoma dependem do estádio em que o paciente se encontra. Em nossa instituição seguimos a recomendação do NCCN (National Comprehensive Cancer Network). No Brasil sugerimos seguir a recomendação do Grupo Brasileiro de Melanoma (GBM):

- *Estádio 0*: exame clínico a cada seis meses por dois anos, não sendo necessários exames laboratoriais ou de imagem. Após dois anos, avaliação clínica anual.
- *Estádio I*: exame clínico a cada 3 meses nos primeiros 2 anos, e depois a cada 6 meses, até 5 anos. Após 5 anos, avaliação clínica anual.
- *Estádio II*: exame clínico a cada 3 meses nos primeiros 2 anos, a cada 6 meses até completar 5 anos, e depois, anualmente. O uso de exames subsidiários nos estádios I e II é controverso. Considerar dosagens de DHL a cada visita e raios-X de tórax em visitas alternadas. Em pacientes sem pesquisa de linfonodo sentinela, considerar ultrassonografia (US) das cadeias linfonodais da região de drenagem em cada consulta.
- *Estádio III*: exame clínico e DHL a cada 3 meses e RX de tórax, tomografia computadorizada [TC] ou tomografia computadorizada por emissão de pósitrons [PET-TC]) a cada 6 meses nos primeiros 2 anos. Depois, avaliação clínica com DHL a cada 6 meses e exames de imagem (RX de tórax, tomografia computadorizada [TC] ou tomografia computadorizada por emissão de pósitrons [PET-TC]) em visitas alternadas. Após 5 anos, avaliação clínica anualmente. Após 5 anos, exames laboratoriais de rotina, bem como exames de imagem para pacientes assintomáticos não são recomendados. Ressonância Magnética do cérebro somente se o paciente apresentar sintomas neurológicos.

Não há consenso quanto à rotina de seguimento de pacientes com melanoma operado devido especialmente ao impacto restrito das terapêuticas na doença avançada. Nos pacientes em estádios I e II, a história clínica e o exame físico detectam 80% a 90% das recorrências, enquanto os raios-X de tórax e os exames de sangue detectam recorrências assintomáticas em menos de 10% dos casos.[53,54] Estudo com 1.288 pacientes mostrou melhora da detecção nodal com US quando comparada ao exame físico.[55]

Tratamento do estádio IV

• Pacientes com metástase aparentemente única

Deve-se considerar cirurgia nesses casos. A cirurgia em pacientes com lesões únicas ou limitado sítio de doença pode resultar em sobrevida prolongada em aproximadamente 10% a 30% dos pacientes, dependendo da situação clínica.[56] Obter, sempre que possível, PET-TC para melhor estadiar o paciente. Entretanto, devido ao altíssimo risco de recorrência sistêmica, antes de realizar a cirurgia temos considerado tratamento neoadjuvante com anti-PD1 (nivolumab ou pembrolizumab). Ao término dos 3 meses, sugerimos reestadiar e, se o paciente tiver sítio único de doença, então realizar cirurgia.

• Pacientes com metástases cerebrais como local predominante de doença

Em pacientes com metástase cerebral única presente em RNM, recomenda-se cirurgia, se possível, ou radiocirurgia, se a cirurgia estiver associada à alta morbidade e a lesão for menor que 2,5 cm. Considerar RT de cérebro total após cirurgia ou radiocirurgia, ou seguimento com RNM do cérebro a cada 8 semanas. No caso de recorrência de poucas lesões, damos preferência à radiocirurgia; caso contrário, RT de cérebro total (se não foi realizada anteriormente) ou a combinação de ambas as modalidades (dependendo do caso). Em pacientes com metástase sistêmica concomitante às metástases cerebrais, recomenda-se QT sistêmica com fotemustina associada à RT de cérebro total. A fotemustina é uma das poucas drogas com atividade consistente em pacientes com metástases cerebrais. Outra opção a considerar é a temozolomida.

• Pacientes sem metástases em sistema nervoso central e com mutação de BRAF

Aproximadamente metade dos pacientes com melanoma cutâneo metastático apresentam uma mutação de BRAF, uma cinase sinalizadora intracelular na via MAPK. A maioria das mutações ativadoras de BRAF em melanomas ocorrem geralmente no locus V600E, mas ocasionalmente em V600K ou outras substituições. Os inibidores de BRAF demonstraram ter atividade clínica em melanomas com mutações do BRAF V600. Os inibidores de MEK, uma molécula de sinalização a jusante do BRAF, podem potenciar estes efeitos. Dados recentes de eficácia e segurança de grandes ensaios randomizados que testaram inibidores de BRAF e MEK têm impactado significativamente as opções de tratamento recomendadas para pacientes com melanoma avançado positivo de mutação BRAF.

Para tratamento de primeira linha de doença não-ressecável ou metastática, as opções de tratamento recomendadas incluem imunoterapia, terapia alvo para pacientes com doença mutada com BRAF ou ensaio clínico. As opções de imunoterapia incluem monoterapia anti-PD-1 com pembrolizumab ou nivolumab ou combinação de nivolumab e ipilimumab. O NCCN considera todas as opções recomendadas de imunoterapia de checkpoint apropriadas tanto para o BRAF mutado como para a doença metastática de tipo BRAF selvagem.

Embora o ipilimumab seja aprovado pela FDA para o tratamento de melanoma não-ressecável ou metastático, incluindo a doença não tratada previamente e previamente tratada, monoterapia com ipilimumab como agente único não é mais uma opção de primeira linha recomendada pelo NCCN devido aos resultados do estudo de fase III CheckMate 067 que mostrou melhores resultados com monoterapia anti-PD-1 ou com terapêutica combinada com nivolumab/ipilimumab em comparação com monoterapia com ipilimumab.

Referências Bibliográficas

1. Kuchelmeister C, Schaumburg-Lever G, Garbe C. Acral cutaneous melanoma in caucasians: clinical features, histopathology and prognosis in 112 patients. Br J Dermatol. 2000;143(2):275-280.
2. McGovern VJ, Shaw HM, Milton GW, Farago GA. Is malignant melanoma arising in a Hutchinson's melanotic freckle a separate disease entity? Histopathology. 1980;4(3):235-242.
3. Cochran AJ, Bhuta S, Paul E, Ribas A. The shifting patterns of metastatic melanoma. Clin Lab Med. 2000;20(4):759-783, vii.
4. Slingluff CL, Jr., Vollmer R, Seigler HF. Acral melanoma: a review of 185 patients with identification of prognostic variables. Journal of surgical oncology. 1990;45(2):91-98.
5. Urist MM, Balch CM, Soong SJ, et al. Head and neck melanoma in 534 clinical Stage I patients. A prognostic factors analysis and results of surgical treatment. Annals of surgery. 1984;200(6):769-775.
6. Busam KJ, Mujumdar U, Hummer AJ, et al. Cutaneous desmoplastic melanoma: reappraisal of morphologic heterogeneity and prognostic factors. The American journal of surgical pathology. 2004;28(11):1518-1525.
7. Han D, Han G, Zhao X, et al. Clinicopathologic predictors of survival in patients with desmoplastic melanoma. PloS one. 2015;10(3):e0119716.
8. Hawkins WG, Busam KJ, Ben-Porat L, et al. Desmoplastic melanoma: a pathologically and clinically distinct form of cutaneous melanoma. Annals of surgical oncology. 2005;12(3):207-213.
9. Murali R, Shaw HM, Lai K, et al. Prognostic factors in cutaneous desmoplastic melanoma: a study of 252 patients. Cancer. 2010;116(17):4130-4138.
10. Pawlik TM, Ross MI, Prieto VG, et al. Assessment of the role of sentinel lymph node biopsy for primary cutaneous desmoplastic melanoma. Cancer. 2006;106(4):900-906.
11. Broer PN, Walker ME, Goldberg C, et al. Desmoplastic melanoma: a 12-year experience with sentinel lymph node biopsy. European journal of surgical oncology. 2013;39(7):681-685.
12. Egger ME, Huber KM, Dunki-Jacobs EM, et al. Incidence of sentinel lymph node involvement in a modern, large series of desmoplastic melanoma. Journal of the American College of Surgeons. 2013;217(1):37-44; discussion 44-35.
13. Han D, Zager JS, Yu D, et al. Desmoplastic melanoma: is there a role for sentinel lymph node biopsy? Annals of surgical oncology. 2013;20(7):2345-2351.
14. Devitt B, Liu W, Salemi R, Wolfe R, Kelly J, Tzen CY, Dobrovic A, McArthur G. Clinical outcome and pathological features associated with NRAS mutation in cutaneous melanoma. **Pigment Cell Melanoma Res 24:666, 2011.**
15. Curtin, JA. Et al. Distinct sets of genetic alterations in melanoma. N Engl J Med 353:2135, 2005.
16. Menzies, AM et al. Distinguishing clinicopathologic features of patients with V600E and V600K BRAF-mutant metastatic melanoma. Clin Cancer Res 18:3242, 2012.
17. Curtin, JA. Et al. Somatic activation of KIT in distinct subtypes of melanoma. J Clin Oncol 24:4340, 2006.
18. Carvajal, RD et al. KIT as a therapeutic target in metastatic melanoma. JAMA 305:2327, 2011.
19. Lee JH, Choi JW, Kim YS. Frequencies of BRAF and NRAS mutations are different in histological types and sites of origin of cutaneous melanoma: a meta-analysis.Br J Dermatol 164:776, 2011.
20. Colombino M, Capone M, Lissia A et al. BRAF/NRAS mutation frequencies among primary tumors and metastases in patients with melanoma. J Clin Oncol 30:2522, 2012.
21. Bradish JR, Richey JD, Post KM et al. Discordancy in BRAF mutations among primary and metastatic melanoma lesions: clinical implications for targeted therapy. Mod Pathol 28:480, 2015.
22. Rezze GG, Sá BCS, Neves RI. Dermatoscopia: o método de análise de padrões. Anais Brasileiros de Dermatologia. 2006;81:261-268.
23. Neves RI, GG, de Sa BC. Atlas de Dermatoscopia Aplicada. São Paulo: Lemar, 2004.
24. Melanoma. Version 1.2017 https://www.nccn.org/professionals/physician_gls/pdf/melanoma.pdf. The National Comprehensive Cancer Network. 2016.
25. Balch CM, Gershenwald JE, Soong SJ, Thompson JF, Atkins MB, Byrd DR et al. Final version of 2009 AJCC melanoma staging and classification. J Clin Oncol. 2009;27(36):6199-6206.
26. Cosimi AB, Sober AJ, Mihm MC, Fitzpatrick TB. Conservative surgical management of superficially invasive cutaneous melanoma. Cancer. 1984;53(6):1256-1259.
27. Cascinelli N VDEE, Breslow A. Stage I melanoma of the skin: the problem of resection margins. WH.O. Collaborating Centres for Evaluation of Methods of Diagnosis and Treatment of Melanoma. Eur J Cancer. 1980;16(8):1079-1085.
28. Milton GW, Shaw HM, McCarthy WH. Resection margins for melanoma. Aust N Z J Surg. 1985;55(3):225-226.
29. Coit DG, Andtbacka R, Bichakjian CK, Dilawari RA, Dimaio D, Guild V et al. Melanoma. J Natl Compr Canc Netw. 2009;7(3):250-275.
30. Zbytek B, Carlson JA, Gránese J, Ross J, Mihm MC, Slominski A. Current concepts of metastasis in melanoma. Expert Rev Dermatol. 2008;3(5):569-585.
31. Ho Shon IA, Chung DK, Saw RE Thompson JF. Guidelines for imaging in cutaneous melanoma. Nucl Med Commun. 2008;29(10):877-879.
32. Ho Shon IA, Chung DK, Saw RE Thompson JF. Guidelines for imaging in cutaneous melanoma. Nucl Med Commun. 2008;29(10):877-879.
33. Duncan LM. The classification of cutaneous melanoma. Hematol Oncol Clin North Am. 2009;23(3):501-513.
34. Weinstock MA. Progress and prospects on melanoma: the way forward for early detection and reduced mortality. Clin Cancer Res. 2006;12(7 Pt 2):2297s-2300s.
35. Duprat JP, Silva DC, Coimbra FJ, Lima IA, Lima EN, Almeida OM et al. Sentinel lymph node biopsy in cutaneous melanoma: analysis of 240 consecutive cases. Plast Reconstr Surg. 2005;115(7):1944-1951; discussion 52-53.
36. Andtbacka RH, Gershenwald JE. Role of sentinel lymph node biopsy in patients with thin melanoma. J Natl Compr Canc Netw. 2009;7(3):308-317.
37. Maurichi A, Miceli R, Camerini TJ et al. Prediction of survival in patients with thin melanoma: results from a multi-institution study. Clin Oncol 32:2479, 2014.
38. Balch, CM et al. Final version of 2009 AJCC melanoma staging and classification. J Clin Oncol 27:6199, 2009
39. Han, D et al. Clinicopathologic predictors of sentinel lymph node metastasis in thin melanoma. J Clin Oncol 31:4387, 2013
40. Tsang RW, Liu FF, Wells W, Payne DG. Lentigo maligna of the head and neck. Results of treatment by radiotherapy.Arch Dermatol 130:1008, 1994.
41. Schmid-Wendtner MH et al. Fractionated radiotherapy of lentigo maligna and lentigo maligna melanoma in 64 patients. J Am Acad Dermatol 43:477, 2000.
42. Farshad A1, Burg G, Panizzon R, Dummer R. A retrospective study of 150 patients with lentigo maligna and lentigo maligna melanoma and the efficacy of radiotherapy using Grenz or soft X-rays.Br J Dermatol 146:1042, 2002]
43. Andtbacka RH1, Gershenwald JE. Role of sentinel lymph node biopsy in patients with thin melanoma. J Natl Compr Canc Netw 7:308, 2009

44. Grob JJ, Dreno B, de la Salmonière P. et al. Randomised trial of interferon alpha-2a as adjuvant therapy in resected primary melanoma thicker than 1.5 mm without clinically detectable node metastases. French Cooperative Group on Melanoma. Lancet 351:1905, 1998.
45. Pehamberger H, Soyer HP, Steiner AJ et al. Adjuvant interferon alfa-2a treatment in resected primary stage II cutaneous melanoma. Austrian Malignant Melanoma Cooperative Group. Clin Oncol 16:1425, 1998
46. Hauschild, A. et al Efficacy of low-dose interferon {alpha}2a 18 versus 60 months of treatment in patients with primary melanoma of >= 1.5 mm tumor thickness: results of a randomized phase III DeCOG trial. J Clin Oncol 28:841, 2010.
47. Eggermont A, Suciu, S, Testori, A et al.. Ulceration of primary melanoma and responsiveness to adjuvant interferon therapy: Analysis of the adjuvant trials EORTC18952 and EORTC18991 in 2,644 patients. 2009 ASCO Annual Meeting: J Clin Oncol; 2009. p. 462s.
48. Wheatley NI K, Eggermont A, Kirkwood J, Cascinelli N, Markovic SN, Hancock B, Lee S, Suciu S, on behalf of International Malignant Melanoma Collaborative Group. Interferon-a as adjuvant therapy for melanoma: An individual patient data meta-analysis of randomised trials. Journal of Clinical Oncology. [Abstract]. 2007;25 (ASCO Annual Meeting Proceedings Part I. Vol 25, No. 18S (June 20 Supplement)).
49. Guadagnolo BA, Zagars GK. Adjuvant radiation therapy for high-risk nodal metastases from cutaneous melanoma. Lancet Oncol. 2009;10(4):409-416.
50. Kroon BB, Noorda EM, Vrouenraets BC, van Slooten GW, Nieweg OE. Isolated limb perfusion for melanoma. Surg Oncol Clin N Am. 2008;17(4):785-794.
51. Thompson JF, Kam PC. Current status of isolated limb infusion with mild hyperthermia for melanoma. Int J Hyperthermia. 2008;24(3):219-225.
52. Beasley GM, Petersen RR Yoo J, McMahon N, Aloia T, Petros W et al. Isolated limb infusion for intransit malignant melanoma of the extremity: a well-tolerated but less effective alternative to hyperthermic isolated limb perfusion. Ann Surg Oncol. 2008;15(8):2195-2205.
53. Fusi S, Ariyan S, Sternlicht A. Data on first recurrence after treatment for malignant melanoma in a large patient population. Plast Reconstr Surg. 1993;91(l):94-98.
54. Garbe C, Paul A, Kohler-Spath H, Ellwanger U, Stroebel W, Schwarz M et al. Prospective evaluation of a follow-up schedule in cutaneous melanoma patients: recommendations for an effective follow-up strategy. J Clin Oncol. 2003;21(3):520-529.
55. Blum A, Schlagenhauff B, Stroebel W, Breuninger H, Rassner G, Garbe C. Ultrasound examination of regional lymph nodes significantly improves early detection of locoregional metastases during the follow-up of patients with cutaneous melanoma: results of a prospective study of 1288 patients. Cancer. 2000;88(ll):2534-2539.
56. Young SE, Martinez SR, Essner R. The role of surgery in treatment of stage IV melanoma. J Surg Oncol. 2006;94(4):344-351.

capítulo 19

Queimaduras
Princípios Gerais de Tratamento

AUTORA: **Mônica Sarto Piccolo**
Coautores: **Roberta Piccolo Lobo, Nelson de Paula Piccolo e Nelson Sarto Piccolo**

Introdução

Queimaduras são lesões dos tecidos orgânicos em decorrência de trauma de origem térmica resultante de exposição a chamas, líquidos quentes, frio, substâncias químicas, radiação, atrito ou fricção, ou corrente elétrica.

Apesar de serem, em sua grande maioria, acidentes passíveis de prevenção, a população em risco geralmente não tem conhecimento e/ou instrução suficiente para evitá-las, chegando à incidência de um para cada 170 a 210 habitantes por ano em um centro urbano atual. A enorme maioria dos estudos indica líquidos quentes como a causa mais comum de queimaduras exceto, claro, por aquelas sofridas por grupos específicos, como por exemplo acidentes de trabalho, uma população específica ou soldados em guerra[1-5].

As lesões por queimaduras apresentam-se, portanto, através de um grande espectro de extensão e profundidade e, como tal, necessitam de tratamento em instituição especializada por uma equipe multidisciplinar dedicada ao tratamento deste tipo de paciente, com este tipo de lesão. Qualquer tratamento ministrado por profissional não especializado resultará certamente em perda ou prejuízo do resultado. Essa equipe multidisciplinar deverá garantir o tratamento agudo, proporcionando o estado da arte, garantindo a sobrevida, o resultado funcional, estético e psicológico da lesão aguda, enquanto os meios para a reconstrução cirúrgica das sequelas são providenciados, caso necessário.

O objetivo do tratamento é a reinserção social do paciente, lembrando sempre que o paciente deve ser tratado como um todo – não tratamos queimaduras, tratamos pacientes com queimaduras[6].

Diagnóstico

A extensão e a profundidade da lesão vão guiar a triagem do paciente na definição de seu tratamento clínico e cirúrgico. As lesões por queimaduras resultam de uma combinação de uma série de fatores, como por exemplo tempo de exposição, temperatura do agente, espessura da pele no local atingido, uso ou não de vestimentas no momento da queimadura, etc.[7].

Quanto à profundidade

As queimaduras são classificadas em graus de profundidade, descritas a seguir.
- *Primeiro grau* – lesões da epiderme, apresentando somente eritema como sinal clínico, geralmente com dor intensa. Tipicamente ocorre após exposição prolongada ao sol (Figura 19.1).
- *Segundo grau* – lesões da epiderme e derme apresentando bolhas e eritema como sinal clínico, geralmente com dor moderada a intensa. Tipicamente ocorre por contato com líquidos quentes (Figura 19.2).
- *Terceiro grau* – lesões da epiderme e derme, atingindo toda a espessura da pele, sem bolhas, geralmente com aspecto nacarado como sinal clínico (ocasionalmente, em crianças, apresentam aspecto de polvilhado vermelho vivo, por transparência, devido ao aprisionamento de hemoglobina nas artérias queimadas) e são completamente indolores (a ter-

PARTE 3 – PELE E TECIDO SUBCUTÂNEO

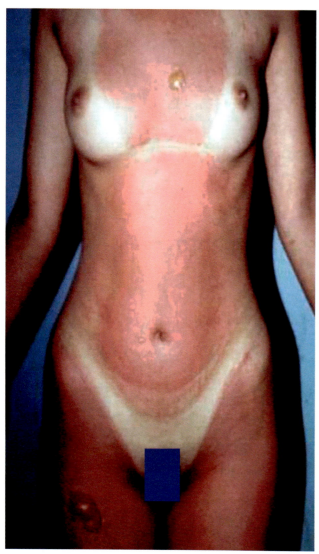

FIGURA 19.1 – Paciente com lesões de primeiro grau após exposição ao sol por aproximadamente 4 horas.

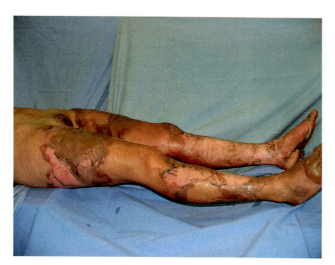

FIGURA 19.2 – Paciente com lesões de segundo grau provocadas por óleo quente.

minação nervosa também se queima, portanto não transmite o estímulo da dor). Tipicamente ocorre por exposição à chama ou contato com corrente elétrica (Figura 19.3).
- Queimaduras de espessura parcial superficial são aquelas de primeiro grau e/ou de segundo grau superficiais.
- Queimaduras de espessura parcial profunda são aquelas de segundo grau profundo.
- Queimaduras de espessura total são aquelas de terceiro grau.

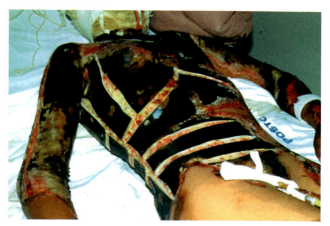

FIGURA 19.3 – Paciente com lesões de terceiro grau provocadas por fogo.

Quanto à extensão

As queimaduras são avaliadas em porcentagem da superfície (área) do corpo atingida pela lesão. Existem dois métodos muito utilizados para esta medida: a Regra dos Nove e a Tabela de Lund e Browder. É importante salientar que estes métodos podem induzir a erros de estimativa de superfície queimada, especialmente em relação ao uso da Regra dos Nove, sobretudo em queimaduras menores. O cirurgião deve estar atento também ao tratamento clínico do paciente, garantindo ressuscitação adequada, monitorada principalmente pelo débito urinário. Erros de área em excesso podem gerar um aporte maior de líquidos, o que traz maior incidência de complicações, especialmente em nível pulmonar[8].

A Regra dos Nove se baseia no princípio de unidades anatômicas com áreas de superfície contabilizando múltiplos de 9%, como descrito na Tabela 19.1.

A tabela de Lund e Browder apresenta uma consideração de áreas relativamente mais específica, com maior atenção à variação da idade do paciente (Tabela 19.2).

Obtendo-se então a área atingida e o grau de profundidade da queimadura, pode-se avaliar o significado da mesma para o paciente em questão, em relação ao tratamento tanto clínico como cirúrgico (Figura 19.4).

CAPÍTULO 19 – QUEIMADURAS: PRINCÍPIOS GERAIS DE TRATAMENTO

TABELA 19.1 – Regra dos Nove

Área	Adulto	Criança
Cabeça e pescoço	9,0%	18,0%
Membro superior direito	9,0%	9,0%
Membro superior esquerdo	9,0%	9,0%
Região anterior do tronco	18,0%	18,0%
Região posterior do tronco	18,0%	18,0%
Genitália	1,0%	1,0%
Coxa direita	9,0%	4,5%
Coxa esquerda	9,0%	4,5%
Perna e pé direitos	9,0%	4,5%
Perna e pé esquerdos	9,0%	4,5%

TABELA 19.2 – Tabela de Lund e Browder

Área/Idade	0 a 1	1 a 4	5 a 9	10 a 14	Adulto
Cabeça	19,0%	17,0%	13,0%	11,0%	7,0%
Pescoço	2,0%	2,0%	2,0%	2,0%	2,0%
Tronco Ant.	13,0%	13,0%	13,0%	13,0%	13,0%
Tronco Post.	13,0%	13,0%	13,0%	13,0%	13,0%
Braço Dir.	4,0%	4,0%	4,0%	4,0%	4,0%
Antebr. Dir.	3,0%	3,0%	3,0%	3,0%	3,0%
Mão Dir.	2,5%	2,5%	2,5%	2,5%	2,5%
Braço Esq.	4,0%	4,0%	4,0%	4,0%	4,0%
Antebr. Esq.	3,0%	3,0%	3,0%	3,0%	3,0%
Mão Esq.	2,5%	2,5%	2,5%	2,5%	2,5%
Genitália	1,0%	1,0%	1,0%	1,0%	1,0%
Nádega Dir.	2,5%	2,5%	2,5%	2,5%	2,5%
Nádega Esq.	2,5%	2,5%	2,5%	2,5%	2,5%
Coxa Dir.	5,5%	6,5%	8,0%	9,0%	9,5%
Perna Dir.	5,0%	5,0%	5,5%	6,0%	7,0%
Pé Dir.	3,5%	3,5%	3,5%	3,5%	3,5%
Coxa Esq.	5,5%	6,5%	8,0%	9,0%	9,5%
Perna Esq.	5,0%	5,0%	5,5%	6,0%	7,0%
Pé Esq.	3,5%	3,5%	3,5%	3,5%	3,5%

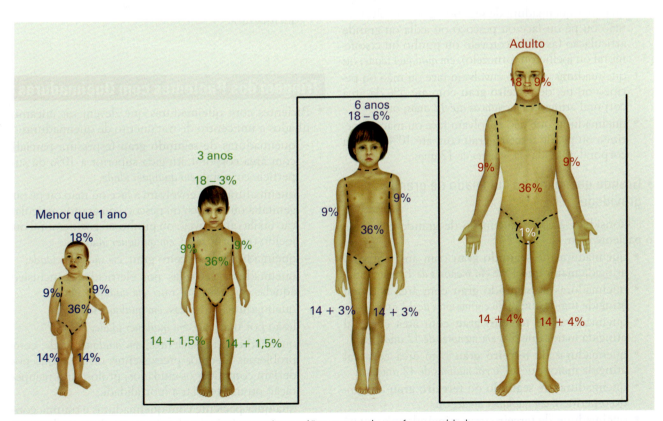

FIGURA 19.4 – Exemplos de porcentagens das regiões corporais conforme a idade.

Quanto à complexidade

Os pacientes vítimas de queimaduras são então classificados, de acordo com a complexidade, em *pequenos, médios e grandes* queimados, levando em consideração a idade do paciente, a extensão da área atingida e a profundidade da lesão, como podemos ver a seguir.

- **Pequeno queimado ou queimado de pequena gravidade**

    Considera-se como queimado de pequena gravidade o paciente com:
    - queimaduras de **primeiro grau** em qualquer extensão, *em qualquer idade* e/ou;
    - queimaduras de **segundo grau** com área corporal atingida até 5% *em crianças menores de 12 anos*; ou
    - queimaduras de **segundo grau** com área corporal atingida até 10% *em maiores de 12 anos*.

- **Médio queimado ou queimado de média gravidade**

    Considera-se como queimado de média gravidade o paciente com:
    - queimaduras de **segundo grau** com área corporal atingida entre 5 e 15% *em menores de 12 anos*; ou
    - queimaduras de **segundo grau** com área corporal atingida entre 10 e 20% *em maiores de 12 anos*; ou
    - qualquer queimadura de **segundo grau** envolvendo mão ou pé ou face ou pescoço ou axila ou grande articulação (axila ou cotovelo ou punho ou coxofemoral ou joelho ou tornozelo), *em qualquer idade*; ou
    - queimaduras que não envolvam face ou mão ou períneo ou pé, de **terceiro grau** com até 5% da área corporal atingida *em crianças até 12 anos*; ou
    - queimaduras que não envolvam face ou mão ou períneo ou pé, de **terceiro grau** com até 10% da área corporal atingida *em maiores de 12 anos*.

- **Grande queimado ou queimado de grande gravidade**

    Considera-se como queimado de grande gravidade o paciente com:
    - queimaduras de **segundo grau** com área corporal atingida maior que 15% *em menores de 12 anos*; ou
    - queimaduras de **segundo grau** com área corporal atingida maior que 20% *em maiores de 12 anos*; ou
    - queimaduras de **terceiro grau** com área corporal atingida maior que 5% *em menores de 12 anos*; ou
    - queimaduras de **terceiro grau** com área corporal atingida maior que 10% *em maiores de 12 anos*; ou
    - queimaduras de **segundo** ou **terceiro grau** atingindo o períneo, *em qualquer idade*; ou
    - queimaduras de **terceiro grau** atingindo mão ou pé ou face ou pescoço ou axila, *em qualquer idade*; ou
    - queimaduras por corrente elétrica.

Observação: Será igualmente considerado grande queimado ou queimado de grande gravidade o paciente que for vítima de queimaduras de qualquer extensão que tenha associada a esta queimadura uma ou mais das seguintes situações:
- lesão inalatória;
- politrauma;
- fratura óssea em qualquer localização;
- trauma craniano (diagnosticado por exames radiológicos ou por quadro clínico);
- choque de qualquer origem;
- insuficiência renal;
- insuficiência cardíaca;
- insuficiência hepática;
- diabetes;
- distúrbios da coagulação e hemostasia;
- embolia pulmonar;
- infarto agudo do miocárdio;
- quadros infecciosos graves decorrentes ou não da queimadura (que necessitem de antibioticoterapia venosa);
- síndrome compartimental ou do túnel do carpo, associada ou não à queimadura;
- doenças consumptivas; ou
- qualquer outra afecção que possa ser fator de complicação à lesão ou ao quadro clínico da queimadura.

Triagem dos Pacientes com Queimaduras

- Pacientes com queimaduras que devem ser encaminhados a um centro de tratamento de queimaduras:
    - queimaduras de **segundo grau** (espessura parcial) com área corporal atingida superior a 10% da superfície corporal, *em qualquer idade*;
    - queimaduras que envolvam a face ou mão ou pé ou genitália ou períneo ou pescoço ou grande articulação (axila ou cotovelo ou punho ou coxofemoral ou joelho ou tornozelo), *em qualquer idade*;
    - queimaduras de **terceiro grau**, *em qualquer idade*;
    - queimaduras causadas por eletricidade, inclusive aquelas causadas por raio, *em qualquer idade*;
    - queimaduras químicas, *em qualquer idade*;
    - lesão por inalação, *em qualquer idade*;
    - queimadura em pacientes, *em qualquer idade*, com problemas médicos preexistentes ou não, que poderiam complicar os cuidados, prolongar a recuperação ou influenciar a mortalidade;
    - qualquer paciente com queimaduras e trauma concomitante (tais como fraturas, etc.) no qual a queimadura apresenta o maior risco de morbidade ou mortalidade. Nos casos em que o trauma apresenta

o risco imediato maior, o paciente pode ser inicialmente estabilizado em um centro traumatológico antes de ser transferido para um centro de queimados. A decisão do médico do primeiro atendimento será necessária em tais situações e deve estar de acordo com o plano regional e os protocolos de triagem;
- crianças queimadas sendo tratadas em hospital sem pessoal qualificado ou equipamentos para o cuidado do caso.
• A internação está indicada nos seguintes tipos de queimaduras:
- lesão de **terceiro grau** atingindo mais de 2% de superfície corporal *em menores de 12 anos* e mais de 5% de superfície corporal em *maiores de 12 anos*;
- lesão de **segundo grau** atingindo área superior a 10% em *menores de 12 anos* e superior a 15% em *maiores de 12 anos*;
- queimaduras de face ou pé ou mão ou pescoço;
- queimaduras de região perineal ou genitália;
- queimadura circunferencial de extremidade ou do tórax;
- queimaduras por descarga elétrica;
- inalação de fumaça ou lesões das vias aéreas;
- queimaduras menores concomitantes a outros traumas importantes ou a doenças preexistentes que possam vir a agravar o quadro.

Observação 1: Também devem ser encaminhados a um centro de tratamento de queimados os pacientes com necrólise epidérmica tóxica.

Observação 2: A internação na UTI está indicada, *entre outros*, nos seguintes casos:
• pacientes queimados, na fase aguda, com superfície corporal queimada igual ou maior que 20% *em menores de 12 anos*;
• pacientes queimados, na fase aguda, com superfície corporal queimada igual ou maior que 30% *em maiores de 12 anos*;
• pacientes, *com qualquer idade*, com suspeita ou diagnóstico de inalação de fumaça.

Tratamento Cirúrgico do Paciente Queimado

Objetivos do tratamento[9-11]

Objetivo principal do tratamento é a reinserção psicossocial do(a) paciente, ou seja, devolvê-lo(a) a sua vida normal, antes do acidente. Para tal, no tratamento da fase aguda deve-se praticar intervenções cirúrgicas precoces, para garantir a circulação periférica, para remover debris e tecido necrótico, e para remover a área de espessura total (e sua consequente cobertura com o melhor tecido disponível, de preferência autoenxerto), fisioterapia e terapia ocupacional, iniciando-se com a internação do paciente, o uso ocasional de células-tronco derivadas da gordura, como terapia ancilar, visando acelerar a cura da lesão, e a indicação de cirurgias reconstrutoras no momento adequado. A ferida deve ser acompanhada de perto, de preferência com curativos diários.

O paciente que está sendo avaliado em uma sala de emergência com lesões por queimaduras pode necessitar de intervenções cirúrgicas imediatas. De acordo com a história do acidente, aspecto e/ou evolução da lesão pode ser necessário intervir para aliviar pressões intracompartimentais, e restabelecer a eficiência dos movimentos respiratórios e/ou da circulação periférica.

Escarotomias, fasciotomias e abertura do túnel do carpo[12,13]

Nas queimaduras de espessura parcial profunda e/ou de espessura total que envolvam circunferencialmente as extremidades ou nas queimaduras elétricas por alta voltagem pode ocorrer um aumento da pressão nos compartimentos musculares, em função do aumento da permeabilidade capilar (consequente ao trauma da queimadura) e a inelasticidade da pele lesada suprajacente, que pode adquirir um aspecto coriáceo, não permitindo uma distensão proporcional ao edema. Este aumento de pressão intracompartimental pode levar à compressão dos vasos e, como resultado, ocorrer uma queda da perfusão local e/ou distal à restrição mecânica, com possíveis danos aos músculos e nervos do compartimento envolvido. Dependendo da causa, localização e profundidade da lesão, pode ser necessária uma escarotomia ou uma fasciotomia.

No caso de uma queimadura de espessura total no tronco anterior, a inelasticidade da pele pode dificultar as incursões respiratórias, sendo que nestes casos torna-se necessária a liberação do movimento respiratório através de incisões na pele lesada, no tórax anterior, "liberando-o" do efeito constritivo.

Em queimaduras elétricas pode ocorrer uma lesão nervosa direta pela passagem da eletricidade ou, ocasionalmente, também, por aumento de pressão no interstício, ocorrendo a compressão do nervo mediano ao nível do túnel do carpo, devido à inelasticidade do ligamento carpal transverso dos ossos que compõem o túnel do carpo. Pode ser necessária a abertura cirúrgica do túnel do carpo.

Visando uniformizar e sistematizar a avaliação da necessidade de uma escarotomia, fasciotomia e/ou abertura do túnel do carpo, criamos um *algoritmo* que considera as várias situações quando se é (ou não) recomendada uma intervenção cirúrgica (**Quadros 19.1 a 19.3**).

PARTE 3 – PELE E TECIDO SUBCUTÂNEO

QUADRO 19.1 – Escaratomia – Lesão Não Elétrica.

QUANDO INTERVIR
OPERAR
• Ausência de oximetria de pulso ou < 90% no dedo indicador ou no 2o artelho ou ≠ para o normal no pé ou mão > 6%
• Sinal de Doppler negativo + ausência de oximetria
• Sinal de Doppler positivo + ausência de oximetria
NÃO OPERAR (seguir clinicamente de hora em hora)
• Ausência de sinal de Doppler mas oximetria > 90%
• Sinal de Doppler positivo e oximetria > 90%

QUADRO 19.2 – Fasciotomia – Lesão Elétrica.

QUANDO INTERVIR (independentemente da localização da ferida)
OPERAR
• Ausência de oximetria ou < 90% no dedo indicador ou ≠ para "normal" pé/mão > 6%
• Dor previamente não existente quando se "esticam" os músculos do compartimento suspeiro
• Pressão intracompartimental > 25/30 mmHg ou ≠ para a diastólica < 30 mmHg
NÃO OPERAR (seguir clinicamente de hora em hora)
• Ausência de sinal de Doppler mas oximetria > 90%
• Sinal de Doppler positivo e oximetria > 90%
• Pressão do compartimento < 20/25 mmHg
• Dor sem parestesias

QUADRO 19.3 – Fasciotomia/Liberação do Túnel do Carpo – Lesão Elétrica.

QUANDO INTERVIR (independentemente da localização da ferida)
OPERAR
• Ausência de oximetria ou < 90% no dedo indicador ou ≠ para "normal" pé/mão > 6%
• Dor previamente não existente quando se "estica" os músculos do compartimento suspeiro
OPERAR
• EMG é "positiva" para lesão/dano nervoso
• Aparecimento de parestesias em uma mão previamente "normal" no território do nervo mediano
• Paciente inconsciente com envolvimento do antebraço e/ou mão e/ou pé

• **Escarotomias**

A escarotomia é considerada um procedimento de urgência, podendo ocorrer défices neurológicos e vasculares graves caso o problema não seja solucionado. Também é de suma importância estar atento para que não se realizem escarotomias desnecessárias, o que pode ser evitado com uma avaliação horária da cor da pele, sensibilidade local, reabastecimento capilar e pulsos periféricos mas, principalmente, por um acompanhamento rigoroso da oximetria no II dedo da mão ou do pé. O II dedo apresenta a porção terminal do fluxo das artérias radial e ulnar, através de suas artérias digitais, portanto, no caso de oximetria superior a 90%, indica que existe fluxo sanguíneo suficiente para o dedo e, consequentemente, para todas as estruturas proximais, no caso de uma queimadura térmica.

O mesmo acontece com o sistema da artéria dorsal do pé e da tibial posterior, que se "une" distalmente ao nível do II espaço interdigital, nutrindo o II artelho. Nos casos em que a lesão ocorreu por uma queimadura elétrica, a corrente pode ter passado por estruturas nos compartimentos proximais ao dedo, na mão e no antebraço, e, além da oximetria, consideramos também sinais e sintomas da síndrome do compartimento para indicar uma escarotomia e/ou fasciotomia, inclusive com a medida da pressão intracompartimental.

Na avaliação do fluxo sanguíneo arterial, quando se considera a necessidade de uma escarotomia, pode ser empregado o medidor de fluxo ultrassônico, que também é utilizado para avaliar a circulação após a escarotomia, mas, *atualmente*, se o oxímetro está disponível, damos preferência ao uso deste aparelho, visto que tivemos casos com sinal de Doppler positivo que vieram a ter sintomas severos e défices temporários (alguns longos), devido ao "atraso" relativo do procedimento de escarotomia, pela presença inicialmente do sinal de Doppler. A fotopletismografia, método utilizado na oximetria, reflete com mais segurança a presença da hemoglobina saturada e, portanto, a eficiência da circulação.

Monitorar as incursões respiratórias e, no caso de diminuição da amplitude do movimento torácico ou abdominal que prejudique a respiração (com evidências clínicas ou laboratoriais), realizar escarotomia.

Técnica

• Este procedimento pode ser realizado na sala de emergência ou mesmo no leito do paciente.
 – Se possível, a escarotomia deve ser realizada pelo cirurgião do centro de queimados. Dependendo da profundidade da incisão e da experiência do cirurgião, pode ocorrer sangramento significativo após a recuperação hidrovolêmica do paciente, ocasionalmente sendo necessário recomendar transfusões quando um cirurgião menos experiente realiza esta técnica – portanto, deve-se

realizar hemostasia cuidadosa, se possível com cautério, durante a realização do procedimento.

– A técnica realizada de maneira correta requer a incisão da pele em toda a sua espessura, atingindo-se o subcutâneo. A pele queimada de terceiro grau é insensível, mas podem ocorrer dor e desconforto significativo com a incisão atingindo o subcutâneo. Analgesia proporcional à dor deve ser administrada por via venosa.

- *No braço:* incisar a pele até o tecido conjuntivo subcutâneo, com uma incisão que vai da extremidade anterior da prega da axila até a extremidade ulnar da prega anterior do cotovelo. Evitar incisões posteriores ao epicôndilo medial do úmero, porque estas podem lesar o nervo ulnar. No caso de não se obter liberação do fluxo sanguíneo com uma incisão (monitorar com o Doppler), realizar incisão partindo da extremidade lateral do acrômio até a extremidade radial da prega anterior do cotovelo.

- *No antebraço:* incisar pele até o tecido conjuntivo subcutâneo, dando preferência inicialmente à face radial do antebraço, com uma incisão quebrada que vai da extremidade radial da prega anterior do cotovelo até a base do polegar, na prega flexora distal do punho. Geralmente esta incisão é suficiente para liberar o fluxo vascular através dos compartimentos do antebraço. Se for necessário (monitorar com o oxímetro), pode-se realizar outra incisão ao longo da borda ulnar do antebraço, com cuidado de iniciar a incisão na extremidade ulnar da prega anterior do cotovelo, evitando assim uma possível lesão do nervo ulnar, que corre no tecido conjuntivo, imediatamente sob a pele, posteriormente ao epicôndilo medial do úmero (Figuras 19.5A e B).

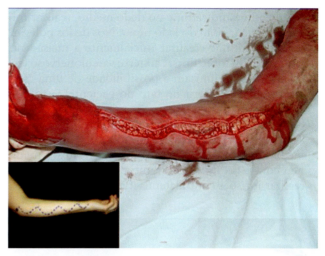

■ **FIGURA 19.5B –** Escarotomia ulnar – faz-se quando a escarotomia radial não foi suficiente para liberar o fluxo (recuperar a oximetria acima de 90%) – da borda ulnar do cotovelo, anterior ao epicôndilo medial (evitando o trajeto do nervo ulnar) até a base do quinto metacarpo.

- *Na mão:* incisar a pele até o tecido celular subcutâneo, com incisões dorsais, colocadas na topografia e ao longo do segundo e do quarto metacarpos. Frequentemente se faz também a descompressão de compartimentos dos músculos intrínsecos – com uma pinça hemostática ou semelhante, "perfurar" entre os espaços interósseos e abrir a pinça forçosamente, diminuindo assim a pressão nestes compartimentos, permitindo a evacuação do líquido aí apreendido (Figura 19.6).

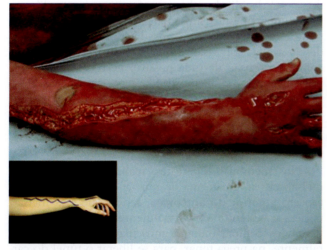

■ **FIGURA 19.5A –** Escarotomia radial – a primeira a ser feita (liberando o fluxo, não será necessário a da borda ulnar – se não se recupera a oximetria, faz-se então a da borda ulnar). Notar que a escarotomia parece "torta" mas está na direção correta – da borda radial do cotovelo, até a base do primeiro metacarpo).

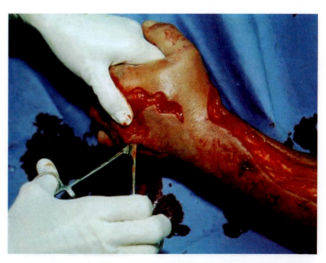

■ **FIGURA 19.6 –** Descompressão dos compartimentos entre os metacarpos, na borda ulnar e na região tenar – alternadamente nas bordas radial e ulnar do II e do IV metacarpos, coloca-se uma pinça hemostática, fechada e ao abri-la, abre-se também o compartimento, liberando o edema aí "represado".

- *Nos dedos:* no indicador e no dedo médio, realizar inicialmente a incisão do lado ulnar. Nos dedos polegar, anular e mínimo, realizar inicialmente a incisão no lado radial, sempre dorsal ao feixe vasculonervoso (estas incisões minimizam a possibilidade de uma cicatriz residual interferir no tato do paciente) visto que as bordas mais comumente em contato com objetos (sensação de tato) são as bordas ulnares do polegar, anular e mínimo e as bordas radiais do indicador e médio). No caso de não se recuperar o fluxo sanguíneo com estas incisões (monitorar com o oxímetro), realizar incisões contralaterais (Figuras 19.7A e B).

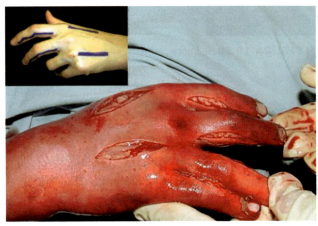

FIGURA 19.7A – Escarotomias do dorso da mão ("em cima" do II e IV metacarpos, evitando assim uma possível retração dos espaços interdigitais pela cicatriz da escarotomia) e na borda ulnar do II e III dedos (evitando a borda radial destes dedos, área de contato maior, evitando possível dor pela cicatriz ao pegar algum objeto) – se não for suficiente para recuperar a oximetria, então se faz na outra borda desses dedos.

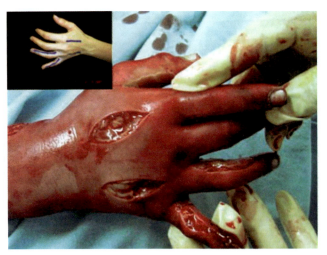

FIGURA 19.7B – Escarotomias no IV e V dedos inicialmente na borda radial – área de menor contato, evitando possível dor na cicatriz ao tato se fosse na borda ulnar – borda de maior contato e apoio na mão (assim como a borda radial dos II e III dedos). Não recuperando a oximetria, faz-se então nas bordas ulnares destes dedos.

- **Fasciotomias**

Indicadas quando se suspeita de síndrome de compartimento no antebraço ou na perna, geralmente em lesões decorrentes da passagem de corrente de alta voltagem ou em politraumatizados com queimaduras e esmagamento.

A queimadura elétrica pode ser apenas cutânea, quando as roupas inflamam-se e não há passagem de corrente através do paciente. Caso contrário, isto é, quando existe passagem de corrente através do corpo, a destruição dos tecidos pode incluir gordura, fáscia, músculo e até o osso.

Nestes casos, quando o edema se instala no compartimento abaixo do fáscia, a escarotomia não é suficiente, sendo necessária a incisão e abertura do compartimento muscular contido pela fáscia muscular (fasciotomia), a fim de evitar os sinais e sintomas clínicos de comprometimento vascular. Nas queimaduras elétricas pode ocorrer edema subfascial sem que se tenham queimaduras circunferenciais. A pressão no compartimento muscular aumenta, podendo causar uma "induração" significativa à palpação.

Apesar de no passado alguns autores terem sugerido fasciotomias mandatórias, para avaliar a vitalidade do tecido muscular nos casos de queimaduras elétricas ou suspeita de síndrome do compartimento, a avaliação da extremidade, com especial atenção para sintomas de origem neural como progressão de sinais neurológicos, assim como dor quando se estica a musculatura do compartimento envolvido, bem como a medida com valor anormal da pressão intracompartimental (acima de 30 mmHg ou um valor com diferença menor de 30 para a pressão diastólica do paciente) são diagnósticos e indicam uma intervenção cirúrgica. A medida da pressão intracompartimental seria o método mais desejável quando se está decidindo sobre uma fasciotomia para liberar um compartimento muscular. A fasciotomia também pode estar indicada para fins diagnósticos, quando se deseja avaliar sob visão direta o dano muscular, assim como a extensão de uma possível necrose. Se a morte muscular não for diagnosticada e passar despercebida, uma consequente putrefação pode levar a abscessos e até sepse.

Técnica

Nos membros superiores, realiza-se uma linha de incisão curva, em forma de um "S" alongado, sobre o aspecto anterior do antebraço, sendo que esta incisão poderá ser estendida proximalmente, medialmente para liberar os compartimentos musculares no braço e distalmente, na prega tenar, para se liberar o túnel do carpo. A pele, o tecido subcutâneo e a fáscia são incisados, sendo que retalhos de pele e tecido subcutâneo podem ser elevados lateral e medialmente, expondo a fáscia que será incisada sobre os compartimentos dorsal e profundos (Figuras 19.8A-C).

CAPÍTULO 19 – QUEIMADURAS: PRINCÍPIOS GERAIS DE TRATAMENTO

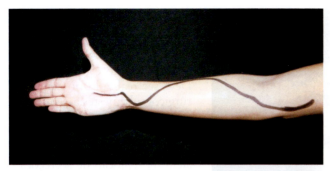

FIGURA 19.8A – Opção de linha de incisão para fasciotomia volar. Favor notar a possibilidade de estender o tratamento ao túnel do carpo, na palma da mão e, proximalmente, ao braço, anteriormente ao epicôndilo medial, evitando assim o trajeto do nervo ulnar.

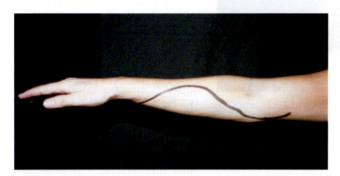

FIGURA 19.8B – Na face radial pode-se descolar um retalho posterior e incisar a fáscia do compartimento dorsal, se necessário.

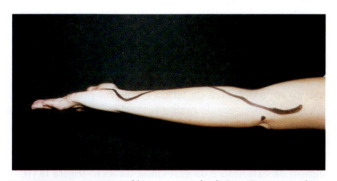

FIGURA 19.8C – Notar que a incisão não toca a borda ulnar do antebraço (borda de apoio) e é anterior ao epicôndilo medial do úmero, evitando assim possíveis lesões/exposição do nervo ulnar, quando estendida proximalmente.

Nos membros inferiores, escarotomias e fasciotomias são realizadas via incisões lineares ou "quebradas ligeiramente", de início medialmente. No pé, incisões dorsais e mediais e nos artelhos, de início lateralmente no hálux e medial nos outros artelhos. Se necessário (quando não se recupera a circulação ao oxímetro), realizam-se incisões contralaterais. Deve-se ter cuidado especial quando se realiza a fasciotomia lateral da perna, iniciando com uma incisão relativamente anterior à fíbula, curvando-se progressivamente para posterior, conforme se vai distalmente, evitando assim o trajeto do nervo fibular. Na perna, é de suma importância que o compartimento profundo também seja liberado, posteriormente (são quatro compartimentos – dois anteriores e dois posteriores) (favor também ver "compartimentos da perna" em www.netterimages.com) (Figura 19.9).

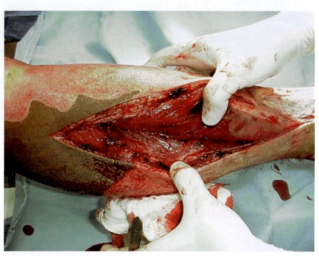

FIGURA 19.9 – Fasciotomia medial na perna – notar que o compartimento profundo também foi aberto (músculos flexores profundos, artéria e veia tibial posterior, artéria e veia fibular e nervo tibial).

As áreas expostas podem ser enxertadas mais tarde, ou o retalho ser reaproximado em etapas, dependendo da evolução do paciente.

• **Abertura do túnel do carpo**

A abertura do túnel do carpo é realizada menos frequentemente, em geral associada com fasciotomias, em casos de queimaduras elétricas. A literatura é escassa, mesmo quando relatando este procedimento em casos crônicos, apesar de relativamente mais comumente relatados.

Este procedimento cirúrgico é realizado em ambiente cirúrgico, sob bloqueio regional ou anestesia geral. Uma incisão ligeiramente curva ao longo da prega tenar, através da pele, do tecido subcutâneo e o ligamento carpal transverso, expõe o túnel do carpo e libera suas estruturas dos efeitos da pressão excessiva. Se necessário, o canal de Guyon pode ser aberto através da mesma incisão, levantando-se um retalho em direção ulnar, também liberando a artéria e o nervo ulnar dos efeitos de uma pressão excessiva (Figura 19.10).

PARTE 3 – PELE E TECIDO SUBCUTÂNEO

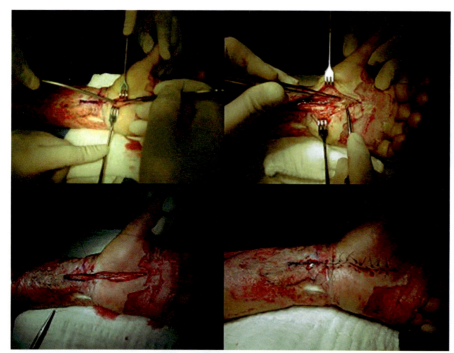

FIGURA 19.10 – Estágios da abertura do túnel do carpo, incisando o ligamento transverso do carpo, expondo as estruturas no túnel e o fechamento da incisão, somente ao nível da pele – mesmo que o tecido suprajacente esteja queimado, a pele deve ser fechada.

Desbridamento, excisão e enxertia da ferida queimada

O objetivo do tratamento da lesão da queimadura é a cura da lesão – seja esta obtida por evolução espontânea da cicatrização em ferida de espessura superficial ou por fechamento cirúrgico através de excisão do tecido necrótico e enxertia.

Nas lesões de espessura parcial, o desbridamento do tecido morto das bolhas e de seu conteúdo permitirá que as células inflamatórias que inicialmente se localizam na área da ferida permitam a evolução natural das fases de cicatrização, com a cura em menos de 3 semanas. Esta cicatrização neste período dificilmente resultará em cicatriz permanente. Entretanto, se o processo inflamatório se perpetuar por restos de tecido necrótico ou contaminação grosseira/infecção localmente, a fase inflamatória se perpetuará, causando o atraso da cicatrização e, pela população celular presente então na ferida, com a cicatrização hipertrófica, errônea e vulgarmente chamada de "queloide"[14].

O objetivo, portanto, é obter uma ferida o mais limpa possível, com desbridamento mecânico (e químico, se indicado) e antibioticoterapia tópica. No caso de lesões de espessura total, obter a excisão completa da lesão e sua cobertura, se possível, ainda na primeira semana após o acidente[15].

• Desbridamento cirúrgico

Indicado praticamente em todos os casos de queimaduras de segundo e terceiro graus. Deve ser realizado no centro cirúrgico, sob anestesia.

O procedimento envolve a retirada mecânica de todo o tecido necrótico (epiderme/derme), além da remoção de secreções e contaminantes como restos de roupa, medicamentos caseiros, etc., com o objetivo de se obter a limpeza meticulosa da ferida queimada.

A ferida desbridada deve ser protegida por um curativo aberto ou fechado, quando se usa um agente antibacteriano e/ou desbridante de ação tópica. Os medicamentos tópicos mais comumente utilizados são os cremes de sulfadiazina de prata, a sulfadiazina de zinco, salicilato de sódio, enzimas (colagenases) e o nitrato de cério. Outras opções, mais recentes, são curativos que em sua composição apresentam a prata nanocristalina, com ação antibacteriana prolongada, ou antissépticos como, por exemplo, curativos que contenham a clorexidina ou polivinilpirrolidona iodo.

Quando se opta pelo curativo aberto, o mesmo é realizado aplicando-se este medicamento diretamente na lesão, o que deve ser repetido em intervalos regulares, dependendo do medicamento tópico.

No curativo fechado, após a aplicação do medicamento tópico, a área da ferida é coberta por um curativo, geralmente gaze de malha fina, algodão ortopédico e atadura de crepom.

O desbridamento é seguido por curativos com ou sem anestesia, em intervalos de 12 h até 24-48 h, dependendo da extensão e da gravidade da lesão (Figura 19.11).

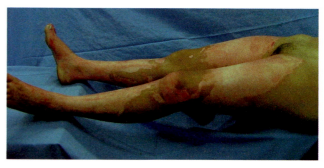

FIGURA 19.11 – Aspecto de uma lesão desbridada, após remoção das bolhas e secreções e limpeza completa da ferida (mesmo paciente da Figura 19.2).

CAPÍTULO 19 – QUEIMADURAS: PRINCÍPIOS GERAIS DE TRATAMENTO

- **Excisão**

Está indicada nas lesões de terceiro grau ou queimaduras de segundo grau profundo que evoluíram para terceiro grau ou com infecção. O objetivo é remover a *eschar* ou tecido queimado, até que se atinja tecido viável, permitindo que aquela área seja enxertada (coberta), obtendo a cura (ou "fechamento") das lesões das queimaduras. É geralmente realizada em etapas de 10 a 15% da área corporal, iniciando-se 48-72 h após a queimadura, após o controle agudo do paciente[16].

É realizada no centro cirúrgico, sob anestesia. A excisão, conforme a profundidade, pode ser: tangencial, até a gordura e até a fáscia:

- *Excisão tangencial*: a lesão de queimadura é removida em camadas sequenciais, tangencialmente à lesão, até que se obtenham sinais de viabilidade do tecido, com sangramento difuso ou em múltiplos pontos. Foi desenvolvida por Zora Jazenkovic na década de 1950 (Figuras 19.12A-C).

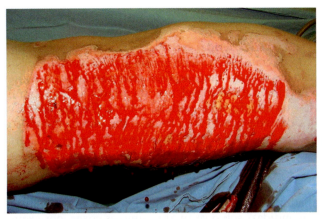

■ **FIGURA 19.12C** – Mesma área, após excisão tangencial (excepcionalmente, sem o uso de vasoconstritores).

- *Excisão até a gordura*: toda a espessura da lesão é removida, com lâmina ou cautério, até a gordura viável, profunda à pele queimada.
- *Excisão até a fáscia*: toda a espessura da lesão, assim como todo o panículo adiposo profundo à lesão são removidos, até, mas não inclusive, a fáscia.

Estes procedimentos geralmente provocam sangramento significativo, sendo quase sempre necessária a reposição do volume sanguíneo com transfusões. Para minimizar a perda sanguínea podem ser utilizados torniquetes nas extremidades e/ou utilizar a injeção *subeschar* de solução de adrenalina 1:250.000 ou 1:500.000. Esta mesma solução pode também ser aplicada topicamente na área excisada.

Estes procedimentos requerem a cobertura imediata da lesão excisada com auto, homo ou xenoenxerto, ou ainda com substitutos artificiais da pele. Dá-se preferência ao autoenxerto, que nem sempre é possível em queimaduras com áreas superiores a 30 a 40%, quando se opta por coberturas alternativas. Sempre procurar usar a pele autóloga e a seguir em uma escala de sequência, a pele homóloga, a pele heteróloga e então os substitutos cutâneos, como a matriz de regeneração dérmica e outros produtos da bioengenharia (Figuras 19.12A e B).

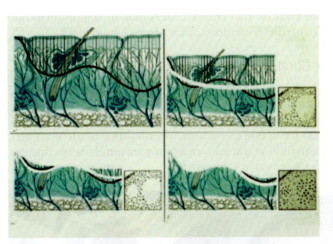

■ **FIGURA 19.12A** – Desenho do trabalho original de Zora Jazenkovic, exemplificando a remoção progressiva até a obtenção de sangramento puntiforme difuso (desenho cedido pela própria autora).

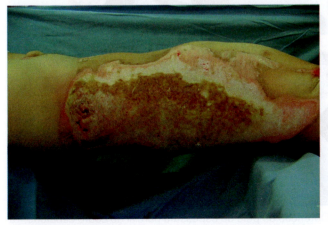

■ **FIGURA 19.12B** – Área de segundo grau profundo necessitando de excisão.

- **Enxerto**[17-23]

O enxerto de pele é realizado para se obter o fechamento da ferida de terceiro grau. Pode ser realizado imediatamente após a excisão de queimaduras profundas que requerem desbridamento de todo o tecido necrótico, ou mais tardiamente, em feridas que evoluíram com tecido de granulação.

Prefere-se a cobertura da lesão com enxerto de pele autógeno, de espessura parcial. Esta pele de espessura parcial pode ser retirada de qualquer parte do corpo, com exceção da face e das mãos.

Com relação à origem do enxerto, este pode ser autoenxerto – da mesma pessoa; isoenxerto – de um gêmeo idêntico; aloenxerto (homoenxerto) – obtido de uma ou-

219

tra pessoa; ou xenoenxerto (heteroenxerto) – obtido de um animal.

No caso de feridas excisadas, o enxerto de pele é aplicado diretamente no leito obtido através da excisão. No caso das excisões tangenciais, o enxerto é aplicado sobre a derme profunda viável, exposta através da excisão; no caso da excisão até a gordura, sobre a gordura viável; e nos casos da excisão até a fáscia, sobre a fáscia muscular.

No caso de feridas que evoluíram com granulação, esta deve ser removida mecanicamente antes da colocação das lâminas do enxerto.

Áreas doadoras: geralmente se escolhem para áreas doadoras as superfícies mais planas ou que possam ficar "escondidas" sob o vestuário, como as coxas, por exemplo, já que frequentemente estas áreas saram com cicatrizes hipertróficas.

No nosso serviço damos preferência ao couro cabeludo como área doadora, já tendo escolhido esta área doadora em mais de 15.000 enxertos. Consideramos o couro cabeludo como área doadora de escolha para enxertos de espessura parcial. Esta área pode ser utilizada repetidamente, com intervalos, em média, de 6 a 8 dias, sem dano à cobertura pilosa, visto que a raiz do bulbo encontra-se sob a pele do couro cabeludo, e não na sua substância, como no resto do corpo. O curativo desta área doadora pode ser realizado conforme a rotina de cada serviço, sendo que utilizamos com frequência curativos (comerciais) vaselinados embebidos em povidine.

Cuidados especiais com esta área específica consistem na tricotomia da região a ser utilizada, sem entretanto remover o cabelo da periferia, já que o cirurgião poderia inadvertidamente se estender além da borda de pelo, lesando tecido glabro (e deixando uma potencial cicatriz visível); e no uso de solução de adrenalina 1:500.000 injetada abaixo da gálea em volume significativo, com o objetivo de vasoconstrição moderada, mas principalmente para distender e "suavizar" a superfície do couro cabeludo, para que quando receba a pressão do dermátomo em movimento, a reação do tecido distendido hidraulicamente faça com que o mesmo tenha um maior contato com a lâmina em movimento, obtendo-se assim uma lâmina de pele mais uniforme. Mesmo que não se disponha de dermátomo mecânico, recomendamos a injeção de solução subgalealmente, com o mesmo objetivo. O curativo é realizado em forma de "capacete", em geral obtendo-se cura em 5 a 7 dias. A mesma área pode ser doadora repetidas vezes[24].

A manutenção do cabelo periférico permite ao paciente, ou mais ainda, à paciente, que "disfarce" rapidamente a área doadora, com o uso do próprio cabelo (Figuras 19.13A e B).

O curativo da área enxertada pode requerer requer cuidados especiais com imobilização (mãos, pés), ocasionalmente sendo necessário uso de talas gessadas ou de material termomoldável durante a fase inicial da "pega" do mesmo. Após o quarto ao sexto dia, pode-se iniciar a fisioterapia, que progride conforme a cura da lesão enxertada[25].

• **Curativo biológico**

No caso de feridas excisadas, quando não se dispõe de pele autógena ou homógena suficiente para a cobertura da ferida, ou em lesões de segundo grau profundo, ou lesões que necessitem de cobertura temporária eficiente, pode-se utilizar membranas biológicas. Estas membranas podem ser humanas: pele de cadáver; membrana amniótica ou de animais: pele de rã, pele de porco, e podem ser vivas ou não vivas (conservadas em algum meio que mantenha a estrutura, mas não a viabilidade).

• **Curativos sintéticos**[26]

Existe atualmente uma gama enorme de materiais sintéticos, ou produtos da bioengenharia, que podem substituir a pele temporariamente, ou provocar uma reação local, que causa uma "invasão" por tecido autólogo, tornando-se um leito receptor para autoenxerto fino em 3 a 4 semanas.

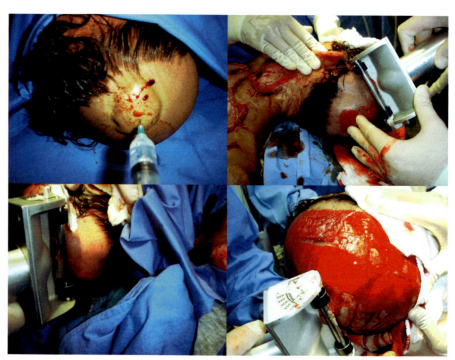

FIGURA 19.13A – Obtenção de pele de espessura parcial do couro cabeludo – a área é injetada previamente com soro fisiológico no plano subgaleal, para facilitar o deslizamento uniforme do dermátomo.

CAPÍTULO 19 – QUEIMADURAS: PRINCÍPIOS GERAIS DE TRATAMENTO

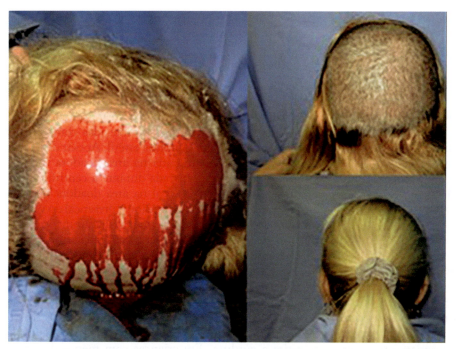

FIGURA 19.13B – Exemplo de área doadora no couro cabeludo imediatamente após a obtenção da pele, 8 dias depois e o uso do cabelo residual para a cobertura da área doadora.

Como exemplo, vamos citar então a primeira matriz de regeneração dérmica a ser criada, em 1981, por Burke e cols. Esta matriz consiste de uma camada dérmica composta por colágeno bovino e glicosaminoglicanos, e a camada epidérmica que consiste em uma lâmina de silicone, removida após a integração da matriz e substituída por um autoenxerto extrafino.

O produto é aplicado diretamente na ferida excisada e após hemostasia meticulosa. Ao longo de 3 semanas esta matriz é invadida por células do hospedeiro que gradativamente atraem irrigação, ao mesmo tempo em que substituem o colágeno bovino pelo próprio do paciente. Um autoenxerto é realizado após uma média de 3 semanas, removendo a lâmina de silicone (Figuras 19.14A e B).

• Curativo

A troca do curativo do paciente queimado também exige técnica estéril, e pode ser realizada no leito do paciente, na sala de curativo, na sala de balneoterapia ou no centro cirúrgico, dependendo da disposição arquitetônica ou da experiência de cada serviço. Pode ser realizado sob o efeito de analgesia, sedação ou anestesia.

Dependendo da gravidade e extensão da lesão, pode ser realizado com intervalos que variam de 12 a 36 h, quando a ferida é reavaliada e o medicamento tópico ou o curativo com medicamento tópico mantido ou substituído, conforme o aspecto da lesão. Os planos cirúrgicos futuros em relação à ferida do queimado também dependem do aspecto da lesão.

Geralmente a rotina do curativo inclui a limpeza da ferida com clorexidina a 2% ou polivinilpirrolidona iodo a 10%, seguida da aplicação do medicamento tópico de escolha, cobertura com gaze de malha fina, isolamento térmico, se necessário com algodão ortopédico, e ataduras de crepom (há curativos que são aplicados diretamente sobre a ferida, que trazem em sua composição a clorexidina e/ou pvpi, com efeito de diminuição da contagem bacteriana local, podendo contribuir no tratamento ou minimizar a chance de uma infecção).

• Tratamento conservador

Ocasionalmente, escolhe-se a conduta conservadora para se tratar a ferida. Nesta conduta, a lesão não é imediatamente desbridada, e sim protegida inicialmente com a aplicação de agentes tópicos eficientes, sem remo-

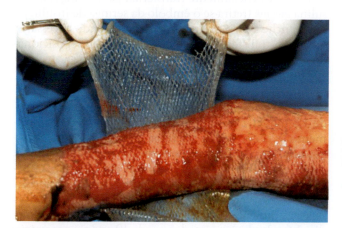

FIGURA 19.14A – Lâmina de silicone sendo removida 3 semanas após a aplicação da matriz de regeneração dérmica em um leito de lesão de queimaduras excisado.

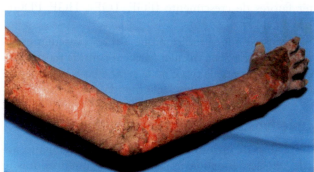

FIGURA 19.14B – Mesma área, após a cura da lesão por aplicação de autoenxerto extrafino sobre a matriz de regeneração dérmica integrada.

221

ver a pele. Aguarda-se a evolução da lesão para se tomar as medidas apropriadas.

Este método é comumente utilizado nas "queimaduras" por psoralenos ou furocumarinas (que podem estar presentes em folha de figo, limão, mama-cadela, ruibarbo). Na realidade, esta entidade é uma reação fototóxica, onde as camadas da pele mais superficiais se descolam das mais profundas, com a formação de bolhas, de uma maneira muito semelhante a uma queimadura de segundo grau. Estes produtos estão geralmente associados às lesões em consequência a bronzeamento com "bronzeadores" caseiros, levando a feridas de grande extensão corporal que, muitas das vezes, são tratadas conservadoramente.

Cuidados após a cura

A lesão por queimaduras apresenta um grande potencial para evolução, após a cura, para cicatriz hipertrófica. Nos casos em que a lesão demorou mais que 14 dias para sarar, recomendamos o uso de malhas compressivas, contínua e diuturnamente, visando minimizar a hipertrofia. Durante as primeiras 3 semanas recomendamos o uso de um corticoide tópico, visando estimular a colagenase local, e após este período, recomendamos o uso de um creme hidratante, geralmente aplicado após o banho, antes da recolocação da malha compressiva. A malha compressiva será utilizada até o desaparecimento da cicatriz hipertrófica, ou até o amadurecimento da mesma, quando esta perde a coloração avermelhada, tornado-se de cor chumbo ou marrom.

• Células-tronco derivadas da gordura (ADSC´s – *adipose derived stem cells*)

O enxerto de gordura tem sido usado mundialmente visando o benefício das células-tronco derivadas da gordura para regeneração tecidual e por sua habilidade em se transformar em tecidos gorduroso, ósseo, cartilaginoso, músculo e provavelmente outros tipos de tecido. Apresentam, portanto, grande variedade de propriedades metabólicas e regenerativas, tais como aceleração da revascularização, diminuição da fibrose, melhora do processo de regeneração tecidual, entre outras, além de conter fatores de crescimento (EGF, TGF-β, HGF, PDGF, BFGF, etc.)[27-30].

Vários estudos indicam que a fração vascular estromal (SVF – *Stromal Vascular Fraction*) contida na gordura centrifugada é mais rica e pode gerar efeitos mais significativos do que a gordura "não tratada"[31,32].

Objetivos do tratamento e resultados

O uso de enxerto de gordura como tratamento ancilar em lesões agudas e subagudas de queimaduras (e outras feridas, como úlceras venosas e arteriais, trauma direto, fraturas, etc.) visa obter os benefícios das células mesenquimais contidas na gordura – quando estas feridas são tratadas com enxertos de ferida repetidos (com intervalos de 15 a 21 dias), o objetivo é a cura da ferida.

• Técnica cirúrgica[33]

Com o paciente no centro cirúrgico, sob anestesia geral ou bloqueio à distância (raqui, peridural, bloqueio de plexo, etc.), a área doadora e a área a ser tratada são preparadas da maneira usual e protegidas com campos cirúrgicos, com o rigor da rotina estéril. Apesar de a anestesia local poder ser utilizada na área doadora (porque a fração líquida seria separada durante a centrifugação), não utilizamos anestesia local na área doadora nem na área receptora porque o volume (ou a presença) do veículo do anestésico poderia levar a uma avaliação incorreta da quantidade de gordura necessária para cada área.

A gordura é obtida do próprio paciente através de lipoaspiração de abdome, coxa, joelho, nádega ou outra área. Em adultos ou pacientes com mais de 25 kg, a aspiração é feita com seringa *luer-lok* de 10 mL e cânula de 3 mm com dois orifícios distais de 3 mm, com 10, 15 ou 20 cm de comprimento, de acordo com a área de onde se retira a gordura. Em crianças com menos de 25 kg preferimos seringas de 20 mL e cânulas com múltiplas microperfurações que vão então permitir uma pressão negativa relativamente maior e uma obtenção mais eficiente de gordura. Ocasionalmente, em pacientes muito pequenos (o nosso menor paciente pesava 13 kg), pode ser necessário obter gordura de mais de uma área.

A gordura assim obtida é então centrifugada pela técnica de Coleman (em uma centrífuga de 30 graus de inclinação, a 3.000 rpm por 3 minutos), (seringas de 10 mL contendo a gordura, com plugues na sua extremidade distal, e sem êmbolo, são colocadas em "caçapas" estéreis na centrifuga). Obtêm-se então três camadas distintas na seringa – a camada mais superior com a fase oleosa, a camada média com a fase de gordura (com a fração vascular estromal – SVF – na sua porção inferior), e a camada inferior com a fase aquosa (sangue, etc.).

Despreza-se a fase oleosa e a fase aquosa, e a gordura é então sequencialmente transferida para seringas de insulina *luer-lok* (retira-se o êmbolo da seringa de insulina e se preenche a seringa diretamente, não sendo necessário o uso de "transferidor" – o êmbolo é então reposicionado com a seringa "cheia") **(Figura 19.15)**.

Utilizando-se uma agulha calibre 16 (rosa) faz-se uma perfuração em ângulo agudo na pele, na periferia da ferida ou da cicatriz. Uma cânula com um diâmetro externo de 1,8 mm (1,2 mm internamente) e 70 mm de comprimento (e já conectada à seringa de insulina contendo a gordura) é inserida através deste orifício e direcionada sob o leito da ferida ou da cicatriz. A gordura é então depositada de uma forma retrógrada, em várias "passadas" até que toda a área sendo tratada seja injetada (são feitas quantas punções periféricas forem necessárias). Em média, 1,6 a 2 mL são injetados a cada 10 cm² e é necessário passar a seringa de 25 a 30 vezes para se depositar/injetar 1 mL **(Figura 19.16A e B)**[34,35].

CAPÍTULO 19 – QUEIMADURAS: PRINCÍPIOS GERAIS DE TRATAMENTO

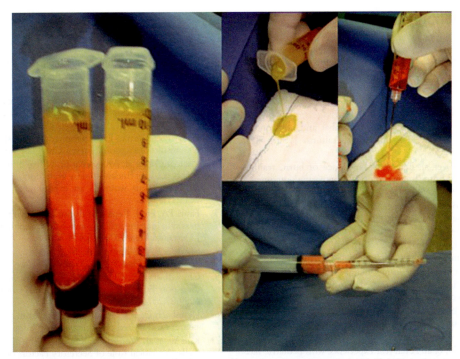

FIGURA 19.15 – Lipoaspirado centrifugado, desprezando-se a fase oleosa e aquosa e transferindo a gordura residual para uma seringa de insulina.

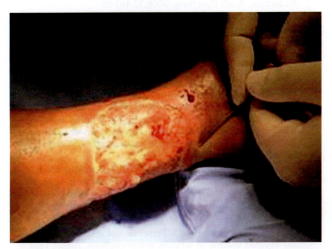

FIGURA 19.16A – Gordura sendo injetada sob a ferida, de forma retrógrada.

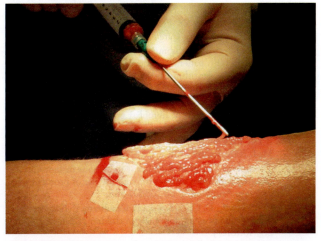

FIGURA 19.16B – Gordura sendo depositada sobre a ferida, de forma a cobrir toda a área.

Conclusão

O cirurgião tratando um paciente com queimaduras deve ter sempre em mente que o trauma sofrido pelo paciente pode levar a alterações extremamente complexas, necessitando de uma assistência continuada e de longa duração. O planejamento das etapas cirúrgicas do tratamento agudo influenciará sobremaneira o resultado imediato (sobrevida, função, estética, aspecto psicológico, etc.), e principalmente permitirá (ou não) um melhor acesso a procedimentos reconstrutores. Portanto, é fundamental que o cirurgião tenha parte ativa na equipe multidisciplinar que trata o paciente queimado, sendo capaz de antever e planejar em longo prazo os possíveis resultados, visando minimizar a necessidade de procedimentos futuros. No caso de estes serem necessários, a sequência do tratamento já teria sido delineada. Nos casos em que o cirurgião vê o paciente pela primeira vez, já depois da cura (o paciente foi tratado em outra instituição), sua experiência com o tratamento agudo do queimado também lhe será útil, permitindo que o mesmo compreenda e visualize melhor o que o colega que o antecedeu realizou, podendo assim, da mesma forma, continuar o tratamento cirúrgico, sempre tentando obter o melhor resultado possível para aquele/a paciente.

PARTE 3 – PELE E TECIDO SUBCUTÂNEO

Referências Bibliográficas

1. Ahuja, RB, Bhattacharya S, Raj A. Changing trends of an endemic trauma. Burns. 2009;35:650-56.
2. Lowell G, Quinlan K, Gottlieb LJ. Preventing unintentional scald burns L Moving beyond tap water. Pediatrics. 2008;122:799-804.
3. Kauvar DS, et al. Comparison of combat and non-combat burns from ongoing US military operations. J Surg Res. 2006;132:195-200.
4. Sataniello JM, et al. Tem year experience of burn, trauma and combined burn/trauma injuries. Comparing outcomes. J Trauma. 2004;57:696-700.
5. Piccolo N. Burn care in Brazil, ideas from the past, trends of the present, hopes for the future. J Burn Care Res. 2002;23:385-400.
6. Demling RH, Ellerbe S, Lowe NJ. Burn Unit Management of toxic epidermal necrolysis. Arch Surg. 1978;113:758-759.
7. Piccolo N, et al. Diretrizes em Queimaduras, in: Jatene FB, et al. Projeto Diretrizes. Associação Médica Brasileira, São Paulo; Conselho Federal de Medicina, Brasília. 2003;2:315-332.
8. Hammond JS, Ward CG. Transfers from emergency room to burn center: error in burn size estimate. J Trauma. 1987;27:1161-1165.
9. Greenhalgh D, et al. A ten-year experience with pediatric face grafts. J Burn Care Res. 2013;34:576-84.
10. Sheridan RL, Chang P. Acute burn procedures. Surg Clin North Am. 2014;94:753-64.
11. Nyame TT, Chiang HA, Orgill DP. Clinical application of skin substitutes. Surg Clin North Am. 2014;94:839-50.
12. Orgill DP, Piccolo NS. Escharotomy and decompressive therapies in burns. J Burn Care Res, 2009; 30:759-768.
13. Piccolo, et al. Escharotomies, fasciotomies and carpal tunnel release in burn patients – review of the literature and presentation of na algorithm of surgical decision making. Hanchir Mikrochir Plast Chir. 2007;161:167.
14. Akita, et al. The quality of pediatric burn scars is improved by early administration of fibroblast growth factor. J Burn Care Res. 2006;27:333-338.
15. Il DP. Excision and skin grafting of thermal burns. N Engl J Med. 2009;360:893-901.
16. Thompkins RG, et al. Significant reductions in mortality for children with burn injuries through the use of prompt eschar excision. Ann Surg. 1988;208:577-585.
17. Wyrzykowski D, Chrzanowska B, Czauderna P. Ten years later - scalp still a primary donor site in children. Burns. 2014. doi.org/10.1016/j.
18. Davis S. Story of Plastic Surgery. Ann surg. 1941;113:651-62.
19. Brown JB, McDowell F. Massive Repairs with Thick Split-Skin Grafts; Emergency "Dressing" with Homografts in Burns. Ann Surg. 1942;115:658-62.
20. Farina JA, Jr. Abscence of pathological scarring in the donor site of the scalp in burns: na anlysis of 295 cases. Burns. 2010;36:883-90.
21. Geary PM, Tiernan E. Management of split skin graft donor sites – results of a national survey. Clin Plast Surg. 2012;39:77-84.
22. Uraloglu M, et al. An evaluation of five different dressing materials on split-thickness skin graft donor site and full-thickness cutaneous wounds: an experimental study. Wound J. 2014;11:85-92.
23. Fanti PA, et al. Repair of donor area defects after split thickness skin grafting utilizing an advanced epithelization dressing. J Dermatol Treat. 2014;25:434-7.
24. Stanton RA, Billmire DA. Skin Resurfacing for the burned patient. Clin Plast Surg. 2002;29:29-51.
25. Chowdhury SR, Chowdhury AK. Management of long standing post burn deformity of the hand. J Indian Med Assoc. 1989;87:251-253.
26. Heimbach D, et al. Artificial dermis for major burns. A multi--center randomized clinical trial. Ann Surg. 1988;208:313-20.
27. Kim W, et al. Wound Healing Effect of Adipose-Derived Stem Cells: A Critical Role of Secretory Factors on Human Dermal Fibroblasts. J Derm Sci. 2007;48:15-24.
28. Klinger M, et al. Fat Injection for Cases of Severe Burn Outcomes: A New Perspective of Scar Remodelling and Reduction. Aesth Plast Surg. 2008;32:465-69.
29. Sultan SM, et al. Fat Grafting Accelerates Revascularization and Decreases Fibrosis Following Thermal Injury. JPRAS. 2012;65:219-27.
30. Zuk PA, et al. Human adipose tissue is a source of multipotent stem cells. Mol Biol Cell. 2002;13:4279-4295.
31. Fujimura J, et al. Cell assisted lipotransfer for cosmetic breast augmentation: supportive use of adipose-derived stem/stromal cells. Aesthetic Plast Surgery. 2008;32:48-55.
32. Dominici M, et al. Minimal criteria for defining multipotent mesenchymal stromal cells. The International Society for Cellular Therapy position statement. Cytotherapy. 2006;8:315-317.
33. Piccolo NS, Piccolo MS, Piccolo MTS. Fat grafting for the treatment of burns, burn scars and other difficult wounds. Clin Plast Surg, 2015;42:263-283.
34. Coleman SR. Structural fat grafts: the ideal filler? Clin Plast Surg. 2001;28:111-19.
35. Carpaneda CA, Ribeiro MT. Percentage of graft viability versus injected volume in adipose autotransplants. Asthet Plast Surg. 1994;18:17-19.

capítulo 20

Queimaduras
Princípios de Reconstrução Cirúrgica das Sequelas de Queimaduras

AUTOR: **Nelson Sarto Piccolo**
Coautores: Nelson de Paula Piccolo, Roberta Piccolo Lobo e Mônica Sarto Piccolo

Introdução

Queimaduras extensas e profundas são traumas complexos com consequências imediatas e, quase sempre, também tardias. Uma queimadura grave traz vários riscos para o paciente, necessitando de cuidados especializados no tratamento agudo, na ressuscitação, nos cuidados intensivos para manter a vida do paciente, no tratamento da dor, nas trocas diárias de curativos, na mobilização precoce, nas cirurgias e nas enxertias. A internação durante a fase aguda do tratamento é geralmente seguida por períodos longos e de alta complexidade da fase de reabilitação, com possibilidade de consequências como cicatrizes hipertróficas, retrações, alterações sensoriais, atividade física limitada, ansiedade, depressão, insatisfação com a imagem corporal e dificuldades em retornar às atividades prévias[1].

Após os grandes conflitos mundiais da primeira metade do Século 20, as duas Grandes Guerras, o crescente interesse pela fisiopatologia da lesão térmica multiplicou os centros de tratamento de queimados pelo mundo. Este fato promoveu um avanço no tratamento clínico e cirúrgico das vítimas de queimaduras e um consequente aumento na sobrevivência desses pacientes. A elevação dessa taxa de sobrevivência trouxe uma necessidade de um entendimento mais profundo do complexo processo da reabilitação, já que muito rapidamente se tornou óbvio que o objetivo do tratamento ia muito além de manter a vida do paciente[2,3].

Os esforços para a recuperação funcional da vítima de queimaduras logo se multiplicaram em diferentes objetivos, no sentido que se percebeu que esta pessoa deveria ser reinserida na sua vida "normal" prévia ao acidente, ou preparada para atividades e condições diversas das quais vivia antes do acidente. Consequentemente, a sua reinserção social poderia ser no próprio modelo social original ou, igualmente, se não mais frequentemente, de uma forma bem mais complexa no contexto social da sua vida diária. Tornou-se então necessário compor a avaliação da(o) paciente com a criação de protocolos de avaliação da qualidade de vida desses sobreviventes, para justamente conhecer sua real e completa situação. Nas últimas 3 décadas a abordagem subjetiva dos pacientes sobre suas condições de saúde e qualidade de vida (QV) tornou-se o fator principal, afetando a avaliação do processo de tratamento e suas modificações[4-7].

Infelizmente, no Brasil, existe uma carência muito grande de serviços especializados, sendo que a enorme maioria dos pacientes queimados é tratada em instituições não especializadas, geralmente sendo vistos por vários profissionais não habilitados nesta prática, em dias diferentes de plantão, em um hospital público geral. Os centros de referência em tratamento de pacientes queimados são escassos, estando geralmente presentes em grandes cidades. Desta forma, um mínimo dos pacientes é tratado de maneira adequada, por uma equipe multidisciplinar, em um centro de tratamento de pacientes queimados.

Se considerarmos que mesmo sendo tratado por uma equipe multidisciplinar, existe uma chance muito grande de o paciente vir a ter sequelas, é sabido que o tratamento não especializado gera um número muito maior destas. O tratamento especializado geraria, "principalmente" um número significativo de pacientes com sequelas, porque este time que cuida deste paciente, ao longo do tempo, tornou-se mais eficiente, obtendo mais sucesso no tratamento do mesmo. Com o aumento importante da sobrevida e a preocupação constante com a recuperação funcional e emocional do paciente, um maior número de pessoas sobrevive com bons resultados funcionais, estéticos e emocionais e deseja então uma reconstrução cirúrgica "estética", visando recuperar um aspecto mais normal das superfícies de seu corpo atingidas pelas queimaduras. Ao contrário, os pacientes tratados por não especialistas apresentam-se com uma sobrevida significativamente menor e com resultados pobres, tanto do ponto de vista funcional como emocional e estético. Estes pacientes, em geral, precisam de procedimentos mais amplos, mais frequentes e de realização mais complexa – inclusive com maior preparo do ponto de vista emocional, visando obter sua recuperação de um modo mais completo.

O objetivo de todo tratamento de uma pessoa com queimaduras é que a equipe multidisciplinar exerça todos os esforços possíveis para devolver esta pessoa ao seu modo de vida e ao seu "mundo" originais e anteriores ao acidente. Esta é a razão porque é de suma importância que o paciente seja tratado em um centro especializado no tratamento de pessoas com queimaduras – não tratamos feridas ou sequelas de queimaduras, tratamos pessoas com feridas e/ou pessoas com sequelas de queimaduras.

O cirurgião plástico tratando estas pessoas, preferencialmente, deve ser um membro de uma equipe multidisciplinar que trabalha com este objetivo.

Avaliação Inicial

As lesões por queimaduras podem causar feridas isoladas ou contínuas, atingindo uma ou várias unidades anatômicas. O cirurgião que avalia um paciente visando a reconstrução de sequelas de queimaduras poderá encontrar uma sequela isolada, ou em várias áreas, contínuas ou não, com cicatrizes que necessitem de remoção. O motivo da consulta pode ser um défice motor ou funcional, ou a deformidade estética resultante das queimaduras.

No grupo pediátrico, crianças pequenas frequentemente se apresentam com sequelas em consequência de queimaduras extensas e profundas, resultantes de escaldaduras, comumente envolvendo a cabeça, o pescoço, os ombros e tronco[8,9].

Estas sequelas são geralmente acompanhadas de um grau variado de défices funcionais, o que pode influenciar o cirurgião a tomar uma atitude mais imediata em relação à reconstrução, ocasionalmente intervindo mesmo antes da maturação completa da cicatriz.

Com grande frequência, as sequelas de queimaduras se limitam à pele (ou à falta dela). Portanto, geralmente o planejamento da reconstrução envolve o uso da melhor técnica, na opinião do cirurgião, para a substituição da pele danificada por pele com a aparência a mais semelhante possível ao tecido local, de preferência com as características locais. Consistem exceções os casos de queimaduras elétricas, onde é comum ocorrer também lesão dos tecidos profundos, o que deve ser considerado prioritariamente quando do tratamento agudo, assim como quando do reconstrutor.

Sequelas com deformidades em retrações, entretanto, necessitam do aporte de tecido e não de substituição, sendo frequentes os casos em que, na realidade, o cirurgião está "aumentando" a superfície da sequela, liberando uma área de sequela e enxertando a ferida cirúrgica assim criada.

Diante dos vários aspectos apresentados pelo(a) paciente ou por seu responsável, o cirurgião decidirá em conjunto com a família, o procedimento mais indicado para aquele tratamento desejado.

A avaliação inicial do paciente consiste principalmente em definir o estado atual do(a) mesmo(a). As sequelas podem (ou não) restringir o arco de rotação das várias articulações – nestes casos, sempre indicamos um procedimento que obteria o resultado mais necessário à função no dia a dia do paciente. No caso de um paciente sem restrição funcional, que deseja substituição de área de cicatriz por tecido com melhor aparência estética, iniciamos pela área indicada como a mais importante pelo próprio paciente[10,11].

Também, na avaliação inicial, o cirurgião deve definir com o paciente as expectativas reais do procedimento cirúrgico, estabelecendo planos para procedimentos com resultados possíveis e principalmente indicando seus limites técnicos, para que o paciente e/ou sua família saiba(m) quais os prováveis objetivos a se obter em seu caso.

A psicóloga também avaliará a/o paciente, contribuindo para estabelecer objetivos reais para o procedimento, enquanto auxilia no conforto emocional, insistindo no ganho proposto e na ausência ou quase nenhuma dor que um procedimento cirúrgico reconstrutor proporciona, em relação ao tratamento agudo da lesão por queimadura. Este fato se torna importante porque inúmeros pacientes consideram adiar a cirurgia, por medo de sentir a mesma dor que sentiram na fase aguda de seu tratamento.

Opções Cirúrgicas

Frequentemente ouvimos sobre a "escala" ou "escada" reconstrutiva, onde teoricamente o procedimento mais simples seria a zetaplastia e o mais complicado, um retalho microcirúrgico. A realidade é tal que o procedimento a ser indicado é, em resumo, aquele que trará o melhor resultado para o paciente, na opinião do cirurgião em questão.

Por esta razão é que acreditamos que o cirurgião reconstrutor em queimaduras deva ter experiência também no tratamento agudo destes pacientes, visualizando assim um espectro maior de situações, podendo adaptá-las para os seus possíveis resultados.

No caso de cirurgia reconstrutora em extremidades, recomendamos a utilização do torniquete pneumático (ou aparelho de pressão com controle eletrônico), com níveis de 20 a 30 mmHg acima da pressão sistólica do paciente, por períodos de até 1 hora.

Como acreditamos que seria mais vantajoso para o cirurgião (e do ponto de vista técnico e de segurança, também mais vantajoso para o paciente), estamos conduzindo um estudo para a colocação do torniquete SEM o esvaziamento do sistema venoso superficial, ou seja, SEM o uso da faixa de Esmarch (Johannes Friedrich August von *Esmarch, cirurgião alemão*). Com a colocação de um torniquete de controle eletrônico, a pressão é atingida de maneira rápida bloqueando o influxo de sangue, e óbvia, e primeiramente, o retorno venoso. Portanto, ao incisar a cicatriz (ocasionalmente esta tem vários milímetros, ou mais de centímetro de espessura, e quase sempre tem "fibras" cicatriciais muito semelhantes ao aspecto dos tendões) o cirurgião facilmente identificaria o sistema venoso (ora então preenchido por sangue e com aspecto azulado). Portanto, como sabemos que o sistema venoso está externo a todas as estruturas nobres nas extremidades (nervos e tendões), o cirurgião saberia que enquanto não identificar o sistema venoso e a gordura areolar frouxa, todo o tecido que está incisando seria tecido cicatricial, mesmo que tenha o aspecto de tendão. A cirurgia transcorreria mais rapidamente, sem ocasionais dúvidas sobre esta ou aquela estrutura, tendo a vantagem adicional de que as veias são facilmente identificadas e ligadas ou cauterizadas, conforme a progressão, em profundidade, da incisão ou excisão.

Como tradicionalmente se "esvazia" o membro a ser operado, podem existir dúvidas sobre o fato de os vasos na extremidade não esvaziada conterem uma quantidade significativamente maior (quando comparada às extremidades esvaziadas com a faixa de Esmarch), antes da colocação do torniquete, de sangue, e mais especificamente, sangue não circulante (porque estaria aprisionado naquela extremidade, devido ao torniquete) (Figura 20.1).

Em nosso estudo comparativo visando seguir níveis de dímero D, respeitando o limite de 60 minutos de torniquete, jamais tivemos alguma complicação diagnosticada como um possível trombo/êmbolo local, ou um possível deslocamento devido a estase e/ou parestesias, nos casos que tiveram o torniquete colocado sem esvaziamento.

Este estudo se originou da necessidade de se esclarecer se, pela possibilidade da estase assim provocada, poder-se-ia (ou não) gerar uma maior chance de embolia – fato, inclusive, demonstrado como contrário na escassa literatura sobre o assunto (uma paciente com embolismo pulmonar em consequência da passagem

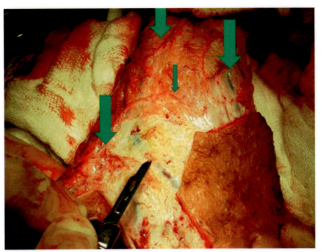

FIGURA 20.1 – Aspecto intraoperatório de caso de retração no dorso da mão sendo operado com o uso de torniquete sem o uso prévio de faixa de Esmarch. Notar as veias "cheias" (ponta da lâmina de bisturi e setas), indicando assim as veias mais superficiais cheias de sangue, portanto facilitando a sua identificação, trazendo, consequentemente segurança ao cirurgião de estar no nível "subcutâneo", "acima" das estruturas nobres como nervos e tendões. Se, ao contrário, a extremidade tivesse sido "esvaziada" pela faixa de Esmarch, estas veias estariam transparentes e não serviriam de "alerta" ao cirurgião.

da faixa de Esmarch) – e que poderia ocorrer como resultado do aumento da agregação plaquetária, pelo esmagamento causado pela passagem desta faixa, por ativação das plaquetas, como também já demonstrado na literatura.

Ressaltamos ainda que a conclusão definitiva sobre o risco do uso ou do não uso da faixa de Esmarch vai depender do resultado deste estudo, mas definitivamente existe a vantagem técnica, com a **NÃO** passagem da faixa de Esmarch. Citamos esta possibilidade, para a informação do leitor[12-14].

Zetaplastias

Esta técnica extremamente engenhosa tem uso frequente no tratamento das sequelas de queimaduras. Indicada principalmente na presença de cordões retráteis, visto que com o uso destes retalhos alternantes, geralmente desenhados em ângulo próximo a 45°, é permitido ganho significativo de extensão, ainda com o bônus adicional de "diminuir" a força retrátil da cicatriz, com a consequência "extra" desta geralmente diminuir também em volume após o tratamento cirúrgico com esta técnica. A zetaplastia pode ser utilizada em áreas previamente enxertadas, mas para isso esperamos pelo menos 1 ano, e sempre que possível incluímos a fáscia local subjacente nos retalhos[15,16] (Figuras 20.2 A-C).

PARTE 3 – PELE E TECIDO SUBCUTÂNEO

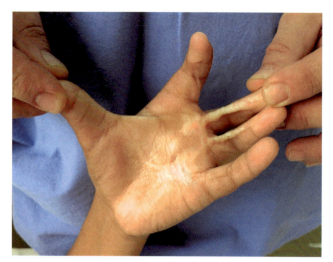

FIGURA 20.2A – Retrações ao longo dos dedos, consequentes a queimaduras por fogo.

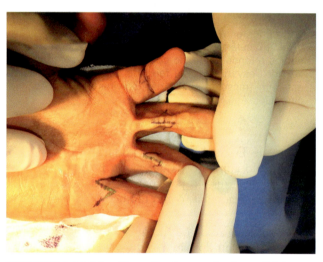

FIGURA 20.2B – Desenho de zetaplastias múltiplas.

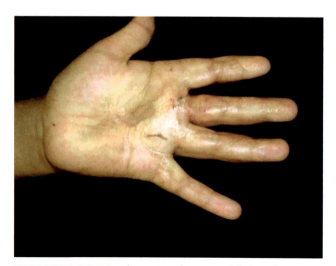

FIGURA 20.2C – Aspecto pós-operatório imediato, com resolução das retrações.

Incisão e enxerto e/ou excisão e enxerto

O uso de enxertos é considerado *o padrão-ouro* no tratamento das sequelas de queimaduras. Tradicionalmente, o cirurgião plástico avalia uma região onde há restrição cicatricial e considera um enxerto de pele total (geralmente obtido das regiões inguinal, abdome inferior, escrotal, supraclavicular ou retroauricular).

Em nosso meio, favorecemos um enxerto de espessura parcial, ligeiramente mais espesso que um enxerto que seria utilizado para o fechamento de uma ferida por queimaduras originalmente na fase aguda do tratamento (12 milésimos de polegada e 10 milésimos de polegada, respectivamente). Para o cirurgião acostumado a desengordurar o fragmento de pele total, obviamente não haverá dúvida sobre a face do enxerto a estar em contato com o leito receptor. Quando se inicia na prática de se obter a pele do couro cabeludo, ocasionalmente o cirurgião pode ter dúvida sobre qual face a estar em contato com o leito cruento. Este fato pode ocorrer principalmente se na fase aguda o couro cabeludo já tiver sido utilizado mais de uma vez para doar pele para cobertura das feridas originais. Neste caso, a fração do epitélio que está morta (queratinizada) é proporcionalmente menos espessa, e quando se remove uma fração da derme, contendo este epitélio, pode ocorrer dificuldade em se identificar visualmente a epiderme e o enxerto ter a epiderme colocada contra a área cruenta, fato que, obviamente, não permitiria sua integração. Citamos duas maneiras de identificar a parte cruenta do enxerto com segurança: o lado cruento é sempre brilhante e úmido, e a borda do enxerto se recurva sempre a favor do seu lado cruento, devido às fibras elásticas aí expostas, então, em resumo: o enxerto de espessura parcial deve ter sua face brilhante e úmida (ou a face para a qual a sua borda recurva) em contato com o leito receptor.

A nossa área doadora de escolha, independentemente da área a ser tratada, é sempre o couro cabeludo. Citamos como exceção única como área doadora os casos em que se torna necessário intervir ao nível das pálpebras, quando favorecemos pele de espessura total, obtida da(s) região(ões) retroauricular(es) (Figuras 20.3A e B).

Acreditamos que alguns detalhes possam contribuir sobremaneira, quando se utilizam enxertos para o tratamento destas retrações ou restrições teciduais, como citamos a seguir:

a. hemostasia adequada do leito. O enxerto necessita ser "invadido" por células que vão gerar a conexão ao novo leito e por vasos que vão se inoscular com outros vasos do enxerto ou criar novos vasos, portanto o contato perfeito com o leito é fundamental. No caso de um hematoma, o enxerto perderá o contato com o leito, e as células que estariam "invadindo" o enxerto têm que se preocupar em limpar o hematoma – até que isto ocorra o enxerto já morreu.

CAPÍTULO 20 – QUEIMADURAS: PRINCÍPIOS DE RECONSTRUÇÃO CIRÚRGICA DAS SEQUELAS DE QUEIMADURAS

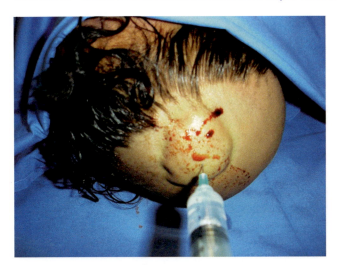

FIGURA 20.3A – Área doadora no couro cabeludo sendo injetada previamente com soro fisiológico (pode-se também utilizar solução de adrenalina 1:250.000 ou 1:500.000) para "suavizar" a passagem do dermátomo. Note a borda de pelo que não é removida para evitar erros na passagem do dermátomo, indo até a testa, o que poderia deixar uma cicatriz de área doadora visível – geralmente esta área cura em 6 a 8 dias, recuperando completamente o aspecto normal, com o crescimento dos cabelos.

b. a lâmina de enxerto deve cobrir completamente a área cruenta, com "folga", sem que seja necessário "esticar" o enxerto no momento de sua fixação com suturas, inclusive acompanhando a borda vertical do defeito, ou seja, cobrir verticalmente toda a espessura da cicatriz residual e acomodar no leito cruento, sem restrições, sendo quase sempre colocado, se imaginássemos o enxerto visto em um corte vertical, em forma de "letra U", sendo a porção vertical da "letra U", as bordas da cicatriz residual e os "cantos" de tecido conjuntivo, ou seja, geralmente a gordura subcutânea. Outra comparação, o enxerto deve ser colocado com se estivéssemos recobrindo o interior de uma bacia, ou seja, acompanhando sem restrições toda a superfície (e curvas) da área cruenta (Figuras 20.4 A-C).

c. deve se repor *like with like* ou seja, pele de cor onde se tem cor e pele sem cor, onde não se tem cor (palma da mão e planta do pé) – para tal fim se utiliza o *cavum* plantar de um ou ambos os pés, respeitando a quantidade de tecido disponível nestas áreas – ou seja, pode ser necessário "estagiar" a reconstrução na palma da mão ou na planta do pé para se que se tenha tecido suficiente de cor semelhante. As lâminas de enxerto devem ser sempre colocadas de forma transversal ao maior eixo da extremidade ou da área sendo tratada, visando minimizar a chance de cordões retracionais nas "emendas dos enxertos (Figuras 20.4C e 20.5).

d. imobilização da lâmina de enxerto – as lâminas de enxerto devem ser fixadas com suturas, com um curativo de Brown ou por um curativo aderente, impedindo ou minimizando a chance de movimentação. O período de "imobilização" varia de 3 a 5 dias, quando a partir deste intervalo pode-se iniciar progressivamente a fisioterapia.

Após a cura completa da lesão será recomendado o uso de malha compressiva e proteção contra os raios solares e ultravioleta, até a cor da região enxertada voltar a ser a mesma que a cor da pele na área doadora (período variável de 6 a 18 meses).

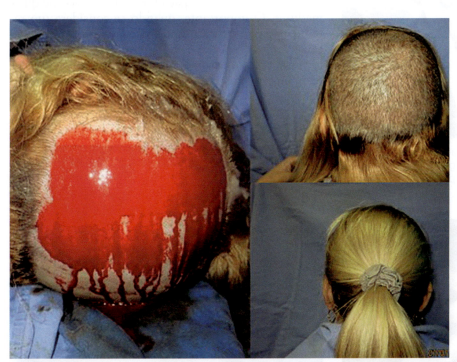

FIGURA 20.3B – Área doadora no couro cabeludo imediatamente após a retirada de pele e já curada, 8 dias depois. Com o restante do cabelo a paciente pode usar um "rabo de cavalo" cobrindo toda a área doadora, com a vantagem de esta também não ter nenhuma sequela, recuperando completamente o aspecto normal, com o crescimento dos cabelos.

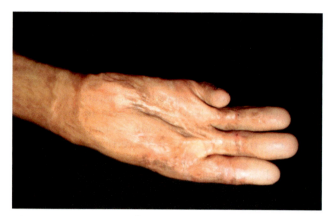

FIGURA 20.4A – Paciente originalmente tratado em outra instituição, com retração severa do 1o raio, após amputação do polegar, tendo recebido enxerto de área doadora com cor na palma da mão.

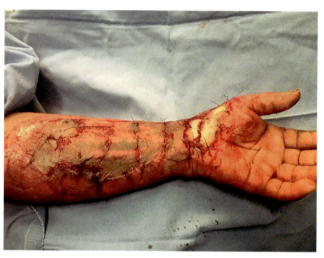

FIGURA 20.5 – Favor notar a pele colocada transversalmente em relação ao eixo maior da extremidade: colorida no antebraço e sem cor na palma da mão.

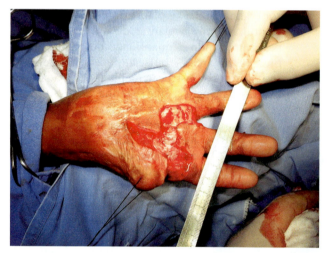

FIGURA 20.4B – Paciente imediatamente após liberação cirúrgica do 1o espaço "interdigital – região tenar, já mostrando liberação do 1o metacarpo.

Retalhos

Existe uma gama enorme de opções de retalhos para a reconstrução do paciente com sequelas de queimaduras. O importante, quando se considera um retalho na reconstrução destes pacientes, é que não se cause lesões desnecessárias, e sempre que possível, utilizar um retalho axial ou fasciocutâneo. O objetivo é a recuperação mais completa possível – estética e funcional (Figuras 20.6 A-J).

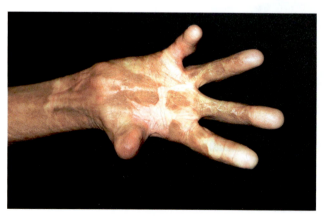

FIGURA 20.4C – Resultado em longo prazo mostrando pele clara no local do enxerto realizado por nós (este paciente vinha de outro serviço) (retirada do cavo plantar) e liberação eficiente do 1º metacarpo que "funciona" com opositor, apesar da perda do polegar.

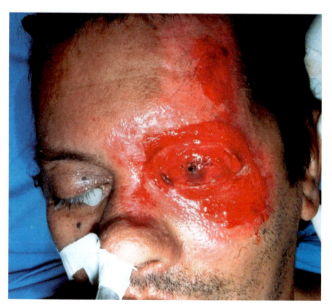

FIGURA 20.6A – Paciente 14 dias após queimaduras por contato e perda completa da pálpebra superior e parcial da pálpebra superior, após retalho de conjuntiva para cobrir a córnea.

CAPÍTULO 20 – QUEIMADURAS: PRINCÍPIOS DE RECONSTRUÇÃO CIRÚRGICA DAS SEQUELAS DE QUEIMADURAS

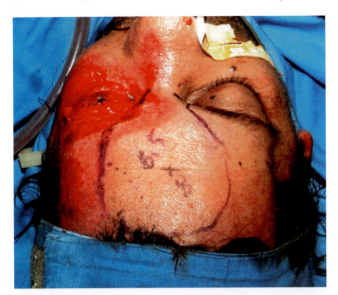

■ **FIGURA 20.6B** – Paciente no centro cirúrgico com o retalho indiano já demarcado.

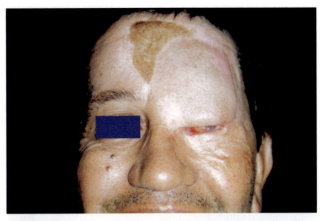

■ **FIGURA 20.6D** – Pós-operatório com área doadora (testa) enxertada com pele do couro cabeludo, retalho no local, com abertura de 7 mm de rima palpebral.

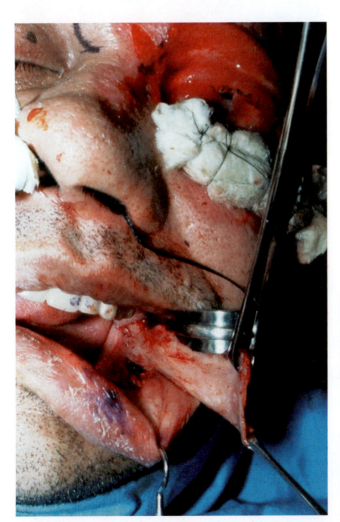

■ **FIGURA 20.6C** - Demonstração da remoção da mucosa bucal que foi enxertada na parte interna do retalho (notar curativo de Brown após enxerto de pele retroauricular na pálpebra)..

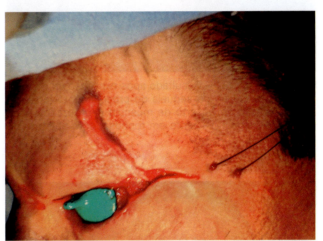

■ **FIGURA 20.6E** – Procedimento tardio, com retirada de fragmento longitudinal do platisma inserido sob o orbicular e entre o enxerto mucoso e a pele do retalho visando o fechamento ativo da pálpebra através da neurotização do fragmento do músculo.

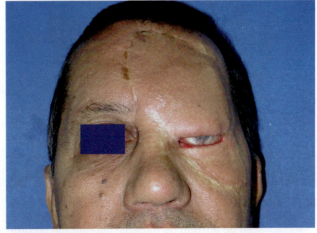

■ **FIGURA 20.6 F** - Resultado após expansão cutânea da testa e remoção da sequela do procedimento (enxerto) e colocação de enxerto de músculo neurotizado no orbicular residual. Paciente em repouso, com abertura de 7 mm.

231

PARTE 3 – PELE E TECIDO SUBCUTÂNEO

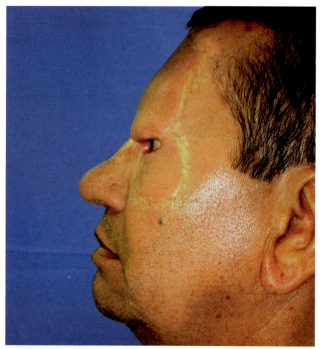

FIGURA 20.6G – Resultado após expansão cutânea da testa e remoção da sequela do procedimento (enxerto) e colocação de enxerto de músculo neurotizado no orbicular residual. Paciente em repouso, com abertura de 7 mm.

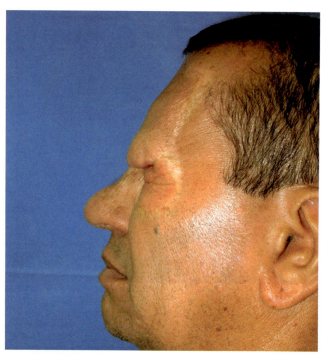

FIGURA 20.6I – Resultado após expansão cutânea da testa e remoção da sequela do procedimento (enxerto) e colocação de enxerto de músculo neurotizado no orbicular residual. Paciente com fechamento ativo da "pálpebra" superior, com prova eletroneuromiográfica.

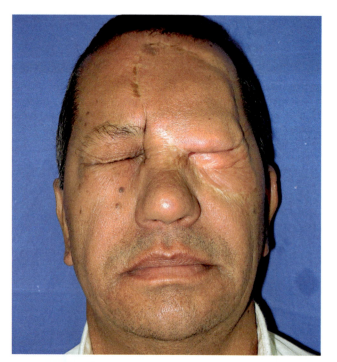

FIGURA 20.6 H – Resultado após expansão cutânea da testa e remoção da sequela do procedimento (enxerto) e colocação de enxerto de músculo neurotizado no orbicular residual. Paciente com fechamento ativo da "pálpebra" superior, com prova eletroneuromiográfica.

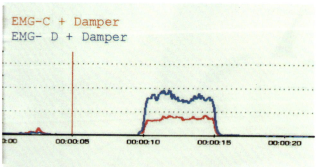

FIGURA 20.6J – Prova eletroneuromiográfica da movimentação/contratura do orbicular direito na pálpebra e do fragmento muscular enxertado na "pálpebra" esquerda e neurotizado através do contato com o orbicular residual. Favor notar contração simultânea, mas de menor intensidade à esquerda.

Idealmente, o retalho deve ser amplo o suficiente para incluir a área doadora na sutura primária do mesmo, corrigindo ao mesmo tempo o defeito e a área doadora. Retalhos são utilizados frequentemente na face e no períneo com sequelas, principalmente nas regiões periorificiais. Ocasionalmente, o paciente acometido por uma queimadura obtém a cura da lesão, mas devido a cuidados incompletos durante seu tratamento, podem surgir úlceras de decúbito. Esta entidade pode ser tratada com o uso de retalhos fasciocutâneos ou musculares, e mais recentemente com adição de gordura centrifugada nas áreas obliteradas pelos retalhos.

Os retalhos ao acaso são reservados para o tratamento de pequenas lesões. Estes retalhos, sempre que excedam a proporção dimensional (comprimento: largura) de 1:1, devem ser autonomizados, sendo que sugerimos um intervalo mínimo de 3 dias para cada subsequente etapa de autonomização. Na nossa casuística o retalho mais utilizado é um retalho criado localmente, em consequência da expansão do tecido são ao lado da cicatriz, ou seja, realizamos o avanço do retalho expandido para a remoção parcial ou total da cicatriz[17-20].

Células-tronco derivadas da gordura (ADSC – *adipose derived stem cells*)[14-26]

O enxerto de gordura tem sido usado mundialmente visando o benefício das células-tronco derivadas da gordura para regeneração tecidual e por sua habilidade em se transformar em tecidos gorduroso, ósseo, cartilaginoso, músculo e provavelmente outros tipos de tecido. Apresentam, portanto, grande variedade de propriedades metabólicas e regenerativas, tais como aceleração da revascularização, diminuição da fibrose, melhora do processo de regeneração tecidual, entre outras, além de conter fatores de crescimento (EGF, TGF-β, HGF, PDGF, BFGF, etc.).

• Objetivos do tratamento e resultados

Quando se utiliza esta técnica no tratamento de cicatrizes de queimaduras, o objetivo é a diminuição da hipertrofia (fibrose). Nós também utilizamos esta técnica visando diminuir a fibrose em torno de articulações e na liberação de adesões de tendões.

• Abordagem cirúrgica

Utilizamos a Técnica de Coleman para obtenção e preparo da gordura. Após a cura, realizamos injeções sob a cicatriz e em sua periferia com intervalos de 2 meses. Esta abordagem também é feita no caso de pacientes com cicatrizes que nos procuram após ter tido seu tratamento da ferida aguda em outra instituição. O objetivo do tratamento da cicatriz é a diminuição da fibrose e de suas consequências.

A gordura é obtida do próprio paciente através de lipoaspiração do abdome, coxa, joelho, nádega ou outra área. Em adultos ou pacientes com mais de 25 kg, a aspiração é feita com seringa *luer-lok* de 10 mL e cânula de 3 mm com dois orifícios distais de 3 mm, com 10, 15 ou 20 cm de comprimento, de acordo com a área de onde se retira a gordura. Em crianças com menos de 25 kg, preferimos seringas de 20 mL e cânulas com múltiplas microperfurações que vão então permitir uma pressão negativa relativamente maior e uma obtenção mais eficiente de gordura.

Ocasionalmente, em pacientes muito pequenos (o nosso menor paciente pesava 11 kg), pode ser necessário obter gordura de mais de uma área.

Utilizando-se uma agulha calibre 16 (rosa) faz-se uma perfuração em ângulo agudo na pele, na periferia da ferida ou da cicatriz. Uma cânula com um diâmetro externo de 1,8 mm (1,2 mm internamente) e 70 mm de comprimento (e já conectada à seringa de insulina contendo a gordura) é inserida através deste orifício e direcionada sob a cicatriz. A gordura é então depositada de uma forma retrógrada, em várias "passadas", até que toda a área sendo tratada seja injetada (são feitas quantas punções periféricas forem necessárias). Em média, 1,6 a 2 mL são injetados a cada 10 cm^2 e é necessário passar a seringa de 25 a 30 vezes para se depositar/injetar 1 mL (Figura 20.7).

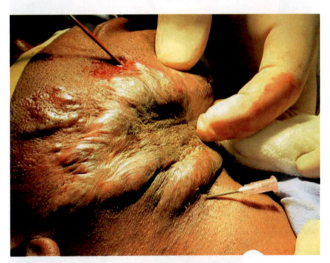

■ **FIGURA 20.7** – Demonstração da punção com agulha rosa (16 gauge) e da introdução da cânula – Em áreas onde a cicatriz é muito espessa, a cicatriz é mantida estável com a outra mão do cirurgião, facilitando assim as "passagens" da cânula de uma maneira mais segura.

Fat delivery

Mais recentemente, temos adicionado gordura sobre a cicatriz após o uso de Dermaroller ou *laser* de CO_2 fracionado. A cicatriz é então tratada com múltiplas passagens de Dermarroller com agulhas de 0,5 a 1,5 mm (dependendo da espessura da cicatriz, quanto mais espessa, maior a agulha) ou com *laser* fracionado, criando assim orifícios no epitélio e na cicatriz. A gordura previamente preparada pela técnica de Coleman (a mesma que se injeta) é então depositada diretamente sobre a superfície da cicatriz assim tratada e coberta por um curativo de gaze vasilinada e gaze comum embebidas em solução de Dakin. Desta forma, as células-tronco, assim como os fatores de crescimento contidos na gordura centrifugada, têm também acesso à estrutura fibrosa da cicatriz (Figuras 20.8 A-D).

PARTE 3 – PELE E TECIDO SUBCUTÂNEO

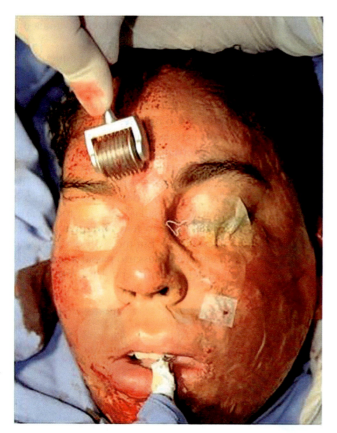

FIGURA 20.8A – Passagem do *Dermaroller* sobre a cicatriz, abrindo assim orifícios para a *fat delivery*.

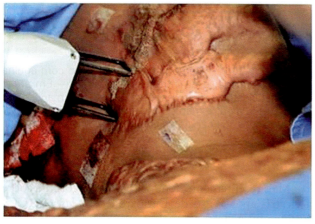

FIGURA 20.8B – Passagem do laser fracionado de CO_2, sobre a cicatriz, abrindo assim orifícios para a *fat delivery*.

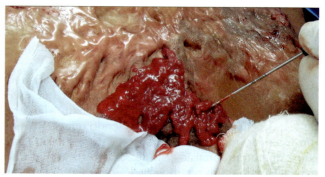

FIGURA 20.8C – *Fat delivery* diretamente sobre a superfície de uma cicatriz tratada com laser fracionado. Favor notar à esquerda a gaze vaselinada já posicionada para impedir que a gordura "escorra" para fora da área tratada.

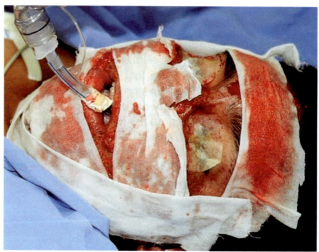

FIGURA 20.8D – Cobertura inicial da área após a *fat delivery* com gaze vaselinada.

Frequentemente associamos a ressecção intralesional (sem atingir o subcutâneo, ou a pele na periferia da cicatriz) e subsequente injeção de gordura sob toda a cicatriz, inclusive sob a área recém-suturada. Para a nossa surpresa, obtêm-se assim resultados surpreendentes, comumente não se notando a linha de sutura intralesional, sobretudo quando esta está em direção favorável em relação às linhas de força (Figuras 20.9 A e B, e 20.10).

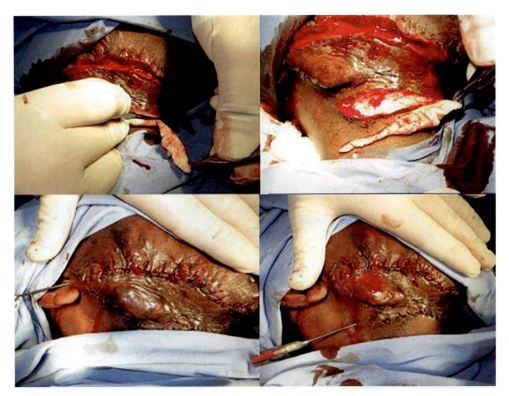

FIGURA 20.9A – Demonstração gráfica da excisão intralesional e injeção de gordura sob a linha de sutura.

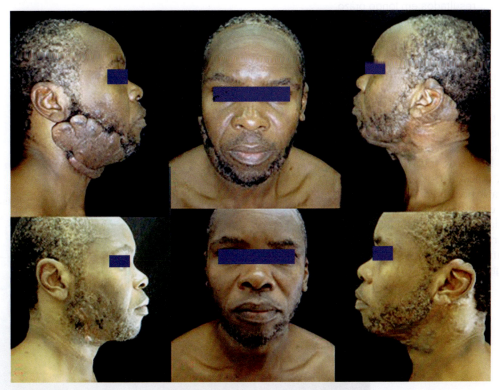

FIGURA 20.9B – Mesmo paciente Figura 20.15 A, demonstrando resultado após ressecções parciais e injeções de gordura conforme demonstrado acima (cinco etapas em 2 anos).

PARTE 3 – PELE E TECIDO SUBCUTÂNEO

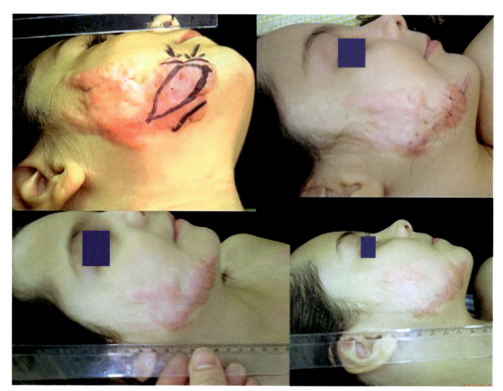

FIGURA 20.10 – Aspectos pré-operatório, com marca da ressecção associada à injeção de gordura (acima, à esquerda); com 2 semanas, com a linha de sutura e pontos (acima, à direita), com 14 semanas (abaixo, à esquerda) e com 9 meses (três injeções). Notar que a cicatriz da linha de sutura é praticamente invisível nos resultados em longo prazo.

- **Uso em fraturas e fibrose periarticular**

Temos utilizado frequentemente a injeção retrógrada de gordura tratada pela técnica de Coleman em linhas de fratura de ossos longos, como a tíbia, fíbula, ulna, metacarpos, metatarsos, entre outros, e também visando a diminuição da fibrose periarticular após a cura em pacientes que sofreram traumas diretos a estas estruturas (Figuras 20.11 A-C).

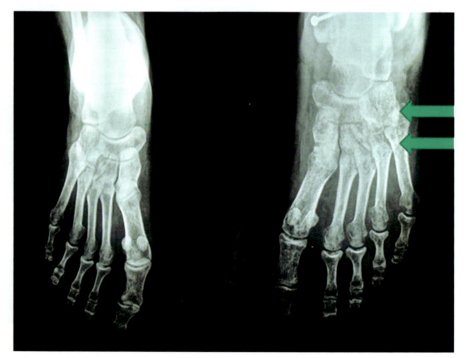

FIGURA 20.11A – Radiografia dos pés após cura de lesão por atrito/esmagamento no pé esquerdo – favor notar "apagamento" dos espaços articulares no tarso, à esquerda.

CAPÍTULO 20 – QUEIMADURAS: PRINCÍPIOS DE RECONSTRUÇÃO CIRÚRGICA DAS SEQUELAS DE QUEIMADURAS

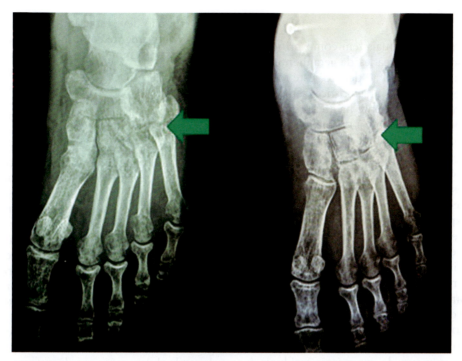

FIGURA 20.11B – Notar a evolução do "apagamento" dos espaços articulares na radiografia, quando da cura (esquerda) e 8 meses depois da cura após três injeções de gordura em torno dos espaços articulares e sob a cicatriz.

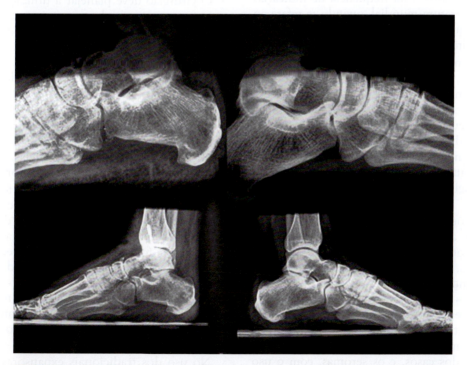

FIGURA 20.11C – Mesma paciente demonstrando o pé esquerdo (à esquerda superior) com arco longitudinal mais alto quando da cura, em comparação com o do pé direito (à direita superior); e com aspecto praticamente normal, semelhante ao lado direito, 8 meses após a cura e após três injeções de gordura (abaixo, esquerda e direita).

237

Expansores

O uso de expansores teciduais tem como principal vantagem a reconstrução da área lesada geralmente por avanço de retalho local, vizinho ao defeito. Este tecido, na maioria das vezes, apresenta características semelhantes ao tecido originalmente presente na área lesada, devolvendo assim aspecto semelhante à normalidade, com um mínimo de deformidade residual[33-37].

A expansão tecidual tem sido utilizada com grande frequência em todo o mundo para a remoção de cicatrizes consequentes às queimaduras. Consiste em uma técnica extremamente versátil, com a disponibilidade de uma série de expansores com volumes e formas diferentes. Os melhores resultados são geralmente obtidos quando a cicatriz está amadurecida e o paciente compreende a sequência de eventos no tratamento. A curva de aprendizado é relativamente pequena, tanto para o cirurgião como para o paciente, com o benefício extra de que o paciente ou acompanhante pode ser ensinado a encher o expansor em casa, o que pode facilitar o tratamento em um grupo maior de pacientes.

No nosso serviço o uso de expansores teciduais é indicado em 80% das consultas por sequelas de queimaduras. O uso de mais de um expansor é indicado em 97% dos casos e a reexpansão é realizada em aproximadamente 90% dos casos. Esta frequência de indicação coincide com a literatura mundial, quando se refere ao tratamento de sequelas de queimaduras com expansores, tanto em adultos como em crianças.

Ao longo de mais de 1.500 expansores que colocamos pessoalmente, aprendemos que esta técnica apresenta uma frequência conhecida de complicações, e a possibilidade de acontecerem deve ser discutida com o paciente e/ou o seu responsável. O cirurgião deve apresentar a possibilidade desta ou daquela complicação acontecer, mas também garantir ao paciente que está habilitado tecnicamente para lidar com uma eventual complicação, atingindo o objetivo da melhora da sequela do paciente.

As complicações mais comuns são o aparecimento de estrias durante a expansão (até 6%, dependendo da faixa etária) e seromas após a retirada (sobre o retalho avançado (até 3%, dependendo se o retalho avançado "cruza" uma grande articulação – joelho, ombro, cotovelo, etc.). Estes seromas geralmente aparecem 2 a 3 dias imediatamente após a remoção dos expansores e do avanço do retalho expandido. A estrias são tratadas localmente com cremes de ácidos alfa-hidróxi, com sucesso em 92% dos casos, e os seromas, com o uso de malhas compressivas e ocasional aspiração, desaparecendo em 100% dos casos em até 3 semanas. O uso de cremes hidratantes por 3 a 12 semanas, em toda a unidade anatômica, antes da colocação do expansor, e o uso de drenos de silicone que não colapsam diminuíram significativamente a ocorrência destas complicações, respectivamente.

O cirurgião deve estar atento para não incorrer em um erro relativamente comum no planejamento do uso desta técnica, no momento de encomendar o expansor. Pode-se esquecer de considerar que, quando o expansor estiver "achatado", mesmo que a altura esteja dobrada sobre a base, esta "altura" deve ser incorporada no planejamento, visto que, quando este implante é inserido **vazio** e **achatado**, como os lados estão dobrados, ½ da altura vai se somar, de cada lado, à base. Nesta situação, o expansor apresenta uma área maior, com as dimensões da metade de cada um dos lados, **adicionadas à base**. O implante é agora muito maior do que as medidas descritas no rótulo como a sua base. É de suma importância, portanto, que quando o cirurgião criar a cavidade para o expansor, ele considere a medida da base do expansor (largura e comprimento) **mais** as medidas dos lados achatados que agora fazem parte da forma "plana" que representa o expansor. Mesmo que se tome o cuidado de retirar todo o ar do expansor, "forçando" que o mesmo fique com o "excesso de silicone" dobrado sobre ele mesmo, assim que for feita a primeira injeção, na primeira etapa de expansão, com entrada de líquido e/ou ar, ele pode se desdobrar, retomando o formato "achatado" e impingir contra as bordas da cavidade, se esta tiver sido realizada de maneira incompleta ou imperfeita em relação à forma do implante (Figuras 20.12 A-D).

O cirurgião deve planejar a utilização do expansor com o formato e tamanho que mais se adapte ao defeito, permitindo assim que ao avançar o tecido expandido, o máximo de tecido cicatricial seja removido. No caso de mais de um expansor ser necessário devido à área da sequela, os expansores devem ser colocados parcialmente sobrepostos, de forma que circundem a sequela o mais adequadamente possível.

Como se torna impossível conseguir comercialmente todas as formas possíveis necessárias para o tratamento da infinidade de desenhos das sequelas, resolvemos esta dificuldade com a utilização de expansores sobrepostos.

Os expansores são sobrepostos em forma de "L" ou "V" ou em sequência, como "dominós caídos", visando com esta sobreposição um ganho maior de tecido expandido, seguindo os preceitos originais da expansão com implantes em forma de *croissant*. Surpreendentemente, esta adaptação garante que as extremidades da cavidade sejam também expandidas, obtendo-se aí ganho significativo de tecido expandido (pelo menos o dobro na área central de sobreposição), enquanto é garantido um enorme ganho de tecido na porção central do "L" ou do "V".

No uso dos tradicionais expansores em forma de crescente (meia lua), praticamente não ocorria ganho nas porções laterais da cavidade. Nesta maneira "sobreposta" de se expandir em cavidade única, garante-se o avanço do retalho em vários planos, sendo especialmente gratificantes os resultados em cicatrizes de pescoço, ombros e mamas, quando geralmente se deve avançar o tecido expandido em vários planos diferen-

CAPÍTULO 20 – QUEIMADURAS: PRINCÍPIOS DE RECONSTRUÇÃO CIRÚRGICA DAS SEQUELAS DE QUEIMADURAS

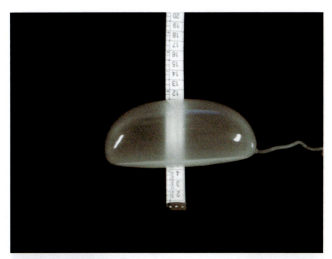

■ **FIGURA 20.12A** – Note a altura do expansor "cheio".

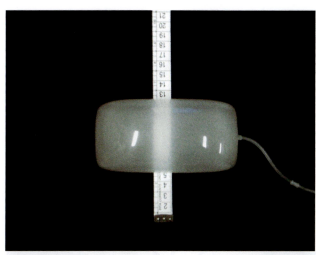

■ **FIGURA 20.12C** – Note a largura e o comprimento (base) do expansor "cheio".

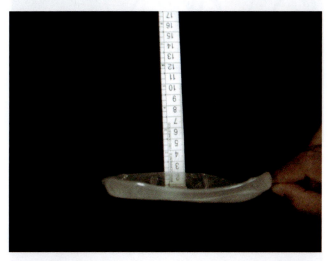

■ **FIGURA 20.12B** – Note a altura residual do expansor vazio.

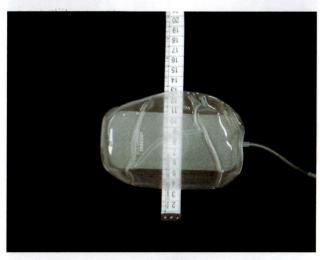

■ **FIGURA 20.12D** – Note a largura e o comprimento (base) do expansor achatado (vazio) – ver texto.

tes. A sobreposição dos expansores, na realidade, é um recurso para se tentar criar sempre "um expansor" que se adapte perfeitamente à forma do defeito. A inserção sobreposta também garante que não vai se formar uma "brida" de cápsula entre os expansores, o que poderia "segurar/limitar" o avanço do retalho expandido, ou no caso de ser in/excisada, aumentar o risco de hematoma por sangramento no pós-operatório imediato (Figuras 20.13 A-B).

Outra fonte de complicação frequente é o uso destes implantes nos terços distais dos membros, particularmente no nível do punho e do tornozelo, onde o tecido cutâneo suprajacente é "apertado" e a colocação de um expansor nesta área pode causar uma pressão intracavitária suficiente para impedir o fluxo capilar, causar necrose local e perda do procedimento ainda nos primeiros momentos ou dias do pós-operatório.

Visando diminuir esta possibilidade, sugerimos "pré-expandir" a área com injeções subcutâneas de soro fisiológico (o qual tem o pH semelhante ao do tecido injetado, portanto não "arde" ou causa dor). Este procedimento visa "criar" o espaço correspondente à futura cavidade do expansor, preparando a pele da área em questão para "tolerar" o implante e o aumento súbito da pressão local causada pela sua colocação cirúrgica.

O procedimento das injeções é realizado com intervalo de 2 dias, com volumes cada vez maiores, causando pressões sequencialmente mais altas, até que se consiga injetar 20% do volume nominal do expansor proposto ou espalhar o líquido injetado em toda a área correspondente ao expansor achatado. Para isso se desenha na área a ser tratada o formato do futuro expansor, e injeta-se subcutaneamente visando preencher aquela área topográfica (Figuras 20.14A-E).

239

PARTE 3 – PELE E TECIDO SUBCUTÂNEO

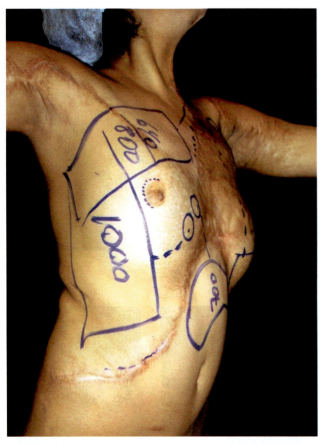

FIGURA 20.13A – Note o desenho do planejamento, sobrepondo aproximadamente 1/3 do expansor vertical sobre o horizontal – ver texto.

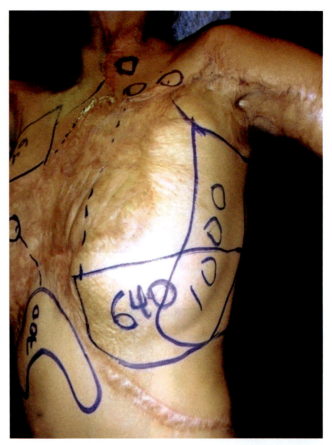

FIGURA 20.13B – Note o desenho do planejamento, sobrepondo aproximadamente 1/3 do expansor horizontal sobre o vertical, acompanhando o formato do defeito – ver texto.

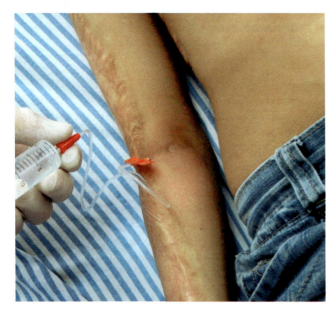

FIGURA 20.14A – Injeção de soro fisiológico através de scalp 25 gauge, subcutaneamente (acima da fáscia), visando "liberar" tecido em áreas justas (cotovelo, tornozelo, dorso da mão e/ou pé, etc.).

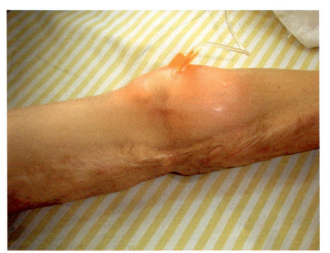

FIGURA 20.14B – Injeta-se soro até atingir toda a área que se deseja descolar (até 10 a 20% do volume nominal do expansor).

CAPÍTULO 20 – QUEIMADURAS: PRINCÍPIOS DE RECONSTRUÇÃO CIRÚRGICA DAS SEQUELAS DE QUEIMADURAS

No caso de ocorrer falha de preenchimento capilar (*blanching*), interrompe-se a injeção. Deseja-se então que o *blanching* desapareça em até 2 minutos, demonstrando assim a recuperação da circulação capilar. No caso de a recuperação ser mais longa que 2 minutos, outras sessões de preparo serão realizadas, de forma semelhante, até que não ocorra mais o *blanching* (Figuras 20.15 A e B).

A principal desvantagem deste procedimento ainda é o custo do implante expansor temporário. Este fato, no nosso meio, impede que uma proporção grande de pacientes com sequela de queimaduras possa usar esta técnica, pelo menos com recursos próprios.

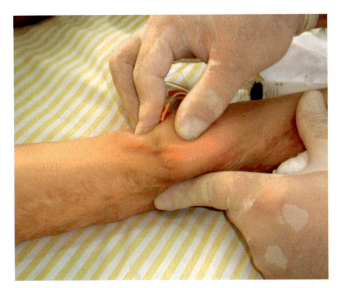

FIGURA 20.14C – Esta massa líquida pode ser deslocada facilitando o descolamento do tecido local.

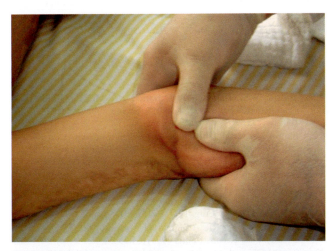

FIGURA 20.14D – O objetivo é ter certeza de que o tecido local tolerará a "pressão" do expansor vazio e dobrado sobre si mesmo, na fase pós-operatória imediata.

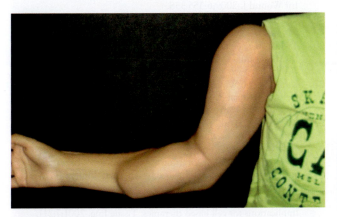

FIGURA 20.14 E – Nota-se a evolução dos expansores (dois, sobrepostos) em área tradicionalmente "justa", sem nenhum prejuízo à pele local.

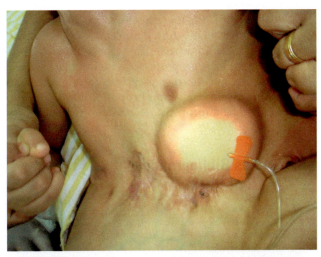

FIGURA 20.15A – Se ocorrer blanching ou dificuldade de preenchimento capilar, deve-se esperar o seu desaparecimento – se isto demorar mais de 2 minutos, indica que a área não está ainda suficientemente preparada, e deve ser reinjetada, mais vezes antes do procedimento de colocação do expansor.

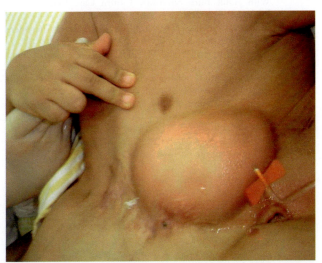

FIGURA 20.15 B – Mesma área, 2 minutos depois, com recuperação do preenchimento capilar – portanto, o paciente prosseguiu para a cirurgia proposta.

Conclusão

Acreditamos que o sucesso do tratamento de um paciente com sequelas de queimaduras é mais dependente de recursos humanos que dos recursos tecnológicos envolvidos em seu tratamento. A equipe multidisciplinar aqui também atua de maneira fundamental para o bom resultado, seja qual for a técnica ou tecnologia escolhida. Por isso sempre insistimos que o paciente seja avaliado pré-operatoriamente pelos especialistas da equipe multidisciplinar concernentes ao seu caso. Paralelamente, novas técnicas e tecnologias são incluídas em nossa prática, conforme se prove sua eficiência e/ou se obtenha uma menor fração custo/benefício.

O aspecto psicológico/emocional do paciente que sobrevive a uma queimadura deve ser considerado com igual importância ao aspecto da sequela em si. O procedimento cirúrgico proposto ao paciente deve ser realizado somente após termos a certeza de que o mesmo compreende o que está sendo proposto, mas sobretudo compreende que a reconstrução cirúrgica de determinada sequela geralmente é efetuada através de múltiplas etapas cirúrgicas, e que ocasionalmente, os próximos procedimentos só podem ser planejados após o resultado do procedimento inicial. Nestes casos, esta "incerteza" pode trazer grande estresse emocional ao paciente e/ou a seus familiares.

O paciente também deve ser orientado no sentido de que pode ser necessário o uso de malhas e órteses compressivas, por vários meses, ou até período superior a 1 ano, para a manutenção do resultado cirúrgico. Como, em geral, operamos o paciente quando este já apresenta a cicatriz amadurecida, o mesmo não mais estaria usando estas malhas, portanto deve ser avisado claramente sobre esta necessidade, desde a avaliação inicial. Estes casos, principalmente com sequelas de face, onde o paciente "perderá" novamente a identidade (não sendo reconhecido, pelo fato de a face estar encoberta) pode gerar uma recidiva ou situação de grande sofrimento emocional, que deve ser acompanhada e tratada pelos vários membros da equipe multidisciplinar envolvidos.

Referências Bibliográficas

1. Van Loey NEE, Van Son MJ. Psychopathology and psychological problems in patients with burn scars: epidemiology and management. Am J Clin Dermatol. 2003;4(4):245-72.
2. Yoder LH, Nayback AM, Gaylord K. The evolution and utility of the burn specific health scale: A systematic review. Burns. 2010 Dec;36(8):1143-56.
3. Potokar TS, Prowse S, Whitaker IS, Ali S, Chamania S. A global overview of burns research highlights the need for forming networks with the developing world. Burns. 2008 Feb;34(1):3-5.
4. Rimmer RB, Rutter CE, Lessard CR, Pressmaqn MS, Jost JC, Bosh J, et al. Burn Care Professionals' Attitudes and Practices Regarding Discussions of Sexuality and Intimacy With Adult Burn Survivors. J Burn Care Rehabil. 2010 Jul-Aug;31(4):579-89.
5. Pallua N, Künsebeck HW, Noah EM. Psychosocial adjustment 5 years after burn injury. Burns. 2003 Mar;29(2):143-52.
6. Wilkehult B, Willebrand M, Kildal M, Lannerstam K, Fugl-Meyer AR, Ekselius L, et al. Use of health a long time after severe burn injury; relation to perceived health and personality characteristics. Disabil Reabil. 2005 Aug 5;27(15):863-70.
7. Doctor JN, Patterson DR, Mann R. The 1997 Clinical Research Award. Health outcome for burn survivors. J Burn Care Rehabil. 1997 Nov-Dec;18(6):490-5.
8. Piccolo NS, Piccolo-Lobo MS, Piccolo-Daher MTS. Two years in burn care, an analysis of 12,423 cases. BURNS. 1991; 17:490-494.
9. Serra MCF, Gomes DR (eds). A Criança Queimada. Teresópolis-RJ: Eventos Livraria e Editora; 1999.
10. Peterson HD, Elton R. Reconstruction of the Thermally Injured Upper Estremity. Major Problem Clin Surg. 1976;19:148-173.
11. Wainwright DJ. Burn Reconstruction: the Problems, the Techniques, and the Applications. Clin Plast Surg. 2009;36:687-700.
12. Yoshida WB, et al. Platelet Activation Following Application of an Esmarch Bandage and Tourniquet in Rabbits. Braz J Med Biol Res. 1989;22:1091-1093.
13. Simon MA, et al. The Effect of a Thigh Tourniquet on the Incidence of Deep Vein Thrombosis after Operations on the Fore Part of the Foot. J Bone Joint Surg Am. 1982;64:188-191.
14. Boogaerts JG. Lower Limb Exsanguination and Embolism. Acta Anaesthesiol Belg. 1999;50:95-98.
15. Borges AF. Historical Review of Z-Plasty and W-Plasty Revisions of IInear Scars. Int Surg. 1971;56:182-197.
16. Rohrich RJ, Zbar RR. A Simplified Algorithm for the Use of Z-Plasty. Plast Reconstr Surg. 1999;104:2339.
17. Zweifel CJ, et al. Management of Microstomia in Adult Burn Patients Revised. J Plast Reconstr Aesthet Surg. 2009. Nov 23; Epub.
18. Ahluwalia R, Martin D, Mahoney JL. The Operative Treatment of Pressure Wounds: a 10-Year Experience in Flap Selection. Int Wound J. 2009;6:355-358.
19. Grishkevich VM. Burned Perineum Reconstruction: a New Approach. J Burn Care Res. 2009;30:620-24.
20. Taylor HO, et al. Nasal Reconstruction after Severe Facial Burns Using a Local Turndown Flap. Ann Plast Surg. 2009;62:175-79.
21. Kim W, et al. Wound Healing Effect of Adipose-Derived Stem Cells: A Critical Role of Secretory Factors on Human Dermal Fibroblasts. J Derm Sci. 2007;48:15-24.
22. Klinger M, et al. Fat Injection for Cases of Severe Burn Outcomes: A New Perspective of Scar Remodelling and Reduction. Aesth Plast Surg 2008;32:465-69.
23. Sultan SM, et al. Fat Grafting Accelerates Revascularization and Decreases Fibrosis Following Thermal Injury. JPRAS. 2012;65:219-27.
24. Zuk PA, et al. Multilineage cells from human adipose tissue: Implications for cell based therapies. Tissue Eng. 2001;7:211.

25. Zuk PA, et al. Human adipose tissue is a source of multipotent stem cells. Mol Biol Cell. 2002;13:4279-4295.
26. Fujimura J, et al. Neural differentiation of adipose-derived stem cells isolated from GFP transgenic mice. Biochem Biophys Res Commun. 2005;333(1):116-21.
27. Dominici M, et al. Minimal criteria for defining multipotent mesenchymal stromal cells, The International Society for Cellular Therapy position statement. Cryotherapy. 2006;8:315-317.
28. Rigotti G, et al. Clinical treatment of radiotherapy tissue damage by lipoaspirate transplant: A healing process mediated by adipose derived adult stem cells. Plast Reconstr Surg. 2007;119:1409-22.
29. Gimble JM, Katz AJ, Foster SJ. Adipose-derived stem cells for regenerative medicine. Circ Res. 2007;100:1249-1260.
30. Akita S, et al. Non-cultured autologous dipose-derived stem cells therapy for chronic radiation injury. Stem Cells Int. 2010;2010:art. Id 532704.
31. Brown SA, et al. Basic science review on adipose tissue for clinicians. Plast Reconstr Surg. 2010;126:1936-46.
32. Piccolo NS, Piccolo MS;, Piccolo MTS. Fat grafting for the treatment of burns, burn scars and other difficult wounds. Clin Plast Surg. 2015;42:263-283.
33. Austad ED, et al. Histomorphologic Evaluation of Guinea Pig Skin Flaps Elevated In Controlled Expanded Skin. Plast Reconstr Surg. 1982;70:704-710.
34. Sasaki GH, Pang CY. Pathophysiology and Skin Flaps on Expanded Pig Skin. Plast Reconstr Surg. 1984;74:59-65.
35. Manders EK, et al. Soft Tissue Expansion: Concepts And Complications. Plast Recontr Surg. 1984;74:495-507.
36. Pitanguy I, et al. Repeated Expansion in Burn Sequela. Burns. 2002;28:494-499.
37. Gosain AK, Zochowski CG, Cortes W. Refinements of Tissue Expansion Forehead Reconstruction: a 13-Year Experience. Plast Reconstr Surg. 2009;124:1559-1570.

capítulo 21

Radiações e Lesões Provocadas pelas Radiações

AUTOR: Carlos Alberto Porchat
Coautor: Ricardo de Alencar Vilela

Introdução

A descoberta dos raios X por Wilhelm Conrad Röntgen, em 1895, foi um dos eventos mais importantes para o avanço da medicina. Ainda no final do século XIX, a radiação começou a ser utilizada para diagnóstico e tratamento de doenças.

Define-se por radiação a propagação de energia no espaço ou em um meio material. Esse transporte de energia pode ser realizado em forma de ondas eletromagnéticas ou partículas. A radiação eletromagnética se refere a fenômenos como a luz visível, ondas de rádio e televisão, micro-ondas, raios X e raios gama. Ela é constituída por fótons, os quais são a unidade elementar, ou unidade mínima dessa energia. Fótons não possuem massa ou carga elétrica, no entanto, comportam-se como partículas e ondas quanto à sua interação entre si ou com a matéria. Já a radiação por partículas é propagada por corpúsculos, os quais possuem massa, e as formas mais aplicadas na prática clínica se dão por meio de elétrons e prótons.

Ao incidir na matéria, a radiação pode transferir energia ao meio. O efeito gerado depende do tipo e da energia do feixe de radiação, assim como o meio com o qual ocorre a interação. O termo radiação ionizante se refere à radiação cujas partículas (com massa ou não) possuem energia suficiente para causar a ejeção de elétrons de átomos constituintes da matéria, levando o átomo a possuir uma carga elétrica total positiva ou negativa (não neutra). Em outras palavras, é a radiação com energia suficiente para ionizar um átomo. Esse processo de ionização, de forma direta ou indireta, é responsável pelos danos no tecido biológico quando este é exposto à radiação.

Nesse caso, a unidade de medida da dose de radiação é expressa em Gray (1 Gy = 1 J/kg). A distribuição da dose nos tecidos depende da energia, do tipo de radiação (fótons, elétrons, etc.), do volume irradiado, da composição do tecido, e também da distância do indivíduo à fonte de radiação.

A radioterapia é uma modalidade clínica que utiliza a radiação ionizante com finalidade terapêutica. Sua aplicação mais comum é no tratamento de neoplasias malignas, porém, também pode ser utilizada em algumas condições benignas, como na prevenção de queloides (durante o pós-operatório imediato), no tratamento de malformações arteriovenosas e tumores benignos de sistema nervoso central. De acordo com a Organização Mundial da Saúde, aproximadamente 60% dos pacientes com diagnóstico de câncer terão indicação de radioterapia em algum momento do tratamento da doença.

Existem dois principais métodos para a aplicação da radioterapia:

- *radioterapia externa (ou radioterapia de feixe externo, ou teleterapia)*: a mais utilizada na prática clínica, na qual a fonte de radiação está alocada a cerca de 1 metro de distância do paciente;
- *braquiterapia*: na qual a fonte se encontra em justa proximidade à região de tratamento.

Quanto à radioterapia externa, os equipamentos mais usados atualmente são os aceleradores lineares, que são aparelhos elétricos emissores de raios X capazes de produzir radiação com alta energia (4 a 20 MeV). Aparelhos mais antigos utilizam isótopos radioativos, como o cobalto-60 (energia por volta de 1,2 MeV), para emissão de raios gama. Tanto os feixes de raios X quanto de raios gama são compostos por fótons, diferindo-se apenas no seu modo de produção (equipamento elétrico ou isótopo radioativo). Nesse caso, a radiação com energia mais alta permite uma maior concentração da dose em regiões profundas e, portanto, causa menos lesões à pele e aos tecidos sadios superficiais. Sendo assim, tal característica se configura como uma das maiores vantagens quanto ao uso dos aceleradores lineares em detrimento dos isótopos radioativos.

No passado também houve uma grande utilização de equipamentos de ortovoltagem, os quais produzem raios X com energia de 100 a 400 KeV, isto é, cerca de 50 vezes menor que a utilizada atualmente. Com isso, a maior parte da dose se concentra na superfície corporal, o que leva a efeitos adversos na pele limitantes ao seu uso. Hoje tais instrumentos são pouco utilizados, reservando-se apenas para tratamentos de doenças de pele e demais tecidos superficiais.

Na maioria das vezes, a radioterapia é aplicada de forma fracionada, ou seja, a dose total é dividida em várias sessões de tratamento. Existem diversos esquemas de fracionamento, enquanto o convencional é realizar 2 Gy por fração, uma fração ao dia, 5 dias por semana, até que se atinja a dose prescrita pelo médico rádio-oncologista.

A escolha da dose total e do esquema de fracionamento varia, entre outros, de acordo com o sítio irradiado, a tecnologia empregada e a finalidade do tratamento. Usualmente, abordagens com intenção curativa empregam doses mais altas. Como exemplo temos o tratamento de câncer de mama, no qual usualmente se utiliza dose total de 50 Gy (25 frações no esquema convencional). Novas tecnologias têm sido criadas para possibilitar uma entrega de dose equivalente, porém utilizando-se menor número de frações, e proporcionando maior conforto ao paciente.

As bases fisiológicas e fisiopatológicas do tratamento são complexas e ainda não totalmente compreendidas. A radiação ionizante, por ação direta ou por meio da criação de radicais livres, age principalmente nos nucleotídeos do DNA, mas também pode atingir as demais estruturas de células tumorais e sadias.

De forma simplificada, os danos intracelulares podem ser classificados como letais, os quais são irreversíveis e irão causar a morte celular, ou subletais. Nestes, o DNA pode conseguir se reparar adequadamente, mantendo a viabilidade celular. Porém, uma reparação inadequada pode levar à morte da célula ou, até mesmo, a uma mutação genética induzida pela radiação. A capacidade de reparação vai variar para cada tipo de tecido, no entanto as células sadias tendem a fazê-la de forma mais eficiente, quando comparadas àquelas tumorais.

O fracionamento da dose vai permitir a reparação de células normais entre as frações, além de permitir a repopulação do tecido. Quando um tecido sofre perda celular, gera-se um estímulo para repopulação tissular por meio de multiplicação celular ou ativação de células quiescentes. Esse fenômeno permite a recuperação do tecido sadio, mas também pode ocorrer nos tumores e configurar uma falha na radioterapia. Os carcinomas espinocelulares bem diferenciados de cabeça e pescoço, por exemplo, têm uma alta capacidade de repopulação. Uma possível solução seria alterar o esquema de fracionamento, reduzindo o tempo total de tratamento e aplicando maiores doses diárias.

O efeito da radiação em um tecido biológico depende da dose total, da dose diária empregada, do tempo total de tratamento, além do volume e tipo de tecido irradiado. Tecidos que contêm células que se proliferam rapidamente manifestam os danos de forma precoce. Pele e mucosas apresentam esse tipo de resposta aguda.

As lesões em tecidos normais, que se manifestam em até 3 meses após o tratamento, são chamadas de efeitos adversos agudos. Nem todos os efeitos agudos são consequência da morte celular. Devido ao dano celular existe a liberação de substâncias como interleucinas e citocinas. O tecido irradiado pode sofrer edema e eritema agudos, provavelmente associados à liberação de tais substâncias. Um exemplo é o emprego de radioterapia em tumores, com finalidade anti-hemorrágica, nos quais o edema endotelial agudo proporciona a oclusão de pequenos vasos, interrompendo a hemorragia.

Efeitos adversos também podem manifestar-se de forma tardia, ao longo de meses ou anos após a conclusão do tratamento. Não se conhece a etiologia exata desses efeitos crônicos. São provavelmente relacionados à perda gradativa da vasculatura de pequenos vasos, da disfunção de células parenquimatosas e da fibrose. Alterações crônicas nos fibroblastos são observadas, podendo prejudicar a cicatrização devido à inibição da angiogênese, diminuição da produção de colágeno e redução da replicação de células-tronco.

Efeitos Adversos na Pele

As reações na pele decorrentes da exposição à radiação ionizante, as chamadas radiodermatites, são consideradas reações quase inevitáveis quando o campo de tratamento engloba áreas como mama, cabeça e pescoço e regiões de dobra, como axila, virilha e períneo. Por ser responsável pela renovação da epiderme, a camada basal apresenta alta taxa de proliferação celular, logo, é particularmente sensível à ação da radiação ionizante.

Após uma dose inicial de tratamento, um percentual de células da camada basal da epiderme é destruído. As células remanescentes passam pelo processo de maturação de forma mais rápida, achatando-se progressivamente em direção à superfície da pele e tornando-se células da camada córnea. Dessa forma há certo desequilíbrio entre a produção de células na camada basal da epiderme e a repopulação de células da camada córnea. Embora as células inicialmente acíclicas da camada basal sejam, então, estimuladas a entrarem na fase cíclica, a destruição das células basais continua ocorrendo devido à continuidade do tratamento.

Logo, as repetidas sessões de radioterapia danificam, de forma contínua, as células que se encontram em divisão celular na camada basal, o que impede, assim, o processo de repovoamento da epiderme e leva ao enfraquecimento da integridade da pele e ao início do aparecimento das reações na pele decorrentes da radiação.

Radiodermatite aguda

A manifestação dessas alterações começa com eritema resultante da dilatação capilar na derme, acompanhado por edema, devido ao aumento da vascularidade em decorrência da liberação de citocinas como resposta inflamatória à destruição das células da camada basal. Esse eritema pode evoluir para descamação seca devido à atuação da radiação nas glândulas sebáceas e sudoríparas, além de atuar também na água intracelular, gerando redução da lubrificação da pele, secura e prurido.

Com a continuidade do tratamento e consequente diminuição da capacidade da camada basal em substituir a camada córnea ocorre descamação sem ocorrer renovação celular, o que leva à descamação úmida, à exposição da derme e até mesmo à ulceração.

A perda de células basais começa após aplicação de 20-25 Gy de radiação, com sinais clínicos visíveis em 2 a 3 semanas a partir do início do tratamento. A perda de pelos, chamada epilação, ocorre devido à destruição dos folículos pilosos e pode ser temporária e parcial, com doses de aproximadamente 30 Gy, ou permanente, com doses por volta de 55 Gy. A necrose é rara e envolve danos nas camadas mais profundas da pele, como a derme e o tecido subcutâneo. Geralmente, o processo de cicatrização inicia-se somente de 2 a 3 semanas após o término da radioterapia.

A Tabela 21.1 traz a graduação da radiodermatite aguda proposta pelo *Radiation Therapy Oncology Group* (RTOG) e *European Organization for Research and Treatment of Cancer* (EORTC), de acordo com a toxicidade relacionada à radioterapia.

Radiodermatite crônica

Após o término da radioterapia ocorre diminuição progressiva do tamanho e do número de vasos sanguíneos, além de aumento de tecido fibroso. A fibrose, em resposta à liberação e transformação de fatores de crescimento, pode ser local ou mais abrangente, produzindo retração, limitação do movimento e dor. O grau de fibrose depende de vários fatores, como o tipo, o total da dose e a fragmentação diária. O exame histopatológico demostra atrofia da epiderme, perda das papilas dérmicas e diminuição das mitoses na camada basal. O tecido adiposo e a derme podem ser substituídos por fibroblastos atípicos e tecido fibroso. Essas alterações podem levar à trombose de arteríolas, o que leva, por sua vez, à embolia ou à obstrução, aumentando a predisposição para ulcerações da pele, as quais são dolorosas e difíceis de serem cicatrizadas, além de predispor a infecções.

Essas alterações podem demorar anos para aparecer. Algumas vezes são temporárias, como edema após irradiação da mama e, geralmente, desaparecem após 1 ano. A hipo ou hiperpigmentação da pele é devida a alterações na camada basal e, dependendo do paciente, pode persistir ou melhorar gradualmente.

A Tabela 21.2 traz a graduação da radiodermatite crônica proposta pelo RTOG/EORTC, de acordo com a toxicidade relacionada à radioterapia. É fundamental utilizar uma ferramenta de graduação para classificar as reações na pele advindas da radiação. Dessa forma, é possível definir a melhor proposta de tratamento e comparar a sua evolução avaliando, portanto, a efetividade da conduta adotada.

TABELA 21.1 – Escala do RTOG/EORTC para Graduação da Radiodermatite Aguda Relacionada à Radioterapia

Grau				
0	1	2	3	4
Nenhuma mudança	Eritema leve, epilação, descamação seca e/ou diminuição da sudorese	Eritema doloroso e brilhante, descamação úmida localizada e/ou edema moderado	Descamação úmida além das dobras cutâneas e/ou edema intenso	Ulceração, hemorragia e/ou necrose

TABELA 21.2 - Escala do RTOG/EORTC para Graduação da Radiodermatite Crônica Relacionada à Radioterapia

Grau				
0	1	2	3	4
Nenhuma mudança	Ligeira atrofia, alteração da pigmentação e/ou alguma perda de cabelo	Atrofia e telangiectasia moderadas e/ou perda total do cabelo	Atrofia acentuada e/ou telangiectasia severa	Ulceração

Cuidados com a Pele Irradiada

Podem ser encontradas diversas recomendações na literatura a respeito de intervenções utilizadas em radiodermatites, no entanto, ainda há pouca evidência científica para se comprovar a ação de tais intervenções. Estas incluem loções, cremes ou curativos especializados. A maioria dos estudos é referente à prevenção de tais efeitos, e não sobre o cuidado da área irradiada após o aparecimento das reações. Além disso, possuem metodologia falha no sentido de comparação e do tamanho das amostras estudadas. Dessa forma, a prática clínica com base na experiência do profissional é fundamental para a escolha da conduta mais indicada.

Entretanto, alguns cuidados são comuns em vários centros e, além disso, os resultados secundários à intervenção utilizada, como conforto, alívio dos sintomas, facilidade de aplicação e custo do produto continuam sendo importantes fatores para a escolha da melhor intervenção. A seguir, encontram-se algumas orientações e condutas relacionadas às reações de pele causadas pela radioterapia.

- Com relação à higienização da região exposta à radiação, o paciente deve ser orientado a utilizar sabonete hidratante, neutro e sem perfume, além de lavar a região com água à temperatura ambiente e secar com leves toques da toalha. Estudos mostram redução da incidência de descamação úmida naqueles pacientes que realizaram a higiene da região.
- A área deve ser mantida sempre limpa e seca, e o paciente deve evitar banho de mar, piscina ou lagos, tendo em vista o risco de infecção e irritação devido aos agentes químicos usados na purificação da água.
- O paciente não deve utilizar roupas apertadas e deve dar preferência às roupas folgadas, macias, mais leves e feitas de algodão, evitando, assim, atrito ou reações de contato na área irradiada. Deve-se evitar, também, o uso de fitas adesivas, pelo mesmo motivo.
- É importante, ainda, a utilização de boné, chapéu e/ou guarda-chuva, para se evitar a exposição da pele à radiação solar.
- Os extremos de temperatura são prejudiciais à pele, por isso a aplicação de compressas quentes ou frias pode causar danos térmicos e não deve ser realizada.
- Embora alguns centros recomendem compressas de soro fisiológico, não existe benefício comprovado cientificamente. Entretanto, alguns pacientes sentem-se confortáveis com este tipo de cuidado.
- O uso de produtos cosméticos, como perfumes, loções, cremes, talcos ou maquiagens, principalmente aqueles que contenham óleo e/ou álcool em sua composição, também não é recomendado. O uso de desodorantes não altera a absorção da energia irradiada, sendo assim, pode ser usado, porém com cuidados em relação a reações alérgicas.
- Em regiões que possuem pelos, barbeadores elétricos podem ser utilizados caso seja necessário. O uso de lâminas ou navalhas não é recomendado.
- Não existe evidência comprovando que produtos com *Aloe vera* exerçam influência na melhora das reações locais provocadas pela radioterapia.
- A trolamina, a qual possui um efeito anti-inflamatório devido ao recrutamento de macrófagos para a ferida, não se mostrou eficaz na prevenção ou na diminuição dos efeitos secundários à radiação.
- O creme de calêndula mostrou-se estatisticamente mais adequado na redução de efeitos em grau 2 ou mais, reduzindo a incidência de dor.
- Alguns estudos sugerem o retardamento no aparecimento de reações com o uso do creme de ácido hialurônico, o qual estimula os fibroblastos e a formação de fibrina, acelerando a fase de granulação na cicatrização tecidual.
- Corticosteroides sempre foram prescritos tanto para a prevenção como para o tratamento das reações na pele causadas pela radiação, tendo em vista seu efeito anti-inflamatório. Embora os estudos não tenham encontrado algum benefício específico de um creme em particular, foi demonstrado que o seu uso melhora o grau de eritema e pigmentação, comparado a um creme emoliente. Outros estudos, entretanto, não mostraram diferença significativa na duração ou intensidade das reações na pele com o uso profilático de hidrocortisona, comparada com placebo.
- O uso de hidrogel, filmes transparentes ou curativos com sulfadiazina de prata e alginato tem o intuito de proteger a área afetada, diminuir a população de bactérias e manter a umidade da pele, em casos onde existe solução de continuidade da epiderme, mas nenhum possui vantagem específica comprovada em relação ao outro. As indicações devem ser de acordo com cada caso.

Procedimento Cirúrgico na Área Irradiada

Existe uma incidência maior de necrose, retardo na cicatrização e infecção nessas áreas. A irradiação torna os tecidos menos elásticos, mais fibrosos e predispostos a deiscências, fissuras e necrose.

A capacidade de expansão de tecidos é diminuída e, muitas vezes, impossível de ser realizada. Este processo pode ser associado a dor, alterações ósseas (alteração do arcabouço costal), aumento do índice de infecção e extrusão do expansor. O índice de complicações e resultados desfavoráveis pode ser maior que 60%.

A realização de reconstruções com materiais aloplásticos pode ser limitada a regiões com pouca ou nenhuma evidência de danos na pele, quando o volume a ser expandido é pequeno e quando o paciente entende todos os riscos inerentes a esse procedimento.

A utilização de tecido autólogo fora da área irradiada é geralmente a melhor opção para reconstrução ou mesmo para o tratamento de sequelas graves da radioterapia.

A radioterapia, entretanto, pode também prejudicar o resultado estético caso seja necessária a sua realização após a cirurgia de reconstrução, independentemente da opção escolhida, seja ela com tecido autólogo, com expansores ou implantes. Os pacientes devem ser esclarecidos sobre todas as possibilidades e incentivados a participar ativamente em todas as decisões e cuidados pós-operatórios.

Bibliografia Consultada

- Borras JM, Lievens Y, Dunscombe P, Coffey M, Malicki J, Corral J, et al. The optimal utilization proportion of external beam radiotherapy in European countries: An ESTRO-HERO analysis. Radiother Oncol. 2015;116(1):38-44.
- Chan RJ, et al. A double-blind randomised controlled trial of a natural oil-based emulsion (Moogoo Udder Cream W) containing allantoin versus aqueous cream for managing radiation-induced skin reactions in patients with cancer. Radiation Oncology. 2012;7(121):1-7.
- Cox JD, Stetz J, Pajak TF. Toxicity criteria of the Radiation Therapy Oncology Group (RTOG) and the European Organization for Research and Treatment of Cancer (EORTC). International Journal of Radiation Oncology Biology Physics. mar. 1995;31(5):1341-1346.
- Enga TY, Boersmaa MK, Fullera CD, Luha JY, Siddiqia A, Wanga S, et al. Hematol Oncol Clin N Am. 2006;20:523-557.
- FitzGerald TJ, et al. Radiation Therapy Toxicity to the Skin. Dermatol Clin. 2008;26:161-172.
- Hall EJ, Giaccia AJ. Radiobiology for the radiologist. 7th ed. Philadelphia: Wolters Kluwer - Lippincott Williams & Wilkins, 2012. 546 p.
- Halperin EC, Brady LW, Perez CA, Wazer DE. Perez & Brady's Principles and Practice of Radiation Oncology. 6th ed. Philadelphia, PA: Wolters Kluwer - Lippincott Williams & Wilkins; 2013. 1907p.
- Hymes SR, Strom EA, Fife C. Radiation dermatitis: Clinical presentation pathophysiology, and treatment. J Am Acad Dermatol. Jan 2006;28-46.
- Iwamoto, RR, Haas ML, Gosselin TK, eds. Manual for radiation oncology nursing practice and education. 4th ed. Pittsburgh: Oncology Nursing Society; 2012.
- Jugenburg M, Disa JJ, Pusic AL, Cordeiro PG. Impact of Radiotherapy on Breast Reconstruction. Clin Plastic Surg. 2007;34:29-37.
- Kearney AM, Brown MS, Soltanian HT. Timing of radiation and outcomes in implant-based breast reconstruction. J Plast Reconstr Aesthet Surg. 2015 Dec;68(12):1719-26.
- McQuestion M. Evidence-Based Skin Care Management in Radiation Therapy; Seminars in Oncology Nursing. Aug 2006;22(3):163.173.
- McQuestion M. Evidence-based skin care management in radiation therapy: clinical update. Seminars in Oncology Nursing. may. 2011;27(2):e1-e17.
- Polloock RE. UICC Manual de Oncologia Clinica. 8 ed. São Paulo: Fundação Oncocentro de São Paulo; 2006.
- Prise KM, Schettino G, Folkard M, Held KD. New insights on cell death from radiation exposure. Lancet Oncol. 2005;6:520-28.
- Rodemann HP, Blaese MA. Responses of Normal Cells to Ionizing Radiation. Semin Radiat Oncol. 2001;17:81-88.
- Salvo N, et al. Prophylaxis and management of acute radiation-induced skin reactions: a systematic review of the literature. Current Oncology. 2010;17(4):94-112,.
- Sakamoto T, Oya N, Shibuya K, Nagata Y, Hiraoka M. Dose-response relationship and dose optimization in radiotherapy of postoperative keloids, Radiotherapy and Oncology. 2009;91:271-276.
- Symonds RP, Foweraker K. Principles of chemotherapy and radiotherapy. Current Obstetrics & Gynaecology. 2006;16:100-106.
- Vora , Garner SL. Role of radiation therapy for facial skin cancers. Clin Plastic Surg. 2004;31:33-38.
- van Leeuwen MC, Stokmans SC, Bulstra AE, Meijer OW, Heymans MW, Ket JC. Surgical Excision with Adjuvant Irradiation for Treatment of Keloid Scars: A Systematic Review. Plast Reconstr Surg Glob Open. 2015 Aug 10;3(7):e440.
- Yarbro CH, Wujcik D, Gobel BH, eds. Cancer nursing: principles and practice. 7th ed. Massachusetts: Jones and Bartlett Publishers; 2011. 1940p.

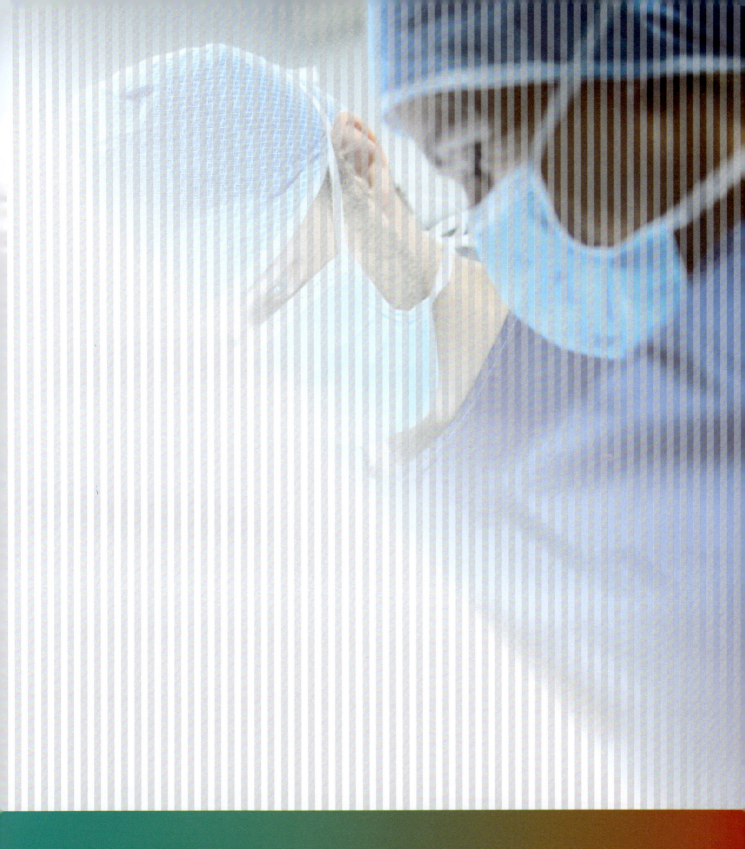

PARTE 4
Cirurgia Plástica Pediátrica

capítulo 22

Fissuras Labiais

AUTOR: Douglas Jorge

Introdução

Entre as deformidades congênitas da face, as fissuras labiopalatais se destacam pela sua alta incidência, pelas significativas alterações morfológicas e funcionais e pelas repercussões sociais delas decorrentes.

Embora existam recursos para sua detecção na vida intrauterina, o que permitiria algum esclarecimento e preparo dos familiares, é ao nascer que estes têm a real visão da deformidade, causando-lhes apreensão, incertezas e algumas vezes até rejeição. Sua avaliação e seu tratamento são multiprofissionais, frequentemente prolongando-se até a vida adulta.

Embriologia

O prolábio, a pré-maxila e o septo cartilaginoso (constituintes do palato primário) se desenvolvem a partir do processo frontonasal que, ao se unirem aos segmentos laterais do lábio e do alvéolo (resultantes dos processos maxilares), definem o lábio e o arco alveolar normais. Esta união ocorre naturalmente entre a quinta e a sétima semana de vida embrionária (embrião de 6 a 9 mm) e se processa no sentido anteroposterior. Quando incompleta, determina os diferentes graus de fissuras.

Etiopatogenia

Considerada como deformidade multifatorial, sugere a existência de diferentes etiologias.

São descritas dezenas de síndromes associadas às fissuras labiopalatais, mas a maioria dos afetados são é sindrômica (95%). Nestes, a hereditariedade está presente em 25% dos fissurados labiais ou labiopalatais. Havendo nenhum, um, dois ou mais de dois parentes em primeiro grau, o risco empírico de recorrência da fissura em um novo indivíduo é, respectivamente, indeterminado, 2,5%, 15% e 30%. Verifica-se uma incidência três vezes maior entre gêmeos monozigóticos que entre dizigóticos.

Além do componente familiar, atribui-se a deformidade a fatores maternos, placentários, fetais ou ambientais. Entre os *maternos* citam-se as doenças infecciosas ou parasitárias, a multiparidade, o uso de drogas como a fenitoína, a desnutrição, as malformações uterinas e alterações do líquido amniótico; os *placentários* e as *alterações do cordão*; os *fetais extrínsecos*, como a interposição da língua ou de outras estruturas, e *fetais intrínsecos*, como a isquemia transitória. Entre os *fatores ambientais* relacionam-se o fumo, o estresse e a radiação ionizante. Têm sido descritos diversos genes ou *locus* relacionados a síndromes, como também fatores de crescimento (TGF-α, TGF-β$_2$, TGF-β$_3$) como fatores etiológicos das fissuras labiopalatais.

Fisiopatologia

Em condições normais as células do neuroectoderma migram em direção às margens dos brotos faciais e através da sua atividade lítica levam ao adelgaçamento e à ruptura do epitélio, produzindo a fusão dos segmentos. O retardo nesta migração resulta da falta da fusão total (fissura completa) ou parcial (fissura incompleta). Exemplos destas são mini ou microfissuras e a fissura incipiente (forma cicatricial de Keith), somente perceptível com a contração do músculo orbicular, cujas fibras estão parcialmente dissociadas. A banda de Simonart (Figura 22.1) representa uma fusão interrompida em etapa precoce e sua presença contribui para um melhor posicionamento dos arcos alveolares quando a fissura também os compromete.

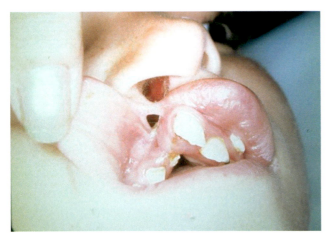

FIGURA 22.1 – Banda de Simonart e posição do arco alveolar.

Epidemiologia

A fissura labial (FL) ou labiopalatal (FLP) incide com maior frequência entre os índios americanos (1:280), os amarelos (1:500), os brancos (1:700 a 1.000) e os negros (1:3.000).

É mais comum no sexo masculino FL (1,5:1) e FLP (2:1), sendo 80% unilateral e 20%, bilateral. As unilaterais ocorrem com maior frequência à esquerda (2:1).

Classificação

O critério embriológico, que utiliza como referência o forame incisivo, classifica as fissuras labiais ou labiopalatais em diferentes formas:

- Classificação de Spina:
  - pré-forame incisivo unilateral (parcial ou total) ou bilateral (parcial ou total);
  - transforame incisivo unilateral ou bilateral;
  - pós-forame incisivo (parcial ou total);
  - fissuras raras.

- Situações especiais que podem ser observadas em um mesmo indivíduo: transforame de um lado e pré-forame do outro, pré-forame uni ou bilateral (parcial ou total) e pós-forame completa ou incompleta, fissura mediana (hipoplasia severa do palato primário) (Figura 22.2).

Para atender a estas variações, Smith[15] idealizou uma classificação mais detalhada baseando-se na proposta de Kernahan, que utiliza a figura da letra Y (Figura 22.3).

Embora as classificações se proponham a diferenciar as fissuras somente na direção anteroposterior, a extensão lateral, dependente do grau de hipoplasia tecidual, também é relevante na obtenção de um adequado resultado final.

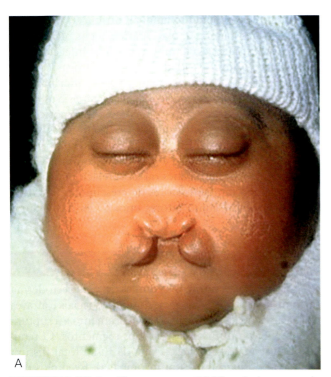
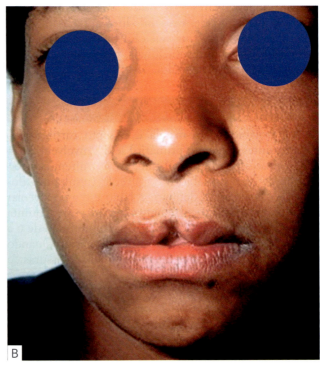

FIGURA 22.2 – Fissuras raras: **A)** Hipoplasia severa do prolábio; e **B)** Fissura mediana.

CAPÍTULO 22 – FISSURAS LABIAIS

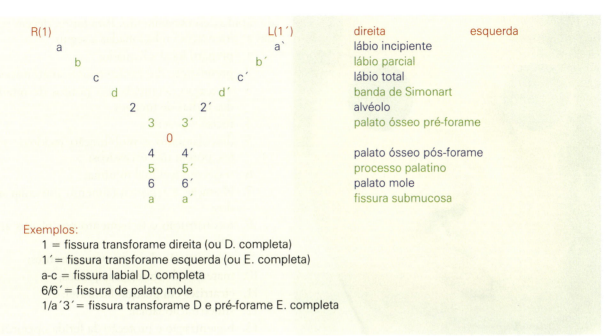

FIGURA 22.3 – Classificação das fissuras labiopalatais (Smith, 1998).

Anatomia Patológica

Nos graus menores das fissuras labiais observa-se um lábio aparentemente normal ou com uma depressão linear na direção da crista filtral mas com o movimento da musculatura orbicular que encontra-se dissociada a depressão se torna mais evidente. Pode estar acompanhada de alterações discretas da ponta e asa nasal.

À medida que o grau da fissura labial se acentua ocorre uma progressiva dissociação do epitélio, sem definição da crista do filtro, acompanhado das fibras musculares que se dirigem oblíqua e superiormente, entrecruzando-se cada vez menos até que na fenda completa estas se inserem no periósteo da espinha nasal anterior, medialmente e ao periósteo da base da fossa piriforme lateralmente.

Quando a fissura unilateral envolve o arco alveolar, habitualmente o segmento medial está projetado anteriormente. Isto costuma ser ainda mais evidente nas fissuras transforame bilaterais. A presença da banda cutânea de Simonart, ainda que de pequena dimensão, determina um posicionamento menos alterado do arco alveolar e consequentemente das estruturas a ele relacionadas.

Nas fissuras bilaterais, o prolábio é desprovido de musculatura e a columela geralmente é curta.

Na fissura mediana verdadeira, observa-se a presença de freio uni ou bilateral, enquanto na falsa este é ausente, mas ocorre na holoprosencefalia.[11]

A deformidade nasal que acompanha as fissuras unilaterais é progressivamente maior quanto mais acentuado for o grau de hipoplasia e mais ampla a fissura. Nas fissuras bilaterais, sua característica mais marcante é a hipoplasia da columela.

Tratamento

O objetivo do tratamento cirúrgico não se limita apenas a constituir as características de um lábio normal ou semelhante ao normal (estética labial), mas também de permitir que este execute suas funções naturais (vedação anterior da cavidade oral e emissão sonora) e atue sobre as estruturas subjacentes através da contenção (estática) e ação da musculatura (dinâmica). Nas fissuras labiopalatais, a reparação labial terá influência no posicionamento das lâminas palatais, atuando mais intensamente na direção transversal que na anteroposterior, de forma a tender a produzir uma aproximação das mesmas. Isso se deve não apenas à ação da musculatura reparada, mas também à contração da fibrose, que pode ser deletéria para o crescimento ósseo da maxila. Assim, as dissecções amplas geralmente são desnecessárias ou mesmo contraindicadas.

Contraindicações gerais para o tratamento cirúrgico são definidas pela avaliação clínica pediátrica ou anestésica, associadas a avaliação laboratorial. Contraindicações locais incluem trauma recente, infecção ou outras deformidades complexas associadas (Figura 22.4).

PARTE 4 – CIRURGIA PLÁSTICA PEDIÁTRICA

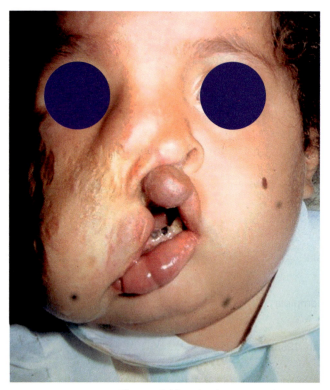

FIGURA 22.4 – Fissura labiopalatal com malformação associada.

Tratamento pré-cirúrgico

Pode ser realizado através de modelagens externas, cujo objetivo é aproximar os segmentos medial e laterais para facilitar o procedimento cirúrgico posterior. Têm sido empregadas táticas de contenção e tração com fitas adesivas ou bandagens elásticas. Nas fissuras que também comprometem o palato a utilização de placas contensoras móveis também é advogada por alguns autores, para dirigir o alinhamento do arco alveolar anterior. A adesão labial ainda é utilizada por alguns cirurgiões em fissuras amplas com acentuado desalinhamento ou afastamento dos arcos alveolares. A aplicabilidade e a efetividade destes métodos dependem de vários fatores, incluindo a disponibilidade de equipe multiprofissional, o fator socioeconômico e o cultural.

Tratamento cirúrgico

A proposta de cirurgia fetal, realizada experimentalmente em macacos Rhesus por Hallock, em 1987, não encontra respaldo para aplicação em seres humanos devido aos riscos para a mãe a o feto, e também por não produzir uma vantagem significativa em termos de qualidade cicatricial ou outros benefícios sobre o desenvolvimento facial.

Os princípios de técnica operatória a serem seguidos levam em conta a se estar manipulando tecidos com grau variável de hipoplasia, em estruturas delicadas e por vezes de difícil identificação anatômica e ainda em fase de rápido desenvolvimento. Para tanto, devem ser seguidas as orientações relacionadas a seguir:

1. preparo local adequado;
2. preservação das características anatômicas;
3. marcação detalhada dos pontos de referência e das linhas de incisão;
4. incisões precisas;
5. descolamento e mobilização teciduais suficientes, porém não excessivos;
6. ressecção tecidual mínima;
7. liberação e reposicionamento muscular adequados;
8. reconstrução e fechamento por planos anatômicos;
9. reconstrução das estruturas ausentes;
10. materiais de síntese adequados;
11. cicatrizes em posição favorável;
12. simetrização labial;
13. higienização e proteção da ferida operatória.

Após a avaliação clínica e laboratorial, estando a criança em condições adequadas procede-se ao tratamento cirúrgico da fissura labial nas primeiras semanas de vida. Nestas condições realiza-se a cirurgia na fissura com 3 a 4 meses. Nas fissuras bilaterais tratadas por etapas, realiza-se a correção do primeiro lado com 3 a 4 meses, do outro com 6 a 7 meses e a etapa definitiva ao se obter um adequado alinhamento da pré-maxila com o arco alveolar e com o prolábio aumentado em decorrência das etapas iniciais. Cuidado especial deve-se ter com a anestesia, observando-se o período de jejum e a ausência de afecções que a contraindiquem, em particular as relacionadas com as vias respiratórias, dando-se preferência à anestesia geral com intubação orotraqueal e posicionando-se a cabeça em hiperextensão cervical (posição de Rose) com o cirurgião visualizando o campo cirúrgico cranialmente. Apenas após se assegurar destes detalhes deve ser preparado o campo operatório.

Após a marcação dos pontos de referência com corante utiliza-se infiltração de solução anestésica com vasoconstritor (recomenda-se a concentração de 1:120.000, injetando a solução lentamente e assegurando-se não estar no interior de vaso sanguíneo – o teste de refluxo é inviabilizado pela seringa de carpule – geralmente 2 a 3 mL são suficientes) para minimizar a perda sanguínea e facilitar a visualização das estruturas, propiciando maior controle na diérese e síntese das mesmas.

As fissuras labiais (FL) ou labiopalatais incompletas (FLP) com preservação do arco alveolar tem sua resolução baseada fundamentalmente no tratamento cirúrgico que pode ser realizado por várias técnicas em uma ou mais etapas. Nas fissuras bilaterais, quando o prolábio é significativamente hipoplásico, recomenda-se que a operação seja realizada por etapas, minimizando o risco de complicações. Nesta eventualidade dá-se preferência a iniciar pelo lado no qual a fenda é mais ampla.

CAPÍTULO 22 – FISSURAS LABIAIS

Na fissura incipiente pode ser realizada a correção por acesso mucoso, estabelecendo a continuidade da musculatura e evitando a cicatriz cutânea labial.[1]

Nas micro ou minifissuras, técnicas conservadoras em relação ao manuseio e dissecção tecidual são propostas, com bons resultados[7,9,10] (Figura 22.5).

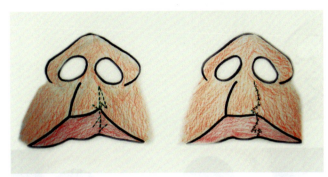

FIGURA 22.5 – Microforma de fissura labial.

Nas fissuras unilaterais parciais a técnica de Rose-Thompson (Figura 22.6) possibilita a correção com cicatriz cutânea resultante na direção da crista do filtro. Apresenta como desvantagem uma maior ressecção tecidual para se produzir um alongamento adequado.

Nas fissuras unilaterais completas há necessidade de se produzir um alongamento do lábio do lado fissurado, equilibrando sua altura com o lado não fissurado. Várias técnicas são preconizadas para este fim. Entre nós destacam-se as técnicas de Perseu Lemos e Spina[12] (Figura 22.7).

Como desvantagem, apresentam uma cicatriz resultante (em Z) que não acompanha a crista filtral e torna difícil uma eventual revisão sem acrescentar outras cicatrizes. Teve maior divulgação e aceitação internacional a técnica de Millard[4] com suas várias adaptações e modificações[2,3] (Figura 22.8) na dependência do grau da fissura. Esta técnica tem a vantagem de posicionar a cicatriz cutânea labial na direção da crista do filtro, simulando-o, e sua eventual revisão em procedimentos secundários possibilita a melhora sem acrescentar outras cicatrizes. Como desvantagem, em fissuras com maior grau de hipoplasia tecidual tende a resultar em lábio curto, necessitando de revisões.

Etapa importante da operação é a confecção do forro mucoso labial através do avanço de retalhos mucosos gengivolabiais dos segmentos medial e lateral e a liberação das inserções craniais anômalas dos feixes musculares, reposicionando-as inferiormente na direção orbicular.

Faz parte da queiloplastia a confecção do assoalho narinário através da utilização de retalhos que determi-

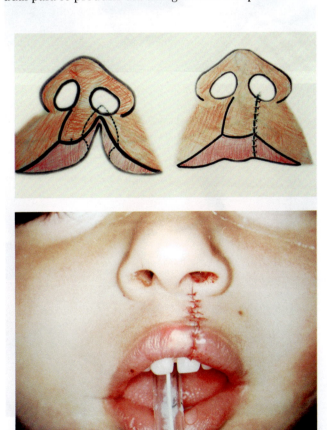
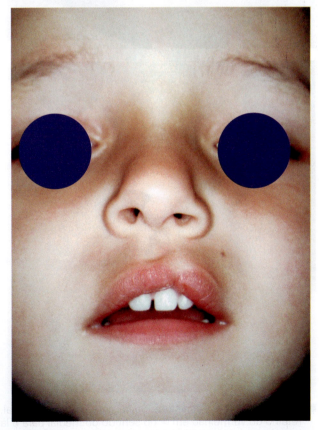

FIGURA 22.6 – Técnica de Rose-Thompson – incisões arqueadas com maior ressecção tecidual para simetrização da altura labial.

257

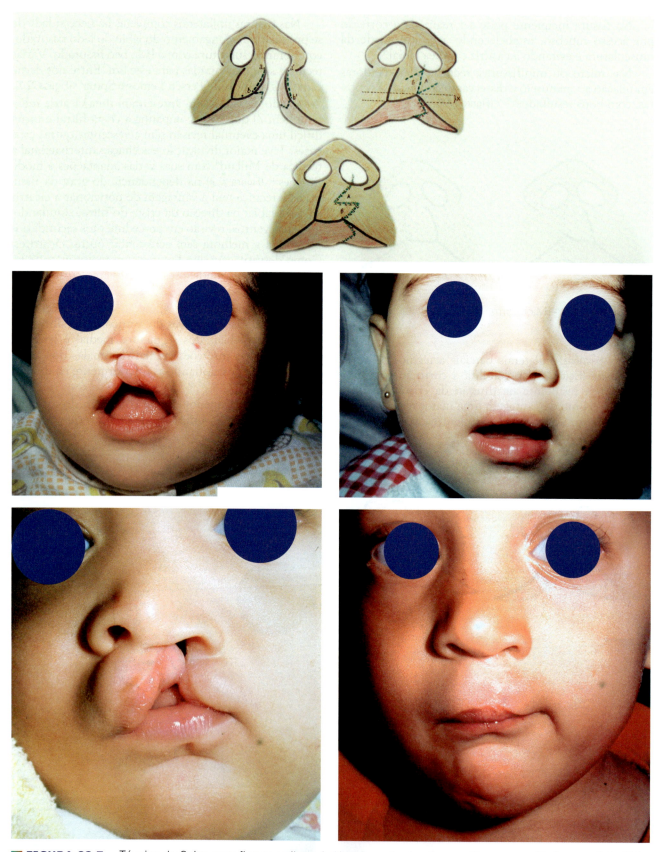

FIGURA 22.7 – Técnica de Spina para fissura unilateral. Alongamento do plano cutâneo com plástica em Z de 60° e retalho do vermelhão em > no sentido do medial para o lateral, de forma a dar descontinuidade na linha cicatricial e não introduzir cicatriz no tubérculo mediano. A diferença de altura entre o lado normal e o fissurado corresponde a 30% do ramo do retalho cutâneo.

CAPÍTULO 22 – FISSURAS LABIAIS

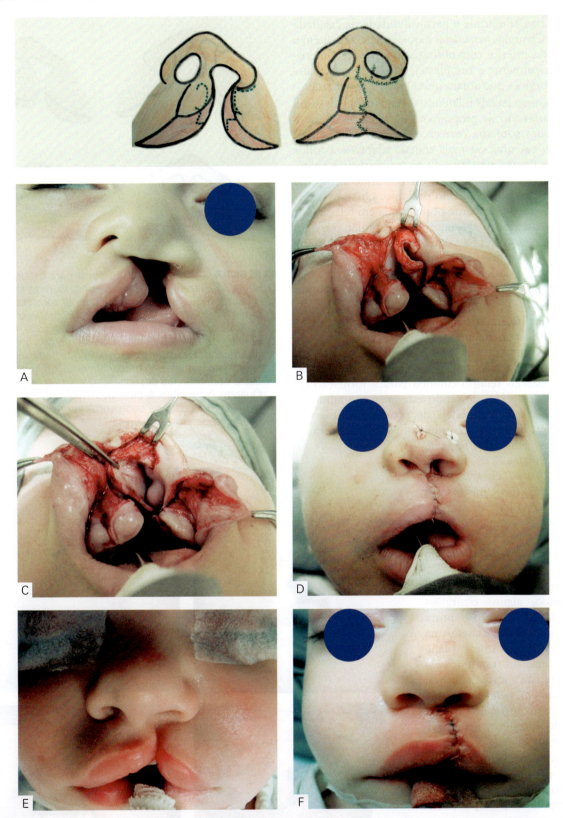

FIGURA 22.8 – Técnica de Millard com modificações. Além do *cut back* para se obter o alongamento do retalho cutâneo do segmento medial, um retalho triangular do segmento lateral acima do "arco do cupido" pode ser utilizado para a simetrização da altura. Nas fissuras incompletas a incisão na base da asa pode não ser necessária. Associação com tratamento da ponta nasal quando muito assimétrica **(A-D)**. Sem incisão na base da asa **(E, F)**.

nem uma boa amplitude e permeabilidade da cavidade narinária. Cirurgias associadas à queiloplastia incluem a palatoplastia anterior com utilização do retalho vomeriano e principalmente a rinoplastia, advogada pela maioria dos cirurgiões que atuam nesta área na atualidade.

Nas fissuras labiais bilaterais, à semelhança das unilaterais, várias são as proposições de técnicas operatórias indicadas para sua correção. A técnica de Spina[13] (Figura 22.9), em uma ou mais etapas, adapta-se a todos os graus de fissura, preservando as características anatômicas do lábio superior e não introduzindo nenhuma cicatriz cutânea transversal no prolábio. Quando a pré-maxila está adequadamente posicionada em relação aos segmentos laterais do arco alveolar e o prolábio é bem desenvolvido a correção pode ser realizada em etapa única. Estando a pré-maxila projetada anteriormente e o prolábio hipoplásico, dá-se preferência à correção por etapas, iniciando pela união labial do lado mais amplo da fenda (Figuras 22.10 e 22.11).

Mulliken[16] realiza a correção da fissura labial bilateral associando-a ao tratamento da ponta nasal em tempo único. Na ponta nasal, através de incisões marginais, sutura as cúpulas das cartilagens alares. No lábio, preserva um estreito retalho cutâneo para a formação do filtro, sem descolá-lo, deixando esta área naturalmente deprimida devido à ausência de preenchimento com musculatura. Reconstrói o tubérculo mediano com tecido do vermelhão dos segmentos laterais (Figura 22.12). Resulta, entretanto, uma cicatriz transversa na transição cutânea com o vermelhão na base do filtro, o que não se observa na técnica de Spina, onde a cicatriz transversa é posicionada atrás do tubérculo mediano.

Quando o retalho do filtro é descolado, alguns cirurgiões realizam a aproximação e sutura dos feixes musculares laterais na região do filtro, o que o planifica ou eleva, contrapondo-se a sua característica forma côncava, como também determina uma maior tensão no lábio superior que pode interferir no crescimento da maxila.

Nas técnicas de queiloplastia bilateral a columela, geralmente curta, quando necessário pode ser alongada em etapa posterior. Em pacientes com desenvolvimento esquelético facial completado pode-se associar a queiloplastia bilateral com a retroposição da pré-maxila através de uma osteotomia no vômer,

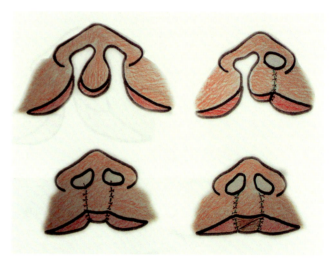

FIGURA 22.9 – Técnica de Spina para fissura labial bilateral. Realizada em duas etapas. Corrige-se primeiro o lado em que a fenda é mais ampla sem alongamento cutâneo. Com o desenvolvimento do prolábio pela ação muscular e a posição adequada da pré-maxila, é realizada a etapa definitiva reconstruindo-se o sulco gengivolabial no prolábio à custa de avanço de retalhos mucosos dos segmentos laterais e preenchimento do tubérculo mediano com retalhos desepitelizados das áreas cicatriciais. Quando o prolábio é bem desenvolvido e a pré-maxila está alinhada com os segmentos laterais a técnica pode ser realizada em etapa única.

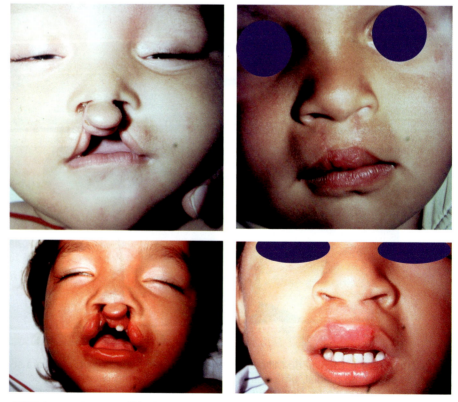

FIGURA 22.10 – Técnica de Spina para fissura bilateral. Em duas etapas com pré-maxila projetada ou em etapa única com pré-maxila alinhada com os segmentos laterais.

CAPÍTULO 22 – FISSURAS LABIAIS

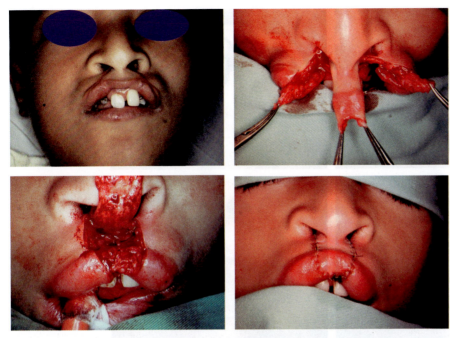

■ **FIGURA 22.11** – Técnica de Spina para fissura bilateral. Etapa definitiva com utilização de retalhos desepitelizados para preenchimento do tubérculo mediano.

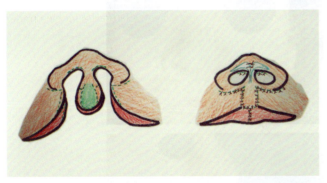

■ **FIGURA 22.12** – Técnica de Mulliken em etapa única para tratamento de fissura labial bilateral. A área verde corresponde ao futuro filtro e não é descolada. O tubérculo mediano é reconstruído com retalhos do vermelhão dos segmentos laterais. Associa tratamento da ponta nasal com sutura intercartilaginosa.

alinhando-a com os segmentos alveolares laterais. Esta operação requer adequado preparo pré-operatório com participação do ortodontista e do protético (Figura 22.13).

As fissuras medianas são corrigidas utilizando-se primariamente tecido dos segmentos labiais laterais (Figura 22.14). Na reparação do segmento cutâneo labial, alguns autores têm utilizado, com bons resultados, o adesivo octil-2-cianoacrilato como substituto dos fios de sutura, o que propicia reduzir o tempo cirúrgico e não necessitar a retirada dos fios.[5,8]

Encerrada a operação, protege-se a ferida operatória com curativo simples e fita adesiva delicada. Outros recursos como o uso do arco de Logan ou fitas adesivas elásticas não mais têm sido utilizados. O atrito com a pele é causa frequente de lesões cutâneas.

Como cuidados pós-operatórios imediatos recomenda-se manter a hidratação parenteral até que a criança aceite alimentos líquidos, oferecidos com colher. Evitar o trauma, inclusive o uso de chupeta ou o produzido pela sucção de líquidos nas mamadeiras. Admite-se a possibilidade de sucção no complexo areolo-papilar, a fim de preservar a lactação e a amamentação natural. Analgesia pode ser necessária nas primeiras horas e dispensa-se o uso de antibióticos. Quando há possibilidade de que a criança possa traumatizar o local da operação com as mãos, recomenda-se seu enfaixamento e a contenção dos membros superiores. Orientam-se os pais ou responsáveis a realizar a limpeza diária e proteção da ferida operatória.

Em pacientes fissurados labiais com crescimento facial completado e ainda não operados ou que apresentem determinadas sequelas (fato cada vez mais raro, mas infelizmente ainda presente em nosso meio) podem ser adotadas outras técnicas que visem a reparação em etapa única.[14]

Não há evidência científica que corrobore a superioridade de uma determinada técnica sobre outra. A obtenção de um resultado mais favorável está principalmente relacionada a experiência, habilidade e ao refinamento técnico de cada cirurgião.

• **Complicações do tratamento cirúrgico**

As eventuais complicações do tratamento cirúrgico estão relacionadas ao preparo pré-operatório, ao ambiente cirúrgico, à técnica empregada e aos cuidados pós-operatórios, estes com participação dos familiares ou responsáveis.

O trauma, a falta de limpeza da ferida e o choro persistente podem causar sangramentos, infecção ou deiscência (Figura 22.15). Há situações que fogem ao controle, como a rinite com coriza que pode surgir no pós-operatório imediato, causando irritação na linha de sutura e eventuais consequências.

Complicações de natureza geral podem ocorrer principalmente quando a operação é realizada em ambiente ambulatorial ou com alta precoce. Incidem em aproximadamente 1,5% e relacionam-se principalmente a problemas respiratórios e convulsões. Além das condições gerais do paciente (faixa etária, comorbidades) também a equipe profissional e as condições dos familiares podem contribuir para sua ocorrência.[6]

261

PARTE 4 – CIRURGIA PLÁSTICA PEDIÁTRICA

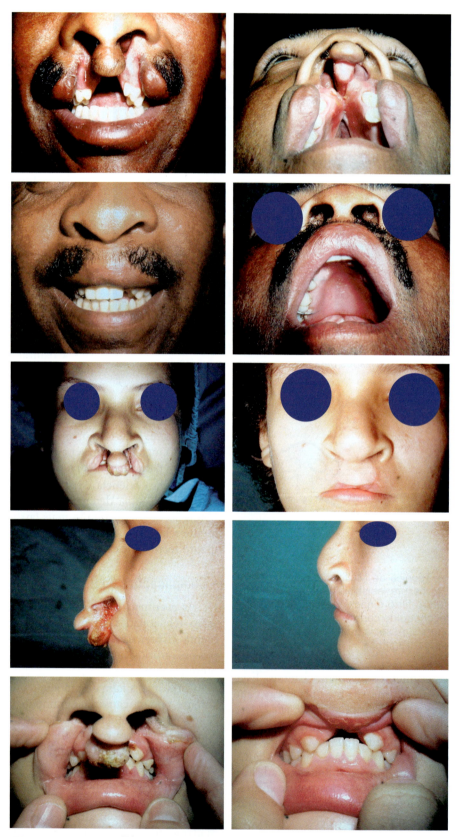

FIGURA 22.13 – Técnica de Spina – tempo definitivo em adulto com pré-maxila desdentada e atrófica. Ressecção do osso e fechamento completo da fissura. Paciente com prótese dentária. Ao lado caso semelhante ainda sem a prótese. Observar o adequado relacionamento dos arcos alveolares laterais com a mandíbula.

CAPÍTULO 22 – FISSURAS LABIAIS

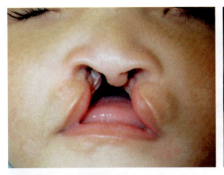
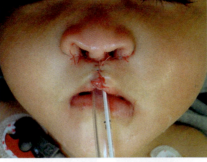
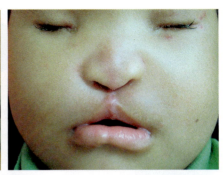

■ **FIGURA 22.14** – Fissura mediana – correção com retalhos dos segmentos laterais.

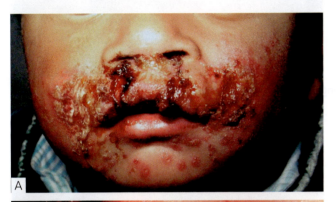

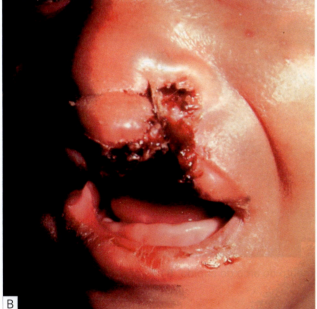

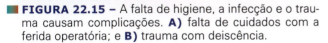

■ **FIGURA 22.15** – A falta de higiene, a infecção e o trauma causam complicações. **A)** falta de cuidados com a ferida operatória; e **B)** trauma com deiscência.

Cicatrizes inadequadas, dismorfias e recidiva da fissura podem ser observadas tardiamente, constituindo sequelas eventualmente passíveis de correção (Figuras 22.16 a 22.19). A fim de minimizá-las deve o cirurgião estar afeito não apenas à técnica operatória, mas principalmente a todos os outros cuidados que envolvem a realização do procedimento. Sequelas graves, de resolução complexa ou impossível não são mais justificáveis na atualidade.

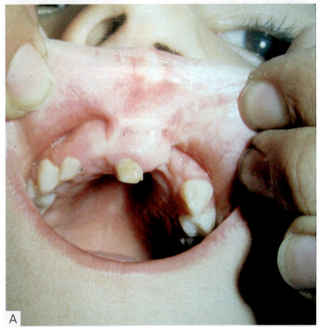

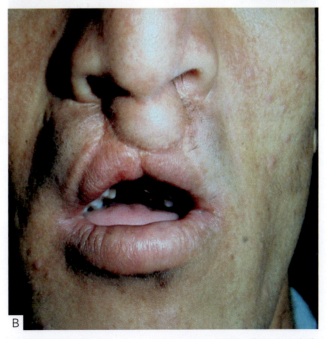

■ **FIGURA 22.16** – Sequelas das queiloplastias. **A)** sinéquia gengivolabial; e **B)** Cicatriz em alçapão.

263

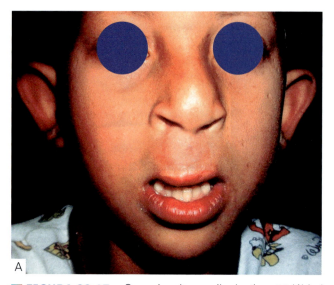
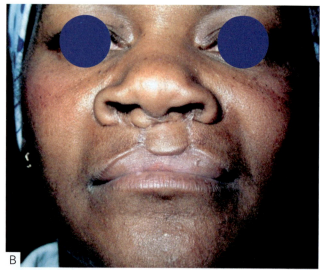

FIGURA 22.17 – Sequelas das queiloplastias: **A)** lábio longo. **B)** múltiplas cicatrizes.

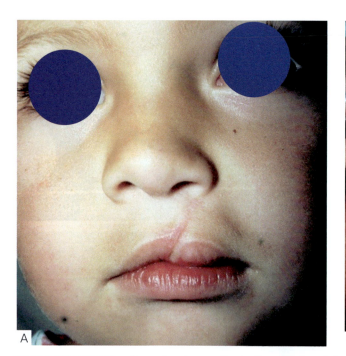
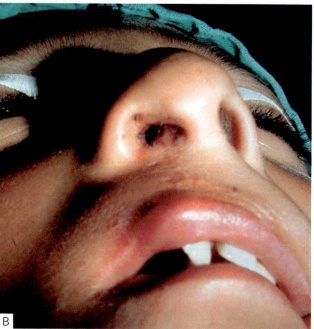

FIGURA 22.18 – Sequelas das queiloplastias: **A)** desalinhamento do arco do cupido. **B)** estenose narinária.

CAPÍTULO 22 – FISSURAS LABIAIS

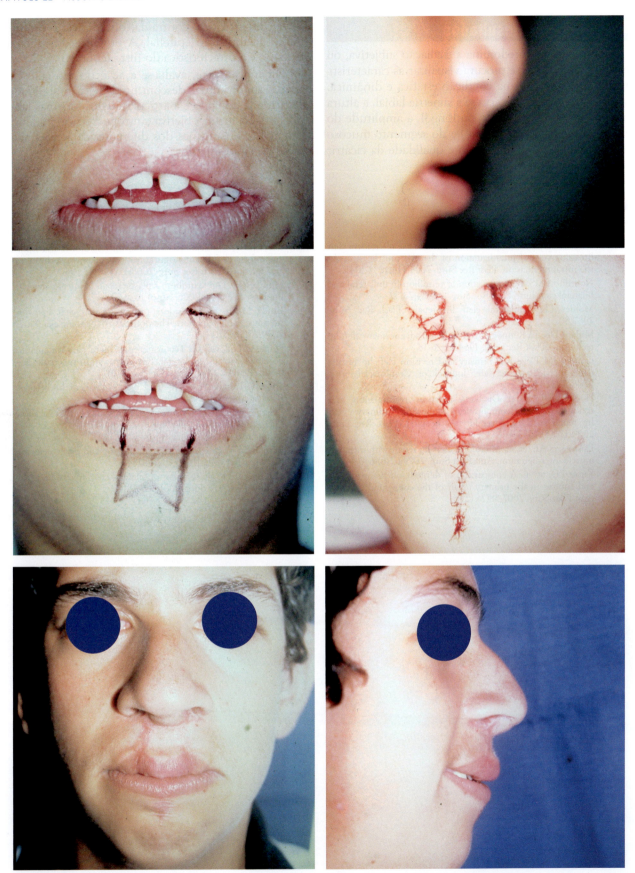

■ **FIGURA 22.19** – Retalho de Abbé – correção de sequela de queiloplastia bilateral onde a columela é hipoplásica e o lábio superior, curto e retroposto.

265

Avaliação dos Resultados

Habitualmente predomina a avaliação subjetiva, ou observacional, onde se procura visualizar as características do lábio reparado na condição estática e dinâmica. Na condição estática observa-se a simetria labial, a altura do segmento cutâneo (curto ou longo), a amplitude do vermelhão (delgado ou espesso) e do segmento mucoso (amplo ou reduzido). A posição e qualidade da cicatriz (linear, hipertrófica, contraída, discrômica) e o alinhamento da transição epitelial. A presença do tubérculo mediano e a característica do filtro (côncavo).

Dinamicamente, avalia-se a ação do músculo orbicular e sua eventual descontinuidade, a mobilidade e elasticidade do lábio e a articulação dos fonemas labiais (p, b, m). Na forma objetiva (antropométrica) podem ser realizadas mensurações dos diferentes caracteres anatômicos do lábio superior.

Referências Bibliográficas

1. Cho BC. New technique for correction of the microform cleft lip using vertical interdigitation of the oris muscle throught the intraoral incision. Plast Rec Surg. 2004;114:1032-1041.
2. Noordhoff MS. Reconstruction of vermilion in unilateral and bilateral cleft lips. Plast Rec Surg. – 1984;73:52.
3. Mohler LR. Unilateral cleft lip repair. Plast Rec Surg. 1987;80:511.
4. Millard DR. Jr. Refinements in rotation-advancement cleft-lip technique. Plast Rec Surg. 1964;33:26-38.
5. Cooper JM Paige KT. Primary and revision cleft lip repairs using octyl-2-cyanoacrylate. Journal of Craniofacial Surg. 2006;17(2):340-3.
6. Hopper RA, et. al. Discharge practices, readmission, and serious medical complications following primary cleft lip repair in 23 U.S. children's hospital. Plast Rec Surg. 2009;123(5):1553-9.
7. Desrosiers AE, et. al. Microform cleft lip repair with intraoral muscle interdigitation. Ann Plast Surg. 2009;62(6):640-44.
8. Knott PD, et. al. A comparison of dermabond tissue adesive and sutures in the primary repair of the congenital cleft lip. Ann Plast Surg. 2007;58(2):121-5.
9. Yuzuriha S, Mulliken JB. Minor-form, microform and mini-microform cleft lip: anatomical features, operative techniques and revisions. Plast Rec Surg. 2008;122(5):1485-93.
10. Mulliken JB. Duble unilimb Z-plastic repair of microform cleft lip. Plast Rec Surg. 2006;116(6):1623-32.
11. Ishida M, et. al. Considerations of median cleft lip with frenulun labii superior. The Journal of Craniofacial Surg. 2009;20(5):1370-4.
12. Spina V, Lodovici O. Técnica conservadora para tratamento do lábio leporino unilateral. Reconstrução do tubérculo mediano. Rev Ass Méd Bras. 1959;5:325-30.
13. Spina V. Tratamento da fissura labial bilateral em duas etapas. Rev Lat Amer Cir Plast. 1968;12:150-60.
14. Pitanguy I, Franco T. Fissuras faciais em adultos não operados. O Hospital. 196670(3):543-64.
15. Smith AW, Khoo AKM, Jackson IT. Modification of the Kernahan "Y" classification in the cleft lip and palate deformities. Plast Rec Surg. 1998;102(6):1842-7.
16. Mulliken JB. Primary repair of bilateral cleft lip and nasal deformity. Plast Rec Surg. 2001;105:181-4.

capítulo 23

Fissura Palatal

AUTOR: Renato da Silva Freitas

Introdução

A fissura palatal tem basicamente conotação funcional, em relação à deglutição, respiração e, principalmente, a fonação. Pacientes recém-nascidos com fissura palatal apresentam maior dificuldade de amamentação, utilizando em alguns casos sondas enterais. Entretanto há uma forte tendência ao estímulo de amamentação com leite materno, através de posicionamento vertical da criança e bicos específicos, isto quando a criança não consegue sugar na mama normalmente. Estes pacientes também apresentam maior incidência de otite média serosa e, consequentemente, perda auditiva.

O dentista francês Le Monnier realizou o primeiro reparo de fissura palatal ao redor do ano de 1760.[1] Desde a primeira palatoplastia, o tratamento cirúrgico tornou-se uma arte complexa e intrigante. Inúmeras técnicas foram descritas para o reparo palatal, sempre objetivando a melhora da fala, desde a simples aposição dos segmentos laterais no início do século XX até as técnicas de alongamento do palato, havendo poucas comparações entre as técnicas quanto à eficácia e complicações.[2] Existe uma equação que deve ser avaliada quanto à cirurgia precoce sobre o palato, ou seja, o efeito maléfico sobre o crescimento maxilofacial e o benefício na fala. Estes pontos estão diretamente relacionados à técnica a ser utilizada e à idade da cirurgia. Neste capítulo, pretende-se discorrer sobre as alterações anatomofuncionais de pacientes com fissura palatal, seu tratamento cirúrgico e tratamentos afins.

Embriologia do Palato

O palato secundário corresponde à porção posterior dos primórdios faciais, e é formado pelos processos palatais, provenientes dos processos maxilares (1º arco branquial). Derivam do palato secundário o palato duro (ósseo), palato mole (véu palatino), ossos alveolares e dentes posteriores aos incisivos.[3,4] O fechamento e a fusão do palato secundário requerem uma interação complexa entre os movimentos dos processos palatais, relacionados ao crescimento facial, e a apoptose e posterior diferenciação do epitélio na margem medial dos processos palatais.[2,3] Na oitava semana de gestação, os processos palatais migram da posição vertical, lateral à língua, para uma posição horizontal, acima da língua (Figura 23.1). Isto pode ser devido a duas situações: abaixamento da língua pelo crescimento facial, e reabsorção dos segmentos verticais e geração de segmentos horizontais.

Há um ligeiro retardo da rotação dos processos nos fetos do sexo feminino, e isto pode ser a explicação da maior incidência de fissura palatal isolada no sexo feminino. A expressão dos fatores FGF8 e SHH está nas bordas mediais das proeminências maxilares e envolvida no crescimento e na elevação dos processos palatais. Tecido mesenquimatoso do primeiro ao quarto arcos branquiaisl migra para o palato mole e pilares amigdalianos, com diferentes inervações da musculatura, tendo o músculo tensor de véu palatino relação aos nervos trigêmeo e o levantador do véu palatino e outros músculos pelo plexo faríngeo, ramos do nervo glossofaríngeo e do nervo vago.

PARTE 4 – CIRURGIA PLÁSTICA PEDIÁTRICA

Anatomia da Região Palatal

O palato secundário divide-se em palato duro (porção posterior da maxila) e palato mole (porção muscular ou anel velofaríngeo). O palato duro é revestido por uma membrana mucosa densa e firmemente aderida ao periósteo, criando uma cobertura mucoperiosteal na cavidade oral e, da mesma forma, na superfície nasal. No nível dos molares posteriores a artéria palatina maior ou posterior e as artérias palatinas menores, ramos da artéria maxilar, emergem através dos forames palatinos, percorrendo entre o revestimento mucoperiosteal e a superfície óssea em sentido posteroanterior do palato duro. A artéria palatina maior tem como ramos terminais as artérias esfenopalatinas, que ascendem pelo forame incisivo para a cavidade nasal (Figura 23.2A). A inervação se dá pelo plexo faríngeo, ramos do nervo glossofaríngeo e do nervo vago.

Enquanto o palato duro tem uma função estrutural na arquitetura maxilofacial, o palato mole exerce um aspecto funcional, um verdadeiro esfíncter muscular chamado de anel velofaringeano. Este esfíncter age tracionando e elevando o palato mole contra a parede faríngea posterior, separando dinamicamente a nasofaringe da orofaringe, e atuando no auxílio da respiração, deglutição e fonação. O palato mole é formado por seis pares de músculos: levantador do véu palatino, tensor do véu palatino, constritor faríngeo superior, músculo da úvula, palatofaríngeo e palatoglosso (Figura 23.2A). A exata contribuição de cada músculo na função do véu palatino continua sendo estudada. Entretanto, o tensor e o elevador do véu palatino, ambos com ação sobre a

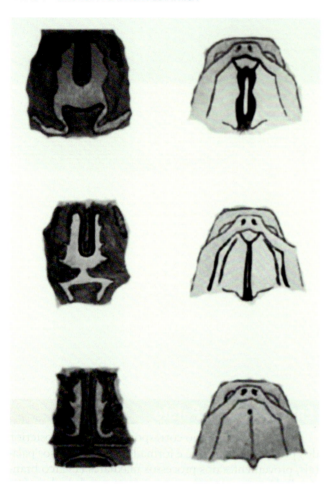

■ FIGURA 23.1 – Embriologia do palato.

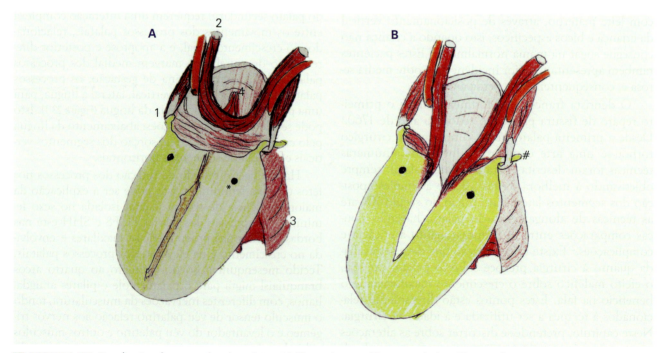

■ FIGURA 23.2 – Anatomia muscular de palato. **A)** Normal; e **B)** Fissura palatina. Notar o forame palatino posterior (*), hâmulo (#) e os músculos do véu, como (1) tensor do véu palatino, (2) elevador do palato, (3) constritor da faringe, e (4) músculo da úvula.

tuba auditiva interna, são elementos anatômicos chaves na reparação da fissura palatal.

O *tensor do véu palatino* tem origem na fossa escafoide, ao lado do músculo pterigóideo medial, percorre um trajeto inferior e curvo lateralmente ao hâmulo pterigóideo, antes de se inserir medialmente na aponeurose do palato mole, próximo à transição entre o palato mole e o duro. Inicia-se largo, fica estreito ao contornar o hâmulo e depois fica largo novamente até alcançar o músculo contralateral para formar a aponeurose palatal. Puxa o palato lateralmente, para trás e para cima. Quando ambos se contraem, o palato mole torna-se tenso, enrijecido, principalmente na sua porção anterior. Tem como função o controle da abertura da tuba auditiva interna, possibilitando a aeração do ouvido médio e prevenindo a formação de otites médias recorrentes.

O *levantador do véu palatino* é um músculo roliço, que se origina na parte petrosa do canal temporal, percorrendo um trajeto inferior e medial, medialmente em relação ao tensor, e inserindo-se na aponeurose palatal. Sua interdigitação medialmente ajuda a formar o corpo do anel elevador. Este anel age tracionando o palato (puxa o véu palatino para cima e para trás) em relação à faringe, que é a principal função do véu palatino. Serve para fechar a conexão entre a naso e a orofaringe (istmo faríngeo).

Em sua origem, o tensor do véu palatino e o levantador do véu palatino estão colocados ao lado do meato acústico interno – tuba auditiva. Possuem fibras ligadas à sua parede membranosa. Essa parede fecha a passagem de ar para a tuba. Na contração desses músculos a parede membranosa é tracionada, possibilitando a passagem de ar para a tuba, e consequentemente ao ouvido médio, ocorrendo o equilíbrio da pressão atmosférica no ouvido médio.

Os *músculos palatoglosso* (anterior – pilar anterior amigdaliano) e *palatofaríngeo* (posterior – pilar posterior amigdaliano) originam-se na linha média do palato mole (na aponeurose palatina) e inserem-se nas porções laterais da base da língua e das paredes laterais da faringe, auxiliando os demais, por agirem como constritores da abertura orofaringeana. O músculo palatoglosso pode agir como levantador da língua e, se estiver fixo, pode abaixar o palato mole. Tem inervação do glossofaríngeo (plexo faríngeo). O músculo palatofaríngeo aproxima o arco palatofaríngeo de ambos os lados, estreitando o istmo da garganta.

O *músculo da úvula* origina-se na espinha nasal posterior e insere-se na mucosa da úvula. Tem dimensões reduzidas e função de provocar a movimentação da úvula (importante na fonação).

As fissuras palatais não somente alteram a função do véu palatino, como também modificam a inserção normal da musculatura na aponeurose palatal **(Figura 23.2B)**. Habitualmente, os músculos tensor do véu palatino e levantador do véu palatino se inserem próximos à fenda palatal, junto à espinha nasal posterior, ficando anteriorizada em relação à anatomia normal. Desta forma, a função esfincteriana é comprometida, levando a insuficiência velofaríngea e distúrbios do desenvolvimento da fala. O controle da abertura e do fechamento da tuba auditiva interna também está alterado, propiciando otites médias de repetição, podendo levar à perda auditiva permanente. Estas considerações anatômicas são importantes para se entender a função palatal, bem como os objetivos da reparação cirúrgica.

De modo geral, as fissuras palatais não sindrômicas apresentam um formato em V, com uma abertura progressiva da região anterior para posterior. Em fissuras palatais associadas às síndromes, como na sequência de Pierre-Robin, observa-se a forma em U, com maior largura quando comparada a uma fissura palatina isolada.[5]

Fisiopatologia

Defeitos do palato secundário podem ser devidos a falha de elevação, falha de contato e adesão ou falha de fusão, resultando na fissura.[6,7] Acredita-se que as fissuras amplas ocorram quando os processos palatais estão na posição vertical. Isso ocorre na sétima semana de vida, quando o feto se encontra com a cabeça fletida e a língua se interpõe de forma persistente entre os processos, não permitindo sua elevação. O exemplo típico dessa situação é a sequência de Pierre-Robin e a síndrome de Treacher-Collins, cujas fissuras palatais são amplas e em forma de "U".[8]

As fissuras estreitas indicam uma falha de contato e/ou fusão. As teorias mais aceitas para essa situação são duas: a falha de fusão ectodérmica e a falha de penetração/migração mesodérmica. A primeira e mais aceita teoria, proposta por Dursy (1869) e His (1892), explica as fissuras faciais pela falha de fusão dos brotos embrionários. A falha de penetração mesodérmica foi descrita por Warbrick (1938) e Stark (1954), que defendiam a não preexistência de brotos embrionários, mas sim a formação da face através de estruturas bilamelares de ectoderma, que não sofreram sua devida diferenciação pela falta de penetração mesodérmica.

O processo de fusão das lâminas palatais ocorre de anterior para posterior, ou seja, do palato duro para o palato mole, determinando formas completas ou incompletas de fissuras palatais **(Figura 23.3)**. Portanto, a fissura sempre começa pela úvula até uma distância variável ao forame incisivo, e não o inverso. A chamada fissura oculta ou submucosa é um exemplo de defesa da teoria da falha de penetração mesodérmica, pois a mucosa está fundida, entretanto, há uma chanfradura óssea e falha de fusão muscular.

As fissuras palatais podem ser parte de síndromes mendelianas, resultantes de anomalias cromossômicas, ou devidas à exposição pré-natal a certos teratógenos. Mais de 300 síndromes estão associadas a fissuras orofaciais, porém a maioria dos casos de fissura palatal é não sindrômica. Modelo multifatorial foi proposto para explicar muitas das características **(Quadro 23.1)**.

PARTE 4 – CIRURGIA PLÁSTICA PEDIÁTRICA

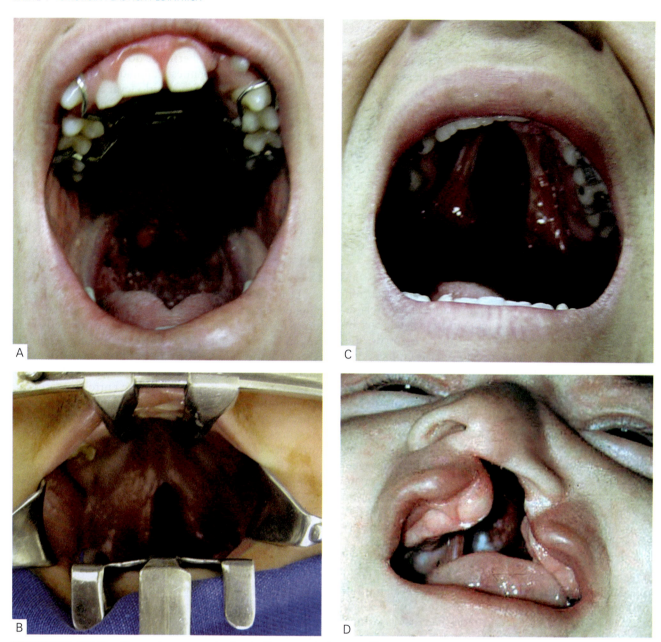

FIGURA 23.3 – Tipos de apresentação da fissura palatina. **A)** Fissura pós-forame incompleta tipo submucosa com úvula bífida; **B)** Fissura pós-forame incompleta; **C)** Fissura pós-forame completa; e **D)** Fissura transforame unilateral.

QUADRO 23.1 Síndromes Associadas à Fissura Palatina	
Stikler	Sequência de Pierre-Robin associada a malformação ocular (miopia, descolamento da retina, glaucoma e catarata), perda auditiva e artropatias
Velocardiofacial	Anomalias cardiovasculares (tetralogia de Fallot, CIV, transposição de vasos), anomalias faciais (face longa com excesso maxilar, aplainamento malar) – *locus* 22q11
van der Woude	Fístulas em lábio inferior
Goldenhar	Microssomia craniofacial, dermoide epibulbar, malformação cervical e outras
Treacher-Collins	Hipoplasia de zigoma e mandíbula, microtia, prega antimongoloide de pálpebra inferior, bilateralidade
Ectrodactilia ectodérmica	Fissuras de mãos e pés

Classificação

Veau (1931) fez uma classificação das fissuras palatais, dividindo-as em quatro grupos. A classe I corresponde às fissuras de palato mole; a classe II, às fissuras de palatos mole e duro; a classe III, às fissuras labiopalatais unilaterais; e a classe IV, às fissuras labiopalatais bilaterais.

As fissuras que atingem o palato podem ser divididas, segundo Spina, nas fissuras transforame incisivo e nas fissuras pós-forame incisivo. As fissuras transforame incisivo podem ser unilaterais ou bilaterais, e são sempre completas, ou seja, atingem o lábio e o palato completamente em um ou dois lados. Algumas vezes ocorre a associação de uma fissura labial incompleta a uma fissura palatina incompleta, e assim são consideradas nesta classificação como duas fissuras isoladas, e não uma fissura transforame incompleta. As fissuras pós-forame podem ser classificadas em completas ou incompletas. Entre as incompletas encontramos as úvulas bífidas (que têm incidência de um caso a cada 80 indivíduos), as fissuras submucosas, e todas as outras fissuras de palatos mole e duro que não comprometam até a região do forame incisivo.

As fissuras submucosas ou ocultas são aquelas em que se evidencia a presença de úvula bífida, chanfradura óssea na parte final do palato duro, com duas espinhas palatinas posteriores e uma mucosa extremamente tênue na linha média, demonstrando a má inserção muscular (Figura 23.3A). Os músculos do véu palatino estão fendidos, com inserção nas espinhas palatinas posteriores, não havendo o entrecruzamento das fibras musculares. Muitos destes pacientes são assintomáticos da parte foniátrica durante boa parte da vida, porém quando de uma cirurgia para adenoide, podem evoluir com nasalidade. Também podem apresentar otites médias de repetição e otite média serosa devido à má inserção do músculo tensor do véu palatino.

Tratamento Cirúrgico

A idade de reparo palatal depende do tipo da fissura palatal envolvido, dos sintomas dos pacientes e da capacidade de manejo do time. É referido que o reparo precoce beneficia o desenvolvimento da fala, porque o processo de fala se inicia ao redor de 1 ano de idade. Contrariamente, reparos tardios em teoria permitem melhor crescimento maxilofacial, pois o crescimento transverso facial não está completo até os 5 anos de idade e o sagital até o início da adolescência. Isto leva a diferentes protocolos de tratamento. Atualmente, é referido que a palatoplastia deve ser feita até 2 anos de idade.[5]

Em nosso meio, Spina propunha a cirurgia em dois tempos, com reparo de palato duro aos 12 meses e de palato mole aos 18 meses.[3] Rohrich recomendou o reparo em dois estágios, com tratamento do palato mole aos 3 a 6 meses e de palato duro entre 15 e 18 meses.[4]

A maioria dos centros tem realizado a palatoplastia completa entre 9 e 12 meses. Devido ao fato de a fissura palatal estar presente em várias síndromes, a idade do tratamento cirúrgico pode sofrer ajustes devidos a outras comorbidades. Nós utilizamos a idade de 1 ano para o reparo completo de palato não sindrômico e, em casos de sequência de Pierre Robin, síndromes de Treacher-Collins e Apert, 18 meses.

Técnica

No tratamento da fissura palatal objetiva-se o fechamento do palato duro, restaurando a integridade estrutural e mantendo o crescimento do terço médio facial, e a obtenção da competência velofaríngea, com fechamento do palato mole através da aposição dos segmentos palatais associada ao alongamento de palato e reorganização da musculatura palatal.

Dieffenbach, no início do século XIX, propôs incisões liberadoras no palato secundário para o fechamento do palato. Ao redor de 1860, von Langenbeck realizou o descolamento de todo o retalho oral mucoperiosteal associado a sutura borda a borda do palato mole.[6] O autor não realizava o fechamento do forro nasal (Figura 23.4). A incisão se inicia anteriormente próximo à linha palatomaxilar, correndo posteriormente medial à borda alveolar e finalizando lateralmente ao hâmulo, 1 cm posterior à tuberosidade alveolar. A mucosa ao longo das bordas da fissura é também incisada, e ambos os retalhos mucoperiosteais bilateralmente são descolados e tracionados medialmente. Cuidado deve ser dispensado para preservar os dois pedículos neurovasculares, pois o retalho é nutrido principalmente pela artéria palatina posterior. A face nasal da fissura é fechada primeiro, usando o retalho mucoperiosteal redundante. Os retalhos mucoperiosteais são então aproximados para fechar a face oral.

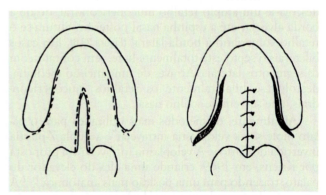

FIGURA 23.4 – Técnica de von Langenbeck.

Veau, no começo do século XX, reparou as fissuras de palato mole com aproximação da musculatura anteriormente próxima ao palato duro, através de uma sutura borda a borda.[7] Incisões liberadoras na parte anterior dos retalhos mucoperiosteais são realizadas bilateralmente para reduzir a tensão.

A palatoplastia denominada Veau-Wardil-Kilner foi proposta em 1937.[8,9] Variação da técnica de von Langenbeck pela incisão anterior de cada lado, deixa o retalho com nutrição somente pela artéria palatal posterior. Os retalhos podem ser aproximados diretamente ou em V-Y (Figura 23.5). O alongamento palatal se faz através de um desnudamento do osso anteriormente na superfície oral, e a cicatrização por segunda intenção desta área é referida como um fator de retardo de crescimento do terço médio facial.[10] Também, a tração posterior dos retalhos cria uma fístula anterior de difícil tratamento, se não associada ao retalho vomeriano.

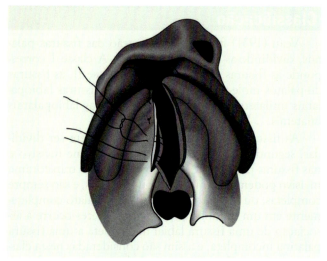

FIGURA 23.6 – Retalho vomeriano.

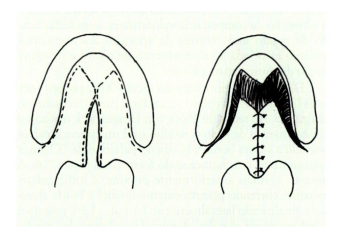

FIGURA 23.5 – Técnica de Wardil-Kilner.

O vômer apresenta uma cobertura mucosa que pode ser utilizada para a confecção do forro nasal. O retalho vomeriano tem sido utilizado amplamente desde 1920, sendo considerado um método padrão no reparo de fissuras bilaterais. Em casos unilaterais, através da incisão na borda medial do palato do segmento não fissurado, descola-se um amplo retalho mucopericondral, desde a borda alveolar até a espinha nasal posterior. Sutura-se o retalho vomeriano à borda lateral (Figura 23.6). Em casos bilaterais o septo está totalmente livre, sem contato com os segmentos laterais. Através de uma incisão mediana, descolam-se bilateralmente os retalhos mucopericondrais, que servem de soalho nasal.

Atualmente, os métodos mais utilizados para o palato mole são a veloplastia intravelar e a dupla Z-plastia invertida de Furlow. A veloplastia intravelar foi proposta por Kriens, em 1969, criando uma alça do elevador do palato, trazendo para uma posição mais anatômica.[11,12] A liberação da musculatura é realizada através da dissecção anterior do músculo junto à espinha palatal posterior, identificando um tendão que os une, dissecando-se dentro do palato mole, rodando posteriormente (Figura 23.7). Muitos dos cirurgiões hoje em dia associam a técnica de von Langenbeck à veloplastia intravelar. Em casos de fissura labiopalatal, principalmente em bilaterais, a dissecção deve passar a borda alveolar e o retalho deve ser ancorado na junção maxiloalveolar.

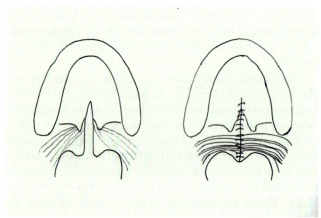

FIGURA 23.7 – Técnica de veloplastia intravelar.

Furlow (1986) publicou a Z-plastia dupla invertida, realizando o alongamento palatal através de duas Z-plastias e o reposicionamento muscular.[13] O autor utilizava a técnica sem a realização de incisões liberadoras, o que torna o fechamento mais difícil (Figura 23.8). Randall associou as incisões liberadoras à técnica de Furlow.

Os pacientes com fissura palatal podem ser submetidos durante a palatoplastia a miringotomia e colocação de tubo de ventilação bilateralmente. Estudos têm demonstrado que a função da trompa de Eustáquio não é melhorada com o reposicionamento muscular.

O paciente deve ser intubado via oral, com posicionamento da cabeça em extensão. Após a colocação do abridor de boca – como Dingman, deve ser realizada a infiltração do palato com uma solução anestésica associada à adrenalina (1:100.000 U) para diminuir o sangramento transoperatório. Deve-se aguardar 5-10 minutos após a infiltração para se incisar o palato. Tem-se utilizado antibiótico profilático por 24 horas, não havendo estudos que comprovem ou neguem seu uso.

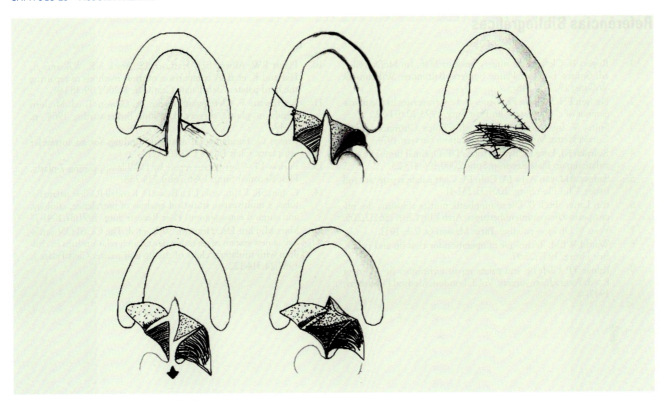

FIGURA 23.8 – Técnica de Furlow.

No pós-operatório podem-se utilizar talas retentoras nos cotovelos para evitar que as crianças coloquem a mão na boca, causando algum dano.

Complicações

Sangramento pós-operatório é uma complicação que pode ocorrer em algumas horas após a cirurgia. Está relacionado com distúrbios de coagulação, hemostasia cirúrgica inadequada e, mais frequentemente, agitação da criança e consequente aumento da pressão arterial. Algumas vezes o sangramento cede à sedação da criança e ao uso de curativos compressivos ou hemostáticos absorvíveis na ferida. Reoperação pode ser necessária, com identificação do vaso sangrante e hemostasia com eletrocautério, e a confecção de um curativo com gazes fixadas à arcada dentária por fios de algodão.

Necrose de palato é devida à insuficiente vascularização no pós-operatório. Compressão do pedículo vascular em casos com tensão na sutura ou, mais frequentemente, injúria do mesmo, são as causas da necrose. Deve ser manejada clinicamente, aguardando a definição da área de necrose e cicatrização secundária, para estabelecer o melhor método de reparar o defeito residual.

A complicação pós-operatória mais comum é a deiscência de sutura dos retalhos e consequente fístula palatal. Níveis variando entre 0 e 34% de incidência têm sido relatados. Fatores relacionados à formação de fístula são a extensão das fissuras (fissuras amplas têm maior incidência) e o tipo de técnica cirúrgica (reparos tipo *pushback* resultam em maiores índices de fístulas que von Langenbeck clássico, e este tem maior incidência que as técnicas de Furlow ou de veloplastia intravelar).[14] A maioria das fístulas ocorre no palato duro ou na área de transição palato duro/palato mole (87%). A idade da cirurgia não parece estar relacionada à maior incidência de fístulas, isto excluindo fechamentos tardios, em idade adulta, quando os índices são muito mais elevados.

Complicações tardias são a insuficiência velofaríngea e o retardo de crescimento maxilofacial.[15]

Referências Bibliográficas

1. Rogers B. Cleft palate surgery prior to 1816. In: McDowell F, ed. Source Book of Plastic Surgery. Baltimore: Williams & Wilkins; 1977. p. 248.
2. Nguyen PN, Sullivan PK. Issues and controversies in the management of cleft palate. Clin Plast Surg. 1993;20:671-82.
3. Spina V. In: Correa Neto A, ed. Clínica Cirúrgica. Alípio Corrêa Netto. Vol. 1. São Paulo: Editora Sarvier; 1974.
4. Rohrich RJ, Love EJ, Byrd S, Johns DF. Optimal timing of cleft palate repair. Plast Reconstr Surg. 2000;106:413-25.
5. Sadove AM, van Aalst JA, Culp JA. Cleft palate repair: art and issues. Clin Plast Surg. 2004;31:231-41.
6. von Langenbeck B. Die uranoplastik mittles ablosung des microsperiostalen gaumenüberzuges. Arch Klin Chir. 1862;2;205.
7. Veau V. Division palatine. Paris: Masson & Cie; 1931.
8. Wardil WEM. Technique of operation for cleft lip and palate. Brit J Surg. 1937;25:97.
9. Kilner TP. Cleft lip and palate repair technique. In: Maingot R, ed. Posgraduate surgery. Vol 3. London: Medical Publishers; 1937.
10. Pigott RW, Albery EH, Hathorn IS, Atack NE, Williams A, Harland K, et al. A comparison of three methods of repairing the hard palate. Cleft Palate Craniofac J. 2002;39:383-91.
11. Braithwaite F. Cleft palate repair. In: Gibson T, ed. Modern trends in plastic surgery. London: Butterworths; 1964. p. 30-49.
12. Kriens O. Fundamental anatomic findings for an intravelar veloplasty. Cleft Palate J. 1970;7:27.
13. Furlow LT. Cleft palate repair by Double opppsiting Z-plasty. Plast Reconstr Surg. 1986;78(6):724-738.
14. Cohen SR, Kalinowski J, La Rossa D, Randall P. Cleft palate fistulas: a multivariate statistical analysis of prevalence, etiology, and surgical management. Plast Recostr Surg. 1991;87:1041-7.
15. Mars M, Plint DA, Houston WJB, et al. The GOSLON yardstick: a new system of assessing dental arch relationships in children with unilateral clefts of the lip and palate. Cleft Palate J. 1987;24:314-322.

capítulo 24

Disfunção Velofaríngea
Abordagem Multidisciplinar

AUTOR: **Henrique Cintra**
Coautores: **Marcio Arnaut Jr., Bruno Dias, Lívia Scelza, Ludmilla Furtado e Beatriz Guimarães**

Introdução

O objetivo principal da correção de uma fenda palatina é criar um palato anatômica e funcionalmente íntegro para melhora da alimentação e aquisição de uma fala normal, ao mesmo tempo tendo o menor impacto possível no crescimento e desenvolvimento maxilar.[1]

Para produzir uma fala normal, uma criança deve ter competência velofaríngea, definida como a capacidade de ocluir completamente o esfíncter velofaríngeo, separando a nasofaringe da orofaringe. A ausência desta capacidade é vista em um percentual variável dos pacientes que são submetidos à palatoplastia, sendo que aproximadamente cerca de 20 a 30% necessitam de uma cirurgia secundária.[2-5]

Disfunção velofaríngea é definida como a incapacidade de ocluir completamente o esfíncter velofaríngeo, seja por deficiência anatômica e/ou funcional, na produção de sons orais.

Quando há uma situação em que a estrutura anatômica se encontra alterada, como em uma fenda palatina ou em uma sequela de ressecção tumoral, dizemos que esta situação configura uma insuficiência velofaríngea.[6] Este é o tipo mais comum de disfunção velofaríngea.[7]

Já quando há uma desordem neurofisiológica que resulta na movimentação deficiente do esfíncter velofaríngeo, esta situação é denominada incompetência velofaríngea.[6]

Por fim, o terceiro tipo é a disfunção por erros de aprendizagem, também conhecidos como distúrbios articulatórios compensatórios. Esta é uma desordem na articulação da fala, caracterizada pelo uso de pontos articulatórios atípicos (faringe, laringe) de certos fonemas que são normalmente produzidos na cavidade oral, na tentativa de compensar o escape de ar nasal e a fraca pressão intraoral.[7]

Anatomia e Fisiologia Aplicadas à Função do Esfíncter Velofaríngeo

O esfíncter velofaríngeo é constituído anteriormente pelo véu palatino (palato mole), lateralmente pelas paredes laterais da faringe e posteriormente pela parede posterior da faringe. Cada porção desta contará com uma estrutura muscular que deverá estar presente e funcionante para que ocorra a adequada vedação entre as cavidades oral e nasal.[8]

Cinco pares de músculos constituem o palato mole: o elevador ou levantador do véu palatino, o tensor do véu palatino, o da úvula, o palatofaríngeo e o palatoglosso (Figura 24.1).[9]

O músculo elevador do véu palatino, que se origina da porção petrosa do osso temporal e da porção média da cartilagem da tuba auditiva, cursa inferior e medialmente, interdigitando-se na linha média. Eleva o palato mole à faringe, sendo responsável pela porção anterior do esfíncter velofaríngeo.[10] É o principal responsável pelo adequado fechamento desta estrutura.

Os músculos palatoglosso (pilar amigdaliano anterior) e palatofaríngeo (pilar amigdaliano posterior) se originam na linha média do palato mole e inserem-se na língua e na parede lateral da faringe, respectivamente, participando também na função esfincteriana através do estreitamento da abertura da orofaringe.[10]

PARTE 4 – CIRURGIA PLÁSTICA PEDIÁTRICA

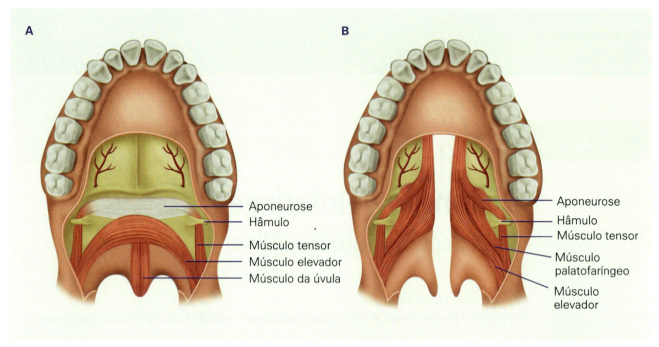

■ **FIGURA 24.1** – Musculatura do palato mole. **A)** Palato normal; e **B)** Fissura palatina.

O músculo constritor superior da faringe forma a parede posterior do esfíncter velofaríngeo. Durante o fechamento do esfíncter, uma porção central dele se move anteriormente para tocar no véu palatino. Esta porção é referida como anel de Passavant (Figura 24.2).[10] Também possui função de movimentação das paredes laterais, sendo auxiliado pelo m. palatofaríngeo.

O esfíncter eleva o palato mole em direção à parede posterior da faringe, separando dinamicamente a cavidade nasal da cavidade oral. A função muscular intrínseca do palato mole ajuda nas adequadas funções de respiração, deglutição e fonação (Figura 24.3).

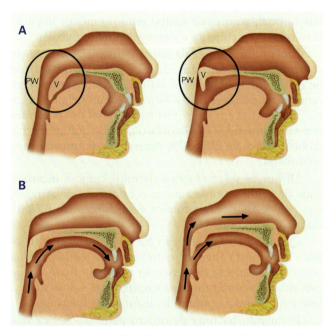

■ **FIGURA 24.3** – Funcionamento do esfíncter velofaríngeo. **A)** movimento adequado do palato mole em direção à faringe. Note o movimento posterior e superior deste; e **B)** nos sons orais não há passagem de ar para a nasofaringe. Já nos sons nasais há um escape parcial de ar para a cavidade nasal).

■ **FIGURA 24.2** – Anel de Passavant.

276

CAPÍTULO 24 – DISFUNÇÃO VELOFARÍNGEA. ABORDAGEM MULTIDISCIPLINAR

Do ponto de vista funcional, os padrões de oclusão velofaríngea (Figura 24.4) podem ser categorizados em cinco tipos:[11]

a) *coronal* – o principal responsável é o palato mole. As paredes laterais se movem medialmente em direção ao véu, porém este movimento corresponde a menos de 50% do diâmetro transverso do istmo velofaríngeo;

b) *coronal com movimento medial pronunciado das paredes laterais da faringe* – o principal responsável pela oclusão é o palato mole. O fechamento se completa com o movimento medial das paredes laterais da faringe entre 50 a 80% do diâmetro transverso. Essa categoria é incluída para demonstrar uma continuidade entre os padrões coronal e circular;

b) *circular* – o palato mole e as paredes laterais da faringe se movem igualmente, fechando o istmo na linha média. O movimento medial das paredes laterais corresponde a mais de 80% do diâmetro transverso;

c) *circular com prega de Passavant* – assim como no padrão circular, o palato mole e as paredes laterais contribuem igualmente, com a adição do movimento anterior da parede posterior da faringe, resultando em um verdadeiro padrão de fechamento esfincteriano; e

d) *sagital* – o principal responsável pelo fechamento são as paredes laterais. Há um discreto movimento posterior do palato mole, que se aproxima da porção anterior das paredes laterais.

O tipo de movimentação observado no esfíncter velofaríngeo será importante ao se analisar o tratamento cirúrgico, quando este estiver indicado.

Avaliação, Diagnóstico e Tratamento da Disfunção Velofaríngea

A disfunção velofaríngea pode ocasionar alteração da inteligibilidade da fala do indivíduo. Os fatores primários para esta alteração (distúrbios obrigatórios) são fraca pressão intraoral, escape aéreo nasal na emissão e hipernasalidade. Como fator secundário, temos os distúrbios articulatórios compensatórios (DAC), caracterizados pelo uso de pontos articulatórios atípicos, geralmente em laringe e faringe, para produzir os sons que envolvem alta pressão intraoral na tentativa de compensar o escape de ar nasal durante a fala e fraca pressão intraoral (p. ex., golpe de glote, fricativa faríngea, entre outros).[12-15]

O diagnóstico diferencial da disfunção velofaríngea é fundamental para a definição de conduta quanto ao tratamento mais indicado. Este diagnóstico é realizado pelo fonoaudiólogo e pelo cirurgião plástico.[16] Para isto, deve-se fazer um exame físico e anatômico das estruturas e uma avaliação perceptiva auditiva da voz, observando se há presença de hipernasalidade, distúrbios articulatórios compensatórios, escape aéreo nasal audível, mímica facial associada à fala e inteligibilidade de fala.

Avaliação clínica do mecanismo velofaríngeo

A *avaliação perceptiva auditiva* da fala é realizada pelo fonoaudiólogo e deve ser a primeira avaliação a ser feita. Ela tem por objetivo determinar o tipo e o grau das desordens da fala e relacioná-las ao funcionamento velofaríngeo. Esta avaliação é considerada o padrão-ouro para avaliar as alterações de fala relacionadas à fissura palatina e à disfunção velofaríngea.[13,17]

A avaliação perceptiva auditiva deve englobar aspectos morfológicos e funcionais. A avaliação morfológica é realizada através da observação e inspeção da cavidade oral. Nela são avaliados os aspectos anatômicos dos órgãos fonoarticulatórios, bem como sua mobilidade, força e tonicidade. Nos casos de suspeita de DVF, é de suma importância a ob-

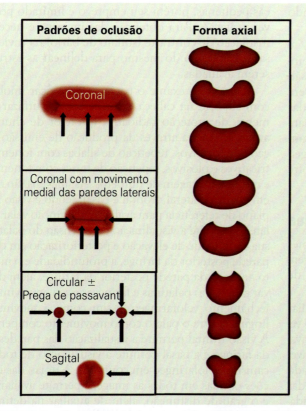

FIGURA 24.4 – Padrões de fechamento do esfíncter velofaríngeo (visão axial)[11].

servação minuciosa dos palatos duro e mole, pois neles podemos detectar a presença de alterações que podem levar a distúrbio de fala como, por exemplo: presença de fístulas, fibrose cicatricial, fissura submucosa, inserção inadequada dos músculos levantadores do véu palatino, véu palatino curto, hipertrofia de tonsilas palatinas, movimentação inadequada das paredes faríngeas, entre outros achados. A parte funcional é realizada através de amostras de fala espontânea, listas de palavras e frases, onde são observados e classificados os erros articulatórios cometidos pelo falante, assim como o grau de nasalidade e inteligibilidade de fala. Por se tratar de uma avaliação subjetiva, está sujeita a fatores de interferência que podem influenciar no julgamento da ressonância, como, por exemplo, a presença de DAC e alterações vocais.[13] Testes validados e padronizados são utilizados, na tentativa de tornar a avaliação mais fidedigna e diminuir a chance de erros. Portanto, a experiência do examinador deve ser considerada.

No *teste de emissão de ar nasal* é possível observar presença de ar nasal durante a fala. Solicita-se ao paciente a emissão sustentada de fonemas isolados, vocábulos e sentenças exclusivamente orais. Enquanto isto, posiciona-se um espelho sob as narinas e verifica-se a presença (teste positivo) ou ausência (teste negativo) de embaçamento do mesmo.[17,18]

No *teste de hipernasalidade* é solicitada a produção de vocábulos orais duas vezes consecutivas, sendo que em uma das emissões é realizado o pinçamento das narinas do paciente. Caso haja diferença na ressonância entre as duas emissões, o teste é considerado positivo, sugerindo presença de hipernasalidade na fala.[17,18]

No *teste cul de sac* o paciente emite as vogais /i/ e /u/ de forma sustentada, enquanto suas narinas são pinçadas alternadamente durante a emissão. Se a emissão for produzida com a participação da cavidade nasal, será percebida uma variação no som com o pinçamento das narinas, o qual se mostrará entrecortado. Estas mudanças não são percebidas em indivíduos que apresentam funcionamento adequado do mecanismo velofaríngeo já que o ar, quando direcionado para boca, não sofre alteração com a oclusão nasal.[17]

Avaliação instrumental da função velofaríngea

A nasofibroscopia e a videofluoroscopia são exames complementares que auxiliam no diagnóstico diferencial (insuficiência/incompetência) e na definição de conduta.[19-21]

A *nasofibroscopia* é um método que permite avaliar tanto os aspectos anatômicos quanto a movimentação velofaríngea durante a fala. Apesar de ser um método invasivo, realizado através da introdução de uma fibra flexível na narina do paciente, é um exame facilmente tolerado por adultos e algumas crianças. As imagens são captadas por meio de uma lente existente em uma das extremidades da fibra e podem ser gravadas por uma câmera localizada na outra extremidade, permitindo assim o registro da imagem para análises posteriores. A nasofibroscopia deve ser realizada, preferencialmente, por um médico (otorrino ou cirurgião plástico) e um fonoaudiólogo. O médico irá avaliar os aspectos anatômicos, detectando possíveis anomalias e variações estruturais que possam colaborar com o diagnóstico e tratamento da DVF, além de colher informações que possam lhe auxiliar no planejamento da técnica cirúrgica adequada. Já o fonoaudiólogo irá avaliar os aspectos funcionais da velofaringe e relacioná-los com as manifestações clínicas de fala e ressonância.

O exame também pode ser utilizado para testar estratégias terapêuticas que facilitem o fechamento velofaríngeo, como o *biofeedback* durante a terapia fonoaudiológica. Inicialmente é analisada a anatomia das estruturas em repouso e, em seguida, avalia-se o funcionamento destas durante a fala, que pode ser através de fala espontânea, sequências automáticas, emissão de vogais, sopro, sons prolongados, palavras e frases. Deve-se avaliar o grau de mobilidade e simetria do véu palatino e das paredes faríngeas e o padrão do fechamento velofaríngeo, que pode ser classificado como transverso, circular, sagital ou circular com prega de Passavant.[17,22]

Videofluoroscopia é um exame radiológico dinâmico que pode ser gravado em vídeo para posterior análise. Uma de suas grandes vantagens é permitir uma visão intraoral de todos os articuladores sob diferentes ângulos, além de possibilitar a medição das estruturas envolvidas e dos movimentos durante a fonação. É um exame bem tolerado pela maioria dos pacientes, inclusive por crianças pequenas, porém seu emprego é limitado por envolver radiação. Para obtenção das imagens é necessária a instilação de contraste (sulfato de bário) na cavidade nasal e a ingestão do mesmo para delinear as estruturas a serem avaliadas.

Durante o exame o paciente deve ficar imobilizado, com suporte na cabeça e no pescoço, e utilizar equipamento de proteção radioativa (protetor de chumbo). A avaliação é feita através da produção de emissão prolongada de fricativos, repetição de sílabas com fonemas orais fricativos e plosivos, repetição de frases com fonemas orais e nasais e contagem de números. As imagens são captadas em posições lateral, frontal e basal, sendo a visão lateral o plano de referência para avaliação da função velar. A visão lateral permite a visualização da extensão do palato mole, sua capacidade de elevação e posteriorização em direção à parede posterior da faringe, a profundidade e o movimento anterior da parede posterior da faringe, além de observar as tonsilas palatinas e faríngeas e seu envolvimento no fechamento velofaríngeo, assim como a movimentação lingual contra o palato como movimento compensatório. A visão frontal permite a visualização das paredes laterais da faringe e a basal permite a visualização de todo o mecanismo velofaríngeo em conjunto. A união das informações obtidas em todas as imagens permite avaliar a causa e o grau de disfunção, além de auxiliar na definição do tratamento mais adequado.[17,18,22]

Outros dois exames objetivos conhecidos para auxílio diagnóstico são a técnica fluxo-pressão e a nasometria. *Técnica fluxo-pressão* é um método aerodinâmico que permite verificar a presença de fechamento velofaríngeo adequado durante a fala, através das medidas do fluxo de ar nasal e da pressão aérea oral e nasal gerados no trato vocal, com os quais se é possível calcular a área do orifício velofaríngeo e classificá-lo de acordo com medidas preestabelecidas. Conforme o valor da área obtida, o fechamento velofaríngeo pode ser classificado como adequado, adequado marginal, marginal para inadequado e inadequado. A análise destes dados é realizada por um sistema computadorizado denominado PERCI-SARS.[13,22]

A *nasometria* é realizada através de um aparelho (nasômetro) que capta, através de dois microfones, os sinais acústicos dos componentes nasal e oral da fala durante a leitura de textos padronizados compostos por sons exclusivamente orais. Estes sinais são filtrados e digitalizados por módulos eletrônicos e analisados por meio de *software* específico. A medida obtida por este é a nasalância, ou seja, uma grandeza física que corresponde à energia acústica emitida pela cavidade nasal durante a fala. Os valores obtidos são comparados aos valores de indivíduos normais, em que o aumento da nasalância indica presença de hipernasalidade e, indiretamente, inadequação velofaríngea.[22]

Tratamento

Quando a cirurgia ou a fonoterapia são capazes de proporcionar o reparo anatômico e funcional do palato, como nos casos de insuficiência velofaríngea ou erros de aprendizagem, estes são tratamentos preferíveis à prótese de palato. No entanto, quando o tratamento cirúrgico não é indicado, a utilização da prótese de palato é considerada uma alternativa ao tratamento.[13,14]

Há algumas situações nas quais se opta pela prótese de palato. São elas:[16]

- fissuras com tecido insuficiente para proporcionar reparo cirúrgico, sobretudo quando há ausência de dentes, o que levaria à necessidade de prótese inevitavelmente;
- contraindicação clínica para cirurgia (alterações cardíacas ou neurológicas importantes, limitações biomecânicas como deformidades da coluna cervical, microstomia, alteração anatômica da artéria carótida interna) ou em pacientes adultos por opção própria;[23]
- insuficiência velofaríngea e com pouco ou nenhum movimento de paredes faríngeas, nos quais a prótese seria indicada como um estimulador físico das paredes faríngeas para o desenvolvimento da atividade muscular, podendo ser reduzida gradativamente e, em alguns casos, eliminada com o tempo;
- insuficiência velofaríngea com grande falta de tecido, ausência de movimentos de paredes de faringe, que apresentem um prognóstico ruim para a faringoplastia. Isto não contraindica a prótese, pois esta é utilizada como um estimulador dos movimentos da faringe. Com isto, mesmo que o paciente não alcance o completo fechamento velofaríngeo, ele adquire condições funcionais melhores para um retalho faríngeo;
- pacientes que já tenham passado por cirurgias e mantêm fístulas grandes ou múltiplas, ou que possuam palato curto e fibroso. Quanto maior for o número de cirurgias, maior será a quantidade de tecido fibroso e menor a atividade do palato;
- após ressecção parcial ou total de palato para remoção de neoplasias; e
- doença de deficiências neuromusculares do palato mole e da faringe.[16]

A prótese de palato é um tratamento conservador que não interfere no crescimento facial, no desenvolvimento dos tecidos do palato ou da faringe e pode ser adaptada em diferentes estágios do crescimento, sem o risco de provocar limitações anatômicas. A desvantagem do uso da prótese inclui o fato de ser um corpo estranho e poder causar desconforto ao paciente. Por outro lado, pode ser adaptada a vários tipos de situações, como alterações oclusais e de formato de arcos dentários, ajudando a restabelecer a estética facial e a mastigação, em alguns casos.[15]

A confecção da prótese de palato é realizada de forma multiprofissional por profissionais de ortodontia e protéticos, em conjunto com fonoaudiólogos.[16,21]

Existem basicamente dois tipos de próteses de palato: as obturadoras (com e sem bulbo faríngeo) e as elevadoras.

Próteses obturadoras

São indicadas em casos de insuficiência velofaríngea e têm o objetivo de vedar o palato, bloqueando o escape nasal de ar quando há fístula ou ausência de tecido.

As *próteses obturadoras sem bulbo faríngeo* são utilizadas para obturar fístulas no palato duro e podem substituir cirurgias secundárias.

As *próteses com bulbo faríngeo* são utilizadas quando o palato não apresenta tecido suficiente para a realização do fechamento velofaríngeo e substituem palatoplastias primárias, secundárias e faringoplastias.[16] Consistem em aparelhos removíveis que possuem extensão em direção à rinofaringe, denominada bulbo faríngeo, cuja função é atuar em interação com a musculatura da faringe para o controle do fluxo de ar entre as cavidades oral e nasal. Sua porção anterior está presa aos dentes, podendo repor dentes quando necessário.[16]

Algumas teorias justificam o uso do bulbo faríngeo para aumento dos movimentos de parede faríngea. Uma delas sugere que, ao realizar estímulos proprioceptivos na região velofaríngea, há facilitação da atividade motora, pois a presença de estímulo constante e por tempo prolongado auxilia a "prontidão fisiológica para o ato motor". Outra teoria sugere que a propriocepção

PARTE 4 – CIRURGIA PLÁSTICA PEDIÁTRICA

de posicionamento e movimentação das estruturas da orofaringe podem ser aumentadas com uma estimulação adequada. Desta forma, a presença constante do bulbo faríngeo, associada a técnicas utilizadas em fonoterapia, aumentaria os movimentos de paredes faríngeas, sendo possível, com o tempo, a redução gradual do tamanho do bulbo faríngeo (Figuras 24.5A a E).[24]

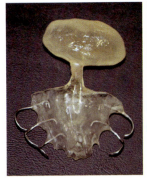
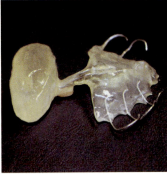

FIGURA 24.5 A E 5B – Placa com bulbo fonador.

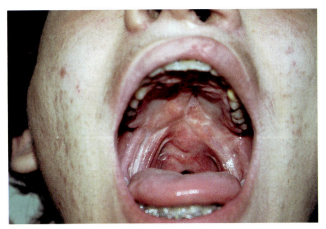

FIGURA 24.5C – Paciente com insuficiência velofaríngea, palato em repouso.

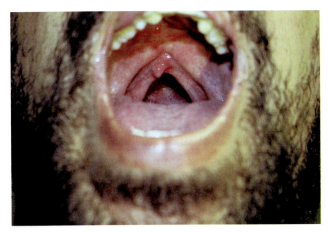

FIGURA 24.5D – Durante a emissão de fonema sem a prótese.

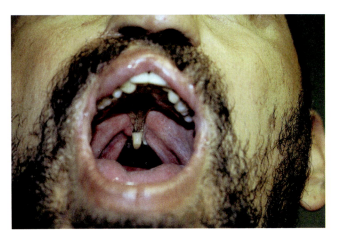

FIGURA 24.5E – Durante a emissão de fonema em uso da placa com bulbo fonador.

Próteses elevadoras

Prótese elevadora é indicada em pacientes com presença de tecido suficiente, porém com pouco controle dos movimentos velofaríngeos, como em casos de incompetência velofaríngea neurológica.[23] Este tipo de prótese cobre o palato duro e estende-se posteriormente até o palato mole, elevando-o e posicionando-o em uma localização mais favorável ao fechamento velofaríngeo. Esta prótese é mais efetiva quando o palato mole é hipotônico e oferece pouca resistência para elevação mecânica na presença da prótese. Antes da confecção da prótese deve-se tentar elevar o palato com uma espátula e, caso haja fibrose ou tonicidade muscular intensa, a prótese elevadora pode não ser indicada por risco de irritação e ulceração da mucosa e difícil estabilidade da prótese.[21]

Antes da confecção de qualquer tipo de prótese, o paciente deve ser orientado que este recurso por si só não é capaz de promover a contração das estruturas do esfíncter velofaríngeo, eliminar os distúrbios articulatórios ou emissão de escape aéreo nasal. Para isto, é necessário um acompanhamento fonoaudiológico, preferencialmente nos moldes de fonoterapia intensiva, e o uso constante do aparelho pelo paciente, para que se tenha sucesso na melhora da inteligibilidade da fala.[14,15,20,21,24]

Alguns casos que contraindicam o uso da prótese de palato:indicação cirúrgica em que é possível se restabelecer o reparo anatômico e funcional para o fechamento velofaríngeo;

- pacientes e familiares que não cooperam;
- deficiência mental;
- presença de cáries e má higiene;
- rebordos alveolares que não têm condições para receber prótese total;
- palato espástico e rígido, o que dificulta sua elevação;
- pacientes em tratamento ortodôntico que impossibilite a adaptação da prótese ao palato; e

- quando não há profissional adequado para confecção e seguimento do caso, com possibilidade de realizar fonoterapia próximo à residência.[16]

Cabe ressaltar que a abordagem da disfunção velofaríngea vai além de um diagnóstico e de uma conduta terapêutica, uma vez que por trás desta existe um ser humano que traz na sua história de vida o estigma de mau falante. Diante deste fato, o uso da prótese vem agregado a grande expectativa, não só da melhora da sua voz ou fala, bem como de um desejo de ser aceito na sociedade, principalmente nos aspectos profissionais e afetivos (Figuras 24.6A e B).

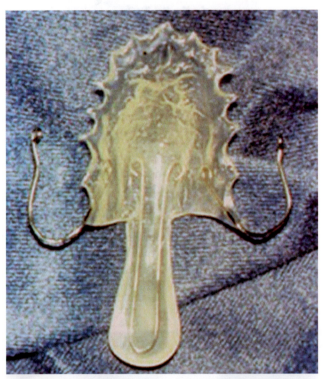

FIGURA 24.6A – Placa elevadora do palato.

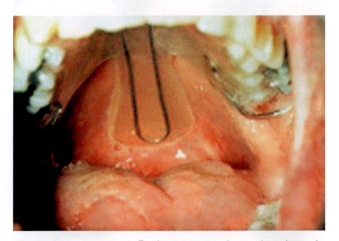

FIGURA 24.6B – Paciente com placa elevadora do palato.

Tratamento Cirúrgico da Insuficiência Velofaríngea

A principal causa de disfunção velofaríngea é a insuficiência anatômica ou estrutural, impedindo a oclusão do esfíncter velofaríngeo. Tais defeitos podem ser de origem congênita, como no caso das fendas palatinas ou desproporção congênita entre um palato relativamente curto e a faringe ampla e profunda.

Quando não há mobilidade do palato, a disfunção velofaríngea é de origem neurológica e/ou neuromuscular e o diagnóstico da incompetência do esfíncter velofaríngeo geralmente só é feito após o início do aprendizado da fala.

Já nos casos de inserção anômala com atividade muscular, o diagnóstico precoce de insuficiência velofaríngea indica a necessidade de palatoplastia em torno de 12 meses.

Estes defeitos podem também ser secundários a procedimentos cirúrgicos que alterem a anatomia e a função do esfíncter velofaríngeo, como observado nas sequelas de palatoplastias, nas ressecções tumorais ou nas adenoidectomias.

Na ausência de fístula oronasal, a insuficiência velofaríngea pós-palatoplastia é a causa mais comum da disfunção, resultando de diminuição da mobilidade do palato mole, desproporção velofaríngea ou combinação de ambas as condições.

Tratamento cirúrgico

O objetivo principal é restaurar a competência do esfíncter velofaríngeo sem causar obstrução nasal, respiração exclusivamente oral, hiponasalidade, ronco e apneia obstrutiva noturna.

Os procedimentos mais frequentes na atualidade são a repalatoplastia com veloplastia intravelar, palatoplastia de Furlow, retalhos faríngeos e esfincteroplastias dinâmicas e, menos usualmente, o aumento da parede posterior.

Avaliação pré-operatória

As alterações anatômicas e funcionais devem ser particularizadas para a escolha da técnica adequada. Avaliação clínica, radiológica, endoscópica, rinomanometria, entre outras já descritas neste capítulo, são determinantes para o planejamento individualizado.

Algumas condições pré-operatórias merecem atenção específica para a prevenção de distúrbios respiratórios decorrentes da correção cirúrgica da insuficiência velofaríngea, em especial os casos de sequência de Pierre-Robin ou de anomalias craniofaciais que comprometam as vias aéreas, que devem ser avaliadas com polissonografia devido ao risco de apneia do sono. Da mesma forma, hipertrofias das adenoides e das tonsilas devem ser tratadas previamente para evitar a obstrução das vias aéreas.

Nos casos de sequelas de palatoplastias, devem ser corrigidas as fístulas oronasais e reposicionados os músculos elevadores que estejam muito anteriorizados, antes de abordar especificamente o esfíncter velofaríngeo.

Técnica de Furlow ou dupla zetaplastia oposta

Permite reposicionar a musculatura anteriorizada e ao mesmo tempo obter o alongamento do palato mole.[24]

Esta técnica se baseia em duas zetaplastias: uma no plano oral e outra no plano nasal, cujos ramos são invertidos em relação ao primeiro. A musculatura é liberada de sua inserção óssea anterior e incluída nos retalhos de base posterior, seja no plano oral ou nasal, enquanto os retalhos de base anterior são compostos apenas de mucosas oral e nasal (Figuras 24.7A-C).

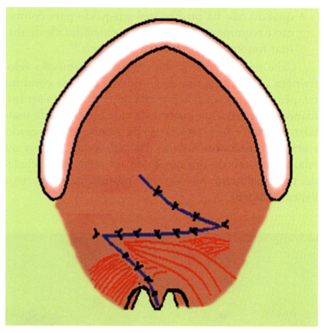

FIGURA 24.7C – Retalhos transpostos.

O resultado do entrecruzamento destes retalhos é a reconstrução de forte anel muscular posterior e o alongamento do palato (Figuras 24.7D e E).

Preferencialmente, deve ser indicada nos casos primários de fenda palatina pós-forame ou nos casos secundários, nos quais a musculatura não foi desinserida da borda óssea, notando-se a formação de um "V" durante a movimentação do palato. Caso seja uma fenda transforame estreita, podemos utilizar a variante descrita por Randall (Figuras 24.7F e G).

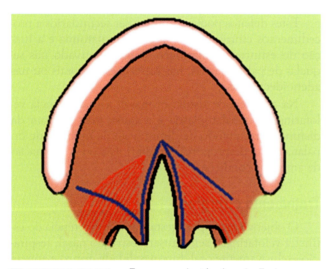

FIGURA 24.7A – Esquema da técnica de Furlow para palatoplastia.

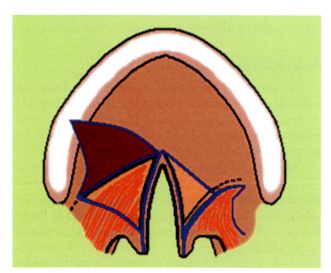

FIGURA 24.7B – Retalhos elevados para zetaplastia dupla oposta.

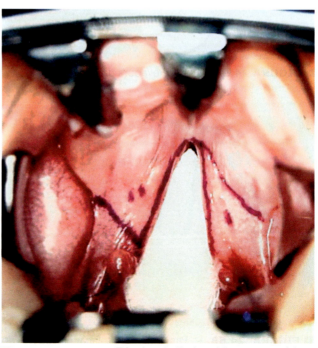

FIGURA 24.7D – Técnica de Furlow. Visão operatória.

CAPÍTULO 24 – DISFUNÇÃO VELOFARÍNGEA. ABORDAGEM MULTIDISCIPLINAR

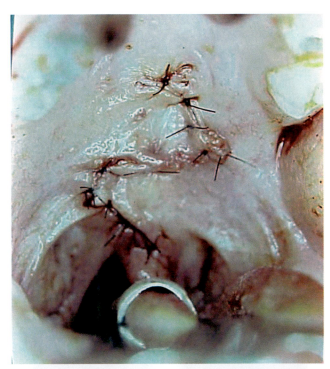

FIGURA 24.7E – Técnica de Furlow. Pós-operatório.

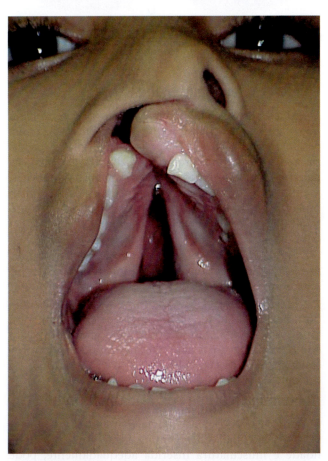

FIGURA 24.7F – Fissura palativa (transforame estreita).

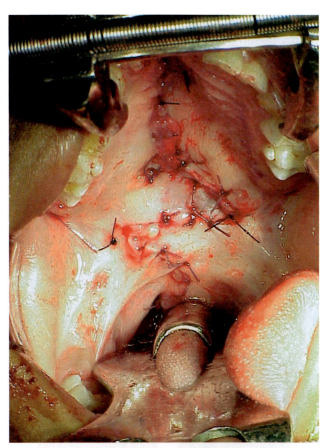

FIGURA 24.7G – Variante de Randall.

Não deve, porém, ser usada em casos de palato curto, em que a cinta muscular já está reconstruída.

Retalho faríngeo posterior

É a técnica mais antiga e ainda muito difundida nos dias atuais. Baseia-se na obstrução da parte central do esfíncter velofaríngeo e depende do movimento das paredes laterais da faringe para ocluir totalmente a passagem de ar para o nariz durante a fala.

A superfície cruenta do retalho da parede posterior da faringe deve ser epitelizada, de modo a não sofrer retração e tubulização, o que diminuiria sua capacidade de obliterar a passagem de ar.

O revestimento da face cruenta pode ser obtido pela abertura da linha média do palato mole, para obter alongamento da borda posterior do palato mole à custa de retalhos da mucosa da face nasal do palato mole, que serão desdobrados e suturados entre si e na base do retalho faríngeo. A base superior do retalho faríngeo facilita seu posicionamento mais alto, no ponto ideal de contato com a parede posterior da faringe.

A técnica de retalho faríngeo com pedículo superior, descrita em 1892 por Bardenhauer, foi muito difundida por Sanvenero-Rosselli, a partir de 1935 e, posteriormente, modificada por Hogan em 1971, que propôs a calibragem dos óstios laterais com abertura em torno de 12,5 mm², ou seja, no total, 25 mm², permitindo que a passagem do ar fosse obliterada com o movimento das paredes laterais da faringe.[25-27]

As principais complicações desta técnica são a hiponasalidade, respiração exclusivamente oral, ronco, apneia do sono e aumento de secreção nasal.

Embora tenham sido descritos retalhos faríngeos de base inferior, além das limitações técnicas que contraindicam seu uso em palatos muito curtos, hoje sabemos que o ponto de contato do palato mole com a faringe deve ser o mais alto possível para obtermos melhor ressonância nasal. Isto é favorecido pelo retalho de base superior (Figura 24.8).

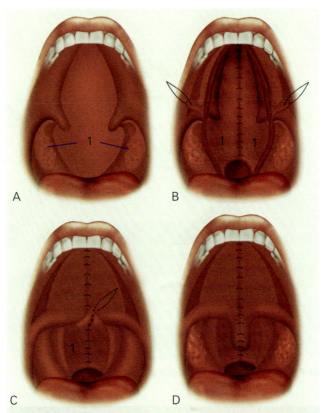

■ **FIGURA 24.9A a D** – Esquema da técnica de Cardoso da Rocha. 1 – Pilares amigdalianos posteriores: músculos palatofaríngeos.

Esfincteroplastia dinâmica

Outro uso dos pilares amigdalianos foi desenvolvido por Miguel Orticochea, que em 1970 publicou experiência de 11 anos, na qual ele fazia a palatoplastia primaria aos 2 anos com aproximação simples das margens palatinas, 6 meses depois liberava os pilares posteriores, incluindo os palatofaríngeos, como dois retalhos miomucosos de base superior que suturava entre si e a um retalho de parede posterior da faringe, com 1 x 2 cm com sua base inferior e ao nível das tonsilas.[31]

Surgia então o conceito das esfincteroplastias dinâmicas, que inspirou um grande número de técnicas baseadas neste princípio.

Em 1977 Ian Jackson modifica este método utilizando um retalho faríngeo mais amplo e de base superior. Com esta modificação, o ponto de contato do palato com a faringe se torna mais alto, permitindo melhor ressonância nasal (Figuras 24.10A-D).[32]

Aumento da parede posterior da faringe

Em caso de defeitos de fechamento do esfíncter velofaríngeo abaixo de 10 mm, palato com boa mobilidade e musculatura inserida adequadamente, pode ser realizado o aumento da parede posterior da faringe por meio de retalhos miomucosos dos mm. salpingofaríngeos, como descrito por Hynes (Figura 24.11), ou por

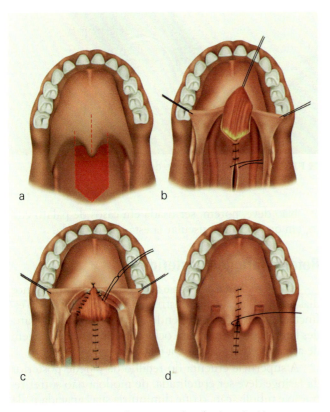

■ **FIGURA 24.8** – Esquema da técnica de Hogan para faringoplastia.

Alongamento incisional dos pilares amigdalianos

A união dos pilares amigdalianos posteriores, além da úvula, permite o alongamento posteroinferior do palato, porém sem ganho posterossuperior em direção ao ponto ideal de contato com a faringe. Foi também difundida por Sanvenero-Rosselli e Cardoso da Rocha (Figuras 24.9A-D).[29,30]

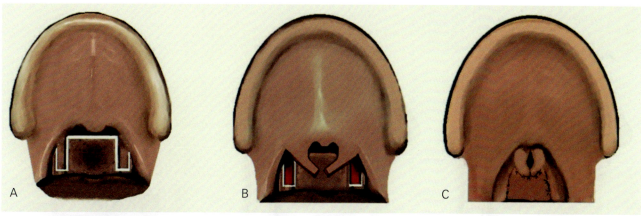

FIGURA 24.10A a C – Esfincteroplastia dinâmica pela técnica de Jackson.

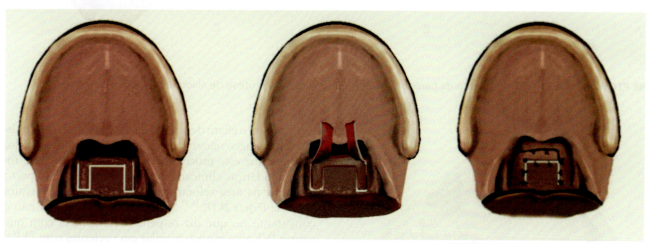

FIGURA 24.11 – Esfincteroplastia pela técnica de Hynes.

meio de inclusões de cartilagem ou blocos de silicone (Figuras 24.12A-C) e até mesmo com lipoenxertia[33,34] (Figura 24.13).

Este aumento da projeção da parede posterior da faringe deve ser feito no nível da primeira vértebra cervical, ponto de contato palatino em sua posição mais elevada.

Cirurgia ortognática e insuficiência velofaríngea

Pacientes com fissura labiopalatina (FLP) frequentemente têm uma restrição no crescimento maxilar. A presença da fissura em si, em seus diferentes níveis de complexidade e a interferência terapêutica, representada principalmente pelas cirurgias plásticas primárias, podem influenciar na configuração dentofacial do paciente com FLP.[35-38]

As alterações morfológicas podem se apresentar de forma tão contundente a ponto de gerar uma discrepância sagital maxilomandibular, resultando em perfil facial côncavo e má oclusão do tipo classe III, que não pode ser corrigida exclusivamente pelo tratamento ortodôntico convencional, sendo imprescindível a cirurgia ortognática (Figura 24.14).[35-38]

Independentemente da etiologia, cerca de 25 a 40% dos pacientes com fissura LP necessitam de osteotomia Le Fort I para avanço maxilar, associada ou não a osteotomia sagital da mandíbula após o término do crescimento facial. Este procedimento visa a correção da má oclusão e melhorar a estética facial. No entanto, pode alterar a posição dos tecidos moles do palato e da faringe, aumentar o volume faríngeo e afetar o fechamento velofaríngeo (Figuras 24.15 e 24.16).[38]

Nos pacientes sem fissura é possível uma adaptação funcional do esfíncter velofaríngeo após osteotomia maxilar de avanço. Segundo Ingeborg,[37] na maioria dos pacientes sem FLP a parede lateral da faringe e a musculatura do palato conseguem se adaptar e fazer uma compensação, sem que haja um prejuízo para a função, mesmo em avanços superiores a 12 mm.

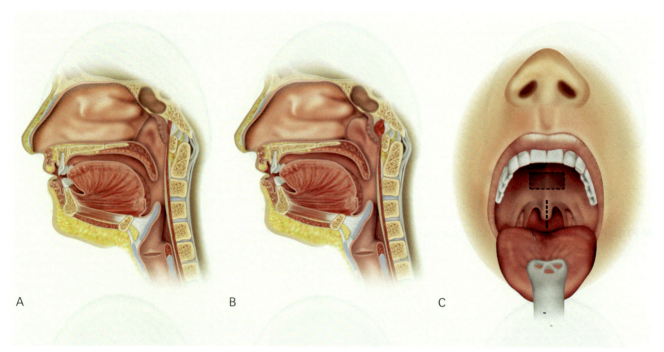

FIGURA 24.12A a C – Aumento da parede posterior da faringe com prótese de silicone ou cartilagem costal.

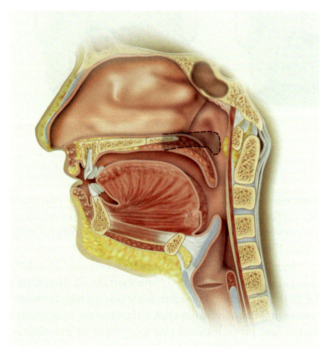

FIGURA 24.13 – Enxertia adiposa para aumento da parede posterior da faringe.

No entanto, pacientes que foram submetidos à palatoplastia têm uma desvantagem. Sua capacidade de adaptação fica diminuída após um aumento do tamanho do espaço faríngeo, associado ao encurtamento do palato mole e à presença de cicatrizes.[36-39] Ingeborg[37] acrescenta ainda que esta alteração, infelizmente, não pode ser prevista.

Embora o efeito de avanço da maxila sobre o mecanismo velofaríngeo não seja completamente compreendido, aceita-se que este procedimento tem o potencial de induzir mudanças clinicamente significativas, de impacto negativo, na área velofaríngea de pacientes com fissura palatina (Figura 24.17).[36,37] No entanto, a literatura não é consistente no que diz respeito à frequência com que ocorre IVF após avanço maxilar em pacientes com FLP.[37] Esta incidência varia de 0 a 84%.

McCarthy e cols.[40] não detectaram qualquer caso de IVF após avanço maxilar em 14 pacientes com FLP.

Schendel e cols.[41] relataram que nenhum dos 21 pacientes com ou sem fissura desenvolveram IVF após avanço maxilar.

Em contraste, Schwarz e Gruner[42] descrevem uma incidência de 84% de IVF após avanço maxilar em pacientes com FLP. No entanto, todos os pacientes do estudo já tinham algum grau de hipernasalidade na voz antes da cirurgia.

McComb e cols.[36] sugerem que os pacientes que têm um palato mole curto, têm uma desvantagem quando necessitam de uma osteotomia Le Fort I. Embora ocorra uma remodelação dos tecidos do palato e da faringe após a cirurgia de maxila, estes pacientes geralmente são incapazes de compensar completamente as mudanças estruturais, independentemente da magnitude do avanço maxilar.

Satoh e cols.[43] examinaram as mudanças morfológicas no mecanismo velofaríngeo após avanço maxilar por distração osteogênica em pacientes com fissura. Observaram que nem sempre o aumento na profundidade da faringe é proporcional à magnitude do movimento maxilar.

CAPÍTULO 24 – DISFUNÇÃO VELOFARÍNGEA. ABORDAGEM MULTIDISCIPLINAR

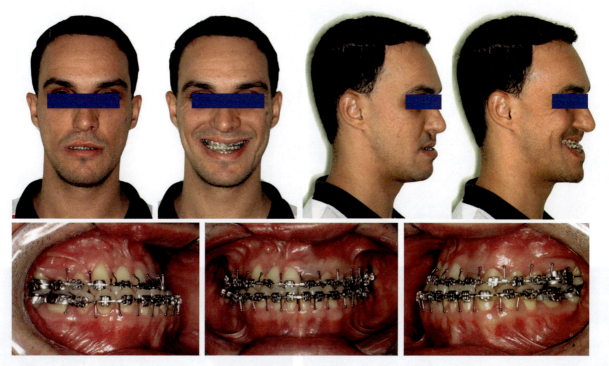

FIGURA 24.14 – Paciente adulto com fissura transforame unilateral direita. Observa-se comprometimento do crescimento maxilar, resultando em perfil facial côncavo e má oclusão do tipo classe III de Angle.

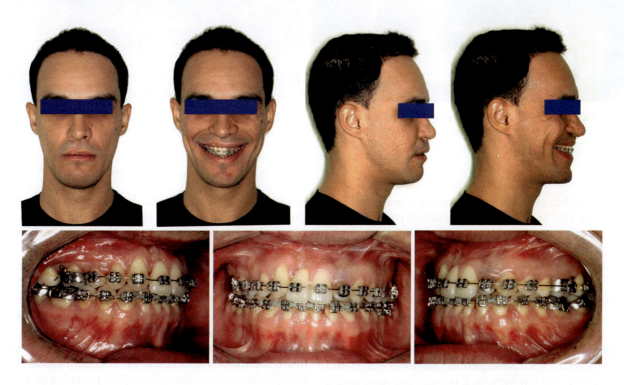

FIGURA 24.15 – Paciente submetido a osteotomia de maxila tipo Le Fort 1 isolada.

PARTE 4 – CIRURGIA PLÁSTICA PEDIÁTRICA

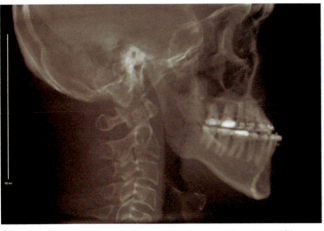
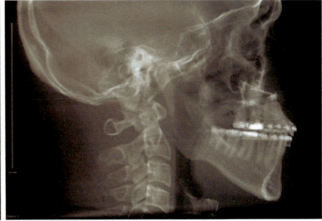

FIGURA 24.16 – Radiografia cefalométrica de perfil no pré e no pós-operatório.

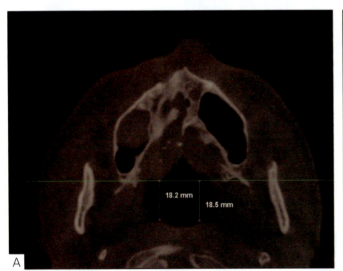
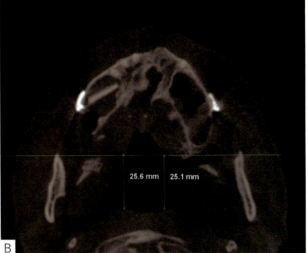

FIGURA 24.17 – Tomografia computorizada em corte axial. Pré **(A)** e pós-operatório **(B)**. Com a mensuração da profundidade da nasofaringe constata-se o seu aumento no nível do arco central da primeira vértebra cervical, decorrente de avanço maxilar de 7,5 mm.

Isto explica de certa forma porque a magnitude do avanço de maxila isolada não é preditiva para IVF. Um palato curto e uma nasofaringe profunda são fatores preditivos mais importantes para IVF do que a magnitude do avanço maxilar.

Tratamento da IVF pós-cirurgia ortognática

Felizmente, esta condição cursa de forma muito favorável. Ao se detectar uma alteração na função velofaríngea no pós-operatório, opta-se por acompanhar o paciente por 6 meses a 1 ano. Neste período faz-se um tratamento conservador com fonoterapia. É possível que neste tempo ocorra uma compensação e remissão total da IVF. Nos casos em que não ocorre uma melhora após tratamento clínico, o retalho faríngeo é o procedimento de escolha.

Em resumo, o avanço da maxila através da osteotomia do tipo Le Fort I em pacientes com fissura tem um impacto negativo na função do esfíncter velofaríngeo. Os fatores predisponentes são palato mole curto e nasofaringe profunda. Quando diagnosticada no período pós-operatório, inicia-se um tratamento conservador com fonoterapia que, se não for suficiente, um retalho faríngeo deve ser realizado.

Cirurgiões, ortodontistas e fonoaudiólogos devem conhecer o impacto da cirurgia na funcionalidade do esfíncter velofaríngeo e orientar o paciente sobre esta possibilidade ainda no período pré-operatório. Diante disto, ressalta-se importância de uma abordagem interdisciplinar no tratamento do sujeito portador de fissura palatina pois, devido à complexidade das alterações e manifestações provocadas pela fissura, faz-se necessária a união de conhecimentos de várias áreas para que o indivíduo seja tratado em sua totalidade, garantindo, com isto, o sucesso do tratamento.

Referências Bibliográficas

1. Gart MS, Gosain AK. Surgical management of velopharyngeal insufficiency. Clin Plast Surg. 2014;41(2):253-70.
2. Bicknell S, McFadden LR, Curran JB. Frequency of pharyngoplasty after primary repair of cleft palate. J Can Dent Assoc. 2002;68(11):688-92.
3. Morris HL. Velopharyngeal competence and primary cleft palate surgery, 1960-1971: a critical review. Cleft Palate J. 1973;10:62-71.
4. Pryor LS, Lehman J, Parker MG, Schmidt A, Fox L, Murthy AS. Outcomes in pharyngoplasty: a 10-year experience. Cleft Palate Craniofac J. 2006;43(2):222-5.
5. Riski JE. Articulation skills and oral-nasal resonance in children with pharyngeal flaps. Cleft Palate J. 1979;16(4):421-8.
6. Glade RS, Deal R. Diagnosis and management of velopharyngeal dysfunction. Oral Maxillofac Surg Clin North Am. 2016;28(2):181-8.
7. Kummer AW, Marshall JL, Wilson MM. Non-cleft causes of velopharyngeal dysfunction: Implications for treatment. Int J Pediatr Otorhinolaryngol. 2015;79(3):286-95.
8. Fisher DM, Sommerlad BC. Cleft lip, cleft palate, and velopharyngeal insufficiency. Plast Reconstr Surg. 2011;128(4):342e-360e.
9. Nguyen PN, Sullivan PK. Issues and controversies in the management of cleft palate. Clin Plast Surg. 1993;20(4):671-82.
10. Strong EB, Buckmiller LM. Management of the cleft palate. Facial Plast Surg Clin North Am. 2001;9(1):15-25.
11. Finkelstein Y, Shapiro-Feinberg M, Talmi YP, Nachmani A, DeRowe A, Ophir D. Axial configuration of the velopharyngeal valve and its valving mechanism. Cleft Palate Craniofac J. 1995;32(4):299-305.
12. Pinto JH, Pegoraro-Krook MI. Evaluation of palatal prosthesis for the treatment of velopharyngeal dysfunction. J Appl Oral Sci. 2003;11(3):192-7.
13. Netto CC. Área velofaríngea e escape nasal nas condições com e sem prótese de palato. Bauru: Universidade de São Paulo; 2015.
14. Tuna SH, Pekkan G, Gumus HO, Aktas A. Prosthetic rehabilitation of velopharyngeal insufficiency: pharyngeal obturator prostheses with different retention mechanisms. Eur J Dent. 2010;4(1):81-7.
15. Pinto JH, da Silva Dalben G, Pegoraro-Krook MI. Speech intelligibility of patients with cleft lip and palate after placement of speech prosthesis. Cleft Palate Craniofac J. 2007;44(6):635-41.
16. Pegoraro-Krook MI, Aferri HC, Uemeoka E. Prótese de palato e obturadores faríngeos. In: Jesus MSV, Ninno CQMS. Fissura labiopalatina – Fundamentos para a prática fonoaudiológica. São Paulo: Editora Roca Ltda; 2009. p. 113-24.
17. Jesus MSI, Penido FA, Valente P. Avaliações fonoaudiológicas clínica e instrumental em indivíduos com fissura lapiopalatina. In: Jesus MSV, Ninno CQMS. Fissura labiopalatina – Fundamentos para a prática fonoaudiológica. São Paulo: Editora Roca Ltda; 2009. p. 57-75.
18. Perico MS, Dutka JCR, Whitaker ME, Silva AFR, Souza OMV, Pegoraro-Krook MI. Concordância entre os testes perceptivos e a videofluoroscopia no diagnóstico da disfunção velofaríngea. Audiol Commun Res. 2014;19(3):222-9.
19. Lam DJ, Starr JR, Perkins JA, Lewis CW, Eblen LE, Dunlap J, et al. A comparison of nasendoscopy and multiview videofluoroscopy in assessing velopharyngeal insufficiency. Otolaryngol Head Neck Surg. 2006;134(3):394-402.
20. Shin YJ, Ko SO. Successful and rapid response of speech bulb reduction program combined with speech therapy in velopharyngeal dysfunction: a case report. Maxillofac Plast Reconstr Surg. 2015;37(1):22.
21. Aboloyoun AI, Ghorab S, Farooq MU. Palatal lifting prosthesis and velopharyngeal insufficiency: preliminary report. Acta Med Acad. 2013;42(1):55-60.
22. Ahmad M, Dhanasekar B, Aparna IN, Naim H. An innovative technique to restore velopharyngeal incompetency fora a patient with cleft lip and palate. BMJ Case Rep. 2013;2013:bcr2013200174.
23. Dalston RM. Prosthodontic management of the cleft-palate patient: a speech pathologist's view. J Prosthet Dent. 1977;37(2):190-5.
24. Furlow LT Jr. Cleft palate repair by double opposing Z-plasty. Plast Reconstr Surg. 1986;78(6):724-38.
25. Bardenheuer D. Vorschlage zu plastischen Operationen bei chirurgischen Eingriffen in der Mundhohle. Arch Klin Chir. 1892;43:32.
26. Sanvenero-Rosselli G. Divisione palatine e sua cura chirurgica. Atti Congr Internatl Stomatol. 1935. p. 391.
27. Hogan VM. A clarification of the surgical goals in cleft palate speech and the introduction of the lateral port control (L.P.C.) pharyngeal flap. Cleft Palate J. 1973;10(4):331-45.
28. Hogan VM, Schwartz MF. Velopharyngeal incompetence. In: Converse JM. Reconstructive plastic surgery. Philadelphia: WB Saunders Company; 1977. p. 2268.
29. Rosselli D, Minuto I. Functional results of the operation of uranoplasty (Sanvenero–Rosselli) with union of the posterior pillars. In: Transaction of the Sixth International Congress of Plastic Surgery. Paris: Masson; 1975.
30. Cardoso da Rocha J. A new approach to the surgical treatment of rhinolalia in cleft palate. Cleft Palate J. 1970;7(2):568-72.
31. Orticochea M. Construction of a dynamic muscle sphincter in cleft palates. Plast Reconstr Surg. 1968;41(4):323-7.
32. Jackson IT, Silverton JS. The sphincter pharyngoplasty as a secondary procedure in cleft palates. Plast Reconstr Surg. 1977;59(4):518-24.
33. Hynes W. Pharyngoplasty by muscle transplantation. Br J Plast Surg. 1950;3(2):128-35.
34. Bardot J, Salazard B, Casanova D, Pech C, Magalon G. Velopharyngeal sequels in labial-alveolar-velopalatine clefts. Pharyngoplasty by pharynx lipostructure. Rev Stomatol Chir Maxillofac. 2007;108(4):352-6.
35. Trindade IEK, Silva Filho OG. Fissuras labiopalatinas – Uma abordagem interdisciplinar. São Paulo: Livraria Santos Editora Ltda; 2007.
36. McComb RW, Marrinan EM, Nuss RC, Labrie RA, Mulliken JB, Padwa BL. Predictors of velopharyngeal insufficiency after Le Fort I maxillary advancement in patients with cleft palate. J Oral Maxillofac Surg. 2011;69(8):2226-32.
37. Watzke I, Turvey TA, Warren DW, Dalston R. Alterations in velopharyngeal function after maxillary advancement in cleft palate patients. J Oral Maxillofac Surg. 1990;48(7):685-9.
38. Dentino KM, Marrinan EM, Brustowicz K, Mulliken JB, Padwa BL. Pharyngeal flap is effective treatment for post maxillary advancement velopharyngeal insufficiency in patients with repaired cleft lip and palate. J Oral Maxillofac Surg. 2016;74(6):1207-14.
39. Pereira V, Sell D, Tuomainen J. The impact of maxillary osteotomy on speech outcomes in cleft lip and palate: An evidence-based approach to evaluating the literature. Cleft Palate Craniofac J. 2013;50(1):25-39.
40. McCarthy JG, Coccaro JP, Schwartz MD. Velopharyngeal function following maxillary advancement. Plast Reconstr Surg. 1979;64(2):180-9.
41. Schendel SA, Oeschlaeger M, Wolford LM, Epker BN. Velopharyngeal anatomy and maxillary advancement. J Maxillofac Surg. 1979;7(2):116-24.
42. Schwarz C, Gruner E. Logopaedic findings following advancement of the maxilla. J Maxillofac Surg. 1976;4(1):40-55.
43. Satoh K, Nagata J, Shomura K, Wada T, Tachimura T, Fukuda J, et al. Morphologic evaluation of changes in velopharyngeal function following maxillary distraction in patients with repaired cleft palate during mixed dentition. Cleft Palate Craniofac J. 2004;41(4):355-63.

capítulo 25

Abordagem Primária da Deformidade Nasal na Fissura Labial Unilateral

AUTOR: **Marcio Arnaut Jr.**
Coautor: **Henrique Cintra**

Introdução

O tratamento das malformações faciais, em especial das fissuras labiopalatinas, deve seguir alguns princípios básicos. Delaire ressalta os detalhes que Veau descreveu, ainda na década de 1930, para uma maior probabilidade de sucesso do tratamento:[1]

- todos os elementos anatômicos normais para se reconstruir uma forma normal estão presentes nas bordas da fenda;
- se nós não lograrmos êxito, não deveremos culpar a condição anatômica para justificar nossa falha mas, sim, uma inadequada execução da técnica cirúrgica, procurando seu aperfeiçoamento;
- a cirurgia do lábio fissurado não é uma cirurgia reconstrutora ordinária, na qual retiramos tecidos já desenvolvidos de uma área onde possui mais para outra onde há falta, através de retalhos de diferentes tamanhos, conforme a necessidade e a imaginação do cirurgião;
- na reconstrução de malformações congênitas, o resultado ideal somente pode ser obtido por um único método: aquele que permite o adequado posicionamento anatômico dos tecidos.

Desta forma, nos dias atuais, a rinoplastia no momento da queiloplastia primária é um procedimento consolidado e que, independentemente da técnica cirúrgica preconizada pelo cirurgião, deve levar em consideração a reconstrução da anatomia nasal.

Histórico

Um dos primeiros trabalhos que descrevia, com detalhes, as anormalidades nasais do fissurado tem sido creditado a Blair e Brown.[2] Gillies e Millard afirmaram, em 1966, que a correção da deformidade nasal no mesmo tempo cirúrgico da queiloplastia seria sem propósito, uma vez que a deformidade era muito complexa. Eles viram que mesmo que a correção fosse realizada adequadamente durante o reparo do lábio, uma cirurgia secundária seria inevitável.[3]

Aufricht chamou a atenção e teria afirmado que "a cirurgia para corrigir a assimetria esquelética do nariz em associação com o lábio deveria ser postergada até a idade de 16 a 17 anos".[4]

Dogmas de que a correção nasal não deveria ser realizada no mesmo momento cirúrgico da do lábio permaneceram por décadas. Havia também a ideia de que a cirurgia nasal realizada precocemente traria efeitos indesejáveis ao crescimento e desenvolvimento nasal.

Porém, os estudos de McComb e Salyer, que possuíam longo seguimento pós-operatório, demonstraram graus variados de deformidades nasais ainda persistentes, porém sem défice de crescimento.[5-8] Há também evidências que indicam bons resultados em longo prazo, sem efeitos adversos no crescimento, com a septoplastia primária.[9,10]

Embora várias técnicas tenham sido descritas para a abordagem do nariz do fissurado unilateral, o fato de que a mesma deva ser realizada no momento da queiloplastia primária não é mais questionado.

As técnicas atuais se fundamentam no reposicionamento e na modelagem das cartilagens alares e do septo cartilaginoso anterior, através de acesso por incisões na mucosa nasal ou aproveitando-se as realizadas para a cirurgia do lábio.

A modelagem precoce da cartilagem do neonato foi bem demonstrada para deformidades auriculares.

Matsuo e Hirose foram os primeiros a descrever a modelagem pré-cirúrgica da cartilagem nasal no fissurado em neonatos.[11,12]

Grayson e cols. desenvolveram um *stent* nasal em conjunto com uma placa ortopédica oral para realizarem de forma simultânea a modelagem do nariz e da fenda alveolar.[13,14]

Anatomia

A anatomia nasal do paciente fissurado unilateral é bem característica e envolve alterações em várias porções. A severidade da deformidade nasal é diretamente proporcional à severidade da fissura, sendo menor nas fissuras incompletas e mais acentuada nas transforames (Figura 25.1A e B).

Muitas dessas anormalidades são geradas pela descontinuidade de musculatura orbicular e explicadas através do estudo da resultante das forças musculares exercidas sobre as estruturas nasais.

A columela é mais curta do lado fissurado e a sua base é desviada para o lado não fissurado.

A ponta nasal é assimétrica e deslocada, tanto no plano frontal, quanto no horizontal.

A cruz lateral da cartilagem alar é mais longa no lado fissurado.

Em decorrência da inserção da musculatura da vertente labial lateral na asa nasal, ela é aplainada, no lado fissurado, resultando em orientação horizontal do orifício narinário, e sua base é deslocada lateralmente e/ou posteriormente e, algumas vezes, inferiormente.

As narinas são assimétricas, sendo que a narina fissurada é retroposicionada por causa da deficiência esquelética. O assoalho nasal é caudal no lado fissurado.

Pode haver uma fístula nasolabial.

O septo e a espinha nasal anterior estão desviados em direção ao vestíbulo do lado não fissurado. A concha inferior do lado fissurado é hipertrófica. A maxila do lado fissurado é hipoplásica.

Estas alterações vão se tornando cada vez mais aparentes conforme o paciente vai crescendo e se desenvolvendo.[15] A piora da simetria e do desvio nasal geralmente estaciona no final da puberdade.[16]

Estudos histológicos de Atherton demonstraram que a cartilagem do lado fissurado era similar à do não fissurado em cada dimensão.[17]

Com relação às alterações funcionais, cerca de 60% dos pacientes fissurados com deformidade nasal têm dificuldade respiratória por obstrução nasal.

O objetivo global do modelador nasoalveolar (MNA) é estabelecer relações ideais entre os tecidos moles e a estrutura óssea, facilitando o reparo cirúrgico definitivo. Ele permite a obtenção de maior projeção da ponta nasal, reposicionamento da cartilagem alar e alongamento da columela (Figura 25.2).[18]

O MNA tem se tornado extremamente popular como método de preparo não cirúrgico para a cirurgia primária. Uma recente pesquisa verificou que 13% dos cirurgiões consultados o utilizavam de rotina e 71% o faziam de forma ocasional.[19]

A idade de início do tratamento também é importante, para que se possa ter a vantagem da complacência precoce da cartilagem alar nasal, que se acredita estar presente até os 3 meses de idade e estar relacionada com a presença de níveis elevados de estrogênio e ácido hialurônico circulantes (Figura 25.3).

Shetty e cols. demonstraram que, embora resultados melhores tenham sido vistos em pacientes que foram tratados antes de 1 mês de idade, bons resultados foram obtidos em pacientes que iniciaram o tratamento mais tardiamente.[20]

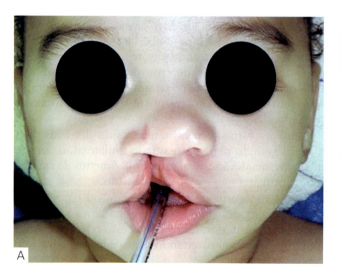
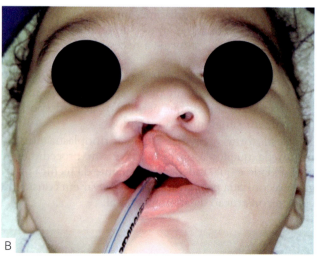

FIGURA 25.1 – Anatomia nasal encontrada numa paciente com fissura transforame unilateral. **A)** visão frontal; e **B)** visão inferior.

CAPÍTULO 25 – ABORDAGEM PRIMÁRIA DA DEFORMIDADE NASAL NA FISSURA LABIAL UNILATERAL

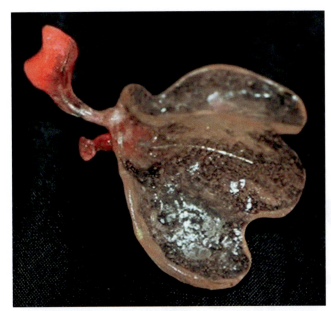

FIGURA 25.2 – Modelador nasoalveolar (do inglês nasoalveolar molding, NAM). É composto por uma placa obturadora de palato associada a uma haste que vai modelar a cartilagem nasal.

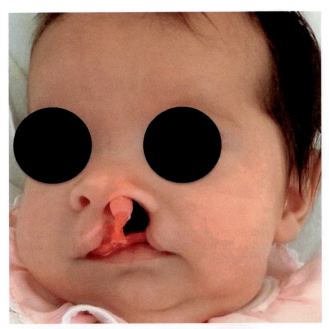

FIGURA 25.3 – Modelador nasoalveolar acoplado. Repare na elevação do domo do lado fissurado.

Maull e cols. demonstraram a manutenção em longo prazo do alongamento columelar e da projeção e forma do *domus* nasal.[21]

van der Heijden e cols. realizaram uma metanálise de 12 estudos sobre o NAM e não conseguiram chegar a um consenso sobre a melhor época para início do tratamento, do processo, da técnica e, até mesmo, dos desfechos obtidos.[22]

Tratamento Cirúrgico

Skoog

Tord Skoog, cirurgião plástico sueco, publicou em 1969 sua técnica de rinoplastia primária que consistia num reposicionamento da cartilagem alar fissurada com acesso por uma incisão intercartilaginosa (entre a cartilagem triangular e a alar, ambas do lado fissurado).[23]

Através deste acesso é realizado o descolamento subcutâneo de toda a cartilagem alar do lado fissurado, estendendo-se um pouco o descolamento para o domo do lado oposto, e da borda caudal da cartilagem triangular. A porção caudal da cartilagem alar mantém suas conexões.

Há de se ter cuidado para que não haja perfuração do revestimento cutâneo no momento do descolamento.

Ao término do amplo descolamento, a alar fissurada é reposicionada no sentido medial e superior, ficando sobreposta à triangular do lado fissurado.

McComb

Em 1975, Harold McComb publicou seu primeiro artigo sobre o tratamento da deformidade da cartilagem alar do paciente fissurado unilateral através de amplo descolamento subcutâneo e reposicionamento da mesma por meio de pontos captonados.[24,25]

Ele preconizava o descolamento subcutâneo de todo o heminariz do lado fissurado, desde o násio até a margem do orifício narinário, através da introdução de uma tesoura de ponta fina pelo sulco bucal superior do lado fissurado (Figura 25.4).

Enfatiza que não acredita ser necessária incisão na parede nasal lateral, como descrita por Skoog, corroborando sua escolha também por sua experiência demonstrar que incisões intercartilaginosas realizadas na infância tendem a contrair, causando estenose da narina.

Tajima

Sadao Tajima, em 1977, descreveu técnica com incisão em U invertido do lado fissurado, que ia desde a transição entre a columela e o septo membranoso, passando pelo triângulo mole e terminando como uma incisão marginal.[26]

Foi idealizada para a correção secundária do nariz fissurado unilateral em asiáticos, quando a cartilagem alar fissurada está malposicionada. Posteriormente, o próprio autor publicou resultados de sua técnica na cirurgia primária.[27] Ahuja modificou a técnica, associando uma incisão intercartilaginosa.[28]

Por este acesso, após extenso descolamento subcutâneo de toda a metade inferior do nariz, a cartilagem alar era reposicionada superior e medialmente através de pontos com a alar contralateral e com as cartilagens triangulares. Por fim, a incisão é suturada sem ressecção de pele (Figura 25.5).

Acreditava que esta grande área de descolamento iria gerar uma camada de fibrose que manteria a cartilagem adequadamente posicionada.

Dibbell

David Dibbell preconizou a confecção de um retalho bipediculado composto, no qual a cartilagem alar, a mucosa e o assoalho do nariz são avançados para corrigir a cartilagem alar que está rodada medial e inferiormente, a columela curta e a base da asa nasal que está lateralizada.[29,30]

Utiliza algumas incisões cutâneas e mucosas, gerando mais cicatrizes visíveis e podendo resultar em estenose do orifício narinário (Figura 25.6).

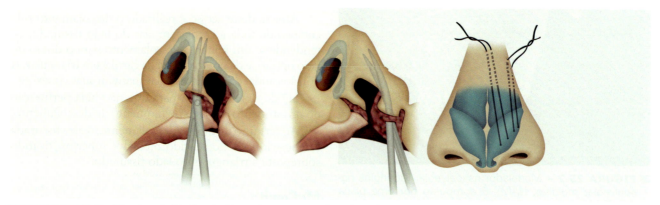

■ **FIGURA 25.4** – Técnica de McComb. Descolamento amplo subcutâneo é realizado através das incisões da queiloplastia (sulco bucal superior) e reposicionamento da cartilagem alar através de pontos captonados.

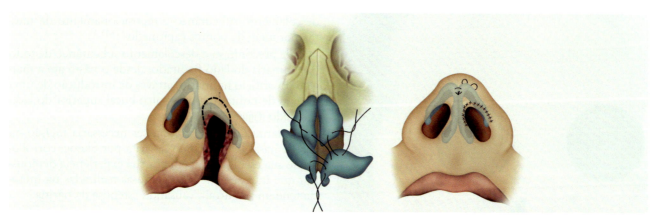

■ **FIGURA 25.5** – Técnica de Tajima. A incisão começa intranasal, na junção entre a columela e o septo membranoso, passando pelo triângulo mole e terminando, novamente, intranasal na brida formada pela cartilagem alar. A pele é descolada amplamente na porção caudal do nariz. Suturas irão suspender a cartilagem alar para a alar contralateral e para as triangulares, conforme ilustrado. A ressecção de pele raramente é realizada.

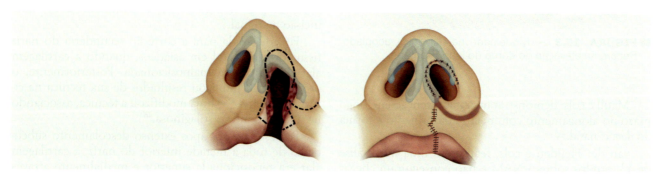

■ **FIGURA 25.6** – Técnica de Dibbell. A incisão na vertente labial medial é continuada superiormente pela columela, pelo domo e termina lateralmente como incisão marginal. A asa nasal fissurada é liberada através de incisão no sulco nasolabial e continuada com a anterior. Toda a narina é rodada medialmente e superiormente.

Modelador Nasal Pós-operatório

O uso de modelador nasal ou bandagem labial no período pós-operatório permanece controverso (Figura 25.7). Cerca de 55% dos cirurgiões usam alguma forma de modelador em seus pacientes.[19]

Aqueles que são favoráveis ao uso pontuam que estes aparatos mantêm o formato adequado, reduzem a tensão no lábio corrigido e melhoram a simetria nasal. Os contrários afirmam que eles geram dificuldades adicionais aos familiares, uma vez que os modeladores e as fitas labiais necessitam de limpeza e ajustes diários, fazendo com que a adesão a esta prática seja pequena.

Yeow e cols. sugerem que o uso do modelador nasal pós-operatório deva ser indicado para todos os pacientes que são submetidos à cirurgia primária para correção de fissuras unilaterais completas por um período mínimo de 6 meses, para que sejam mantidos os resultados cirúrgicos desejados.[31]

Protocolo CTAC/UERJ

Em nosso Centro, ao recebermos o neonato advindo da maternidade, realizamos a moldagem da placa obturada de palato em associação com o modelador nasoalveolar. Todo este atendimento e acompanhamento é realizado pela equipe de Ortodontia.

Preconizamos a cirurgia primária entre 3 e 6 meses. Realizamos a rinoqueiloplastia primária associada à palatoplastia anterior, que consiste na queiloplastia, de acordo com a técnica de aproximação das subunidades anatômicas do lábio, descrita por David Fisher (Figura 25.8 A e B), na rinoplastia fechada pela técnica de McComb modificada e na palatoplastia anterior, através da confecção do retalho de vômer de pedículo anterossuperior, conforme técnica realizada por Sommerlad.[32,33]

O retalho de vômer nos auxiliará no fechamento do assoalho narinário, além de corrigir a fístula nasoalveolar, que seria de correção mais difícil caso fosse deixada para o tempo cirúrgico da palatoplastia aos 12 meses (Figura 25.9 A e B).

Acreditamos ser de fundamental importância no reparo nasal a mobilização de toda a estrutura muscular do complexo nasolabial, baseada na proposta de Delaire.[1] Realizamos ampla dissecção desta, desinserindo o músculo orbicular da boca, tanto do septo nasal caudal e da região columelar, quanto da asa nasal do lado fissurado, e liberando a asa nasal da musculatura levantadora da asa nasal e do lábio superior e o septo cartilaginoso do m. depressor do septo nasal.

Associamos a esta mobilização um amplo descolamento de toda a cartilagem nasal no plano subcutâneo, além de uma porção da ponta nasal contralateral e da região da cartilagem triangular do lado fissurado, através das incisões realizadas para a queiloplastia, tanto na vertente medial (pela columela), quanto na medial (asa nasal fissurada).

Com relação à reconstrução da anatomia, chamamos a atenção para que a musculatura orbicular seja adequadamente alongada, através de uma suave rotação

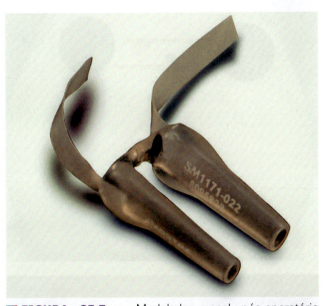

FIGURA 25.7 – Modelador nasal pós-operatório (Silimed®).

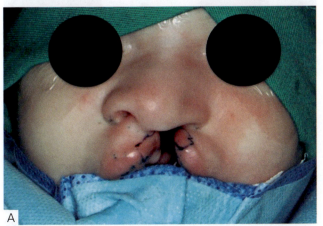

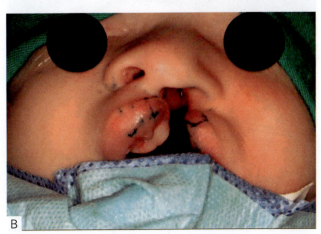

FIGURA 25.8 – Marcação para queiloplastia unilateral pela técnica de Fisher. **A)** Visão frontal; e **B)** visão inferior).

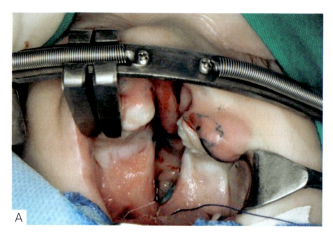
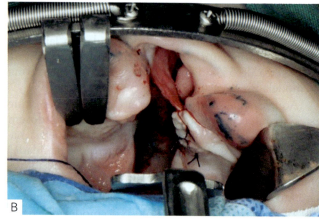

■ **FIGURA 25.9** – Confecção do retalho de vômer. **A)** O retalho tem base anterossuperior; e **B)** Fechamento do assoalho narinário, suturando-se a porção cruenta do retalho de vômer em contato com a porção cruenta do retalho oral.

inferior da vertente muscular medial e do avanço e da discreta rotação inferior da vertente muscular lateral. Fixamos a porção mais superior da vertente muscular lateral no septo caudal, após retificação deste através de sua desconexão da sua base óssea, durante a confecção do retalho de vômer (Figura 25.10).

Os pontos captonados na cartilagem alar fissurada serão os últimos pontos a serem realizados, após síntese por planos de todo o lábio. Em geral, utilizamos dois a três pontos de Monocryl® 4-0, no sentido de elevar o *domus* da cartilagem alar fissurada no sentido superomedial (Figura 25.11 A e B).

Um ou mais pontos são passados na transição da asa nasal fissurada com a região geniana para diminuir o espaço morto deixado pelo descolamento (Figura 25.12 A e B).

Com esta técnica, conseguimos tratar qualquer deformidade nasal do fissurado unilateral, obtendo resultados bastante satisfatórios (Figuras 25.13A e B e 25.14A e B).

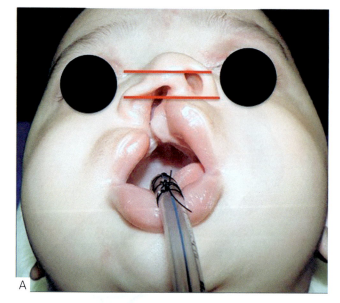
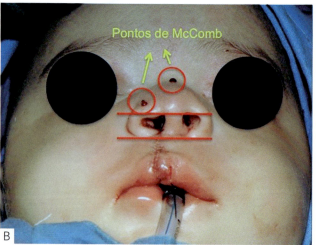
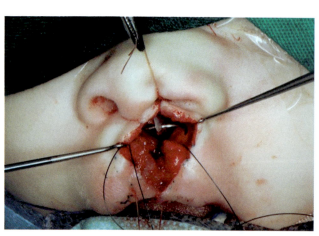

■ **FIGURA 25.10** – Septo cartilaginoso caudal já liberado de sua base óssea e fixação da porção mais superior da vertente muscular lateral no mesmo.

■**FIGURA 25.11** – Após amplo descolamento subcutâneo, realizamos pontos captonados para o adequado reposicionamento da cartilagem alar fissurada. Note a modificação de todas as estruturas nasais do lado fissurado. **A)** pré-operatório; e **B)** pós-operatório imediato).

CAPÍTULO 25 – ABORDAGEM PRIMÁRIA DA DEFORMIDADE NASAL NA FISSURA LABIAL UNILATERAL

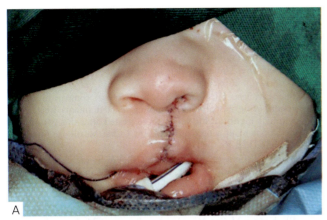
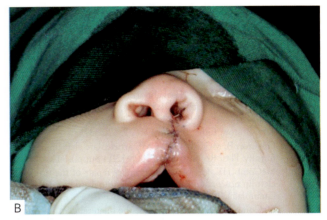

■ **FIGURA 25.12** – Diminuição do espaço morto após descolamento de toda a asa nasal fissurada com pontos captonados no sulco nasolabial. **A)** Visão frontal; e **B)** visão inferior.

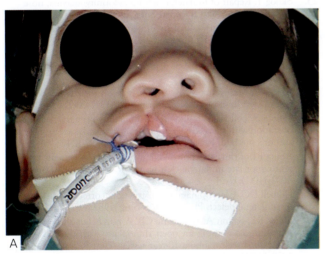
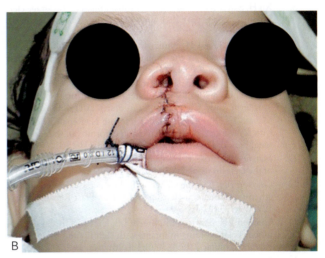

■ **FIGURA 25.13** – Correção da deformidade nasal na fissura pré-forame incompleta à direita com a técnica preconizada no CTAC/UERJ. **A)** pré-operatório; e **B)** pós-operatório imediato.

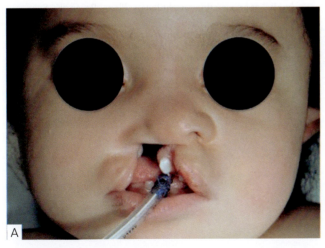
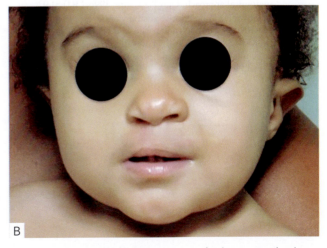

■ **FIGURA 25.14** – Correção da deformidade nasal na fissura transforame ampla à direita com a técnica preconizada no CTAC/UERJ. **A)** pré-operatório; e **B)** pós-operatório tardio de 1 ano.

297

Referências Bibliográficas

1. Delaire J. Theoretical principles and technique of functional closure of the lip and nasal aperture. J Maxillofac Surg. 1978;6(2):109-16.
2. Blair VP, Brown JB. Nasal abnormalities, fancied and real surgery. Gynecol Obstet. 1931;53:797.
3. Gillies H, Millard DR. The principles and art of plastic surgery. Boston: Little, Brown; 1966. P. 320-337.
4. Guyuron B. MOC-PS(SM) CME article: late cleft lip nasal deformity. Plast Reconstr Surg. 2008;121(4 Suppl):1-11.
5. McComb HK, Coghlan BA. Primary repair of the unilateral cleft lip nose: completion of a longitudinal study. Cleft Palate Craniofac J. 1996;33(1):23-30.
6. McComb HK. Primary repair of the bilateral cleft lip nose: a long-term follow-up. Plast Reconstr Surg. 2009;124(5):1610-5.
7. Xu H, Salyer KE, Genecov ER. Primary bilateral one-stage cleft lip/nose repair: 40-year Dallas experience: part I. J Craniofac Surg 2009;20(Suppl 2):1913-26.
8. Xu H, Salyer KE, Genecov ER. Primary bilateral two-stage cleft lip/nose repair: part II. J Craniofac Surg. 2009;20(Suppl 2):1927-33.
9. Anderl H, Hussl H, Ninkovic M. Primary simultaneous lip and nose repair in the unilateral cleft lip and palate. Plast Reconstr Surg. 2008;121(3):959-70.
10. Gawrych E, Janiszewska-Olszowska J. Primary correction of nasal septal deformity in unilateral clefts during lip repair-A long-term study. Cleft Palate Craniofac J. 2011;48(3):293-300.
11. Matsuo K, Hirose T, Otagiri T, Norose N. Repair of cleft lip with nonsurgical correction of nasal deformity in the early neonatal period. Plast Reconstr Surg. 1989;83(1):25-31.
12. Matsuo K, Hirose T. Preoperative non-surgical over-correction of the cleft lip nasal deformity. Br J Plast Surg. 1991;44(1):5-11.
13. Grayson BH, Cutting C, Wood R. Preoperative columella lengthening in bilateral cleft lip and palate. Plast Reconstr Surg. 1993;92(7):1422-3.
14. Grayson BH, Santiago PE, Brecht LE, Cutting CB. Presurgical nasoalveolar molding in infants with cleft lip and palate. Cleft Palate Craniofac J. 1999;36(6):486-98.
15. Kyrkanides S, Bellohusen R, Subtelny JD. Asymmetries of the upper lip and nose in noncleft and postsurgical unilateral cleft lip and palate individuals. Cleft Palate Craniofac J. 1996;33(4):306-11.
16. Rifley W, Thaller SR. The residual cleft lip nasal deformity. An anatomical approach. Clin Plast Surg. 1996;23(1):81-92.
17. Atherton JD. A descriptive anatomy of the face in human fetuses with unilateral cleft and palate. Cleft Palate J. 1967;4:104-14.
18. Greives MR, Camison L, Losee JE. Evidence-based medicine: Unilateral cleft lip and nose repair. Plast Reconstr Surg. 2014;134(6):1372-80.
19. Sitzman TJ, Girotto JA, Marcus JR. Current surgical practices in cleft care: Unilateral cleft lip repair. Plast Reconstr Surg. 2008;121(5):261e-270e.
20. Shetty V, Vyas HJ, Sharma SM, Sailer HF. A comparison of results using nasoalveolar moulding in cleft infants treated within 1 month of life versus those treated after this period: development of a new protocol. Int J Oral Maxillofac Surg. 2012;41(1):28-36.
21. Maull DJ, Grayson BH, Cutting CB, Brecht LL, Bookstein FL, Khorrambadi D, et al. Long-term effects of nasoalveolar molding on three-dimensional nasal shape in unilateral clefts. Cleft Palate Craniofac J. 1999;36(5):391-7.
22. van der Heijden P, Dijkstra PU, Stellingsma C, van der Laan BF, Korsten-Meijer AG, Goorhuis-Brouwer SM. Limited evidence for the effect of presurgical nasoalveolar molding in unilateral cleft on nasal symmetry: a call for unified research. Plast Reconstr Surg. 2013;131(1):62e-71e.
23. Skoog T. Repair of unilateral cleft lip deformity: maxilla, nose and lip. Scand J Plast Reconstr Surg. 1969;3(2):109-33.
24. McComb H. Treatment of the unilateral cleft lip nose. Plast Reconstr Surg. 1975;55(5):596-601.
25. Henry C, Samson T, Mackay D. Evidence-based medicine: The cleft lip nasal deformity. Plast Reconstr Surg. 2014;133(5):1276-88.
26. Tajima S, Maruyama M. Reverse-U incision for secondary repair of cleft lip nose. Plast Reconstr Surg. 1977;60(2):256-61.
27. Tajima S. Follow-up results of the unilateral primary cleft lip operation with special reference to primary nasal correction by author's method. Facial Plast Surg. 1990;7(2):97-104.
28. Ahuja RB. Primary definitive nasal correction in patients presenting for late unilateral cleft lip repair. Plast Reconstr Surg. 2002;110(1):17-24.
29. Dibbell DG. Cleft lip nasal reconstruction: correcting the classic unilateral defect. Plast Reconstr Surg. 1982;69(2):264-70.
30. Flores RL, Sailon AM, Cutting CB. A novel cleft rhinoplasty procedure combining an open rhinoplasty with the Dibbell and Tajima techniques: a 10-year review. Plast Reconstr Surg. 2009;124(6):2041-7.
31. Yeow VK, Chen PK, Chen YR, Noordhoff SM. The use of nasal splints in the primary management of unilateral cleft nasal deformity. Plast Reconstr Surg. 1999;103(5):1347-54.
32. Fisher DM. Unilateral cleft lip repair: an anatomical subunit approximation technique. Plast Reconstr Surg. 2005;116(1):61-71.
33. Maggiulli F, Hay N, Mars M, Worrell E, Green J, Sommerlad B. Early effect of vomerine flap closure of the hard palate at the time of lip repair on the alveolar gap and other maxillary dimensions. Cleft Palate Craniofac J. 2014;51(1):43-8.

capítulo 26

Deformidade Nasal da Fissura Labial Bilateral

AUTOR: **Sérgio Carreirão**
Coautores: **Thiago Delgado, Arthur Mesquita, Bruna Jacobowski, Eduardo Fortuna**

Introdução

A deformidade congênita da fissura labial aparece no embrião entre a quarta e a oitava semana de vida intrauterina. Neste período é que se desenvolvem o prolábio, a pré-maxila e o septo nasal, componentes do denominado palato primário que se forma a partir da união dos processos frontonasais e maxilares.

As deformidades nasais associadas às fissuras labiais são atribuídas à descontinuidade da musculatura labial, ao hipodesenvolvimento da maxila e ao desvio do septo nasal. Todas estas anormalidades provavelmente têm sua origem no hipodesenvolvimento mesodérmico da região nasal acima da fissura.[1] A fissural labial é considerada uma patologia multifatorial, isto é, com diferentes etiologias. Deve-se destacar, entretanto, o fator hereditário, que pode ser comprovado em cerca de 25% dos pacientes.[2]

Isoladamente, a fissura labial predomina no sexo masculino e pode estar associada a síndromes em menos de 5% dos casos. Sua incidência (sem a fissura palatina) é de 1:1.000 nascimentos.

Existem várias classificações para caracterizar a deformidade de uma fissura labial. Uma das mais completas é a classificação de Kernahan.[3] Em nosso meio a classificação de Spina é muito difundida. Nós adotamos uma classificação simples, há muito utilizada pelo Serviço do Prof. Pitanguy.

Classificamos a fissura labial como completa ou incompleta e como total ou subtotal. A fissura labial é considerada completa quando atinge o assoalho da narina. Quando este é preservado a fissura é considerada incompleta. A fissura é dita total quando a deformidade compromete a arcada alveolar. Quando a arcada estiver íntegra (preservada) a fissura é denominada subtotal. Veja exemplos na Figura 26.1A e B.

Deformidades da Fissura Labial Bilateral

A fissura labial bilateral, como vimos, resulta da falta de fusão de massas mesenquimais dos processos maxilares com os processos nasais medianos. Nos casos mais graves, a fissura pode atingir uni ou bilateralmente a arcada alveolar, e a pré-maxila é então projetada para frente, sofrendo ou não rotação lateral pelo crescimento do septo não controlado pela cinta muscular ausente (Figura 26.1B).

O prolábio apresenta volume e tamanho variados, parecendo estar colado à ponta nasal devido ao encurtamento exagerado da columela. As narinas apresentam-se achatadas e alargadas em seu diâmetro transversal e encurtadas em seu diâmetro vertical, mas via de regra permanecem simétricas. As cartilagens alares, também achatadas, são hipodesenvolvidas. A pré-maxila varia de tamanho e desenvolvimento, podendo conter até quatro dentes incisivos. Pode haver colabamento das arcadas alveolares em direção medial, com a possibilidade da pré-maxila ficar à frente das arcadas alveolares e até mesmo sem espaço para se acomodar entre elas, o que dificulta os procedimentos ortopédicos para provocar a retrusão da pré-maxila.

No paciente com fissura labial bilateral, as fibras do músculo orbicular da boca acompanham as bordas da fissura, apontam em direção cranial e inserem-se no periósteo da abertura piriforme. Algumas fibras aparecem no prolábio, porém são fibras atrofiadas e funcionalmente

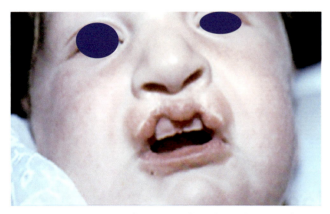

FIGURA 26.1A – Fissura labial bilateral incompleta e subtotal.

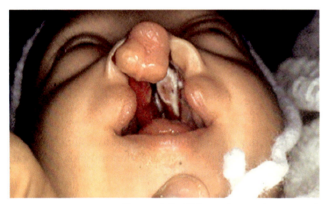

FIGURA 26.1B – Fissura labial bilateral completa e total, com a projeção e rotação da pré-maxila.

As principais alterações anatômicas presentes em pacientes com fissura labial bilateral são:
- cruz medial deslocada e parcialmente submersa no prolábio, acarretando uma columela curta e *domus* baixo, sem projeção;
- *domus* alares deslocados lateralmente com tendência a bifidez e ponta achatada;
- bases alares deslocadas lateralmente, causando achatamento do ângulo alar-facial e alargamento do assoalho narinário;
- hipoplasia da fossa piriforme bilateral[4] (Figura 26.2A e B).

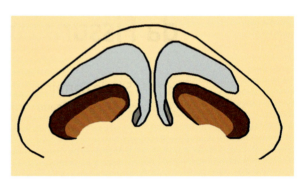

FIGURA 26.2A – Esquema das deformidades nasais da fissura labial bilateral.

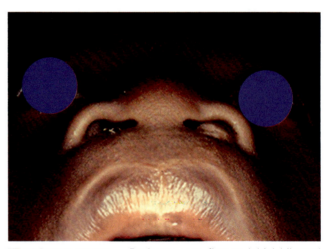

FIGURA 26.2B – Paciente com fissura labial bilateral operado sem tratamento nasal. Notem-se as deformidades típicas descritas no texto.

incompetentes. Nas fissuras completas o segmento central do prolábio é composto por tecido conectivo irrigado por uma rica trama vascular proveniente das artérias columelar e septal. O tratamento precoce mais importante neste tipo de deformidade é a ortopedia maxilar, através de placas acrílicas intraorais ou dispositivos extraorais. Este tratamento deve ser iniciado logo após o nascimento. Uma vez estabelecidos o alinhamento da pré-maxila e a correção do colabamento das arcadas alveolares, têm-se as condições favoráveis à realização da queiloplastia, que pode ocorrer em um ou dois tempos cirúrgicos.

Na fissura labial bilateral o mais importante é que se tratem precocemente as deformidades da arcada alveolar e que se oriente o desenvolvimento dentário.

Cabe assinalar que as deformidades ósseas e cartilaginosas primitivas estão ligadas aos desequilíbrios musculares criados pela ausência da cinta muscular do lábio, que não se opõe à projeção da língua. Isto resulta no prognatismo superior incisivo, que é geralmente simétrico. A projeção e o desvio da pré-maxila são particularmente importantes nas fissuras bilaterais. O método mais eficaz para se atenuar estas alterações é proceder à reconstituição da cinta muscular o mais precocemente possível.

Tratamento Cirúrgico

A correção primária da fissura labial bilateral, quando bem indicada e conduzida, promove, ao longo do tempo, o alongamento da columela, o desenvolvimento do prolábio, a projeção da ponta nasal e o estreitamento das narinas. Todos estes eventos facilitarão a rinoplastia definitiva, a ser realizada após a conclusão do tratamento ortopédico maxilar. Entretanto, este tratamento

CAPÍTULO 26 – DEFORMIDADE NASAL DA FISSURA LABIAL BILATERAL

pode requerer vários estágios cirúrgicos. Nas fissuras totais e completas o resultado final é pobre, apresentando como sequelas uma confluência de cicatrizes na junção columela/lábio.[5]

Nos pacientes submetidos à correção ortopédica da maxila e pré-maxila seguida de queiloplastia bem conduzida, a abordagem das deformidades nasais restringe-se a redução do assoalho narinário, simetrização das asas narinárias, projeção da ponta nasal e alongamento da columela. Essas alterações são tratadas associadamente. Alguns pontos comuns e importantes neste tratamento devem ser enfatizados.

Assim, as vertentes laterais da fissura com sua parte muscular, quando unidas às bordas laterais do prolábio, têm a função de alargar este prolábio e facilitar a reconstrução da columela com retalhos do prolábio alargado. Em geral, esse procedimento é realizado entre 4 e 5 anos de idade.[5]

Dependendo da técnica empregada na queiloplastia primária, este alongamento pode ser principalmente realizado pelas técnicas em garfo ou em V-Y.

O retalho em garfo[6] acrescenta mais uma cicatriz na linha média da columela (Figura 26.3A), o que é evitado pelo avançamento em V-Y, mas este por sua vez produz uma cicatriz vertical no centro do lábio (Figura 26.3B).

Existem outros procedimentos propostos[7] para o alongamento da columela e a projeção da ponta nasal, mas estes dois primeiros são os mais utilizados (Figura 26.4A e B).

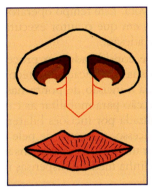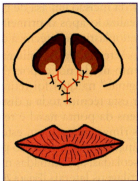

■ **FIGURA 26.4A –** Técnica de alongamento da columela (modificação da técnica em V-Y).

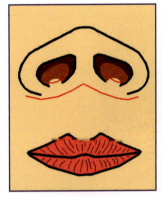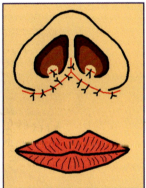

■ **FIGURA 26.4B –** Técnica de alongamento da columela (Cronin, 1958).

As deformidades cartilaginosas são corrigidas por manobras de deslocamento, mobilizações, fixações e enxertias.

A seguir, procede-se à rotação e ao reposicionamento medial das asas nasais, através de incisões em seu contorno e ressecção do excesso de tecido dos assoalhos nasais. Estas manobras são realizadas bilateralmente, à procura do tratamento das deformidades e da simetria dos componentes da ponta nasal.

Importante ainda assinalar que para se obter um bom resultado final no tratamento da deformidade nasal de paciente com fissura labial bilateral, é necessário que a musculatura orbicular esteja corretamente posicionada no lábio superior e no assoalho da narina.

Assim, alguns procedimentos cirúrgicos devem ser destacados:

A técnica de McComb[8] consiste em um alongamento em V-Y por meio de uma incisão em asa de gaivota

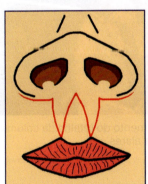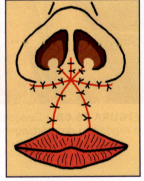

■**FIGURA 26.3A –** Técnica de retalho em garfo para alongamento da columela (Millard, 1958).

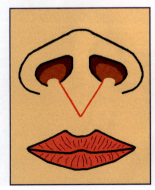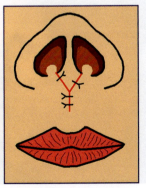

■**FIGURA 26.3B –** Técnica em V-Y para alongamento da columela (Lexer, Joseph, 1931).

301

na ponta nasal, que possibilita a visualização direta das cartilagens da ponta nasal. Por esta via de acesso faz-se o deslocamento central das cartilagens alares e a sua união na linha média (cruzes mediais). As manobras permitem a correção do deslocamento lateral das cartilagens alares e a elevação da ponta nasal, com o fechamento em V-Y da incisão em asa de gaivota. Este tempo operatório é realizado após o primeiro, em que o autor executa a queiloplastia pela técnica de adesão.

A técnica de Mulliken é considerada um procedimento moderno, depois da sua modificação da técnica original,[9] na qual foi retirada a incisão de ponta nasal. Por esta técnica toda a dissecção para mobilizar as cartilagens da ponta nasal é realizada por incisões bilaterais nas rimas alares. Com este acesso, o excesso de pele do triângulo mole é retirado por um fuso, as cartilagens são descoladas, aproximadas na linha média e suspensas nas cartilagens laterais (Figura 26.5).

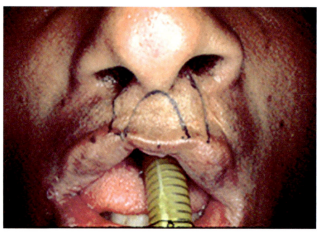

FIGURA 26.6A – Marcação de técnica em garfo de Millard.

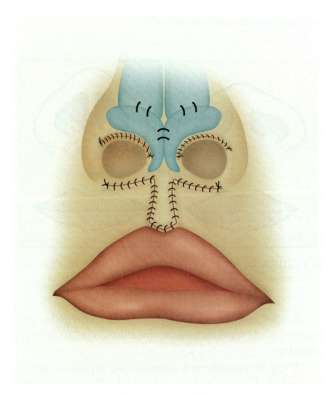

FIGURA 26.5 – Técnica de Mulliken.

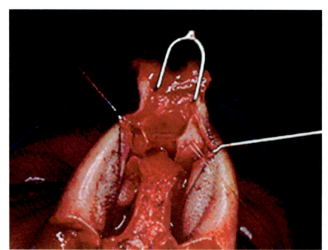

FIGURA 26.6B – Descolamento do retalho da columela e exposição das cartilagens alares.

Técnica muito adotada em nosso meio e que utilizamos é a técnica de Millard, que após a queiloplastia primária (em um ou dois tempos) proporciona o alongamento da columela por meio de retalho em garfo do prolábio.[10] Por esse acesso, as cartilagens alares podem ser deslocadas na direção central. Também há a possibilidade de ser colocado um enxerto cartilaginoso em estaca entre as cruzes mediais das cartilagens alares, que deve ter como fonte doadora a cartilagem septal (Figura 26.6A-C e Figura 26.7A e B).

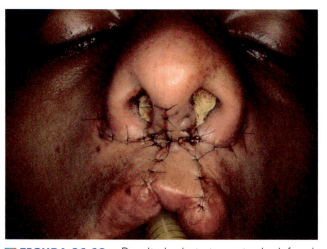

FIGURA 26.6C – Resultado do tratamento da deformidade nasal de fissura bilateral pela técnica de Millard.

CAPÍTULO 26 – DEFORMIDADE NASAL DA FISSURA LABIAL BILATERAL

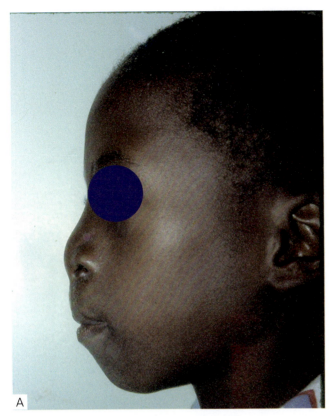 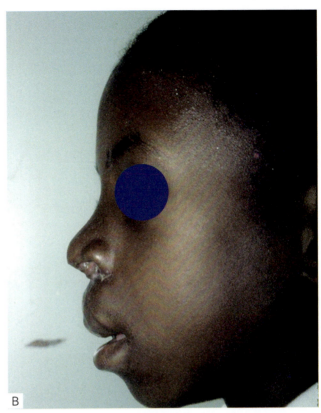

FIGURA 26.7A e B – Pré e pós-operatório do tratamento das deformidades nasais de paciente com fissura labial bilateral pela técnica de Millard.

Conclusões

Para a obtenção do melhor resultado estético no tratamento das deformidades nasais da fissura labial bilateral é ideal que as deformidades das arcadas alveolares (quando existentes) já tenham sido alinhadas por procedimentos ortopédicos e ortodônticos. O tratamento das deformidades nasais bilaterais é mais difícil que o das deformidades nasais da fissura unilateral, necessitando muitas vezes de vários tempos operatórios para se atingir o resultado desejado.

Com a evolução das técnicas de rinoplastia aberta e enxertias cartilaginosas, os resultados têm melhorado consideravelmente nas últimas décadas.

Referências Bibliográficas

1. Lessa S, Carreirão S, Nóbrega ES, Zanini S. Deformidades Nasais Associadas às Fissuras Labiais Unilaterais. In: Tratamento das Fissuras Labiopalatinas. Carreirão S, Lessa S, Zanini S, eds. 2ª ed. Rio de Janeiro: Editora Revinter Ltda.; 1996. cap. 16, p. 141.
2. Barbosa Neto JG. Genética das Fissuras Labiopalatinas. In: Tratamento das Fissuras Labiopalatinas. Carreirão S, Lessa S e Zanini S, eds. eds. 2ª ed. Rio de Janeiro: Editora Revinter Ltda.; 1996. cap. 5, p. 31.
3. Lessa S, Flores EE. Tratamento da Fissura Labial Unilateral. In: Tratamento das Fissuras Labiopalatinas. Carreirão S, Lessa S e Zanini S, eds. eds. 2ª ed. Rio de Janeiro: Editora Revinter Ltda.; 1996. cap. 8, p. 59..
4. Freitas RS, Busato L, Gamborgi MA. Nariz do Fissurado. In: Cirurgia Plástica, SBCP. Carreirão S, Cardim VN, Goldenberg D, eds.. Rio de Janeiro: Editora Atheneu; 2005. cap. 36, p. 317.
5. Hopper RA, Coutting C, Grayson B. Cleft Lip and Palate. In: Grabb & Smith's Plastic Surgery. Thorne CH, ed. 6th ed. Philadelphia: Lippincott Williams & Wilkins; 2007. chap 23, p. 213.
6. Millard DR. Columellar lengthening by a forked flap. Plast Reconstr Surg. 1971;37:324.
7. Ishida J. O Nariz do Paciente com Fissura Labial Bilateral. In: Tratamento das Fissuras Labiopalatinas. Carreirão S, Lessa S, Zanini S, eds. 2ª ed. Rio de Janeiro: Editora Revinter Ltda.; 1996. cap. 17, p. 151.
8. McComb H. Primary repair of the bilateral cleft lip nose: a 15 years review and a new treatment plan. Plast Reconstr Surg. 1990;86:882.
9. Mulliken JB. Repair of bilateral cleft lip. In: Plastic Surgery, Neligan P, ed. 3rd ed. vol 3. Philadelphia: Elsevier Saunders; 2013. chap 24, p. 550.
10. Sebastiá R. Deformidades Nasais nos Pacientes com Fissuras Labiopalatinas. In: Rinoplastia e Rinoplastia Funcional, Reparadora e Estética, Zanini AS, Carreirão S, Lessa S, eds. 2ª ed. Rio de Janeiro: Editora Revinter Ltda.; 1996. cap. 12, p. 123.

capítulo 27

Fissuras Craniofaciais

AUTOR: Aristides Augusto Palhares Neto
Coautores: Rafael José de Castro e Marcelo Pacheco Gonçalves

Introdução

O nascimento de uma criança portadora de fissura rara da face produz uma enorme gama de sentimentos em todos os envolvidos com ela. Na família gera medo, culpa, desespero, desorientação e desesperança. Algumas vezes até encontramos crianças abandonadas pela família, que não consegue compreender nem aceitar a situação.

Na equipe de enfermagem gera principalmente compaixão, um forte sentimento de solidariedade e desejo de ser útil. Ao visitarmos um paciente portador de malformação na face fica evidente a forma afetuosa e cuidadosa como estas crianças são usualmente tratadas pela equipe de enfermagem nos berços e enfermarias.

Entre os médicos pode haver um sentimento de impotência e até alguma frustração, principalmente quando não se conhece ou não se tem familiaridade com o tratamento destes pacientes. A forma de enfrentar este sentimento varia muito, mas aqueles que, motivados pela condição da criança e tomados pela responsabilidade profissional, procuram superar o sentimento inicial e buscam apoio nos centros especializados, acabam por experimentar um sentimento de realização ao acompanharem os resultados obtidos e perceberem a satisfação da família e dos pacientes.

Mas é ao Cirurgião Plástico que cabe a maior responsabilidade, pois ele deve ser capaz de orientar as equipes médica e de enfermagem quanto aos cuidados com a criança, fazer o diagnóstico cuidadoso de suas alterações, planejando e executando o tratamento cirúrgico. Mesmo aqueles que não estão habituados ao tratamento destas malformações devem ser capazes de orientar as equipes de cuidadores, mostrando as necessidades iniciais destes pacientes e orientando a transferência para os centros especializados que farão o tratamento.

Neste capítulo pretendemos mostrar quais são as necessidades básicas destes pacientes, como orientar os cuidados iniciais, prevenindo complicações, e como encaminhá-los para os centros de tratamentos nas melhores condições possíveis. Não temos intenção de discorrer profundamente sobre o tratamento cirúrgico destas malformações, já que este assunto é muito complexo, dependente da experiência de cada profissional e da necessidade de cada paciente.

Incidência

Não é possível determinar uma incidência exata das fissuras craniofaciais e mesmo as estimativas têm grande variação. Isto se deve à raridade destas fissuras e à variabilidade dos métodos utilizados, para uma incidência entre 9,5 e 34 fissuras craniofaciais para cada 1.000 casos de fissuras labiopalatais (Kawamoto, 1990).

Considerações sobre a Embriologia e Anatomia

O conhecimento da embriologia e das relações anatômicas dos ossos que compõem o esqueleto do crânio e da face é fundamental para todo interessado em cirurgia craniofacial e especialmente para a compreensão das fissuras craniofaciais. É a partir deste conhecimento que vamos procurar entender a fisiopatologia das fissuras raras da face, bem como sua relação com a anatomia normal e as diferentes técnicas utilizadas para a sua correção.

Sugerimos a leitura atenta dos capítulos relacionados com estes temas.

Etiologia

Excetuando a síndrome de Treacher-Collins e a de Goldenhar, em que há reconhecidamente mutação na codificação genética destes pacientes, a herança genética parece ter um papel secundário nas fissuras craniofaciais.

Ainda há grande desconhecimento sobre a etiologia das fissuras craniofaciais e muito do que se afirma está relacionado ao que conhecemos sobre as fissuras labiopalatais. Os estudos em animais e humanos apontam para uma interação de fatores que levariam ao desenvolvimento anormal da face na vida embrionária. Com base nestas investigações tem se afirmado que os principais fatores relacionados com o aparecimento de fissuras são ambientais, sobretudo radiações ionizantes, infecções, alterações metabólicas da mãe, drogas e produtos químicos (Kawamoto, 1990).

Classificação

A tarefa de classificar as fissuras craniofaciais não é fácil. Como estamos diante de fissuras raras, deparamo-nos com pouco material nas revisões da literatura e em sua maioria relatos de casos ou descrições de casos individuais, algumas vezes incompletas. Por outro lado, profissionais de várias áreas estão envolvidos no estudo destas malformações e frequentemente dão nomes diferentes para a mesma alteração.

Uma das primeiras tentativas de classificar as fissuras raras foi feita por Harkins (1962), e recebeu a aprovação da Associação Americana de Reabilitação de Fissuras Palatais. Contudo, esta classificação apresentava uma nomenclatura confusa e não incluía as fissuras da região medial da face.

Em 1970, Boo-Chai procurou aprimorar esta classificação subdividindo as fissuras oro-oculares em dois grupos.

Outros autores procuraram classificar as fissuras craniofaciais utilizando critérios morfológicos e embriológicos. As principais classificações que utilizaram esta filosofia foram as de Karfik e de van der Meulen (van der Meulen, 1990). Embora estas classificações sejam bastante detalhadas, seu uso é pouco prático, já que utilizam uma profusão de termos que induz alguma confusão.

Em 1973, Paul Tessier apresentou uma classificação baseada em uma extensa experiência pessoal, revisões de literatura e de prontuários clínicos. Nesta classificação o principal aspecto levado em conta é a posição da fissura e sua relação com o esqueleto subjacente. Desta forma

há uma correlação entre a apresentação clínica e da fissura e os achados da anatomia cirúrgica, tornando esta classificação essencialmente prática (Kawamoto, 1976).

Classificação de Tessier

A classificação apresentada por Tessier utiliza um sistema numérico que vai de 0 a 14 (Figura 27.1), em que cada número se relaciona a uma linha ou eixo onde se localiza a fissura. As órbitas são o ponto de referência nesta classificação. As fissuras posicionadas acima das órbitas são principalmente cranianas e as posicionadas abaixo são principalmente faciais. A observação clínica mostrou que há uma tendência à associação de determinadas fissuras que cruzam órbitas.

É importante notar que estas fissuras não seguem necessariamente regiões definidas como de fusão de processos embrionários ou de suprimento vascular, o que torna a compreensão da embriopatogenia destas fissuras um tanto difícil. As associações mais frequentes são as das fissuras 0 e 14; 1 e 13; 2 e 12; 3 e 11; e 4 e 10.

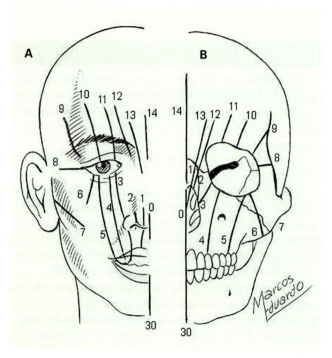

FIGURA 27.1 – Classificação de Tessier. **A)** Representa a posição das fissuras sobre o tegumento; e **B)** Sobre o esqueleto.

Embora o sistema apresentado por Tessier seja muito prático e funcional, sua aplicação pode ser dificultada pela variabilidade de expressão das fissuras. Em alguns casos elas podem se apresentar na forma incompleta, como uma "depressão" cutânea (Figura 27.2), enquanto em outros há grande deformidade e comprometimento do esqueleto (Figura 27.3). Ao examinar um paciente portador de fissura da face, o cirurgião deve investigar

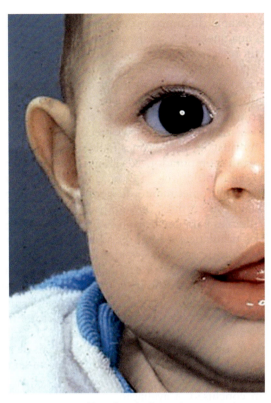

FIGURA 27.2 – Detalhe da face de um paciente portador de fissura 7 incompleta.

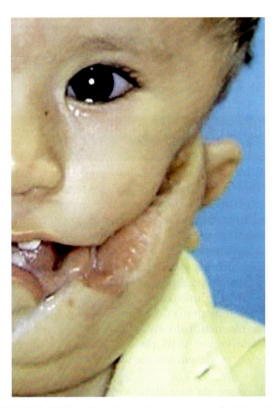

FIGURA 27.3 – Detalhe da face de um paciente portador de fissura complexa que se inicia na região da fissura 7.

com muita atenção qualquer alteração da anatomia da face. Não é raro encontrar pacientes que apresentam fissuras de lábio e que, sob a realização de um exame minucioso, identifiquem-se alterações pouco expressivas em asa nasal ou pálpebra inferior que, em alguns casos, podem trazer repercussões clínicas como dacriocistites (Kawamoto, 1990).

Tratamento das Fissuras Craniofaciais

Sempre que nos depararmos com um paciente portador de fissura rara da face devemos realizar uma completa investigação clínica e radiológica procurando identificar todas as alterações anatômicas que este paciente apresenta. Devemos ter especial atenção a alterações que põem em risco estruturas importantes como os olhos, o aparelho estomatognático e o encéfalo.

A tomografia computadorizada deve ser empregada para examinar a forma e a posição das estruturas ósseas. Para isto a reconstrução 3D da face é particularmente útil.

Em seu estudo, David (1989) avaliou 253 pacientes empregando a tomografia tridimensional (TC 3D) desde 1983. Concluiu que esta ferramenta não apenas facilitou o diagnóstico, como também definiu padrões de comprometimento esquelético. Unida a cortes tomográficos bidimensionais coronais, oblíquos e sagitais, a TC 3D provou ser uma ferramenta mais refinada para rastrear as fissuras em sua profundidade, além de demonstrar sua relação com as anormalidades dos tecidos moles adjacentes. A TC 3D também ajudou a identificar um dimorfismo da base do crânio relacionado com as anormalidades esqueléticas superficiais, algo até então desconhecido. Essa alteração se mostrou como assimetrias na forma e/ou no tamanho nas asas maiores ou menores do esfenoide, frequentemente acometendo o processo pterigoide, o qual geralmente não está localizado na linha média ou é assimétrico em sua anatomia. Cogita-se que tais achados da base do crânio possam constituir a extensão posterior da fissura.

Complementando uma avaliação clínica detalhada, a TC 3D ajuda o médico a traçar um plano cirúrgico através da visualização de quantas intervenções serão necessárias, do posicionamento das incisões, das necessidades de aumento do tecido mole, da estimativa da quantidade e da posição dos enxertos ósseos, do padrão das osteotomias e da localização das fixações ósseas. É a ferramenta radiológica mais útil no intraoperatório, pois permite ao cirurgião rápida assimilação do padrão e da extensão do defeito esquelético.

Uma vez identificadas as alterações anatômicas, devemos traçar um plano de tratamento que poderá ter um ou vários tempos cirúrgicos, de acordo com a complexidade e necessidade de cada caso.

A grande variabilidade de apresentações clínicas das fissuras torna quase impossível a padronização do

PARTE 4 – CIRURGIA PLÁSTICA PEDIÁTRICA

tratamento; todavia, qualquer que seja o planejamento cirúrgico, o objetivo deve ser a restauração da forma, procurando garantir a função das diferentes estruturas faciais, e este objetivo só será alcançado nos casos em que a deformidade anatômica não for extrema.

Avaliação Geral do Paciente com Fissura Rara da Face

De forma ideal, o primeiro exame do paciente portador da fissura rara da face deve ser feito ainda no berçário, logo após o seu nascimento. A experiência clínica, contudo, mostra que alguns pacientes só são encaminhados para uma avaliação especializada com semanas e, às vezes, meses após o seu nascimento.

Nesta primeira avaliação devemos realizar um completo exame do paciente, incluindo estudos como radiografias (tórax, crânio, coluna vertebral), ultrassonografia (abdome), tomografia do crânio e encéfalo e ressonância nuclear magnética do encéfalo. Estes exames têm por finalidade excluir malformações associadas que, quando presentes, devem ser identificadas e ratadas no seu tempo.

O exame da face deve contemplar uma inspeção estática que avalia e descreve as alterações da anatomia facial. A proporção entre os terços da face, a distância intercantal, a distância entre o *tragus* e o canto lateral da fenda palpebral, entre outras medidas, mostrará as alterações na simetria facial (Figura 27.4).

No exame dinâmico procuramos identificar paralisia em qualquer região da face. Este achado indica lesão ou malformação do nervo facial e poderá exigir tratamento específico. O exame deve ser completado com a palpação de todas as estruturas da face, procurando identificar alterações no esqueleto.

Terminado o exame físico, o cirurgião já deve ter uma ideia clara do diagnóstico e precisará complementar estas informações com exames radiológicos, em especial a tomografia computadorizada com reconstrução em 3D (Figura 27.5); contudo, ele já é capaz de definir a intensidade de comprometimento de estruturas nobres, como o encéfalo e as córneas, ou se o paciente está suscetível a dificuldades para deglutir ou se há risco de aspiração. Medidas profiláticas devem ser adotadas para evitar danos, de acordo com as necessidades de cada caso (pode estar indicada nutrição integral por sonda nasogástrica, gastrostomia, traqueostomia, entre outros cuidados).

Outro aspecto do exame físico que deve ser investigado é o do desenvolvimento neuropsicomotor. Embora possa ser difícil avaliar o desenvolvimento de crianças com poucos dias de vida ou prematuras, sinais de atraso do desenvolvimento, como a hipotonia, devem ser investigados e acompanhados.

Em conclusão, a avaliação inicial do paciente portador de fissura rara da face não deve ser apenas diagnóstica, pois dela deve ser capaz de gerar um conjun-

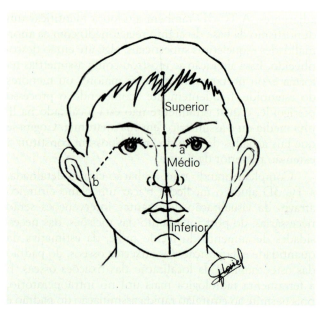

FIGURA 27.4 – Esquema do exame da face onde se mostra algumas das proporções que devem ser avaliadas no exame da face. A linha marcada como (a) representa a distância intercantal, a linha (b), a distância entre o *tragus* e o canto lateral da fenda palpebral e deve ser medida nos dois lados. Os terços da face devem ter aproximadamente a mesma dimensão em uma situação de normalidade. Outras medidas também podem ser úteis.

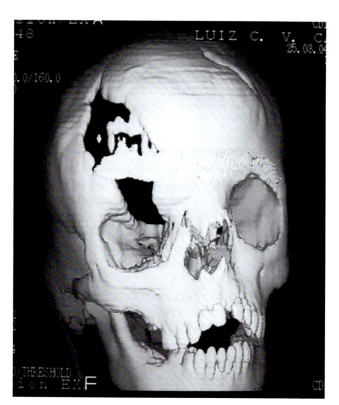

FIGURA 27.5 – Imagem de tomografia computadorizada com reconstrução em 3D que permite uma avaliação detalhada das alterações do esqueleto facial de paciente portador de fissura rara da face.

to de informações que permita definir quais cuidados específicos de desenvolvimento devem ser tomados, de modo a permitir que ele esteja apto a ser submetido aos tratamentos cirúrgicos que necessita.

Descrição das Fissuras Craniofaciais

Sempre que procuramos descrever as fissuras craniofaciais, devemos ter em mente a grande variabilidade de formas e apresentações das fissuras. Em alguns casos, mesmo os cirurgiões experientes terão dificuldade em encontrar o melhor diagnóstico. Apesar deste fato, o tratamento não está diretamente relacionado ao tipo ou número da fissura, e sim aos achados do exame, o que determinará o plano de cirurgia.

Desta forma, qualquer descrição genérica das fissuras craniofaciais é incompleta e não prepara o residente para enfrentar o grande desafio, que consiste no tratamento destas fissuras.

Fissura 0

Esta fissura pode se apresentar como uma fissura verdadeira ou não. Geralmente o nariz é bífido e a columela pode se alargada ou curta, e pode haver malformação no dorso nasal (Figura 27.6).

Para estes pacientes, e para todos os portadores de hiperteleorbitismo, devemos descartar a existência de encefalocele frontonasal ou nasoetmoidal. Estas encefaloceles podem evoluir com meningites de repetição ou até mesmo com quadros mais graves. Quando há encefalocele, o tratamento deve ter início assim que o paciente apresentar condições clínicas para se submeter à cirurgia.

Quando não há encefalocele o plano de tratamento deve incluir o tratamento da fissura do lábio superior, a reconstrução nasal e o tratamento do hiperteleorbitismo. Estes procedimentos podem ser feitos em tempo cirúrgico único ou em múltiplos estágios.

Fissura 1

Antes da descrição de Tessier, estes quadros não eram reconhecidos como uma entidade específica e eram considerados como variação das fissuras de linha média. A fissura número 1 inicia no arco do cupido como uma fissura usual e estende-se em uma linha parassagital que passa pelo domo da cartilagem alar, medialmente à órbita e frequentemente continua com a fissura 13 em direção ao crânio. O hiperteleorbitismo pode estar presente. (Figura 27.7).

Como em todos os casos onde encontramos hiperteleorbitismo devemos descartar a presença de encefalocele que, se presente, deve ter prioridade no tratamento. Usualmente se utiliza a via intracraniana para o tratamento destas encefaloceles e o hiperteleorbitismo pode ser corrigido no mesmo ato cirúrgico.

A reconstrução do nariz mostra melhor resultado quando realizada na adolescência e usualmente exige enxertos de cartilagem para sustentar a alar malformada.

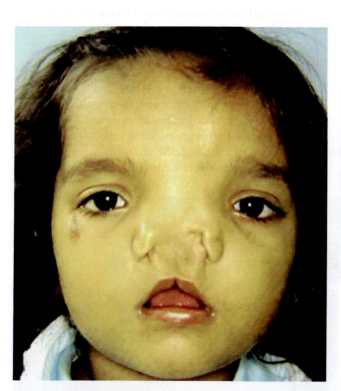

FIGURA 27.6 – Fissura nº 0 com fissura mediana verdadeira no lábio superior, nariz displásico, hiperteleorbitismo e fissura nº 14 associada.

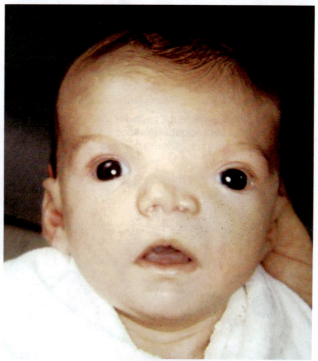

FIGURA 27.7 – Paciente portador de fissura 1 onde não se observa fissura do lábio, mas há acometimento do nariz no nível na região do domo da cartilagem alar e hiperteleorbitismo. Esta associada uma fissura 13 à esquerda.

PARTE 4 – CIRURGIA PLÁSTICA PEDIÁTRICA

Fissura 2

Esta fissura é considerada particularmente rara e, como a fissura 1, só passou a ser considerada uma entidade específica após a classificação de Tessier, que mesmo assim marcou esta fissura com uma linha tracejada em sua descrição original, e não como uma linha contínua como as demais, salientando assim sua raridade.

Nestes casos, quando há fissura no lábio ela se situa na posição usual destas fissuras mas, ao se prolongar cranialmente, ela divide a cartilagem alar entre o domo e a implantação da asa (Figura 27.8). Não há envolvimento das pálpebras nesta figura.

Para o tratamento desta fissura devemos tratar a fissura labial de forma usual e avaliar as necessidades de reconstrução nasal. Em alguns casos temos utilizado retalhos locais para corrigir a malformação nasal, como ilustrado na Figura 27.9.

Fissura 3

Esta fissura já era conhecida antes da classificação de Tessier e recebeu diferentes nomes como, por exemplo, fissura naso-ocular ou oronaso-ocular. Ela se caracteriza por iniciar como uma fissura labial na posição usual e progredir cranialmente, deslocando a implantação da asa nasal e acometendo a pálpebra inferior medialmente ao forame infraorbitário (Figura 27.10).

O tratamento destes casos envolve a confecção de vários retalhos, que tem por objetivo reposicionar a asa nasal, alongar a pálpebra inferior e fechar a fissura labial. A abordagem proposta por van der Meulen cumpre estes objetivos (Figura 27.11).

Fissura 4

Nesta fissura o envolvimento do lábio superior é mais lateral que nos casos usuais de fissura labial, e não há envolvimento das colunas filtrais e do filtro. Em seu trajeto cranial a fissura poupa a asa nasal e distorce a pálpebra inferior medialmente ao forame infraorbitário (Figura 27.12).

Temos utilizado com sucesso a técnica proposta por van der Meulen no tratamento destas fissuras.

Fissura 5

Assim como as fissuras 3 e 4, a fissura 5 foi designada por diversos termos, entre eles fissura oblíqua verdadeira, por ser a fissura localizada mais lateralmente na face. Nestes casos, a fissura do lábio está colocada próxima à rima bucal e ao se deslocar cranialmente a fissura passa lateralmente ao forame infraorbitário (Figura 27.13).

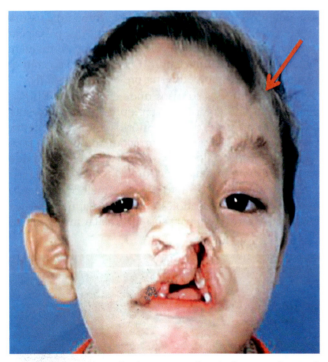

FIGURA 27.8 – Paciente portador de fissura número 2 à esquerda. A seta aponta alterações na implantação dos cabelos relacionadas à fissura número 12 associada.

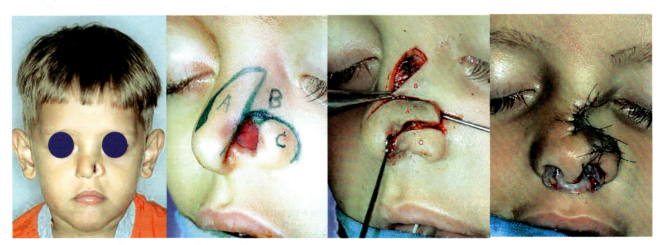

FIGURA 27.9 – Tratamento da fissura número 2 completa com retalhos locais.

CAPÍTULO 27 – FISSURAS CRANIOFACIAIS

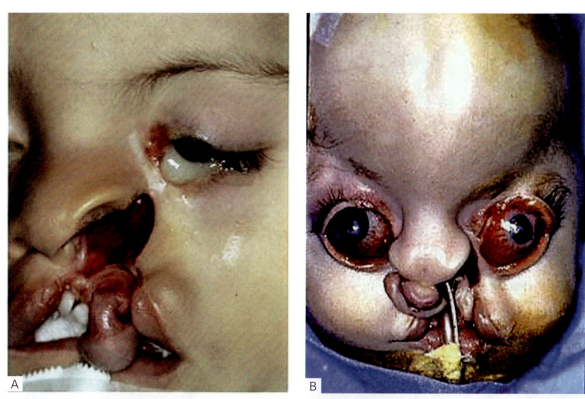

FIGURA 27.10 – Apresentamos duas formas da fissura número 3. Na imagem A, temos uma fissura número 3 à esquerda e na imagem B, uma fissura número 3 bilateral.

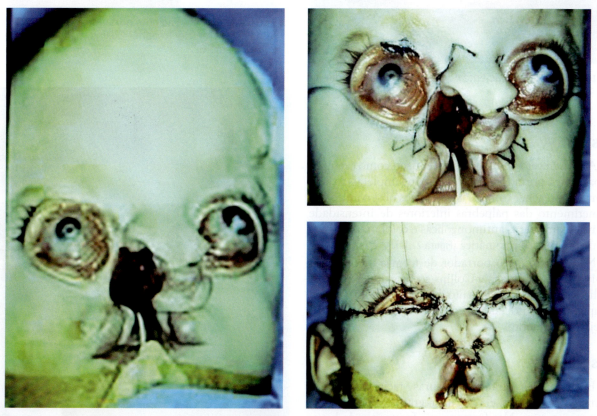

FIGURA 27.11 – Paciente portador de fissura 3 bilateral tratado em único tempo pela técnica proposta por van der Meulen, onde um grande retalho da bochecha é elevado e avançado medialmente, retalhos menores são confeccionados na borda medial para reposicionar as asas nasais e o lábio.

PARTE 4 – CIRURGIA PLÁSTICA PEDIÁTRICA

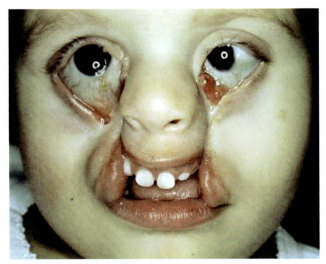

FIGURA 27.12 – Fissura número 4 bilateral. Note que não há envolvimento do filtro, das colunas filtrais e asas nasais na fissura.

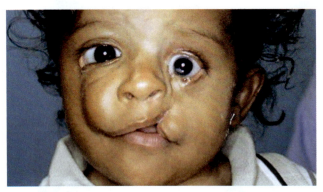

FIGURA 27.13 – Paciente portador de fissura 5 à direita e 4 à esquerda.

Fissura 6

Ao descrever esta fissura, Tessier usou como exemplo os pacientes portadores de formas incompletas da síndrome de Treacher-Collins. Nestes casos observamos um acometimento das pálpebras inferiores de intensidade variável (com pregas antimongólicas e coloboma) e redução da eminência zigomática (Figura 27.14).

Não é raro que o portador de formas incompletas da síndrome de Treacher-Collins só procure assistência médica quando do nascimento de um filho com a forma completa; portanto, em muitos casos estes pacientes não desejam tratamento.

Fissura 7

É a menos rara das fissuras faciais. Recebeu diversas designações e tem uma grande variabilidade de apresentações. Nas formas mais frustras pode haver somente uma "cicatriz" da fissura, como mostrado na Figura 27.2, ou malformações mínimas do ouvido externo.

Já em casos mais complexos pode haver ausência do ouvido interno, malformação do ramo e côndilo mandibular, ente outros quadros (Figura 27.15).

No tratamento desta fissura devemos avaliar alterações encontradas e criar um plano de tratamento adequado a cada caso.

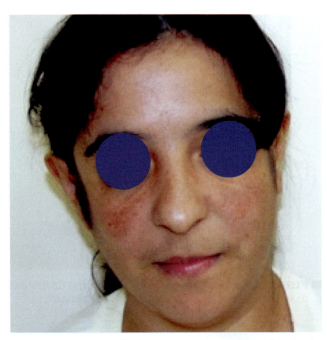

FIGURA 27.14 – Paciente portadora de forma incompleta da síndrome de Treacher-Collins, descrita por Tessier como fissura 6.

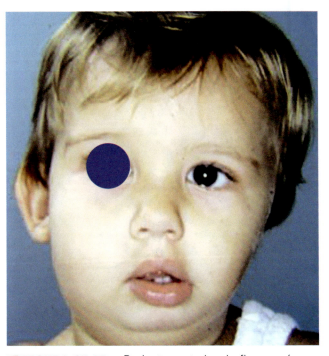

FIGURA 27.15 – Paciente portador de fissura número 7 à esquerda.

Fissura 8

É muito raro encontrar a fissura 8 isoladamente. Quando isto ocorre, ela se apresenta com um comprometimento da comissura lateral da pálpebra que se dirige para a região temporal.

A forma mais usual desta fissura é em associação com as fissuras 6 e 7, na síndrome de Treacher-Collins (Figura 27.16).

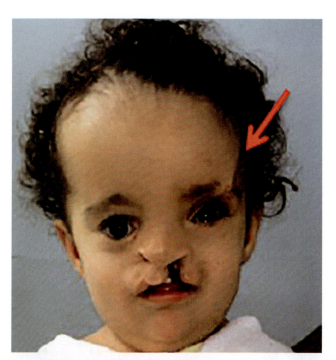

■ **FIGURA 27.17** – Seta aponta para fissura número 9.

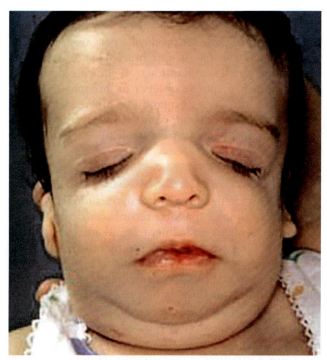

■ **FIGURA 27.16** – Paciente portador da síndrome de Treacher-Collins na forma completa, reconhecida como uma associação das fissuras 6, 7 e 8.

Fissura 9

Esta fissura é considerada extremamente rara e na descrição original de Tessier foi baseada em descrição de Morian (1887) e Sanvenero-Rosselli (1953).

Esta é a primeira das fissuras cranianas e inicia-se na borda superolateral da pálpebra superior e acomete a reborda e o teto da órbita. Ela divide a sobrancelha no terço lateral e dirige-se para a região temporal (Figura 27.17).

Fissura 10

A fissura 10 está posicionada do centro da órbita e da pálpebra superior. Frequentemente está associada à fissura 4 (Figura 27.18).

Fissura 11

Segundo a descrição original, a fissura número 11 não é encontrada na forma isolada e comumente é vista

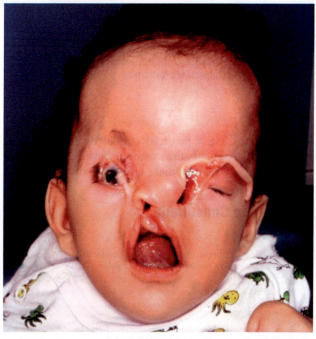

■ **FIGURA 27.18** – Do lado direito (seta) este paciente apresenta uma associação entre as fissuras 4 e 10.

em associação com a fissura 3. Na região frontal ela pode tomar dois caminhos. No primeiro ela passa lateralmente ao etmoide e cria uma fissura que divide o terço medial da sobrancelha e o rebordo orbital. No segundo trajeto ela cruza o etmoide e produz hiperteleorbitismo (Figura 27.19).

PARTE 4 – CIRURGIA PLÁSTICA PEDIÁTRICA

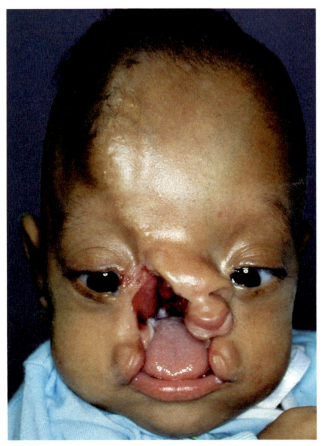

FIGURA 27.19 – Paciente portador de fissura 11 à direita associada a hiperteleorbitismo.

Fissura 12

A fissura 12 é a projeção cranial da fissura 2 (ver Figura 27.8). Nesta fissura costuma haver alterações na sobrancelha na região medial e o hiperteleorbitismo é frequente. No esqueleto, a fissura passa no processo frontal da maxila ou entre esta estrutura e o nasal. O envolvimento do etmoide é responsável pelo hiperteleorbitismo.

Fissura 13

A fissura 13 é a extensão cranial da fissura 1 e envolve a placa cribriforme. Em alguns casos, há formação de uma encefalocele paramediana (Figura 27.7).

Fissura 14

A fissura 14 pode ser produzida pela agenesia de determinadas estruturas ou por hiperplasia. Quando ela resulta de agenesia, a manifestação clínica é de hipoteleorbitismo. É o que se observa na holoprosencefalia, entre outras situações. Já quando há hiperplasia o resultado é hiperteleorbitismo, como se observa nas encefaloceles da linha média (ver Figura 27.6).

Conclusão

Apresentado de forma didática, o estudo das fissuras raras parece simples. Bastaria reconhecer determinados pontos anatômicos e facilmente se identificaria o tipo de fissura. Na prática, o que enfrentamos costuma ser muito diferente. Muitas vezes, as fissuras estão associadas, seu trajeto é atípico, o acometimento é incompleto ou há variações que dificultam a classificação da fissura.

Além disso, os casos são extremamente raros e praticamente únicos, e definir qual é o tipo de fissura não determina que tratamento deve ser aplicado. Na maioria dos casos a experiência do cirurgião irá definir qual caminho deve ser tomado.

Tudo isso torna o estudo das fissuras raras um dos maiores desafios para o cirurgião craniofacial.

Bibliografia Consultada

- Harkins CS, Berlin A, Hardinf RL, Longacre JJ, Snodgrass RM. A classification of cleft lip and cleft palate. Plast Reconstr Surg. 1962;29:31.
- Kawamoto Jr HK. The kaleidoscopic world of rare craniofacial clefts: order out of chaos (Tessier classification). Clin Plast Surg. 1976;3:529.
- Kawamoto Jr HK. Rare craniofacial clefts. In: McCarthy JG. Plastic Surgery. Philadelphia: WB Saunders Co; 1990.
- Ozaki W, Kawamoto Jr HK Craniofacial clefts. In: Thaller SR, Bradley JP, Garri JI, eds. Craniofacial Surgery. New York: Informa Healthare USA Inc; 2008.
- Tessier P. Anatomical classification of facial, craniofacial and latero-facial clefts. J Maxillofac Surg. 1976;4:69.
- Van der Meulen F. Classification of Craniofacial Malformations. In: Stryker M, van der Meulen JC, Raphael B, Mazzola R, Tolhurst DE, Murray JE, eds. Craniofacial Malformations. London: Churchill Livingstone; 1990.

capítulo 28

Craniossinostoses

AUTORA: Vera Lúcia Nocchi Cardim
Coautores: Rodrigo de Faria Valle Dornelles e Alessandra dos Santos Silva

Introdução

Os centros de ossificação da calota craniana se originam do desmocrânio que envolve o cérebro fetal. Estes ossos, de origem membranosa, interligam-se através das suturas, que são finas camadas de tecido fibroso capazes de responder à expansão cerebral com a osteogênese, que possibilita o crescimento da caixa craniana.[1] O neurocrânio possui seis suturas principais e múltiplas suturas menores (Figura 28.1), formando com os septos fibrosos intracranianos (foice do cérebro, tenda do cerebelo) uma continuidade que permite distribuir tensões e proteger as estruturas cerebrais. Na base do crânio, onde a soma vetorial das forças expansoras do crescimento cerebral é zero, existe a sincondrose esfeno-occipital (Figura 28.2), cuja osteogênese endocondral não depende de trações para fornecer o crescimento.[2] As suturas cranianas têm duas funções: permitir a deformação do crânio durante a passagem pelo canal do parto e garantir o crescimento das placas ósseas da calvária durante a expansão cerebral. Até o segundo ano de vida, o cérebro adquire metade do volume que terá na vida adulta. Por isto, nestes 2 primeiros anos a maioria das suturas permanece pérvia e osteoblasticamente ativa, para começar então a entrar

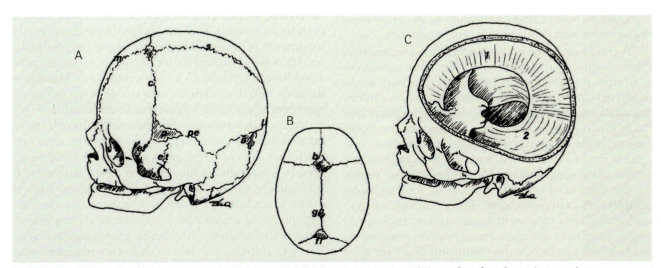

FIGURA 28.1 – A) Suturas - c: coronal; s: sagital; l: lambdoide; m: metópica; ef: esfenofrontal; p: parietoescamosa; S: esfenotemporal; **B)** Fontanelas (fontículos) - b: bregmática; fl: lambdoide; p: ptérica; a; astérica; g: Gerdy. **C)** Tratos fibrosos - 1: tenda do cérebro; 2: tenda do cerebelo.

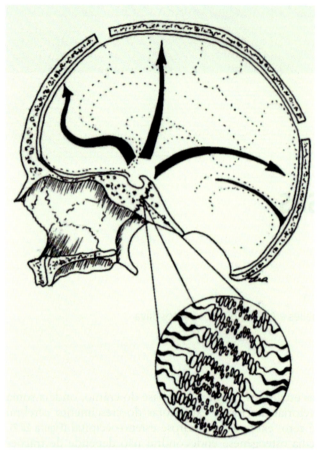

FIGURA 28.2 – Sincondrose esfeno-occipital em área de resultante zero de forças.

em estabilidade e maturação, um lento processo que se prolonga até o final da adolescência. As exceções são a sutura metópica, que costuma já estar praticamente inativa na época do nascimento, e a sincondrose esfeno-occipital que, ao contrário, cessa sua atividade apenas na vida adulta.

Quando houver fusão prematura destas áreas suturais, teremos uma craniossinostose ou cranioestenose.

A craniossinostose pode ser primária ou secundária. Primária, quando o cérebro tem potencial de crescimento normal e o fechamento prematuro da sutura impede seu desenvolvimento. Secundária, quando o cérebro tem malformações ou sofreu agressões infecciosas que lhe privam o crescimento, ou em presença de condições clínicas como discrasias sanguíneas (talassemia), que causam imobilidade sutural[1] e fatores teratogênicos que afetem seu comportamento.[3] A craniossinostose primária, que é o foco do nosso estudo, pode ser simples ou complexa. A craniossinostose simples, isolada ou não sindrômica, afeta uma ou mais suturas do crânio, sendo a fusão prematura da sutura o único defeito primário do indivíduo. A prevalência das craniossinostoses em geral (sindrômicas e não sindrômicas) é de um para 2.000 a 3.000 nascimentos e as craniossinostoses simples (não sindrômicas) aparecem em 70% dos casos.[4]

Craniossinostoses Simples ou não Sindrômicas

A fusão prematura dos ossos cranianos é conhecida desde a época da Grécia Antiga.[5] Galeno traduziu esta deformidade como oxicefalia. Em 1830 foi denominada "craniossinostose", e Virchow, em 1881, formulou a clássica teoria conhecida como "lei de Virchow":[6] a fusão prematura de uma sutura craniana inibe o crescimento normal da abóbada em direção perpendicular à sutura comprometida. O crescimento compensatório se dá nas suturas pérvias, e geralmente sua direção é paralela à sutura sinostótica. Foi baseado na deformação que este crescimento compensatório causa no crânio que Virchow classificou pela primeira vez as cranioestenoses.

Em 1959, Moss[7] considerou a ossificação prematura de uma sutura craniana como sendo a resposta às tensões anormais vindas de deformidades da base do crânio, e transmitidas às suturas através dos tratos fibrosos intracranianos. Os estudos atuais,[8] que demonstram a interação entre o crescimento cerebral, a dura-máter, o mesênquima sutural e as placas ósseas, realizada por receptores de fatores de crescimento e enzimas reguladoras, citocinas, fatores de transcrição e moléculas de matriz extracelular, não invalidam a proposta de Moss, senão a enriquecem com um entendimento mais pormenorizado do processo.

Ao contrário das craniossinostoses sindrômicas, onde já se detectaram muitos genes envolvidos em sua etiologia, existe apenas um gene conhecido (EFNA4) cuja mutação produz craniossinostose simples ou não sindrômica.[4] Aproximadamente 8% dos casos são familiares, com um padrão de herança autossômica dominante.

A fusão prematura de uma ou mais suturas cranianas provoca a restrição do crescimento cerebral com consequentes deformidades devidas aos padrões específicos de crescimento compensatório. O esforço de crescer contra uma resistência aumentada eleva a pressão no cérebro. Esta pressão pode ser compensada totalmente pelo crescimento das suturas perpendiculares, ou pode se manter maior do que o adequado para a boa função cerebral. Conforme estudos de Marchac e Renier,[9] 14% das estenoses únicas e 47% das estenoses múltiplas se associam à hipertensão endocraniana. Na experiência dos autores a hipertensão endocraniana se faz presente em percentagem bem mais alta, senão na totalidade dos casos, em graus variáveis. A medição da pressão intracraniana (que normal deve variar entre 8 e 10 mmHg em lactentes e 8 e 12 mmHg até 7 anos) é um procedimento cruento, que necessita de uma trepanação da calota com a introdução de um cateter intraparenquimatoso. Isto limita grandemente o acesso a esta aferição, por isso os dados sobre hipertensão endocraniana permanecem ainda hoje tão variáveis e conflitantes. Por isso também os sinais indiretos de hipertensão são tão valorizados.

Seus principais sintomas são cefaleia, irritabilidade, distúrbios de atenção, agitação e vômitos, com graus variáveis de comprometimento do desenvolvimento neuropsicomotor. Em graus leves de hipertensão endocraniana pode existir um sintoma paradoxal que é a inteligência aguçada, acima nos níveis normais para a idade. Acreditamos que isto se deva à irritação do manto cerebral pelo contato mais intenso com a calota. Ao exame de fundo de olho, nas hipertensões endocranianas severas se observa borramento da papila do nervo óptico, e em hipertensões mais leves apenas o desaparecimento do pulso venoso retiniano. As alterações visuais podem estar presentes, devidas diretamente à hipertensão ou às deformidades orbitopalpebrais causadas pela craniossinostose.

Nas imagens tomográficas a hipertensão endocraniana se traduz por diminuição dos ventrículos com perda de definição de suas margens pela infiltração de liquor no tecido cerebral. O espaço aracnóideo está diminuído e a face interna da calota está irregular devido à absorção provocada pela pressão das circunvoluções cerebrais. Ao exame com raios X este sinal é muito característico, sendo chamado de impressões digitiformes ou sinal de prata batida (Figura 28.3A).[10] Espaço aracnóideo aumentado (Figura 28.3B) e ventrículos dilatados eram há alguns anos considerados sinais de ausência de hipertensão, pois se acreditava que a presença do liquor nestes espaços indicava que o cérebro dispunha de muito espaço ainda para crescer. Hoje se interpretam estes sinais de uma forma totalmente contrária: a pressão intracraniana aumentada pela estenose sutural provoca o aumento da pressão venosa, o que por sua vez compromete o balanço liquórico, diminuindo sua absorção. O retardo do fechamento das suturas pérvias, com a manutenção de grandes fontanelas[11] (Figura 28.3C), também é um óbvio e veemente sinal de hipertensão, embora não tenha ainda comprovação definitiva da comunidade científica.

Para o diagnóstico e reconhecimento dos vários tipos de craniossinostoses, é importante considerar que a doença provoca dois defeitos: o *defeito primário*, que é a fusão sutural prematura, e o *defeito secundário*, que é a deformação do crânio causada pelo crescimento compensatório das suturas pérvias. Voltando a examinar a lei de Virchow, percebemos que quando ele se refere ao impedimento do crescimento craniano paralelamente à sutura comprometida, está se referindo ao defeito primário, e quando fala do crescimento compensatório em direção perpendicular à sutura estenótica, está se referindo ao defeito secundário.

Por isso, além de classificar a craniossinostose pelo nome da sutura estenótica (defeito primário), costuma-se utilizar ainda hoje a nomenclatura morfológica da classificação de Virchow,[6] que considera o defeito secundário da craniossinostose.

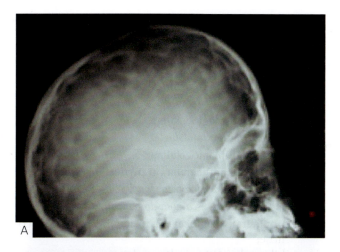
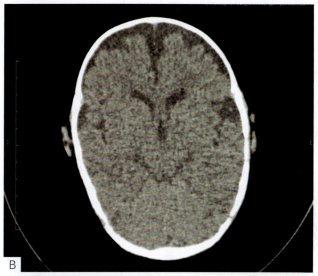
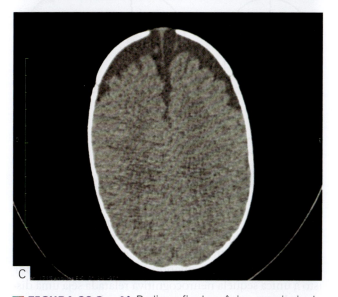

FIGURA 28.3 – A) Radiografia do crânio com sinais de prata batida; **B)** Tomografia computadorizada do cérebro, com diminuição dos ventrículos laterais e aumento do espaço liquórico anterior; e **C)** Tomografia computadorizada de crânio demonstrando aumento de espaço liquórico anterior e diástase de sutura metópica.

Esta é a classificação utilizada para as craniossinostoses não sindrômicas, com a percentagem média de prevalência:

- *estenose da sutura sagital*: 40 a 50% – escafocefalia;
- *estenose da sutura coronal*: 20 a 25%:
  - bilateral, braquicefalia;
  - unilateral, plagiocefalia;
- *estenose da sutura lambdoide*:
  - unilateral, plagiocefalia;
  - bilateral, baquicefalia ou turricefalia;
- *estenose da sutura metópica*: 5 a 15% – trigonocefalia;
- *estenose da sutura escamosa do temporal*:
  - unilateral, plagiocefalia ipsilateral com faciescoliose;
  - bilateral, crânio em lâmpada;
- *estenose de suturas múltiplas*: acrocefalia ou oxicefalia.

Craniossinostose sagital

A sinostose sagital ou escafocefalia (crânio em forma de barco) é a mais comum das craniossinostoses não sindrômicas e sua frequência varia entre 40 e 55% nos diferentes centros.[4] A fusão prematura da sutura sagital provoca o redirecionamento das forças expansoras do cérebro com a função compensatória das suturas perpendiculares a ela (coronal e lambdoide). Além do alongamento anteroposterior do crânio, este se mostra estreitado pelo impedimento de expansão laterolateral. Também a face se apresenta estreitada (Figura 28.4).

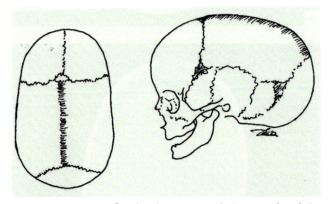

FIGURA 28.4 – Craniossinostose sagital ou escafocefalia.

Dentre as craniossinostoses, a sagital é a única em que se convencionou considerar que não se acompanha de distúrbios neuropsicomotores nem de hipertensão endocraniana, mesmo quando não operada. Talvez por isto a única sequela neurocognitiva relatada seja uma discreta deficiência na memória auditiva de curto termo e ligeira alteração no desenvolvimento da linguagem.[9] Seu tratamento cirúrgico visa minimizar os estigmas psicológicos que possam ser gerados com a deformidade, sendo considerado, portanto, "estético".

Já no final do século XIX se faziam fragmentações da abóbada craniana na tentativa de remodelá-la, e mesmo ainda hoje existem casos tratados por craniectomia simples. Dependendo da área ressecada e da idade do paciente, muitas vezes a reossificação é insuficiente, reproduzindo sempre a deformação original.[12] A partir da proposta de Tessier,[13] em 1967, para o tratamento das craniossinostoses com osteotomias modeladoras, progressivamente se foi estabelecendo esta técnica como preferencial. Naturalmente, para cada tipo de deformidade craniana as osteotomias e o remanejamento das placas ósseas são distintos, mas o princípio de realizar a craniotomia da área afetada, recortar e remodelar a calota *back table*, rearranjando os enxertos ósseos em uma forma mais adequada, permanece ainda hoje como o mais aceito.[14]

Quanto mais bem imobilizados os enxertos, mais rápida será sua integração e a ossificação das falhas ósseas através das margens e dos invólucros osteoblásticos (dura-máter e periósteo).

Para imobilização, as placas e os parafusos de titânio devem ser evitados em crianças porque não acompanham a placa óssea em crescimento, e acabam sofrendo uma pseudomigração para dentro da caixa craniana, muitas vezes em posição intracerebral. As placas e os parafusos reabsorvíveis, à base de ácido poliláctico, são hoje o material preferido para a fixação.

As craniossinostoses em geral, por obstruírem o crescimento cerebral, devem ser operadas preferencialmente dentro do primeiro ano de vida, quando o cérebro está em grande velocidade de crescimento. A escafocefalia tem indicação de tratamento precoce (entre 5 e 14 meses, preferencialmente) pela facilidade de moldar ossos mais jovens, e a possibilidade de o crescimento adicional trazer refinamentos à remodelagem conseguida. Entendendo que também neste tipo de craniossinostose exista hipertensão endocraniana (mesmo que menor do que nos outros tipos), justifica-se ainda mais a precocidade da abordagem cirúrgica.

A morbidade destas grandes cirurgias de remodelagem sempre foi um desafio, induzindo à procura de soluções menos invasivas. Também é preciso pensar que quando se remodela apenas o osso da calota, nas técnicas *back table*, e se devolve esta calota como um enxerto, estamos modelando apenas o produto da matriz osteogênica, que terá de se integrar novamente sobre a matriz deformada, recidivando o defeito durante o restante do crescimento.

Com a utilização dos princípios de distração osteogênica na cirurgia craniofacial, logo se iniciaram a aplicar distratores em osteotomias feitas nas suturas estenóticas ou paralelamente a elas. Mantendo-se o osso da calota ligado à dura-máter, além de não sofrer desvascularização transformando-se em um enxerto, ele transmite as forças provocadas pelo distrator através de todo o invólucro osteogênico do cérebro e dos tratos fibrosos deste sistema fechado, produzindo remodelagem da calota por inteiro (Figura 28.5). O distrator devolve à sutura estenótica a sua função normalizada, agindo indiretamente na

CAPÍTULO 28 – CRANIOSSINOSTOSES

matriz osteogênica (dura-máter), que se remodela e passa a produzir osso com a forma normal.

Apesar de dois tempos cirúrgicos serem necessários (um para colocar o distrator e outro para retirá-lo), a morbidade das cirurgias reduziu-se consideravelmente. A presença, no entanto, das hastes externas dos distratores tangenciando a calota é causa de muitas complicações, como infecção, deslocamento dos distratores e até mesmo trauma cerebral em casos de queda da criança.

Para conservar as vantagens da distração osteogênica e minimizar suas complicações, os autores utilizam molas implantáveis de Lauritzen.[15-17] São fios metálicos que se interpõem no traço de osteotomia, imprimindo uma força que se expande a todo o crânio através da dura-máter, que não é descolada da calota óssea. Nenhum segmento fica exposto ao meio externo, pois a mola acompanha a curvatura da calota. Isto previne as complicações como trauma e infecção.

Embora as molas originais sejam feitas em aço, costumamos empregar fios de cádmio e níquel (usados em aparelhos extraorais de ortodontia) para criar molas que, como um ômega, se interpõem entre as margens da craniotomia (Figura 28.6). São chamadas de "indutor de transformação estrutural".

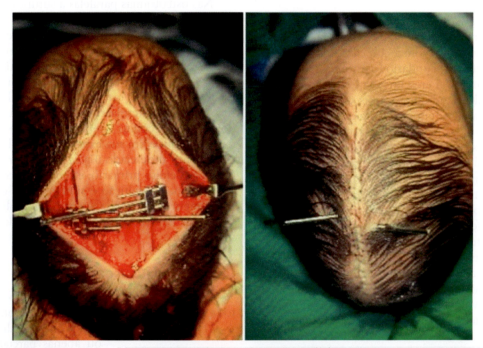

■ **FIGURA 28.5** – Distratores em craniotomias parassagitais.

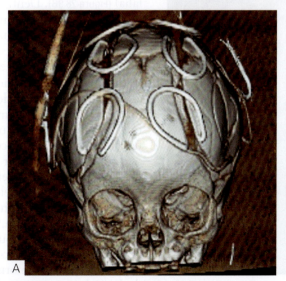
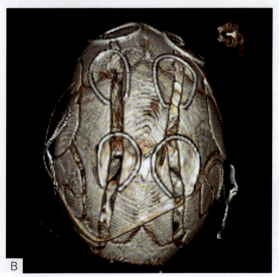

■ **FIGURA 28.6** – Molas implantáveis (ITE) em craniotomias parassagitais. Reconstrução em 3D de Ct em primeiro pós-operatório. **A)** Vista anterior e **B)** Vista superior.

PARTE 4 – CIRURGIA PLÁSTICA PEDIÁTRICA

Na escafocefalia praticamos duas craniotomias longitudinais, paralelas à sutura sagital. A continuidade da craniotomia na região frontal se dirige mais lateralmente (buscando a asa do esfenoide) para auxiliar no alargamento da face. São interpostas molas tanto neste prolongamento frontal bilateral como nas craniotomias parassagitais, geralmente em número de três para cada linha de craniotomia.

A remodelagem é acompanhada clínica e radiologicamente (Figura 28.7) e, em média, no terceiro mês pós-operatório já se percebem sinais claros de ossificação dos espaços alargados das osteotomias. A cirurgia para retirada das molas acontece em média no quarto mês pós-operatório.

Nos casos de escafocefalia que procuram tratamento mais tardiamente, após 1 ano de idade, a simples osteotomia parassagital com a colocação de molas não irá corrigir o defeito secundário (o estreitamento e alargamento do crânio por crescimento compensatório das suturas coronal e lambdoide), pois o osso da calota, já mais maduro, não tem plasticidade para responder às forças distribuídas pela matriz osteogênica. Torna-se necessário transformar as placas ósseas inelásticas em superfícies moldáveis, responsivas às solicitações de mudança do envelope dural que está sendo remodelado pelas molas. Este objetivo é alcançado realizando-se uma osteotomia helicoidal, em forma de náutilus, na área de defeito secundário que se quer corrigir.[18] O descolamento da calota é econômico, interessando apenas as linhas de osteotomia, o que mantém a área óssea vascularizada e em continuidade com o envelope dural. Esta "mola óssea" assim produzida responderá às solicitações volumétricas do conteúdo craniano expandindo-se quando as molas que estão no defeito primário forem de compressão, e contraindo-se quando as molas do defeito primário forem de expansão.[18] No tratamento tardio da escafocefalia precisa ser corrigido o alongamento anteroposterior com estreitamento laterolateral. Realizam-se osteotomias helicoidais (em forma de náutilus) bilateralmente, com base na região temporal correspondente à asa do esfenoide, que é liberada através de uma trepanação que aborda tanto a fossa média como a fossa anterior.

Na faixa óssea sagital que contém a sutura estenótica é retirado um segmento ósseo que irá permitir o encurtamento anteroposterior do crânio, pela ação constritiva de duas molas de contração aplicadas às suas margens.

Nas osteotomias paralelas à sutura sagital estenótica são colocadas molas expansoras. Nos passos das molas ósseas produzidas pelas osteotomias helicoidais são colocados calços de osso ou placas absorvíveis, que se fixam apenas a uma das margens da osteotomia, a fim de impedir o movimento contrário da helicoide. Neste caso, estamos usando as osteotomias helicoidais para permitir a expansão laterolateral do crânio: quando a criança dormir em decúbito lateral, esta região será pressionada, o que impedirá sua expansão. Os calços impedem o movimento indesejado (Figura 28.8). As molas, portanto, tratam o defeito primário; e o náutilus corrige o defeito secundário. A evolução é similar à dos casos operados no primeiro ano de vida apenas com molas, já que as osteotomias helicoidais simulam a plasticidade do crânio mais jovem.

Craniossinostose coronal

A sutura coronal pode sofrer fusão prematura em toda a sua extensão (sinostose coronal bilateral, braquicefalia, turricefalia) (Figura 28.9A) ou apenas parcialmente (sinostose coronal unilateral, plagiocefalia) (Figura 28.9B). Dentre as craniossinostoses não sindrômicas é a segunda mais comum, aparecendo em 20 a 25% dos casos.[4]

A estenose coronal sempre se acompanha de elevação da asa maior do esfenoide, que forma externamente como que uma brida de depressão oblíqua na fronte. Nas braquicefalias, esta brida de dura-máter e osso é bilateral, e nas plagiocefalias é unilateral. Ao raios X a elevação da asa do esfenoide é chamada de órbita em arlequim,[9] pela imagem característica que proporciona (Figura 28.10). Isto traduz a participação da deformidade da base do crânio na etiologia da disostose.

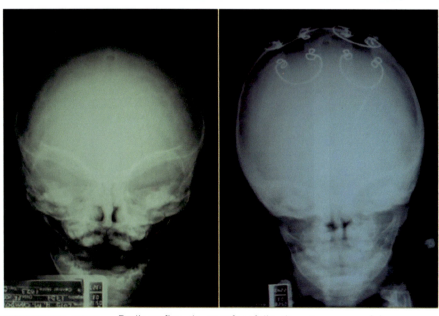

FIGURA 28.7 – Radiografias de escafocefalia durante a remodelagem com molas.

CAPÍTULO 28 – CRANIOSSINOSTOSES

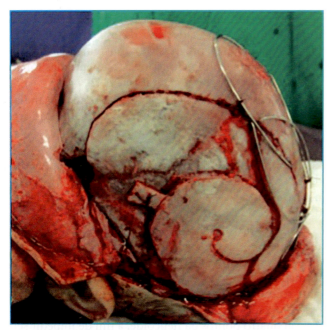

■ **FIGURA 28.8** – Intraoperatório mostrando osteotomia em espiral (náutilus). Observar o detalhe de "calço" ósseo.

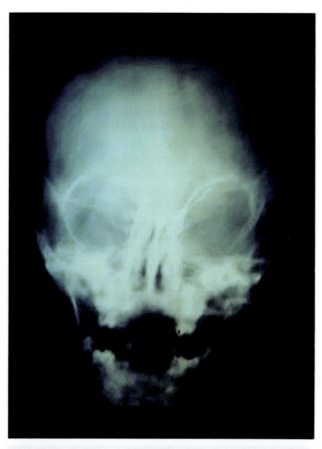

■ **FIGURA 28.10** – Radiografia de braquicefalia com órbita em arlequim.

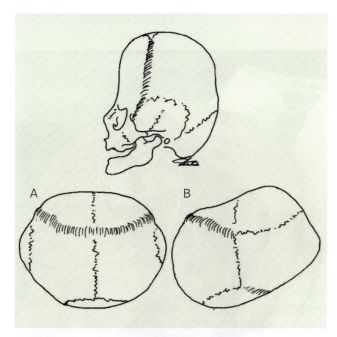

■ **FIGURA 28.9** – Craniossinostose coronal. **A)** Bilateral ou braquicefalia; e **B)** Unilateral ou plagiocefalia.

Craniossinostose coronal bilateral, turricefalia ou braquicefalia

Nas craniossinostoses coronais bilaterais, dependendo da extensão do comprometimento da base do crânio, também as suturas lambdoides podem estar sinostóticas, comprimindo a fossa posterior.

A fronte apresenta cintas bilaterais oblíquas correspondendo às asas do esfenoide, e acima deste acinturamento há uma bossa frontal com bossa evidente no vértex, por retardo no fechamento da fontanela bregmática. A face é alargada, e pode haver hiperteleorbitismo por crescimento compensatório das suturas esfenoetmoidais (defeito secundário).

A hipertensão endocraniana costuma acompanhar a braquicefalia,[19] e como seu diagnóstico é presuntivo (pois a medida da PIC – pressão intracraniana – é um procedimento invasivo), às vezes pode passar despercebida. Isto faz com que a braquicefalia seja sempre associada a défice de desenvolvimento neuropsicomotor, que é tanto maior quanto mais tardia a descompressão cirúrgica.[20] O crescimento sutural da abóbada é dominante até o segundo ano de vida. A partir desta idade, mesmo continuando atuante vai sendo substituído gradualmente pelo processo de remodelagem (absorção interna e deposição externa), já que o aumento volumétrico do cérebro passa a ser mais lento. Ao descomprimir o crânio estenótico precocemente, evita-se o dano cerebral pela hipertensão.

É consenso, portanto, que as braquicefalias devam ser tratadas dentro do primeiro ano de vida.

O tratamento cirúrgico clássico é a remodelagem craniana *back table*. Por abordagem coronal, a calota frontal é retirada, permitindo a liberação das asas do esfenoide com osteotomia e avanço da barra supraorbital, que é fixada preferencialmente com sistema de placas e parafusos absorvíveis. A calota frontal é recolocada (invertida, remodelada ou não), sendo fixada à barra orbital neste plano mais anteriorizado (Figura 28.11).

Utilizando a proposta de Lauritzen,[15-17] preferimos tratar a turricefalia aplicando molas na linha da sutura estenótica. Por incisão bicoronal realizamos uma craniotomia ao longo da sutura coronal, sem descolar a calota frontal da dura-máter e mantendo uma ponte óssea intacta na área do vértex, onde geralmente ainda existe fontanela pérvia. Medialmente à entrada do nervo supraorbital (lateralmente à glabela) são feitas pequenas trepanações com broca de desgaste, abordando os tetos orbitais, e seguindo sua abertura em linha que se dirige lateralmente. Através de trepanação temporal posterior ao rebordo orbital lateral, protege-se o conteúdo da fossa média e da fossa anterior, liberando a asa do esfenoide, e completam-se as osteotomias do teto orbital em direção às trepanações laterais à glabela. Esta também recebe osteotomia horizontal, desta forma completando a liberação da placa fronto-orbital, que fica presa apenas pela interrupção da osteotomia na região da fontanela e pela aderência à dura-máter. A colocação de duas molas em forma de ômega em cada lado da osteotomia coronal provoca seu avanço progressivo, com remodelagem do crânio como um todo pelo redirecionamento das forças internas através da dura-máter (Figura 28.12).

Em crianças menores de 2 anos, a retirada das molas se faz em aproximadamente 4 meses, quando a ossificação e remodelagem já estão completas.

Em pacientes maiores de 2 anos que ainda não receberam tratamento ou apresentam recidiva, o tratamento deverá se adequar à inextensibilidade da calota, visando não só oferecer espaço para o cérebro como corrigir o defeito secundário (turricefalia).

Nestes casos, realizamos dois grandes náutilus nas regiões temporais, iniciando-os junto às paredes laterais das órbitas, com a liberação das asas do esfenoide de forma fechada, como descrito anteriormente. Estes náutilus recebem calços (placas absorvíveis ou fragmentos ósseos) fixados a uma única margem da osteotomia, em três ou quatro pontos da helicoide, a fim de impedir seu afundamento quando pressionada pelo apoio da cabeça no decúbito lateral. A expansão bilateral extensa do crânio não só corrige o estreitamento craniofacial como oferece espaço de acomodação para o cérebro, já que se pretende diminuir a dimensão vertical da abóbada. Para

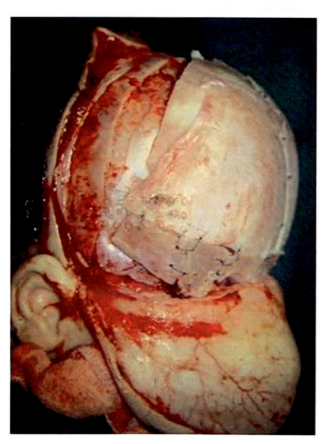

FIGURA 28.11 – Remodelagem craniana convencional em braquicefalia, utilizando placas absorvíveis na fixação.

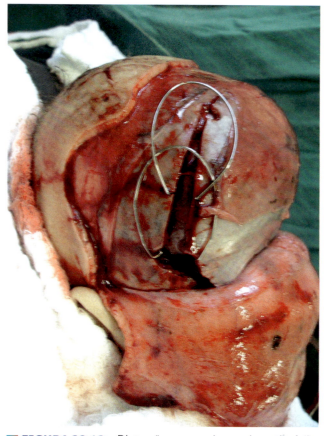

FIGURA 28.12 – Distração com molas em braquicefalia.

CAPÍTULO 28 – CRANIOSSINOSTOSES

isto se pratica uma osteotomia helicoidal extensa, que interessa toda a parte superior da calota, e cuja linha periférica se encontra com a linha periférica das helicoides laterais. As linhas da osteotomia são alargadas com broca de desgaste, pois se pretendemos uma diminuição de área nesta abóbada, precisamos diminuir a largura dos passos da helicoide a fim de que venham a caber em um espaço menor (Figura 28.13).

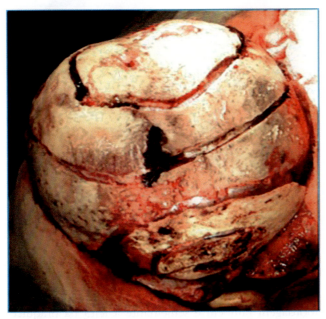

FIGURA 28.13 – Foto de intraoperatório osteotomia em náutilus para compressão – detalhe da linha de ostetomia alargada permitindo a compressão.

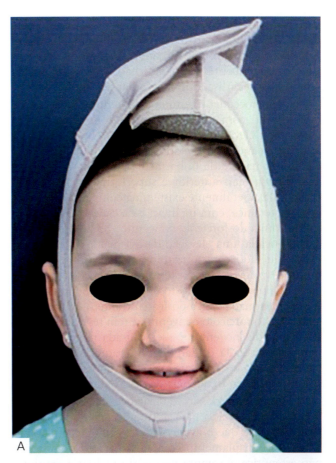

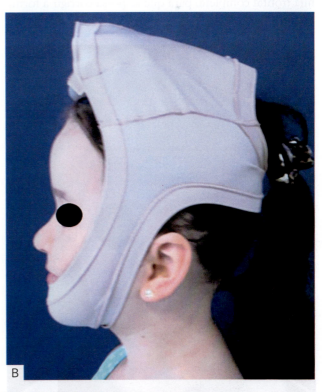

FIGURA 28.14 – Utilização de compressão externa – molde mamário de silicone associado a malha. **A)** Frente. **B)** Perfil.

A compressão desta área não é feita no momento da cirurgia, pois sabemos que no pós-operatório o edema do tecido cerebral precisará de espaço, e se houver uma compressão vertical haverá compressão do tronco cerebral, com encravamento de amígdala.

Este náutilus superior fica livre durante a fase de edema pós-operatório, e aproximadamente no 15º dia iniciamos uma compressão externa com máscara elástica ou capacete, que contém sobre o vértex um implante mamário de silicone. Esta compressão contínua por 2 meses (durante a principal fase da ossificação) irá induzir a acomodação da abóbada para baixo, corrigindo a turricefalia (Figura 28.14).

Craniossinostose coronal unilateral ou plagiocefalia

Na craniossinostose coronal unilateral o crânio está assimétrico, pela diferença de crescimento entre os dois lados da sutura. Tem acometimento frontofacial e é acompanhada de assimetrias cranianas posteriores parieto-occipitais compensatórias. Muitas vezes, a sutura lambdoide contralateral está estenosada, contribuindo para a obliquidade do crânio e o aumento da pressão endocraniana. Raramente o comprometimento lambdoide é ipsilateral ao coronal, tornando o crânio escoliótico: isto costuma acontecer quando há estenose da escama temporal, e será discutido mais adiante.

Na plagiocefalia há um aplanamento e recuo da região frontal acometida em relação à contralateral, bem como uma elevação da sobrancelha. A base nasal está deslocada para o lado afetado, com obliquidade da linha central do nariz e da linha média facial e a orelha está posicionada mais anterior e superiormente neste lado (Figura 28.15). Geralmente existe uma compensação postural característica, com inclinação da cabeça, que se confunde com a do torcicolo congênito. Radiologicamente é identificada uma elevação da asa maior do esfenoide no lado afetado, caracterizando o sinal da órbita em arlequim.[17] A plagiocefalia posterior, que se assemelha à plagiocefalia por craniossinostose, é extremamente comum e está relacionada com a posição intraútero, muitas vezes associada ao torcicolo congênito, e tem resolução espontânea.[16] Pode, no entanto, ser causada por uma fusão prematura isolada da lambdoide (paquicefalia), o que é considerado o tipo mais raro de craniossinostose não sindrômica, com frequência de 0 a 5% dos casos.[4]

O tratamento clássico da plagiocefalia é muito semelhante ao já relatado para a braquicefalia, apenas com a diferença de que o avanço fronto-orbital é unilateral. Devido ao abaulamento compensatório da hemifronte não estenótica, é sempre necessário realizar a craniotomia frontal completa, para que se possa corrigir a forma da fronte. Isto é feito rodando o enxerto da calota, para que a bossa compensatória venha para o lado da estenose e a parte retificada vá para o lado da órbita normal. A barra supraorbital retroposta é osteotomizada e remodelada, incluindo a área glabelar (Figura 28.16).

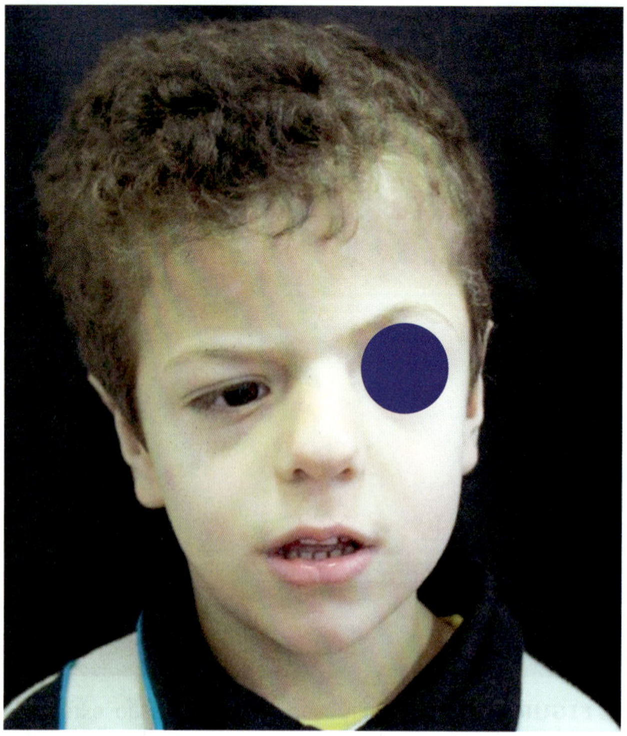

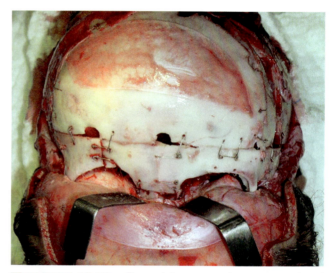

■ **FIGURA 28.16** – Remodelagem craniana convencional em plagiocefalia.

Tratando a plagiocefalia com molas de Lauritzen, a abordagem também é semelhante à feita na braquicefalia, com a diferença de que a liberação da asa do esfenoide sem craniotomia (somente com as trepanações temporal e paraglabelar, liberando o teto orbital) é feita apenas no lado afetado, e a linha de craniotomia desce verticalmente ao lado da linha média, em direção à trepanação paraglabelar. Dependendo do grau de deformidade (se existe obliquidade da glabela e do dorso nasal), esta linha vertical paramediana que completa a craniotomia da hemifronte descerá em linha paramediana até abaixo da metade da fronte no lado da estenose (nos casos sem distorção central) ou no lado não afetado (nos casos de laterorrinia e rotação da glabela). A ponte óssea frontal que fica entre o final da osteotomia paramediana e a trepanação paraglabelar não deve ser convexa, precisa ser totalmente plana e seu plano deve ser paralelo ao plano de rotação da hemifronte que pretendemos rodar. Se esta ponte óssea for inclinada ou convexa, não permitirá o pivotamento da peça fronto-orbital unilateral imposto pelas duas molas que são inseridas na região lateral da craniotomia coronal (Figura 28.17). Quando a sutura lambdoide está comprometida, é também abordada com craniotomia e colocação de molas.

Nos casos que não receberam tratamento precoce ou que já apresentam recidiva do tratamento convencional, o tratamento do defeito primário é idêntico ao descrito anteriormente, mas a bossa frontal contralateral compensatória receberá uma osteotomia helicoidal

■ **FIGURA 28.15** – Plagiocefalia com assimetria orbital.

CAPÍTULO 28 – CRANIOSSINOSTOSES

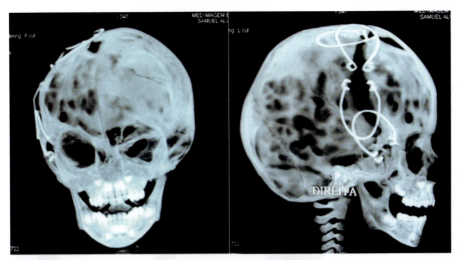

FIGURA 28.17 – Distração com molas em plagiocefalia.

(náutilus) que irá possibilitar o seu aplanamento conforme as molas temporais forem rodando a pétala óssea da hemifronte comprometida. Também nestes casos a compressão elástica com pressão local da helicoide por implante mamário de silicone se inicia no 15º dia de pós-operatório (Figura 28.18).

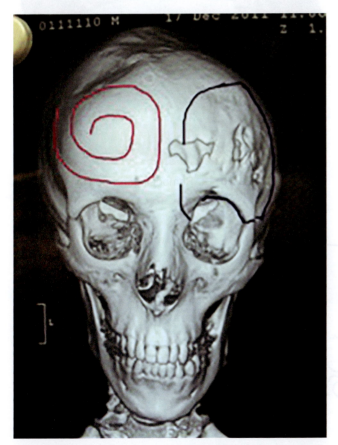

FIGURA 28.18 – Tomografia de crânio – reconstrução em 3D e representação esquemática das osteotomias e programação. Em vermelho, área de compressão e em azul, área de expansão.

Craniossinostose lambdoide unilateral ou plagiocefalia

Raramente se encontra uma estenose lambdoide unilateral isolada; ela costuma coexistir com a craniossinostose unilateral da sutura coronal contralateral, configurando a plagiocefalia classificada por Virchow. O aplanamento causado pela falta de crescimento sutural provoca crescimento compensatório da sutura lambdoide pérvia, criando-se uma bossa contralateral e um desvio da linha média posterior. Este aplanamento unilateral é muito semelhante ao observado nas deformações posicionais do crânio, e o diagnóstico diferencial se faz pela observação clínica durante os primeiros 6 meses de vida: o defeito posicional se corrige espontaneamente pela alternância de decúbito, enquanto na craniossinostose o aplanamento aumenta neste período. A tomografia computadorizada define o diagnóstico, e feita aos 6 meses ainda está em tempo hábil de indicar uma cirurgia de descompressão no caso de craniossinostose, e já não agride com a radiação um cérebro em crescimento tão rápido como nos primeiros meses de vida.

Quando a sutura lambdoide apresenta estenose unilateral no mesmo lado de uma estenose coronal unilateral, deve-se pesquisar a coexistência de estenose escamosa deste mesmo lado, e a deformidade não será plagiocefalia oblíqua, mas uma assimetria entre os dois hemisférios, com escoliose craniofacial. Nestes casos, a compensação postural também simula o torcicolo congênito, como na plagiocefalia.

Quando isolada, a craniossinostose lambdoide unilateral não costuma ser tratada, a não ser que existam sintomas de comprometimento neuropsicomotor ou presença de Chiari.

Craniossinostose lambdoide bilateral, braquicefalia ou turricefalia

Quando bilateral, a craniossinostose lambdoide provoca hipoplasia do *clivus*, com encurtamento da base craniana que será ainda maior quando se associa à cranissinostose coronal bilateral, o que é muito comum.

O crescimento compensatório das suturas sagital e metópica provoca um alongamento vertical do crânio com bossa frontal e bregmática (defeito secundário).

A hipertensão endocraniana está comumente presente, e o tratamento cirúrgico de eleição é a expansão precoce da fossa posterior. Se feita pelo método convencional, de remodelagem craniana *back table*, a resolução da herniação do tronco cerebral através do forame magno (Chiari) nem sempre é resolutiva. Hoje, se considera substituível com vantagem pela expansão dinâmica com molas de Lauritzen.

Craniossinostose metópica ou trigonocefalia

Apesar de a fusão da sutura metópica ocorrer ainda na vida intrauterina, a antecipação deste evento causa uma deformidade craniana onde a linha médio-frontal está projetada (há uma crista óssea do násio ao bregma) e as margens laterais da fronte estão retropostas, com nítido afundamento linear correspondendo às cintas esfenoidais, e órbitas de arlequim à imagem radiológica. Isto dá ao crânio uma forma triangular, inspirando o termo trigonocefalia. A falta de crescimento paralelo à sutura comprometida causa uma aproximação excessiva das órbitas, com hipoteleorbitismo (Figura 28.19).

Dentre as craniossinostoses não sindrômicas é a terceira mais frequente, com incidência entre 5 e 15%.[4] Nas crianças nascidas de mães epilépticas, o risco de aparecimento é duas vezes maior para malformações, sendo o valproato de sódio (um antiepiléptico) responsabilizado diretamente pela craniossinostose metópica, quando tomado durante a gravidez.[21] Quando na forma isolada ou não sindrômica, a trigonocefalia não costuma cursar com hipertensão endocraniana importante. O atraso do desenvolvimento psicomotor é observado em pelo menos 1/3 das trigonocefalias, caracterizando-se por retardo mental e dificuldade de aprendizado.[22]

O tratamento cirúrgico novamente segue a mesma orientação das demais cranioestenoses: sempre dentro do primeiro ano de vida, podendo ser remodelagem clássica ou distração osteogênica com molas.

Para a remodelagem *back table* clássica, a técnica se assemelha enormemente à empregada na braquicefalia, sendo que a barra fronto-orbital, ao receber dobramento e projeção bilateral, é alargada com enxerto na linha média para corrigir o hipoteleorbitismo. Também a remodelagem da calota frontal difere um pouco da braquicefalia, pois a rotação é feita separadamente em cada uma das metades da calota, criando uma síntese central, na linha metópica, que corresponde às margens laterais dos dois enxertos (Figura 28.20). Em pacientes operados nos primeiros meses de vida, quando o osso ainda é muito maleável, a remodelagem pode ser feita sem rotação da

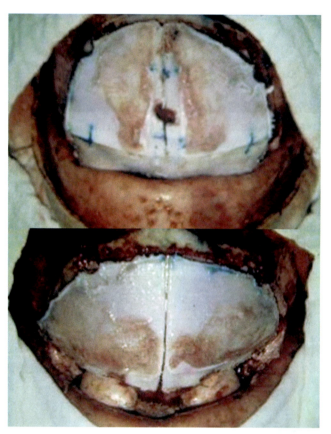

■ **FIGURA 28.20** – Remodelagem convencional em trigonocefalia.

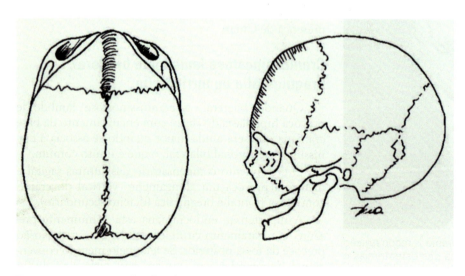

■ **FIGURA 28.19** – Craniossinostose metópica ou trigonocefalia.

calota, apenas com osteotomias radiadas em toda a margem superior do enxerto, para expandi-lo lateralmente acompanhando a nova forma da barra fronto-orbital.

O tratamento da trigonocefalia com molas de Lauritzen é igual ao da plagiocefalia, só que bilateral. Na trigonocefalia se necessitam fazer traços verticais de craniotomia paralelos à estenose, descendo do bregma até atingir um plano reto acima da glabela. Só assim haverá pivotamento dos retalhos fronto-orbitais.

Em tratamentos tardios (acima de 1 ano de idade) ou na recidiva do tratamento convencional, em vez de usar as molas de Lauritzen praticamos bilateralmente osteotomias helicoidais – náutilus interessando as regiões frontotemporais e liberando as asas do esfenoide (Figura 28.21 A e B).

Craniossinostose da sutura escamosa do temporal unilateral ou escoliose craniofacial

Pouco reconhecida, pouco diagnosticada e ausente das classificações clássicas (inclusive a de Virchow), a craniossinostose unilateral da sutura escamosa provoca um encurtamento da área temporal que geralmente é confundido com plagiocefalia. Por distorcer a base do crânio na fossa média, induz na face uma escoliose intensa que geralmente é interpretada como sendo um torcicolo congênito. Pode estar associada a craniossinostose coronal e lambdoide no mesmo lado, o que intensifica a manifestação da escoliose facial. É a plagiocefalia ipsilateral.

Seu tratamento se assemelha ao da plagiocefalia, e pode ser feito tanto pelo método de remodelagem *back table* como por distração osteogênica com molas.

Craniossinostose da sutura escamosa bilateral ou crânio em lâmpada

A fusão prematura de ambas as suturas escamosas limita o crescimento da base do crânio, bem como o seu crescimento vertical. Também este tipo de craniossinostose é muito pouco considerado ou diagnosticado.

O crescimento compensatório das demais suturas da calota provoca um defeito secundário característico: a cabeça é aplanada superiormente e tem grande diâmetro superior, assumindo a forma de uma lâmpada. O tecido cerebral parece estar mais volumoso que o esperado, e existem sinais indiretos de hipertensão endocraniana.

Craniossinostose múltipla

O acometimento simultâneo de várias suturas (pan-estenose) provoca uma grande deformação do crânio, que pode ser chamada de várias maneiras, de acordo com o predomínio da compensação de crescimento: turricefalia, oxicefalia, acrocefalia ou crânio em forma de trevo (*kleeblatschädel*) (Figura 28.22) Aparece em 5 a 15% das craniossinostoses não sindrômicas,[4] sendo seu alto grau de morbidade relacionado com a severa hipertensão endocraniana que a acompanha. As suturas estenóticas se apresentam encurtadas e deprimidas, interrom-

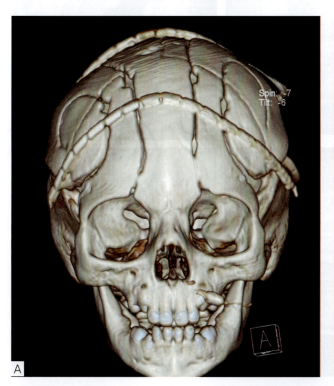 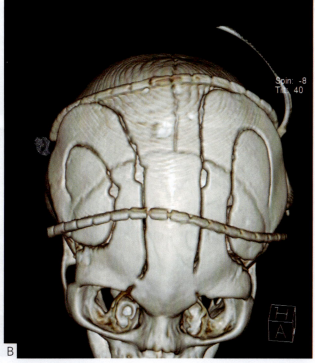

FIGURA 28.21 – Tomografia computadorizada com reconstrução em 3D. Pós-operatório de trigonocefalia com osteotomia em náutilus (observar a presença de drenos). **A)** Vista anterior; e **B)** Vista superior.

pendo grandes bossas formadas pelo abaulamento dos ossos cranianos. A proeminente bossa frontal, ladeada pelas duas grandes bossas temporais, dá ao crânio uma forma de trevo. As asas do esfenoide estão extremamente verticalizadas e as órbitas são tão rasas que não contêm os bulbos oculares, que geralmente estão luxados.

Os sinais de prata batida (ou impressões digitiformes) estão presentes aos raios X e a base do crânio é muito curta e verticalizada devido à hipoplasia do *clivus* e à estenose da sincondrose esfeno-occipital, levando geralmente à herniação maior ou menor do tronco cerebral através do forame magno (Chiari), com possibilidade de falência de funções vitais. A tendência mais aceita de tratamento é a descompressão da fossa posterior como procedimento prioritário, e para isto se pratica uma extensa craniotomia na região occipital, sem descolamento entre o osso e a dura-máter a não ser na linha de osteotomia, aplicando-se duas molas de cada lado, provocando a expansão posterior da caixa craniana e reduzindo o tecido cerebral, cerebelar e pontino para dentro da fossa posterior.

A hipertensão endocraniana que acompanha o quadro muitas vezes mascara uma hidrocefalia incipiente. Esta se manifesta logo após a cirurgia descompressiva do crânio e precisa ser então tratada pela derivação ventriculoperitoneal do liquor, ou por uma terceiroventriculostomia, quando possível.

O tratamento da craniossinostose múltipla pode também ser feito tanto da forma convencional como com distração osteogênica. Considerando a gravidade da doença e a urgência de tratamento que ela determina, a escolha do tratamento por molas implantáveis nas craniotomias liberadoras permite uma abordagem muito mais precoce (e, portanto, salvadora sob o ponto de vista da hipertensão endocraniana) do que a cirurgia de remodelagem. Neste tipo de craniossinostose, a cirurgia de remodelagem significa um descolamento global do crânio, com enxertia de toda a abóbada e toda a morbidade que isto acarreta. Uma cirurgia deste tipo não é viável em um recém-nascido com equilíbrio tão lábil. Há que se esperar pelo menos o período de anemia fisiológica, e a cirurgia de remodelagem será feita com, no mínimo, 4 meses. Caso tenha forte hipertensão endocraniana, este tempo pode representar um dano irreversível ao cérebro.

A distração osteogênica com molas implantáveis, por ser uma cirurgia de baixa morbidade (não há des-

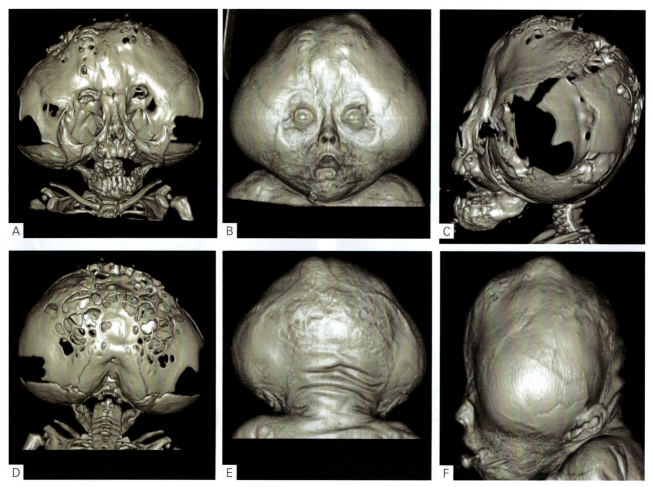

■ **FIGURA 28.22** – Tomografia de crânio – *kleeblatschädel* ou crânio em forma de trevo. Reconstrução em 3D da janela óssea **(A, C e E)** e superfície **(B, D e F)** em vistas anterior, lateral e posterior.

colamento da calota óssea), pode ser realizada logo nos primeiros dias de vida, ainda antes da instalação da anemia fisiológica (Figura 28.23). Esta descompressão precoce dá ao cérebro melhores condições de desenvolvimento. Não se descarta a necessidade de voltar a aplicar molas durante os próximos anos de infância, pois a cirurgia não cura a estenose, apenas expande o crânio. Segundo Marchac e Renier,[9] a pressão endocraniana é máxima aos 6 anos de idade e passa então a decrescer. É de se esperar que em presença de um quadro de estenose múltipla o cérebro volte a necessitar de expansão craniana dentro deste período, mesmo tendo sido descomprimido precocemente.

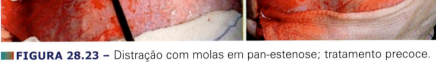

FIGURA 28.23 – Distração com molas em pan-estenose; tratamento precoce.

Craniossinostoses sindrômicas ou craniofaciestenoses

A craniossinostose complexa ou sindrômica é geralmente uma craniofaciestenose ou disostose craniofacial, pois a fusão precoce na base do crânio atinge o complexo sutural frontoesfenoetmoidal. Este é composto por sincondrossuturas (Figura 28.24) que se estendem à rede sutural dos ossos da face, e quando a sinostose o atinge, impede o crescimento de todos os ossos do terço médio facial, que ficam aprisionados na rede sutural estenótica.

A característica constante nas craniofaciestenoses é a fusão precoce de uma ou mais suturas cranianas, com deformidades variadas da abóbada, associadas à falta de crescimento dos ossos do terço médio facial. Esta retrusão determina insuficiência de sustentação ocular nas órbitas (exorbitismo) e obstrução respiratória por limitação do espaço nas fossas nasais, coanas e orofaringe. Pode haver hiperteleorbitismo associado. O hiperteleorbitismo que conhecemos entre as displasias tem sua etiologia na parada de migração mesial dos processos ópticos embrionários, com derrame mesodérmico central e às vezes meningoencefalocele transetmoidal. É chamado de displasia frontonasal. Aqui nas craniofaciestenoses o hiperteleorbitismo se dá como defeito secundário, isto é, por crescimento compensatório das suturas esfenoetmoidais, quando não afetadas pelo processo estenótico.

Outros defeitos primários de morfogênese coexistem com estas craniofaciestenoses, como parte de uma síndrome identificável. Na prática, é muito difícil estabelecer a distinção entre uma estenose sindrômica e uma não sindrômica e é possível que muitas estenoses consideradas não sindrômicas representem a extremidade do espectro de variabilidade clínica de uma forma sindrômica.[4] Se considerarmos que em toda craniossinostose existe maior ou menor comprometimento da base do crânio, e a base do crânio nada mais é do que o teto da face, então todas as craniofaciestenoses seriam consideradas "sequências" que, quando presentes em conjunto com outras anomalias sistêmicas, comporiam uma síndrome. Da mesma forma, as craniossinostoses consideradas simples ou não sindrômicas passariam também a ser chamadas de sequências, já que todas elas têm um maior ou menor componente de alteração facial, como por exemplo o estreitamento da face na escafocefalia, a assimetria facial e escoliose nasal nas plagiocefalias, o alargamento facial com retrusão maxilar nas turricefalias, etc. Por este mesmo raciocínio, a síndrome de Crouzon, em que existe apenas o comprometimento da face e do crânio, sem outras manifestações sistêmicas, seria mais corretamente chamada de sequência de Crouzon, podendo estar presente em múltiplas combinações sindrômicas. Na síndrome crouzonodermatoesqueletal, por exemplo, temos uma craniofaciestenose de Crouzon (a sequência) associada a acantose *nigricans* e *spina* bífida (a síndrome).[23-28] Cohen[29] catalogou em 1986 pelo menos 64 dessas síndromes, sendo as mais conhecidas a síndrome de Crouzon e Apert. Em 1996, o mesmo autor já afirmara que a craniossinostose ocorre como parte de mais de 150 síndromes genéticas.[30] Nos últimos 15 anos a identificação das mutações genéticas responsáveis por estas malformações tem lançado muita luz no entendimento destas patologias. Hoje, 30% das síndromes já possuem sua tradução etiológica nas mutações genéticas, e sete genes já foram inequivocamente associados às cra-

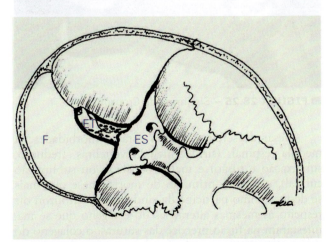

FIGURA 28.24 – Complexo sutural frontoesfenoetmoidal que, pela estenose, afeta tanto as suturas da calota quanto as da face. F: frontal; ET: etmoide; ES: esfenoide.

niossinostoses sindrômicas: FGFR1, FGFR2, FGFR3, TWIST1, EFNB1, MSX2 e RAB23. Outros quatro genes (FBN1, POR, TGFBR1 e TGFBR2) também estão associados à craniossinostose, mas sem serem responsáveis pelo quadro clínico principal do fenótipo, ou aparentemente com baixa penetrância.[4] Ainda com base no trabalho de Cohen,[29] associadas às deformidades craniofaciais nestas síndromes foram encontradas anomalias dos membros em 84% dos casos (sindactilia ou polidactilia em 30%, deficiência do membro em 23% e outros defeitos em 32%), anomalias das orelhas (38%) e malformações cardiovasculares (23%).

Síndrome de Crouzon

Descrita pelo neurologista francês em 1912 como *doença* e não síndrome, caracteriza-se pela craniossinostose com exorbitismo e retrusão da face média. Tem padrão de transmissão genética autossômico dominante com penetrância completa. Embora a craniossinostose que mais comumente se apresenta seja a coronal bilateral ou braquicefalia, não há um padrão regular da deformidade craniana, podendo estar presentes a escafocefalia, a trigonocefalia ou a oxicefalia.

Na síndrome de Crouzon podemos encontrar vários tipos de predominância da estenose, inclusive em uma mesma família: ou uma craniofaciestenose (Crouzon craniofacial), ou uma cranioestenose sem comprometimento facial (Crouzon craniano), ou uma faciestenose sem comprometimento craniano (Crouzon facial). A característica mais importante da síndrome e que serve de diagnóstico diferencial, é que não há deformidade associada em mãos e pés, nem outras patologias sistêmicas associadas. Por isso podemos considerar esta patologia como sequência.

A forma clínica mais comum da síndrome de Crouzon, que é a craniofaciestenose com braquicefalia, apresenta-se com as características cranianas da cranioestenose coronal bilateral: diminuição do diâmetro anteroposterior do crânio, verticalização da base com elevação e retração das asas do esfenoide, evidenciando a bossa frontal. Abaulamento do bregma, por hipertrofia das células de Paquioni, responsáveis pela absorção do liquor, e por retardo de fechamento da fontanela bregmática, como defeito secundário. A hipertensão endocraniana provoca abaulamento variável das fossas temporais e rebaixamento do andar médio da base craniana, o que gera implantação baixa das orelhas. Pode existir atresia variável dos condutos auditivos externos, contribuindo para a diminuição da acuidade auditiva.

Na face, as órbitas são rasas, com exorbitismo evidente. Nos casos mais graves há luxação dos bulbos oculares. A distopia ocular determinada pela deformidade orbital acarreta dois problemas adicionais: as órbitas, não recebendo a pressão do crescimento do bulbo ocular, não se expandem por remodelagem, permanecendo rasas pela falta de crescimento sutural; e os bulbos oculares, privados do efeito restritivo das paredes orbitais, crescem excessivamente, dificultando inclusive a redução para dentro das órbitas, quando estas receberem expansão cirúrgica. A acuidade visual pode estar prejudicada não só pela tração dos nervos ópticos como pela falta de oclusão palpebral, que leva a ceratite e precipitação das proteínas corneanas. O acometimento do tecido sutural da face, pela estenose do complexo sutural frontoesfenoetmoidal na base do crânio, leva à retrusão do terço médio, com o colapso da orofaringe e a dificuldade respiratória que isto acarreta. Este colapso se dá em dois planos: no horizontal, pelo retromaxilismo, e no vertical, pela atresia das coanas ocasionada pela estenose da sutura palatal. A oclusão dentária em classe III de Angle estimula a postura da língua no soalho oral, levando ao prognatismo. Este, portanto, é relativo (devido à retrusão da maxila) e absoluto (pelo crescimento exacerbado da mandíbula induzido pela postura lingual alterada) (Figura 28.25).

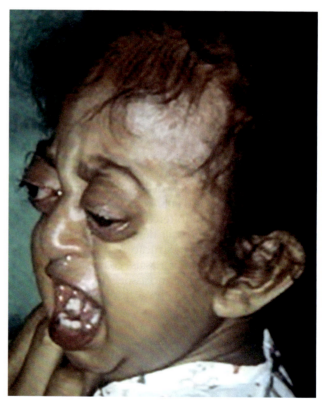

FIGURA 28.25 – Síndrome de Crouzon.

Apesar de serem relatadas raras comorbidades na medula espinal (siringomielia), vértebras (redução, subluxação e fusão) e membros (fusão ou subluxação cubital), o defeito primário de morfogênese que mais se destaca como partícipe da síndrome de Crouzon diz respeito às mesmas alterações do colágeno que se manifestaram na fusão precoce das suturas: o colágeno do sistema respiratório está afetado, provocando tráqueo e broncomalácia, cistos de pleura e pulmão. Discrasias sanguíneas também não são incomuns.

O tratamento cirúrgico dos portadores da síndrome depende diretamente das prioridades funcionais. A grande prioridade é a descompressão cerebral e a proteção ocular (nos casos de luxação dos bulbos ou exorbitismo que impeça a oclusão palpebral). Como a base do crânio é muito curta, a tendência atual é priorizar a descompressão cerebral com uma expansão de fossa posterior, como foi apresentado para a oxicefalia. Este tempo somente não será o primeiro, se houver luxação dos bulbos oculares por um exorbitismo extremo, que justificará a inversão dos tempos cirúrgicos. Começando, portanto, o tratamento com a expansão da fossa posterior, após 6 meses, quando se aborda o crânio para a retirada das molas, então se faz a expansão anterior, craniofacial. Para fazer isto, ou se pratica a remodelagem fronto-orbital convencional ou aplicam-se as molas implantáveis, tal como exposto no tratamento da braquicefalia.

O tratamento ideal deve incluir já no primeiro tempo o avanço do terço médio facial, para sustentar melhor os bulbos oculares e desobstruir a orofaringe.

A disjunção craniofacial que permite avançar o terço médio associado à fronte é chamada de avanço em monobloco (Figura 28.26), tendo sido difundida por Fernando Ortiz Monasterio desde 1978.[31] A melhor forma de obter e manter este avanço é pela distração osteogênica, que pode ser aplicada tanto por distratores convencionais bizigomáticos, como por aparelhos de tração externa (head). Os autores utilizam molas implantáveis de Lauritzen aplicadas às regiões temporais junto às paredes laterais das órbitas, com tração adjuvante oferecida por elásticos aplicados em classe III em arcos de Erich fixados e cerclados em ambas as arcadas. Esta tração provoca a anteriorização de todo o bloco maxilar, induzindo ossificação da região posterior, na sutura maxilozigomática. Deve permanecer por no mínimo 6 meses. Na oportunidade de abordagem cirúrgica para retirada dos arcos de Erich e das molas temporais, costuma ser feita a cirurgia funcional do nariz, com a expansão vertical das fossas nasais e das coanas.

O que se observa, ao acompanhar o crescimento de pacientes com craniofaciestenose, é que apesar da grande melhora proporcionada pelo avanço em monobloco feito precocemente (crescimento cerebral, proteção ocular, respiração desobstruída), não há estabilidade de resultado ao longo da infância e adolescência. Estando os tecidos suturais comprometidos, o crescimento das estruturas ósseas reposicionadas continua sendo insuficiente. A mandíbula, independentemente da ação sutural e estimulada pela língua hipotônica e infradesnivelada, cresce desproporcionalmente, aumentando o efeito do hipomaxilismo. A fronte costuma manter o resultado do avanço, impedida de se retropor devido à pressão do cérebro em crescimento. Ao final da adolescência, portanto, uma nova disjunção craniofacial com avanço do terço médio é geralmente necessária.[31,32]

Entendendo que existe uma doença metabólica do colágeno responsável pelas modificações estruturais experimentadas durante o crescimento, é lógico concluir que o tratamento cirúrgico seja apenas uma parte da abordagem terapêutica dos pacientes afetados pela craniofaciestenose. O tratamento é multidisciplinar, com atuação intensa de fonoaudiólogo para mioterapia funcional orofacial desde o nascimento, odontólogos para a aplicação de aparatos ortopédicos e depois ortodônticos que minimizem as forças indesejadas e estimulem as posturas e hábitos favoráveis aos bons estímulos de crescimento, e psicólogo que conduza a postura emocional tanto do paciente como de toda a família.

Síndrome de Apert ou acrocefalossindactilia

Foi descrita pelo neurologista francês em 1906. Tem padrão de transmissão genética autossômico dominante esporádico. Caracteriza-se por apresentar craniossinostose, exorbitismo, hipoplasia da face média, sindactilia simétrica das mãos e dos pés, juntamente com outras malformações axiais, como artrogripose de ombros e cotovelos (Figura 28.27). A braquicefalia e a turricefalia são comuns, com o abaulamento da fontanela anterior. Além de ser facilmente diferenciada de outras craniofaciestenoses pela presença da sindactilia, a síndrome de Apert apresenta uma fácies muito característica. O exorbitismo não é tão intenso quanto no Crouzon, e o nariz é muito curto, devido ao grande encurtamento vertical da maxila. A estenose da sutura palatal é tão intensa, que mantém as vertentes palatais verticalizadas em direção à base do crânio, impedindo muitas vezes a fusão das vertentes palatais durante a vida intrauterina. É comum, portanto, encontrar fissura de palato mole e atresia de coanas no paciente com síndrome de Apert. A base do crânio é ainda mais curta que no Crouzon e nas outras craniofaciestenoses, sendo extremamente verticalizada e atrésica. Essa hipoplasia do *clivus* contribui para a maior frequência de compressões de tronco cerebral e apneias, que aumentam consideravelmente o risco cirúrgico destes pacientes.

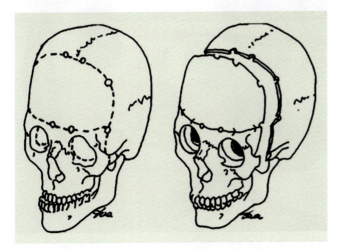

FIGURA 28.26 – Avanço frontofacial em monobloco.

A conduta cirúrgica segue os mesmos princípios de todas as craniofaciestenoses, que já foram discutidos na síndrome de Crouzon. Aqui a prioridade cirúrgica é sempre a expansão de fossa posterior em primeiro tempo, pois no Apert não há o exorbitismo que no Crouzon justificaria começar pelo avanço fronto-orbitomaxilar. Também a tendência à recidiva da retrusão de terço médio é a mesma, levando à mesma conduta de reintervenção na adolescência. A sindactilia dos pés nem sempre é tratada, ficando esta opção relegada a segundo plano, em face de tantas outras prioridades. As mãos, sim, devem receber atenção precoce, para permitir a estimulação cerebral através do seu uso.

A sindactilia costuma ser muito grave na síndrome de Apert e não só a fusão óssea é comum, como a falta de um feixe vasculonervoso para cada face lateral de dedo e a existência de um único tendão para um grupo de várias falanges fusionadas. Isto obriga a um estudo pré-operatório cuidadoso da angiografia e da tomografia das mãos, sob pena de haver necrose de dedos ou disfunção daqueles que ficarem privados de inserção tendinosa, quando da liberação cirúrgica. Como a sindactilia é corrigida em vários tempos, costuma-se priorizar a liberação do primeiro espaço interdigital, para permitir oponência o mais precocemente possível, potencializando o desenvolvimento cerebral.

Síndrome de Pfeiffer

Descrita por Pfeiffer, em 1964, caracteriza-se por craniofaciestenose acompanhada por dedos e artelhos alargados, com clinodactilia. Tem transmissão autossômica dominante.

Síndrome de Saethre-Chotzen

Descrita por Saethre, em 1931, e concomitantemente por Chotzen, em 1932. Caracteriza-se por craniofaciestenose com predomínio de plagiocefalia, o que provoca grande assimetria craniofacial e desvio do septo nasal com laterorrinia intensa. Estrabismo, linha do cabelo baixa, ptose palpebral e braquicefalia (Figura 28.28). Apresenta transmissão autossômica dominante com penetrância completa. Não costuma apresentar deformidades associadas de mãos e pés. Seu tratamento segue os mesmos princípios das outras síndromes, com o cuidado de avançar com mais intensidade a fronte e a barra supraorbital do lado comprometido pela estenose coronal unilateral.

Síndrome de Carpenter

Caracteriza-se por craniofaciestenose com grande alongamento da face. Polissindactilia dos pés, mãos encurtadas com grau variável de sindactilia de partes moles. *Spina* bífida e artrogripose de vértebras e cotovelos. Tem transmissão autossômica recessiva.

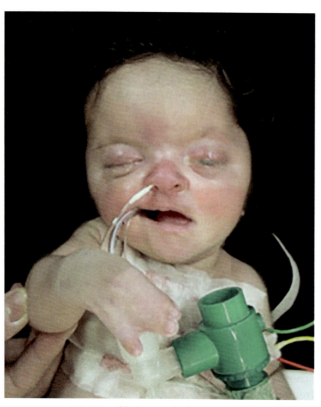

FIGURA 28.27 – Síndrome de Apert, com sindactilia de mãos e pés.

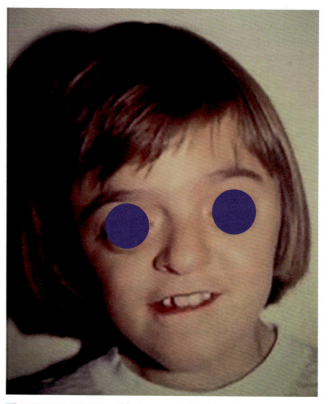

FIGURA 28.28 – Síndrome de Saethre-Chotzen.

CAPÍTULO 28 – CRANIOSSINOSTOSES

Referências Bibliográficas

1. Turvey TA, Gudman SK. Nonsyndromic craniosynostosis. In: Turvey TA, Katyerine WL, Fonseca RJ, editors. Facial clefts and craniosynostosis, principles and management: W.B. Saunders Company; 1996. p. 596-629.
2. Cardim VLN. Crescimento ósseo e cartilaginoso da face. In: Avelar J, ed. Cirurgia Plástica na Infância. São Paulo: ED. Hipócrates Ltda; 1989. p. 190-200.
3. Ferreira VJA, Abrahan R, Veiga JCE, Santos KC. Cranioestenose da sutura metópica: efeito teratogênico do valproato de sódio – relato de caso. Arq Neuropsiquiatr. 2001;59(2-B):417-20.
4. Bueno MRP Sertiè AL, Jehee FS, Fanganiello R, Yeh E. Genetics of craniosynostosis: genes, syndromes, mutations and genotype-phenotype correlations. In: Rice DP, ed. Craniofacial sutures: development, disease and treatment. Basel: Karger; 2008. p. 107-43.
5. Posnich JC. Craniofacial dysostosis syndromes: a staged reconstructive approach. In: Turvey TA, Vig DWL, Fonseca RJ, eds. Facial clefts and craniosynostosis, principles and management: W.B. Saunders Company; 1996. p. 630-85.
6. Virchow R. Uber den cretinismus, nametlich in franken und uber pathologische. Rev Phys Med Cesselsch Wurzburg. 1881;(2):230.
7. Moss ML. The pathogenesis of premature cranial synostosis in man. Acta Anat. 1959;37:351-70.
8. Opperman LA, Sweeney TM, Redmon J, Persing JA, Ogle RC. Tissue interactions with inderlying dura mater inhibit osseous obliteration of developing cranial sutures. Dev Dyn. 1993;198:312-22.
9. Virtanen R, Korhonen T, Fagerholm J, Viljanto J. Neurocognitive sequelae of scaphocephaly. Pediatrics. 1999 april;103(4):791-5.
10. Colli BO. Hipertensao Intracraniana: Fisiopatologia, diagnostico e tratamento. J. Bras Neurocir. 1990;2-25-34. (Colli, 2010)
11. Wiegand C, Richards P. Measurement of intracranial pressure in Children: a critical review of current methods in Developmental Medicine & Child Neurology. 2007;49: 935-941.
12. Wan DC, Kwan MD, Lorenz HP, Longaker MT. Current treatment of craniosynostosis and future therapeutic, directions. In: Rice DP editor. Craniofacial sutures: development, disease and treatment. Basel: Karger; 2008. p. 209-30.
13. Tessier E. Total facial osteotomy. Crouzon's syndrome, Apert's syndrome: oxycephaly, scaphocefaly, turricephaly. Ann Chir Plast. 1967;12:273-86.
14. Posnick JC. Scaphocephaly: sagittal synostosis. In: Posnick JC, ed. Craniofacial and maxillofacial surgery in children and young adults: WB. Saunders Company; 2000. p. 199-230.
15. Lauritzen C, Friede H, Elander A, et al. Dynamic cranioplasty for brachycephaly. Plast Reconstr Surg. 1996;98:7-12.
16. Lauritzen C, Sugawara Y, Kocabalkan O, Olsson R. Spring mediated dynamic craniofacial reshaping. Case report. Scand J Plast Reconstr Surg Hand Surg. 1998;32(3):331-8.
17. Lauritzen CGK, Davis C, Ivarsson A, Sanger C, Hewitt TD. The evolving role of springs in craniofacial surgery: the first 100 clinical cases. Plast Reconstr Surg. 2008;121(2):545-54.
18. Cardim VLN, Silva AS, Salomons RL, et al. Nautillus:Dinamic Craniotomy: new surgical technique and preliminary results. Rev Bras Cir Plást. 2013; 28(1):29-35.
19. Renier D. Intracranial pressure in craniosynostosis pre and postoperative recordings: correlation with functional results. In: Persin JA, Edgerton MT, Jane JA, editors. Scientific foundations and surgical treatment of craniosynostosis. Baltimore: Williams & Wilkins; 1989. p. 263-9.
20. Arnaud E, Meneses P Lajeunie E. Postoperative mental and morphological outcome for nonsyndromic brachycephaly. Plast Reconstr Surg. 2002 july;110(l):6-12.
21. Assencio-Ferreira VJ, Abraham R, Veiga JCE, Santos KC. Cranioestenose da sutura metópica. Efeito teratogênico do valproate de sódio – relato de caso. Arq Neuropsiquiatr. 2001;59(2-B):417-20.
22. Sidot EJ, Marsh JL, Grames LM, Noetzel MJ. Long-term studies of metopic synostosis; frequency of cognitive impairment and behavioral disturbances. Plast Reconstr Surg. 1996;97(2):276-81.
23. Nagase T, Nagase M, Hirose S, Ohmori K. Crouzon syndrome with acanthosis nigricans: case report and mutational analysis. Cleft Palate Craniofac J. 2000;37:7882.
24. Koizumi H, Tomoyori T, Sato KC, Ohkawara A. An association of acanthosis nigricans and Crouzon syndrome. J Dermatol. 1992;19:1226.
25. Lapunzina P, Fernandez MC, Varela Junquera JM, Arberas C, Tello AM, Gracia Bouthelier R. Crouzon's syndrome with acanthosis nigricans. An Esp Pediatr. 2002;56:3426.
26. Cohen MM Jr. Let's call it "Crouzonodermoskeletal syndrome" so we won't be prisoners of our own conventional terminology. Am J Med Genet. 1999;84:74.
27. Meyers GA, Orlow SJ, Munro IR, Przylepa KA, Jabs EW. Fibroblast growth factor receptor 3 (FGFR3) transmembrane mutation in Crouzon syndrome with acanthosis nigricans. Nat Genet. 1995;11:4624.
28. Breitbart AS, Eaton C, McCarthy JG. Crouzon's syndrome associated with acanthosis nigricans: ramifications for the craniofacial surgeon. Ann Plast Surg. 1989;22:3105.
29. Cohen MMJ. Craniosynostosis diagnosis, evaluation and management. New York; Raven Press; 1986.
30. Cohen MMJ. Craniosynostoses: phenotypic/molecular correlations. Am J Med Genet. 1995;56:334.
31. Ortiz-Monastério F, Fuente del Campo A, Carrillo A. Advancement of the orbits and the midface in one piece, combined with frontal repositioning, for the correction of Crouzon's deformities. Plast Reconstr Surg. 1978;61:507.
32. Cardim VL, Dornelles RFV, Salomons RL, Vela SE Distracción Elástica del Tercio medio en la Disyunción Cráneo-Facial. Cir Plást Iberlatinamer. 2002;28(4):267-75.

capítulo 29

Microssomia Craniofacial

AUTOR: **Renato da Silva Freitas**
Coautores: **Gilvani Azor de Oliveira e Cruz • Isis Juliane Guarezi Nasser**

Introdução

A microssomia craniofacial, também conhecida como síndrome do primeiro e segundo arcos branquiais, é a deformidade mais comum da face após as fissuras labiopalatais. Há relatos de incidência variando de um caso em 4.000 nascidos vivos a um em 5.642 nascimentos.[1]

Não apresenta etiologia bem definida. Entre os agentes que podem estar relacionados à etiopatogenia estão as infecções intrauterinas, as radiações e o uso de drogas, entre elas a talidomida e sua implicação como agente hemorrágico na formação de hematomas embrionários. A maioria dos autores admite uma causa vascular. A artéria estapédica, responsável pela nutrição do 1º e 2º arcos branquiais, poderia sofrer uma interrupção ou redução do seu fluxo sanguíneo, levando ao hipodesenvolvimento destas estruturas. Pode acarretar desde formas leves de malformações da orelha externa até deformações ósseas e musculares, como de côndilo, ramo mandibular e zigoma. A causa desta alteração de fluxo sanguíneo intraútero ainda é desconhecida.

Em 1963, Gorlin sugeriu o termo *displasia óculo-aurIculovertebral* para denominar pacientes com deformidades que acometiam mandíbula, orelha e outras estruturas da face, incluindo anomalias vertebrais nessa entidade clínica. Tentou dar uma caracterização mais abrangente a essa síndrome tão variada em sua apresentação e etiopatogenia.[2] Apesar de haver inúmeras designações para esta malformação, como microssomia hemifacial, síndrome de primeiro e segundo arcos branquiais, fissura 7 de Tessier, atualmente o termo mais aceito é microssomia craniofacial. A síndrome de Goldenhar, citada frequentemente pelos geneticistas como sinônimo, é a associação da microssomia craniofacial ao dermoide epibulbar e anomalias de coluna cervical.

No início da gestação surgem os arcos branquiais. Os primeiros arcos branquiais ou mandibulares crescem, bilateralmente, em direção medial entre a boca primitiva (estomodeu) e pericárdio primitivo para se encontrarem e fundirem na linha média. Do arco mandibular surge uma projeção de mesoderma, recoberta por ectoderma, em direção superior, acima do estomodeu, designado de processo maxilar. Ao redor da quinta semana estes processos formam as estruturas zigomático-maxilares, assim como o palato duro e o mole. O fracasso do mesoderma em penetrar completamente na região da bifurcação dos processos mandibulares e maxilares resulta em variáveis graus de macrostomia, hipoplasias mandibulares e anormalidades auriculares. Esta patogenia é análoga à fissura labial, onde a deficiência de mesoderma ou a falta de sua penetração resultam em falha de fusão ou fissura.

Achados Clínicos

O acometimento unilateral é preponderante (90%) sobre o bilateral e as manifestações fenotípicas são muito variadas e em graus diferentes de acometimento.

Nas formas mais graves de microssomia craniofacial, diversas estruturas anatômicas podem estar acometidas, sendo a deformidade auricular e a mandibular as mais frequentes.[3] Outras malformações ósseas podem estar associadas, como as alterações da região orbital, da fossa glenoide no osso temporal e da coluna cervical. Os nervos cranianos periféricos também podem estar afetados, sendo o sétimo par craniano – nervo facial – o mais frequentemente comprometido.

O aspecto clínico mais visível desta síndrome é a hipoplasia da mandíbula. Tanto o côndilo quanto o ramo mandibular podem ser hipoplásicos ou mesmo ausentes, e a cavidade glenoide malformada e rasa (Figura 29.1). A musculatura mastigatória pode estar comprometida, com função deficitária principalmente do músculo pterigóideo lateral, havendo limitação da protrusão e movimentação de lateralização mandibular. Os músculos masseter, pterigóideo medial e temporal também podem estar hipoplásicos.[3,4]

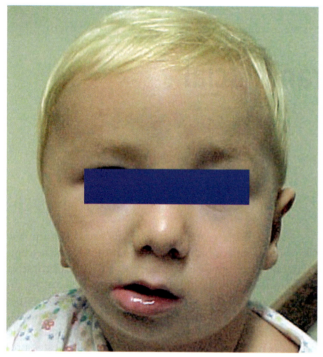

FIGURA 29.1 – Paciente com microssomia craniofacial direita.

Muitos autores elaboraram sua classificação para a microssomia craniofacial, como David (1987) e Cousley (1993). A tendência atual é a utilização da classificação OMENS, proposta por Vento, em 1991,[4] que indica a letra "O" para deformidades orbitopalpebrais, "M" para mandibulares, "E" para auriculares, "N" para paralisia do nervo facial e "S" para partes moles. Em relação à deformidade mandibular, todas estas classificações se basearam na classificação de Pruzansky.[5] Este autor classificou as deformidades mandibulares em três graus, dependendo da sua gravidade.

No grau I, a mandíbula é menor do que se considera como normal, mas com características morfológicas presentes do ramo ascendente. No grau II, o côndilo, o ramo e o ângulo estão grosseiramente distorcidos, estando a mandíbula alterada em tamanho e forma. No grau III, a mandíbula se apresenta intensamente hipoplásica, com os componentes do ramo ascendente variando de aspecto pouco definido até a sua completa ausência. Mulliken & Kaban posteriormente subclassificaram o grau II em IIA e IIB (Figura 29.2). As mandíbulas do tipo grau IIA apresentam côndilo hipoplásico, porém a relação da cabeça condilar e fossa glenoide deve estar mantida nas suas dimensões sagitais, de forma semelhante ao lado normal. As mandíbulas classificadas como grau IIB apresentam o côndilo extremamente deformado e deslocado do plano sagital normal.[6]

Lauritzen[7] classificou a microssomia craniofacial em cinco tipos, de acordo com a correção cirúrgica proposta, sendo a idade de 5 a 6 anos preferível para a intervenção nos tipos II a V:

- *tipo Ia*: o esqueleto craniofacial no lado afetado é completo, porém hipoplásico, e o plano oclusal é horizontal. A idade para correção é retardada até 8 anos, quando não há mais dificuldade com a área doadora de enxertos ósseos (crista ilíaca, costela e crânio);
- *tipo Ib*: o esqueleto facial é completo e hipoplásico, porém o plano oclusal está inclinado;
- *tipo II*: há ausência de côndilo e parte do ramo ascendente da mandíbula;
- *tipo III*: apresenta os mesmos achados do tipo II, associado à ausência de arco zigomático e da fossa glenoide;
- *tipo IV*: há hipoplasia do zigoma e deslocamento medial e posterior da parede orbital lateral;
- *tipo V*: consiste na forma mais severa com micro-órbita e distopia orbital inferior.

As malformações da orelha externa podem ser classificadas, segundo Tanzer, em cinco tipos, incluindo anotia, microtia, hipoplasias de terço médio ou de terço superior e orelha proeminente. Especificamente nos casos de microssomia craniofacial, Meurmann classificou em três tipos[8] (Figura 29.3). Grau I corresponde à orelha completa, porém hipoplásica em seus componentes. Grau II, somente remanescentes verticais da cartilagem e pele, associado à atresia de canal auditivo. Grau III completa ausência de orelha externa, excetuando-se pela presença de apêndices auriculares e lóbulo.

Excluindo a orelha em abano, a microtia consiste na deformidade auricular mais comum, caracterizando-se pelo subdesenvolvimento da orelha externa, com um lóbulo deformado e o restante do pavilhão quase completamente ausente, podendo estar associado à atresia de conduto auditivo externo. Estudo retrospectivo do serviço revisou 105 casos de microssomia craniofacial até o ano de 2003, sendo 58% do gênero masculino e 42% do feminino.[9] A malformação apresentou-se no lado direito em 44,8%, no lado esquerdo em 38%, sendo 17,2% bilaterais. O pavilhão auricular normal foi evidenciado em 10% dos pacientes. Entre as alterações auriculares (94 pacientes), a microtia correspondeu a 81%, anotia a 12,6%, orelha constrita a 6,3%, duplicidade auricular a 4,2%, *question mark ear* a 4,2% e ausência do lóbulo em 1%. A ausência do meato acústico foi identificada em 65,7% dos pacientes e atresia meatal em 2,8%.

A perda auditiva na microssomia craniofacial geralmente é devida à estenose e/ou atresia do conduto auditivo externo e pela malformação das estruturas do ouvido médio (cavidades médias hipoplásicas e ossículos malformados e/ou anquilosados). Portanto, a maioria dos pacientes apresenta perda auditiva do tipo condu-

CAPÍTULO 29 – MICROSSOMIA CRANIOFACIAL

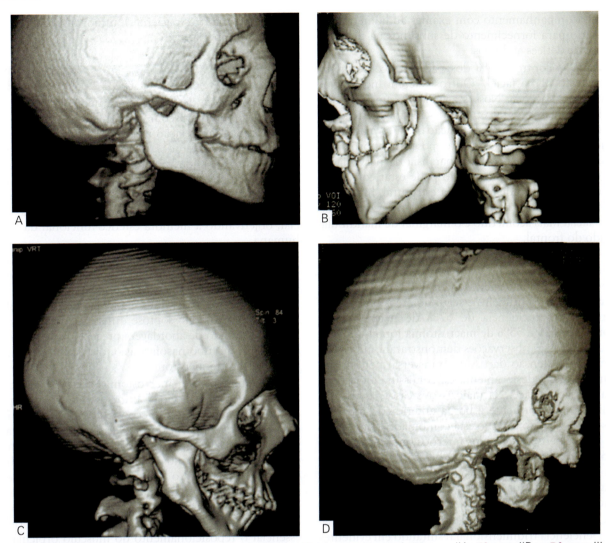

FIGURA 29.2 – Classificação de Pruzanski modificada. **A)** Hipoplasia grau I; **B)** grau IIA; **C)** grau IIB; e **D)** grau III.

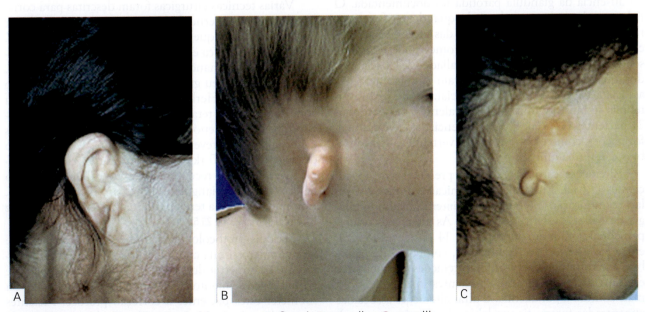

FIGURA 29.3 – Classificação de Meurmann. **A.** Grau I; **B.** grau II; e **C.** grau III.

337

tiva. O acompanhamento com exames audiométricos é necessário para fornecimento de subsídios na detecção precoce de défices auditivos.

Vento encontrou 45% dos pacientes com alguma alteração do nervo facial.[4] Outros referem índices que variam de 22 a 45%. Nossos achados foram inferiores – 7,4% dos casos.[3,9] Talvez esta discrepância esteja nos critérios adotados para identificação das anormalidades. É referido que 25% dos pacientes possuem anormalidades de nervos cranianos, com paralisia de nervo facial ou desvio de palato.[4] Este desvio pode estar correlacionado a combinação de assimetria estrutural, hipoplasia muscular e hipofunção de nervo craniano. O ramo do nervo facial mais acometido é o marginal de mandíbula, seguido do frontal.

A macrostomia é uma anomalia do primeiro arco branquial e pode estar presente como deformidade isolada, porém é mais comumente encontrada associada a outras anomalias do primeiro e segundo arcos branquiais. Vento relatou incidência de 62% de macrostomia.[4] Valores entre 23 e 35% de macrostomia foram também relatados. Nossas observações demonstraram índices de 14,3%.[3,9] A extensão da fissura transversal pode variar de um pequeno deslocamento da comissura até a completa divisão da face. Na maioria dos casos, as fissuras terminam anteriormente à borda anterior do músculo masseter. O defeito externo está combinado com separações mais extensas de tecidos internos (músculos bucais e labiais). A direção da fissura é horizontal ou oblíqua para cima, dependendo da localização da orelha ou do vestígio auricular e da extensão do subdesenvolvimento mandibular associado.

Outros tecidos faciais podem também estar envolvidos. Deficiência tridimensional resultando em evidentes reduções nas distâncias e proporções entre os elementos faciais foi notada na maioria dos pacientes. A hipoplasia ou ausência da glândula parótida foi documentada. O palato mole pode estar desviado quando na função, e fissura de palato ocorre em 25% das vezes.[3] Associação com outras malformações e síndromes pode estar presente. Em nosso serviço foram avaliados 171 pacientes, dos quais 39 (22,3%) apresentaram outras alterações associadas a microssomia craniofacial. As alterações vertebrais se mostraram as mais prevalentes, presentes em 21 pacientes (12,3%). Foram evidenciadas diversas malformações, como escoliose, fusões vertebrais, hemivértebras, e espinha bífida.

Alterações cardíacas estavam presentes em 13 pacientes (7,6%). Entre elas, comunicação interventricular, comunicação interatrial, *situs inversus totalis*, tetralogia de Fallot e estenoses valvares. As alterações orbitopalpebrais foram encontradas em 14 pacientes (8,2%), entre elas: dermoides epibulbares, coloboma de pálpebra, microftalmia e epicanto. Alterações de membros estavam presentes em nove pacientes (5,2%), sendo a mais comum a polidactilia. Outras alterações associadas encontradas foram: fissura labiopalatal (três pacientes), fissura palatina (três pacientes), tumor intraoral, hérnia inguinal e alopecia.

Tratamento

A abordagem destes pacientes necessita de um grupo multidisciplinar, com protocolos de tratamentos temporizados em relação à idade e ao grau de acometimento. Não há estudos com alta evidência científica sobre protocolos de tratamento nesta malformação. Fonoaudiólogos, odontólogos, psicólogos, otorrinolaringologistas, geneticistas e pediatras devem trabalhar conjuntamente com o cirurgião plástico craniomaxilofacial, objetivando a melhora estético-funcional da figura humana.

O recém-nascido com microssomia craniofacial pode apresentar insuficiência respiratória no período pós-natal imediato ou nos primeiros meses após o nascimento, correspondendo à sequência de Pierre-Robin, com micrognatia, glossoptose e insuficiência respiratória, necessitando de abordagem precoce. Pode ser necessário o uso de tubo nasofaríngeo, distração osteogênica e/ou mesmo traqueostomia.

O tratamento da macrostomia pode ser realizado após o terceiro mês de vida.[10] Entre os objetivos do reparo da macrostomia citam-se a reconstrução do esfíncter oral com reparo do músculo orbicular da boca, simetria labial e cicatrizes bem posicionadas. A localização da nova comissura oral é definida pela transferência das medidas do lado normal para o lado acometido. Habitualmente a comissura está posicionada na linha vertical que sai da borda medial da íris. Este é o parâmetro utilizado em casos bilaterais. Após o fechamento da mucosa oral é essencial o reposicionamento do músculo orbicular da boca através da plicatura dos ventres superior e inferior, ao nível da macrostomia.

Várias técnicas cirúrgicas foram descritas para correção do aspecto externo da macrostomia. A pele pode ser fechada em linha quebrada, como plástica em Z ou W. Skoog utilizou única e pequena plástica em Z junto à comissura labial, fechando o resto da fissura em linha reta. Boo-Chai descreveu grande plastia em Z para o mesmo fim. Mansfield e Herbert descreveram dupla *zetaplastia* com grande Z de retalhos levantados na região da bochecha e um pequeno Z na região da comissura. Wilkes e Kernaham descreveram a plastia em W na correção da macrostomia; Torkut e Coskunfirat, a *zetaplastia* dupla reversa; e mais recentemente Ono e Tateshita, o uso de dois retalhos triangulares no reparo da macrostomia. Entretanto, há uma tendência atual de se realizar cicatriz linear (Figuras 29.4 e 29.5).

Há dois protocolos de tratamento de assimetria de face na microssomia craniofacial. Pode-se retardar a correção da assimetria do esqueleto e das partes moles até o final do crescimento facial (após 15 anos de idade), ou submeter estes pacientes a correção precoce. Pacientes com assimetrias faciais importantes podem necessitar de

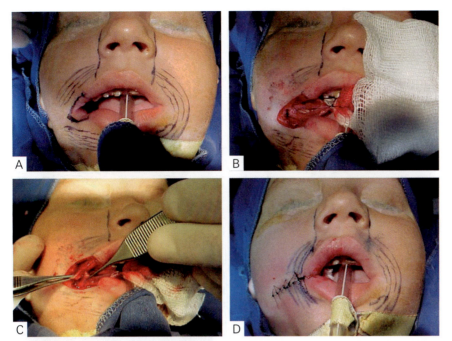

FIGURA 29.4 – Macrostomia: Tratamento cirúrgico. **A)** Demarcação cirúrgica; **B)** fechamento da mucosa oral; **C)** correção da musculatura do orbicular dos lábios; e **D)** fechamento da pele em linha reta.

abordagem ortopédica precocemente, objetivando estimular o crescimento maxilomandibular.

A distração osteogênica é uma técnica cirúrgica de alongamento ósseo, com a formação de novo osso, que não necessita utilizar enxertos ou retalhos ósseos, desenvolvida por McCarthy que, em 1992, publicou os primeiros casos clínicos.[11] A tração gradual do tecido vivo cria uma tensão que pode estimular e manter a regeneração óssea, ativando o crescimento das estruturas teciduais (princípio da "lei da tensão-estresse"). A distração osteogênica de mandíbula tem sido indicada ao redor de 3-5 anos para alongar a mandíbula e criar uma mordida aberta lateral no lado hipoplásico, que permita o crescimento vertical da maxila e melhore a simetria facial e oclusal.[12]

Podem-se utilizar aparelhos internos ou externos, conforme a experiência do cirurgião e as facilidades tecnológicas (Figura 29.6). Entretanto, os resultados em longo prazo não têm demonstrado grande validade deste método na microssomia craniofacial (Figura 29.7). Em nossa experiência, a grande maioria destes pacientes foi submetida a cirurgia ortognática quando chegou à idade adulta.

A utilização de enxerto ósseo (costocondral ou da crista ilíaca) para a correção cirúrgica de hipoplasias mandibulares unilaterais pode ser realizada em casos com maior comprometimento do ramo mandibular e do côndilo (Pruzanski grau III). Geralmente, o acesso é feito por incisão de Risdon isolada, mas pode ser necessária a incisão coronal para acessar a fossa glenoide. Em crianças menores, utilizam-se enxertos costocondrais, com uma extremidade cartilaginosa e outra óssea. A parte cartilaginosa deverá ser colocada em contato com a cavidade glenoide, simulando o côndilo, para pre-

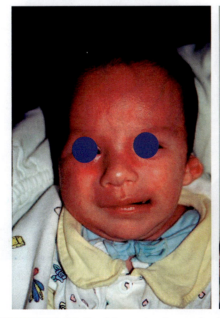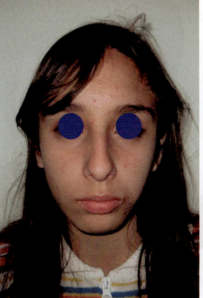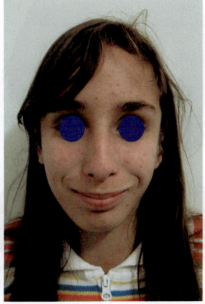

FIGURA 29.5 – Macrostomia: paciente no pré-operatório e 12 anos de pós-operatório.

339

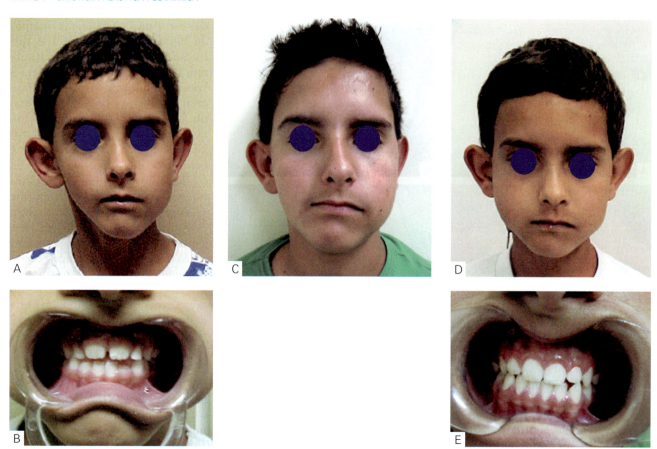

FIGURA 29.6 – Paciente com hipoplasia mandibular Pruzanski grau IIA submetido à distração osteogênica. **A** e **B)** Fotos pré-operatórias; **C)** durante a distração óssea; **D** e **E)** seis anos de resultados pós-operatórios.

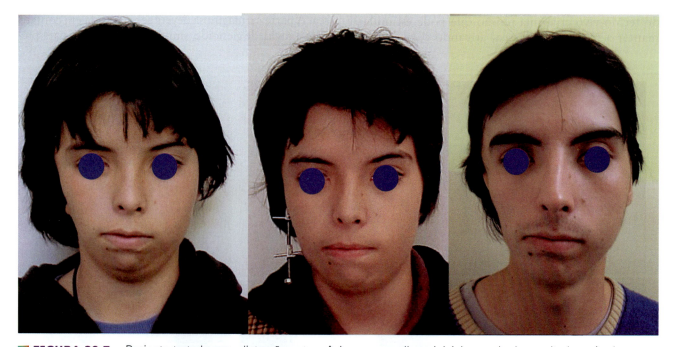

FIGURA 29.7 – Paciente tratado com distração osteogênica, com melhora inicial e perda de resultado após dez anos, mesmo com tratamento ortopédico-ortodôntico realizado.

venir anquilose. A extremidade óssea deverá ser fixada ao remanescente mandibular.

Como o crescimento mandibular nesses casos pode ainda se mostrar insuficiente, esse paciente pode ser submetido a distração mandibular na região enxertada após alguns anos. Em pacientes adultos pode-se utilizar enxertos de crista ilíaca, que fornecem maior quantidade de osso para reconstrução do ramo mandibular (Figura 29.8).

Outros preconizaram a utilização de retalhos livres ósseos, com áreas doadoras de metatarso, crista ilíaca ou costela, para a correção das hipoplasias mandibulares, em decorrência de sua melhor integração, menor absorção óssea e na possibilidade do crescimento ósseo em longo prazo. Entretanto, é um procedimento cirúrgico mais complexo e de sítios doadores de retalhos limitados. Geralmente se indica o procedimento microcirúrgico em pacientes mais velhos.[13] A reconstrução auricular tem sido indicada após os 7 anos de idade. Muitos autores importantes (Nagata e Firmin, entre outros) têm realizado a reconstrução da orelha após os 10 anos de idade. Diferentes métodos de reconstrução podem ser aplicados na orelha, sendo necessária inicialmente a confecção do arcabouço cartilaginoso, seguida da reconstrução do lóbulo e posteriormente do sulco retroauricular, com intervalos de 6 meses entre todas as etapas. Os materiais mais utilizados como arcabouço de suporte são a cartilagem costal autóloga e a cartilagem conchal. Têm-se também relatos do uso de materiais inorgânicos, como implante de polipropileno de alta densidade e silicone. O uso de três cartilagens costais – sexto, sétimo e oitavo arcos – tornou-se padrão na confecção do arcabouço da orelha. As sexta e sétima cartilagens são mantidas unidas e formam a estrutura da concha, anti-hélice e a fossa triangular. A oitava cartilagem, mantida com o pericôndrio, é utilizada para a confecção da hélice.

Três autores foram os mais importantes neste cenário. Tanzer[14] descreveu dois tempos operatórios para a reconstrução auricular, em que no primeiro tempo realizava a retirada de restos auriculares, confecção e implante do novo arcabouço com os 6º e 7º arcos costais e rotação do lóbulo; e no segundo tempo liberava a orelha com o uso de enxertia de pele retroauricular. Brent propôs três tempos operatórios, com retardamento da rotação do lóbulo para um tempo intermediário entre a confecção do arcabouço e a confecção do sulco retroauricular.[15] Posteriormente, Brent propôs um quarto tempo que consiste na confecção do trágus. Nagata[16] propôs dois tempos cirúrgicos, com a utilização de quatro arcos costais para o arcabouço.[14] Em nosso Serviço temos utilizado somente duas cartilagens costais para confecção do arcabouço, moldadas com a sobreposição da hélice dando maior projeção, levando a menor deformação da parede torácica, procedimento mais fácil e rápido, com resultados similares (Figuras 29.9 e 29.10).[17,18]

Após o término do crescimento facial, a correção definitiva da simetria facial e da oclusão dental pode ser realizada. Os princípios cirúrgicos do tratamento da

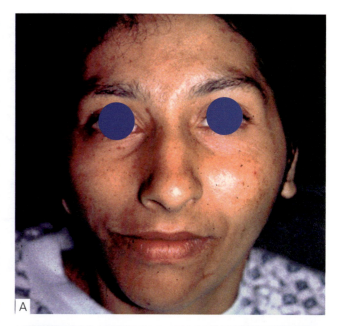

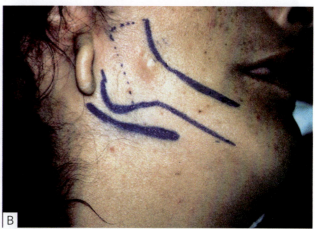

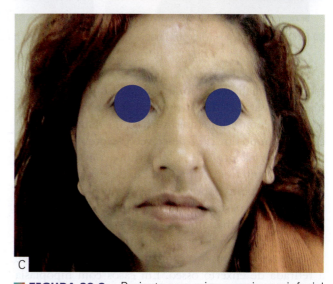

FIGURA 29.8 – Paciente com microssomia craniofacial à direita, com microtia, hipoplasia mandibular grau IIA e macrostomia. **A)** Fotografia pré-operatória; **B)** programação de osteotomia em L invertido de mandíbula; **C)** resultado pós-operatório.

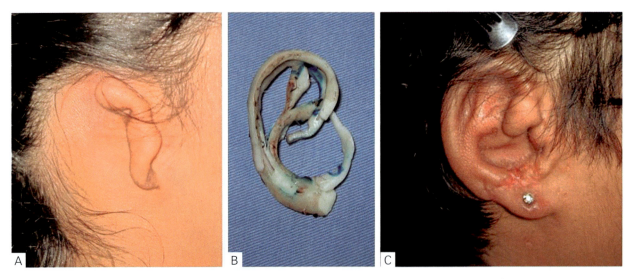

■ **FIGURA 29.9** – Paciente com microtia direita. A) Pré-operatório; B) arcabouço cartilaginoso; C) resultado pós-operatório.

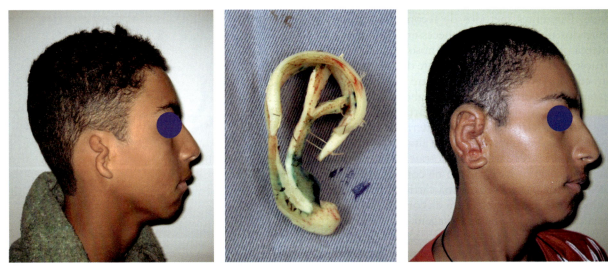

■ **FIGURA 29.10** – Microtia: paciente reconstruído com cartilagem costal.

hipoplasia mandibular foram adaptados para alongar a mandíbula através de osteotomias de ramo, sendo desejável aumentar a dimensão vertical do ramo hipoplásico. Wassmund em 1927 descreveu osteotomia do ramo mandibular na forma de "L" invertido, com o avanço do fragmento anterior e a interposição de enxerto ósseo no defeito resultante para promover a consolidação óssea, sendo utilizada esta técnica para casos com hipoplasias severas de ramo mandibular **(Figura 29.11)**. Se o ramo é suficientemente bem desenvolvido, uma escolha satisfatória pode ser a osteotomia com divisão sagital, evitando-se a retirada de enxerto ósseo. Em casos com hipoplasia mais acentuada, as chances de cominuição do fragmento proximal e lesão do nervo alveolar inferior são elevadas.

O tratamento da paralisia facial será abordado em capítulo específico, sendo indicado, em casos de microssomia craniofacial, no momento que levam a alterações clínicas (ver Capítulo 48).

As deficiências de partes moles devem ser reparadas depois de corrigido o arcabouço ósseo. Enxertos dermogordurosos, lipoenxertias e transplante microcirúrgico podem ser utilizados com diferentes graus de satisfação. Os retalhos microcirúrgicos transferem grande quantidade de tecido bem vascularizado para a região a ser tratada, porém exigem cirurgião altamente treinado e a adaptação do retalho (maior volume e coloração) pode trazer resultados menos favoráveis, devendo ficar reservados a deficiências mais severas.

CAPÍTULO 29 – MICROSSOMIA CRANIOFACIAL

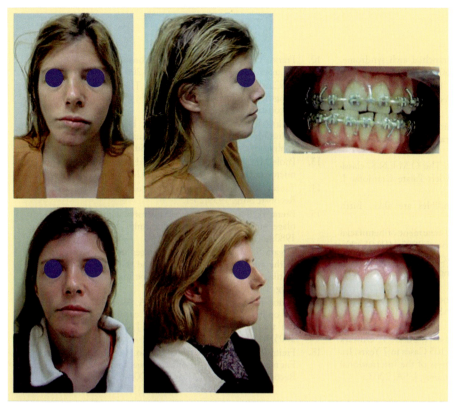

FIGURA 29.11 – Paciente com hipoplasia de face à direita, submetida a cirurgia ortognática maxila-mandíbula, resultado em longo prazo.

recomendados, eles apresentam integração imprevisível, podendo resultar em irregularidades de contorno por reabsorção e áreas de necrose/cicatrização e contração, tendo sido parcialmente substituídos por lipoenxertia.

A lipoenxertia representa um grande avanço para cirurgia plástica estética e reconstrutora. É um procedimento simples, acessível, com baixo risco de complicações e bons resultados estéticos, sobretudo em defeitos de leves a moderados. Como a reabsorção é imprevisível, geralmente é necessário mais de um procedimento para atingir o resultado almejado. Em nosso serviço utilizamos para dar contorno de ângulo mandibular o enxerto dermogorduroso (Figura 29.12), e para contornos mais delicados da face, a lipoenxertia.

Os enxertos dermogordurosos apresentam volume e forma adaptáveis (a serem definidos) pelo cirurgião, em face do defeito a ser corrigido, sendo possíveis enxertos de tamanhos consideráveis. Embora fossem largamente

Conclusão

A microssomia craniofacial é a segunda malformação da face, necessitando de um tratamento altamente especializado, múltiplos procedimentos cirúrgicos e clínicos. Equipe multidisciplinar é essencial para a completa abordagem e integração destes pacientes à sociedade.

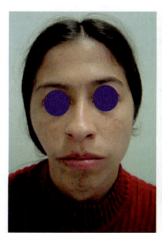 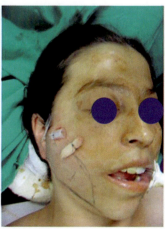 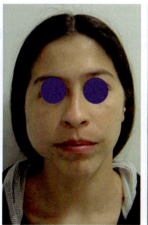 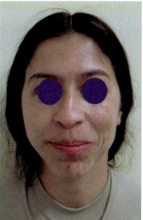

FIGURA 29.12 – Paciente previamente submetida a cirurgia ortognática apresentando hipoplasia de partes moles, tratada com enxerto dermogorduroso.

Referências Bibliográficas

1. Grabb WC. The first and second branchial arch syndrome. Plast Reconstr Surg. 1965;36(5):485-508.
2. Gorlin RJ, Jue KL, Jacobsen U, Goldschimidt D. Oculoauriculovertebral Dysplasia. J Pediatr. 1963;63:991-9.
3. Freitas RS, Souza RT, Calixto EC, Biagi VM, Invitti HL, Bodanese T, et al. Microssomia craniofacial: o espectro clínico de 163 pacientes tratados. Rev Bras Cir Craniomaxilofac. 2008;11(3):89-93.
4. Vento AR, LaBrie RA, Mulliken JB. The O.M.E.N.S. classification of hemifacial microsomia. Cleft Palate Craniofac J. 1991;28:68-77.
5. Pruzanski S. Not all dwarfed mandibles are alike. Birth Defects. 1969;5:120.
6. Mulliken JB, Kaban LB. Analysis and treatment of hemifacial microsomia in childhood. Clin Plast Surg. 1987;14(1):91-100.
7. Lauritzen C, Munro IR, Ross RB. Classification and treatment of hemifacial microsomia. Scand J Plast Reconstr Surg. 1985;19(1):33-9.
8. Meurman Y. Congenital microtia and meatal atresia: observations and aspects of treatment. AMA Arch Otolaryngol. 1957;66(4):443-63.
9. Freitas RS, Contin Mansur AE, Alonso N, Busato L, Oliveira e Cruz GA. Hemifacial Microssomia: 105 Cases in 7 Years. In: Proceedings of X International Congress of the International Society of Cranio Facial Surgery. Monterey, USA; 2003.
10. Franco D, Franco T, Freitas RS, Alonso N. Commissuroplasty for macrostomia. J Craniofac Surg. 2007;18(3):691-4.
11. McCarthy JG, Schreiber J, Karp N, Thorne CH, Grayson BH. Lengthening the human mandible by gradual distraction. Plast Reconstr Surg. 1992;89(1):1-8.
12. Freitas RS, Alonso N, Busato L, D'Oro U, Ferreira MC. Mandible distraction using internal device: mathematical analysis of the results. J Craniofac Surg. 2007;18(1):29-38.
13. Poole MD. A composite flap for early treatment of hemifacial microsomia. Br J Plast Surg. 1989;42(2):163-72.
14. Tanzer RC. Total reconstruction of the external ear. Plast Reconstr Surg. 1959;23:1.
15. Brent B. The correction of microtia with autogenous cartilage grafts: I. The classic deformity. Plast Reconstr Surg. 1980;66(1):1-12.
16. Nagata S. Modification of the stages in total reconstruction of the auricle: Part II. Grafting the three-dimensional costal cartilage framework for conchal-type microtia. Plast Reconstr Surg. 1994;93(2): 231-42.
17. Freitas RS, Cruz GAO, Fagotti Fo A, Alonso N. Reconstrução de orelha utilizando uma única cartilagem costal: descrição modificada da técnica. Braz J Craniomaxillofac Surg. 2005;9(2):39-47.
18. Freitas RS, Oliveira e Cruz GA, Ono MC, Shin JH, Alonso N. Ear reconstruction using one cartilage: a novel technique. Plast Reconstr Surg. 2009;123(6):199e-200e.

Bibliografia Consultada

- Cousley RR. Diagnosis of hemifacial microsomia. Dent Update. 1993;20(10):416-9.
- David DJ, Mahatumarat C, Cooter RD. Hemifacial microsomia: a multisystem classification. Plast Reconstr Surg. 1987;80(4):525-35.
- Gougoutas AJ, Singh DJ, Low DW, Barlett SP. Hemifacial microsomia: clinical features and pictographic representations of the OMENS classification system. Plast Reconstr Surg. 2007;120(7):112-120.
- Moore KL, Tersaud TVN. Embriologia Clínica. 6a ed. Rio de Janeiro: Guanabara Koogan; ANO.
- Poole MD. Hemifacial microsomia. World J Surg. 1989;13(4):396-400.
- Trauner R, Obwegeser H. The surgical of mandibular prognathism and retrognatia with consideration of genioplasty: part I. Surgical procedures to correct mandibular prognathism and reshaping of the chin. Oral Surg Oral Med Oral Pathol. 1957;10: 677-89.
- Vargervik K, Hoffman W, Kaban LB. Comprehensive surgical and orthodontic management of hemifacial microsomia. In: Turvey TA, Vig KWL, Fonseca RJ, eds. Facial clefts and craniosynostosis: principles and management. Philadelphia: WB Saunders; 1996. p. 537-64.

capítulo 30

Deformidades Orbitopalpebrais Congênitas

AUTORA: **Ester Fallico**
Coautores: **Matteo Fallico, Roberto Sebastiá Peixoto**

Introdução

Por tratar-se de número pequeno de doenças que têm pouco respaldo na literatura mundial, são consideradas patologias raras. Algumas das principais deformidades congênitas raras da região orbitopalpebral são descritas, ilustradas, e é proposto o seu tratamento cirúrgico sempre que possível. Este último, na quase totalidade dos casos, é bastante complexo, exigindo o emprego de técnicas cirúrgicas diversas.

As deformidades congênitas podem manifestar-se de forma isolada ou fazer parte de alterações constitucionais, como síndromes. Podem ser congênitas isoladas, ter transmissão hereditária autossômica ou ser devidas a condições multifatoriais.

Neste capítulo serão descritas a síndrome de blefarofimose, os colobomas palpebrais, a criptoftalmia, a síndrome de Goldenhar, a síndrome de Treacher-Collins, com a sua variante síndrome de Nager, a síndrome de Waardenburg, o euribléfaro, o entrópio congênito e o ectrópio congênito.

Blefarofimose

A blefarofimose é uma síndrome rara com transmissão genética autossômica dominante. A incidência é inferior a 1/50.000 nascidos vivos.

Apresenta uma redução do diâmetro vertical e horizontal da fenda palpebral. É caracterizada por uma tríade: ptose, telecanto e epicanto do tipo inverso.

Foi descrita pela primeira vez em 1921, por Komoto, que já relatava a transmissão genética, estando presente o acometimento de três familiares. Ainda em 1921, Dimitry, estudando uma família portadora da deformidade, introduziu pela primeira vez o termo "blefarofimose", definindo a característica mendeliana de doença autossômica dominante. Existe na literatura uma centena de artigos publicados, uns referindo-se à árvore genealógica com vários membros afetados, outros descrevendo casos esporádicos.[13]

Etiologia

Em 1987, começou um estudo sobre o acometimento do cromossoma 3 na blefarofimose. Vários estudos confirmaram a presença de mutações, como deleção ou translocação do gene FOXL2, mapeado no cromossoma 3q21-24.

A patologia herda-se em forma autossômica dominante com penetração completa. Em 50% dos casos se apresenta em forma esporádica e é devida a novas mutações: a partir daí a doença será transmitida com característica autossômica dominante (Figuras 30.1 e 30.2).[4]

Quadro clínico

A característica peculiar da síndrome é dada por um encurtamento horizontal e vertical da fenda palpebral.

A tríade clássica é representada por epicanto, telecanto e ptose.

O epicanto é do tipo inverso; diferencia-se do epicanto palpebral mais comum, em que a prega se inicia na pálpebra superior, próxima ao canto medial, seguindo para baixo até o rebordo palpebral inferior. Na blefarofimose, a prega anormal tem origem na margem ciliar da pálpebra inferior, dirigindo-se para cima na pálpebra superior, formando uma curva no nível do canto medial, escondendo, na maioria das vezes, a carúncula (Figuras 30.3 e 30.4).

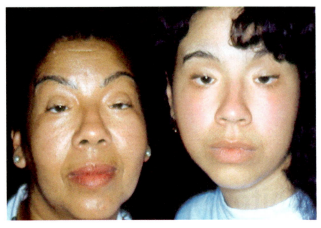

■ **FIGURA 30.1 –** Mãe e filha com a síndrome de blefarofimose.

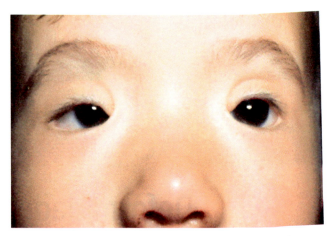

■ **FIGURA 30.2 –** Caso isolado. Mãe e filha normais.

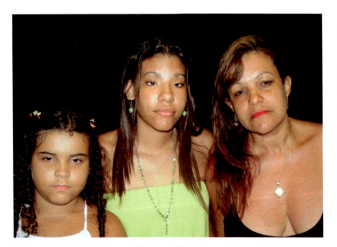

■ **FIGURA 30.3 –** Tríade clássica: ptose, telecanto e epicanto.

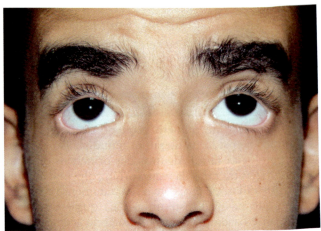

■ **FIGURA 30.4 –** Deformidades associadas. Hipertricose das sobrancelhas, ectrópio.

O telecanto é o deslocamento lateral do canto medial, devido ao alongamento do ligamento cantal medial, ou à inserção anômala do mesmo.

É fundamental não confundir o telecanto com o hipertelorismo, presente em outras síndromes faciais, onde há um aumento verdadeiro da distância orbitária (a distância interpupilar está aumentada).

A ptose palpebral, sempre com função baixa do músculo elevador, contribui para a redução do tamanho da fenda palpebral.

Existe uma limitação do movimento de excursão da pálpebra, pois o músculo elevador apresenta-se enfraquecido e parcialmente fibrosado. Pode associar-se uma hipoplasia da placa tarsal.

Outras deformidades se associam de forma variável; a mais comum é o alargamento e a hipertricose das sobrancelhas. Frequentes são também as alterações da forma palpebral: a superior assume uma forma em "S", a inferior apresenta uma concavidade acentuada no terço lateral, podendo acarretar ectrópio. Também é comum

o deslocamento lateral do ponto lacrimal inferior, sendo o superior deslocado para o canto medial.[13] Pode haver exotropia, hiperatividade do músculo oblíquo inferior, estrabismo divergente, nistagmo e coloboma do disco óptico. Existem, em alguns casos, alterações das vias lacrimais, como estenose do canalículo, duplicação do ponto lacrimal, etc.[9] Há relatos de vários casos em que as alterações palpebrais são associadas a outras anomalias faciais, como cup lop ears e alterações de desenvolvimento ósseo da região glabelar.[12] Recentemente, como foi constatado que em alguns pacientes do sexo feminino havia a associação com infertilidade feminina, insuficiência ovariana e menopausa precoce, foi feita uma classificação em subtipos desta síndrome: blefarofimose do tipo 1 e blefarofimose do tipo 2.

A do tipo 2 inclui os casos de acometimento limitado da região palpebral. A do tipo 1 inclui os casos em se que associam, às alterações palpebrais, as alterações da esfera sexual. A penetração de BPES no tipo 1 é completa e no tipo 2, incompleta. Ambos têm mesma transmissão genética.[26] Apesar da complexidade da síndrome, estes pacientes têm quociente intelectual normal.

O diagnóstico diferencial deve ser feito com o anquilobléfaro, doença devida à fusão das margens palpebrais entre si, secundária a diversas causas.

Tratamento

Pode ser feito em um único tempo cirúrgico.

Na correção do epicanto e telecanto pode-se empregar a técnica de Mustardé,[19,20] como a Z-epicantoplastia, descrita por Lessa e Sebastiá.[13]

• Z-epicantoplastia

É feita a marcação do novo canto, chamado de ponto 1, de forma que a distância intercantal seja a metade da distância interpupilar, como preconizado por Mustardé. Marcamos o ponto 2 junto ao canto medial. Estes pontos deverão ser unidos posteriormente (Figura 30.5A). Incisamos a pele, divulsionamos o músculo orbicular e dissecamos o ligamento cantal (Figura 30.5B). A tração medial dos ligamentos deve ser feita por fixação transnasal com fio de aço fino. Unimos os pontos 1 e 2, resultando "orelhas" de pele superior e inferior (Figura 30.5C). São marcadas duas zetaplastias de forma que as cicatrizes laterais acompanhem as bordas palpebrais (Figura 30.5D). Incisamos e transpomos os retalhos (Figura 30.5E). A sutura da pele é feita com fio de náilon 6-0 (Figura 30.5F).

• Suspensão frontal

Por se tratar de ptose severa com função baixa do músculo elevador, é sempre feita a suspensão frontal. Esta pode ser feita precocemente com fios (náilon, polipropileno, goretex) quando o campo visual se encontra extremamente reduzido.[6] Quando o tratamento é feito em um único tempo, após os 7 anos de idade, damos preferência à utilização de autoenxerto de fáscia *lata*, retirada do terço mediolateral da coxa (Figura 30.6). A fixação da fáscia *lata* é realizada no terço superior da face anterior do tarso. Esta fixação é passada sob o músculo orbicular e então fixada em U ou W no músculo frontal.[13] O tratamento cirúrgico proporciona um resultado bom do ponto de vista funcional: a correção da ptose aumenta o campo visual. Do ponto de vista estético, o resultado é limitado, devido, sobretudo, a alterações da forma da margem palpebral e à pouca elasticidade dos tecidos. Provavelmente por causa disso a maioria dos casos tratados pela equipe é de sequelas de intervenções prévias não bem-sucedidas (Figuras 30.7 e 30.8).

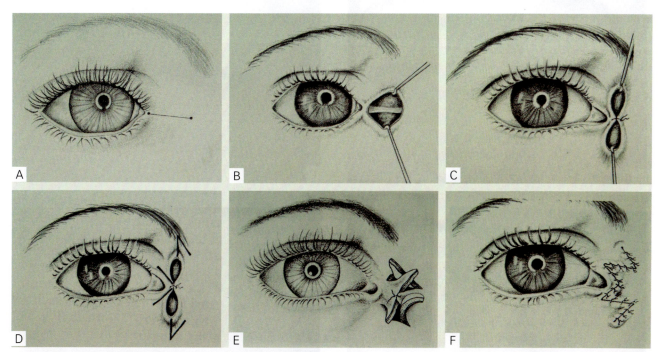

■ **FIGURA 30.5 – A)** Marcação do novo canto; **B)** Dissecção do ligamento cantal medial; **C)** União dos dois pontos; **D)** Marcação da Z-epicantoplastia. **E)** Rotação dos retalhos. **F)** Sutura cutânea.

PARTE 4 – CIRURGIA PLÁSTICA PEDIÁTRICA

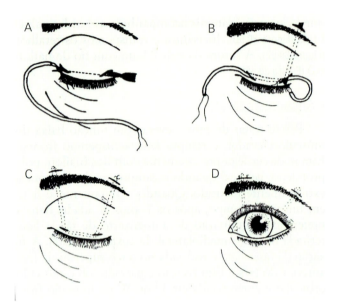

■ **FIGURA 30.6 – A)** Realização de túnel entre as duas incisões pré-tarsais para a passagem da fáscia *lata*; **B)** Realização de túneis submusculares entre as incisões pré-septais e frontais; **C)** Passagem da fáscia *lata* dentro dos túneis e fixação desta no músculo frontal; e **D)** Olhar em posição primária.

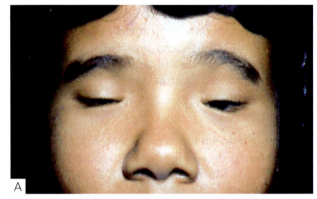

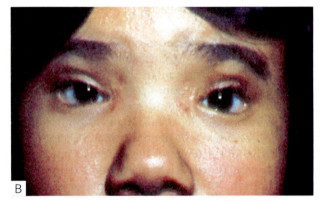

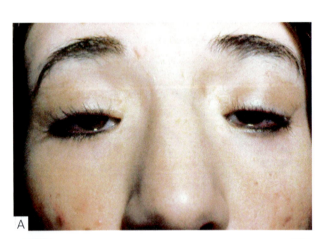

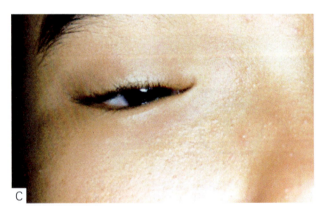

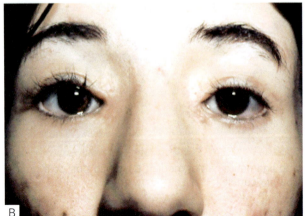

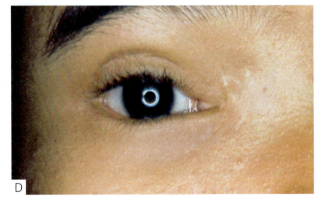

■ **FIGURA 30.7A e B** – Blefarofimose. Tratamento de um caso secundário num tempo cirúrgico único: pré e pós-operatório.

■ **FIGURA 30.8** – Blefarofimose. **A)** Caso primário apresentando a tríade clássica; **B)** Pós-operatório; **C)** Detalhe anatômico pré-operatório; e **D)** Aumento horizontal e vertical da fenda palpebral.

348

Colobomas Palpebrais

Os colobomas palpebrais são fendas faciais que afetam as pálpebras. As formas congênitas pertencem ao grande grupo das fissuras faciais, apresentando-se de várias formas: isoladas ou em associação a anomalias múltiplas congênitas, oculares ou sistêmicas. A patologia é rara: a incidência dos colobomas que afetam o globo ocular e anexos é de 4,89/10.000 nascidos vivos.

Os colobomas afetam principalmente a borda palpebral; a frequência é maior na pálpebra superior, geralmente unilateral e de localização nasal. Nas formas isoladas deve sempre ser pesquisada a associação de outras anomalias ao longo do mesmo eixo nas partes moles e esqueléticas.

A etiologia não é clara, parece não ter herança genética; tem correlação com fatores que agem no feto na vida intrauterina, sejam externos ao organismo, como bridas amnióticas ou anomalias sistêmicas que levem a um desenvolvimento anormal do sistema vascular, ou das células da crista neural. Ao contrário, é comprovada herança genética de colobomas que fazem parte de síndromes, tais como Treacher-Collins, S. de Fraser, S. de Goldenhar, S. de Nager, etc.[23]

Quadro clínico

É a patologia palpebral congênita que mais se associa às anomalias congênitas múltiplas. Entre as associações oculares se destacam o cisto dermoide, lipodermoide, ceratocone, coloboma de íris e a microftalmia. Pode ser associado a síndromes sistêmicas, como as supracitadas. Neste caso existe a transmissão genética. Na maioria das síndromes em que o coloboma está presente, a pálpebra superior é mais afetada.

Na síndrome de Fraser, ou criptoftalmia, o coloboma se apresenta principalmente na parte nasal da pálpebra superior. Embora possa apresentar a mesma localização também na síndrome de Goldenhar, nesta a localização preferencial é no canto lateral.

Na síndrome de Treacher-Collins, fissura 6-7-8 da classificação de Tessier, a localização do coloboma está na pálpebra inferior, sendo mais afetada a parte temporal; como também na síndrome de Nager.

As fissuras faciais paramedianas, que podem apresentar coloboma tanto da pálpebra superior como da inferior (fissuras 2-12, 3-11, 4-10), em 80% dos casos são devidas a fenômenos de bridas amnióticas.[23] O coloboma pode ser definido como parcial ou total (ou completo) pela porção palpebral que é fendida.

Os colobomas são classificados pela localização e frequência:[14] coloboma do terço medial da pálpebra superior, também chamado de coloboma verdadeiro, quase sempre se apresenta em forma isolada. Localiza-se lateralmente ao ponto lacrimal; apresenta-se geralmente completo e de forma quadrangular. A extensão da fenda atinge no mínimo 10 mm, com frequente exposição da córnea, embora a proteção ocular seja em geral mantida pelo reflexo de piscar (Figura 30.9). Este tipo de coloboma, embora possa manifestar-se de forma isolada, está relacionado com a fissura 3-11 de Tessier, antigamente chamada de naso-ocular: fissura oblíqua que acomete o canto medial, mantendo-se dentro da região piriforme do nariz e descendo até o lábio superior; coloboma do terço médio da pálpebra superior: é em geral parcial, não atingindo o tarso. É geralmente bilateral e está relacionado com a fissura 4-10 de Tessier, antigamente chamada de fissura oro-ocular medial: fissura oblíqua que acomete a pálpebra superior medialmente ao forame infraorbitário, descendo através da crista piriforme até o lábio superior, na base do sulco nasogeniano; coloboma do terço lateral da pálpebra inferior: situa-se normalmente entre o terço médio e lateral da pálpebra inferior. É um dos componentes de algumas disostoses mandibulofaciais, como S. de Treacher-Collins, S. de Nager, etc. A fenda palpebral tem forma triangular; as partes moles são atróficas. Ao contrário do coloboma da pálpebra superior, aqui as estruturas glandulares, o tarso, os cílios e a musculatura orbicular podem estar presentes, embora malformados; coloboma do terço medial da pálpebra inferior: está ligado ao grupo de fissuras faciais 3-11 e 4-10 de Tessier, atingindo a pálpebra no terço medial. O canalículo inferior pode ser acometido, apresentando-se malformado ou até ausente (Figura 30.10).

Colobomas raros:
- fazem parte deste grupo menor os colobomas múltiplos da pálpebra superior observados nas fissuras orbitofaciais 3-11 e 4-10 (Figuras 30.11 e 30.12);
- coloboma do terço lateral da pálpebra inferior, encontrado na fissura 5 de Tessier;

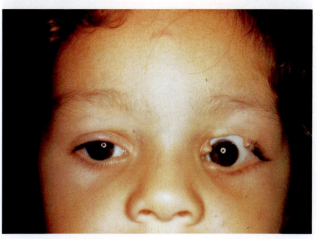

FIGURA 30.9 – Coloboma verdadeiro da pálpebra superior.

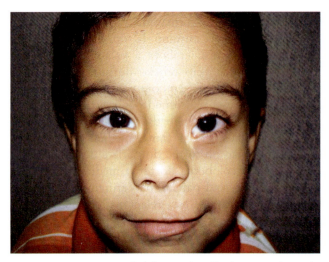

FIGURA 30.10 – Coloboma da pálpebra superior e do canto medial, devido à fissura 3-11 de Tessier.

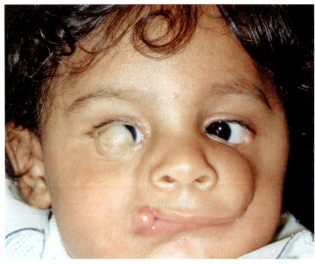

FIGURA 30.11 – Coloboma lateral em caso de paciente com fissura facial rara associada à criptoftalmia contralateral.

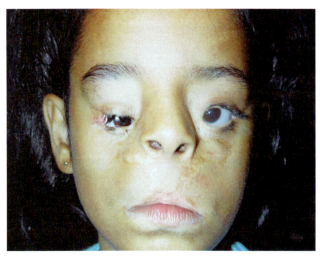

FIGURA 30.12 – Colobomas múltiplos bilaterais de ambas as pálpebras, secundários a fissura rara.

- coloboma da comissura lateral, ou fissura 8 de Tessier, deformidade encontrada na S. de Goldenhar. A fenda encontra-se no canto lateral, lugar que geralmente é ocupado por uma dermatocele. Podem ser encontrados cistos dermoides laterais e pterígios cutâneos;
- ablefaria da pálpebra superior: deformidade devida à falta congênita da pálpebra superior; já pode ser considerada tal quando o remanescente for menor que 1/3 da pálpebra. Neste caso, a cirurgia de emergência é indicada no recém-nascido.

Tratamento

Até precisar o correto diagnóstico e chegar ao tratamento da patologia, tem que ser observada uma proteção ocular profilática contra o desenvolvimento de estrabismo, defeitos de refração, opacidade da córnea e bandas fibróticas que possam limitar a motilidade ocular.

A maioria dos autores apoia a reparação precoce quando houver exposição da córnea; se não, é proposta uma espera no tratamento para o amadurecimento dos tecidos, correlacionada ao tamanho do defeito.

O tratamento depende sobretudo da posição e do tipo da lesão, tendo como principal objetivo o fechamento completo da fenda, a fim de proteger o globo ocular e restabelecer a aparência normal.[19] O tratamento cirúrgico deve seguir princípios rígidos: economia no reavivamento das bordas da lesão; evitar um excesso da tensão na cicatriz; e fechamento feito sempre em três planos.[20] O coloboma verdadeiro da pálpebra superior na maioria das vezes tem uma perda tissular limitada a 1/3 da extensão palpebral. Neste caso, o fechamento do defeito é direto, executado em três planos: um tarsoconjuntival, um plano muscular e o mais superficial cutâneo, quebrando a cicatriz em "Z" (Figura 30.13).

Se a sutura ficar muito apertada, a ponto de provocar uma ptose mecânica da pálpebra superior, pode ser feita a cantotomia.

Quando a perda de tecido for maior de 1/3, necessitará de reconstruções mais elaboradas. Mustardé preconiza retalho de transposição de toda espessura da pálpebra inferior para a superior.

Nos colobomas da pálpebra inferior, que normalmente são associados a fissuras faciais complexas, o tratamento é de acordo com a perda de tecido. Quando a perda de tecido for pouco extensa podem ser realizadas zetaplastias ao longo da fenda.[14] Quando a perda tissular é extensa, o tratamento varia de complexidade: utilização de enxertos ósseos, cantotomia e retalhos locais, ou faciais, reconstrução do sistema de drenagem lacrimal, etc.

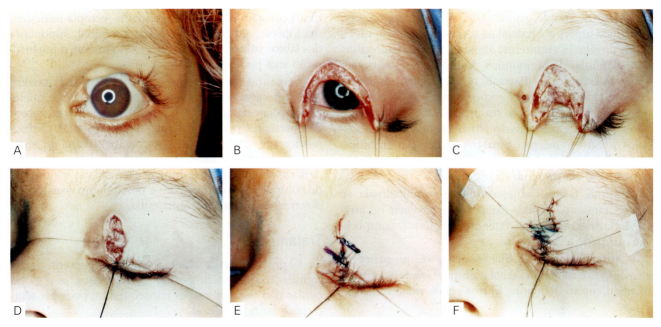

■ **FIGURA 30.13 – A)** Coloboma verdadeiro; **B)** Ressecção pentagonal; **C)** Sutura tarsoconjuntival; **D)** Sutura muscular; **E)** Sutura cutânea e marcação do "Z"; e **F)** Zetaplastia.

Criptoftalmia

A criptoftalmia é uma alteração genética extremamente rara, muito invalidante, que é característica constante na síndrome de Fraser. Esta última é caracterizada por outras anomalias palpebrais e sistêmicas. A etiopatogenia é, até hoje em dia, discutida.

A criptoftalmia foi descrita, pela primeira vez, em 1962, por Zehender e Manz, sendo constatada a ausência congênita da pálpebra e da sobrancelha e a presença de microftalmia com globo ocular rudimentar.

Em 1962, o britânico Fraser associou a criptoftalmia a uma síndrome polimalformativa que compreende anomalias urogenitais, laríngeas e cardíacas, além de outras anomalias faciais.

Em 1986, Thomas classificou a síndrome distinguindo critérios diagnósticos maiores, como criptoftalmia, malformação das extremidades (sindactilia) e das genitálias e critérios diagnósticos menores, como das orelhas, das vias orais e respiratórias, agenesia renal e retardo mental. A associação de um critério maior mais quatro menores, ou de dois maiores e de um menor já confirma o diagnóstico de presença de síndrome.[8] A etiopatogenia é discutida, várias teorias são propostas, como possível metaplasia de epitélio corneoconjuntival, ou de fusão de pálpebras parcialmente desenvolvidas, devido a bridas amnióticas, isso no caso de criptoftalmo parcial; outra hipótese especulativa é observada pela característica da síndrome de manifestar-se em áreas que na vida intrauterina são temporariamente fundidas e pelas anomalias de proliferação da crista neural, que acarretariam a falha da necrose celular programada.

Atualmente, o avanço da ciência tem permitido a identificação de um gene responsável, o FRAS1, mas a pesquisa está progredindo na identificação de outros genes responsáveis. A herança é do tipo autossômico recessivo, sendo 15% das crianças atetadas, filhos de pais consanguíneos.[1]

Quadro clínico

A síndrome se apresenta com uma série de malformações, sendo que 25% dos afetados nascem mortos. Em 20% dos casos o paciente morre no primeiro ano de vida devido a malformações renais ou laríngeas.

Para abordar os pacientes sindrômicos, precisa-se de uma equipe multidisciplinar.[1] Em seguida serão analisadas as características da síndrome, começando com as que se encontram na região orbitária.

A criptoftalmia é o sinal cardeal da síndrome de Fraser, sendo presente em 93% dos casos afetados. Pode ser uni ou bilateral, e os globos oculares muitas vezes são atrofiados. Estes últimos podem ser recobertos de um segmento de pele que desce da região frontal, distorcendo a linha frontal capilar, envolvendo a sobrancelha, que apresenta então coloboma, estendendo-se à pálpebra, que sempre apresentará um coloboma cujas bordas se fundem no globo ocular. Os segmentos de córnea e conjuntiva expostos se apresentam queratinizados. Os músculos extraoculares e o elevador estão normais.

Outras malformações oculares associadas são o anquilobléfaro, anomalias das vias lacrimais, microftalmia e anoftalmia. Em 65% dos casos as alterações são bilaterais, ocorrendo na área oposta coloboma, microftalmia, cisto dermoide, sobrancelha supranumerária, etc. O fórnice superior é parcial ou totalmente inexistente, a borda tarsal tem arquitetura alterada, não havendo cílios nem glândulas de Meibomius. A sindactilia está presente em 54% dos casos (Figuras 30.14 e 30.15).[1] São comuns as deformidades auriculares como microtia e defeitos do polo superior. A estenose do meato é frequente. Pode haver surdez de transmissão por malformação dos ossículos do ouvido interno. Sinal frequente é o nariz bífido ou fendido na cruz lateral da cartilagem alar; frequente também é o alargamento da raiz nasal.

Fissuras faciais, labiopalatinas e anquiloglossia se apresentam em 20% dos casos. Laringomálacia ou atresia da laringe acarretam estenose subglótica, complicação que pode levar à morte.

Outra malformação que leva à morte no primeiro ano de vida é a agenesia renal e a hipoplasia renal uni ou bilateral, muito frequente. Entre as malformações urogenitais constam hipospádia, epispádia, ectopia testicular, micropênis, útero bicorne, atresia vaginal, hipoplasia dos lábios vulvares e imperfuração do hímen; a imperfuração anal pode estar presente.

São raras as malformações cerebrais, descritas em 10% dos casos; entre elas estão a microcefalia e mielomeningoencefalocele.[1,15] Uma pequena porcentagem dos pacientes pode apresentar retardo mental.[1] O diagnóstico pré-natal pode ser feito na 18ª semana de gestação, mediante ultrassonografia, pela qual é possível evidenciar oligoidrâmnios, hiperecogenicidade e aumento do volume dos pulmões, com a possível não visualização dos rins, microftalmo e sindactilia.

Tratamento

O prognóstico de visão é ruim, sendo presente a queratinização do epitélio córneo. Nestes casos, se o globo ocular não tiver alterações consequentes, pode ser feito o transplante de córnea.

O tratamento da criptoftalmia é extremamente complexo devido à variedade do acometimento palpebral. Como pode comprometer tanto a pálpebra superior quanto a inferior, ou mesmo ambas, o tratamento deverá seguir os princípios básicos de reconstrução palpebral, principalmente os preconizados por Mustardé.[20] Quando a lesão acomete a pálpebra superior acima de 1/4 do seu diâmetro horizontal, pode ser feita transposição de retalho de toda a espessura da pálpebra inferior, sendo o pedículo vascular seccionado 2 a 3 semanas depois.

O simbléfaro é tratado mediante dissecção da pele e da conjuntiva abaixo e colocação de molde para não haver uma nova fusão das estruturas. Enxertos de pele e mucosa são feitos, quando oportuno, dependendo das falhas de tecido.[8]

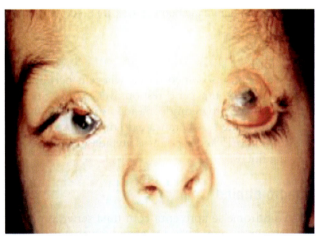

FIGURA 30.14 – Criptoftalmia esquerda associada a coloboma da pálpebra superior contralateral.

Síndrome de Goldenhar

A síndrome de Goldenhar, conhecida também com o nome de displasia oculoauriculovertebral, faz parte das microssomias faciais caracterizadas pela presença de cisto dermoide epibulbar, malformações auriculares e alterações vertebrais. A manifestação pode ser bilateral. A etiologia é desconhecida; acredita-se na tese multifatorial, incluindo fatores nutricionais e ambientais que interferem na blastogênese. Na maioria dos casos é esporádica, e nos raros casos em que é familiar, a doença tem característica de transmissão autossômica dominante.[10] A primeira descrição da síndrome foi feita em 1952, por Goldenhar, que apresentou-a como a combinação de várias anomalias, como cisto dermoide epibulbar, apêndice pré-auricular e malformações da orelha.

Em 1990, foram associados outros distúrbios menos comuns, como hipoplasia do osso zigomático, maxilar e mandibular, anomalias vertebrais, cardíacas, hipoplasia dos músculos da face, fissura labiopalatina, acometimento do SNC e visceral.

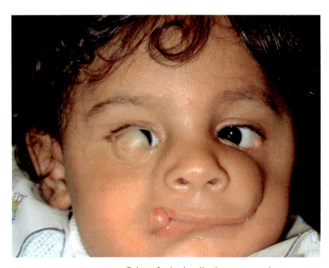

FIGURA 30.15 – Criptoftalmia direita em paciente com fissura facial rara.

CAPÍTULO 30 – DEFORMIDADES ORBITOPALPEBRAIS CONGÊNITAS

Não se tem conhecimento ainda sobre a etiopatologia. Foram identificadas algumas anomalias cromossômicas; outros estudos se focam sobre alterações das células da crista neural, do primeiro arco branquial, cujo desenvolvimento é alterado pela influência de fatores externos que agem no feto. A ingestão de algumas drogas, como cocaína, talidomida, ácido retinoico e tamoxifeno, tem correlação com o desenvolvimento da síndrome. A diabetes materna também é um cofator.[3]

Quadro clínico

As manifestações oculares mais importantes da síndrome são o coloboma lateral e o tumor dermoide epibulbar. Junto com as manifestações auriculares, são os sinais mais frequentes nesta síndrome. É uma lesão embrionária, por isso congênita, que acomete o limbo escleral, que se apresenta macroscopicamente como uma lesão exofítica, recoberta por queratina, que do ponto de vista histológico é multitissular. É classificado pela OMS entre o capítulo dos tumores oculares que compreende hamartomas, coristomas e dermolipoma. No lugar do dermoide às vezes há achado de dermolipoma.[7] Achado raro é o coloboma do canto lateral (fissura 8 de Tessier). O dermoide quase sempre se associa a fístulas, ou apêndice pré-auricular, tendencialmente bilateral. É frequente a malformação do pavilhão auricular, rara a hipoacusia e a paralisia periférica do nervo facial (Figuras 30.16 a 30.18).

Entre as anomalias do terço inferior do maciço facial, a mais comum é a micrognatia e a hipoplasia da mandíbula, sendo também presente a hipoplasia maxilar, alterações ósseas que acarretam assimetria facial. A macrostomia é um sinal frequente. Fissuras labiais têm incidência de 5%. A doença se manifesta na coluna vertebral com fusão cervical, espinha bífida, hemivértebras e escoliose severa. Uma incidência de 5 até 58% tem acometimento cardiovascular, que se manifesta com tetralogia de Fallot ou defeitos do septo ventricular.

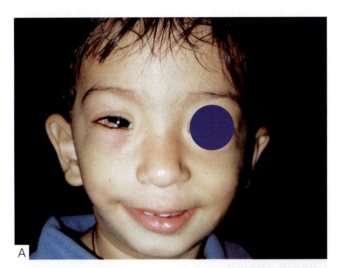 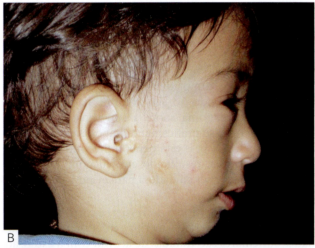

FIGURA 30.16 – A) Tumor dermoide e hipoplasia maxilar; e **B)** Apêndice pré-auricular.

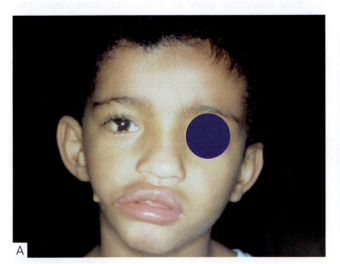 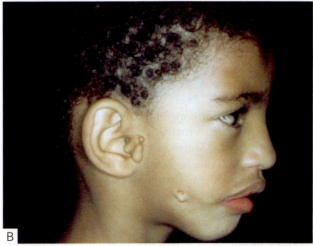

FIGURA 30.17 – A) Tumor dermoide; e **B)** Malformações auriculares.

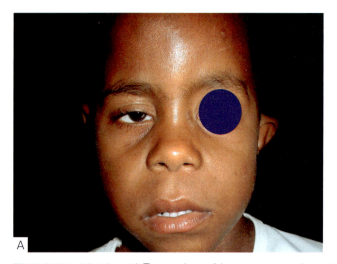
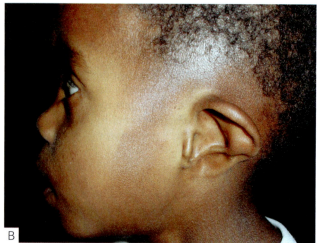

FIGURA 30.18 – A) Tumor dermoide e macrostomia; e **B)** Apêndices pré-auriculares e do primeiro arco branquial.

Malformações pulmonares e renais podem estar presentes.[3] Raros são os casos de encefalocele. A necropsia de um caso com encefalocele occipital mostrou crânio bífido pela falta do arco posterior da primeira vértebra cervical.[10]

Tratamento

A exérese do tumor dermoide epibulbar está indicada quando, devido ao seu volume, há distribuição inadequada da lágrima sobre a superfície da córnea. Entretanto, torna-se praticamente impossível a remoção completa da lesão, pois esta penetra profundamente no estroma da córnea, resultando em leucoma. Desta forma, a exérese deve ser cuidadosa para evitar a perfuração da córnea.

A fissura lateral (tipo 8 de Tessier) é corrigida através de cantoplastia palpebral superior e inferior. As deformidades auriculares são tratadas de acordo com a extensão das lesões. A comissuroplastia está indicada nos casos de macrostomia.

Síndrome de Treacher-Collins

A síndrome de Treacher-Collins, conhecida também como disostose mandibulofacial, é uma doença congênita rara, que apresenta alterações craniofaciais de quadro clínico amplo.

É uma síndrome congênita com característica autossômica dominante. A incidência é estimada em torno de 1/40.000 e 1/70.000 nascidos vivos.

A doença envolve as estruturas derivadas do segundo arco branquial e as manifestações principais são deformidades das orelhas, hipoplasia dos ossos faciais e fenda palpebral antimongólica com coloboma temporal da pálpebra inferior.

Essa síndrome foi descrita pela primeira vez em 1846, por Thomson; em seguida, em 1899, foi estudada pelo oftalmologista Barry, e em 1900 Treacher-Collins descreveu as características. Em 1949, Franceschetti e Klein aprofundaram os estudos sobre esta síndrome, tanto que o outro epônimo usado para defini-la é S. de Franceschetti-Klein.

A incidência se coloca entre 1/40.000 e 1/70.000 nascidos vivos. Não tem preferência entre raça ou sexo, sendo que a transmissão é de característica autossômica dominante com expressão variável.

Quarenta por cento dos casos têm histórico familiar de doença, e nos 60% restantes a tese suportada é de mutação genética. O gene de Treacher-Collins foi mapeado na porção distal do braço longo do cromossoma 5 (5q31.3-q33.3). A expressão fenotípica resulta, segundo estudos feitos em ratos expostos ao agente teratógeno ácido retinoico, pelo acometimento sempre bilateral do primeiro e segundo arco branquial.[2]

Quadro clínico

Esta síndrome pode se apresentar com várias manifestações clínicas. De acordo com a classificação das fissuras faciais de Tessier, a síndrome apresenta fissuras 6, 7 e 8.

Uma característica obrigatória é a presença de fenda antimongólica, coloboma da pálpebra inferior, ausência dos cílios, hipoplasia malar, deslocamento pré-auricular da linha pilosa, micrognatia e aspecto facial *fishlike* (Figuras 30.19 e 30.20).

As características frequentes são macrostomia, defeitos auriculares (como criptotia, anotia, microtia, apêndices auriculares, imperfuração do conduto auditivo externo, hipoacusia), deformidade nasal, má oclusão, mordida aberta, palato ogival. Fazem parte das características consideradas raras a fissura palatina, coloboma da pálpebra superior, hipertelorismo e retardo mental.[2]

Nos pacientes que apresentam um quadro severo da síndrome pode também associar-se acometimento das

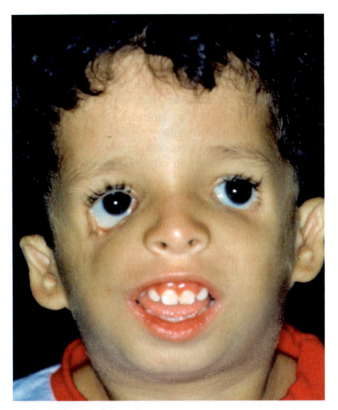

FIGURA 30.19 – Quadro clínico característico da síndrome de Treacher-Collins.

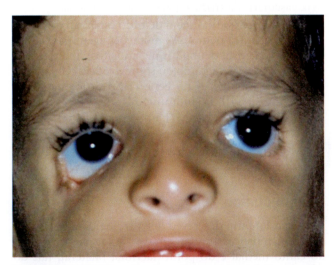

FIGURA 30.20 – Quadro clínico característico da síndrome de Treacher-Collins.

vias aéreas por causa de deficiência da articulação temporomandibular que, não garantindo a oclusão, favorece a glossoptose e a atresia das coanas. A causa mais frequente de morte infantil nestes pacientes é a apneia noturna.[2]

Tratamento

As alterações esqueléticas são abordadas através de complexas osteotomias e avançamento dos ossos faciais envolvidos, executadas de preferência após o sétimo ano de vida. Simultaneamente pode ser corrigida a falha de parte mole da região periorbitária lateral. O tratamento preconizado por Tessier, em 1976, para tratar o coloboma da pálpebra inferior e a fenda antimongólica consiste num alongamento vertical dos tecidos da região malar mediante Z-plastias, associado a uma cantopexia.[16] Nos casos demonstrados, a técnica usada para correção da fenda antimongólica e do coloboma da pálpebra inferior foi descrita por Lessa e Sebastiá, em 1986. Baseia-se numa cantoplastia modificada (Figura 30.21).

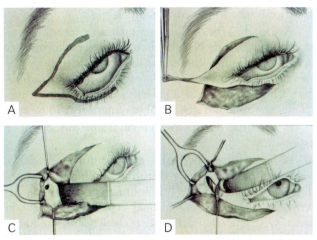

FIGURA 30.21 – A) Marcação. **B)** Incisão e confecção do retalho dermomuscular. **C)** Dissecção da parede lateral e perfuração óssea. **D)** Fixação do retalho.

- Marca-se a incisão de blefaroplastia superior.
- Marca-se a incisão de blefaroplastia inferior.
- União das marcações no final do sulco superior.
- Liberação completa das pálpebras com cantólise. Decorticação de retalho dermomuscular nas extremidades.
- Dissecção da parede lateral da órbita e perfuração do osso na altura do canto medial.
- Introdução do retalho decorticado no furo de fora para dentro e fixação do mesmo.
- Após a fixação do sulco palpebral superior, avalia-se a área cruenta residual, que estará, assim, pronta para receber um autoenxerto de pele.
- As deformidades auriculares são tratadas de acordo com a extensão das lesões.

Síndrome de Nager

A síndrome de Nager é uma disostose acrofacial que associa malformações craniofaciais a malformações dos membros superiores. As anomalias craniofaciais são as mesmas que na síndrome de Treacher-Collins, e não há nenhuma característica diferencial, exceto as malformações dos membros superiores.

Somente cerca de 80 casos foram descritos em literatura. O primeiro caso da síndrome foi reportado por Slingenberg, em 1908. Em 1948, Felix Robert Nager conferiu entidade própria à síndrome.

As anomalias craniofaciais podem se sobrepor às da síndrome de Treacher-Collins, com ênfase na micrognatia associada a severa hipoplasia do terço médio. Igualmente são observados coloboma da pálpebra inferior, ausência dos cílios, defeitos no palato e extensão da linha pilosa na região pré-auricular. As malformações auriculares incluem hipoplasia simétrica de parte, ou das orelhas na sua totalidade. O coloboma da pálpebra superior é achado pouco frequente.

Associado às anomalias craniofaciais para se caracterizar a síndrome de Nager, tem que haver malformações nos membros superiores. As mais comuns são a hipoplasia ou ausência do polegar, associada à sinostose radioulnar. Outra anomalia é a presença de polegar com três falanges. Anomalias dos membros inferiores são raras.

A maioria dos casos de síndrome de Nager é esporádica.

A mortalidade perinatal gira em torno de 20%, sempre correlacionada a distúrbio respiratório secundário à micrognatia. Os que sobrevivem à infância desenvolvem um intelecto normal e perspectiva de vida sadia. O diagnóstico pré-natal pode ser feito mediante ultrassonografia.[25]

Síndrome de Waardenburg

A síndrome de Waardenburg é uma doença congênita rara, descrita pela primeira vez em 1951, pelo geneticista Waardenburg, característica de transmissão autossômica dominante com expressividade variável, sendo mais representada com distopia cantal medial (telecanto), alteração da pigmentação da íris, hipertricose da cabeça da sobrancelha, discromias cutâneas e do couro cabeludo, surdez neurossensorial e alargamento da base do nariz.

O progresso da biologia molecular permitiu relacionar determinadas anomalias genéticas com consequentes alterações fenotípicas, por isso permitiu subdividir a síndrome em quatro tipos.

A prevalência da síndrome é estimada em torno de 1,44 a 2,05/100.000 nascidos vivos.

O primeiro caso de paciente com dystopia canthorum, anquiloblefaron interno, alargamento da base do nariz e surdez foi descrito, em 1919, por Van der Hoeve. Em 1947, Waardenburg apresentou à sociedade holandesa de oftalmologia um caso de paciente surdo-mudo de olhos azuis, com distopia do ponto lacrimal e blefarofimose. Na mesma época, Walsh e Klein descreveram casos semelhantes de surdez associada a alterações de pigmentação da íris, hipocromia cutânea e do couro cabeludo, distopia do canto interno e ponto lacrimal bilateral. Achando que existia uma correlação entre estes fatores, Waardenburg decide, em 1951, visitar todos os hospitais que hospedavam surdos no país. De um estudo feito sobre 1.050 casos escolhidos, ele chegou à conclusão que os pacientes que apresentavam as características investigadas eram afetados por uma síndrome congênita com característica de transmissão autossômica dominante.

Em 1971, Arias divide a síndrome em dois subtipos: os que manifestam junto com as características principais a *dystopia canthorum* e os que não manifestam a dystopia canthorum. Anos após um estudo iniciado por Klein a partir da presença em raros casos de associação da síndrome com artro-osteomiodisplasia, foi constatado que a variabilidade de expressão genética dava origem a um terceiro tipo de manifestação da doença, também chamado de síndrome de Klein-Waardenburg.

Enfim, em 1981, Shah e cols., a partir de um estudo feito na Índia sobre 12 crianças que apresentavam a síndrome associada à doença de Hirschprung, descobriram o quarto tipo da manifestação da síndrome, chamado também de Shah-Waardenburg.

Os tipos I e II têm característica de transmissão autossômica dominante na maioria dos casos. O tipo III é normalmente esporádico, mas quando é familiar a transmissão é autossômica dominante também. O tipo IV tem característica de transmissão autossômica recessiva.

Desde a primeira descrição da síndrome houve várias especulações sobre a etiologia deste complexo de alterações que afetam vários tecidos, como melanócitos, stria vascularis da tróclea, partes moles e ossos.

Presume-se que a origem de tudo esteja no desenvolvimento da crista neural. As mutações agem nas células derivadas da crista neural (os melanócitos), interferindo na diferenciação, migração ou sobrevivência celular.[18] Foram achadas mutações no gene PAX3 do cromossoma 2q nos tipos I e III da síndrome.

A mutação do gene MITF do cromossoma 3pl2 parece ser a candidata ao desenvolvimento do tipo II.

Mutações homozigóticas de EDN3 ou de EDNRB levariam a WS IV.[24]

Quadro clínico

Waardenburg descreveu a síndrome dando realce a seis características fundamentais: deslocamento lateral do canto medial e do ponto lacrimal bilateral, raiz do nariz larga e alta, hipertricose da parte medial da sobrancelha, heterocromia parcial ou total da íris, rodamoinho branco e surdez congênita (Figuras 30.22 a 30.24).

Além destes sinais clínicos existem outros a serem avaliados, também importantes para diferenciar os quatro subtipos da síndrome. Para simplificar o diagnóstico, Waardenburg e cols. criaram uma tabela que cataloga as alterações em critérios maiores e menores[24] (Tabela 30.1).

Para diagnosticar a síndrome de Waardenburg de tipo I é suficiente o paciente apresentar dois critérios maiores ou um critério maior e dois menores. O SW III é semelhante ao tipo I, e apresenta também alterações

CAPÍTULO 30 – DEFORMIDADES ORBITOPALPEBRAIS CONGÊNITAS

TABELA 30.1 - Critérios Diagnósticos Propostos por Waardenburg

Critérios Maiores	• Hipoacusia neurossensorial congênita • Alteração na coloração da íris; heterocromia completa, ou parcial, ou segmentar da íris, íris azul hipoplásica • Rodamoinho branco • Dystopia canthorum • Familiar de primeiro grau afetado
Critérios Menores	• Leucoderma congênito: inúmeras áreas hipopigmentadas • Junção medial das sobrancelhas (Synophyrys) • Raiz nasal alta e larga • Hipoplasia das asas nasais • Embranquecimento precoce dos cabelos

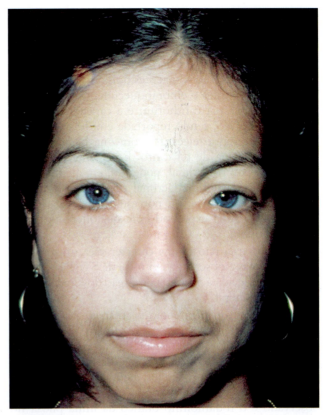

FIGURA 30.23 – Outro caso característico.

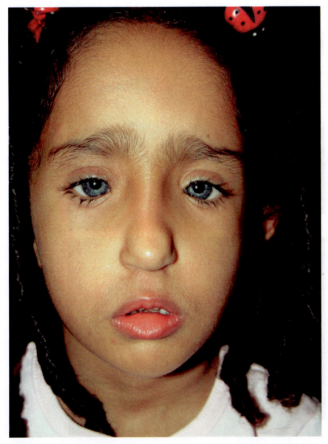

FIGURA 30.22 – Quadro clínico característico da síndrome de Waadenburg.

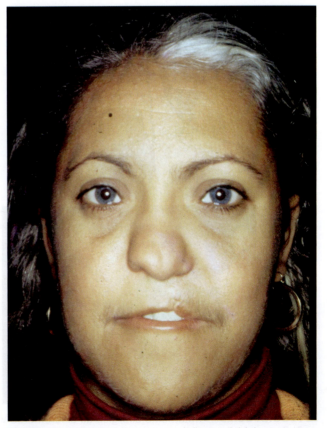

FIGURA 30.24 – Associação à fissura labial.

musculoesqueléticas afetando os membros superiores. O SW IV é associado à doença de Hirschsprung. A dystopia canthorum está ausente no SW tipo II, sendo que é muito frequente a hipoacusia e a heterocromia da íris. Para o diagnóstico são suficientes dois critérios maiores, incluindo entre estes o embranquecimento precoce dos cabelos.[24] A dystopia canthorum é a característica mais penetrante de WS, sendo reportada em 40% dos casos afetados. Apresenta telecanto, como na blefarofimose, mas com ausência de telecanto. É presente também a distopia do ponto lacrimal, podendo, em alguns casos, ter disfunção da bomba lacrimal por causa do alongamento dos canalículos, ou por estenose das vias lacrimais altas. O sinal expressado em qualquer um destes casos é a epífora.

A hipoacusia não é uma característica universal da síndrome, mas é observada em 69% de SW I e em 87% de SW II. É devida à agenesia do órgão do Corti, e pode ser uni ou bilateral.

Os defeitos de pigmentação cutânea são representados em 8,3 a 50% dos casos. O vitiligo, presente em forma de *spots*, pode se manifestar em face, tronco, membros superiores e inferiores. Nas manifestações que atingem o couro cabeludo, os pelos, além de serem brancos, mudam de direção, dando forma a rodamoinhos. Muito observado é o rodamoinho branco da linha pilosa no meio da região frontal. O embranquecimento precoce do couro cabeludo, de cílios e supercílios e dos pelos do corpo aparece em 7% dos casos.

A heterocromia parcial ou total da íris é encontrada em 21 a 28% dos pacientes e a coloração azul isocrômica da íris, que indica despigmentação total, encontra-se em 15 até 42% dos pacientes.

O aspecto do fundo ocular é albinoide, apresentando alterações dos vasos coroidianos. Contrariamente ao albinismo, a visão dos afetados por SW é normal.

A hiperplasia da raiz do nariz confere a este último o aspecto de nariz "grego", por causa do aplanamento do ângulo frontonasal. A penetração desta característica vai de 54 a 78% dos casos estudados.

A hipertricose da parte interna das sobrancelhas, com confluência mediana (synophris), tem penetração de 45 a 52%, sendo mais representada no tipo II que no I.[24] O diagnóstico diferencial se faz com hipertelorismo, blefarofimose e albinismo.[18]

Tratamento

O tratamento cirúrgico da síndrome é basicamente estético. O telecanto é corrigido mediante fixação transnasal com fio de aço fino, associado à epicantoplastia (Figura 30.25). O alargamento da raiz do nariz pode ser tratado mediante osteotomias laterais dos ossos próprios do nariz.

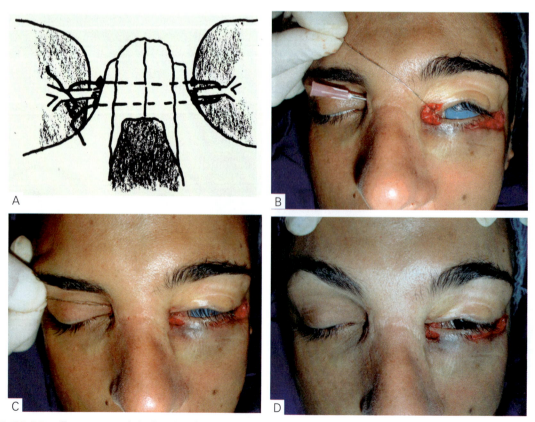

■ **FIGURA 30.25 –** Tratamento cirúrgico da síndrome de Waardenburg. **A)** Fixação transnasal: esquema de ancoragem; **B)** Reparo do ligamento cantal e perfuração do osso nasal; **C)** Tração transnasal do fio de aço; e **D)** Fixação.

CAPÍTULO 30 – DEFORMIDADES ORBITOPALPEBRAIS CONGÊNITAS

Euribléfaro

É uma anomalia congênita rara caracterizada por alargamento simétrico da fenda palpebral. A presença congênita isolada desta condição, com ausência de outras alterações óculo-orbitopalpebrais distingue o euribléfaro de qualquer outra alteração secundária a outra anomalia.

Esta anomalia foi descrita pela primeira vez em 1854, por Desmarres. Waardenburg e cols., em 1961, reportaram a presença de euribléfaro em sujeitos do mesmo núcleo familiar, portanto supuseram uma condição de herança genética. Em 1963 fizeram um estudo para padronizar o comprimento da fenda palpebral a partir do recém-nascido até a terceira idade. O comprimento ao nascimento foi fixado em 18,35 mm, subindo para 29,68 aos 24-26 anos (a metade deste crescimento se dá nos primeiros 4 anos de vida).[11] No euribléfaro há aumento do comprimento e da largura da fenda palpebral, que aparecem devidos à hipoplasia do retináculo lateral inferior, que faz parte de uma deficiência geral da lamela anterior da pálpebra inferior, associada a um deslocamento lateral do ligamento cantal.

Outras características são: a frouxidão da pálpebra inferior e o aspecto mais fino, encovado, quase cansado desta última. Estas características junto com a ausência ou deficiência do piscar das pálpebras, a epífora, a presença de lacus lacrimalis laterais, o fechamento palpebral incompleto durante o sono e o moderado ectrópio da pálpebra inferior levam a pensar em uma hipoplasia congênita da porção palpebral e lacrimal do músculo orbicular (Figuras 30.26 e 30.27).[22]

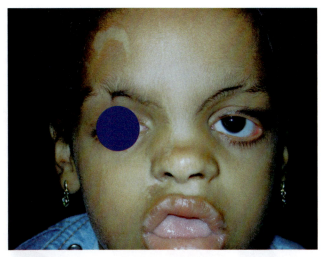

FIGURA 30.27 – Euribléfaro esquerdo.

• Tratamento

A flacidez e o alargamento palpebral são corrigidos através da cantoplastia (tarsal strip) superior e inferior. É realizada a cantotomia lateral e a secção do retináculo (Figura 30.28A e B). Confeccionam-se retalhos tarsais superiores e inferiores (Figura 30.28C). Os retalhos são fixados com fio de náilon 5-0 na face interna do rebordo orbitario, no nível do tubérculo de Whitnall (Figura 30.28D). A cantorrafia é realizada com fio de seda 5-0 (Figura 30.28E).

Entrópio Congênito

O entrópio congênito é uma malformação rara que afeta a pálpebra inferior. Corresponde a uma inversão da margem palpebral com báscula posterior da borda livre que entra em contato com o globo ocular. Afeta principalmente a pálpebra inferior, embora haja relatos na literatura de entrópio da pálpebra superior. Pode se apresentar em forma primária ou isolada e secundária, em associação a outras anomalias.

A forma isolada é muito rara e é devida a uma hipoplasia tarsal associada a uma anômala inserção da aponeurose dos músculos retratores na borda inferior da placa tarsal.

A forma associada, menos rara, é consequente à falta do suporte posterior da pálpebra. É observada em microftalmia ou anoftalmia congênita.[22] Raríssimo ocorrer entrópio congênito da pálpebra superior, devido à fraqueza da placa tarsal e à duplicação das glândulas de

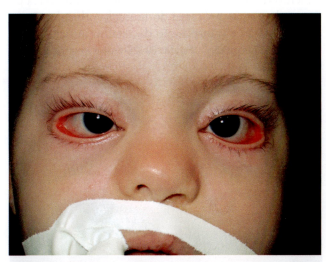

FIGURA 30.26 – Caso de euribléfaro bilateral.

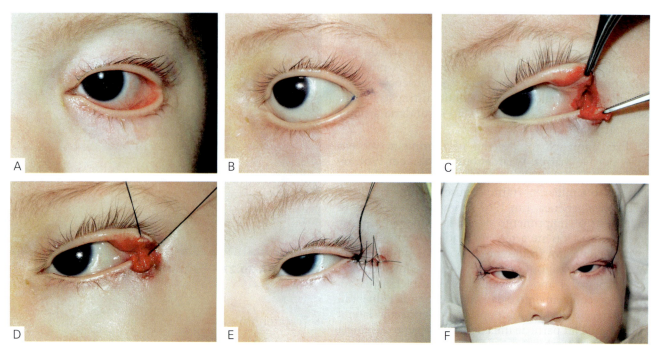

FIGURA 30.28 – Euribléfaro. **A)** Pré-operatório. **B)** Cantotomia e secção do retináculo. **C)** Confecção dos dois retalhos tarsais. **D)** Fixação dos retalhos ao periósteo. **E)** Cantorrafia. **F)** Pós-operatório imediato.

Meibomius.[5] A causa é desconhecida, e parece que o encurtamento tarsoconjuntival tem origem cicatricial.

Os sintomas dos portadores de entrópio estão ligados à ação abrasiva dos cílios na conjuntiva bulbar e córnea, acarretando conjuntivite, ceratite ou úlcera de córnea, blefaroespasmo e fotofobia (Figuras 30.29 a 30.31).

Tratamento

Pode ser feito por encurtamento vertical (técnica de Jones) ou horizontal (técnica de Wheeler) da pálpebra inferior. Devido às alterações anatômicas das estruturas palpebrais, a utilização destas técnicas não confere resultados tão significativos quanto a eversão palpebral, como normalmente ocorre no tratamento do entrópio senil. Além disso, o índice de recidiva é bem mais alto.

Faz-se incisão subciliar da pele (Figura 30.32A), descolamento da mesma, dissecção de uma faixa de cerca de 5 mm da porção pré-tarsal do músculo orbicular (Figura 30.32B), incisão e transposição do retalho muscular com sutura em "jaquetão" (Figuras 30.32C e D) e sutura da pele (Figura 30.32E).

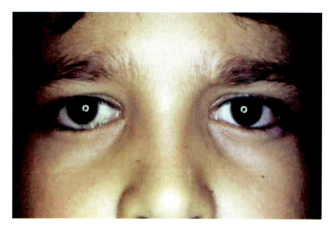

FIGURA 30.29 – Entrópio monolateral.

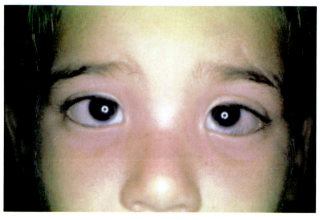

FIGURA 30.30 – Ectrópio bilateral associado a epicanto.

CAPÍTULO 30 – DEFORMIDADES ORBITOPALPEBRAIS CONGÊNITAS

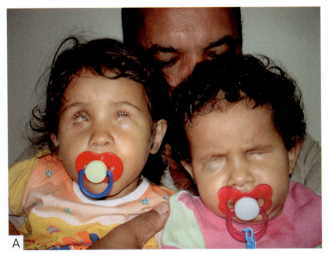
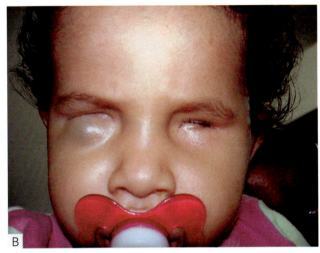

■ **FIGURA 30.31** – **A)** Microftalmia congênita familiar. **B)** Irmã mais nova desenvolveu entrópio secundário.

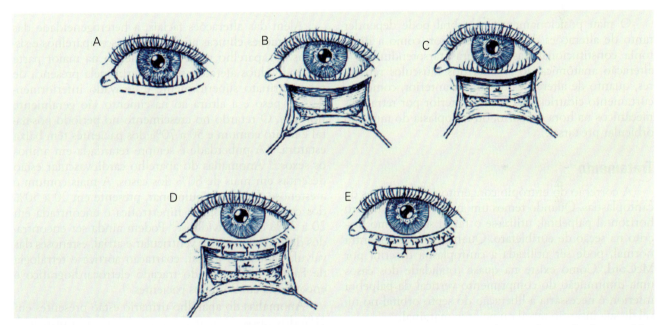

■ **FIGURA 30.32** – Técnica de Weeler. **A)** Incisão subciliar da pele. **B)** Descolamento cutâneo e dissecção de uma faixa de 5 mm do m. orbicular pré-tarsal. **C)** Incisão e transposição dos retalhos musculares. **D)** Sutura em jaquetão. **E)** Sutura cutânea.

Ectrópio Congênito

O ectrópio congênito é uma anomalia rara que afeta principalmente a pálpebra inferior. Corresponde a uma eversão da margem palpebral inferior, que perde o contato com o globo ocular.

Poucos casos têm sido descritos desde 1896, data do primeiro relato de caso por Adams.

Pode ser primitivo ou secundário a outra alteração palpebral; este último caso é mais frequente.

Em 1964, Duke-Elder classificou o ectrópio congênito em primário e secundário. No primário, o mais raro, existem anomalias tarsais; o secundário ocorre devido a anomalias do globo ocular, como microftalmia, buftalmia e cistos, a dermatoses severas (ictiose lamelar) ou a traumatismo fetal.

O primário pode se apresentar de forma isolada ou fazer parte de uma síndrome. É muito frequente na blefarofimose, sendo um pouco menos que na trissomia do 21 **(Figura 30.33)**.

Esta má posição palpebral é devida a uma hipotonia constitucional das estruturas tarsotendinosas, associada a uma alteração do sistema dos músculos retratores. A lamela anterior pode apresentar um encurtamento do tipo cicatricial, associada à hipoplasia da porção pré-tarsal do músculo orbicular.

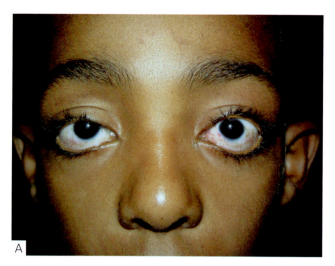
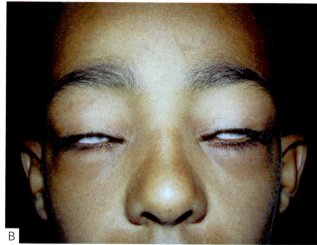

FIGURA 30.33 – A) Ectrópio congênito, posição primária; **B)** oclusão palpebral.

O mau posicionamento palpebral pode depender tanto de alterações da lamela posterior, como a hipotonia constitucional das estruturas tarsotendinosas e alteração anatômica do sistema dos músculos retratores, quanto de alterações da lamela anterior, como encurtamento cicatricial da lamela anterior por retratores mecânicos na hora do parto, ou hipoplasia do músculo orbicular pré-tarsal.

Tratamento

A correção do entrópio congênito é feita através de cantoplastias. Quando temos um aumento do diâmetro horizontal palpebral, utiliza-se o tarsal strip, como descrito na seção de euribléfaro. Quando esta se encontra normal, pode ser utilizada a cantoplastia descrita por McCord.[17] Como existe na quase totalidade dos casos uma diminuição do comprimento vertical da pálpebra inferior, é necessária a liberação do septo orbital no nível de sua inserção tarsal ou no arco marginal.

Síndrome de Noonan

Descrita pela primeira vez em 1962,[27] a síndrome de Noonan apresenta-se com uma prevalência entre 1:1.000 e 1:2.500 nascidos vivos.[28]

Trata-se de uma síndrome hereditária com caráter autossômico dominante. O gene principalmente acometido é o PTPN11 (*protein tyrosine phosphatase non-receptor type 11*), que codifica para a proteína SHP-2, envolvida no desenvolvimento das válvulas semilunares cardíacas. Outros genes identificados em sujeitos afetados pela síndrome de Noonan são: KRAS, SOS1, RAF1, BRAF, SHOC2, NRAS.[28] Todavia, só em cerca de 61% dos pacientes afetados por esta síndrome é encontrada uma mutação genética. Portanto, o diagnóstico é frequentemente baseado na manifestação clínica que caracteriza esta síndrome.[28]

Além das alterações faciais, a heterogeneidade das manifestações clínicas atinge numerosos aparelhos e sistemas. O aparelho musculoesquelético na maior parte dos indivíduos afetados se caracteriza pela presença de tórax carinato superiormente e escavado inferiormente.[28] O peso e a altura ao nascimento são geralmente normais. O retardo no crescimento no período pós-natal é muito comum e 50 a 70% dos pacientes têm baixa estatura.[29] A puberdade é sempre retardada em ambos os sexos.[28] Anomalias do aparelho cardiovascular estão descritas em mais de 80% dos casos. A mais comum é a estenose da válvula pulmonar, presente em 20 a 50% dos casos. A cardiopatia hipertrófica é encontrada em 20 a 30% dos indivíduos.[29] Podem ainda ser encontrados defeitos dos septos ventricular e atrial, estenoses das válvulas aórtica e mitral, coartação aórtica e tetralogia de Fallot.[28] Alteração do traçado eletrocardiográfico é encontrada em 90% dos pacientes.[29]

Anomalias do aparelho urinário estão presentes em 11% dos casos. O aparelho genital é afetado principalmente no sexo masculino, com presença de criptorquidia em até 80%. Alterações hematológicas são encontradas em 30 a 65%. É descrita diátese hemorrágica, geralmente branda: epistaxe, equimose, menorragia, ligada a defeito no sistema de coagulação.[28] Anomalias neurológicas, cognitiva e comportamental podem existir.[28] O desenvolvimento psicomotor pode estar retardado, com dificuldade no aprendizado escolar em 25%. O retardo na linguagem está presente em 70%, mas que responde bem a tratamento fonoaudiológico.[29] Palato arqueado é encontrado em 55 a 100% dos casos. Má oclusão dentária (50-67%), desordens articulares (72%), micrognatia (33-43%).[28]

Controvertida é a correlação entre a síndrome de Noonan e a incidência de neoplasias malignas. Embora a mutação dos genes PN11 e KRAS contribua para o desenvolvimento de neoplasias malignas, alguns autores afirmam que não é evidente a incidência aumentada de neoplasias em pacientes com esta síndrome.[28] Diagnóstico diferencial deve ser feito com as síndromes de Turner, Costello, Watson, Aarskog e Williams.[28,29]

Quadro clínico

As alterações faciais são a chave no diagnóstico da síndrome de Noonan, embora apresentem características diferentes em relação à idade do paciente. Na idade neonatal e infantil a face é pequena, desproporcional ao crânio, com fronte ampla. As alterações orbitopalpebrais encontradas são hiperteleorbitismo, telecanto, epicanto, ptose, canto lateral mais baixo.

As orelhas são rodadas posteriormente, com forma oval e hélix afinada, e implantadas mais inferiormente. O nariz é curto e alargado. O lábio superior é distintivo: o filtro é profundo com amplo e alto vértice, em correspondência ao bordo do vermelhão. O pescoço é curto com excesso de pele na nuca e implantação baixa do cabelo posteriormente.[28]

Na infância média, o aspecto da face tende a perder a expressão, como nos indivíduos portadores de miopatias.[29] Na adolescência a face assume uma forma triangular, os olhos são menos proeminentes. O pescoço fica mais longo, acentuando o *pterigium colli* ou a proeminência do músculo trapézio.[28] Na idade adulta a face é pouco significativa, sendo as manifestações mais típicas a maior proeminência das cristas filtrais e afinamento da pele, com maior tendência a rugas (Figura 30.34).[28]

Tratamento

A ptose palpebral é quase sempre severa, sendo esta corrigida por suspensão frontal, por materiais aloplásticos ou por fáscia *lata*.[13] A correção do epicanto e do telecanto pode ser feita pela técnica de Mustardé[19] ou pela Z-epicantoplastia.[13] A inserção baixa do ligamento cantal lateral é corrigida por cantopexias ou cantoplastias.[17]

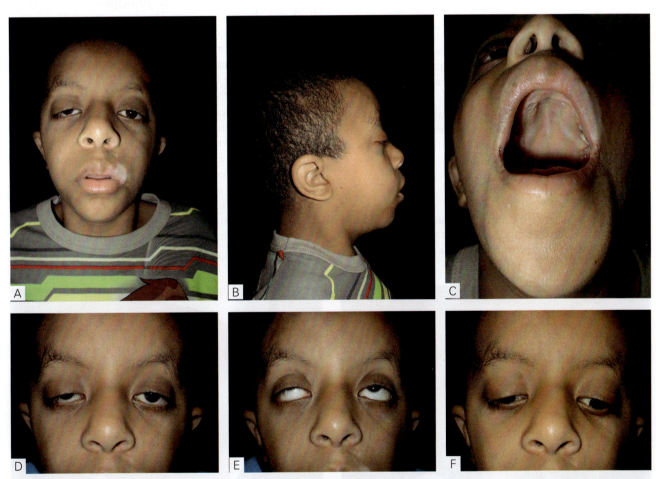

■ **FIGURA 30.34** – Paciente com 10 anos de idade portador da síndrome de Noonan. **A)** Face triangular com aspecto de portador de miopatia; **B)** Orelhas rodadas posteriormente, com forma oval e hélix afinada, e implantadas mais inferiormente. Micrognatia. Nariz curto e alargado; **C)** Palato arqueado; **D, E** e **F)** Ptose palpebral severa, epicanto, hiperteleorbitismo, canto lateral baixo.

Síndrome de Jadassohn (Síndrome do Nevo Sebáceo Linear)

Nevo sebáceo linear é um hamartoma da pele e dos anexos, e foi descrito inicialmente por Jadasshon em 1895.[30] É um transtorno que atinge a pele, o sistema nervoso central e a região orbitária.

As lesões cutâneas se desenvolvem progressivamente. Do nascimento à puberdade, podem ser encontradas lesões hiperpigmentadas da pele, geralmente na face e no tronco. Pode haver ainda hipodesenvolvimento dos folículos pilossebáceos. Após a puberdade há um aumento das glândulas, tornando a pele de aspecto verrucoso. Na idade adulta há de 10 a 20% de risco que esses nevos se transformem em tumores benignos ou malignos, sendo o mais comum o carcinoma basocelular.[31]

Pode haver comprometimento do SNC, com défice intelectual.[31] Foi descrito cisto aracnoide na fossa craniana medial.[32] Foi descrito envolvimento esquelético e displasia fibrosa da mandíbula.[31] Alterações oculares também foram descritas.[31,33]

Quadro clínico

Alterações oculares estão presentes em cerca de 10 a 30% dos pacientes.[33] Lesão óssea ocular, coristoma epibulbar anterior associado ao nevo sebáceo de Jadassohn foi descrito.[34]

Coristoma ocular, dermoides limbares, dermolipomas nos fórnices superiores e coristomas coroidais também foram descritos.[31] Estas lesões oculares podem ocorrer uni ou bilateralmente (Figura 30.35).

Tratamento

Ressecção dos coristomas e dermoides palpebrais e oculares. Pode ser necessária ceratotomia parcial. A superfície ocular é reconstruída por enxerto de membrana amniótica ou autoenxerto de conjuntiva, geralmente contralateral, ou autoenxerto parcial de mucosa oral.

Síndrome de Goltz (Hipoplasia Dérmica Focal)

É uma rara hipoplasia mesoectodérmica, descrita inicialmente por Goltz.[35] São presentes alterações importantes do esqueleto, dentes, olhos, tecidos moles e pele.[36] Cerca de 90% dos pacientes acometidos são do sexo feminino.

Ainda não se sabe se esta síndrome é causada por agentes teratogênicos ou um determinado traço genético. Goltz e cols.[35] sugeriram que a maior incidência no sexo feminino seria devida ao fato de que as alterações cromossomiais ligadas ao sexo poderiam ser letais aos pacientes do sexo masculino. Anomalias cromossomiais são descartadas e vários exames demonstraram cariótipos normais.[37]

As manifestações clínicas principais são as extensas displasias dos tecidos ectodérmicos e mesodérmicos.[36] São descritos lipomas e lesões verrucosas e papulosas, geralmente em torno dos orifícios. Encontram-se ainda hipoplasia cutânea com áreas de pigmentação alterada e aplasia de pelos e unhas.[37]

Cerca de 80% dos casos apresentam severas anomalias esqueléticas. Sindactilia, polidactilia, aplasia dos ossos do metacarpo e metatarso, com mãos e pés em "lagosta"; anormalidades vertebrais e cranianas foram descritas.[36] Exames radiográficos demonstraram presença de osteopatia estriada nos ossos longos.[39] Também foram encontradas alterações dentárias de erupção e posicionamento. São descritas ainda macrostomia e fissuras labiopalatinas.[36] Anomalias orbitopalpebrais são encontradas em cerca de 40% dos pacientes.

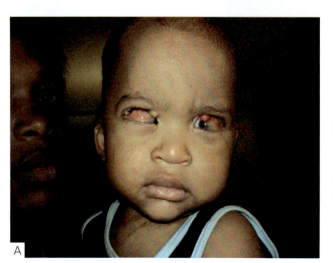 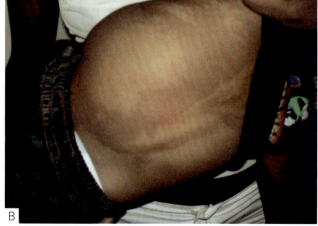

FIGURA 30.35 – Paciente com síndrome de Jadassohn. **A)** Coristomas e dermoides oculares. Hiperpigmentação na face; **B)** Manchas hipercrômicas no tronco.

Quadro clínico

São descritos estrabismo, nistagmo, defeitos da íris, retina, coroide, nervo óptico. Colobomas palpebrais e lesões verrucosas nas pálpebras também podem ser encontradas. Pode haver ainda deformidades extremamente severas como microftalmia e anoftalmia (Figura 30.36).

Tratamento

Devido à variedade e gravidade das alterações, o tratamento torna-se extremamente complexo, apresentando em muitas dessas um resultado muito insatisfatório.

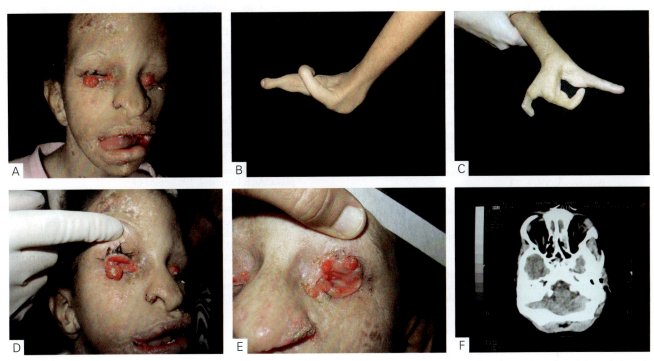

■ **FIGURA 30.36** – Paciente do sexo feminino com síndrome de Goltz. **A)** Macrostomia, alterações dentárias, deformidade nasal, lesões verrucosas; **B e C)** Mãos e pés de "lagosta"; **D e E)** Ausência dos globos oculares, colobomas palpebrais e presença de lesões verrucosas; e **F)** Tomografia demonstrando anoftalmia à direita e microftalmia à esquerda.

Referências Bibliográficas

1. Allali B, Hamdani M, Lamari H, et al. Syndrome de Fraser: A propos d'un cas. J Fr Ophtalmol. 1999;22(7):755.
2. Andrade E, Vanier S, Didoni A, Freita P, Carneiro A, Yoshimoto F. Treacher Collins syndrome with choanal atresia: a case report and review of disease features. Rev Bras Otorrinolaringol. 2005;71(1):107.
3. Barbosa PA, Cavalcanti AL, Baptista OS, et al. Goldenhar's Syndrome – Case Report. Braz Dent J. 2003;14(1):67.
4. De Baere E, Dixon MJ, Small KW, et al. Spectrum of FOXL2 gene mutations in blepharophimosisptosis-epicanthus inversus (BPES) families demonstrates a genotype-phenotype correlation. Hum Mol Genet. 2001;10(15):1591.
5. Firat X Ozkan S. Bilateral congenital entropion of the upper eyelids. Brit J Ophthal. 1973;57:753.
6. Friedhofer H, Nigro MV, Filho AC, Ferreira MC. Correction of blepharophimosis with silicone implant suspensor. Plast Reconstr Surg. 2006;117(5):1428.
7. D'Hermies F, Saragoussi J-J, Meyer A, Morel X, et al. Dermoïde du limbe et syndrome de Goldenhar: À propos d'une observation anatomo-clinique. J Fr. Ophtalmol. 2001;8:893.
8. Hadjadj E, Conrath J, Denis D. Description des atteintes palpébrales au cours du syndrome de Fraser. J Fr Ophtalmol. 1999;7:755.
9. Jones CA, Collin JRO. Blepharophimosis and its association with female infertility. British Journal of Ophthalmology. 1984;68:533.
10. Kita D, Munemoto S, Ueno Y, Fukuda A. Goldenhas Syndrome associated with occipital meningoencephalocele. Neurol Med Chir (Tokio). 2002;42:354.
11. Keipert J. Euryblepharon. Brit J Ophthal. 1975;59:57.
12. Krastinova D, Jasinski MA. Orbitoblepharophimosis syndrome: a 16-year perspective. Plast Reconstr Surg. 2003; 111(3):987.
13. Lessa S, Sebastia R. Z-Epicantoplasty. Aest Plast Surg. 1984; 8:159.
14. Lessa S, Peixoto R. Colobomas Palpebrais. Rev Bras Cir. 1986;76(5):281.
15. Lessa S, Peixoto R. Criptoftalmia. Rev Bras Oft. 1996; 55(5):361.
16. Marszalek B, Wojcicki P, Kobus K, Trzeciak W. Clinical features, treatment and genetic background of Treacher Collins syndrome. J Appl Genet. 2002;43(2):223.

17. McCord C. Lateral Cantoplasty Anchoring. Plast Reconstr Surg. 2003;112:222.
18. Mouriaux F, Hamedani M, Hurbli T, Uteza Y Oubaaz A, Morax S. Le syndrome De Waardenburg. J Fr Ophtalmol. 1999;22(7):799.
19. Mustarde J. Congenital deformities in the orbital region. Proc R Soc Med. 1971;64(11):1121.
20. Mustardé J. Repair and reconstruction in the orbital region. Churchill Livingstone; 1971.
21. Maheshwari MSR, Maheshwar S. Congenital eversión of upper eyelids: Case report and management. Indian J Ophthalmol. 2006;54:203.
22. Ruban J-M, Baggio E. Chirurgie des malpositions palpébrales congénitales de l'enfant. J Fr Ophtalmol. 2004;27(3):304.
23. Sánchez A, Gómez T, Fons M, Pérez A, Serra E. Coloboma palpebral bilateral: una malformación ocular poco frecuente. An Pediatr (Bare). 2006; 65(4):384.
24. Tagra S, Talwar AK, Walia RL, Sidhu P. Waardenburg syndrome. Indian J Dermatol Venereol Leprol. 2006; 72(4):326.
25. Thapa R, Pramanik S, Mukhopadhyay M, Ghosh A. Nager Acrofacial Dysostosis: an Unusual Association with Both Upper and Lower Eyelid Colobomas. Indian Journal of Pediatrics. 2006; p. 73.
26. Zlotogora J, Sagi M, Cohen T. The Blepharophimosis, Ptosis, and Epicanthus Inversus. Syndrome: Delineation of Two Types. Am J Hum Genet. 1983.
27. Noonan JA, Ehmke DA. Associated noncardiac malformations in children with congenital heart disease. J Pediatr. 1963;31:150-153.
28. Romano AA, Allanson JE, Dahlgren J, Gelb BD, Hall B, Pierpont ME, et al. Noonan syndrome: clinical features, diagnosis, and management guidelines. Pediatrics. 2010 Oct;126(4):746-59.
29. Allanson JE, Roberts AE. Noonan Syndrome. In: Pagon RA, Adam MP, Ardinger HH, Wallace SE, Amemiya A, Bean LJH, et al., eds. GeneReviews® [Internet]. Seattle (WA): University of Washington, Seattle; 1993-2016.
30. Jadassohn J. Bemerkungen zur histologie der systematisirten naevi und uber algdrusen-naevi. Arch Dermatol Syph (Berlin).1895;33:355-9.
31. Kausar A, Zafar SN, Altaf S, Khan A. Ophthalmic manifestations of linear nevus sebaceous/organoid nevus syndrome. J Coll Physicians Surg Pak. 2015 Mar;25(3):220-2.
32. Holden KR, Dekaban AS. Neurological involvement in nevus lateris and nevus linearis sebaceous. Neurology. 1972;22:879- 87.
33. Miyagawa Y, Nakazawa M, Kudoh T. Epidermal nevus syndrome associated with anterior scleral staphyloma and ectopic bone and cartilaginous intraocular tissue. Jpn J Ophthalmol. 2010;54:15-8.
34. Traboulsi EI, Zin A, Massicotte SJ, Kosmorsky G, Kotagal P, Ellis FD. Posterior scleral choristoma in the organoid nevus syndrome (linear nevus sebaceous of Jadassohn). Ophthalmology 1999;106:2126-30.
35. Goltz RW, Peterson WC, Gorlin RJ, et al. Focal dermal hypoplasia. Arch Dermatol. 1962;86:52-61.
36. Hall EH, Terezhalmy GT. Focal dermal hypoplasia syndrome. J Am Acad Dermatol. 1983;9:443-451.
37. Warburg M. Focal dermal hypoplasia: Ocular and general manifestations with a survey of the literature. Acta Ophthalmol (Copenh). 1970;48:525-536.
38. Gorlin ILI, Mesken LH, Peterson WC, et al. Focal dermal hypoplasia syndrome. Acta Derm Venereol. 1963;43:421-440.
39. Howell JB, Reynolds J. Osteopathia striata. Trans St Johns Hosp Dermatol Soc. 1974;60:178-182.

capítulo 31

Outras Deformidades Faciais Importantes
Displasia Fibrosa, Síndrome de Moebius, Síndrome de Romberg, Síndrome de Treacher-Collins

AUTOR: **Dov Charles Goldenberg**
Coautores: Wendel Fernando Uguetto e Nivaldo Alonso

Displasia Fibrosa Óssea

A displasia fibrosa óssea (DFO) é um dos tumores craniofaciais mais frequentes e corresponde a aproximadamente 2% de todos os tumores ósseos. É uma lesão pseudoneoplásica de etiologia desconhecida, de caráter benigno e recidivante, que substitui gradualmente o tecido ósseo normal e afeta tanto o esqueleto axial quanto o craniomaxilofacial.

Foi primeiramente relatada em 1891, por von Recklinghausen, que a descreveu como uma condição patológica dos ossos caracterizada por deformidades e transformações fibróticas, que ele denominou *osteíte fibrosa generalizada*. Somente em 1938, Lichtenstein e Jaffe introduziram o termo *displasia fibrosa*.

Com relação à etiopatogenia da DFO, existem inúmeras controvérsias na literatura médica que vão desde a natureza congênita, alterações de desenvolvimento, distúrbios endócrinos, traumatismos ou presença de um caráter hereditário, em virtude do aparecimento em vários membros de uma mesma família. Histopatologicamente, é descrita como uma modalidade de fibrose intraóssea que, nos ossos da face, promove formação óssea imatura focal, desordenada e reticulada, caracterizando-se por lenta e progressiva proliferação anormal de tecido fibroso isomórfico turbilhonado, com hipoplasia e/ou ausência de osteoblastos, delimitando um traçado de trabéculas ósseas malformadas e acentuadamente arqueadas.

A base desta desordem é centrada em uma mudança estrutural e funcional no mecanismo de transdução celular envolvendo a proteína G, que tem a atividade intrínseca de promover a hidrólise do trifosfato de guanosina (GTP) em difosfato de guanosina (GDP). Na displasia fibrosa há uma diminuição na capacidade de hidrolisar GTP, resultando na permanência da proteína G no seu estado ativado, levando a uma estimulação contínua de monofosfato cíclico de adenosina (AMP) e vários outros efeitos.

Com relação aos aspectos morfológicos, caracteriza-se por defeitos intraósseos esponjosos localizados, de tamanho variado, que crescem e avançam para dentro do osso e raramente comprometem a cortical. Histologicamente, revela lesões formadas por tecido fibroso vermelho acinzentado, arenoso, às vezes originando cistos, focos de pequenas hemorragias, ocasionalmente áreas de tecido condroide e/ou mixomatoso, que podem predominar e induzir ao diagnóstico histológico de encondroma.

Não há predileção por raça ou sexo. As manifestações iniciais da doença são mais comumente encontradas em pessoas com idades entre 15 e 30 anos. A displasia fibrosa é didaticamente dividida em duas formas: (a) monostótica: quando acomete apenas um osso; (b) poliostótica: quando acomete mais de um osso.

Cerca de 70-80% dos casos são monostóticos. Esta forma ocorre mais frequentemente na costela (28%), no fêmur (23%), na tíbia, nos ossos craniofaciais (10-25%), no úmero e nas vértebras e em indivíduos com idade entre 10-30 anos. Pode apresentar dor ou fratura patológica em todas as idades, mas o grau de deformidade óssea é relativamente menos severo que na variante poliostótica. Nenhuma evidência claramente documentada sugere a conversão da forma monostótica à forma poliostótica (Figura 31.1).

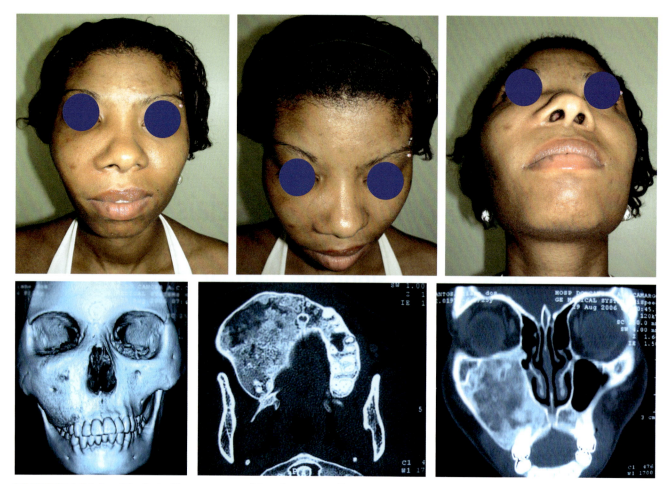

FIGURA 31.1 – Displasia fibrosa monostótica. Aspectos clíncos e radiológicos.

Aproximadamente 20-30% das displasias fibrosas são poliostóticas. Os locais de acometimento são o fêmur (91%), a tíbia (81%), a pelve (78%), as costelas, o crânio e os ossos da face (50%), membros superiores, coluna lombar, clavícula e coluna cervical. A displasia pode ser unilateral ou bilateral, e pode afetar vários ossos de um único membro, ou ambos os membros, com ou sem envolvimento do esqueleto axial. Apesar da variedade, tende a ocorrer em uma distribuição unilateral, o envolvimento é assimétrico e generalizado quando a doença é bilateral (Figura 31.2).

Uma forma peculiar de displasia fibrosa poliostótica é a síndrome de McCune Albright, caracterizada pela presença de displasia fibrosa, pigmentação cutânea do tipo "café com leite" e maturidade sexual precoce. Quando uma paciente do gênero feminino apresenta suspeita de displasia fibrosa, é conveniente avaliar a presença destes sinais, pois essa síndrome é mais prevalente em mulheres. Esta síndrome é também associada a outras desordens endócrinas das glândulas pituitária, tireoide e adrenais. A hipofosfatemia e perda de fosfato por via renal são características comuns do paciente portador da síndrome de Mc-Cune Albright.

O acometimento craniofacial ocorre em 10 a 25% dos pacientes com a forma monostótica e em 50% daqueles com a forma poliostótica. Os ossos mais frequentemente acometidos são maxilla, frontal e esfenoide e etmoide, nesta ordem. Os ossos occipital e temporal são menos comumente afetados.

A apresentação mais comum no esqueleto craniofacial é a de uma expansão óssea indolor. As manifestações clínicas da displasia fibrosa incluem crescimento expansivo levando a comprometimento estético e funcional. A lesão maxilar pode levar a má oclusão dentária, inclinação do plano oclusal ou deformidade facial com significativa assimetria. Nas lesões com envolvimento orbital, distúrbios visuais, proptose ocular e distopia orbital podem ocorrer. Nas lesões com envolvimento esfenoidal, a cegueira pode ocorrer como resultado de compressão do nervo óptico. O envolvimento da asa do esfenoide e dos ossos temporais pode resultar em disfunção vestibular, zumbido e perda auditiva. Quando a lâmina crivosa está envolvida, hiposmia ou anosmia pode ocorrer. Raramente há acometimento das vias aéreas.

A principal característica radiográfica é uma discreta opacificação semelhante a um vidro despolido (Figuras 31.1 a 31.3). As lesões não são bem definidas e as margens

CAPÍTULO 31 – OUTRAS DEFORMIDADES FACIAIS IMPORTANTES. DISPLASIA FIBROSA, SÍNDROME DE MOEBIUS, SÍNDROME DE ROMBERG, SÍNDROME DE TREACHER-COLLINS

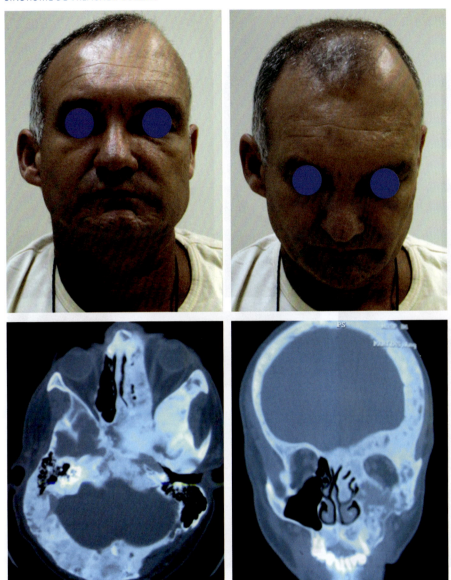

FIGURA 31.2 – Displasia fibrosa poliostótica. aspectos clínicos e radiológicos.

displasia fibrosa foi relatada em 0,5% dos casos com envolvimento monostótico, e em até 4% dos casos com síndrome de McCune-Albright. Notavelmente, o local mais frequentemente acometido por degeneração sarcomatosa é o esqueleto craniofacial; quando ocorre, há crescimento bastante rápido da lesão e à tomografia computadorizada, observa-se a presença de uma nova lesão erodindo a cortical do osso.

Historicamente, radioterapia foi realizada na tentativa de conter o processo de expansão da doença, entretanto, está atualmente contraindicada por aumentar a frequência de degeneração sarcomatosa. A displasia fibrosa resulta no aumento da atividade de reabsorção óssea, assim alguns estudos com o uso de bifosfonados – que reduzem a reabsorção osteoclástica no osso – foram realizados com algum sucesso. Este tratamento resultou em um aumento na densidade mineral óssea e sinais radiológicos de cura, com o espessamento do osso cortical em alguns casos. Em muitos casos houve também uma diminuição significativa da dor com a terapia do pamidronato. Entretanto, não parece ter efeito nos casos de acometimento craniomaxilofacial.

O tratamento cirúrgico da displasia fibrosa no esqueleto craniofacial é determinado pelos problemas funcionais ou estéticos criados pelo processo da doença. A mera existência de displasia fibrosa não impõe o tratamento. Nos ossos do esqueleto axial o processo expansivo, juntamente com a reabsorção cortical, pode levar à diminuição da resistência estrutural e fratura patológica. Isso raramente é o caso do esqueleto craniomaxilofacial, e indicações para o tratamento são mais frequentemente relacionadas ao desequilíbrio estético, desfiguração facial, alteração da função oclusão, distopia orbital, proptose ocular e invasão de forame neural.

Na maioria dos casos, a cirurgia do esqueleto craniofacial consiste na remodelagem do contorno craniofacial, com o desbastamento ósseo ou na ressecção total ou parcial da área afetada (Figura 31.3). A redução no contorno é uma medida menos agressiva, porém acompanhada de maior probabilidade de recidiva. A ressec-

misturam-se ao osso normal adjacente, de forma que os limites da lesão às vezes são difíceis de definir. Nos estágios iniciais, a imagem radiológica pode ser radiotransparente, de limites definidos, assemelhando-se a cistos ou com um aspecto misto. Em um estágio mais avançado da doença, apresenta um aspecto de radiopacidade.

A biópsia óssea em muitas áreas do esqueleto axial é geralmente evitada, sobretudo onde o risco de fratura patológica é alto. Na mandíbula, onde o envolvimento monostótico é o mais frequente, há maior dificuldade em distinguir a displasia fibrosa de outras lesões ósseas solitárias. Os diagnósticos diferenciais são: fibroma ossificante, granuloma de células gigantes e cistos ósseos aneurismáticos. A biópsia óssea não tem sido relatada pelo risco de fraturas patológicas. Degeneração maligna da

PARTE 4 – CIRURGIA PLÁSTICA PEDIÁTRICA

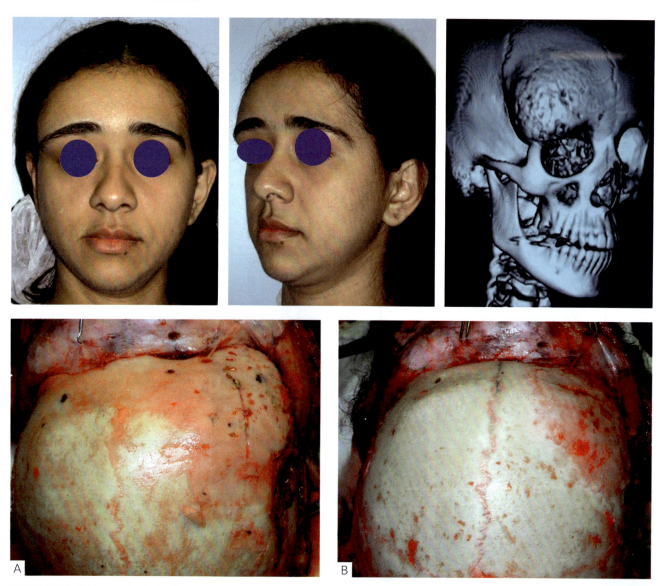

FIGURA 31.3 – Displasia fibrosa monostática em osso frontal a direita. aspectos clínicos, radiológicos. **A)** Aspecto intraoperátorio da lesão; e **B)** Aspecto após desgaste ósseo.

ção completa promove maiores taxas de cura, entretanto é mais agressiva e deve ser seguida de reconstrução com materiais aloplásticos, enxertos ósseos ou retalhos microcirúrgicos.

A displasia fibrosa envolvendo a maxila leva a irregularidades estéticas e alterações oclusais. Nestes casos, a correção com cirurgia ortognática deve ser aventada. Em casos de acometimento severo, o tratamento alternativo é a maxilectomia seguida de reconstrução com retalhos livres.

Na displasia fibrosa da mandíbula que se apresenta como uma massa com expansão cortical, a redução do contorno ou a ressecção podem ser realizadas. Nas lesões envolvendo o ramo mandibular, em que a articulação temporomandibular (ATM) é poupada, todos os esforços devem ser feitos para que o plano de ressecção pre-serve a articulação existente. Nas lesões com necessidade de maior ressecção, a reconstrução com retalho de fíbula microcirúrgico é uma abordagem razoável.

Lesões nas regiões fronto-orbital, nasoetmoido-orbital e zigomática estão intimamente envolvidas com o acometimento do olfato e da visão. Assim, alguns autores sugerem a excisão completa da lesão e reconstrução imediata com enxertos ósseos.

Síndrome de Moebius ou Diplegia Facial Congênita

A síndrome de Moebius ou *diplegia facial congênita* é uma desordem rara caracterizada pela paralisia dos nervos cranianos. Classicamente é definida pela paralisia do sexto e sétimo nervos cranianos, resultando em fácies à semelhança de uma máscara, incapaz de movimentos dinâmicos, e uma incapacidade de desviar os olhos lateralmente (paralisia do abducente).

A primeira descrição da diplegia facial congênita foi feita por Von Graafe, em 1880 e, desde então, vários outros relatos de casos surgiram na literatura. Em 1892, Moebius chamou a atenção para a associação de diplegia facial congênita com outras malformações límbicas e orofaciais, caracterizando uma síndrome posteriormente denominada de síndrome de Moebius.

Por ser de ocorrência extremamente rara, a sua incidência na população é difícil de ser estabelecida, estimada em 1:550.000, totalizando cerca de 2.000 casos em todo o mundo (*Moebius Syndrome Fundation*, 2007).

A etiologia da síndrome de Moebius, ainda não bem definida, é discutida de acordo com duas hipóteses. Alguns autores acreditam ser esta de origem basicamente genética, enquanto outros levam em consideração modificações ambientais intrauterinas. Alguns fatores têm sido implicados na gênese dessa síndrome, como hipertermia, diabetes gestacional, exposição da gestante a agentes infecciosos (rubéola) e a utilização de drogas durante a gestação, como a talidomida, o misoprostol, o álcool e os benzodiazepínicos. A fisiopatologia também não é esclarecida, entretanto levantam-se as hipóteses de: a) hipoplasia/aplasia de núcleos de nervos craniais; (b) destruição dos núcleos de nervos cranianos; (c) anormalidades periféricas dos nervos; e (d) miopatia primária.

O diagnóstico da síndrome de Moebius é dificultado, uma vez que sua definição não é muito clara. O critério essencial para o diagnóstico é a paralisia facial bilateral parcial ou completa, que produz uma aparência facial pouco expressiva, sendo as malformações límbicas e orofaciais outros sinais frequentemente presentes. A síndrome pode vir ainda acompanhada de paralisia uni ou bilateral de outros nervos cranianos, principalmente do abducente e, mais raramente, do oculomotor, troclear, glossofaríngeo, vago e do hipoglosso, determinando distúrbios de sensibilidade nas regiões inervadas pelo trigêmeo, disfagia, disfonia e paralisia do músculo reto lateral, verificados em diferentes combinações. Dentre as malformações límbicas estão a sindactilia, a oligodactilia, adactilia, ectrodactilia e o pé torto-equinovaro.

As malformações craniofaciais podem abranger assimetria facial, ptose palpebral, estrabismo convergente, hipertelorismo, nariz de base larga, falhas da pálpebra inferior, pregas epicânticas, deformidades do ouvido externo, surdez, microstomia, micrognatia, alterações de língua (hipoglossia, aglossia ou anquiloglossia), fenda palatina, úvula bífida, palato alto e oligodontia. A micrognatia é uma ocorrência comum e pode ser interpretada como secundária ao défice neuromuscular nos movimentos da mandíbula.

A inteligência é geralmente normal, mas retardo mental leve pode ocorrer em aproximadamente 10 a 15% dos pacientes. Muitos autores relatam que, sem ensaio formal, a inteligência pode ser subestimada devido à aparência facial.

Podem ocorrer, também, anomalias do sistema musculoesquelético, tais como anormalidade de Klippel-Feil, deslocamento congênito do quadril, ausência ou deformidade do músculo peitoral (síndrome de Polland) e defeitos nos músculos braquiais.

A síndrome se manifesta logo após o nascimento e pode ser diagnosticada pela incapacidade do fechamento completo das pálpebras durante o sono, além da dificuldade de sucção. Frequentemente se observa o acúmulo de saliva na região das comissuras labiais e, mais tarde, pode-se notar que a criança não apresenta modificação da expressão facial, mesmo quando chora ou sorri, sinal este denominado de "face de máscara" ou de face inexpressiva. Os recém-nascidos podem apresentar ausência do reflexo de abertura de boca.

As dificuldades durante a amamentação, assim como os problemas decorrentes da aspiração de alimentos, são responsáveis pelo aumento insatisfatório do peso durante o primeiro ano de vida. A mastigação e a fala podem estar comprometidas, devido ao envolvimento da língua, dos lábios, do palato e, ocasionalmente, da laringe.

O reconhecimento e o tratamento precoces dessa síndrome pelos profissionais da saúde são de suma importância, pois se pode evitar o desenvolvimento de problemas relacionados à autoestima e de adaptação emocional.

A investigação sobre a dinâmica familiar psicológica de pacientes com síndrome de Moebius chamou a atenção para os problemas do vínculo parental e possíveis distúrbios do cuidado da família. Isso pode ocorrer devido à falta de *feedback* para a mãe da criança, que pode não ser capaz de sinalizar para ela na forma normal com um sorriso ou na sequência visual. A mobilidade facial pode melhorar com a idade. Portanto, na idade escolar, a condição pode ser socialmente menos constrangedora que antes. O tratamento cirúrgico é sintomático ou cosmético, e não promove a cura da síndrome subjacente.

Pé torto, frequentemente bilateral, ocorre em quase 1/3 dos pacientes. Na maioria, a deformidade pode ser corrigida parcial ou totalmente por meio de procedimentos ortopédicos.

As funções das vias aéreas geralmente estão comprometidas. Traqueostomia pode ser necessária para suportar as vias aéreas e permitir compensação traqueobrônquica.

Com a incidência difusa de problemas de alimentação, a ingestão de uma suplementação de alimentar através de sonda de gastrostomia pode ser necessária.

A maioria dos oftalmologistas recomenda adiar a cirurgia de estrabismo, pois a condição frequentemente melhora com a idade. Em pacientes adultos, a inserção de um peso de ouro na pálpebra pode permitir seu fechamento para proteger a córnea.

PARTE 4 – CIRURGIA PLÁSTICA PEDIÁTRICA

Procedimentos para reanimação facial são bem-sucedidos. A restauração da função pode ser mais bem-sucedida se a cirurgia for realizada antes da idade de 7 anos. Zucker e cols. descreveram excelentes resultados com a transferência microcirúrgica do músculo grácil para a face e a utilização do ramo massetérico do nervo trigêmeo para a transposição nervosa. No grupo de Paralisia Facial do HCFMUSP este é o procedimento de escolha para a reanimação facial dos pacientes com síndrome de Moebius.

Hemiatrofia Facial Progressiva ou Síndrome de Romberg

A *hemiatrofia facial progressiva* foi descrita primeiramente por Parry, em 1825, e Romberg, em 1846, sendo, por isso, também denominada síndrome de Parry-Romberg. Trata-se de doença rara, de causa desconhecida, que frequentemente se inicia durante a primeira ou segunda década de vida, podendo instalar-se na vida adulta. Acomete mais o sexo feminino (1,5:1).

Em 95% dos casos caracteriza-se por atrofia unilateral da face, com atrofia da pele, do subcutâneo, dos músculos e tecidos ósseos subjacentes. Geralmente acomete a distribuição de um ou mais ramos do nervo trigêmeo, sendo em V1 (divisão oftálmica) em cerca de 35% dos casos, a distribuição de V2 (divisão maxilar) em 45% dos casos, e a distribuição de V3 (divisão mandibular) nos restantes 20% dos casos.

A atrofia pode ser precedida por induração ou alteração de coloração da pele, como eritema, hiper ou hipocromia, como ocorre na esclerodermia. Alternativamente, a doença pode apresentar-se de início com uma área limitada de atrofia da gordura subcutânea, que causa uma depressão vertical e linear na fronte, estendendo para o supercílio e couro cabeludo frontal, conhecida como o golpe de sabre ou "corte do sabre" (Figura 31.4). Alopecia cicatricial pode ocorrer quando o couro cabeludo é acometido. Do ponto de vista anatomopatológico, os achados histológicos na síndrome de Parry-Romberg são semelhantes aos encontrados na esclerodermia.

A hemiatrofia da face pode ser completa, com acometimento intraoral, incluindo a língua. Alterações na oclusão dentária podem ocorrer, sendo importante a avaliação ortodôntica e do cirurgião craniomaxilofacial.

Avaliação neurológica deve sempre ser realizada. Cefaleia, convulsões, depressão ou outras alterações do humor, retardo na linguagem e desenvolvimento motor, acometimento dos nervos periféricos com parestesias, paralisias ou nevralgias podem estar presentes.

Na investigação por métodos de imagem, como a ressonância magnética, podem ser detectadas alterações,

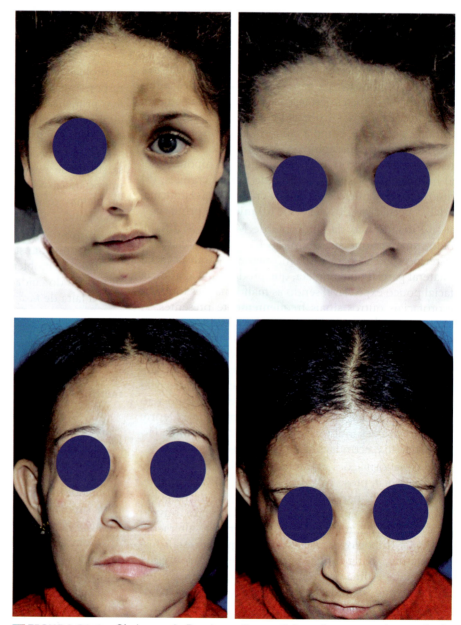

FIGURA 31.4 – Síndrome de Romberg. Casos clínicos demonstrando: atrofia de pele, subcutâneo, tecido muscular e ósseo. Nas fotos acima, visualiza-se depressão vertical e linear na fronte conhecida como golpe de sabre.

sendo a atrofia cerebral e o aumento da intensidade da substância branca os achados mais comuns. As alterações são mais frequentes no mesmo lado da atrofia cutânea, podendo ser encontradas mesmo em pacientes sem manifestações neurológicas.

Alterações na ressonância magnética descritas na síndrome de Parry-Romberg podem ser modificadas pelo uso de imunossupressores, reforçando a ideia de se tratar de doença inflamatória, como a esclerodermia. Além disso, há relato de pacientes com diagnóstico de esclerodermia linear, localizada fora da face, que exibiram quadro neurológico associado e, quando submetidos à ressonância magnética, apresentaram alterações semelhantes às descritas na síndrome de Parry-Romberg.

O tratamento da síndrome de Parry-Romberg com imunossupressores ou outras medicações também utilizadas na esclerodermia, como cloroquina e calcipotriol, é discutido por vários autores.

Em relação às deformidades faciais, tratamentos cirúrgicos reconstrutivos devem ser avaliados após inatividade clínica da doença. Estes visam amenizar os efeitos superficiais consequentes à doença, com uso de enxertos (gordurosos, dermogordurosos, ósseos ou de cartilagem), inclusão de materiais alopásticos e/ou transferência de retalhos microcirúrgicos para a face.

Quando há severo envolvimento nas distribuições de V2 e V3, levando a assimetria na maxila e mandíbula e consequente alteração oclusal, a cirurgia ortognática pode estar indicada para correção do plano oclusal.

Síndrome de Treacher-Collins ou Disostose Mandibulofacial

A síndrome de Treacher-Collins (STC), *disostose mandibulofacial* ou *síndrome do 1º e 2º arcos* é um distúrbio hereditário caracterizado por anomalias craniofaciais e manifesta-se com diversas variáveis clínicas. Descrita inicialmente por Thomsom, em 1846, teve na abordagem do oftalmologista britânico Treacher-Collins, em 1900, a descrição dos seus componentes essenciais – anormalidade das pálpebras associada à hipoplasia dos ossos malares – tornando o seu nome epônimo preferido pela literatura. Posteriormente, Franceschetti & Klein, em ampla revisão da doença, passaram a denominá-la de disostose mandibulofacial.

A incidência é de aproximadamente 1:25.000 a 1:70.000 casos por nascidos vivos, não existindo preferência por sexo ou raça. A maioria dos casos ocorre ao acaso, mas é suspeitada uma transmissão autossômica dominante de expressividade variável. A probabilidade de uma criança herdar a condição, quando um dos progenitores apresenta a síndrome, é de 50%. Estudos com camundongos expostos a doses teratogênicas de isotretinoína ou vitamina A provocaram malformações no esqueleto craniofacial semelhantes às características da disostose mandibulofacial.

O gene portador da alteração genética foi mapeado na porção distal do braço longo do cromossomo 5 (5q31.3-q33.3) sendo denominado de TCOF1, composto por 26 éxons, e destes, 25 são traduzidos em uma proteína de baixa complexidade chamada *treacle*. A função dessa proteína é ainda desconhecida, contudo suspeita-se que atue no transporte de outras proteínas do citoplasma para o núcleo.

Embriologicamente, acredita-se que a falha das células da crista neural de migrarem para o primeiro e segundo arcos branquiais leva a displasia, hipoplasia ou aplasia dos derivados osteomusculares destes arcos. Portanto, as alterações são bilaterais e simétricas, acarretando fissuras faciais raras (números 6, 7 e 8 de Tessier) bilaterais. O período crítico para o desencadeamento destas deformidades ocorre aproximadamente entre a sexta e sétima semana de desenvolvimento embrionário.

A expressão clínica da doença é muito variável, desde manifestações mais brandas a casos severos. Contudo, essa expressão é relativamente uniforme nos filhos de um mesmo casal.

Na maioria dos casos, a síndrome de Treacher-Collins é claramente diagnosticada no nascimento. Devido às alterações faciais típicas, nos casos severos, ela também pode ser diagnosticada por ultrassonografia no período pré-natal.

A face de um indivíduo com síndrome de Treacher-Collins é característica (Figura 31.5A). Anormalidades em geral estão presentes bilateralmente e simetricamente. O nariz tem um tamanho normal, porém parece grande devido à hipoplasia supraorbital e zigomática. A fissura palpebral é curta e apresenta inclinação antimogoloide. No terço lateral da pálpebra inferior, um coloboma está presente e os cílios podem ser rarefeitos no terço medial.

Pode haver deformidades auriculares em graus variados. Apêndices auriculares ou fístulas podem se desenvolver no trajeto entre o tragus e o ângulo da boca. Frequentemente há atresia meatal, estenose do canal auditivo externo ou atresia, hipoplasia ou agenesia do martelo e da bigorna, estribo monopodal, anquilose do estribo na janela oval e ausência da orelha média, resultando em uma perda auditiva condutiva. O ouvido interno está normal.

Fissura palatina é encontrada em 1/3 dos pacientes com síndrome de Treacher-Collins, e incompetência velofaríngea congênita é encontrada em 1/3 adicional dos pacientes. A língua é hipoplásica ou retroposicionada e acarreta dificuldades de deglutição e alimentação. As glândulas parótidas são ausentes ou hipoplásicas e a hipoplasia de faringe e macrostomia são achados frequentes.

O esqueleto craniofacial apresenta-se com anormalidades na mandíbula, maxila, zigoma, órbitas, ouvidos e base do crânio. A altura do ramo mandibular é deficiente e o comprimento do corpo da mandíbula é reduzido. A distorção existente na sínfise mentoniana contribui para a deficiência mandibular e para o aumento da altura inferior da face, a qual leva a um aumento do ângulo crânio-base mandibular. O ângulo mentoniano também pode encontrar-se maior que o padrão. Desse modo, em pacientes portadores de STC a mandíbula é retrognática, a articulação temporomandibular encontra-se deslocada anteriormente, o ângulo mandibular é obtuso e a mandíbula é menor que a maxila. Assim, no período neonatal, cuidados devem ser tomados a fim de se evitar a glossoptose e consequente obstrução das vias aéreas superiores, podendo ser necessária intubação orotraqueal e traqueostomia.

O tratamento da síndrome de Treacher-Collins é complexo e exige uma abordagem multidisciplinar voltada para o tratamento dos sintomas. Em recém-nascidos, a atenção imediata às vias aéreas e da insuficiência na deglutição é fundamental.

Em pacientes com quadro grave nos quais a inadequação da via aérea é a característica proeminente após o nascimento, a traqueostomia é realizada e pode permanecer por vários anos, até que a mandíbula esteja suficientemente desenvolvida ou até que alongamento mandibular seja realizado para permitir a passagem de ar através da cavidade oral.

Em pacientes com grave dificuldade de deglutição, deve-se introduzir a alimentação através de sondas enterais ou mesmo através de sonda de gastrostomia para garantir a ingestão calórica adequada e hidratação, prevenindo também fenômenos de broncoaspiração.

Caso o paciente tenha perda auditiva condutiva substancial, aparelhos auditivos são importantes para o desenvolvimento das habilidades da criança e comunicação para o processo de aprendizagem. O apoio à família tem se mostrado de grande valor psicológico.

A reparação da síndrome de Treacher-Collins é baseada na deformidade anatômica e o tempo de correção é feito de acordo com a necessidade fisiológica e o desenvolvimento. Kawamoto e cols. propõem uma sequência de tratamento determinada por períodos etários.

O problema mandibular deve ser encarado como se o paciente fosse portador de microssomia craniofacial, seguindo-se assim a classificação de Prusansky e Kaban para se propor seu adequado tratamento.

A distração osteogênica tem sido usada para alongar a mandíbula neonatal. A mandíbula pode ser alongada 1-2 mm por dia, e extubação pode ser conseguida após cerca de 10 mm de alongamento. A traqueostomia é ainda o padrão para a gestão das vias respiratórias graves, mas alternativas podem ser aplicadas em certos casos. Se a traqueostomia foi realizada, a distração mandibular pode ser usada na infância para acelerar decanulação.

Após a via aérea ser controlada, as deficiências dos tecidos moles são tratadas geralmente dentro do primeiro ano de vida. Cicatrizes infantis tendem a ser mais leves e menos perceptíveis.

O coloboma lateral da pálpebra inferior e a falta de tecido em pálpebra inferior têm sido tradicionalmente corrigidos com retalhos musculocutâneos da pálpebra superior ou fronte (Figuras 31.5B-E). Isso adiciona altura vertical no canto lateral, corrigindo o entalhe, permitindo oclusão palpebral e melhorando sua inclinação.

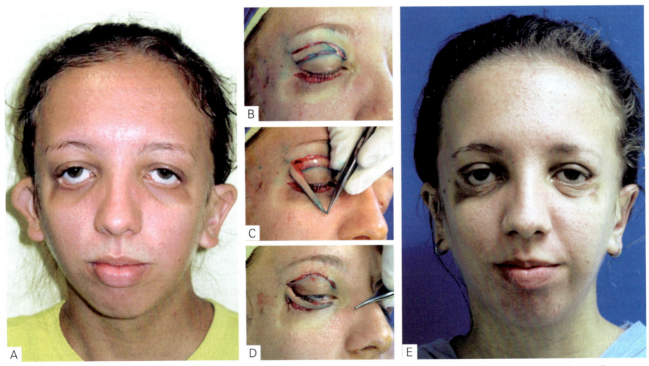

FIGURA 31.5 – Síndrome de Treacher Collins. **A)** Aspectos clássicos da síndrome; **B)** Levantamento de retalho musculocutâneo de pálpebra superior; **C)** Retalho levantado; **D)** Rotação para pálpebra inferior; e **E)** Aspecto pós-operatório final.

Macrostomia, se houver, pode ser reparada com plásticas em "Z"; no entanto, a restauração da continuidade da musculatura oral é importante, pois restabelece a função do esfíncter oral e evita contraturas nos limites da cicatriz.

Fenda palatina, presente em 1/3 os casos, é reparada com cerca de 10-12 meses de idade, mas pode ser adiada se o risco de comprometimento das vias aéreas existir. Este tempo adicional previamente ao reparo do palato garante, de certa forma, algum grau de crescimento mandibular.

Microtia é abordada na idade de 5-7 anos, quando a orelha externa é de aproximadamente 80-90% de tamanho adulto e a cartilagem costal é de volume suficiente para uso como material de enxerto. Adicionalmente, a deformidade mandibular deve estar estabilizada, evitando-se o posicionamento inadequado e definitivo do pavilhão auricular reconstruído.

O manejo dos tecidos ósseos geralmente é adiado até a maturidade esquelética. Em geral, a associação de osteotomias maxilares e mandibulares após o preparo ortodôntico é a conduta adotada. A osteotomia maxilar, tipo Le Fort II, pode também ser aventada para promover avanço de terço médio da face com a junção nasofrontal como fulcro. A osteotomia mandibular compensatória é realizada para promover rotação e avanço mandibular, corrigindo a deformidade tanto vertical como horizontalmente. Os enxertos ósseos são frequentemente associados para preencher os defeitos congênitos na borda lateral da órbita e do zigoma. Outros procedimentos, como a rinoplastia e mentoplastia, podem ser associados para complementação da harmonia facial.

Bibliografia Consultada

- Franceschetti A. Kelin D. The Mandibulo-facial dysostosis new hereditary syndrome. Acta Ophthalmol. 1949;27:143.
- Poswillo D. A patogênese da síndrome de Treacher Collins (disostose mandibulofacial). Br J Oral Surg. Julho 1975;13(1):1-26. [Medline].
- Sulik KK, Johnston MC, Smiley SJ, et al. Mandibulofacial dysostosis (Treacher Collins syndrome): a new proposal for its pathogenesis. Am J Med Genet. Jun 1987;27(2):359-72. [Medline].
- Wiley MJ, Cauwenbergs P, Taylor IM. Effects of retinoic acid on the development of the facial skeleton in hamsters: early changes involving cranial neural crest cells. Acta Anat (Basel). 1983;116(2):180-92 [Medline].
- The Treacher Collins Syndrome Collaborative Group. Positional cloning of a gene involved in the pathogenesis of Treacher Collins syndrome. Nat Genet. Feb 1996;12(2):130-6.
- Wise CA, Chiang LC, Paznekas WA, et al. TCOF1 gene encodes a putative nucleolar phosphoprotein that exhibits mutations in Treacher Collins Syndrome throughout its coding region. Proc Natl Acad Sci USA. Apr 1 1997;94(7):3110-5.
- Arvystas M, Shprintzen RJ. Craniofacial morphology in Treacher Collins syndrome. Cleft Palate Craniofac J. 1991;28(2):226-301.
- Bhatia S, et al. Radiocephalometric evaluation of a family with mandibulofacial dysostosis. Am J Orthod Dentofacial Orthop 1996;110(6):618-623.
- Dixon MJ. Treacher Collins Syndrome: from linkage to pre-natal testing. J Laryngol Otol. 1998;112(8):705-709.
- Freihofer HP. Variations in the correction or Treacher Collins syndrome. Plast Reconstr Surg. 1997;99(3):647-657.
- Kaban LB, Moses ML, Mulliken JB. Surgical correction of hemifacial microsomia in the growing child. Plast Reconstr Surg. 1980;(82)9:987-993.
- Kocabalkan O, et al. Reapeated mandibular lengthening in Treacher Collins syndrome: a case report. Int J Oral Maxillofac Surg 1995;24(6):406-408.
- Mommaerts MY, et al. Six year's experience with the zygomatic "sandwich" osteotomy for correction of malar deficiency. J Oral Maxillofac Surg. 1999;57(1):8-15.
- Passos-Bueno MR, Splendore A. Síndrome de Treacher Collins: Aspectos clínicos, genéticos e moleculares. Rev Med São Paulo. 2001;80(1):52-56.
- Posnick JC. Treacher Collins Syndrome: perspectives in evaluation and treatment. J Oral Maxillofac Surg. 1997;55(10):1120-1133.
- Posnick JC, Ruiz RL. Treacher Collins syndrome: current evaluation, treatment and future directions. Cleft Palate Craniofac J. 2000;37(5):434-64.
- Badger GR. Behavior management of a patient with Moebius Syndrome: Report of case. J Dent Child. 1993 Jan-Feb;60(1):60-2.
- Serpa-Pinto MV, Magalhães MH, Nunes FD. Moebius syndrome with oral involvement. Int J Pediatr Dent. 2002 Nov;12(6):446-9.
- Dotti MT, Federic AO, Palmeri S, Guazzi GC. Congenital oculo-facial paralysis (Moebius syndrome): evidence of dominant inheritance in two families. Acta Neurol. 1989 Dec;11(6):438-8.
- Elsahy NI. Moebius Syndrome associated with the mother taking thalidomide during gestation. Case report. Plastic Recont Surg.1973 Jan;51(1):93-5.
- Fontenelle L, Araujo AP, Fontana RS. Síndrome de Moebius. Arq Neuropsiquiatr. 2001 set; 59(3-3):812-4.
- Kumar D. Moebius syndrome. J Med Genet. 1990 Feb; 27(2):122-6.
- McDermont KD, Winter RM, Taylor D, Baraitser M. Oculofacialbulbar palsy in mother and son: re- view of 26 reports on familial transmission within the "Mobius spectrum of defects". J Med Genet. 1991 Jan;28(1):18-26.
- Marti-Herrero M, Cabrera-Lopez JC, Toledo L, Pérez-Candela V, Bonnet D. Síndrome de Moebius: tres formas diferentes de presentación. Rev Neurol. 1998 dec. 27;160:975-8.
- Nunes M, Friedrich MAG, Loch LF. Association of misoprostol, Moebius syndrome and congenital alveolar hypoventilation: case report. Arq Neuropsiquiatr. 1999 Mar; 57(1):88-91.
- Rizos M, Negron RJ, Serman N. Möbius syndrome with dental involvement: a case report and literature review. Cleft Palate-Cranialfac J. 1998 May; 35(3):262- 8.
- Zuker R, Goldberg C, Manktelow R. Facial animation in children with Moebius syndrome after segmental gracilis muscle transplant. Plast Reconstr Surg. 2000;106:1-8
- Henderson JL. The congenital facial diplegia syndrome: clinical features, pathology and etiology. Brain. 1939;62:381-403.
- Baraitser M. Genetics of Möbius syndrome. J Med Genet. Dec 1977;14(6):415-7 [Medline].
- Kumar D. Moebius syndrome. J Med Genet. Feb 1990;27(2):122-6 [Medline].
- Verzijl HT, van Es N, Berger HJ, Padberg GW, van Spaendonck KP. Cognitive evaluation in adult patients with Möbius syndrome. J Neurol. Feb 2005;252(2):202-7.

- Gillberg C, Steffenburg S. Autistic behaviour in Moebius syndrome. Acta Paediatr Scand. Mar 1989;78(2):314-6 [Medline].
- Towfighi J, Marks K, Palmer E, Vannucci R. Möbius syndrome. Neuropathologic observations. Acta Neuropathol (Berl). Oct 1979;48(1):11-7 [Medline].
- Kanemoto N, Kanemoto K, Kamoda T, Hasegawa M, Arinami T. A case of Moebius syndrome presenting with congenital bilateral vocal cord paralysis. Eur J Pediatr. Aug 2007;166(8):831-3 [Medline].
- Sugarman GI, Stark HH. Mobius syndrome with Poland's anomaly. J Med Genet. 1973;10(2):192-6 [Medline].
- Ziter FA, Wiser WC, Robinson A. Three-generation pedigree of a Möbius syndrome variant with chromosome translocation. Arch Neurol. Jul 1977;34(7):437-42 [Medline].
- Pastuszak AL, Schüler L, Speck-Martins CE, Coelho KE, Cordello SM, Vargas F, et al. Use of misoprostol during pregnancy and Möbius' syndrome in infants. N Engl J Med. Jun 25 1998;338(26):1881-5.
- Cattaneo L, Chierici E, Bianchi B, Sesenna E, Pavesi G. The localization of facial motor impairment in sporadic Möbius syndrome. Neurology. Jun 27 2006;66(12):1907-12 [Medline].
- Carr MM, Ross DA, Zuker RM. Cranial nerve defects in congenital facial palsy. J Otolaryngol. Apr 1997;26(2):80-7 [Medline].
- Dooley JM, Stewart WA, Hayden JD, Therrien A. Brainstem calcification in Möbius syndrome. Pediatr Neurol. Jan 2004;30(1):39-41. [Medline].
- Scarpelli AC, Vertchenko TB, Resende VL, Castilho LS, Paiva SM, Pordeus IA. Möbius syndrome: a case with oral involvement. Cleft Palate Craniofac J. May 2008;45(3):319-24 [Medline].
- MacDonald-Jankowski D. Fibrous dysplasia: a systematic review. Dentomaxillofac Radiol. May 2009;38(4):196-215 [Medline].
- Harris WH, Dudley HR, Barry RJ. The natural history of fibrous dysplasia. An orthopaedic, pathological, and roentgenographic study. J Bone Joint Surg Am. Mar 1962;44-A:207-33.
- Lichenstein L, Jaffe HL. Fibrous dysplasia of bone: a condition affecting one, several or many bones, the graver cases of which may present abnormal pigmentation of skin, premature sexual development, hyperthyroidism or still other extraskeletal abnormalities. Arch Pathol. 1942;33:777.
- Kruse A, Pieles U, Riener MO, Zunker CH, Bredell MG, Grätz KW. Craniomaxillofacial fibrous dysplasia: a 10-year database 1996-2006. Br J Oral Maxillofac Surg. Jun 2009;47(4):302-5.
- Mancini F, Corsi A, De Maio F, Riminucci M, Ippolito E. Scoliosis and spine involvement in fibrous dysplasia of bone. Eur Spine J. Feb 2009;18(2):196-202.
- Ziadi S, Trimeche M, Mokni M, Sriha B, Khochtali H, Korbi S. Eighteen cases of craniofacial fibrous dysplasia. Rev Stomatol Chir Maxillofac. Jul 15 2009.
- Rahman AM, Madge SN, Billing K, Anderson PJ, Leibovitch I, Selva D, et al. Craniofacial fibrous dysplasia: clinical characteristics and long-term outcomes. Eye. Jan 30 2009 [Medline].
- Valentini V, Cassoni A, Marianetti TM, Terenzi V, Fadda MT, Iannetti G. Craniomaxillofacial fibrous dysplasia: conservative treatment or radical surgery? A retrospective study on 68 patients. Plast Reconstr Surg. Feb 2009;123(2):653-60 [Medline].
- Schwartz DT, Alpert M. The malignant transformation of fibrous dysplasia. Am J Med Sci. Jan 1964;247:1-20 [Medline].
- Bulakbasi N, Bozlar U, Karademir I, Kocaoglu M, Somuncu I. CT and MRI in the evaluation of craniospinal involvement with polyostotic fibrous dysplasia in McCune-Albright syndrome. Diagn Interv Radiol. Dec 2008;14(4):177-81.
- Daffner RH, Kirks DR, Gehweiler JA Jr, Heaston DK. Computed tomography of fibrous dysplasia. AJR Am J Roentgenol. Nov 1982;139(5):943-8 [Medline].
- De Smet A, Travers H, Neff JR. Chondrosarcoma occurring in a patient with polyostotic fibrous dysplasia. Skeletal Radiol. 1981;7:197.
- King RM, Payne WS, Olafsson S, Unni KK. Surgical palliation of respiratory insufficiency secondary to massive exuberant polyostotic fibrous dysplasia of the ribs. Ann Thorac Surg. Feb 1985;39(2):185-7.
- Mendonça J, Viana SL, Freitas F, Lima G. Late-onset progressive facial hemiatrophy (Parry-Romberg syndrome). J Postgrad Med. 2005;51:135-6.
- Sommer A, Gambichler T, Bacharach-Buhles M, Rothenburg T, Altmeyer P, Kreuter A. Clinical and serological characteristics of progressive facial hemiatrophy: a case series of 12 patients. J Am Acad Dermatol. 2006;54:227-33.
- Dervis E, Dervis E. Progressive hemifacial atrophy with linear scleroderma. Pediatr Dermatol. 2005;22:436-9.
- Moko SB, Mistry Y, Blandin de Chalain TM. Parry-Romberg syndrome: intracranial MRI appearances. J Craniomaxillofac Surg. 2003;31:321-4.
- Gonul M, Dogan B, Isci Y, Varol G. Parry-Romberg syndrome in association with anti-dsDNA antibodies: a case report. J Eur Acad Dermatol Venereol. 2005;19:740-2.
- Sahin MT, Baris S, Karaman A. Parry-Romberg syndrome: a possible association with borreliosis. J Eur Acad Dermatol Venereol. 2004;18:204-7.
- Tollefson MM, Witman PM. En coup de sabre morphea and Parry-Romberg syndrome: a retrospective review of 54 patients. J Am Acad Dermatol. 2007;56:257-63
- Korkmaz C, Adapinar B, Uysal S. Beneficial effect of immunosuppressive drugs on Parry-Romberg syndrome: a case report and review of the literature. South Med J. 2005;98:940-2.
- Grosso S, Fioravanti A, Biasi G, Conversano E, Marcolongo R, Morgese G, et al. Linear scleroderma associated with progressive brain atrophy. Brain Dev. 2003;25:57-61.
- Vaienti L, Soresina M, Menozzi A. Parascapular free flap and fat grafts: combined surgical methods in morphological restoration of hemifacial progressive atrophy. Plast Reconstr Surg. 2005;116:699-711.
- Pensler JM, Murphy GF, Mulliken JB. Clinical and ultrastructural studies of Romberg's hemifacial atrophy. Plastic Reconstr Surg. 1990;85:6669.

capítulo 32

Anomalias Congênitas da Orelha
Reconstrução Auricular

AUTOR: Juarez M. Avelar

Introdução

Desde o período de minha especialização no Serviço do Prof. Pitanguy, já me despertou intensa curiosidade para os problemas alusivos à reconstrução da orelha. Tal interesse foi ainda fortalecido durante o frutífero estágio como *fellow* na Universidade de New York, sob coordenação do Prof. Converse, quando pude absorver conhecimentos e manifestar ainda mais interesse pelo campo da reconstrução auricular. Assim, em ambos os períodos reconheci que essa modalidade cirúrgica carecia de mais empenho por parte dos cirurgiões plásticos. Com efeito, ao iniciar minhas atividades profissionais fui motivado ao estudo da anatomia da região auricular e das áreas vizinhas, que me ofereceu informação para descrever os retalhos de gálea na região temporoparietal, com suas aplicações no difícil campo da reconstrução da orelha.[1,2,4,7]

O pavilhão auricular é importante órgão na composição harmônica da face, com suas nuances e sutilezas anatômicas de enorme significado ao ser humano. Suas anomalias podem ser causadas por trauma ou ter origem congênita, que abordaremos aqui. As anomalias congênitas são pouco frequentes, podendo-se estimar que no Brasil ocorra um caso a cada 4.000 crianças. As deformidades da orelha com diminuição do arcabouço cartilaginoso representam enorme significado aos portadores. Sua correção representa importante setor do capítulo da reconstrução da orelha, cujo tratamento só pode ser cirúrgico, constituindo-se em criar dois elementos anatômicos: o esqueleto auricular e seu respectivo revestimento cutâneo.

Trata-se de um estudo de cartilagens retiradas de pacientes com anomalias auriculares. De fato, os segmentos de tecidos cartilaginosos remanescentes das anomalias congênitas exibem diversificados tamanhos e formas que se assemelham a uma orelha normal, porém com dimensões muito reduzidas. Em nossos estudos encontramos informações decorrentes de achados anatomopatológicos em pacientes operados que são de grande significado para a concretização da classificação.[12,13]

Classificação das Anomalias Congênitas das Orelhas

O vocábulo microtia tem sido empregado por outros autores como denominação genérica às múltiplas anomalias do pavilhão auricular. Tal terminologia não é adequada, conforme já descrevemos, pois existem outras anomalias congênitas da orelha que não podem ser assim classificadas.[6,8,9,11] Conforme a publicação de Avelar (2011)[13] as dimensões do tecido cartilaginoso remanescente da deformidade são essenciais para a classificação, em três tipos, que se caracteriza pela presença determinadas deformidades **sempre** ou **nunca**:

- *anotia* – ausência total, ou seja **nunca** apresenta remanescência de tecido cartilaginoso auricular (Figura 32.1);
- *microtia severa* – o lóbulo **sempre** está presente em todos os casos, mas a posição não é correta (Figura 32.2). O tecido cartilaginoso remanescente da anomalia congênita **nunca** deve ser utilizado na reconstrução porque não oferece adequadas condições para tal finalidade;

PARTE 4 – CIRURGIA PLÁSTICA PEDIÁTRICA

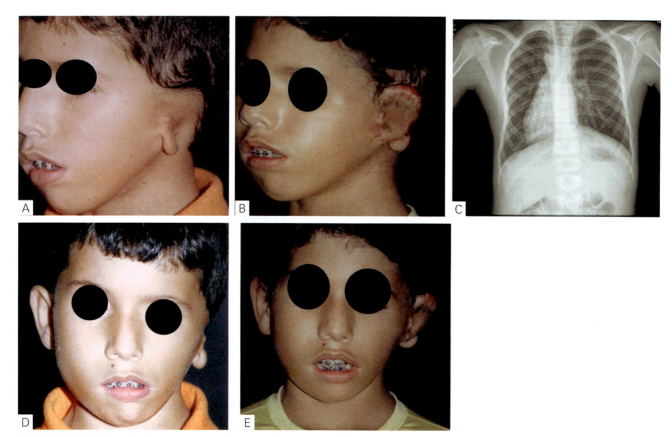

FIGURA 32.1 – Paciente com anotia esquerda em associação com dextrocardia. **A e D)** Pré-operatórios mostrando ausência de elementos auriculares; **B e E)** Resultado da reconstrução após 2 tempos operatórios; e **C)** Radiografia do mesmo paciente onde se vê a imagem invertida da área cardíaca no hemitórax direito.

- microtia moderada – todos pacientes classificados neste grupo **sempre** apresentam lóbulo com abundante revestimento cutâneo que **sempre** é elemento importante para a reconstrução. O trágus, o canal auditivo e a concha **sempre** estão presentes **(Figura 32.3)**.

Em publicação anterior descrevemos que essas deformidades são divididas em dois grupos, que classificamos em: A) microtia moderada eutópica e (B) microtia moderada ectópica, conforme consta em publicação anterior **(Figura 32.3)**.[13]

1. *Anotia* – é a ausência completa de tecido cartilaginoso da orelha. Todos os nossos pacientes classificados com anotia **sempre** apresentam múltiplas e complexas anomalias de outros órgãos e regiões do corpo, com graves deformidades craniofaciais, ausência de conduto auditivo e, consequentemente, deficiência irreparável da audição **(Figura 32.1)**. Além disso, os pacientes **sempre** apresentam acentuada hipoplasia mandibular, maxilar e malar, com severo desvio da comissura labial e de toda a hemiface para o lado da deformidade. A região da mastoide apresenta extensa área glabra, com pele muito fina, linha pilosa pouco nítida com presença de finos pelos. A par, podem-se encontrar múltiplas alterações de membros, do tronco com desvio da coluna vertebral, lordose, cifose, escoliose e em casos mais complexos, associação de todas elas. Com muita frequência verificamos anomalias cardíacas (transposição dos grandes vasos, tetralogia de Fallot, comunicação intraventricular (CIV) comunicação intra-auricular (CIA), Dextrocardia **(Figura 32.1)**. Felizmente a anotia é a deformidade menos frequente entre as anomalias congênitas da orelha (5,5% de nossos pacientes).

2. *Microtia severa* – esta anomalia ocorre em 80% de nossos pacientes com anomalia congênita da orelha. Essa modalidade ocorre isoladamente e **nunca** há comprometimento em outros órgãos e regiões distantes no corpo. Não temos pacientes com alterações associadas de tronco, coluna vertebral e membros ou anomalias cardíacas que com frequência ocorrem naquelas modalidades **(Figuras 32.2 e 32.4)**. Por outro lado o tecido cartilaginoso, **sempre** presente no local da região auricular, **nunca** deve ser utilizado para a reconstrução da nova orelha. A denominação de microtia severa se deve à diminuta dimensão do tecido cartilaginoso, que não se presta para ser utilizado na reconstrução auricular.

3. *Microtias moderadas* – autores de várias décadas passadas (Tanzer e Rogers) apresentaram outras termi-

CAPÍTULO 32 – ANOMALIAS CONGÊNITAS DA ORELHA – RECONSTRUÇÃO AURICULAR

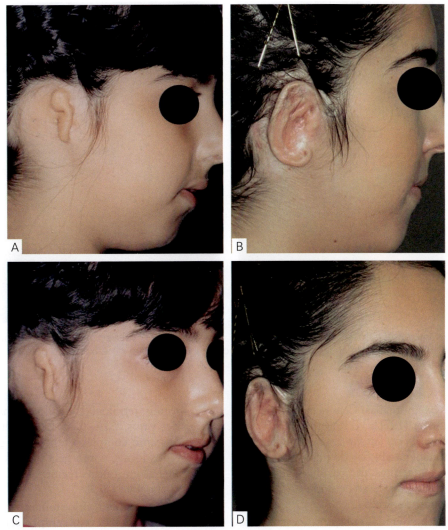

■ **FIGURA 32.2** – Paciente com microtia severa direita mostrando o resultado após dois tempos reconstrutivos. **A e C)** Pré-operatório; e **B e D)** Resultado final após a liberação da orelha e colocação de enxerto de pele no 2º estágio com reconstrução do tragus e conduto auditivo externo.

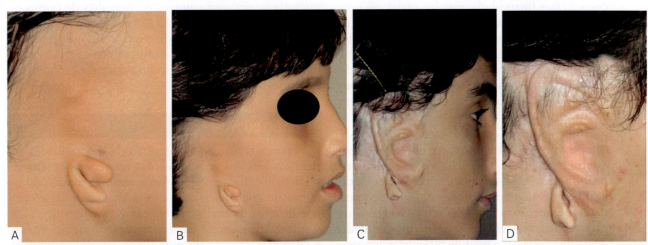

■ **FIGURA 32.3** – Paciente com microtia moderada ectópica direita mostrando o resultado após dois tempos reconstrutivos. **A e B)** Pré-operatório, mostrando vestígios do canal auditivo externo em posição ectópica, com preservação da audição; e **C e D)** Resultado final após a liberação da orelha e colocação de enxerto de pele no 2º estágio. Será realizado outro tempo operatório para transposição dos vestígios do canal para a localização correta na cavidade conchal.

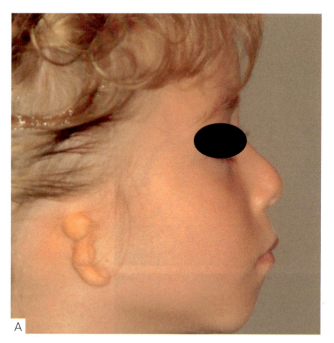 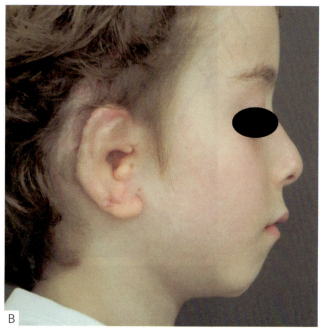

FIGURA 32.4 – Paciente com microtia severa direita mostrando o resultado após dois tempos reconstrutivos. **A)** Pré-operatório; **B)** Resultado final após a liberação da orelha e colocação de enxerto de pele no 2º estágio com reconstrução do canal auditivo.

nologias para essas anomalias. *Constricted ear* (orelha retorcida) por Tanzer (1971),[37] e Rogers (1968)[32] classificou-as como *cup ear* ou *lop ear*. Esse grupo de anomalias representa apenas 14,5% de nossos pacientes com anomalias congênitas do pavilhão auricular, sendo 9% de microtia moderada eutópica e 5,5% de microtia moderada ectópica.[13]

a) Nas microtias moderadas eutópicas – o conduto auditivo externo, o trágus e a cavidade conchal **sempre** estão presentes, e em posição equilibrada com o lado oposto e apresentam pouca assimetria facial. Pode ocorrer discreta hipoplasia dos ossos da face (mandíbula, maxilar, malar, zigomático), porém **nunca** se observam anomalias em outros segmentos do corpo. Em publicação anterior[13] introduzimos outra terminologia eutópica porque os elementos auriculares (cartilagens de trágus, concha, conduto auditivo) estão **sempre** situados no local da futura orelha, o que facilita a reconstrução.

b) microtia moderada ectópica – é quadro bastante complexo no qual a concha, o conduto auditivo externo, a cavidade da concha e o trágus **sempre** estão presentes, mas **nunca** em posição de equilíbrio em relação ao lado oposto. Daí a denominação de microtia moderada ectópica. Todos os nossos pacientes **sempre** apresentam acentuado desequilíbrio facial e mais de 80% deles apresentam severas deformidades da coluna vertebral, tórax, membros superiores e inferiores, bem como anomalias cardíacas: dextrocardia, situs inversus totalis, tetralogia de Fallot, transposição de grandes vasos, CIA, CIV. Com efeito, é um quadro bastante complexo tanto pela gravidade dos tecidos locais, como pela presença de severas anomalias em outras regiões e em outros órgãos do corpo (Figura 32.3).

Não obstante, os tecidos remanescentes da anomalia auricular podem e devem **sempre** ser totalmente utilizados durante a reconstrução. Por outro lado, pacientes com microtia severa[6] **sempre** apresentam discretos quadros de assimetria facial devido ao pouco comprometimento dos ossos da face. Não temos pacientes com microtia severa com complexas anomalias de outras estruturas orgânicas (Figuras 32.2, 32.4 e 32.5). Além de serem quadros mais favoráveis, todo o tecido cutâneo remanescente da anomalia **sempre** é utilizado na fase de reconstrução, porém o tecido cartilaginoso **nunca** é totalmente utilizado.

Histórico

Poucos relatos sobre correção de deformidades auriculares são descritos antes das referências creditadas a Dieffenbach, em 1845[23,14] que realizou rotação de retalhos de couro cabeludo com a finalidade de recompor defeitos da orelha. No entanto, desde o início do século XX o capítulo da reconstrução auricular passou a chamar a atenção de numerosos estudiosos que emprestaram importantes contribuições científicas, porém com as dificuldades inerentes ao manuseio dos sofisticados tecidos da orelha. Houve maior empenho durante

CAPÍTULO 32 – ANOMALIAS CONGÊNITAS DA ORELHA – RECONSTRUÇÃO AURICULAR

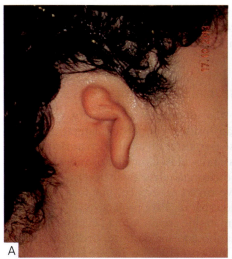
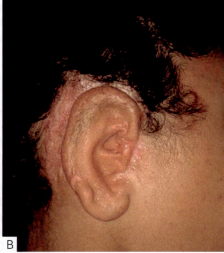
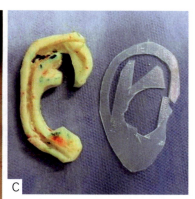

FIGURA 32.5 – Paciente com microtia severa direita mostrando o resultado após dois tempos reconstrutivos. **A)** Pré-operatório; **B)** Resultado final após a liberação da orelha e colocação de enxerto de pele no 2º estágio, com recosntrução do canal auditivo externo e trágus; e **C)** Novo arcabouço cartilaginoso.

as duas grandes guerras que mutilaram milhares de seres, que representaram terríveis sofrimentos para toda a Humanidade.

Gilles (1920)[26] é a maior referência no campo e foi o primeiro cirurgião a despertar a atenção na busca de um substituto da cartilagem auricular. Ele se inclinou a utilizar cartilagem materna e também de irmãos gêmeos na expectativa de alcançar um elemento para recompor as orelhas mutiladas durante os combates de guerra. A difícil luta para incorporar a cartilagem em outro corpo humano não possibilitou a Gilles definir com exatidão os caminhos para a reconstrução de orelha.

Dos brilhantes cirurgiões argentinos daquela época, os trabalhos de Malbec[28] foram destacados por algum tempo devido ao uso de implantes de acrílico que, em 1952, já exibia sinais incontroláveis de extrusão.

Inegavelmente, as publicações de melhores resultados e com sólidas bases científicas são as publicações de Converse (1958),[20,21] e quase na mesma época Tanzer (1971),[36] que a partir de 1959 introduziram sistematização técnica de grande significado até hoje, ainda que tenha sido com a realização da cirurgia em vários tempos reconstrutivos.[37] Os trabalhos de Spina[35] e paralelamente os de Pitanguy[31] são destaques entre os primeiros brasileiros na luta constante no espinhoso campo da cirurgia reconstrutora da orelha. Ambos dedicaram muito esforço, porém o campo era difícil e ainda estava aberto para que outros profissionais pudessem enfrentar as dificuldades.

Com a criação de implantes de silicone para substituir o esqueleto auricular, Cronin (1966)[22] introduziu alvissareiras expectativas de solucionar o problema. Porém, após alguns anos o alto índice de complicações tornou as esperanças em quadro de muito sofrimento aos pacientes e frustração aos cirurgiões. Necroses da pele que revestia o novo arcabouço com infecção e extrusão prejudicaram a aceitação dos implantes de silicone.[30] Atualmente são raros os cirurgiões que ainda insistem em utilizar tais implantes para tentar reconstruir o pavilhão auricular.

A utilização de material autógeno para a criação do novo arcabouço auricular é a preferência da maioria dos cirurgiões que se dedicam ao tema. Com efeito, a partir dos anos 1970 a literatura médica recebeu diversas contribuições de relevante importância científica, como as de Brent,[19] Fukuda,[25] Firmin,[24] Nagata[29] e outros autores que deram continuidade aos princípios transcritos por Tanzer e Converse. Em nossas publicações,[1-5] descrevemos e introduzimos os retalhos utilizando as fáscias temporal e parietal ou a gálea, que abriram novas perspectivas, ampliando o horizonte nas reconstruções da orelha, minimizando as complicações e trazendo mais refinamentos aos resultados. Como consequência dessas publicações estabelecemos princípios técnicos para realizar reconstruções auriculares em apenas um ou dois tempos operatórios. Foi possível reduzir o número de etapas operatórias, bem como minimizar o sofrimento dos pacientes.

Essas publicações ultrapassaram fronteiras e encontraram eco em diversos autores que incorporaram a nova metodologia. Assim, Song (1983, 1989),[33,34] na China, absorveu com entusiasmo o significado dos retalhos publicados por Avelar, incorporou a técnica e a emprega com excelentes resultados, configurando importante procedimento para a reconstrução da orelha. Song relata que o emprego de técnicas em vários tempos operatórios significava obstáculo para a sequência cirúrgica de pacientes oriundos das diversas regiões de seu país de dimensões continentais, que não concluíam as diversas etapas reconstrutivas da orelha. Outros autores empregam os princípios da técnica para minimizar as complicações e alcançam melhores resultados. Contudo, desde 1980 reservamos o emprego de retalhos de fáscia temporal apenas para o tratamento de complicações pós-operatórias ou em casos de reconstruções muito complexas da orelha, do crânio e da face.[9]

Outro valioso recurso cirúrgico é o retalho cutâneo cervical, criado, descrito e publicado por Avelar (1992, 1993),[9,10] que tem inúmeras aplicações na segunda etapa reconstrutiva da orelha para reduzir a área de enxerto na área retroauricular. Esse recurso cirúrgico é ainda de maior aplicação nos casos de reconstrução após amputação total por trauma da orelha.

Não obstante, o uso de expansor de tecidos, introduzido na década de 1970, foi um frustrante alento, trazendo graves complicações cirúrgicas tanto na etapa de expansão tissular como nos tempos reconstrutivos da orelha. Consideramos inócuo e em alguns casos até prejudicial esse recurso cirúrgico para ser empregado em reconstrução da orelha, devido à ocorrência de complexas complicações que surgem durante e após a reconstrução, por destruírem as estruturas anatômicas que dificultam ainda mais futuras reconstruções.

Método

Desde o início de nossos trabalhos, determinamos que a técnica reconstrutiva de orelha deve focalizar quatro fases, que transcrevemos em nosso livro:[15]

A. planejamento cirúrgico;
B. criação do novo arcabouço cartilaginoso auricular;
C. criação do revestimento cutâneo da nova orelha;
D. reconstrução da nova orelha.

Planejamento cirúrgico

O planejamento cirúrgico é importante etapa e tema de nosso livro,[14,15] que compreende duas fases: (a) análise das deformidades e (b) projeção espacial da futura orelha.

• Análise das deformidades

É período importante e complexo que corresponde inicialmente ao exame físico local, desde o primeiro contato do cirurgião com o paciente. Deve-se atentar para a idade do paciente, pois não se deve iniciar a reconstrução antes de 6 ou 7 anos porque as orelhas apresentam crescimento real até essa fase e as cartilagens costais ainda são pouco desenvolvidas e de pequena espessura, o que dificulta esculpir o novo arcabouço auricular. Interrogar se o paciente já foi operado anteriormente. Se foi submetido a cirurgias prévias, deve-se interrogar quantas vezes e quando foi realizada a última intervenção.

Não se deve reintervir antes de completar 1 ano da última cirurgia, tempo ideal para a completa cicatrização das feridas cutâneas e subcutâneas. Em caso de intervenções anteriores deve-se investigar qual material foi utilizado na tentativa de criar o novo arcabouço auricular. Em pacientes ainda não operados, analisar o quadro clínico local para estabelecer o diagnóstico e classificar a anomalia.[14,15]

• Projeção espacial da futura orelha

As orelhas são elementos anatômicos totalmente externos que são fixados à superfície lateral da cabeça apenas pela base estrutural do arcabouço auricular, com seus ligamentos e músculos. Com efeito, antes de realizar a reconstrução o cirurgião deve estabelecer o tamanho e a forma do novo órgão no espaço, por isso denominamos de projeção espacial. Para projetar esses pontos pode-se valer de um molde criado numa película de raios X do mesmo tamanho e forma da outra orelha, conforme descrições de Converse (1958) e Tanzer (1959).[21,36] Nas deformidades bilaterais cabe ao senso estético do cirurgião estabelecer aquelas dimensões.

Nos casos unilaterais o molde é então invertido para mostrar a forma da futura orelha no lado da imperfeição congênita. A localização e a posição do pavilhão auricular são determinadas pelo médico, tendo em mente que os pacientes sempre apresentam maior ou menor grau de assimetria facial (Figura 32.5). Não se deve transpor rigorosamente as dimensões da hemiface normal para o lado da deformidade, pois não serve de parâmetro na imensa maioria dos casos. Contudo, conforme nossas descrições,[14-18] em pacientes com *microtia severa* há dois pontos anatômicos que são boas referências: o primeiro é o lóbulo auricular, embora **sempre** presente, porém em posição incorreta e que, após sua rotação, estabelece a extremidade inferior da futura orelha (Figura 32.5). O segundo ponto se refere a uma depressão na superfície óssea, onde deveria localizar-se o conduto auditivo externo. Não recomendamos abrir o canal através do osso temporal, mas valemo-nos de depressão óssea como ponto de orientação para posicionar corretamente a orelha.

Vale ressaltar que pacientes portadores de *microtia moderada eutópica* **sempre** apresentam estruturas auriculares no local da futura orelha que facilitam estabelecer o posicionamento e a localização da futura orelha. Em contrapartida, pacientes portadores de *microtia moderada ectópica* **sempre** exibem estruturas auriculares situadas muito abaixo do local da futura orelha, o que exige realizar pexia dessas estruturas na busca de equilíbrio com o lado oposto (Figura 32.3).

Criação do novo arcabouço cartilaginoso auricular

A reconstrução da orelha depende fundamentalmente da criação de novo esqueleto auricular para alcançar os detalhes anatômicos e estéticos da orelha, bem como adequada forma, tamanho e projeção do plano cefálico. Para promover reconstrução auricular, exige-se adequada avaliação dos tecidos locais antes de programar a cirurgia. Quando existe tecido cartilaginoso rudimentar (microtia severa), a melhor conduta é desprezá-lo e criar novo esqueleto auricular valendo-se de cartilagem costal. Não obstante, quando existe parcialmente a concha e dobras cutâneas (microtia moderada tópica e ectópica) devem-se aproveitar os tecidos remanescentes para incorporá-los à nova orelha. Vale ressaltar que praticamente toda disgenesia auricular está acompanhada de outras deformidades de outros segmentos do corpo.

Acreditamos que o melhor elemento para esculpir o novo arcabouço auricular é a cartilagem costal do paciente (Figuras 32.6 e 32.7). Por ser tecido avascularizado, o único doador é o próprio paciente. A mãe, o irmão, ainda que gêmeo univitelino (enxerto homólogo) e outros animais (heterólogo) não se prestam como doadores de enxerto porque ocorre total reabsorção da cartilagem. Não utilizamos material aloplástico, que na década de 1960 teve no silicone mais uma esperança frustrada.[22]

Para criar o novo arcabouço auricular, que é procedimento obrigatório, a cartilagem da costela é o melhor tecido porque se trata de elemento orgânico, autógeno, de fácil obtenção e passível de ser trabalhado, com instrumental apropriado na escultura auricular (Figura 32.7). Utilizamos, preferencialmente, o 8º e/ou 9º arco costal, por serem mais longos, espessos e flexíveis, o que facilita a modelagem do novo elemento estrutural (Figura 32.6). Recomendamos fazer ressecção somente da cartilagem costal, preservando o pericôndrio no seu leito, o que evita lesões de pleura, que é complicação temida, porém passível de ser evitada. Nossa metodologia difere da de outros autores, que preconizam manutenção de faixa de pericôndrio na cartilagem ressecada sob alegação de evitar reabsorção do arcabouço e facilitar a criação da curvatura da hélice, como descre-

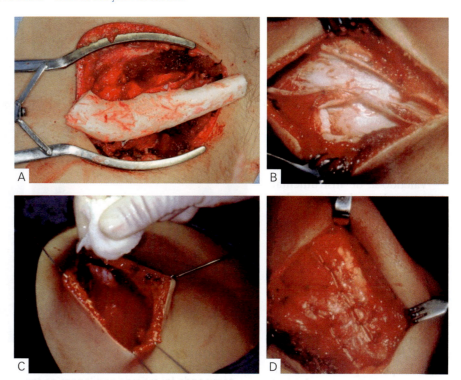

■ **FIGURA 32.6** – Retirada da cartilagem costal direita para modelagem do novo arcabouço auricular. **A)** Cartilagem já ressecada; **B)** O pericôndrio está integro no leito doador para regenerar outro arco costal; **C)** Teste com soro para assegurar que não houve perfuração pleural; e **D)** O pericôndrio já foi suturado.

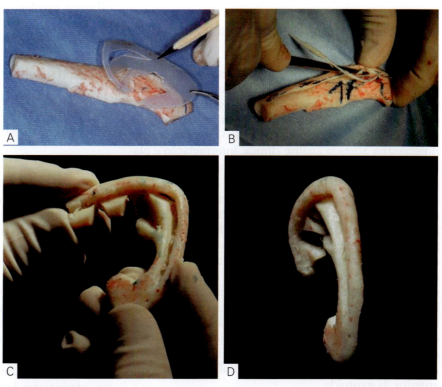

■ **FIGURA 32.7** – Modelagem do novo arcabouço auricular em cartilagem costal. **A)** Arco costal já retirado do tórax e colocado sobre o modelo em filme de raios-X; **B)** Trabalho escultural por escavação para criar os elementos anatômicos e estéticos da futura orelha; e **C e D)** O novo arcabouço já esculpido.

veu Gillies (1920 e 1937)[26,27] e foi seguido por Converse (1958a e 1958b),[20,21] Tanzer (1959 e 1971)[36,37], Brent (1974)[19] e mais tarde Firmim (1974).[24] A preservação do pericôndrio no seu leito cria estrutura fibrosa que dá adequada proteção ao tórax (Figura 32.8) e evita deformidade torácica na área doadora.

Valendo-se de instrumental cirúrgico adequado, desenvolve-se escultura com detalhes anatômicos que são criados por meio de escavações que realçam as saliências do relevo do arcabouço cartilaginoso para obter a projeção dos elementos do futuro órgão (Figuras 32.6 e 32.7). A futura cavidade da concha é escavada na cartilagem costal, sendo as alturas da anti-hélice e da hélice definidas pela espessura da cartilagem (Figura 32.7), razão pela qual recomendamos a reconstrução auricular em pacientes em idade acima de 6 ou 7 anos, quando as estruturas cartilaginosas estão bem desenvolvidas (Figura 32.6).

Criação do revestimento cutâneo da nova orelha

Essa etapa cirúrgica é de grande significado durante as reconstruções auriculares nas anomalias congênitas, que geralmente apresentam pele glabra na região da mastoide com excelentes características histológicas para promover o revestimento cutâneo da nova orelha. É necessária acurada análise clínica, interpretação e planejamento cirúrgico para alcançar sucesso e incorporar a pele local ao novo órgão.

Após a marcação da região da futura orelha realiza-se descolamento subcutâneo somente na área correspondente à futura hélice e anti-hélice (Figura 32.9). Nesse plano de descolamento não há sangramento durante ou após a cirurgia. Por esse motivo, não fazemos drenagem pós-operatória, que é um procedimento muito frequente nas mãos de outros autores que se valem até de sucção ativa.[19] Não há necessidade de hemostasia porque não há lesão vascular durante a cirurgia. Para enfatizar, a área central, correspondente à futura cavidade conchal, não deve ser dissecada porque os vasos que emergem dos planos profundos da cabeça estão localizados na borda anterior da mastoide.

O uso de expansor de tecido pode ser empregado, porém não é procedimento rotineiro em nossas reconstruções. Quando utilizado favorece a distensão da pele

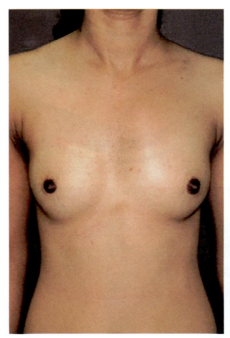 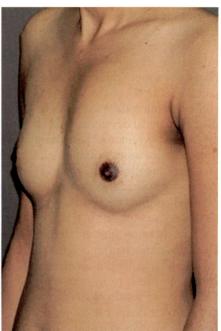

FIGURA 32.8 – Fotos de paciente do sexo feminino que operada anteriormente em outro serviço onde se pode ver acentuado afundamento no lado direito do tórax onde foi retirada cartilagem na tentativa de reconstrução da orelha. Pode-se ver cicatriz no hemitórax esquerdo onde foi retirada a cartilagem do 9º arco costal mostrando regeneração da cartilagem, sem deformidade na área doadora.

da futura orelha, que é realizada durante a fase em que o cirurgião executa o trabalho de escultura do novo arcabouço cartilaginoso. Após a distensão, o arcabouço cartilaginoso é introduzido no túnel subcutâneo, obedecendo ao planejamento da cirurgia (Figura 32.10).

Reconstrução da nova orelha

A técnica reconstrutiva apresenta diferentes nuances nas distintas modalidades de anomalias congênitas, conforme descrições em nosso livro.[14-18]

• Primeira etapa cirúrgica

Anotia – conforme descrito anteriormente, esta modalidade não apresenta vestígios de cartilagens, bem como lóbulo auricular. Portanto, durante a fase de modelagem do novo arcabouço auricular o futuro lóbulo deve ser criado no mesmo bloco cartilaginoso. Não se deve promover distensão cutânea porque a pele local é muito fina e poderá ocorrer lesão cutânea após a primeira etapa cirúrgica. A colocação do novo arcabouço deve obedecer ao planejamento cirúrgico, tendo em mente que se trata de pacientes que **sempre** apresentam severa assimetria facial (Figura 32.1).

Microtia severa – pacientes com essa deformidade **sempre** apresentam uma dobra cutânea superior e outra inferior, que é o lóbulo auricular, porém em posição incorreta. O segmento superior recobre o vestígio de tecido cartilaginoso que é ressecado, pois não se presta para ser utilizado na reconstrução auricular. Para criar o

CAPÍTULO 32 – ANOMALIAS CONGÊNITAS DA ORELHA – RECONSTRUÇÃO AURICULAR

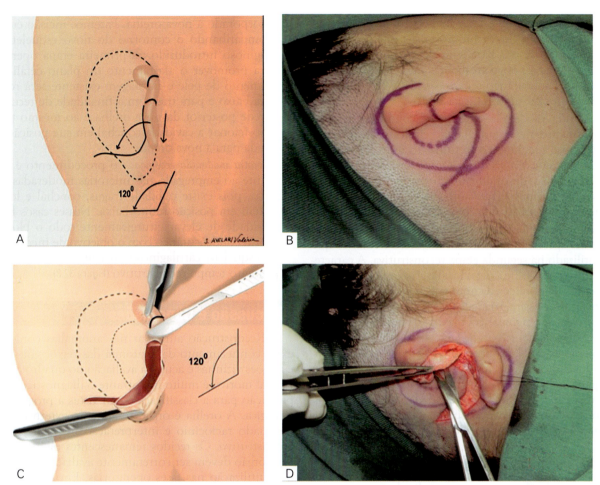

FIGURA 32.9 – Técnica para reconstrução em microtia severa. Criação do revestimento cutâneo. **A)** Esquema mostra as incisões cutâneas para rotação do lóbulo em 120° de cima para baixo e da frente para trás; **B)** O lóbulo já foi rodado para baixo e para trás; **C)** Descolamento cutâneo da futura hélice e ante-hélice; e **D)** Foto transoperatória de um paciente com microtia severa mostrando o descolamento cutâneo com tesoura.

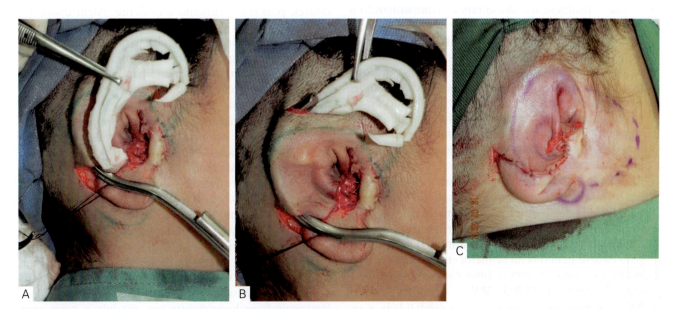

FIGURA 32.10 – Introdução do novo arcabouço cartilaginoso no túnel subcutâneo durante as reconstruções nas microtias severas. **A)** O instrumento em forma de um "C" está introduzido no túnel subcutâneo já descolado com o novo arcabouço esculpido em cartilagem costal; **B)** Início da introdução do arcabouço; e **C)** Foto após colocação do arcabouço cartilaginoso no Ia estágio. Pode-se observar que o relevo da nova orelha.

385

lóbulo auricular deve-se fazer incisão cutânea na dobra cutânea inferior, a fim de promover sua rotação de cima para baixo e para trás para estabelecer o limite inferior da nova orelha. O novo arcabouço auricular é introduzido no túnel subcutâneo sem necessidade de ser suturado aos planos profundos (Figura 32.10).

Microtia moderada eutópica – conforme descrito anteriormente, nessa modalidade clínica todo o tecido cartilaginoso e cutâneo será utilizado na reconstrução, porém somente no segundo tempo reconstrutivo. Na primeira etapa o descolamento cutâneo deve ser restrito às áreas da futura hélice e anti-hélice, seguido de introdução do novo arcabouço auricular.

Microtia moderada ectópica – nessa modalidade os pacientes apresentam tecido cartilaginoso e cutâneo que será utilizado na segunda etapa reconstrutiva. A característica do quadro clínico é a localização muito baixa dos elementos anatômicos da anomalia congênita, que configura enorme assimetria facial decorrente de hipoplasia dos ossos malar, zigomático, maxilar e mandibular (Figura 32.3). O descolamento cutâneo é realizado de acordo com a projeção espacial da futura orelha, independentemente da localização do tecido condrocutâneo da anomalia congênita, que está ptosado em relação à futura orelha. Nos casos mais graves há necessidade de realizar pexia de todo o conjunto condrocutâneo, com o objetivo de elevá-lo na direção do futuro órgão.

- **Segunda etapa reconstrutiva**

A segunda etapa cirúrgica é realizada 6 meses após a primeira intervenção, exibindo múltiplas diferenças técnicas entre as quatro modalidades de anomalias congênitas.
- Anotia – realiza-se incisão cutânea acompanhando a borda externa do novo arcabouço auricular, inclusive o segmento do lóbulo, introduzido previamente no plano subcutâneo. Em seguida, coloca-se enxerto de pele para recobrir a parede posterior da nova orelha, bem como a área cruenta na região da mastoide. Retiramos enxerto de pele do couro cabeludo ou retroauricular da outra orelha, que oferecem significativas vantagens se comparados com outras áreas doadoras. Curativo compressivo externo é aplicado sobre o enxerto e mantido por 5 a 6 dias.
- Microtia severa – realiza-se igualmente incisão cutânea em torno da nova orelha para afastá-la do plano cefálico, seguida de colocação de enxerto de pele na parede posterior da nova orelha e superfície da mastoide. Vale mencionar que o lóbulo auricular foi rodado para baixo e para trás na primeira etapa reconstrutiva, portanto a área cruenta se limita somente à hélice e anti-hélice (Figuras 32.2, 32.4 e 32.5).
- Microtia moderada eutópica – nessa modalidade a segunda etapa reconstrutiva é mais complexa que na microtia severa, porque todo o tecido cutâneo e cartilaginoso remanescente da deformidade congênita será incorporado à nova orelha. Fazemos incisão cutânea acompanhando o contorno do novo esqueleto cartilaginoso introduzido na primeira etapa operatória para promover o afastamento do plano cefálico. O segmento de pele e cartilagem existente será rodado para baixo e para trás com a finalidade de recobrir a parede posterior da nova orelha e ao mesmo tempo reposicionar a cavidade conchal em sua posição adequada para a nova orelha.
- Microtia moderada ectópica – o procedimento é semelhante ao empregado nas microtias moderadas eutópicas, pois existe cavidade trágus, conchal e lóbulo, porém em posição muito baixa. Nesses casos há necessidade de elevar cirurgicamente todo o bloco de tecido condrocutâneo com o objetivo de incorporá-lo ao esqueleto cartilaginoso auricular introduzido no primeiro tempo reconstrutivo (Figura 32.3).

Discussão e Conclusões

Reconstrução auricular nas anomalias congênitas exige conhecimento da anatomia das regiões da orelha e regiões vizinhas e acurada avaliação do quadro clinico. Por tal motivo é muito importante o diagnóstico da imperfeição para a classificação com vistas à programação cirúrgica. A orelha é órgão totalmente externo e exige adequado raciocínio e interpretação no planejamento reconstrutivo. Os tecidos remanescentes na área do futuro órgão devem ser corretamente avaliados, objetivando a utilização nas fases operatórias. Em todas as anomalias a reconstrução geralmente pode ser realizada em dois tempos operatórios. A idade mínima para iniciar a reconstrução é em pacientes com mais de 6 ou 7 anos. Até essa idade a orelha ainda não apresenta tamanho estável, pois o crescimento é evidente. Além disso, antes dessa idade a espessura da cartilagem costal ainda não atingiu condições adequadas para a criação do novo arcabouço cartilaginoso. Após o primeiro tempo reconstrutivo deve-se aguardar 6 meses para realizar a segunda fase, para que a cartilagem enxertada esteja adequadamente incorporada na região.

Todos os pacientes classificados com anotia ou microtia moderada ectópica **sempre** apresentam severas anomalias associadas em outros órgãos e regiões do corpo. Quando as lesões ocorrem na face e no crânio as etapas reconstrutivas são ainda mais complexas. Não obstante, os pacientes classificados com microtias severas e microtias moderadas eutópicas também exibem assimetria facial, porém em menor grau.

O tecido cartilaginoso é desprovido de vascularização e, por isso, necessita de leito receptor com bom suporte vascular. O primeiro tempo reconstrutivo apresenta boa semelhança técnica nas diferentes anomalias, constituindo-se basicamente em esculpir o novo arcabouço cartilaginoso para ser introduzido no plano subcutâneo. Já o segundo tempo operatório exibe características diferentes.

A reconstrução da orelha, tanto após a primeira etapa como na segunda, exige adequado acompanhamento durante um período não inferior a 2 ou 3 meses. Após cada cirurgia o paciente não pode praticar esporte durante o período em que estiver com os curativos, para evitar traumatismo nas regiões operadas.

Nos casos de microtia severa o lóbulo **sempre** está presente, porém nas anotias há imperiosa necessidade de criar a estrutura lobular. Por outro lado, há formas de microtias moderadas com exuberante dobra condrocutânea, que dará origem ao lóbulo, à parede conchal e até ao revestimento da parede posterior da neo-orelha. Em casos especiais não há necessidade de realizar enxerto de pele, pois a dobra cutânea é suficiente para recobrir a parede posterior.

Referências Bibliográficas

1. Avelar JM. Reconstrução total do pavilhão auricular num único tempo cirúrgico. Rev Bras Cir. 1977;67:139-146.
2. Avelar JM. Reconstrução total da orelha numa única cirurgia. Variação técnica. F Med (Br). 1978;76:457-467.
3. Avelar JM. Simplified technique for total reconstruction of the auricle in one single stage. Abstract VII International Congress of Plastic Surgery. Cortograf. Rio de Janeiro. 1979:150.
4. Avelar JM, Psillakis JM. Microtia Total reconstruction of the auricle in one single operation. Br J Plast Surg. 1981;34:224.
5. Avelar JM. A new fascial flap for use in craniofacial surgery. In: Annals Academy of Medicine. (Singapore). 1983;2:382-7.
6. Avelar JM. Deformidades Congênitas do Pavilhão Auricular: Experiência em 138 Casos de reconstrução da Orelha. Rev Soc Bras Cir Plast. 1986;1:28-43.
7. Avelar JM. Importance of Ear Reconstruction for the Aesthetic Balance of the Facial Contour. Aest Plast Surg. 1986;10:147-156.
8. Avelar JM Princípios fundamentales en la reconstrucción de la oreja. In: Avelar JM, Malbec EF, eds. História Ciência y Arte en Cirugía Estética. São Paulo: Ed. Hipócrates; 1990. p. 449-465.
9. Avelar JM. The use of fascial flap in ear reconstruction. In: Hinderer UT, ed. Excepta Medica. X Congress of the Int. Conf. for Plast. and Reconstr. Surg., Madrid, Spain, 1992;265-8.
10. Avelar JM. A new cervical cutaneous flap for ear reconstruction. Rev Bras Cir. 1993;83(3):111-122.
11. Avelar JM. Creation of the Auricle. Avelar JM, ed. São Paulo: Ed. Hipócrates; 1997.
12. Avelar JM. Reconstrução auricular nas microtias - Técnica Pessoal. In: Cirurgia Plástica. Fundamentos e Arte - Cirurgia Reparadora de Cabeça e Pescoço. Mélega, ed. Rio de Janeiro: Medsi Editora Médica e Científica Ltda.; 2002. p. 972-993.
13. Avelar JM. Deformidades Congênitas da Orelha - Microtia; Cirurgia Plástica.Carreirão S, ed. Rio de Janeiro: Editora Atheneu; 2011. cap. 32, p. 349-364. ISBN: 978-85-388-0223-5.
14. Avelar JM. Classification of Congenital Anomalies of the Ear and Associated Deformities. In: Avelar JM, ed. Ear Reconstruction. New York: Springer, Heidelberg; 2013. cap. 2, p. 15-31.
15. Avelar JM. Surgical Principles and Planning for Ear Reconstruction. In: Avelar JM, ed. Ear Reconstruction. New York: Springer, Heidelberg; 2013. cap. 3, p. 33-34.
16. Avelar JM, Avelar TM. Modeling of the New Auricular Framework. In: Avelar JM, ed. Ear Reconstruction. New York: Springer, Heidelberg; 2013.cap. 4, p. 45-53.
17. Avelar JM. Temporo-Parietal Fascial Flaps to Improve Ear Reconstruction. In: Avelar JM, ed. Ear Reconstruction. New York: Springer, Heidelberg; 2013. p. cap. 5, p. 55-64.
18. Avelar JM. Microtia. In: Avelar JM, ed. Ear Reconstruction. New York: Springer, Heidelberg 2013;cap. 6, p. 65-77.
19. Brent B. Ear reconstruction with an expansile framework of autogenous rib cartilage. Plast Reconstr Surg. 1974a;53:619.
20. Converse JM. Reconstruction of the auricle: Part I. Plast Reconstr Surg. 1958a;22:150.
21. Converse JM. Reconstruction of the auricle: Part II. Plast Reconstr Surg. 1958b;Z2:230.
22. Cronin TD. The use of a Silastic frame for total and subtotal reconstruction of the external ear: Preliminary report. Plast Reconst Surg. 1966;37:399.
23. Dieffenbach JF. Die operative Chirurgie. Leipzig: F.A. Brockhauss; 1845.
24. Firmim F, Coccaro PJ, Converse JM. Cephalometnc analysis in the diagnosis and treatment planning of craniofacial dysostoses. Plast Reconstr Surg. 1974;54:300.
25. Fukuda O. The Microtia ear: Survey of 180 cases in ten years. Plast Reconstr Surg. 1974b;53:458.
26. Gillies H. Plastic surgery of the face. London: H. Frowde, Hodder and Stoughton; 1920. p. 381.
27. Gillies H. Reconstruction of the external ear, with special referent to the use of maternal cartilage as a supporting structure. Rev Chir Struct. 1937;7:169.
28. Malbec EF, Beaux AR. Reconstrucción del pabellón auricular. In: Historia, Ciencia y Arte en Cirugía Estetica. Avelar y Malbec, eds. São Paulo: Ed. Hipócrates; 1990. p. 441-444.
29. Nagata S. Total reconstruction with a three-dimensional costal cartilage framework. Ann Chir Plast Esthet. 1995;40(4):371-99.
30. Ohmori S. Reconstrução auricular com uso de prótese de silicone. In: Cirurgia Plástica na Infância. Avelar JM, ed. São Paulo: Ed. Hipócrates; 1989. p. 302-313.
31. Pitanguy I. Displasia auricularis. In: Sevenero-Roselli G, Boggio-Robutti G, eds. Transactions of the Fourth International Congress of Plastic and Reconstructive Surgeons. Rome: Exerpta Medica Internacional Congress; 1967. p. 660.
32. Rogers BO. Microtic, lop, cup and protruding ears: Four directly related inheritable deformities? Plast Reconstr Surg. 1968;41:208.
33. Song RY, Song Y. An improved one stage total ear reconstruction procedure. Plast Reconstr Surg. 1983;71:615.
34. Song R. Reconstrução auricular num único tempo cirúrgico. In: Avelar JM, ed. Cirurgia Plástica na Infância. São Paulo: Ed. Hipócrates; 1989. p. 327-330.
35. Spina V. A simpler method of partial reconstruction of the external ear. Plast Reconstr Surg. 1954;13:488.
36. Tanzer RC. Total reconstruction of the external ear. Plast Reconstr Surg. 1959;23:1.
37. Tanzer RC. Total reconstruction of the auricle: the evolution of a plan of treatment. Plast Reconstr Surg. 1971;47:523-533.

capítulo 33

Otoplastias
Orelha em Abano e Outras Deformidades Congênitas

AUTOR: **Henrique Pessoa Ladvocat Cintra**
Coautor: Igor Felix Cardoso e Márcio Arnaut Jr.

Introdução

A deformidade popularmente conhecida como "orelha em abano", também denominada de prominauris ou orelha proeminente, é frequente e tem padrão de herança autossômica dominante.

Tipicamente resulta da combinação de dois defeitos:
- atenuação da anti-hélice em graus variados;
- hipertrofia da concha auricular.

Inúmeras técnicas foram descritas para a correção destas deformidades, empregando métodos de excisão, tubulização, escarificação, plicaturas e reposicionamento da cartilagem auricular.

Estas técnicas de otoplastia são utilizadas na correção de várias deformidades auriculares, abrangendo não somente as "orelhas em abano", mas também as orelhas constritas, a deformidade de Stahl e a criptotia, entre outras.

A profusão de métodos de abordagem indica claramente que não existe uma técnica única e ideal para a correção destes problemas. Também não é raro encontrarmos variações no grau de proeminência de um lado para o outro e no tipo de deformidade da cartilagem, o que nos obriga a adotar uma associação de técnicas e adaptar nossa conduta cirúrgica.

É importante que o cirurgião seja capaz de identificar e analisar as particularidades da deformidade, conhecer detalhadamente a anatomia normal do pavilhão auricular e estar familiarizado com todo o espectro de técnicas de otoplastia para estabelecer um plano de tratamento cirúrgico baseado nas múltiplas opções técnicas disponíveis.

Embora este capítulo seja mais centrado na correção da "orelha de abano", os princípios básicos que serão discutidos se aplicam também na correção das outras deformidades auriculares.

Histórico

A evolução das técnicas de otoplastia passa por três fases distintas. A princípio acreditava-se que bastava aproximar a orelha do crânio para correção da deformidade. Mais adiante surgiria o conceito de que a deformidade seria causada pelo aumento do ângulo escafoconchal. E na fase moderna, a compreensão de que possa haver uma associação de fatores causais, e que a solução cirúrgica seria também mais complexa, abordando todas as anomalias presentes.

É atribuída a Dieffenbach[1] a primeira descrição de otoplastia para orelha proeminente (1845), na qual preconizava excisão de pele retroauricular e fixação da cartilagem conchal à mastoide.

Ely,[2] em 1881, propôs a ressecção de segmento da cartilagem conchal, além da ressecção de pele retroauricular e da fixação da concha à mastoide.

O conceito de reconstrução da anti-hélice pode ser atribuído aos trabalhos de Keen,[3] Monks,[4] Cocheril,[5] Morestin,[6] Gersuny[7] e Luckett.[8] Luckett corrigiu esta deformidade por meio de ressecção de elipse de pele e cartilagem ao longo da junção escafoconchal associada a suturas horizontais que projetavam as bordas da cartilagem incisada simulando a anti-hélice.

Becker, em 1952, introduziu o conceito de tubulização da anti-hélice por meio de condrotomias e suturas.[9] Esta técnica foi aperfeiçoada por Converse, em 1955,[10] e depois novamente refinada por Converse e Wood-Smith, em 1963.[11] Mustardé (1963) evitava as condrotomias e reconstruía a anti-hélice com suturas permanentes entre a concha e a escafa.[12,13] Gibson e Davis (1958) estudaram a propriedade de retração da cartilagem traumatizada em apenas uma das faces, induzindo curvatura com concavidade oposta à lesão.[14] Este trabalho levou ao desenvolvimento das técnicas de Chongchet[15] (1963) e Stenstrom[16] (1963). Chongchet escarificava com bisturi a cartilagem na região lateral da escafa para formar a anti-hélice. Já Stenstrom utilizava raspa para escarificar a cartilagem auricular na projeção da anti-hélice a ser formada.

A modificação da cartilagem conchal pode ser realizada de várias formas; porém a fixação da concha à mastoide, popularizada por Furnas[17] e depois modificada por Spira e cols.,[18] tem sido a de maior aceitação.

Anatomia

O pavilhão auricular é uma complexa estrutura de pele e cartilagem com inúmeras eminências e depressões em sua face lateral (Figura 33.1).

É composto de cinco elementos principais: a concha, a hélice, a anti-hélice, o trágus e o lóbulo, e de outros de menor relevância, incluindo o anti-trágus, a incisura intertrágica e o tubérculo de Darwin.

As divisões anatômicas da orelha se baseiam na embriologia, com suas origens baseadas no primeiro e segundo arcos branquiais. Do segundo arco ou arco hióideo vem a maior contribuição na formação da hélice, escafa, anti-hélice, concha, anti-trágus e lóbulo, enquanto o arco mandibular apenas contribui para o trágus e a cruz da hélice.

Quanto ao crescimento, podemos dizer que a única diferença entre a orelha do recém-nascido e a do adulto é a consistência mais maleável. A anatomia, porém, é a mesma. Aos 3 anos de idade, o tamanho da orelha atinge 85% do tamanho do adulto.[19] A largura atinge o máximo aos 7 anos nos meninos e aos 6 anos nas meninas.

O comprimento atinge o máximo aos 13 anos nos meninos e aos 12 anos nas meninas.[20] Com o envelhecimento, a orelha enrijece e se torna mais calcificada.

Esta progressão influi na escolha das técnicas de otoplastia quando se trata de modelar a cartilagem ou de incisá-la.

A vascularização do pavilhão auricular provém de ramos da carótida externa: as artérias auricular posterior e temporal superficial.

Inervação sensitiva do trágus e da cruz da hélice pelos ramos anteriores e posteriores do grande auricular.

A hélice, a escafa, a anti-hélice, a concha, o anti-trágus, o meato acústico externo e o lóbulo são inervados pelo nervo auriculotemporal.

O meato acústico externo também recebe inervação de ramos do vago e glossofaríngeo.

Anatomia da orelha de abano

As principais características anatômicas da orelha de abano são:
- hipertrofia da concha auricular, que pode ser localizada no polo superior, inferior ou em ambos;
- formação inadequada da anti-hélice;
- ângulo escafoconchal maior do que 90°;
- combinação de hipertrofia da concha e anti-hélice inadequada.

É importante lembrar que embora habitualmente o defeito seja bilateral, pode haver diferenças entre as orelhas, e a correção cirúrgica deve ser particularizada para cada detalhe anatômico. Outros achados anatômicos incluem anomalias cranianas atentando para a implantação da orelha, protrusão do lóbulo da orelha e deslocamento anterolateral da cauda da hélice (Figuras 33.2A-E e 33.3).

Objetivos na otoplastia

1. Correção da protrusão do terço superior do pavilhão auricular.
2. A hélice de ambos os pavilhões auriculares deve ser visualizada além da anti-hélice na visão frontal.
3. O contorno da anti-hélice deve ser suave e bem definido.
4. O sulco retroauricular não deve ser diminuído ou distorcido.
5. A distância da hélice para a mastoide deve ficar na faixa de 10 a 12 mm no terço superior, de 16 a 18 mm no terço médio e de 20 a 22 mm no terço inferior.
6. Um ângulo escafoconchal de 90°.

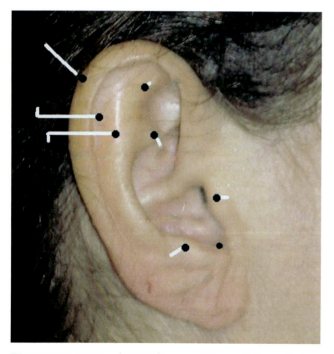

FIGURA 33.1 – Anatomia normal do pavilhão auricular.

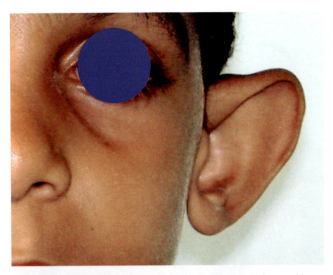

FIGURA 33.2A – Anatomia da orelha em abano. Notar ausência de anti-hélice.

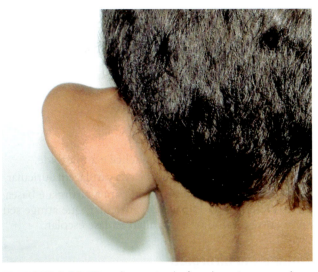

FIGURA 33.2D – Aumento do ângulo entre a concha e a mastoide.

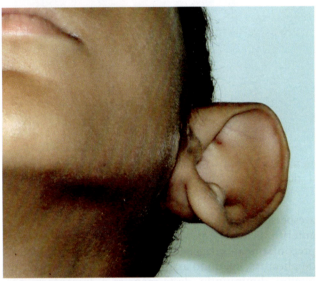

FIGURA 33.2B – Aumento do ângulo cefaloauricular na visão basal.

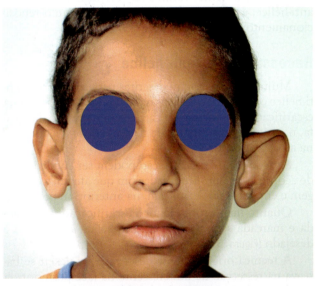

FIGURA 33.2E – Orelhas em abano assimétricas.

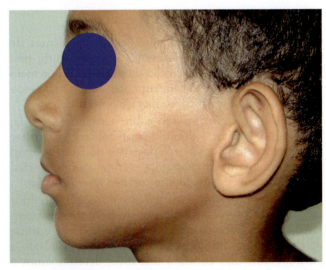

FIGURA 33.2C – Visão em perfil.

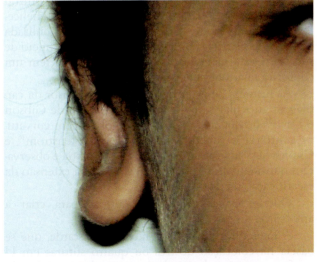

FIGURA 33.3 – Protrusão do lóbulo auricular.

7. Redução da concha ou do ângulo entre a concha e a mastoide.
8. Projeção da margem da hélice além do lóbulo.

Avaliação pré-operatória

1. Grau de curvatura da anti-hélice.
2. Profundidade da concha.
3. Posição do lóbulo.
4. Ângulo entre a margem da hélice e a mastoide.
5. Qualidade e resistência elástica da cartilagem auricular.

A escolha do momento ideal para a cirurgia é baseada no crescimento do pavilhão auricular, que atinge seu ápice entre 6 e 7 anos e no início da fase escolar.

Tratamento cirúrgico

Basicamente as técnicas cirúrgicas para correção de orelhas proeminentes visam a reconstrução da dobra da anti-hélice, a correção do defeito da concha e o reposicionamento do lóbulo.

Reconstrução da anti-hélice

Muitas técnicas foram descritas para a criação da anti-hélice e podemos dividi-las naquelas que se baseiam na escarificação, na incisão da cartilagem na região da escafa, nas que usam suturas para recriar a dobra, e também na associação entre elas.

As técnicas de escarificação podem ser subdivididas de acordo com a profundidade com que afetam a cartilagem e em qual face se aplicam, na anterior ou posterior.

Quanto mais profunda for a escarificação, mais aguda e marcada será a dobra da anti-hélice, o que não é desejado (Figura 33.4).

A técnica originalmente descrita por Luckett se baseava na ressecção de um crescente na face posterior da cartilagem e em suturas das bordas incisadas, o que resultava numa prega muito aguda. Para evitar este problema com a incisão única, Becker, em 1952, preconizou fazer duas incisões paralelas na projeção da anti-hélice, formando uma ponte de cartilagem que é tubulizada quando suas bordas são dobradas para trás por meio de suturas. Desta maneira, a anti-hélice formada tem um contorno mais natural e arredondado.

As técnicas de escarificação na face anterior da cartilagem auricular se baseiam na observação de Gibson e Davis[21] de que a cartilagem se deforma com curvatura contrária à superfície traumatizada. Stenstrom[16] e Chongchet[15] aplicaram esta teoria à otoplastia e observaram que a curvatura pode ser ajustada pela extensão da escarificação da cartilagem.

Outras técnicas empregam suturas para criar a anti-hélice.

A mais difundida é a técnica de Mustardé, que se baseia na colocação de três ou quatro suturas em U na face posterior da cartilagem auricular, englobando

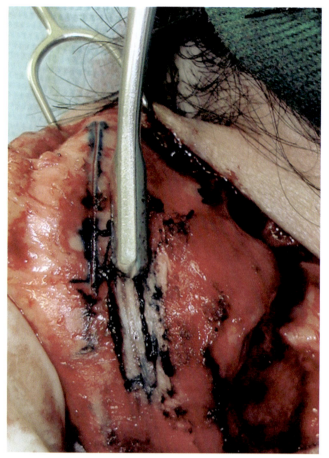

FIGURA 33.4 – Escarificação com raspa na face posterior da cartilagem auricular para facilitar sua tubulização.

a espessura total da cartilagem e o pericôndrio da face anterior, evitando, porém, a pele.[12,13] Kaye[22] e Tramier[23] preconizam abordagem anterior para fazer as suturas de plicatura, evitando assim descolamentos extensos do retalho, diminuindo, desta maneira o desconforto pós-operatório e o risco de infecção ou hematoma.

• Técnica de Converse Wood-Smith

Originada a partir da modificação da técnica de Becker (1952) feita por Converse e Wood-Smith, tem como princípio a reconstrução da anti-hélice por meio de tubulização da cartilagem auricular na região da escafa, com ou sem escarificação na face posterior.

Aplicando suave pressão sobre a região da escafa, procuramos formar a dobra da anti-hélice e evidenciar a depressão escafal e a borda posterior da cruz superior. Desta forma também avaliamos o componente conchal da deformidade e o excedente cutâneo retroauricular.

A borda posterior da anti-hélice e sua cruz superior são demarcadas na face anterior do pavilhão auricular. Uma terceira linha paralela à margem da hélice é traçada entre as duas linhas, sem atingi-las. Comprimindo o pavilhão auricular contra a mastoide, determinamos a margem da concha com uma linha curva (Figura 33.5).

CAPÍTULO 33 – OTOPLASTIAS – ORELHA EM ABANO E OUTRAS DEFORMIDADES CONGÊNITAS

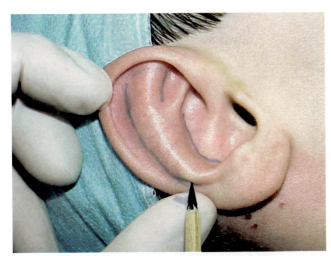

FIGURA 33.5 – Aplicando suave pressão na região da escafa, reproduzimos as dobras da anti-hélice e a rotação da concha, e marcamos a projeção das incisões que serão feitas na face posterior da cartilagem auricular.

Da mesma forma, incisamos a concha e removemos seu excedente, se necessário, tomando o cuidado de descolar a pele sobre a concha para sua melhor acomodação. Fazemos a fixação da concha sobre a fáscia da mastoide, evitando a obstrução do conduto auditivo externo, que pode ocorrer quando a concha sofre rotação anterior durante sua fixação (Figura 33.8A-C).

A infiltração com solução anestésica na face posterior do pavilhão auricular promove dissecção hidráulica, auxiliando na exposição do pericôndrio após a ressecção de uma elipse de pele.

Por meio de agulhas, tatuamos a demarcação da anti-hélice feita previamente sobre a face anterior da orelha (Figura 33.6A, B). Com esta orientação, fazemos as incisões na cartilagem da escafa sem uni-las e dobramos as margens incisadas com suturas permanentes de náilon 4-0 até obtermos o contorno da anti-hélice (Figura 33.7A-D). De acordo com a resistência e elasticidade da cartilagem pode ser necessário enfraquecê-la com escarificação na sua face posterior (Figura 33.4).

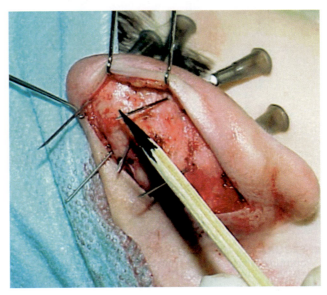

FIGURA 33.6B – Tatuamos a cartilagem com azul de metileno.

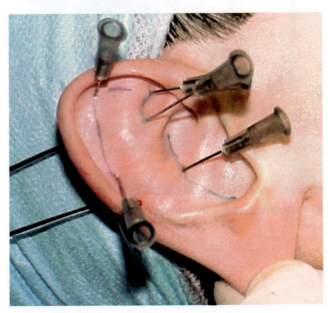

FIGURA 33.6A – Através de agulhas transpomos as marcações para a cartilagem.

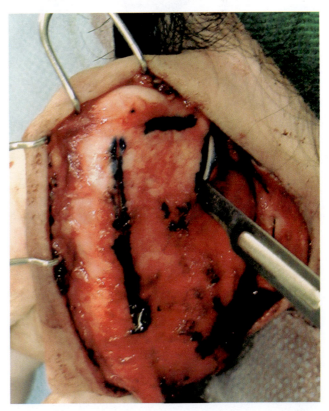

FIGURA 33.7A – Incisão na cruz superior da anti-hélice.

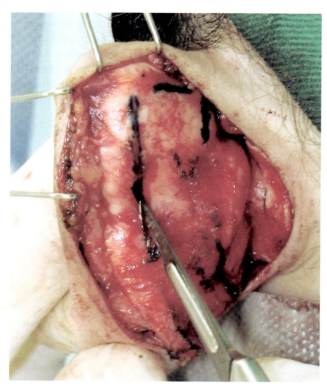

FIGURA 33.7B – Incisão ao longo da anti-hélice sem comunicar com as outras incisões.

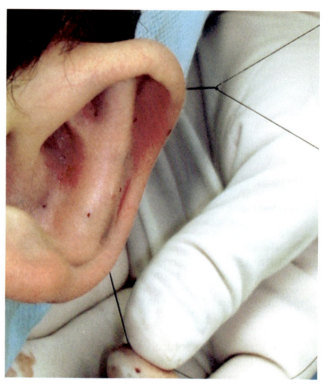

FIGURA 33.7D – Ajustamos a pressão nas suturas, controlando a formação de um contorno suave na anti-hélice.

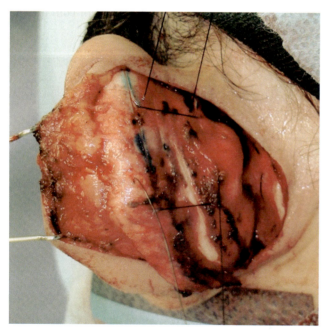

FIGURA 33.7C – Colocamos as suturas de náilon 4-0 para tubulizar a cartilagem auricular.

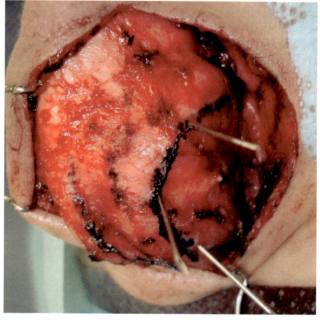

FIGURA 33.8A – Incisão da concha.

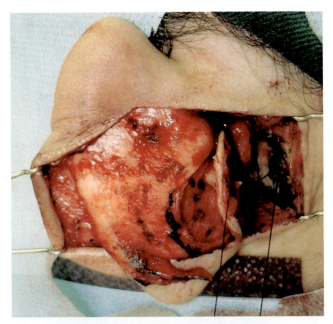

FIGURA 33.8B – Remoção de tecido para expor a fáscia da mastoide e fixação da concha à mastoide.

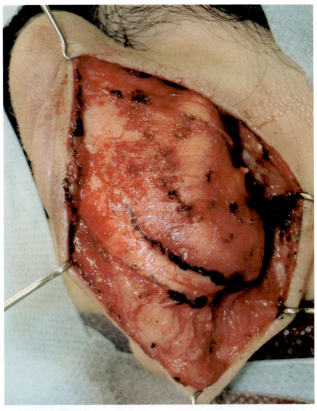

FIGURA 33.9A – Demarcação da cauda da anti-hélice.

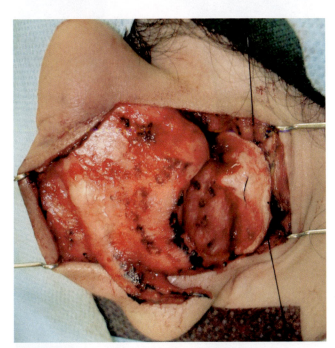

FIGURA 33.8C – Fixação da cartilagem conchal à mastoide.

Só então avaliamos a posição do lóbulo auricular, que poderá estar anteriorizado após a rotação da concha em direção à mastoide.

Uma vez que a cauda da anti-hélice pode ser a causa desta deformidade após sua liberação do tecido subcutâneo no lóbulo, fixamos sua extremidade à face posterior da concha (Figura 33.9A-C). Uma vez eliminada a mola da cartilagem, avalia-se o excesso de pele no lóbulo e ressecamos em "cauda de peixe".

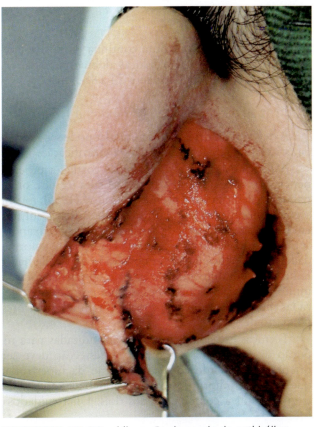

FIGURA 33.9B – Liberação da cauda da anti-hélice.

PARTE 4 - CIRURGIA PLÁSTICA PEDIÁTRICA

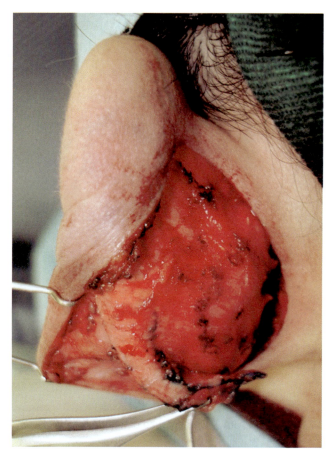

FIGURA 33.9C – Rotação da cauda da anti-hélice com fixação na concha.

Procedemos com a sutura contínua da pele e fazemos um curativo acolchoando as dobras recriadas. A troca do curativo é realizada após 24 a 48 horas.

• **Correção da deformidade da concha**

A deformidade da concha auricular pode ser abordada por técnicas de fixação, excisão e escarificação.

A fixação da concha à mastoide corrige a proeminência nos 2/3 superiores da orelha. Esta técnica, originalmente descrita por Owens e Delgado[24] (1955), foi em seguida modificada por Furnas,[25] que utilizou suturas em U na espessura total da cartilagem conchal, fixando-a à mastoide. Isto é feito antes da correção da deformidade da anti-hélice. Deve ser observado que pode haver redução do conduto auditivo externo no caso de rotação muito anterior da concha ocasionada por suturas colocadas muito posteriores na concha ou muito anteriores na mastoide.

Técnicas excisionais também são utilizadas para redução da hipertrofia da concha. A ressecção deve ser orientada de acordo com a localização da hipertrofia, que pode ser uniforme ou afetar apenas o terço superior, o inferior ou a combinação dos dois. Uma cuidadosa acomodação do retalho cutâneo sobre a concha evita a formação de pregas.

• **Reposicionamento do lóbulo auricular**

Wood-Smith utiliza uma excisão cutânea na face posterior da região do lóbulo auricular, conhecida como "rabo de peixe".

Spira e cols.[26] tratam a protrusão do lóbulo com excisão em cunha e fixação dérmica ao periósteo. Outro método seria uma excisão curvilínea, fusiforme com um V central na face posterior do lóbulo.

Quando há protuberância da cauda da hélice, fazemos sua rotação em direção à face posterior da concha onde será suturada[27] (Figura 33.10A-C).

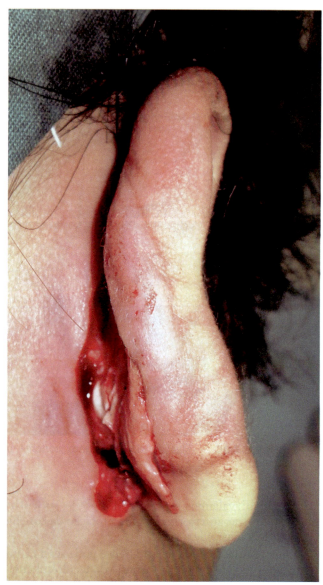

FIGURA 33.10A – Sequela de otoplastia: horizontalização do lóbulo auricular às expensas da cauda da anti-hélice.

Associação de técnicas

Inúmeras descrições de combinações das técnicas aqui descritas foram feitas, de acordo com a preferência individual dos cirurgiões. Na prática, os esforços devem ser dirigidos para a correção de defeitos em áreas específicas e adaptados para cada indivíduo.

• Em resumo

- quando o terço superior da orelha é proeminente devido à ausência ou a fraqueza da anti-hélice, então se recria uma anti-hélice acentuada;
- quando o terço médio é proeminente, ressecamos parte da concha auricular e/ou a fixamos posteriormente à mastoide;
- quando o lobo auricular persiste projetado, deve ser mobilizada a cauda da anti-hélice e eventualmente ressecada a pele retrolobular.

Exemplo de resultado de otoplastia pela técnica de Converse Wood-Smith (Figura 33.11A-L).

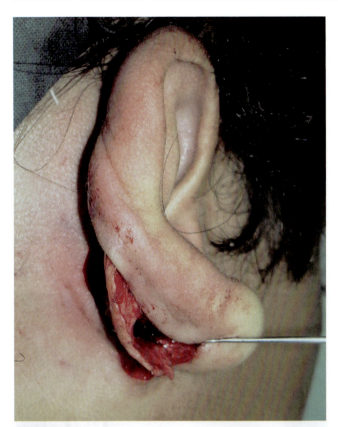

FIGURA 33.10B – Após a liberação da cauda da anti-hélice.

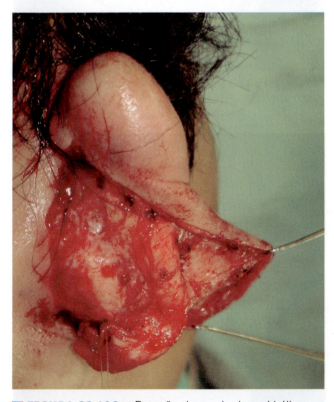

FIGURA 33.10C – Rotação da cauda da anti-hélice em direção à face posterior da concha auricular onde será fixada.

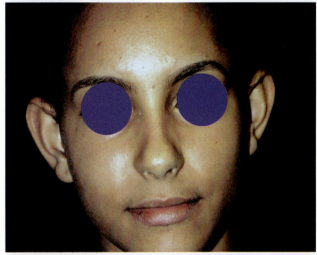

FIGURA 33.11A – Paciente com orelha em abano no pré-operatório.

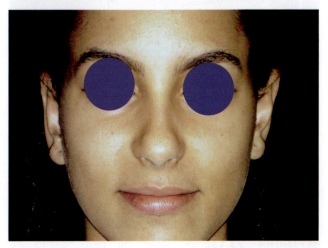

FIGURA 33.11B – Com um ano de pós-operatório.

PARTE 4 – CIRURGIA PLÁSTICA PEDIÁTRICA

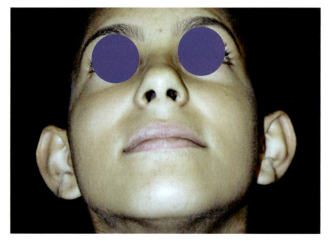

■ **FIGURA 33.11C** – Visão inferior no pré-operatório.

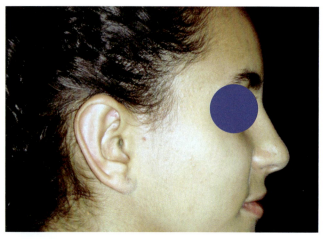

■ **FIGURA 33.11F** – Visão de perfil direito com 1 ano de pós-operatório.

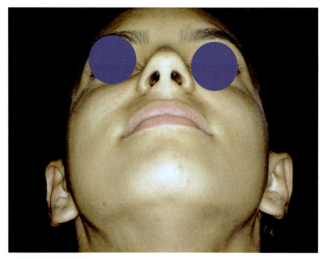

■ **FIGURA 33.11D** – Visão inferior com 1 ano de pós-operatório.

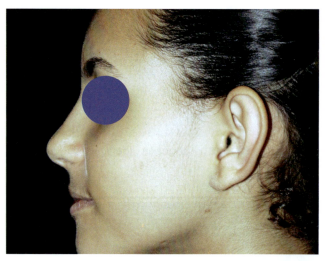

■ **FIGURA 33.11G** – Visão de perfil esquerdo no pré-operatório.

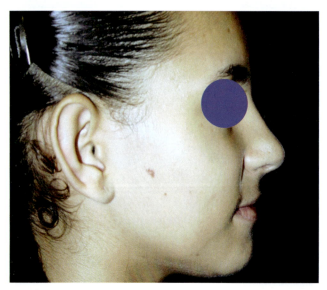

■ **FIGURA 33.11E** – Visão de perfil direito no pré-operatório.

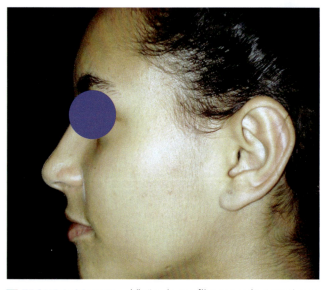

■ **FIGURA 33.11H** – Visão de perfil esquerdo com 1 ano de pós-operatório.

CAPÍTULO 33 – OTOPLASTIAS – ORELHA EM ABANO E OUTRAS DEFORMIDADES CONGÊNITAS

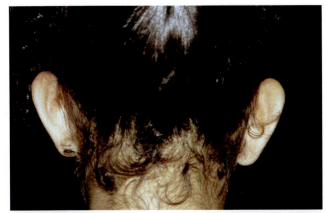

FIGURA 33.11I – Visão posterior no pré-operatório evidenciando o ângulo cefaloauricular aumentado.

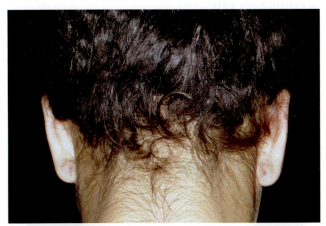

FIGURA 33.11J – Visão posterior com 1 ano de pós-operatório.

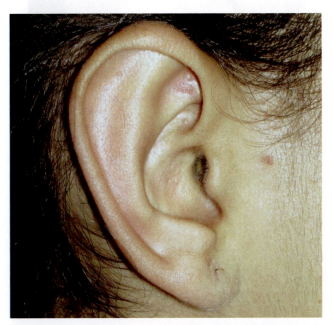

FIGURA 33.11K – Perfil direito com maior aproximação. Notar a suavidade do contorno da anti-hélice reconstruída.

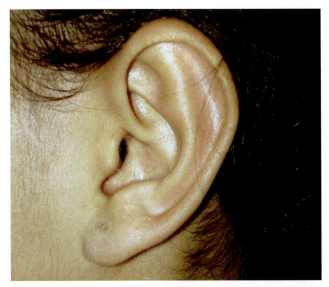

FIGURA 33.11L – Perfil esquerdo com maior aproximação. Um ano de pós-operatório.

Resultados e Complicações

Complicações imediatas incluem hematomas, infecção, condrite, dor, hemorragia e necrose. As sequelas tardias são as cicatrizações viciosas, insatisfação do paciente, rejeição de suturas e disestesias.

O hematoma é uma das mais temidas complicações imediatas e é anunciado pelo início agudo de dor intensa e persistente, frequentemente unilateral. Uma vez diagnosticado, deve ser evacuado imediatamente, e se o sangramento persistir a reintervenção é obrigatória.

Infecção é outra complicação potencialmente devastadora, pois pode levar à condrite e reabsorção da cartilagem, com sequelas permanentes. Os agentes patogênicos mais comuns são Staphylococcus, Streptococcus e, em alguns casos, Pseudomonas. Está indicada a antibioticoterapia venosa e a drenagem das secreções. Em caso de condrite devemos ressecar o tecido comprometido em caráter de urgência.

Sequelas tardias

A principal causa de insatisfação é a deformidade residual. Torna-se mais evidente a partir do sexto mês de pós-operatório e manifesta-se através de um ou mais dos seguintes aspectos:

- dobra da anti-hélice mal posicionada e com contorno irregular e bordas agudas e marcadas, cruz superior com curvatura anormal, uma escafa muito larga e pavilhão auricular estreito;
- a horizontalização do lobo auricular é um dos estigmas mais incômodos e denota falta de planejamento e avaliação pré-operatória. Sua correção é cirúrgica e pode abranger ressecção de pele do lobo auricular e modificação da cartilagem da cauda da anti-hélice (Figura 33.12A-D);

PARTE 4 – CIRURGIA PLÁSTICA PEDIÁTRICA

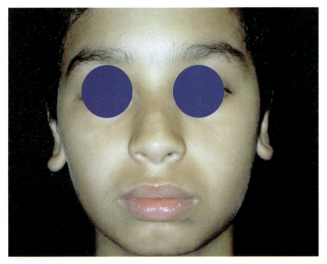

FIGURA 33.12A – Sequela de otoplastia com posição anômala do lóbulo auricular.

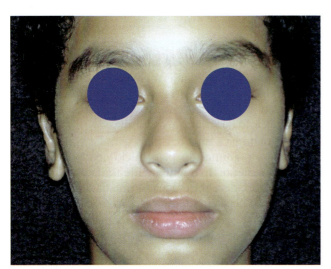

FIGURA 33.12B – Correção da posição do lóbulo.

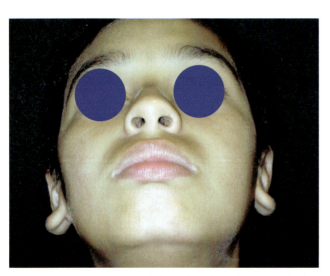

FIGURA 33.12C – Posição anômala do lóbulo auricular.

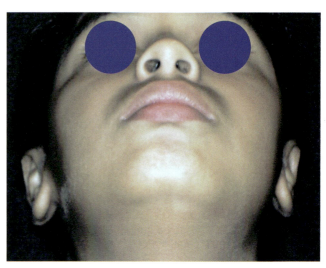

FIGURA 33.12D – Pós-operatório de correção da posição do lóbulo.

- ressecção excessiva da concha auricular levando ao aspecto de orelha em formato de telefone é de difícil solução, assim como o apagamento do sulco retroauricular em consequência de ressecção cutânea excessiva (Figura 33.13A-C);[28]

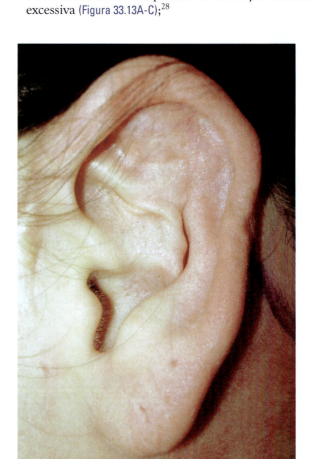

FIGURA 33.13A – Sequela de otoplastia em que a cartilagem auricular foi submetida à escarificação agressiva, levando ao colapso do terço médio (orelha em telefone).

CAPÍTULO 33 – OTOPLASTIAS – ORELHA EM ABANO E OUTRAS DEFORMIDADES CONGÊNITAS

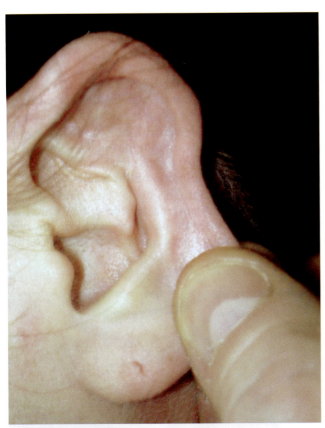

FIGURA 33.13B – Deformidade evidenciando a ressecção excessiva de pele retroauricular.

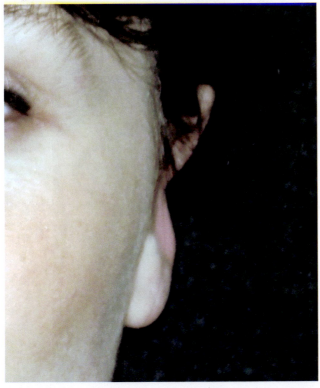

FIGURA 33.13C – Visão anterior evidenciando o colapso do terço médio (orelha em telefone).

- cicatrizes hipertróficas e até mesmo queloides podem comprometer o resultado e causar intenso prurido e devem ser tratadas com infiltração intralesional de triancinolona ou ressecção total da cicatriz seguida de betaterapia.

Orelha de Stahl

A orelha de Stahl é uma deformidade auricular congênita caracterizada por uma dobra anormal da cartilagem, que se estende da anti-hélice até a margem da hélice.[29] Deve-se provavelmente a um erro de desenvolvimento que ocorre em torno do terceiro mês embrionário, período em que a hélice e a fossa escafoide estão se desenvolvendo. Outras teorias para sua etiologia incluem pressão no útero, crescimento anormal do pericôndrio, regressão embrionária incorreta e presença de um músculo intrínseco transverso anormal.[30] A classificação em uso atualmente é a de Yamada e Fukuda:[31]

- tipo 1: a terceira cruz tem uma crista afiada e com projeção posterior e superior começando da anti-hélice;
- tipo 2: a terceira cruz é arredondada e com projeção posterior e superior começando da anti-hélice;
- tipo 3: a terceira cruz é larga, com duas pregas, com projeção posterior e superior;
- tipo 4: A terceira cruz se estende da anti-hélice com projeção posterior e inferior.

O tratamento da orelha de Stahl pode ser não cirúrgico em neonatos e crianças menores, com a utilização de moldes termoplásticos.[32,33] Já em crianças maiores e em adultos, a correção cirúrgica é difícil e diversas técnicas foram propostas para seu tratamento, entre elas a excisão com acesso anterior[34] ou posterior,[29,35] rotação de disco de cartilagem,[36] zetaplastia da cartilagem[37] e da pele,[38] escarificação[39] e sutura da cartilagem.[40] Furukawa[39] corrigiu a deformidade marcando incisões na cartilagem para facilitar a formação de uma prega helicoidal. Este método torna possível produzir uma hélice natural, mas não elimina a terceira cruz. Nakayama e Soeda[41] ofereceram a técnica da cinta periosteal para corrigir a deformidade de Stahl. Nessa técnica, a hélice é dobrada por um cordão periosteal. No entanto, requer experiência para ajustar a tensão da cinta e exige também a retirada de um enxerto periosteal da região mastoide. Ono[6] recomendou a excisão em espessura total da cartilagem anormal e da pele sobrejacente. O grande problema com essa técnica é a presença de uma cicatriz anterior. Kaplan e Hudson[35] realizaram a excisão de cartilagem anormal e de pele posteriormente. Entretanto, o tamanho da orelha é reduzido pelo procedimento.

Sugino[36] retira um disco de cartilagem, incluindo a terceira cruz. Esse disco é girado, e depois reposicionado novamente como um enxerto de cartilagem. Esta técnica elimina a deformidade da terceira cruz, mas não é capaz de corrigir deformidades graves da hélice. Noguchi[42] retira a área de cartilagem deformada, corta-a em pequenos

401

pedaços e a coloca de volta para a área anormal. A hélice é então moldada em um formato de orelha normal e mantida em posição por um curativo oclusivo. Um grande problema dessa técnica é a necessidade de imobilização prolongada no pós-operatório para manter a forma de orelha normal.

Nakajima[37] recomenda o realinhamento da terceira cruz por zetaplastia. No entanto, a cartilagem não é facilmente adaptada à transposição de retalhos e o procedimento pode resultar em deformação ou aproximação pobre sob tensão. Aki[40] usou fios inabsorvíveis na cartilagem, com abordagem retroauricular de Mustardé para correção de orelhas proeminentes. No entanto, esta técnica só é adequada para crianças com cartilagem muito elástica. Al-Qattan[29] retirou a cartilagem correspondente à terceira cruz, utilizou-a para reconstruir a curva da hélice e usou enxerto de cartilagem conchal para reconstruir o defeito na anti-hélice.

Em nossa experiência, adaptamos a técnica de Converse Wood-Smith[43] modificada com a ressecção em espessura total de uma cunha englobando a terceira cruz no nível da escafa após a reconstrução da anti-hélice.

Desta forma, ao reconstruirmos a anti-hélice que dará suporte ao terço superior da orelha, obtemos o alongamento de seu eixo longitudinal, evitando a diminuição da orelha, comum nas outras técnicas.

Nos primeiros casos de nossa série observamos a persistência remanescente da terceira cruz no nível da escafa, que nos obrigou a fazer a ressecção de um fuso de cartilagem nesta projeção, que hoje fazemos de rotina (Figura 33.14A-I).

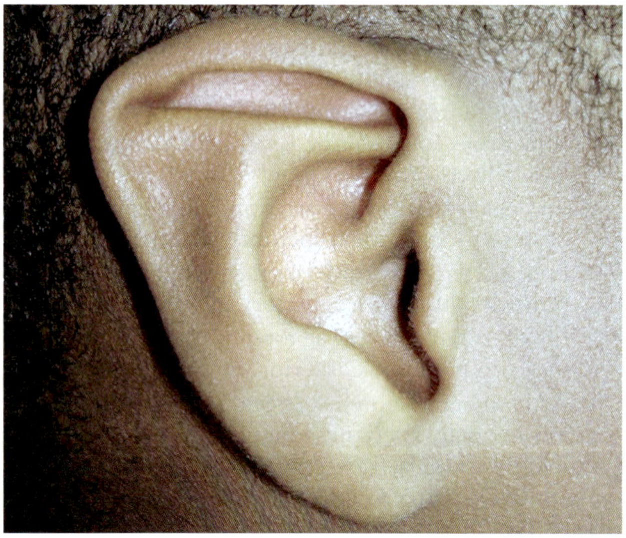

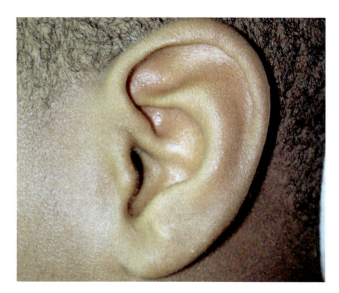

FIGURA 33.14A – Orelha direita com deformidade de Stahl. Note a projeção posterior da terceira cruz com formato bem agudo.

FIGURA 33.14B – Orelha esquerda com deformidade mais atenuada.

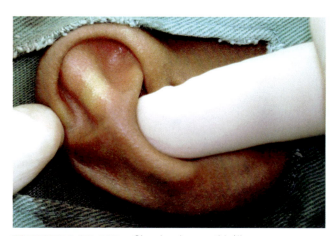

FIGURA 33.14C – Simulando a anti-hélice.

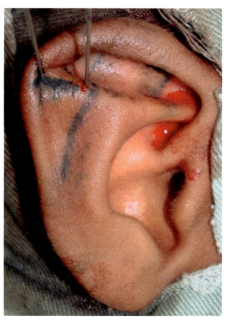

FIGURA 33.14D – Marcando por transfixação a terceira cruz, que será ressecada entre a anti-hélice e a hélice.

CAPÍTULO 33 – OTOPLASTIAS – ORELHA EM ABANO E OUTRAS DEFORMIDADES CONGÊNITAS

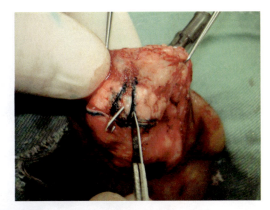

FIGURA 33.14E – Ressecção da terceira cruz.

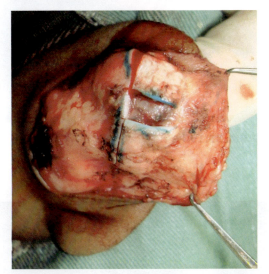

FIGURA 33.14F – Aspecto da cartilagem de pós-operatório recente.

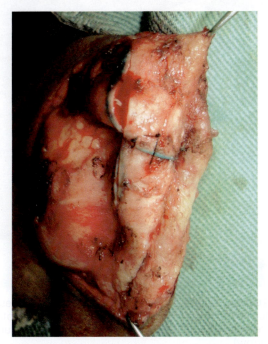

FIGURA 33.14G – Ressutura da cartilagem.

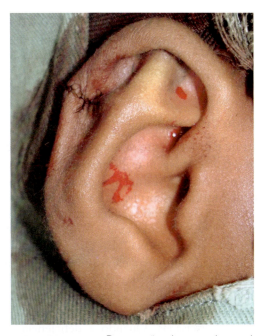

FIGURA 33.14H – Ressecção do excedente de pele após a retirada da terceira cruz.

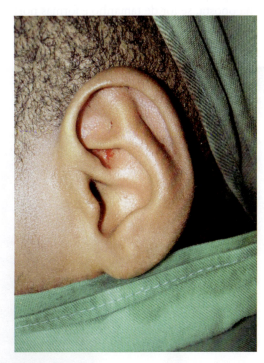

FIGURA 33.14I – Aspecto pós-operatório da orelha esquerda.

Criptotia

É uma deformidade na qual o arcabouço cartilaginoso não se destacou da parte lateral da cabeça. A parte superior do sulco retroauricular está ausente ou pouco pronunciada. A margem da hélice está escondida dentro do couro cabeludo. É mais comum entre os orientais, podendo atingir a incidência de 1:400 (Ohmori e Matsumoto, 1972), o que levou os japoneses a desenvolverem métodos não cirúrgicos para sua correção. Moldes são aplicados para a formação de sulco retroauricular antes dos 6 meses de vida.

Correção cirúrgica

- abertura e revestimento do sulco auriculocefálico;
- correção da cartilagem malformada;
- várias técnicas de revestimento cutâneo do sulco retroauricular foram desenvolvidas e a separação da orelha do crânio pode ser obtida com rotação de retalhos em Z (Kubo, 1930; Onizuka et al., 1978) ou com avanço de retalhos laterais (Figura 33.15A-G);
- a deformidade auricular na criptotia é causada pela escassez de pele e cartilagem no terço superior da orelha;
- deformidades da margem da hélice podem ser simplesmente excisadas. Quando a deficiência é mais acentuada há necessidade de se fazer enxertia cartilaginosa, que pode ser obtida da concha ou da escafa da orelha oposta, se for de tamanho e formas normais.

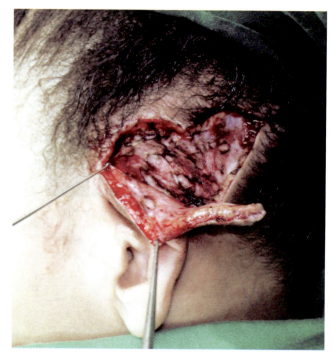

FIGURA 33.15B – Retalho elevado.

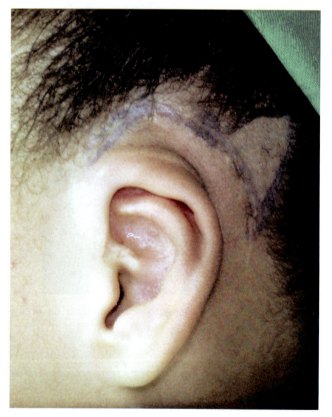

FIGURA 33.15A – Demarcação de retalho cutâneo de rotação prevendo triângulo de ressecção no couro cabeludo.

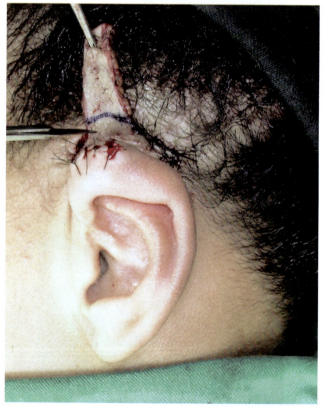

FIGURA 33.15C – Retalho transposto para revestir a face posterior do terço superior da orelha. Após a rotação é ressecado o triângulo de couro cabeludo (triângulo de Burrow).

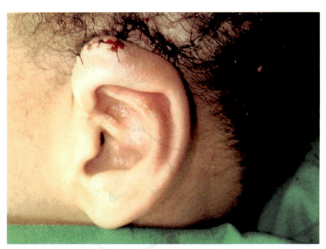

■ **FIGURA 33.15D** – Visão lateral mostrando a liberação do terço superior da orelha.

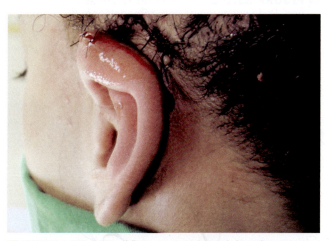

■ **FIGURA 33.15E** – Visão posterolateral do sulco retroauricular reconstruído.

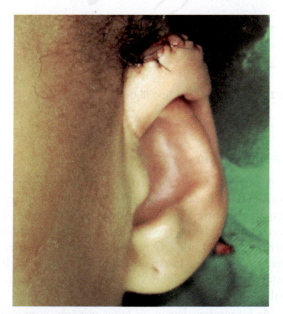

■ **FIGURA 33.15F** – Visão anterolateral mostrando a liberação do segmento superior da orelha.

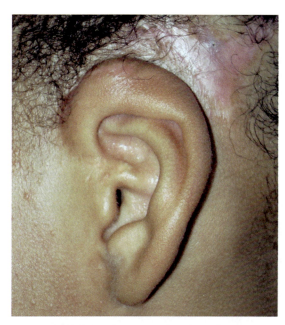

■ **FIGURA 33.15G** – Aspecto pós-operatório tardio.

Orelha Constrita

As deformidades congênitas da orelha variam de pequenas anomalias, como os apêndices pré-auriculares, a deformidades acentuadas como a microtia, que é a forma mais grave da constrição da orelha.

Davis[44] define a constrição da orelha como uma síndrome afetando todos os elementos do terço superior da orelha em graus variados, como se a borda auricular estivesse sendo fechada por um cordão.

Tanzer[45] criou o termo "orelha constrita" englobando antigas denominações descritivas, tais como *lop ears* (*orelhas dobradas*), ou as *cup ears* (*orelhas em taça*), entre outras. Esta simplificação de nomenclatura combina os elementos do colapso do polo superior (*orelha dobrada*), com o grau de protrusão (*orelha em taça*), descrevendo uma única anomalia e seu espectro de variações.

Os quatro principais componentes desta deformidade são:

1- colapso da hélice causado pela ausência ou redução da fossa triangular, escafa e cruz superiores da anti-hélice; 2- diminuição do suporte do polo superior devido à anomalia do músculo auricular superior; Este músculo em forma de leque e bastante delicado tem origem na fáscia temporal superficial e inserção na parte superior da superfície craniana do pavilhão auricular. Sua função é a de tracionar o pavilhão auricular para cima;

3- apagamento da anti-hélice e da borda da hélice aprofundando a concha e causando sua protrusão; 4- a diminuição de tamanho da orelha é o principal componente, e também é causada pelas deformidades da fossa triangular, da escafa e da cruz superior.

Já a implantação baixa da orelha raramente é encontrada nas formas moderadas de constrição.

Classificação de Tanzer (1975)

Divisão em três grupos e dois subgrupos, de acordo com a gravidade da deformidade e o tipo de reconstrução necessária.

- *Grupo I*: Colapso isolado da hélice (Figura 33.16A).
- *Grupo II*: Deficiências combinadas da escafa, cruz superior e fossa triangular (Figura 33.16B).
- *Grupo IIA*: Não necessita de pele suplementar para a expansão da borda auricular (Figura 33.16C).
- *Grupo IIB*: Défice cutâneo exigindo complemento cutâneo para expandir a borda auricular.
- *Grupo III*: Inserção da porção anterior da hélice próxima ao lóbulo. A orelha tem implantação baixa e se parece com uma bolsa (Figura 33.16D).

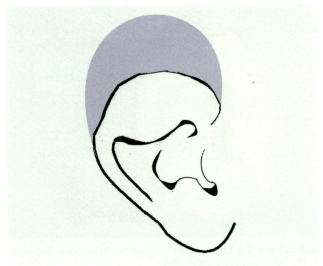

FIGURA 33.16C – Tipo IIA de Tanzer sem défice cutâneo. Pode ser corrigida com remodelagem do arcabouço existente.

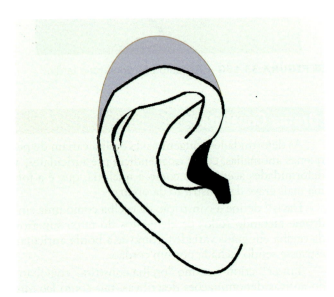

FIGURA 33.16A – Tipo I de Tanzer é apenas um alargamento da dobra da hélice superior.

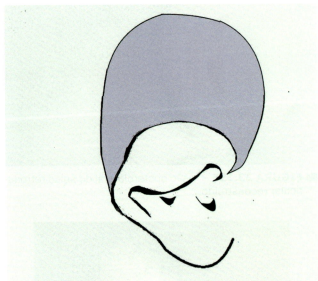

FIGURA 33.16D – Tipo III de Tanzer.

Pré-operatório

A medida da altura vertical é obtida entre a parte mais alta da hélice e o ponto mais baixo do lóbulo para a comparação entre a orelha constrita e a contralateral no pré-operatório. Isto serve de referência para a avaliação dos resultados obtidos. O resultado ideal desta correção seria atingido com simetria de tamanho e posição, bom contorno da hélice, dobra da anti-hélice de aspecto natural e lóbulo bem posicionado.

As fotografias devem ser feitas por trás, com a cabeça levemente inclinada para baixo, de frente, e de frente

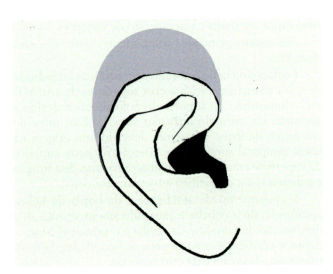

FIGURA 33.16B – Tipo II de Tanzer apresenta comprometimento da escafa, fossa triangular e cruz superior.

com a cabeça elevada para evidenciarmos as diferenças de tamanho e simetria, e uma visão lateral para mostrar a forma da orelha.

Tratamento cirúrgico

Tendo em vista a grande variação desta anomalia, é importante o diagnóstico morfológico para a escolha do método de correção. Embora a classificação de Tanzer seja adequada para tipificar as deformidades, na prática cirúrgica o que importa é se para a correção há necessidade de aporte suplementar de pele e cartilagem ou se apenas a remodelagem do arcabouço existente é o bastante.

Nas situações mais simples, o contorno da hélice auricular pode estar afetado apenas por um alargamento localizado na parte superior. Neste caso a ressecção do excedente da cartilagem através de incisão marginal é suficiente (Figura 33.17).

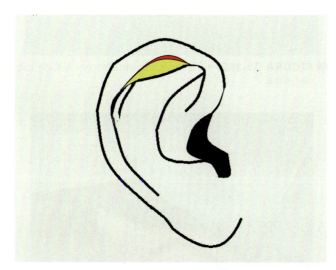

■ **FIGURA 33.17 –** Ressecção direta do excesso da dobra de hélice por acesso marginal.

Naturalmente, em caso de colapso da hélice pode ser necessário reforçá-la por meio de enxerto de cartilagem conchal ou costal.

Quando hélice e a escafa estão comprometidas, as técnicas devem visar o alongamento do polo superior.

Neste caso, realizamos:

avanço em V-Y da raiz da hélice para liberar a constrição auricular no polo superior da orelha e para acrescentar pele neste segmento;as incisões retroauriculares, que são bastante limitadas para não comprometerem a circulação do retalho da hélice, permitem o acesso à face posterior da cartilagem auricular para a reconstrução da anti-hélice com suturas entre a concha e a escafa (tipo Mustarde ou Kaye) e também a fixação da concha à mastoide;a escarificação da superfície anterior da cartilagem auricular na projeção da anti-hélice para, com o efeito de Gibson, auxiliar na formação desta dobra;a fixação da hélice à mastoide auxilia na sua elevação e previne a recorrência do colapso.

Seguem as figuras da sequência cirúrgica que ilustram a correção de deformidade tipo II A (Figura 33.18A-H) e as figuras que demonstram os resultados alcançados (Figura 33.19 A-E).

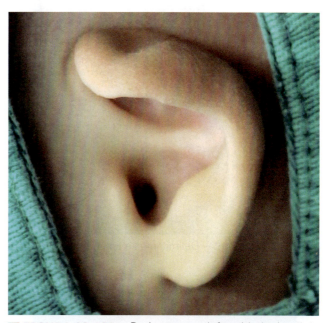

■ **FIGURA 33.18A –** Paciente com deformidade tipo II de Tanzer.

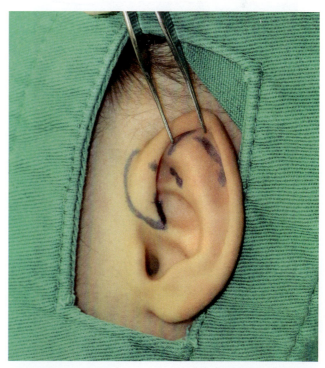

■ **FIGURA 33.18B –** Posicionamos o polo superior para permitir a demarcação de retalho condrocutâneo da raiz da hélice.

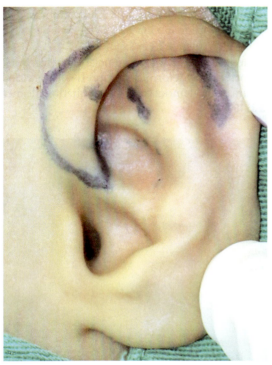

FIGURA 33.18C – Delimitamos a anti-hélice.

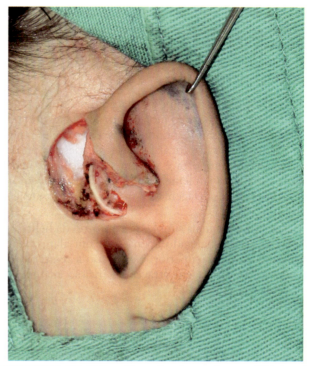

FIGURA 33.18E – Elevação do retalho em V-Y da raiz da hélice.

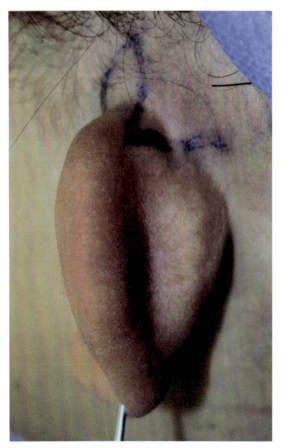

FIGURA 33.18D – Demarcação da incisão retroauricular limitada ao segmento superior para evitar desvascularização do retalho de hélice.

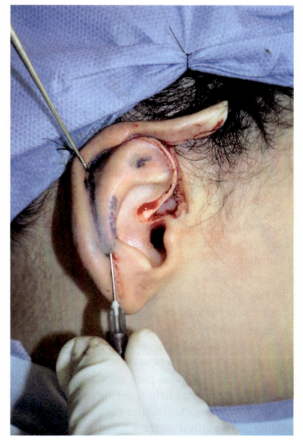

FIGURA 33.18F – Reconstrução da anti-hélice com escarificação da face anterior da cartilagem auricular e pontos de Mustardé.

CAPÍTULO 33 – OTOPLASTIAS – ORELHA EM ABANO E OUTRAS DEFORMIDADES CONGÊNITAS

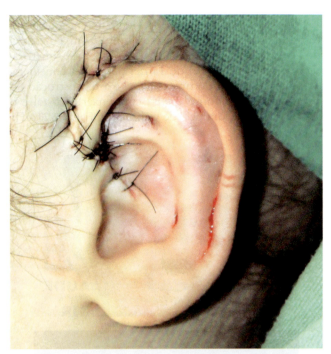

FIGURA 33.18G – Feito o alongamento do polo superior do pavilhão auricular e reconstruída a anti-hélice.

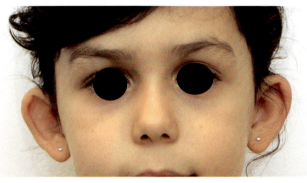

FIGURA 33.19A – Visão frontal de paciente com orelha constrita tipo II de Tanzer no pré-operatório.

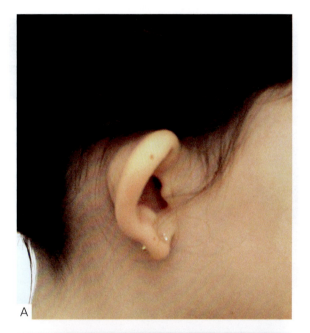

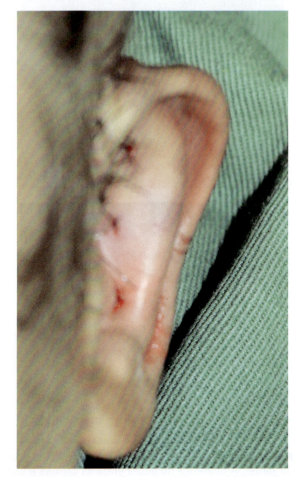

FIGURA 33.18H – Correção da protrusão da orelha.

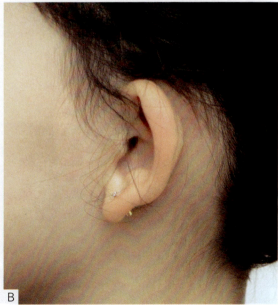

FIGURA 33.19B, C – Visão lateral de paciente com orelha constrita tipo II de Tanzer no pré-operatório.

409

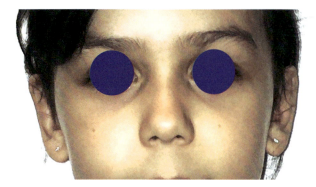

■ **FIGURA 33.19D** – Visão frontal no pós-operatório de correção de orelha constrita tipo II de Tanzer.

Importante ressaltar que sendo a diferença de altura vertical entre as orelhas maior do que 1,5 cm, é necessário acrescentar pele e cartilagem para melhor simetrização. Os grupos IIB e III de Tanzer devem ser considerados como microtia do tipo conchal e a reconstrução do arcabouço cartilaginoso é feita com enxerto costal e o aporte cutâneo, com pele de vizinhança (Figura 33.20 A-E).

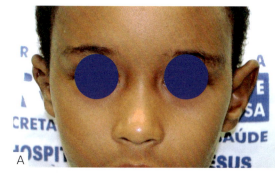

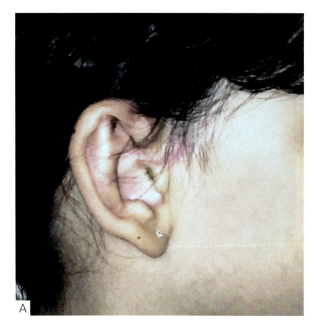

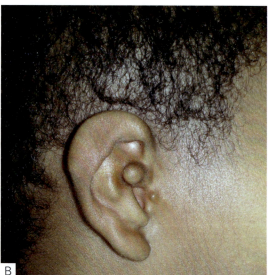

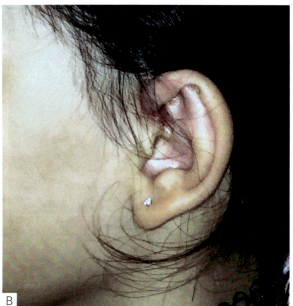

■ **FIGURA 33.19E, F** – Visão lateral no pós-operatório de orelha constrita tipo II de Tanzer.

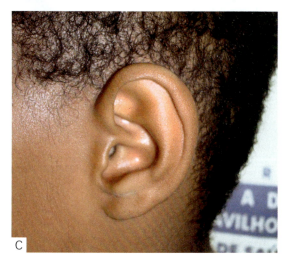

■ **FIGURA 33.20A-C** – Paciente com deformidade tipo III de Tanzer. A diferença de altura entre as orelhas é superior a 1,5 cm, défice de pele e cartilagem.

CAPÍTULO 33 – OTOPLASTIAS – ORELHA EM ABANO E OUTRAS DEFORMIDADES CONGÊNITAS

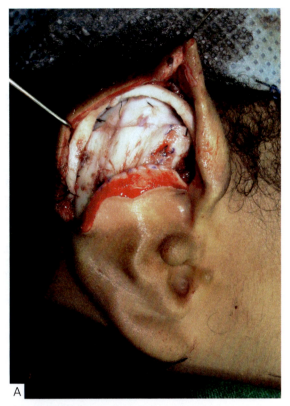
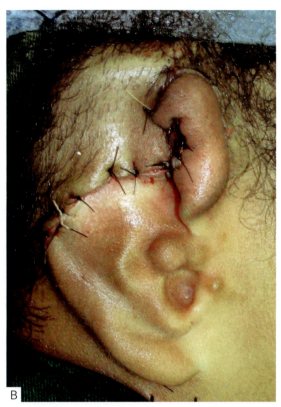

FIGURA 20D, E – Reconstrução com enxerto de cartilagem costal e cobertura cutânea com retalho de vizinhança. Posteriormente será liberado o conjunto de cartilagem e pele no polo superior e colocado enxerto de pele total na face craniana do pavilhão auricular e na área da mastoide.

Referências Bibliográficas

1. Dieffenbach JE. Die operative Chirurgie. Leipzig: F. A. Brockhause; 1845.
2. Ely ET. An operation for prominent auricles. Arch Otolaryngol. 1881;10:97.
3. Keen WW. New method of operating for relief of deformity of prominent ears. Ann Surg. 1890;11:49.
4. Monks GH. Operation for correcting the deformity due to prominent ears. Boston Med Surg J. 1891;124:84.
5. Cocheril R. Essai sur la Restauration du Pavillon de L'Oreüle. Lille, Paris: Theses; 1894.
6. Morestin MH. De la reposition et du plissement cosmetiques du pavilion de l'oreille. Rev Orthop. 1903;4:289.
7. Gersuny R. Uber einige kosmetische Operationen. Wied Med Wochenschr. 1903;53:2253.
8. Luckett WH. A new operation for prominent ears based on the anatomy of the deformity. Surg Gynecol Obstet. 1910;10:635.
9. Becker OJ. Correction of protruding deformed ear. Br J Plast Surg. 1952;5:187.
10. Converse JM, Nigra A, Wilson FA, Johnson N. A technique for surgical correction of lop ears. Plast Reconstr Surg. 1955;15:411.
11. Converse JM, Wood-Smith D. Technical details in the surgical correction of the lop ear deformity. Plast Reconstr Surg. 1963;31:118.
12. Mustarde JC. The correction of prominent ears using simple mattress sutures. Br J Plast Surg. 1963;16:170.
13. Mustarde JC. The treatment of prominent ears by buried mattress sutures: A ten-year survey. Plast Reconstr Surg. 1967;39:382.
14. Gibson T, Davis W. The distortion of autogenous cartilage grafts: Its cause and prevention. Br J Plast Surg. 1958;10:257.
15. Chongchet V. A method of antihelix reconstruction. Br J Plast Surg. 1963;16:268.
16. Stenstrom SJ. A "natural" technique for correction of congenitally prominent ears. Plast Reconstr Surg. 1963;32:509.
17. Furnas DW. Correction of prominent ears by concha-mastoid sutures. Plast Reconstr Surg. 1968;42:189.
18. Spira M, McCrea R, Gerow FJ, Hardy SB. Correction of the principal deformities causing protruding ears. Plast Reconstr Surg. 1969;44:150.
19. Adamson JE, Horton CE, Crawford HH. The growth pattern of the external ear. Plast Reconstr Surg. 1965;36:466.
20. Farkas LG, Posnick JC, Hreczko TM. Anthropometric growth study of the ear. Cleft Palate Craniofac J. 1992;29:324.
21. Gibson T, Davis W. The distortion of autogenous cartilage grafts: Its cause and prevention. Br J Plast Surg. 1958;10:257.
22. Kaye BL. A simplified method for correcting the prominent ear. Plast Reconstr Surg. 1967;40:44.
23. Tramier H. Personal approach to treatment of prominent ears. Plast Reconstr Surg. 1997;99:562.
24. Owens N, Delgado DD. The management of outstanding ears. South Med J. 1955;58:32.

25. Furnas DW. Correction of prominent ears by concha-mastoid sutures. Plast Reconstr Surg. 1968;42:189.
26. Spira M. Otoplasty: what I do now – a 30-year perspective. Plast. Reconstr. Ingl. 1999; 104(3):834-840.Webster GV. The tail of the helix as a key to otoplasty. Plast Reconstr Surg. 1969;44:455.
27. Elliott RA Jr. Complications in the treatment of prominent ears. Clin Plast Surg. 1978;5:479.
28. Al Quattan MM, Hashem FK. An alternative approach for correction of Stahl's ear. Ann Plast Surg. 2004;52:105-108.
29. Yotsuiagani T. Nihei Y, Shinmyo Y, et al. Stahl's ear caused by an abnormal intrinsic muscle. Plast Reconstr Surg. 1999;103:171-174.
30. Yamada A, Fukuda O. Evaluation of Stahl's ear, third crus of antihelix. Ann Plast Surg. 1980;4:511-517.
31. Matsuo K, Hirose T, Tomono T, et al. Non surgical correction of congenital auricular deformities in the early neonate. A preliminary report. Plast Reconstr Surg. 1984;73:38-45.
32. Yotsuyanagi T, Yokoy K, Urushidate S, et al. Non surgical correction of congenital auricular deformities in children older than early neonate. Plast Reconstr Surg. 1998;101:907-914.
33. Ono I, Gunji H, Tateshita T. An operation for Stahl's ear. Br J Plast Surg. 1985;38:544-545.
34. Kaplan HM, Hudson DA. A novel surgical method of repair for Stahl's ear. A case report and review of current treatment modlities. Plast Reconstr Surg. 1999;103:566-569.
35. Sugino H, Tsuzuki K, BAndoh Y, et al. Surgical correction of Stahl's ear using the cartilage turnover and rotation method. Plast Reconstr Surg. 1989;83:160-164.
36. Nakajima T, Yoshimura Y, Kami T. Surgical and conservative repair of Stahl's ear. Aesthetic Plast Surg. 1984;8:101-104.
37. El Kollali R. Posterior Z-plasty and J-Y antihelixplasty for correction of Stahl's ear deformity. J Plast Reconstr Aesth Surg. 2008;4:1-6.
38. Furukawa M, Mizutani Z, Hamada T. A simple operative procedure for treatment of Stahl's ear. Br J Plast Surg. 1985;38:373-376.
39. Aki FE, Kaimoto CI, Katayama Ml, Kamakura L, Ferreira MC. Correction of Stahl's ear. Aesth Plast Surg. 2000;24:382-385.
40. Nakayama Y Soeda S. Surgical treatment of Stahl's ear using the periosteal string. Plast Reconstr Surg. 1986;77:222-226.
41. Noguchi M, Matsuo K, Imai Y, et al. Simple surgical correction of Stahl's ear. Br J Plast Surg. 1994;47:570-572.
42. Wood-Smith D. Otoplasty. In: Rees T, ed. Aesthetic Plastic Surgery. Philadelphia: Saunders; 1980. p. 833.
43. Davis J. Aesthetic Reconstruction Otoplasty. New York: Springer-Verlag;1987. p. 218.
44. Tanzer RC. The constricted (cup and lop) ear. Plast Reconstr Surg. 1975;55:406-15.

capítulo 34

Neurofibromatose

AUTOR: **Rodrigo de Faria Valle Dornelles**
Coautores: **Alessandra dos Santos Silva, Diogo Kokiso e Fernanda dos Santos Martins**

A neurofibromatose foi durante muito tempo equivocadamente conhecida como a "doença do homem elefante" (Figura 34.1). Esta imagem, embora tenha sido um histórico diagnóstico equivocado, uma vez que o caso clínico descrito em 1971 por Ashley Montagu em O Homem Elefante: um estudo da dignidade humana,[1] era um caso de síndrome de Proteus e não de neurofibromatose, perdurou por muitos anos, estigmatizando os portadores da doença.[2,3]

As síndromes neurocutâneas ou facomatoses são um grupo heterogêneo de desordens congênitas ou hereditárias que primariamente envolvem estruturas derivadas embriologicamente do ectoderma. Caracterizam-se pela presença de hamartoma e desorganização tissular tumoral benigna, de origem embrionária, envolvendo o sistema nervoso.[4]

Sua incidência é mais frequente do que se imagina. A neurofibromatose tipo-1, apresenta uma incidência de 1:3.000[5] novos nascimentos (para permitir a comparação, a síndrome de Down tem incidência de 1:1.000). Não são conhecidos grupos étnicos nos quais ela não ocorra ou tenha maior prevalência. No Brasil, estima-se a existência de 80.000 casos.[6]

A neurofibromatose tipo 1 (NF-1) e a neurofibromatose tipo 2 (NF-2) são desordens genéticas transmitidas por um gene autossômico dominante, de alta penetrância e expressividade variável. O conhecimento genético desta patologia é recente. Em 1990, o gene da NF-1 foi localizado no braço longo do cromossomo 17, foi clonado e seu produto, a neurofibromina, identificado. Alguns anos mais tarde, em 1993, a NF-2 teve seu gene e seu produto identificado.

A neurofibromina, proteína codificada pelo gene NF-1, é expressa em vários tecidos incluindo cérebro, rins, baço e timo.[7,8] Pertence à família de proteínas ativadoras de GTPase, que estimulam a atividade de GTPase intrínseca na família RAS p21.[9-12]

O NF-1 funciona como gene supressor tumoral e a sua mutação causa, além da neurofibromatose, múltiplas doenças relacionadas à mutação RAS, conhecidas como rasopatias, e estão associadas ao aparecimento de neoplasias diretamente relacionadas ao NF-1 e tumores considerados esporádicos, mas com incidência maior que na população geral.[13]

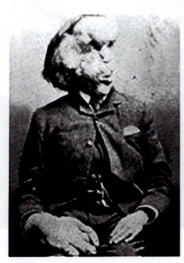

FIGURA 34.1 – Fotografia do "Homem Elefante".

O gene da NF-1 foi mapeado no braço longo do cromossomo 17. Seu grande tamanho pode explicar uma taxa relativamente alta de casos atribuíveis a mutações novas. Todos os indivíduos portadores de NF-1 são heterozigotos quanto à sua mutação gênica, não tendo sido relatado, até o momento, nenhum exemplo convincente de homozigose, apesar de a taxa de prevalência populacional do defeito ser excepcionalmente alta para uma doença genética. Jacks e cols. (1994) e Brannan e cols. (1994) verificaram que embriões de camundongo homozigotos quanto a uma mesma mutação no gene homólogo ao NF-1 humano são inviáveis, tendo sido abortados espontaneamente devido a defeitos cardíacos complexos, o que sugere que pelo menos uma cópia do alelo normal parece ser necessária.

Mais de 1.400 mutações no NF-1 foram reportadas na Base de Dados de Gene e Mutação Humana (*Human Gene Mutation Database* – HGMD®), sendo a maioria a perda da função dos alelos.[13] Pacientes com pequenas mutações (< 20 pares de base) estão relacionados com fenótipos mais brandos. Mutações em códons específicos podem causar a ausência de neurofibromas, com a presença de manchas café com leite e retardo intelectual.[7]

A NF-2, também conhecida como neurofibromatose central, neurinoma ou neurinoma bilateral do nervo auditivo ou schwanomatose familial, possui incidência ao nascimento que varia de 1:30.000 a 1:50.000.[5]

Embora o neurinoma do acústico possa ser manifestação eventual da NF-1 (menos de 5% dos casos), quando ocorre de maneira isolada e geralmente bilateral o tumor é transmitido por outro gene autossômico dominante de penetrância também praticamente completa, porém dependente da idade. Sua localização é no cromossomo 22, e é responsável de uma proteína chamada de merlina ou schwanomina, que poderia ter a função de manter a organização normal do citoesqueleto.[14]

Os neurofibromas são provenientes das células de Schwann, porém diferenciam-se dos neurilenomas, que tendem a não ser encapsulados e possuir uma consistência macia. As lesões podem ocorrer em lugares variados, podendo se apresentar localmente infiltrativas. Estão associadas a qualquer nervo periférico ou intraespinal.

Neurofibromas múltiplos são característicos da doença de von Recklinghausen, o mais comum e devastador é o neurofibroma plexiforme (NP), geralmente considerado patognomônico para NF-1,[15] caracterizado histologicamente pela proliferação das células de Schwann das bainhas nervosas,[15] pode causar aumento importante de uma extremidade. Cerca de 10 a 15% dos pacientes com a doença desenvolverão schwanoma maligno, que crescerá a partir de lesões benignas, os neurofibromas superficiais. Essa transformação maligna é precedida de crescimento rápido e dor localizada.

De acordo com o *National Institutes of Health* (NIH, 1988), existem sete sinais comuns. A NF-1 é diagnosticada em indivíduos que apresentam dois ou mais dos seguintes sinais:[16-18]

- seis ou mais lesões cutâneas (manchas *café-au-lait* – ou café com leite – com 1,5 cm ou mais de largura em indivíduos pós-puberais e 0,5 cm ou mais em indivíduos pré-puberais). As manchas normalmente estão presentes ao nascimento ou aparecem ao redor dos 2 anos de idade. As manchas café com leite podem aumentar em tamanho e número, tornando-se mais escuras com a idade;
- manchas axilares ou inguinais que aparecem ao redor dos 7 anos de idade;
- dois ou mais neurofibromas subcutâneos;
- tumor do nervo óptico, chamado glioma óptico. Raramente manifesta sintomas, usualmente diagnosticado aos 7 anos de vida, não requer tratamento. É a lesão central mais comum;[15] duas ou mais lesões na íris denominadas nódulos de Lisch;
- lesões ósseas (crânio, coluna vertebral, tíbia);
- parente de primeiro grau com diagnóstico de NF-1.

No crânio e na face, o comprometimento ósseo pode estar presente, sendo evidenciado no exame de imagem como lesões osteolíticas (Figura 34.2), mesmo na ausência de tumorações.[19] Uma alteração associada é a aplasia da asa maior do esfenoide, levando a um exoftalmo pulsátil que também pode estar presente mesmo na ausência de tumoração.

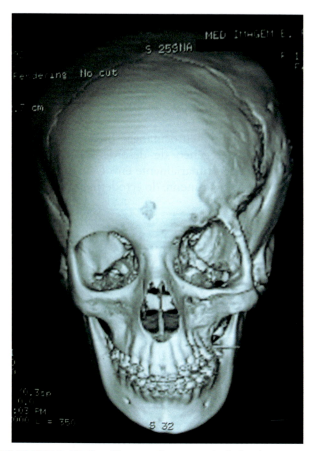

■ FIGURA 34.2 – Tomografia computadorizada com reconstrução 3D evidenciando a grande deformidade óssea na região do hemicrânio e hemiface esquerdos.

Usando este critério diagnóstico, pode-se fazer, com segurança, o diagnóstico de NF-1 em 94% dos pacientes até os 6 anos de idade. Caso não se encontre manchas café com leite, efélides axilares, neurofibromas cutâneos e nódulos de Lisch, o diagnóstico pode ser excluído em mais de 95% dos indivíduos com mais de 5 anos de idade.

Apesar de não fazer parte do critério diagnóstico, pacientes com NF-1 têm o risco aumentado de desenvolver tumores malignos diretamente relacionados a sua mutação, como leucemia mielomonocítica juvenil, feocromocitoma e sarcomas de partes moles incluindo tumor maligno da bainha do nervo periférico, rabdomiossarcoma e tumor estromal gastrointestinal (GIST).[7,13] Além disso, existem relatos do aumento da incidência para tumores esporádicos em vários órgãos, como o trato gastrointestinal, fígado, pulmão, osso, tiroide, mama e ovário. O risco para melanoma maligno, linfoma não Hodgkin e leucemia mieloide crônica também pode estar aumentado.[13]

Debella e cols.[20] procuraram determinar a idade em que aparecem as alterações clínicas segundo os critérios do NIH. Aproximadamente 46% dos casos de NF-1 esporádicos falharam no critério diagnóstico até 1 ano de idade. Em 97% dos pacientes até 8 anos foram encontrados os critérios, e todos os pacientes até 20 anos apresentavam os critérios diagnósticos. O critério diagnóstico da NIH é altamente sensível e específico para adultos com NF-1. Crianças com NF-1 hereditária (herdada de pai ou mãe) podem ser normalmente diagnosticadas até 1 ano de vida, já que é necessária apenas uma característica clínica além da história familiar.

O maior dilema ocorre quando uma criança sem história familiar de NF-1 apresenta seis ou mais manchas café com leite. Estudos demonstram que aproximadamente 60% dessas crianças desenvolverão outros sinais da NF-1. Normalmente, até os 5 anos de idade.

Acredita-se que existam dois picos de surgimento das alterações clínicas ligadas à NF-1. Dos 5 aos 10 anos e dos 36 aos 50 anos de idade.

Muitas crianças acometidas com NF-1 apresentam uma circunferência craniana maior que a normal. A hidrocefalia é uma complicação possível nessa doença. Dores de cabeça e epilepsia são mais comuns do que na população em geral. As complicações cardiovasculares associadas à NF-1 incluem defeitos cardíacos congênitos, hipertensão e vasculopatias. As crianças portadoras podem ter uma linguagem pobre, menor habilidade de visão espacial, menor desempenho nos testes escolares, incluindo leitura, linguagem e matemática. Problemas de aprendizado, desordens de hiperatividade e défice de atenção são comuns.

A história natural é de que as lesões crescem com o passar dos anos, tornando-se maiores e mais doloridas. Nas crianças, a morte usualmente resulta de tumores intracranianos, seguida de, menos frequentemente, tumor maligno de bainha nervosa de nervos periféricos, leucemia, tumores embrionários ou disseminação de NP ao redor de estruturas vitais.[17]

Os NP são geralmente categorizados pela localização. Os localizados na cabeça, no pescoço e na face são mais comuns e levam a desfigurações cosméticas e potencial cegueira (Figura 34.3).

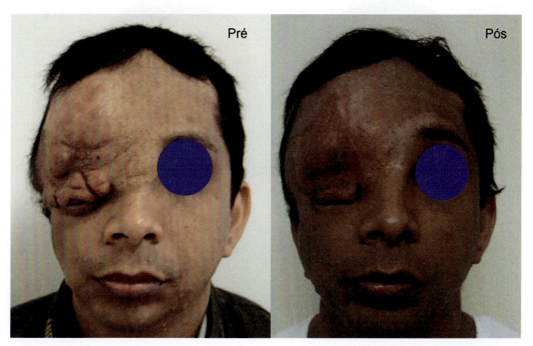

FIGURA 34.3 – Imagens do pré e pós-operatório de um paciente com neurofibroma plexiforme (NP) acometendo o hemicrânio direito e a órbita direita. Houve necessidade de exenteração orbitária direita.

Os NPs espinais apresentam a chamada lesão em haltere (*dumbbell lesions*), podendo causar síndromes compressivas. Nas extremidades, causam destruição local e estase venosa. No mediastino ou abdome podem produzir comprometimento cardiopulmonar e disfunções do intestino e da bexiga, respectivamente.[15]

As lesões cutâneas podem ser superficiais, de limites bem definidos, em qualquer região ao longo de um nervo periférico. Quando se restringem à derme podem tornar-se pedunculadas, entretanto quando se localizam no subcutâneo ou profundamente aos nervos periféricos podem não ser visíveis. Normalmente aparecem na puberdade e multiplicam-se durante o crescimento.

Muitos pacientes desenvolvem apenas manifestações cutâneas e nódulos de Lisch, mas a frequência das complicações aumenta com a idade. Várias manifestações que se apresentam em determinada época são idade-dependentes:

Congênitas

1. Manchas café com leite: presentes ao nascimento ou durante o primeiro e segundo ano de vida.
2. Neurofibroma plexiforme: normalmente congênito, mas pode surgir no primeiro ano de vida.
3. Displasia tibial: surge ao nascimento

Pré-escolar

1. Efélides: surgem dos 3 aos 5 anos de idade.
2. Glioma óptico: existe um pico de incidência dos 4 aos 6 anos de idade.

3. Desordem de aprendizado: pode ser constatada em 40 a 60% das crianças. A coordenação fina também pode estar comprometida.
4. Neurofibroma plexiforme: frequentemente se desenvolve nesta fase.

Final da infância e adolescência

1. Neurofibroma dérmico: tipicamente surge no período pré-pubere.
2. Escoliose: pode ocorrer neste período.

Vida adulta

1. Neurofibroma: novos neurofibromas podem surgir.
2. Manchas café com leite: podem aumentar em número, tamanho ou coloração.
3. Hipertensão: deve ser sempre monitorada. É um sinal clássico de feocromocitoma.

O tratamento cirúrgico do neurofibroma, tanto na forma discreta como na plexiforme, está indicado por motivos estéticos, dor local, comprometimento neurológico, compressão de estruturas vizinhas ou crescimento rápido, que é sugestivo de degeneração maligna.[17,21] O tratamento consiste da ressecção cirúrgica, tanto total como subtotal, dependendo da idade do paciente, localização da massa tumoral, velocidade de crescimento e das implicações funcionais e/ou estéticas que serão acarretadas com o tratamento.[19] O grau de recidiva é alto[5,22] (Figuras 34.4-34.8).

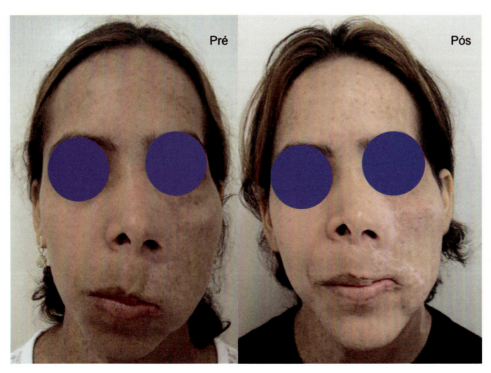

FIGURA 34.4 – Imagens do pré e pós-operatório, com incidência de frente, de uma paciente com neurofibromastose (NF) acometendo a hemiface esquerda.

CAPÍTULO 34 – OTOPLASTIAS – ORELHA EM ABANO E OUTRAS DEFORMIDADES CONGÊNITAS

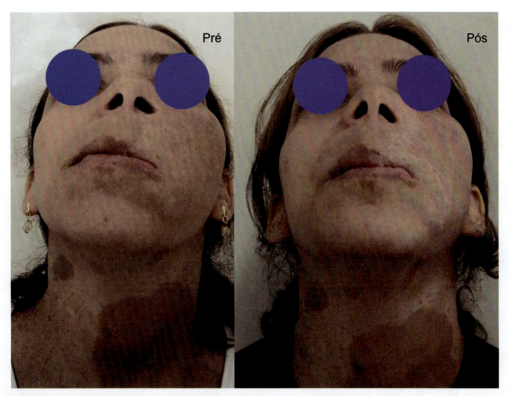

■ **FIGURA 34.5** – Imagens do pré e pós-operatório, incidência inferior, da mesma paciente (pode-se evidenciar as manchas café com leite na região cervical).

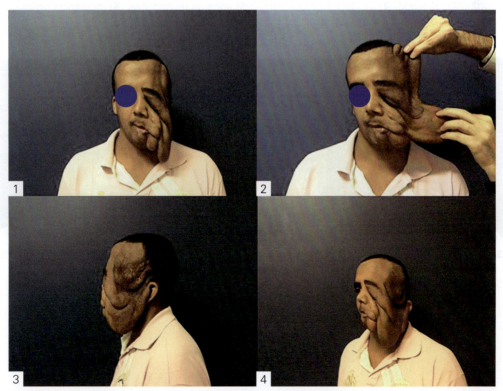

■ **FIGURA 34.6** – Paciente com extensa lesão de neurofibromatose acometendo o hemicrânio e a hemiface esquerda. **1:** Incidência frontal; **2:** apreensão das lesões com visão frontal; **3:** incidência lateral esquerda; **4:** incidência oblíqua esquerda.

417

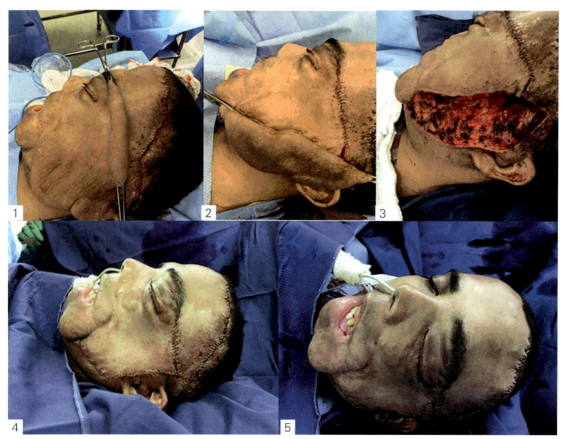

■ **FIGURA 34.7** – Imagens transoperatórias do paciente da Figura 34.6. **1:** Pinçamento do tecido excedente da região temporal esquerda; **2:** pinçamento do tecido excedente da região da linha mandibular esquerda; **3:** falha de tecido após a ressecção do tecido pinçado; **4:** incidência lateral esquerda após as ressecções; **5:** incidência oblíqua esquerda após as ressecções.

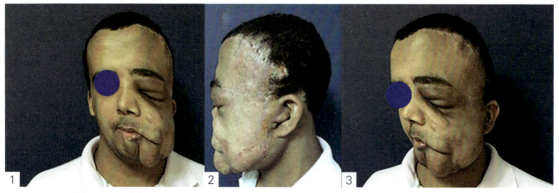

■ **FIGURA 34.8** – Pós-operatório do paciente da Figura 34.6. Incidências **1:** frontal; **2:** lateral esquerda; **3:** oblíqua esquerda.

Apesar do baixo risco de transformação maligna (3 a 4%), uma vez diagnosticada o prognóstico é pobre e a sobrevida em 5 anos é de 20 a 50%.[15] Isto deve-se a duas razões:

1. diagnóstico difícil, por aparecerem focos de malignização em uma massa benigna, dificultando a biópsia incisional;
2. uma vez diagnosticado, há indicação de ressecção e poucas terapias coadjuvantes efetivas.

Os tumores associados à NF-1 devem ter o seu tratamento individualizado dependendo do tipo de tumor, seu efeito no tecido adjacente e complicações relacionadas.[9] O tratamento quimioterápico tanto para os tumores relacionados quanto para os neurofibromas estão sendo bastante estudados, com resultados insuficientes até o momento. O estudo com o Tipifarnib® oral demonstrou boa tolerabilidade na fase 1, mas não conseguiu o efeito esperado na fase 2. Já o Imatinib® demonstrou resposta em aproximadamente 20 a 25% dos pacientes na fase 2. O Interferon® e outros quimioterápicos também estão sendo testados, mas ainda não foi encontrado um quimioterápico verdadeiramente eficaz.[9,13]

Referências Bibliográficas

1. Wallace MR. Elephant man's disease. Science. 1994;264:188.
2. Vieira S, Pereira G. Síndrome de Proteus: relato de caso. An bras Dermatol. 2001;76(2):201-8.
3. Samlaska CP, Levin SW, James WD. Proteus syndrome. Arch Dermatol. 1989;125:1109-14.
4. Wolkenstein P. Neurofibromatoses. Doin E, ed. 2003.
5. Neville HL, Seymour-Dempsey K, Slopis J, Gill BS, Moore BD, Lally KP, et al. The role of surgery in children with neurofibromatosis. J Pediatr Surg. 2001;36(1):25-9.
6. Filho MG, Bonalumi A. Neurofibromatose - clínica genética e terapêutica. S.A. GK, ed. Rio de Janeiro; 2004.
7. Korf BR. Neurofibromatosis type 1 (NF1): Pathogenesis, clinical features, and diagnosis 2015. Disponível em: http://www.uptodate.com/contents/neurofibromatosis-type-1-nf1-pathogenesis-clinical-features-and-diagnosis.
8. Shen MH, Harper PS, Upadhyaya M. Molecular genetics of neurofibromatosis type 1 (NF1). J Med Genet. 1996;33:2.
9. Korf BR. Neurofibromatosis type 1 (NF1): Management and prognosis 2015.Disponível em: http://www.uptodate.com/contents/neurofibromatosis-type-1-nf1-management-and-prognosis. Acessado em: 27 jul 2016.
10. Martin GA, Viskochil D, Bollag G, et al. The GAP-related domain of the neurofibromatosis type 1 gene product interacts with ras. Cell. 1990;63(843):2.
11. Weiss B, Bollag G, Shannon K. Hyperactive Ras as a therapeutic target in neurofibromatosis type 1. Am J Med Genet. 1999;89.
12. Gutmann DH, Blakeley JO, Korf BR, Packer RJ. Optimizing biologically targeted clinical trials for neurofibromatosis. 2013;22.
13. Ratner N, Miller SJ. A RASopathy gene commonly mutated in cancer: the neurofibromatosis type 1 tumour suppressor. Nat Rev Cancer. 2015 May;15:290-31.
14. Rouleau GA, Wertelecki W, Haines JL, Hobbs WJ, Trofatter JA, Seizinger BR, et al. Genetic linkage of bilateral acoustic neurofibromatosis to a DNA marker on chromossome 22. Nature. 1987:246-8.
15. Wise JB, Patel SG, Shah JP. Management issues in massive pediatric facial plexiform neurofibroma with neurofibromatosis type 1. Head Neck. 2001;24(2):207-11.
16. Levin VA, Gutin PH, Leibel S. Neoplasms of the central nervous system. In: De Vita VT, Samuel HJ, Rosenberg SA, eds. Cancer: principles and practice of oncology. 2. Philadelphia: J. B. Lippincott Company; 1993. p. 1681.
17. Andrassy RJ. Advances in the surgical management of sarcomas in children. The American Journal of Surgery. 2002;184:484-91.
18. NINDS. Neurofibromatosis fact sheet 2010. Disponível em: http://www.ninds.nih.gov/disorders/neurofibromatosis/detail_neurofibromatosis.htm?css=print.
19. Hoffman WY, Baker CD. Pediatric tumors of the head and neck. In: McCarthy JG, ed. Plastic Surgery. 5. Philadelphia: W. B. Saunders Company; 1990. p. 3182.
20. DeBella K, Szudek J, Friedman JM. Use of the national institutes of health criteria for diagnosis of neurofibromatosis type 1 in children. Pediatrics. 2000;105:608-14.
21. Yang JC, Glatstein EJ, Rosenberg SA, Antman KH. Sarcomas of soft Tissues. In: De Vita VT, Samuel HJ, Rosenberg SA, es. Cancer: principles and practice of oncology. 2. 4th ed. Philadelphia: J. B. Lippincott Company; 1993. p. 1446.
22. Needle MN, Cnaan A, Dattilo J, Chatten J, Phillips PC, Shochat S, et al. Prognostic signs in the surgical management of plexiform neurofibroma: the Children's Hostpital of Philadelphia experience. J Pediatr. 1997;131(5):678-82.

capítulo 35

Anomalias Vasculares

AUTOR: **José Hermílio Curado**
Coautora: **Heloisa Galvão do Amaral Campos**

Ao longo do tempo, os pesquisadores foram introduzindo propostas de nomenclatura e definições para as lesões vasculares, tais como angioma, hemangioma, linfangioma e hemangioendotelioma. Até recentemente, a comunidade científica adotava o termo hemangioma, definido por Fraser (1919), para designar diversas anomalias vasculares, de forma genérica.[1]

Ao longo do século XX os avanços na biologia molecular proporcionaram recursos para o estudo dos mecanismos de desenvolvimento das anomalias vasculares. Em 1982, Mulliken e Glowacki publicaram a proposta de classificação biológica das anomalias vasculares, com distinção entre hemangiomas e malformações vasculares.[2]

Posteriormente, a descrição de novos tipos de lesões vasculares com particularidades imunoistoquímicas e genéticas fizeram com que um comitê multidisciplinar de especialistas, membros da ISSVA (*International Society for the Study of Vascular Anomalies*), elaborasse uma nova classificação, mais abrangente, publicada em 2015 e adotada por toda a comunidade científica internacional (Tabela 35.1).[3]

Esta classificação divide as anomalias vasculares em dois grupos, de acordo com o tipo de desenvolvimento:
a) tumores vasculares, cujo desenvolvimento decorre de proliferação celular extemporânea;
b) malformações vasculares, cujo desenvolvimento decorre de erros congênitos estruturais.

Nesta classificação, o termo "hemangioma" foi mantido exclusivamente para tumores, ou seja, aboliu-se o uso deste termo para designar qualquer malformação vascular.

TABELA 35.1 – Classificação das anomalias vasculares da ISSVA

Anomalias vasculares
Tumores vasculares
– Benignos – Localmente agressivos – Malignos
Malformações vasculares
• Simples 　– Capilar 　– Linfática 　– Venosa 　– Arteriovenosa 　– Fístula arteriovenosa • Combinadas • De vasos maiores • Associadas a outras anomalias

O tratamento das anomalias vasculares também sofreu mudanças ao longo do tempo. As intervenções da primeira metade do século passado, como a cirurgia radical e a radioterapia, resultavam em altos índices de morbidade e mortalidade. Seguiu-se um período em que a conduta expectante perdurou por décadas. Atualmente, o algoritmo de tratamento é definido caso a caso, em conformidade com a classificação de cada lesão. As modalidades de tratamento são efetivas e seguras, portanto já não se justifica mais a conduta expectante como regra.

Tumores Vasculares

A Classificação das Anomalias Vasculares da ISSVA divide os tumores vasculares em benignos, localmente agressivos e malignos (Tabela 35.2). Os tumores vasculares malignos são conduzidos pela Oncologia e não serão abordados neste capítulo.

TABELA 35.2 – Classificação dos Tumores Vasculares

Tumores Vasculares
Benignos

• Hemangioma da infância ou infantil
  – Hemangioma congênito
  – Rapidamente involutivo – RICH
  – Não involutivo – NICH
• Parcialmente involutivo – PICH
• Angioma em tufos
• Hemangioma de células fusiformes
• Hemangioma epitelioide
• Granuloma piogênico
• Outros

Localmente agressivos
• Hemangioendotelioma kaposiforme • Hemangioendotelioma retiforme • Angioendotelioma intralinfático papilar – tumor de Dabska • Hemangioendotelioma composite • Sarcoma kaposiforme • Outros
Malignos
• Angiossarcoma • Hemangioendotelioma epitelioide • Outros

Tumores vasculares benignos

Fazem parte do grupo de tumores vasculares benignos: hemangioma da infância, hemangiomas congênitos, granuloma piogênico e outras afecções proliferativas de menor frequência, como o angioma em tufos, os hemangiomas de células fusiformes e o epitelioide.

• Hemangioma da infância

Os hemangiomas da infância são tumores formados por um processo inesperado de angiogênese. Apresentam um padrão imunoistoquímico único entre as anomalias vasculares, caracterizado pela positividade para marcadores, como o GLUT-1 (transportador de glicose 1), entre outros, fenótipo também encontrado nos vasos sanguíneos da placenta.

São os tumores mais frequentes da faixa etária pediátrica, com uma incidência estimada entre 4 a 10%, e ainda maior nos prematuros.[4] São mais frequentes nas meninas.[5] Não há evidências de hereditariedade.

O segmento cefálico é o mais acometido. A pele é o sítio mais frequente, podendo estar expostos na superfície e/ou na profundidade da hipoderme. Afetam outras estruturas como a mucosa e, raramente, glândulas ou vísceras, como o fígado.[6]

Podem ocorrer de forma focal, multifocal ou segmentar. A forma focal evolui a partir de um ponto de origem, quando raramente ultrapassam 5 cm (Figura 35.1). Os focais podem ser únicos, multifocais e disseminados – quadro denominado hemangiomatose. Os hemangiomas de forma segmentar são tumores de limites irregulares e proporções variadas (Figura 35.2).

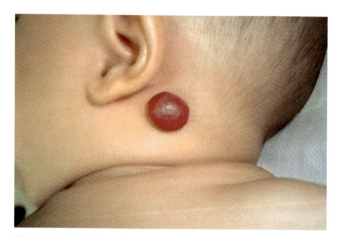

FIGURA 35.1 – Hemangioma da infância – forma focal.

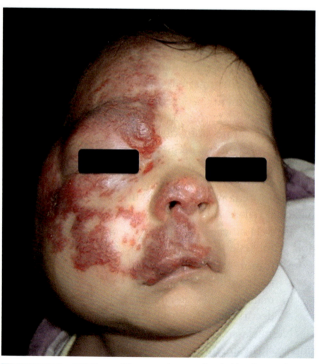

FIGURA 35.2 – Hemangioma da infância – forma segmentar.

Os hemangiomas da infância se desenvolvem nas primeiras semanas do período neonatal, a partir de lesões precursoras que podem estar presentes ao nascimento (Figuras 35.3A e B). Apresentam uma fase proliferativa que perdura por 6 e 18 meses, após a qual tem início o período de regressão lenta ao longo da infância. Dessa forma, alcançam a resolução ainda na primeira década de vida, na quase totalidade dos casos.

A *síndrome de PHACE* é a associação de um hemangioma segmentar com malformações cerebrais de fossa posterior, anomalias arteriais e cardíacas, e anormalidades oculares.[7] Defeitos de parede ventral e do esterno também podem estar presentes.

Na localização lombar, os hemangiomas segmentares podem estar associados a diversas malformações estruturais: de coluna vertebral, urogenitais, anorretais, arteriais, renais, além de medulopatias e deformidades ósseas.

Os hemangiomas da infância variam em gravidade, podendo representar um risco à saúde.[5] Pequenas lesões de pele ou mucosa, com mínimo relevo vinhoso, não exigem tratamento. Outras podem rapidamente assumir proporções alarmantes, afetar funções, e ainda advirem complicações como úlceras, infecção secundária e sangramento (Figura 35.4).

A localização anatômica concorre para que as complicações ocorram. Como exemplo, os ferimentos são frequentes nas áreas periorificiais; os localizados na região parotídea comprimem o conduto auditivo; nas pálpebras, reduzem o campo visual e deslocam o globo ocular. Os portadores de hemangioma segmentar localizado no terço inferior da face e cervical anterior, ou seja, distribuição em "barba", devem ser monitorados devido ao risco de obstrução das vias aéreas (Figura 35.5).

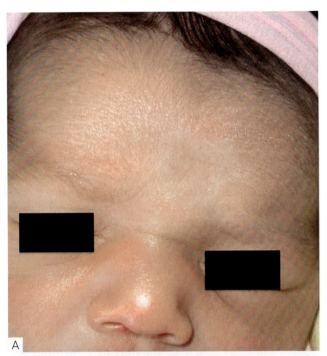

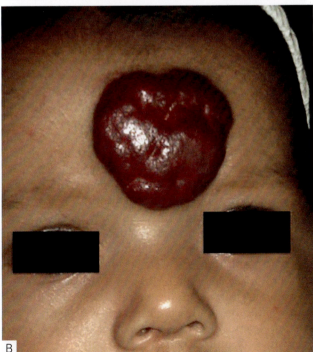

FIGURAS 35.3 – Hemangioma infantil na região frontal. **A)** Área pálida com mínima vascularização. **B)** Aspecto ao final da fase proliferativa.

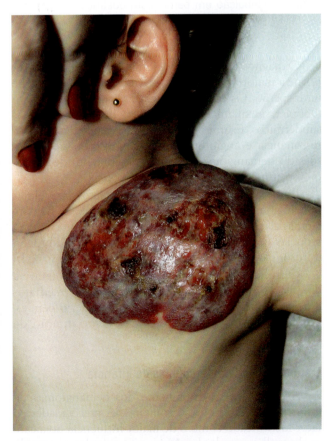

FIGURA 35.4 – Hemangioma segmentar de tronco, com úlceras.

PARTE 4 – CIRURGIA PLÁSTICA PEDIÁTRICA

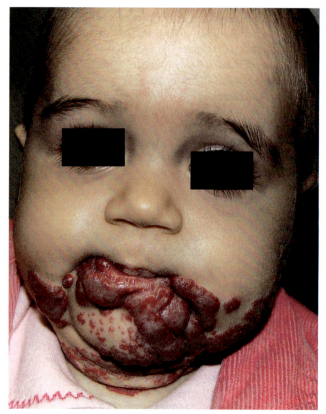

FIGURA 35.5 – Hemangioma segmentar alarmante de face, distribuição em barba, com obstrução parcial das vias aéreas.

O diagnóstico do hemangioma da infância é clínico, já que a maioria infiltra a superfície da pele e se percebe na inspeção. Os exames de imagem, como o ultrassom Doppler, auxiliam no diagnóstico dos hemangiomas subdérmicos. Exames de ressonância magnética, angiorressonância e angiotomografia demonstram as dimensões do hemangioma e o comprometimento de órgãos ou estruturas adjacentes.

Embora o desaparecimento completo das células hemangiomatosas seja um fato inexorável, os hemangiomas alarmantes não tratados adequadamente deixam sequelas definitivas, como cicatrizes, resíduos fibrogordurosos e deformidades.

O tratamento precoce, ainda na fase proliferativa da afecção, reduz o risco de complicações imediatas e de sequelas tardias, assegurando a saúde, o bem-estar e as condições adequadas para a socialização da criança.

Tratamento dos hemangiomas da infância

A excelência no tratamento dos hemangiomas da infância está na resolução completa. A precocidade é o fator identificado como o de maior influência no alcance do melhor resultado. Assim, são evitadas as complicações e as deformidades inerentes ao não tratamento ou ao tratamento tardio da doença, as quais provocam sequelas indesejáveis que não se revertem ao longo do tempo.

O arsenal terapêutico para interromper a fase proliferativa e induzir a regressão dos hemangiomas da infância inclui medicamentos, *laser* e cirurgia. Os medicamentos de uso corrente são propranolol, corticoide e timolol.[5,8] O interferon e a vincristina são drogas com maior toxicidade e já não são mais empregados para esse fim.

O *propranolol* é um medicamento cujo efeito betabloqueador já era empregado na pediatria para tratamento de arritmias. No hemangioma, o propranolol interrompe a proliferação celular pela ação antiangiogênica e pró-apoptose.

Foi descrito em 2008 pela Dra. Christine Léauté-Labrèze, da *Bordeaux University Hospital* – França, como alternativa ao corticoide e, rapidamente, alcançou a posição de primeira linha para tratamento dos hemangiomas da infância, considerando a efetividade, a via de administração oral, em apenas duas doses diárias, a boa tolerância na faixa etária pediátrica, tendo efeitos colaterais de pouco impacto clínico, além da disponibilidade no mercado e o baixo custo.[8]

No Brasil, foi introduzido, no mesmo ano, pelo A C Camargo Cancer Center, de São Paulo, centro de referência no tratamento das anomalias vasculares (Figura 35.6A e B).

Recomenda-se o início precoce do tratamento com propranolol, a partir do segundo mês de vida, com aumento escalonado até alcançar a dose plena de 2 mg/kg/dia, em duas doses. O tratamento é mantido sob supervisão médica e observados os efeitos relacionados às vias aéreas e à glicemia. Devem ser consideradas as contraindicações cardiológicas.

Na prática clínica, o tratamento é mantido durante o primeiro ano de vida, fase proliferativa da doença, com término a ser estabelecido caso a caso. Observa-se variação na duração do tratamento, relacionada à localização anatômica. Como exemplo, os localizados no couro cabeludo respondem de forma rápida, raramente recidivam ou deixam resíduo fibrogorduroso. Diferentemente, os localizados nos lábios demandam maior tempo de terapia, uma vez que, com frequência, apresentam recidiva quando da retirada precoce da medicação.

O propranolol também pode atuar nas lesões que completaram o período proliferativo e atingiram o seu máximo desenvolvimento, a qualquer tempo da fase de regressão, ainda que a resposta seja limitada.

O *corticoide oral* é prescrito como adjuvante ao propranolol, no tratamento de complicações, como sangramento e úlceras de difícil cicatrização.[6] É mantido por um curto período, para que se evitem os efeitos colaterais sistêmicos indesejáveis.

O *timolol* tópico (betabloqueador não seletivo), disponível comercialmente para uso oftalmológico, é indicado para tratamento dos hemangiomas superficiais da

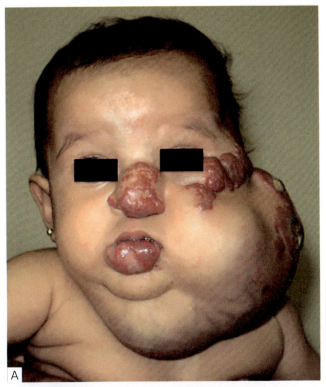
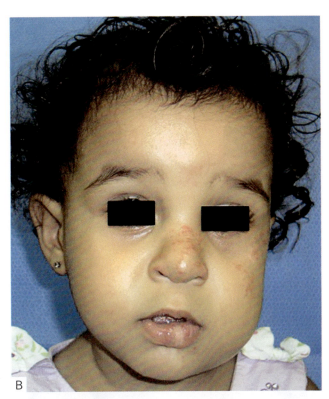

FIGURAS 35.6 – Hemangioma segmentar extenso e alarmante de face. **A)** Aspecto antes do tratamento. **B)** Após tratamento com propranolol.

pele, com pouco relevo. Recomenda-se a aplicação de uma ou duas gotas da solução de timolol a 0,5% sobre a lesão, duas vezes ao dia. O tratamento tópico não tem a mesma efetividade do propranolol oral para o componente subdérmico ou subcutâneo.

O *dye laser*, ou *laser* de corante pulsado, é efetivo para tratamento do componente superficial dos hemangiomas de pele e das telangiectasias residuais. O propranolol oral e o *dye laser* são complementares, abreviando a duração do tratamento (Figuras 35.7A e B; 35.8A e B).

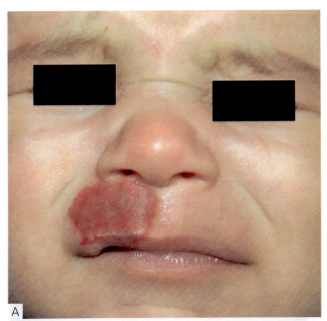
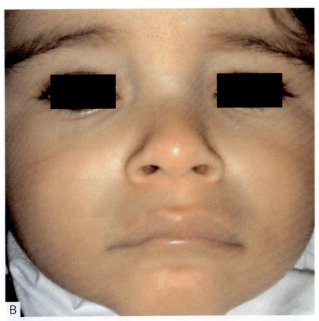

FIGURAS 35.7 – Hemangioma da infância de lábio superior. **A)** Aspecto antes do tratamento; e **B)** Após tratamento precoce com propranolol e sessões de *dye laser*.

PARTE 4 – CIRURGIA PLÁSTICA PEDIÁTRICA

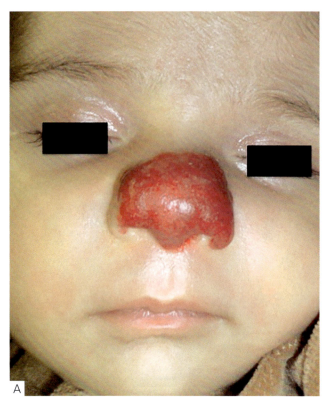
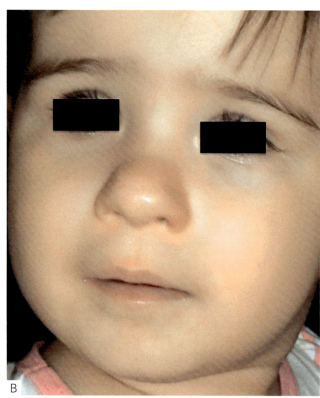

FIGURAS 35.8 – Hemangioma da infância de nariz. **A)** Aspecto antes do tratamento; e **B)** Após tratamento precoce com propranolol e sessões de *dye laser*.

No passado, a *cirurgia* para tratamento dos hemangiomas da infância era considerada de menor risco diante da morbidade de outros recursos, a exemplo da radioterapia. Após o advento do propranolol, a cirurgia para remoção dos hemangiomas da infância, ainda na fase proliferativa, passou a ser uma alternativa de exceção, e fica restrita aos casos de pouca resposta ao tratamento medicamentoso, cujo procedimento não deixará qualquer sequela funcional ou estética (Figuras 35.9A e B).

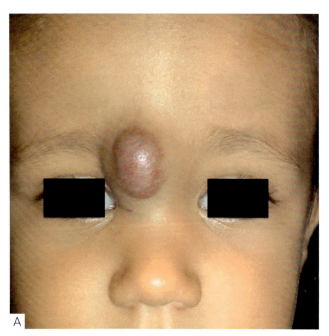
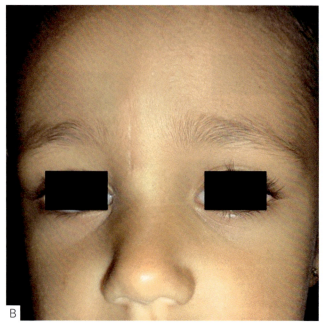

FIGURAS 35.9 – Hemangioma da infância de região periocular. **A)** Aspecto pré-operatório; e **B)** Após remoção cirúrgica.

A *cirurgia reparadora* ainda tem o seu papel no tratamento das sequelas permanentes, para remoção de cicatrizes e correção de deformidades.

- **Hemangiomas congênitos**

Os hemangiomas congênitos são tumores vasculares negativos para o marcador GLUT1, distintos dos hemangiomas da infância, que são positivos para este marcador.[9]

Os hemangiomas congênitos se formam durante a gestação e estão presentes ao nascimento, já no seu máximo desenvolvimento (Figuras 35.10 e 35.11).[9] São tumores de tonalidade arroxeada, com telangiectasias superficiais e halo pálido característico, que difere do aspecto em relevo vinhoso dos hemangiomas da infância.

A evolução ainda não bem compreendida diferencia tais tumores congênitos em três entidades distintas: RICH, NICH e PICH. Os hemangiomas congênitos rapidamente involutivos – RICH (*Rapidly Involuting Congenital Hemangioma*) são tumores circulares que apresentam rápida regressão e alcançam a resolução ao final do primeiro ano de vida. A involução natural acelerada pode resultar em alterações hematológicas transitórias, tais como anemia e D-Dímero elevado. Não exigem intervenção terapêutica precoce. Alguns deixam hipotrofia de pele e dos tecidos subcutâneos.

Os não involutivos – NICH (*Non Involuting Congenital Hemangioma*) são lesões em placa circular ou

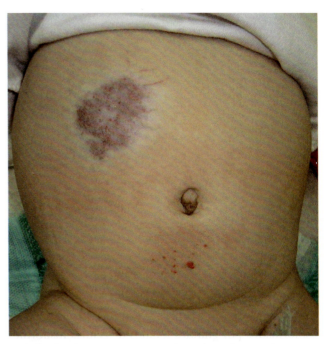

FIGURA 35.11 – NICH – Hemangioma congênito não involutivo.

elíptica, com pouco volume, que permanecem inalteradas ao longo da vida; e os parcialmente involutivos – PICH (*Partially Involuting Congenital Hemangioma*) melhoram apenas parcialmente. O tratamento cirúrgico deve ser considerado, visto que não respondem a outras terapias.

- **Granulomas piogênicos**

Os granulomas piogênicos são tumores vasculares pedunculados que acometem pele ou mucosa, cujo trauma provoca hemorragia recorrente (Figura 35.12).

São tumores formados por proliferação celular reacional decorrente de ferimento ou picada de inseto. São adquiridos durante a infância como ocorrência isolada.

Nos portadores de malformação capilar, são complicações frequentes, a partir da segunda década de vida. Os granulomas piogênicos não sofrem regressão natural e devem ser removidos. As opções de tratamento incluem cirurgia convencional, cauterização ou *laser*.

A escolha do tratamento deve considerar a localização anatômica e as possíveis consequências de uma cirurgia convencional. O *laser* é a alternativa menos invasiva e pode ser reaplicado aos primeiros indícios de recidiva.

Tumores vasculares localmente agressivos

O termo "localmente" é empregado para definir que a agressividade desses tumores está restrita às estruturas afetadas, ou seja, não se dá por metástase no seu desenvolvimento.

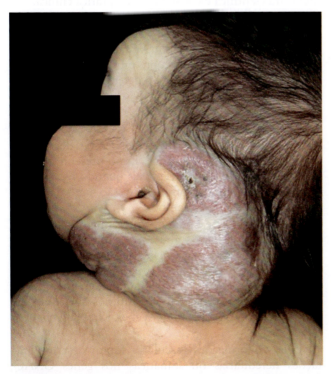

FIGURA 35.10 – RICH – Hemangioma congênito rapidamente involutivo.

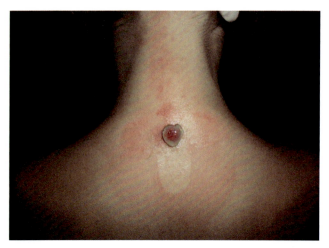

FIGURA 35.12 – Granuloma piogênico de dorso.

• Hemangioendotelioma kaposiforme

Os hemangioendoteliomas kaposiformes são tumores formados por grandes lóbulos de células fusiformes que expressam D2-40 (podoplanina), marcador linfático. Infiltram a pele e as partes moles de qualquer segmento corpóreo: cefálico, tronco ou membros.[9] Também acometem mediastino, retroperitônio e outras estruturas, como timo e fígado. São os mais frequentes dentre os tumores vasculares localmente agressivos.

Surgem como uma placa infiltrativa de tonalidade rosada/avermelhada. A piora é constatada pelo aumento do tumor em volume e extensão, aspecto edemaciado, tonalidade arroxeada escura com equimoses e petéquias, e consistência endurecida (Figura 35.13).

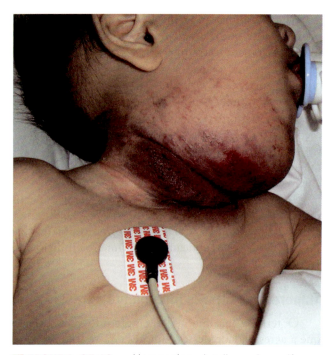

FIGURA 35.13 – Hemangioendotelioma kaposiforme de região cervical.

Os hemangioendoteliomas kaposiformes variam no ritmo de progressão. Alguns tumores persistem quiescentes, inalterados e sem repercussão clínica por períodos variáveis. Outros progridem rapidamente e promovem alterações hematológicas decorrentes do sequestro de elementos de coagulação na intimidade do tumor. Tais alterações compõem o quadro descrito como síndrome de Kasabach-Merritt.[9]

Além das características clínicas do hemangioendotelioma kaposiforme, a contagem de plaquetas é um importante elemento para a confirmação do diagnóstico e para o controle da efetividade do tratamento.

O hemangioendotelioma kaposiforme e o angioma em tufos são considerados por alguns autores como variações de uma mesma doença, visto que ambos podem evoluir com síndrome de Kasabach-Merritt e apresentam semelhanças histopatológicas.[9]

Tratamento dos hemangioendoteliomas kaposiformes

Os medicamentos são considerados como primeira alternativa para tratamento dos hemangioendoteliomas kaposiformes. Alguns tumores respondem ao corticoide e, para os não responsivos, o protocolo com vincristina semanal é bem tolerado e efetivo para a maior parte dos pacientes pediátricos. Uma pequena porcentagem dos casos se mostra agressiva e resistente ao tratamento convencional.

Para estes casos, o sirolimus e o everolimus foram introduzidos e incorporados ao arsenal terapêutico, nos últimos anos, com resultados positivos já publicados na literatura científica e constatados na prática clínica.[10]

Vale ressaltar que a trombocitopenia grave não deve ser tratada com transfusão de plaquetas que deflagra um consumo desenfreado.[11] Assim, o tratamento deve ser introduzido precocemente para prevenir alterações hematológicas e evitar as transfusões e a deterioração do quadro.

Malformações Vasculares

As malformações vasculares são afecções decorrentes de erros congênitos estruturais. Estão presentes ao nascimento, mas não são perceptíveis quando na fase incipiente e, em geral, não sofrem regressão natural. Afetam igualmente meninas e meninos.

As malformações podem apresentar um ou mais componentes vasculares alterados: capilar, venoso, linfático e arteriovenoso. São classificadas como simples, combinadas, de vasos maiores e associadas. As formas de apresentação simples e combinada também podem estar associadas a outras anomalias estruturais que compõem síndromes, como as de Sturge-Weber, Klippel-Trenaunay e Proteus.

Nas malformações vasculares foram descritas mutações hereditárias ou somáticas nos genes GNAQ, RASA1, TIE2, Glomulina, PIK3CA, AKT1, PTEN, entre outros.[3]

Malformações vasculares simples

As malformações vasculares são classificadas como simples quando predomina apenas um tipo de componente vascular: capilar, linfático, venoso ou arteriovenoso – desde que artérias e veias façam parte de uma mesma anomalia estrutural (Tabela 35.3).

TABELA 35.3 – Malformações Vasculares Simples

Malformações Vasculares Simples
Malformação Capilar (MC)
• Malformação capilar cutânea e mucosa • Telangiectasia • Cútis marmorata telangiectásica congênita • Nevux simples (mancha salmão, mancha da nuca) • Outras
Malformação Linfática (ML)
• Malformação linfática comum • Anomalia linfática generalizada • Malformação linfática na doença de Gorham-Stout • Outras
Malformação Venosa (MV)
• Malformação venosa comum • Malformação venosa familiar • Malformação venosa da síndrome de Bean (BRBN) • Malformação glômica e venosa • Malformação cerebral cavernosa • Outras
Malformação Arteriovenosa (MAV)
• Esporádica – na telangiectasia hemorrágica hereditária – na MC-MAV
Fístulas Arteriovenosas (FAV)
• Esporádica – na telangiectasia hemorrágica hereditária – na MC-MAV • Outras

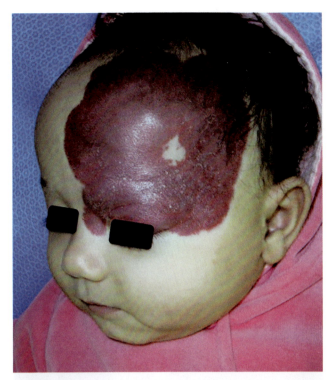

FIGURA 35.14 – Malformação capilar de face – distribuição em V1.

• Malformação capilar

As malformações capilares são decorrentes de erros na formação estrutural da rede de capilares e provocam um aumento desordenado da vascularização da área afetada.[3] Ocorrem na pele e na mucosa e são visualizadas desde o nascimento como manchas com contorno geográfico que variam de tonalidade rosada pálida até o vermelho-escuro (Figura 35.14). Durante a infância persistem planas, sem relevo.

Na síndrome de Proteus, a distribuição da malformação capilar é difusa.

Já foi demonstrado em estudos científicos que as terminações nervosas que controlam o fluxo sanguíneo também se alteram na malformação capilar. O funcionamento inadequado dessa inervação resulta na dilatação progressiva dos capilares malformados.[12]

A partir da segunda década de vida, 2/3 dos pacientes portadores de malformações capilares relatam o escurecimento da tonalidade da lesão, a formação de nódulos superficiais e o aumento da espessura da pele.

Ao longo do tempo, os pacientes evoluem com hipertrofia de partes moles e deformidade de estruturas anatômicas, como pálpebras e lábios, frequentemente envolvidas nas malformações capilares que afetam a face. Os granulomas superficiais são complicações constantes e provocam sangramentos recorrentes (Figura 35.15).[13]

Tratamento das malformações capilares

O *dye laser* é considerado a primeira linha de tratamento para as malformações capilares, sejam simples, de pele e de mucosa.[14] Também é a melhor alternativa para o componente capilar superficial presente nas malformações vasculares combinadas ou associadas.

O *dye laser* atua na redução da hipervascularização da pele, causada pelos capilares malformados. É um equipamento com tecnologia aprimorada, cujo efeito de fototermo-hemólise seletiva provoca coagulação intravascular e reabsorção dos capilares malformados (Figuras 35.16A e B).

PARTE 4 – CIRURGIA PLÁSTICA PEDIÁTRICA

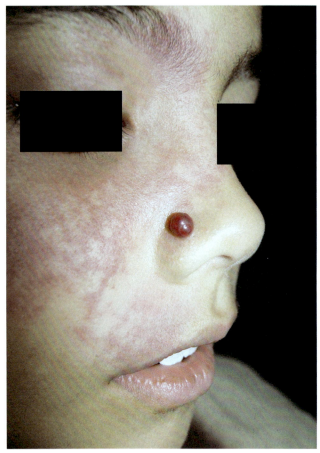

FIGURA 35.15 – Granuloma piogênico na face em área de malformação capilar.

O tratamento com sessões de *dye laser* pode ser iniciado ainda no primeiro ano de vida. O tempo concorre para o crescimento da criança. Como consequência, aumentam a espessura da pele, o diâmetro dos capilares malformados e a superfície a ser tratada. A redução da vascularização superficial alcançada pelo tratamento varia de caso para caso, com uma média de 75% de clareamento. Porém, não é possível assegurar uma resolução completa.

Mesmo os casos tratados na infância podem necessitar da retomada do tratamento ao longo da vida, devido ao risco de mudanças decorrentes da dilatação progressiva dos capilares remanescentes.

O incômodo da aplicação de *laser* varia conforme a sensibilidade pessoal e pode ser amenizado ou eliminado com recursos que incluem analgésicos, anestésicos tópicos, sedativos orais ou anestesia geral.

A *cirurgia convencional* é indicada para remoção de nódulos e granulomas superficiais. A *cirurgia plástica reparadora* é um importante recurso para correção das deformidades e assimetrias promovidas pela hipertrofia das estruturas afetadas. O planejamento cuidadoso pode incluir abordagens parceladas, a fim de alcançar o melhor resultado funcional e estético (Figuras 35.17A e B).

• **Malformação linfática**

As malformações linfáticas são decorrentes de erros na formação estrutural da rede de linfática, que resultam na lentidão do fluxo nos vasos linfáticos dilatados e acúmulo da linfa nas estruturas císticas malformadas.[3]

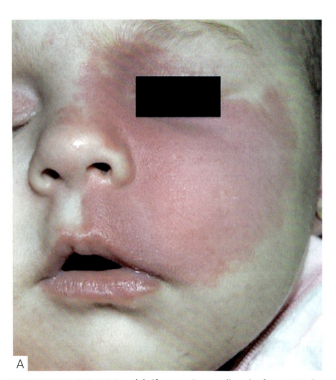
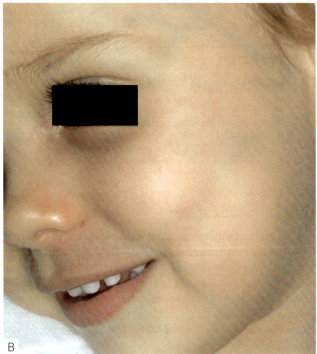

FIGURAS 35.16 – Malformação capilar de face. **A)** Antes do tratamento; e **B)** clareamento parcial após sessões de *dye laser*.

CAPÍTULO 35 – ANOMALIAS VASCULARES

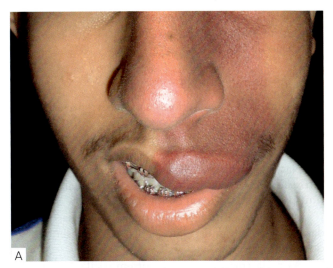 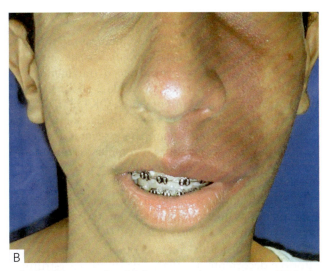

FIGURAS 35.17 – Malformação capilar de face com assimetria de lábio superior. **A)** Aspecto pré-operatório; e **B)** Após cirurgia reparadora para correção da hipertrofia de lábio superior.

Acometem pele, mucosa, partes moles, músculos e outras estruturas profundas, além de cavidades e vísceras. A localização anatômica tem influência nas formas de apresentação microcística, macrocística ou mista (Figuras 35.18 e 35.19).

A complicação mais frequente é a linfangite, decorrente da contaminação e infecção das estruturas afetadas.[15]

O diagnóstico das malformações linfáticas é clínico quando há componente superficial. Os exames de imagem auxiliam no diagnóstico diferencial nos casos com comprometimento profundo. O ultrassom com Doppler é o primeiro exame na investigação imageológica. Outros exames, como a ressonância magnética, a angiorressonância e a angiotomografia podem demonstrar a extensão e os limites do comprometimento, bem como a relação com outras estruturas.

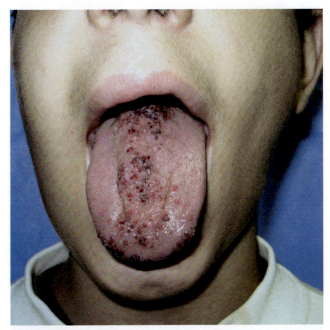 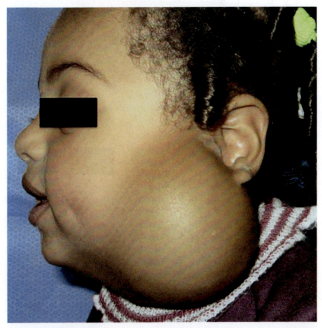

FIGURA 35.18 – Malformação linfática microcística de língua.

FIGURA 35.19 – Malformação linfática macrocística de região cervical.

Tratamento das malformações linfáticas

Atualmente, as malformações linfáticas são tratadas, preferencialmente, com *aplicação intralesional de medicamentos*. O protocolo preconiza que o tratamento seja realizado em sessões periódicas, a cada 2 ou 3 meses. Os medicamentos em uso corrente são o OK432 (Picibanil) ou a bleomicina. As sessões são realizadas sob anestesia geral e guiadas por ultrassom, para assegurar a precisão de cada punção, acompanhar o completo esvaziamento do conteúdo do cisto e assegurar o preenchimento do mesmo pela injeção do medicamento.

Os medicamentos induzem respostas imunológicas e inflamatórias que resultam na redução dos cistos e na melhora do quadro (Figuras 35.20A e B).[16]

O edema reacional intenso observado no pós-operatório é decorrente da atuação da droga nas estruturas afetadas e persiste por um período variável. O OK432 não provoca necrose da pele ou das estruturas que envolvem as áreas císticas. Não recomendamos o uso de outros produtos que possam resultar em necrose tecidual, perda de substância, úlceras e infecção. Além do dano local, existe o risco de o produto cair na circulação sanguínea e provocar danos à distância.

A cirurgia radical deve ser evitada por causa do alto risco de complicações. A remoção do componente fibrogorduroso residual é considerada após o tratamento dos cistos.

A traqueostomia e a gastrostomia são procedimentos de suporte, indicados nas lesões cervicais que provocam obstrução de vias aéreas.

• Malformação venosa

As malformações venosas são decorrentes de erros estruturais que têm como consequência a formação de veias dilatadas e tortuosas.[3] Podem ser superficiais ou profundas, localizadas ou difusas (Figuras 35.21 e 35.22).

Nas malformações venosas superficiais, coloração arroxeada das veias dilatadas pode ser visualizada por transparência da pele ou da mucosa.

Diferentemente, nas malformações venosas profundas, como as intramusculares, a pele não apresenta qualquer alteração.

As malformações venosas sofrem oscilação do volume com as mudanças posturais e de temperatura, e durante esforços, como o choro. Ao longo do tempo elas sofrem dilatação progressiva, agravada pela prática intensa de esportes e mudanças hormonais da puberdade e da gestação.

As malformações venosas são macias e compressíveis.

Os pacientes portadores de malformações venosas extensas evoluem com a formação de microtrombos no leito vascular ectasiado, que promovem alteração dos elementos da coagulação. Tal fenômeno pode ser constatado por meio da elevação da dosagem do D-dímero sérico.

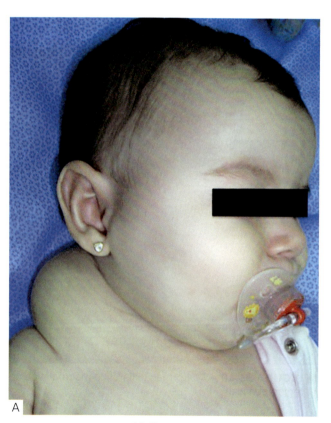
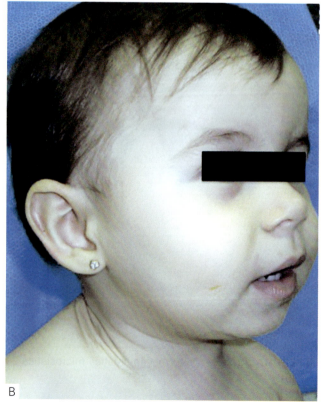

FIGURAS 35.20 – Malformação linfática macrocística de região cervical. **A)** Aspecto pré-tratamento. **B)** Resolução após tratamento com aplicação intralesional de OK432.

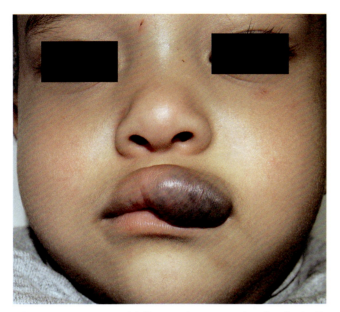

FIGURA 35.21 – Malformação venosa localizada de lábio inferior.

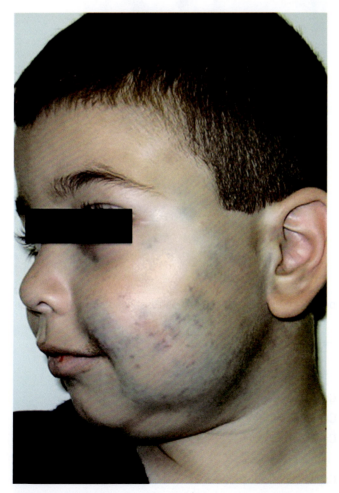

FIGURA 35.22 – Malformação venosa difusa de face.

Tratamento das malformações venosas

Os pacientes portadores de malformações venosas devem ser tratados, a fim de conter a piora progressiva e reduzir o risco de complicações, como trombose e embolia.

As alternativas de tratamento das malformações venosas são: escleroterapia, *laser* e cirurgia. A *escleroterapia* é efetiva no tratamento das malformações de baixo fluxo. O tratamento consiste na injeção intralesional de produtos esclerosantes, tais como o álcool absoluto e o polidocanol.[17,18] O procedimento é realizado por punção percutânea e guiado por ultrassom.

O *laser* também pode ser empregado para tratamento de malformações venosas superficiais, localizadas na pele e mucosa. O *laser* produz um efeito de foto termo-hemólise seletiva que interrompe o fluxo pela coagulação sanguínea e posterior reabsorção dos vasos malformados.

A *cirurgia* para remoção das malformações venosas e correção das deformidades, sem prejuízo funcional ou estético, deve ser planejada e restrita aos casos de comprometimento localizado (Figuras 35.23A e B; 35.24A e B). A remoção incompleta pode resultar na recidiva da afecção.

- ### Malformação e fístula arteriovenosa

As malformações e fístulas arteriovenosas congênitas também são decorrentes de erros na formação estrutural. O ritmo de progressão é mais rápido do que nas malformações venosas, em decorrência do alto fluxo; são lesões de consistência firme e pulsáteis ao exame clínico.[3]

O diagnóstico pode ser confirmado por meio de exames de imagem, como o ultrassom com Doppler.

A primeira opção de tratamento das malformações e fístulas arteriovenosas é a *embolização arterial* superseletiva, conduzida pela radiologia intervencionista.

- ### Malformações vasculares combinadas, de vasos maiores e associadas

As malformações vasculares combinadas são decorrentes de erros estruturais com dois ou mais componentes vasculares: capilar, linfático, venoso e arteriovenoso (Tabela 35.4). O quadro clínico varia de acordo com os fatores que compõem a malformação.

As malformações de vasos maiores afetam veias, artérias e linfáticos de maior calibre. O erro na formação desses vasos pode ocasionar diversas alterações, a saber: origem, curso, número, extensão, diâmetro e valvas. A persistência de vasos embrionários também está listada neste grupo.

PARTE 4 – CIRURGIA PLÁSTICA PEDIÁTRICA

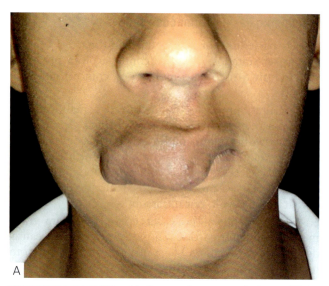
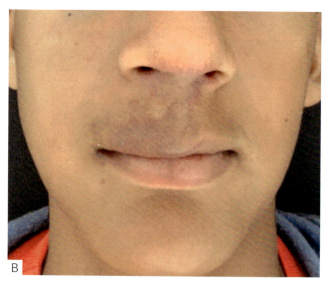

■ **FIGURAS 35.23** – Malformação venosa de face e lábio superior. **A)** Aspecto pré-operatório; **B)** Após cirurgia reparadora para correção da assimetria de lábio superior.

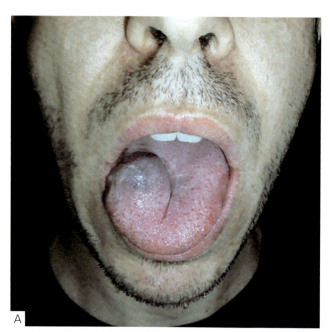
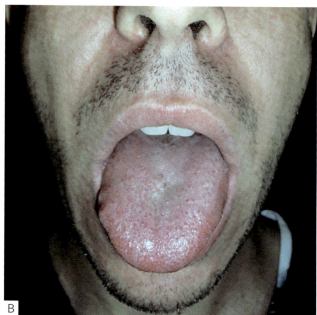

■ **FIGURAS 35.24** – Malformação venosa de língua. **A)** Aspecto pré-operatório; e **B)** Após ressecção completa da malformação venosa.

■ **TABELA 35.4** – Malformações Vasculares Combinadas

Malformações Vasculares Combinadas	
MC + MV	Capilar-venosa
MC + ML	Capilar-linfática
MC + MAV	Capilar-arteriovenosa
ML + MV	Linfática-venosa
MC + ML + MV	Capilar-linfática-venosa
MC + ML + MAV	Capilar-linfática-arteriovenosa
MC + MV + MAV	Capilar-venosa-arteriovenosa
MC + ML + MV + MAV	Capilar-linfática-venosa-arteriovenosa

TABELA 35.5 – Malformações Vasculares Associadas

Malformações Vasculares Associadas – Síndromes	
Klipplel-Trenaunay	MC + MV ± ML + hipertrofia de extremidade
Parkes-Weber	MC + FAV + hipertrofia de extremidade
Servelle-Matorell	MV de extremidade + hipotrofia óssea
Sturge-Weber	MC de face ± malformação SNC e ocular
Maffucci	MV ± Hemangioma células fusiformes + encondromas
Macrocefalia + MC	
Microcefalia + MC	
Cloves	MC + ML + MV ± MAV + lipomatose
Proteus	MC + MV e/ou ML + hipertrofia somática assimétrica
Bannayan-Riley-Ruvalcaba	MAV + VM + macrocefalia + hipertrofia lipomatosa -arteriovenosa

As malformações vasculares são também associadas a outras anomalias de partes moles, esqueléticas ou viscerais, das quais as mais frequentes são as deformidades decorrentes da hipertrofia de partes moles e ósseas. As hipotrofias ocorrem raramente.

As associações mais frequentes foram descritas como síndromes (Tabela 35.5).

O algoritmo de tratamento das malformações combinadas e associadas deve considerar os componentes malformados, analisados caso a caso. As alternativas são: sessões de *dye laser* para a malformação capilar, escleroterapia para o componente venoso, aplicação intralesional de medicamentos para a malformação linfática e embolização das fístulas arteriovenosas. Nos membros inferiores, o uso de meias compressivas pode amenizar os sintomas decorrentes da má circulação sanguínea.

Síndromes

As síndromes vasculares ocorrem de forma isolada na maior parte dos casos. Em alguns casos, a síndrome de Klippel-Trenaunay está associada às de Sturge Weber ou Proteus.[19]

Síndrome de Klippel-Trenaunay

A síndrome de Klippel-Trenaunay foi descrita em 1900 como uma tríade formada por mancha de pele, ectasias venosas e hipertrofia do membro afetado.

A malformação capilar de contornos geográficos está presente ao nascimento e varia em extensão. A hipertrofia do membro se manifesta por aumento do diâmetro e também do comprimento. Alguns casos evoluem com hipotrofia do membro afetado.

As veias se dilatam com o passar do tempo, tendo em vista que o fluxo sanguíneo é dificultado pela disfunção das válvulas malformadas do sistema venoso. Alguns pacientes apresentam fístulas arteriovenosas.

O desenvolvimento de vesículas linfáticas sobre a malformação capilar durante a infância é um fator preditivo não só de progressão da malformação linfática, mas também há piora da discrepância entre os membros, ao longo da vida.

Síndrome de Sturge-Weber

A síndrome de Sturge-Weber é caracterizada por malformação capilar de face associada às anomalias neuro-oculares.

A síndrome de Sturge-Weber pode ser completa ou incompleta:
- tipo I – malformação capilar associada com ectasias venosas de leptomeninges, com ou sem glaucoma;
- tipo II – malformação capilar sem alteração intracraniana, com ou sem glaucoma;
- tipo III – alteração intracraniana isolada.

A malformação capilar de face está presente ao nascimento e afeta a área trigeminal.

A anomalia vascular de leptomeninge acomete cerca de 10% dos portadores de malformação capilar em V1 (frontal e pálpebra superior). As convulsões representam a manifestação clínica mais frequente da malformação vascular intracraniana e está presente em 70 a 90% dos casos. O desenvolvimento neurológico pode estar afetado no comprometimento intracraniano bilateral.

É necessário acompanhamento oftalmológico devido ao risco de anomalia vascular de coroide e glaucoma.

Síndrome de Proteus

A síndrome de Proteus é caracterizada pela complexidade. É a combinação de diversas malformações: deformidades ósseas assimétricas, distais na maior parte dos casos (macrodactilia), na coluna vertebral e do esqueleto; tumores de partes moles como lipoma, fibroma e colagenoma plantar de aspecto cerebriforme; nevo epidérmico e anomalias vasculares; hipoplasias globais ou localizadas; e anomalias viscerais. Malformações capilares, linfáticas e venosas podem estar associadas.

O algoritmo de tratamento é definido de acordo com os tipos de componentes vasculares envolvidos.

Tratamento

Dye laser

A palavra *laser* é formada pelas iniciais do termo *Light Amplification by Stimulated Emission of Radiation*, ou seja, amplificação da luz por emissão estimulada de radiação. É um equipamento que produz um feixe de luz com características muito especiais: monocromática (frequência definida), coerente (relações de fase bem definidas) e colimada (propaga-se como um feixe).

Cada aparelho de *laser* atua conforme as especificações técnicas de fabricação. No *dye laser* ou *laser* de corante, o meio ativo é liquido e produz um raio *laser* que tem seletividade e é absorvido apenas pela cor vermelha/vinho.[20]

O tratamento com este equipamento provoca a redução do fluxo sanguíneo dos vasos, por fototermo-hemólise, que resulta na coagulação sanguínea e no posterior desaparecimento dos capilares tratados. A absorção do raio *laser* é seletiva, ou seja, a pele e as outras estruturas não absorvem e não sofrem o efeito do *laser*. O alvo que desejamos tratar, ou seja, a anomalia vascular é afetada seletivamente, deixando intactas as células da pele.

Não é possível prever o número de sessões para tratamento de cada paciente e nem mesmo a porcentagem de resposta. Os fatores mais relevantes na resposta ao tratamento são idade e cor da pele do paciente, localização anatômica e profundidade da lesão. O tratamento na infância alcança maior porcentagem de melhora do que na idade adulta. Os fatores de resposta ao *laser*, relacionados à anomalia vascular, são a densidade, o diâmetro e a velocidade do fluxo sanguíneo. Estes fatores não são mensuráveis ao exame clínico, mas a resposta ao tratamento, sim.

Outros tipos de *laser* têm sido utilizados no tratamento das anomalias vasculares, como o alexandrite e o neodímio-yag, mas devem ser empregados por profissionais experientes para não causar danos.

De maneira geral, podemos dizer que o *dye laser* é o equipamento recomendado para tratamento das malformações capilares. Outras anomalias vasculares com componente superficial, tais como os hemangiomas, as malformações venosas e as vesículas linfáticas, podem ser tratadas com *dye laser*.

Cirurgia

Ao se decidir pela remoção de uma anomalia vascular, devem-se considerar as dimensões da lesão, a localização anatômica, a extensão (localizada ou difusa) e o fluxo sanguíneo. E, mesmo que factível, a cirurgia é mais bem indicada quando alcança um bom resultado funcional e estético.

As lesões vasculares com infiltração superficial da pele, como os hemangiomas da infância, são removidas com incisão em elipse seguida do fechamento linear da pele. Como consequência, ocorre o efeito *ear dog*, que é amenizado com o alongamento da elipse e consequente aumento do comprimento da cicatriz. E ainda, o fechamento linear provoca tensão na pele e depressão local. Adicionalmente, pode resultar em assimetria e distorção das estruturas, provocando transtornos, como ectrópio.[21] Levando-se em conta as dificuldades técnicas inerentes ao tipo de lesão, a cirurgia radical dos hemangiomas deve ser postergada ou até evitada, já que o tratamento medicamentoso é eficiente e alcança uma melhora global.

As malformações linfáticas, venosas e arteriovenosas também são tratadas com modalidades conservadoras, como aplicação intralesional de medicamento, escleroterapia e embolização arterial. Assim, para estes casos, a cirurgia também pode ser evitada ou postergada.

Em resumo, para proporcionar um atendimento de excelência, a programação de tratamento de cada paciente portador de anomalia vascular deve ser definida em *tumor board*, com equipe multidisciplinar experiente, prevendo uma ou mais modalidades terapêuticas, cada qual a seu tempo.

Referências Bibliográficas

1. Fraser J. The haemangioma group of endothelioblastoma. Br J Surg. 1919-1920;7:335.
2. Mulliken JB, Glowacki J. Hemangiomas and vascular malformations in infants and children: a classification based on endothelial characteristic. Plast Reconstr Surg. 1982;69:412-22.
3. Wassef M, Blei F, Adams D, Alomari A, Baselga E, Berenstein A, et. al. Vascular Anomalies Classification: Recommendations From the International Society for the Study of Vascular Anomalies. Pediatrics. 2015;136:e203-214.
4. Kanada KN, Merin NR, Munden A, Friedlander SF. A prospective study of cutaneous findings in newborns in the United States: correlation with race, ethnicity, and gestational status using updated classification and nomenclature. J Pediatr. 2012;161:240-5.
5. Enjolras O, Riché MC, Merland JJ, Escande JP. Management of alarming hemangiomas in infancy: a review of 25 cases. Pediatrics. 1990;85:491-8.
6. Enjolras O, Gelbert F. Superficial hemangiomas: associations and management. Pediatr Dermatol. 1997;14:173-9.
7. Frieden IJ, Reese V, Coehen D. PHACE syndrome: the association of posterior fossa brain malformations, hemangiomas, arterial anomalies, coarctation of the aorta and cardiac defects, and eyes abnormalities. Arch Dermatol. 1996;132:307-11.
8. Léauté-Labrèze C, Dumas da la Roque E, Hubiche T, Boralevi F, Thambo JB, Taïeb A. Propanolol for severe hemangiomas of infancy. N Engl J Med. 2008;358:2649-51.
9. Enjolras O, Wassef M, Chapot R. Other vascular tumors. In: Color Atlas of Vascular Tumors and Vascular Malformations. Cambridge: Cambridge University Press; 2007. Chap. II.B.I, p. 78-122.
10. Adams DM, Trenor CC 3rd, Hammill AM, Vinks AA, Patel MN, et al. Efficacy and safety of Sirolimus in the treatment of complicated vascular anomalies. Pediatrics. 2016;137:1-10.
11. Enjolras O, Mulliken JB, Kozakewich HPW. Vascular tumors and tumor-like lesions. In: Mulliken JB, Burrows PE, Fishman SJ, eds. Mulliken & Young's Vascular Anomalies. Hemangiomas and Malformations. New York: Oxford University Press; 2013. Chap. 8, p. 259-324.
12. Smoller BR, Rosen S. Port-wine stain. A disease of altered neural modulation of blood vessels? Arch Dermatol. 1986;122:177-9.
13. Klapman MH, Yao JF. Thickening and nodules in port-wine stains. J Am Acad Dermatol. 2001;44:300-2.
14. Loo WJ, Laningan SW. Recents advances in laser therapy for the treatment of cutaneous vascular disorders. Lasers Med Sci. 2002;17:9-12.
15. Hancock BJ, St-Vil D, Luks FI, Lorenzo MD, Blanchard H. Complications of lymphangyomas in children. J Pediatr Surg. 1992;27:220-26.
16. Poldervaart MT, Breugem CC, Speleman L, Pasmans S. Treatment of lymphatic malformations with OK-432 (Picibanil): review of the literature. J Craniofac Surg. 2009;20:1159-62.
17. Orlando JL, Caldas JG, Campos HGAC, Nishinari K, Wolosker N. Ethanol sclerotherapy of superficial venous malformation: a new procedure. Dermatology. 2010;220:376-80.
18. Orlando JL, Caldas JG, Campos HGAC, Nishinari K, Wolosker N. Outpatient percutaneous treatment of deep venous malformations using pure ethanol at low doses under local anesthesia. Clinics. 2010;65:837-40-80.
19. Enjolras O, Wassef M, Chapot R. Syndromic capillary malformations. In: Color Atlas of Vascular Tumors and Vascular Malformations. Cambridge: Cambridge University Press; 2007. Chap. III.A.3, p. 128-132.
20. Liang MG, Tan OT. Laser therapy of vascular malformations. In: Mulliken JB, Burrows PE, Fishman SJ, eds. Mulliken & Young's Vascular Anomalies. Hemangiomas and Malformations. New York: Oxford University Press; 2013. Chap. 18, p. 645-660.
21. Mulliken JB. Treatment of cutaneous hemangiomas. In: Mulliken JB, Burrows PE, Fishman SJ, eds. Mulliken & Young's Vascular Anomalies. Hemangiomas and Malformations. New York: Oxford University Press; 2013. Chap. 6, p. 161-238.

capítulo 36

Anomalias Congênitas do Membro Superior

AUTOR: Rui Ferreira
Coautores: Gizelly Veríssimo, Renata Leal, Jorge Matta Ramos e Rodrigo Leite Ferreira

Introdução

As anomalias congênitas são comuns entre todas as raças, culturas e condições socioeconômicas. Podem ser uma deformidade isolada ou associada a outras deformidades, pertencendo ou não a uma síndrome. Estão presentes em cerca de 0,6 a 2% dos nativivos e desse montante, 10% estão localizadas nos membros superiores, o que daria entre um em cada 600 a 2.000 nascimentos.[5,6]

Embriologia

Hoje, com a biologia molecular, histoquímica, análise cromossômica e engenharia genética, uma nova luz se apresenta nos mecanismos dessas malformações congênitas. Existem aproximadamente 35.000 genes no genoma humano, que representam apenas 1/3 do número previsto antes de completar o projeto.

O mecanismo molecular que orquestra o desenvolvimento tem sido foco de intenso estudo, esclarecendo como a disrupção de diferentes moléculas está correlacionada com as malformações no membro superior.[1,21] Em torno da quarta semana, o membro superior emerge como um broto na placa lateral mesodérmica, coberta por uma fina camada de ectoderma. Seguindo essa formação, desenvolve-se em três eixos:[18] a) anteroposterior ou radial-ulnar, b) proximal distal, c) dorsoventral.

Cada um desses eixos é controlado por uma população de células que sinalizam e organizam os tecidos ao longo deles. Desenvolvimento e diferenciação ao longo do eixo anteroposterior (radial-ulnar) é controlado pela ZPA (*zone of polarizing activity*) com sua molécula sinalizadora SHH – *sonic hedgehog*. O desenvolvimento do eixo proximal distal é controlado pelo AER (*apical ectodermal ridge*). Dois tipos de células migram para o broto do membro superior. As células da placa lateral do mesoderma serão osso, cartilagem e tendão e as células do mesoderma somático serão os elementos musculares, nervosos e vasculares.[1,6]

Todas as malformações congênitas são o resultado de um desenvolvimento estrutural aberrante antes do nascimento. O desenvolvimento pré-natal pode ser dividido em três períodos: pré-embriônico, embriônico e fetal (Tabela 36.1).

Etiologia das Malformações Congênitas

É a teratologia que estuda as malformações congênitas. As causas podem ser divididas em quatro grandes grupos:
- genético – 10 a 30% das causas;
- ambiental – 5 a 10%;
- multifatorial – 20 a 35%;
- desconhecido – 30 a 45%.

Os fatores genéticos são responsáveis pela grande maioria das malformações congênitas de causas conhecidas e têm papel preponderante nas doenças hereditárias. Uma anomalia cromossômica ocorre em um de 170 nativivos.[9]

Classificações

Do ponto de vista da teratologia, as malformações congênitas devem ser baseadas tanto no tempo da lesão, subordinadas às mudanças histológicas ou baseadas nos aspectos médicos.[9]

PARTE 4 – CIRURGIA PLÁSTICA PEDIÁTRICA

- **Classificação baseada no tempo da lesão**

As anomalias congênitas podem ser classificadas em uma das três categorias, com base no estágio de desenvolvimento.

1. *Malformação* – é um defeito morfológico de um órgão ou parte dele, uma região do corpo, devido a um defeito intrínseco, surgindo em certo período da embriogênese. É causada por influência genética, ambiental ou uma combinação das duas. Exemplo: agenesia renal e defeito no tubo neural.[9]
2. *Disrupção* – são as malformações resultantes de uma quebra ou uma interferência no processo de desenvolvimento normal, resultando numa anormalidade de um órgão ou parte dele, de uma grande região do corpo, afetando diferentes tecidos, não sendo bloqueada pelas regras da malformação genética. Nunca é transmitida geneticamente, embora certos fatores herdados possam predispor a uma disfunção. Exemplo: bridas amnióticas.[9]
3. *Deformação* – são anomalias causadas por forças mecânicas aberrantes que deformam as estruturas normais após a organogênese. Exemplo: útero bicórneo.[9]

Classificação baseada nas submissões das mudanças histológicas

Algumas anomalias têm alterações bem definidas na submissão do desenvolvimento celular e tecidual, que podem ser confirmadas por exames histológicos e por apresentação clínica.

1. *Aplasia* – indica ausência de proliferação celular levando a uma ausência de órgão ou características morfológicas.
2. *Hipoplasia* – insuficiência ou diminuição de proliferação tecidual resultando em subdesenvolvimento de um órgão ou características morfológicas.
3. *Hiperplasia* – excessiva proliferação de células e gigantismo de um órgão ou características morfológicas.
4. *Displasia* – é uma referência a uma organização anormal celular ou histogênese com um tecido específico, como na síndrome de Marfan, displasia ectodérmica congênita e displasia esquelética.[9]

As anomalias congênitas podem ser classificadas também pelo número dos defeitos no nascimento: defeito único, síndrome, associação, sequência e complexas.[9]

Classificações cirúrgicas

Tonkin[19-21] afirma que a meta principal de uma classificação é promover um quadro descritivo onde os especialistas podem agrupar uma condição. Idealmente deve incorporar mecanismos da etiologia, guia de tratamento e orientação do prognóstico, e deveria ser universalmente aceita, permitindo adaptação e/ou exclusão. Com o desenvolvimento da biologia molecular, histoquímica e análise cromossômica, propõe uma classificação com três grupos:

1. malformação;
2. deformação;
3. displasia.

Em fevereiro de 2014, o Comitê de Anomalias Congênitas da IFSSH – *International Federation of Surgery of the Hand* – aprovou a classificação OMT[15] (Apêndice 36.1 – ver ao final do capítulo) adicionando um quarto grupo: *síndromes*, enunciando as síndromes mais importantes, ressaltando que outras podem ser adicionadas, numa subclassificação: *outras*. Nessa reunião, ficaram bem esclarecidas as dificuldades de uma classificação perfeita e o conceito da melhor adaptação – *best fit* – foi usado. As classificações adicionais podem ser usadas de acordo com a experiência de cada grupo (Apêndice 36.2 – ver ao final do capítulo).

Simbraquidactilia

Deriva do grego que significa *dedo pequeno*. A diminuição do dedo pode ser causada por qualquer estrutura a que pertença (Figura 36.1). Há uma grande variedade de braquidactilia, tanto na quantidade de dedos como na forma. Outros autores, citados por Gupta,[6] preferiram usar o termo braquifalangismo porque o defeito parecia ser na falange. Foram utilizados outros termos para metacarpo – braquimetacarpia, assim como braquibaso, braquimeso e braquitelefalangia para as falanges proximal, medial e distal, respectivamente.

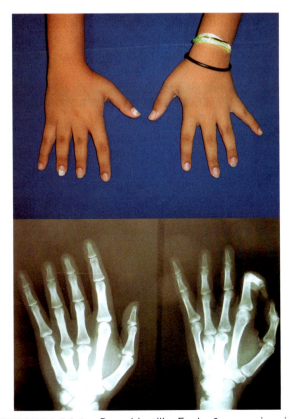

FIGURA 36.1 – Braquidactilia. Evolução sem cirurgia.

A braquidactilia pode ocorrer como uma malformação separada ou como parte de outras síndromes.

Classificação

Uma das primeiras classificações publicadas foi a de McArthur e McCullough,[3] onde são divididas em dois grupos: o primeiro aparecendo no nascimento e o outro no desenvolvimento. A classificação mais utilizada é a de Bell[6] (Tabela 36.1), feita após estudar individualmente 1.336 braquidactilias. Vários autores publicaram casos específicos de braquidactilia e Gupta[6] apresenta uma classificação de Bell modificada, onde o nome dos autores originais é acrescido para homenageá-los.

Tratamento

Os pacientes podem requerer tratamento por problemas estéticos, funcionais ou dor. Os problemas estéticos são devidos à diferença de tamanho ou de desvio causada por uma falange delta. Os problemas funcionais são devidos a desvios rotacionais ou angulatórios, resultando em défice da pinça.[5,6]

O tratamento para os défices de tamanho variará de acordo com cada caso, podendo ser utilizadas técnicas de osteotomia, alongamento e enxerto ósseo. Os problemas rotacionais poderão ser corrigidos com osteotomia e enxerto ósseo. A transferência microcirúrgica de dedos pode ajudar no melhoramento da função digital, na reconstrução do polegar ou uma transferência dupla para a confecção de uma pinça.

Sinfalangismo

Um capítulo à parte dentro da braquidactilia, dedos curtos, é o que se denomina sinfalangia, onde existe uma fusão em continuidade da falange proximal com a média, sendo rara e mais rara ainda a fusão da falange média com a distal. Extremamente rara é a fusão metacarpofalangeana. Todos esses tipos são bastante conhecidos, sendo de herança autossômica e dominante. Esse termo foi proposto por Cushing, em 1916,[5] para descrever um caso de fusão de F1 e F2 hereditário, com tamanho quase normal dos dedos. Os autores seguintes usaram esse termo para fusão com dedos curtos ou ausentes, causando confusão. Os dedos rígidos são de grande interesse dos geneticistas, porém nem todos são hereditários. A falha na separação das falanges pode ser encontrada em casos de malformação pela talidomida, e em várias síndromes de anomalias congênitas, como Apert, Poland, Mobius, etc. Flatt[5] classifica os casos de sinfalangismo em três grupos: grupo I – sinfalangismo verdadeiro, grupo II – simbraquidactilia, grupo III – sinfalangia acompanhada de outras anomalias.

Tratamento

O resultado do tratamento dos casos de sinfalangismo verdadeiro é decepcionante, mesmo operado precocemente. As substituições com prótese também não trouxeram bons resultados (Figura 36.2). Nas simbraquidactilias o resultado também é bastante ruim, pelo défice tecidual e a diferença de tamanho dos dedos. A

TABELA 36.1 – Classificação de Bell Modificada

Tipo A	Classificação de Bell	Modificada
A1	• Falange média curta • Falange média curta em todos os dedos polegar e hálux FP também	Braquidactilia de Farabee
A2	• Falange média curta • Falanges médias dos 2º quirodáctilo e pododáctilo	Braquidactilia de Mohr-Wriedt (Braquimesofalangia)
A3	• Falange média curta • Falanges médias do 5º quirodáctilo	Braquidactilia de Bauer (Braquiclinodactilia)
A4	• Falange média curta • Falanges médias dos 2º e 5º quirodáctilos	Braquidactilia de Temtamy
Tipo B	• Falange média curta • Falange distal ausente ou rudimentar • Polegar e hálux frequentemente envolvidos	Braquidactilia de Mackinder
Tipo C	• Falanges médias dos 2º e 3º quirodáctilos curtas	Braquidactilia de Drinkwater
Tipo D	• Falange média do 5º Q • Curta ou delta • Falange proximal 2º e 3º Q – Hipersegmentação • 2º Quirodáctilo desviado • 5º Quirodáctilo normal	Braquidactilia de Breitenbecher
Tipo E	• Falange distal do polegar curta • Encurtamento de um ou mais metacarpos com ou sem encurtamento dos metatarsos	Braquidactilia de Bell

PARTE 4 – CIRURGIA PLÁSTICA PEDIÁTRICA

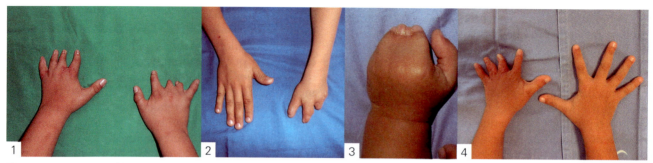

FIGURA 36.2 – Alguns casos de braquidactilia: **1)** Deformidade bilateral pós-operatório de liberação das comissuras com aspectos diferentes; **2)** Deformidade unilateral sem cirurgia; **3 e 4)** Pré e pós-operatório.

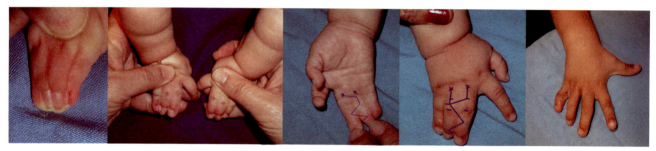

FIGURA 36.3 – Tratamento do sinfalangismo. Liberação precoce com 2 semanas das falanges distais bilateralmente. Aos 6 meses, início das liberações alternadas das comissuras de cada uma das mãos.

melhor conduta é explicar ao paciente as dificuldades de tratamento e encorajá-lo a aceitar sua deficiência. Nos casos de sinfalangismo acompanhado de outras malformações, sendo a sindactilia a mais comum, há indicação para liberação dos dedos para tentar melhorar a função da mão. Apesar de a mão sempre continuar pequena, se usada desde cedo aumentará sua função. Mesmo com os dedos incompletos, o tratamento da sindactilia é importante para facilitar o crescimento harmônico da mão e independência dos dedos (Figura 36.3).

Mão Torta Radial – MTR

A mão torta radial pertence ao Grupo 1 – malformação por formação ou diferenciação anormal do eixo radioulnar. É uma deformidade complexa, sendo caracterizada por afetar todas as estruturas do membro superior. Varia de uma simples diminuição do rádio ou um polegar hipoplásico até a ausência total do rádio, do polegar, do primeiro metacarpo, do escafoide, do trapézio, assim como de todos os componentes do compartimento radial. Pode ser uma deformidade isolada ou associada com as mais diferentes e graves anomalias congênitas e fazer parte de síndromes complexas, como: anemia de Fanconi, síndrome TAR (trombocitopenia--ausência-rádio), síndromes com deformidade cardíaca, (Holt-Oram, Lewis...), síndromes com deformidades faciais (Nager, *hemifacial microsomia*, Roberts...), síndromes com anomalias vertebrais – VATEREL – (deformidade vertebral, anal, atresia traqueoesofágica, de membros).

Historicamente, foi Petit, em 1733, que descreveu os detalhes anatômicos de uma necropsia de uma criança morta com a deformidade bilateral. Existe uma grande sinonímia na literatura mundial, como: talipomanos, mão *vara* congênita, hemimelia radial, clinoartrose.[5] Bayne e Klug,[5] em 1987, modificaram essa classificação de acordo com os achados radiológicos. O objetivo do tratamento da correção da deformidade é a melhora da função geral da mão e do membro superior, assim como o aspecto estético. Há três possibilidades de tratamento: abstenção; manipulação com gesso e órteses e cirurgia.

1. *Abstenção*: indicada nos pacientes em que a deformidade é mínima, caracterizada por um polegar hipoplásico, porém funcional. Nos pacientes com associações severas com outras deformidades ou anomalias. Pacientes adultos que já se adaptaram à sua condição. Limitação da flexão do cotovelo. Contração grave das estruturas. Todas essas condições citadas por Bayne poderiam justificar o não tratamento.
2. *Manipulação com gesso e ou órtese*: pacientes dos grupos I e II de Bayne e Klug[6] podem apenas necessitar de alongamento das estruturas com gesso e/ou órtese. O tratamento deve começar o mais cedo possível, logo depois do nascimento e ser seguido pelo especialista com o acompanhamento da fisioterapia.
3. *Tratamento cirúrgico*: deve ser recomendado a todos os pacientes dos grupos III e IV, especialmente aqueles com instabilidade e desvio grave da mão. O objetivo da cirurgia é corrigir a deformidade, aumentar o crescimento do membro superior e melhorar a função

CAPÍTULO 36 – ANOMALIAS CONGÊNITAS DO MEMBRO SUPERIOR

da mão. Os pacientes com indicação cirúrgica deverão ser acompanhados desde a mais tenra idade com manipulação gessada e/ou órtese. Como em toda deformidade congênita, o tempo da cirurgia deve ser adequado à função da mão. De maneira geral, nos casos de ausência do polegar a policização deverá ser realizada no primeiro ano de vida, para que a criança desenvolva a preensão radial.

Atualmente a centralização e a radialização são as técnicas mais referidas.

A *centralização* foi introduzida desde o século XVIII. A introdução da ulna dentro do maciço carpiano ocasiona dano na sua epífise, com consequente dano de crescimento. Com revisões da técnica realizada subsequentemente, a epífise ulnar foi preservada e após a ressecção de ossos do carpo, é centralizada. A estabilização é conseguida com a introdução de fio de Steimer de 3,2 a 3,6 mm, que é deixado intramedular para prevenir reincidência. Foram propostas também as transposições tendinosas com o mesmo intuito.

A *radialização* foi introduzida por Buck Gramco, em 1985,[3] para melhorar o resultado da centralização e impedir a reincidência. Após liberação das retrações teciduais, a mão é transferida para o lado ulnar, com fixação em discreto desvio ulnar com fios de Kirchner. Como não há remoção de ossos do carpo, a mão e o membro superior ficam mais longos. Em casos de curvatura importante poderá ser feita uma osteotomia da ulna. O rádio curto ou sua parte fibrosa é ressecado e transposições tendinosas radiais (ECR e FCR) são transferidas para o lado ulnar (ECU), criando um melhor equilíbrio muscular, prevenindo a reincidência da deformidade. Posteriormente, na pré-adolescência, pode ser realizado um alongamento ósseo com fixador.

Policização

Tecnicamente, consiste em transferir um dedo para a função do polegar, nome que vem do latim *policis*, aquele que se opõe aos outros dedos. Scheker[5] credita a Gosset a primeira policização, que descreveu em 1949, e Flatt[5] credita ao trabalho de Littler, em 1953, e à experiência de Buck-Gramco na reconstrução de um grande número de polegares malformados, causados pela talidomida nas décadas de 1950-1960. Flatt[5] afirma ainda que um dedo jamais seja um polegar e a policização não é uma cura miraculosa, mas que se bem realizada pode melhorar consideravelmente a preensão e a aparência estética da mão. Qualquer dedo pode, em teoria, ser usado. As grandes séries publicadas usam o segundo quirodáctilo como o dedo escolhido (Figuras 36.4 e 36.5).

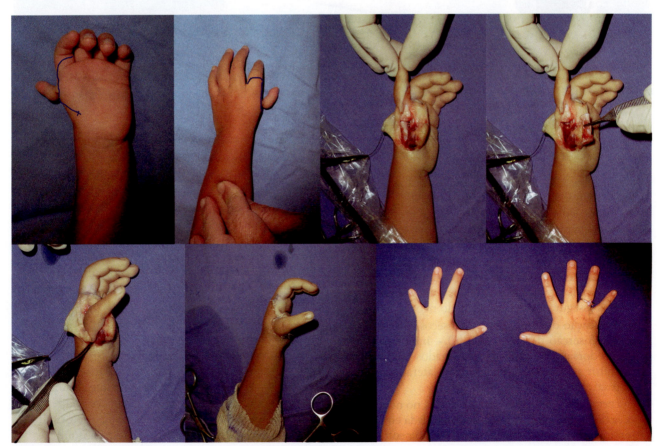

FIGURA 36.4 – Sequência de policização. Marcação, amputação do metacarpo, translocação para a nova posição e resultado final.

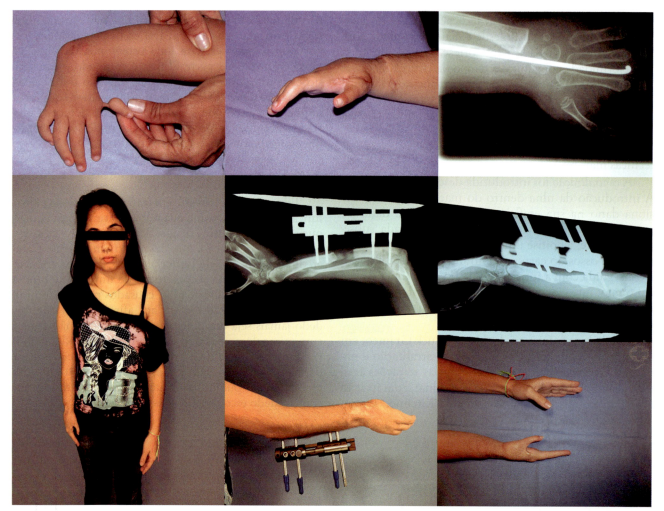

■ **FIGURA 36.5** – Mão torta radial. Radialização no primeiro tempo com policização aos 13 anos e alongamento do antebraço.

- **Técnica Cirúrgica**

1. Incisão – há uma grande variedade de incisões propostas (Apêndice 36.3 – ver ao final do capítulo). Utilizamos uma incisão elíptica 2 mm abaixo da prega da AIPF do segundo quirodáctilo. Sua porção mais radial é prolongada proximalmente com leve inclinação dorsal, terminando na base do metacarpo, futuro local do neotrapézio.
2. Identificação e mobilização dos dois pedículos vasculonervosos e das veias dorsais. Atos importantes e delicados, pois a preservação das veias dorsais e artérias volares assegura a vascularização do neopolegar.
3. Identificação dos músculos intrínsecos e extrínsecos e a desinserção dos músculos IO – interósseos palmar e dorsal, que serão transformados em abdutor e adutor pela sua nova reinserção lateral e medial, respectivamente.
4. Encurtamento do dedo com osteotomia no nível da cabeça do metacarpo, na fise, que será rodada em 90º no sentido anti-horário, transformando-se no neotrapézio.
5. Reinserção dos músculos intrínsecos e extrínsecos no aparelho extensor.

Mão Torta Ulnar – MTU

A mão torta ulnar pertence ao Grupo 1 – Malformação por formação ou diferenciação anormal do eixo radioulnar. É uma deformidade complexa, como na mão torta radial – MTR, sendo caracterizada por afetar todas as estruturas do lado ulnar do membro superior. A incidência é bem menor do que a MTR. Apesar de a deficiência seguir a borda ulnar do membro afetado, ambos os lados são afetados.[4] A extremidade é curta, o cotovelo é rígido por deformidades nessa articulação, como sinostose radioulnar ou luxação proximal do rádio.

A ulna é ausente ou hipoplásica, com pronação e desvio importante em arco. Uma formação fibrocartilaginosa no local da ulna ausente ou diminuída é sempre encontrada, descrita como *anlage* na literatura, franco-anglo-saxônica. São encontradas deformidades nas mãos entre 70 e 100%, segundo vários autores[4-6,16] (Figura 36.6).

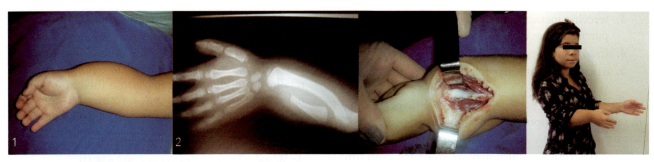

FIGURA 36.6 – Mão torta ulnar (fotos 1 e 2). Ressecção do anlage.

Classificação MTU

Várias classificações adicionais são propostas, baseadas na classificação da MTR, da quantidade de dedos presentes, assim como no aspecto do polegar.

Tratamento cirúrgico

Apesar da deformidade em arco, os pacientes têm pouca limitação funcional. O procedimento mais constante é a ressecção do *anlage*, osteotomia para correção da curvatura do rádio e alongamento na adolescência por razões estéticas. Procedimentos no cotovelo podem ser realizados para resseção da cabeça do rádio para tratamento da dor, devendo ser relegado a uma última possibilidade, pois o cotovelo é algumas vezes instável. Foi proposta a cirurgia chamada *one bond forearm*, com a fusão proximal do rádio com a ulna.

A cirurgia mais comum é para aprofundar a primeira comissura, similar em outras anomalias que envolvem o polegar.

Mão Fissurada

Faz parte do grupo I da Classificação Internacional, nos defeitos centrais. Foi confundida e classificada com outras lesões centrais da mão até quando Sandzén,[5,6] em 1985, apresentou a classificação da fissura em três tipos: típica, atípica e faltando raios ou associada a sindactilia e polidactilia.

- *Tipo I – típica:*
  - frequentemente bilateral;
  - é comum o envolvimento do pé;
  - familiar;
  - um ou mais raios ausentes.
- *Tipo II – atípica:*
  - frequentemente unilateral;
  - o pé não é envolvido;
  - esporádica;
  - não é familiar.
- *Tipo III – ausência parcial ou completa de metacarpos:*
  - polegar hipoplásico;
  - anular hipoplásico.

São encontrados na literatura mundial vários termos, depreciativos ou confusos, como mão de lagosta, caranguejo (*homard/crab hand*) ou ectrodactilia, mão em fenda. Normalmente é associado a outras deformidades nos membros, como: fissura no pé, deformidade de tíbia, hipoplasia da rótula, pseudoartrose da clavícula, sinostose do cotovelo e radioulnar, encurtamento do úmero e antebraço, ausência da ulna, encurtamento do fêmur. As deformidades podem ocorrer em outras partes do corpo, como: fissuras labial e palatina, malformação cardíaca, imperfuração anal, nistagmo, catarata, surdez, ptose e ectopia testicular.

Apesar de a deformidade ser bastante grave, os pacientes podem desenvolver uma boa função da mão, tento levado Flatt[5] a afirmar que apesar de haver um grande sucesso funcional, essas mãos são um desastre social.

A indicação cirúrgica dependerá de cada caso e de quando o paciente é visto em consulta. Muitas vezes o paciente já chega para a primeira consulta na puberdade, quando houve uma boa acomodação funcional da mão, não restando nada a fazer. Quando são atendidos cedo, o fechamento da fissura melhora a função da mão. Os casos acompanhados de sindactilia deverão ser tratados com as mesmas regras.

Classificações específicas

Manske e Halikis,[14] em 1995, propuseram uma classificação das fissuras da mão ou defeito central, baseada no polegar, com seis tipos:
- Tipo I. primeira comissura normal.
- Tipo II. primeira comissura ligeiramente limitada.
- Tipo III. primeira comissura severamente limitada.
- Tipo IV. sindactilia* polegar-indicador.
- Tipo V. comissuras reunidas entre a primeira e a fissura.
- Tipo VI. sem comissura, sem polegar, apenas raios ulnares.

Valenti[23,24] propõe uma nova classificação após procurar respostas para as seguintes questões:

1. primeira comissura – normal, estreita ou ausente;
2. número de raios presentes;

PARTE 4 – CIRURGIA PLÁSTICA PEDIÁTRICA

3. terceiro metacarpo – presente, ausente total ou parcialmente;
4. sindactilia polegar-indicador simples ou complexa;
5. articulação metacarpofalangeana do polegar estável ou não.

Respondendo a estas perguntas, classificou as fendas em seis grupos, propondo uma solução terapêutica para cada um deles.

- *Grupo 0* – Todos os raios digitais presentes, com uma anomalia de partes moles e uma separação na segunda comissura. Essa anomalia é tratada por um retalho descrito por Basky,[5] em que pode ser retirado um excesso de pele ou aproveitar esse excesso de pele para aumentar a primeira comissura, quando deficiente, com uma artéria metacárpica dorsal.
- *Grupo 1* – Caracterizado pela ausência do terceiro dedo com uma primeira comissura normal. Esse grupo é subdividido em:
  - *grupo 1A* – quando existe um metacarpo;
  - *grupo 1B* – quando o terceiro metacarpo é ausente.

Várias técnicas podem ser usadas. A incisão de Barsky (Figura 36.4) ou a variante de Upton,[22] com um retalho homodigital de um lado e incisão longitudinal do outro. Um ligamento intermetatarsiano deve ser reconstruído com um fio inabsorvível, como propôs Ogino, ou enxerto de tendão segundo Ueba[5] ou com secção das polias A1 e sutura, como na técnica de Watabi Tsuge[5,6] (Figuras 36.7, 36.9 e 36.11).

- *Grupo 2* – Caracterizado pela ausência também do terceiro raio com a primeira comissura estreita, subdividida nos grupos, havendo características presentes aos dois grupos indistintamente, como a existência de um osso transverso entre o segundo e o quarto metacarpos e uma sindactilia geralmente complexa entre os quarto e quinto metacarpos (Figura 36.8):
  - *grupo 2A* – quando existe um terceiro metacarpo;
  - *grupo 2B* – sem terceiro metacarpo.

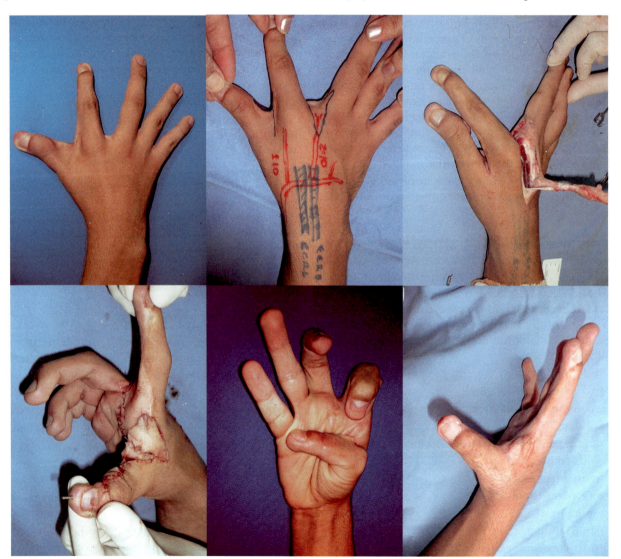

FIGURA 36.7 – Grupo 0. Primeira comissura estreita com pequena fenda. Desenho de um retalho com excesso de pele, baseado na segunda artéria interóssea dorsal, para aumentar a primeira comissura.

CAPÍTULO 36 – ANOMALIAS CONGÊNITAS DO MEMBRO SUPERIOR

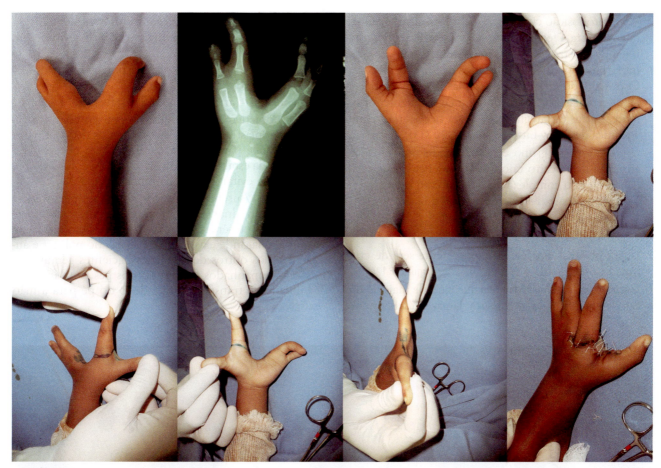

FIGURA 36.8 – Sequência cirúrgica de mão fissurada do Grupo 1A. Comissura normal com ausência do dedo central, sem metacarpo. Desenho dos retalhos da técnica de Upton, com dissecção dos retalhos dorsal e volar e transferência do segundo metacarpo para o lugar do terceiro, com reconstrução do ligamento intermetacarpiano pela técnica de Watabi-Tsuge.

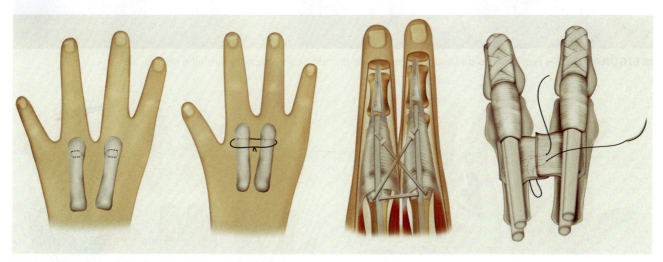

FIGURA 36.9 – Técnicas de Ogino e Watabi-Tsuge.

A proposição cirúrgica consiste em abrir a primeira comissura e fechar a fenda com técnica já descrita. Quando a retração da primeira comissura não é tão importante, podem ser utilizados retalhos locais como Ostrowski, ou variações de zetaplastias com quatro ou cinco zetaplastias.[8] Se a comissura é realmente inexistente, outras estratégias podem ser necessárias, como a técnica de Snow-Little (Figuras 36.10 e 36.11).

- *Grupo 3* – Esse grupo é caracterizado também pela ausência do terceiro raio e pela presença de sindactilia simples ou complexa do polegar com o indicador. Esse grupo é subdividido em outros dois grupos:
  - *grupo 3A* – sindactilia simples;
  - *grupo 3B* – sindactilia complexa.

O objetivo cirúrgico evidentemente será de criar uma boa comissura e fechar a fissura (Figura 36.12).

- *Grupo 4* – Caracterizado pela ausência de mais de um raio e da primeira comissura larga, evidentemente com a preservação do polegar e a presença de dois ou três raios ulnares, deficientes ou não. É dividido em dois subgrupos:
  - *grupo 4A* – articulação metacarpofalangeana do polegar (AMF) estável;
  - *grupo 4B* – articulação AMF instável.

O objetivo é de estabilizar o polegar com uma ligamentoplastia ou artrodese. Como os dedos ulnares estão longe para a pinça, deve ser bem observada a posição da estabilização ou artrodese da coluna do polegar para evitar a perda da pinça (Figura 36.13).

- *Grupo 5* – Ausência de vários raios com persistência de um raio ulnar. É geralmente uma mão monodactílica, com ausência do polegar, diferente da simbraquidactilia onde existe a persistência do polegar e ausência dos outros dedos. Esses pacientes geralmente são acompanhados de fissuras nos pés, com impossibilidade de transferência de dedo do pé para a mão (Figura 36.14).

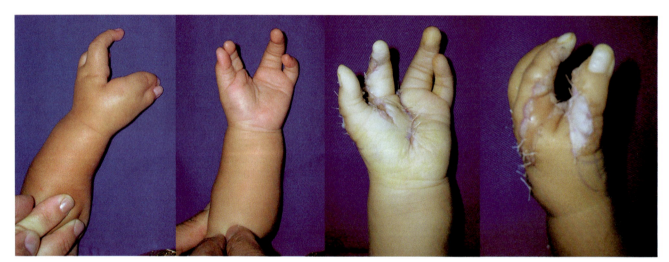

FIGURA 36.10 – Fechamento da fissura e abertura da primeira comissura com retalho dorsal.

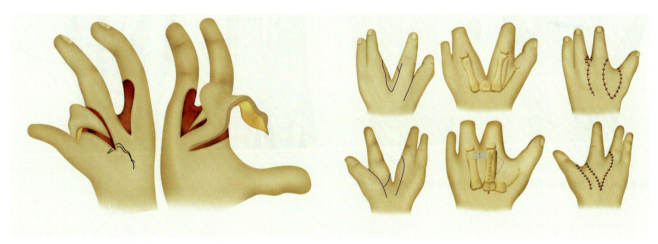

FIGURA 36.11 – Técnica de Snow Littler. A pele da fenda com pedículo volar é transferida para a primeira comissura.

CAPÍTULO 36 – ANOMALIAS CONGÊNITAS DO MEMBRO SUPERIOR

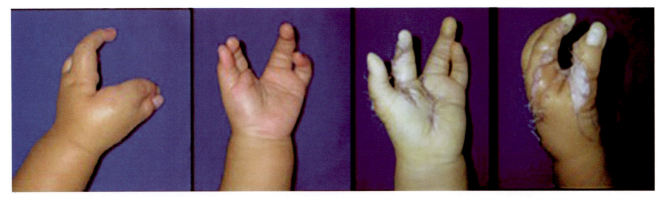

FIGURA 36.12 – Fechamento da fissura e abertura da primeira comissura com retalho dorsal.

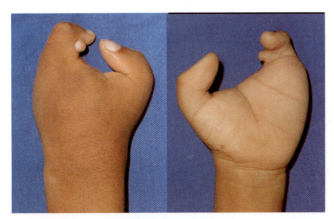

FIGURA 36.13 – Exemplo do tipo 4 com posicionamento do polegar para facilitar a pinça. Uma tentativa de tratamento cirúrgico pode interferir nesta função.

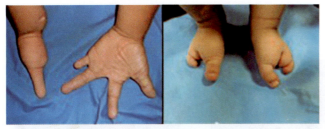

FIGURA 36.14 – Fissura bilateral, sendo a do lado direito do tipo 5, com ausência de dedos para a transferência.

Malformações de Eixo Inespecífico

Sindactilia

A sindactilia é a junção de um ou mais dedos, variando desde um pequeno aumento do espaço interdigital até os mais variados graus de junção óssea. O termo foi utilizado pela primeira vez em 1847, por Velpeau.[5]
É uma das malformações mais comum das mãos. A associação com diferentes anomalias e síndromes é frequente. Há uma incidência de 1:2.400 nascimentos, com predominância duas vezes maior no sexo masculino e 40% de possibilidade de hereditariedade. Ocorre em proporção igual, seja uni ou bilateral, e é dez vezes mais comum na raça branca.

Os geneticistas diferenciam cinco tipos, onde a malformação é dominante e cada criança tem uma chance de 50% de ter a malformação, independentemente de seus pais terem ou não. O aconselhamento genético é difícil.

- Tipo I – zigodactilia – sindactilia entre os terceiro e quarto quirodáctilos. É o mais frequente dos tipos.
- Tipo II – simpolidactilia – igual ao tipo I com polidactilia (duplicação) do 4º quirodáctilo entre os dois.
- Tipo III – sindactilia entre os quarto e quinto quirodáctilos (usualmente bilateral e ocasionalmente a falange distal é fusionada).
- Tipo IV – sindactilia de Hass – fusão de todos os dedos com possibilidade de um sexto metacarpo.
- Tipo V – sindactilia dos terceiro e quarto quirodáctilos e segundo e terceiro quirodáctilos.

Como esses cinco tipos são autossômicos dominantes, cada criança futura carrega 50% de chance de ter essa anomalia, mesmo se os pais não forem portadores. A sindactilia está presente em várias síndromes, podendo ser predominante para uma determinada síndrome ou apenas participar dela.

- Classificação

Simples, complexa e complicada (Tabela 36.2).

- Tratamento (Figuras 36.15 a 36.17)

O tratamento da sindactilia é descrito há vários séculos. Em 1810, Zeller e em 1881, Tander, citados por Gould,[5] preconizavam o uso de retalhos triangulares. O enxerto de pele já era preconizado em 1891. Flatt[5] cita que há cerca de 200 anos os cirurgiões têm separado os dedos e que nessa experiência alguns princípios foram adquiridos e, mesmo com pequenas diferenças nas técnicas, é aceito que:

1. o espaço interdigital é realizado com retalho local, geralmente dorsal;

449

PARTE 4 – CIRURGIA PLÁSTICA PEDIÁTRICA

■ **TABELA 36.2** – Classificação de Sindactilia

Tipo	Foto	
Simples		Sindactilia incompleta ou completa que não tenha fusão óssea
Complexa		Com fusão óssea da falange distal
Complicada		Sindactilia de vários dígitos com fusão óssea

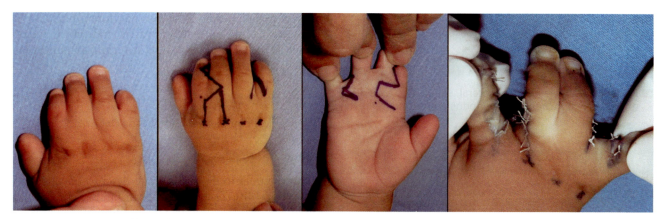

■ **FIGURA 36.15** – Sindactilia de quatro dedos completa, simples dos 2/3 e incompleta dos 4/5. Foi escolhido realizar a liberação das segunda e quarta comissuras: a segunda com desenho tradicional e a quarta com retalho quadrado de Ostrowisk. Em um segundo tempo será liberada a terceira comissura.

CAPÍTULO 36 – ANOMALIAS CONGÊNITAS DO MEMBRO SUPERIOR

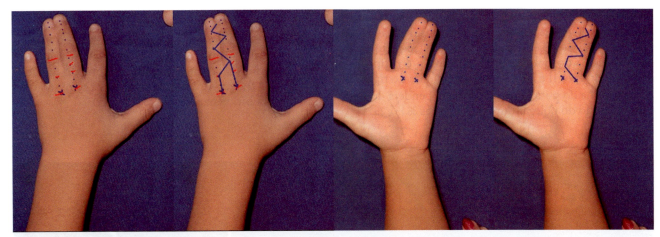

FIGURA 36.16 – Marcação da cabeça do metacarpo e a linha média. Divisão da falange proximal em quatro partes (traços vermelhos). O retalho proximal que fará a comissura poderá mudar de lado, priorizando o dedo que não receberá enxerto de pele. Normalmente se priorizam o segundo e o quarto.

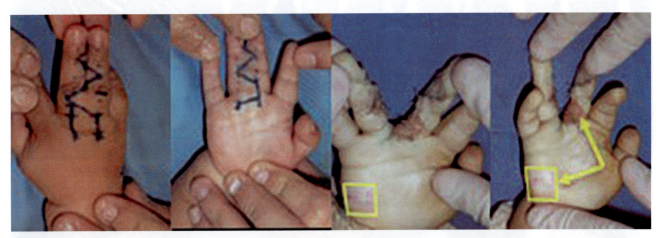

FIGURA 36.17 – Caso cirúrgico com marcação transoperatória. Retirada do enxerto de pele da região hipotenar para a face ulnar do terceiro quirodáctilo.

2. os dedos são desengordurados antes do fechamento;
3. as faces laterais dos dedos são fechadas com retalhos em ângulos agudos, em zigue-zague, com a preocupação de cobrirem as articulações;
4. as áreas cruentas são fechadas com enxertos de pele, que podem ser retirados da prega proximal do antebraço, do cotovelo, da região inguinal ou da região hipotenar, nossa preferência pela mimetização da pele. Como segunda opção, nos casos de Apert, em que enxertos maiores são necessários, utilizamos a prega do cotovelo. Não utilizamos a prega proximal do punho pelo estigma de cicatriz de tentativa de suicídio. A região inguinal jamais é utilizada pelo processo de hiperpigmentação;
5. as anomalias do esqueleto são corrigidas;
6. somente uma face de um dedo é operada no mesmo tempo cirúrgico;
7. uma técnica meticulosa é essencial. Uso de lupa;
8. o curativo é parte essencial da cirurgia, devendo ser evitado todo curativo circular pelo risco de garroteamento.

As técnicas empregadas atualmente derivam das descritas por Cronin-Bauer e Tondra-Trusler, modificadas por Flatt,[5] que empregam retalhos em zigue-zague e diferentes desenhos para construção da comissura. Vários autores modificam o desenho original e pequenos detalhes técnicos, afirmando melhorar o resultado estético.

Nas sindactilias incompletas podem ser utilizados desenhos diferentes, como os retalhos quadrados de Ostrowski ou Bandoh,[2] com excelentes resultados.

Polidactilia

• Duplicação do polegar – polidactilia radial

Geneticamente é do grupo heterogêneo. Aparentemente ocorre com mais frequência no sexo masculino e

PARTE 4 – CIRURGIA PLÁSTICA PEDIÁTRICA

do lado direito. Existem várias classificações, sendo que a de Wassel (Figura 36.18), que leva em consideração o nível da duplicação óssea, é a mais utilizada. São sete tipos de duplicação do polegar. A mais comum é o tipo IV, seguido por tipos II e III. O menos frequente é o tipo VI.

A escolha do tratamento cirúrgico dependerá do tipo e do tamanho do polegar duplicado (Figuras 36.19 e 36.20).

• Polidactilia ulnar

É bem menos deformante que a radial. Varia desde a presença de um pequeno apêndice até a duplicação completa do dedo, sendo que a duplicação total do metacarpo é rara. O tratamento é a retirada com a reinserção da musculatura hipotenar (Figuras 36.21 e 36.22).

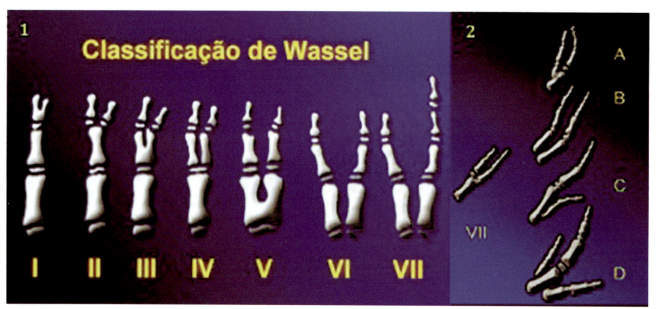

FIGURA 36.18 – Classificação de Wassel para a duplicação do polegar, levando em consideração o nível da duplicação e se é completa ou incompleta. Os números pares são as incompletas em relação à falange. O tipo 7 é quando um dos polegares for trifalângico (foto 2).

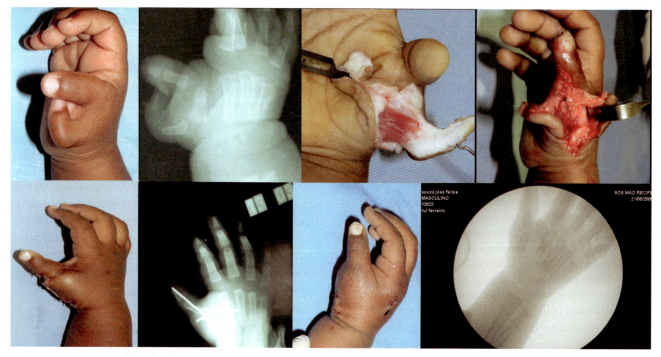

FIGURA 36.19 – Sequência cirúrgica de duplicação do polegar tipo 4 de Wessel, divergente, em que são necessárias osteotomias para o bom posicionamento do polegar.

452

CAPÍTULO 36 – ANOMALIAS CONGÊNITAS DO MEMBRO SUPERIOR

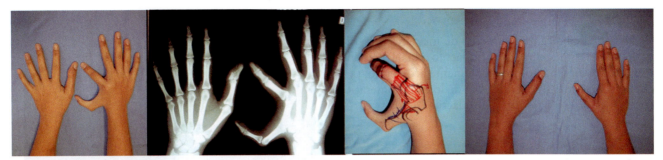

■ **FIGURA 36.20** – Paciente adulta com duplicação do tipo 7 do lado direito e polegar trifalângico à esquerda com falange delta. Pré e pós-operatório.

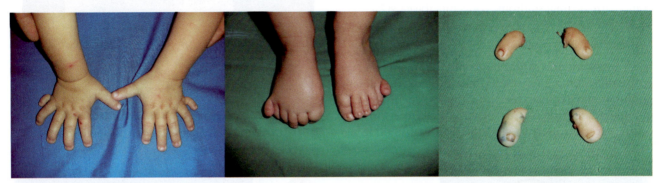

■ **FIGURA 36.21** – Polidactilia ulnar pós-axial dos quatro membros.

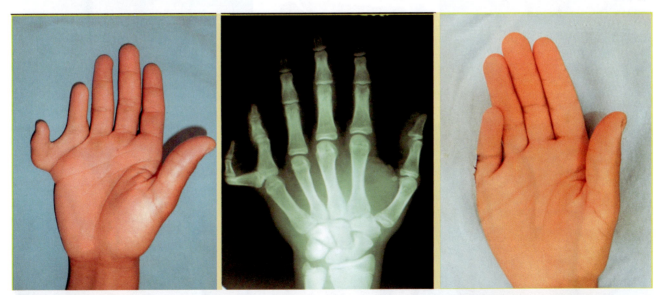

■ **FIGURA 36.22** – Polidactilia ulnar articulada.

PARTE 4 – CIRURGIA PLÁSTICA PEDIÁTRICA

• **Polidactilia central**

A polidactilia central aumenta de incidência em direção ulnar, sendo o quarto quirodáctilo o mais frequente e o segundo, o menos frequentemente acometido, podendo ocorrer nas sindactilias, um dedo extranumerário entre o segundo e o terceiro quirodáctilo.[5]

Macrodactilia

Fazia parte do grupo IV da Classificação Internacional e na nova Classificação OMT – IFSSH, pertence ao Grupo 3 – Displasia. É caracterizada pelo aumento de um ou mais dedos, podendo acontecer isoladamente ou como parte de uma síndrome congênita (Figura 36.23).

• **Tratamento** (Figura 36.24)

Várias condutas são aceitas como tratamento da macrodactilia, como a exérese do nervo e enxerto, desengorduramento, epifisiodese, osteotomias, encurtamento e amputação. A exérese do nervo e enxerto é um procedimento controverso. A esterilização da fise pode ser

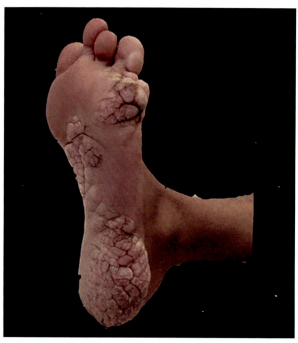

FIGURA 36.23 – Hiperqueratose cerebriforme.

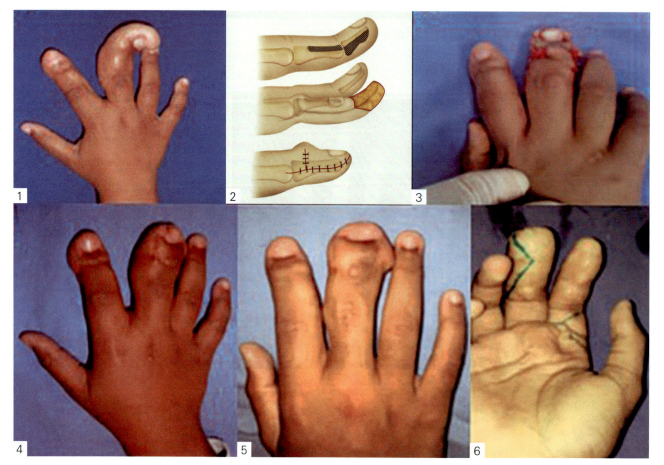

FIGURA 36.24 – Macrodactilia. Sequência cirúrgica pela técnica de Tsuge **(2)**. Pós-operatório imediato **(3)**. *Follow-up* de 5 anos **(5)** com manutenção de boa simetria do dedo, ainda com aumento lateral para o qual foi programada uma nova ressecção lateral.

realizada com broca, cureta, ressecção ou grampo. Caso haja instabilidade após a esterilização da fise, pode ser necessário o uso de um fio de Kirchner para estabilizar.

A osteotomia tanto é indicada para diminuição do dedo como para a correção de desvios angulatórios. Normalmente é realizada na metáfise distal da falange proximal ou média. Pode ser realizada incluindo a fise e a articulação, fazendo-se uma artrodese da articulação interfalangeana distal – AIF.

Para o encurtamento são usadas várias técnicas. A mais simples delas é a amputação da falange distal, chamada na literatura americana de terminalização.[5] Flatt[5] usa uma técnica modificada de Barsky em dois tempos, onde no primeiro é realizada uma ressecção da parte distal da falange média e diminuição de todo o complexo ungueal. A falange distal será artrodesada na falange ressecada. Seis meses depois a pele redundante dorsal será ressecada. Caso haja uma ressecção de mais de 3 cm, será necessário o encurtamento do tendão flexor profundo. Tsuge[6] usa técnica semelhante em dois tempos, onde realiza uma ressecção transversa da falange distal, guardando apenas uma pequena parte óssea do complexo ungueal.

Bridas Amnióticas

Agora classificada como deformação Grupo 2, única entidade desse grupo.

A brida amniótica seria a consequência de traumatismo intrauterino. Na literatura são encontrados vários sinônimos, como: banda amniótica, fenda anular, displasia de Streeter, síndrome da constrição circular.

A etiologia vem sendo sugerida desde Hipócrates, citado por Flatt,[5] sugerindo que as bridas amnióticas poderiam pressionar o membro e provocar deformidade ou amputação.

As deformidades causadas por bridas amnióticas ocorrem de maneira randômica, tendo sua incidência avaliada em várias publicações em 1:15.000 nascimentos. Não há um modelo de deformidade, as lesões são assimétricas e quando bilaterais há concomitância de envolvimentos nos pododáctilos e pés.[5]

Em 1961, Patterson publicou artigo onde classifica em quatro grupos:[5]

- anéis de constrição simples;
- anéis de constrição acompanhados de deformidade distal com ou sem linfedema; anéis de constrição acompanhados de fusão da falange distal com acrossindactilia;
- amputações intrauterinas.

Tratamento

Ver Figuras 36.25 a 36.29.

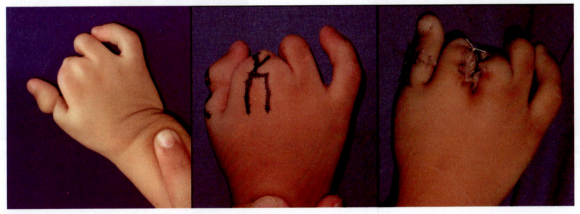

FIGURA 36.25 – Brida amniótica do polegar. Sindactilia dos segundo e terceiro quirodáctilos amputados. Zetaplastia no polegar e retalho de Ostroswski na segunda comissura.

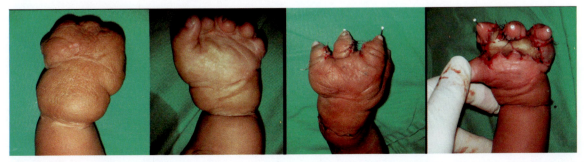

FIGURA 36.26 – Brida amniótica proximal à prega transversa distal, com grande edema e indefinição dos dedos. Liberação da banda e separação dos dedos.

PARTE 4 – CIRURGIA PLÁSTICA PEDIÁTRICA

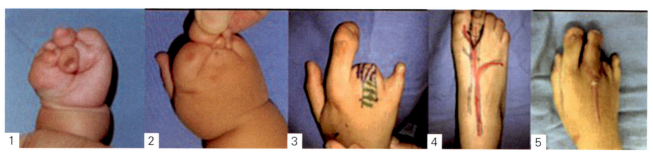

FIGURA 36.27 – Mão amniótica. Liberação precoce dos dedos. Transferência do dedo maior para o indicador **(1 E 2)**. Aos 6 anos foi liberada a terceira comissura com um retalho de Bandoh **(3)**. Dois meses após a liberação da comissura foi realizada uma transferência microcirúrgica do segundo artelho para a realização de uma pinça trípode **(4 e 5)**.

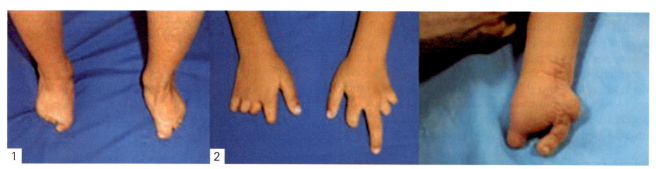

FIGURA 36.28 – Ausência de artelhos doadores para o caso de amputação **(1 e 2)**. Amputação de todos os dedos. Presença de pequeno coto no lado ulnar. Transferência microcirúrgica de artelho para a pinça básica.

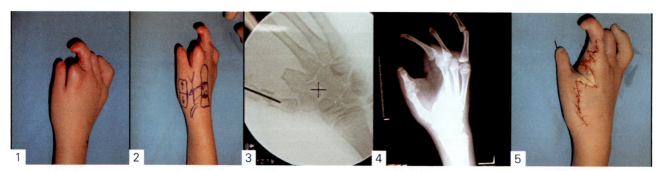

FIGURA 36.29 – Amputação amniótica sem espaço na primeira comissura **(1)**. Osteotomia do polegar e amputação do segundo raio com transposição para aumentar o polegar **(2, 3 E 4)**. Pós-operatório imediato **(5)**.

456

Apêndice 36.1

- **OMT CLASSIFICATION OF CONGENITAL HAND AND UPPER LIMB ANOMALIES** Approved by the IFSSH Scientific Committee on Congenital Conditions, 3rd February 2014 (http://ifssh.info/download.html)

I. MALFORMATIONS

A. Abnormal axis formation/differentiation — entire upper limb
  1. Proximal-distal axis
     i. Brachymelia with brachydactyly
     ii. Symbrachydactyly
        a) Poland syndrome
        b) Whole limb excluding Poland syndrome
     iii. Transverse deficiency
        a) Amelia
        b) Clavicular/scapular
        c) Humeral (above elbow)
        d) Forearm (below elbow)
        e) Wrist (carpals absent/at level of proximal carpals/at level of distal carpals) (with forearm/arm involvement)
        f) Metacarpal (with forearm/arm involvement)
        g) Phalangeal (proximal/middle/distal) (with forearm/arm involvement)
     iv. Intersegmental deficiency
        a) Proximal (humeral – rhizomelic)
        b) Distal (forearm – mesomelic)
        c) Total (Phocomelia)
     v. Whole limb duplication/triplication
  2. Radial-ulnar (anterior-posterior) axis
     i. Radial longitudinal deficiency - Thumb hypoplasia (with proximal limb involvement)
     ii. Ulnar longitudinal deficiency iii. Ulnar dimelia
     iv. Radioulnar synostosis
     v. Congenital dislocation of the radial head
     vi. Humeroradial synostosis - Elbow ankyloses
  3. Dorsal-ventral axis
     i. Ventral dimelia
        a) Furhmann/Al-Awadi/Raas-Rothschild syndromes
        b) Nail Patella syndrome
     ii. Absent/hypoplastic extensor/flexor muscles
  4. Unspecified axis
     i. Shoulder
        a) Undescended (Sprengel)
        b) Abnormal shoulder muscles
        c) Not otherwise specified
     ii. Arthrogryposis

B. Abnormal axis formation/differentiation — hand plate
  1. Proximal-distal axis
     i. Brachydactyly (no forearm/arm involvement)
     ii. Symbrachydactyly (no forearm/arm involvement)
     iii. Transverse deficiency (no forearm/arm involvement)
        a) Wrist (carpals absent/at level of proximal carpals/at level of distal carpals)
        b) Metacarpal
        c) Phalangeal (proximal/middle/distal)
  2. Radial-ulnar (anterior-posterior) axis
     i. Radial deficiency (thumb – no forearm/arm involvement)
     ii. Ulnar deficiency (no forearm/arm involvement)
     iii. Radial polydactyly
     iv. Triphalangeal thumb
     v. Ulnar dimelia (mirror hand – no forearm/arm involvement)
     vi. Ulnar polydactyly
  3. Dorsal-ventral axis
     i. Dorsal dimelia (palmar nail)
     ii. Ventral (palmar) dimelia (including hypoplastic/aplastic nail)
  4. Unspecified axis
     i. Soft tissue
        a) Syndactyly
        b) Camptodactyly
        c) Thumb in palm deformity
        d) Distal arthrogryposis
     ii. Skeletal deficiency
        a) Clinodactyly
        b) Kirner's deformity
        c) Synostosis/symphalangism (carpal/metacarpal/phalangeal)
     iii. Complex
        a) Complex syndactyly
        b) Synpolydactyly – central

c) Cleft hand
d) Apert hand
e) Not otherwise specified

II. DEFORMATIONS

A. Constriction ring sequence
B. Trigger digits
C. Not otherwise specified

III. DYSPLASIAS

A. Hypertrophy
 1. Whole limb
   i. Hemihypertrophy
   ii. Aberrant flexor/extensor/intrinsic muscle
 2. Partial limb
   i. Macrodactyly
   ii. Aberrant intrinsic muscles of hand

B. Tumorous conditions
 1. Vascular
   i. Hemangioma
   ii. Malformation
   iii. Others
 2. Neurological
   i. Neurofibromatosis
   ii. Others
 3. Connective tissue
   i. Juvenile aponeurotic fibroma
   ii. Infantile digital fibroma
   iii. Others
 4. Skeletal
   i. Osteochondromatosis
   ii. Enchondromatosis
   iii. Fibrous dysplasia
   iv. Epiphyseal abnormalities
   v. Others

IV. SYNDROMES*

A. Specified
 1. Acrofacial Dysostosis
   i. (Nager type)
 2. Apert
 3. Al-Awadi/Raas-Rothschild/Schinzel phocomelia
 4. Baller-Gerold
 5. Bardet-Biedl Carpenter
 6. Catel-Manzke
 7. Constriction band (Amniotic Band Sequence)
 8. Cornelia de Lange (types 1-5)
 9. Crouzon
 10. Down
 11. Ectrodactyly-Ectodermal Dysplasia Clefting
 12. Fanconi Pancytopenia
 13. Fuhrmann
 14. Goltz
 15. Gorlin
 16. Greig Cephalopolysyndactyly
 17. Hajdu-Cheney
 18. Hemifacial Microsomia (Goldenhar syndrome)
 19. Holt-Oram
 20. Lacrimoauriculodentodigital (LevyHollister)
 21. Larsen
 22. Leri-Weill Dyschondrosteosis
 23. Moebius sequence
 24. Multiple Synostoses
 25. Nail-Patella
 26. Noonan
 27. Oculodentodigital dysplasia
 28. Orofacialdigital
 29. Otopalataldigital
 30. Pallister-Hall
 31. Pfeiffer
 32. Poland
 33. Proteus
 34. Roberts-SC Phocomelia
 35. Rothmund-Thomson
 36. Rubinstein-Taybi
 37. Saethre-Chotzen
 38. Thrombocytopenia Absent Radius
 39. Townes-Brock
 40. Trichorhinophalangeal (types 1-3)
 41. Ulnar-Mammary
 42. VACTERLS association

B. Others

*The specified syndromes are those considered most relevant; however, many other syndromes have a limb component categorized under "B. Others".

Apêndice 36.2

• Classificações específicas

Simbraquidactilia (Blauth e Gekeler, 1971, modificada por Foucher, 1999)

1. *Tipo I.* Dedos curtos e palmados.
2. *Tipo II.* Pseudofissura:
   a) mais de dois dedos, hipoplásicos ou flutuantes;
   b) mão a dois dedos – polegar e mínimo;
   c) mão em colher.

Sinfalangismo (S), Clinodactilia (C) Instabilidade (I)
3. *Tipo III.* Sem metacarpo:
   a) boa mobilidade do carpo;
   b) sem carpo.

Defeito de Formação Longitudinal do Rádio – Mão Torta Radial (Blayne e Klug, 1987)

1. *Tipo I.* Rádio mais curto na parte distal.
2. *Tipo II.* Rádio hipoplásico com possibilidade de curvatura ulnar.
3. *Tipo III.* Rádio ausente parcial em proximal na parte média ou distal, curvatura ulnar possível.
4. *Tipo IV.* Rádio ausente.

(Blayne e Klug, 1987, modificada por McCarrol e Manske, 1999)

1. *Tipo N.* Rádio normal, carpo normal, polegar hipoplásico.*
2. *Tipo O.* Rádio normal, sinostose radioulnar, luxação da cabeça do rádio, anomalias do carpo: ausência, hipoplasia, coalisão. Polegar hipoplásico.**Tipo I.* Rádio mais curto > 2 cm da ulna distal e proximal normal, sinostose radioulnar ou luxação da cabeça do rádio. Anomalias do carpo: ausência, hipoplasia, coalisão. Polegar hipoplásico.**Tipo II.* Rádio hipoplásico distal ou proximal. Anomalias do carpo: ausência, hipoplasia, coalisão. Polegar hipoplásico.**Tipo III.* Rádio com ausência da epífise e hipoplasia proximal variável. Anomalias do carpo: ausência, hipoplasia, coalisão. Polegar hipoplásico.**Tipo IV.* Rádio ausente. Anomalias do carpo: ausência, hipoplasia, coalisão. Polegar hipoplásico.*

Defeito Longitudinal do Polegar – Hipoplasia do Polegar (Blauth, modificado por Manske)

1. *Tipo I.* Hipoplasia ligeira.
2. *Tipo II.* Ausência de músculos tenarianos, AMF instável, primeira comissura estreita.
3. *Tipo III A.* Ausência de músculos tenarianos, AMF instável, primeira comissura estreita. Ausência de musculatura extrínseca com ATM presente.
4. *Tipo III B.* + ausência da ATM.
5. *Tipo IV.* Polegar flutuante.
6. *Tipo V.* Polegar ausente.

Defeito de Formação Longitudinal da Ulna – Mão Torta Ulnar (Blayne, 1993, modificado por Manske)

1. *Tipo I.* Ulna moderadamente curta. Epífise presente.
2. *Tipo II.* Ulna presente na parte proximal, presença de *anlage*, curvatura do rádio, luxação da cabeça do rádio.
3. *Tipo III.* Ulna ausente, instabilidade do cotovelo, deficiência severa do carpo e dos dedos.
4. *Tipo IV.* Sinostose* radioumeral com o cotovelo em extensão, ulna habitualmente ausente, *anlage*, curvatura do rádio e mão olhando para trás (pronação).

Classificação de Cole e Manske, 1997, a partir do aspecto da mão
1. *Tipo A.* Polegar e primeira comissura normais.
2. *Tipo B.* Primeira comissura ligeiramente limitada e polegar normal.
3. *Tipo C.* Primeira comissura ligeiramente limitada e polegar anormal – extrínsecos, intrínsecos, rotação.
4. *Tipo D.* Polegar ausente.
   a. *Tipo 0.* A ulna é de tamanho normal. A anomalia é limitada à mão.
   b. *Tipo I.* A ulna é hipoplásica e curta. Epífises proximal e distal estão presentes.
   c. *Tipo II.* A porção distal da ulna é aplásica.
   d. *Tipo III.* A ulna é completamente aplásica, com o rádio como osso único no antebraço.
   e. *Tipo IV.* A ulna é completamente aplásica com sinostose do rádio com úmero, sem articulação do cotovelo.
   f. *Tipo V.* Deformidades proximais e distais. Glenoide hipoplásica. Único osso bifurcado distalmente. Ausência da articulação do cotovelo.

Classificação de Ogino e Kato, de acordo com o número de dedos faltando
1. *Tipo A.* Ausência quinto dedo.
2. *Tipo B.* Ausência do quinto raio.
3. *Tipo C.* Ausência do quarto raio.
4. *Tipo D.* Ausência dos terceiro, quarto e quinto raios.
2. *Tipo E.* Ausência dos segundo e quinto raios.

Defeito Mediano ou Central (Manske e Halikis, 1995)
1. *Tipo I.* Primeira comissura normal.
2. *Tipo II.* Primeira comissura ligeiramente limitada.
3. *Tipo III.* Primeira comissura severamente limitada.
4. *Tipo IV.* Sindactilia* polegar-indicador.
5. *Tipo V.* Comissuras reunidas entre a primeira e a fissura.
6. *Tipo VI.* Sem comissura, sem polegar, apenas raios ulnares.

Focomelia* (Carey, 1919)
1. Ausência dos ossos com mão ao tronco.
2. Ausência ou extrema hipoplasia dos ossos proximais, antebraço e mão colada ao tronco.
3. Ausência do antebraço com mão ligada ao úmero.

Artrogripose (Weeks, 1965)
1. *Grupo I.* Défice neuromuscular específico ou localizado na mão ou em uma parte do membro superior (pronação isolada, polegar na palma,* anomalia dos extensores).
2. *Grupo II.* Atrofia do ombro – ausência de abdução e rotação interna. Cotovelo rígido em extensão, punho fletido, dedos fletidos principalmente no nível das AMF. Polegar na palma.*
3. *Grupo III.* Associação sindrômica (Mennen, 1993)
   a. *Tipo flexível.* algum relevo muscular, fácil de corrigir, bom prognóstico.
   b. *Tipo rígido.* pouco músculo, deformação grave, prognóstico mais desfavorável.

Sindactilia Sindrômica (S)
1. Completa/incompleta (nível FP, FM, FD, IFM, IFD).
2. Única/múltipla (M).
3. Simples/complexa (sinostose distal).

4. Complicada:
   a. uma unha.
   b. clinodactilia.
   c. bifurcação arterial distal e indicação de sacrifício da artéria radial ou ulnar.
A. Apert
   a. *Tipo I.* Polegar e mínimo separados, acrossindactilia II-III-IV.
   b. *Tipo II.* Polegar separado e II a V acrossindactilia.
   c. *Tipo III.* Polegar junto na sindactilia – acrossindactilia de todos os dedos. Fusão ungueal.
1. Campodactilia (Barinka 1964, modificado por Foucher, 1990)
   a. *Tipo Ia.* Precoce e rígida.
   b. *Tipo Ib.* Precoce e flexível.
   c. *Tipo IIa.* Tardia e rígida.
   d. *Tipo IIb.* Tardia e flexível – manobra de Bouvier positiva.

2. Polegar na Palma (McCarrol, 1985)
   a. *Grupo 1.* Simples com amplitudes passivas completas.
   b. *Grupo 2.* Complexa com flexão-adução sem correção completa.

3. (Weckesser, 1969)
   a. *Grupo 1.* Extensores atenuados ou ausentes.
   b. *Grupo 2.* Extensores deficientes com contratura em flexão do polegar e do indicador, tipo artrogripose.
   c. *Grupo 3.* Todas as estruturas do polegar estão acometidas pela hipoplasia semelhante a Blauth II, III.
   d. *Grupo 4.* Não classificados, polidactilia radial.

4. Sinostose radioulnar (Cleary e Omer, 1985)
   a. *Tipo 1.* Evidência clínica da fusão com rádio normal.
   b. *Tipo 2.* Sinostose de pontos ósseos com rádio normal.
   c. *Tipo 3.* Sinostose, cabeça radial luxada.
   d. *Tipo 4.* Sinostose curta, cabeça do rádio deformada em cogumelo com subluxação anterior.

5. Sinostome metacarpiana (Foucher, 1999)
   a. Tipo em "U" – epífises paralelas:
      UA – simétricas;

UB – um metacarpo mais curto que o outro;
UC – metacarpo apertado, hipoplásico, dedos em parênteses.
b. Tipo em "Y" – epífises divergentes:
YA – simétricas;
YB – metacarpo hipoplásico.
c. Tipo em "I" – metacarpo aumentado:
IA – uma única articulação metacarpiana;
IB – duas articulações metacarpianas.
d. Tipo em "V" – epífises divergentes.
e. Tipo em "K" com convergência metacarpiana e do quinto metacarpo:
D(ivergentes);
P(aralelos);
S(indactilia).

Sinfalangismo
1. Falanges anormais.

Apêndice 36.3
- Incisões policização

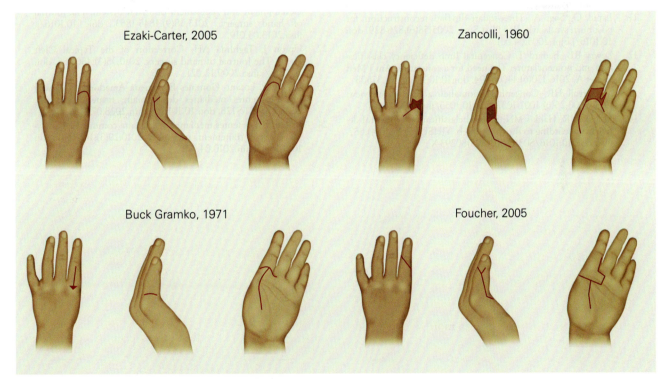

Referências Bibliográficas

1. Al-Qattan MM, Yang Y, Kozin SH. Embryology of the Upper Limb. The Journal of hand surgery. 2009;34(7):1340-1350. doi: 10.1016/j.jhsa.2009.06.013.
2. Bandoh Y, Yanai A, Seno H. The three-square-flap method for reconstruction of minor syndactyly. YJHSU. 1997;22(4):680-684. doi: 10.1016/S0363-5023(97)80128-1.
3. Buck-Gramcko D. Congenital malformations of the hand and forearm. July 2009:1-32.
4. Chung KC. Hand Clinics Congenital Hand Differences. Hand Clinics. 2009;25(2):ix-144. doi: 10.1016/j.hcl.2009.02.001.
5. Flatt AE. The Care of Congenital Hand Anomalies. C.V. Mosby; 1977.
6. Kay SPJ, Scheker LR. The Growing Hand. Mosby Incorporated; 2000.
7. Hung LK. Congenital Hand Anomalies: Principles of Management. JHS. November 2002;1-21.
8. Hyakusoku H, Akimoto M. The Square Flap Method. 2010;(Chap. 23):186-197. doi: 10.1007/978-3-642-05070-1-23.
9. Kumar P, Burton B. Congenital Malformations: Evidence-Based Evaluation and Management. 2007. doi: 10.1036/0071471898.
10. Langmann's Medical Embriology. 11th ed.
11. Lapid O, Sagi A. Three-square-flip-flap reconstruction for post burn syndactyly. Br J Plast Surg. 2005;58(6):826-829. doi: 10.1016/j.bjps.2005.04.001.
12. Lowry RB, Bedard T. Congenital limb deficiency classification and nomenclature: The need for a consensus. Am J Med Genet A. 2016;170(6):1400-1404. doi:10.1002/ajmg.a.37608
13. McCarroll HR. Congenital Anomalies: a 25-year overview. JHS. 2000;25(6):1007-1037. doi: 10.1053/jhsu.2000.6457.
14. Manske PR, Halikis MN. Surgical classification of central deficiency according to the thumb web. YJHSU. 1995;20(4):687-697. doi: 10.1016/S0363-5023(05)80293-X.
15. Oberg KC, Feenstra JM, Manske PR, Tonkin MA. Developmental Biology and Classification of Congenital Anomalies of the Hand and Upper Extremity. YJHSU. 2010;35(12):2066-2076. doi: 10.1016/j.jhsa.2010.09.031.
16. Ostrowski DM, Feagin CA, Gould JS. A three-flap web-plasty for release of short congenital syndactyly and dorsal adduction contracture. YJHSU. 1991;16(4):634-641.
17. Sénès FM, Catena N. Correction of Forearm Deformities in Congenital Ulnar Club Hand: One-Bone Forearm. The Journal of hand surgery. 2012;37(1):159-164. doi: 10.1016/j.jhsa.2011.10.027.
18. Swanson AB. A classification for congenital limb malformations. YJHSU. 1976;1(1):8-22. doi: 10.1016/S0363-5023(76)80021-4.
19. Tonkin MA. Classification of congenital hand anomalies. 2008;27(Suppl 1):S27-S34. doi: 10.1016/j.main.2008.08.001.
20. Tonkin MA. Description of congenital hand anomalies: a personal view. J Hand Surg Br. 2006;31(5):489-497. doi: 10.1016/j.jhsb.2006.05.013.
21. Tonkin MA, Tolerton SK, Quick TJ, et al. Classification of Congenital Anomalies of the Hand and Upper Limb: Development and Assessment of a New System. The Journal of hand surgery. 2013;38(9):1845-1853. doi: 10.1016/j.jhsa.2013.03.019.
22. Upton J, Taghinia AH. Correction of the Typical Cleft Hand. The Journal of hand surgery. 2010;35(3):480-485. doi: 10.1016/j.jhsa.2009.12.021.
23. Valenti P, Lozano Gonzales E, Vergara Amador E, Cogswell LK. Les fentes médianes de la main: revue de 33 cas. 2008;27:S121-S128. doi: 10.1016/j.main.2008.07.015.
24. Valenti P. Les fentes médianes de la main: comment les analyser et quel traitement proposer? 2010;29(3):147-154. doi: 10.1016/j.main.2010.04.001.

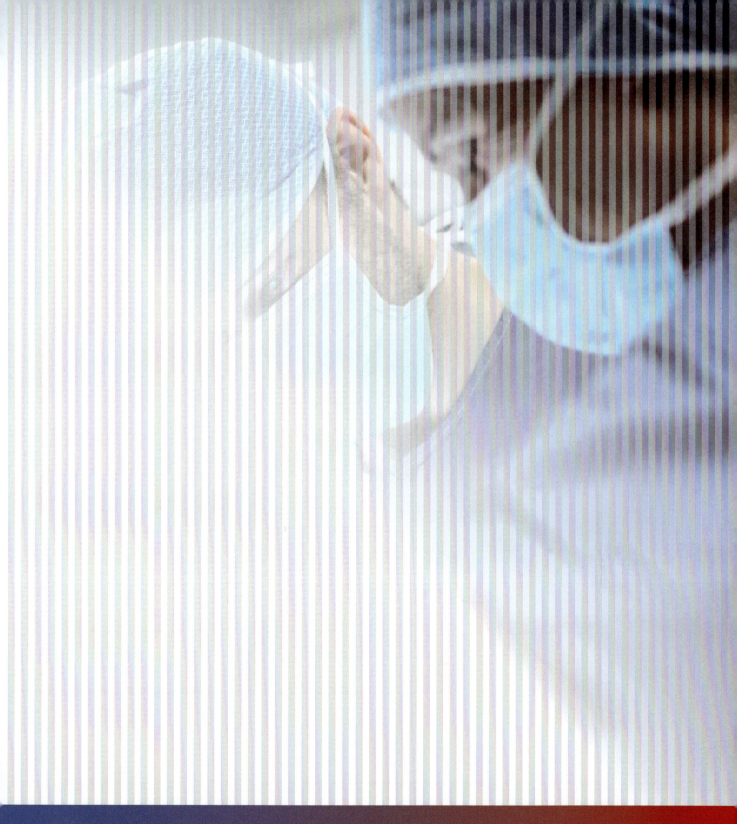

Parte 5
Cirurgia Reconstrutora da Cabeça e Pescoço

capítulo 37

Reconstrução das Partes Moles da Face e do Couro Cabeludo

AUTOR: José Goulart Furtado
Coautor: Guilherme Boabaid Furtado

Introdução

As lesões de partes moles da face e do couro cabeludo desafiam cada vez mais o cirurgião que atende um paciente traumatizado, pois a expectativa de bom resultado estético aumentou muito nos últimos anos. Dependendo do tipo de lesão, o paciente pode ter sua autoestima afetada por sequelas deste tipo de traumatismo. Os resultados finais, tanto funcionais como estéticos, podem ser aprimorados por condutas cirúrgicas adequadas. A maioria das lesões traumáticas em face decorre de acidentes automobilísticos – estatisticamente em torno de 80%, nos EUA – porém este índice vem declinando. No Brasil, nos últimos anos, com o uso obrigatório do cinto de segurança e a proibição do uso de álcool ao dirigir, esse índice diminuiu substancialmente. Outro fator etiológico do traumatismo de face em crianças e em adultos é a mordedura por cães; muito mais em crianças, onde 80% dos casos se localizam na face.

As lesões tumorais de pele vêm aumentando sua incidência na população mundial, e a maioria delas está localizada na face. Muitas vezes o tratamento oncológico correto causa deformidades complexas e de difícil reparação. O cirurgião plástico deve usar todo o seu conhecimento reconstrutor e julgamento estético para atingir o melhor resultado possível.

Anatomia Arterial da Face Aplicada à Confecção de Retalhos

Um estudo tridimensional da anatomia arterial de todo o corpo humano foi realizado por Chung Hak e cols., na Universidade de Keio, no Japão[4], e por Houseman ND & Taylor GI, na Universidade da Austrália[7]. Estes autores utilizaram técnicas de angiografia e ressonância magnética associada a injeções de um composto radiopaco gelatinoso de óxido de chumbo no sistema vascular de dez cadáveres frescos. Os autores conseguiram visualizar e fotografar com detalhes a microanatomia dos diferentes territórios vasculares da pele da face e do pescoço. Classificaram os vasos subdérmicos em três tipos, segundo seu trajeto e a conformação da rede arterial nos territórios vasculares da pele (Figura 37.1):

- *tipo 1*: vascularização longitudinal;
- *tipo 2*: vascularização *spot-light*;
- *tipo 3*: vascularização em círculos.

Sabe-se que o plexo subdérmico ou subpapilar é o mais superficial da pele, situando-se nas camadas papilar e reticular da derme. A rede profunda está situada na junção da porção reticular profunda da derme com a camada de tecido gorduroso subcutâneo; partem daí numerosas arteríolas se dirigem para a superfície, formando esses tipos de vascularização dérmica.

Na pele, as artérias terminais dos plexos do tipo 1 correm longitudinalmente, em forma de elipse. Os do tipo 2 têm uma artéria terminal central que se irradia com seus ramos em todas as direções e os do tipo 3 possuem várias artérias profundas de curto trajeto que se irradiam em pequenos círculos. Estes plexos dérmicos formam diferentes territórios vasculares na face e constituem um conhecimento valioso para a confecção de retalhos.

Ainda, as anastomoses destes plexos com os adjacentes, formam uma linha vascular que coincide na superfície da pele com as linhas de tensão descritas por Kraissl[1,2] (Figura 37.2).

PARTE 5 – CIRURGIA RECONSTRUTORA DA CABEÇA E PESCOÇO

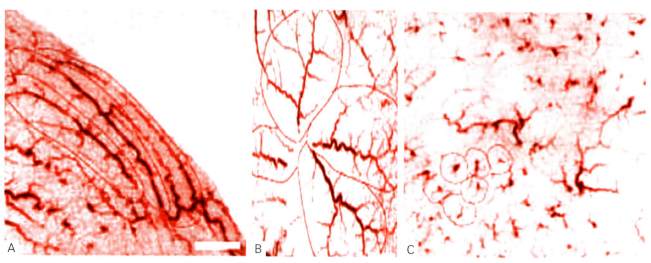

FIGURA 37.1 – Tipos de vascularização dérmica da face. **A)** Tipo 1: vascularização longitudinal; **B)** Tipo 2: vascularização tipo *spot-light*; e **C)** Tipo 3: vascularização em círculos (Fonte: Referências 4 e 7).

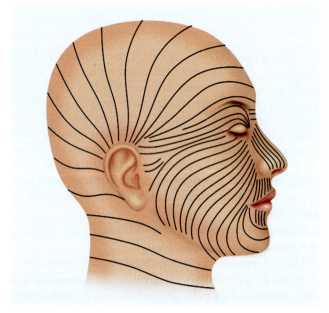

FIGURA 37.2 – Linhas de tensão cutânea da face, segundo Kraissl.

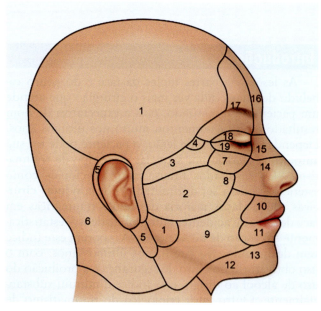

FIGURA 37.3 – Unidades estéticas da face.

Assim, o desenho de retalhos cutâneos na face deve obedecer à direção das linhas de tensão (força) da pele, para se ter melhor fluxo sanguíneo, drenagem linfática e resultado estético. Quando, na confecção de um retalho, as incisões cirúrgicas cruzam estas linhas de força, o fluxo arterial e a drenagem do plexo dérmico são interrompidos, provocando edema e retenção venosa, que podem acarretar isquemia vascular, sofrimento e necrose do retalho.

Territórios vasculares da face

Os diversos pedículos vasculares da face e suas anastomoses formam territórios vasculares, que pedem ser esquematizados na Figura 37.3.[6,7]

Curiosamente, nota-se que os limites dos territórios vasculares coincidem, em alguns casos, com as denominadas unidades estéticas da face.

Os territórios vasculares de maior interesse nas cirurgias da face são os das artérias temporal superficial, occipital, facial, labial superior e inferior, supratroclear, supraorbitária e palpebral superior e inferior.

Territórios vasculares do couro cabeludo

A distribuição arterial superficial da pele no couro cabeludo é do tipo 1. Nela, os vasos dérmicos correm longitudinalmente com a pele (Figura 37.1A).

CAPÍTULO 37 – RECONSTRUÇÃO DAS PARTES MOLES DA FACE E DO COURO CABELUDO

Estudos angiográficos[4-7] revelaram, no couro cabeludo, uma grande rede de anastomose dos ramos arteriais occipital, auricular posterior e temporal superficial da carótida externa com os ramos das artérias supratroclear, supraorbital e dorsal nasal da carótida interna, especificamente nas regiões frontal, parietal, auricular posterior, asa nasal e lábio superior (Figura 37.4).

Aplicações Clínicas

Lesões traumáticas da face

• Orelha

Na reconstrução do pavilhão auricular pós-traumatismos devemos estar atentos a dois elementos fundamentais: o arcabouço cartilaginoso e o revestimento cutâneo. Segundo alguns autores, entre eles Juarez Avelar, quando no traumatismo há perda do arcabouço cartilaginoso, devemos substituí-lo, não sendo indicada a reconstrução pós-traumática com reimplantação da cartilagem amputada. Devem ser tomados cuidados intensivos com a ferida na fase aguda, e somente após a cicatrização deve ser completada a reconstrução. O melhor componente para a reconstrução da orelha é o tecido cartilaginoso costal retirado do mesmo paciente. Não são indicados enxertos homólogos, singeneisógenos ou mesmo isógenos, por conta da sua total reabsorção.

Em relação ao revestimento cutâneo, deve-se, na fase aguda, proceder à sua mínima manipulação pois, se excessiva, acrescenta trauma ao tecido, aumentando o tecido fibrótico cicatricial local e dificultando a reconstrução.

Examinando o caso de traumatismo do pavilhão auricular (Figura 37.5A), observamos um retalho condrocutâneo longo e de base estreita; este retalho somente é viável porque possui nutrição arterial direta dos ramos da artéria auricular em sua base – trata-se de vascularização do tipo 1 (longitudinal) – o que garantiu bom resultado pós-operatório (Figuras 37.5B e C).

As lesões traumáticas de orelha geralmente são suturadas em plano único. Via de regra, não são necessárias suturas internas nas cartilagens. A sutura da pele mantém as cartilagens alinhadas. Os maiores problemas neste tipo de lesão são o hematoma e a condrite. O hematoma deve ser evacuado tão logo possível, para evitar espessamentos e infecção local. A infecção, quando diagnosticada, deve ser tratada com antibioticoterapia sistêmica e drenagem de qualquer coleção purulenta, para evitar a condrite e a consequente destruição da cartilagem. As lacerações de pavilhão auricular geralmente são pouco dolorosas, servindo este sintoma, quando exacerbado, para alertar quanto à possibilidade de hematoma ou infecção.

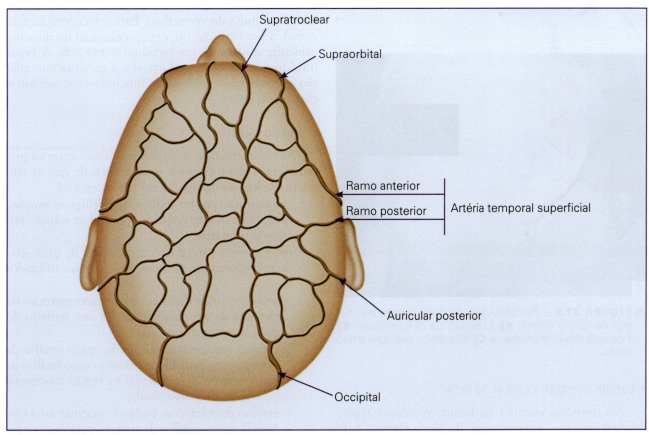

■ **FIGURA 37.4** – Esquema da distribuição vascular do couro cabeludo.

PARTE 5 – CIRURGIA RECONSTRUTORA DA CABEÇA E PESCOÇO

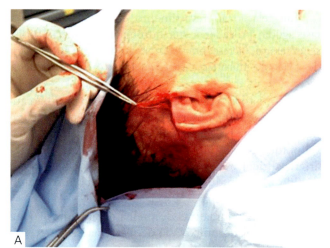

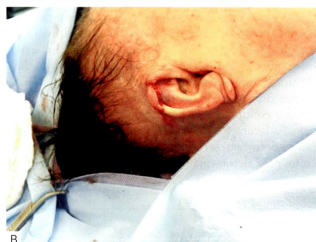

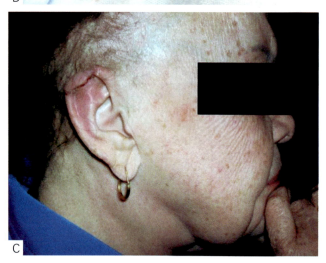

FIGURA 37.5 – Reconstrução de deformidade traumática de orelha direita. **A)** Extensão da deformidade; **B)** Pós-operatório imediato; e **C)** Resultado pós-operatório tardio.

de retalhos em ilha. A eficiente vascularização profunda dos retalhos é consequência de dezenas de pedículos centrais do plexo dérmico, originários de anastomoses das artérias faciais, zigomática, infraorbitária e outras da região central da face. Na região do lábio deve respeitar a manutenção de pedículo vascular profundo ao plexo subdérmico, e os retalhos em ilha devem ser confeccionados em dimensões menores para maior segurança. Considerando o trajeto curto destes vasos, nos retalhos traumáticos do lábio e do vermelhão poderá ocorrer sofrimento, por comprometimento da vascularização dérmica que emerge da artéria orbicular do lábio (ramo da facial) e se espalha em círculos na superfície, não se dispondo longitudinalmente ao eixo vascular. É o que podemos observar no caso da Figura 37.6, com traumatismo da região central da face, nariz, lábio superior e comissura labial, onde houve a secção completa de toda a distribuição do plexo arterial das artérias facial e nasal. Uma única artéria orbicular do lábio superior é a responsável pela nutrição dos diversos retalhos que se formaram pelo traumatismo do lábio superior. A difícil drenagem dos retalhos labiais por secção dos linfáticos e da rede venosa resultou em edema e necrose superficial cutânea. O resultado final pode ser esteticamente incrementado por enxerto condrocutâneo na base nasal esquerda e tratamento com laser CO_2 (Figura 37.7).

Um aspecto importante na reconstrução das deformidades traumáticas dos lábios é a aproximação meticulosa das camadas anatômicas, principalmente a musculatura e a linha do vermelhão. Para a recuperação funcional, a reconstrução ou a reaproximação do músculo orbicular do lábio é fundamental (Figura 37.8). A perda involuntária de saliva (sialorreia) e a paralisia muscular são as principais complicações funcionais nas reconstruções destas lesões.

• **Região nasal**

As reconstruções da região nasal estão entre os procedimentos reconstrutores mais antigos de que se têm relato. Podem ser agrupadas em três categorias:
- reconstrução por procedimentos cirúrgicos simples, quando há defeito pequeno, passível de solução por suturas primárias;
- reconstrução parcial do nariz através de uma série de procedimentos, entre os quais os mais utilizados são:
  – enxerto condrocutâneo: para a reconstrução de defeitos de asa nasal de até 1,5 cm, retirado do polo superior da orelha;
  – retalho nasogeniano: utilizado como retalho de rotação com pedículo superior e como retalho de avançamento para defeitos na região nasogeniana e parte do dorso nasal;
  – retalho glabelar: com pedículo vascular axial unilateral, como retalho de rotação para dorso e parede lateral nasal;

• **Lábios e região central da face**

No território vascular da hemiface, lábio e região cervical posterior, a distribuição do plexo dérmico é do tipo 2. Esta distribuição vascular favorece a confecção

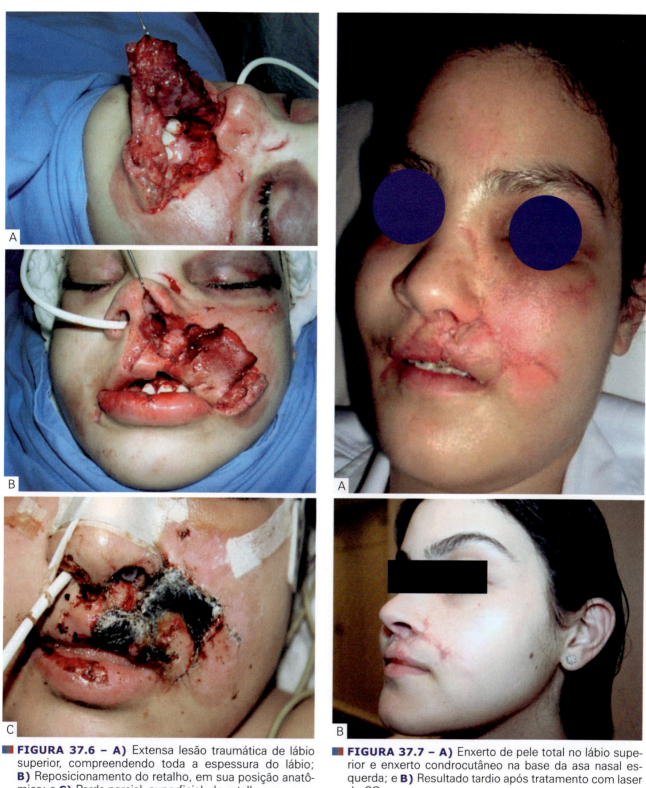

FIGURA 37.6 – A) Extensa lesão traumática de lábio superior, compreendendo toda a espessura do lábio; **B)** Reposicionamento do retalho, em sua posição anatômica; e **C)** Perda parcial, superficial, do retalho.

FIGURA 37.7 – A) Enxerto de pele total no lábio superior e enxerto condrocutâneo na base da asa nasal esquerda; e **B)** Resultado tardio após tratamento com laser de CO_2.

PARTE 5 – CIRURGIA RECONSTRUTORA DA CABEÇA E PESCOÇO

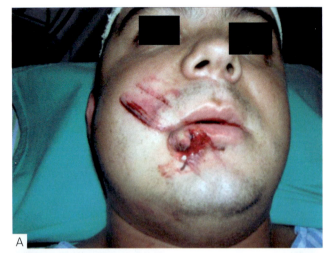
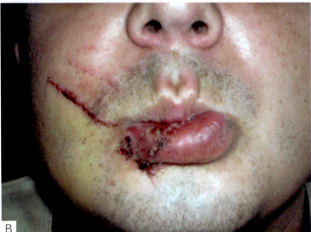
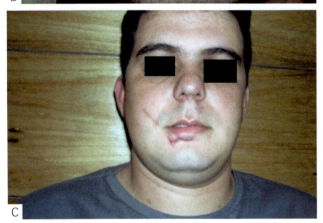

FIGURA 37.8 – A) Lesão traumática de lábio inferior, sem perda de substância; **B)** Aspecto da reconstrução imediata e **C)** Resultado em médio prazo.

sobre si mesmos, poderão reconstruir o forro nasal – a face cruenta será coberta pelo retalho frontal, que poderá se estender até a região da ponta nasal. O pedículo do retalho frontal paramediano pode ser seccionado em torno de 30 dias. Exemplificamos este procedimento com o caso clínico da Figura 37.9, que apresenta uma sequela grave de queimadura profunda, com extensas deformidades faciais, destacando-se a perda do arcabouço ósseo do nariz (nariz em sela) e a retração cicatricial da face. Foi efetuada total remoção do tecido cicatricial da pirâmide nasal, com exposição das fossas nasais. O septo osteocartilaginoso pôde ser mantido e serviu de suporte para o retalho frontal, sustentando sua parte mediana e extremidade distal, propiciando a reconstrução do dorso, asas e columela. A área frontal doadora do retalho foi enxertada com pele de média espessura. É importante frisar que, na impossibilidade de reconstruir o forro nasal com retalhos laterais paranasais, a face cruenta e profunda do retalho frontal pode ser enxertada com pele de meia espessura, que irá constituir o forro nasal.

- reconstrução total do nariz, na qual utilizar vários métodos:
  - expansor de pele, para aumentar a área de pele glabra disponível na região frontal;
  - retalhos múltiplos por avanço direto;retalho frontal em forma de "gaivota";retalho do escalpo.

Região cervical anterior

Na região cervical anterior, a superfície cutânea é vascularizada diretamente do músculo platisma, por artérias de 0,5 mm, que são ramos das artérias occipital, facial e submentoniana. Este tipo de vascularização na região cervical anterior proporciona a confecção de retalhos miocutâneos de grande segurança, que podem corrigir deformidades estéticas e funcionais da região, possibilitando a restauração da mobilidade cervical. Alguns autores classificam este tipo de retalho como retalho fasciocutâneo do músculo platisma, pela sua característica de nutrição.[7]

No caso da Figura 37.10, mostramos uma sequela de queimadura. A vascularização da área cicatricial de retração deve-se principalmente a pequenas artérias que se originam diretamente do músculo platisma. A incisão inicial deve ser realizada na zona de maior retração. Realizamos então amplo desbridamento desta área, até a completa extensão cervical. Os retalhos laterais miocutâneos do platisma são descolados, com a completa liberação da retração cervical. Estabelece-se assim o tamanho real da área de perda cutânea. Os retalhos miocutâneos são reposicionados e procede-se à enxertia cutânea, respeitando a unidade estética da face. Esta técnica é conhecida como "degola cervical".

- retalho biológico de Esser: utilizado para reconstrução de defeitos no canto interno da pálpebra;
- retalho geniano: fornece tecido para reconstrução de pequenas lesões em várias áreas do nariz.
- retalho frontal paramediano: é o retalho mais prático para a cobertura do dorso nasal; pode ser associado aos retalhos paranasais que, dobrados

CAPÍTULO 37 – RECONSTRUÇÃO DAS PARTES MOLES DA FACE E DO COURO CABELUDO

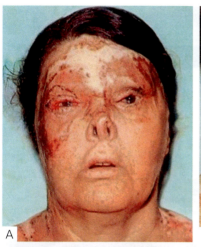 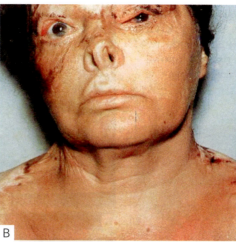 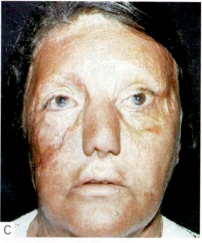

FIGURA 37.9 – A) Paciente com sequela de queimadura profunda da face, com ectrópio cicatricial das pálpebras superior e inferior e exposição conjuntival do globo ocular; **B)** Nota-se a destruição do dorso nasal com perda do arcabouço ósseo do nariz (nariz em sela) e também a retração cicatricial da face e perda do pavilhão auricular direito; e **C)** Resultado pós-operatório após os procedimentos descritos no texto.

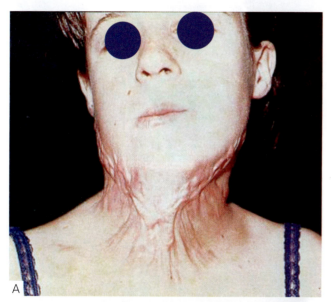 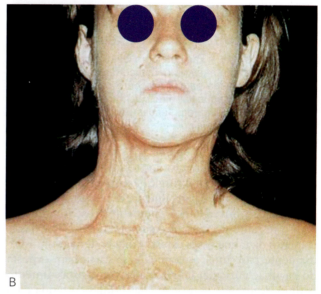

FIGURA 37.10 – Retração cervical cicatricial pós-queimadura. **A)** Aspecto pré-operatório. Nota-se a perda do contorno do arco da mandíbula; e **B)** Resultado após o reposicionamento muscular e a enxertia cutânea.

- **Lesões de toda a hemiface**

A maioria das lesões que acomete toda a hemiface ou a face é consequência de trauma de alto impacto decorrente de acidente automobilístico. A multiplicidade de lesões nestes pacientes politraumatizados, por vezes potencialmente fatais e que, portanto, têm prioridade de tratamento, acabam por retardar a atenção às lesões de parte moles da face e do couro cabeludo. Este fator pode contribuir negativamente para o resultado final. A anamnese detalhada, com mecanismo de lesão, intensidade das forças, procedimentos de resgate, bem como as condições de saúde prévias contribui sobremaneira para o direcionar o atendimento. Após as prioridades de atenção (vias aéreas, respiração, circulação, etc.), no exame clínico direcionado (secundário) podemos notar sinais tais como: edema importante, que pode sugerir fratura de ossos da face; dorso nasal em sela e telecanto podem ocorrer devido a trauma na região naso-orbitária; alterações de oclusão; equimose periorbitária; desvios nasais; lacerações de partes moles; exposição de cartilagem e osso; lesões de ramos dos nervos facial e trigêmeo; enoftalmia, oftalmoplegia e, eventualmente, diplopia podem denunciar fratura de órbita; lesão de parótida e dueto parotídeo. Os exames de imagem contribuem de maneira primordial para avaliar a extensão das lesões do paciente com traumatismo de face; destacam-se, entre estes, a tomografia computadorizada. Exemplificamos este tipo de traumatismo com o caso da **Figura 37.11**, que apresentava as seguintes deformidades: avulsão da cobertura cutânea da hemiface direita e região cervical anterior; perda parcial do couro cabeludo; perda total do pavilhão auricular direito; fratura óssea temporal e infecção secundária das lesões (*Pseudomonas aeruginosa* e *Escherichia coli*).

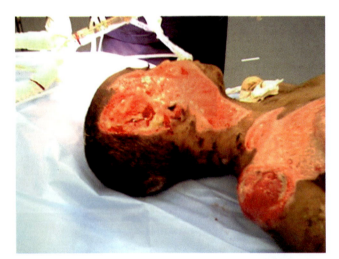

FIGURA 37.11 – Paciente com lesão por arrancamento da cobertura cutânea da hemiface direita e região cervical anterior. Perda parcial do couro cabeludo. Perda total do pavilhão auricular direito – fratura óssea temporal. Infecção secundária das feridas por *Pseudomonas aeruginosa* e *Escherichia coli*.

Após o desbridamento dos tecidos desvitalizados, a primeira preocupação cirúrgica é a cobertura da exposição óssea. Cobrimos parcialmente o osso temporal com aproximação dos retalhos cutaneopilosos, juntamente com o restante do músculo temporal, para evitar dessecamento da tábua óssea externa, que poderia evoluir tardiamente para uma osteomielite. A cartilagem exposta do pavilhão auricular foi ressecada, como procedimento padrão, realizando-se a sutura das bordas da ferida para prevenir uma indesejável condrite infecciosa. Em um segundo tempo operatório retiramos enxerto de pele da área dos membros inferiores e com ele cobrimos a área granulada das feridas da região cefálica. Os enxertos laminares foram destinados à face, enquanto para a região do couro cabeludo (menos nobre) optamos pelo enxerto em rede (Figuras 37.12A e B).

Após estes tempos cirúrgicos de fase aguda e subaguda, o grande objetivo da reconstrução passou a ser a substituição dos enxertos de pele por retalhos. Para completar a reconstrução da região cefálica procedemos à expansão do couro cabeludo nas regiões occipital e frontal (Figura 37.13A). Conseguimos um bom avançamento dos retalhos do couro cabeludo para a região temporal e definimos parcialmente a linha de implantação do cabelo (Figura 37.13B). Em seguida, confeccionamos, na área cervical posterior, um retalho quadrado de base superior, para avançar sobre a região cervical anterior, hemiface

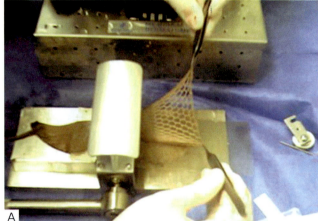

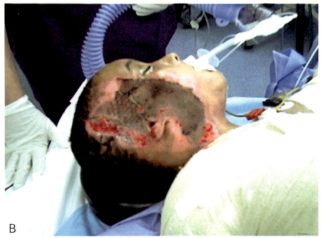

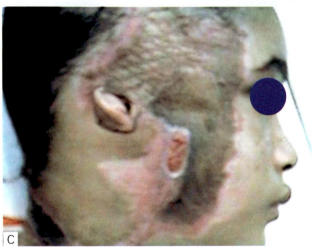

FIGURA 37.12 – A) Aspecto da confecção do enxerto laminar em malha. **B e C)** Resultado parcial após a integração do enxerto.

e região auricular. A área doadora do retalho na região cervical posterior foi enxertada com enxerto cutâneo laminar (Figura 37.13C). Para cobrir a região inferior da face fizemos a expansão do retalho cervical. O retalho cervical pôde ser expandido com segurança, por possuir vascularização já autonomizada; entretanto, a expansão não pode ser rápida por se tratar de pedículo vascular único. Neste caso, o aumento de volume foi de 20% do volume final do expansor a cada 10 dias. A excelente nutrição do retalho cervical permitiu o seu grande avançamento sobre a face. Conseguimos, com esta expansão, cobrir uma grande área na região inferior da face e parte do pescoço, removendo quase a totalidade da área enxertada (Figuras 37.13D-G).

- **Região frontal e couro cabeludo**

No desenho e na confecção dos retalhos cutâneos nestas regiões, devemos levar em conta a distribuição longitudinal do plexo arterial dérmico (Figura 37.1A). Os retalhos devem ser planejados com seu pedículo vascular nas proximidades dos grandes vasos arteriais previamente citados, e que nutrem as regiões dos territórios vasculares do couro cabeludo (Figura 37.4). Comprovamos em nossas observações os resultados obtidos por cirurgiões plásticos ao longo de dezenas de anos de prática cirúrgica; nos retalhos cutaneospilosos do couro cabeludo devemos sempre obedecer ao princípio de manter a base dos retalhos em direção anteroposterior no território das artérias occipitais e frontais, e em direção laterolateral quando o pedículo arterial for a artéria temporal superficial (Figura 37.4). O desenho das extremidades destes retalhos deve ser preferencialmente arredondado, para prover maior contato no deslizamento das bordas da ferida no movimento lateral e para harmonizar a nutrição das bordas do retalho, por conta da vascularização longitudinal. As incisões cirúrgicas nesta região devem obedecer, preferencialmente, a uma direção anteroposterior, paralela ao maior eixo de nutrição vascular, tanto para a confecção de grandes retalhos como para a colocação de expansores. Uma incisão transversal pode comprometer a nutrição e utilização de grandes retalhos. Exemplificamos nossa conduta com o caso da Figura 37.14. Trata-se de sequela de queimadura com perda da meta-

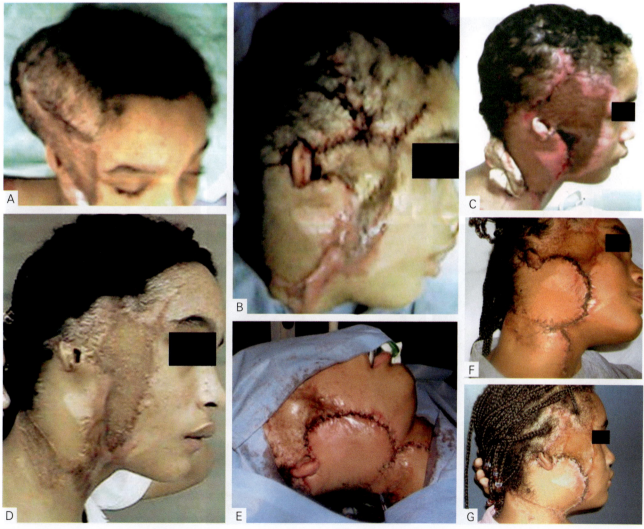

FIGURA 37.13 – A) Expansão parcial do retalho do couro cabeludo; **B)** Rotação do retalho piloso expandido; **C)** Resultado após a rotação do retalho cervical para a face; **D)** Aspecto do mesmo paciente antes da expansão do retalho cervical; **E)** O retalho cervical foi expandido; **F)** Rodado para a reconstrução da hemiface e **G)** Resultado final.

PARTE 5 – CIRURGIA RECONSTRUTORA DA CABEÇA E PESCOÇO

de da cobertura pilosa da região cefálica (Figuras 37.14A e B). Realizamos expansões da área pilosa remanescente (Figuras 37.14C-E). Após 40 dias de expansão do couro cabeludo, os implantes foram retirados. Retalhos foram confeccionados com base occipital e frontal e depois deslizaram lateralmente para a área glabra cicatricial, propiciando a retirada de quase toda a área cicatricial (Figuras 37.14F e G). É importante ressaltar que no couro cabeludo os retalhos expandidos não permitem grande maleabilidade. Deve ser evitada a tensão na sutura dos retalhos, para prevenir cicatrizes alargadas e perda de folículos pilosos, assim como incisões relaxadoras na face profunda dos retalhos expandidos, de muito risco após serem submetidos a grandes expansões.

Lesões tumorais da face
• Região nasal e periorbitária

enquanto a reconstrução parcial nasal presta-se na maioria das vezes à preocupação estética, exceto em grandes ressecções, as reconstruções de região periorbitária concernem fundamentalmente ao aspecto funcional, uma vez que inúmeras complicações podem advir de má função palpebral, que podem culminar com a perda da função visual do globo desprotegido. Nesta região empregamos com maior frequência o retalho frontonasal ou glabelar. Em nossa opinião, é o mais prático dos retalhos da face, com amplo uso para a reconstrução do canto interno da órbita, parede lateral do nariz e terço interno das pálpebras. O desenho original tem alcance limitado ao dorso nasal, mas pode ser planejado, de modo a se ampliar ao dorso nasal (Reiger) ou até mesmo tomar a extensão de um retalho do tipo indiano. Composto por pedículo arterial axial, pode ser rodado em um único tempo operatório; é útil à cobertura óssea da região nasal e orbitária que, no caso de ressecções extensas de tumores malignos, exige a remoção de periósteo e, muitas vezes, do tecido ósseo; proporciona bons resultados estéticos e funcionais. Sua base arterial é contralateral

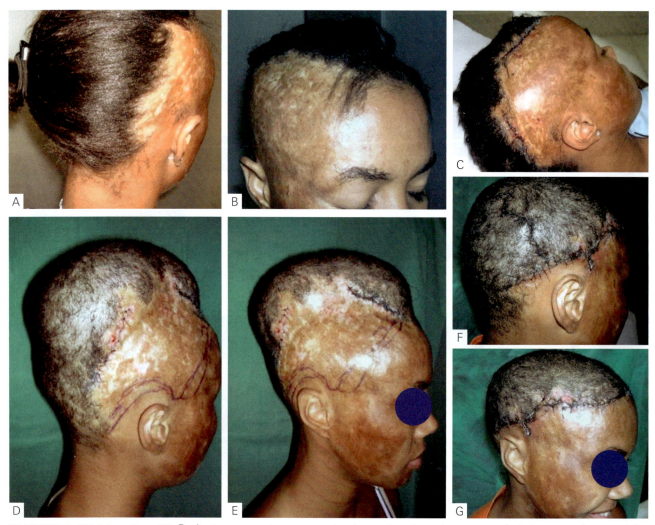

■ **FIGURA 37.14 – A e B)** Paciente com extensa sequela de queimadura de couro cabeludo, no pré-operatório; **C e D)** Expansão intermediária do couro cabeludo; **E e F)** Expansão final e planejamento da rotação dos retalhos pilosos; e **G)** Resultado final do procedimento.

CAPÍTULO 37 – RECONSTRUÇÃO DAS PARTES MOLES DA FACE E DO COURO CABELUDO

ao defeito e o seu desenho em ângulo agudo facilita a sutura das bordas da área doadora (Figuras 37.15A-C).

Outro retalho muito utilizado, principalmente para ponta nasal, é o nasolabial. Pode ser empregado com pedículos cutâneo ou subcutâneo (em ilha). Tem arco de rotação amplo, permitindo a reconstrução de todas as camadas da asa nasal e do próprio forro nasal (Figura 37.16A-E).

Outras opções de retalhos locais para reconstrução de defeitos nasais incluem o romboide, o retalho em

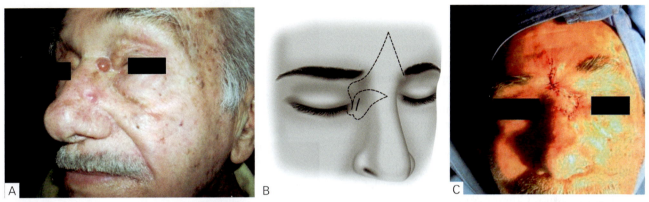

FIGURA 37.15 – A) Tumor maligno em região da raiz do dorso nasal e canto palpebral interno recidivado; **B)** Esquema do retalho frontonasal programado para o fechamento da lesão após a retirada do tumor; e **C)** Aspecto pós-operatório imediato.

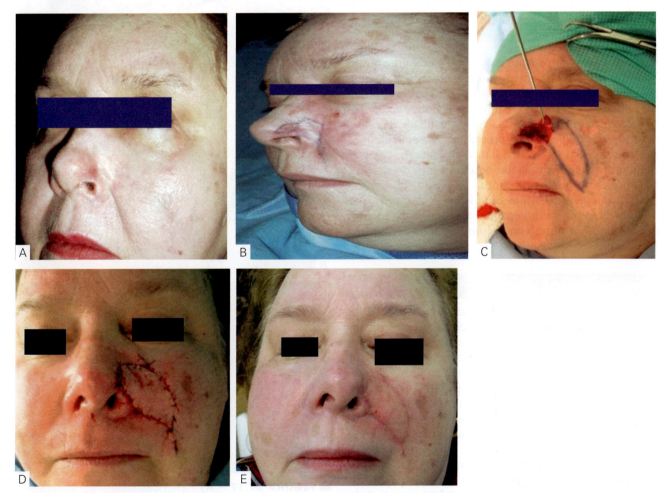

FIGURA 37.16 – A) Tumor basocelular de asa nasal esquerda, recidivado; **B)** Limites da lesão delimitados no peroperatório; **C)** Desenho do retalho em ilha da região do sulco nasolabial; **D)** Retalho migrado; enxerto de cartilagem conchal fixado na ponta nasal; e **E)** Resultado final.

PARTE 5 – CIRURGIA RECONSTRUTORA DA CABEÇA E PESCOÇO

bandeira ou unilobado, o retalho bilobado e o retalho de avançamento do dorso (Rintala). Pode ser necessária a combinação de várias técnicas e táticas para reconstruir a anatomia com pele mais próxima e, portanto, mais similar possível, além de tentar preservar as subunidades estéticas da região, respeitando relevos e sulcos.

• Região palpebral e geniana

A reconstrução palpebral pode ser tão simples quanto a ressecção pentagonal e a síntese direta ou tão complexa quanto a associação de enxertos compostos (condrocutâneos) com retalhos locais e regionais simples ou compostos (Fricke, Tripier, Mustarde, miotarsoconjuntival). Em grande parte das vezes, a boa reconstrução requer também procedimentos que garantam a sustentação das pálpebras, como cantoplastias e cantopexias. O retalho geniano de avançamento em ilha pode ser utilizado para a reconstrução da pálpebra inferior, mesmo em defeitos de toda a espessura. Como a área do retalho é do tipo vascular 2, normalmente encontramos um pedículo arterial profundo para cada centímetro quadrado da sua área cutânea. Por isso, o seu pedículo arterial profundo deve corresponder a cerca de 2/3 da área total do retalho. Para permitir a sua migração no sentido cefálico, o terço inferior do retalho deve ser amplamente liberado. As bordas da ferida do ângulo caudal da área doadora são suturadas por aproximação direta, como um grande V-Y (Figuras 37.17A-C). Para assegurar a sustentação principal do peso do retalho, devem-se suturar suas extremidades laterais aos ligamentos palpebrais laterais e ao periósteo da região orbitária lateral, com a finalidade de evitar o ectrópio pós-operatório (procedimento semelhante a uma cantopexia). Além disso, uma sustentação complementar deve ser realizada nas bordas laterais do retalho, fixando-o com pontos profundos ao tecido subcutâneo gradativamente no sentido caudocranial, de forma que ao final da sutura a borda palpebral repouse suavemente e sem nenhuma tensão na sua união com a conjuntiva palpebral.

Cirurgia Estética da Face

É importante ressaltar que na ritidoplastia facial toda esta distribuição arterial na superfície da pele de origem profunda será lesionada quando do descolamento subcutâneo da pele. Com esta interrupção, a distribuição arterial do retalho passará a ser realizada ao longo da pele e com certa dificuldade. Na região pré-auricular, toda a vascularização arterial da pele é interrompida pelas incisões temporal, pré-auricular, infra-auricular e retroauricular (mastóidea). Ao retalho facial descolado resta somente, na região central da face, uma vascularização arterial superficial suprida pelos ramos da artéria facial e pelo rico plexo dérmico perfurante das áreas paranasal, perioral e mentoniana, provenientes da área móvel da face, onde estão os músculos da expressão facial. Se o descolamento subcutâneo da face se estender além da

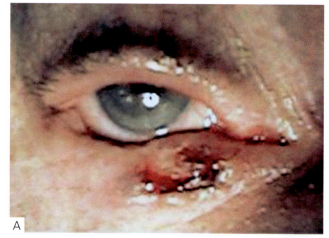

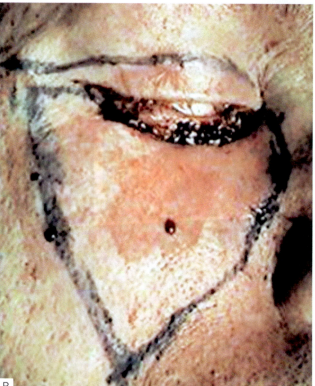

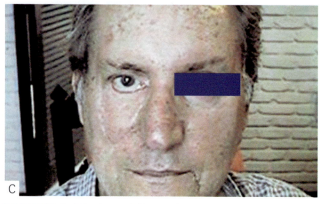

FIGURA 37.17 – A) Tumor basocelular comprometendo toda a espessura da metade interna da pálpebra inferior; **B)** Programação de retalho em ilha de região geniana; e **C)** Resultado pós-operatório.

região orbitária e do sulco nasolabial, corre-se o risco de lesar vasos perfurantes deste plexo profundo e ocasionar sofrimento vascular da pele e até mesmo necrose.

Deve-se, portanto, ter atenção especial com os pacientes candidatos à ritidoplastia facial que tenham sofrido queimaduras ou traumatismos graves na região dos terços médio e inferior da face, ou ainda os que tenham sido submetidos à radioterapia e apresentem arterites por doenças autoimunes, tabagistas ou qualquer outra lesão que ocasione danos irreparáveis à microcirculação. Na cirurgia da ritidoplastia facial profunda, a pele é somente descolada em cerca de 4 a 5 cm. A proteção do retalho facial se faz com a incorporação do SMAS, que é dissecado junto com a pele. Mesmo quando esta dissecção profunda abaixo do SMAS se estende até o músculo zigomático, preserva-se o plexo vascular superficial da área móvel da face. Desta maneira é preservada a vascularização superficial de toda a face.

Considerações Finais

Os retalhos locais da face são usualmente elevados em plano superficial aos músculos faciais, para prevenir lesões nervosas. Esta manobra cirúrgica causa interrupção do suprimento sanguíneo dos vasos perfurantes, e a vascularização do retalho fica dependente exclusivamente do plexo arteriovenoso dérmico. Daí a importância de se conhecer bem esta distribuição vascular. Na área móvel da face, sobre os músculos da expressão facial, a pele apresenta uma distribuição da rede arterial intensa de vasos, como nos músculos zigomático, frontal, prócerus, corrugador, orbicular das pálpebras, orbicular dos lábios, platisma e outros na região do pescoço. Nestas áreas podemos confeccionar retalhos com uma rica rede vascular, tanto para retalhos com pedículos cutâneos quanto para retalhos com pedículos subcutâneos (em ilha).

Na área fixa da face, que possui pouco movimento muscular, como na região onde está situado o SMAS, a glândula parótida e o músculo masseter, a rede vascular dérmica é do tipo 2, com pouca vascularização profunda. Nestas áreas devemos ser mais cuidadosos na elaboração de retalhos e evitar a confecção de retalhos em ilha. Finalmente, cabe registrar que cada tipo de defeito na face requer uma consideração individual para o planejamento do retalho cutâneo a ser confeccionado. Deve-se levar em conta o tamanho, a localização, as condições da pele local e da circunvizinha. A idade e o sexo também são fatores importantes e devem ser considerados. Pacientes idosos, pela flacidez e menor espessura da pele, permitem melhor uso de técnicas de transposição e rotação de retalhos e cursam com cicatriz menos evidente, o que amplia a escolha das áreas doadoras.

Referências Bibliográficas

1. Kraissl CJ. The selection of appropriate lines for elective surgical incisions. Plast Rec Surg. 1946;8(l):1-28.
2. Kraissl CJ, Conway H. Excision of small tumours of the skin of the face with special reference to the wrinkles lines. Plast Rec Surg. 1949;25(4):592-600.
3. Stegman SJ. Guidelines for placement of elective incisions. Cutis. 1976;1895(5):723-726.
4. Hak C. Arterial anatomy of subdermal plexus of the face. Keio J Med. 2001;50(l):31-34.
5. Taylor GL, et al. The vascular ti experimental study and clinical. Surg. 1987;40:113-141.
6. Rees MJ. A simplified lead oxid technique. Plast Rec Surg. 1986;7(77):141-145.
7. Houseman ND. The angi-neck anatomy study a clinical. Surg. 2000;105:2287-2313.
8. Altinyollar H. Lynphatic ma lynphadenectomy in early stagi. Exp Clin Cancer Res. 2000;19(2):141-144.

capítulo 38

Ectrópio Palpebral

AUTOR: Sergio Lessa

Ectrópio Palpebral

O ectrópio palpebral é caracterizado pela eversão da margem palpebral e perda de contato da pálpebra com a superfície ocular. Esta alteração da posição é geralmente encontrada na pálpebra inferior. Entre os diversos tipos de ectrópio, são observados os ectrópios congênito, mecânico, paralítico, cicatricial e o senil. O ectrópio difere da retração palpebral, pois neste caso não há perda de contato entre o olho e a pálpebra, e sim alteração da posição palpebral.

Etiologia

Uma diversidade de fatores contribui para o desenvolvimento do ectrópio. Perda da lamela anterior, flacidez tarsoligamentar, enfraquecimento do músculo orbicular palpebral e a desinserção dos retratores da pálpebra inferior, isoladamente ou em conjunto, conduzem às alterações da posição palpebral.[1]

Apresentação clínica e avaliação do paciente

Os pacientes com ectrópio palpebral inferior apresentam sintomas relacionados com a exposição ocular ou conjuntival, alterações cosméticas ou disfunções lacrimais. A irritação ocular é devida a exposição, incapacidade de oclusão e piscamento alterado. Quando a pálpebra inferior está francamente evertida, a conjuntiva palpebral se torna irritada, eritematosa e queratinizada (Figura 38.1). A alteração da posição do ponto lacrimal provoca epífora frequente.

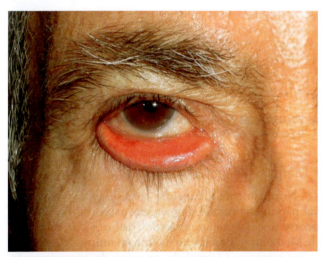

FIGURA 38.1 – Ectrópio palpebral conjuntiva tarsal completamente evertida, apresentando eritema e queratinização.

O ectrópio senil é geralmente progressivo, iniciando com eversão do ponto lacrimal, ectrópio medial e finalmente ectrópio completo da pálpebra (Figuras 38.2 e 38.3).

O ectrópio cicatricial pode se desenvolver gradual ou abruptamente, como nos casos de trauma ou cirurgia. O ectrópio paralítico pode se apresentar nos pacientes com história de paralisia facial. Atenção específica deve ser dada em relação a margem palpebral, lamelas anterior e posterior, posição cantal e flacidez tarsoligamentar.

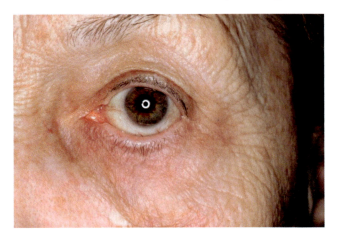

FIGURA 38.2 – Ectrópio palpebral com distopia do ponto lacrimal.

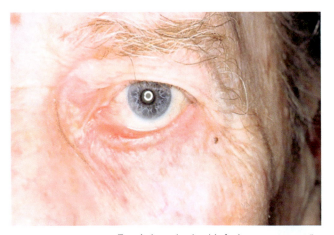

FIGURA 38.3 – Ectrópio palpebral inferior com eversão da metade da pálpebra.

• Margem palpebral

Normalmente a transição entre o epitélio conjuntival não queratinizado da margem palpebral é abrupta e ocorre imediatamente atrás dos orifícios das glândulas de Meibômio. A migração da função mucocutânea ocorre no ectrópio. O nível do processo de queratinização que ocorre pode ser avaliado pelos testes de coloração, como o teste usando rosa bengala.

• Ponto lacrimal

A avaliação do ponto lacrimal e de sua abertura é extremamente importante. Quando se observa uma pálpebra normal em posição de repouso, o ponto lacrimal não é visível. Caso o ponto lacrimal seja perceptível, a eversão está presente (Figuras 38.2 e 38.3). Os ectrópios crônicos conduzem a estenose e obliteração do ponto lacrimal inferior e consequente epífora.

• Teste de tração palpebral (*snap back test*)

É um importante teste para avaliar a flacidez palpebral. Quando a pálpebra normal é tracionada para baixo, o retorno é imediato, sem piscamento. Se o retorno for lento ou ausente, demonstra uma alteração do sistema tarsoligamentar (Figura 38.4A-C). Este teste não se aplica aos casos de ectrópio paralítico e cicatricial.

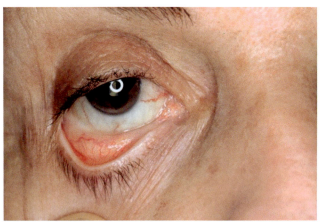

FIGURA 38.4A – *Snap back test*.

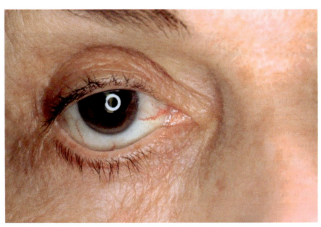

FIGURA 38.4B – A pálpebra inferior não retorna a sua posição normal.

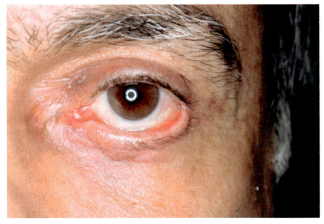

FIGURA 38.4C – Ectrópio palpebral inferior com comprometimento de toda a extensão palpebral.

CAPÍTULO 38 – ECTRÓPIO PALPEBRAL

- **Característica da lamela anterior**

A lamela anterior está encurtada nos casos de ectrópio cicatricial. Em casos severos de ectrópio cicatricial é impossível o reposicionamento manual da pálpebra evertida.

- **Tônus do músculo orbicular**

A higidez do músculo orbicular é importante para a manutenção da posição da pálpebra inferior, da importante função no fechamento da fenda palpebral e na perfeita drenagem lacrimal.

- **Avaliação do canto lateral**

A alteração do sistema ligamentar cantal lateral é responsável pela flacidez palpebral e é encontrada em muitos casos de ectrópio palpebral. Em alguns casos ocorre uma desinserção completa do ligamento cantal lateral (Figuras 38.5A e B).

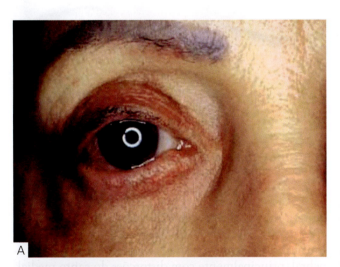

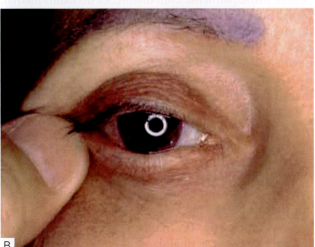

FIGURA 38.5A e B – Flacidez tarso ligamentar lateral causada por desinserção completa do ligamento cantal lateral.

Ectrópio Congênito

É uma patologia rara. Envolve geralmente as pálpebras inferiores e é causada por uma deficiência da lamela anterior. A queratopatia por exposição e a epífora são complicações comuns. O ectrópio congênito raramente ocorre como uma anomalia isolada e é observado nos casos de blefarofimose ou síndrome de Down (Figura 38.6 e 38.7).

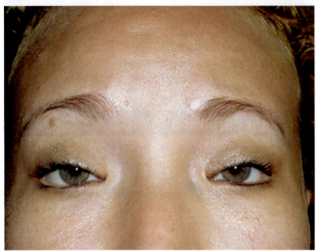

FIGURA 38.6 – Paciente com síndrome de blafarofimose, apresentando epicanto inverso, ptose palpebral, telecanto e ectrópio palpebral bilateral.

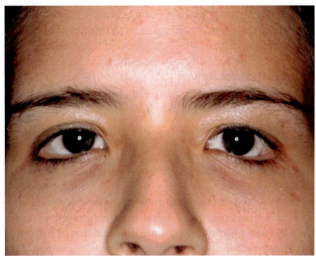

FIGURA 38.7 – Ectrópio congênito bilateral.

Ectrópio Mecânico

Os tumores malignos e outros, como neurofibromatose periorbitária, podem fisicamente deslocar a pálpebra inferior, devido ao peso e à força gravitacional (Figura 38.8). Geralmente outros fatores estão associados, como alterações cicatriciais e senis.

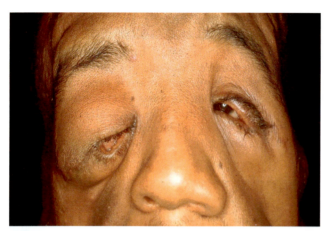

FIGURA 38.8 – Paciente apresentando neurofibroma facial com grave ectrópio palpebral inferior.

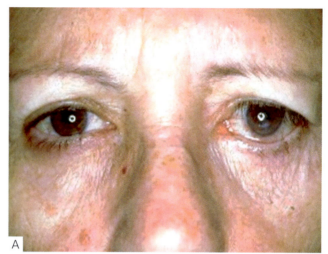

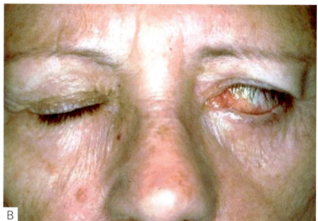

FIGURA 38.9A e B – Ectrópio paralítico da pálpebra inferior esquerda (paralisia facial).

Ectrópio Paralítico

Uma paralisia temporária ou permanente do sétimo par craniano geralmente envolve uma série de alterações faciais, entre elas o ectrópio da pálpebra inferior e o lagoftalmo paralítico. O envolvimento do músculo orbicular palpebral altera a posição da pálpebra inferior, altera o mecanismo de drenagem lacrimal e produz lacrimejamento reflexo. O tratamento é direcionado para corrigir a grave exposição do globo ocular.

Para a perda temporária da função do sétimo nervo, os pacientes podem necessitar apenas de uma frequente lubrificação ocular, fitas adesivas reposicionando a pálpebra inferior e do uso de uma câmara umidificadora noturna.[2] Os pacientes com paralisia permanente frequentemente requerem intervenção cirúrgica para tratamento da queratopatia de exposição. A inadequada proteção ocular conduz a ulcerações de córnea e muitas vezes à perfuração ocular **(Figura 38.9A, B)**.[3,4]

O tratamento cirúrgico é complexo e inclui o tratamento do lagoftalmo e do grave ectrópio paralítico da pálpebra inferior.

As medidas cirúrgicas tradicionalmente envolvem tarsorrafias mediais e laterais.[3,4] Infelizmente muitas destas técnicas não produzem os resultados desejados, obstruindo a visão periférica, não promovendo proteção corneana adequada e gerando grandes distorções da anatomia da fenda palpebral. Retalhos dos músculos temporal e masseter foram largamente empregados.[5,6] Estas técnicas possuem a desvantagem de alterar a anatomia da fenda palpebral, além de não permitirem um piscamento espontâneo, o que diminui radicalmente a distribuição do filme lacrimal e a lubrificação ocular. São técnicas complexas, que muitas vezes necessitam de reoperações. Uma segunda categoria de técnicas cirúrgicas inclui a reanimação palpebral com utilização de implantes. Arion,[7] em 1972, e posteriormente Lessa e Carreirão,[8] em 1978, utilizaram a cerclagem palpebral com fios de silicone para facilitar a oclusão palpebral. Esta técnica entrou em desuso devido às dificuldades de equilíbrio entre a tensão aliada a elasticidade do fio e a força de elevação do músculo levantador da pálpebra superior. Em alguns casos ocorria alteração da forma da fenda palpebral, principalmente com distorções do canto medial. Morel-Fatio e Lalardrie[9] descreveram o uso do implante de mola metálica para fechamento da fenda palpebral. Esta técnica foi amplamente empregada também por Levine[10] e May,[11] com melhora dos resultados cosméticos e funcionais, porém inúmeros casos de deslocamento e extensão da mola foram observados, limitando a sua utilização.[12]

A técnica de fechamento dinâmico da fenda palpebral utilizando implantes metálicos foi descrita por Sheehan,[13] em 1950. A inclusão do peso de ouro nas pálpebras paralisadas foi descrita inicialmente por Illig,[14] em 1958, e recentemente amplamente divulgada por Smellie,[15] Jobe[16] e May.[17]

O recobrimento dos implantes de ouro começou a ser utilizado com a finalidade de reduzir as complicações com grande visibilidade e extensão. Uma grande variedade de materiais foi empregada, como telas absorvíveis e não absorvíveis, fáscia *lata*, fáscia temporal, etc.[18]

Jacob,[19] Tremolado, Thomas[20], Lessa e cols.,[21] em 2009,[22] utilizaram uma modificação da técnica de Gladstone[12] de recobrimento do implante de ouro com a aponeurose do músculo levantador, conseguindo reduzir as complicações e obtendo fechamento dinâmico da fenda palpebral, com concomitante resultado estético, em casos de lagoftalmo paralítico.

Técnica cirúrgica

• Tratamento da pálpebra superior

O peso dos implantes é determinado previamente, tratando-se diferentes peças sobre a pálpebra superior. Coloca-se o paciente em posição ereta e o peso de ouro é fixado na pálpebra superior com o auxílio de fita adesiva ou cola especial. O peso apropriado deve permitir a completa oclusão da fenda palpebral, sem ocasionar ptose maior que 2 mm (Figura 38.10A, B). O peso médio dos implantes varia de 1,0 a 1,2 g.

A cirurgia é realizada sob anestesia local, utilizando lidocaína a 2% associada a epinefrina numa concentração de 1:200.000 UI. A incisão cutânea é posicionada ao longo do sulco palpebral superior e a dissecção prossegue através da camada muscular até atingir o tarso.

Após a dissecção do tarso, o implante é aí suturado, entre os terços medial e central. A fixação do implante no tarso é realizada com pontos de náilon 6-0 através os pequenos orifícios estrategicamente posicionados na peça de ouro (Figura 38.11A-D).

A seguir, a dissecção é realizada na aponeurose do músculo levantador, liberando-a do músculo de Müller. A aponeurose liberada é então estendida sobre o implante e suturada sobre o tarso, inferiormente (Figura 38.12A, B).

Miotomias marginais são empregadas na aponeurose, a fim de posicionar a pálpebra superior (Figura 38.13A-D). O paciente é então avaliado, não sedado em posição sentada, para definição do resultado. A pele é finalmente fechada com pontos contínuos.

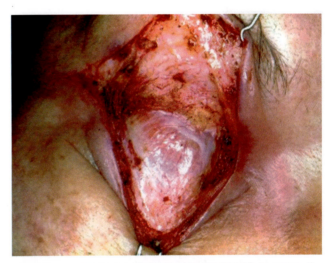

FIGURA 38.11A – Acesso palpebral cutâneo para dissecção do tarso e levantador da pálpebra superior.

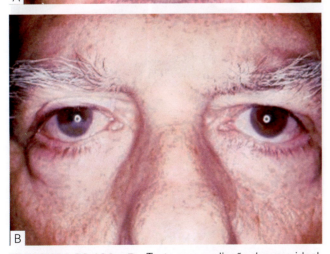

FIGURA 38.10A e B – Teste para avaliação do peso ideal.

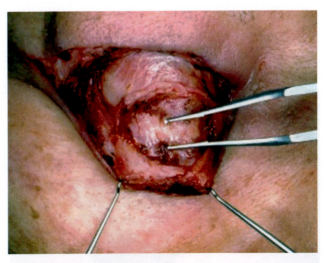

FIGURA 38.11B – Dissecção da placa tarsal.

PARTE 5 – CIRURGIA RECONSTRUTORA DA CABEÇA E PESCOÇO

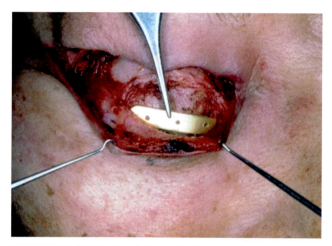

■ **FIGURA 38.11C** – Colocação do peso de ouro sobre a placa tarsal.

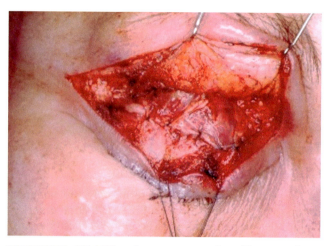

■ **FIGURA 38.12B** – Aponeurose após a liberação é estendida sobre o implante e suturada sobre a placa tarsal.

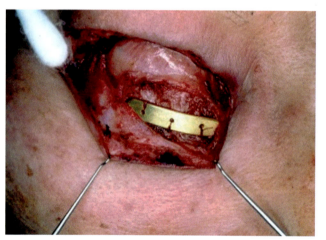

■ **FIGURA 38.11D** – Fixação da peça de ouro com pontos passando pelas perfurações na placa de ouro.

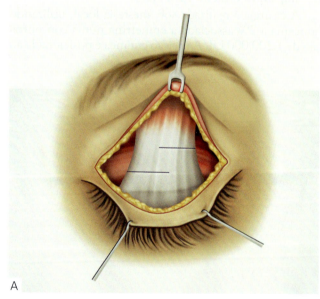

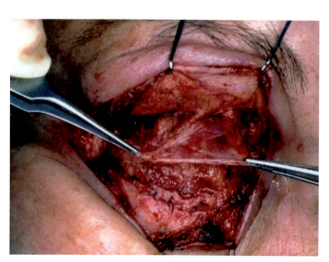

■ **FIGURA 38.12A** – Fechamento da musculatura sobre a placa de ouro e dissecção da aponeurose do levantador.

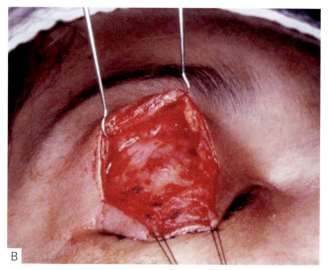

■ **FIGURA 38.13 – A e B.** Marcação de miotomia marginal para o alongamento da aponeurose do levantador.

CAPÍTULO 38 – ECTRÓPIO PALPEBRAL

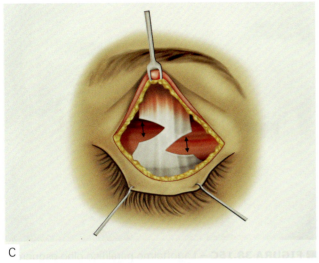

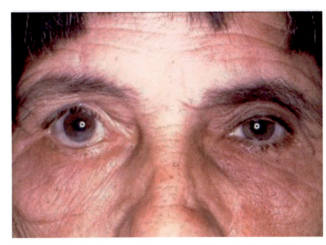

FIGURA 38.14A – Ectrópio paralítico do olho direito.

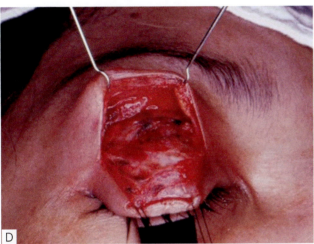

FIGURA 38.13 – C e D) Miotomia marginal com o alongamento da aponeurose do levantador.

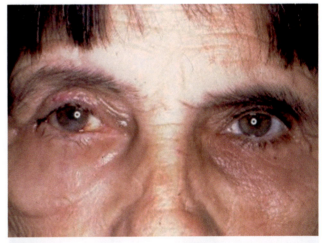

FIGURA 38.14B – Pós-operatório após a colocação do implante de ouro na pálpebra superior, recoberto pela aponeurose do levantador e cantoplastia com retalho tarsal para a correção do ectrópio palpebral inferior.

• **Tratamento da pálpebra inferior**

O ectrópio paralítico da pálpebra inferior é tratado no mesmo tempo cirúrgico, empregando uma cantoplastia. O retalho tarsal ou *tarsal strip*[23] é o procedimento mais frequentemente empregado nestes casos. Podem ser associadas ressecções da conjuntiva tarsal para corrigir os ectrópios do ponto lacrimal.

É realizada uma cantotomia lateral e cantólise. Uma incisão é feita na base dos cílios e um retalho de pele e músculo é dissecado. Uma pequena fita de cílios e linha cinzenta é removida. A conjuntiva tarsal é removida da placa tarsal, já completamente liberada. A extremidade do tarso é fixada no periósteo do rebordo orbitário lateral, próximo ao tubérculo de Whitnall. A fenda palpebral é fechada lateralmente, podendo ser observado o encurtamento palpebral horizontal e o retorno da margem ciliar para a sua posição normal.

Com estes procedimentos, os sinais e sintomas da exposição ocular são sensivelmente melhorados, podendo o paciente obter uma oclusão completa e melhor proteção do olho (Figura 38.14A-D e 15A-D).

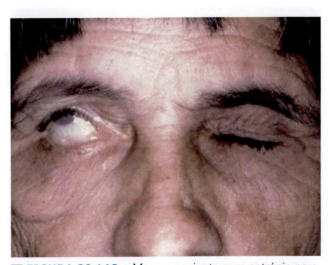

FIGURA 38.14C – Mesma paciente com ectrópio paralítico apresentando lagoftalmo.

PARTE 5 – CIRURGIA RECONSTRUTORA DA CABEÇA E PESCOÇO

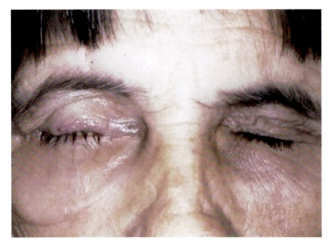

FIGURA 38.14D – Pós-operatório mostrando a correção da pálpebra superior e da pálpebra inferior e oclusão completa.

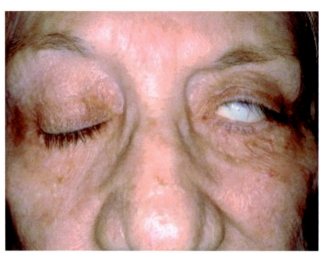

FIGURA 38.15C – Lagoftalmo paralítico olho esquerdo.

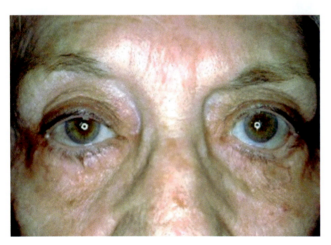

FIGURA 38.15A - Ectrópio paralítico, pálpebra inferior esquerda.

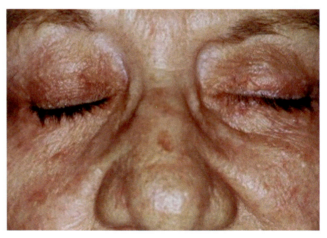

FIGURA 38.15D – Pós-operatório com correção completa da alteração palpebral superior e do ectrópio paralítico palpebral inferior.

Ectrópio Cicatricial

O ectrópio cicatricial é causado por um encurtamento vertical da pele palpebral, que traciona a margem da pálpebra, fazendo com que se perca o contato com o globo ocular. Pode ocorrer após trauma, cirurgias palpebrais, tipo blefaroplastias e alterações dermatológicas (Figura 38.16A-B).

• Tratamento cirúrgico do ectrópio cicatricial

A lamela anterior pode ser encurtada de inúmeras formas. São comuns, após traumas, a formação de bridas cicatriciais, que podem ser tratadas com o emprego de retalhos cutâneos através da Z-plastia, com excelentes resultados no alongamento palpebral. Em outros casos, onde ouve envolvimento maior, na extensão palpebral, o enxerto cutâneo é frequentemente empregado.

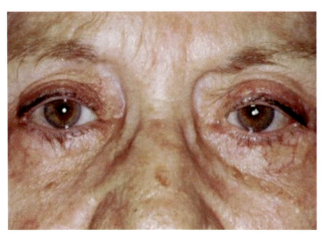

FIGURA 38.15B – Pós-operatório após inclusão de peso de ouro em pálpebra superior recoberto pela aponeurose do levantador e correção do ectrópio inferior esquerdo com cantoplastia do tipo retalho tarsal.

CAPÍTULO 38 – ECTRÓPIO PALPEBRAL

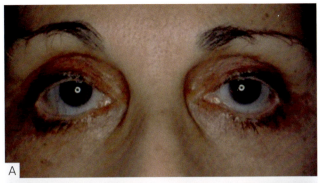

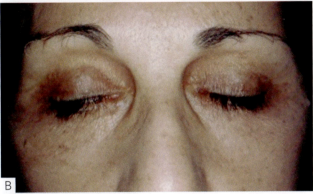

FIGURA 38.16A e B – Ectrópio palpebral inferior pós-blefaroplastia.

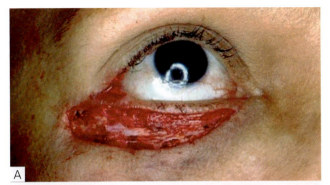

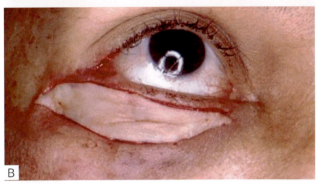

FIGURA 38.17A e B – Incisão subciliar, descolamento do retalho cutâneo e eversão do tecido fibrótico. Autoenxertia cutânea de pele retromuscular.

• Técnica do enxerto cutâneo

O enxerto cutâneo de espessura total é empregado. A coloração e a espessura do enxerto devem ser considerados. As opções de área doadora são geralmente pele da pálpebra superior, pele retroauricular, pré-auricular, supraclavicular e outras. O enxerto cutâneo deve ser associado a um procedimento de suporte lateral, como cantopexia ou cantoplastia. Anestesia local é infiltrada na margem palpebral empregando uma solução anestésica de lidocaína a 2% com epinefrina a 1:100.000. Uma incisão cutânea paralela a linha ciliar é realizada na pele da pálpebra inferior e dissecção da pele palpebral é realizada. É feita uma ressecção do tecido fibroso e bandas cicatriciais, liberando a pálpebra completamente, observando seu retorno à posição normal. Cantopexia ou cantoplastia deve ser associada neste tempo, para fornecer suporte á pálpebra inferior. Hemostasia rigorosa é realizada e o enxerto cutâneo é colocado sobre a área cruenta, após a retirada do tecido gorduroso, "limpando" completamente o enxerto.

Os enxertos cutâneos podem ser obtidas das áreas palpebrais superiores, da área retro auricular ou supraclavicular, onde a pele é fina e mimetiza bem na área receptora. O enxerto é suturado com pontos separados de seda fina e complementado o fechamento com sutura contínua de fio de náilon 6-0. Um curativo oclusivo sobre o enxerto é realizado para facilitar uma aposição completa do enxerto na área receptora. Os pontos são geralmente removidos no fim da primeira semana (Figura 38.17A-D).

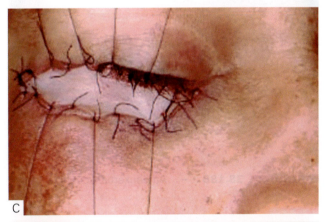

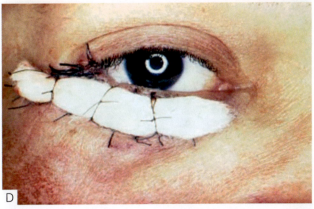

FIGURA 38.17C e D – Detalhes das suturas com curativo aplicado sobre o enxerto.

PARTE 5 – CIRURGIA RECONSTRUTORA DA CABEÇA E PESCOÇO

Os autoenxertos bem realizados oferecem excelentes resultados, possibilitando o retorno da pálpebra inferior a sua posição normal, oferecendo também uma boa coloração final, após o período de cicatrização (Figuras 38.18A-D; 38.19A-C e 38.20A-B).

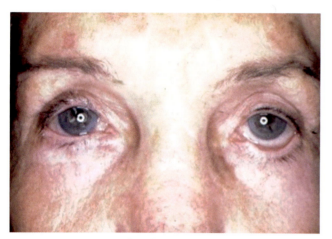

■ **FIGURA 38.18A** – Ectrópio cicatricial pós-blefaroplastia.

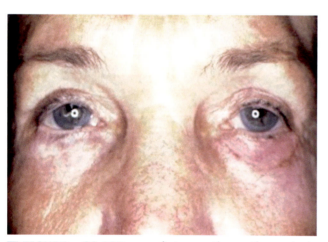

■ **FIGURA 38.18B** – Autoenxertia cutânea (pele retroauricular).

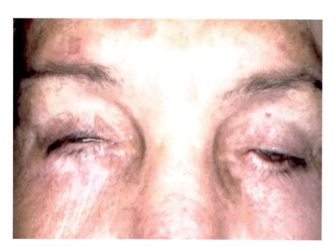

■ **FIGURA 38.18C** – Pré-operatório.

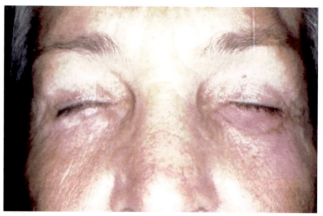

■ **FIGURA 38.18D** – Pós-operatório após autoenxertia cutânea.

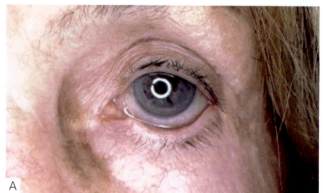

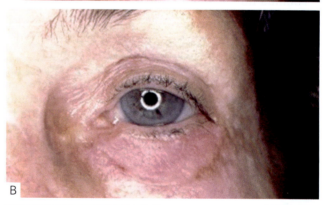

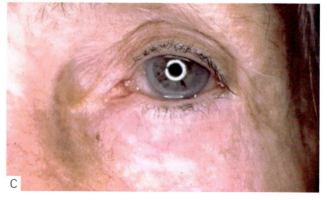

■ **FIGURA 38.19A-C** – Ectrópio cicatricial pós-blefaroplastia, evolução da cicatrização da autoenxertia cutânea aos 3 e 12 meses.

488

CAPÍTULO 38 – ECTRÓPIO PALPEBRAL

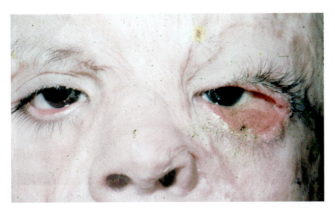

■ **FIGURA 38.20A** – Ectrópio palpebral inferior pós-queimadura facial.

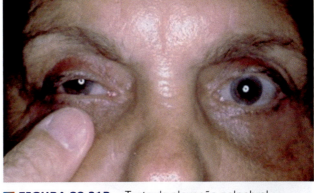

■ **FIGURA 38.21B** – Teste da elevação palpebral.

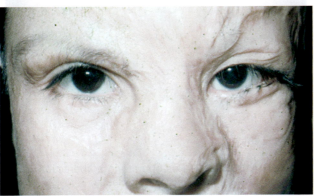

■ **FIGURA 38.20B** – Pós-operatório após autoenxertia cutânea e cantoplastia.

A seguir, o ligamento retentor orbicular é dissecado e seccionado. Com estes procedimentos, a pálpebra é liberada completamente, em uma única unidade (Figura 38.23A-C). Um procedimento final é realizado, empregando uma cantoplastia, estabilizando a pálpebra inferior.

Recentes trabalhos e descrições anatômicas periorbitárias[24,25] possibilitaram a criação de modernas técnicas de correção das frequentes retrações palpebrais e ectrópios pós-blefaroplastia (Figura 24A-B e Figura 38.25A-B).

Técnica de tratamento do ectrópio cicatricial através secção dos retratores inferiores, do ligamento retentor orbicular e cantoplastia.

É importante que seja feito um teste de elevação da pálpebra inferior. Quando a mobilização palpebral a eleva em posição acima da pupila, normalmente não há necessidade de adição de pele na lamela anterior (Figura 38.21A-B). A cirurgia corretiva é realizada através incisão conjuntival, cantotomia, união das duas incisões (Figura 38.22A-B).

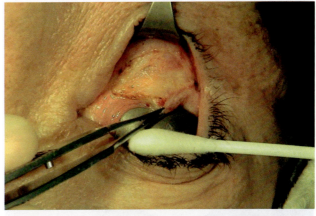

■ **FIGURA 38.22A** - Incisão conjuntival pós-septal.

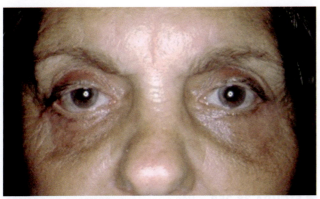

■ **FIGURA 38.21A** – Ectrópio palpebral direito pós-blefaroplastia.

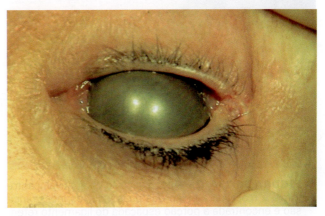

■ **FIGURA 38.22B** – Após a inserção conjuntival é realizada a cantotomia.

PARTE 5 – CIRURGIA RECONSTRUTORA DA CABEÇA E PESCOÇO

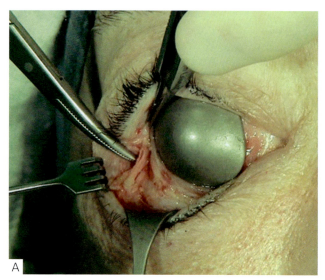

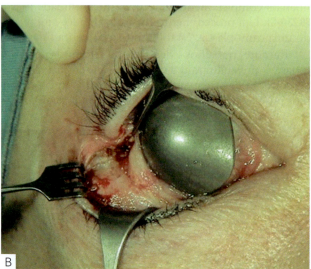

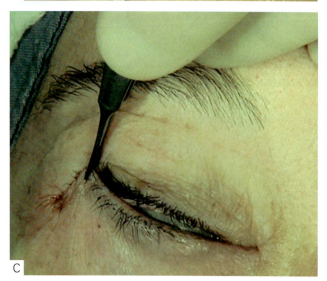

■ **FIGURA 38.23A-C** – Após a incisão conjuntival, cantotomia é realizada a união das duas incisões, nessa incisão é encontrada a porção espaçada do ligamento retentor orbicular que é seccionada liberando completamente a pálpebra inferior.

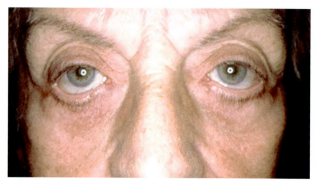

■ **FIGURA 38.24A** - Ectrópio palpebral bilateral inferior pós-blefaroplastia.

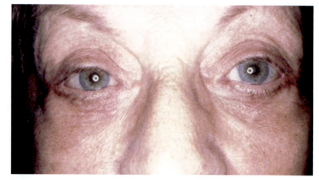

■ **FIGURA 38.24B** – Pós-operatório a liberação do ligamento retentor orbicular e cantoplastia.

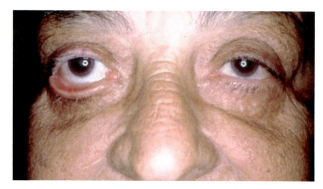

■ **FIGURA 38.25A** - Ectrópio palpebral inferior direito pós-blefaroplastia.

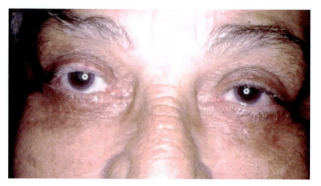

■ **FIGURA 38.25B** – Pós-operatório, correção da posição palpebral com secção do ligamento retentor orbicular e cantoplastia.

Referências Bibliográficas

1. Frueh BR, Schoengarth LD. Evaluation and treatment of the patient with ectropion. Ophthalmology. 1982;89:1040-1054.
2. Seiff SR, Chang JS. The staged management of ophthalmic complications of facial nerve palsy. Ophthal Plast Reconstr Surg. 1993;9:241.
3. Mansolf FA. Techiques for the repair of orbicularis oculi palsy. Ophthal Surg. 1978;9:67-70.
4. Lisman RD, Smith B, Baker D, Arthus B. Efficacy of surgical treatment of paralytic ectropion. Ophthalmology. 1987;94:671-81.
5. Adams WM. The use of the masseter, temporalis and frontalis muscles in the correction of facial paralysis. Plast Reconstr Surg. 1946;1:216.
6. Johnson HÁ. A modification of the Gillies temporalis transfer for the surgical treatment of the lagophthalmos of leprosy. Plast Reconstr Surg. 1962;30:378.
7. Arion MG. Dynamic closure of the lids in paralysis of the orbicularis muscle. Int Surg. 1972;57:48-50.
8. Lessa S, Carreirão S. Use of an encircling silicone rubber string for the correction of lagophthalmos. Plast Reconstr Surg. 1978;61:719-23.
9. Morel-Fatio D, Lalardrie JP. Palliative surgical treatment of facial paralysis. The palpebral spring. Plast Reconstr Surg. 1964;33:446-56.
10. Levine RE, House WF, Hitselberger WE. Ocular complications of seventh nerve paralysis and management with the palpebral spring. Am J Ophthalmol. 1972;73:219-28.
11. May M. Paralysed eyelids reanimated with a closed eyelid spring. Laryngoscope. 1988;98:382-5.
12. Gladstone GJ, Nesi FA. Management of paralytic logophthalmos with a modified gold- weight implantation technique. Ophthal Plast Reconstr Surg. 1996;12:38-44.
13. Sheehan JE. Progress in correction of facial palsy with tantalum wire and mesh. Surgery. 1950;27:122-5.
14. Illig KM. A new method of lagophthalmos surgery. Klin Monatsblatter Augenheilkd Augenarztl Fortbild. 1958;132:410-1.
15. Smellie GD. Restoration of the blinking reflex in facial palsy by a simple lid-load operation. Dr.J Plast Surg. 1966;19:279-83.
16. Jobe RP. A technique for lid loading in the management of lagophthalms of facial palsy. Plast Reconstr Surg. 1974;53:29-32.
17. May M. Gold weight and wire spring implant as alternatives to tarsonaphy. Arch Otolaryngol Head Neck Surg. 1987;113:656-60.
18. Jacob JT, Pendleton K, Broussard CA, Di Loreto DA. Potous alloplastic material encasement of gold weights for the treatment of paralytic lagophthalmos. Ophthal Plast Reconstr Surg. 1999;15:401-6.
19. Tremolada C, Raffaini M, D'Orto O, Gianni AB, Biglioli F, Carota F. Temporal galeal fáscia cover of custom-made gold weights for correction of paralytic lagophthalmos. J Craniomaxillof Surg. 2001;29:355-9.
20. Thomas DA, Khalifa YM. Temporalis fáscia in the management of gold eyelid weight extrusion. Ophthal Plast Reconstr Surg. 2005;21:153-5.
21. Lessa S., Nanci M, Sebastiá R, Flores E. Treatment of paralitic lagophthalmos with gold weight implants covered by levator aponeurosis. Ophthal Plast Reconstr Surg. 2009;25:189-193.
22. Lessa S, Nanci M, Flores E, Sebastiá R. Tratamento do lagoftalmo paralítico com a utilização do implante de peso de ouro recoberto pela aponeurose do músculo levantador palpebral. Rev Bras Oftalmol. 2009;68:30-6.
23. Anderson RL, Gordy DD. The tarsal strip procedure Arch Ophthalmol. 1979;97:2192.
24. Kikkawa DO, Lemke BN, Dortzbach RK. Relations of the superficial musculoaponeurotic system to the orbit and characterization of the orbitomalar ligament. Ophthal Plast Reconstr Surg. 1996;12:77-88.
25. Muzaffar AR, Mendelson BC, Adams WP Jr. Surgical anatomy of the ligamentous attachments of the lower lid and lateral canthus. Plast Reconstr Surg. 2002;110:873.

capítulo 39

Entrópio Palpebral

AUTOR: Sergio Lessa

A estabilidade da pálpebra inferior tem uma relação direta com os componentes locais, como o músculo orbicular, retratores palpebrais inferiores e o sistema tarsoligamentar. A rotação para dentro da margem ciliar resulta em entrópio palpebral (Figura 39.1).

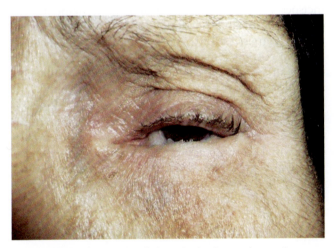

FIGURA 39.1 – Entrópio palpebral com inversão completa da margem ciliar.

Classificação

Entrópio congênito

É uma alteração rara observada desde o nascimento. Tse e cols.[1] demonstraram que a desinserção dos retratores inferiores é observada na maioria destes casos. Esta condição é mais frequente entre asiáticos.

Entrópio cicatricial

É um tipo menos frequente e na maioria dos casos afeta a pálpebra superior. As principais causas estão relacionadas com tracoma, perifisoide cicatricial, síndrome de Stevens-Johnson, traumatismos, entre outros.

Na sua avaliação clínica, é nítida a dificuldade de eversão da pálpebra,[2,3] devido à cicatriz na lamela interna.

Entrópio involucional ou senil

Constitui o tipo mais comum de entrópio. Afeta as pálpebras inferiores dos idosos. São descritos inúmeros mecanismos fisiopatológicos para a rotação interna da margem palpebral. Em quase todos os casos a frouxidão tarsoligamentar lateral é observada. Um mecanismo similar pode levar ao ectrópio, entretanto, Jones[4] demonstrou que as alterações nos retratores conduzem a perda da força estabilizadora e à rotação da placa tarsal, resultando em entrópio. Outra alteração significativa é a migração das fibras do músculo orbicular pré-septal sobre a borda inferior das fibras do músculo orbicular pré-tarsal, formando uma elevação alongada em toda a extensão da pálpebra inferior[5] (Figura 39.2).

Outras alterações identificadas como contribuintes para o desenvolvimento do entrópio incluem o enoftalmo e a degeneração da placa tarsal. O enoftalmo senil traumático e a microftalmia ou *phthisis bulbi* reduzem o suporte posterior da pálpebra inferior e podem desestabilizar o tarso.[6] Benger e Musch[7] concluíram que a frouxidão dos retratores provavelmente seja o fator mais importante.

PARTE 5 – CIRURGIA RECONSTRUTORA DA CABEÇA E PESCOÇO

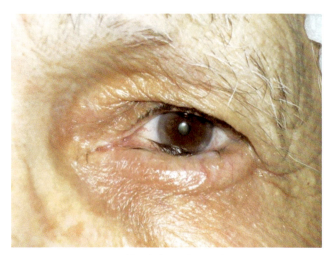

■ **FIGURA 39.2 –** Entrópio palpebral apresentando migração das fibras do músculo orbicular pré-tarsal sobre a musculatura pré-tarsal, formando uma elevação alongada em toda a extensão da pálpebra inferior.

Características Clínicas e Avaliação do Paciente

A maioria dos pacientes com entrópio apresenta sintomas de sensação de corpo estranho, queimação, dor local e fotofobia. Secreção mucosa e muitas vezes mucopurulenta pode acompanhar um olho inflamado e visão turva (Figura 39.3).

O entrópio pode se apresentar intermitente, isto é, a pálpebra pode parecer estar em posição normal em determinadas situações. Nestes casos é importante solicitar ao paciente que feche os olhos com força. Esta ação da musculatura orbicular desencadeia a rotação interna da margem palpebral, mostrando a tendência ao entrópio.

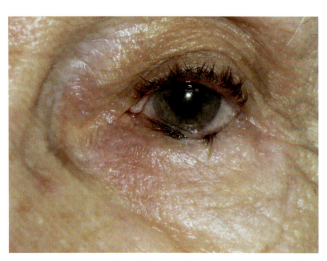

■ **FIGURA 39.3 –** Entrópio palpebral: o contato dos cílios com o globo ocular provoca irritação, sensação de corpo estranho e dor local. Secreção mucosa e muitas vezes mucopurulenta se associando ao olho inflamado.

Nos casos francos de entrópio, a margem palpebral, é cronicamente virada para dentro, causando sérios danos ao globo ocular.

Um exame completo e meticuloso do olho deve ser realizado para avaliar possíveis lesões corneoconjuntivais. Quando o paciente aguarda o procedimento cirúrgico, a pálpebra invertida deve ser mantida para fora com o emprego de fitas adesivas, evitando a abrasão corneana pelos cílios, melhorando a inflamação ocular.

A possível flacidez tarsoligamentar deve ser avaliada através do teste de tração palpebral para baixo e monitorando a reação. Normalmente a pálpebra retorna de imediato à sua posição normal. Em casos de flacidez, a pálpebra retorna lentamente ou não retorna à posição, permanecendo afastada do olho. Os olhos devem ser lubrificados intensamente e as possíveis patologias inflamatórias, tais como a blefarite, devem ser tratadas com medicações tópicas e sistêmicas antes do tratamento cirúrgico.

As patologias autoimunes que estão relacionadas com doenças cicatriciais conjuntivais devem ser tratadas com o auxílio do reumatologista.

Tratamento cirúrgico do entrópio senil

A correção do entrópio senil segue basicamente duas escolas: encurtamento vertical e horizontal. O encurtamento horizontal inclui ressecção da pele, músculo orbicular e fáscia orbitária, pressionando a pálpebra contra o olho.[8] Fox[9] e Macomber e cols.[10] empregam incisões na placa tarsal inferior com fechamento em direções verticais e horizontais. Alguns autores, como Jones,[11] Hargiss[12] e Iliff,[13] usam inúmeros tipos de suturas para corrigir a margem palpebral. Wheeler,[14] Hill e Greeman[15] e Leber e Cramer[16] empregaram retalhos do músculo orbicular para corrigir a posição palpebral.

Com base na experiência de Jones, Reeh e Tsujimura,[17] Lessa e Carreirão[18] descreveram uma técnica baseada no desenho de blefaroplastia inferior, ressecção setorial da musculatura orbicular entre o segmento pré-tarsal e pré-septal, produzindo encurtamento vertical palpebral, corrigindo o problema dos retratores inferiores e reposicionando a pálpebra.

• Técnica de Lessa e Carreirão

Anestesia local é empregada com infiltração de solução de lidocaína a 1% com adrenalina 1:200.000. Anestesia ocular tópica é associada. Incisão cutânea infraciliar, como a empregada na blefaroplastia transcutânea, é realizada, distando 2 mm da linha ciliar. A incisão se inicia no canto medial, distando 3 mm do ponto lacrimal e se estende 4 a 5 mm lateralmente em relação ao canto lateral. Um retalho cutâneo é realizado e uma faixa do músculo orbicular é ressecada entre a porção pré-septal e a pré-tarsal, deixando exposto o septo orbitário (Figura 39.4A-E).

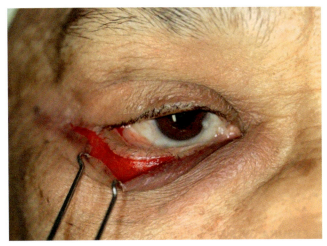

FIGURA 39.4A – Incisão subciliar e dissecção do retalho cutâneo.

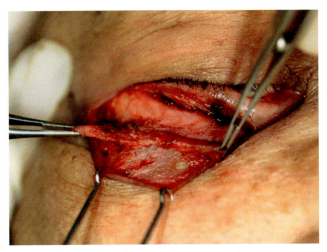

FIGURA 39.4D – Musculatura ressecada.

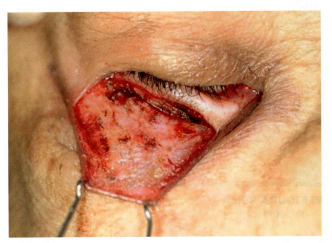

FIGURA 39.4B – Exposição da musculatura pré-tarsal e pré-septal.

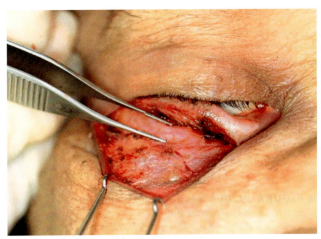

FIGURA 39.4E – Após ressecção do segmento muscular o septo orbitário se torna exposto.

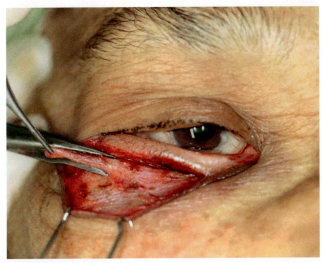

FIGURA 39.4C – Ressecção de uma faixa da musculatura orbicular entre a porção pré-tarsal e a pré-septal.

Hemostasia cuidadosa é realizada e um pequeno excesso do retalho cutâneo é removido. A seguir, três ou quatro pontos são realizados unindo pele, septo e pele, empregando fio de seda 6-0. A eversão do borda ciliar (Figura 39.5A e B).

Cantopexia do tipo suspensão muscular ou cantoplastia do tipo suspensão tarsal ou retalho tarsal são adotadas para correção associada da flacidez tarsoligamentar (Figura 39.5C).

A sutura final é realizada com sutura contínua de fio de náilon 6-0 (Figura 39.5D).

Curativo oclusivo não é empregado, porém são indicadas compressas geladas e lubrificação ocular. Todos os pontos são removidos no máximo em 1 semana.

Esta técnica está indicada para todos os tipos de entrópio, do mais discreto ao mais severo. Os resultados são consistentes e duradouros e as cicatrizes finais são de excelente qualidade (Figura 39.6A, B) e (Figura 39.7A, B).

PARTE 5 – CIRURGIA RECONSTRUTORA DA CABEÇA E PESCOÇO

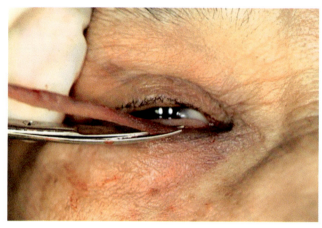

■ **FIGURA 39.5A** – Ressecção de uma pequena faixa de pele.

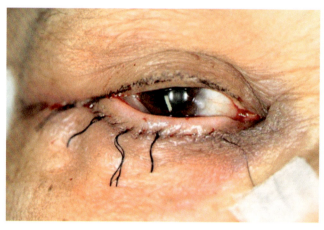

■ **FIGURA 39.5D** – Sutura final contínua com náilon 6.0 mostrando a eversão ciliar.

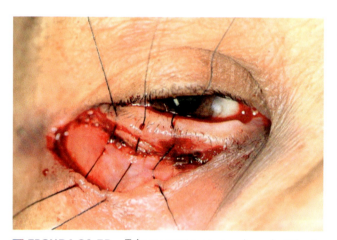

■ **FIGURA 39.5B** – Três ou quatro pontos de seda 6.0, são realizados pele-septo-pele.

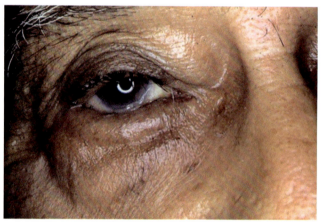

■ **FIGURA 39.6A** – Pré-operatório, entrópio completo de pálpebra inferior.

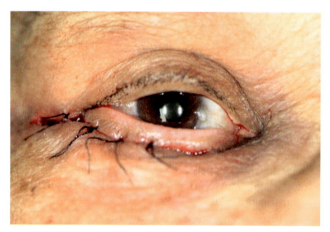

■ **FIGURA 39.5C** – Cantopexia aproximando a extremidade lateral do músculo pré-tarsal no periósteo lateral e fechamento dos pontos que unem pele-septo-pele.

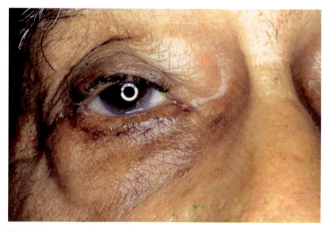

■ **FIGURA 39.6B** – Pós-operatório de 6 meses mostrando a disposição normal do borda ciliar.

CAPÍTULO 39 – ENTRÓPIO PALPEBRAL

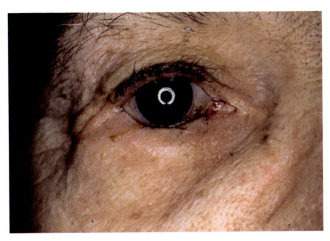

FIGURA 39.7A – Pré-operatório de entrópio completo da pálpebra inferior.

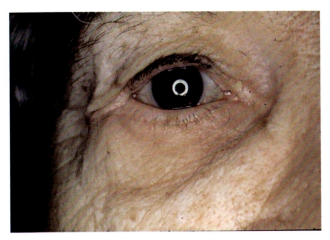

FIGURA 39.7B – Pós-operatório de 5 meses, correção completa do entrópio e manutenção da boa disposição palpebral.

Referências Bibliográficas

1. Tse DT, Anderson RL, Fratkin JD. Aponeurosis desinsertion in congenital entropion. Arch Ophthalmol. 1983;101:436-440.
2. Shor N, Christenbury JD, Goldberg RA. Tarsoconjunctival graft for upper eyelid cicatricial entropion. Ophthalmic Surg. 1988;19:316-320.
3. Seiff SR, Carter SR, Tovilla y Canalis JS, Choo PH. Tarsal margin rotation with posterior lamella super advancement for the management of cicatricial entropion of the upper eyelid. Am J Ophthalmol. 1999;127:67-71.
4. Jones LT. The anatomy of the lower eyelid and its relation to the cause and care of entropion. Am J Ophthalmol. 1960;49:29-36.
5. Dalgleish R, Smith JL. Mechanics and histology of snile entropion. BR J Ophthalmol. 1966;50:79.
6. Bick MW. Surgical management of orbital tarsal disparity. Arch Ophthalmol. 1966;75:386-389.
7. Benger RS, Musch DC. A comparative study of eyelid parameters in involutional entropion. Ophthal Plast Reconstr Surg. 1989;5:281-287.
8. Fox SA. Ophthalmic Plastic Surgery. 4th ed. New York: Grune & Stratton; 1970. chap. 6.
9. Fox AS. Smile (atomic) entropion. Ann Ophthalmol. 1976;8:167.
10. Macomber WB, Hefferman AH, Wang MKH. A method for surgical correction of senile entropion. Plast Recontr Surg. 1961;28:584.
11. Jones LT. Senile entropion. In: Mustardé J, ed. Ophthalmic Plastic Surgery. Up to Date. Birmingham Aesculapius; 1970.
12. Hargiss JL. Inferior aponeurosis vs orbital septum tucking for senile entropion. Arch Ophthalmol.1973;89:210.
13. Iliff NT. An easy approach to entropion surgery Ann Ophthalmol.1976;8:1343.
14. Wheeler JB. Spastic entropion correction by orbicularis transplantation. Am J. Ophthalmol. 1939;22:477.
15. Hill JC, Greeman F. Tissue barrier modifications of a Wheeler II operation for entropion. Arch Ophthalmol. 1967;78:621.
16. Leber DC, Cramer LM. Correction of entropion in the eldery. A muscle flap procedure. Plast Reconstr Surg. 1977;60:704.
17. Jones LT, Reeh MJ, Tsujimura JK. Senile entropion. Am J Ophthalmol. 1963;55:463.
18. Lessa S, Carreirão S. A simple method for correction of senile entropion. Ann Plast Surg. 1980;4:7.

capítulo 40

Ptose Palpebral

AUTOR: **Sergio Lessa**

A ptose palpebral é caracterizada pela posição anormal da pálpebra superior, deslocada para baixo. A pálpebra pode cobrir uma porção significativa da córnea e da pupila, prejudicando a visão. A ptose palpebral é diagnosticada quando a pálpebra superior está posicionada 1 a 1,5 mm abaixo do limbo superior (Figuras 40.1 e 40.2).

A ptose palpebral é frequentemente reconhecida por familiares ou amigos, porém em determinados casos somente é observada e diagnosticada por um médico especialista. Ptose palpebral pode ocorrer isoladamente ou associada a diferentes alterações.

Avaliação do Paciente com Ptose Palpebral

A história é importante na avaliação do paciente com ptose. Na ptose congênita ocorre por vezes envolvimento familiar. Nos casos de ptose adquirida, uma história de fadiga crônica justificaria um estudo para diagnóstico de miastenia *gravis*. Qualquer história de trauma deve ser avaliada.

Exame ocular

É importante a documentação da acuidade visual, motilidade ocular e do reflexo pupilar. Qualquer anisocoria, suspeita de síndrome de Horner deve ser completamente avaliada. A presença ou ausência do fenômeno de Bell deve ser documentada, assim como o filme lacrimal e as condições corneoconjuntivais. As crianças com ptose devem ser submetidas a exames com dilatação completa, retinoscopia e avaliação de ambliopia.

Avaliação da ptose

A melhor avaliação da ptose palpebral é realizada através da análise da posição da pálpebra superior com

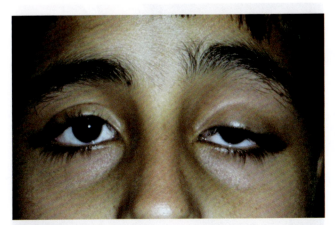

FIGURA 40.1 – Criança apresentando ptose congênita unilateral esquerda com elevação compensatória de sobrancelha.

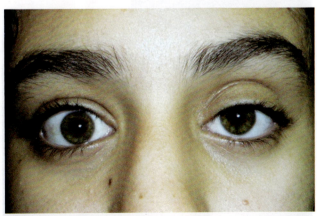

FIGURA 40.2 – Adolescente apresentando ptose congênita unilateral esquerda, com sulco palpebral alto no mesmo lado da ptose.

os olhos na posição primária. A sigla MRD[1] (*marginal reflex distance*), internacionalmente conhecida, corresponde à distância do reflexo da luz, no centro pupilar, até a margem palpebral superior. Normalmente a medida corresponde a 4 ou 4,5 mm.[1,2] A MRD[2] corresponde à distância do reflexo pupilar central à luz até a margem palpebral inferior. A soma dos valores de MRD[1] e MRD[2] deve igualar-se à medida vertical da fenda palpebral (Figura 40.3). Quando o paciente apresenta ptose palpebral, a MRD[1] é menor que 4 mm.

A excursão da pálpebra superior é o melhor teste clínico da função do músculo levantador. A excursão da pálpebra é medida em milímetros. Com o supercílio imobilizado pelo examinador, é medida a excursão da pálpebra para pontos extremos, superior e inferior. É sempre empregada uma régua milimetrada posicionada verticalmente, no eixo pupilar, para a avaliação da excursão palpebral (Figura 40.4). A excursão palpebral de 10 mm ou mais é considerada boa, de 9 a 6 mm é moderada e abaixo de 5 mm é considerada ruim (Figura 40.5A e B).

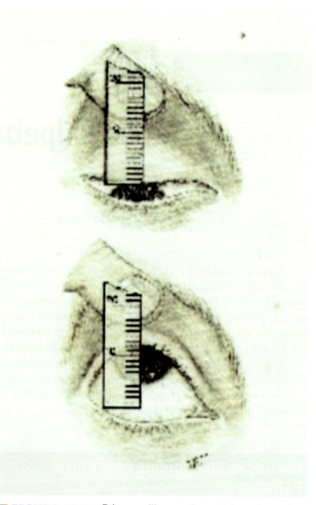

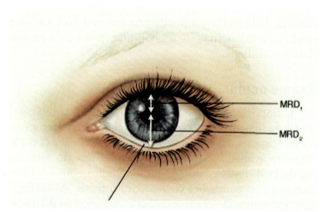

■ **FIGURA 40.3** – A sigla MRD1 (marginal reflex distance) corresponde à distância do reflexo da luz, no centro da pupila até a margem palpebral superior. Esta medida normalmente é de 4 ou 4,5 mm. O MRD2 corresponde à distância do reflexo da luz no centro pupilar até a margem palpebral inferior.

■ **FIGURA 40.4** – Régua milimetrada posicionada verticalmente para medir a excursão palpebral. A sobrancelha deve ser imobilizada durante o exame.

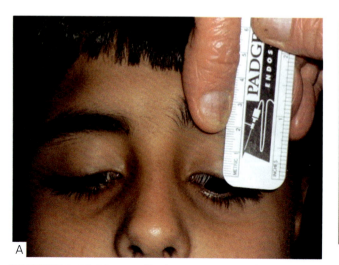
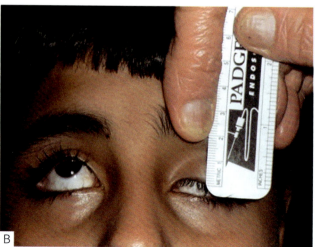

■ **FIGURA 40.5A e B** – Paciente apresentando excursão palpebral menor que 5 mm, característica da ptose severa.

Ptose Congênita

A base patológica da ptose congênita consiste na deficiência das fibras musculares estriadas e a severidade da ptose é proporcional ao grau de deficiência das fibras musculares. A diminuição do tamanho e do número das fibras musculares causa deficiência de contração, suficiente para não elevar a pálpebra superior normalmente[3,4].

Cerca de 75% das ptoses congênitas são unilaterais (Figura 40.6).

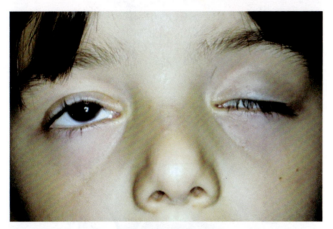

FIGURA 40.6 – Ptose congênita unilateral esquerda.

A idade mínima para o tratamento cirúrgico geralmente é em torno dos 4 anos de idade, pois nesta fase o exame adequado da excursão palpebral e outras medidas podem ser realizados, indicando o melhor procedimento cirúrgico. A exceção ocorre quando o eixo pupilar esta coberto pela pálpebra. Nestes casos, a cirurgia imediata é indicada para evitar o desenvolvimento de ambliopia.

Os pacientes e seus pais não devem considerar que o tratamento cirúrgico leve a uma perfeita cura da ptose. Expectativas exageradas são geralmente observadas e deve ser amplamente relatado, principalmente aos pais, que a perfeita simetria palpebral não é uma garantia. Cirurgias secundárias são ocasionalmente necessárias. Geralmente os resultados funcionais são proporcionais à função do músculo levantador. Os melhores resultados podem ser obtidos nos pacientes com ptoses discretas (2 mm) e com bom ou excelente excursão palpebral (10-13 mm) e, consequentemente, boa função[5].

Cirurgia para correção da ptose congênita

A maioria dos casos de ptose congênita pode ser corrigida por um dos três procedimentos:

encurtamento ou ressecção do levantador por via cutânea; ressecção do levantador por via conjuntival; suspensão frontal da pálpebra.

A anestesia geral é geralmente empregada para a correção da ptose palpebral nas crianças. Muitas vezes a anestesia geral é também empregada em adolescentes. Os pacientes adultos são submetidos a anestesia local. É importante que, durante a cirurgia, o paciente seja mantido sem sedação para colaborar na correção e no ajuste da posição palpebral.

- Definição dos graus de ptose:
  - discreta – queda de aproximadamente 2 mm; moderada – queda de aproximadamente 3 mm; severa – queda de aproximadamente 4 mm.
- Definição da função do levantador:
  - boa – quando a excursão da pálpebra é maior que 10 mm; moderada – quando a excursão da pálpebra se situa entre 5 e 7 mm; ruim – quando a excursão da pálpebra é inferior a 4 mm.

- **Tratamento da ptose palpebral por via cutânea**

As vantagens do acesso cutâneo incluem os seguintes aspectos: a anatomia é mais evidenciada porque a pálpebra não é alterada pela eversão; a exposição das estruturas facilita a dissecção; a facilidade de acesso das suturas no tarso; o sulco palpebral superior pode ser alterado; o excesso de pele pode ser ressecado e o sangramento pode ser tratado mais facilmente.[6]

A incisão pode ser feita distando 6-8 mm do bordo ciliar, em posição simétrica com o outro sulco palpebral. A incisão geralmente percorre a pálpebra superior em 25-30 mm.

O orbicular é dissecado centralmente e o sangramento maior ocorre nas bordas laterais e mediais do músculo (Figura 40.7). Pontos de tração são colocados no músculo e a porção superior muscular é tracionada com pequenos ganchos para ajudar na separação dos planos cirúrgicos. Esta dissecção é praticamente realizada sem sangramento, expondo inteiramente a aponeurose (Figura 40.8).

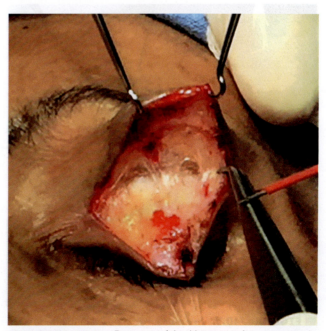

FIGURA 40.7 – Peroperatório. Hemostasia no ponto de maior sangramento do músculo orbicular.

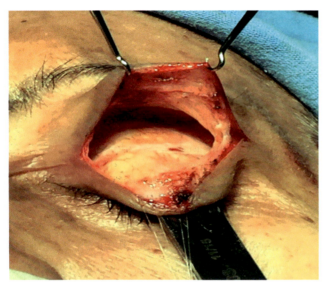

■ **FIGURA 40.8** – Dissecção supra-aponeurótica mostrando o segmento tendinoso e muscular do levantador e aparecendo nitidamente a junção musculoaponeurótica.

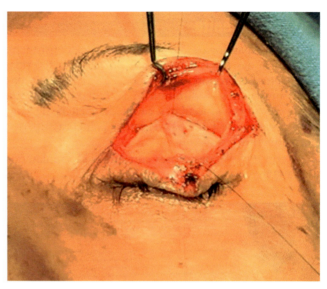

■ **FIGURA 40.10** – Sutura da aponeurose no terço superior da borda anterior do tarso.

A dissecção atinge o meio do tarso. Nesta fase é importante a avaliação da elasticidade do músculo levantador. Se a elasticidade verificada pela tração da aponeurose for boa, a expectativa de boa correção é confirmada (Figura 40.9).

As ressecções ou os encurtamentos são realizados seguindo parâmetros predeterminados e a margem superior atinge o limbo superior (Figuras 40.10 e 40.11). Ao fim do procedimento, irrigação copiosa é realizada e a lubrificação deve ser intensa. Uma sutura de Frost pode ser realizada (Figuras 40.12A-H, 40.13A-D, 40.14A-H e 40.15A-H).

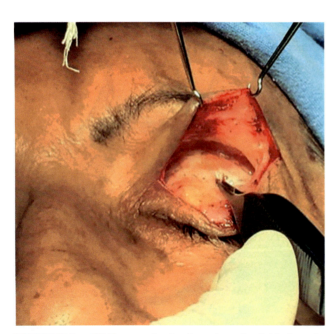

■ **FIGURA 40.9** – Avaliação da elasticidade do músculo levantador através da tração da junção musculoaponeurótica.

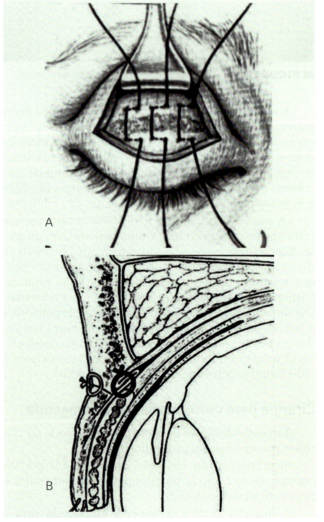

■ **FIGURA 40.11A e B** – Encurtamento do levantador empregando plicatura da aponeurótica.

CAPÍTULO 40 – PTOSE PALPEBRAL

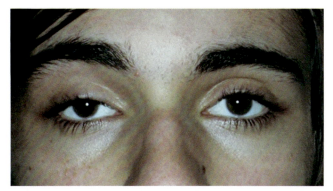

FIGURA 40.12A – Paciente jovem com ptose discreta direita.

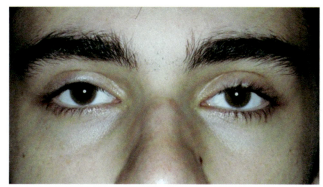

FIGURA 40.12B – Pós-operatório.

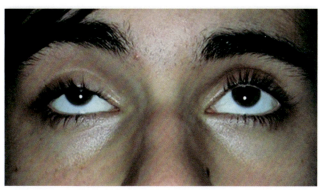

FIGURA 40.12C – Pré-operatório – supraversão.

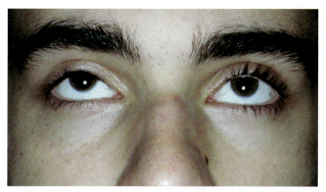

FIGURA 40.12D – Pós-operatório – supraversão.

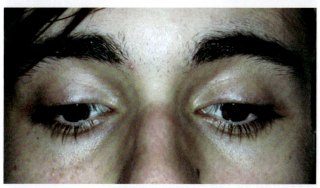

FIGURA 40.12E – Pré-operatório – infraversão.

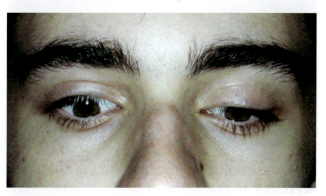

FIGURA 40.12 F – Pós-operatório – infraversão.

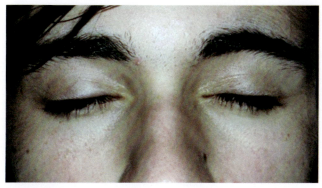

FIGURA 40.12G – Pré-operatório – oclusão.

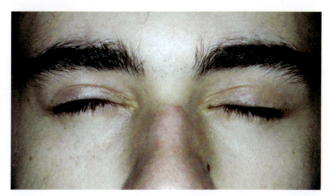

FIGURA 40.12H – Pós-operatório – oclusão.

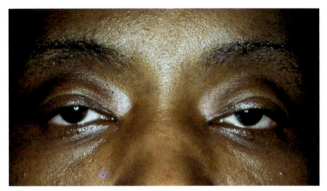

FIGURA 40.13A – Paciente de 32 anos apresentando ptose palpebral bilateral discreta. Nestes casos os sulcos palpebrais superiores são simétricos.

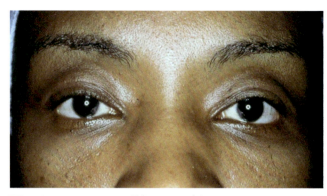

FIGURA 40.13B – Pós-operatório.

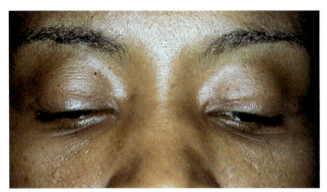

FIGURA 40.13C – Pré-operatório – infraversão.

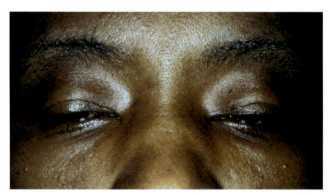

FIGURA 40.13D – Pós-operatório – infravesão.

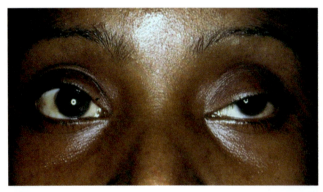

FIGURA 40.14A – Paciente de 28 anos apresentando ptose palpebral esquerda discreta. É importante a observação da assimetria do sulco palpebral.

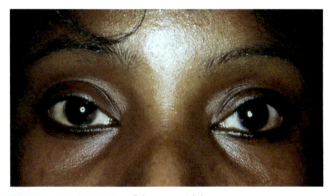

FIGURA 40.14B – Pós-operatório.

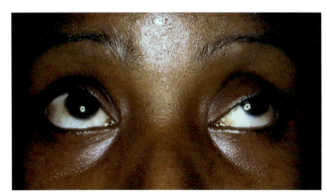

FIGURA 40.14C – Pré-operatório – supraversão.

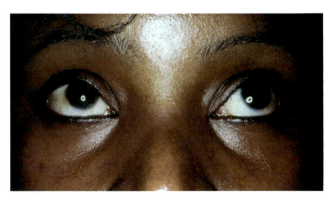

FIGURA 40.14D – Pós-operatório – supraversão.

CAPÍTULO 40 – PTOSE PALPEBRAL

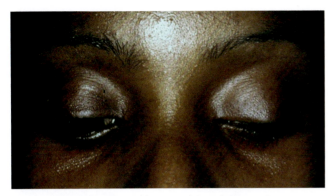
■ **FIGURA 40.14E** – Pré-operatório – infraversão.

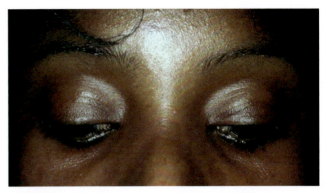
■ **FIGURA 40.14F** – Pós-operatório – infraversão.

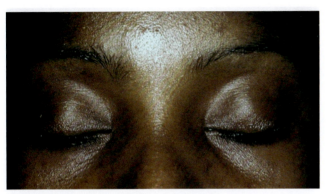
■ **FIGURA 40.14G** – Pré-operatório – oclusão.

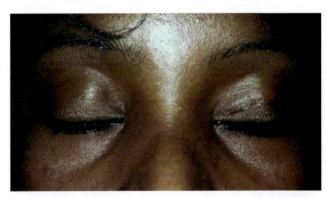
■ **FIGURA 40.14H** – Pós-operatório – oclusão.

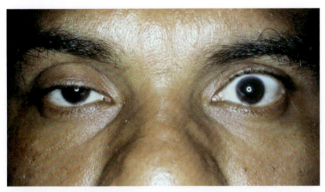
■ **FIGURA 40.15A** – Paciente de 34 anos apresentando ptose unilateral direita com elevação compensatória contralateral (Hering).

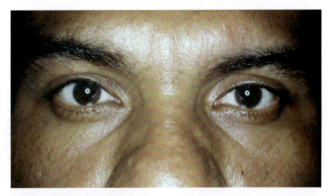
■ **FIGURA 40.15B** – Pós-operatório.

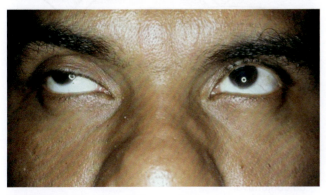
■ **FIGURA 40.15C** – Pré-operatório – supraversão.

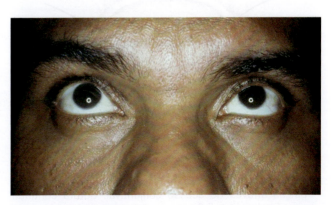
■ **FIGURA 40.15D** – Pós-operatório – infraversão.

505

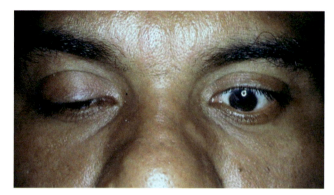

■ **FIGURA 40.15E** – Pré-operatório – infraversão.

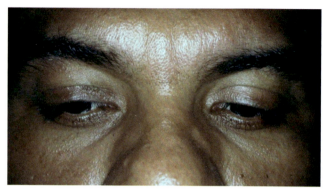

■ **FIGURA 40.15F** – Pós-operatório – infraversão.

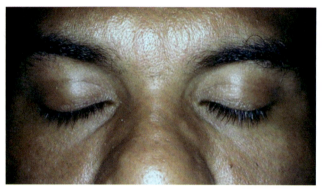

■ **FIGURA 40.15G** – Pré-operatório – oclusão.

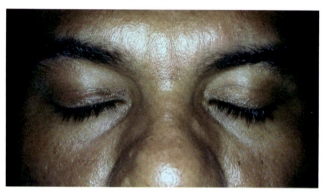

■ **FIGURA 40.15H** – Pós-operatório – oclusão.

Os melhores resultados na correção de ptose palpebral por via cutânea ocorrem quando a excursão palpebral é superior a 10 mm.

• **Ressecção conjuntival do músculo de Müller**

A ressecção conjuntival do músculo de Müller é reservada para pacientes com ptose discreta (2 mm ou menos), com boa excursão do levantador e com teste positivo para fenilefrina (Figura 40.16A e B). Esta técnica foi originalmente descrita por Putterman e Urist,[1] em 1975. Várias modificações da técnica foram descritas.[7,8] Outra técnica, como a de Fazanella-Servat,[8] é simples, porém é frequente a complicação, como hipocorreção e anormalidades de contorno palpebral.

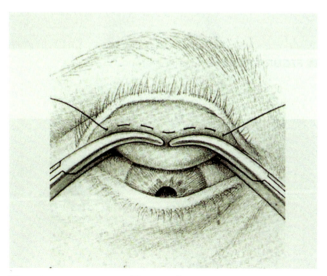

■ **FIGURA 40.16A** – Tarsomullerectomia – colocação de pinças através do acesso conjuntival. Sutura contínua com fio de náilon 5-0.

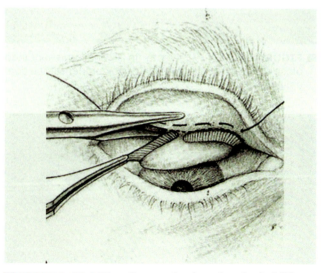

■ **FIGURA 40.16B** – Ressecção do músculo de Müller e da conjuntiva.

CAPÍTULO 40 – PTOSE PALPEBRAL

• Suspensão frontal usando fáscia *lata*

Os pacientes com ptose severa e função bastante comprometida do levantador são candidatos à suspensão frontal com fáscia *lata* autógena. Os pacientes com ptose sincinética (síndrome de Marcus Gun) também podem ser candidatos a este procedimento, com ou sem miectomia do levantador.

Em 1965, Beard[14] defendeu a ressecção do músculo levantador normal e suspensão frontal bilateral com fáscia *lata*, com o propósito de criar um lagoftalmo simétrico na infraversão. Em 1981, Alston Callahan[15] sugere suspensão frontal bilateral com o uso de fáscia *lata*, com preservação do músculo levantador normal.

Geralmente o emprego da fáscia *lata* autógena proporciona resultados mais previsíveis e duradouros.[9] A correção cirúrgica da ptose unilateral severa é extremamente debatida e existem muitas controvérsias. Pode ser realizada através de elevação unilateral frontal com fáscia *lata* ou elevação frontal bilateral com fáscia *lata*, com ou sem excisão muscular do levantador no lado normal. A fáscia *lata* é considerada o elemento de escolha para o tratamento da ptose severa.[10-13] O piscamento lento e incompleto no lado previamente ptosado é quase sempre presente, em quase todas as técnicas empregadas. O piscamento normal e espontâneo é substituído pela contração voluntária do músculo orbicular. Com o passar do tempo, este piscamento anormal se torna mais espontâneo (Figuras 40.17A-H, 40.18A-H, 40.19A-D).

A suspensão frontal unilateral com emprego de fáscia *lata* também oferece bons resultados. O lagoftalmo unilateral pode se tornar menos nítido com o tempo.

É possível observar um resultado insignificante após qualquer um dos procedimentos. É reconhecida a dificuldade de elevação da pálpebra ptosada, na mesma posição do lado normal, com cirurgias que empregam elevação frontal unilateral ou bilateral.

Em todos os métodos empregados, a posição é corrigida no "olhar normal" e na maioria dos casos em repouso. As anomalias de posição palpebral somente são observadas durante o piscamento e na infraversão, onde o lagoftalmo pode parecer mais ou menos aparente.

Existem inúmeros procedimentos usando a fáscia *lata* como elemento para tracionar a pálpebra ptosada.[9,10,12] Sebastiá e cols. empregam uma técnica de suspensão frontal bilateral em que são utilizadas duas finas faixas de fáscia *lata*, em forma de V, fixadas em dois pontos tarsais e em três pontos no músculo frontal, promovendo uma boa elevação e contorno palpebral.

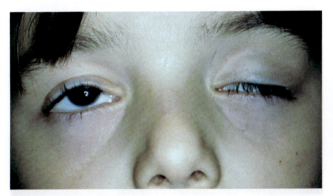

■ **FIGURA 40.17A –** Paciente de 7 anos apresentando ptose severa unilateral esquerda.

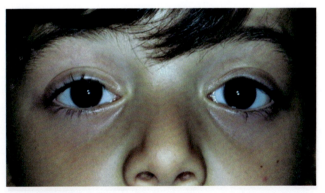

■ **FIGURA 40.17B –** Pós-operatório: suspensão frontal unilateral empregando fita de fáscia lata.

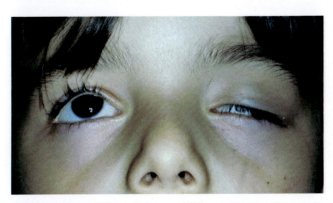

■ **FIGURA 40.17C –** Pré-operatório – supraversão.

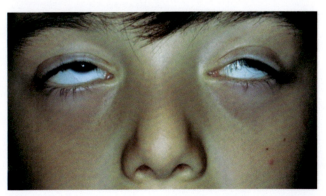

■ **FIGURA 40.17D –** Pós-operatório – supraversão.

PARTE 5 – CIRURGIA RECONSTRUTORA DA CABEÇA E PESCOÇO

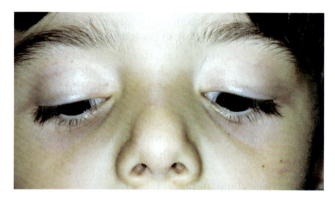

FIGURA 40.17E – Pré-operatório – infraversão.

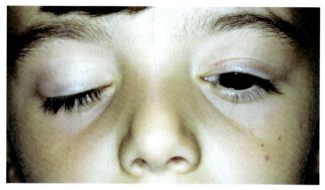

FIGURA 40.17F – Pós-operatório – infraversão.

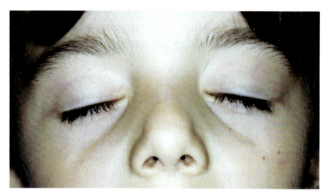

FIGURA 40.17G – Pré-operatório – oclusão.

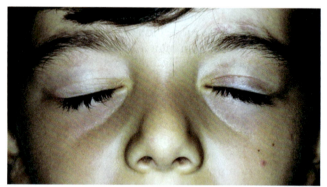

FIGURA 40.17H – Pós-operatório – oclusão.

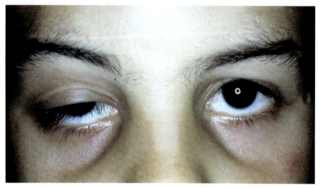

FIGURA 40.18 A – Paciente de 13 anos apresentando ptose palpebral severa unilateral direita.

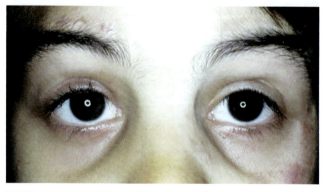

FIGURA 40.18B – Pós-operatório, suspensão frontal bilateral empregando fita de fáscia *lata*.

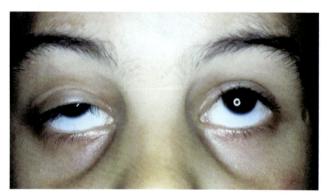

FIGURA 40.18C – Pré-operatório – supraversão.

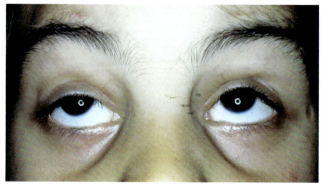

FIGURA 40.18D – Pós-operatório – supraversão.

CAPÍTULO 40 – PTOSE PALPEBRAL

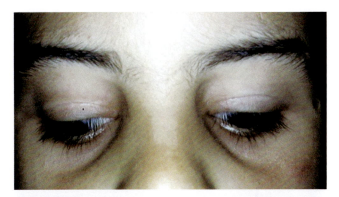
■ **FIGURA 40.18E –** Pré-operatório – infraversão.

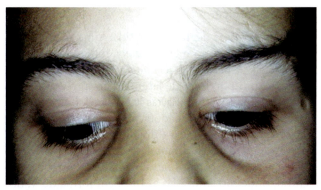
■ **FIGURA 40.18F –** Pós-operatório – infraversão.

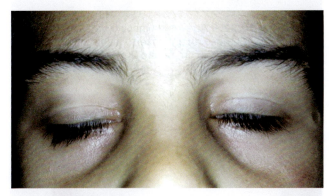
■ **FIGURA 40.18G –** Pré-operatório – oclusão.

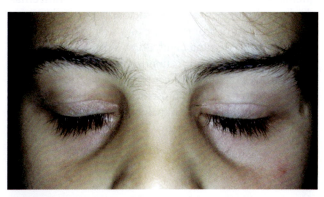
■ **FIGURA 40.18H –** Pós-operatório – oclusão.

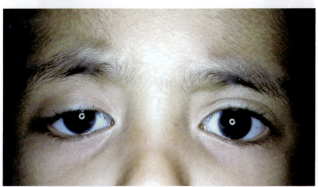
■ **FIGURA 40.19A –** Paciente de 6 anos apresentando ptose palpebral severa unilateral direita.

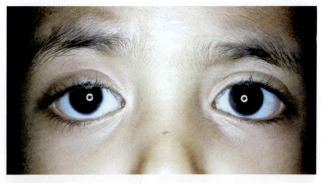
■ **FIGURA 40.19B –** Pós-operatório, suspensão frontal unilateral empregando fita de fáscia *lata*.

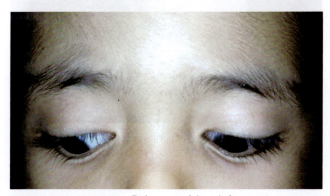
■ **FIGURA 40.19C –** Pré-operatório – infraversão.

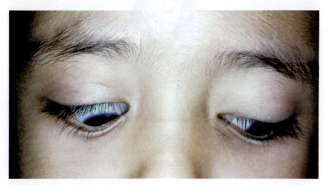
■ **FIGURA 40.19D –** Pós-operatório – infraversão. Na suspensão frontal unilateral ocorre sempre um lagoftalmo, durante a infraversão, no lado operado.

Técnica cirúrgica

A fáscia *lata* é facilmente obtida. Uma incisão de 3 a 4 cm é realizada no meio da coxa, longitudinalmente (Figura 40.20). A peça de fáscia *lata* colhida é de 6 cm de comprimento por 1 cm de largura, para procedimentos unilaterais ou bilaterais (Figuras 40.21 e 40.22). É importante o fechamento da área doadora, para evitar hérnia muscular (Figura 40.23). A fáscia é dividida longitudinalmente em pequenas faixas de 2 mm. É realizada uma incisão na dobra palpebral e a placa tarsal é dissecada no seu terço central, onde são suturadas as fitas, em forma de V, nos limites medial e latal do limbo. São realizadas três pequenas incisões, junto a borda superior da sobrancelhas, obedecendo a orientação dos pelos. A partir desta etapa a musculatura frontal é exposta nestas três incisões. Com o auxílio de uma agulha fina e romba, duas faixas são passadas num plano submuscular orbicular e tracionadas através da abertura central, onde as duas tiras de fáscia *lata* são fixadas no músculo frontal (Figura 40.24A-D). A posição ideal da margem palpebral superior é a que se aproxima do limbo superior.

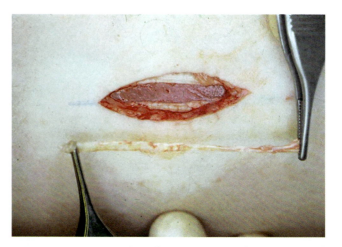

FIGURA 40.22 – Através da incisão cutânea de 3 cm é possível a obtenção de um enxerto fáscia lata de 6 cm de comprimento por 0,5 cm ou até 2 cm de largura.

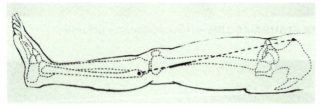

FIGURA 40.20 – Posição correta da incisão cutânea para obtenção do enxerto de fáscia lata. Quanto mais distal, mais espessa é a fáscia *lata*.

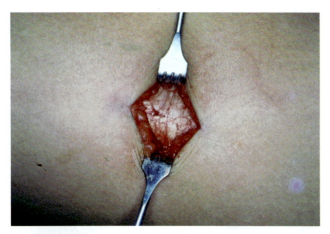

FIGURA 40.21 – A incisão cutânea de 3 cm é suficiente para a obtenção de um enxerto adequado de fáscia lata. A superfície branca e reluzente consiste na fáscia *lata*.

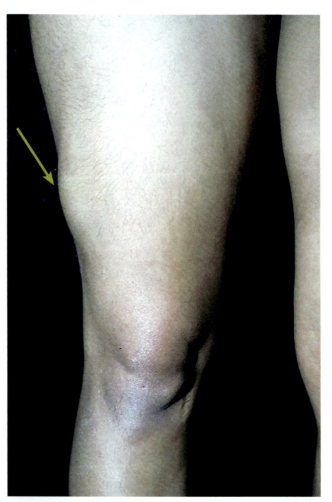

FIGURA 40.23 – Hérnia muscular (seta). Complicação na área doadora devida à ausência de fechamento da ferida fascial.

CAPÍTULO 40 – PTOSE PALPEBRAL

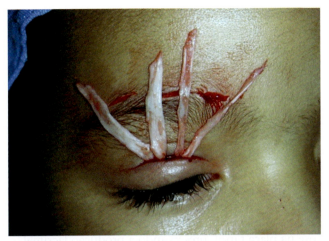

FIGURA 40.24A – Posição consta das duas fitas de fáscia lata fixadas no terço superior da borda anterior do tarso.

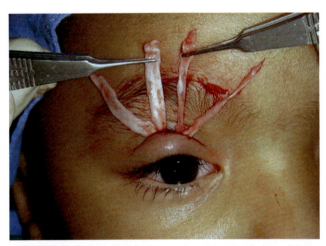

FIGURA 40.24B – A tração das duas fitas centrais determina a posição correta da pálpebra superior.

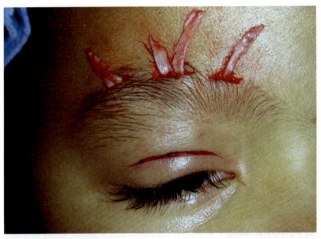

FIGURA 40.24C – As fitas são passadas num plano submuscular e subcutâneo, saindo nas três pequenas incisões suprassuperciliares.

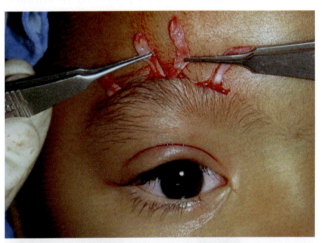

FIGURA 40.24D – Posição correta das duas fitas centrais e fixação na musculatura frontal. As fitas medial e central são pouco tensionadas, devendo ser fixadas no frontal com o objetivo de dar um perfeito contorno na pálpebra superior.

Mesmo procedimento é realizado lateral e medialmente, dando a possibilidade de realizar um contorno palpebral adequado. As sobras de fáscia *lata* são ressecadas e o fechamento das pequenas incisões é realizado, como também da ferida palpebral (Figura 40.25).

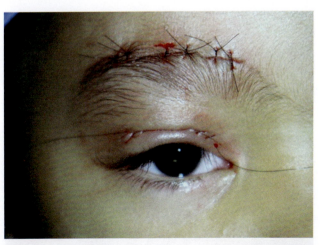

FIGURA 40.25 – Sutura final na área supraciliar e na área do sulco palpebral. Estas suturas permanecem por 1 semana.

511

Ptose Palpebral Adquirida

Aproximadamente 40% de todas as ptoses palpebrais são adquiridas. Uma importante classificação de ptoses adquiridas foi proposta por Beard,[16] que inclui ptose aponeurótica, miogênica, neurogênica, traumática e mecânica.

Ptose aponeurótica

É considerada a mais frequente forma de ptose adquirida. Esta condição pode ocorrer como resultado de desinserção ou deiscência da aponeurose da placa tarsal. As observações clínicas deste tipo de ptose incluem a boa função do músculo levantador, o sulco palpebral superior alto ou ausente e uma pálpebra superior extremamente fina, que em alguns casos possibilita a observação do olho, por transparência (Figura 40.26). Ocasionalmente as fibras do músculo levantador podem ser substituídas por tecido adiposo, constituindo a infiltração gordurosa do levantador.[17] Este tipo de ptose é tipicamente encontrado em pacientes com idade avançada (Figura 40.27). É importante a avaliação do campo visual.[18] Os planos assistenciais de saúde orientam a realização do exame para indicar a necessidade da cirurgia.

• **Técnica cirúrgica**

Jonas, Quickert e Wobig[19] descreveram a correção através a plicatura ou a fixação da aponeurose do levantador no tarso. Anestesia local é empregada usando lidocaína a 1% com adrenalina em quantidade mínima. Anderson e Dixon[20] descrevem a reinserção da aponeurose na placa tarsal, preservando a produção lacrimal, o músculo de Müller, o ligamento de Whitnall e os planos anatômicos e as estruturas palpebrais (Figuras 40.28A-B, 40.29A-H, 40.30A-H, 40.31A-B e 40.32A-B).

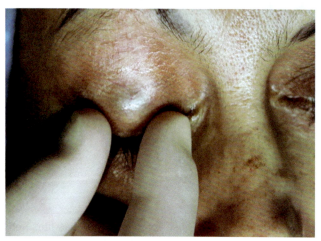

FIGURA 40.26 – A deiscência da aponeurose da placa tarsal possibilita a visão do globo ocular, devido à transparência tecidual.

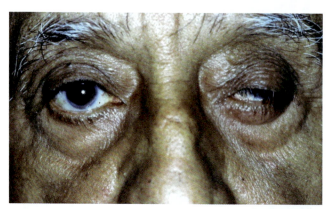

FIGURA 40.27 – Ptose aponeurótica observada em paciente com idade avançada. Nestes casos o sulco palpebral se encontra externamente elevado no lado da pálpebra ptosada.

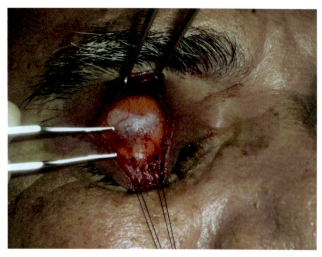

FIGURA 40.28A – Dissecção supra-aponeurótica mostrando a deiscência da aponeurose do levantador.

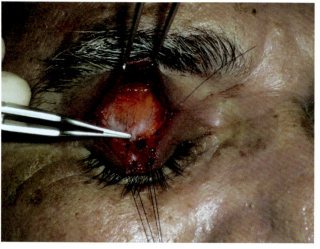

FIGURA 40.28B – Fixação da aponeurose na placa tarsal em dois pontos, empregando fio de náilon 6-0.

CAPÍTULO 40 – PTOSE PALPEBRAL

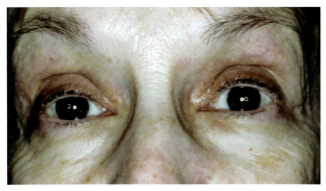

FIGURA 40.29A – Paciente de 67 anos apresentando ptose aponeurótica bilateral.

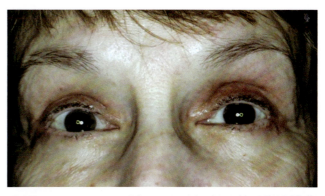

FIGURA 40.29B – Pós-operatório.

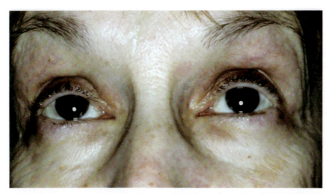

FIGURA 40.29C – Pré-operatório – supraversão.

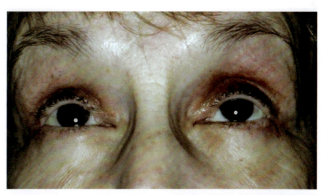

FIGURA 40.29D – Pós-operatório – supraversão.

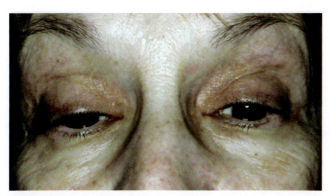

FIGURA 40.29E – Pré-operatório – infraversão.

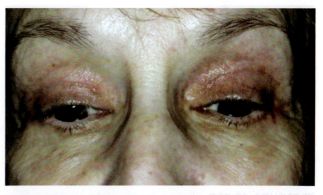

FIGURA 40.29F – Pós-operatório – infraversão.

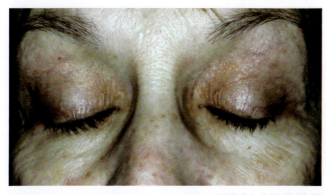

FIGURA 40.29G – Pré-operatório – oclusão.

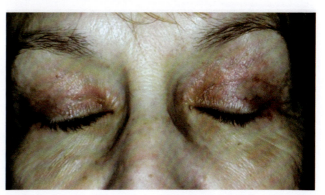

FIGURA 40.29H – Pós-operatório – oclusão.

PARTE 5 – CIRURGIA RECONSTRUTORA DA CABEÇA E PESCOÇO

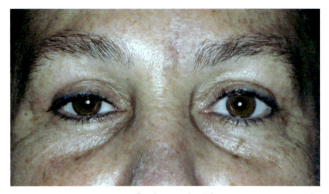

FIGURA 40.30A – Paciente de 58 anos apresentando ptose aponeurótica direita.

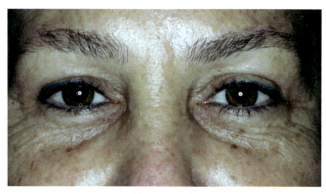

FIGURA 40.30B – Pós-operatório.

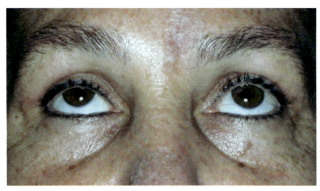

FIGURA 40.30C – Pré-operatório – supraversão.

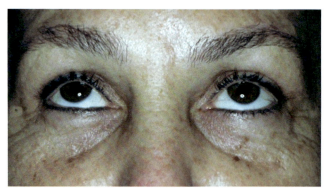

FIGURA 40.30D – Pós-operatório – supraversão.

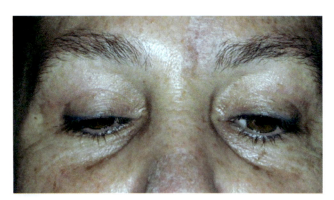

FIGURA 40.30E – Pré-operatório – infraversão.

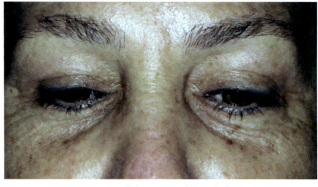

FIGURA 40.30F – Pós-operatório – infraversão.

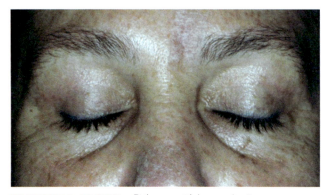

FIGURA 40.30G – Pré-operatório – oclusão.

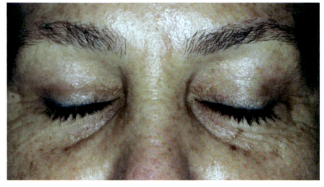

FIGURA 40.30H – Pós-operatório – oclusão.

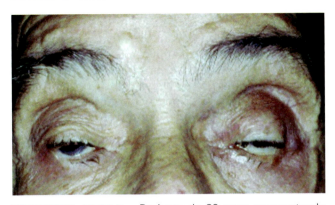

■ **FIGURA 40.31A** – Paciente de 82 anos apresentando ptose aponeurótica bilateral.

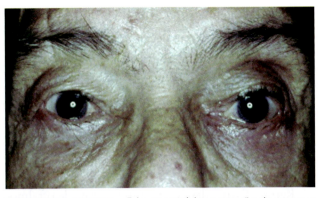

■ **FIGURA 40.31B** – Pós-operatório: correção de ptose e da posição das pálpebras inferiores.

Ptose miogênica

Ptose miogênica é frequentemente relacionada com etiologia neurogênica. Na maioria dos casos, a aponeurose do levantador está envolvida.

• Miastenia *gravis*

É uma doença autoimune. Aproximadamente 85-90% dos pacientes com miastenia *gravis* apresentam sinais oculares, embora a doença seja sistêmica. É comum a fadiga e fraqueza muscular, devido à deficiência de transmissão neuromotora. A ptose palpebral é a manifestação clínica mais frequente, podendo ser unilateral ou bilateral.[21] A miastenia *gravis* é mais comum no sexo feminino.[22]

O diagnóstico pode ser feito clinicamente através de testes farmacológicos, sorológicos e eletromiográficos. Teste medicamentoso com emprego de edrofônio (Tensilon) é realizado com frequencia.[22] Em geral, o tratamento clínico é feito com o emprego de novas drogas anticolinérgicas.[23] Tratamento cirúrgico de pacientes com miastenia *gravis* é incomum. Seu tratamento cirúrgico é invariavelmente frustrante, devido à associação da falta de proteção corneana secundária à fraqueza da musculatura orbicular. Uma forma específica de tratamento cirúrgico não se aplica neste tipo de ptose. A avaliação da excursão palpebral pode ajudar no planejamento cirúrgico destes pacientes, exatamente como é de praxe para outros tipos de ptose.

Ressecção do levantador e suspensão frontal com o uso de fáscia *lata* são indicadas, desde que a elevação palpebral seja discreta, minimizando o lagoftalmo (Figura 40.32A e B).[23]

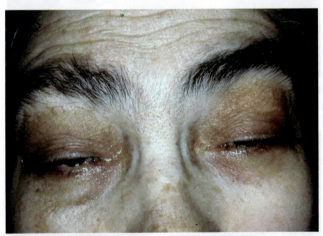

■ **FIGURA 40.32A** – Paciente de 67 anos apresentando ptose miogênica bilateral (*miastenia gravis*).

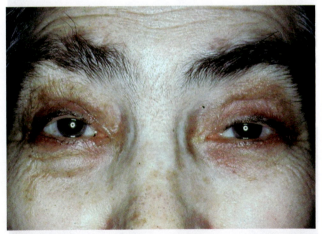

■ **FIGURA 40.32B** – Pós-operatório. Suspensão frontal bilateral posicionando a pálpebra superior imediatamente acima da pupila dilatada.

• Oftalmoplegia externa crônica progressiva

Esta desordem ocorre devido a uma alteração mitocondrial. É observada uma lenta e progressiva fragilidade da musculatura extraocular e periocular. Embora a herança autossômica dominante tenha sido descrita, casos esporádicos podem ocorrer. A doença geralmente se apresenta na infância ou adolescência e progride muito lentamente em 40 ou 50 anos. Na maioria dos casos a ptose bilateral é o primeiro sinal observado.[24-26] Doenças degenerativas estão associadas, como orbitopatia tireoidiana, distrofia miotônica, distrofia oculofaringiana, entre outras.

Kerns e Sayre[27] descreveram uma forma de oftalmoplegia externa crônica progressiva associada a retinite pigmentosa e bloqueio cardíaco, ocorrendo tipicamente em torno dos 20 anos de idade. Biópsias musculares detectaram doença mitocondrial.

Estas pacientes necessitam de eletrocardiogramas seriados para acompanhar e monitorar alterações cardíacas.

Distrofia oculofaringiana é uma forma miopática de oftalmoplegia externa crônica progressiva que afeta os indivíduos após os 40 anos e é observada uma lenta e progressiva ptose palpebral com disfagia e disartria. A herança é autossômica dominante e associada descendência franco-canadense.[28] Devido à ausência do reflexo de Bell, o tratamento cirúrgico é discutível. O emprego de óculos especiais (*crutch glasses*) com uma haste que se encaixa no sulco palpebral e eleva a pálpebra, pode minimizar o problema e permitir a visão. O emprego deste tipo de óculos deve obedecer a regras, como o uso intermitente, para evitar ressecamento ocular. Outro procedimento para tratamento é a suspensão frontal, com elevação mínima, acima do nível pupilar, para evitar lagoftalmo importante e possibilitar a visão[5,29] (Figuras 40.33A e B e 40.34A e B).

• Distrofia miotônica

É uma doença genética com herança autossômica dominante que pode estar associada a ptose palpebral, fraqueza do músculo orbicular, fechamento incompleto das fendas palpebrais, oftalmopausia e pobre piscamento.[30]

Ptose neurogênica

Este tipo de ptose palpebral resulta de uma complexidade de alterações neurológicas.

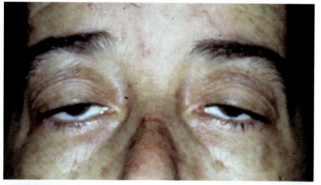

FIGURA 40.33A – Paciente de 56 anos apresentando ptose miogênica bilateral (oftalmoplegia externa crônica progressiva). Apresenta fragilidade das musculaturas extraocular e periocular.

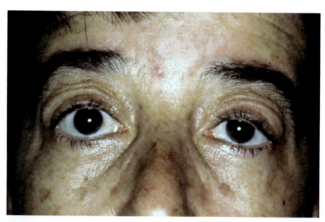

FIGURA 40.33B – Pós-operatório. Suspensão frontal bilateral, com elevação palpebral acima do nível pupilar.

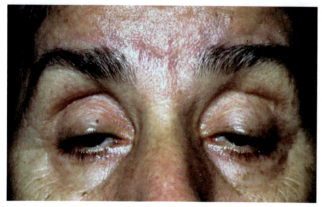

FIGURA 40.34A – Paciente de 68 anos apresentando ptose miogênica bilateral com comprometimento oculopalpebral.

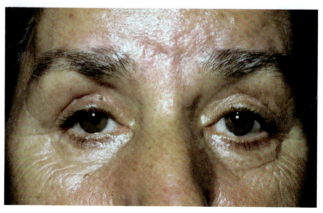

FIGURA 40.34B – Pós-operatório. Suspensão frontal bilateral, com elevação palpebral acima do nível pupilar.

CAPÍTULO 40 – PTOSE PALPEBRAL

• **Paralisia do terceiro par craniano**

Lesões do nervo oculomotor, terceiro par craniano, provocam ptose palpebral, com deficiência de adução e elevação do olho. As lesões envolvem o músculo reto superior e o músculo levantador. As paralisias do terceiro par congênitas com ptose palpebral, embora observadas desde o nascimento, estão classificadas no grupo de ptoses adquiridas. As paralisias do terceiro par craniano podem surgir após um procedimento neurocirúrgico descompressivo (Figura 40.35). Outras causas incluem infecção, trombose do seio cavernoso, fístulas e doenças do seio paranasal.[31] "Ptose congênita" unilateral com paralisia do músculo reto superior é rara e, em determinadas observações, constitui 6% dos casos congênitos (Figura 40.36A-H).[32]

O tratamento cirúrgico oferece resultados reservados. A ressecção do levantador não é tão efetiva na presença da paralisia do reto superior. Outra alternativa seria a excisão do levantador no lado normal, associada a suspensão frontal bilateral, com especial atenção ao lagoftalmo bilateral e a ausência do reflexo de Bell no lado da paralisia do reto superior [5]

• **Síndrome de Horner**

A síndrome de Horner é caracterizada pela ptose palpebral discreta, miose e em algumas vezes, anidrose facial. Pseudoanoftalmia pode aparecer como resultado da diminuição da fenda palpebral. A ptose é causada pela paralisia do músculo de Müller. A síndrome de Horner é causada por lesões ao longo do curso da cadeia simpática. Pode ser situada ao longo do primeiro neurônio intracraniano ou na porção cervical da medula. Envolvimento do segundo neurônio no tórax superior, na porção cervical da cadeia simpática ou no terceiro neurônio entrando na órbita. As mais frequentes causas da síndrome são tumores, processos inflamatórios, aneurismas e traumas, frequentemente cirúrgicos.[5] A ptose palpebral geralmente é de 2 mm e pode ser tratada por via conjuntival (tarso-mullerectomia) ou por via cutânea (plicatura do complexo levantador) (Figura 40.37A-F).

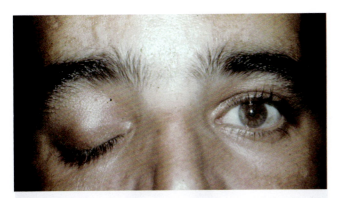

■ **FIGURA 40.35** – Paciente de 40 anos apresentando ptose neurogênica unilateral consequente a um procedimento neurocirúrgico.

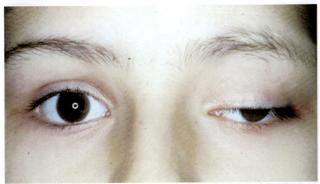

■ **FIGURA 40.36A** – Paciente de 14 anos apresentando ptose palpebral congênita unilateral esquerda, com envolvimento do reto superior e levantador esquerdos.

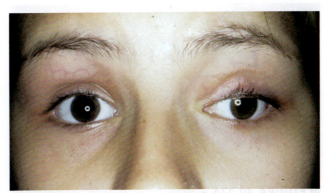

■ **FIGURA 40.36B** – Pós-operatório. Suspensão frontal unilateral esquerda empregando fita de fáscia lata e encurtamento do músculo reto superior esquerdo.

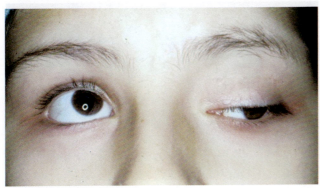

■ **FIGURA 36C** – Pré-operatório – supraversão.

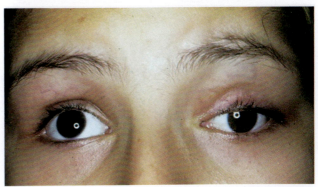

■ **FIGURA 40.36D** – Pós-operatório – supraversão.

PARTE 5 – CIRURGIA RECONSTRUTORA DA CABEÇA E PESCOÇO

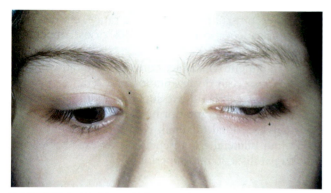

■ **FIGURA 40.36E –** Pré-operatório – infraversão.

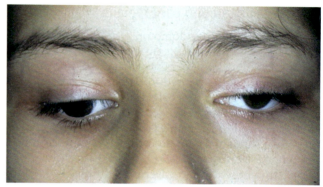

■ **FIGURA 40.36F –** Pós-operatório – infraversão.

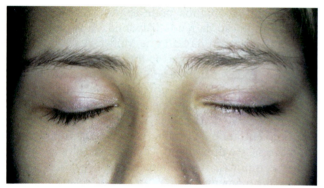

■ **FIGURA 40.36G –** Pré-operatório – oclusão.

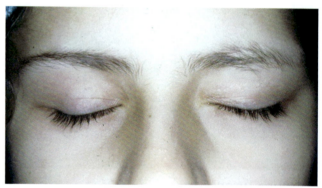

■ **FIGURA 40.36H –** Pós-operatório – oclusão.

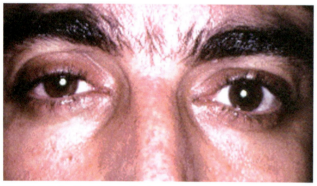

■ **FIGURA 40.37A –** Paciente de 26 anos apresentando síndrome de Horner com ptose palpebral direita discreta.

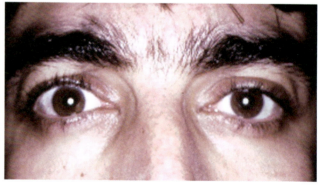

■ **FIGURA 40.37B –** Pós-operatório. Conjuntivomullerectomia.

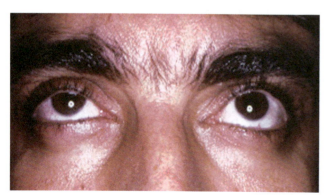

■ **FIGURA 40.37C –** Pré-operatório – supraversão.

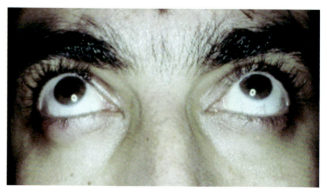

■ **FIGURA 40.37D –** Pós-operatório – supraversão.

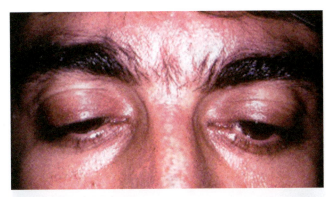
■ **FIGURA 40.37E** – Pré-operatório – infraversão.

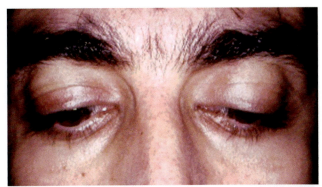
■ **FIGURA 40.37F** – Pós-operatório – infraversão.

• Cefaleia oftalmológica

A cefaleia oftalmológica é uma causa rara de paralisia do terceiro par craniano. É caracterizada por intensa cefaleia unilateral, seguida de paralisia do nervo oculomotor do mesmo lado. A paralisia é mais prolongada que a cefaleia. O mecanismo da cefaleia não é claro. Em 50% dos casos existe uma história familiar de cefaleia.

A alteração geralmente responde de forma dramática aos esteroides orais e a recuperação pode ser completa. Entretanto, se ocorrerem episódios repetidos pode se tornar permanente a oftalmoparesia.[33]

• Esclerose múltipla

A esclerose múltipla é uma doença idiopática autoimune que ocorre após desmielinização multifocal no sistema nervoso central. É mais frequente nos adultos jovens, com predominância do sexo feminino. Os sintomas mais comuns são fraqueza generalizada, falta de sensibilidade e parestesia das extremidades. Pode ocorrer rápida diminuição da acuidade visual seguida de dor na movimentação ocular e ptose palpebral.[34] São frequentes ataques e remissões durante semanas ou meses. O diagnóstico é realizado sem dificuldades, devido à associação da ptose palpebral e dos outros sinais da doença. A avaliação inclui exames de imagem, como ressonância magnética cerebral, estudo do líquido cefalorraquidiano e outros testes laboratoriais.

Nos casos mais severos são indicados esteroides intravenosos seguidos de esteroides orais por longo período. Drogas imunomoduladoras, como interferon, podem reduzir a morbidade da doença.[35]

• Síndrome de Marcus Gunn

Cerca de 4 a 6% dos casos de "ptose congênita" estão associados à síndrome de Marcus Gunn.[36,37] A síndrome é caracterizada por uma bizarra ptose que é reduzida ou supercompensada quando o paciente movimenta a mandíbula. Isto pode ser evidenciado quando o paciente abre e fecha a boca ou move a mandíbula para os dois lados. Quando cada movimento é realizado, a pálpebra ptosada se eleva, frequentemente num nível acima da posição normal (Figuras 40.38A e B e 40.29A e B). A ptose da síndrome de Marcus Gunn é geralmente unilateral e afeta mais a pálpebra esquerda.

Pode variar em grau, de uma mínima ptose até uma condição cosmeticamente intolerável. A síndrome é causada por conexões aberrantes entre a divisão motora do V nervo e o músculo levantador.[38] Segundo alguns pesquisadores, este tipo de ptose tem a tendência de aumentar com a idade.[39]

Tratamento cirúrgico

Até o presente momento científico, o tratamento mais eficaz desta aberrante ptose consiste numa ressecção bilateral do levantador e suspensão frontal bilateral com fáscia *lata* (Figura 40.40A-E). A fraqueza do músculo reto superior, que se apresenta em aproximadamente 75% dos casos, deve ser tratada antes da cirurgia palpebral (Figura 40.41A-H).

• Síndrome de Guillain-Barré

A síndrome de Guillain-Barré (polineurite aguda idiopática) consiste numa neuropatia motora que ocorre após uma infecção virótica. As extremidades inferiores frequentemente apresentam fraqueza e perda de sensibilidade e estes problemas progridem tipicamente de forma ascendente. A ptose palpebral é uma manifestação frequente da síndrome.[40]

Ptose traumática

As lacerações palpebrais constituem causas comuns de ptose palpebral, quando o sistema levantador estiver comprometido. Quando o atendimento médico de emergência for efetuado antes que o grande edema se estabeleça, é possível, dependendo da severidade da lesão, identificar os tecidos levantadores e reaproximá-los cirurgicamente. Nos graves traumatismos faciais, inúmeras outras sérias lesões podem se tornar prioritárias em relação ao tratamento. Caso ocorra grande edema palpebral e periorbitário, é necessário o uso de compressas frias, proteção ocular, antibioticoterapia e aguardar

PARTE 5 – CIRURGIA RECONSTRUTORA DA CABEÇA E PESCOÇO

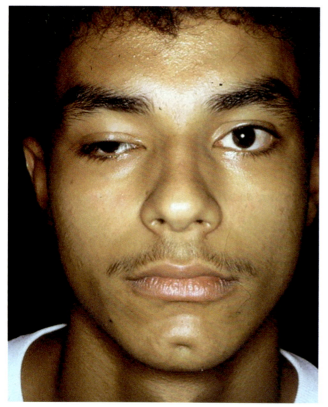

FIGURA 40.38A – Paciente de 18 anos apresentando ptose direita congênita e síndrome de Marcus Gunn.

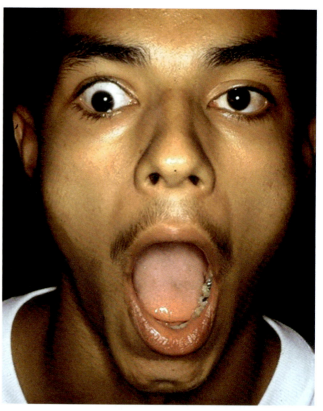

FIGURA 40.38B – A ptose palpebral direita e supercompensada quando o paciente movimenta a mandíbula.

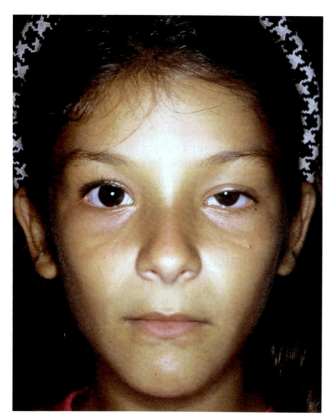

FIGURA 40.39A – Paciente de 8 anos apresentando ptose esquerda congênita e síndrome de Marcus Gunn.

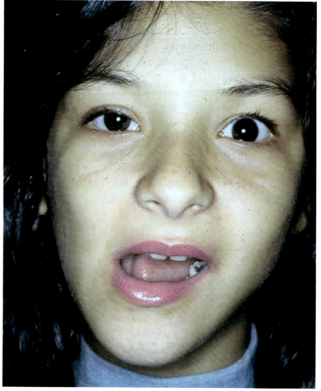

FIGURA 40.39B – Ptose palpebral esquerda supercompensada com a movimentação da mandíbula (foto aos 11 anos).

CAPÍTULO 40 – PTOSE PALPEBRAL

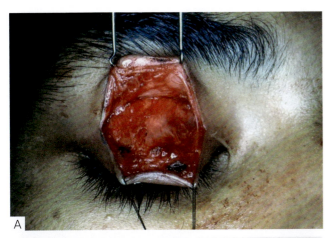
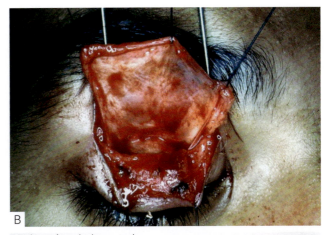

FIGURA 40.40A e B – Aspecto transoperatório da dissecção do músculo levantador.

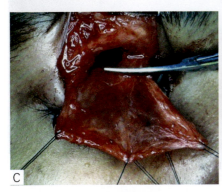
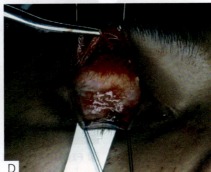
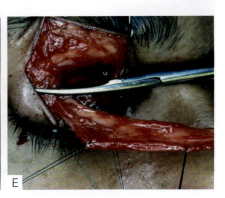

FIGURA 40.40C, D e E – Aspecto transoperatório da ressecção do músculo levantador.

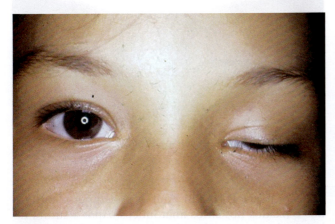
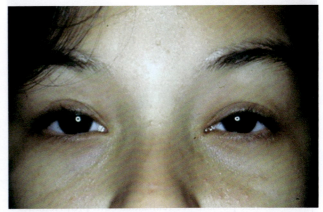

FIGURA 40.41A – Paciente de 8 anos apresentando ptose palpebral unilateral esquerda e síndrome de Marcus Gunn.

FIGURA 40.41B – Pós-operatório de 3 anos. Foi realizada ressecção bilateral do levantador e suspensão frontal, empregando fitas de fáscia lata.

PARTE 5 – CIRURGIA RECONSTRUTORA DA CABEÇA E PESCOÇO

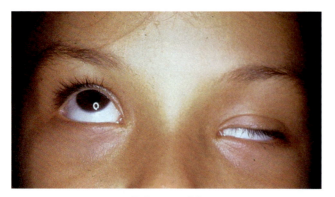

■ **FIGURA 40.41C** – Pré-operatório – supraversão.

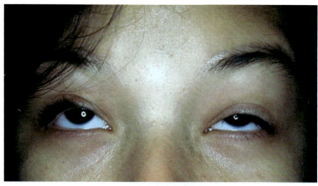

■ **FIGURA 40.41D** – Pós-operatório – supraversão.

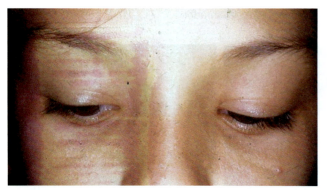

■ **FIGURA 40.41E** – Pré-operatório – infraversão.

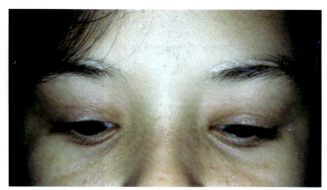

■ **FIGURA 40.41F** – Pós-operatório – infraversão.

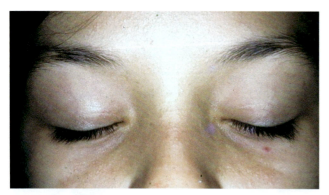

■ **FIGURA 40.41G** – Pré-operatório – oclusão.

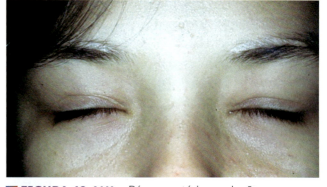

■ **FIGURA 40.41H** – Pós-operatório – oclusão.

alguns dias para melhor definição dos tecidos lesados e que as suturas possam ser realizadas com propriedade.

Nos casos em que o músculo levantador não foi completamente lesionado, a sua identificação é possível, seguindo as expansões medial e lateral, em direção à lesão. O ligamento de Whitnall é também uma importante referência cirúrgica. Quando o músculo levantador se apresenta completamente seccionado, acima da sua aponeurose, geralmente se encontra retraído na órbita. A dissecção em direção ao teto da órbita, muitas vezes às cegas, traciona a estrutura certa, que é a única estrutura elástica, junto com o músculo reto superior (Figura 40.42A e B). Ambos podem ser identificados e fixados nos sítios anatômicos. Após a sutura do levantador, o músculo orbicular e a pele devem ser fechados cuidadosamente. Não há necessidade de sutura do septo orbitário. Grande parte dos pacientes é atendida algumas semanas após o trauma, apresentando ptose palpebral. É recomendada a espera, aguardando o período de cicatrização adequado. Após o sexto mês, o reparo cirúrgico pode ser iniciado. Muitas vezes não é possível conseguir uma perfeita elevação palpebral devido à intensidade do traumatismo e à presença de blocos cicatriciais (Figuras 40.43A e B e 40.44A e B).

CAPÍTULO 40 – PTOSE PALPEBRAL

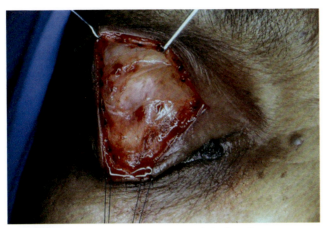

FIGURA 40.42A – Tratamento cirúrgico da ptose traumática. Dissecção do músculo levantador.

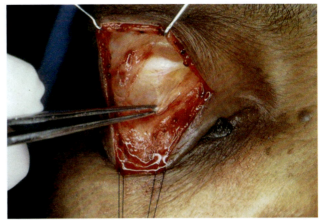

FIGURA 40.42B – Músculo levantador identificado e tracionado para ser fixado no tarso.

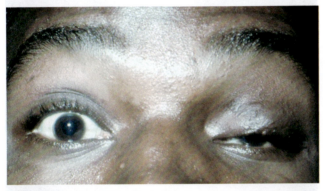

FIGURA 40.43A – Paciente de 18 anos apresentando ptose traumática esquerda após acidente automobilístico.

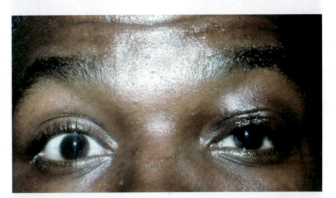

FIGURA 40.43B – Pós-operatório.

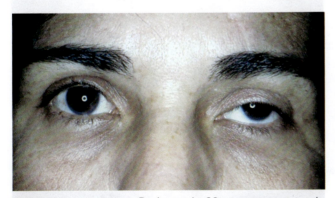

FIGURA 40.44A – Paciente de 26 anos apresentando ptose traumática esquerda e cicatrizes faciais.

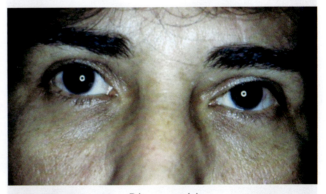

FIGURA 40.44B – Pós-operatório.

Ptose pós-cirúrgica

A ptose palpebral pós-enucleação é frequente. Geralmente existe uma boa função do levantador e o seu reparo fornece bons resultados. A correção cirúrgica pode ser realizada por via conjuntival ou cutânea, dependendo do grau da ptose.

Paris e Beard[41] descreveram a ptose palpebral como complicação do tratamento de dermolipomas oculares.

O tratamento cirúrgico da catarata e do glaucoma com trabeculectomia também pode ser seguido de ptose palpebral.[42] Pode haver lesão na aponeurose do levantador durante a cirurgia e há relatos de 10 a 20% de lesões durante a facectomia.[43] O reparo cirúrgico pode ser realizado por via cutânea, apropriado para associação do tratamento do dermocalázio, frequente nos pacientes desta faixa etária **(Figuras 40.45A-H)**.

PARTE 5 – CIRURGIA RECONSTRUTORA DA CABEÇA E PESCOÇO

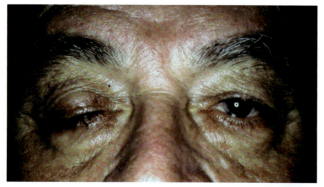

FIGURA 40.45A – Paciente de 76 anos apresentando ptose palpebral direita pós-facetomia.

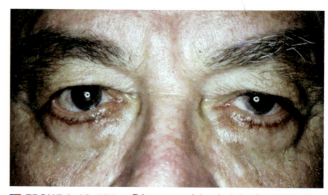

FIGURA 40.45B – Pós-operatório. A deiscência da aponeurose foi corrigida.

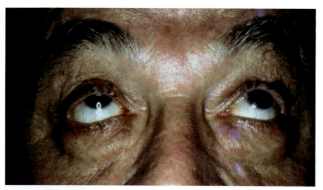

FIGURA 40.45C – Pré-operatório – supraversão.

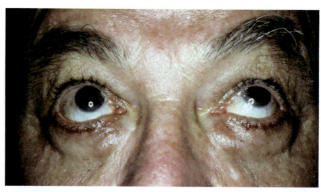

FIGURA 40.45D – Pós-operatório – supraversão.

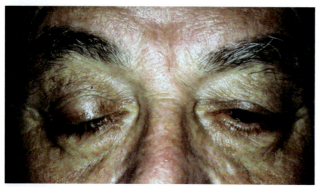

FIGURA 40.45E – Pré-operatório – infraversão.

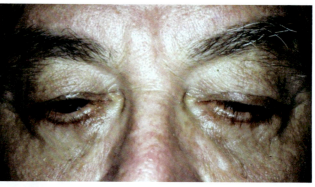

FIGURA 40.45F – Pós-operatório – infraversão.

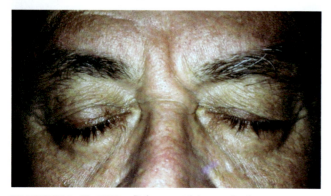

FIGURA 40.45G – Pré-operatório – oclusão.

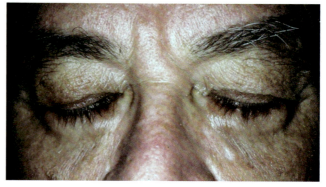

FIGURA 40.45H – Pós-operatório – oclusão.

Ptose mecânica

É a ptose palpebral causada por peso nas estruturas palpebrais superiores, são exemplos os tumores benignos e hemangiomas (Figura 40.46). Os neurofibromas (Figura 40.47) muitas vezes formam imensas massas na área palpebral e a completa ressecção deste tipo de tumor é impossível. As ressecções parciais periódicas são mais indicadas (Figuras 40.48A e B e 40.49A e B). Outra causa importante de ptose mecânica é o blefarocalázio, condição rara que afeta principalmente mulheres jovens. Esta condição se manifesta por episódios intermitentes de edema e eritema periorbitário. Os episódios inflamatórios frequentes deformam os tecidos palpebrais e geralmente causam desinserção do complexo levantador (Figura 40.50).

O tratamento cirúrgico é indicado para remoção de tecidos palpebrais distorcidos e alterados histologicamente, como também para corrigir posições palpebrais superiores e inferiores. As reoperações são frequentes devido à natureza recorrente da síndrome (Figura 40.51A e B).[44,45]

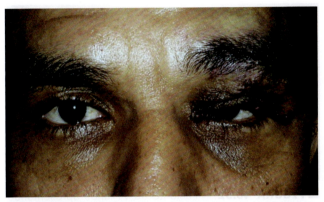

FIGURA 40.46 – Hemangioma na área periorbitária esquerda, provocando ptose mecânica.

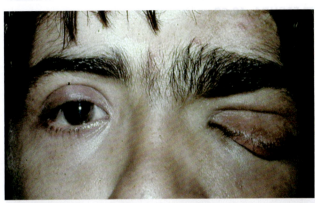

FIGURA 40.47 – Neurofibroma provocando ptose palpebral esquerda.

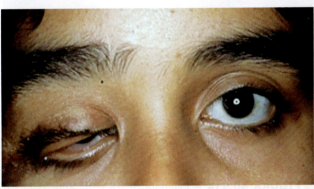

FIGURA 40.48A – Paciente de 17 anos apresentando neurofibroma periorbitário e ptose palpebral direita.

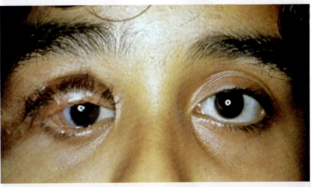

FIGURA 40.48B – Pós-operatório. Após três cirurgias foi corrigida a posição das pálpebras superior e inferior.

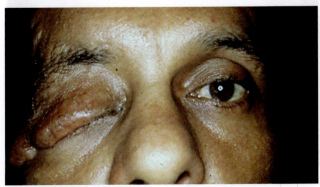

FIGURA 40.49A – Paciente de 41 anos apresentando neurofibroma periorbitário e ptose palpebral direita.

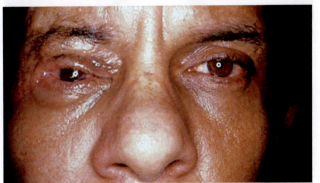

FIGURA 40.49B – Pós-operatório. Após sucessivas ressecções do tumor e reinserção do levantador, foi reparada a ptose palpebral direita.

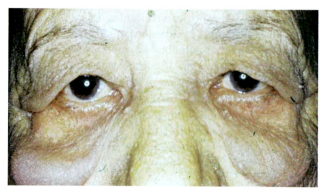

■ **FIGURA 40.50 –** Paciente de 71 anos apresentando a síndrome do blefarocalázio com edema e eritema periorbitários. Os episódios inflamatórios frequentes deformam os tecidos palpebrais e causam desinserção do complexo levantador.

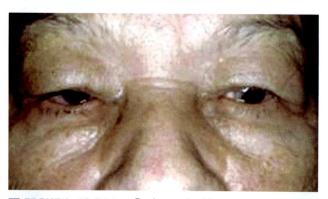

■ **FIGURA 40.51A –** Paciente de 62 anos apresentando blefarocalázio e ptose palpebral bilateral.

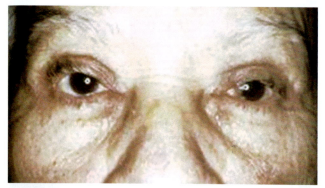

■ **FIGURA 40.51B –** Pós-operatório. Corrigida a desinserção da aponeurose da placa tarsal.

Pseudoptose

Caracteriza-se por uma aparente ptose, sem constituir uma ptose verdadeira. Pode ser observada nos casos de anoftalmia, microftalmia ou *phthisis bulbi* (atrofia do olho). Pode ser resolvida com a adaptação de uma prótese ocular. Caso ainda persista, pode ser corrigida pelo encurtamento do complexo levantador por via cutânea ou pelo procedimento de Fasanella-Servat.[8] Estrabismo vertical causa pseudoptose. Knapp[46] introduziu em 1969 um tratamento que envolvia correção dos músculos extraoculares, corrigindo a posição palpebral, isto é, a melhora da aparente ptose pela elevação do olho.

O dermocalázio (pálpebra superior senil redundante) (Figura 40.52) pode ser causa de uma ptose palpebral aparente. A elevação do excesso de tecido palpebral mostra que a pálpebra retorna a sua posição normal. O tratamento do dermocalázio consiste na ressecção adequada de tecido palpebral superior (Figura 40.53A e B).

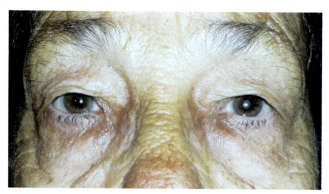

■ **FIGURA 40.52 –** Paciente de 77 anos apresentando dermatocalázio (pálpebra senil redundante).

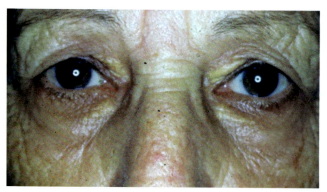

■ **FIGURA 40.53A –** Paciente de 74 anos apresentando dermatocalázio.

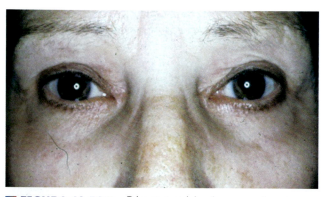

■ **FIGURA 40.53B –** Pós-operatório. A ressecção adequada da pele palpebral, associada ao emprego do laser de CO_2 ablativo, possibilita o rejuvenescimento periorbitário sem correção da posição das pálpebras superiores.

Conclusão

A correção da ptose palpebral constitui um dos mais desafiadores procedimentos na cirurgia palpebral. A despeito dos avanços e aperfeiçoamentos das técnicas cirúrgicas, muitos casos apresentam resultados desencorajadores. É necessário enfatizar que não existe uma simples "fórmula" para correção da ptose palpebral.

Caso a função do músculo levantador seja boa ou excelente, é grande a chance de ser obtida cirurgicamente uma boa posição palpebral e uma boa função. A experiência do cirurgião e um perfeito conhecimento da anatomia óculo-orbitopalpebral são fundamentais para o correto tratamento da ptose palpebral.

Referências Bibliográficas

1. Putterman AM, Urist MJ. Muller-conjunctiva resection technique for treatment of blepharoptosis. Arch Ophthalmol. 1975; 93:619-23.
2. Putterman AM. Margin reflex distance (MRD) 1, 2 and 3. Ophthal Plast Reconstr Surg. 2012;28:308-11.
3. Berke RN, Wadsworth JAC. Histology of levator muscle in congenital and acquired ptosis. Arch Ophthalmol. 1955;53:413.
4. Isaksson I, Mallgren J. Pathological-anatomical changes in the elevator palpebral superioris muscle in congenital ptosis. Acta Pathol Microbiol Scand. 1961;144:157.
5. Beard C. Ptosis. :The CV Mosby Co.; 1981. p. 40.
6. Berke RN. Results of resection of the levator muscle through a skin incision in conjuntival ptosis. Arch Ophthalmol. 1959;61:177.
7. Dresner SC. Further modifications of the Müller muscle conjunctival resection procedure. Ophthal Plast Reconstr Surg. 1991;7:114-122.
8. Fasanella RM, Servat J. Levator resection for minimal ptosis: another simplified operation. Arch Ophthalmol. 1961;65:493-496.
9. Crawford JS. Repair of ptosis using frontalis muscle and fascia lata: a 20 year review. Oprthalmic Surg. 1977;8:31-40.
10. Bayer CK, Albert DM. The use and fate of fascia lata and sclera in ophthalmic plastic and reconstrutive surgery. The 1980 Wendell Hughes Lecture. Ophthalmology. 1981;88:869-86.
11. Crawford JS. Fascia lata: its nature and fate after implantation and its use in ophthalmic surgery. Trans Am Ophthalmol Soc. 1968;66:673-745.
12. Orlando F, Weiss JS, Beyer-Machule CK. Histopathologic condition of fascia lata implant 42 year after ptosis repair. Arch Ophthalmol. 1985;103:1518-5.
13. Wagner RS, Mauriello JA, Nelson LB. Treatment of congenital ptosis with frontalis suspension. A comparison of suspensory materials. Ophthalmology. 1984;91:245-8.
14. Beard C. A new treatment for severe unilateral ptosis and ptosis with jow winking. Am J Ophthalmol. 1965;59:252-5.
15. Callahan A. Conection of unilateral blepharoptosis with bilateral eyelid suspension. Am J Ophthalmol. 1981;74:321-4.
16. Beard C. Ptosis surgery: past, present and future. Ophthal Plast Reconstr Surg. 1985;1:69.
17. Dortzback RK, Sutula FC. Involucional blepharoptosis a histological study Arch Ophthalmol. 1980;98:2045.
18. McCord CD Jr. The evaluation and management of the patient with ptosis. Clin Plast Surg. 1988;15:169.
19. Jones LT, Quickert MH, Wobig JL. The cure of ptosis by aponeurotic repair. Arch Ophthalmol. 1975;93:629.
20. Anderson RL, Dixon RS. Aponeurotic ptosis surgery. Arch Ophthalmol. 1979;97:1123.
21. Weinberg DA, Lester RL, Vollmer TL. Ocular myasthenia protean disorder. Surv Ophthalmol. 1994;39:169.
22. Glaser JS, Miller GR, Grass DM. The edrophonium test in myasthenia gravis. Arch Ophthalmol. 1966;76:368.
23. Demartelaere SL, Blaydon SM, Shore JW. Tarsal switch levator resection for the treatment of blepharoptosis in patients with poor eye protective mechanisms. Ophthalmology. 2006;113:2357-63.
24. Koerner F, Schlote W. Chronic progressive external ophthalmoplegia. Arch Ophthalmol. 1972;88:155.
25. Lind I, Praume G. Chronic progressive ophthalmologia and muscular dystrophy. Acta Ophthalmol. 1963;41:497.
26. Nicolaissen B, Brodal A. Progressive external ophthalmoplegia. Arch Ophthalmol. 1959;61:202.
27. Kerns TP, Sayre GP. Retinitis pigmentosa, external ophthalmoplegia and complete heart block: unusual syndrome with histologic study in two cases. Arch Ophthalmol. 1958;60:280-289.
28. Johnson CC, Kuwabara T. Oculopharyngeal muscular distrophy. Am J Ophthalmol. 1964;77:872.
29. Sebastiá R, Fallico E, Fallico M, Fortuna E, Lessa S, Neto GH. Bilateral lid-brow elevation procedure for severe ptosis in Kerns-Sayre syndrome, a mitochondrial cytopathy. Clin Ophthalmol. 2014;9:25-31.
30. Burian HM, Burns CA. Ocular changes in muscular dystrophy. Am J Ophthalmol. 1967;63:22.
31. Guy JR, Day AL. Intracranial aneurysm with superior division paresis of the oculomotor nerve. Ophthalmology. 1989; 96:1071.
32. Beard C. The surgical treatment of blepharoptosis a quantitative approach. Trans Am Ophthalmol Soc. 1966;64:401.
33. Sedwick LA. Ptosis. In: Margo CV, Hamed LM, Mames RN, eds. Diagnostic problems in clinical Ophthalmology. Philadelphia: WB Saunders; 1994.
34. Arnold AC. Ophthalmic manifestations of multiple sclerosis. Semin Ophthalmol. 1988;3:229.
35. Beck RW, et al. A randomized controlles trial of corticosteroids in the treatment of acute optic neuritis. The Optic Neuritis Study Group. N Engl J Med. 1992;326:581.
36. Gunn RM. Congenital ptosis with peculiar associated movement of affected lid. Trans Ophthalmol Soc. UK 1883;3:283.
37. Spaeth EB. The Marcus Gunn phenomenon. Am J Ophthalmol. 1947;30:143.
38. Sullivan JH. Ptosis. In: Fraunfelder FT, Roy FH, eds. Current ocular Therapy. Vol. 4. Philadelphia: WB Saunders; 1995.
39. Iliff CE. Problems in ptosis surgery. J Pediatr Ophthalmol. 1967;4:5.
40. Hamann KV. Acute idiopathic polyneuritis. In: Fraunfelder FT, Roy FH, eds. Current ocular therapy. Vol. 4. Philadelphia: WB Saunders; 1995.
41. Paris GL, Beard C. Blepharoptosis following dermatolipoma surgery. Ann Ophthalmol.1973;5:697.

42. Paris GL, Quickert MH. Desinsertion of the levator aponeurosis following cataract extractions. Am J Ophthalmol. 1976;81:337.
43. Deadly JD, Price NJ, Sutton GA. Ptosis following cataract and trabeculectomy surgery. Br J Ophthalmol. 1989;73:283.
44. Jordan DR. Blepharochalasis syndrome. Am J Ophthalmol. 1958;103:354.
45. Lessa S, Sebastiá R, Nanci M, Flores E, Sforza M. A síndrome do blefarocalásio e sua diferenciação com o dermocalásio. Rev Bras Cir Plast. 2007;22:89-96.
46. Knapp P. The surgical treatment of double elevator paralysis. Trans Am Ophthalmol Soc. 1969;67:304.

capítulo 41

Reconstrução Nasal

AUTOR: **Julio Morais-Besteiro**
Coautor: Luiz Carlos Ishida

Introdução

Histórico

A história da reconstrução nasal acompanha de perto a história da própria cirurgia plástica, pois uma das primeiras, senão a primeira intervenção de cirurgia plástica da qual temos uma descrição, foi a transferência de um retalho frontal para reconstrução nasal. O livro sagrado dos Vedas, supostamente escrito pelo médico hindu Samith Sushruta em torno do ano 600 a.C., descreve essa intervenção, que curiosamente não era praticada pela casta dos médicos, os brahmanes, mas pela casta dos fabricantes de potes, os shudras. A amputação nasal era uma punição frequentemente aplicada aos ladrões e às mulheres adúlteras.

O tratamento de ferimentos e fraturas nasais também é citado nos escritos de Hipócrates (470 a.C.), onde há descrições de formas de redução e imobilização das fraturas, assim como tratamento das lacerações. Séculos mais tarde, em torno de 1500 d.C., a reconstrução nasal volta a ser tema histórico importante, pois resultou na criação dos retalhos à distância diretos, o chamado método italiano, empregado por Gaspare Tagliacozzi, em Bolonha, que usava a face interna do braço como região doadora dos retalhos.

No século XVIII, a Europa redescobre a antiga forma de reconstrução nasal realizada pelos hindus com o retalho frontal, através da publicação de John Carpue, que difundiu esse método usado até hoje em todo o mundo. A partir desse ponto inúmeros autores e variações técnicas foram progressivamente sendo apresentados para a reparação de diversos tipos e dimensões de defeitos nasais. Fugiria ao escopo deste livro citar essas variantes, mas merecem destaque as recentes publicações de Burget e Menick, que redefiniram toda a metodologia e os princípios da reconstrução nasal atingindo resultados estéticos e funcionais de altíssima qualidade.

Anatomia

Alguns aspectos anatômicos do nariz merecem uma breve revisão do ponto de vista da reconstrução cirúrgica.

A cobertura tegumentar do nariz é bastante variável quanto à espessura, elasticidade e fixação aos planos profundos. É mais delgada, relativamente elástica e pouco fixa nos 2/3 superiores do nariz e espessa, inelástica e totalmente fixa no terço inferior da pirâmide (ponta nasal). Este aspecto tem implicações práticas, pois é muito difícil mobilizar a pele da ponta, o que a torna uma área doadora não viável para a doação de retalhos e que geralmente exige a migração de retalhos provenientes de outras regiões.

A espessura da pele também varia amplamente de pessoa para pessoa, sendo extremamente delgada em alguns casos e muito espessa, principalmente na ponta nasal, em outros. Isto também tem implicações cirúrgicas, pois a substituição da pele deve ser realizada sempre que possível com pele de qualidade semelhante pois, caso contrário, a correção do defeito estará sobrelevada ou deprimida em relação aos tecidos circundantes.

Com relação ao esqueleto osteocartilaginoso, devemos recordar as diferentes qualidades de cada estrutura. A metade superior é uma estrutura piramidal sólida formada pelas apófises montantes da maxila e os ossos próprios do nariz. Sob essa cúpula se insere a cartilagem septal e as suas duas expansões laterais, que por sua vez formam a válvula interna do nariz, órgão de controle do fluxo aéreo nasal e estrutura vital que deve sempre que possível ser conservada. As expansões laterais da cartilagem septal se estendem desde a porção dorsal do nariz até a borda da fossa piriforme da maxila e terminam em borda livre e flexível, a já citada válvula interna do nariz (Figura 41.1).

O septo é formado por uma porção óssea e uma área quadrangular cartilaginosa, de dimensões e espessura muito variáveis, apoiada sobre a crista palatina. A parte óssea é constituída pelo vômer e o septo ósseo propriamente dito (Figura 41.2).

A irrigação arterial do septo é profusa e deve ser bem conhecida, pois em várias situações clínicas haverá necessidade de confeccionar retalhos mucosos para restauração do forro nasal. Na parte cranial há dois ramos importantes: a artéria etmoidal anterior e a etmoidal posterior. Na parte dorsal do septo encontramos a artéria esfenopalatina. A base do septo, na sua porção mais caudal, é irrigada pela artéria palatina maior, e na sua porção anterior a irrigação é proveniente da artéria labial superior (Figura 41.3).

No terço inferior do nariz a estrutura de sustentação é representada pelas cartilagens alares, também muito variáveis quanto a forma, tamanho e espessura, que são fixas à porção caudal do septo por ligamentos frouxos e

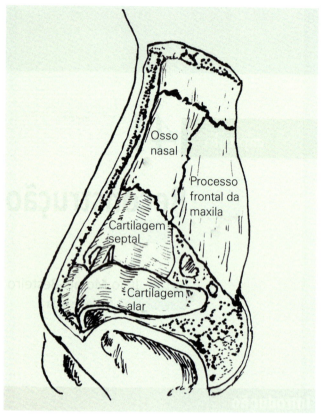

FIGURA 41.1 – Anatomia do suporte osteocartilaginoso da pirâmide nasal.

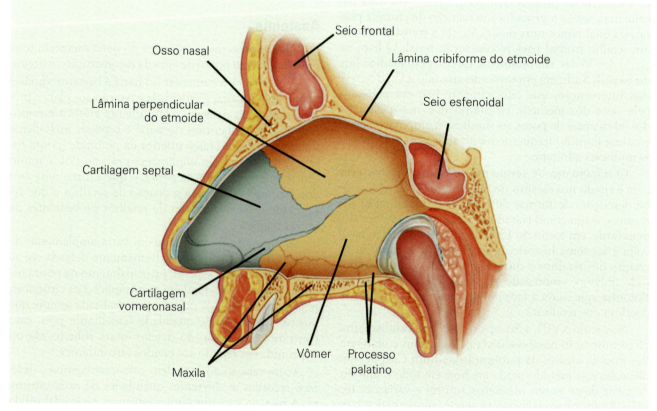

FIGURA 41.2 – Anatomia das estruturas do septo nasal.

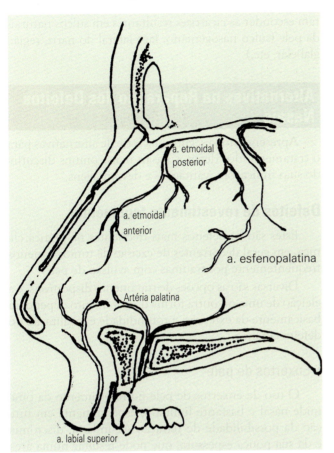

FIGURA 41.3 – Vascularização do septo nasal. Observar o ramo proveniente da artéria labial, importante para a confecção de retalhos mucopericondriais do septo.

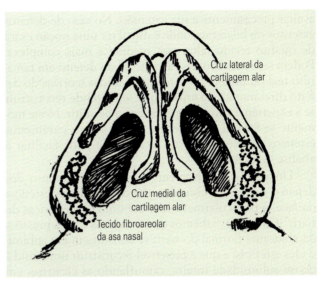

FIGURA 41.4 – Visão basal da ponta do nariz onde se pode apreciar as cartilagens alares, responsáveis pela sustentação da ponta.

flexíveis. Prolongam-se superolateralmente na forma das cruras laterais e medialmente, formando o suporte da columela, como as cruras mediais (Figura 41.4). As cruras mediais apresentam duas pequenas expansões laterais na sua base que se apoiam sobre a projeção da espinha nasal anterior. Esta é a porção flexível da pirâmide nasal e como tal deve ser reconstruída sempre que possível. Alguns métodos de restauração do suporte nasal como o uso de enxertos ósseos ou de cartilagem costal até a ponta do nariz permitem manter a posição normal da ponta, entretanto o fazem usando estruturas rígidas, e não flexíveis, como normalmente deve ser a ponta nasal.

O comprimento das cruras laterais é variável, mas geralmente se curvam em direção à porção óssea sem, entretanto, atingi-la. Terminam frequentemente em continuidade com pequenas cartilagens acessórias, ditas sesamoides e estas sim por vezes se estendem até a margem óssea.

Planejamento

Um planejamento preciso de todas as etapas envolvidas na reconstrução de um defeito nasal é mandatório até para a reparação de pequenos defeitos. A pirâmide nasal, pela sua posição central na face, sua projeção anterior e o efeito visual de eixo-guia da face constitui-se num ponto de atração imediata na face, assim, mesmo pequenas distorções da simetria, do relevo ou do volume nasal são facilmente detectadas. A reparação, portanto, deve sempre ser criteriosa, precisa e qualitativamente a melhor possível, cuidando inclusive de camuflar as áreas doadoras.

A primeira etapa do planejamento da reconstrução necessariamente é uma avaliação precisa dos componentes teciduais e da extensão do defeito. Este é um aspecto de máxima importância e frequentemente subestimado pelo cirurgião que se propõe a efetuar uma reconstrução nasal.

Se o defeito foi criado no mesmo ato cirúrgico, como na ressecção de um tumor, por exemplo, a tendência natural é medir o tamanho do defeito criado e transferir essa medida à área doadora. Esta medida pode não resultar fiel, já que a elasticidade da pele é diferente em cada região da pirâmide, ou seja, tomando a medida do defeito resultante da excisão do tumor na ponta nasal, onde a pele é fixa e inelástica, a medida será próxima da realidade, entretanto no dorso nasal ou próximo ao canto interno do olho, por exemplo, a elasticidade natural da pele fará com que esse defeito seja maior do que realmente é.

A grande dificuldade na avaliação do defeito reside nos casos secundários onde, em função da retração tecidual, a extensão do defeito é, na maioria das vezes, considerada de menor monta do que a realidade, sobretudo no momento de avaliar as perdas do revestimento intranasal e do assoalho narinário. Se o defeito preserva o lado contralateral da pirâmide nasal, este lado deve ser tomado como parâmetro da reconstrução e um molde dessa área pode ser transposto sobre o defeito para avaliar precisamente a sua extensão. No caso de defeitos extensos ou bilaterais, onde é difícil ter uma noção exata de quanto tecido falta, essa medida é mais complexa. Podem ser feitos moldes "artísticos" do defeito em tamanho real ou podem ser tomadas medidas teóricas do defeito diretamente do espaço que se pretende reconstruir se a experiência do cirurgião assim o permitir. Neste momento se faz útil o conhecimento de alguns parâmetros estéticos de proporções da face, o que pode facilitar a análise do defeito.

Uma visão relativamente nova do tratamento dos defeitos nasais é a consideração das unidades estéticas da face, e particularmente das subunidades estéticas do nariz[1] (Figura 41.5). Sabemos que os relevos e as depressões da anatomia normal do nariz se constituem em subunidades estéticas, e que é preferível reconstruir uma unidade ou subunidade inteira, camuflando as cicatrizes em sulcos naturais ou nas linhas de transição das subunidades, mesmo tendo que aumentar o tamanho original do defeito e sacrificar tecido normal. Assim, portanto, no planejamento já se deve considerar este aspecto.

Uma vez determinada a real extensão do defeito tegumentar, serão analisadas todas as potenciais áreas doadoras de pele ou do forro, tanto no que diz respeito ao tamanho do defeito, quanto à qualidade da pele (coloração, espessura, eventual pilosidade, etc.) e eventual visibilidade das cicatrizes da área doadora. A preferência, portanto, deve recair sempre que possível por áreas doadoras vizinhas da área em questão, já que a qualidade do tegumento é semelhante, e que ao mesmo tempo permitam esconder as cicatrizes resultantes em sulcos naturais da pele (sulco nasogeniano, face lateral do nariz, região glabelar, etc.)

Alternativas na Reparação dos Defeitos Nasais

Apresentamos a seguir uma série de alternativas para o tratamento dos defeitos nasais mais comuns discutindo suas indicações, vantagens e desvantagens.

Defeitos de revestimento tegumentar

Estes são os defeitos mais frequentes na prática clínica, em geral decorrentes de excisão de tumor e menos frequentemente pós-traumas com avulsão de pele.

Diversas são as opções de tratamento disponíveis, e a eleição de uma ou outra forma de tratamento dependerá basicamente da extensão, profundidade e localização do defeito cutâneo.

• Enxertos de pele

O uso de enxertos de pele no revestimento da pirâmide nasal é bastante limitado, especialmente em função da possibilidade de retração secundária, discromia e da sua pouca espessura, que pode resultar numa área deprimida e um aspecto esqueletizado num defeito mais extenso.

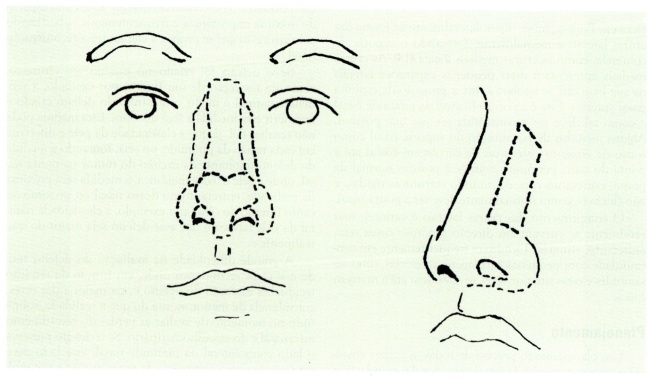

■ **FIGURA 41.5** – Demarcação das unidades e subunidades estéticas da pirâmide nasal.

CAPÍTULO 41 – RECONSTRUÇÃO NASAL

Há indicação de enxertia de pele de meia espessura em situações de exceção, como por exemplo na ressecção de tumores cutâneos múltiplas vezes recidivados, ou onde não se possa garantir uma ressecção completa da lesão tumoral. Neste caso, a cobertura cutânea passa a ser considerada como uma cobertura temporária até a definição completa da situação clínica (Figura 41.6).

Sempre que possível, quando há indicação de enxertia de pele deve-se dar preferência a enxertos de pele total, obtida de regiões próximas (pré-auricular, retroauricular ou supraclavicular), já que as deformidades secundárias dos enxertos espessos são menos acentuadas.

• Enxertos compostos

Em alguns tipos específicos de defeitos exclusivamente cutâneos pode ser indicada a cobertura com um enxerto composto (condrocutâneo). O objetivo nestes casos é impedir a retração secundária em zonas críticas, como a borda da asa nasal, a columela ou a ponta nasal. Geralmente são enxertos de pequenas dimensões obtidos do pavilhão auricular (Figura 41.7). Podem ser constituídos de uma face cutânea e uma cartilaginosa ou de toda a espessura da borda da orelha (com duas faces cutâneas revestindo a cartilagem).

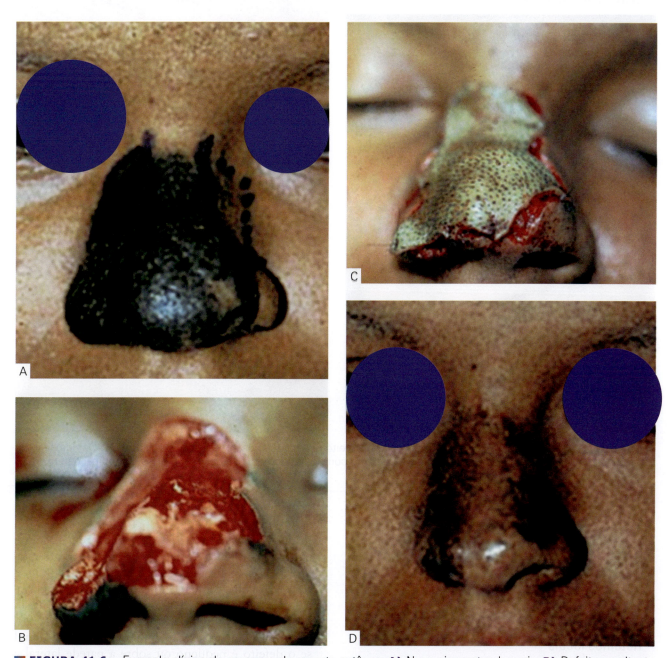

■ FIGURA 41.6 – Exemplo clínico do emprego de enxerto cutâneo. **A)** Nevo pigmentar do nariz; **B)** Defeito resultante da excisão do nevo; **C)** Enxerto de pele do couro cabeludo para minimizar a discromia; e **D)** Resultado após integração do enxerto.

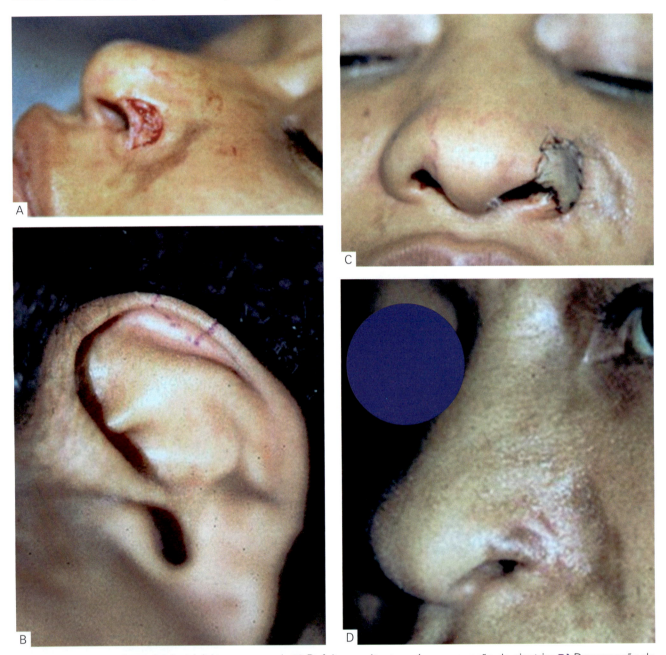

■ **FIGURA 41.7** – Sequela cicatricial em asa nasal. **A)** Defeito resultante após a ressecção da cicatriz; **B)** Demarcação da área doadora do enxerto de espessura total; **C)** Enxerto condrocutâneo em asa nasal; e **D)** Resultado final da enxertia.

A integração desses enxertos é difícil, pois têm uma relação espessura-superfície de contato pouco favorável e com frequência sofrem descamação, perdas parciais ou discromias, razão pela qual têm indicações muito limitadas. O leito receptor deve ser bem preparado com ressecção completa do tecido cicatricial, se houver, e as bordas do enxerto devem ser muito bem afrontadas.

- Retalhos locais

Estes são os retalhos mais frequentes e há uma grande variedade deles, desde retalhos ao acaso, arteriais, miocutâneos, que devem fazer parte do arsenal de qualquer cirurgião plástico.

- *Retalho bilobado*: este tipo de retalho tem bastante uso no tratamento de defeitos pequenos. É um retalho ao acaso, versátil e, que se bem planejado, pode transferir com facilidade a pele das áreas mais elásticas para as regiões de pele fixa como a ponta nasal. Os retalhos de base inferior são traçados a 45° e 90° do eixo do defeito, exatamente sobre a parede lateral se o defeito é pequeno ou sobre a parede lateral e o dorso em defeitos um pouco maiores. Zitelle,[2] em publicação recente, recomenda que o pivô da rotação não se localize na margem alar nem no canto interno das pálpebras, pois pode haver deformidades secundárias. O ângulo que o eixo de rotação de cada lóbulo percorre não deve ser maior que 50° e a dissecção é submuscular. Recomenda também que este tipo de retalho só deve ser empregado no nariz para tratar defeitos de no máximo 1,5 cm de diâmetro (Figuras 41.8 e 41.9).

Retalho frontoglabelar de transposição: este retalho ao acaso, que nada mais é que um pequeno retalho frontal mediano, é útil para reconstruir defeitos da metade superior da pirâmide nasal e é uma região doadora bem camuflada (Figura 41.10). Presta-se especialmente para defeitos que alcançam o canto interno das pálpebras ou as paredes laterais do nariz.

Retalho em bandeira: este é um desenho de retalho simples, seguro e muito versátil que provavelmente deve ser a primeira escolha para a maioria dos defeitos de pequenas e até médias dimensões no terço inferior da pirâmide nasal. Elliott[3] o descreve como um retalho de rotação com a forma de uma bandeira, entretanto na realidade se trata de uma zetaplastia com retalhos desiguais (Figura 41.11). Este retalho se presta bem para pacientes mais idosos, nos quais a flacidez cutânea da idade é mais evidente na queda da ponta e seu desenho aproveita exatamente a pele excedente acima da ponta nasal, e por usar a pele do próprio nariz apresenta um excelente resultado estético.

Retalho de Limberg ou romboide: o clássico retalho de transposição de Limberg e sua variante, como o retalho de Dufourmentel, também encontram aplicação na cobertura de defeitos nasais pequenos, empregando sempre os princípios de recorrer às áreas doadoras laterais ou do dorso nasal, onde geralmente há mais elasticidade cutânea.

Retalho de Rieger:[4] este retalho de rotação se baseia na artéria angular contralateral ao defeito e pode ser considerado como um retalho frontoglabelar extendido. O seu plano de dissecção deve ser profundo, no plano do periósteo-pericôndrio e incluindo no retalho os músculos nasais. O desenho do retalho se estende à região glabelar em V invertido e seu limite lateral deve ser planejado na face lateral do nariz, de modo a camuflar a longa incisão no limite da subunidade estética (Figura 41.12).

A rotação destes retalhos se presta até à correção de defeitos na ponta nasal, laterais ou centrais, entretanto sua execução não é de todo simples. Se não houver uma liberação ampla e rotação suficiente do retalho, pode haver retração da asa nasal. É necessário também corrigir a orelha que se forma com a rotação do retalho, quer no mesmo ato cirúrgico, o que aumenta o risco de isquemia, quer num segundo tempo cirúrgico. A rotação do retalho deve também ser feita de tal modo a evitar a formação de epicanto, já que esta é uma complicação relativamente frequente.

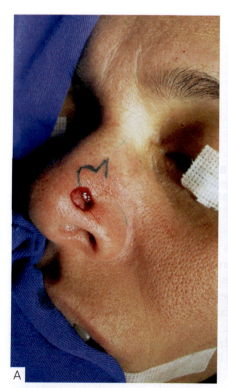
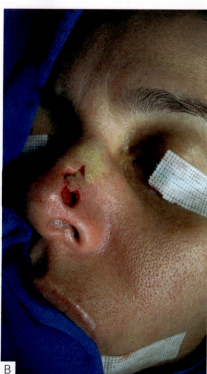
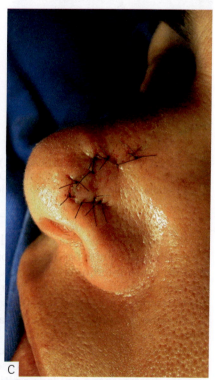

A   B   C

■ **FIGURA 41.8** – Retalho bilobado. **A)** Defeito resultante de excisão de tumor benigno do nariz. Observar a demarcação do retalho bilobado com os retalhos em 90 e 45 graus; **B)** Retalho elevado e sendo migrado; e **C)** Retalho transposto e suturado ao leito receptor.

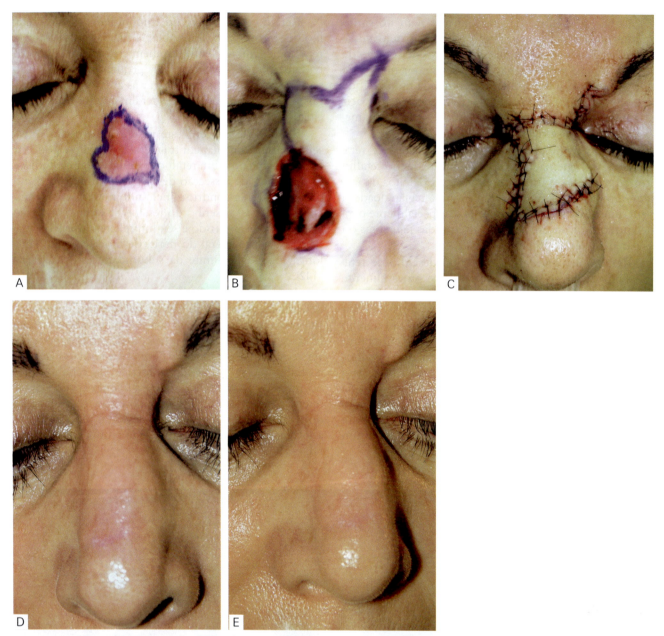

■ **FIGURA 41.9** – Retalho bilobado. **A)** Carcinoma basocelular em dorso nasal; **B)** Defeito resultante da excisão tumoral e demarcação do retalho bilobado. Observar os ângulos do traçado e as dimensões do primeiro e segundo retalhos. **C)** Retalho transposto e suturado ao leito receptor; **D e E)** Resultado pós-operatório de frente e em visão oblíqua.

Marchac[5] descreve uma variante deste retalho como um retalho axial que se baseia em vasos que emergem no nível do canto interno das pálpebras. Este retalho tem um pedículo mais estreito e um arco de rotação maior que o descrito por Rieger (Figura 41.13).

Retalho de avanço do dorso nasal e retalho (R) de Rintala:[6] estes retalhos de avanço se baseiam em vasos provenientes da região frontoglabelar e devem ser elevados no plano submuscular do dorso nasal. Permitem avançar diretamente a unidade estética do dorso nasal incluindo também parte da região glabelar e camuflam as incisões da área doadora em zonas de sombra entre duas subunidades estéticas do dorso nasal (Figura 41.14). O retalho de avanço é um retalho de execução relativamente simples e tem boa indicação para defeitos até a metade superior do dorso nasal. Esse retalho de avanço, considerado ao acaso, foi revisto e sistematizado por Rintala, que descreveu o plano supraperiostal-suprapericondrial como o correto para preservar a vascularização. Propôs também uma dissecção mais extensa e a remoção de triângulos de compensação na região glabelar, ou próxima dos supercílios, para permitir o tratamento de defeitos mais distais, e até mesmo na ponta nasal.

CAPÍTULO 41 – RECONSTRUÇÃO NASAL

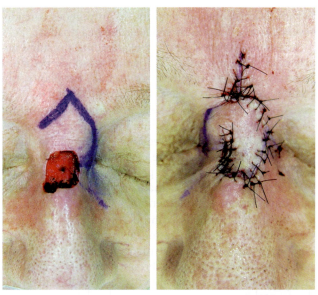

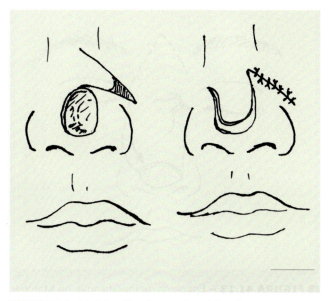

■ **FIGURA 41.10** – Retalho frontoglabelar. **A)** Excisão de carcinoma basocelular e demarcação do retalho frontoglabelar; e **B)** Retalho frontoglabelar transposto e suturado.

■ **FIGURA 41.11** – Retalho em bandeira.

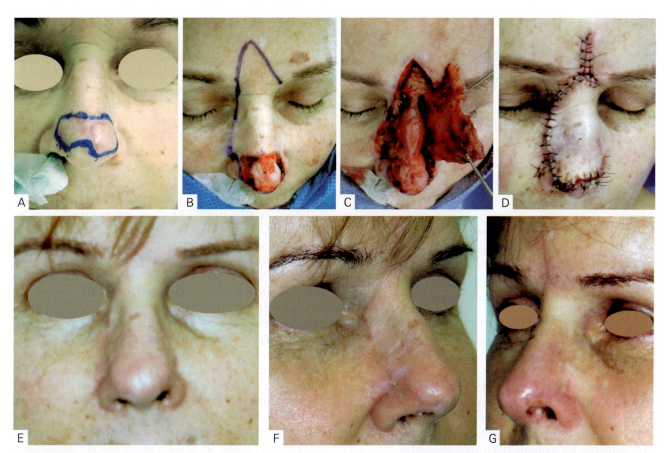

■ **FIGURA 41.12- RETALHO** de Rieger. **A)** Carcinoma basocelular de ponta nasal; **B)** Defeito resultante da excisão do tumor e demarcação do retalho de Rieger; **C)** Retalho totalmente descolado. Observar o plano de descolamento acima do pericôndrio e periósteo; **D)** Resultado imediato da transposição e sutura do retalho; **E, F e G)** Pós-operatório tardio e várias posições.

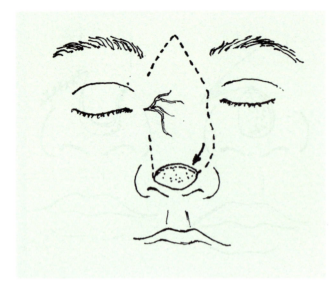

FIGURA 41.13 – Esquema da modificação de Marchac no retalho de Rieger.

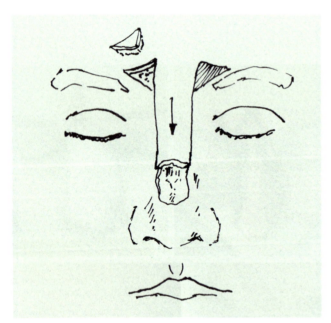

FIGURA 41.14 – Esquema do retalho de avanço de Rintalla. Observar a excisão dos triângulos de compensação na região frontal.

• **Retalhos de vizinhança**

Os retalhos de vizinhança são a principal técnica para a reconstrução dos defeitos de maiores proporções, tanto em extensão como em profundidade. Permitem a cobertura de osso e cartilagem expostos, e assim oferecem nutrição a eventuais enxertos subjacentes.

• **Retalhos nasogenianos**

O sulco nasogeniano é uma das áreas doadoras preferenciais na reconstrução de defeitos nasais. Geralmente permite a confecção de retalhos de proporções consideráveis e apresenta poucas sequelas na área doadora, pois a cicatriz resultante deve ficar exatamente no sulco nasogeniano. É um retalho cutâneo ao acaso, de pedículo superior ou inferior, e deve ser elevado no plano subcutâneo respeitando o plexo dérmico-subdérmico.

A partir da primeira descrição deste retalho, atribuída a Dieffenbach, foi apresentado um grande número de variantes técnicas nesta região, desde o retalho de pedículo superior clássico, que exige um tempo cirúrgico secundário para a secção do pedículo, até os retalhos de pedículo subcutâneo, ou ilhados, que muitas vezes evitam uma cirurgia complementar.

Sua indicação mais comum é para a reconstrução da asa nasal, quer para restaurar somente a cobertura cutânea como para reconstruir todos os planos da asa nasal em defeitos maiores. Frequentemente é também empregado uni ou bilateralmente, associado a um retalho frontal na reconstrução de grandes defeitos nasais.

Embora seja possível atingir a ponta nasal com estes retalhos, eles raramente são empregados para corrigir defeitos nessa região, pois outras formas de tratamento são mais adequadas para essa área. Nas Figuras 41.15 e 41.16 podem ser vistos exemplos do retalho nasogeniano.

• **Retalho frontal**

O clássico retalho frontal, ou indiano, ou as suas variantes técnicas são considerados como o método de eleição para qualquer reconstrução nasal de maiores proporções, até a reconstrução total do nariz e mesmo, segundo alguns autores, como o melhor método para resolver os defeitos da ponta nasal.

Este retalho, em função da sua grande utilidade, tem sido objeto de diversas publicações tanto do ponto de vista anatômico como de descrições de variantes táticas mais ou menos complexas. No que se refere à circulação, o clássico retalho frontal mediano é considerado um retalho ao acaso, pois recebe circulação pouco definida a partir dos pedículos supratrocleares e supraorbitais. O retalho frontal paramediano, por sua vez, é um retalho arterial, já que é desenhado exatamente sobre a emergência dos vasos supratrocleares (Figura 41.17).

Embora seja o retalho indicado para a reparação de grandes defeitos, suas características anatômicas permitem que seja realizado até com anestesia local. O desenho preferencial do retalho deixa um pedículo estreito, de aproximadamente 1,5 cm, exatamente sobre a artéria nutriente. A porção distal do retalho deve ser desenhada tomando um molde do defeito a reparar, e voltamos a lembrar que na situação ideal, se for necessário, o defeito deve ser ampliado até incluir uma subunidade estética completa. O plano de dissecção na sua porção distal é subdérmico para facilitar o ajuste e a modelagem sobre o defeito. A dissecção prossegue então no plano abaixo do músculo frontal e dentro do plano subgaleal ou até subperiosteal, já na proximidade dos vasos supratrocleares para garantir a sua integridade (Figura 41.18).

CAPÍTULO 41 – RECONSTRUÇÃO NASAL

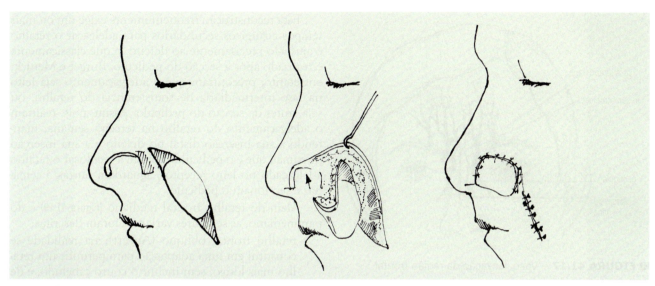

FIGURA 41.15 – Retalho nasogeniano de pedículo subcutâneo. Observar a forma de migração e posicionamento do retalho para reconstruir a asa nasal.

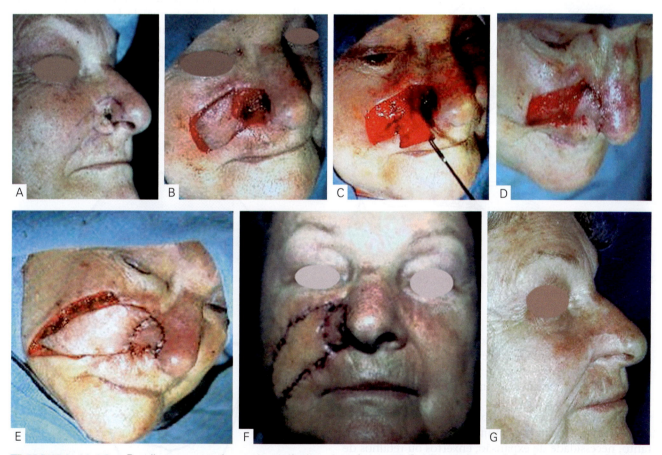

FIGURA 41.16 – Retalhos nasogenianos de pedículo subcutâneo; **A)** Carcinoma basocelular de asa nasal. Observar a extensão demarcada da ressecção; **B)** Defeito resultante da excisão e preparo do retalho de pedículo subcutâneo; **C e D)** Elevação e rotação do retalho para reconstrução da asa nasal; **E)** Confecção e migração de um segundo retalho de pedículo subcutâneo para fechamento da área doadora do primeiro retalho; **F e G)** Resultado imediato e tardio da reconstrução da asa nasal.

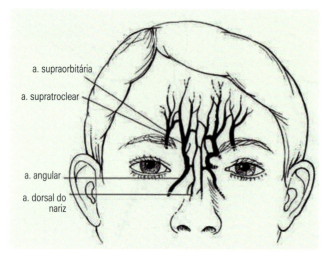

FIGURA 41.17 – Vascularização da região frontal.

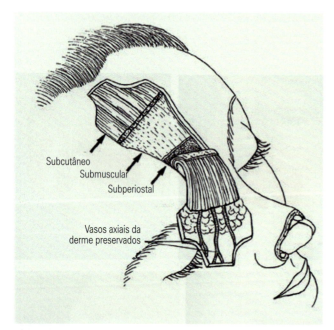

FIGURA 41.18 – Esquema dos planos de dissecção do retalho frontal paramediano.

A dimensão do retalho será tão grande quanto o necessário para reparar o defeito, mesmo que não seja possível fechar borda a borda a área doadora. Burget e Menick[7] demonstraram que simplesmente aproximando as margens da área doadora e deixando que parte cicatrize por segunda intenção são obtidas cicatrizes de boa qualidade e esteticamente muito aceitáveis. Não há, portanto, necessidade de expansão, enxertos ou retalhos de rotação secundários para fechar a área doadora.

O pedículo do retalho se secciona geralmente em torno da terceira semana e se reajusta parte do pedículo ao seu sítio de origem para reposicionar as sobrancelhas na sua posição original, já que geralmente estão muito próximas pela rotação do retalho.

Esta reconstrução frequentemente exige um ou mais tempos cirúrgicos secundários para adelgaçar o retalho e ajustá-lo precisamente ao defeito, o que classicamente é realizado após a secção do pedículo. Burget e Menick, entretanto, preconizam que o adelgaçamento seja feito na fase intermediária de transferência do retalho, ou seja, antes da secção do pedículo. Assim, pois, realizam o adelgaçamento do retalho na terceira semana, mantendo a sua inserção distal no defeito e a sua inserção proximal, que é o pedículo. Voltam a recolocar o retalho adelgaçado no leito receptor, aguardam outras 3 semanas e seccionam o pedículo.

Além do retalho frontal mediano (Figura 41.19) e do paramediano, as seguintes variantes foram descritas:

- retalho frontal oblíquo (Auvert): na realidade se constitui em uma adaptação para permitir um retalho mais longo, sem incluir o couro cabeludo, e de mais fácil rotação (Figura 41.20). Millard também empregou um retalho mediano ou oblíquo com extensões laterais para a reconstrução das asas nasais, que ele denominou de retalho em gaivota (Figura 41.21);
- retalho *up and down* (Gilles): nesta variante o retalho é desenhado na forma de U invertido, o que permite seu uso em frontes muito curtas, entretanto apresenta um risco relativamente alto de comprometimento circulatório (Figura 41.22);
- retalho de Esser: retalho frontal ilhado de pedículo subcutâneo. Este retalho permite a reconstrução de defeitos do terço superior e médio e não se presta

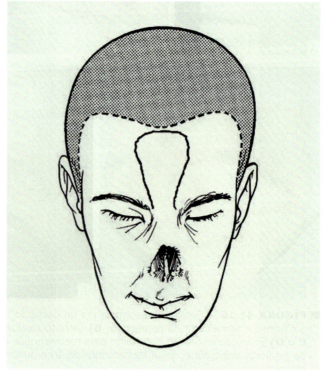

FIGURA 41.19 – Retalho frontal mediano (retalho indiano clássico).

para defeitos mais distais. Exige uma dissecção cuidadosa para preservar os vasos do pedículo e pode resultar em um abaulamento inestético do pedículo sepultado ou até em isquemia por compressão, razão pela qual tem sido pouco empregado;

- retalho frontotemporal: este retalho, embora pediculado na mesma região do retalho frontal mediano, é um retalho transversal à fronte e necessita de autonomização prévia. Foi inicialmente descrito por Smid, em 1952, e foi bastante popularizado por Rudolph Meyer,[8] que apresentou resultados muito favoráveis (Figura 41.23). É um retalho trabalhoso e a quantidade de tecido transposto é bastante limitada, razão pela qual não teve grande difusão em nosso meio;

- retalhos de avanços laterais: os retalhos de avanço ou de rotação da pele da face lateral do nariz e até

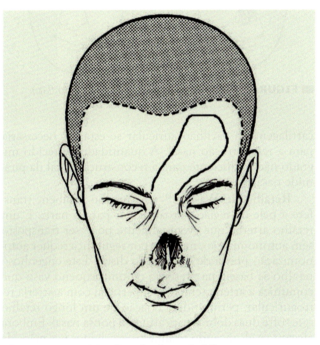

FIGURA 41.20 – Retalho frontal oblíquo.

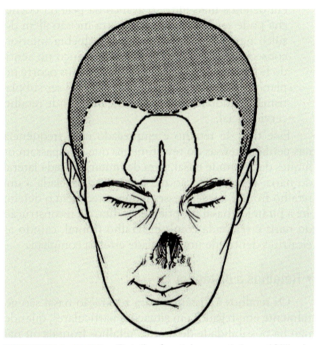

FIGURA 41.22 – Retalho frontal *up and down* (Gillies).

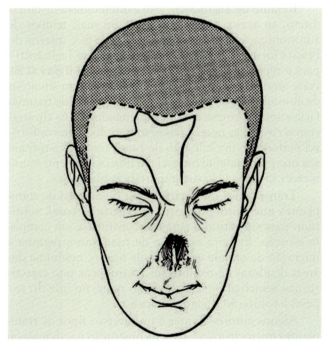

FIGURA 41.21 – Retalho frontal em gaivota (Millard).

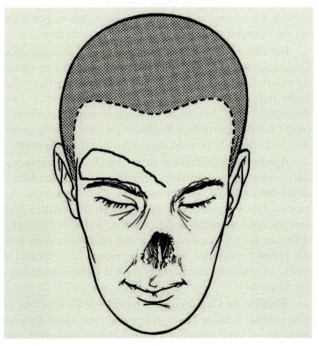

FIGURA 41.23 – Retalho frontotemporal.

da bochecha são empregados na reparação dos defeitos da parede lateral do nariz que se estendem em direção à bochecha. Nos defeitos de pequenas proporções podem ser realizados avanços da pele usando o próprio defeito como área de acesso a descolamento e avanço da pele da bochecha. Em defeitos de maiores proporções podem ser efetuados retalhos de rotação incisando no sulco nasogeniano e confeccionando retalhos cervicofaciais cutâneos extensos. Em algumas situações, ou seja, em defeitos mais altos, o avanço da pele da bochecha pode ser obtido fazendo outra incisão além do sulco nasogeniano, na borda da pálpebra inferior, conseguindo com isto um grande avanço no sentido horizontal. A dissecção desses retalhos ocorre no plano subcutâneo geralmente, podendo ser subplatismal quando há necessidade de um grande retalho cervicofacial.

Esse tipo de retalho é empregado com frequência nas perdas extensas do revestimento que ultrapassam os limites da pirâmide nasal, para delimitar a parede lateral do nariz. A reconstrução nesses casos é associada a um retalho frontal, ou seja, esses retalhos reduzem o defeito até a pirâmide nasal propriamente dita, e a reconstrução do nariz é realizada com um retalho frontal, caindo as cicatrizes dentro de uma unidade estética completa.

• **Retalhos à distância**

Os retalhos à distância para reparação nasal são geralmente empregados em situações particulares, quando não há possibilidade de usar os retalhos frontais ou nas reconstruções em que esses retalhos já foram empregados sem resultado satisfatório. Incluem-se nestas circunstâncias as reconstruções onde houve radioterapia prévia, comprometimento das artérias supratrocleares por trauma ou cirurgias anteriores e queimaduras da face.

Retalho de Converse: este retalho, descrito por Converse[9] como *scalp flap*, é um retalho bastante seguro do ponto de vista circulatório, pois recebe nutrição dos vasos temporal e supratroclear simultaneamente. Tem um amplo arco de rotação, atingindo com facilidade a ponta nasal, e permite a migração de uma grande quantidade da delgada pele da região temporal (Figura 41.24).

Apresenta, entretanto, duas grandes desvantagens, não permite o fechamento primário da área doadora e deixa uma extensa área cruenta no couro cabeludo durante a fase intermediária de migração do retalho. Essa extensa área, se deixada descoberta, é desconfortável e dolorosa para o paciente. Pode ser enxertada com pele do próprio paciente, o que representa um trauma a mais, ou pode ser recoberta com pele homóloga se houver disponível.

Retalho de Orticochea: o retalho de Orticochea[10] é um retalho tubular temporoparietal que exige autonomização prévia e transfere a pele da região retroauricular para o nariz. Permite a inclusão no mesmo retalho de

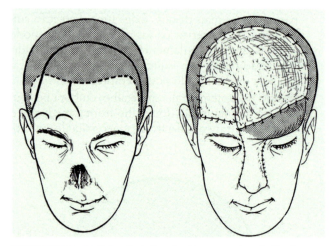

FIGURA 41.24 – Retalho de Converse (*scalp flap*).

cartilagem do pavilhão auricular se esta for necessária para a reconstrução nasal. A quantidade de tecido migrado não é suficiente para a reconstrução total da pirâmide nasal.

Retalho de Washio:[11] este retalho também transfere a pele da região retroauricular para o nariz. É um retalho arterial que eventualmente pode ser transposto sem autonomização, mas que por segurança requer autonomização prévia de sua porção distal. Este engenhoso retalho se baseia na presença de um pequeno vaso que comunica a artéria temporal superficial com a artéria retroauricular, permitindo a criação de um longo retalho que sofre duas dobras para atingir a ponta nasal. Embora elegante e alcançando resultados excelentes nas mãos de seu autor, este retalho não teve grande aceitação, pois apresenta um alto índice de complicação (Figura 41.25).

Retalho de Tagliacozzi: este é um retalho à distância direto, ao acaso, e que requer um ou mais tempos de autonomização prévia. É proveniente da face interna do braço e foi usado no século XVI por Gaspare Tagliacozzi[12] para a reparação de grandes defeitos nasais (Figura 41.26). Pode ainda ter indicação nos dias de hoje em situações de absoluta exceção, como poderia ser o caso de traumas faciais muito extensos, como queimaduras. As diversas etapas cirúrgicas necessárias e, sobretudo, o desconfortável período de imobilização do braço fixo à face tornam seu uso praticamente inviável em nossos dias, entretanto merece menção pelo sua importância histórica.

Transplantes microcirúrgicos: o emprego de transplantes microcirúrgicos para reconstrução nasal, sobretudo para substituição cutânea, constitui-se em completa exceção. Embora este tipo de transplante permita a migração de grande quatidade de tecido, nenhuma das áreas doadoras de retalhos microcirúrgicos tem características semelhantes às da pele do nariz, no que diz respeito à coloração e textura da pele.

Alguns autores empregaram diversos tipos de transplantes microcirúrgicos para reconstrução nasal, mais ou menos complexos. Usando o pavilhão auricular como

CAPÍTULO 41 – RECONSTRUÇÃO NASAL

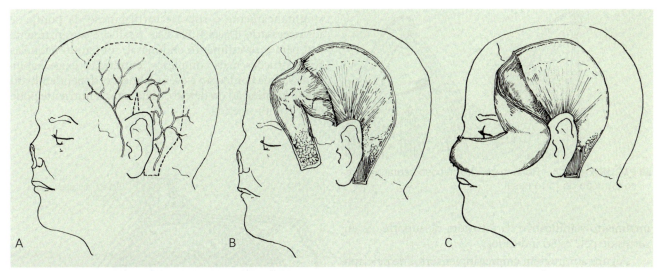

FIGURA 41.25 – Retalho de Washio. **A)** Demarcação do retalho. Observar o traçado preservando a comunicação vascular entre a artéria temporal superficial e a retroauricular; **B)** Retalho descolado no plano da gálea deixando exposta a fáscia temporal profunda; e **C)** Retalho inserido na região receptora. Observar o tipo de rotação efetuada para atingir o defeito nasal.

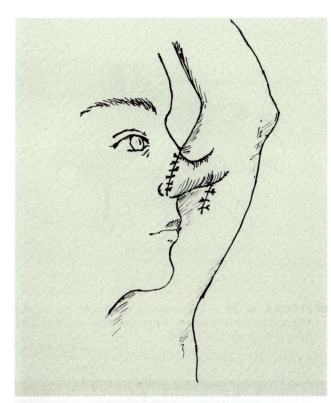

FIGURA 41.26 – Retalho braquial (Tagliacozzi).

área doadora os resultados são favoráveis, pois a qualidade da pele é semelhante, embora o procedimento seja complexo. Usando retalhos de outras áreas doadoras o aspecto estético já não é tão favorável, pois as características de coloração e textura da pele são muito diferentes.
- **Pribaz**[13]: retalho da hélix pediculado na artéria temporal superficial.
- **Fujino**[14]: retalho da pele retroauricular pediculado na artéria retroauricular.
- **Ohmori**[15]: retalho osteocutâneo do dorso do pé na artéria pediosa dorsal.
- **Morais-Besteiro**[16]: retalhos pré-fabricados.

No nosso entender, a indicação de transplantes microcirúrgicos só se justifica naquelas situações de grandes defeitos que incluem o nariz e outras regiões da face, ou naqueles casos em que todas as potenciais regiões doadoras estão também comprometidas.

Defeitos do Forro Nasal

A reconstrução implica obviamente na manutenção da permeabilidade da via aérea, assim é de crucial importância na reparação adequada e estável do forro nasal. Geralmente a combinação de retalhos intranasais bem vascularizados associados a transplantes cartilaginosos proporciona um forro interno que garante a permeabilidade e limita a deformidade secundária por retração do forro.

Os retalhos condromucosos do septo (Figura 41.27) e retalhos bipediculados das cartilagens laterais permitem reconstruir o forro e ao mesmo tempo o suporte esquelético, entretanto são de realização relativamente complexa.

O uso de enxertos de pele é também indicado para reconstruir o forro em varias situações, mas impede o emprego simultâneo de enxertos cartilaginosos e requer que a cobertura cutânea esteja íntegra.

Na prática clínica, as situações de defeitos exclusivamente da mucosa nasal são relativamente raras, podendo ser encontradas na sífilis nasal e nas micoses nasais. Se houver leito receptor adequado e não existir compro-

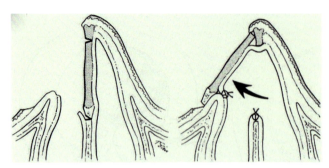

FIGURA 41.27 – Retalho condromucoso septal para reconstrução do forro nasal.

metimento significativo da estrutura de suporte, os enxertos de pele estão indicados.

Alguns autores têm empregado enxertos de pele aplicados em tempo cirúrgico prévio sob a superfície cruenta do retalho frontal, de tal modo a conseguir um duplo revestimento no momento da transferência do retalho frontal.

Os retalhos nasogenianos clássicos ou de pedículo subcutâneo podem também ser empregados para reconstruir o forro nasal da metade inferior do nariz, entretanto geralmente são muito espessos e acabam por exigir um segundo tempo cirúrgico para adelgaçamento e melhoria da permeabilidade nasal (Figura 41.28).

Burget[17] descreve um retalho mucoso, ou mucopericondrial, de grandes dimensões, pediculado no ramo septal da artéria labial superior, que usa para restaurar defeitos do forro nasal. Esse mesmo retalho mucoso pode incluir boa parte da cartilagem septal, de modo a refazer simultaneamente o suporte cartilaginoso da ponta, se for necessário (Figura 41.29). Este retalho é extremamente útil para o revestimento endonasal, sobretudo naquelas reconstruções mais complexas, entretanto exige habilidade na sua confecção e eventualmente, dependendo do tipo e localização do defeito, a sua artéria nutriente pode estar comprometida.

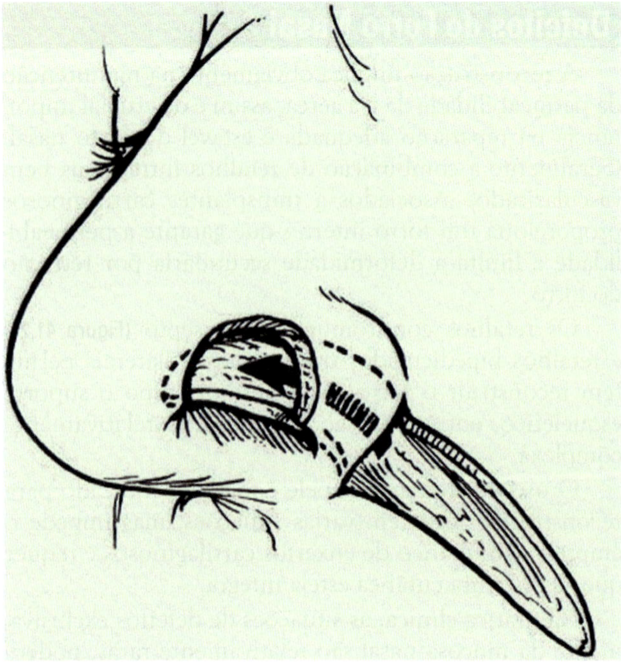

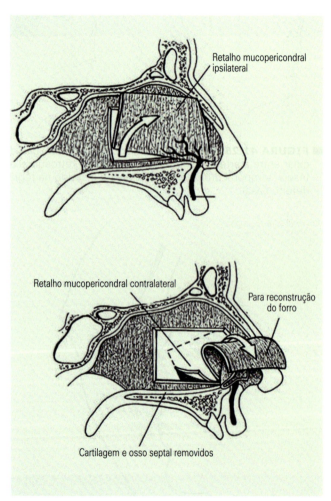

FIGURA 41.29 – Esquema da confecção do retalho mucopericondrial baseado na artéria labial superior para reconstrução do forro nasal.

Defeitos da Estrutura de Sustentação

Os defeitos exclusivamente das estruturas de sustentação são muito raros, na imensa maioria dos casos há perda tegumentar associada. Essas situações pouco frequentes dizem respeito a alterações congênitas ou malformações genéticas e eventualmente sequelas de rinoplastias, onde pode haver insuficiência da estrutura óssea ou cartilaginosa.

Qualquer substituição estrutural só deve ser realizada se houver boa cobertura tegumentar interna (forro) e externa (pele) na região, caso contrário o insucesso é a

FIGURA 41.28 – Retalho nasogeniano reverso para reconstrução do forro nasal.

regra geral. Assim, numa reconstrução mais extensa, se não houver condições ideais de restaurar toda a cobertura tegumentar no mesmo ato cirúrgico, a reparação estrutural deve ser deixada para um tempo secundário.

As estruturas de suporte podem se limitar a um enxerto no dorso nasal, atingindo ou não a ponta nasal (Figura 41.30), ou podem requerer um enxerto em L, apoiado na glabela e na espinha nasal, de modo a estabilizar ou projetar a ponta nasal (Figura 41.31).

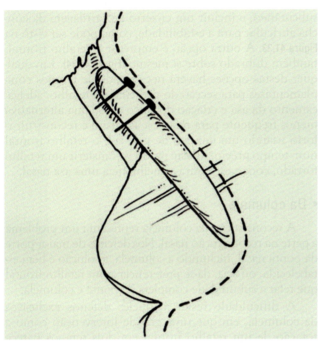

FIGURA 41.30 – Enxerto ósseo em ponta livre para suporte do dorso nasal.

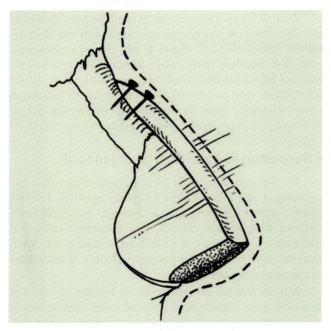

FIGURA 41.31 – Enxerto ósseo em L para suporte do dorso e projeção da ponta nasal.

A reconstrução da estrutura osteocartilaginosa nasal ainda é motivo de controvérsia. Alguns advogam o emprego de enxertos ósseos, outros preferem transplantes cartilaginosos, outros ainda associam os dois tipos de tecidos, e há ainda os que eventualmente recomendam o emprego de materiais aloplásticos (silicone ou polietileno poroso). Nenhum dos métodos empregados, entretanto, apresenta resultados previsíveis e uniformes e são frequentes infecções, reabsorção dos enxertos, distorções secundárias ou extrusão.

Enxertos ósseos

Diversas áreas doadoras têm sido propostas, sendo as mais comuns a costela, a crista ilíaca, a tíbia e o úmero. Os maiores problemas da enxertia óssea dizem respeito à dificuldade de integração, pois há relativamente pouco contato ósseo entre o enxerto e o leito receptor; a dificuldade técnica em se obter uma boa fixação; a reabsorção tardia possivelmente por pressão dos tecidos de cobertura; e a rigidez não natural da ponta nasal.

Quando se consegue boa integração do enxerto ósseo o resultado é bastante satisfatório e estável em longo prazo.

Enxertos cartilaginosos

Para defeitos relativamente pequenos, como a reparação das cartilagens alares ou estruturação da ponta nasal, geralmente se empregam enxertos do septo cartilaginoso ou do pavilhão auricular. Estes enxertos são relativamente delgados e normalmente têm boa integração, preservando seu volume; entretanto podem sofrer alguma distorção secundária.

Em casos de defeitos maiores, principalmente nas reconstruções, nasais os enxertos empregados são de cartilagem costal. Neste caso as dificuldades de manejo são maiores. Há que considerar a grande tendência ao encurvamento destes enxertos, contornável usando os princípios de modelagem propostos por Gibson[18] ou usando artifícios como a inclusão de um fio de Kirchner no enxerto para evitar sua distorção. Outra dificuldade dos enxertos cartilaginosos no dorso é a sua fixação, pois raramente se consegue uma fixação rígida, e o enxerto é mantido em posição unicamente criando uma loja justa o suficiente que evite a sua movimentação. A integração dos enxertos cartilaginosos é mais fácil que a dos enxertos ósseos, e o seu volume costuma ser estável.

Uma situação particular se apresenta nas reconstruções nasais de maior porte, onde o septo cartilaginoso está preservado. Já citamos anteriormente o emprego do retalho de mucosa septal e mucocondral, descrito por Burget, que pode ser transferido como elemento de sustentação nasal. Millard[19] também descreveu o emprego de um retalho do septo nasal remanescente, em L que, avançado anterossuperiormente, aumenta o ângulo nasal e pode ser suficiente para dar sustentação à ponta nasal (Figura 41.32).

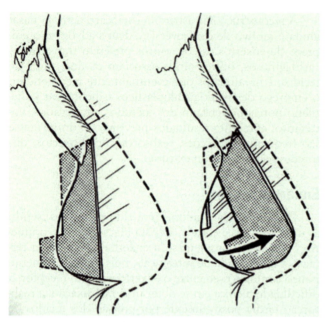

FIGURA 41.32 – Retalho septal em L para suporte da ponta nasal.

Materiais aloplásticos

Vários materiais inorgâncos têm sido empregados, sendo os mais comuns o silicone, o polietileno, a hidroxiapatita e o Marlex®.

O uso de materiais aloplásticos no nariz, entretanto, de modo geral é contraindicado nos procedimentos reconstrutivos, por apresentar um elevado índice de complicações. A inclusão de material inorgânico, sobretudo na pirâmide nasal, exige que tanto a cobertura cutânea como o forro sejam de excelente qualidade circulatória e elástica, e exige também que o procedimento cirúrgico seja realizado com esterilidade total, o que raramente se encontra numa situação de reconstrução nasal.

Por outro lado, no aumento do dorso nasal em cirurgia estética os autores asiáticos, que usam implantes de silicone ou polietileno com frequência, relatam que as complicações, extrusão e infecção, estão dentro de limites aceitáveis.

Defeitos de Toda a Espessura

Nos defeitos de toda a espessura, ou seja, transfixantes, há que considerar a extensão e a localização do defeito. Na prática serão empregados dois ou mais métodos de reparação associados.

Naqueles de menores dimensões, se o defeito for sobre o plano ósseo, pode eventualmente ser resolvido somente restaurando o plano cutâneo. Em regiões onde o suporte é dado por cartilagem há geralmente necessidade de reconstruir o forro e a cobertura cutânea, pois pode haver retração secundária. Nos defeitos maiores, obrigatoriamente os dois planos tegumentares e a estrutura de sustentação, seja ela cartilagem ou osso, devem ser refeitos.

Defeitos de subunidades específicas

• Da asa nasal

A reconstrução da asa nasal completa implica na restauração do tegumento, do forro e de um suporte cartilaginoso. A opção mais comum é empregar um retalho nasogeniano, dobrado sobre si mesmo ou de pedículo subcutâneo, e incluir um enxerto de cartilagem da concha auricular para a estabilidade, como pode ser visto na **Figura 41.33**. A outra opção é empregar o retalho frontal, também dobrado sobre si mesmo **(Figura 41.34)**. Em qualquer destas opções haverá necessidade de tempos complementares para secção do pedículo do retalho, adelgaçamento da asa e criação do sulco alar. Uma alternativa menos frequente para refazer a asa nasal é reconstruir o forro usando um enxerto de pele sob o retalho frontal num tempo prévio, e deste modo já transferir um retalho forrado, com a espessura semelhante a uma asa nasal.

• Da columela

A reconstrução da columela representa um problema à parte na reconstrução nasal. Nos defeitos de maior porte da ponta nasal, incluindo a columela, a solução é bem estabelecida, ou seja, dá-se preferência a um retalho frontal que refaz a subunidade completa da ponta e columela.

A dificuldade reside naqueles defeitos exclusivos da columela, em que uma grande intervenção como a rotação de um retalho frontal em dois tempos parece desproporcional em relação ao defeito por reparar. Em defeitos de pequena extensão um enxerto condrocutâneo apresenta bom resultado **(Figura 41.35)**.

Para defeitos maiores há procedimentos descritos em dois tempos cirúrgicos, migrando um ou dois retalhos nasogenianos[20] **(Figura 41.36)**. Há procedimentos com dois retalhos paranasais[21] **(Figura 41.37)**, retalhos de mucosa labial ou um retalho nasogeniano de pedículo subcutâneo que podem resolver o defeito em um único tempo cirúrgico, mas são retalhos tecnicamente delicados e exigem experiência do cirurgião.

• Reconstrução nasal total ou quase total

Na reconstrução nasal total é onde se faz mais importante a reconstrução mais perfeita possível dos três planos anatômicos requeridos, ou seja, uma cobertura cutânea suficiente e elástica, um esqueleto estrutural que garanta a forma e a estabilidade nasal e um forro interno que não obstrua a passagem do ar e dê cobertura às estruturas de sustentação.

Não cabe aqui discutir todas as formas possíveis já descritas para a reconstrução nasal total, simplesmente recordaremos os pontos essenciais e limitamo-nos a descrever com detalhe a metodologia empregada por Burget e Menick,[22] que nos parece a mais adequada.

CAPÍTULO 41 – RECONSTRUÇÃO NASAL

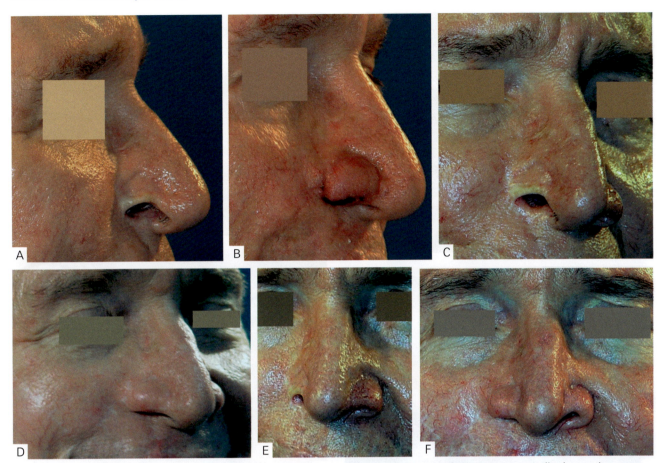

FIGURA 41.33 – Reconstrução de asa nasal com retalho nasogeniano de dupla face e enxerto cartilaginoso de suporte. **A)** Sequela de radioterapia de asa nasal; **B)** Resultado imediato da reconstrução; **C e D)** Visão oblíqua pré-operatória e pós-operatória tardia; **E e F)** Visão frontal pré-operatória e pós-operatória tardia.

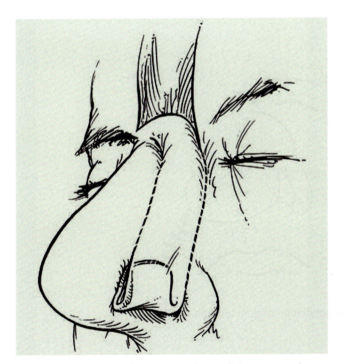

FIGURA 41.34 – Reconstrução total da asa nasal com retalho frontal dobrado.

Os princípios gerais serão reduzir do defeito até os limites da pirâmide nasal propriamente dita, com o emprego de retalhos de avanço da bochecha geralmente, restaurar o suporte esquelético e o forro com o septo, se este existir em quantidade apreciável. Caso contrário, empregar retalhos nasogenianos para a reconstrução do forro ou enxertar previamente a face cruenta do retalho que será usado para a cobertura cutânea, deixando a restauração do esqueleto dorsal para um tempo posterior. Uma vez obtida a reconstrução do forro se procede à estruturação da ponta e columela com a inserção de enxertos cartilaginosos auriculares sobre o forro reconstruído. Em seguida se efetua a cobertura cutânea, preferentemente com um grande retalho frontal que deve restaurar todo o dorso, a ponta, a columela, e dobrado sobre si mesmo repara também o forro mais distal do nariz. Num segundo tempo, no momento de secção do pedículo do retalho frontal, o retalho é parcialmente adelgaçado e é realizada a enxertia para restaurar o esqueleto de sustentação se ainda não foi feita no tempo anterior.

Serão necessários ainda um ou mais tempos cirúrgicos para completar o adelgaçamento dos retalhos e modelar os sulcos das asas nasais.

Burget e Menick[18] sistematizaram a reconstrução nasal total em vários passos.

PARTE 5 – CIRURGIA RECONSTRUTORA DA CABEÇA E PESCOÇO

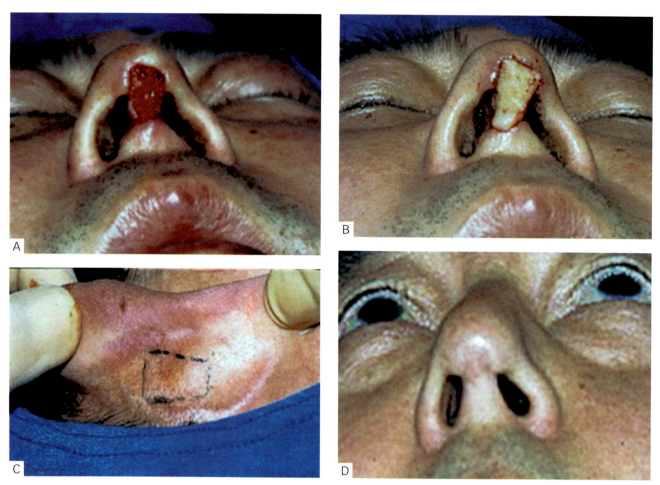

■ **FIGURA 41.35** – Reconstrução de columela. **A)** Defeito columelar pós-excisão de cicatriz; **B)** Área doadora do enxerto condrocutâneo; **C)** Enxerto condrocutâneo sobre o defeito; e **D)** Resultado tardio da enxertia.

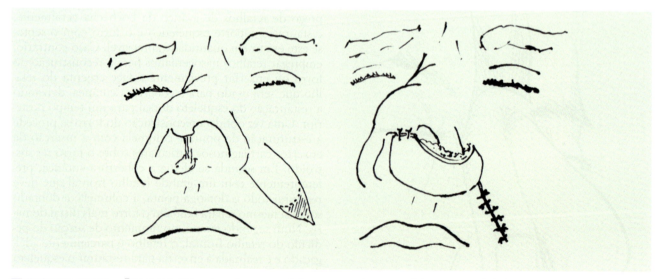

■ **FIGURA 41.36** – Reconstrução columelar com retalho nasogeniano em dois tempos cirúrgicos.

CAPÍTULO 41 – RECONSTRUÇÃO NASAL

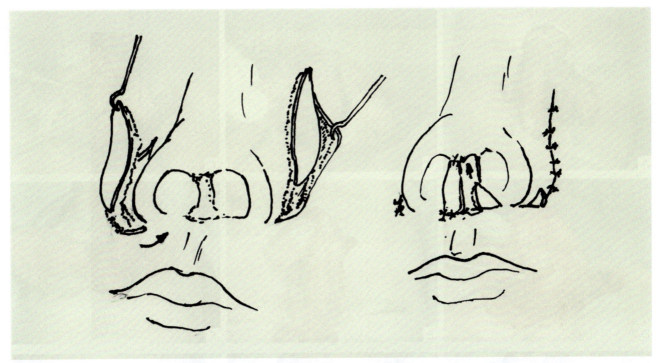

FIGURA 41.37 – Esquema de reconstrução columelar com dois retalhos paranasais.

Primeiro tempo

- Avanço anterior do retalho condromucoso do septo restaurando parte do forro e da sustentação.
- Enxerto da oitava cartilagem costal no dorso nasal, fixado por fio de aço aos resquícios dos ossos nasais.
- Retalhos de mucosa septal remanescente que são rodados caudalmente e fixados a retalhos nasogenianos, restaurando o forro cutâneo do vestíbulo nasal.
- Inserção de múltiplos enxertos retirados de ambos os pavilhões auriculares, reconstruindo as cartilagens alares, a columela e as expansões laterais da cartilagem septal (antigas cartilagens triangulares).
- Cobertura de toda a estrutura com um retalho frontal mediano ou paramediano.

Segundo tempo, 3 semanas após

- Desinserção das paredes laterais do retalho frontal transferido e adelgaçamento do retalho, removendo o músculo frontal e parte do subcutâneo, se necessário, principalmente na sua porção mais distal.
- Preserva a inserção distal e não secciona o pedículo neste tempo.

Terceiro tempo, 3 semanas após o segundo tempo

- Secção do pedículo do retalho frontal, adelgaçamento e ajuste da região glabelar.

Quarto tempo em diante, em data não definida

- Efetuar os retoques necessários, sobretudo ressecando o tecido fibroso e adelgaçando a região das asas, criando os sulcos alares e ajustando a inserção das asas nasais junto ao sulco nasogeniano.
- Retocar todas as cicatrizes evitando ao máximo qualquer grau de desnível ou depressão.
- Estes refinamentos podem ser feitos em várias etapas cirúrgicas, se necessário.

A sequência de fotos na Figura 41.38 mostra a reconstrução nasal de um grande defeito. Observe que o defeito cutâneo é extenso, ultrapassando os limites da pirâmide nasal propriamente dita. Observe também que o septo nasal está preservado. Na sequência pode-se observar a confecção de retalho mucopericondrial do septo, que será usado para reconstruir o forro. Este retalho por sua vez é coberto por um enxerto de cartilagem, de modo restaurar a estrutura de sustentação. Posteriormente se realiza a cobertura cutânea com dois procedimentos diversos; usam-se dois retalhos de avanço à bochecha para reduzir o tamanho do defeito exclusivamente às dimensões da pirâmide nasal, e a seguir se restaura a cobertura tegumentar de todo o nariz com um retalho frontal paramediano. As três últimas fotos mostram o resultado após a secção do pedículo do retalho frontal, ainda restando por fazer algum refinamento na ponta nasal.

PARTE 5 – CIRURGIA RECONSTRUTORA DA CABEÇA E PESCOÇO

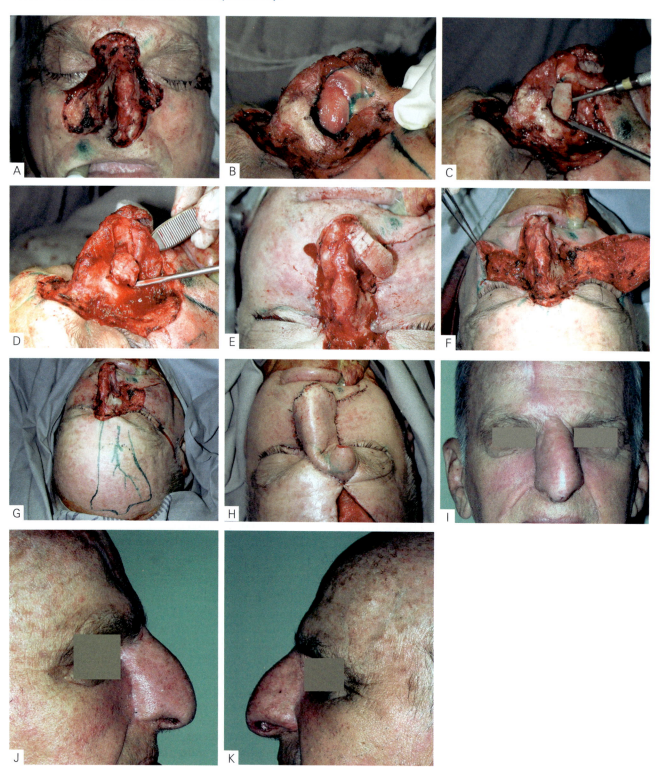

■ **FIGURA 41.38 –** Reconstrução nasal total. **A)** Defeito resultante de excisão de carcinoma nasal. Observar que o defeito ultrapassa os limites laterais da pirâmide nasal; **B)** Demarcação do retalho septal mucopericondrial; **C)** Retirada de enxerto cartilaginoso do septo; **D)** Retalho mucopericondrial elevado sobre a pinça de Adson. O aspirador aponta resquícios do tumor por ressecar; **E)** Enxerto da cartilagem septal na posição da cartilagem alar para restauração do suporte; **F)** Elevação de retalhos de avanço da bochecha bilaterais, para reduzir a extensão do defeito aos limites da pirâmide nasal; **G)** Demarcação do retalho frontal paramediano. Observar os retalhos de avanço laterais; **H)** Retalho frontal migrado, restaurando a unidade completa de cobertura nasal; **I, J e K)** Resultado após secção do pedículo do retalho frontal, restando ainda por fazer retoques e adelgaçamento da ponta nasal.

Referências Bibliográficas

1. Burget GD, Menick FJ. The subunit principle in nasal reconstruction Plast Reconstr Surg. 1985;76:239.
2. Zitelli JA. The bilobed flap for nasal reconstruction. Arch Dermat. 1989;125:957.
3. Elliot RA. Rotation flaps of the nose. Plast Reconstr Surg. 1969;44:147.
4. Rieger RA. A local flap for repair of the nasal tip. Br J Plast Surg. 1967;40:147
5. Marchac D, Toth B. The axial frontonasal flap revisited. Plast Reconstr Surg. 1985;76:686.
6. Rintala AE, Asko-Aljavaara S. Reconstruction of midline defects of the nose Scand J Plast Reconstr Surg. 1969;3:105.
7. Burget GC. Aesthetic restoration of the nose. Clin Plast Surg. 1985;12:463.
8. Meyer R. Cirugía reconstructiva de la nariz. In: Cirurgia Plástica Reconstructiva y Estética. Vol III. Barcelona: Ediciones científicas y técnicas S.A. Masson; 1994. p. 2214-23.
9. Converse JM. Reconstruction of the nose by the scalping flap technique. Surg Clin N A. 1959;39:335.
10. Orticochea M. A new method for total reconstruction of the nose: the ears as donor areas Br J Plast Surg. 1971;24:225.
11. Washio H. Retroauricular temporal flap. Plast Reconstr Surg. 1969;43:162.
12. Miller TA. The Tagliacozzi flap as a method of nasal and palatal reconstruction. Plast Reconstr Surg. 1985;76:870.
13. Pribaz JJ, Falco N. Nasal reconstruction with auricular microvascular transplant. Ann Plast Surg. 1993;31:289.
14. Fujino T, Harashina T. Nakajima, T. Free skin flap from the retroauricular region to the nose. Plast Reconstr Surg. 1976;57:338.
15. Ohmori K, Sekiguchi J, Ohmori S. Total rhinoplasty with a free osteocutaneous flap. Plast Reconstr Surg. 1979;63:387.
16. Morais-Besteiro J, Aki FE, Mendes JA. Retalhos livres pré-moldados. Rev Soc Bras Cir Plast Reconstr. 1992;7(1,2,3):82.
17. Burget GC, Menick FJ. Nasal support and lining: the marriage of beauty and blood supply. Plast Reconstr Surg. 1989;84:189.
18. Gibson. Cartilage transplantation. In: Converse JM, ed. In: Reconstructive Plastic Surgery. New York: W. B. Saunders Company; 1976.
19. Millard DR Jr. Aesthetic reconstructive rhinoplasty. Clin Plast Surg. 1981;8:169.
20. Paletta FX, Van Norman RT. Total reconstruction of the columella with a nasolabial flap. Plast Reconstr Surg. 1964;34:63.
21. Kaplan I. Reconstruction of columella. Br J Plast Surg. 1972;25:37.
22. Burget G, Menick F. Aesthetic reconstruction of the nose St. Louis: Mosby; 1994.

capítulo 42

Reconstrução da Orelha nas Deformidades Adquiridas

AUTOR: **Max Domingues Pereira**
Coautores: Ivan Dunshee de Abranches O. Santos Filho e Lydia Masako Ferreira

Introdução

A reconstrução da orelha é um dos temas mais desafiadores da cirurgia plástica e requer um grande embasamento teórico e técnico aliado à criatividade. O seu desenvolvimento técnico continua até os dias atuais e ainda representa, apesar de todo o avanço científico, um campo promissor para inovações.

A função da orelha em estabelecer a direção do som, diferentemente de muitos animais, é insignificante. Sua função é basicamente estética e suas deformidades e ausência são prontamente notadas. A orelha é muito semelhante ao nariz no que se refere à sua estrutura anatômica, importância estética e vulnerável a lesões. Sua posição projetada ao lado da cabeça a torna suscetível a maior incidência solar e a traumas.

As causas mais frequentes de indicação de reconstrução da orelha por causas adquiridas são após ressecção de tumores ou após trauma. Cinco a 10% dos tumores de pele são localizados na orelha, em idosos (60 a 70 anos) e mais frequentes em homens (9:1). A proporção é igual entre carcinomas basocelulares e espinocelulares e 5 a 10% em melanomas. O local mais frequente é a hélice (60%).

Os defeitos traumáticos podem causar abrasões, lacerações, contusões, hematoma, lesões térmicas e avulsões. Alguma proteção no trauma da orelha se deve à elasticidade da cartilagem, que se dobra facilmente. A hélice é o local mais traumatizado e o trago o menos, e o tipo de lesão mais frequente são as abrasões e lacerações. As lesões térmicas podem ocorrer por gelo ou queimadura. As orelhas são envolvidas em 90% das queimaduras da face.

Os defeitos traumáticos (trauma e queimadura) são mais difíceis de reconstrução que os congênitos, uma vez que os tecidos ao redor da orelha, principalmente da região mastoide, são lesados.

Avaliação do Defeito

O cirurgião deve avaliar adequadamente o defeito e o tecido disponível para a reparação. Os locais doadores de pele são a região posterior da orelha, o sulco auriculocefálico e retroauricular. Lesões maiores podem necessitar da fáscia temporal superficial. Cartilagem é fundamental para o suporte dos defeitos da hélice e anti-hélice. A área doadora de cartilagem pode ser da orelha homolateral, contralateral ou da região costal.

Os defeitos podem ser agudos ou tardios, envolver apenas a pele ou a espessura total da orelha. De acordo com o local da perda os defeitos podem ser: da hélice, de terço superior, terço médio, terço inferior, lóbulo e perda total.

Princípios da Reconstrução

Quatro princípios são importantes na reconstrução da orelha:
- determinar o que está faltando utilizando um molde da orelha contralateral;
- avaliar os tecidos moles adjacentes. É importante avaliar as condições da pele restante, da região retroauricular e da artéria temporal superficial. A viabilidade da artéria temporal superficial é fundamental para a utilização da fáscia temporal superficial;

PARTE 5 – CIRURGIA RECONSTRUTORA DA CABEÇA E PESCOÇO

- reconstrução com retalhos da orelha remanescente ou em vários estágios. A reconstrução com retalhos da orelha remanescente resulta em uma orelha menor. Para os grandes defeitos, a pele retroauricular e o suporte com cartilagem da orelha ou costal em mais de uma operação são uma das melhores opções. Quando não é possível, a fáscia temporal superficial associada a enxerto de pele é outra opção;
- expectativa do paciente.

Defeitos Cutâneos (Figuras 42.1 e 42.2)

Poucas são as situações em que o pericôndrio está preservado e, nestes casos, o enxerto de pele pode ser utilizado. Uma delas é a ressecção de lesão da escafa e anti-hélice incluindo na exérese pele e cartilagem, mantendo o suporte da anti-hélice. As lacerações devem ser tratadas retirando-se somente os tecidos que se encontram francamente inviáveis. Tecidos considerados "margi-

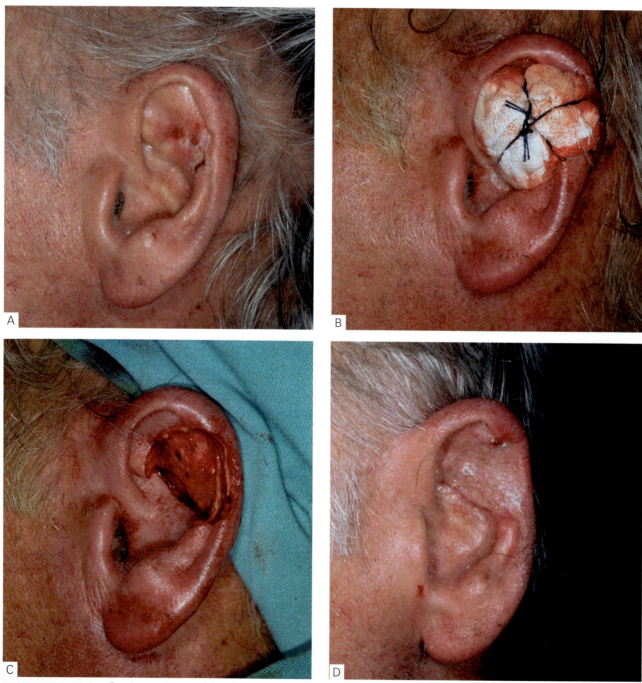

FIGURA 42.1 – Carcinoma basocelular da anti-hélice da orelha esquerda. **A)** Um CBC da anti-hélice sem comprometer a hélice; **B)** Exérese da pele anterolateral e cartilagem preservando o suporte da hélice; **C)** Enxerto de pele e curativo; e **D)** Pós-operatório com manutenção da forma da orelha.

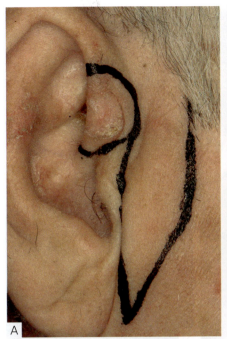 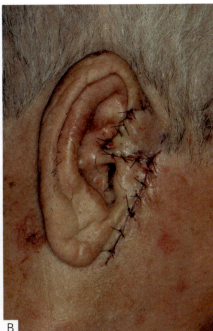 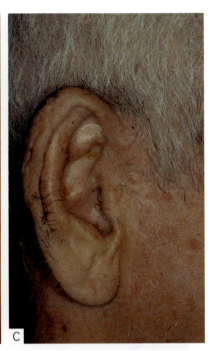

FIGURA 42.2 – Carcinoma basocelular da hélice. **A)** Demarcação da lesão a ser ressecada e do retalho pré-auricular para reparação do defeito; **B)** Retalho rodado (pós-operatório imediato) e reconstrução do defeito; e **C)** Pós-operatório de 3 anos.

nais" devem ser mantidos e desbridados posteriormente, se necessário, conforme ocorra a demarcação do tecido desvitalizado. Fragmentos de corpo estranho devem ser removidos para que não ocorra a tatuagem traumática.

Pequenos defeitos podem ser tratados conservadoramente, levando em consideração a grande capacidade de reepitelização da orelha. Os retalhos cutâneos para a cobertura da cartilagem são o pré-auricular, retroauricular, tubular da região retroauricular e retalho em v-y da região posterior da orelha. Se o reparo imediato não for possível, o defeito deve ser reparado no segundo tempo.

Hematomas

O acúmulo de sangue entre o pericôndrio e a cartilagem, quando não drenado, leva à formação de nova cartilagem e espessamento da mesma. O aspecto resultante é o de "orelha em couve-flor", muito comum entre os lutadores de artes marciais. O tratamento envolve a pronta drenagem com uma incisão escondida (geralmente na escafa), irrigação e aplicação de pontos captonados, de forma a colabar o espaço em que se acumularia o hematoma. O tratamento da "orelha em couve-flor" envolve a abrasão da cartilagem de modo a restituir sua forma original. O melhor tratamento é a sua prevenção, ou seja, não deixar que ela ocorra.

Perdas de Espessura Total

Defeitos da hélice (Figuras 42.3-42.5)

A hélice é a parte mais proeminente da orelha e a mais suscetível a lesões térmicas e por câncer. A presença de cartilagem da hélice e da anti-hélice é o segredo para uma orelha de aparência normal. Estando essas estruturas preservadas, defeitos da concha, por exemplo, podem ser reparados apenas com enxerto de pele ou retalho cutâneo. Os defeitos menores da hélice são reparados com exérese e sutura em estrela ou retalho tubular da região retroauricular. Defeitos maiores podem ser reparados com retalho condrocutâneo de avanço das extremidades livres da hélice. Para tanto, deve-se incisar a pele entre a hélice e a escafa, de forma a liberar a pele da face anterolateral e a cartilagem, preservando a pele da face posteromedial, que é por sua vez dissecada de forma a ganhar maior mobilidade.

Um retalho em V-Y é confeccionado no ramo da hélice para mobilidade adicional. As margens do retalho são aproximadas fechando o defeito. Essa técnica, descrita por Antia e Buch, presta-se para lesões até 2,0 cm. Defeitos maiores, se reparados com esta técnica, causam deformidade na orelha. Defeitos maiores envolvendo dois ou mais planos anatômicos podem ser reparados com o uso de um fragmento de cartilagem contralateral ou costal para suporte e recoberto por um retalho de pele retroauricular e liberação em um segundo estágio (Converse ou Dieffenbach).

Defeitos do terço superior (Figura 42.6)

Os defeitos do terço superior podem ser reconstruídos com um retalho pré-auricular ou um retalho do sulco auriculocefálico (como descrito por Crikelair), sendo que um pequeno enxerto cartilaginoso é recomendável para garantir resultados duradouros. Em perdas maio-

PARTE 5 – CIRURGIA RECONSTRUTORA DA CABEÇA E PESCOÇO

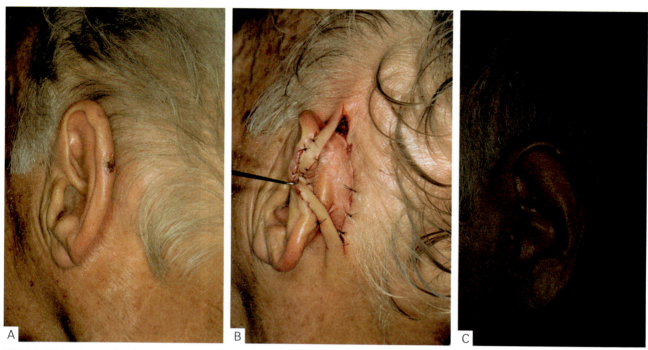

FIGURA 42.3 – Carcinoma da hélice. **A)** Carcinoma basocelular do terço médio da orelha (hélice); **B)** Retalho tubular da pele da mastoide bipediculado; e **C)** Pós-operatório.

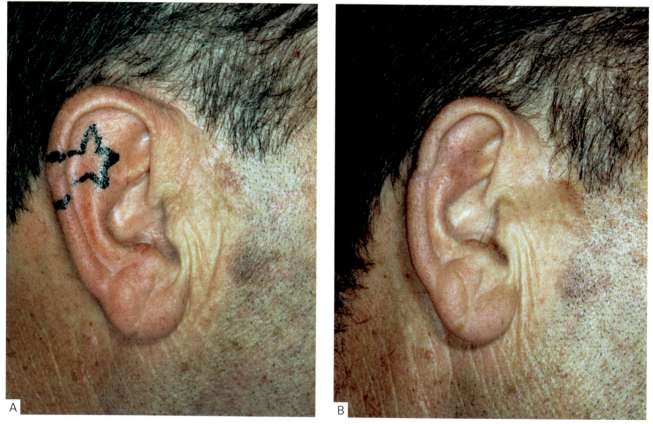

FIGURA 42.4 – Demarcação de carcinoma ressecado e com margem comprometida. **A)** Demarcação em forma de estrela. **B)** Pós-operatório.

CAPÍTULO 42 – RECONSTRUÇÃO DA ORELHA NAS DEFORMIDADES ADQUIRIDAS

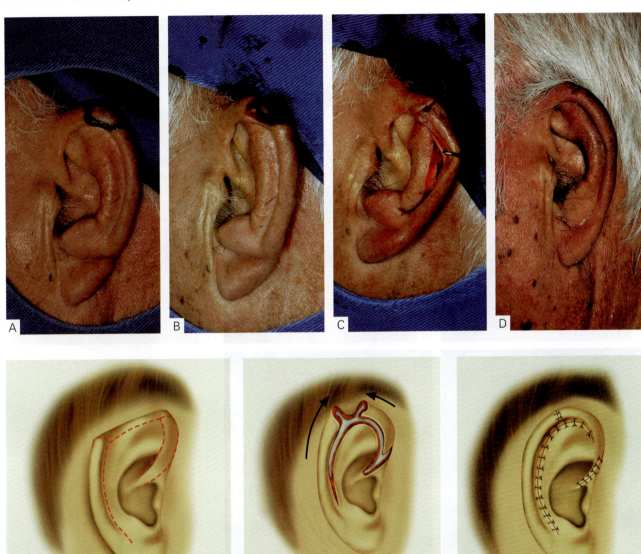

FIGURA 42.5 – Carcinoma basocelular da hélice. **A)** Lesão a ser ressecada demarcada; **B)** Defeito após ressecção; **C)** Retalho de avanço inferior (Antia-Buch); **D)** Pós-operatório; **E, F e G)** Esquema do retalho (avanço inferior e superior).

res, a reconstrução com enxertia de cartilagem da concha contralateral é recomendável, sendo que a sua fixação à hélice remanescente é fundamental para prevenir a sua migração. Os casos em que não sejam possíveis as reconstruções já descritas têm como alternativa um retalho condrocutâneo conchal, com seu pedículo no ramo da hélice. Esse retalho deve ser proposto apenas para casos selecionados, dada a sua complexidade e a necessidade de uma concha volumosa. Podem ainda ser utilizadas as técnicas do túnel de Converse e a confecção de um suporte cartilaginoso e a sua cobertura com a fáscia temporal superficial, seguida de enxertia imediata.

Nessa região a pele é aderida ao pericôndrio (ao contrário do terço inferior, onde há uma quantidade de tecido subcutâneo), e a biópsia de lesões neoplásicas acarreta a ressecção de cartilagem em cunha. Podem-se realizar incisões em forma de estrela na ponta da cunha a ser retirada, para prevenir que a orelha se dobre sobre si mesma.

Defeitos do terço médio (Figuras 42.7 e 42.8)

Da mesma forma como foi descrito anteriormente, os defeitos do terço médio podem ser reparados com excisão em cunha ou avanço da hélice, solução simples para a maioria dos defeitos encontrados, porém com diminuição do tamanho da orelha, como também podem ser reparados com o uso de um enxerto de cartilagem recoberto por um retalho adjacente. Para o terço médio,

PARTE 5 – CIRURGIA RECONSTRUTORA DA CABEÇA E PESCOÇO

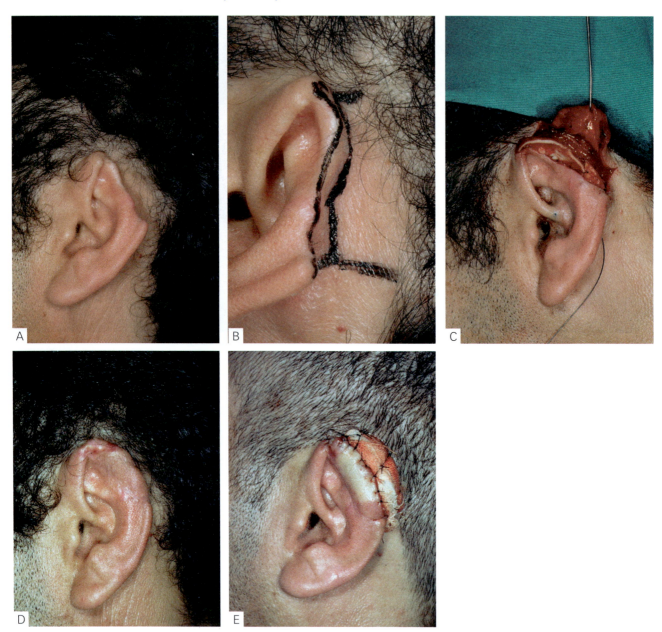

■ **FIGURA 42.6** – Perda do terço superior da orelha após trauma. **A)** Defeito da hélice e escafa; **B)** Demarcação para reparação com o procedimento em túnel descrito por Converse; **C)** Elevação do retalho e da cartilagem da concha da orelha contralateral suturada para suporte; **D)** Segundo tempo da reconstrução com curativo fixando o enxerto de pele; e **E)** Pós-operatório.

essa técnica foi descrita por Dieffenbach: após o avanço do retalho retroauricular espera-se cerca de 3 semanas, tempo suficiente para a integração à área receptora, e secciona-se o pedículo dobrando o retalho de forma a cobrir a face posteromedial da orelha e enxertando-se a área doadora.

Defeitos em "janela" podem ser reparados com um retalho da região mastóidea que irá cobrir a face lateral da orelha. Defeitos maiores devem ser reparados pela técnica do túnel, descrita por Converse: a orelha é pressionada contra a região mastóidea e as incisões são realizadas na região mastóidea adjacente às margens do defeito. A margem posteromedial da orelha é suturada à margem anterior da região mastóidea, um túnel é dissecado na região mastóidea onde será implantado o enxerto cartilaginoso e, finalmente, a margem anterolateral da hélice é suturada à margem posterior da região mastóidea (formando um envelope ao redor da cartilagem). Um período de 2 a 3 meses é aguardado para a liberação e o enxerto de pele. Com a técnica de Converse não se tem diminuição do tamanho da orelha.

CAPÍTULO 42 – RECONSTRUÇÃO DA ORELHA NAS DEFORMIDADES ADQUIRIDAS

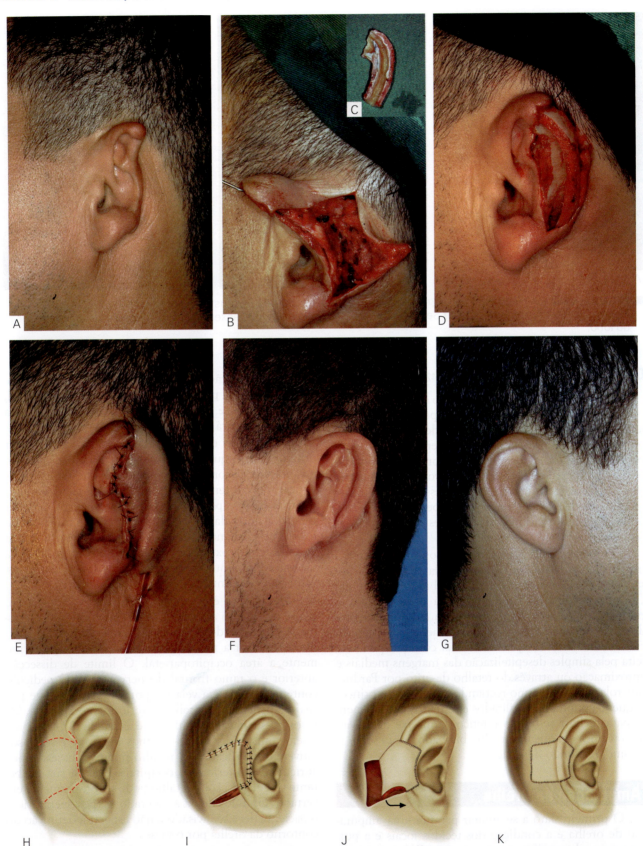

FIGURA 42.7 – Defeito reparado pela técnica de Dieffenbach; **A)** Defeito após mordida de cão; **B)** Retalho elevado. **C)** Cartilagem costal moldada para reconstrução da hélice, escafa e anti-hélice; **D)** Enxerto de cartilagem suturada na concha remanescente; **E)** Pós-operatório imediato com dreno a vácuo; **F)** Pós-operatório tardio; **G)** Orelha contralateral normal; **H, I, J e K)** Esquema da técnica empregada.

559

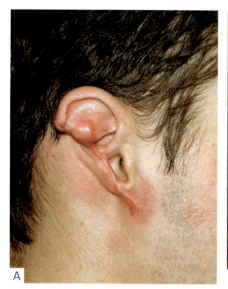 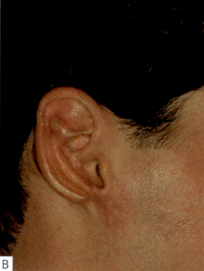 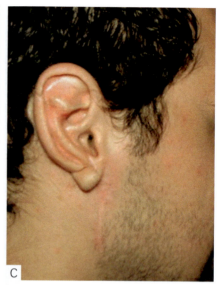

FIGURA 42.8 – A) Perda dos terços médio e inferior após trauma; **B)** Reconstrução com retalho retroauricular e cartilagem costal (primeiro tempo); e **C)** Segundo tempo. Liberação da orelha, enxerto de pele retroauricular e reconstrução do lobo.

Defeitos do terço inferior (Figura 42.9)

Defeitos do terço inferior, quando envolvem apenas o lóbulo, podem ser corrigidos com pequenos retalhos locais provenientes da região mastóidea ou mesmo da orelha. Alguns autores preferem a enxertia de cartilagem para evitar futuras deformidades de contorno. Em casos onde não somente o lóbulo está envolvido, a enxertia de cartilagem se torna nescessária. Nessa região a maior quantidade de tecido entre a pele e o pericôndrio permite que biópsias excisionais de tumores sejam realizadas sem que a cartilagem seja removida.

Os defeitos mais comumente encontrados no terço inferior (e os defeitos mais comuns da orelha) são causados por brincos e *piercings*: lóbulo bífido e queloide. O arrancamento ou simplesmente a pressão causada por brincos pesados leva à formação dos lóbulos bífidos. Quando não corrigidos prontamente, sua superfície cruenta se torna epitelizada. Sua correção pode ser feita pela simples desepitelização das margens mediais e aproximação ou através do retalho descrito por Pardue, que rola sobre si mesmo recriando o orifício do brinco. Pequenos pontos são utilizados e retirados precocemente para melhor resultado estético. Converse descreveu uma técnica em que um retalho bilobado dobra sobre si mesmo, recriando o lóbulo.

Amputação da Orelha

O primeiro fato a se atentar perante uma amputação de orelha é a condição dos tecidos locais e a porcentagem da orelha remanescente. Diferentemente da microtia, onde pele extra é conseguida removendo a cartilagem primitiva e a não existência de um meato acústico externo permite uma maior liberdade de incisões, na amputação traumática a falta de pele é crítica, e quanto mais essa pele se encontrar em estado cicatricial, a reconstrução se tornará tarefa mais difícil, já que sua elasticidade estará comprometida.

Para resolver esse problema, na cobertura pode ser utilizado um pequeno expansor retroauricular, que tem a vantagem de fornecer tecido com as mesmas características, porém tem seu uso limitado em tecidos muito cicatriciais. A cápsula formada pelo expansor deve ser removida antes da implantação de cartilagem, entretanto se a pele expandida for muito fina, deve ser mantida visando evitar a extrusão. Os resultados com essa técnica são variáveis, e muitas vezes desapontadores. Outra desvantagem é a atenuação do sulco retroauricular.

Outra opção é o uso da fáscia temporal superficial. Ela se origina no arco zigomático inferiormente e se estende por cerca de 12 cm superiormente, tendo como limite anterior a margem lateral da órbita e posteriormente a área occipitoparietal. O limite de dissecção anterior é o ramo frontal do nervo facial. O pedículo contém a artéria e a veia temporal superficial, que por sua vez penetram o retalho anteriormente à orelha. Os vasos possuem calibre suficiente, cerca de 2-3 mm, para serem transferidos como retalhos livres. Se esses vasos estiverem danificados, o retalho pode ser baseado nos auriculares posteriores e occipitais. Dada a sua exuberante vascularização, o retalho pode ser prontamente enxertado. Grande edema é esperado no pós-operatório e o paciente deve ser avisado a não esperar a definição do contorno da orelha por 6 meses.

A reimplantação da orelha como um enxerto composto já foi descrita por alguns autores, embora a chance de sucesso seja maior caso houver um pedículo (dada a rica vascularização da orelha). Invariavelmente, a demo-

CAPÍTULO 42 – RECONSTRUÇÃO DA ORELHA NAS DEFORMIDADES ADQUIRIDAS

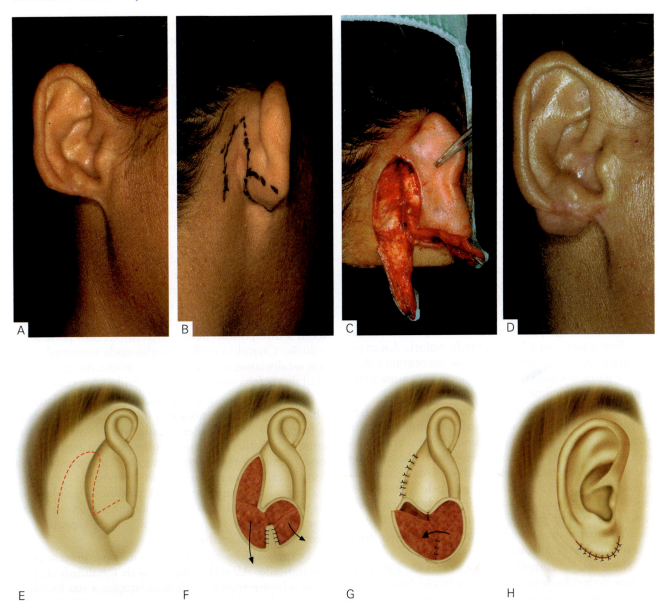

FIGURA 42.9 – Perda de lóbulo da orelha por mordida de cão; **A)** Deformidade do lóbulo; **B)** Demarcação do retalho descrito por Converse; **C)** Retalhos dissecados; **D)** Pós-operatório; **E, F, G e H)** Esquema do procedimento.

ra na revascularização e as forças cicatriciais levarão à deformação do enxerto. Tal fato não ocorre com reimplantes microcirúrgicos. Nesse ponto a reconstrução com cartilagem costocondral se mostra mais resistente às deformidades.

Talvez alternativa melhor seja neste momento preservar a moldura cartilaginosa, sepultando-a no subcutâneo da região retroauricular ou em outras regiões, como na abdominal. O preço da colocação na região retroauricular é o achatamento causado pela tensão da pele na região e a dificuldade posterior de se trabalhar com a pele que invariavelmente sofrerá um processo de fibrose e se tornará mais aderida. A dermoabrasão da porção amputada pode ser utilizada nesse processo: semelhante ao retalho descrito por Dieffenbach, a colocação de orifícios permite que a derme exposta revascularize. Após algumas semanas o pedículo é seccionado e a região retroauricular é enxertada. Outra alternativa é simplesmente separar a cartilagem do retalho e deixar que a reepitelização ocorra (por segunda intenção).

Quanto maior a área de contato da cartilagem com a derme, maior a chance de sucesso na integração. Com essa ideia em mente foi proposta a confecção de "janelas" no arcabouço cartilaginoso, aumentando as chances de revascularização. A fenestração, entretanto, em longo prazo leva a deformidades auriculares. Em casos selecionados, após a dermoabrasão pode ser tentada a cobertura com a fáscia temporal seguida de enxertia de pele, embora essa técnica seja preferida para reconstruções posteriores, e pouco utilizada na fase aguda.

Reconstrução total da orelha (Figura 42.10)

Como já descrito anteriormente, na amputação traumática, além das cicatrizes resultantes que comprometem a adequada vascularização da região, soma-se a ausência de um lóbulo (como na microtia) que impede a maior mobilidade dos tecidos.

A reconstrução é feita com o uso da cartilagem costal. A incisão é feita logo acima da margem costal, o molde (feito previamente à cirurgia utilizando o lado contralateral) é colocado sobre a cartilagem exposta, a base é confeccionada utilizando as cartilagens sincondróticas da sexta e sétima costelas, enquanto a hélice é feita em separado, utilizando a cartilagem de uma costela flutuante. A altura da hélice e da anti-hélice criada deve ser exagerada para compensar a espessa da cobertura. Entretanto, em adultos (grande maioria dos casos) as cartilagens costais muitas vezes se encontram calcificadas e não é utilizada outra cartilagem para aumentar a hélice, já que dificilmente a cartilagem se curvará.

A incisão na região da reconstrução da orelha é feita na parte inferior e a dissecção com tesoura é feita ultrapassando as marcações previamente feitas em 1 ou 2 mm, tomando-se o cuidado de preservar o plexo subdérmico. Prefere-se a técnica em que a região da concha não é dissecada e a impressão causada pela pele aderida nessa região é mais natural. Pequenos drenos de aspiração são conectados a seringas que formam vácuo, que deve ser constantemente monitorado de forma a não haver isquemia tecidual nem coleção de líquido.

Nesse estágio complicações esperadas são infecção e necrose do tecido de cobertura. A infecção é notada por edema, eritema e pontos de flutuação na região e deve ser prontamente tratada com antibióticos empíricos (posteriormente direcionados pelas culturas). Alguns autores relatam o uso de irrigação contínua com antibióticos. Pequenos pontos de isquemia podem cicatrizar com cuidados locais, entretanto quando a necrose é maior e existe cartilagem exposta deve-se realizar a cobertura com um retalho local ou com retalho da fáscia temporal superficial e enxertia de pele.

Em um segundo tempo a orelha é liberada da região mastóidea e a região retroauricular e da mastoide é enxertada ou é utilizado um retalho. Esse procedimento cria o sulco retroauricular, porém não dá projeção para a orelha. Para tanto é nescessária a implantação de uma cunha de cartilagem atrás da orelha, que pode ser retirada na primeira cirurgia e mantida na região occipital ou do tórax. Outros procedimentos podem ser associados de forma a recriar detalhes da orelha, como o implante de cartilagem conchal contralateral formando o trágus (especialmente nos casos em que a orelha contralateral é proeminente, com sobra de cartilagem conchal) e a escavação e a enxertia da região do meato acústico.

O reimplante microcirúrgico é a melhor reconstrução quando possível, já que não está sujeito a deformidades cartilaginosas futuras e a retrações cicatriciais. Entretanto apresenta grande dificuldade técnica devido ao calibre pequeno dos vasos e devido ao fato de a orelha raramente ser amputada e sim, mais comumente, avulsionada, o que raramente fornece vasos elegíveis para reconstrução microcirúrgica. Além disso, o cirurgião muitas vezes se encontra num dilema, de usar a artéria temporal com uma anastomose terminoterminal. O seu uso acarretaria no comprometimento do uso futuro do retalho da fáscia temporal, que é o grande "porto-seguro" no caso de complicações. Uma anastomose lateroterminal (com a interposição de um enxerto venoso) pode ser a solução. Quando a orelha é avulsionada acompanhando um escalpelamento, a anastomose microcirúrgica é mais fácil de ser feita devido ao maior calibre dos vasos.

A ideia de um molde artificial para ser implantado abaixo da pele não é nova e já foi extensamente testada e fracassada com moldes de silicone. Novos materiais como o polietileno poroso trouxeram nova atenção para esse campo, porém a espessura da pele somada à sua força tênsil nessa região tornam a exposição e extrusão eventos altamente prováveis. A cultura de células aliada à engenharia de tecidos encontrará um terreno fértil para prosperar e representa uma grande esperança na reconstrução de orelha.

Como último recurso o uso de uma prótese pode ser indicado. Além das diferenças de tonalidade de pele com o bronzeamento e a vasodilatação, a sua fixação é um grande problema. Além de pouco confiáveis, colas e adesivos podem causam dano crônico à pele. Os implantes ósseos integrados podem ser uma solução. Sua implantação pode ser feita com anestesia local e o seu custo é similar ou maior que o da reconstrução cirúrgica. A reconstrução com prótese tem seu lugar em pacientes idosos e naqueles com ausência de fáscia temporal superficial.

Complicações

As complicações mais frequentes são distorção da orelha, necrose, infecção e resultado inadequado. Hematoma é menos frequente.

CAPÍTULO 42 – RECONSTRUÇÃO DA ORELHA NAS DEFORMIDADES ADQUIRIDAS

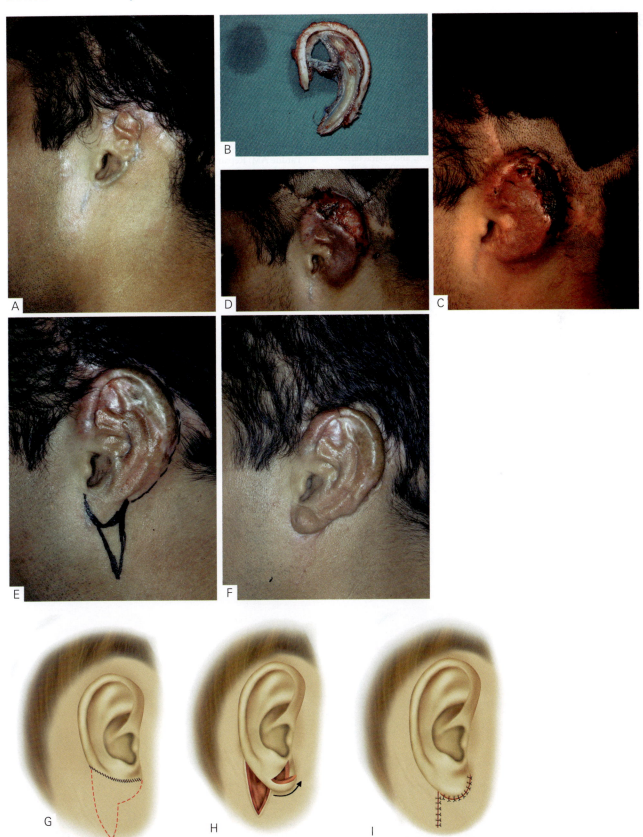

■ **FIGURA 42.10** – Amputação traumática da orelha. **A)** Deformidade total com preservação do trágus. **B)** Arcabouço de cartilagem removido da área costal e modelado. **C)** Necrose parcial da pele. **D)** Retalho de fáscia temporal superficial para cobertura da cartilagem exposta. **E)** Um ano de pós-operatório. Demarcação da liberação da orelha e reconstrução do lóbulo. **F)** Pós-operatório. **G, H, I)** Esquema do retalho utilizado na reconstrução do lóbulo da orelha.

563

Bibliografia Consultada

- Dieffenbach JF. Die operative Chorurie. Leipzig: FA Brockhaus; 1845.
- Tanzer RC. Total reconstruction of the external ear. Plast Reconstr Surg. 1959;23:1.
- Brent B. Technical Advances in Ear Reconstruction with Autogenous Rib Cartilage Grafts: Personal Experience with 1200 Cases. Plast Reconstr Surg. 1999;104:319.
- Sadeeh PB, Brent B, Longrace M, et al. Human cartilage engineering: chondrocyte extraction, proliferation, and characterization for construct development. Ann Plast Surg. 1999;42:509.
- Nagata S. Modification of the stages in total reconstruction of the auricle. Plast Reconstr Surg. 1994;93:221.
- Antia NH, Buch VI. Chondrocutaneous advancement flap for the marginal defect of the ear. Plast Reconstr Surg. 1967;39:472.
- Stefanoff DN. Auriculo-mastoid tube pedicle for otoplasty. Plast Reconstr Surg. 1948;3:352.
- Clickelair GF. A method of partial ear reconstruction for avulsion of the upper portion of the ear. Plast Reconstr Surg. 1956;17:438.
- Converse JM. Reconstruction of the auricle. Plast Reconstr Surg. 1958;22:150,230.
- Pardue AM. Repair of torn earlobe with preservation of the perforation for an earring. Plast Reconstr Surg. 1973;51:472.
- Brent B. Earlobe construction with an auriculomastoid flap. Plast Reconstr Surg. 1976;57:389.

capítulo 43

Fraturas na Face

AUTOR: **Edgard Alves Costa**
Coautor: Bruno Alves Costa

Histórico

O tratamento das fraturas faciais é um texto da medicina da antiguidade egípcia, sendo o mais antigo tratado de cirurgia de traumatismos faciais, datado de 1500 anos a.C. Hipócrates, nascido no ano de 460 a.C., chamou a atenção para a importância da redução precoce das fraturas, empregando naquela época fios de seda, linho, algodão e fios de ouro.

Celsius, no começo do primeiro século, preconizava o uso de uma pequena peça mentoniana (mentoneira) ligada ao crânio através de cordões para imobilizar as fraturas faciais.

Na realidade, o conceito de imobilização precoce permanece até nossos dias (Figura 43.1).

Em 1180 Rudgero escreveu: "Nas fraturas do maxilar inferior os dentes inferiores não estão em contato com os dentes superiores e o paciente não pode mastigar, por esta razão deve-se costurar o maxilar inferior do paciente e movê-lo de um lado para outro até que os dentes inferiores toquem nos superiores".

Em 1725, Willen propôs fixar os dentes de ambos os lados da fratura com os dentes correspondentes do maxilar superior, nascendo nesta época a valorização da orientação anatômica pela oclusão dentária.

Chepart e Desaut foram os primeiros no ano de 1750 a usarem aparelhos que tinham forma de U colocado no lado lingual, preso através de fios passados ao redor dos dentes, para tratar fraturas dos maxilares.

No final do século os cirurgiões recorriam à experiência dos dentistas e das próteses dentárias para interpretar a oclusão dentária apresentada pelo paciente. Nesta época eram frequentes as infecções e eliminações de sequestros, que diminuíram com o advento do acesso direto (cirurgia) ao foco da fratura e a amarria dos segmentos fraturados com fio de ouro.

As fraturas complexas do esqueleto facial superior eram tratadas com aparelhos extraorais, com o acompanhamento de bandagens do tipo Blair e Barton, junto a capacetes gessados e mentoneiras.

Nos anos 1940, Hans Pich e Richardt Trauner referiam a colocação de capacetes com diferentes trações elásticas para redução gradual do segmento médio do esqueleto facial. Os capacetes eram confeccionados com gesso, portando hastes nas quais se adaptavam elásticos ou parafusos de tração, para reduzir a intrusão dos ossos. A tração era feita na maxila na região dos dentes pré-molares, onde eram adaptadas bandas metálicas ou fios metálicos em volta dos dentes.

Diferentes capacetes foram criados a partir das décadas de 1930 e 1940, como os de Trauner, Leblank e Crawford, sendo este modificado por este autor, criando parafusos com cursores para melhor adaptação ao crâ-

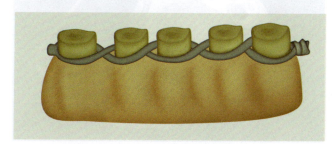

FIGURA 43.1 – Fisselagem hipocrática.

nio, hoje fazendo parte do museu da Cirurgia Plástica na cidade de Recife, Pernambuco.

As fisselagens dentárias com fios metálicos são usadas até nossos dias, nas emergências, como a hipocrática, que abraça os dentes pela vestibular e lingual, e outras como de Gilmer, (1930), botões de Kazangian, (1933) e Roy Stout (1922) (Figura 43.2).

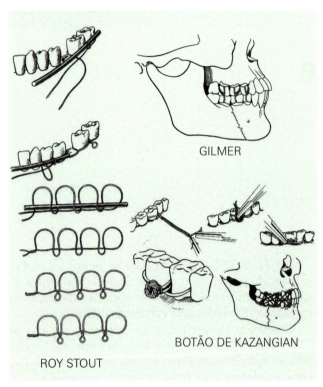

■ **FIGURA 43.2** – Fisselagem dentária.

Em 1941, Erich apresentou uma barra vestibular com alças para colocação de elásticos, foi uma evolução das barras anteriores de outros autores, sendo empregada até nossos dias (Figura 43.3).

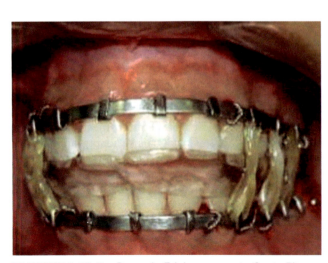

■ **FIGURA 43.3** – Barra de Erich e capacete Costa-Pitanguy.

Fisiopatologia das Fraturas

Para entendermos o mecanismo das fraturas, torna-se necessário estabelecer o conceito de agente traumatizante e superfície traumatizada. Quando nos referimos ao agente traumatizante, entendemos que este apresenta força, forma e superfície, e na superfície traumatizada encontramos regiões de maior e menor resistência (Figuras 43.4 a 43.7).

Quando a resistência da superfície vulnerável é maior que a força do agente traumatizante as fraturas serão encontradas à distância, pois a decomposição da força atingiria o local de menor resistência, e como exemplo podemos citar as fraturas condílicas resultantes de traumatismos na região do mento.

Os traços da fratura estão sempre dependentes dos locais de maior e menor resistência, fato provado por Rene Le Fort, em 1901, com experimentos em crânios intencionalmente preparados, identificando os traços das fraturas, e descrevendo os seus trajetos na cabeça óssea. Estes também foram identificados por Guérin e

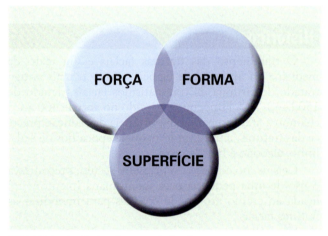

■ **FIGURA 43.4** – Composição de agente traumatizante.

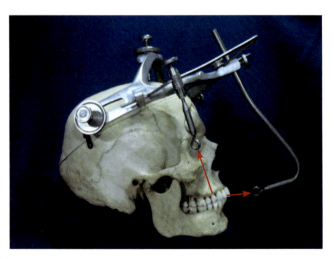

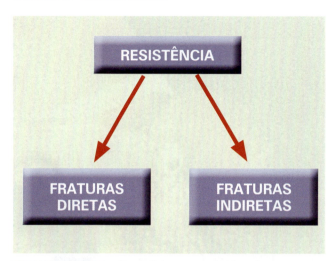

FIGURA 43.5 – Superfície traumatizada.

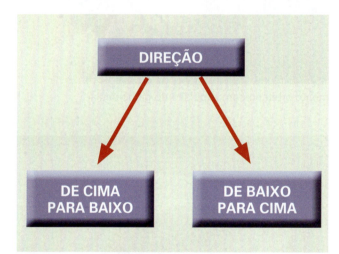

FIGURA 43.6 – Direção da força.

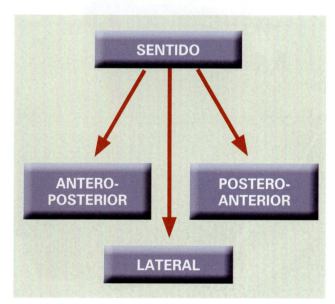

FIGURA 43.7 – Sentido da força.

Duchange quando da descrição das fraturas transversas de maxila, que alguns autores identificam como tipo Le Fort I.

Chamamos a atenção para a ausência de tecidos vivos nestes experimentos, o que poderia, e deveria alterar completamente o resultado da experiência. Basta lembrar do tônus muscular, e da sua contração no momento do traumatismo, o que indiscutivelmente levaria a alterar os resultados obtidos por estes autores.

Zanine e Sturla, nos anos 1970, descreveram os pilares da face e sua importância na preservação do cérebro, e através deste trabalho podemos verificar que a estrutura do segmento fixo do esqueleto da face possui pilares capazes de sustentar um esforço de baixo para cima, de mais de 90 kg/cm^2. A multiplicidade dos agentes traumatizantes somada a sua direção e sentido é capaz justificar a complexidade das fraturas do esqueleto facial.

Observam-se nas Figuras 43.8, 43.9 e 43.10 pacientes traumatizados com agentes de diferentes formas, forças, direção e sentido, que produziram resultados diversos, obrigando o cirurgião a vários tipos de abordagem para o tratamento. Ao ser mudada a forma de uma estrutura, esta mudará completamente a sua resistência, como pode ser observado nas Figuras 43.11 e 43.12.

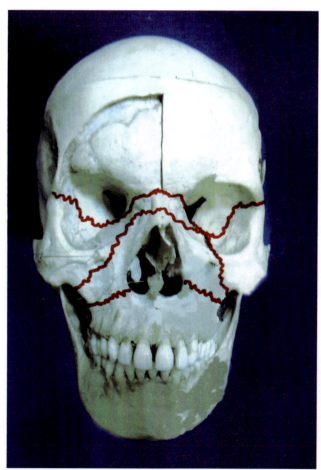

FIGURA 43.8 – Traços das fraturas de Guérin e Le Fort.

PARTE 5 – CIRURGIA RECONSTRUTORA DA CABEÇA E PESCOÇO

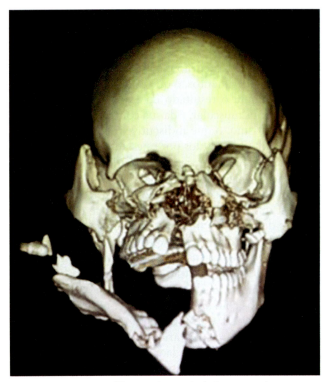
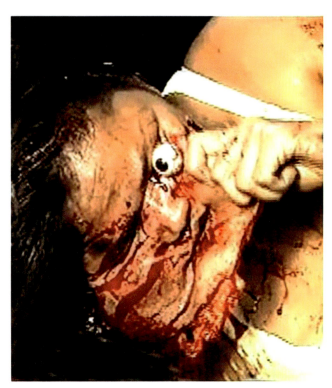

■ **FIGURA 43.9** – Traumatismo de baixo para cima, engavetamento orbitário com expulsão do globo ocular.

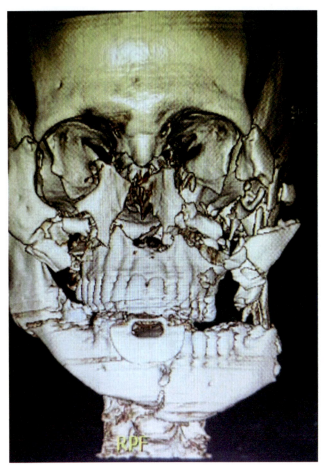
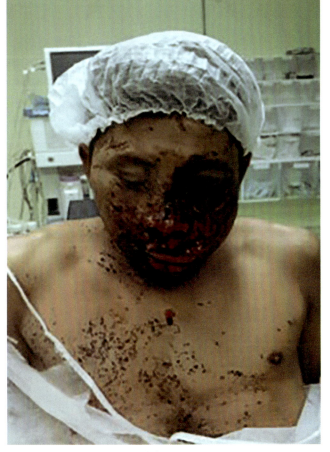

■ **FIGURA 43.10** – Traumatismo anteroposterior da face com instrumento largo de madeira.

CAPÍTULO 43 – FRATURAS NA FACE

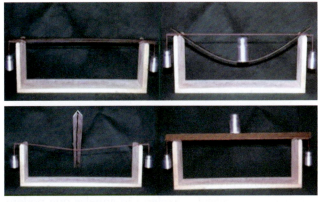

■ **FIGURA 43.11** – Mudança da forma.

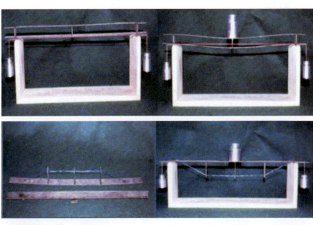

■ **FIGURA 43.12** – Aumento da resistência com traves.

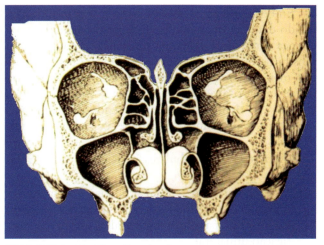

■ **FIGURA 43.13** – Paredes internas da órbita (aumento da resistência pelos septos).

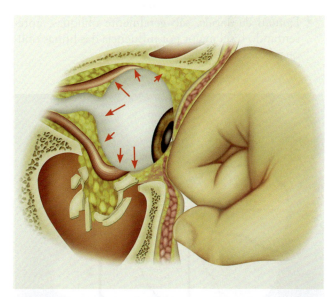

■ **FIGURA 43.14** – Rompimento do soalho orbitário e fragmentos aderidos (distribuição da força).

Em alguns casos, como na cavidade orbitária, a presença de uma região de menor resistência tem como finalidade a preservação do globo ocular, pois esta região, ao fraturar-se, decompõe a força do agente traumatizante, ao aumentar a órbita, rompendo o soalho, e os fragmentos aderidos ao periósteo penetram no seio maxilar (Figuras 43.13 e 43.14).

A física aplicada à anatomia permite apreciar a forma das paredes internas orbitárias, mostrando que traves ósseas que formam as células etmoidais garantem maior resistência, protegendo os filetes olfativos (Figura 43.13). Na mandíbula, a presença das linhas oblíqua interna e externa oferece a esta região grande resistência, e elas são comparadas a dois tirantes impedindo a abertura do ângulo mandibular.

Fraturas da mandíbula

A mandíbula é o único osso móvel do esqueleto facial, formando o esqueleto inferior do crânio, articulando-se com este através da glenoide do osso temporal, cuja superfície de contato está localizada na parte anterior da cavidade (Figura 43.15). Os acidentes anatômicos encontrados neste osso são de grande importância não só para o aumento da sua resistência, como para inserção da musculatura.

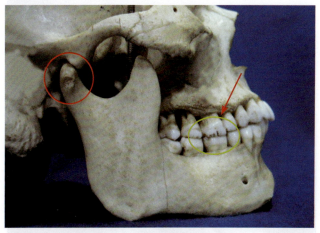

■ **FIGURA 43.15** – Posição da mandíbula em relação ao crânio, e a chave de oclusão.

Embora diferentes autores citem a presença do germe do dente permanente no interior da mandíbula da criança como local de menor resistência, a análise física mostra na realidade que a presença destas paredes confere maior resistência ao local, e o traço de uma fratura tangencia o alvéolo, acontecendo o mesmo com os alvéolos dos dentes permanentes, sendo isto explicável pelo aumento do número de paredes na cavidade da raiz dentária.

As fraturas mandibulares podem ser classificadas em:

- *Fraturas sinfisárias*: sempre oblíquas e tangenciam a eminência mentual por esta apresentar cortical mais espessa para suportar o grande esforço na mastigação unilateral.
- *Fraturas do corpo mandibular*: ficam localizadas entre a perpendicular baixada da região do último molar inferior, e o forame mentoniano.
- *Fraturas do ângulo*: são geralmente oblíquas, apresentando bisel maior por influência das linhas oblíquas e das trabéculas ósseas.
- *Fraturas do ramo*: localizam-se entre o prolongamento da crista alveolar inferior e uma linha que passa por baixo da sigmoide.
- *Fraturas do côndilo*: ou da cabeça da mandíbula, são aquelas que acometem a cabeça óssea mandibular podendo ser capitais e subcapitais.
- *Fraturas do processo coronoide*: podem atingir o terço médio superior ou inferior deste segmento com características de só acontecerem quando a boca está aberta ou quando acompanhada de fratura com afundamento do arco zigomático.
- *Fraturas do rebordo alveolar*: são aquelas que podem deslocar um dente ou um grupo de dentes (Figura 43.16).

Embora alguns autores valorizem o conhecimento da classificação da oclusão dentária, é de grande valor o conhecimento da oclusão dentária do paciente antes do traumatismo, pois isto facilitará a redução, principalmente nos prognatas portadores de fraturas da cabeça condílica mandibular.

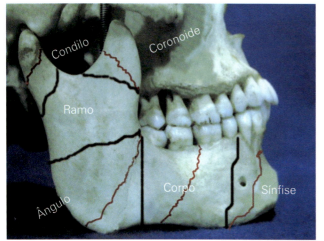
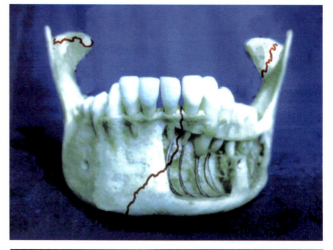
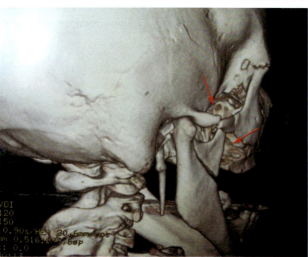
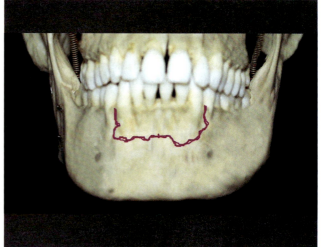

FIGURA 43.16 – Traços das fraturas mandibulares e fratura do arco com fratura coronoide.

O conhecimento da oclusão dentária é simples e tem por parâmetro as cúspides dos dentes primeiros molares superiores e linha média dos dentes superiores e inferiores (Figura 43.15).

Algumas odontossínteses com fio de aço inoxidável podem ser realizadas em situações emergenciais, quando o cirurgião não dispõe de outros materiais, como as de Ivy e Roy Stouts (Figura 43.2).

As barras vestibulares tipo Erich são de grande utilidade, pois sua forma e facilidade de manipulação ajudam não só na manipulação, como também na redução da fratura, e manutenção da imobilização.

O primeiro movimento para a redução de uma fratura mandibular é colocá-la em oclusão com a maxila utilizando tração com bandas elásticas, o que facilita a síntese óssea tanto por via oral como por extraoral, devendo sempre que possível verificar se o paciente já apresentava alguma alteração oclusal. Os dentes anteriores não devem ser amarrados, por serem unirradiculares, e por apresentarem raízes cônicas ficam sujeitos a extrusão. O conceito de conter não é o mesmo de imobilizar, pois a contenção por si só não imobiliza.

No tratamento das fraturas mandibulares foram empregadas na cirurgia cranio maxilofacial, assim como na cirurgia ortopédica, placas e parafusos de aço confeccionados com cobalto, silício e molibdênio, geralmente grandes e pesados. Com o advento do titânio, que por apresentar grande porosidade e ser leve gerou, nos cirurgiões, a fixação na ideia da osteointegração, o que biologicamente é inexequível. Este tipo de procedimento está sendo abandonado por apresentar, além de contaminação eletrolítica, grande quantidade de óxido de titânio, e em alguns países sendo indicada a sua retirada 2 anos após a colocação, e em alguns por indicação legal.

Modernamente são empregados materiais absorvíveis confeccionados a partir de polímeros do ácido lático e ácido poliglicólico que, além de serem absorvíveis, oferecem a possibilidade de, depois de aquecidos, serem moldados, permitindo uma perfeita adaptação à região, e geralmente sua absorção está concluída entre 18 e 24 meses, sendo radiograficamente não identificados.

Um pequeno parafuso de 1,7 mm é capaz de suportar o esforço de cerca de 70 quilos, sendo feita esta verificação em máquinas para testar a resistência de placas e parafusos. Sua colocação requer habilidade, razão pela qual é rejeitado por alguns, que usam como sofisma a indicação única para tratamento das fraturas em crianças. Devemos lembrar que o parafuso, quando colocado, recebe força de tração ou força de cisalhamento, e nunca força para sua extração, pois esta é feita apenas pelo escariado (rebaixo) da placa (Figura 43.17).

Quando a cabeça óssea da mandíbula for fraturada, guardando ainda alguma relação com a glenoide, deve-se indicar o tratamento conservador (Figura 43.18).

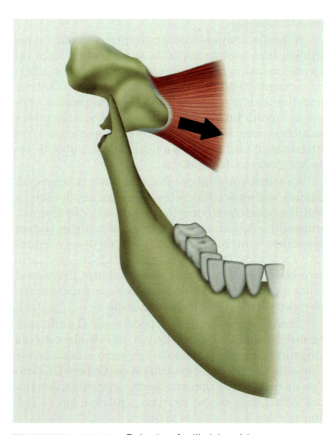

FIGURA 43.18 – Relação côndilo/glenoide.

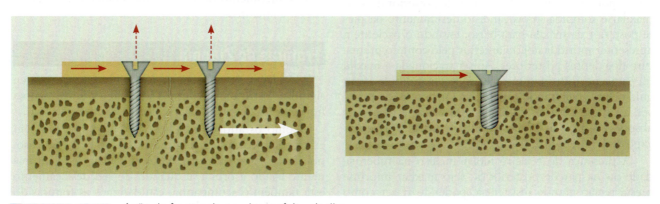

FIGURA 43.17 – Ação da força sobre a placa, efeito cisalha.

Fraturas da maxila

Maxila significa "osso em que são presos os dentes". Como já mencionado, os primeiros autores a descreverem fraturas da maxila, no final do século XVIII, diziam que o segmento fraturado apresentava grande mobilidade, e o traço da fratura começava nas fossas nasais, caminhando pela parede do seio maxilar, chegando à região da tuberosidade. Com os parcos recursos de diagnóstico daquela época, a fratura era chamada de invisível, por ser difícil sua visualização, sendo identificada somente pela grande mobilidade que o bloco ósseo apresentava junto com os dentes superiores, e Guérin a denominou "fratura transversa da maxila". Hoje, com melhores recursos, tornou-se mais fácil sua identificação.

A maxila, com sua forma estrutural, apresenta o palato em uma posição capaz de antagonizar a força do agente traumatizante de direção anteroposterior e lateral, e transmite ao processo pterigoide, quando anteroposterior, toda a sua força (Figura 43.19). As paredes sinusais são muito finas, oferecendo por sua posição pouca resistência para forças de direção anteroposterior e/ou lateral tendo esta estrutura a finalidade de suportar somente o esforço mastigatório.

Ao serem atingidas por forças laterais ou anteroposteriores, na região das coroas dentárias ou alvéolos, a maxila poderá apresentar fraturas do rebordo alveolar, atingindo e deslocando os dentes que também podem apresentar fraturas. Nestes casos, o bloco ósseo é reduzido e a redução é orientada pelo articulado dentário, sendo o bloco fixado com uma barra vestibular, devendo-se evitar o descolamento da fibromucosa para não interferir na vitalidade do segmento fraturado.

Outros traços de fratura podem ser identificados na maxila, como o de Lanelongue, que divide a maxila longitudinalmente, lembrando que estão sempre acompanhados das fraturas tipo Guérin ou Le Fort I. Outro tipo de traço é o da fratura a quatro segmentos, descrita por Walter, cujo trajeto atravessa o palato e liga os pré-molares dos dois lados da maxila.

Quando fratura da maxila se desloca para trás forçando o processo pterigoide, este apresenta grande resistência por sua forma em U, e a parede posterior do seio maxilar é rompida, provocando o deslizamento da parte posterior da maxila para baixo, levando o paciente a apresentar mordida aberta anterior pelo contato prematuro dos dentes posteriores. Ao ser tracionada a maxila irá para a posição anatômica, e usa-se a mandíbula como guia oclusal facilitando a redução e a síntese. Se possível, a síntese deve ser realizada com placas e parafusos absorvíveis, pois as placas metálicas podem apresentar exposição no pós-operatório tardio.

A presença do terceiro molar incluso na tuberosidade ou na parede posterior do seio maxilar imprime a esta região grande resistência, podendo trazer como consequência fraturas muito graves sobre o processo

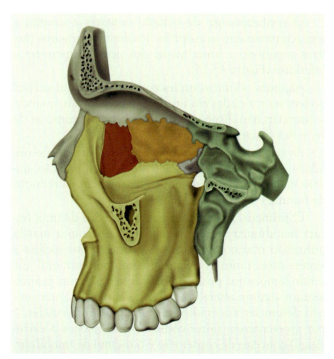

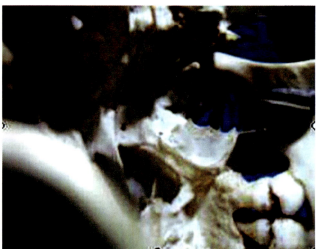

■ FIGURA 43.19 – Anatomia do processo pterigoide.

pterigoide, atingindo a fissura orbitária superior, com o comprometimento de vários pares cranianos, podendo chegar a amaurose.

Fraturas do Zigoma

A palavra zigoma vem da palavra grega *zugoma*, que significa "estrutura de ligação", sendo a palavra zigoma hoje empregada pela *Nomina Anatomica* internacional.

Como os antigos estudiosos da anatomia também eram botânicos, estes deram o nome de malar ao osso, pois *malar* significa maçã, e como o malar está intimamente ligado à órbita, e quando do seu deslocamento esta também o acompanha, estudaremos as fraturas do processo zigomático-orbitário.

Acidentes automobilísticos, acidentes do trabalho, prática de esportes violentos nos dias atuais, aliados ao crescimento da violência nestes últimos, principalmente agressões físicas, são fatores determinantes para o aumento das fraturas faciais observadas nas emergências dos hospitais do nosso País.

A fisiopatologia das fraturas do complexo zigomaticomalar, assim como o seu diagnóstico, é a expressão usada pela maioria dos autores, a partir dos trabalhos de Gilles, Kilner & Stone (1927), Kazanjian e Converse (1949), sendo mantida e divulgada por Dingman & Natvig (1964), Costa, Pitanguy & Fontoura (1976) e Ferreira (1991), podendo ainda ser encontradas denominações como fraturas zigomático-orbitárias ou simplesmente fratura da órbita.

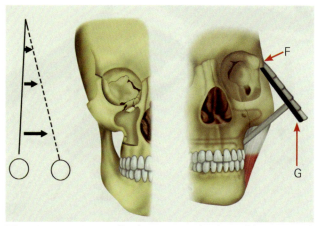

FIGURA 43.20 – Deslocamento do zigomático e rompimento da crista maxilomalar.

Este osso, ao se deslocar após um traumatismo, conserva sempre contato na região orbital (processo frontal), girando para o interior da cavidade sinusal, rompendo a crista maxilomalar, com o processo frontal funcionando como fulcro desta rotação, e este movimento compromete sempre a órbita, com maior ou menor gravidade, com fragmentos do soalho deslocados para o seio maxilar e sustentados pelo periósteo. Não encontramos fragmentos caídos no soalho (Figura 43.20). Este osso, ao se deslocar, compromete quatro pontos, a saber: arco zigomático, rebordo orbitário, processo zigomaticofrontal e a crista maxilomalar.

O ponto de reparo para a redução do arco zigomático é a crista maxilomalar, esta é a única a conter a força capaz de deslocá-lo e, após a redução, deverá ser sempre ser reconstruída com osso ou placas absorvíveis.

Nos primórdios dos tratamentos destas fraturas era recomendado o tratamento precoce, o osso era tracionado por via extraoral, com fixação na região do corpo em sua face interna, com ganchos ou uma pinça de Pozzi. Os cirurgiões da época percebiam que a integridade do periósteo servia de guia para a redução, pois os fragmentos ósseos, por estarem aderidos ao periósteo, voltavam a sua posição anatômica ao serem tracionados. O grande erro deste procedimento se concentrava no possível comprometimento da órbita, pois muitos pacientes apresentavam alterações oculares, pelo aumento da capacidade volumétrica da órbita, com consequente enoftalmia e diplopia (Figuras 43.20 e 43.21).

Hoje a elevação do osso é feita por via intraoral, com instrumento rombo apoiado na face externa do corpo do osso malar (arco), tendo como fulcro ou ponto de apoio a maxila protegida com gaze. A reconstrução da crista maxilomalar é necessária para antagonizar a força massetérica, que poderá comprometer a redução.

Quando havia impossibilidade da reconstrução da crista maxilomalar com os fragmentos ósseos remanescentes, era utilizado um fio de aço em substituição à crista, sendo descrito como alça de Costa-Pitanguy, que foi abandonada por apresentar exposição e infecção, obrigando a sua retirada. As alças foram substituídas por placas e parafusos absorvíveis (Figura 43.22).

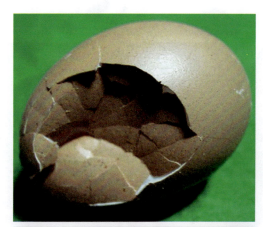
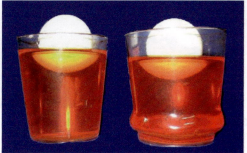
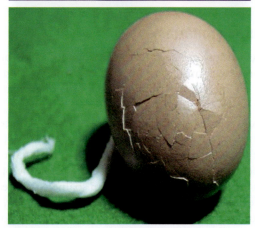

FIGURA 43.21 – Aumento da capacidade volumétrica da órbita.

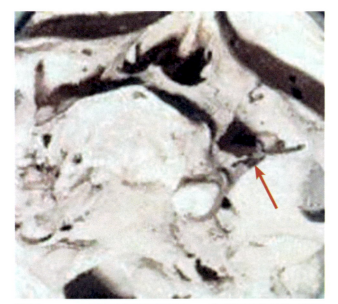

No momento do traumatismo sobre o globo ocular, a força (pressão) é propagada para o líquido intraocular na mesma intensidade e em todas as direções e sentidos. É neste momento que o soalho da órbita funciona como válvula de segurança, evitando a explosão ou ruptura do globo ocular. A fragilidade desta região pode ser percebida através da diafanização de uma cabeça óssea, que mostra a razão pela qual a imensa maioria das fraturas orbitárias apresente apenas, ou isoladamente, fraturas do soalho orbitário, o mesmo não acontecendo com as paredes mediais orbitárias, por apresentarem septos que aumentam a sua resistência (Figura 43.23).

Percebemos a importância desta válvula ao atendermos pacientes amauróticos com soalhos reconstruídos após traumatismos, usando silicone, osso ou tela, deixando claro que este segmento da órbita não pode ser reforçado (Figura 43.23). Uma das características das radiografias e tomografias em pacientes portadores de fraturas com o comprometimento do soalho orbitário é a presença de nível líquido no seio maxilar (sangue) e

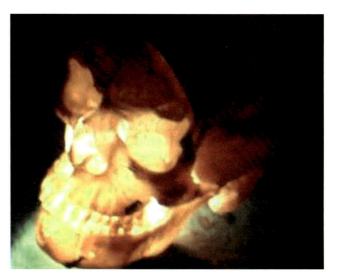

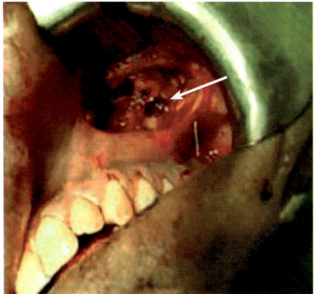

■ **FIGURA 43.22** – Reconstrução da crista maxilo-malar com fio e placa absorvíveis.

Fraturas orbitárias

As órbitas são dois recessos ocupados pelos bulbos oculares, seus músculos, anexos, vasos nervos e grande parte do aparelho lacrimal, junto a uma quantidade variável de tecido adiposo.

A cavidade orbitária é cônica, sendo sua base constituída pela abertura orbital e seu longo eixo se dirige para trás e medialmente, em direção à fossa craniana média, ao encontro do ápice, onde se localiza o forame óptico. Cada órbita apresenta um teto, um soalho e paredes mediais e laterais. O conteúdo orbitário (globo ocular, musculatura extraocular, vasos e nervos) está envolvido pela gordura periorbitária, encapsulada por uma membrana denominada periórbita ou perióstio-orbitário.

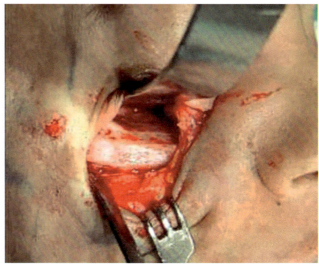

■ **FIGURA 43.23** – Cabeça óssea diafanizada e órbita reconstruída com osso após 3 anos.

deformação do soalho orbitário como se fosse uma gota, sendo chamado: "sinal da gota".

A Figura 43.21 mostra em um ovo, analogicamente, o que acontece com os fragmentos do soalho orbitário sendo sustentados pelo periósteo, e a possibilidade da elevação destes através do tamponamento intrassinusal. A parede interna da órbita só estará comprometida quando acompanhada de fratura da pirâmide nasal (Figura 43.24). Portanto, ao tratarmos as fraturas orbitárias, dois acessos se fazem necessários: o intraoral, que nos permite elevar o zigoma pela parede posterior do corpo, acessar o seio maxilar, retirando alguns fragmentos da sua parede anterior que já se encontra fraturada, para que com tamponamento com gaze umedecida em soro fisiológico se possa elevar cuidadosamente os fragmentos do soalho; e o acesso palpebral, pelo qual se descola o periósteo, manipulando cuidadosamente a gordura, para evitar maior absorção desta, e ao mesmo tempo possibilita verificar a posição dos fragmentos que foram elevados pelo tamponamento.

Molda-se fina tela de material absorvível que será colocada no soalho orbitário, podendo ser feita pequena dobra no rebordo orbitário que permitirá a colocação de parafusos também absorvíveis (Figura 43.25). O tamponamento sinusal poderá ser retirado, pois os fragmentos ósseos ficarão presos à tela por capilaridade e a ferida cirúrgica deverá ser fechada cuidadosa e rigorosamente por planos (Figura 43.26).

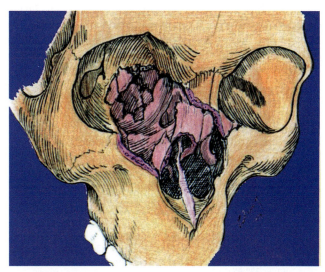
FIGURA 43.24 – Comprometimento da parede interna junto à pirâmide nasal.

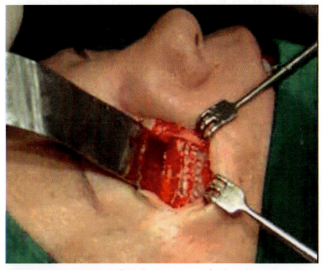
FIGURA 43.25 – Parafusos absorvíveis, placas e tela.

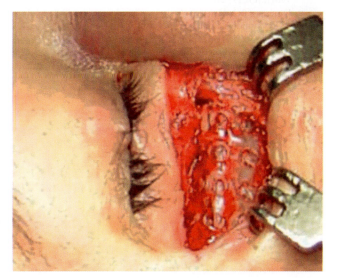

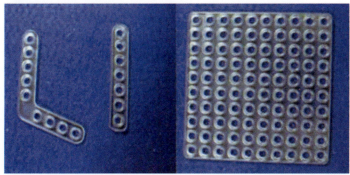
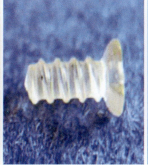
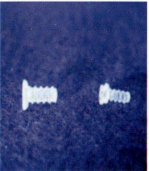
FIGURA 43.26 – Tela absorvível colocada no soalho orbitário.

Fraturas do terço médio facial

As fraturas do segmento fixo do esqueleto facial podem ser unilaterais ou bilaterais, compreendendo os ossos malares, nasais e a maxila, e divididas em abertas ou fechadas. Se o paciente não apresentar feridas importantes na face, o bloco ósseo do terço médio do esqueleto facial desliza para trás e um pouco para baixo, com contato prematuro dos dentes posteriores, dependendo da força da direção e do sentido do agente traumatizante ou do deslocamento do corpo (velocidade) (Figuras 43.9 e 43.10).

O paciente poderá apresentar grande edema facial, impossibilitando a redução imediata das fraturas, devendo-se aguardar a regressão do edema para melhor manipulação das regiões e segmentos ósseos, o paciente deverá ser mantido em dieta líquida oral até a regressão do edema.

As sequelas deverão ser tratadas após a consolidação completa das fraturas e as perdas de substância óssea, após a maturação do calo ósseo.

Bibliografia Consultada

- Anatomia Humana. Madrid: Editorial Labor S.A.; 1952.
- Cirurgia Bucal y de los Maxilares. Barcelona: Editorial Labor S.A.; 1952.
- Cirurgia Plástica y Reparadora. Argentina: Editorial Labor S.A.; 1943.
- Costa EA, Costa BA. Distúrbios da Articulação Temporomandibular – Síndrome do Complexo Articular Miofascial. Livro SBCP. São Paulo: Editora Atheneu; 2005. Cap. 42, p. 377-87.
- Costa EA, Pitanguy I, Cruz RL, Ceravolo MP. Síndrome temporo-mandibular – Conclusão e análise de 654 casos. Rev Bras Cir. 1981;71(3):195-204.
- Dingman RO, Natvig P. Surgery of facial fractures. Philadelphia: W. B. Saunders Company;1964.
- Atlas de 10. Fractures de la Machoire superieure. Cong. Internat. de Med. Paris: Sect de Chir Gen. 1900. p. 275.
- Melega JM, Zanine S, Psillakis JM. Cirurgia plástica e reparadora. São Paulo: Medsi Editora; 1992.
- Peixoto ARF, Santiago AP, Lima I. Tratamento cirúrgico e não cirúrgico das fraturas do côndilo mandibular. Brazilian Journal of Craniomaxillofacial Surgery/Associação Brasileira de Cirurgia Craniomaxilofacial. 2008;11(4):142-50.
- Psillakis JM, Zanine S, Melega JM, Costa EA, Cruz RL. Cirurgia Craniomaxilofacial: Osteotomias Estéticas da Face. Rio de Janeiro: Medsi;1987.
- Rouvière H. Anatomia humana topográfica e descritiva. 7ª ed. Espanhola. Madrid: Casa Editorial Bailliere; 1956.
- SolidWork Corporacion. Simulação de movimento em detalhes. Concord. Disponível em: <http://www.cosmosm.com> Acessado em: 2008.
- Sturla F, Absi D, Buquet J. Anatomical and mechanical considerations of craniofacial fractures: An experimental study. Plastic Reconstruc Surg. 1980;815-20.
- Wrygth S. Fisiologia aplicada – Patologia funcional. Barcelona: Manoel Marin Editores; 1959.

capítulo 44

Tratamento das Fraturas Nasoetmoidais

AUTOR: Ricardo Lopes da Cruz

"The diagnosis and treatment of nasoethmoid orbital (NOE) injury remains one of the most challenging areas in facial trauma reconstruction..."
Paul Manson, MD

Introdução

O tratamento das fraturas nasoetmoidais representa um problema cirúrgico desafiador para o especialista em cirurgia craniomaxilofacial, já que o sucesso neste tratamento depende de múltiplos fatores, dentre eles: a gravidade do trauma, sua eventual repercussão cranioencefálica e a possibilidade de intervenção cirúrgica no período mais precoce possível.

Uma das principais dificuldades que encontramos neste grupo de pacientes é a complexidade das estruturas anatômicas que compõem esta área, o que pode acarretar sequelas de difícil tratamento no nível do canto interno das pálpebras, das vias lacrimais e do conteúdo orbital.

A principal etiologia das fraturas nasoetmoidais são os impactos de média e alta intensidade desferidos sobre a região central do terço médio da face, como os observados principalmente nos acidentes com veículos automotores.

Falhas no diagnóstico ou no tratamento podem resultar em prejuízo estético e perdas funcionais que podem se tornar até mesmo impossíveis de serem reparadas a contento secundariamente (Figura 44.1).

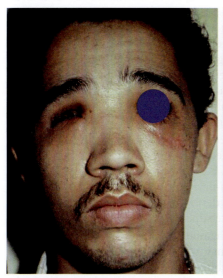 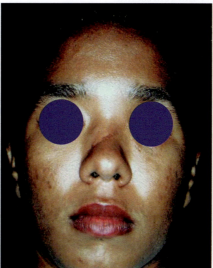 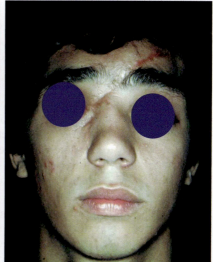

FIGURA 44.1 – Fraturas naso-orbitoetmoidais não tratadas de forma adequada acarretam sequelas de difícil, ou mesmo impossível, tratamento.

PARTE 5 – CIRURGIA RECONSTRUTORA DA CABEÇA E PESCOÇO

Fisiopatologia

Qualquer trauma de alta intensidade no terço médio da face deve levar à suspeita de fratura nasoetmoidal. O esqueleto craniofacial suporta adequadamente forças verticais de impacto que podem se dissipar no sentido craniocaudal em várias direções orientadas pelos pilares de sustentação descritos por Sturla (1980), porém suporta mal o impacto no sentido anteroposterior (Figura 44.2).

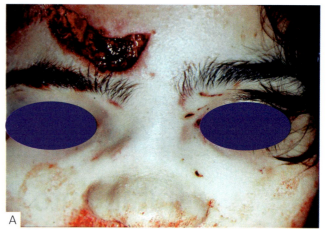

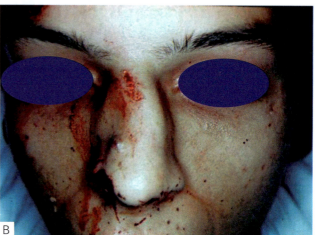

FIGURA 44.3 – O impacto anteroposterior **(A)** pode sempre ser mais grave que o impacto lateral, pela possibilidade de envolvimento etmoidal.

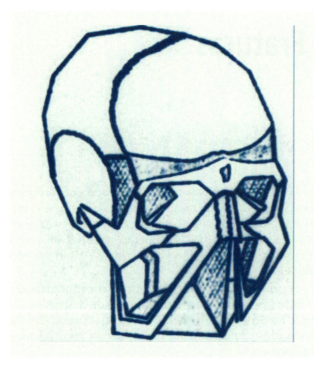

FIGURA 44.2 – A região nasoetmoidal engloba os pilares central superficial e profundo, descritos por Sturla.

A região naso-orbitoetmoidal está situada na região central do terço médio superior da face. Ela representa uma intrincada estrutura esquelética pela confluência do nariz, das órbitas, da maxila e do crânio. Os delicados ossos próprios do nariz situam-se anteriormente no denominado pilar central superficial da face e instabilizam-se com facilidade após trauma de média ou mesmo baixa intensidade.

Fraturas de nariz ocasionadas por impacto anterior são sempre mais graves que as ocasionadas por impacto lateral, pois podem comprometer o etmoide, estrutura central na transição craniofacial. Por este motivo, fraturas de nariz são consideradas fraturas de face e fraturas nasoetmoidais são consideradas fraturas craniofaciais (Figura 44.3).

Fraturas do complexo naso-orbitoetmoidal são também obviamente prevalentes devido à sua proeminência no arcabouço esquelético do terço médio da face, o que o torna muito mais exposto ao impacto. Estas fraturas podem ocorrer isoladamente ou associadas a outras fraturas mais extensas (cranianas ou do tipo Le Fort).

As fraturas nasoetmoidais podem cursar com ou sem cominuição. Quando existe cominuição, o tratamento se torna mais difícil e reparos secundários são invariavelmente necessários, já que os fragmentos ósseos se espalham nos espaços adjacentes, insinuando-se nas cavidades nasal, orbital e sinusal (frontoetmoidal). As fraturas sem cominuição geralmente cursam com telescopagem (retroposicionamento) do complexo nasofrontal para o espaço interorbital, o que também pode cursar com injúria cranioencefálica, pneumoencéfalo, fístula liquórica e riscos de meningite bacteriana.

O espaço interorbital está situado, obviamente, entre as órbitas e imediatamente abaixo do soalho da fossa craniana anterior. É composto pelos frágeis labirintos etmoidais divididos pela lâmina perpendicular do etmoide, que compõe o denominado septo nasal posterior (ou ósseo) na sua parte superior (Figuras 44.4 a 44.6).

O ligamento cantal medial é um componente de partes moles da maior importância quando se estuda o complexo naso-orbitoetmoidal. Esta estrutura representa a fusão medial das cabeças superficial e profunda do músculo orbicular das pálpebras e insere-se na parede

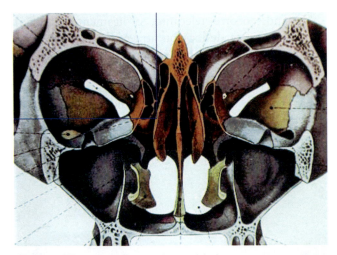

■ **FIGURA 44.4 –** Espaço interorbital.

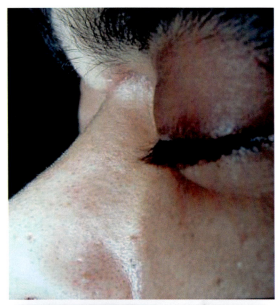

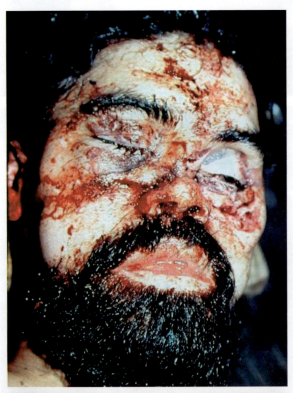

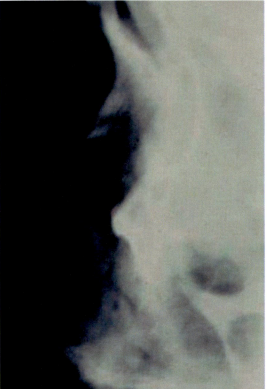

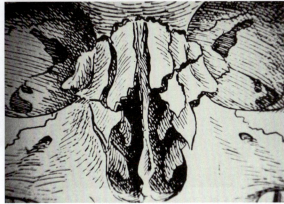

■ **FIGURA 44.5 –** Fratura cominutiva nasoetmoidal.

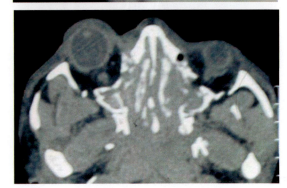

■ **FIGURA 44.6 –** Fratura com telescopagem nasoetmoidal.

medial da órbita, no nível das cristas lacrimais anteriores e posterior, auxiliando na aposição das pálpebras junto ao globo ocular.

Uma vez que o ligamento cantal medial abraça o saco lacrimal que se encontra na fossa lacrimal, fraturas nesta região tornam as vias lacrimais suscetíveis a injúrias concomitantes (Figura 44.7).

Quando ocorre telecanto, o ligamento (tendão) cantal interno se desloca ou através de sua disrupção da estrutura óssea ou, simplesmente, acompanhando o deslocamento do osso no qual se encontrava inserido. O telecanto na realidade traduz a perda da tensão das placas tarsais e consequente deformidade da estrutura palpebral (Figura 44.8).

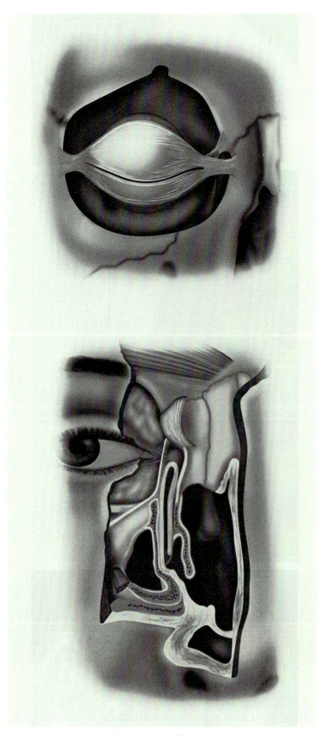

FIGURA 44.7 – Anatomia do ligamento cantal e das vias lacrimais.

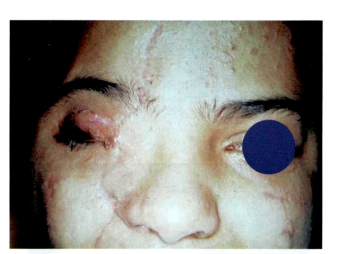

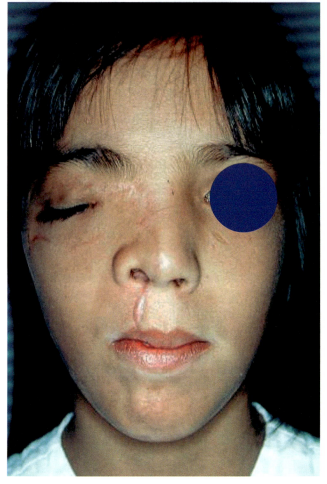

FIGURA 44.8 – Telecanto traumático.

Classificação

A classificação publicada por Markowitz, Manson e Sargent, em 1991, é por muitos utilizada e distribui as fraturas nasoetmoidais em três grupos, levando em consideração o grau de cominuição e o tipo de injúria ao ligamento cantal medial, como pode ser observado na Figura 44.9.

- *Tipo I:* é a fratura naso-orbito-etmoidal mais simples. Não há cominuição e envolve apenas a porção medial da órbita que contém o ligamento cantal interno. No tipo I, o segmento de osso onde se insere o ligamento cantal pode ser reduzido anatomicamente. Registre-se ainda que estas fraturas podem ser bilaterais, com ou sem deslocamento. Raramente o ligamento cantal se encontra avulsionado com a manutenção da integridade óssea.
- *Tipo II:* estas fraturas são completas e cursam com cominuição óssea que envolve a inserção do ligamento cantal medial. Nestes casos, o traço de fratura não se estende além da área de inserção do ligamento cantal. Desta maneira, a estrutura ligamentar mantém continuidade com um fragmento ósseo que permite a redução cirúrgica.
- *Tipo III:* estas fraturas são geralmente bilaterais e completas, e envolvem cominuição óssea além da inserção do ligamento cantal, o que dificulta extraordinariamente seu reparo. Geralmente o ligamento cantal não está avulsionado, mas o segmento ósseo é geralmente tão pequeno que não permite sua redução e posterior fixação.

Aspectos Clínicos

A suspeita clínica de uma fratura nasoetmoidal deve sempre ser considerada quando o paciente apresentar evidências de injúria de alto impacto na região central do terço médio da face, como já dissemos. Assim é que informações sobre o mecanismo do trauma são de grande importância, como a magnitude, localização e direção do impacto.

Atenção também deve ser dada a alterações neurológicas, como perda da consciência, o que pode sugerir injúria craniencefálica concomitante. A presença de outros distúrbios funcionais relacionados a via aérea, visão e olfação deve sempre ser valorizada e pode levar a suspeita quanto à localização da fratura e sua extensão (Figura 44.10).

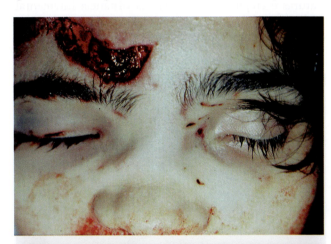

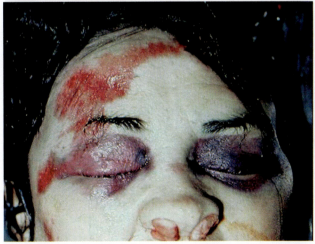

FIGURA 44.9 – Classificação dos tipos de fraturas nasoetmoidais. **A)** tipo I; **B)** tipo II; e **C)** tipo III.

FIGURA 44.10 – Pacientes com fraturas nasoetmoidais e evidências de impacto craniano associado.

O exame físico detalhado de um paciente com grave trauma de face só deve ser realizado pelo especialista em cirurgia craniomaxilofacial depois que o paciente tiver sido adequadamente examinado, seguindo-se os preceitos do ATLS. Assim é que a rotina do denominado ABCDE da Vida deve ser cumprida na sala de emergência como prioridade absoluta no primeiro atendimento.

Em geral, pacientes com fratura nasoetmoidal irão apresentar importante edema no terço médio da face, com equimoses periorbitais de rápida instalação. Rinorragia frequentemente exige tamponamento nasal, que pode ser anterior ou anteroposterior. Evidências de selamento do dorso nasal com telecanto traumático podem também ser observadas nos casos mais graves.

Tamponamento nasal no tratamento de rinorragia importante não deve ser mantido por mais do que 48 horas, a fim de que se impeça a colonização bacteriana do mesmo, com a finalidade de minimizar os riscos de meningite bacteriana (Figura 44.11).

Edema difuso e equimoses extensas podem, num primeiro momento, dificultar o exame à palpação das fraturas, que revela invariavelmente: mobilidade de fragmentos ósseos, degraus (irregularidades) nos sítios de fraturas e crepitação. Medidas da distância intercantal podem ser difíceis em um primeiro momento, porém devemos lembrar que a distância interpupilar é geralmente o dobro da distância intercantal, fato este que pode auxiliar na suspeita de telecanto traumático.

Injúrias por esmagamento podem resultar em extensas lacerações da região nasofrontal. Estas fraturas expostas favorecem, naturalmente, graves complicações, como meningite bacteriana. Lacerações que alcançam os ligamentos cantais podem determinar telecanto e injúria concomitante às vias lacrimais, que pode exigir reparo imediato.

Outro teste importante na avaliação da integridade do ligamento cantal é o teste de tração de Furnas. Neste caso, o examinador traciona as pálpebras no sentido lateral enquanto palpa a região do canto interno (naso-orbital). A observação de flacidez nesta região por perda da tensão palpebral sugere a possibilidade de fratura nasoetmoidal com comprometimento do ligamento cantal interno, que pode estar inserido em fragmento ósseo ou avulsionado (Figura 44.12).

O exame oftalmológico que verifica a acuidade visual, resposta pupilar, pressão ocular e motilidade ocular é obviamente crucial e, a exemplo do exame neurológico, de caráter prioritário. Inspeção cuidadosa da região cantal interna pode revelar o arredondamento desta região associado à flacidez cutânea, que caracterizam o denominado epicanto (Figura 44.13).

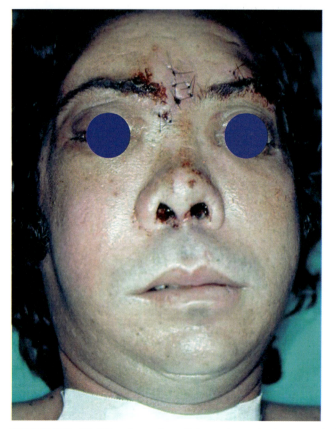 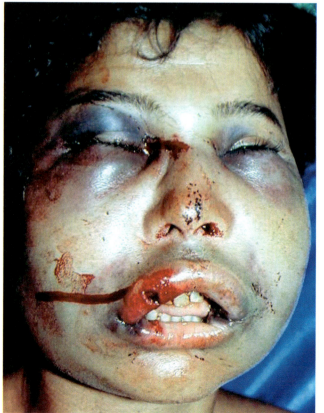

FIGURA 44.11 – Aspectos clínicos de pacientes com fratura nasoetmoidal: edema, equimoses periorbitais (sinal do guaxinim), telecanto e selamento do dorso nasal.

CAPÍTULO 44 – TRATAMENTO DAS FRATURAS NASOETMOIDAIS

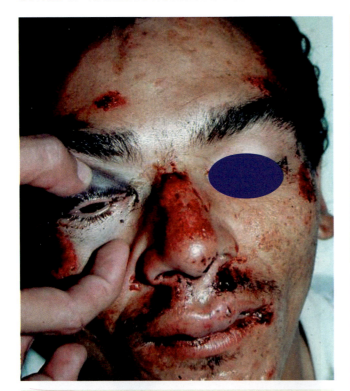

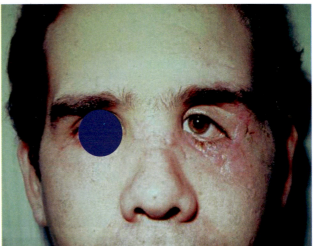

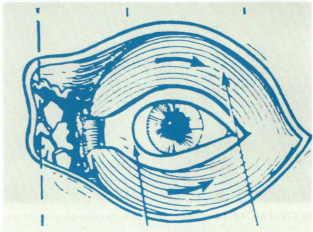

■ **FIGURA 44.13** – Epicanto à esquerda.

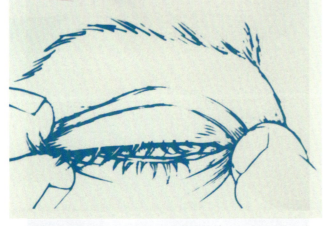

■ **FIGURA 44.12** – Teste de Furnas.

Injúria ao sistema lacrimal cursa invariavelmente com epífora, e deve ser considerada em pacientes com fratura nasoetmoidal, o que pode exigir em avaliação precoce exames específicos de drenagem lacrimal como, por exemplo, a dacriocistografia (Figura 44.14).

Fraturas nasoetmoidais podem acometer a fossa craniana anterior, resultando em laceração traumática da dura, pneumoencéfalo e rinorreia liquórica. Por este motivo é sempre importante ressaltar que qualquer drenagem de líquido claro pelo nariz deve levar à suspeita de perda de líquido cerebroespinal pelo nariz, o que pode incorrer em riscos de meningite e, portanto, merece tratamento cuidadoso. Pneumoencéfalo também merece atenção especial, pela possibilidade de este se tornar hipertensivo (Figura 44.15).

Quando há suspeita de fratura nasoetmoidal, esta área deve ser examinada através de tomografia computadorizada com janela para partes moles e ósseas, além de reconstrução tridimensional (Figura 44.16).

Tratamento

O manejo das fraturas nasoetmoidais visa, como já compreendemos, a correção tanto das injúrias no nível do esqueleto quanto no nível de partes moles. Para isto torna-se fundamental neste grupo de pacientes o tratamento precoce, o que pode ser dificultado pela presença de lesões associadas, já que, se as fraturas nasoetmoidais ocorrem na transição craniofacial e são consequência de impactos de alta intensidade, torna-se lógico admitir que a injúria cranioencefálica possa dificultar ou retardar o tratamento destas fraturas.

A sequência que deve ser obedecida para se definir a melhor estratégia de tratamento consiste na identificação exata do tipo de fratura (o que depende de um adequado estudo tomográfico), intervenção cirúrgica o

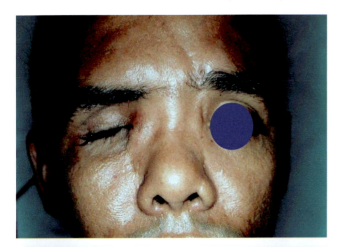

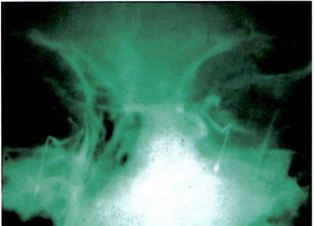

FIGURA 44.14 – Telecanto com dacriocistite à direita. Dacriocistografia à direita.

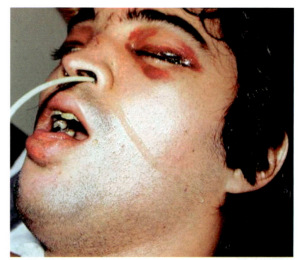

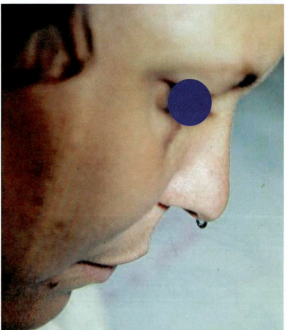

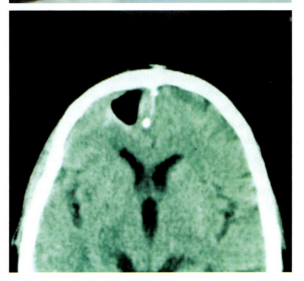

FIGURA 44.15 – Fístula liquórica e pneumoencéfalo em pacientes com fratura nasoetmoidal.

mais precocemente possível, redução anatômica precisa com fixação rígida (através de placas e parafusos de baixo perfil) e atenção máxima com a reconstrução de tecidos moles adjacentes (ligamentos cantais, vias lacrimais). Devemos ainda considerar procedimentos de enxertia óssea primária.

Abordagem ampla, como a que pode ser obtida pelo acesso coronal, torna-se necessária na maioria dos casos. Este acesso estendido facilita a visualização das fraturas, seu reposicionamento e a fixação interna rígida dos fragmentos ósseos com placas e parafusos de titânio. A frontobase pode também ser abordada pelo neurocirurgião em conjunto, quando se faz necessário.

As incisões que mais utilizamos são a coronal e a subciliar (ou transconjuntival) na pálpebra inferior. É óbvio que extensas feridas cortocontusas podem também servir de ótimo acesso aos focos de fratura, porém, neste caso, o amplo descolamento periosteal provocado pelo trauma prejudica a estabilidade dos fragmentos ósseos a serem reposicionados (Figura 44.17).

Estratégia frequentemente utilizada é a de enxertia óssea autógena na reconstrução primária para impedir a contração das partes moles sobre estrutura esquelética

CAPÍTULO 44 – TRATAMENTO DAS FRATURAS NASOETMOIDAIS

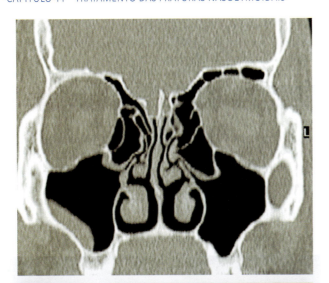
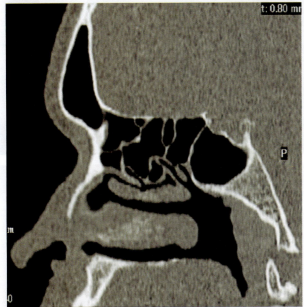
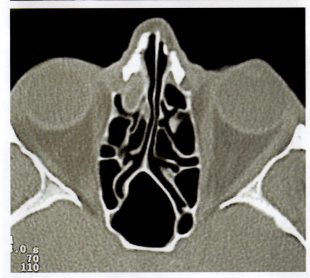

■ **FIGURA 44.16** – Cortes coronal, sagital e axial da região nasofronto-orbitoetmoidal.

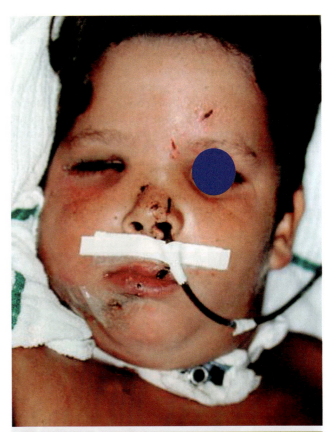
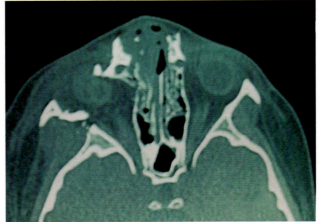
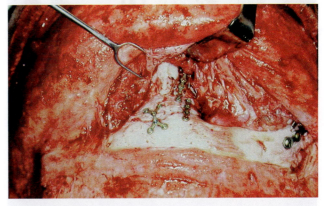

■ **FIGURA 44.17** – Fratura nasoetmoidal. Redução e fixação por acesso coronal. Observar, entretanto, telecanto traumático e selamento do dorso nasal no pós-operatório.

cominuída e/ou perdas de substância óssea. Neste caso, a área doadora de preferência é a própria calota craniana, que permite a obtenção de enxertos da tábua externa do parietal sem craniotomia.

Estes enxertos ósseos são principalmente utilizados no dorso nasal e no nível das paredes medial e inferior da órbita, o que pode se tornar extraordinariamente mais difícil em procedimentos de reconstrução secundária **(Figura 44.18)**.

A reinserção do ligamento cantal através de técnicas variadas, como a fixação transnasal, também é facilitada com o acesso coronal. Se não houver avulsão e o fragmento ósseo no qual o ligamento cantal permanece inserido tiver tamanho adequado, cuidadosa redução anatômica e fixação pode garantir adequado resgate da distância intercantal **(Figuras 44.19 a 44.21)**.

Conclusão

O diagnóstico preciso e a possibilidade de intervenções cirúrgicas precoces são fundamentais no tratamento das fraturas nasoetmoidais. A conquista do binômio estética-função neste grupo de pacientes parece ser mais difícil devido à complexidade das estruturas anatômicas envolvidas nesta região particular da transição craniofacial.

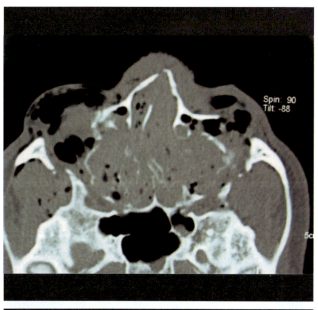
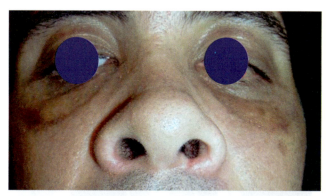
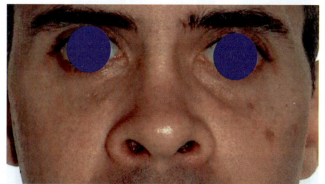
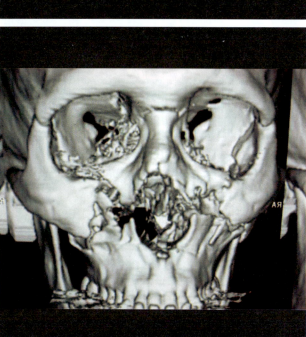
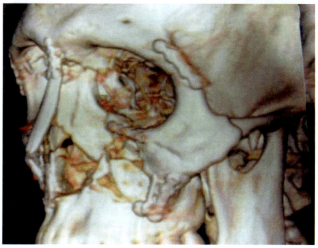

FIGURA 44.18 – Fratura nasoetmoidal com telescopagem, selamento do dorso nasal e telecanto. Tratamento com redução, fixação rígida e enxertia óssea primária.

CAPÍTULO 44 – TRATAMENTO DAS FRATURAS NASOETMOIDAIS

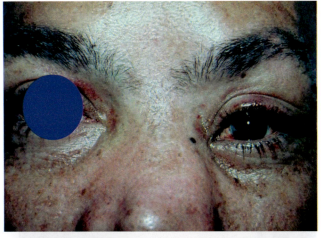

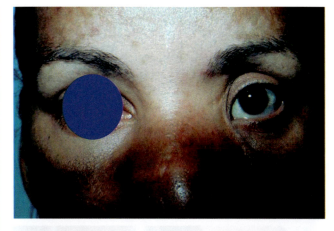

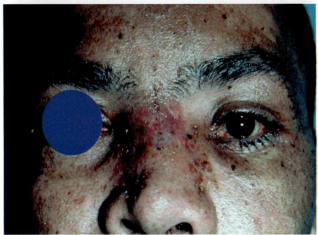

FIGURA 44.19 – Redução de fratura nasoetmoidal com adequado reposicionamento do ligamento cantal interno à esquerda.

FIGURA 44.20 – Cantopexia interna à esquerda para tratamento de sequela de avulsão do ligamento cantal interno.

O cirurgião deve estar atento ao momento no qual a regressão do edema e a reabsorção de hematomas oferece a primeira oportunidade de se intervir no paciente. O contato próximo com a equipe médica multidisciplinar deve fazer com que especialistas em terapia intensiva e neurocirurgia compreendam a necessidade da intervenção precoce para redução e fixação das fraturas, sem o que as sequelas advindas poderão ser irreparáveis.

Fraturas de face em adultos jovens podem estar completamente consolidadas em apenas 4 semanas mas, além disso, a contração cicatricial de feridas nesta região, bem como a fibrose que se instala, podem trazer enorme dificuldade para refraturas ou reposicionamento de estruturas das denominadas partes moles, o que acarreta resultados percebidos como não satisfatórios.

No tratamento de sequelas, os procedimentos de refratura e reposicionamento dos ligamentos cantais raramente resultam em distância intercantal normal. Da mesma forma, quando não se garante a restauração adequada da capacidade volumétrica da órbita com enxertias ósseas primárias, as dificuldades que encontramos com fibrose local e lipólise da gordura extraconal (que se insinua pelos labirintos sinusais) impedem o adequado tratamento da enoftalmia residual.

Um plano cirúrgico adequadamente estabelecido torna-se fundamental neste grupo de pacientes onde, mais uma vez, torna-se absolutamente verdadeira a conhecida frase que diz: "você nunca terá uma chance melhor do que a primeira".

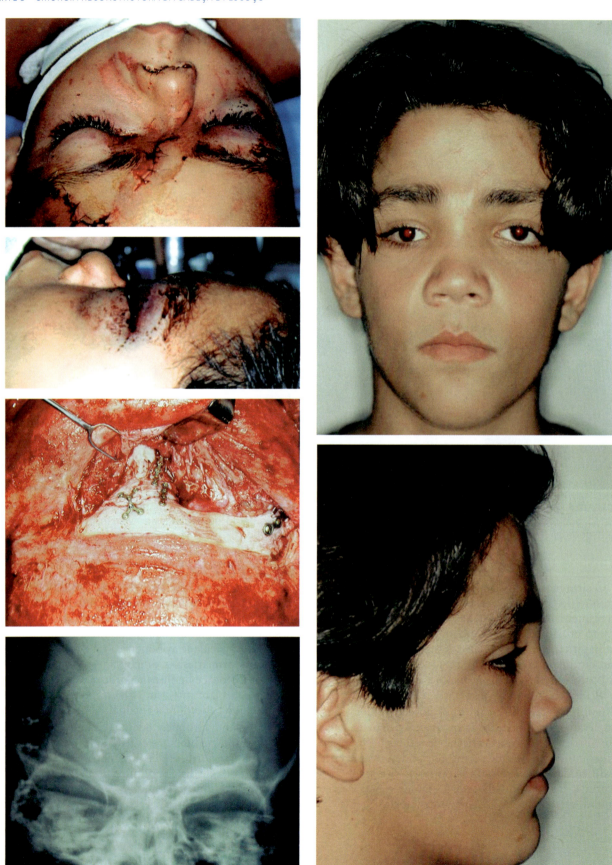

FIGURA 44.21 – Grave fratura nasoetmoidal tratada com acesso coronal, redução anatômica e fixação interna rígida. Intervenção neurocirúrgica concomitante. Aspecto pós-operatório.

Bibliografia Consultada

- Bowerman JE. Fractures of the middle third of the facial skeleton. In: Rowe NL, Williams JLI, ed. Maxillofacial Injuries. New York: Churchill Livingstone; 1986. vol 1, p. 376.
- Converse JM, Hogan VM. Open-sky approach for reduction of naso-orbital fractures. Plast Reconstr Surg. 1970;46:396.
- Converse JM, Smith B. Naso-orbital fractures and traumatic deformities of the medial canthus. Plast Reconstr Surg. 1966;38:147.
- Converse JM, Smith B. Naso-orbital fractures. Trans Am Acad Ophtalmol Otolaryngol. 1963;67:622.
- Costa EA, Cruz RLC. Fraturas múltiplas de face. In: Psillakis JM, Zanini AS, Melega JM, Costa EA, Cruz RL, eds. Cirurgia Crâniomaxilo-facial. Rio de Janeiro: Medsi; 1987. p. 551.
- Cruz RLC. Fraturas complexas da face. In: Zanini SA, ed. Cirurgia e Traumatología Buco-Maxilo-Facial. Rio de Janeiro: Revinter; 1990, p. 211.
- Daly BD, Russell JL, Davidson MJ, Lamb JT. Thin section computed tomography in the evaluation of nasoethmoidal trauma. Clin Radiol. 1990;41(4):272-275.
- Shelton DW. Naso-orbital-ethmoid fractures. In: Alling III CC, Osbon DB, eds. Maxillofacial Trauma. Philadelphia: Lea & Febiger; 1988. p. 363.
- Dingman RO, Grabb WC, Oneal RM. Management of injuries of the naso-orbital complex. Arch Surg. 1969;98:566.
- Duvall AJ, Banovetz JD. Nasoethmoidal fractures. Otolaryngol Clin North Ame. 1976;9:507.
- Evans GR, Clark N, Manson PN. Identification and management of minimally displaced nasoethmoidal orbital fractures. Ann Plast Surg. 1995;35(5):469-473.
- Foster CA, Sherman JE. Naso-orbital fractures. In: Foster CA, Sherman JE, eds. Surgery of Facial Bone Fractures. New York: Churchill-Livingstone; 1987. p. 39.
- Gross C. Pathophysiology and evaluation of fronto-ethmoid fractures. In: Mathog RH, ed. Maxillofacial Trauma. Baltimore: Williams & Wilkins; 1984. p. 280.
- Gross CW, Teague PF, Nakamura T. Reconstruction following severe nasofrontal injuries. Otolaryngol Clin North Ame. 1972;5:653.
- Gruss JS. Fronto-naso-orbital trauma. Clin Plast Surg. 1982;9:577.
- Gruss JS. Naso-ethmoid-orbital fractures: Classification and role of primary bone grafting. Plast Reconstr Surg. 1985;75:303.
- Hoffmann JF. Naso-orbital-ethmoid fracture management. Facial Plast Surg. 1998;14(l):67-76.
- Markowitz BL, Manson PN, Sargent L, et al. Management of the medial canthal tendon in nasoethmoid orbital fractures: The importance of the central fragment in classification and treatment. Plast Reconstr Surg. 1991;87:843.
- Mervill LC, Real JR Fronto-orbito nasal dislocations: Initial total reconstruction. Scand J Plast Reconstr Surg. 1981;15:287.
- Morgan RF, Manson PN, Schack RB, Hoopes JE. Management of naso-ethmoid-orbital fractures. Am Surg. 1982;48:447.
- Papadopoulos H, Salib NK. Management of naso-orbital-ethmoidal fractures. Oral Maxillofac Surg Clin North Am. 2009;21(2):221-225.
- Paskert JP Manson PN, Kiff NT. Nasoethmoidal and orbital fractures. Clin Plast Surg. 1988;15:209.
- Paskert JP, Manson PN. The bimanual examination for assessing instability in naso-orbitoethmoidal injuries. Plast Reconstr Surg. 1989;83:165.
- Potter JK, Muzaffar AR, Ellis E, Rohrich RJ, Hackney FL. Aesthetic management of the nasal component of naso-orbital ethmoid fractures. Plast Reconstr Surg. 2006;117(l):10e-18e.
- Sargent LA. Nasoethmoid orbital fractures: diagnosis and treatment. Plast Reconstr Surg. 2007;120:16S-31S.
- Stranc MF. Primary treatment of naso-ethmoid injuries with increased intercanthal distance. Br J Plast Surg. 1970;23:8.
- Vasconez HC, Luce EA. Fronto-ethmoidal fractures. In: Habal, Ariyan, eds. Facial Fractures. Toronto, Philadelphia: BC Deker Inc; 1989, p. 105.
- Vora NM, Fedok FG. Management of central nasal support complex in naso-orbital ethmoid fractures. Facial Plast Surg. 2000;16(2):181-191.

capítulo 45

Reconstrução de Mandíbula e Maxila

AUTOR: Sérgio Moreira da Costa
Coautores: Gustavo Moreira Costa de Souza, Klaus Rodrigues de Oliveira, Paulo Roberto da Costa, Roberto Junqueira Polizzi e Antônio Luis Custódio

Introdução

A maxila e a mandíbula compõem o segmento dentado do esqueleto craniomaxilofacial. Os pilares craniofaciais descritos por Sturla[1] são os sustentáculos destes dois ossos que integram o aparelho mastigatório. Eles são também corresponsáveis por outras funções igualmente importantes, como a deglutição, a fonação e a respiração.

Os dentes estão intimamente relacionados com a maxila e a mandíbula através dos processos alveolares, onde se articulam e recebem nutrição sanguínea e inervação. A relação entre os dentes das duas arcadas, superior e inferior, é fundamental na fisiologia craniofacial. Alterações desta relação resultam dos distúrbios de crescimento e podem comprometer o desenvolvimento da face.

Os defeitos dos maxilares, exceto congênitos, ocorrem por sequelas de traumas, cirurgias ablativas, hipotrofias severas por desuso e processos degenerativos como osteorradionecrose, osteonecrose por uso de bisfosfonatos ou mesmo osteomielites. A ausência de dentes leva à absorção dos processos alveolares, com inevitável deformidade estética e funcional. Assim, a reconstrução da maxila e da mandíbula envolve o restabelecimento da base óssea para posterior reabilitação das arcadas dentais.

Reconstrução Maxilar

A maxila localiza-se no terço médio da face e através de seu retículo ósseo determina o suporte ao globo ocular, isola as cavidades oral e nasal, contém o seio maxilar, compõe a região anterior do palato e a margem alveolar. Serve como suporte para músculos e ligamentos que participam ativamente na expressão e estética facial. Seus pilares e prateleiras são responsáveis pela projeção do terço médio e pela altura vertical da face. Devido a sua complexa configuração, a reconstrução maxilar é difícil e desafiadora. Campbell,[2] em 1948, relata uma das primeiras reconstruções funcionais da maxila, que contempla estrutura óssea e revestimento de partes moles. Utilizou-se o retalho de músculo temporal, retalho mucoperiosteal de palato e, no segundo estágio, procedeu-se com enxerto de osso ilíaco. Para reconstrução do vestíbulo labial empregou-se enxerto cutâneo.

Entre 1960 e 1970 teve grande impulso o desenvolvimento de retalhos axiais. Após 1980 ocorreram grandes progressos, os retalhos livres microcirúrgicos, versáteis, delgados e compostos por osso vascularizado[3] e a técnica de osteointegração e estabilização óssea, descrita por Branemark.[4]

Classificação dos defeitos maxilares

Com o propósito de facilitar a reconstrução maxilar, diversas classificações foram propostas. A mais utilizada atualmente é a classificação de Cordeiro[5] para os defeitos pós-maxilectomia (Tabela 45.1). Ela descreve a maxila como um hexágono, sendo que suas paredes determinam os limites da órbita (superiormente), da parede nasal (medialmente), do palato e arco alveolar (inferiormente) e de partes moles (externamente); além do limite posterior. Embora seja uma classificação voltada para defeitos resultantes de ablação tumoral, ela auxilia na escolha entre as diversas técnicas disponíveis.

TABELA 45.1 – Classificação de defeitos maxilares pós-maxilectomia

Tipos	Extensão das ressecção
Tipo I	Maxilectomia limitada: ressecção das paredes medial e anterior
Tipo II	Maxilectomia subtotal: ressecção do arco alveolar, palato, paredes anterior e lateral; com preservação do assoalho orbital
Tipo IIIa	Maxilectomia total com preservação do conteúdo orbital
Tipo IIIb	Maxilectomia total sem preservação do conteúdo orbital
Tipo IV	Orbimaxilectomia: ressecção do conteúdo orbital e das cinco paredes superiores, com preservação do palato

Indicação

A indicação para realização de uma reconstrução maxilar dependerá da extensão do defeito. Os defeitos superiores (assoalho orbital), inferiores (margem alveolar e palato) e anteriores necessitam de reconstrução, na maioria dos casos.[6] Os objetivos são:

- manter o globo ocular em posição para evitar diplopia, enoftalmia e comprometimento da visão;
- manter a projeção e altura vertical da face;
- reconstruir o arco maxilar propiciando condições para a reabilitação dental com implantes osseointegrados (Figura 45.1) e oclusão normal;
- separar as diversas cavidades que compõem o sistema estomatognático.

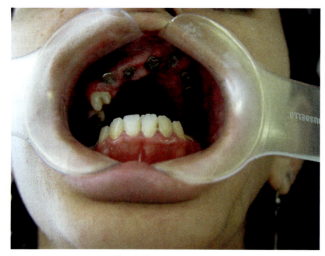

FIGURA 45.1 – Reabilitação oral com implante osseointegrado.

Tipos de reconstrução maxilar

• Ósseos e cartilaginosos

Procedimento de grande importância na reposição estrutural da maxila. Como condição para sua integração, os enxertos devem permanecer sobre leito estável (fixado), bem vascularizado e sob cobertura íntegra.

Como principais áreas doadoras citam-se o crânio, as costelas e as cristas ilíacas anteriores. O osso de origem membranosa da tábua externa craniana é o que apresenta a menor absorção, ampla fonte doadora e pequena morbidade local.[7] As costelas podem ser utilizadas como fonte de tecido ósseo e de cartilagem.[8] As cristas ilíacas representam a fonte doadora mais utilizada na prática, pela facilidade de acesso, distância da área receptora, grande oferta óssea e pequena morbidade local.[9]

Enxertos podem ser utilizados isoladamente ou associados a retalhos de cobertura e são empregados em defeitos pouco extensos. Representam ótima indicação para a reconstrução da margem alveolar da maxila. Permitem a reabilitação dental osteointegrada (Figura 45.2) e possibilitam também o preenchimento de áreas deprimidas, proporcionando uma melhoria no contorno do terço médio da face. Regiões submetidas à radioterapia podem comprometer sua cicatrização (Figuras 45.3 a 45.6).

• Material aloplástico

Próteses

No passado, representavam a única opção para o doente. Têm como objetivo a obliteração do defeito, o suporte dos tecidos residuais e a proteção da área cruenta. Existem situações em que o emprego isolado da prótese oferece bom resultado e baixa morbidade, como é o caso da prótese obturadora de palato.[10]

A prótese visa à restauração estética e funcional. Quando comparada com reconstrução autóloga, perde em qualidade. Indica-se como solução temporária, enquanto se aguarda a cura definitiva da doença. Para alguns doentes, contudo, permanece como tratamento definitivo.

Na sua confecção utilizam-se acrílico e polímeros de poliuretano, com grande riqueza de detalhes na mimetização da anatomia original. Vale-se também da tecnologia dos implantes osseointegrados como método eficiente para seu suporte e estabilização na face. Desconforto, mau cheiro, mucosite e deglutição deficiente são alguns problemas relacionados com próteses.[11]

Inclusão/Substituto ósseo

Material aloplástico, especificamente titânio e ligas metálicas similares, pode atuar em substituição ao tecido ósseo para estabilização e suporte dos tecidos moles. Mantém sua importância no tratamento de doentes sem condições cirúrgicas e como método complementar às diversas opções de reconstrução. Em alguns centros a associação entre placas de titânio e retalhos de vizinhança, como o retalho de músculo temporal, é a primeira opção de reconstrução de defeitos secundários a maxilectomias com preservação do conteúdo orbital.[12]

CAPÍTULO 45 – RECONSTRUÇÃO DE MANDÍBULA E MAXILA

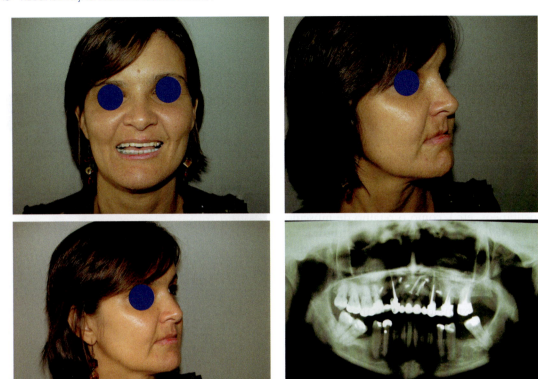

FIGURA 45.2 – Pré e pós-operatório de reconstrução maxilar com enxerto ósseo autógeno e reabilitação dental com implante osteointegrados.

Caso Clínico 1 – Reconstrução da Maxila

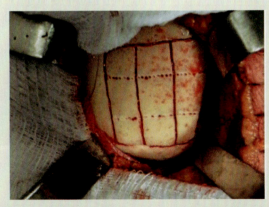

FIGURA 45.3 – Demarcação de calota craniana para retirada de enxerto ósseo.

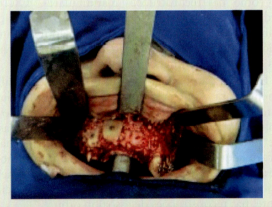

FIGURA 45.5 – Reconstrução da pré-maxila com enxertos em bloco aparafusados e osso particulado.

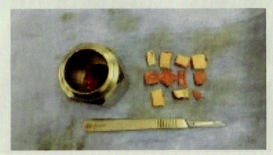

FIGURA 45.4 – Enxerto de calota craniana coletado: Tábua externa (blocos corticais) + Diploe (triturada).

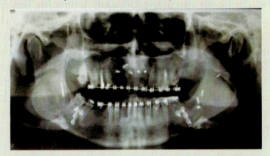

FIGURA 45.6 – Radiografia panorâmica pós-operatória de 30 dias.

593

Também se utiliza o material aloplástico em aposição ao tecido ósseo sob o retalho ou as partes moles, para acabamento do contorno facial. Como exemplos, citam-se o polietileno poroso, o metacrilato, o carbonato de cálcio e a hidroxiapatita.

• **Retalhos de vizinhança**

Os retalhos são ótima opção para tratamento de defeitos maxilares extensos em hospitais que não dispõem de equipes microcirúrgicas. O simples preenchimento dos defeitos não exige tecido estrutural, permitindo o uso exclusivo de tecidos moles (retalhos musculares, miocutâneos, fasciocutâneos, etc.), como o retalho de músculo temporal (Figura 45.7). Para uma completa reestruturação, retalhos devem conter segmentos ósseos, como o retalho de fáscia temporal com osso parietal.[13] Reconstrução de maxila: caso clínico 1 (Figuras 45.8 a 45.12).

Outros retalhos disponíveis são o músculo peitoral maior, com uma extensão fasciocutânea, o retalho deltopeitoral, o retalho trapézio e o retalho perfurante submentoniano. Como desvantagem, o retalho regional tem menor arco de rotação, maior dificuldade de posicionamento dos segmentos ósseos, grande volume e menor qualidade de resultado.

• **Retalhos livres microvascularizados**

Consideram-se atualmente a melhor opção para reconstrução de defeitos maxilares extensos. Entretanto, não produzem resultados estéticos e funcionais completos, como nas reconstruções mandibulares.[5] Ofertam tecidos de configurações variadas, permitem adaptações às dimensões e à qualidade do defeito, são resistentes a radioterapia, reduzem a quantidade de cirurgias revisionais e possibilitam uma cicatrização primária.

É descrita a possibilidade de utilização de retalhos somente para o preenchimento dos defeitos maxilares. Os retalhos de músculo reto do abdome e o retalho anterolateral da coxa permitem a modelagem com ilhas de pele independentes para separação da cavidade nasal, da cavidade oral, do assoalho orbital e do revestimento externo. Podem-se associar retalhos de preenchimento com enxertos ósseos com ótimos resultados, principalmente, nas reconstruções de assoalho orbital.[14]

Há também possibilidade de utilização de retalhos livres com osso vascularizado, que determina um maior suporte e estabilidade da reconstrução, produzindo resultados melhores e mais duradouros.[15] Nesse caso, retalhos antebraquial osteofasciocutâneo, escapular osteofasciocutâneo e fibular osteosseptocutâneo são as principais opções. Embora a utilização de retalhos livres tenha possibilitado um avanço no tratamento das sequelas de defeitos maxilares, eles apresentam desvantagens, como:

- dificuldade de uso concomitante de próteses externas;
- perda de qualidade da reconstrução na ausência de suporte estrutural;

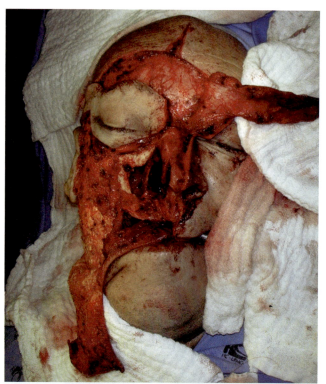
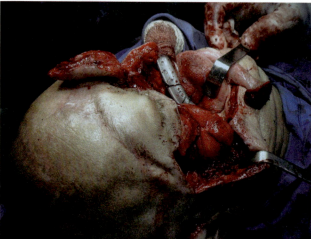
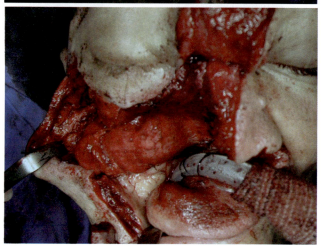

FIGURA 45.7 – Peroperatório de reconstrução maxilar com rotação de retalho muscular temporal.

Caso Clínico 2 – Reconstrução da Maxila

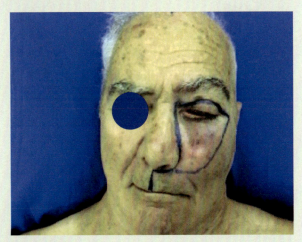

FIGURA 45.8 – Paciente com CEC do seio maxilar E. Marcação de acesso Weber-Fergusson-Dieffenbach modificado.

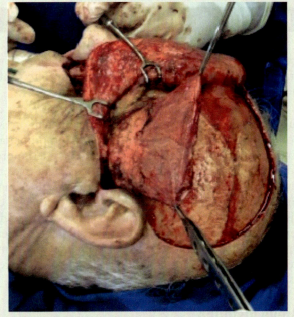

FIGURA 45.11 – Retalho de músculo temporal ipsolateral para cobertura da ferida cirúrgica.

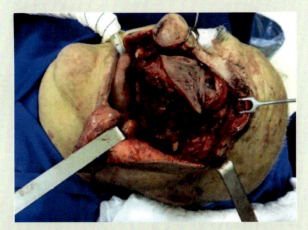

FIGURA 45.9 – Transoperatório de hemimaxilectomia esquerda + exenteração de órbita.

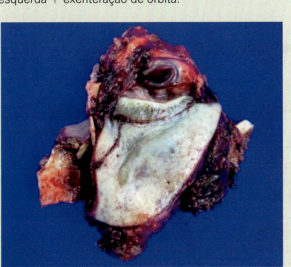

FIGURA 45.10 – Peça cirúrgica. Ressecção em monobloco (hemimaxila + órbita esquerda).

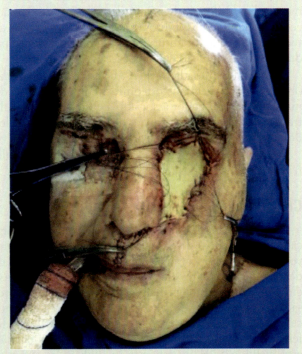

FIGURA 45.12 – Aspecto final: ferida recoberta com retalho de músculo temporal e enxerto de pele total.

- excessivo volume de alguns retalhos produzindo abaulamentos intranasais e intraorais.

Reconstrução Mandibular

A mandíbula é um osso bicortical que participa da fixação de diversas estruturas miosseptocutâneas, com grande importância funcional e estética no terço inferior da face.

A maioria dos defeitos mandibulares ocorre por cirurgias ablativas, tanto malignas, que acometem o osso por contiguidade (CEC de cavidade oral), ou primárias, como sarcomas. Lesões benignas, como cistos e tumores odontogênicos, dentre eles, um dos mais agressivos, o ameloblastoma, também podem levar a ressecções marginais ou até segmentares. A osteonecrose por uso de bisfosfonatos é uma complicação rara, que ocorre preferencialmente na mandíbula, que necessita de tratamento cirúrgico em sua maioria.[24] Os ferimentos por arma de fogo são, ainda, a maior causa traumática de perda óssea desse segmento do esqueleto craniofacial.

Breve histórico

Os relatos mais antigos de reconstrução mandibular datam do século XIX, quando se utilizava metal, borracha e mármore para preencher defeitos. O primeiro grande avanço foi o advento da enxertia óssea, embora resultados duradouros fossem obtidos apenas em pequenas perdas. O desenvolvimento de materiais de fixação, como o titânio, possibilitou a confecção de placas de reconstrução que foram utilizadas como tratamento padrão para substituição de falha óssea.

No final da década de 1970, bons resultados foram obtidos com os retalhos osteomiocutâneos, como o do músculo peitoral maior associado à costela, do músculo trapézio associado à escápula e do músculo esternocleidomastóideo associado à clavícula.

Atualmente, as melhores reconstruções mandibulares são obtidas com os retalhos microcirúrgicos.

Classificação dos defeitos mandibulares

Para padronizar conceitos e possibilitar a comparação de resultados, diversas classificações foram desenvolvidas. A classificação proposta por Boyd separa os defeitos mandibulares em anteriores e laterais, com base em seu componente principal.[16] Os defeitos anteriores são denominados "C" e correspondem ao segmento central da mandíbula (entre os dentes caninos). Os defeitos laterais são definidos como "L" se o côndilo não está incluído e "H" se este está incluído. Eles são, portanto, descritos por uma letra ou combinação de letras. Por exemplo, defeito de ângulo a ângulo é descrito como "LCL" e defeito hemimandibular como "H" (Figura 45.13). Acrescentam-se ainda as letras "p" e "m" se existe o acometimento de pele e mucosa, respectivamente.

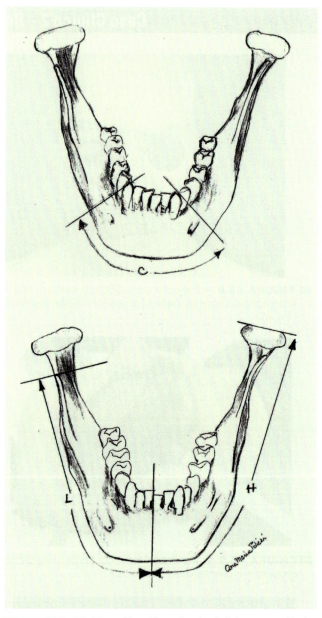

FIGURA 45.13 – Classificação de defeitos mandibulares.

Indicação

Todo doente com defeito segmentar da mandíbula e boas condições para cirurgia tem indicação para reconstrução. A ausência de um segmento, principalmente do arco central, determina limitações dramáticas das funções mandibulares.

A reconstrução tem como objetivo promover a substituição do segmento ausente por um osso de boa qualidade, com cobertura cutânea e mucosa, que permita completa reabilitação oral. É fundamental obter congruência entre as arcadas dentais, abertura de boca satisfatória e articulações temporomandibulares funcionais, além de sulcos vestibular e lingual com profundidade suficiente. O melhor momento para a reconstrução é imediatamente após a ressecção. Reconstruções tardias geram piores resultados, devidos à intensa fibrose com distorção anatômica, agravada pela radioterapia. Esse tratamento envolve cirurgiões plásticos, craniomaxilofaciais, cirurgiões de cabeça e pescoço, cirurgiões bucomaxilofaciais, protesistas dentários e bucomaxilofaciais, oncologistas clínicos, radioterapeutas, fonoaudiólogos, psicólogos e médicos nutrólogos.

Tipos de reconstrução mandibular

A escolha da reconstrução mandibular depende dos seguintes quesitos:
- causa e tamanho do defeito mandibular;
- lesão isolada ou associada a defeitos intra e/ou extraorais;
- grau de contaminação da ferida;
- radioterapia prévia ou subsequente à reconstrução;
- presença ou não de elementos dentais;
- preservação ou não da articulação temporomandibular.

• Enxerto ósseo

sua indicação se limita a pequenos defeitos resultantes de resseções ósseas isoladas (Figura 45.14) com cobertura cutânea e mucosa íntegra ou nas pseudoartroses mandibulares (Figuras 45.15 a 45.23). Tem contraindicação em defeitos complexos ou fibrose intensa e na vigência de radioterapia. Os defeitos laterais maiores que 5 cm e os defeitos anteriores são mais bem tratados com retalhos ósseos vascularizados (Figuras 45.24).

• Material aloplástico

Método alternativo muito utilizado em nosso meio, que prevê apenas o uso de placa metálica de reconstrução sem aporte ósseo. Está indicado para doentes com defeito segmentar lateral e elevada comorbidade.[17] Suas vantagens são a preservação de áreas doadoras e o curto tempo operatório. As desvantagens preponderam, pois se observam elevada taxa de exposição, fratura da placa de reconstrução, dificuldade ou impossibilidade de reabilitação dental e resultado estético limitado. Frequentemente, associa-se a um retalho de vizinhança ou retalho livre para cobertura intra ou extraoral.[18]

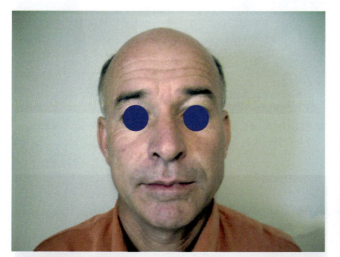
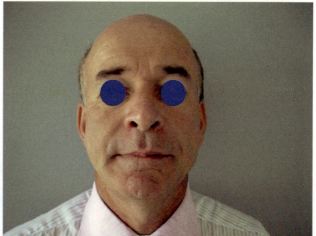
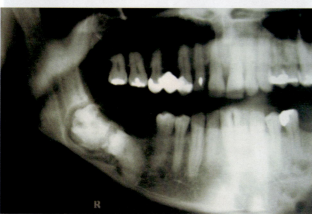
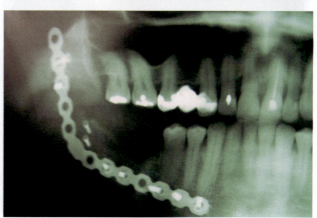

FIGURA 45.14 - Pré e pós-operatório de reconstrução mandibular com enxerto ósseo autógeno.

Caso Clínico 3 – Reconstrução da Mandíbula

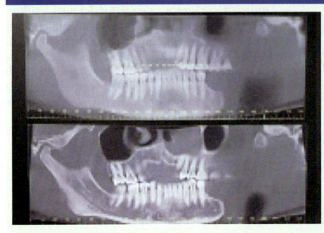

■ **FIGURA 45.15** – TC demonstrando defeito extenso em hemimandíbula esquerda devido à ressecção de um ameloblastoma.

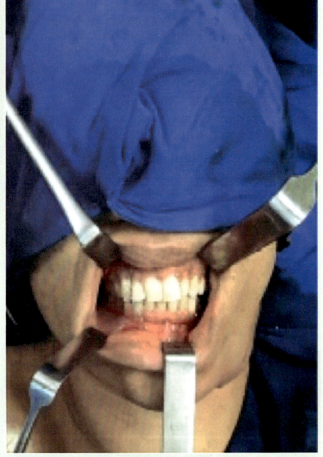

■ **FIGURA. 45.17** – Bloqueio intermaxilar com parafusos e fios de aço.

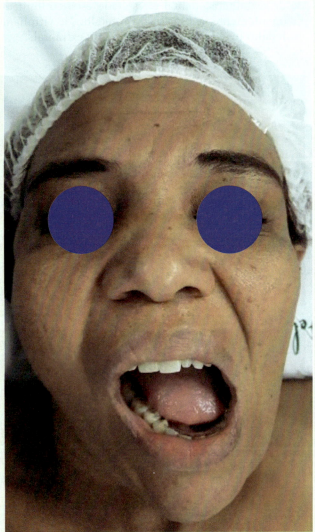

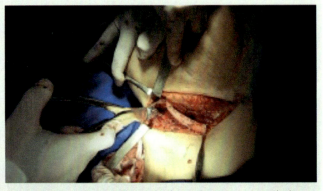

■ **FIGURA. 45.18** – Retirada de enxerto costocondral para reconstrução de ATM.

■ **FIGURA 45.16** – Foto frontal demonstrando desvio mandibular para o lado afetado durante abertura bucal.

CAPÍTULO 45 – RECONSTRUÇÃO DE MANDÍBULA E MAXILA

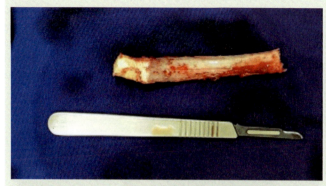

■ **FIGURA. 45.19** – Enxerto costocondral retirado.

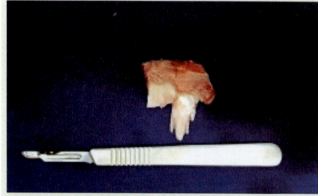

■ **FIGURA 45.20** – Enxerto de crista ilíaca (tábua interna) retirado.

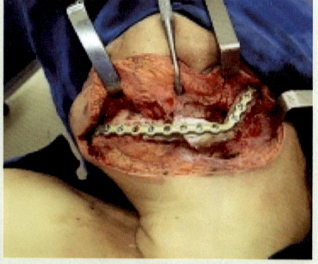

■ **FIGURA. 45.22** – Reconstrução mandibular com enxerto de crista ilíaca + enxerto costocondral + placa de reconstrução 2.4 por acesso submandibular alargado.

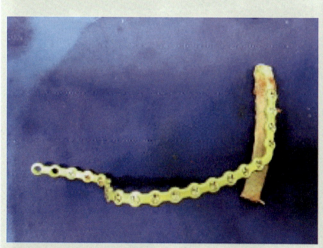

■ **FIGURA. 45.21** – Enxerto costocondral fixado à placa de reconstrução pré-moldada.

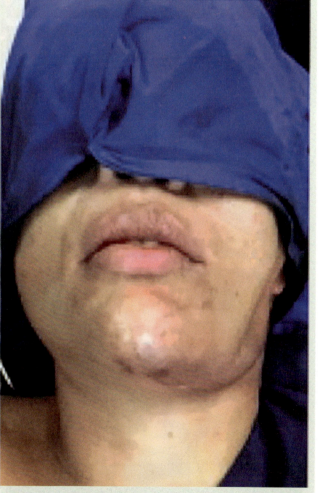

■ **FIGURA 45.23** – Aspecto final. Pós-operatório imediato.

PARTE 5 – CIRURGIA RECONSTRUTORA DA CABEÇA E PESCOÇO

• Retalhos de vizinhança

Os retalhos de vizinhança foram muito utilizados para reconstrução de defeitos segmentares da mandíbula. Entre esses, destacam-se os retalhos osteomiocutâneos de músculo peitoral maior com costela para defeitos centrais[19] e de músculo trapézio com escápula para defeitos laterais (Figura 45.24). Apresentam desvantagens que limitam sua indicação, como pequena quantidade óssea, irrigação marginal e volume excessivo do retalho com ilha cutânea de confiabilidade duvidosa. Uma recente opção para reconstrução lateral[20] é o retalho perfurante da artéria escapular dorsal associado à borda medial da escápula, com preservação total do músculo trapézio.

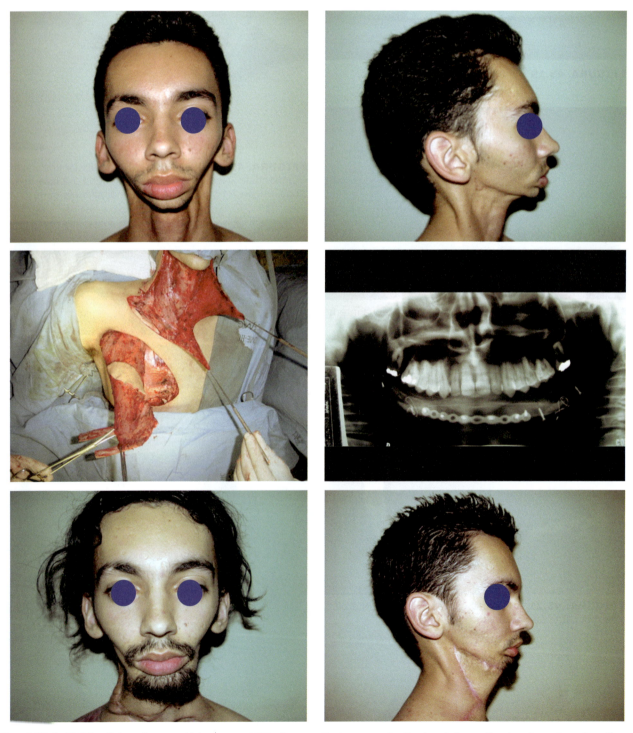

FIGURA 45.24 – Pré e pós-operatório de reconstrução mandibular com rotação de retalho peitoral maior osteomiocutâneo.

CAPÍTULO 45 – RECONSTRUÇÃO DE MANDÍBULA E MAXILA

• **Retalho livre microvascularizado**

Sua utilização propiciou a melhora dos resultados, refletida em ganho de qualidade e redução de custos. Permite cicatrização primária com maior resistência a radioterapia e melhor reabilitação oral, com base óssea para implantes osteointegrados ou próteses removíveis.

Existem diversos retalhos (Tabela 45.2) e sua seleção deve ser individualizada, conforme a extensão do defeito, a área doadora disponível, a localização dos vasos receptores e a possibilidade de atuação simultânea de duas equipes (Tabela 45.3).

O retalho fibular é o mais indicado devido a grande oferta óssea, baixa morbidade da área doadora e ótima qualidade do osso oferecido (Figura 45.25). Permite a reposição de perda mandibular de qualquer dimensão e oferece a possibilidade de inclusão no retalho de um segmento cutâneo baseado em vasos perfurantes septocutâneos e musculocutâneos da artéria fibular, os quais estão presentes em 91% dos casos. A irrigação óssea segmentar possibilita uma modelagem segura do osso através de várias osteotomias, reproduzindo o formato da mandíbula.[22]

■ **TABELA 45.2** – Características dos Retalhos Microcirúrgicos Utilizados na Reconstrução Mandibular

Área Doadora	Osso	Vasos	Componente Cutâneo	Localização	Morbidade da Área Doadora
Fíbula	Ótimo	Bom	Regular	Ótimo	Pequena
Antebraquial radial	Ruim	Ótimo	Ótimo	Bom	Moderada
Ílio	Bom	Ruim	Ruim	Bom	Moderada
Escápula	Regular	Bom	Bom	Ruim	Moderada

■ **TABELA 45.3** – Guia para a Seleção de Retalhos Microcirúrgicos de Acordo com a Extensão do Defeito Oromandibular

Opção	Somente Osso	Osso + Pele ou Mucosa	Osso + Pele + Mucosa
Primeira Opção	Fíbula	Fíbula	Fíbula + 2o retalho
Segunda Opção	Ílio	Antebraquial radial	Escápula

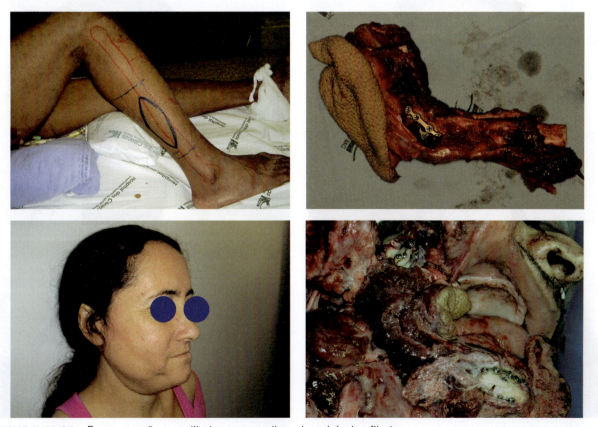

■ **FIGURA 45.25** - Reconstrução mandibular com retalho microcirúrgico fibular.

O retalho antebraquial radial, baseado nos vasos radiais, é também uma boa opção para reconstrução de defeitos oromandibulares. Possui excelente qualidade para cobertura da região intra ou extraoral e longo pedículo vascular, possibilitando anastomoses microcirúrgicas até na região cervical contralateral. As principais desvantagens são a sequela estética na área doadora e a baixa qualidade e quantidade óssea oferecida (em torno de 10 cm de comprimento e 40% do diâmetro do rádio distal). É necessário um teste de Allen para comprovar a competência da artéria ulnar na circulação da mão.

O retalho escapular oferece uma grande quantidade de partes moles e cerca de 10 a 14 cm de osso, que por não ser de circulação segmentar, impossibilita a realização de várias osteotomias. Sua principal desvantagem é a necessidade de mudança de decúbito no peroperatório e a impossibilidade de atuação simultânea de duas equipes.

Outra opção é o retalho ilíaco baseado nos vasos circunflexos ilíacos profundos. Oferece uma ótima qualidade e quantidade óssea (14 a 16 cm), o que permite reconstruções hemimandibulares sem necessidade de osteotomias modeladoras. Entretanto, o seu componente miocutâneo é espesso e tem pouca mobilidade em relação ao osso, o que dificulta o correto posicionamento. Como sequela de área doadora observa-se alteração do contorno corporal e eventual hérnia de parede abdominal.

- **Reconstrução Condilar**

Alguns autores propõem a utilização de enxertos costocondrais modelados (Figura 45.26). Outros indicam a inclusão da cabeça fibular nas reconstruções microcirúrgicas, reposicionando o ligamento colateral fibular para não instabilizar a articulação do joelho.

A utilização do próprio côndilo do paciente em associação a um enxerto ou retalho, estabilizado com placa metálica, faz parte da conduta de alguns centros. Entretanto, exige-se que o segmento esteja livre de infiltração tumoral. Prótese metálica condilar pode ser acoplada ao segmento reconstruído.

Resultados satisfatórios e insatisfatórios são obtidos com todas as técnicas. Assim, são necessários mais estudos para uma melhor definição das indicações.

Novas Terapias

Segundo Hardtke,[25] uma grande variedade de biomateriais foi desenvolvida para preencher os defeitos ósseos, mas os resultados mais previsíveis são ainda obtidos com o enxerto ósseo autógeno (padrão-ouro), que possuem osteoblastos vitais e fatores osteoindutores, além de uma estrutura porosa que permite um crescimento vascular e osteogênico, mas apresentam como inconvenientes morbidade relacionada à cirur-

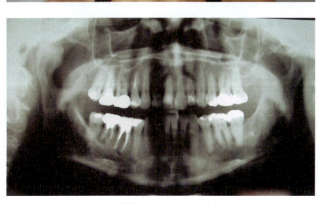
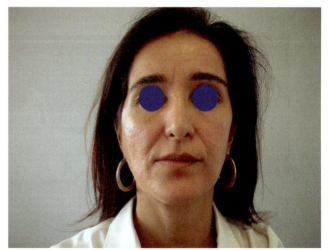
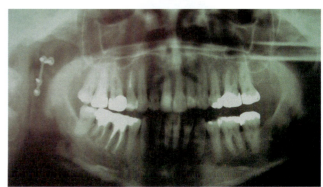

FIGURA 45.26 – Pré e pós-operatório de reconstrução condilar com enxerto costocondral.

CAPÍTULO 45 – RECONSTRUÇÃO DE MANDÍBULA E MAXILA

Caso Clínico 4 – Tratamento de Osteonecrose de Mandíbula: Mandibulectomia Segmentar + Reconstrução com Placa 2.4 e PRF

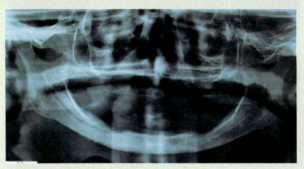

FIGURA 45.27 – Radiografia panorâmica demonstrando área de hipertransparência em região de corpo mandibular à direita.

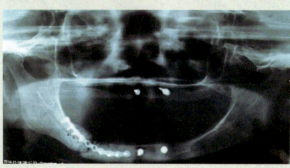

FIGURA 45.29 – Paciente submetida a sete intervenções prévias em outro serviço: Rx demonstrando material de fixação inadequado e áreas de osteonecrose. Clinicamente a paciente apresentava dor, crepitação, limitação de abertura bucal e fístula com drenagem seropurulenta crônica.

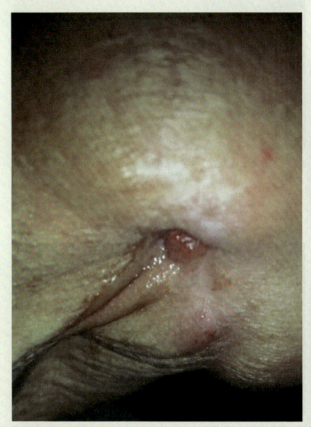

FIGURA 45.28 – Fístula cutânea em região de corpo mandibular direito.

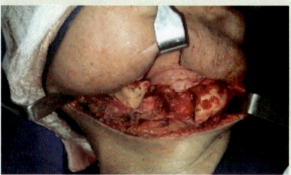

FIGURA 45.30 – Mandibulectomia segmentar em região de corpo, removendo todo o tecido ósseo necrótico.

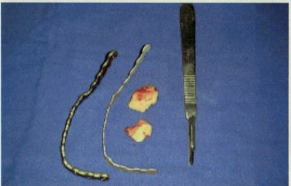

FIGURA 45.31 – Fragmentos ósseos ressecados + placa de reconstrução 2.4 pré-moldada.

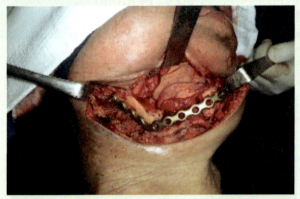

■ **FIGURA 45.32** – Placa de reconstrução mandibular 2.4 fixada.

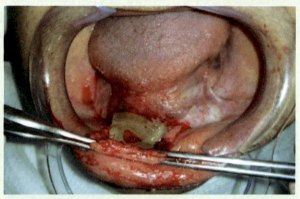

■ **FIGURA 45.35** – Confecção de membranas de PRF.

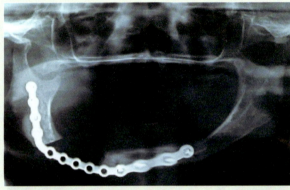

■ **FIGURA 45.33** – Rx pós-operatório: placa de reconstrução bem posicionada.

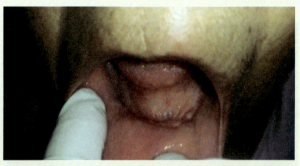

■ **FIGURA 45.36** – Confecção de retalho miomucoso + PRF para fechamento da ferida.

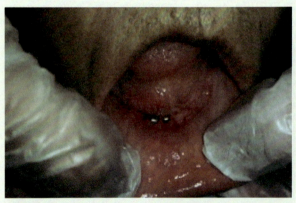

■ **FIGURA 45.34** – Exposição intraoral da placa de reconstrução com 38 dias de pós-operatório.

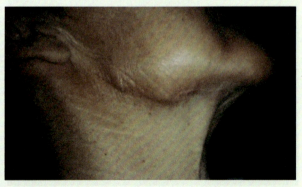

■ **FIGURA 45.37** – Pós-operatório de 50 dias. Ausência da fístula em região de corpo mandibular à direita.

gia e disponibilidade limitada de material. Em adição ao uso dos biomateriais, fatores de crescimento podem representar uma alternativa vantajosa para estimular a cicatrização óssea.

A busca por formas de acelerar a neoformação óssea é uma constante, e esta evolução decorre do fim dos anos 1990, com o lançamento do plasma rico em plaquetas (PRP), seguido da segunda geração de agregados de plaquetas, fibrina rica em plaquetas (PRF). Estes concentrados de plaquetas propõem uma aceleração da cicatrização de tecidos moles e duros, por aumento da concentração de fatores de crescimento.

Quando a PRF é utilizada, a liberação dos fatores de crescimento parece ser constante e ao longo de um maior período de tempo, quando comparada com o PRP. Este parece ter uma liberação inicial maior de fatores de crescimento após a ativação, diminuindo ao longo do tempo, pois não eram estáveis. Por outro lado, o PRF libera menos fatores de crescimento inicialmente, mas sustenta essa liberação por um longo período.

Os BMP são fatores de crescimento ósseos sintetizados e secretados por osteoblastos e incorporados na matriz orgânica durante a formação do osso. Eles são liberados durante a reabsorção osteoclástica e induzem a diferenciação de células mesenquimais em osteoblastos. Atualmente, foram identificados 20 tipos de BMP, que pertencem à superfamília de TGF-beta, e três deles, a BMP-2, BMP-4 e BMP-7, distinguem-se pela sua propriedade osteoindutora, emergindo como uma alternativa para o preenchimento de defeitos ósseos.

Complicações

As complicações da reconstrução maxilar e mandibular variam com a complexidade da técnica utilizada e com as condições do doente.[23] Podem ser sistêmicas, como problemas cardiopulmonares, ou locorregionais, como exposição e fratura do material de osteossíntese, infecção, ausência de integração óssea, fístulas nas áreas receptoras e deformidades nas áreas doadoras (Figuras 45.27 a 45.37). A reconstrução com técnica microcirúrgica pode resultar em perda parcial ou total do retalho.

Abaulamento intra e extraoral, alteração oclusal e deformidade dos terços médio e inferior da face ocorrem também por falha técnica.

Conclusão

A reconstrução maxilo/mandibular deve buscar aporte estrutural ósseo. A combinação que mais satisfaz a complexa exigência estética e funcional da região é o retalho microvascularizado, complementado com implante osteointegrado para reabilitação dental.

Na reconstrução mandibular o retalho microcirúrgico de fíbula é o que melhor se adequa. Nas reconstruções maxilares a escolha do retalho basear-se-á na extensão do defeito.

Referências Bibliográficas

1. Sturla F, Absi D, Buquet J. Anatomical and Mechanical Considerations of Craniofacial Fractures: An Experimental Study. Plastic & Reconstructive Surgery. 1966(6):815-820.
2. Campbell HH. Reconstruction of the left maxila. Plast Reconstr Surg 1948;3:66.
3. Coskunfirat OK, et al. Microvascular Free Tissue Transfer for Treatment of Osteoradionecrosis of the Maxilla. Plast. Reconstr. Surg. 2005;115(1):54.
4. Eriksson E, Branemark PI. Osseointegration from the Perspective of the Plastic Surgeon. Plast Rconstr Surg. 1994;93(3):626.
5. Cordeiro P, Santamaria E. A Classification System and Algorithm for Reconstruction of Maxillectomy and Midfacial Defects. Plastic & Reconstructive Surgery. 2000;125(7):2331-2347.
6. Tomohisa N, Tatsuo N, Akiko K, Tsuyoshi K, Hongmei J, Tamotsu T. The Dynamic Role of Buttress Reconstruction after Maxillectomy. Plast Reconstr Surg. 2005;115:1328.
7. Ramon L, Timothy A, Bernard J, Tinerfe J. Cranial Bone Grafts: Craniomaxillofacial Applications and Harvesting Techniques. Atlas Oral Maxillofacial Surg Clin N Am. 2000;13:127-137.
8. John F. MD, Ramon L.MD, Bernard J.MD. Costochondral Rib Grafting. Atlas Oral Maxillofacial Surg Clin N Am. 2005;13:139-149.
9. Robert E. Marx. Bone Harvest from the Posterior Ilium. Atlas Oral Maxillofacial Surg Clin N Am. 2005;13:109-118.
10. Boyes-Varley J, Howes D, Davidge-Pitts K, Brånemark P, McAlpine J. A Protocol for Maxillary Reconstruction Following Oncology Resection Using Zygomatic Implants. International Journal of Prosthodontics. 20(5):521-531.
11. Muzaffar AR, Adams WP, Hartog JM, Rohrich RJ, Byrd HS. Maxillary Reconstruction: Functional and Aesthetic Considerations. Plast Reconstr Surg. 1999;104(7): 2172.
12. Chowdhury K, Krause GE. Selection of materials for orbital floor reconstruction. Arch. Otolaryngol. Head Neck Surg. 1998;124:1398.
13. Davison SP, Mesbahi AN, Clemens MW, Picken CA. Vascularized Calvarial Bone Flaps and Midface Reconstruction. PRS. 2008;121(1):10e-18e.
14. Constance M, Cordeiro P. The Tongue-in-Groove Technique for Orbital Floor Reconstruction after Maxillectomy PRS. Jan 2008;121(1):225-232.
15. Clark JR, Vesely M, Gilbert R. Scapular angle osteomyogenous flap in postmaxillectomy reconstruction: Defect, reconstruction, shoulder function, and harvest technique. Head Neck. 2008;30:10-20.
16. Jewer DD, Boyd JB, Manktelow RT, et al. Orofacial and mandibular reconstruction with the iliac crest free flap: a review of 60 cases and a new method of classification. Plast Reconstr Surg. 1989;84:391.
17. Boyd JB. Use of reconstruction plates in conjunction with soft tissue free flaps for oromandibular reconstruction. Clin Plast Surg. 1994;21:69.

18. Davidson J, Boyd B, Gullane P, Rotstein L, Freeman J, Manktelow R, et al. A Comparison of the Results Following Oromandibular Reconstruction Using a Radial Forearm Flap with Either Radial Bone or a Reconstruction Plate. Plastic & Reconstructive Surgery. aug 1991;88(2):201-208.
19. Cuono C, Ariyan S. Immediate Reconstruction of a Composite Mandibular Defect with a Regional Osteomusculocutaneous Flap. Plastic & Reconstructive Surgery. apr 1980;65(4):477-483.
20. Angrigiani C, Grilli D, Karanas Y, Longaker M, Sharma S. The Dorsal Scapular Island Flap: An Alternative for Head, Neck, and Chest Reconstruction. Plastic & Reconstructive Surgery. jan 2003;111(1):67-78.
21. Singh B, Cordeiro P, Santamaria E, Shaha A, Pfister D, Shah J. Factors Associated with Complications in Microvascular Reconstruction of Head and Neck Defects. Plastic & Reconstructive Surgery. feb 1999;103(2):403-411.
22. Wei F, Chen H, Chuang C, et al. Fibular osteoseptocutaneous flap: anatomic study and clinical application. Plast Reconstr Surg. 1986;78:191.
23. Hidalgo D, Pusic AL. Free flap mandibular reconstruction: a 10-year follow-up study. Plast Reconstr Surg. 2002;110:438.
24. Passeri LA, Bertolo MB, Abuabara A. Osteonecrose dos maxilares associada ao uso de bisfosfonatos. Rev Bras Reumatol. São Paulo. a;51(4):404-407.
25. Hardtke LAP. O uso da rhBMP-2 na implantodontia. Monografia. Especialização em Implantodontia. FACSETE, MG; 2016. 15f.

capítulo 46

Cirurgia Ortognática

AUTORA: Mariângela Santiago

Introdução

Define-se como cirurgia ortognática aquela que é feita para a correção das alterações da maxila e da mandíbula, visando um adequado posicionamento da oclusão dentária. Existe uma melhora na habilidade de mastigar, falar e respirar e na grande maioria dos casos há uma melhora no equilíbrio estético e funcional da face.

Etiologia

O crescimento maxilomandibular é um processo lento e gradual e em algum momento a maxila e/ou a mandíbula podem se desenvolver de diferentes formas entre si. Os traumas maxilomandibulares e defeitos congênitos também podem afetar o crescimento da maxila e da mandíbula.

Não se pode excluir o fator genético na etiologia das deformidades maxilomandibulares, pois existe uma tendência familiar. Porem é evidente a atuação dos tecidos moles através da função inadequada dos músculos orofaciais. Esta interação osteomuscular contribuiu de forma importante para a formação do distúrbio, uma vez que o crescimento e a remodelagem do osso são induzidos e controlados pela atuação dos músculos que o circundam.[1] Estas funções inadequadas se traduzem por hipo ou hipertonia dos músculos envolvidos na sucção, mordida, mastigação, deglutição e articulação das palavras.

Exame Inicial

Antes de se definir qual a técnica a ser utilizada, é imprescindível um exame clinico-físico do paciente para se estabelecer um diagnóstico preciso e identificar o grau de comprometimento da deformidade.

O paciente pode apresentar uma série de sinais e/ou sintomas, tais como:

1. dificuldade de mastigar;
2. problemas na fala;
3. dores maxilomandibulares crônicas (dor na articulação temporomandibular);
4. apinhamento dos dentes;
5. dificuldade de abrir a boca;
6. queixo retraído;
7. mandíbula proeminente;
8. mordida aberta;
9. dificuldade de manter os lábios em contato;
10. falta de equilíbrio na aparência facial;
11. respiração bucal;
12. trauma facial;
13. defeitos congênitos;
14. apneia do sono.

Examina-se o paciente como um todo desde a sua oclusão dentária, estado de conservação dos dentes, apinhamento dos dentes, posicionamento adequado da língua, tonicidade da musculatura orofacial (se o paciente mantém a boca sempre aberta, se ao falar coloca a língua entre os dentes, se tem respiração bucal, etc.).

Examina-se o perfil para verificar se o balanceamento facial está equilibrado (se o queixo está retraído ou a mandíbula protruída).

Pesquisa-se a presença de dor na articulação temporomandibular.

Com estes dados anotados, solicita-se a documentação ortodôntica que é composta de:

1. fotos da face de frente, em repouso e sorrindo. Fotos dos perfis direito e esquerdo. E foto da oclusão dentária de frente, do perfil direito e do esquerdo;
2. radiografias da face de frente e perfil, e panorâmica da mandíbula;
3. modelo gessado das arcadas dentárias.

As radiografias são feitas em aparelho chamado cefalostato. Este aparelho possibilita a obtenção de radiografias, com o tamanho próximo ao real, dos ossos do crânio e da face. Sobre as radiografias são feitas análises de planos e ângulos da maxila, mandíbula e crânio, chamadas de cefalometria. Com estes dados, podemos saber o quanto a maxila e/ou a mandíbula estão mal posicionadas em relação à base do crânio (Figura 46.1A).

Existem mais de 40 análises cefalométricas, porém as mais utilizadas são a de Ricketts, McNamara, Unicamp e USP.

A cefalometria é um exame complementar que ajuda a concluir o diagnóstico e estabelecer o planejamento cirúrgico, porém nem sempre os números da cefalometria definem o plano cirúrgico. Em alguns casos a experiência e o senso de estética do cirurgião prevalecem sobre os dados da cefalometria, como veremos em alguns casos apresentados.

A documentação ortodôntica é um exame completo e muito importante para o planejamento ortodôntico e cirúrgico.

Tratamento Pré-operatório

É feito por uma equipe multidisciplinar composta por ortodontista, fonoaudiólogo e cirurgião.

Ortodôntico

Se o paciente está com os dentes mal posicionados ou com inclinação incorreta (Figura 46.1B) fará previamente o tratamento ortodôntico preparatório. O tratamento envolve alinhamento e nivelamento dos dentes. Esta etapa ortodôntica é importantíssima para a realização da cirurgia, uma vez que os dentes serão movidos a uma posição que possibilitará a nova oclusão dentária (neutroclusão) durante a cirurgia.

Os moldes gessados das arcadas dentárias (Figura 46.1B) e o seu estudo no articulador (Figura 46.1C) vão definir qual será a nova chave de oclusão depois da cirurgia. Independente de se movimentar a maxila, mandíbula, ou ambas a chave de oclusão é predeterminada pelo articulador.

Definida a data da cirurgia, o paciente é preparado com bandas e ganchos fixos no aparelho ortodôntico. Estes ganchos permitem realizar o bloqueio entre os dentes, definindo a nova oclusão. Este bloqueio pode ser feito com elástico ou fio de aço.

É possível usar goteiras ou guia de oclusão em acrílico para auxiliar no posicionamento da oclusão.

Após a cirurgia, um movimento ortodôntico final é usualmente necessário para refinar a oclusão.

Fonoaudiológico

Da mesma forma, é importantíssimo o tratamento fonoaudiológico pré-operatório. Este profissional vai identificar os distúrbios da musculatura orofacial, tais como respiratórios, de deglutição, de mastigação e de fala envolvidos na disfunção do crescimento ósseo da maxila e da mandíbula. O tratamento consiste em alterar o padrão muscular, modificando a hipotonia ou hipertonia muscular. Após a cirurgia também é necessário tratamento fonoaudiológico complementar.

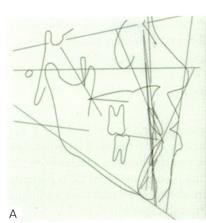
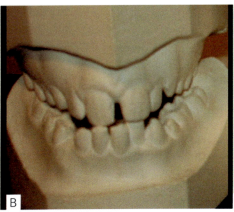
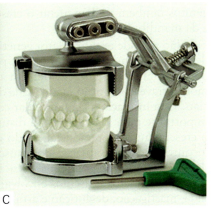

FIGURA 46.1 – A) Estudo cefalométrico padrão USP, que determina a posição da maxila e da mandíbula em relação à base do crânio; **B)** Molde gessado das arcadas dentárias onde os dentes estão desalinhados; e **C)** Estudo das arcadas dentarias no articulador para se estabelecer a nova oclusão dentária após a cirurgia.

Planejamento Cirúrgico

Podemos agrupar as deformidades de crescimento maxilomandibulares em alguns tipos mais frequentes:
- face côncava longa;
- face côncava longa com mordida aberta anterior;
- face côncava curta;
- face convexa;
- face biprotrusa.[2]

Apesar de existirem desproporções faciais já classificadas, a experiência clínica mostra que não há uma uniformidade no mecanismo de ação da musculatura, e sim uma associação de vários destes fatores que se apresentam diferentes de paciente para paciente. Por isto a importância do planejamento cirúrgico criterioso e principalmente do conceito básico sobre a filosofia e os princípios da cirurgia ortognática.

Como mensurar o quanto avançar de maxila? O quanto diminuir na altura maxilar para se obter um resultado equilibrado e harmônico? A cefalometria é importante para se fazer um estudo preditivo do novo posicionamento da maxila e da mandíbula, baseados nos valores normais, porém este tema é bastante amplo e de tal importância que requer um capítulo à parte para descrevê-lo não sendo o tema deste capítulo. Por isto vamos nos abster de comentários.

Face côncava longa

Citaremos de forma sucinta as causas do desenvolvimento das deformidades maxilomandibulares para entendermos a fisiopatologia básica.

A face côncava longa se identifica pela hipotonia da musculatura orofacial e mastigatória, apresentando boca entreaberta sem tônus muscular. Vários são os mecanismos de ação para a formação da face côncava longa.[3,4] Dentre eles, podemos destacar:
- a hipotonia dos músculos de fechamento da boca faz com que seus antagonistas, os músculos do assoalho, hipertrofiem-se, estimulando o crescimento do corpo mandibular com retificação e alongamento do mento, responsável pelo aumento vertical do terço inferior da face;
- a hipotonia da musculatura mastigatória leva pouco estímulo aos côndilos, produzindo ramos mandibulares curtos, com ângulo gônio aberto;
- associado a isto a língua está hipotônica e posicionada no assoalho da boca. A pressão da língua na face interna e posterior do arco mandibular, para promover a deglutição, produz um estímulo exacerbado do arco mandibular, levando ao crescimento da mandíbula, caracterizando o prognatismo. Mordida Angle III (Figura 46.2).

O paciente da Figura 46.2 apresentava dados cefalométricos padrão USP de SNA = 80º e SNB = 86º. Os valores normais são SNA = 82º e SNB = 80º. Comprimento mandibular de 8,5 cm, grande em relação à base do crânio de 7,5 cm. Ângulo gônio de 140º, quando o valor normal aproximado é de 123º.

Examinando o paciente observamos que ele apresentava retroposição do maxilar e protrusão da mandíbula com aumento da altura vertical do terço inferior (Figura 46.2A e C).

Realizado avanço da maxila em 5 mm através de uma osteotomia maxilar tipo Le Fort I, com fixação com miniplacas e parafusos nos pilares laterais e mediais da maxila. Retroposição da mandíbula através de uma osteotomia vertical dos ramos até a oclusão com a maxila. Diminuição da altura vertical da mandíbula, na região mentoniana, em 5 mm e avanço do segmento ósseo caudal em 1 cm e fixação com miniplaca e parafusos (Figura 46.3).

O paciente apresentava dificuldade respiratória por desvio de septo. Foi realizada antes da cirurgia ortognática a rinosseptoplastia para liberação das vias respiratórias. Apresentava também dores nas articulações temporomandibulares e por isto optamos pelo bloqueio intermaxilar. Desta forma o côndilo se reposiciona natural e anatomicamente na cavidade glenóidea, de acordo com a força dos músculos mastigatórios, que também se adaptam à nova posição da mandíbula.

Face côncava longa com mordida aberta e palato ogival

Associada aos mecanismos já descritos para a face longa, a presença da língua no assoalho da boca deixa de estimular a arcada superior que, também, sem orientação da chave de oclusão, sofre um colapso, produzindo o palato ogival, com alongamento do processo alveolar da maxila, contribuindo ainda mais para o aumento do terço inferior da face. Haverá exposição maior do processo alveolar durante o sorriso. É o sorriso gengival (Figuras 46.4 e 46.5).[4]

Frequentemente, encontra-se nestes pacientes a respiração bucal, pela comodidade da passagem do ar pela boca, o que contribui mais para a formação do palato ogival.

A paciente descrita na Figura 46.4 apresentava dados cefalométricos padrão USP de SNA com 86º e SNB com 88º. Os valores normais são: SNA = 82º e SNB = 80º. Comprimento da mandíbula de 145 cm, longo em relação à base do crânio de 7,5 cm. Na análise frontal o terço médio media 5,6 cm e o terço inferior, 7,3 cm, com mordida aberta anterior e sorriso gengival.

Apesar dos dados cefalométricos indicarem biprotrusão maxilomandibular, o exame físico não demonstrava a biprotrusão e sim face côncava longa (Figura 46.4A, D e F). Nesta situação a experiência e o senso de estética do profissional prevaleceram sobre os dados da cefalometria. Foi decidido não retropor a maxila, nem a mandíbula, e trabalhar apenas no comprimento vertical da face.

PARTE 5 – CIRURGIA RECONSTRUTORA DA CABEÇA E PESCOÇO

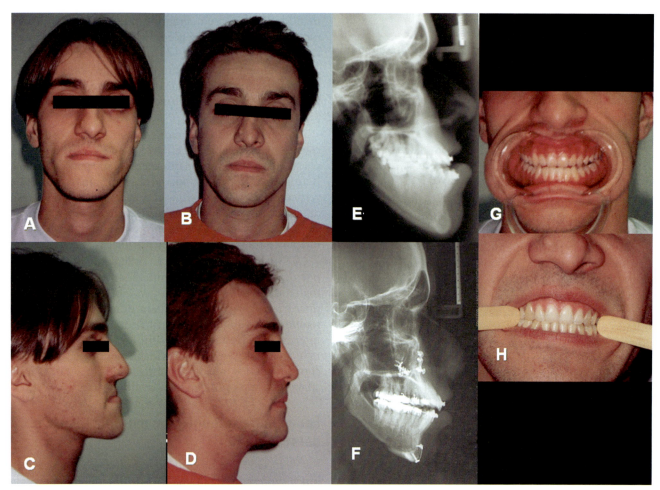

■ **FIGURA 46.2 – A e C)** Paciente com face côncava longa; **B e D)** Pós-operatório obtido após as cirurgias combinadas descritas na Figura 46.3; **E e F)** Radiografias de pré e pós-operatório. Notar as placas de fixação na imagem de pós. G. Oclusão classe III, pré-operatória. Fez tratamento ortodôntico prévio; e **H)** Restabelecimento da oclusão.

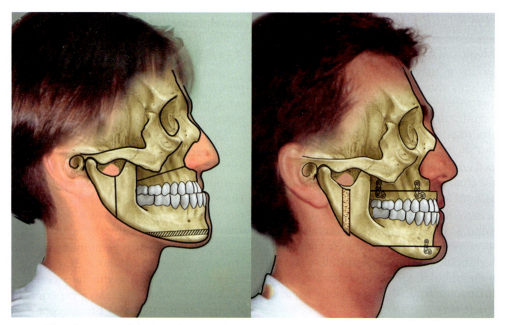

■ **FIGURA 46.3** Planejamento cirúrgico. Avanço da maxila em 5 mm, com fixação nos pilares laterais e mediais. Retroposição da mandíbula através de osteotomia vertical dos ramos. Diminuição da altura vertical do mento em 5 mm e avanço de 1 cm com fixação com miniplaca.

CAPÍTULO 46 – CIRURGIA ORTOGNÁTICA

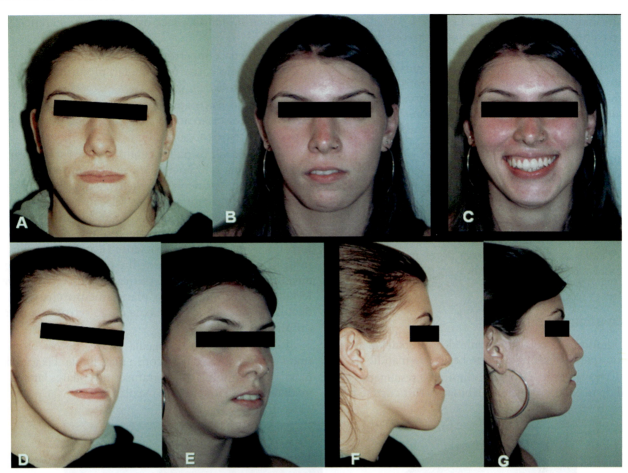

FIGURA 46.4 – Paciente com face côncava longa, mordida aberta anterior e sorriso gengival. **A, D e F)** Pré-operatório onde se observa o terço inferior longo. **B, E e G)** Pós-operatório obtido após as cirurgias combinadas descritas na Figura 46.5; e **C)** Correção do sorriso gengival.

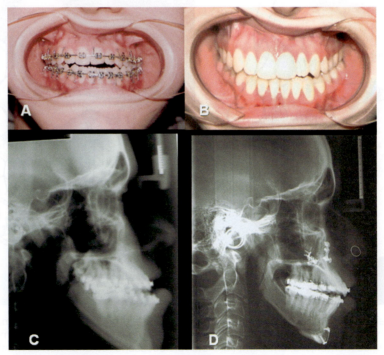

FIGURA 46.5 – A) Visão da mordida aberta anterior e aumento da dimensão vertical do processo alveolar da maxila; **B)** Correção da mordida aberta; **C e D)** Radiografias de pré e pós-operatório.

Realizada osteotomia tipo Le Fort I com diminuição da altura maxilar em 4 mm para correção do sorriso gengival. Fixação da maxila com miniplacas e parafusos nos pilares mediais e laterais. Osteotomia vertical dos ramos mandibulares para elevação e rotação posterior da mandíbula fechando a mordida aberta. Diminuição da altura mandibular na região mentoniana em 1 cm, com reposicionamento do segmento caudal do rebordo mental na mesma posição, sem avanço e fixação com miniplaca e parafusos (Figura 46.6).

Para realizar a diminuição de 1 cm de altura mental foi necessário retirar os nervos mentuais das canaletas, a fim de proceder à redução óssea de forma planejada (Figura 46.6B).

A paciente foi mantida com bloqueio intermaxilar por 45 dias porque apresentava dores nas articulações temporomandibulares. A indicação do bloqueio intermaxilar já foi explicada.

Face côncava curta

Identifica-se pela hipertonia dos músculos mastigatórios, que leva ao crescimento basilar da mandíbula.

O travamento da oclusão limita o crescimento vertical da maxila, produzindo lábio superior curto e pouco projetado, dando à face da paciente a aparência de senil.[4]

Se a língua é hipertônica ela irá estimular o crescimento em V do corpo mandibular, produzindo o prognatismo (Figura 46.7).

Ao exame físico apresentava mordida Angle classe III, com pouca projeção do lábio superior e pouca exposição dos incisivos ao sorrir.

Mais uma vez os dados cefalométricos servem apenas como uma referência para se determinar o plano cirúrgico. Esta paciente tinha SNA de 82°, normal, (maxila bem posicionada com relação à base do crânio) e o SNB de 87° avançado (mandíbula protrusa). Porém ao exame clínico verificou-se que, se fôssemos retropor a mandíbula, a paciente ficaria com o terço inferior posteriorizado, o que lhe produziria uma face envelhecida. O senso de estética do cirurgião prevaleceu na determinação do planejamento cirúrgico e decidiu-se por avançar a maxila e não retropor a mandíbula (Figura 46.8).

Realizado avanço da maxila através de osteotomia tipo Le Fort I até a oclusão com a mandíbula. Fixação do maxilar com miniplacas e parafusos nos pilares laterais e mediais, sem bloqueio intermaxilar.

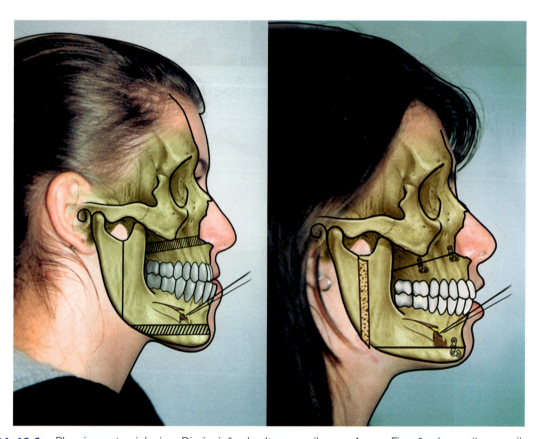

FIGURA 46.6 – Planejamento cirúrgico. Diminuição da altura maxilar em 4 mm. Fixação da maxila nos pilares mediais e laterais. Osteotomia vertical dos ramos mandibulares com rotação superior e posterior da mandíbula. Diminuição da altura mandibular, na região mentoniana, em 1 cm. Para isto foi necessário retirar os nervos mentuais das canaletas, para realizar a redução óssea planejada. Reposicionamento do segmento caudal do rebordo mentoniano na posição inicial. Fixado com miniplaca.

CAPÍTULO 46 – CIRURGIA ORTOGNÁTICA

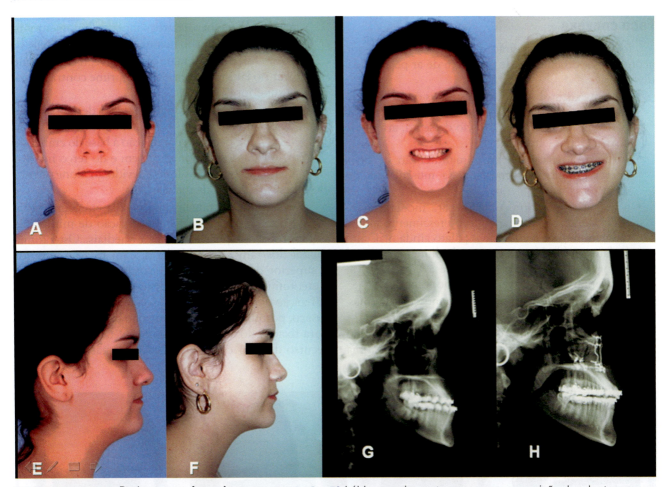

FIGURA 46.7 – Paciente com face côncava curta. **A, C e E)** Lábio superior curto com pouca exposição dos dentes ao sorrir; **B e D)** Pós-operatório; **C)** Pouca exposição dos dentes ao sorrir; e **D)** Exposição adequada dos dentes após a correção.

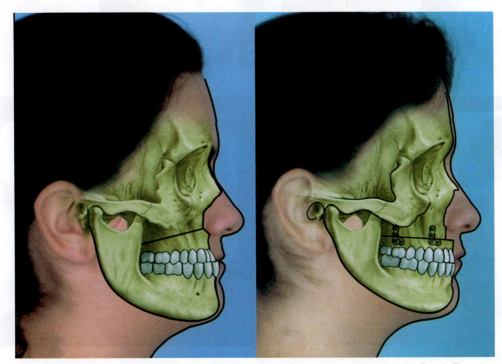

FIGURA 46.8 – Planejamento cirúrgico. Avanço da maxila através de osteotomia tipo Le Fort I. Fixação com miniplacas e parafusos nos pilares laterais e mediais. Paciente ficou sem bloqueio intermaxilar.

613

PARTE 5 – CIRURGIA RECONSTRUTORA DA CABEÇA E PESCOÇO

Face convexa

Identifica-se pelo padrão de respiração bucal, que acontece por dificuldade de passagem de ar pela cavidade nasal:

- podem existir obstruções transitórias ou permanentes à passagem do ar, tais como: pólipos nasais, hipertrofias de adenoides, desvio de septo, atresia de coanas, renites etc.;[4]
- a obstrução nasal obriga a manutenção da boca aberta produzindo hipotonia da musculatura do esfíncter labial;
- a língua sobe contra o palato para moderar a entrada do ar, comprometendo o crescimento global da mandíbula e mantendo o palato ainda mais alto (palato ogival). Haverá excesso da dimensão vertical do processo alveolar dos maxilares. A paciente vai apresentar exposição da gengiva ao sorrir;
- existe também uma hipotonia da musculatura mastigatória para permitir a respiração bucal;
- pela falta de estímulo da musculatura do assoalho da boca e dos músculos mastigatórios, teremos uma mandíbula pequena retrognata com hipomentonismo e verticalização do mento. Mordida tipo Angle II;
- o lábio inferior, por mais que se eleve, não consegue tocar no lábio superior e se comprime contra a arcada superior (Figura 46.9).

Dados cefalométricos padrão USP desta paciente eram de SNA = 87° e SNB = 74°. Comprimento mandibular de 6,7 cm, pequeno em relação à base do crânio de 7,4 cm. Altura do terço médio 5 cm e do terço inferior de 6,5 cm. Terço inferior longo devido ao alongamento do processo alveolar da maxila.

Realizado encurtamento da maxila em 5 mm, através de osteotomia Le Fort I com fixação de miniplacas e parafusos nos pilares laterais e mediais. Osteotomia sagital dos ramos mandibulares, com rotação anterior e superior da mandíbula até a oclusão com a maxila. Osteotomia horizontal do mento com avanço de 1 cm. A fixação do segmento caudal do mento foi feita com fio de aço, porque o plano de saúde não liberou a miniplaca para fixação do avanço do mento. Decidimos utilizar o recurso de fixar com fio de aço, para não prejudicar o

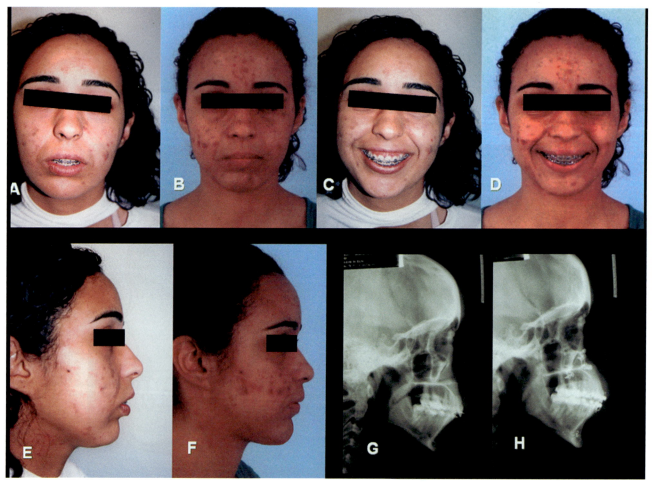

■ **FIGURA 46.9 –** Paciente com face convexa. Terço inferior longo em decorrência do palato ogival e aumento vertical da maxila com sorriso gengival. **C, B e F)** Pós-operatório após as cirurgias combinadas descritas na Figura 46.10. **D)** Correção do sorriso gengival.

CAPÍTULO 46 – CIRURGIA ORTOGNÁTICA

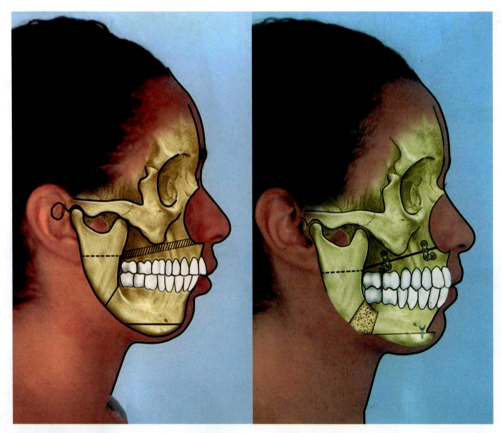

FIGURA 46.10 – Planejamento cirúrgico. Encurtamento da maxila em 5 mm, impactação e fixação nos pilares laterais e mediais. Osteotomia sagital dos ramos com rotação anterior e superior da mandíbula até a oclusão com a maxila. Osteotomia horizontal do mento com avanço de 1 cm. Fixação do segmento caudal do mento com fio de aço.

resultado estético. Assim tivemos um perfil harmônico e equilibrado, com resultado total em um único tempo cirúrgico (Figura 46.10).

Tinha queixas de dores em ATM e por isto foi realizado bloqueio intermaxilar por 45 dias.

Face biprotrusa

Identifica-se pela hipotonia do anel anterior, responsável pela biprotrusão, com diastemas e o selamento nasal.[3,4]

A musculatura do anel velopalatal e assoalho da boca tornam-se hipertônicas na tentativa de adequar o fluxo de ar que chega da nasofaringe.

Em resposta a esse anel hipertônico posterior, a parte anterior da língua e os lábios desenvolvem hipotonia compensatória.

Também existe hipotonia relativa do masseter e pterigóideo interno que estimulam de forma insuficiente os côndilos, criando ramos curtos, que contribuem para a abertura dos ângulos mandibulares.

A hipertonia do assoalho da boca retrai e verticaliza o mento, além de contribuir com a remodelagem da mandíbula, provocando mordida aberta anterior (Figura 46.11).

Os dados cefalométricos, padrão USP, do paciente da Figura 46.11 mostravam um SNA = 85° e o SNB = 83°. Comprimento mandibular de 9 cm, grande em relação à base do crânio de 7,7 cm.

Ao exame do perfil do paciente, constatamos que a protrusão maxilar não é tão evidente, considerando que é um paciente de biotipo alto, ombros largos. Desta forma decidimos não retropor a maxila e trabalharmos apenas na remodelagem da mandíbula (Figura 46.12). Foram realizados avanço e rotação superior da mandíbula para fechamento da mordida aberta, através de osteotomia sagital dos ramos mandibulares. Fixação com três parafusos do segmento ósseo externo (que contém o côndilo) no corpo mandibular.

Quando realizamos fixação rígida nas osteotomias dos ramos mandibulares estamos determinando a nova posição do côndilo dentro da cavidade glenóidea. Esta conduta deve ser tomada quando o paciente não tem dor em ATM. Desta forma se evitou o bloqueio intermaxilar.

Feita diminuição da altura mandibular na região mentoniana em 1 cm com avanço de 1 cm do segmento caudal do mento. Como no caso anterior o plano de saúde não liberou a miniplaca para fixação e para não comprometer o resultado estético final decidiu-se fixar o segmento caudal do mento com fio de aço.

615

PARTE 5 – CIRURGIA RECONSTRUTORA DA CABEÇA E PESCOÇO

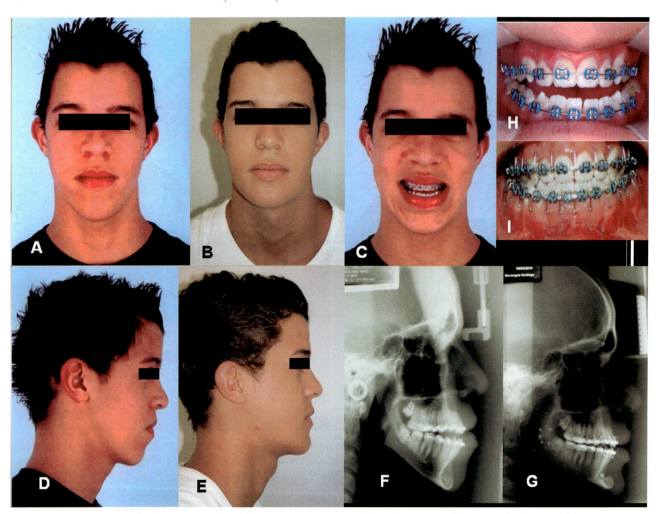

FIGURA 46.11 – Paciente com face biprotrusa, com mordida aberta anterior e verticalização do mento **(D)**. **B, E e I.** Pós-operatório após as cirurgias descritas na Figura 46.12.

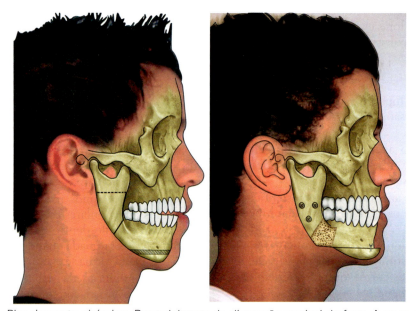

FIGURA 46.12 – Planejamento cirúrgico. Remodelagem da dimensão vertical da face. Avanço e rotação superior da mandíbula para fechamento da mordida aberta, através de osteotomia sagital dos ramos mandibulares. Fixação com três parafusos. Diminuição da altura mentoniana em 1 cm com avanço de 1 cm do segmento caudal do mento e fixação com fio de aço.

Técnica Cirúrgica

Descreveremos os tipos de osteotomias sobre a maxila, mandíbula e o mento utilizados nos casos clínicos descritos. Porém é importante ressaltar que existem outras osteotomias.

Maxila

• Le Fort I de avanço

A anestesia utilizada para as cirurgias ortognáticas é a geral, com intubação nasotraqueal. Infiltração com solução de adrenalina 1:200.000 e xilocaína na proporção de 0,25% em todo o terço médio do paciente.

Incisão no sulco gengivolabial, 4 mm acima deste sulco. A incisão vai do segundo pré-molar ao outro lado, abrangendo todo o rebordo gengival.

Descola-se toda a musculatura em plano subperiostal, expondo toda a parede anterior dos maxilares até a saída dos nervos infraorbitários e o orifício piriforme. Posteriormente, o descolamento atinge o limite das apófises pterigoides, sobre a curvatura das tuberosidades maxilares.

O descolamento do assoalho nasal deve ser o mais posterior possível para permitir a mobilização e o avanço da maxila. Cuidado no descolamento da mucosa nasal no lado da sonda nasotraqueal.

Marca-se o traço da osteotomia com azul de metileno, que vai desde o orifício piriforme, descendo em linha reta oblíqua em direção à tuberosidade maxilar, tomando cuidado com as raízes dos dentes (Figuras 46.3 e 46.8A).

Com serra oscilatória ou reciprocante se realiza o corte do osso. Com cinzel separa-se o septo nasal desde a parte anterior cartilaginosa até a parte posterior óssea. Separam-se as maxilas das apófises pterigóideas com cinzel curvo. Com os fórceps de Rowe colocados sobre o assoalho narinário completa-se a fratura da parede posterior dos maxilares. Com a ajuda do fórceps, mobilizam-se os maxilares até avançar a distância planejada. Fixação dos segmentos ósseos com miniplacas e parafusos, colocadas no nível do orifício piriforme e nas junções maxilomalares (pilares mediais e laterais, respectivamente). As miniplacas são moldadas para acompanhar o avanço ósseo (Figuras 46.3 e 46.8B). Sutura da mucosa intraoral com fio absorvível em pontos separados.

• Le Fort I de impactação

Seguem-se todos os passos descritos no Le Fort I de avanço, até o descolamento do assoalho nasal.

Com o azul de metileno marca-se a faixa óssea com a largura planejada, desde o orifício piriforme até a tuberosidade da maxila (Figuras 46.6 e 46.10A).

Com serra oscilatória ou reciprocante corta-se nos limites inferior e superior da faixa. Separa-se a maxila do processo pterigóideo com o cinzel curvo. Com cinzel separa-se o septo nasal desde a parte anterior cartilaginosa até a parte posterior óssea. Com os fórceps de Rowe, colocados sobre o assoalho nasal, completa-se a fratura da parede posterior dos maxilares.

Retira-se a faixa óssea dos pilares mediais e laterais. O auxiliar rebaixa a maxila para expor a parte posterior e retirar o excesso ósseo, que pode ser feito com um saca-bocado ou com a broca de desgaste. Retira-se também o excesso ósseo e cartilaginoso do septo nasal.

Realiza-se a impactação conferindo se a maxila está estável. Sempre é necessário desgaste em alguns pontos até a completa estabilidade.

Conferida a estabilidade, prossegue-se a fixação com miniplacas nos pilares laterais e mediais (Figuras 46.6 e 46.10B). As miniplacas são moldadas para acompanhar a anatomia óssea. Fechamento da mucosa com fio absorvível.

Mandíbula

• Osteotomia vertical

Está indicada para os casos de retroposição mandibular. Marcada incisão de Risdon, infiltração com a mesma solução descrita sobre os tecidos das faces externa e interna dos ramos mandibulares. Incisão e divulsão do músculo platisma cuidadosamente para evitar lesão do nervo marginal da mandíbula, que passa por trás do platisma a 1 cm abaixo da mandíbula. Esta divulsão se continua até o ângulo mandibular. Incisão com bisturi das fibras do masseter na região do ângulo. Descolamento da musculatura massetérica sobre a face externa do ramo mandibular até alcançar a chanfradura sigmoide, apófise coronoide e o côndilo.

Descolamento do pterigóideo interno sobre a face interna do ramo. Após exposição do ramo mandibular, marca-se com azul de metileno uma linha reta que começa no meio da chanfradura sigmoide e desce até o ângulo da mandíbula, passando lateral e externamente sobre o ponto mais alto da eminência antilingular (Figuras 46.3 e 46.6A). A eminência antilingular é um abaulamento ósseo na face externa do ramo, que corresponde à entrada do nervo mandibular na face interna. Demarcada a linha da osteotomia, realiza-se o corte ósseo com a serra reciprocante. Existem algumas variações de inclinação do traço desta osteotomia. Também pode ser feita por acesso intraoral. Neste caso se utiliza a serra oscilatória.

Terminadas as osteotomias, o corpo mandibular está solto. Faz-se o bloqueio intermaxilar com ligas de elástico utilizando os ganchos do aparelho ortodôntico até a obtenção da oclusão dentária.

A mandíbula é retroposta e os segmentos ósseos dos ramos mandibulares ficam superpostos. O fragmento ósseo que contém o côndilo passa por cima do outro segmento (Figuras 46.3 e 46.6B).

• Osteotomia sagital

É a que possibilita maior variedade de mobilização da mandíbula, por apresentar maior contato dos fragmentos, é tem maior morbidade de lesão do nervo mandibular.

Infiltração da mucosa retromolar e da musculatura da face externa e interna do ramo. A boca é mantida aberta para facilitar a exposição do ramo.

Incisão sobre a borda anterior do ramo, cortando-se a mucosa e o músculo bucinador. Descolamento da musculatura da face externa do ramo mandibular desde a chanfradura sigmoide até o ângulo. Descolamento do músculo temporal inserido na apófise coronoide. Descolamento da face interna do ramo, que deve ser amplo e profundo para afastar o nervo mandibular que está entrando na região da língula.

Inicia-se a osteotomia no ponto de união das linhas anatômicas mandibulares (linhas externa e interna). O corte pode ser feito com serra reciprocante ou com o perfurador, cortando de forma perpendicular e profunda a cortical interna do ramo até o limite da cortical externa. Depois, corta-se em sentido descendente, sobre a borda da linha mandibular externa, numa extensão aproximada de 2 cm. Muda-se de plano e corta-se perpendicular e profundamente a cortical externa, desde a profundidade do ângulo gônio até a superfície em direção à linha externa mandibular, unindo-se com o corte descendente. O traço desta osteotomia se assemelha a um "Z". Com auxílio de cinzéis de tamanhos diversos e o martelo, vai-se progredindo com a osteotomia, em um plano anatômico de clivagem entre a medular e a cortical, até se separar os segmentos ósseos. Um segmento contém a cortical externa com o côndilo e apófise coronoide e o outro contém a cortical interna, por onde entra o nervo mandibular, a medular e o corpo da mandíbula (Figura 46.10B). O mesmo processo é realizado do outro lado.

A osteotomia sagital está mais indicada quando é necessário avançar ou rodar superiormente a mandíbula. Oferece a vantagem de se realizar fixação rígida dos segmentos, evitando-se o desconforto do bloqueio intermaxilar (Figura 46.12B).

A fixação rígida é feita depois que a oclusão foi estabelecida. É importante confirmar que o fragmento externo que contém o côndilo está descolado e livre de qualquer desvio, proveniente de alguma fibra muscular. Desta forma, o côndilo estará solto dentro da cavidade glenóidea, mantendo a sua relação anatômica. Com um trocarte trancutâneo perfura-se a pele até o osso. Por dentro do trocarte passa-se o perfurador e a broca, fazendo o furo nos dois segmentos ósseos. Retira-se o perfurador e pelo mesmo trocarte passa-se o parafuso acoplado à chave de fenda, realizando-se a fixação do fragmento externo ao corpo mandibular. São fixados três parafusos de forma triangular ou linear (Figura 46.12B), tomando-se o cuidado de evitar passar o parafuso por dentro do nervo. A fixação também pode ser feita com miniplacas.

Terminada a fixação da mandíbula, o bloqueio intermaxilar é desfeito e o paciente permanece com a boca aberta.

Mento

• Mentoplastia com diminuição da altura mentual

Infiltração com a mesma solução anestésica descrita, na mucosa do sulco gengivolabial e em toda a musculatura do mento.

Incisão no sulco gengivolabial inferior, 4 mm acima do sulco.

A incisão vai do primeiro pré-molar ao outro, até o plano ósseo. Descolamento subperiosteal da musculatura do mento até a identificação do nervo mentual. Descolamento ao redor do nervo. Marcação com azul de metileno de faixa de 5 mm de retirada de osso (Figuras 46.3, 46.6 e 46.12A). A osteotomia é realizada com a serra reciprocante nos limites superior e inferior da faixa. Retirada da faixa óssea. O segmento caudal do rebordo mandibular é tracionado no sentido anterior até o limite de 1 cm e é fixado com miniplaca (Figuras 46.3, 46.6 e 46.12B).

Se for grande a altura a ser reduzida, será necessário liberar os nervos mentuais das canaletas para permitir a retirada da faixa planejada (Figura 46.6B).

• Mentoplastia de avanço

Nestes casos, após a osteotomia horizontal sobre o mento realiza-se o avanço do segmento caudal, fixando-o com miniplacas e parafusos (Figura 46.10 B).

Pós-operatório

O pós-operatório destes pacientes requer cuidado e vigilância contínua. Devido ao edema e à perda de sensibilidade temporária dos lábios, pela manipulação cirúrgica, eles têm dificuldade de se alimentar, sendo necessária suplementação nutricional.

Vigilância maior quando os pacientes permanecem com bloqueio intermaxilar, para se evitar os vômitos e eventuais aspirações.

Complicações

Hematomas, infecção, lesão de nervos e recidiva do problema inicial em maior ou menor grau. Nestes casos, quando a alteração é discreta a ortodontia poderá resolver o problema. Quando a alteração é grande é necessário reintervir cirurgicamente.

Bibliografia Consultada

- Moss ML, Salentigin L. The primary role of funcional matrices in facial growth. Am J Orthodont. 1969;55:566.
- Cardim V. In: Fisiopatologia das Deformidades Maxilomandibulares. Cirurgia Craniomaxilofacial. Rio de Janeiro: Ed. Medsi; 1987. p. 311-15.
- Cardim V, Marques A Morais J. In: Crescimento craniofacial. Rio de Janeiro: Ed. Atheneu; 1996. p. 180-9.
- Cardim V, Salomons RL, Dorelles RFV. Deformidades Craniofaciais Evolutivas. Cirurgia Plástica. Rio de Janeiro: Ed. Atheneu; 2005. p. 247-50.

capítulo 47

Tumores das Glândulas Salivares

AUTOR: Jacob Kligerman
Coautores: Roberto Araújo Lima e Ullyanov Bezerra Toscano de Mendonça

Introdução

As glândulas salivares podem ser acometidas por doenças inflamatórias, obstrutivas ou neoplásicas. Essas patologias podem ser primárias da glândula ou manifestações de doenças sistêmicas. As patologias inflamatórias mais comuns são as sialoadenites, obstrução nos ductos de drenagem destas glândulas por cálculos, algumas doenças do colágeno, estados de desidratação intensa e infecção.

As doenças tumorais (3% entre todos os tumores) em geral ocorrem em 80% das vezes nas glândulas salivares maiores, com maior predileção pelas glândulas parótidas. Dos tumores que incidem na parótida, 80% são benignos, e das glândulas salivares menores somente 50% são benignos. Dentre as patologias neoplásicas podemos caracterizar os tumores epiteliais como os mais comuns, sejam malignos ou benignos. Estes apresentam um grande pleomorfismo em seus componentes, o que requer um grande conhecimento de seus vários tipos para que se possa alcançar o diagnóstico clínico adequado e em seguida a melhor opção terapêutica.[1,2]

Anatomia e Fisiologia

As glândulas salivares são divididas em glândulas salivares maiores e glândulas salivares menores ou acessórias. As glândulas salivares maiores são em pares: as glândulas parótidas, as submandibulares e as sublinguais, e as glândulas salivares menores, que são distribuídas pela cavidade oral, faringe e orofaringe.

As glândulas parótidas começam a se desenvolver entre a quarta e a sexta semana de vida embrionária; as submandibulares, na sexta; as sublinguais e as glândulas salivares menores, entre a oitava e a 12ª semana. Pelo fato de a cápsula de glândula salivar ser o último componente da glândula a se diferenciar, não é raro encontrar vestígios de tecido salivar no interior dos ossos faciais quando ocorre excessiva proliferação epitelial.

Parótida

É a maior glândula salivar. Localiza-se anteriormente à orelha e atrás do ramo da mandíbula, na região pré e infra-auricular, bilateralmente. Pesa 14 a 28 g e está relacionada a estruturas tanto vasculares como aos ramos periféricos do nervo facial, responsável pela inervação dos músculos da mímica facial. O nervo facial, sétimo par craniano, emerge na região parotídea através do forame estilomastóideo, mantém-se em um tronco principal logo penetrando na glândula e dividindo-se em dois ramos principais, o ramo temporofacial e o ramo cervicofacial (Figura 47.1).

Esta dicotomização divide a glândula, na maioria dos casos, no que podemos considerar anatomicamente em dois lobos, o lobo superficial e o lobo profundo. Esta divisão é importante tanto para o diagnóstico como para o tratamento, visto que o lobo profundo está relacionado à parede lateral da faringe, que pode estar abaulada em tumores nesta região.

A secreção salivar oriunda da parótida é puramente serosa e é responsável pelo início da digestão através da enzima ptialina. A saliva é levada à cavidade oral através de seu ducto principal, o ducto de Stenon, que emerge da glândula em sua extremidade anterior e penetra no músculo bucinador logo após a borda anterior do músculo masseter, e atravessa a bochecha, podendo ser facilmente palpado com o dedo no interior da boca, quando

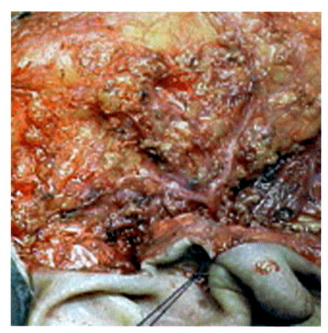

FIGURA 47.1 – Nervo facial emergindo do forame estilomastoide.

ela está entreaberta. A glândula parótida acessória é uma pequena glândula localizada junto ao ducto de Stenon na borda anterior do músculo masseter.

Submandibular

A glândula submandibular está localizada na região submandibular, bilateralmente. Situada na porção posterior do assoalho da boca, dobra-se contra a face medial da mandíbula e pesa, em média, entre 10 e 15 g, apresentando um ducto excretor que se abre na boca, abaixo da língua, através de um pequeno orifício lateral ao frênulo lingual. As principais estruturas nervosas às quais está relacionada são o ramo marginal mandibular do nervo facial, que é responsável pela inervação do lábio inferior, o nervo lingual, responsável pela inervação sensitiva da língua, e o nervo hipoglosso, responsável pela inervação motora da língua. Dentre as estruturas vasculares, podemos citar a artéria e a veia facial.

A saliva produzida pela glândula submandibular é mista, seromucosa e é responsável pela lubrificação da cavidade oral, assim como por sua constante lubrificação, mantendo a proteção dos dentes contra a cárie. A saliva é levada à cavidade oral através do ducto de Wharton, que sai da glândula no sentido anterossuperior, emergindo na boca junto ao ventre lingual. A situação especial do ducto de Wharton, que leva a saliva contra a gravidade, pode ser considerada um dos fatores desencadeadores da formação de cálculos.

Sublingual

A glândula sublingual é considerada por alguns como uma glândula salivar menor, por sua localização no assoalho da boca, bilateralmente. Está intimamente relacionada ao nervo e à artéria lingual. Sua secreção é basicamente mucosa e é responsável pela lubrificação e proteção da cavidade oral. A glândula sublingual, em forma de amêndoa, é a menor dos três pares de glândulas salivares maiores, pesando cerca de 2 g. Sua secreção é eliminada para o meio bucal mediante um número variável de pequenos ductos que se abrem numa elevação da prega sublingual. Frequentemente, porções das glândulas sublinguais e submandibulares humanas misturam-se para formar um complexo sublingual-submandibular.

Glândulas salivares menores ou acessórias

As glândulas salivares menores são pequenas glândulas submucosas que revestem a maioria do tubo aerodigestivo superior. Sua localização predominante é no lábio e palato duro podendo, entretanto, estar localizada em qualquer região da cavidade oral. Podem também ser encontradas nos seios paranasais, na faringe, laringe e traqueia. São glândulas que produzem, em sua maioria, secreção mucosa, podendo em alguns casos produzir secreção seromucosa. Tem sua estrutura histológica igual às glândulas salivares maiores, estando sujeitas às mesmas doenças.

Numerosas glândulas salivares menores (estima-se entre 600 a 1.000) existem como pequenas massas discretas que ocupam a submucosa na maior parte da cavidade oral. Os únicos locais onde elas não se encontram são a gengiva aderida, a face dorsal do terço anterior da língua e a porção do terço anterior do palato duro. Elas constituem glândulas mucosas, exceto pelas glândulas serosas de von Ebner (presentes abaixo dos sulcos das papilas circunvaladas e nas papilas foliáceas da língua).

Patologias Não Neoplásicas
Patologias inflamatórias

Uma das causas mais comuns de sialoadenite é a caxumba, uma infecção viral que afeta a parótida bilateralmente e com maior frequência, podendo entretanto afetar a glândula submandibular. Por se tratar de parotidite viral o tratamento é sintomático na maioria dos casos.[3]

Outra causa de sialoadenite é a infecção retrógrada da cavidade oral para a glândula salivar através do ducto. Os microrganismos mais comumente envolvidos são o *Staphylococcus aureus* ou *pyogenes* e o *Staphylococcus viridans*. Os fatores predisponentes são a desidratação, má higiene oral, debilidade no pós-operatório, neoplasias malignas avançadas e sialolitíase obstrutiva. A maioria dos casos é resolvida com tratamento conservador com antibióticos e medicação sintomática. Em raros casos pode ser necessária a drenagem.[4] Nos casos de sialoadenite provocada por obstrução por cálculos é necessária sua remoção para que o processo não se repita.

A sialometaplasia necrosante é uma entidade inflamatória, de evolução benigna, que afeta as glândulas salivares menores causando ulcerações, mais comuns no palato ósseo ou fibroso. O diagnóstico é confirmado pela biópsia e o tratamento é apenas sintomático. A parotidite recidivante é uma doença que afeta tanto os adultos como as crianças. Nas crianças é mais comum antes dos 12 anos de idade, podendo regredir com a puberdade. Em alguns casos pode se prolongar até a vida adulta. Na parotidite recidivante do adulto os pacientes do sexo feminino são afetados com maior frequência. Sua etiologia pode ser um defeito congênito ou alergias, entretanto até o momento não existe prova que determine a real etiologia.

O comprometimento das glândulas salivares pela AIDS pode causar um intumescimento da glândula pela formação de cistos e ilhas epiteliais provocada pela proliferação do epitélio ductal.[5]

Patologias autoimunes

As glândulas salivares podem estar aumentadas e/ou com sua secreção salivar reduzida em casos de doença linfoepitelial benigna e síndrome de Sjögren. Esta patologia é causada pela infiltração de linfócitos em glândulas salivares maiores ou menores, o que leva a uma substituição do parênquima glandular que vai gradualmente diminuindo a secreção salivar e provocando alterações estruturais.

A síndrome de Sjögren é, sem dúvida, a mais comum das patologias inflamatório-autoimunes que acometem as glândulas salivares. Caracteriza-se por uma tríade de sintomas como aumento de glândulas salivares, ceratoconjutivite seca e alguma afecção reumatoide como, por exemplo, artrite reumatoide.

Patologias obstrutivas

A patologia obstrutiva mais comum das glândulas salivares maiores é a *sialolitíase*, que frequentemente está associada a episódios de sialoadenite. A glândula submandibular é acometida com maior frequência devido à sua localização abaixo da saída do ducto de Wharton e à composição de sua saliva. A glândula parótida pode também ser acometida. Os episódios de sialoadenite relacionados à ingestão de alimentos são fortemente indicativos de sialolitíase.

Os *cistos mucosos* ou mucoceles são lesões císticas de glândulas salivares menores que acometem com maior frequência as glândulas salivares localizadas na cavidade oral. São causadas por uma proliferação do epitélio de ductos salivares parcialmente obstruídos, levando a um extravasamento de muco. Esta entidade atualmente é separada de outra entidade com quadro clínico similar, que é a reação ao extravasamento de muco. Os cistos mucosos apresentam-se com extravasamento de muco circundado por um epitélio, formando um cisto, e a reação ao extravasamento de muco é causada por um acúmulo de muco em tecidos vizinhos causado por um trauma nos ductos salivares.[5] As *rânulas* são lesões císticas benignas, em alguns casos dolorosas, localizadas no assoalho de boca, provocadas por obstrução do sistema ductal da glândula sublingual, produzindo uma degeneração cística.[3]

Acometem crianças e adultos jovens e podem chegar a tamanhos avantajados, deslocando a língua e, em casos raros, levando à obstrução respiratória. São resultantes de uma obstrução parcial do ducto salivar causada por processo inflamatório, descamação de epitélio ou estenose, levando ao escapamento, que provoca um acúmulo mucoso.[6]

Outras doenças tais como má nutrição, alcoolismo e diabetes podem levar a uma hipertrofia de glândulas salivares, da mesma forma em alguns casos de hipersensibilidade a drogas.

Patologias Neoplásicas

As glândulas salivares podem ser acometidas por tumores benignos ou malignos, tendo uma incidência de 5% entre todos os tumores de cabeça e pescoço. Mais de 75% dos tumores das glândulas salivares ocorrem na glândula parótida, e destes, aproximadamente 80% são benignos.[7] Várias classificações histológicas são propostas para efeito de prognóstico e, tratamento devido ao grande pleomorfismo de seus componentes, a classificação proposta pela Organização Mundial de Saúde tem sido utilizada por alguns grupos (Tabela 47.1).[8]

TABELA 47.1 – Classificação dos Tumores das Glândulas Salivares[2]

Tumores Benignos	Tumores Malignos

• Adenoma pleomórfico (tumor misto)
• Cistadenoma papilífero linfomatoso (tumor de Warthin)
• Oncocitoma
• Adenomas monomórficos
  – Adenoma de células basais
  – Adenoma de células claras
  – Adenoma membranoso
  – Mioepitelioma
• Tumores sebáceos
  – Adenoma
  – Linfadenoma
• Adenoma ductopapilar
• Lesão linfoepitelial benigna
	• Carcinoma ex-adenoma pleomórfico (carcinoma crescendo em adenoma pleomórfico)
	• Tumor misto maligno
	• Carcinoma mucoepidermoide
	  – Baixo grau (grau 1)
	  – Médio grau (grau 2)
	  – Alto grau (grau 3)
	• Carcinoma adenoide cístico
	  – Cribriforme
	  – Tubular
	  – Sólido
	• Carcinoma de células acinares
	• Adenocarcinoma
	  – Produtor de muco
	  – Carcinoma ductal
	  – Outros adenocarcinomas
	• Oncocitoma maligno
	• Carcinoma de células claras
	• Carcinoma epidermoide primário
	• Carcinoma indiferenciado
	• Carcinoma metastático

Aproximadamente 3 a 6% de todos os tumores da região da cabeça e do pescoço são tumores das glândulas salivares. Em uma avaliação da Seção de Cirurgia de Cabeça e Pescoço do Hospital do Câncer/INCA, entre 1982 e 1987, foram atendidos 147 pacientes com tumores de glândulas salivares maiores, dos quais 74% eram benignos e 26% eram malignos. A glândula parótida foi acometida em 89% e a glândula submandibular, em 11%.

Os tumores epiteliais benignos mais comuns são o adenoma pleomórfico e o tumor de Warthin. Dentre os tumores epiteliais malignos mais frequentes temos o carcinoma mucoepidermoide, carcinoma adenoide cístico e o adenocarcinoma.

As glândulas salivares podem também ser acometidas por metástases de neoplasias de outras regiões do organismo, como o melanoma metastático e o carcinoma epidermoide metastático de pele, entre outros.

Tumores das glândulas salivares maiores

• Glândula parótida

Os tumores da glândula parótida são importantes devido a seu comportamento biológico e sua relação com o nervo facial. Apenas 20 a 26% são malignos.[4] O tumor benigno mais frequente é o adenoma pleomórfico, seguido pelo tumor de Warthin, que tende à bilateralidade. O tumor maligno mais comum é o carcinoma mucoepidermoide. O tipo histológico e o estágio da doença na apresentação inicial afetam enormemente o prognóstico. Alguns sinais são considerados patognomônicos de malignidade, tais como a presença de paralisia facial e/ou comprometimento da pele suprajacente, associados à presença de massa parotídea.

A maioria das neoplasias malignas evolui lentamente sem invadir estruturas adjacentes; todavia os carcinomas anaplásicos e ocasionalmente os carcinomas com alto grau de malignidade apresentam invasão das estruturas adjacentes, incluindo o nervo facial, pele, metástases para linfonodos regionais e metástases à distância. Devemos ter em vista que 43% dos tumores acometem o lobo superficial e apenas 10% limitam-se ao lobo profundo. Esta distribuição característica das neoplasias da glândula parótida anula a possibilidade de uma única operação ser adequada para todas as variedades de tumores parotídeos.

A presença de metástase cervical no câncer da parótida não é comum, ocorrendo em cerca de 16 a 18% dos casos.[9,10] Entretanto, é um fator importante no prognóstico, reduzindo a sobrevida de 74% para 9%, quando presente. Os pacientes com tumores malignos da parótida se apresentam com metástase cervical no momento do diagnóstico em 18% dos casos. Cerca de metade das metástases linfáticas dos carcinomas da parótida acomete a cadeia jugular profunda e o restante, os gânglios parotídeos e periparotídeos.

Os gânglios submandibulares e supraclaviculares são raramente afetados. A principal via de drenagem é a cadeia jugular superior (nível 2) e, em menor grau, os linfonodos intraglandulares e periglandulares. A presença de metástase linfática cervical oculta nos carcinomas da parótida é rara, ocorrendo em menos de 12% dos casos.[11,12] Alguns fatores como a idade, extensão extraparotídea e invasão perilinfática são associados à ocorrência de metástase cervical em 95% dos casos.[13]

• Glândula submandibular

Correspondem entre 8 a 15% dos tumores das glândulas salivares maiores.[9] Ao contrário da glândula parótida, aproximadamente metade dos tumores que acometem a glândula submandibular são malignos.[4] O tumor benigno mais comum é o adenoma pleomórfico, enquanto a neoplasia maligna mais frequente é o carcinoma adenoide cístico, seguido do carcinoma mucoepidermoide (30%), tumor misto maligno (carcinoma ex-adenoma pleomórfico), o adenocarcinoma, o carcinoma epidermoide e o carcinoma de células acinares. Raramente se pode encontrar um fibrossarcoma ou linfossarcoma. As metástases à distância são duas vezes mais frequentes que no câncer da parótida.

Tumores das glândulas salivares menores (acessórias)

Os tumores das glândulas salivares menores acometem mais frequentemente o palato, a língua, a mucosa oral e a nasofaringe, respectivamente.[4] Essas glândulas são mais comumente acometidas por tumores malignos, entre 78 a 82%. O tumor benigno mais frequente é o adenoma pleomórfico. Entre os tumores malignos, o carcinoma adenoide cístico é o mais comum, seguindo-se do carcinoma mucoepidermoide e do adenocarcinoma.[9,14-17]

Clinicamente, apresentam-se como um nódulo endurecido, aderido ou não a planos profundos, podendo apresentar limites mal definidos na presença de invasão óssea adjacente, tratando-se de tumores malignos. Ulceração mucosa é rara (Figura 47.2).

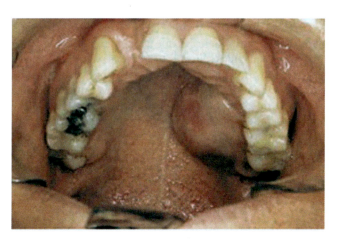

FIGURA 47.2 – Tumor de glândula salivar menor acometendo palato e rebordo gengival.

A recidiva local é comum e decorre do comportamento biológico dos tumores malignos das glândulas salivares menores. Pode haver invasão de estruturas nobres, devido à sua localização perto da base do crânio. O carcinoma adenoide cístico é o mais recidivante. A taxa de recidiva específica chega a 50% para o carcinoma adenoide cístico, 30% para os carcinomas mucoepidermoides, 33% para os tumores mistos malignos e até 47% para os adenocarcinomas. Estes números ilustram a dificuldade de controle cirúrgico local do carcinoma adenoide cístico e que, portanto, o cirurgião deve estar preparado para manusear as possíveis recidivas locais, ocorridas em mais ou menos 1/3 dos casos.[14,18] O período médio para o aparecimento das recidivas é de aproximadamente 48 meses. A presença de metástase cervical no momento do diagnóstico é incomum e varia de 3 a 13%.

Diagnóstico

O diagnóstico é firmado pelo exame clínico associado à punção aspirativa com agulha fina. A localização do tumor deve ser levada em consideração, assim como paralisia do nervo facial e comprometimento da pele, associados. Os sinais de comprometimento de outros nervos cranianos são mais comuns em neoplasias malignas de glândulas salivares menores, que estão intimamente relacionadas a estruturas nervosas nobres localizadas na cabeça.

A punção aspirativa com agulha fina, meio diagnóstico muito empregado atualmente, auxilia na diferenciação entre tumores malignos e benignos. Seu índice de positividade é bastante alto, entre 77 e 95%,[19,21] e norteia o planejamento terapêutico adequado.

A radiografia simples tem sua validade no diagnóstico de sialolitíase; o estudo radiológico contrastado (sialografia) pode ser utilizado para o diagnóstico de patologias que afetem os ductos principais, como cálculos não radiopacos e estenoses, e para o diagnóstico diferencial de sialoadenites autoimunes.

A ultrassonografia auxilia pouco no diagnóstico, com utilidade para diferenciação de tumorações císticas das sólidas, entretanto essa diferenciação pode ser feita por punções, na maioria das vezes.

A tomografia computadorizada deve ser utilizada para avaliação da extensão da neoplasia (invasão óssea, linfonodos metastáticos clinicamente impalpáveis, invasão do espaço parafaríngeo), principalmente em casos de recidiva. Também é empregada nos casos de tumores extensos de glândulas salivares acessórias para avaliação da extensão da doença para a base do crânio e seios da face. É útil no diagnóstico de tumores do lobo profundo (Figura 47.3).

A ressonância magnética é empregada, principalmente, na avaliação de tumores de lobo profundo, os quais têm como diagnóstico diferencial os tumores parafaríngeos, e na avaliação do comprometimento de estruturas vasculares nobres (Figura 47.4). A biópsia incisional só deve ser utilizada em pacientes considerados inoperáveis e para obtenção do diagnóstico histológico para tratamento paliativo, ou em casos de tumores extensos de glândulas salivares acessórias, cujo diagnóstico histológico influenciará o planejamento cirúrgico. Suspeitando-se da síndrome de Sjögren, deve-se proceder com biópsia incisional de glândulas salivares acessórias localizadas no lábio, as quais são acometidas pela síndrome.

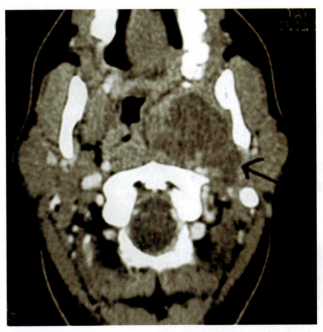

FIGURA 47.3 – TC de tumor de lobo profundo de parótida.

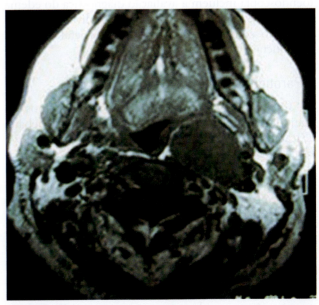

FIGURA 47.4 – RNM demonstrando tumor de lobo profundo.

Tratamento

Patologias não neoplásicas

O tratamento das sialolitíases das glândulas salivares maiores vai depender do benefício da realização imediata da cirurgia, devido ao risco de lesão do nervo facial na vigência do processo inflamatório. Em geral opta-se por esfriamento do processo com drogas anti-inflamatórias associadas à antibioticoterapia, postergando-se a cirurgia para situações mais favoráveis. Nos cálculos da glândula submandibular, localizados no seu ducto excretor (ducto de Wharton), deve-se tentar sua retirada através da cavidade oral, seguida de marsupialização do ducto, a qual facilita a drenagem de saliva, prevenindo-se a formação de novos cálculos. Nos casos recorrentes indica-se a submandibulectomia simples, com acesso cervical.

As mucoceles intraorais podem ser tratadas por ressecção simples com anestesia local. As rânulas, devido ao seu tamanho, podem requerer emprego de anestesia geral. Nas outras patologias não neoplásicas o tratamento empregado é sintomático.

• Sialoendoscopia

Em comparação com os métodos tradicionais de tratamento de patologias não neoplásicas das glândulas salivares, a sialoendoscopia é um procedimento relativamente novo, que permite a visualização endoscópica transluminal das glândulas salivares maiores e oferece a possibilidade para diagnóstico e tratamento tanto de patologias inflamatórias, bem como obstrutivas, relacionadas com o sistema ductal.

A indicação mais aceita e corriqueira para a realização da sialoencoscopia é a sialolitíase refratária ao tratamento clínico. Outras indicações comuns para sialoendoscopia incluem a avaliação diagnóstica do edema recorrente e inexplicável das glândulas salivares maiores, associado com alimentação, estenose ductal e massas intraductais.[32,33]

• Parotidectomia extracapsular

O tratamento cirúrgico de tumores benignos da glândula parótida tem sido motivo constante de debate. O tratamento clássico consiste na identificação do nervo facial e ressecção do tumor. Com o advento da neuromonitoração intraoperatória do nervo facial, a ressecção extracapsular vem ganhando cada vez mais espaço. Esta técnica é conceitualmente diferente da técnica clássica, que é essencialmente uma dissecção do nervo facial. Em contraste, a dissecção extracapsular evita a dissecção formal do nervo em detrimento de uma dissecção cuidadosa em torno do próprio tumor. As indicações para essa técnica são bastante limitadas, incluindo apenas tumores benignos, superficiais e com pequeno volume. O tumor é então removido com uma margem muito restrita, 2 a 3 mm de parênquima da parótida normal adjacente ao tumor. É importante distinguir a noção de que ressecção extracapsular não é uma forma de enucleação. A enucleação foi praticada no século passado, quando a cápsula do tumor era incisada e seu conteúdo era removido, deixando a cápsula *in situ*. Já a ressecção extracapsular remove todo o tumor, incluindo a sua cápsula.[34]

Patologias neoplásicas

O tratamento cirúrgico dos tumores da glândula parótida consiste na parotidectomia parcial, com ressecção do lobo superficial nos tumores aí localizados e na parotidectomia total nos tumores localizados no lobo profundo, sempre que possível com preservação do nervo facial. A extensão da cirurgia para os tumores malignos é determinada de acordo com seu comportamento biológico. Para os tumores de alto grau de malignidade utiliza-se a parotidectomia total, para os tumores de baixo ou médio grau, utiliza-se a parotidectomia parcial com margens cirúrgicas adequadas (Figura 47.5).

O nervo facial só é ressecado em casos de invasão macroscópica. Em casos de ressecção do nervo facial sua reconstrução deve ser imediata, se possível, com emprego de microcirurgia, usando-se o nervo auricular magno ou o nervo sural, localizado na perna. Em casos de impossibilidade de reconstrução microcirúrgica pode-se tentar a reconstrução por técnicas de *cross-over* com o nervo hipoglosso promovendo, nestes casos, alterações funcionais na língua.

O tratamento cirúrgico dos tumores da glândula submandibular deve ser a ressecção total da glândula, sendo o tratamento de escolha nos tumores benignos. Nos casos de tumores malignos, a extensão da cirurgia é determinada pelas características locais da doença. Em casos mais avançados, a ressecção pode incluir estruturas adjacentes, tais como os músculos milo-hióideo e digástrico, os nervos hipoglosso e lingual, a glândula sublingual e o assoalho da boca. Também pode ser necessária a ressecção de parte da mandíbula.

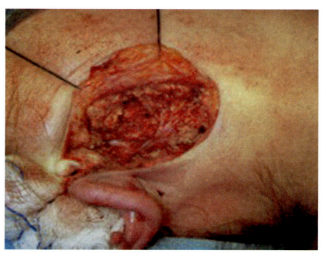

■ FIGURA 47.5 – Ressecção do lobo superficial da parótida. Notar a íntima relação do nervo facial.

O tratamento cirúrgico dos tumores das glândulas salivares acessórias depende de sua localização, devendo-se ter o diagnóstico histológico já no pré-operatório, uma vez que a maioria dos tumores dessas glândulas é maligna. Os princípios básicos incluem a ressecção com margens adequadas, determinada por fatores como tamanho, local e tipo histológico.

Dentre as complicações cirúrgicas na abordagem das glândulas salivares maiores, a mais temida pelos cirurgiões é a paresia ou a paralisia facial. A paresia é causada por neuropraxia provocada pela desvascularização decorrente da dissecção do nervo ou de traumas cirúrgicos durante afastamentos ou eletrocoagulação. Caracteriza-se por pequenos desvios na mobilidade dos músculos da mímica facial. As paralisias, sem lesão do nervo, podem ter as mesmas causas descritas acima, sendo mais graves, pois provocam uma grande alteração da hemiface, tanto estética como funcional, e ocorrem, sobretudo, nas parotidectomias em que há a necessidade de dissecção de todo o nervo facial.

Outras complicações frequentes são as fístulas salivares, abordadas satisfatoriamente com condutas conservadoras como punção e compressão local.

A síndrome de Frey é a ocorrência de enrubescimento e sudorese facial após estímulo gustatório, sendo uma complicação frequente após as parotidectomias. Foi notada pela primeira vez em 1853 e descrita, posteriormente, por Lucie Frey, em 1923.[22] É conhecida também como síndrome do nervo auriculotemporal e é resultado de uma regeneração aberrante das fibras nervosas das glândulas sudoríparas e dos vasos sanguíneos da pele vizinha à região da parótida operada, os quais são conectados a nervos parassimpáticos colinérgicos glandulares. Esta conexão aberrante provoca o enrubescimento gustatório e a sudorese gustatória na região parotídea. Os sintomas dessa síndrome aparecem com intensidade variável em cerca de 20 a 50% dos pacientes submetidos à parotidectomia; pode ocorrer em até 6 meses após a cirurgia. O diagnóstico depende do grau de intensidade e da ocorrência da queixa e está relacionado à interrogação do paciente pelo cirurgião no seu seguimento pós-operatório.

Essa síndrome pode ocorrer discretamente com apenas o enrubescimento da pele da face que se sobrepõe à glândula operada, durante a alimentação. Em casos mais graves, pode ocorrer uma intensa sudorese da pele exposta à cirurgia após o estímulo gustatório. Testes têm sido propostos para a detecção não clínica da síndrome.[23] O mais utilizado foi descrito por um neurologista russo, Victor Minor,[24] em 1927. No teste de Minor ou teste iodoamido, a pele da região parotídea afetada é pintada com uma substância de iodo misturada com amido que produz uma cor azulada quando em contato com o suor. Com esse teste, pode-se detectar a síndrome de Frey mesmo discreta e sem expressão clínica.

Outra complicação pouco descrita, mas que é muito desagradável, sobretudo em mulheres, é a perda de sensibilidade do lóbulo da orelha provocada pela secção do nervo auricular magno, necessária durante as parotidectomias. Entretanto, essa complicação pode ser evitada ou muito reduzida com a preservação do ramo posterior do nervo auricular magno, possível na maioria das vezes.

• Esvaziamento cervical

A metástase para linfonodos cervicais no câncer das glândulas salivares é rara, entretanto seu impacto no prognóstico é muito significativo.[25] A indicação de esvaziamento cervical para tratar as metástases linfáticas cervicais é aceita internacionalmente. Contudo, a indicação de esvaziamento cervical profilático com a intenção de tratar micrometástases constitui uma controvérsia. Spiro e cols.[26] notaram que 25% dos pacientes com câncer da parótida, 37% daqueles com câncer da submandibular e 22% dos pacientes com câncer das glândulas salivares acessórias apresentavam metástase cervical no primeiro atendimento. Entretanto, somente 5% dos pacientes com câncer da parótida, 4% daqueles com câncer da submandibular e 9% dos pacientes com câncer de glândulas salivares menores apresentaram metástase cervical subsequente. Esta incidência de metástase foi maior em pacientes com carcinoma epidermoide primário de glândulas salivares maiores, carcinoma mucoepidermoide e adenocarcinoma de alto grau de malignidade. As indicações para esvaziamento eletivo do pescoço no câncer das glândulas salivares maiores estão indicadas a seguir, sempre se considerando os fatores em conjunto (Figura 47.6).

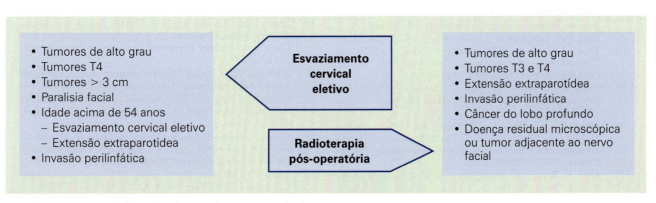

■ **FIGURA 47.6** – Indicações de esvaziamento cervical.

• **Radioterapia**

A radioterapia está indicada como tratamento complementar nos tumores de alto grau de malignidade. Trabalhos recentes afirmam que a radioterapia complementar deve ser indicada em pacientes com lesões mais avançadas, estágios 3 e 4, ou em pacientes considerados de alto risco para recidivas.[27] Pode ser indicada nos pacientes considerados de mau prognóstico, ou seja, em tumores de alto grau de malignidade e nos casos em que há suspeita de margens cirúrgicas comprometidas por tumor. A radioterapia exclusiva pode ser indicada para pacientes inoperáveis, apesar de os resultados não serem satisfatórios, pois trabalhos comprovaram somente alguma melhora na sobrevida com o uso de irradiação por fótons ou elétrons. Alguns resultados preliminares mostraram uma melhora substancial na sobrevida de pacientes com câncer inoperável de glândulas salivares com o uso de irradiação com nêutrons.[28,29]

• **Quimioterapia**

A terapia sistêmica para tumores malignos das glândulas salivares é usada, principalmente, em pacientes paliativos, metastático ou recorrente, múltiplos agentes e regimes têm sido estudados. Os quimioterápicos mais utilizados incluem a cisplatina, a ciclofosfamida, doxorrubicina e o 5-fluorouracil. Em geral, a poliquimioterapia não parece oferecer uma vantagem de sobrevida em comparação com a quimioterapia com agente único. Outros agentes, incluindo taxol, têm sido estudados, mas apresentam efeito mínimo. A avaliação do paclitaxel no estudo ECOG fase II (E1394) para tumores metastáticos ou tumores recidivados encontrou uma taxa de resposta parcial de 25% entre os pacientes com adenocarcinoma ou carcinoma mucoepidermoide. O surgimento de novas drogas contra alvos moleculares, chamadas de terapias-alvo, em neoplasias malignas epiteliais levou a investigações intensas sobre o perfil molecular dos tumores de glândulas salivares, tanto para avaliação de prognóstico como para estratificação destes tumores. Há descrição da expressão de EGFR, HER2 e *c-kit*, todavia a expressão varia de acordo com a série publicada, que denota a notável diversidade destes tumores e a falta de metodologia padronizada.

A expressão da proteína de EGFR é comum nos tumores das glândulas salivares, mas não está associada à ativação das mutações dos genes. No entanto, um grupo seleto de pacientes com carcinomas de glândulas salivares pode potencialmente se beneficiar da terapia anti-EGFR. Trastuzumab, em combinação com taxanos, mudou a forma como os tumores de mama HER2-positivo são tratados. Estudos semelhantes estão sendo avaliados em certos tipos de câncer da glândula salivar.[30,31]

Referências Bibliográficas

1. Foote FW Jr., Frazell EL. Tumors of the Major Salivary Glands. Cancer. 1953;6:1065.
2. Batsakis JG. Tumors of the Head and Neck. 2 ed. Baltimore: The Willians & Wilkins Company;
3. Mandel L. Inflamatory Disorders. In: Rankow RM, Polayes IM, eds. Diseases of the Salivary Glands. Philadelphia: W. B. Saunders Company; 1976; p. 202-228.
4. Shah JP, Ihde JK. Salivary gland tumors. Curr Probl Surg. 1990;27:775-883.
5. Ellis GL, Auclair PL, Gnepp DR. Surgical Pathology of the Salivary Glands. Philadelphia: W. B. Saunders Company;
6. Touloukian RJ. Salivary Gland Diseases in Infancy and Childhood. In: Rankow RM, Polayes IM, eds. Diseases of the Salivary Glands. Philadelphia: W. B. Saunders Company; 1976. p. 284-303.
7. Spiro RH. Diagnosis and Pitfalls in the Treatment of Parotid Tumors. Seminars in Surgical Oncology. 1991;7:20-24.
8. Luna MA. Pathology of Tumors of the Salivary Glands. In: Thawley SE, Panje WR, Batsakis JG, Lindberg RD, eds. Comprehensive Management of Head and Neck Tumors. Philadelphia: W. B. Saunders Company; . p.
9. Spiro RH. Salivary Neoplasms: Overview of a 35-Year Experience with 2807 Patients. Head & Neck Surgery. 1986;8:177-184.
10. Armstrong JG, Harrison LB, Thaler HT, Friedlander-Klar H, Fass DE, Zelefsky MJ, et al. The Indications for Elective Treatment of the Neck in Cancer of the Major Salivary Glands. Cancer. 1992;69:615-619.
11. Spiro IJ, Wang CC, Montgomery WW. Carcinoma of the Parotid Gland. Analysis of Treatment Results and Patterns after Combined Surgery and Radiation Therapy. Cancer. 1993;71:2699-2705.
12. Medina JE. Neck Dissection in the Treatment of Cancer of the Major Salivary Glands. Otolaryngol Clin North Am. 1998;31:815-822.
13. Frankenthaler RA, Byers RM, Luna MA, Callender DL, Wolf P, Goepfert H. Predicting occult lymph node metastasis in parotid cancer. Arch Otolaryngol Head Neck Surg. 1993;119:517-520.
14. Beckhardt RN, Weber RS, Zane R, Garden AS, Wolf P, Carrillo R, et al. Minor Salivary Gland Tumors of the Palate: Clinical and Pathologic Correlates of Outcome. Laryngoscope. 1995;105:1155-1160.
15. Lima VA, Niedermeier H, Apa JC, Benevides G, Ferrari M. Tumores das Glândulas Salivares Menores. JBM. 1969;16:48-54.
16. Loyola AM, Araújo VC, Sousa SOM, Araújo NS. Minor Salivary Gland Tumours. A Retrospective Study of 164 Cases in a Brazilian Population. Oral Oncol Eur J Cancer. 1995;31B:197-201.
17. Schramm VL Jr., Imola MJ. Management of nasopharyngeal salivary gland malignancy. Laryngoscope. 2001;111:1533-1544.
18. Conley JJ, Dingman DL. Adenoid Cystic Carcinoma in the Head and Neck (Cylindroma). Arch Otolaryngol. 1974;100:81-90.
19. Costas A, Castro P, Martin-Granizo R, Monje F, Marron C, Amigo A. Fine needle aspiration biopsy (FNAB) for lesions of the salivary glands. Br J Oral Maxillofac Surg. 2000;38:539-542.
20. Kline TS, Merrian JM, Shapshay SM. Aspiration Biopsy Cytology of the Salivary Gland. AJCP. 1981;76(3):263-269.

21. Stewart CJ, MacKenzie K, McGarry GW, Mowat A. Fine-needle aspiration cytology of salivary gland: a review of 341 cases. Diagn Cytopathol. 2000;22:139-146.
22. Rankow RM, Polayes IM. Complications of Surgery of the Salivary Glands In: Conley JJ, eds. Complications of head and neck surgery. Philadelphia: W. B. Saunders; 1979. p. 196-214.
23. Dulguerov P, Quinodoz D, Cosendai G, Piletta P, Marchal F, Lehmann W. Prevention of Frey syndrome during parotidectomy. Arch Otolaryngol Head Neck Surg. 1999;125:833-839.
24. Minor V. Ein neues Verfahren zu der Klinischen Untersushung der Schweisabsonderung. Dtsch Z Nervenheilkd. 1927;101:302-308.
25. Hocwald E, Korkmaz H, Yoo GH, Adsay V, Shibuya TY, Abrams J, et al. Prognostic factors in major salivary gland cancer. Laryngoscope. 2001;111:1434-1439.
26. Spiro RH, Armstrong JG, Harrison LB, Geller NL, Lin S, Strong EW. Carcinoma of Major Salivary Glands-Recent Trends. Arch Otolaryngol Head Neck Surg. 1989;115:316-321.
27. Harrison LB, Armstrong JG, Spiro RH, Fass DE, Strong EW. Postoperative Radiation Therapy for Major Salivary Gland Malignancies. J Surg Oncol. 1990;45:52-55.
28. Laramore GE, Krall JM, Griffin TW, Duncan W, Richter MP, Saroja KR, et al. Neutron Versus Photon Irradiation For Unresectable Salivary Gland Tumors: Final Report of RTOG-MRC Randomized Clinical Trial. Int J Radiat Oncol Biol Phys. 1993;27:235-240.
29. Spiro RH, Dubner S. Salivary gland tumors. Curr Opin Oncol. 1990;2:589-595.
30. Laurie SA, Ho AL, Fury MG, Sherman E, Pfister DG. Systemic therapy in the management of metastatic or locally recurrent adenoid cystic carcinoma of the salivary glands: a systematic review. Lancet Oncol. 2011;12(8):815-24.
31. Lagha A, Chraiet N, Ayadi M, Krimi S, Allani B, Rifi H, et al. Systemic therapy in the management of metastatic or advanced salivary gland cancers. Head Neck Oncol. 2012;4:4-19.
32. Gallo A, Benazzo M, Capaccio P, De Campora L, De Vincentiis M, Fusconi M, et al. Sialoendoscopy: state of the art, challenges and further perspectives. Acta Otorhinolaryngol Ital. Oct 2015;35(4):217-33.
33. Cordesmeyer R, Winterhoff J, Kauffmann P, Laskawi R. Sialoendoscopy as a diagnostic and therapeutic option for obstructive diseases of the large salivary glands-a retrospective analysis. Clin Oral Investig. Jun 2016;20(5):1065-70.
34. Larian B. Parotidectomy for Benign Parotid Tumors. Otolaryngol Clin North Am. 2016;Apr;49(2):395-413.

capítulo 48

Paralisias Faciais e Síndrome de Möbius

AUTOR: Fausto Viterbo
Coautor: Alan Fagotti

Introdução

O comprometimento dos movimentos da face determina a impossibilidade de expressão dos sentimentos, isolando o paciente e determinando sérios prejuízos psicológicos, podendo levar algumas pessoas até mesmo ao suicídio.

Em relação à boca, a paralisia facial impossibilita o sorrir ou causa sorriso assimétrico; além disso, pode haver incontinência para líquidos, podendo causar constrangimento ao paciente durante as refeições. Trauma da mucosa oral pela mordida também pode ocorrer nesses pacientes.[1,5]

A falta de oclusão palpebral causa ressecamento da conjuntiva, que pode evoluir para úlcera de córnea e, mesmo, perfuração do globo ocular; a falta de movimento do músculo frontal leva a uma posição mais baixa do supercílio no lado paralisado e assimetria nas rugas dessa região.[1,5]

As limitações profissionais determinadas pela paralisia facial podem ser impeditivas ao desempenho profissional, dependendo da atividade do paciente.[1,5]

Etiologia

A paralisia facial pode ser congênita, infecciosa, tumoral, traumática ou idiopática; esta é também conhecida como paralisia de Bell.[2,5] A paralisia facial congênita, ainda, pode ser devida a trauma de parto ou a malformação.[1,5] A de causa infecciosa pode ocorrer devido a otite média aguda, otite crônica, mastoidite, síndrome de Ramsay-Hunt, parotidite, mononucleose infecciosa ou doença de Lyme.[1,5]

Tumores do nervo facial, do nervo acústico e da glândula parótida podem causar paralisia facial (Figura 48.1).[1,5] Fratura da base do crânio, laceração facial e fratura de mandíbula também podem determinar comprometimento do nervo facial.

De etiologia desconhecida, na síndrome de Melkersson-Rosenthal a paralisia facial acontece de forma semelhante à paralisa de Bell, porém é recorrente e acompanhada de edema da face, especialmente no lábio superior. Talvez tenha base imunológica.[2,5]

Paralisia de Bell

Acreditava-se, anteriormente, que a paralisa de Bell era idiopática, correlacionando-se até mesmo com a exposição ao frio; contudo, atualmente se acredita que essa paralisia facial seja provocada por vírus, mais frequentemente o herpes-zóster.[1,5] Acomete de 15 a 40 casos novos a cada 100 mil habitantes por ano. Na faixa de 10 a 20 anos é mais comum em mulheres; acima dos 40 anos é mais comum em homens.[3,5] Gestantes e diabéticos têm mais propensão a desenvolver a paralisia de Bell.[1,5] Em 10% dos casos existe história familiar.[3,5]

A evolução da paralisia de Bell, na maioria dos casos, tem início súbito, progredindo durante os primeiros 14 dias e o défice máximo é atingido nos primeiros 4 dias.[3,5] Sintoma comum é a dor atrás ou na frente da orelha e hipoestesia na hemiface comprometida. Na maioria das vezes, essa paralisia é unilateral, mas em 10% dos casos acomete as duas hemifaces.[3,5]

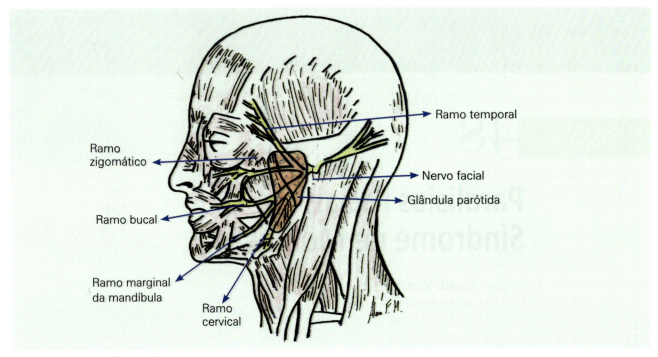

FIGURA 48.1 – Nervo facial.

Ao ser acometido por vírus, o nervo facial sofre edema, como qualquer outro nervo. No seu trajeto no interior do canal ósseo, no osso petroso maior, esse edema determina neuropraxia ou isquemia. A isquemia leva à axoniotmese ou neurotmese.[1,5] A neuropraxia ou a axoniotmese evoluem para recuperação completa em 60 a 80% dos casos e a neurotmese causa lesão parcial ou total do nervo facial.[3,5]

Síndrome de Ramsay-Hunt

A síndrome de Ramsay-Hunt é uma paralisia semelhante à paralisia de Bell, com sintomalogia mais exuberante, observando-se vesículas avermelhadas no pavilhão auricular (zóster ótico) ou na cavidade oral (território de inervação sensitiva do nervo facial), decorrentes de reativação de infecção pelo vírus varicela-zóster. Possui maior gravidade e pior prognóstico que a paralisia facial de Bell. São manifestações clínicas comumente associadas a vertigem, diminuição da audição, zumbidos, nistagmo, náuseas e vômitos.[2,5]

O diagnóstico laboratorial é sorológico, com identificação do DNA do vírus varicela-zóster (VVZ), pela presença de anticorpos IgM anti-VVZ ou, ainda, pela elevação dos títulos de anticorpos IgG.[1,5]

Métodos Diagnósticos

Tomografia computadorizada (TC), ressonância nuclear magnética (RNM) e eletroneuromiografia (ENM) são muito importantes diante de uma paralisia facial.[5]

A TC permite afastar o diagnóstico de possíveis tumores; a RNM mostra as alterações de partes moles, especialmente edema do nervo facial na sua porção intracraniana ou até mesmo no núcleo do facial, sinal esse patognomônico de comprometimento viral; e a ENM detecta a desnervação dos músculos da face e também sua reinervação, quando presente.

Temos solicitado a ENM após 30 dias do início da paralisia e após 90 dias. A ausência de qualquer melhora no segundo exame, comparado ao primeiro, é forte indicativo de lesão grave do nervo facial, com mau prognóstico.[5]

Ainda não existe nenhum método diagnóstico que possa identificar com precisão a descontinuidade dos axônios, possibilitando prever os casos que evoluirão mal; se fosse possível identificar esses casos, poder-se-ia operá-los precocemente, enxertando nervos, diminuindo assim a possibilidade da ocorrência de desnervação.[5]

Tratamento Clínico

O paciente com paralisia facial, além de receber apoio psicológico, é orientado quanto à lubrificação frequente dos olhos com colírios e pomadas oftálmicas durante o dia. Durante a noite, deve colocar pomada oftálmica e manter a pálpebra ocluída com uma proteção de gaze sobre a pálpebra e, sobre a gaze, fita de micropore.[5]

Os antivirais, como o aciclovir ou fanciclovir, são muito importantes nos primeiros dias, pois se sabe da frequente participação do vírus herpes-zóster como causador da paralisia facial. Corticosteroides são usados por

7 a 10 dias com o objetivo de diminuir o edema, ainda que existam controvérsias na literatura.[1,5]

Orientamos a eletroestimulação de baixa voltagem, com microcorrentes, por 10 minutos, cinco vezes ao dia. É, a nosso ver, importante para preservar a fibra muscular, evitando sua atrofia. Salientamos a importância de não ser realizada por muito tempo, nem com alta voltagem, pois isto determina a lesão da fibra muscular e consequente contratura.[5]

Não acreditamos que a eletroestimulação leve a sincinesias, ou seja, movimentos associados na face. O que ocorre, a nosso ver, é que, dentre as fibras nervosas regeneradas, nos casos de neurotmese, algumas podem ter se regenerado em tubos endoneurais inadequados e, assim, em vez de se dirigirem para a boca o fazem para a pálpebra e vice-versa. Nos casos sem eletroestimulação essas fibras chegariam a músculos atrofiados e não haveria contração nem, consequentemente, a sincinesia. Ao contrário, com a fibra muscular em bom estado, as fibras nervosas promoveriam a contração muscular, movimento e, em alguns casos, a sincinesia. Julgamos ser melhor, para o paciente, a sincinesia do que a paralisia.[4,5]

Tratamento Cirúrgico

O tratamento cirúrgico pode ser estático ou dinâmico.

O estático é feito através da ritidoplastia e colocação de suturas ou enxertos de fáscia para suspender a hemiface paralisada. Visa a melhora apenas da face em repouso. São insuficientes e não satisfazem por completo os pacientes, cada vez mais exigentes.[2,5]

O tratamento dinâmico é feito com a reinervação dos músculos paralisados mediante enxertos de nervos e/ou transplantes e transposição musculares, que descreveremos a seguir.

Cross face

O *cross face nerve graft*, técnica proposta por Scaramella e Smith, consiste na enxertia de um nervo sural unindo o tronco do nervo facial do lado paralisado a um ramo distal do ramo bucal no lado sadio, com neurorrafia terminoterminal (Figura 48.2). Essa técnica provocou grande repercussão e ainda tem muitos adeptos. Os resultados são limitados em muitos casos. Suas desvantagens são o número limitado de enxertos, pois não se pode seccionar muitos ramos do lado sadio, já que isso poderia determinar paralisia também nesse lado, e a impossibilidade de empregá-la precocemente, pois necessita de secção do tronco do nervo facial, que pode ainda estar em regeneração.[5,6,7]

Em casos de paralisia tardia, quando já ocorreu atrofia definitiva dos músculos da face pode-se realizar enxerto de nervo, comumente o sural, e confeccionar retalho livre de músculo grácil, latíssimo do dorso, peitoral menor ou reto do abdome. O enxerto é suturado em um ramo do ramo bucal, cruzando a face sob o nariz ou sob o mento e sua outra extremidade é suturada no nervo que inerva o músculo transplantado. O pedículo vascular do retalho muscular é anastomosado aos vasos faciais ou temporais superficiais. Esse procedimento pode ser feito em uma ou duas etapas. Quando realizado numa única etapa, apresenta a desvantagem de o músculo sofrer atrofia transitória, pois a regeneração dos axônios ao longo do enxerto de nervo sural pode demorar até 1 ano. O músculo é suturado no músculo orbicular da boca e na fáscia temporal, em posição oblíqua, na mesma direção do músculo zigomático maior.[5,17]

Quando realizado em dois tempos, aguarda-se até que os axônios atinjam a extremidade do enxerto de nervo sural, comprovado pelo sinal de Tinel, para então ser feita a transferência do retalho muscular livre. Nessa segunda opção os resultados são melhores, pois o tempo para inervação do músculo é substancialmente diminuído.[5,8]

Ainda existe a opção de transferir músculo com nervo de seu pedículo, o mais longo possível, suturando-o em ramo do bucal do lado sadio. Pode-se, dessa forma, realizar todo o procedimento em único tempo operatório, sem uso de enxertos. O único músculo que permite este procedimento é o latíssimo do dorso, por ter seu nervo, o toracodorsal, longo, desde que dissecado até a região infraclavicular, proporcionando comprimento adequado. O músculo grácil, em pacientes longilíneos, pode eventualmente também permitir nervo com adequada extensão.[1,5]

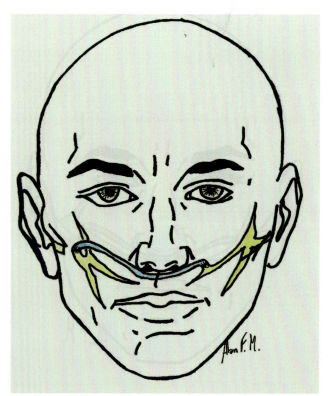

FIGURA 48.2 – *Cross face nerve graft*, técnica proposta por Scaramella e Smith.

Cross face com advento da neurorrafia lateroterminal (NLT)

Com o NLT sem lesão do nervo doador, por nós introduzida em 1992,[9-11] importante modificação foi proposta em relação ao *cross face nerve graft*. Em vez de seccionar algum ramo do bucal, no lado sadio, e o tronco do nervo facial paralisado, faz-se a colocação de enxertos de nervos surais unindo os ramos bucais, direito e esquerdo, e temporozigomáticos direito e esquerdo, sem seccioná-los, ou mesmo sem remover seu epineuro, não provocando neles nenhuma lesão[12] (Figura 48.3). Duas vantagens podem ser destacadas com essa técnica. A primeira é a possibilidade de se realizar a cirurgia precocemente, prevenindo a atrofia muscular pois, sem danificar nenhum nervo da face, mesmo que a regeneração espontânea venha a ocorrer, esta não será prejudicada pela intervenção. Outra vantagem é a possibilidade de se realizar inúmeros enxertos cruzados na face, o que aumenta a possibilidade de reinervação. A limitação atual para isso é a reduzida fonte de enxertos de nervo, mas com o avanço das pesquisas com o nervo artificial, tubulização com veias e materiais absorvíveis, e a decrescente morbidade com modernas drogas imunossupressoras possibilitando enxertos de nervo de cadáver, cada vez estamos mais perto da possibilidade de realizarmos inúmeros enxertos cruzados na face, o que certamente potencializaria o resultado.

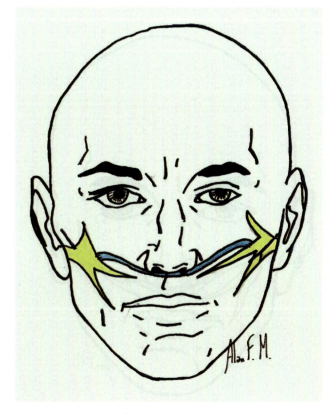

■ **FIGURA 48.3** – *Cross face nerve graft* com neurorrafia terminolateral.

Hipoglosso-facial

Nessa técnica o tronco do nervo facial é seccionado o mais proximal possível, e o nervo hipoglosso, ou a alça do hipoglosso, também é seccionado, mas este o mais distal possível. O coto proximal do hipoglosso é suturado de forma terminoterminal ao coto distal do nervo facial comprometido. Dessa forma, os músculos da face são reinervados pelas fibras do nervo hipoglosso.[5,13] Por ser nervo com grande número de fibras, a reinervação obtida é adequada. Os resultados quanto à tonicidade são positivos mas, funcionalmente, deixam muito a desejar.

Para realizar o movimento da face o paciente deve fazer movimento específico com a língua, de difícil aprendizado, quase impossível de ser utilizado no dia a dia. Além disso, são frequentes as reclamações quanto às sequelas na língua, entre elas a imobilidade e atrofia da hemilíngua e a dificuldade de remover restos de alimentos do sulco gengivolabial.[1,5] Para evitar essa sequela, May recomenda enxerto de nervo unindo o hipoglosso ao facial e, principalmente, não fazer a completa transecção do hipoglosso, mas apenas a secção de um fascículo, diminuindo assim essa sequela.[5]

Baby sitter

Embora a técnica do *cross face* seja muito utilizada, o demorado período necessário para que os axônios se regenerem ao longo do enxerto de nervo, em torno de 1 ano aproximadamente, faz com que muitas vezes o resultado final seja insuficiente devido à atrofia muscular.

Na tentativa de amenizar esse aspecto, Terzis propôs, além do enxerto cruzado na face, enxertos unindo o hipoglosso ao nervo facial. Como o trajeto a ser percorrido pelos axônios é bem menor, os músculos da face seriam inervados precocemente pelo hipoglosso. Quando os axônios provenientes do *cross face* atingirem a extremidade do enxerto do nervo sural cruzado da face, esse enxerto é suturado na extremidade distal do tronco do nervo facial, substituindo a ligação proveniente do nervo hipoglosso.[5,14]

Retalho muscular livre

Nas paralisias faciais tardias, em que os músculos estão definitivamente atrofiados, podemos utilizar o transplante livre de músculos.

Harri e cols. foram os primeiros a relatar a transferência bem-sucedida do músculo grácil com técnica microneurovascular para reanimação da rima bucal.[5,15] A partir de então outros músculos foram utilizados na reanimação facial, entre eles o peitoral menor, o latíssimo do dorso, o serrátil e o reto do abdome. Porém, o músculo grácil continua sendo o mais utilizado devido à possibilidade de segmentação desse músculo, o que diminui a quantidade de tecido transferido e a constância e adequada extensão de seu pedículo[1,5] (Figura 48.4).

CAPÍTULO 48 – **PARALISIAS FACIAIS E SÍNDROME DE MÖBIUS**

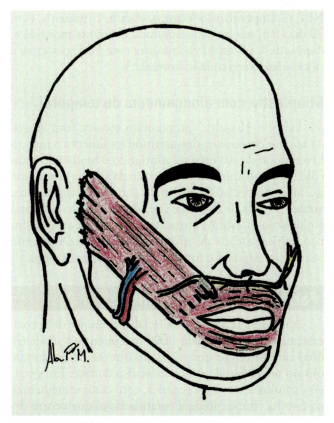

■ **FIGURA 48.4** – Retalho livre de músculo grácil.

Diversos nervos doadores são usados para a reanimação do músculo transferido, como ramos do nervo facial contralateral, estendido via enxerto de nervo sural e colocados no mesmo tempo ou em tempo cirúrgico anterior, nervo hipoglosso ou acessório.[1,5] Na síndrome de Möbius, um dos nervos mais utilizados é o nervo massetérico, pois raramente é acometido nesta síndrome.[16]

Retalho de músculo temporal

Os músculos da mastigação (masseter e/ou temporal) são muito utilizados no tratamento na paralisia facial tardia, quando os músculos inervados pelo facial já estão definitivamente atrofiados. Embora o sorriso assim obtido não seja na maioria das vezes espontâneo, os resultados são bem aceitos pelos pacientes.

O músculo masseter pode ser utilizado total ou parcialmente. Tem como desvantagem a direção da tração muscular muito horizontalizada, promovendo sorriso geralmente assimétrico e pouco natural.[2,5]

O retalho de músculo temporal vem sendo muito utilizado no tratamento da paralisia facial. O músculo temporal origina-se do pericrânio da fossa temporal e insere-se no processo coronoide e ramo da mandíbula. É vascularizado pelas artérias temporais anterior e profunda, ramos da artéria maxilar e nervos de mesmo nome

que as acompanham, todos ramos da divisão mandibular do trigêmeo.[5,18]

O retalho de músculo temporal proposto por Gilles[5,17] é tombado 180º sobre o arco zigomático e dividido em duas porções, uma que vai para a boca e a outra que vai para as pálpebras (Figura 48.5).

Devido à pequena extensão do músculo, sempre insuficiente para atingir o canto medial da pálpebra e a rima bucal, inúmeras manobras foram descritas para seu alongamento mediante enxerto de fáscia *lata*,[5,17] incorporação de segmentos de pericrânio à extremidade do músculo, lâmina de silicone ou Gore-Tex.[2,5]

Como desvantagens da transposição do músculo temporal, pode-se apontar a visível depressão que ocorre na região da fossa temporal anterior ao cabelo e ao excessivo volume sobre o arco zigomático, o que determina alteração inestética grave, acentuada nos casos de paralisia unilateral. No intuito de minimizar esse problema, sugeriu-se utilizar apenas a porção posterior do músculo temporal, mas há perda do resultado funcional.[2,5,19] Como a direção do músculo temporal é invertida 180 graus, classificamos essa técnica como sendo antidrômica.[5,20,21]

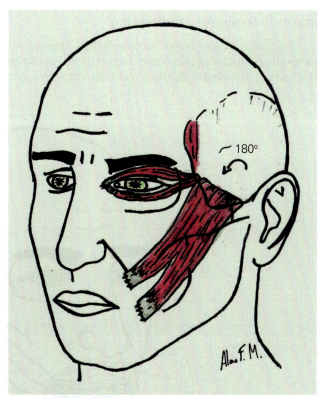

■ **FIGURA 48.5** – Retalho de músculo temporal proposto por Gilles.

Retalho de músculo temporal ortodrômico

McLaughlin[5,22] foi quem propôs pela primeira vez a utilização do músculo temporal de forma ortodrômica, ou seja, sem modificar sua direção. Esse autor seccionava a apófise coronoide da mandíbula, por via intraoral, fixando uma alça de silicone no fragmento ósseo e no músculo orbicular da boca, no lado paralisado. O resultado estático era bom, mas funcionalmente deixava a desejar, servindo, entretanto, como suporte, especialmente nos casos de paralisia facial de longa duração.[5]

Breidahl e cols.[5,23] propuseram técnica semelhante, porém por via extraoral. Ressecava-se o arco zigomático, desinserindo o tendão do músculo temporal junto à apófise coronoide e enxertava-se fáscia *lata*, unindo o tendão do temporal ao músculo orbicular da boca.[5]

Viterbo[5,23] e Viterbo e Faleiros[5,20] modificaram a técnica de Breidahl e cols., preservando o arco zigomático e, assim, permitindo melhor resultado estético. O enxerto de fáscia *lata* é passado sob o arco zigomático através da bola de Bichat (Figura 48.6). O resultado estético é muito bom. O paciente é orientado, no pós-operatório tardio, a fazer exercícios diários sorrindo em frente ao espelho, mordendo no lado operado e procurando a melhor simetria possível com o sorriso do lado sadio. Alguns casos, depois de intenso treinamento, apresentam sorriso sincronizado, sem a necessidade de morder.[20,21]

Cross face com NLT e músculo temporal ortodrômico

Em casos de paralisias intermediárias, quanto ao tempo de evolução, nem recentes nem tão tardias, temos realizado a associação de duas técnicas: *cross face* com NLT e temporal ortodrômico. Assim, o paciente com 30 dias tem seu sorriso restaurado mediante mordida e, depois de 1 a 2 anos, via *cross face* com NLT, o sorriso é sincronizado com o lado normal.[5,21]

Mioplastia com alongamento de temporal

Labbé e Huault[5,18] propuseram técnica com secção da apófise coronoide, desinserindo totalmente o músculo temporal de sua origem, suturando o tendão do músculo temporal após usa desinserção da apófise coronoide no músculo orbicular, passando sob o arco zigomático, através da bola de Bichat, e fixando o músculo temporal em posição mais anteriorizada na crista temporal. Assim não há necessidade de enxerto de fáscia *lata*. Apresenta resultados estéticos e funcionais muito interessantes.[5]

Paralisia Facial Congênita

A incidência de paralisia facial congênita é de aproximadamente dois em cada 1.000 nascimentos.[1,5] Pode ter duas causas, sendo uma delas decorrente de malformação no nervo facial ou nos músculos da face. Em geral, essa patologia tem base genética, com casos semelhantes na família. Temos ainda a paralisia facial que ocorre devido a causas adquiridas, entre as quais a mais comum é o trauma de parto.

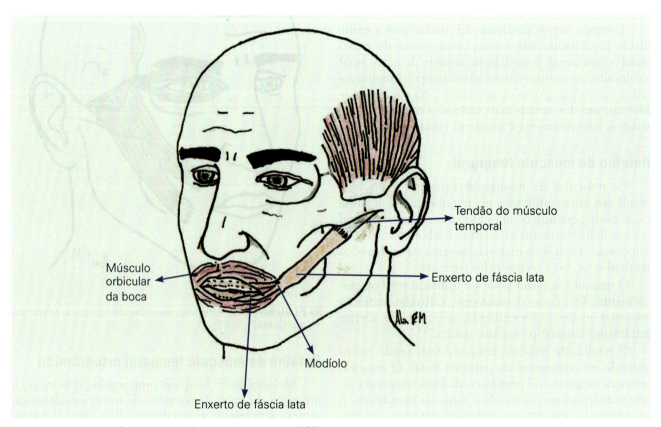

FIGURA 48.6 – Retalho ortodrômico de temporal (ROT).

CAPÍTULO 48 – PARALISIAS FACIAIS E SÍNDROME DE MÖBIUS

Na paralisia facial congênita causada por malformação é comum encontrar deformidades associadas no pavilhão auricular e défices de audição, podendo haver também alterações mandibulares compondo ou não um quadro de microssomia hemicraniofacial.[1,5]

É importante avaliar o estado do músculo temporal na paralisia facial congênita decorrente de malformação, pois pode estar prejudicado.[5]

Möbius/Moebius

É um tipo frequente de paralisia facial congênita bilateral ou unilateral com graves repercussões emocionais.[1,5] O primeiro caso de paralisia facial congênita bilateral foi descrito por Von Graefe e cols., em 1880.[4,5]

Möbius[5,23,24] classificou as diversas formas de paralisia de nervos cranianos, incluindo os pacientes que apresentavam a associação entre paralisia do nervo facial, sétimo (VII) par craniano, e do nervo abducente, sexto (VI) par craniano. Desde então, a síndrome cuja característica principal é a paralisação dos nervos facial e abducente passou a ter o epônimo de síndrome de Möbius.

Nessa síndrome, além das anomalias faciais, podem ocorrer anomalias dos membros, tórax e da coluna vertebral.[5,25] Até o momento ainda não está definida sua etiologia e não foi identificado nenhum padrão de transmissão de herança genética, sendo todos os casos considerados de ocorrência esporádica.[2,5] A causa básica parece ser heterogênea.

O período embrionário crítico para as estruturas envolvidas na síndrome é o intervalo entre o 23º e o 46º dia de gestação, quando a crista neural dá origem aos núcleos dos nervos cranianos, forma-se o primórdio da mão, com quatro sulcos radiais entre as falanges marginais, o primórdio dos pés e as proeminências auriculares.[1,5]

A hipótese mais aceita e provável é a disrupção do sistema vascular em desenvolvimento, afetando a vasculogênese e/ou angiogênese da artéria facial em desenvolvimento, dos vasos para o 2º arco branquial, da artéria subclávia, artéria trigeminal primitiva e artérias basilar e vertebral.[1,5]

O paciente com síndrome de Moebius tem grande dificuldade de integração social devido, principalmente, à inabilidade para sorrir e à ausência de expressão facial determinada pela paralisia facial.[2,5]

A deformidade pode ser óbvia já ao nascimento, e não há tendência de piora com o envelhecer. O acometimento pode ser assimétrico em graus variados de apresentação entre as hemifaces e as porções superior e inferior da face. Qualquer nervo craniano pode ser acometido em associação ao VI e VII par, porém os mais frequentemente acometidos são III, V, IX e XII.[1,5]

A paralisia do nervo abducente incapacita a abdução dos olhos além da linha média. Pregas epicânticas, nistagmo, ptose, estrabismo e microftalmia são outras alterações que podem estar presentes na síndrome. A raiz nasal é alta e larga e prolonga-se em linha reta até a ponta nasal (Figura 48.7A).

A boca apresenta pequena abertura e as comissuras são desviadas inferiormente, ocasionando a perda de saliva. A hipoplasia unilateral da língua e, mais raramente, a bilateral, também podem ocorrer.[1,5]

O movimento do palato é restrito, com prejuízo para sucção, deglutir e falar. A fenda palatal não é rara. Ocorre hipoplasia mandibular de grau leve a moderado. A microtia também é mais frequente. A hipoplasia assimétrica ou aplasia uni ou bilateral do peitoral maior, ou mesmo a forma completa da síndrome de Poland, ocorre em 15% dos casos. As anomalias de membros ocorrem em 50% dos casos e incluem hipoplasia de dígitos, sindactilias e hipoplasias de membros. Em 10 a 15% dos casos ocorre grau leve de retardo mental. Escoliose está presente em 20% dos casos, podendo estar ausente a escápula.[5]

Utilizamos retalho bilateral de músculo temporal ortodrômico, com enxerto de fáscia *lata*, para restaurar o sorriso. Na síndrome de Möbius suturamos a fáscia lata no modíolo ipsilateral da boca para adequada elevação da comissura labial (Figuras 48.7B e C).

Alguns autores utilizam retalho livre de músculo grácil reinervado com ramos do nervo massetérico, que raramente é acometido na síndrome.[5,16] Assim o paciente, ao morder, determina a contração do músculo grácil e sorri. Essas cirurgias são realizadas em dois tempos, transpondo um músculo grácil de cada vez, pois são muito demoradas, em torno de 6 a 8 horas. Não vemos vantagens funcionais da transferência livre do músculo grácil em relação à transposição ortodrômica de temporal que vimos realizando, bem mais rápida, em torno de 2 a 3 h, realizadas num único tempo cirúrgico, sem riscos de trombose vascular e apenas 1 dia de internação hospitalar.[5,12,22]

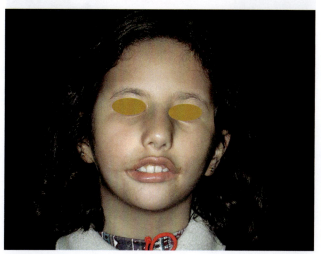

FIGURA 48.7A – Paciente com síndrome de Möbius (pré-operatório).

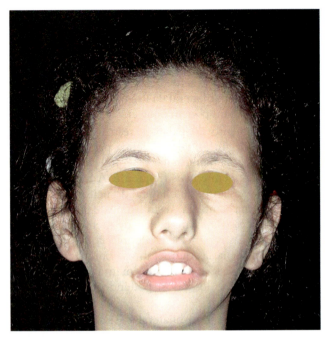

FIGURA 48.7B – Paciente em repouso (7 meses de pós-operatório).

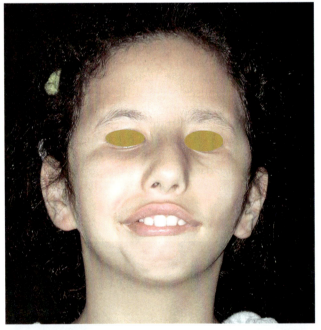

FIGURA 48.7C – Paciente sorrindo (7 meses de pós-operatório).

Paralisia Facial no Acidente Vascular Cerebral (AVC)

O acidente vascular cerebral (AVC) é acompanhado com frequência de paralisia facial, mas diferentemente da paralisia facial periférica, nessa situação os músculos da mastigação, temporal e masseter, também se encontram paralisados.[5]

O hipoglosso pode, eventualmente, estar comprometido. No exame físico, pela movimentação da língua para ambos os lados, é fácil determinar o estado do nervo hipoglosso. Temos feito *cross face nerve graft* com NLT unindo os ramos bucais direito e esquerdo.[21] Além disso, quando o hipoglosso do lado paralisado está funcionante, temos feito a colocação de um enxerto unindo com neurorrafia terminolateral esse nervo e o ramo bucal do nervo facial, ipsolateral.[5]

Pálpebra superior

A paralisia facial frequentemente compromete a inervação do músculo orbicular dos olhos, impedindo a oclusão da pálpebra superior. Para permitir a oclusão palpebral podemos utilizar peso de ouro, que pode ser colocado sob anestesia local, retirado a qualquer momento e tem início de atuação imediato. Pode trazer queixas estéticas em alguns pacientes de pele fina, quando colocado sobre a face anterior do tarso, pois pode ficar aparente. Para melhor resultado estético costumamos fixar o peso de ouro sobre a borda superior do tarso e a face anterior do músculo elevador da pálpebra (Figuras 48.8A e B). Não funciona quando o paciente está em decúbito dorsal, já que depende da força da gravidade.[5,26]

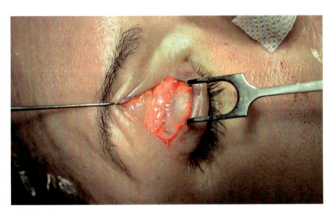

FIGURA 48.8A – Intraoperatório evidenciando o músculo elevador da pálpebra.

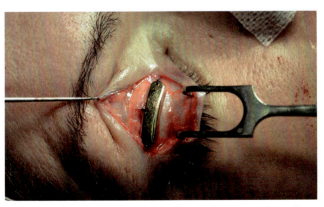

FIGURA 48.8B – Fixação do peso de ouro sobre a face anterior do músculo elevador da pálpebra.

mamário (Figura 50.7). A cicatriz, em geral, é bastante imperceptível, tirando qualquer estigma da existência de uma cirurgia (é nossa preferida) (Figura 50.8). A sua grande contraindicação está nos casos de aréolas muito pequenas. É curioso notar em nossos congressos que é a via de acesso mais utilizada pelos cirurgiões do Rio de Janeiro para cima, enquanto de São Paulo para baixo a mais utilizada é a no sulco inframamário.

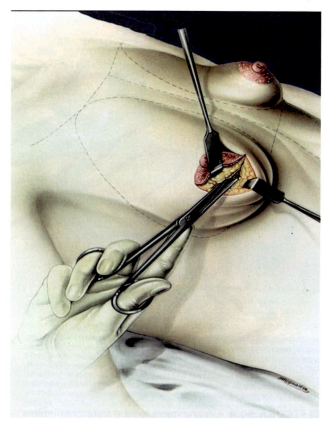

FIGURA 50.8 – O descolamento pode ser feito por tesoura (principalmente no polo inferior) e digital (polo superior).

A via transareolopapilar tem as vantagens semelhantes às da periareolar, porém se tivermos hipocromia ao longo da incisão a sua aceitação pela paciente será difícil.

A via axilar apresenta a grande vantagem de não ter incisão nas mamas (é nossa segunda opção) (Figuras 50.9 e 50.10).

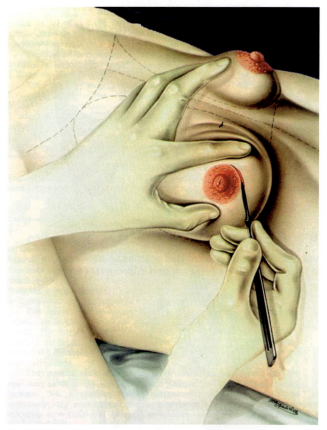

FIGURA 50.6 – Incisão periareolar.

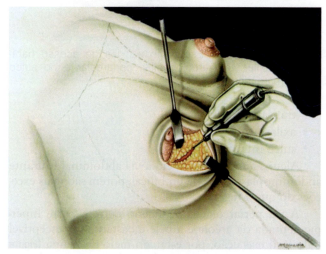

FIGURA 50.7 – Incisão do parênquima mamário que pode ser feita por bisturi, tesoura ou bisturi elétrico.

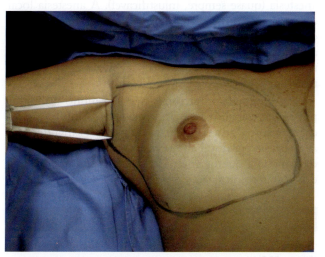

FIGURA 50.9 – Marcação da incisão na região axilar e da área de descolamento.

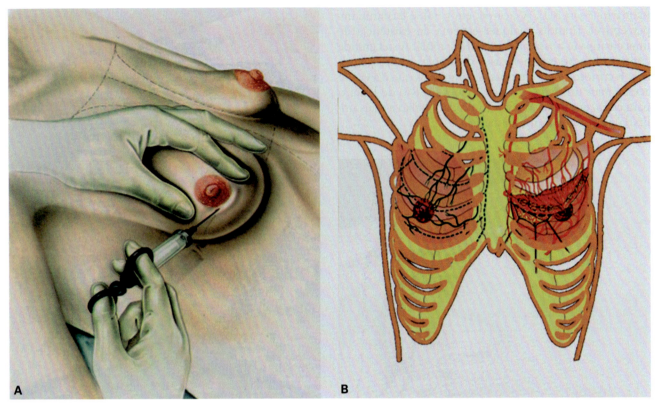

FIGURA 50.4 – A anestesia local é feita com infiltração anestésica de toda a base das mamas, e ao longo da futura incisão **(A)**. A anestesia peridural deve ser alta e o bloqueio é feito ao longo de cada espaço intercostal **(B)**.

- anestesia por bloqueio;
- anestesia peridural alta.

A melhor opção de anestesia é um assunto que tem sido exaustivamente discutido em nossos congressos, com grandes e entusiasmados defensores de cada uma delas. A anestesia geral é a mais clássica e apresenta a grande vantagem do paciente já estar entubado, com consequente acesso à via respiratória. Apresenta a desvantagem de maior custo e do medo que algumas pacientes têm desta anestesia (quase sempre, injustificável). A anestesia local com sedação (nossa preferida), passou a ser muito segura com o advento dos oxímetros/capnógrafos e das drogas que suspendem a sedação.[8] É uma anestesia de baixo custo, segura e confortável para o paciente, com pós-operatório em geral livre de enjoos e vômitos.

Os bloqueios intercostais não são muito utilizados por serem trabalhosos e ainda exigirem a infiltração local com soro e adrenalina para diminuir o sangramento. A anestesia peridural alta tem sido cada vez mais utilizada à medida que os anestesistas estão mais bem treinados com a técnica.

Vias de Acesso

As vias de acesso mais habituais são as seguintes (Fiigura 50.5):
- periareolar;

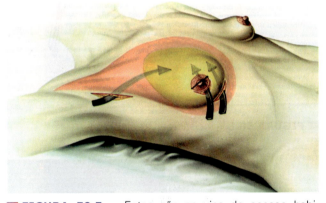

FIGURA 50.5 – Estas são as vias de acesso habituais: axilar, transareolopapilar, periareolar e no sulco inframamário.

- transareolomamilar;
- axilar;
- sulco inframamário.

Alguns autores defendem a via abdominal (durante abdominoplastia) ou via umbilical, porém são mais exceções do que a regra.

A via periareolar com incisão entre a parte hiperpigmentada da aréola e a pele é bastante imperceptível e de fácil execução, por estar no meio da mama (Figura 50.6) (assim como a transareolopapilar), permitindo um descolamento sem grande dificuldade do parênquima

PARTE 6 – CIRURGIA PLÁSTICA DA MAMA

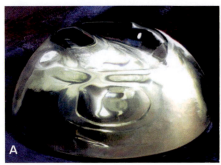 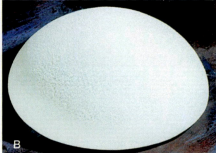 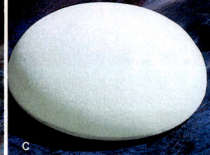

FIGURA 50.1 – Tipos de implantes quanto à cobertura: **A)** liso; **B)** texturizado; e **C)** poliuretano.

e com cobertura de poliuretano, foram desenvolvidos por terem um menor índice de contratura capsular, que foi demonstrado por várias publicações.[3,4] Há quem argumente que o menor índice de contratura se deva ao fato de o silicone ser mais coercivo, evitando assim, um *bleeding* (microtransudação de silicone através de um implante intacto) do silicone contido no implante, e não ao tipo de superfície de cobertura.[5] De qualquer forma a maioria dos cirurgiões, hoje, utilizam implantes texturizados ou cobertos com poliuretano.[4,6]

A segunda classificação seria quanto ao grau de coercividade dos implantes que, de qualquer forma, são mais coercíveis que os de 10 ou 20 anos atrás. Mais uma vez, iremos encontrar os defensores de maior ou menor coercividade como o melhor tipo de implante a ser utilizado.

A outra classificação é quanto à forma:
- redonda (Figura 50.2);
- anatômica (Figura 50.3);
- cônica.

Qualquer que seja a forma, encontraremos variados graus de projeção entre as diversas marcas e mesmo dentro do mesmo fabricante. Existe atualmente uma tendência aos implantes mais projetados do que os utilizados no passado, mas de qualquer forma a grande variedade exige um estudo por parte do cirurgião para optar pelo mais adequado para sua paciente.[5,7] A maioria dos cirurgiões prefere os implantes redondos, que também têm a vantagem de não dependerem de uma colocação na posição correta, como os anatômicos. Estes têm a indicação nos casos em que desejarmos uma menor projeção dos polos superiores (mais "natural", segundo seus defensores), ou nos casos das aréolas muito próximas do sulco inframamário, uma vez que sua forma "roda" as aréolas no sentido superior. São implantes muito utilizados por pacientes de mais idade ou para as que desejam mamas que não denotem terem sido operadas. Os diversos tipos de desenhos e projeções exigem certa experiência para utilizá-los com segurança.[5]

Os implantes cônicos são os mais recentes e têm como vantagem a grande projeção no seu cume, assim como evitar a percepção do "arredondamento" da cápsula fibrosa ao redor do implante, uma vez que apresenta sua base com terminação mais reta. Está indicado para mulheres com o tórax estreito ou com uma pequena

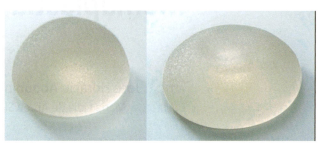

FIGURA 50.2 – Os implantes redondos têm diferentes projeções dentro do mesmo fabricante e diferenças entre os fabricantes.

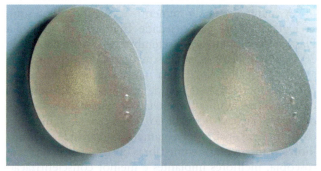

FIGURA 50.3 – Os implantes anatômicos também têm grandes variações de formas e projeções.

flacidez de pele no local. Nesse caso, o implante ganha maior projeção sem causar achatamento. Até o momento da edição deste livro, ele só está disponível no mercado com cobertura de poliuretano.

Tipo de Anestesia

As cirurgias de mamaplastia de aumento em geral são realizadas com alta hospitalar programada para o mesmo dia de sua execução. Por este motivo há uma tendência de se procurar uma anestesia o mais simples possível, porém segura. De qualquer forma, a decisão do tipo de anestesia dependerá da experiência e opção de cada equipe (Figura 50.4). As mais habituais são:
- anestesia geral;
- anestesia local com sedação;

capítulo 50

Mamaplastia de Aumento

AUTOR: **José Horácio Aboudib Jr.**
Coautores: **Maria Lídia de Abreu Silva e Ana Cláudia Weck Roxo**

Introdução

A mamaplastia de aumento é, segundo a pesquisa Datafolha para a Sociedade Brasileira de Cirurgia Plástica no período entre setembro de 2007 e agosto de 2008, a cirurgia plástica mais realizada, correspondendo a 21% dos casos de cirurgia plástica estética em nosso país.[1] Os motivos desta grande procura pela cirurgia são os excelentes resultados estéticos, com baixos índices de complicações. A evolução nas técnicas, a melhora constante no ensino e treinamento dos residentes, melhores equipamentos como fibras ópticas e de videolaparoscopia, melhores implantes e melhor conscientização dos cirurgiões de operarem em clínicas e hospitais bem aparelhados, são fatores que garantem estes melhores resultados.

A mudança de padrão estético, com procura por um corpo feminino, com mais curvas e mamas maiores também tem estimulado esta cirurgia, inclusive em pacientes que anteriormente tinham sido submetidas a mamaplastia redutora. Há alguns anos, o ideal de beleza era representado por corpos mais retos, malhados e com mamas pequenas, levando a grandes indicações de mamaplastias redutoras. Hoje, entretanto, a mudança no padrão estético resulta na utilização de implantes para melhor adequação do corpo aos novos conceitos de beleza. Este mesmo motivo tem levado a alguns exageros de pacientes que seguidamente procuram os cirurgiões para, cada vez mais, aumentarem o tamanho das mamas em cirurgias repetidas. É claro que este comportamento deve ser evitado e, em alguns casos, a cirurgia deve ser negada e tentada a orientação familiar e/ou psicológica para determinadas pacientes.[2]

A procura por mamas grandes por vezes pode se chocar com o conceito estético do cirurgião, que pode achar determinada solicitação exagerada para aquela paciente. É bastante recomendável, nestes casos, que o assunto seja discutido exaustivamente também com a família da paciente (marido, pais, irmãs), para que se tente evitar um resultado que cause insatisfação à paciente.[3] Dentro de certos limites, temos que nos lembrar de que o que mais pesa é o conceito estético e o desejo da paciente, e não o nosso. Prudência e bom senso nunca são demais!

Tipos de Implantes Mamários

Atualmente temos várias empresas no mercado de implantes mamários, com oferta de produtos cada vez melhores, com grande variedade de formas, textura, consistência e projeções. Algumas vezes esta grande variedade pode confundir o jovem cirurgião, que assim pode ter dificuldade de indicar o implante ideal para aquela paciente. É sempre bom lembrar que é melhor e mais seguro optar pelo modelo ao qual se está acostumado a realizar durante o seu treinamento. Deixe para fazer grandes modificações quando tiver segurança e experiência com os novos modelos.

A primeira classificação seria quanto à superfície do implante (Figura 50.1):
- silicone liso;
- silicone texturizado;
- silicone recoberto com poliuretano.

Os implantes de silicone liso foram os primeiros a serem produzidos, sendo utilizados por vários anos, e ainda têm os seus defensores. Os de silicone texturizado

- Jong D, Vasmel WLE, Boer JP, Verhave G, Barbé E, Casparie MK, et al. Anaplastic large-cell lymphoma in womem with breast implant. JAMA. 2008.
- Kerrigan CR. Relatório sobre o implante mamário. Même, 1989.
- Li S, Lee AK. Silicone implant and primary breast ALK1-negative anaplastic large cell lymphoma, fact ou fiction? Int J Clin Exp Pathol. 2010.
- Marzoni FA, Upchurch SE, Lambert CJ. An experimental study of silicone as a soft tissue substitute. Plast Reconstr Surg. 1959;24:600-608.
- Pan SY, Lavigne E, Holowaty EJ, et al. Canadian breast implant cohort: Extended follow-up of cancer incidence. Int J Cancer. 2012.
- Pitanguy I, Brentano J, Ramalho MC, Porto MJ. Polyurethane-covered silicone gel implant. Rev bras Cir. 1990;80(2):119-130.
- Pitanguy I, Salgado FS, Radwanski HN, Stersa RM. Estágio atual dos implantes mamários. Rev bras Cir. 1991;81(6):291-299.
- Rebello C. Mamaplastia de aumento: algumas considerações científicas sobree a validade do emprego dos implantes de gel de silicone. Rev bras Cir. 1996;86(5):261-283.
- Rebello C. Augmentation Mammaplasties with Polyurethane Foam-Coated Silicone. In: Reidel B História do silicone. Rio de Janeiro; 1994.
- Santerre JP, Wang FGB, Labor RS. Biodegradation of the microthane polyesther polyurethane by the lisosome enzyme cholesterol esterase and identification of degradation products. 24th Annual Meeting of the Society for Biomaterials, San Diego, CA, April 1998.
- Scheliga AAS, Reinert T, Santos ALS, Stefanoff CG. Primary breast lymphoma: clinical presentation, histopathologic and molecular features. Revista Brasileira de Oncologia Clínica. 2012.
- Vasquez G. A ten-year experience using polyurethane-covered breast implants. Aesth Plast Surg. 1999;23:189-196.
- Young VL, Watson ME. Breast Implant Research "Where we have been, where we are, where we need to go". Clinics in Plastic Surgery. 2001;28(3):451-483.

A abordagem multidisciplinar para o tratamento e controle de biofilmes tem resultado da valorização crescente do papel que eles desempenham na medicina moderna. As estratégias para o combate de biofilmes podem, basicamente, ser divididas em dois segmentos: a inibição da formação de biofilmes e a erradicação ou o tratamento de biofilmes já formados. A primeira ocorre através da inibição do crescimento bacteriano pelo uso de compostos bactericidas ou bacteriostáticos, ou através do bloqueio da adesão bacteriana e, consequentemente, da formação de biofilme por uma via que não envolve a morte bacteriana – característica marcante de um novo conceito de terapia: as terapias antivirulência. As terapias antivirulência exploram novos mecanismos de ação de compostos, visando dificultar o rápido desenvolvimento de resistência bacteriana. Por não afetarem o crescimento de bactérias e por manterem as células em estado planctônico, a inibição de fatores de virulência (como a formação de biofilmes) deve tornar o patógeno mais suscetível ao sistema imunológico e aos antibióticos tradicionalmente utilizados. Assim, essas novas terapêuticas podem ser consideradas alternativas e/ou complementares à antibioticoterapia tradicional, com base em novos mecanismos de ação em diferentes alvos.

A formação de biofilme não é um processo irreversível e os microrganismos por si só são capazes de dissolver um biofilme em condições desfavoráveis, como mudanças de pH e privação nutricional. Para erradicar biofilmes já formados, em fase de estudo, principalmente se encontram enzimas e algumas outras moléculas capazes de desintegrar a matriz (EPS) que engloba as células bacterianas. A intenção não é necessariamente inibir o crescimento bacteriano, mas sim perfurar a estrutura do biofilme (através de ruptura enzimática), sendo útil em combinação com um agente antimicrobiano para o tratamento de infecções associadas aos biofilmes.

Conclusão

Graças à persistência e à criatividade dos cirurgiões Gerow e Cronin, à confiança e abnegação da sua paciente Lindsey, que aceitou se submeter a uma cirurgia inédita em 1963 e completar 50 anos com os mesmos implantes de silicone sem complicações, esta cirurgia se tornou uma das maiores invenções da história da Cirurgia Plástica.

Os implantes mamários se mostraram seguros ao longo de todos esses anos, sendo uma das cirurgias mais realizadas no mundo. As complicações que podem ocorrer nas mamaplastias de aumento, tais como hematoma, seroma e infecção, são inerentes a qualquer cirurgia e o tratamento muitas das vezes exige a retirada do implante.

Não se conhece até o momento qualquer relato de alergia ou rejeição ao silicone, considerado o material mais biocompatível em uso na medicina.

Bibliografia Consultada

- Ashley F. A new type of breast prosthesis. Plast Reconstr Surg 1970;45:421, Surg. 1972;49:414.
- Berg WA, Caskey CI, Hamper UM, et al. Single and Double –lumen silicone breast implant integrity: prospective evaluation of MR and US criteria. Radiology. 1995;197:45-52.
- Blondell PN, Hijawi J, Depyere H, Roche N, Landuyt KV. Shaping the breast in aesthetic and reconstructive breast surgery: easy three step Principle. Plast Reconst Surg. 2009;123:455.
- Brandon HJ, Jerina KL, Wolf CJ, et al. Ultimate strength properties of control and explanted Silastic I and Silastic 0 silicone gel-filled breast implant shells. Aesthetic Surgery Journal. 1999;19:381-387.
- Brandon HJ, Jerina KL, Wolf CJ, et al. Ultimate strength properties of explanted Silastic II silicone gel-filled breast implant shells. Aesthetic Surgery Journal. 2000;20:122-132.
- Brandon HJ, Peters W, Young VL, et al. Analysis of two Dow Corning breast implant removed after 28 years of implantation. Aesthetic Surgery Journal. 1999;19:40-48.
- Brandon HJ, Young VL, Jerina KL, et al. Effect of implantation surgery on the strength properties of Silastic II silicone gel breast implants. Aesthetic Surgery Journal. 1999;19:197-204.
- Brody GS. Breast implants, safety and efficacy of silicone. University of Southern California, May 1st 2009.
- Brown JB, Fryer MP, Randall P, et al. Silicones in plastic surgery: Laboratory and clinical investigations, a preliminary report. Plast Reconstr Surg. 1953;12:374-376.
- Center for Devices and Radiological Health, U.S. Anaplastic Large Cell Lymphoma (ALCL). In: Women with Breast Implants: Preliminary FDA Findings and Analyses. Food and Drug Administration; 2011.
- Cronim TD, Gerow FJ. Augmentation mammaplasty: A new "natural feel" prosthesis. Transactions of the Third International Congress of Plastic Surgery, Oct.13-18. 1963, Amsterdam, The Netherlands, Excerpta Medica Foundation. 1963. p. 41-49.
- Deapen DM, Brody GS. Augmentation mammaplasty and breast cancer: a 5-year update of the Los Angeles study. Plast Reconstr Surg. Apr 1992;89(4):660-5.
- Deapen DM, Pike MC, Casagrande JT, Brody GS. The relationship between breast cancer and augmentation mammaplasty: an epidemiologic study. Plast Reconstr Surg. Mar 1986;77(3):361-8.
- Documentos do Acervo da Comissão do Silicone da Sociedade Brasileira de Cirurgia Plástica.
- Embrey M, Adams E, Cunningham B, Peters W, Young L, Carlo GL. A Review of the Literature on the Etiology of Capsular Contracture and a Pilot Study to Determine the Outcome of Capsular Contracture Interventions. Aesth Plast Surg. 1999;23:197-206.
- Gaudet G, Friedberg JW, Weng A, Pinkus GS, Freedman AS. Breast lymphoma associated with breast implants: two case-reports and a review of the literature. Leukemia e Lymphoma. 2012;43:115-119.
- Hester R, Cukic J. Use of stached polyurethane-covered mammary implants in aesthetic and reconstructive breast surgery. Plast Reconstr Surg. 1991;88:503.
- Hester R. Measurement of 2,4-toluenediamine in urine and serum samples from women with meme or replicon breast implants. Plast Reconstr Surg. 1990;86:166.

após a cirurgia de mamaplastia de aumento com inclusão de implantes.

O linfoma de mama primário tipicamente se apresenta com uma massa tumoral, incluindo o ALCL não associado ao implante de silicone. A maioria dos pacientes com ALCL associado ao implante de silicone, entretanto, teve o seroma como o sintoma mais comum.

A FDA emitiu um comunicado ressaltando poder haver um risco maior de as mulheres com implantes mamários desenvolverem este tipo raríssimo de câncer de mama, mas acredita que qualquer possível risco adicional é extremamente baixo. Sendo assim, a agência americana garante que as evidências científicas indicam que a utilização de implantes mamários é segura. Em 31 de janeiro de 2011 a ANVISA publicou uma nota de esclarecimento, que diz:

> "... não há evidências suficientes que justifiquem ações regulatórias no mercado de implantes mamários no Brasil ou pelo menos até que os dados sugeridos pela revisão de literatura publicada pela agência americana sejam confirmados por estudos que apresentem evidências que deem suporte às ações de prevenção ou mitigação do problema".

Subsequentes estudos epidemiológicos foram realizados demonstrando não haver aumento na incidência de câncer de mama em associação com implante de silicone. Na verdade, as taxas de incidência para câncer de mama são menores em pacientes com implante de silicone do que na população geral.

Em relação ao poliuretano, em 2012 a publicação *Canadian breast implant cohort: Extended follow-up of cancer incidence* no *International Journal of Cancer*, por Pan SY e cols., causou uma grande preocupação na Cirurgia Plástica trazendo de volta uma ultrapassada discussão sobre a associação de câncer de mama com os implantes revestidos de espuma de poliuretano. Isso fez com que a comunidade científica internacional, juntamente com a Sociedade Brasileira de Cirurgia Plástica (SBCP), a *British Association of Plastic Reconstruction and Aesthetic Surgeons* (BAPRAS), a *American Society of Aesthetic Plastic Surgery* (ASAPS) e outras demonstrassem as omissões e os vieses científicos existentes nesta publicação, fazendo com que a Comissão de Silicone da SBCP emitisse um documento onde conclui: "Segundo a análise desta comissão baseada no material que a ela foi trazido para estudo, não existe, até o presente momento ou a presente data, nenhum dado novo que seja do conhecimento desta comissão quanto a potenciais riscos envolvendo o revestimento de poliuretano de implantes mamários e uma possível associação com câncer mamário ou patologias neoplásicas de qualquer outra natureza".

Os trabalhos de pesquisa clínica e investigação científica dos implantes mamários continuam, porém até hoje nenhuma patologia foi comprovadamente relacionada aos implantes mamários, sejam estes de superfície lisa, texturizada ou revestidos de espuma de poliuretano.

Formação de biofilmes

Os biofilmes são comunidades biológicas com um elevado grau de organização, formando comunidades bacterianas altamente estruturadas, coordenadas e funcionais, embebidas numa matriz de substâncias poliméricas produzidas pelos microrganismos. A adesão bacteriana e a consequente formação de biofilme possuem um papel importante na patogênese, representando um grande obstáculo para a saúde humana, sendo causa comum de infecções persistentes. De acordo com o *National Institutes of Health*, biofilmes estão associados a aproximadamente 80% de todas as infecções médicas no mundo, incluindo endocardites, otites, prostatites, periodontites, conjuntivites, vaginites, infecções relacionadas à fibrose cística e como importantes colonizadores de implantes biomédicos tais como cateteres venosos, arteriais e urinários, dispositivos intrauterinos e lentes de contato.

Uma das mais importantes características dos biofilmes bacterianos é a sua resistência ao sistema imune do hospedeiro e aos agentes antimicrobianos. Bactérias que vivem nessas comunidades são frequentemente de 10 a 1.000 vezes mais tolerantes aos antibióticos do que quando na forma planctônica, indicando que alguns dos mecanismos envolvidos na resistência dos biofilmes aos antibióticos diferem dos mecanismos responsáveis pela resistência de bactérias planctônicas aos mesmos agentes. Dessa maneira, microrganismos que apresentam suscetibilidade a determinados antibióticos em testes laboratoriais convencionais são, na verdade, altamente resistentes aos mesmos quando na forma de biofilmes e, como consequência, doenças envolvendo biofilmes são geralmente crônicas e difíceis de tratar.

Biofilmes podem envolver apenas uma ou diferentes espécies microbianas. No caso de uma infecção multiespécie, algumas espécies apenas desempenham o papel de favorecer a virulência e a organização estrutural do biofilme, o que protege e permite a sobrevivência das demais espécies envolvidas que, por sua vez, participam ativamente da infecção. Os patógenos formadores de biofilme mais comumente encontrados em infecções humanas relacionadas a dispositivos biomédicos são: *Staphylococcus* spp. – o principal causador de infecções associadas a implantes biomédicos, com crescente importância na medicina moderna; *Pseudomonas aeruginosa* – microrganismo formador de biofilme capaz de causar infecções crônicas progressivas em pacientes com fibrose cística; e enterobactérias, como *Escherichia coli*; *Klebsiella pneumoniae*; *Serratia marcescens* e *Enterobacter cloacae* – as quais demonstram grande potencial de epidemia devido à alta resistência aos antimicrobianos, incluindo carbapenêmicos.

cados, demonstrando não haver qualquer correlação entre as doenças autoimunes e os implantes mamários preenchidos de gel de silicone. Porém, curiosamente estes trabalhos só foram publicados quando todas as ações judiciais já haviam encerrado. Também não havia surgido nenhuma outra doença atípica correlacionada ao uso dos implantes. Mesmo assim a FDA manteve a moratória dos implantes preenchidos de gel de silicone até novembro de 2006, quando liberou sob certas condições que os fabricantes, primeiramente a Mentor e posteriormente a Inamed (assim denominada naquela ocasião), continuassem os estudos solicitados pelo tempo determinado.

O Brasil durante a moratória

Muitas pacientes que haviam se submetido a mamaplastia de aumento com implantes procuraram os consultórios de seus cirurgiões para se informarem e principalmente para, no caso de seu implante ser Dow Corning, buscar documentação para entregar aos advogados que à época faziam a ponte com a causa norte-americana, garantindo o direito das pacientes de receberem o percentual que lhes cabia. Poucas foram as mulheres que após terem suas dúvidas esclarecidas desejaram retirar seus implantes. Porém, a mídia brasileira não ficou omissa e algumas mulheres que achavam que sofriam as consequências de seus implantes, procuraram políticos no intuito de reivindicarem direitos que julgavam ter. Por esta razão, em 1997, o deputado Miro Teixeira, do Estado do Rio de Janeiro, redigiu o projeto de Lei nº 3.961 proibindo em território nacional o uso do silicone líquido e normatizando o emprego dos implantes de silicone, que só poderiam ser vendidas sob receita médica, com bula e registro na Agência Nacional de Vigilância Sanitária (ANVISA), e que estas cirurgias só poderiam ser realizadas por médicos devidamente registrados nos Conselhos Regionais de Medicina. Este projeto de lei foi votado e aprovado na Câmara dos Deputados, seguindo o caminho para aprovação no Senado Federal.

A proibição do uso do silicone líquido enfrenta oposição do Conselho Brasileiro de Oftalmologia, que enviou carta ao senador relator do projeto, Sebastião Rocha, onde afirmava que o óleo de silicone tinha sucesso total quando utilizado no tratamento do descolamento de retina e na retinopatia diabética, evitando a cegueira em grande número de pacientes. No entanto, o relator colocou no projeto a ser votado um preceito, já rejeitado na Câmara dos Deputados, de que fosse exigida a autorização por escrito por parte da paciente ou de seu responsável, informando ter conhecimento de todos os eventuais riscos envolvendo o uso dos implantes de silicone. Este senador trouxe à tona novamente a discussão, em 1999, quando o mundo já reconhecia cientificamente que os implantes mamários não causavam dano à saúde das mulheres, fazendo com que fosse criada pela Sociedade Brasileira de Cirurgia Plástica uma Comissão do Silicone para, juntamente com o Conselho Federal de Medicina e autoridades no assunto, responder nas plenárias do Senado sobre o absurdo desta medida.

Na ocasião, no ano 2001, o CFM publicou uma nota chamada "Contra o Laudo de Autorização", onde se lia: "O Conselho Federal de Medicina considera que o médico brasileiro é obrigado, por questões éticas, a explicar a seu paciente o que será usado como propedêutica e como terapêutica, sem a necessidade de um 'laudo de autorização' que, sem trazer qualquer benefício ao paciente, irá - ao contrário - provocar uma situação de constrangimento para o médico que empregue a prótese de silicone e uma expectativa negativa por parte do paciente. Isso mostra que a exigência de autorização por escrito para a realização desse procedimento médico é incabível". O senador que pretendeu todas as alterações no projeto de lei não conseguiu se reeleger e o senador que ocupou sua cadeira, Jefferson Perez, concluiu por não fazer as alterações sugeridas por seu antecessor. Este documento foi arquivado.

De acordo com a última pesquisa realizada entre os membros da Sociedade Brasileira de Cirurgia Plástica, a cirurgia de aumento das mamas com inclusão de implante de silicone é uma das mais realizadas no Brasil. Isto só foi possível devido ao bom desempenho dos implantes mamários, levando à diminuição do aparecimento de contratura capsular e com isto produzindo mamas mais belas e naturais.

Implante de silicone e câncer de mama

O potencial carcinogênico do implante de silicone nas mamas tem sido tópico de controvérsias nos últimos anos, especialmente o linfoma anaplásico de grandes células (ALCL).

Artigos da comunidade científica têm sugerido uma possível associação entre ALCL e implante de mama. O ALCL é um tipo extremamente raro de linfoma não Hodgkin (LNH) que pode ter origem em diversas partes do organismo, sendo a mais comum nos linfonodos. O ALCL da mama é ainda mais raro, apresentando uma incidência de aproximadamente três casos por 100 milhões de mulheres. Na literatura médica foram publicados 34 casos de ALCL de mama em pacientes com implantes de silicone e salinos.

A grande maioria dos casos descritos (81%) corresponde ao linfoma anaplásico de grandes células CD30+ ALK negativo, uma entidade rara que corresponde a menos de 10% dos LNH primários de mama. Embora o linfoma anaplásico de grandes células ALK negativo seja uma patologia de prognóstico ruim, os casos primários da mama associados a implantes parecem apresentar um curso indolente, com boa resposta ao tratamento e melhor sobrevida livre de doença, indicando uma biologia distinta. A idade de apresentação varia entre 34 e 59 anos, com média de 46 anos, e o desenvolvimento da doença ocorre cerca de 3 a 7 anos, com média de 5 anos de doenças sistêmicas associadas ao uso dos implantes mamários na mídia norte-americana, em abril de 1992 a FDA definiu pela moratória, atestando que os implantes mamários preenchidos por gel de silicone não causavam necessariamente danos à saúde das mulheres, mas por lei os fabricantes deveriam comprovar a eficácia e segurança de seus produtos, o que não havia acontecido até aquela data. Com esta medida o uso destes dispositivos ficou restrito a pacientes incluídas nos estudos e pesquisas clínicas dos fabricantes e a pacientes selecionadas, tais como aquelas que haviam sofrido mastectomia por câncer e necessitavam de reconstrução ou quando os implantes infláveis não apresentaram possibilidade de bons resultados.

O que na realidade aconteceu entre 1991 e 1992 nos Estados Unidos foi um grande *lobby* contra os implantes mamários, conduzido por grupos com diferentes interesses. O assunto era matéria de primeira página em todos os jornais de grande circulação nos Estados Unidos. Nenhum jornalista prestava atenção aos pesquisadores que relatavam que não havia dados laboratoriais e científicos suficientes para correlacionar com as queixas e os relatos médicos. Estes sintomas muitas vezes eram vagos e somatizados pelas pacientes, que se queixavam de fadiga, artralgias e mialgias; relatavam alterações laboratoriais em exames de rotina, como a hipergamaglobulinemia, e sinais clínicos semelhantes aos das doenças autoimunes, reumatológicas ou do tecido conjuntivo.

Os primeiros casos com uma clínica pobre e mal definida foram descritos em pacientes orientais (japonesas) que haviam se submetido a aumento mamário com injeções de parafina ou silicone líquido. Como estes sintomas eram semelhantes aos da artrite apresentada nos testes feitos em ratos, Miyoshi aplicou estas condições para pacientes que apresentavam doenças do tecido conjuntivo. Todos estes fatos mal esclarecidos culminaram em uma ação judicial de classe, onde mais de 400.000 mulheres foram reunidas em um processo organizado pelo juiz Sam Pointer Jr., do estado do Alabama. Com o passar do tempo as ações individuais impetradas eram ganhas pelos fabricantes, porém os custos das ações se tornavam proibitivos, levando a um acordo de 4 bilhões de dólares a serem pagos pela indústria dos implantes de silicone a todos que haviam pleiteado pelos danos sofridos.

Implantes mamários preenchidos com gel de silicone – o que ocorreu no mundo

Devido a toda a importância dada pela mídia a este "escândalo norte-americano", os demais países e suas sociedades tinham a obrigação de informar não só a comunidade médica e científica do que estava ocorrendo, assim como proteger, dando todo o suporte necessário às nossas pacientes portadoras de implantes mamários. Foi nesta ocasião que a Sociedade Brasileira de Cirurgia Plástica, na figura de seu Presidente e juntamente com autoridades no assunto, pronuncia-se na imprensa escrita e televisiva colocando a verdade dos fatos e mantendo-se favorável ao uso dos implantes mamários, por acreditar que estes não causavam qualquer dano à saúde da mulher. Ao mesmo tempo deixou claro que aquelas mulheres que não se sentissem seguras procurassem orientação com seus cirurgiões. Este foi um passo decisivo na história da cirurgia plástica brasileira.

Alguns órgãos foram criados durante este período. Em 1992, no Congresso Mundial de Cirurgia Plástica, foi criado o EQUAM – *European Committee on Quality Assurance and Medical Devices in Plastic Surgery*, que durante todos estes anos tem atuado como um órgão regulatório, escrevendo e publicando de 2 em 2 anos o consenso sobre os implantes mamários e todos os materiais bioimplantáveis. Este comitê a partir de 2005, por ter como membros delegados de mais de 40 países, deixou de ser europeu e passou a internacional, mudando seu nome para IQUAM. Este comitê teve e tem um papel de "resistência" e grande valor no meio científico.

Outros organismos governamentais de grande relevância criados nos anos 1990 foram o *Independent Rewiew Group* (IRG) na Inglaterra, o *Institute of Medicine* (IOM) em Washington e ainda nos Estados Unidos o *National Science Panel*, voltado ao estudo científico dos implantes mamários preenchidos de gel de silicone.

Os Estados Unidos durante a moratória dos implantes mamários preenchidos por gel de silicone

Com a retirada dos implantes preenchidos de gel de silicone do mercado norte-americano, a alternativa que restava para o aumento do volume mamário foi o implante salino.

O primeiro implante salino foi patenteado por HG Arion, na França, em 1964, e utilizado em 1965, chamado de Simaplast. Estes implantes apresentavam um alto índice de ruptura (76%) em 3 anos e por este motivo foram retirados do mercado em 1972. O fabricante Heyer-Schulte foi o primeiro a produzir estes implantes nos Estados Unidos, em 1968, que se apresentavam com um menor índice de rupturas devido ao invólucro ser mais espesso.

Após a moratória somente os fabricantes Mentor e McGhan produziam implantes salinos nos Estados Unidos. Outras companhias que fabricavam este tipo de implantes e poderiam vender no território norte-americano eram a francesa PIP e a brasileira Silimed, mas para tal necessitavam de submeter suas qualificações científicas à FDA iniciando o processo de PMA. Para a submissão a este processo era necessário um longo tempo e um grande investimento. Destes dois fabricantes, o único que conseguiu aprovação para a submissão foi o brasileiro Silimed.

No final dos anos 1990 vários trabalhos epidemiológicos e importantes estudos científicos foram publique a maioria possuía duas camadas interpostas, chamadas de *barreiras*. Estas barreiras foram fabricadas com fluorossilicone, interpostas na membrana e cada fabricante divulgava sua espessura, que variava entre eles. Em 1979 os fabricantes Heyer-Schulte e McGhan introduziram este tipo de implante no mercado e a Dow Corning em 1981, que foram muito divulgados no Brasil com o nome de Silastic II. A Surgitek, em 1986, lançou o implante chamado SCL (*strong shell, cohesive gel, low bleed*). A Dow Corning e a Surgitek saíram do mercado e deixaram de produzir seus implantes em 1992 devido a questões de litígio nos tribunais, que levaram a FDA a determinar a moratória aos implantes preenchidos de gel de silicone nos Estados Unidos da América do Norte.

A grande busca dos fabricantes de implantes mamários nos anos 1980 foi por um tipo de artefato que reduzisse o índice de contratura capsular nas cirurgias de inclusão de implantes mamários. Criaram as barreiras, diminuindo assim a transudação do gel (*low bleed*), preencheram os implantes com gel coeso ou de alta coesividade e mudaram o tipo de revestimento dos implantes, que eram lisos, para texturizados, na tentativa de reproduzir o tipo de textura dos implantes recobertos por espuma de poliuretano, já que este tipo de implante apresentava um grau menor de contratura capsular.

O implante revestido de poliuretano

Os implantes de silicone gel revestidos por espuma de poliuretano foram introduzidos no mercado no ano de 1968, sendo que muitos fabricantes detinham os direitos para sua fabricação. Estes implantes se tornaram muito populares quando fabricados pela Surgitek, principalmente na década de 1980. Devido ao sucesso destes implantes, a grande multinacional Bristol-Myers-Squibb comprou os direitos de fabricação, mas por uma propaganda adversa da degradação da espuma de poliuretano, a companhia decidiu retirar este tipo de implante do mercado em 1991. Estes implantes foram desenvolvidos para reduzir a incidência das contraturas capsulares, e apresentavam indiscutivelmente um índice muito baixo de contratura, mesmo em mulheres que haviam apresentado anteriormente contraturas grau IV com os implantes lisos. Acredita-se que a causa desta drástica redução da contratura capsular se deva à formação da cápsula, pois o poliuretano permite que o tecido cresça em diferentes direções, com os vetores de força de forma centrífuga.

Os implantes revestidos de poliuretano foram muito populares entre cirurgiões e pacientes, até que foi publicado que o poliuretano no interior do corpo humano poderia se degradar em toluenodiamida (TDA). O TDA causou câncer de fígado nos roedores estudados, que foram alimentados com altas doses desta substância, apesar de sabidamente o TDA não ser carcinogênico para humanos. Os estudos demonstraram que nenhum problema de saúde foi correlacionado ao poliuretano em mais de 100.000 mulheres portadoras destes implantes, e finalmente a pesquisa revelou que os níveis de TDA presentes nestas mulheres representavam um risco de um em um milhão de chances de desenvolverem um câncer secundário ao TDA. A FDA aconselhou as mulheres portadoras de implantes de poliuretano, de que não havia necessidade ou indicação de retirarem seus implantes, pois o risco da cirurgia para retirada era imensamente maior do que se permanecessem com seus implantes. Mesmo assim, a procura por este tipo de implante diminuiu e o fabricante retirou *voluntariamente* os implantes de poliuretano do mercado.

Em meados dos anos 1980, devido ao bom desempenho no processo de contratura capsular pelos implantes revestidos de poliuretano, a Mentor lançou implantes com as membranas texturizadas. A primeira texturização foi feita por impressão, colando-se uma folha de espuma de poliuretano na membrana de silicone e, após a retirada, deixava impresso o efeito texturizado.

Em 1988 a FDA mudou a classificação dos implantes mamários, deixando de ser considerado classe 2 e passando a integrar a classe 3. Isto significou que estes produtos necessitavam de normas diferentes, sendo que seus fabricantes deveriam se submeter ao que é chamado de *premarket approval applications* (PMAAs), que significa comprovar eficácia e durabilidade de seus implantes. O prazo para que isto acontecesse foi de 30 meses, e em caso contrário os fabricantes que não cumprissem a norma não poderiam mais vender seus produtos no mercado norte-americano.

Nesta ocasião a indústria do silicone, preocupada com o desempenho da chamada segunda geração de implantes, desenvolvia nova tecnologia modificando ou aumentando o número de barreiras das membranas e desenvolvendo para o preenchimento um gel de alta coesividade. Surgiram vários novos processos de texturização e cada um deles pertence ao fabricante que divulgava estes tipos de texturas, mais finas ou não, referindo a diminuição do grau de contratura capsular. Na década de 1990 os implantes apresentaram um melhor desempenho, a chamada terceira geração, e isto se deveu as várias mudanças na fabricação dos implantes.

Implante mamário preenchido de gel de silicone – o que ocorreu nos Estados Unidos

Em novembro de 1991 a FDA, após o *General and Plastic Surgery Devices Panel*, concluiu que novas e melhores pesquisas eram necessárias para estabelecer normas de segurança e eficácia dos implantes mamários preenchidos por gel, recomendando que enquanto estes estudos estavam em andamento, estes implantes poderiam continuar a venda. Porém Kessler, um dos membros da comissão da FDA, em janeiro de 1992, solicitou a moratória dos implantes. Várias solicitações e revisões foram feitas sobre a literatura científica disponível naquela ocasião, mas com um número crescente de casos ulceração, necrose, calcificação, granulomas, migração do silicone, infecção, cistos, adenopatia axilar e perda de tecido mamário. Foram também reportados às autoridades sanitárias casos de granulomas no fígado, pneumonites, acidentes embólicos e morte.

O implante de silicone

Somente após a II Guerra Mundial os implantes de silicone começaram a ser utilizados. Os primeiros foram em cirurgias de reconstrução de testículo, nos Estados Unidos, em aviadores norte-americanos.

Na mesma época, em 1949 no Japão, Taichiro Akiyama, com a finalidade de aumentar o volume mamário, implantou cirurgicamente em pacientes sacos vazios e os preencheu com gel de silicone por meio de agulhas.

Por volta de 1960, a frequência de cirurgias para aumento mamário tinha reduzido muito, devido ao mau resultado com o uso dos materiais já descritos, que estavam associados a um alto índice de complicações.

Ainda em 1960, H.G. Arion, na França, lança os implantes salinos.

Em 1961, Thomaz Cronin estuda o primeiro implante mamário de silicone. Em 1962, Cronin e Frank Gerow realizam a primeira cirurgia de implantação em conjunto com a Dow Corning. A cirurgia ocorreu no Jefferson Davis Hospital, em Huston-Texas (EUA), no qual a paciente Timmie Jean Lindsey, de 30 anos, aceitou ser a primeira mulher a se submeter a uma cirurgia de implantes de silicone nas mamas. A cirurgia teria durado 2 horas e o sucesso foi absoluto. Cronin e Gerow apresentaram a sua experiência no Congresso Internacional de Cirurgia Plástica, em 1963, e a novidade repercutiu como uma bomba, cuja explosão continua ecoando até os dias de hoje, com cada vez mais intensidade.

Em 1963 a Dow Corning inicia a comercialização do implante mamário de silicone preenchido com gel. Este era revestido por membrana espessa, elastômero com superfície lisa em forma de gota, na tentativa de representar uma aparência natural, e foi batizado com o nome de *natural fell*.

Em 1968, após um período experimental, Pangman lança o implante mamário de gel de silicone recoberto com espuma de poliuretano, que mais tarde seria comercializado pela Natural-Y. A cobertura apresentava-se espessa, com aproximadamente 1 cm de espuma, ao contrário dos implantes atuais, que apresentam espessura de 1,6 mm. Seu formato era em gota e internamente existia uma septação também de poliuretano em forma de Y. Acreditava-se que este septo em forma de Y seria o responsável por manter a projeção e a forma de gota.

Em 1970, Ashley publica o primeiro trabalho sobre implantes de gel de silicone com superfície de poliuretano: *A new type of breast prosthesis: preliminary report*. Neste momento ele também comunica à *Food and Drugs Administration* (FDA) sua experiência, concluindo importante diminuição no índice de contratura capsular.

Nesta ocasião, os implantes de silicone eram considerados dispositivos médicos, sendo assim, não estavam sob a regulação da FDA, que na época abrangia apenas drogas, como eram classificadas as injeções de silicone – silicone líquido. A partir de 1976 a FDA começa a regular os chamados dispositivos médicos.

Inicialmente, os implantes apresentavam membranas espessas, forma de gota e tela de Dacron para fixação. A tela servia para suturar o implante e mantê-lo no lugar, sendo posicionada na face posterior do implante e fixada no músculo peitoral. Notou-se que com a flacidez do tecido mamário ao longo do tempo de implantação, o implante ficava preso e a ptose causava uma aparência de mama dupla. Em alguns casos, a tela presa e a fibrose no local faziam com que o implante rasgasse na superfície de conexão e acreditava-se que esta fibrose também contribuía para a formação de contratura capsular. Em 1970 é interrompida a fabricação de implantes com tela, e em 1980 estes implantes não são mais encontrados no mercado.

Alguns autores referem que devido ao grande número de tipos e modelos fabricados ao longo das décadas, o ideal não seria dividir a evolução tecnológica dos implantes em "gerações", mas por outro lado também concordam que é mais simples como orientação. Portanto a chamada primeira geração foram os implantes fabricados pela Dow Corning produzidos entre 1964 e 1970. Estes implantes eram preenchidos por gel viscoso e apresentavam o invólucro ou membrana espessa, a qual foi responsabilizada pela *contratura capsular*, considerada como a primeira complicação reportada deste tipo de implante.

Devido ao grande número de contratura capsular nestes implantes, causando insatisfação nas mulheres acometidas, os cirurgiões creditaram este insucesso à espessura das membranas que revestiam os implantes e junto com a indústria das implantes mamários, em 1972 desenvolveram uma novo implante, chamado de segunda geração. Estes apresentavam um invólucro de silicone liso, bem mais fino, com cerca de 0,25 mm de espessura e gel também mais fino, menos viscoso. Estes implantes foram fabricados até o ano de 1986 e foram descontinuados, pois não só não solucionaram o problema das contraturas capsulares, como posteriormente se verificou que estes eram mais sujeitos a se romperem.

Foi durante este período, dos anos 1970, que os cirurgiões observaram o fenômeno de transudação do gel que preenchia o implante para o meio externo, chamado de *gel bleed*, suspeitando que este também tivesse um papel importante na formação do processo de contratura capsular. Este pensamento fez com que a indústria, e a esta altura já havia vários fabricantes no mercado mundial, produzisse um novo tipo de implante chamado de *low-bleed*. Para evitar este *bleeding* do silicone a indústria criou um novo tipo de invólucro ou membrana, sendo

O elastômero de silicone pode ser usado em tecidos técnicos com aplicações em alta tecnologia, como por exemplo *air-bags* e tecidos resistentes ao fogo.

- *Construção civil* → usado como selante, hidrofugante e aditivo. O selante é utilizado em vedações, rejunte de material e em juntas de dilatação. Sua função hidrofugante é utilizada na proteção de tijolos, concreto e telhas, impedindo a absorção de água e permitindo a saída de vapores. Usado como aditivo de tintas, funciona como ligante, reforçando a estrutura molecular, aumentando a aderência da tinta e agindo como antiespumante, evitando a formação de "bolhas" durante sua aplicação.

- *Alimentícia* → é o revestimento ideal para formas de pão e outros moldes usados por padeiros e confeiteiros, pois como sabemos alia uma excelente resistência a altas temperaturas dos fornos às propriedades antiaderentes, que garantem uma desmoldagem perfeita, repetidas vezes e por diversos anos. Devem ser ressaltadas ainda outras características, tais como apresentar-se inerte, atóxico, resistente, transparente e incapaz de alterar o sabor de qualquer alimento que entre em contato com o mesmo. Desta forma, máquinas automáticas de servir bebidas, moldes de confeitaria, bandejas de gelo e bicos de mamadeira são apenas algumas das inúmeras peças feitas de elastômero de silicone para aplicações em produtos que terão contato com alimentos.

- *Cosmética* → por ser inodoro e apresentar baixa toxicidade, além de resistir a grandes variações de temperatura sem apresentar alterações de suas características, é muito utilizado pela indústria de produtos de beleza, higiene e limpeza. É usado na fabricação de xampu, hidratante, protetor solar e maquiagem.

- *Saúde* → nesta área é utilizado na fabricação de antiflatulentos, próteses internas e externas e moldes dentários. Também usado em cateteres, sistemas de perfusão e transfusão, tubos, mangueiras de circulação extracorpórea, pois como sabemos apresenta qualidades importantes de segurança e confiabilidade, como transparência, resistência, atoxicidade e biocompatibilidade.

Aplicação na Medicina

Devido ao desenvolvimento do silicone na indústria aeronáutica na fabricação de aviões durante a II Guerra Mundial, rapidamente seu uso na Medicina foi aplicado no desenvolvimento de tubos artificiais. O primeiro relato foi em 1946, em uma cirurgia biliar para a substituição do ducto biliar. Subsequentemente estes tubos de silicone foram usados para *shunts*, uretras, cateteres e em articulações. Em 1953 Brown e cols., após estudos laboratoriais e clínicos, descreveram a tolerância e compatibilidade do silicone utilizado no subcutâneo como implante permanente.

Foi Marzoni quem primeiro descreveu a reação dos tecidos após implantação subdérmica de borracha de silicone, apesar de a medicina ter demonstrado que o silicone era um material bem tolerado nesta localização.

Atualmente, o silicone é utilizado como implante, em várias especialidades médicas, tais como urologia, ortopedia, cirurgia cardíaca em válvulas e marca-passo, oncologia – cateter para quimioterapia, neurocirurgia e muitas outras. Apresenta também uma ação eficiente e bastante interessante, quando utilizado nos processos de cicatrização em fita ou em gel sobre as cicatrizes, especialmente as cirúrgicas.

Aplicação na Cirurgia Plástica

A mamaplastia de aumento, tanto para fins estéticos como na reconstrução do volume mamário pós-mastectomia, tem se mostrado ao longo da história como uma técnica de erros e acertos. A primeira cirurgia com a finalidade de aumentar o volume mamário foi realizada em 1895, por Czermy, que tentou corrigir o defeito causado na mama pela retirada de um fibroadenoma com o transplante de um lipoma que a paciente apresentava na região do flanco.

Durante os anos que se seguiram os cirurgiões tentaram realizar o aumento do volume das mamas com a implantação de vários materiais. A evolução para se conseguir uma técnica que produzisse o efeito desejado continuou até o final do século 19. Nessa ocasião, surgiram várias técnicas como a injeção de parafina, implantação de marfim, bolas de vidro, borracha, cartilagem, fibra de lã, gutta-percha e pedaços de polietileno moldados. Todos estes materiais utilizados causavam distorções na forma das mamas, com comprometimento tecidual e glandular. O resultado destas tentativas foi desastroso, as pacientes apresentavam mamas deformadas e endurecidas e o tratamento nestes casos era a cirurgia para a retirada do material implantado.

Na década de 1950 e em 1960 muitas outras substâncias injetáveis, além da parafina, foram testadas para aumento do volume das mamas. Foi utilizada a geleia de petróleo, cera de abelhas, resina de epóxi, óleo de silicone, silicone industrial e esponja de Ivalon, formada de um polímero de polivinil. Estas esponjas eram blocos nos quais os cirurgiões esculpiam os implantes no volume e modelo desejado para cada paciente. O Ivalon permitia o crescimento do tecido aderindo à esponja, mas este material, assim como os injetáveis, produziu mamas comprometidas na forma, com endurecimento, dor e infecção. Em alguns casos a evolução foi grave levando a mastectomia bilateral e até mesmo à morte por infecção.

Estima-se que nos Estados Unidos da América do Norte, apenas em Las Vegas, estado de Nevada, no ano de 1976, cerca de 12.000 mulheres haviam se submetido ao aumento das mamas com injeção de silicone de grau médico adulterado. Este método causou graves complicações, tais como dor, despigmentação da pele, edema,

capítulo 49

Implantes Mamários de Silicone

AUTORA: Wanda Elizabeth Massière Correa
Coautor: Guilherme Targino

Dedicatória

Quando Sérgio Carreirão me fez o convite para escrever este capítulo, eu não imaginava a oportunidade de revisitar momentos maravilhosos destes meus 30 anos de Cirurgia Plástica. Recordações do aprendizado das técnicas cirúrgicas; conversas agradáveis com meus professores; dúvidas; ideias; e a vontade de conhecer e saber mais sobre os implantes mamários de silicone, que utilizávamos nas mamaplastias de aumento.

Rendo aqui minha homenagem aos meus ilustres professores Ivo Pitanguy e Cláudio Rebello, com os quais tive e tenho o privilégio de aprender. A eles dedico este capítulo.

O Material e Suas Aplicações na História

O silicone é proveniente do silício, e este do quartzo, e a substância que mais se assemelha ao silicone é o vidro. Na tentativa de se obter um vidro maleável, foi criado o silicone.

No período entre 1863 e 1880 uma dupla de cientistas alemães (Fridel e Crafts) fez a primeira tentativa de se obter um silano orgânico, porém não obtiveram sucesso. Apesar disso, sua busca foi importante para a determinação de uma metodologia. Após mais uma tentativa frustrada em 1904, de Grignard – professor de química, outro professor, Kipplin, conseguiu obter um silano orgânico controlado em forma de polímero. Isto foi o que possibilitou a existência do silicone nas diversas apresentações que hoje conhecemos, tais como óleo, gel, elastômero e resina. O óleo é formado por cadeias lineares curtas não reativas; o gel, por cadeias reticuladas curtas reativas; o elastômero é formado por cadeias curtas e longas reativas com grande densidade de reticulação; e a resina é o silicone duro, mais parecido com o vidro, formado por cadeias curtas e longas reativas totalmente reticuladas.

Entretanto, foi apenas 40 anos depois desta descoberta que o interesse pelo uso industrial do silicone foi despertado. Isto ocorreu durante a II Grande Guerra, gerando uma demanda por produtos químicos resistentes a condições extremas. A característica fundamental para o silicone tornar-se amplamente utilizado durante a Guerra foi sua capacidade de suportar temperaturas que podiam variar de – 50º a + 350º, permanecendo estável, não conduzindo eletricidade e apresentando viscosidade constante. Além disso, apresentava-se ainda inodoro, insípido, incolor, antioxidante, hidrófobo, antiespumante, não moldável (não gruda) e indiferente fisiologicamente (biocompatível).

A Dow Corning, seguida da GE, Bayer e outras, fabricaram e comercializaram os primeiros produtos à base de silicone, a partir de 1943, utilizando resinas, óleos, emulsões e lubrificantes, resistentes principalmente a condições extremas de temperatura. É importante salientar que nenhum outro produto químico existente até então atendia a essas necessidades.

O silicone é utilizado em diversas áreas, seja como produto final ou como componente do produto final, havendo uma estimativa do seu uso em mais de 10 mil produtos.

Algumas indústrias que utilizam silicone

- *Eletroeletrônica* → proteção e isolamento eletroeletrônico.
- *Indústria têxtil* → utilizado como impermeabilizante e também para tornar os tecidos mais macios e sedosos.

Parte 6
Cirurgia Plástica da Mama

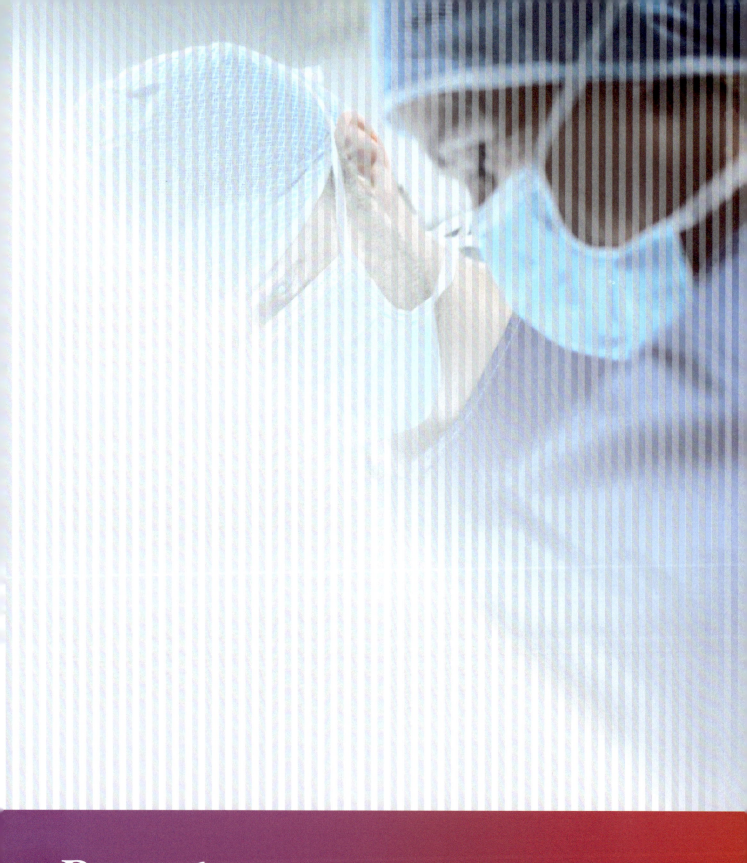

PARTE 6
Cirurgia Plástica da Mama

Referências Bibliográficas

1. Lenert JJ, Viterbo F, Johnson PC. Pediatric facial paralysis. In: Bentz ML, ed. Pediatric Plastic Surgery. 1ª ed. Pittsburgh: Appleton and Lange; 1998. p. 427-461.
2. Rubin LR. The paralysed face. St. Louis: Mosby-Year Book Inc.; 1991.
3. Pietersen E. Natural history of Bell's. In: Graham MD, House WF, eds. Disorders of Facial Nerve. New York: Raven Press; 1982. p. 307-312.
4. Viterbo F. Paralisia facial: In: Carreirão S, Cardim V, Goldenberg D, eds. Cirurgia Plástica. Sociedade Brasileira de Cirurgia Plástica. São Paulo: Atheneu: 2005. Cap. 37, p. 225-235.
5. Viterbo F. Paralisias faciais e síndrome de Möebius – tratamento clínico e cirúrgico. In: Mélega JC, Viterbo F, Mendes F, eds. Cirurgia Plástica/ Os Princípios e a Atualidade. Rio de Janeiro: Guanabara Koogan; 2011. Cap. 75, p. 635-643.
6. Scaramella L. L'anastomosi trai i duenervi facial. Arch Otologia. 1971;82:209-215.
7. Smith JW. A new technique of facial animation. In: Hueston JH, ed. Transactions of Fifth International Congress on Plastic Reconstructive Surgery. Sydney: Butterworth; 1971.
8. Kumar PA, Hassan KM. Cross-face nerve graft with free-muscle transfer for reanimation of the paralyzed face: A comparative study of the single-stage and two-stage procedures. Plastic Reconstr Surg. 2002;109:451-462.
9. Viterbo F, Trindade JC, Hoshino K, Mazzoni A. Lateroterminal neurorraphy without removal of the epineural sheat. Experimental study in rats. Rev Paul Med. 1992;110:267-275.
10. Viterbo F, Trindade JC, Hoshino K, Mazzoni A. Two end-to-side neurorraphies and nerve graft with removal of the epineural sheath: Experimental study in rats. Brit J Plast Surg. 1994;47:75-80.
11. Viterbo F, Trindade JC, Hoshino K, Mazzoni A. End-to-side neurorraphies and nerve graft with removal of the epineural sheath: an experimental study in rats. Plast Reconstr Surg. 1994;94:1038-1047.
12. Viterbo F. Novo método para tratamento da paralisia facial: o "cross-face nerve" com neurorrafia término-lateral. Rev Soc Bras Cir Plast Est Reconst. 1993;8:36-38.
13. Conley J, Baker DC. Hypogossal-facial nerve anastomosis for reinervation of the paralized face. Plast Reconstr Surg. 1979;63:63-72.
14. Terzis JK. Babysitter: an exciting new concept in facial reanimation. In: The Facial Nerve. Rio de Janeiro, Brazil. Proceedings of the Sixth Int Symposium on the Facial Nerve, October 2-5, 1988.
15. Harri K, Ohmori K, Torii S. Free gracilis muscle transplantation with microneurovascular anastomoses for the treatment of facial paralysis. Plast Reconstr Surg. 1976;57:133.
16. Zuker RM, Goldberg CS, Manktelow RT. Facial animation in children with Möbius syndrome after segmental gracilis muscle transplant. Plast Reconstr Surg. 2000;106(1):1-8.
17. Gilles HD. Experience with fascia lata grafts in the operative treatment of facial paralysis. Proc R Soc Med. 1934;27:1372-1380.
18. Labbé D, Huault M. Lengthening temporalis myoplasty and lip reanimation. Plast Reconstr Surg. 2000;105(4):1289-97.
19. Baker DC, Conley J. Regional muscle transposition for rehabilitation of the paralyzed face. Clin Plast Surg. 1979;6:317-331.
20. Viterbo F, Faleiros HRP. Orthodromic transposition of the temporal muscle for facial paralysis. Made easy and better. J Craniofacial Surg. 2005;16(2):306-9.
21. Viterbo F, Romão A, Brock RS, Joethy J. Facial Reanimation Utilizing Combined Orthodromic Temporalis Muscle Flap and End-to-Side Cross-Face Nerve Grafts. Aesthetic Plast Surg. 2014 Jun 19.
22. McLaughlin CR. Surgical support in permanent facial paralysis. Plast Reconstr Surg. 1953;11:302.
23. Viterbo F. Transposição ortodrômica de músculo temporal para o tratamento da paralisia facial. Contribuição para melhor resultado estético. Apresentado como tema livre no XXXVI Congresso Brasileiro de Cirurgia Plástica. Rio de Janeiro, 16 de novembro de 1999.
24. Möbius PJ. Über infantilen Kernschwund. Münch Med Wochenschr. 1892;39:17-21, 41-43, 55-58.
25. Edgerton MT, Tuerk DB, Fischer JC. Surgical treatment of Möbius syndrome by platysma and temporalis muscle transfers. Plast Reconstr Surg. 1975;55:305.
26. Kelley SA, Sharpe DT. Gold eyelid weights in patients with facial palsy: a patient review. Plast Reconstr Surg. 1992;89(3):436-440.
27. Morel-Fatio D, Laiardrie JP. Palliative surgical treatment of facial paralysis: the palpebral spring. Plast Reconstr Surg. 1964;33:446-456.
28. Friedhofer H, Salles AG, Jucá MCCR, Ferreira MC. Eyelid reconstruction using cartilage grafts from auricular scapha. Eur J Plast Surg. 1999;22(2-3):96-101.
29. Steindler A. The method of direct neurotization of paralysed muscles. Amer J Orthop Surg. 1915;13:33-38.

Paralisia Pós-ritidoplastia

Não são raros os casos de paralisia facial após uma ritidoplastia, às vezes ocorrendo por lesão direta determinada pela tesoura/bisturi ou, ainda, pelo eletrocautério. Felizmente, a maioria desses casos evolui bem, espontaneamente. Entretanto, alguns casos não têm a mesma evolução, permanecendo com sequela que lhes impossibilita a oclusão palpebral ou o sorriso simétrico. Nesses casos, devemos intervir precocemente, antes que a atrofia muscular se instale.[5]

Nossa atuação tem sido feita com o objetivo de detectar a interrupção anatômica dos ramos do nervo facial. Quando a encontramos, fazemos sutura direta, terminoterminal, desde que não exista tensão ou, quando a tensão se faz presente (situação mais comum), interpomos enxerto de nervo sural.[5]

Em alguns casos, não encontramos lesão anatômica no nervo. Colocamos então o enxerto de nervo sural, tendo uma de suas extremidades suturadas proximalmente na face lateral do ramo lesado. A outra extremidade do enxerto é colocada no interior do músculo paralisado, fazendo uma neurotização muscular direta.[2,5,7,29]

Quando Operar

Questão polêmica é quando operar uma paralisia congênita, paralisia de Bell e paralisia pós-ritidoplastia.[5] A cirurgia feita muito precocemente pode ser desnecessária, visto que muitos pacientes apresentam melhora espontânea. Ao contrário, se esperarmos muito a atrofia muscular irá instalar-se definitivamente, perdendo-se a oportunidade de reinervação muscular.[5]

Na paralisia congênita, acreditamos que não se deva aguardar mais do que 1 ano, pois após esse período a atrofia muscular por desnervação será definitiva.[5] Na paralisia de Bell e pós-ritidoplastia, solicitamos eletromiografia após 30 dias e repetimos após 120 dias. Se não houver melhora clínica nem melhora eletromiográfica, indicamos a cirurgia.[5] Quando a lesão do nervo ocorre por ferimento na face, a reparação deve ser precoce.[5]

Simetrização

A maioria dos casos de paralisia facial requer tratamento complementar para melhorar a simetria nos movimentos da face. Nas paralisias de longa duração temos realizado miectomia no lado sadio.[5] Realizamos miectomia no músculo zigomático maior no lado sadio, enfraquecendo-o, para melhorar o sorriso e, de acordo com a necessidade do caso, miectomia do músculo depressor do lábio inferior. Os resultados costumam ser interessantes.[5] A movimentação do músculo frontal no lado sadio é queixa frequente.

Nas paralisias de longa duração, realizávamos a neurotomia em bloco dos ramos temporais do nervo facial. Consistia em incisão de 2 cm intrapilosa na região temporal, fazendo dois planos de descolamento, um imediatamente acima da fáscia temporal e o outro mais superficial, abaixo da pele. Dessa forma isolávamos uma camada de tecido subcutâneo englobando os ramos temporais do nervo facial, que é seccionado superiormente e paralelo à incisão cutânea, e fazíamos um retalho que era girado sobre si mesmo.

Mais recentemente, realizamos a ablação dos ramos frontais do nervo facial, conseguida através de somente uma incisão com cerca de 3 mm na região temporal. Nesta técnica utilizamos o eletroestimulador para precisar a localização topográfica e estratigráfica dos ramos nervosos. Uma vez conseguido, prosseguimos a ablação utilizando agulha de grosso calibre e eletrocautério e paramos quando não temos mais os movimentos frontais. Os resultados têm sido satisfatórios e animadores.[5]

Tratamento Estético

Cada vez mais, temos sido surpreendidos com queixas estéticas por parte dos pacientes com paralisia facial. Já não são suficientes a oclusão palpebral e o sorriso. Eles estão cada vez mais exigentes. Assim, temos utilizado com frequência a toxina botulínica para enfraquecer movimentos no lado sadio, especialmente no músculo depressor do lábio inferior, zigomático, frontal, corrugador e orbicular dos olhos.[5] Especialmente nos casos de paralisias recentes, com boas chances de recuperação, as miectomias não estão indicadas, mas a toxina butulínica sim, por ser transitória e permitir boa simetrização.

Enxertos de gordura aspirada e centrifugada têm sido usados para melhorar a simetria do contorno facial, especialmente nos casos de paralisia de longa duração, em que ocorre deformidade no esqueleto facial e hemilábio superior e inferior paralisado.[5]

Reforçamos a importância do apoio familiar, sobretudo quando a paralisia acomete crianças; além do acompanhamento com um profissional da fisioterapia e da fonoaudiologia, muito importante para treinamento do sorriso.

CAPÍTULO 48 – PARALISIAS FACIAIS E SÍNDROME DE MÖBIUS

Outras opções são a mola de Morel-Fatio, o enxerto de cartilagem conchal, o alongamento do músculo elevador da pálpebra e o retalho de temporal, conforme descrito por Gilles.[5,17,27]

Pálpebra inferior

A desnervação do orbicular dos olhos afeta também a pálpebra inferior, quanto à sua posição. São frequentes o ectrópio e a esclera aparente, acompanhados de queixas de olho seco. A correção, de acordo com a gravidade, pode ser feita de várias maneiras.

Casos leves são tratados pelo encurtamento horizontal da lâmina tarsal, ou também pelo *tarsal-strip* (Figuras 48.9A-D). Casos mais graves podem requerer enxerto de cartilagem conchal fixando sua extremidade superior na borda inferior do tarso e a extremidade inferior introduzida sob o músculo orbicular dos olhos e apoiada no rebordo orbital, elevando a pálpebra e mantendo-a na posição adequada.[5,28]

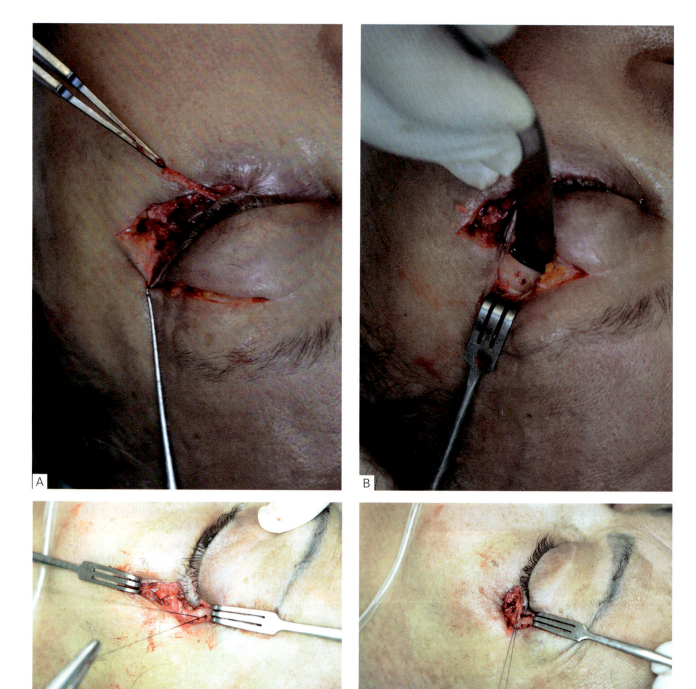

FIGURA 48.9A-D – Sequência intraoperatória de confecção do *tarsal-strip*.

CAPÍTULO 50 – MAMAPLASTIA DE AUMENTO

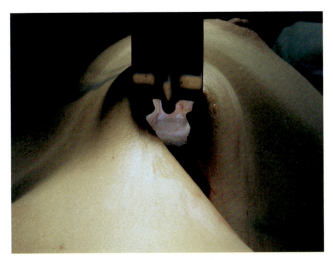

FIGURA 50.10 – Descolamento via axilar.

É uma técnica com curva de aprendizado um pouco maior e exige instrumental específico para sua realização com segurança e conforto (Figura 50.11). Existem alguns opositores que alegam alteração do linfonodo-sentinela, embora nós particularmente não estejamos convencidos desta ocorrência.

A via no sulco inframamário talvez seja a de mais fácil execução, independe do tamanho do implante ou de sua superfície de cobertura (o de poliuretano é mais difícil de ser introduzido via periareolar ou axilar). A sua maior desvantagem é a cicatriz ser facilmente perceptível quando a paciente está deitada.[5,7]

Planos Anatômicos de Inclusão

Os planos descritos pelos vários autores são (Figura 50.12):
- retroglandular;
- retrofascial;
- retromuscular.

O plano retroglandular (nosso preferido) é conseguido descolando-se a glândula da fáscia do grande peitoral. Este descolamento é facilmente realizado no polo superior por manobra digital. No polo inferior, onde se encontra a maioria dos vasos perfurantes, o descolamento é mais fácil com utilização da tesoura, com ajuda da fibra óptica. O implante neste plano não proporciona movimentação à contração do grande peitoral e apresenta uma ptose natural com o passar do tempo. A grande desvantagem é que, ao utilizarmos implantes muito grandes, maiores que a base da glândula mamária, sua borda se torna perceptível e, consequentemente, pouco natural (Figuras 50.13A-C e 50.14A-C).

O plano retrofascial, defendido por alguns autores, em nossa opinião não existe. A fáscia, embora tenha uma razoável espessura no seu terço superior, é muito fina no restante da musculatura, não tendo espessura suficiente para resistir à distensão e de fato prover uma cobertura ao implante. Em nossa opinião, exceto no ter-

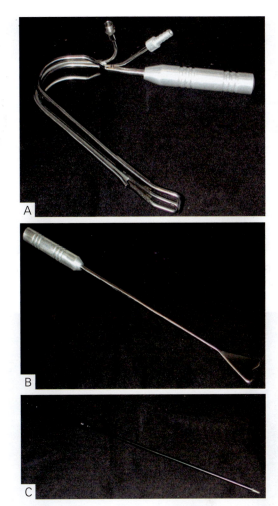

FIGURA 50.11 – Afastador longo com conexão para fibra óptica e aspirador para a fumaça da cauterização **(A)**. Descolador **(B)**. Bisturi elétrico com conexão para aspirador **(C)**.

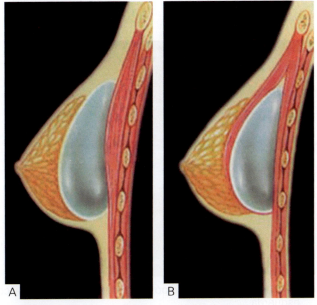

FIGURA 50.12 – Plano retroglandular **(A)** e retromuscular (atrás do músculo peitoral maior **(B)**.

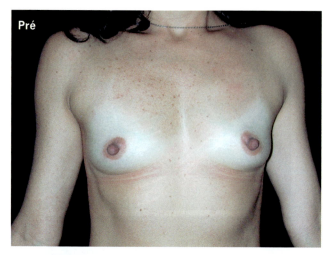
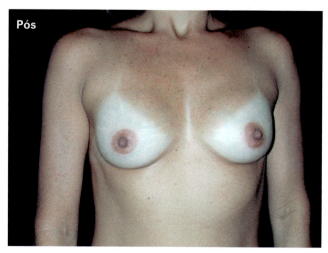

■ **FIGURA 50.13A** – Pré e pós-operatório. Implante de silicone redondo colocado por via de acesso retroglandular. Visão frontal.

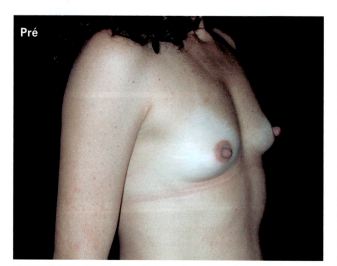
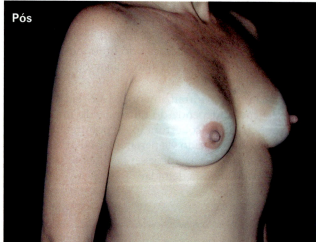

■ **FIGURA 50.13B** – Pré e pós-operatório. Implante de silicone redondo colocado por via de acesso retroglandular. Oblíqua direita.

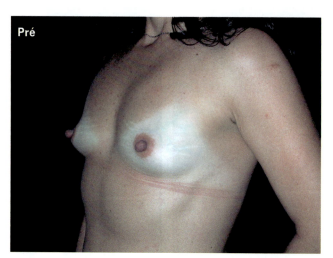
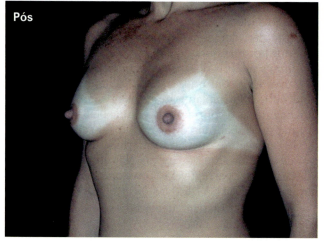

■ **FIGURA 50.13C** – Pré e pós-operatório. Implante de silicone redondo colocado por via de acesso retroglandular. Oblíqua esquerda.

CAPÍTULO 50 – MAMAPLASTIA DE AUMENTO

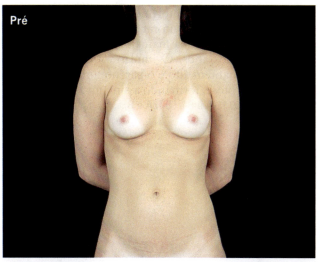 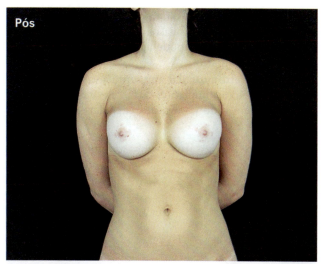

FIGURA 50.14A – Pré e pós-operatório. Implante de silicone redondo colocado por via de acesso axilar. Visão frontal.

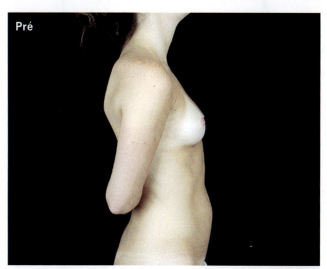 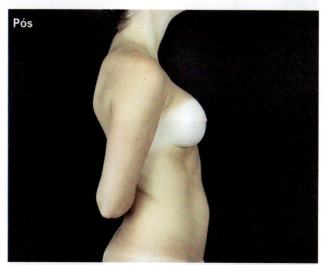

FIGURA 50.14B – Pré e pós-operatório. Implante de silicone redondo colocado por via de acesso axilar. Perfil direito.

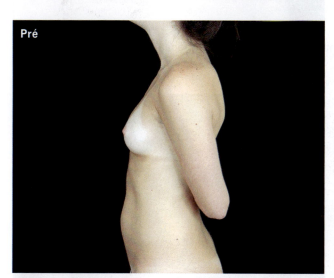 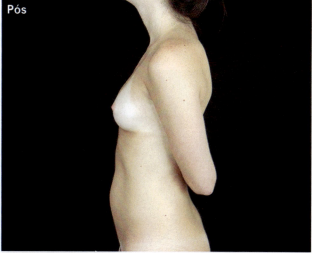

FIGURA 50.14C – Pré e pós-operatório. Implante de silicone redondo colocado por via de acesso axilar. Perfil esquerdo.

ço superior, o implante estará no plano retroglandular. Achamos que em alguns casos o descolamento retrofascial, no terço superior, pode ajudar a disfarçar a borda do implante mamário.

O plano retromuscular apresenta a vantagem de dar maior proteção ao implante, disfarçar suas bordas e ter um grau menor de contratura capsular. As desvantagens deste plano são a movimentação dos implantes à contração do músculo peitoral maior e a dissociação do implante do parênquima mamário na ptose que ocorre com o passar dos anos. O implante fica contido pelo músculo e se mantém alto e o parênquima mamário vai sofrendo uma ptose, formando assim um aspecto desgracioso[7] (Figuras 50.15-A e B e 50.16A e B).

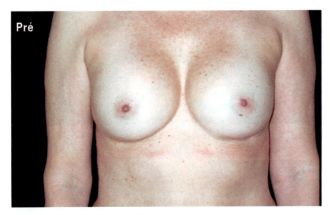 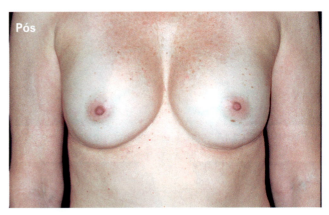

■ **FIGURA 50.15A** – Pré e pós-operatório. Troca de implante de silicone redondo por anatômico do mesmo tamanho. Visão frontal.

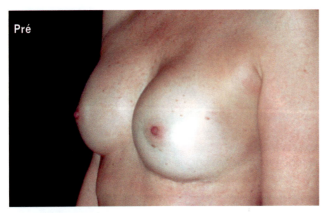 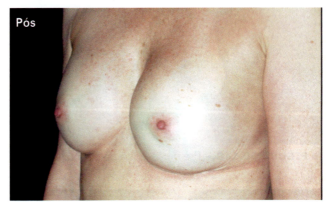

■ **FIGURA 50.15B** – Pré e pós-operatório. Troca de implante de silicone redondo por anatômico do mesmo tamanho. Perfil esquerdo.

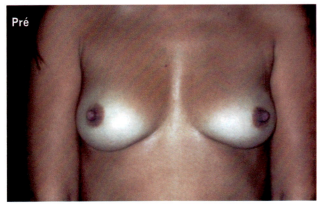 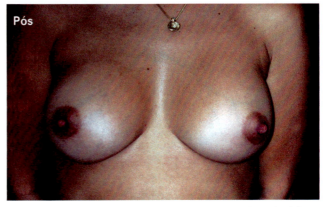

■ **FIGURA 50.16A** – Pré e pós-operatório. Implante de silicone anatômico colocado por via de acesso Periareolar. Visão frontal.

CAPÍTULO 50 – MAMAPLASTIA DE AUMENTO

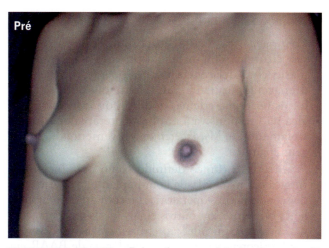
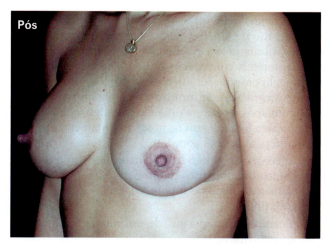

FIGURA 50.16B – Pré e pós-operatório. Implante de silicone anatômico colocado por via de acesso periareolar. Oblíqua esquerda.

Complicações

As complicações decorrentes da mamaplastia de aumento podem ser imediatas ou tardias. As complicações precoces mais comuns são hematoma e infeccção aguda. As complicações tardias mais comuns são a contratura capsular e a ruptura do implante. Outras complicações a serem consideradas incluem: mau posicionamento das mamas, assimetria das mamas, seroma, deiscência de sutura, extrusão de implante, alterações da sensibilidade e cicatriz hipertófica. O hematoma e o seroma tardios são raramente relatados na literatura.[5,7,9,10]

Hematoma

O hematoma como uma complicação do implante mamário é visto mais frequentemente durante os 3 primeiros dias de pós-operatório e apresenta incidência que varia de 2 a 10,3%.[5] A etiologia pode ser decorrente de distúrbio de coagulação, hemostasia inadequada ou trauma.

O hematoma tardio é atribuído como uma das causas de contratura capsular. A sua etiologia é desconhecida. O crescimento de neovascularização na nova cápsula e subsequente ruptura destes vasos, quando colocados sob significante força, pode ser um dos fatores causais. Outros fatores a serem considerados incluem: excessivo aperto das mamas durante atividade sexual, erosão de uma artéria capsular pela membrana texturizada do implante, *microbleeding* e hiperpermeabilidade dos vasos capsulares devida ao processo inflamatório crônico decorrente de infiltrado celular mononuclear.[10]

Infecção

A aderência de bactéria no implante mamário independe da textura da sua superfície. A incidência de infecção é de 1 a 3% após a mamaplastia de aumento.[5] É rara a ocorrência de abscesso ou celulite; entretanto, quando ocorrerem o implante deverá ser prontamente removido até que a infecção seja resolvida. É melhor esperar de 3 a 6 meses após a resolução do processo infeccioso para colocar outro implante. A infecção também pode ocorrer quando um implante se torna exposto e, neste caso, a retirada do implante deve ser realizada sem demora[3,5] (Figura 50.17).

Ao longo dos últimos anos, a Agência Nacional de Vigilância Sanitária vem acompanhando a ocorrência de infecções pós-cirúrgicas por micobactéria de crescimento rápido (MCR), nas diferentes regiões do País, que têm sido caracterizadas como surtos isolados. Nos anos de 2004 e 2005 ocorreram surtos de infecção por MCR relacionados a procedimentos cirúrgicos (implantes mamários) estéticos, principalmente no município de Campinas (SP).

No dia 7 de março de 2007, a Secretaria de Vigilância em Saúde do Ministério da Saúde (Anvisa) divulgou a ocorrência de um surto de infecções pós-cirúgicas por

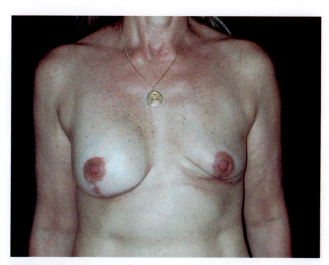

FIGURA 50.17 – Retirada de implante unilateral após infecção.

Mycobacterium abscessus e *Mycobacterium fortuitum* na cidade do Rio de Janeiro. Foram notificados casos de pacientes submetidos a videoendoscopias de cavidades ou tecidos estéreis com acesso transcutâneo, implantes de silicone, lipoaspiração, injeções de produtos estéticos ou cirurgias cardíacas em unidades hospitalares, que apresentaram após a cirurgia uma das manifestações abaixo, com ou sem febre, e sem resposta ao tratamento antimicrobiano para germes comuns:

- infecções de pele e subcutâneo que se apresentam como abscessos frios ou piogênicos, com reação inflamatória aguda e supuração, ou evolução crônica com nódulos;
- ulcerações nos portais de entrada de cânulas ou laparoscópios;
- fistulizações após procedimentos invasivos.

O curso da doença é variável, sendo mais frequente a evolução crônica progressiva, com raros casos de cura espontânea. Não existem sinais patognomônicos. A suspeita normalmente é levantada devido à falta de resposta aos antibióticos mais utilizados no tratamento de patógenos habituais de pele (Figura 50.18).

O diagnóstico etiológico é feito pela análise microbiológica de tecidos e secreções demonstrando a presença do organismo. A pesquisa de BAAR em secreção e/ou material de biópsia pode fornecer pistas importantes para direcionar o diagnóstico. Pacientes com bacteriologia negativa (baciloscopia direta e cultura) terão seu diagnóstico estabelecido através do dado epidemiológico, somado à histopatologia – achado de granuloma com ou sem necrose caseosa – em tecido retirado por biópsia ou ressecção.

Devido a diferenças na suscetibilidade aos antimicrobianos entre as espécies de MCR e mesmo entre cepas da mesma espécie, os testes de sensibilidade estão recomendados para todos os isolados de importância clínica, incluindo aqueles oriundos de pacientes apresentando recaída ou falência terapêutica.[11]

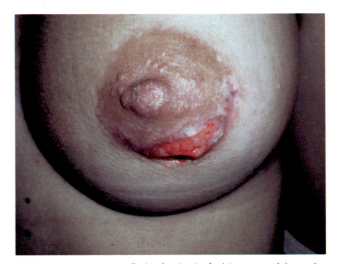

FIGURA 50.18 – Deiscência de ferida operatória periareolar com drenagem de secreção serosa.

- **Definição de caso**
- *Confirmado*: caso clínico definido como uma incisão cirúrgica em mamaplastia com implante mamário com deiscência no pós-operatório, ou com drenagem purulenta ou serosa, ou outros sinais locais (eritema, edema, nódulo), ou infecção cirúrgica não responsiva a antibioticoterapia empírica e isolamento de *Mycobacterium* proveniente de drenagem cirúrgica.
- *Provável*: caso clínico definido como uma incisão cirúrgica em mamaplastia com implante mamário com deiscência no pós-operatório, ou com drenagem purulenta ou serosa, ou outros sinais locais (eritema, edema, nódulo), ou infecção cirúrgica não responsiva a antibioticoterapia empírica e evidência de BAAR em preparado de secreção de drenagem cirúrgica, porém com ausência de confirmação em cultura.
- *Possível*: caso clínico definido como uma incisão cirúrgica em mamaplastia com implante mamário com deiscência no pós-operatório, ou com drenagem purulenta ou serosa, ou outros sinais locais (eritema, edema, nódulo), ou infecção cirúrgica não responsiva a antibioticoterapia empírica com sinais cutâneos de infecção consistente com a definição clínica de caso, mas com ausência de evidência laboratorial de infecção bacteriana.[12]
- *Definição de resultado laboratorial compatível* (definida para espécimes coletados de ferida cirúrgica):
  - BAAR positivo;
  - cultura positiva para MCR;
  - PCR positivo para MCR (p. ex.: restrição enzimática – PRA);
  - exame histopatológico de tecido mostrando granulomas com áreas centrais de necrose;
  - genotipagem.
- *Coleta de espécimes biológicas*:
  - coletar material de forma asséptica e em frascos estéreis;
  - o volume de secreção deve ser superior a 2 mL;
  - *swab* não é recomendado;
  - o transporte das amostras deve ser sob refrigeração, protegido da luz e em frascos vedados para que o conteúdo não derrame;
  - informar ao laboratório se a secreção foi coletada de lesão aberta ou fechada;
  - nos casos de biópsia a amostra deve estar em água destilada ou salina estéril;
  - notificar à autoridade sanitária local/Comissão Estadual de Controle de Infecção os casos de infecção (suspeitos e confirmados) por MCR em pacientes submetidos a procedimento invasivo.

O tratamento das infecções causadas por MCR inclui, muitas vezes, uma abordagem cirúrgica associada ao uso de antibiótico, dependendo da suscetibilidade dos isolados e das manifestações clínicas. A antibioticoterapia empírica para M. *abscessus* pode ser realizada utilizando-se claritromicina. Pode ser necessária a associação de um aminoglicosídeo, nos casos de acometimento sistêmico ou de imunossupressão. Neste caso o paciente deve ser acompanhado pelo monitoramento da função renal. As quinolonas podem ser usadas se os testes laboratoriais demonstrarem sensibilidade a esse grupo farmacológico.

O implante deverá ser prontamente removido até que a infecção seja resolvida e o desbridamento de tecidos infectados é importante para o sucesso terapêutico.[11] É aconselhável esperar 6 meses após a resolução do processo infeccioso para colocar outro implante. As infecções por MCR respondem de forma lenta, geralmente, por isso o tratamento pode ser necessário por períodos de tempo demorados. A identificação de infecção pós-procedimento cirúrgico por MRC deve ser comunicada à autoridade sanitária local ou diretamente à Anvisa.

Contratura capsular

É a complicação mais comum em pacientes com implante mamário e a principal causa de revisão cirúrgica em mamaplastia de aumento. Parcialmente em resposta ao *bleed* de silicone, uma reação de corpo estranho mediada por macrófagos ocorre e resulta na formação de fibroplasia ao redor do implante e formação de cápsula. Outros fatores que podem estar envolvidos na fisiopatologia da formação da cápsula incluem: contaminação bacteriana, desordem autoimune do tecido conectivo, predisposição genética, hematoma, tecido necrótico, seroma, fumo, características da superfície do implante e pó de talco (presente nas luvas cirúrgicas). A maiora das contraturas ocorre dentro de 2 a 3 meses após a cirurgia. O tratamento para contratura capsular severa pode requerer capsulotomia, capsulectomia ou remoção do implante[3,10] (Figura 50.19-A e B).

Deformidade de contorno

A deformidade de contorno, também conhecida como *rippling*, deve-se à visualização das bordas do implante através da pele, o que gera uma superfície irregular às mamas (Figura 50.20). Geralmente localizado no polo superior, o *rippling* pode se localizar em toda a extensão da mama. Alguns autores demonstraram que, apesar de toda a evolução da técnica operatória e da qualidade dos implantes, o índice de reoperação da mamaplastia de aumento permanece alto, com 24% em 5 anos e 36% em 10 anos,[13] sendo as questões volumétricas e deformidades de contorno as principais causas.[14]

Acredita-se que a deformidade de contorno seja causada pela interação biomecânica entre o implante e a mama[15] pois, se por um lado o implante promove aumento no volume mamário, por outro exerce compressão sobre a glândula e os tecidos sobrejacentes, gerando alterações morfológicas nesses tecidos. Estudos recentes

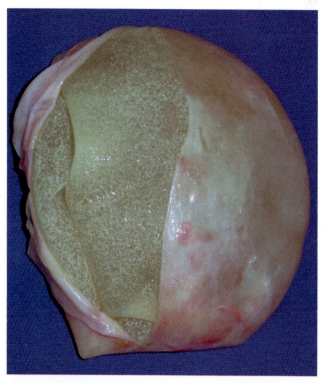

FIGURA 50.19A – Cápsula fibrosa envolvendo e comprimindo totalmente o implante mamário.

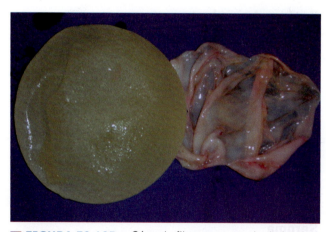

FIGURA 50.19B – Cápsula fibrosa separada do implante mamário.

evidenciaram redução do volume do parênquima mamário como consequência da mamaplastia de aumento, com inserção de implantes no plano retroglandular, assim como redução do volume muscular quando a inserção dos implantes se dá no plano retromuscular, ao final de 12 meses pós-operatórios.[15,16]

Assim, as pacientes com pouca cobertura glandular (*pinch test* menor de 2 cm) devem optar pelo plano retromuscular não apenas para uma melhor cobertura do implante e melhor resultado estético, como também para evitar alterações de contorno em decorrência da interação implante/tecido mamário.

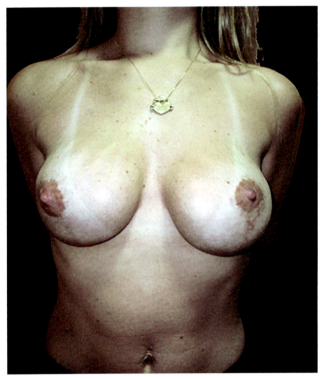

■ **FIGURA 50.20** – Paciente apresentando *rippling* em polo superior das mamas.

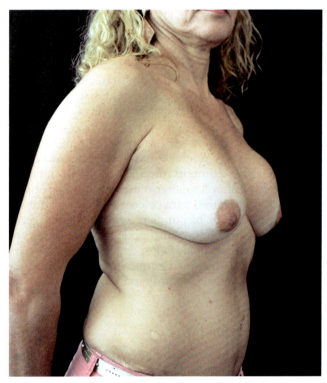

■ **FIGURA 50.21** – Deformidade em dupla bolha.

Ruptura do implante

Aproximadamente 80-90% das rupturas de implantes são intracapsulares e 10-20% são extracapsulares.[9] Nas rupturas intracapsulares o silicone fica contido dentro de um envelope fibroso de tecido cicatricial. Isto pode resultar em uma suave mudança na forma ou consistência da mama. Entretanto, mais de 50% das rupturas intracapsulares são indetectáveis ao exame físico, pois uma aparência normal das mamas é mantida pela cápsula fibrosa. A ruptura intracapsular pode ser detectada por ultrassom, ressonância magnética e tomografia computadorizada.[5,9]

Seroma

Ocorre em 3-6% das mulheres após 3 anos, especialmente em pacientes com implante texturizado.[3,10]

Mau posicionamento do implante

Inclui a lateralização das mamas, extrema medialização das mamas (simastia), mau posicionamento do sulco inframamário, deformidade em dupla bolha (decorre de uma diferença entre diâmetro do implante e a área da base da mama) (Figura 50.21).[3,7]

Calcificação da cápsula fibrosa

Não é comum, mas preocupa, pois pode mimetizar carcinoma na mamografia.

Deiscência da sutura

Associa-se a infecção, excesso de manipulação e traumatismo nas bordas da ferida cirúrgica e excesso de tensão na sutura (Figura 50.22).

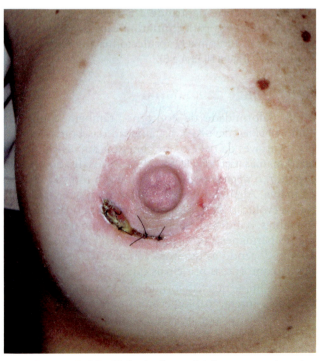

■ **FIGURA 50.22** – Deiscência parcial da sutura periareolar.

Necrose de pele e extrusão do implante

Associa-se a infecção, excessivo calor ou frio local, uso de corticoide dentro da loja do implante, fumo, quimioterapia e radiação[3,5] (Figura 50.23).

Síndrome de Mondor

É uma rara complicação causada por trombose e inflamação das veias toracoepigástricas. As veias se apresentam como cordões fibrosos que se estendem a partir do sulco inframamário. É uma condição autolimitada e desaparece em alguns meses.[3]

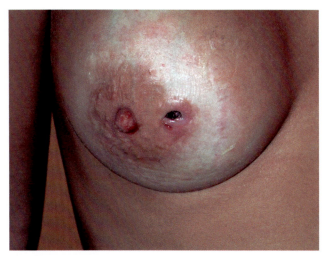

FIGURA 50.23 – Exposição do implante. A retirada do implante deve ocorrer sem demora.

Referências Bibliográficas

1. Pesquisa Datafolha Sobre a Cirurgia Plástica no Brasil. Disponível em: <http://www.info-cirurgiaplastica.com/2009/06/pesquisa-datafolha-sobre-cirurgia.html> Acessado em: 4 ago. 2009.
2. Young VL, Nemecek JR, Nemecek DA. The efficacy of breast augmentation: Breast size increase, patient satisfaction, and psychological effects. Plastic & Reconstructive Surgery. 1994;94(7):958-969.
3. Bengtson BP. Complications, Reoperations, and Revisions in Breast Augmentation. Clinics in Plastic Surgery. 2009;36:139-156.
4. Cohney BC. Polyurethane foam covered prostheses. British Journal of Plastic Surgery. 1992;45(7):562-566.
5. Roth FS, Gray DJ, Paletta EC. Breast Prostheses. In: The Bionic Human: Health Promotion for People With Implant Prosthetic Devices. New Jersey: Humana Press; 2006. p. 231-254.
6. Malata CM, Feldberg L, Coleman DJ, Foo IT, Sharpe DT. Textured or smooth implants for breast augmentation? Three year follow-up of a prospective randomised controlled trial. British Journal of Plastic Surgery. 1997;50(2):99-105.
7. Mang WL. Breast Augmentation. In: Manual of Aesthetic Surgery 2. New York: Springer; 2005. p. 3-28.
8. Rezai A, Singh SR. The use of well-monitored sedation anesthesia for breast augmentation. Aesthetic Surgery Journal. 2004;24(3):277-279.
9. Brown SL, Silverman BG, Berg WA. Rupture of silicone-gel breast implants: causes, sequelae, and diagnosis. Lancet. 1997;350:1531-1537.
10. B. McArdle B, Layt C. A Case of Late Unilateral Hematoma and Subsequent Late Seroma of the Breast After Bilateral Breast Augmentation. Aesthetic Plastic Surgery. 2009;33:669-670.
11. Gomes SM, Melo JR,; Verotti M, Lima CP, Parenti CF, Santana HT, et al. Infecção por Mycobacterium abscessus. Diagnóstico e tratamento. Informe Técnico nº 1. Agência Nacional de Vigilância Sanitária. Disponível em: <http://www.anvisa.gov.br/servicosaude/controle/ Alertas/informe_tecnico_1.pdf> Acessado em: 16 ago. 2009.
12. Fortaleza CMCB, Padoveze MC. Agência Paulista de Controle de Doenças. Investigação de Surto de Infecções Pós-Implante Mamário. Disponível em: <http://www.cve.saude.sp.gov.br/agencia/bepa5_surto.htm> Acessado em: 17 ago. 2009.
13. Center for Devices and Radiological Health, U.S. Food and Drug Administration. Food and Drug Administration update on the safety of silicone gel-filled breast implants, June, 2011. Disponível em: <http://www.fda.gov/downloads/medicaldevices/productsandmedicalprocedure/implantsandproosthetics/ucm26090.pdf.> Acessado em: 28 mar. 2015.
14. Choudry U, Kim N. Preoperative assessment preferences and reported reoperation rates for size change in primary breast augmentation: a survey of ASPS members. Plast Reconstr Surg. 2012;130:1352-1359.
15. Liu C, Luan J, Ji K, Sun J. Measuring volumetric change after augmentation mammaplasty using a three-dimensional scanning technique: an innovative method. Aesthetic Plast Surg. 2012;36:1134-1139.
16. Roxo AC, Nahas FX, Salin R, Castro CC, Aboudib JH, Marques RG. Volumetric Evaluation of the Mammary Gland and Pectoralis Major Muscle following Subglandular and Submuscular Breast Augmentation. Plast Reconstr Surg. 2016;137(1):62-9.
17. Roxo AC, Nahas FX, Bazi F, Castro CC, Aboudib JH, Marques RG. Evaluation of the effects of silicone implants on the breast parenchyma. Aesthet Surg J. 2015;35(8):929-35.

capítulo 51

Grandes Hipertrofias Mamárias

AUTOR: **Pedro Djacir Escobar Martins**
Coautores: Pedro Alexandre da Motta Martins, Milton Paulo de Oliveira e Sérgio Carreirão

Introdução

Nas grandes hipertrofias mamárias, as mamaplastias redutoras são consideradas cirurgias reparadoras, porque tratam as repercussões funcionais e os desconfortos que são causados pelo elevado volume e peso das mamas. Nesses casos em que a prioridade é reduzir o volume mamário e corrigir a consequente ptose, também há resposta estética favorável, pelo simples fato de melhor posicionar as mamas e tornar o seu volume proporcional ao biotipo da paciente. Entende-se por grandes hipertrofias as mamas muito volumosas, em que a ressecção de tecido mamário será de 500 a 1.000 gramas ou mais por mama, e é possível realizar a transposição do complexo areolopapilar (CAP) com pedículo vascular[6,14] (Figuras 51.1.1 e 51.1.2).

Não confundir com as gigantomastias, que são pouco frequentes e classificadas à parte. São mamas com exuberante crescimento, uni ou bilateralmente, em adolescentes e gestantes.[1,5,10,17,25] A etiologia é pouco conhecida, mas parece ser resposta exagerada a hormônios e receptores mamários da gravidez.[1,23,26] Também, o uso de determinadas drogas, especialmente durante o período gestacional, pode causar o crescimento exagerado das mamas.[1,13] A ocorrência de linfoma não Hodgkin em gigantomastias deve ser considerada no diagnóstico diferencial[24].

Devido ao exagerado volume mamário, ptose severa e a grande distância de deslocamento do CAP para o ápice da mama, seu enxerto livre pode ser inevitável nas gigantomastias[1,13] (Figuras 51.2.1 e 51.2.2).

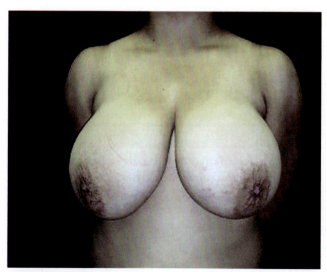

FIGURA 51.1.1 – Grande hipertrofia mamária – mama maciça em paciente jovem.

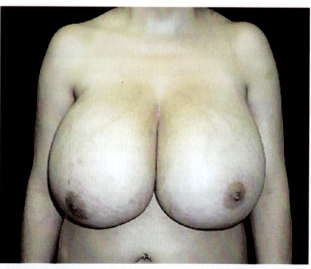

FIGURA 51.1.2 – Grande hipertrofia com simastia.

PARTE 6 – CIRURGIA PLÁSTICA DA MAMA

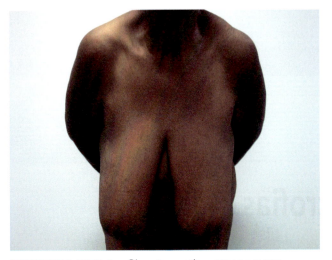
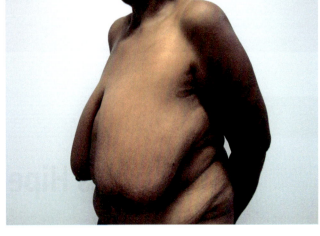

FIGURA 51.2.1 – Gigantomastia – ptose severa.

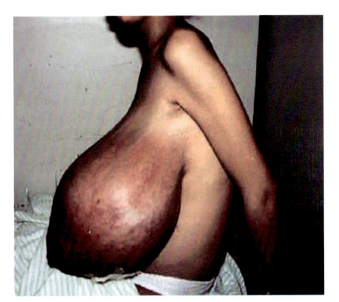
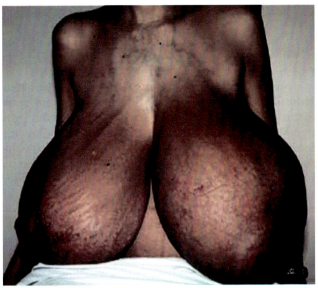

FIGURA 51.2.2 – Gigantomastia – Hipertrofia maciça na gravidez. (Relato de Caso – Silva Filho AR *et al.*[14])

Considerações Clínicas

Em pacientes jovens, o parênquima mamário é mais maciço, com predominância de tecido glandular. Isso torna, muitas vezes, a montagem das mamas dificultosa no momento da transposição do CAP. Por outro lado, os resultados são mais duradouros e estáveis. Contudo, quando há lipossubstituição na glândula mamária, especialmente nas pacientes que já atingiram a menopausa, os resultados não têm a mesma estabilidade, devendo ocorrer algum grau de ptose no pós-operatório tardio. Nesses casos, tem boa indicação o retalho de pedículo inferior, descrito por Ribeiro.[15.] A transposição do CAP, nas grandes hipertrofias mamárias, tem migração longa na sua ascensão, por vezes mais que 10 cm. Por consequência, deve-se ter extremo cuidado com o seu aporte circulatório. Ao indicar a mamaplastia redutora em pacientes idosas, tabagistas, que façam uso de drogas ou portadoras de patologias como diabete e doenças do colágeno, é mais prudente recorrer ao enxerto livre do CAP.

Histórico

A mamaplastia redutora baseia-se em um conjunto de manobras fundamentais para sua execução. Há uma variedade imensa de técnicas e táticas que variam de acordo com a abordagem de cada cirurgião. Sinder faz um amplo retrospecto das mais variadas técnicas, através dos tempos.[19]

Segundo Letterman e Schurter, a primeira descrição de mamaplastia redutora foi realizada por Paulus Aegineta (625-690 D. C.).[8] Dieffembach (1848) relatou mamaplastia redutora por incisão no sulco inframamário.[3] Desde então, há um grande número de trabalhos e publicações sobre as técnicas de mamaplastia redutora, que enriquecem essa fascinante área da cirurgia plástica. Serão destacadas, neste capítulo, técnicas que têm indicação ou contribuíram, de alguma forma, no tratamento cirúrgico das grandes hipertrofias mamárias.

Schwartzmann, em 1930, descreveu sua técnica, em que o CAP era transposto através de um retalho dermoglandular de pedículo superomedial. A desepitelização em torno da aréola se tornou clássica e leva o nome manobra de Schwartzmann.[16]

Excisão ou amputação distal da mama e transplante livre de aréola e papila foram consagrados por Thorek.[22] Esse procedimento, acrescido de detalhes e táticas de cada cirurgião, ainda hoje é utilizado para o tratamento cirúrgico das gigantomastias e algumas hipertrofias.

Teve grande aceitação a técnica de Strömbeck, que demarca o traçado das incisões com o auxílio de um molde. Promove desepitelização pela manobra de Schwartzmann, faz excisão do polo inferior da mama e de um cilindro dermoadiposoglandular supra-areolar para facilitar a transposição do CAP, que fica com dois pedículos, superomedial e superolateral. Não faz descolamento cutâneo.[21]

Em 1960 e 1961, Pitanguy apresentou sua técnica pessoal. É uma técnica muito versátil e das mais usadas por cirurgiões plásticos contemporâneos.[11,12] A técnica de Pitanguy será descrita com mais detalhes adiante, tendo sido publicada pelo seu autor em diversos periódicos brasileiros e internacionais, em anais de eventos e livros pessoais ou de terceiros.[12] O cirurgião sueco Tord Skoog descreveu, em 1963, técnica de mamaplastia com transposição de aréola e papila por meio de um retalho desepitelizado de pedículo superolateral. Essa conduta pode ser utilizada em outras técnicas para facilitar a ascensão do CAP.[20]

McKissock publicou técnica de mamaplastia redutora com retalho vertical bipediculado. Ao realizar a transposição do CAP o retalho dobra-se sobre si mesmo para promover a projeção do polo superior da mama.[9]

Ribeiro descreveu retalho desepitelizado de pedículo inferior, com 4 a 5 cm de largura, localizado entre a aréola e o sulco inframamário. O retalho é fixado na fáscia superficial do músculo peitoral maior, atrás da glândula mamária, para projeção do seu polo superior.[15]

Jurado, em 1976, promove a transposição do CAP junto de um grande retalho desepitelizado de pedículo inferior, até o sulco inframamário. As cicatrizes resultam em T invertido.[4]

Escolha da Técnica Cirúrgica

A extensa literatura disponível sobre o tema mamaplastia redutora serve para ilustrar e ampliar o conhecimento do cirurgião plástico. A grande variedade de procedimentos e condutas, entretanto, pode dificultar a escolha da técnica ideal para cada caso, devido à grande variedade de procedimentos. É recomendável ao cirurgião plástico mais jovem eleger uma técnica básica de mamaplastia redutora, de preferência aquela que aprendeu durante a sua formação, na qual tem mais experiência. Dessa forma, com algumas variantes e com mais segurança, poderá tratar a maioria dos casos.

Os autores recomendam a técnica de Pitanguy, que tem um amplo leque de indicações, sequência cirúrgica bem definida, preservação das funções da glândula mamária tanto quanto possível, permite variações de conduta conforme cada caso e proporciona bons resultados.

Técnica de Pitanguy – princípios gerais

A paciente é colocada na mesa cirúrgica em posição semissentada, com os braços abduzidos em 90 graus. Marca-se inicialmente o ponto A, que corresponde à projeção do sulco inframamário na linha hemiclavicular. Nesse local será, posteriormente, posicionado o complexo areolopapilar, no ápice de mama operada (Figura 51.3.1).

Através de pinçamento digital se estima a quantidade de tecido mamário que será ressecada, determinando os pontos B e C, que juntamente com o ponto A formarão o triângulo ABC. A extensão entre AB e AC deverá ser de 6 a 8 cm (Figura 51.3.2).

Os pontos D e E corresponderão aos limites medial e lateral da linha de incisão horizontal no sulco inframamário. Deve-se ter o cuidado de não unir as incisões na linha medioesternal e de não ultrapassar a linha axilar anterior (Figura 51.3.3).

A cirurgia propriamente dita inicia pela manobra de Schwartzmann para desepitelização periareolar em toda a extensão do triângulo ABC até um pouco além da borda inferior da aréola (Figura 51.3.4).

A ressecção do parênquima mamário é limitada ao hemisfério inferior e coincide com as linhas de demarcação medial, lateral e do sulco inframamário, sem desco-

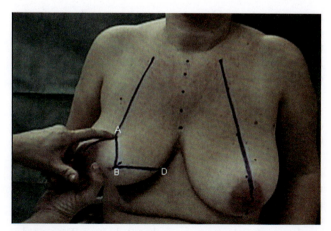

FIGURA 51.3.1 – Ponto A: Projeção do sulco inframamário na linha hemiclavicular.

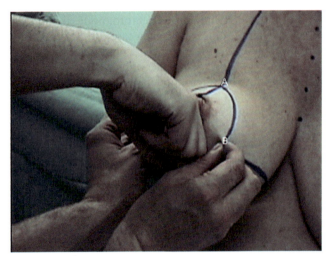

FIGURA 51.3.2 – Pinçamento digital para avaliar a quantidade de tecido mamário a ressecar e as posições dos pontos B e C.

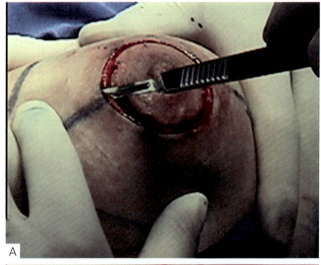

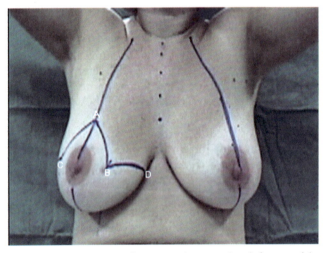

FIGURA 51.3.3 – Demarcação no sulco inframamário deve-se ter o cuidado de não unir as incisões na linha média e não ultrapassar a linha axilar anterior. A demarção dever ser transferida para a mama contralateral.

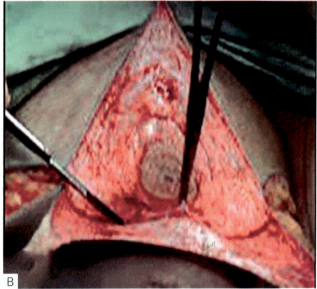

FIGURA 51.3.4 – A) Incisão periareolar; e **B)** Desepidermização no triângulo ABC.

lamento cutâneo. O parênquima é ressecado em forma de "quilha de navio", favorecendo a redução do diâmetro da base da mama e a elevação do CAP (Figura 51.3.5). Nos casos em que há lipossubstituição, a excisão do polo é realizada com ressecção plana.

A montagem é feita com um ponto de sutura que se inicia na incisão do sulco inframamário, no local em que cruza a linha hemiclavicular, unindo os pontos B e C (Figura 51.3.6).

Depois da montagem, o CAP será posicionado no ápice do cone mamário, momento em que o cirurgião terá a liberdade de encontrar a posição mais apropriada para situá-lo. A cirurgia será concluída com as suturas cutâneas, tendo como resultado mamas de formato natural com cicatrizes em torno da aréola e em T invertido (Figura 51.3.7).

Esta técnica de mamaplastia redutora tem indicação para o tratamento cirúrgico de grandes hipertrofias, pode ser usada nas pequenas e médias hipertrofias, bem como em ptoses e cirurgias estéticas (Figuras 51.3.8, 51.3.9).

Ribeiro descreveu um retalho dermoglandular que, inicialmente, chamou de pedículo de segurança, que pode ser aplicado na técnica de Pitanguy com a finalidade de projetar o polo superior da mama[15] (Figuras 51.3.10 e 51.3.11).

Carreirão, após longo trabalho com Pitanguy, por mais de 35 anos, descreve procedimento dirigido para pacientes que apresentem prolongamento axilar e abaulamento dos quadrantes laterais da mama.[2] Para tratamento destas deformidades, desenvolveu manobra simples e eficiente com obtenção de bons resultados. A ressecção do parênquima glandular é realizada como na

CAPÍTULO 51 – GRANDES HIPERTROFIAS MAMÁRIAS

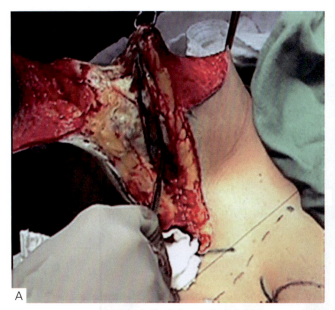
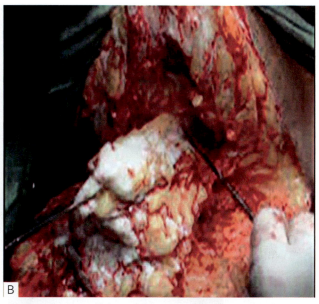

FIGURA 51.3.5 – A) Excisão no hemisfério mamário inferior, seguindo as linhas de demarcação, sem decolamento cutâneo; e **B)** Excisão em forma de quilha de navio no hemisfério superior da mama.

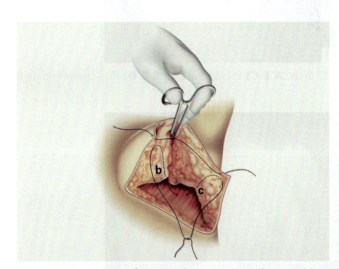
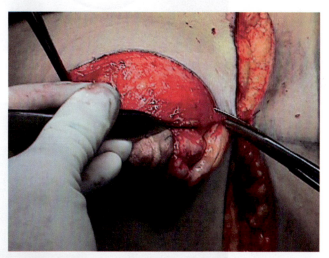

FIGURA 51.3.6 – Sutura unindo o sulco inframamário com os pontos B e C, no início da montagem da mama operada.

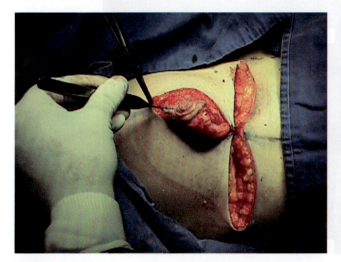
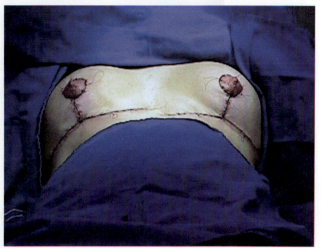

FIGURA 51.3.7 – O CAP é posicionado no ápice da mama reduzida e resulta cicatriz em T invertido.

673

PARTE 6 – CIRURGIA PLÁSTICA DA MAMA

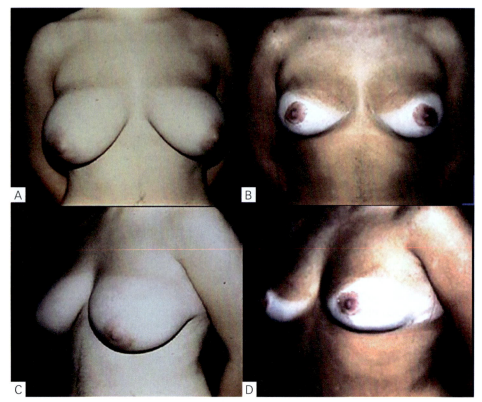

■ **FIGURA 51.3.8** – Hipertrofia mamária juvenil, operada há 37 anos. **A E C)** Pré-operatório. **B E D)** Pós-operatório de 5 anos.

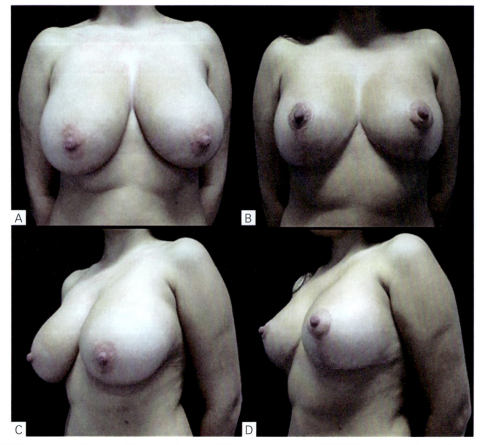

■ **FIGURA 51.3.9** – Hipertrofia mamária juvenil. **A E C)** Pré-operatório. **B E D)** Pós-operatório de 8 meses.

CAPÍTULO 51 – GRANDES HIPERTROFIAS MAMÁRIAS

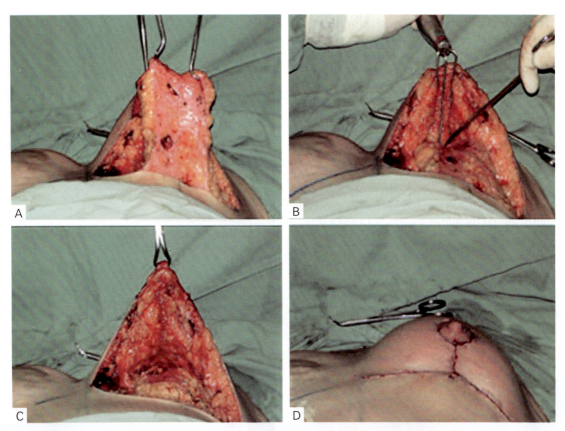

FIGURA 51.3.10 – A) Retalho de pedículo inferior; **B)** Extremidade superior do retalho é fixada na aponeurose anterior do músculo peitoral maior, na linha hemiclavicular, à altura do segundo espaço intercostal; **C)** Retalho posicionado; e **D)** Mama montada (Ribeiro L[12]).

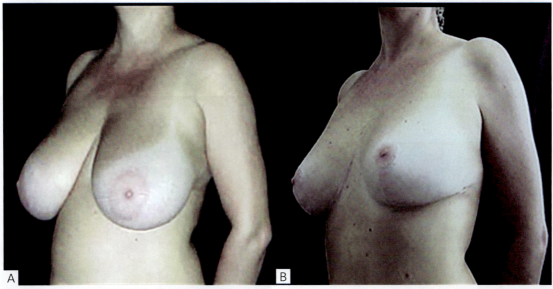

FIGURA 51.3.11 – Caso em que foi utilizado o retalho de pedículo inferior. Pós-operatório de 2 anos. Observar a projeção das mamas, especialmente no polo superior.

675

técnica original de Pitanguy. São assim criados dois pilares: o medial e o lateral. Nas pacientes com deformidades mencionadas acima o pilar lateral é sempre mais largo e extenso. Em seguida, as medidas do pilar medial (menor) são transferidas para o pilar lateral. As partes inferior e lateral em excesso do pilar lateral são ressecadas, com o cuidado de se retirar todo o prolongamento axilar (Figuras 51.4.1 e 51.4.2). O tecido subcutâneo dos limites laterais da mama deve ser preservado para se evitar retrações. O dois pilares, agora simétricos, são então unidos na linha média e fixados na fáscia peitoral da maneira descrita por Pitanguy (Figura 51.4.3). Esta ressecção retira o prolongamento axilar e o tecido em excesso, que pode provocar o abaulamento lateral da mama (Figuras 51.4.4 e 51.4.5).

Ascensão do complexo areolopapilar (CAP)

A realização de uma quilha adequada, na maioria dos casos, permite uma elevação do CAP sem qualquer outro tipo de manobra, com projeção adequada do polo superior da mama. Em muitos casos a manobra de Letterman[7] pode ajudar nesta ascensão.

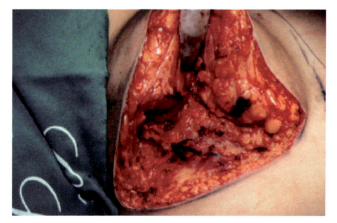

FIGURA 51.4.3 – Pilares simetrizados e fixados na fáscia peitoral.

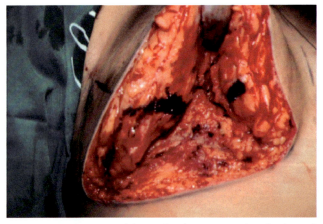

FIGURA 51.4.1 – Marcação do excesso do pilar lateral a ser ressecado.

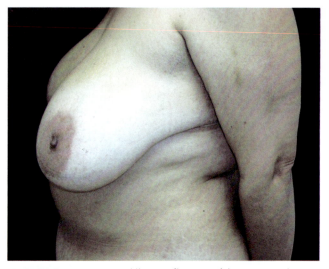

FIGURA 51.4.4 – Hipertrofia mamária com prolongamento axilar.

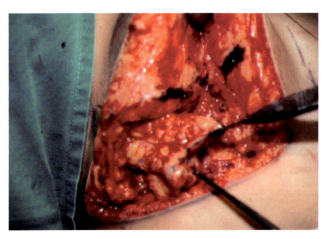

FIGURA 51.4.2 – Ressecção do excesso de tecido glandular e adiposo do pilar lateral da mama.

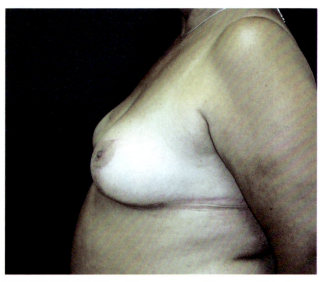

FIGURA 51.4.5 – Mesmo caso. Pós-operatório 1 ano após o procedimemto descrito.

Nas ptoses mais severas e em um número menor de casos pode ser utilizado o retalho descrito por Silveira Neto[18] para se conseguir o posicionamento adequado do CAP sem sofrimento vascular. Trata-se de retalho areolado dermoglandular com vascularização medial a partir de perfurantes intercostais, e que mantém inervação adequada pela preservação do nervo papilífero. O retalho proporciona um ótimo preenchimento do polo superior da mama, com resultados estéticos extremamente favoráveis.

Mamaplastia redutora com retalho de pedículo inferior areolado

A mama é demarcada a partir do ponto A, segundo os princípios da técnica de Pitanguy.[11,12] A desepitelização em torno da aréola se estende desde o triângulo ABC até o sulco inframamário. É confeccionado, desta forma, um longo retalho areolado de pedículo inferior. Essa conduta foi descrita por Jurado, em 1976[4], e os autores a utilizam com algumas táticas personalizadas. Esse retalho é vascularizado por vasos perfurantes provindos, principalmente, do quarto e quinto espaços intercostais (Figura 51.5.1).

Essa sutura estará situada linha hemiclavicular, junto ao segundo espaço intercostal. Outros pontos de sutura devem ser realizados com o objetivo de bem moldar o conteúdo mamário, posicionando o retalho de maneira que o CAP fique situado próximo ao ponto A, no ápice da mama (Figura 51.5.3).

O retalho adiposocutâneo proveniente do hemisfério superior, como um *soutien*, revestirá o conteúdo mamário. As demais suturas serão feitas da mesma maneira que na técnica de Pitanguy, iniciando pela união dos pontos B e C no ponto em que passa a linha hemiclavicular, na incisão inframamária, formando os ângulos do T invertido que resultará na cicatriz final (Figura 51.5.4).

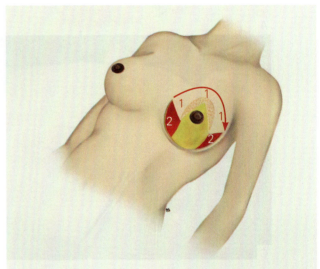

■ **FIGURA 51.5.2** – Áreas de excisão: **1)** No hemisfério superior, o parênquima mamário é ressecado a partir da base da mama até a sua capsula adiposa. A área pontilhada, em continuidade com o retalho areolado (em amarelo), corresponde ao tecido glandular que preencherá o polo superior; e **2)** Ressecções medial e lateral no hemisfério inferior.

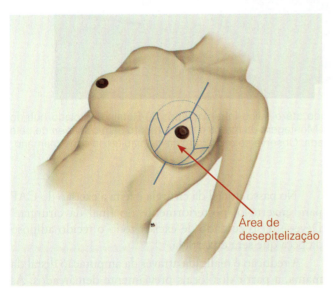

■ **FIGURA 51.5.1** – Técnica de pedículo inferior areolado.[3] Demarcação segundo Pitanguy. A desepitelização se estende do triângulo ABC até o sulco inframamário.

A glândula mamária é totalmente liberada do seu hemisfério superior onde permanecem, tão somente, a cápsula adiposa e o seu revestimento cutâneo. As ressecções para a redução serão feitas no hemisfério inferior da mama, nos lados medial e lateral do retalho areolado e na base do hemisfério superior (Figura 51.5.2).

A mama é montada à custa do retalho de pedículo inferior areolado. Sua extremidade superior é suturada na fáscia superficial do músculo grande peitoral.

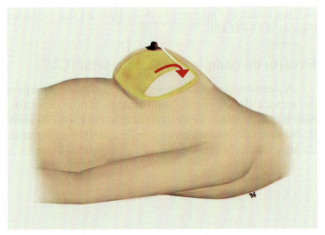

■ **FIGURA 51.5.3** – Limite do retalho areolado suturado na fáscia superficial do músculo grande peitoral, no nível do segundo espaço intercostal.

PARTE 6 – CIRURGIA PLÁSTICA DA MAMA

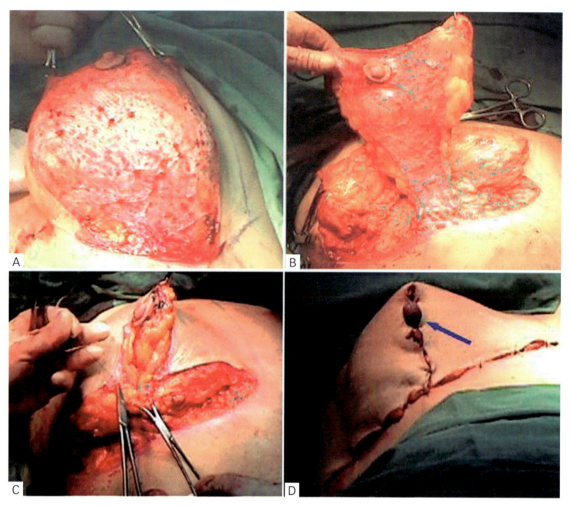

FIGURA 51.5.4 – A) Desepidermização do retalho areolado até o sulco inframamário; **B)** Retalho areolado nutrido pelos vasos perfurantes intercostais, totalmente liberado; **C)** Montagem da mama e revestimento com o *soutien* de pele e cápsula adiposa do hemisfério superior; e **D)** Mama montada. Observa-se o CAP próximo ao ápice do cone mamário.

Esta técnica os autores indicam para grandes hipertrofias mamárias, com importantes ptoses, em que o CAP esteja distante mais de 35 cm da fúrcula esternal, necessitando migrar 15 cm ou mais na sua ascensão (Figuras 51.4.5 e 51.4.6).

Enxerto do complexo areolopapilar (CAP)

A demarcação cutânea segue os mesmos princípios da técnica de Pitanguy, conforme já foram descritos. Não há necessidade de desepitelização em torno da aréola. Na verdade, nesta técnica é realizada uma amputação da área mamária situada além da demarcação cutânea.

No passo inicial da cirurgia é feita a excisão do CAP para enxertá-lo, posteriormente no final da cirurgia.[16] Deve-se ter o cuidado de excisar todo o tecido adiposo da peça que será enxertada.

A redução é realizada através da amputação distal da mama, a partir dos locais previamente demarcados. As excisões dos tecidos mamários coincidem com as incisões na pele sem descolamentos, para preservar a circulação e inervação do que restou da mama, especialmente da pele. A montagem do cone mamário é também realizada a partir da união dos pontos B e C da marcação, suturados na incisão inframamária.

Ao enxertar o complexo areolopapilar no ápice da mama, deve-se ter o cuidado de não ressecar uma circunferência de pele, como se faz na transposição com retalho, mas somente desepidermizar essa área. Assim, a derme exposta tem melhor circulação e sensibilidade como área receptora que o tecido celular subcutâneo, porque as terminações nervosas da pele estarão preservadas, podendo transmitir alguma sensibilidade ao enxerto do CAP (Figuras 51.6.1, 51.6.2).

Esta técnica, que é mais indicada para as gigantomastias, pode ser também aplicada em alguns casos de grandes hipertrofias, como pacientes idosas ou que tenham patologias, e nas situações em que a cirurgia deve ser simplificada e o tempo cirúrgico abreviado.

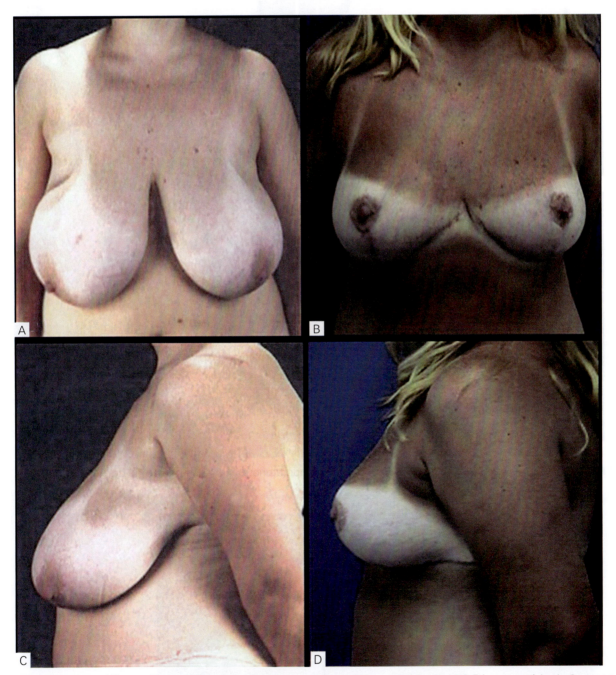

■ **FIGURA 51.5.5** – Hipertrofia mamária com ptose severa. **A e C)** Pré-operatório. **B e D)** Pós-operatório de 8 meses.

PARTE 6 – CIRURGIA PLÁSTICA DA MAMA

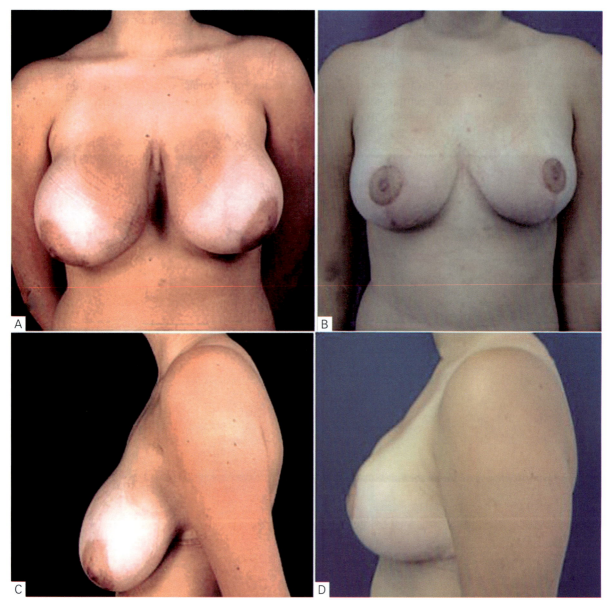

■ **FIGURA 51.5.6** – Hipertrofia mamária juvenil. **A e C)** Pré-operatório. **B e D)** Pós-operatório de 1 ano.

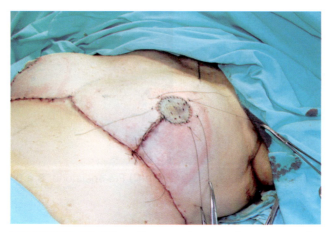

■ **FIGURA 51.6.1** – Enxerto do complexo aeropapilar (CAP) em paciente idosa.

CAPÍTULO 51 – GRANDES HIPERTROFIAS MAMÁRIAS

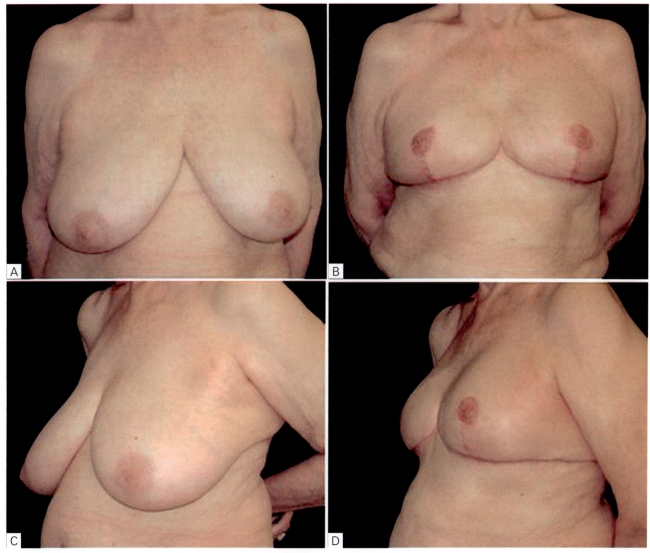

FIGURA 51.6.2 – Hipertrofia e ptose em paciente idosa' '. **A e C)** Pré-operatório; **B e D)** Pós-operatório de 6 meses.

Referências Bibliográficas

1. Beischer NA, Hueston JH, Pepperell RJ. Massive hypertrophy of the breasts in pregnancy: report of 3 cases and review of the literature, "never think you have seen everything". Obstet Gynecol Surv. 1989;44:234-43.
2. Carreirão S, Pereira S, Almeida MWR. Treatment of the Lateral Pole. Adjuvant Maneuver to Pitanguy's Technique. Aesth Plast Surg. 2009;33:445-451.
3. Dieffembach JF. Die Operative Chirurgia. Leipzig Brockhaur, FA. 2:370;1848.
4. Jurado J. Anais do XIII Congresso Brasileiro de Cirurgia Plástica e I Congresso Brasileiro de Cirurgia Estética, Porto Alegre: Emma; 1976.
5. Kullander S. Effect of 2 Br-alpha-ergocryptin (CB 154) on serum prolactin and the clinical picture in a case of progressive gigantomastia in pregnancy. Ann Chir Gynaecol. 1976;65:227-33.
6. Lalardrie JP, Jouglard JP. Plasties mammaires pour hypertrophie et ptose. Paris: Masson et Cie; 1973.
7. Letterman G, Schuster M. Facilitation of the upward advancement of nipple-areola complex in reduction mammaplasty by Kiel ressection. Plast Reconstr Surg. 1981;76:793.
8. Letterman G. Schurter M. Will Durston's mammaplasty. Plast Reconstr Surg. 1974;53(1):48.
9. McKissock PK. Reduction mammaplasty with a vertical dermal flap. Plast Reconstr Surg. 1972; 49(3):245.
10. Menschik T, Lindner C, Kunert P, Janicke F. Pregnancy-induced gigantomastia: a disease picture of uncertain origin. Zentralbl Gynakol. 1999;121:14-7.
11. Pitanguy I. Breast hypertrophy. In: Transactions of the International Society of Plastic Surgeons. 2nd Congress London, Livingstone, Edinburgh;
12. Pitanguy I. Estudo de 245 casos consecutivos de mamaplastia e apresentação de técnica pessoal. Rev Bras Cir. out. 1961;41(1):201-220.
13. Hinojosa R, Medellin JM, Quiroz RC, Huerta FRT. Hipertrofia masiva de la glándula mamaria. Presentación de seis casos. Ginecol Obstet Mex. 1997;65:277-81.

14. Resende J.H.C.: Gigantomastia. In: Melega JM et al. Cirurgia Plástica Fundamentos e Artes – Cirurgia Estética. São Paulo: MEDSI; 2003.
15. Ribeiro L, Backer E. Mastoplastia con pedículo de seguridade. Ver Esp Cir Plast 1973;16:223.
16. Schwartzmann E. Dier Technik der Mammaplastik. Der Chir. 1930;2:932.
17. Silva Filho AR, et al. Massive Hypertrophy of the Breast in Pregnancy: A Case Report. Rev Bras Ginecol Obstet. 2002;24(6).Silveira Neto E. Mastoplastia Redutora Setorial com Pedículo Areolar Interno. Transct. Anais do 13º Congresso Brasileiro de Cirurgia Plástica, Rio Grande do Sul, Porto Alegre: Editora EMMA; .
18. Sinder R. História da Mamoplastia Redutora. In: Melega JM et al. Cirurgia Plástica Fundamentos e Artes – Cirurgia Estética. São Paulo: MEDSI; 2003.
19. Skoog TA. Technique of breast reduction. Transition of the nipple on a cutaneous vascular pedicle. Acta Chir Scand. 1963;126:453.
20. Strömbeck JO. Mammaplasty. Report of a new technique based on the two pedicle procedure. Brit J Plast Surg. 1960;13(1):79.
21. Thorek M. Plastic reconstruction of yhe breast and free transplantation of the nipple. J Inter Col Surg. 1946;9:194.
22. Van der Meulen AJ. An unusual case of massive hypertrophy of the breasts. S Afr Med J. 1974;48:1465-6.
23. Windom KW, McDuffie RS Jr. Non-Hodgkin's lymphoma presenting with gigantomastia in pregnancy. Obstet Gynecol. 1999; 93:852-4.
24. Wølner-Hanssen P, Palmer B, Sjüberg NO, Astedt B. Gigantomastia. Acta Obstet Gynecol. ANO;60:525-7.
25. Zienert A. Macromastia in pregnancy: normal or a complication? Zentralbl Gynakol. 1990;112:1303-7.

capítulo 52

Mamaplastias com Cicatrizes Reduzidas com Retalho de Parede Torácica Associado à Cinta Muscular Peitoral

]AUTORA: **Ruth Maria Graf**
Coautores: **Maria Cecília Closs Ono, Priscilla Balbinot e André Ricardo Dall'Oglio Tolazzi**

Introdução

Desde a sua concepção, nos idos de 1900, as técnicas de mamaplastia tiveram grandes variações, visando principalmente cicatrizes menores e de melhor qualidade estética. Os grandes avanços descritos por Pitanguy, Wise, Lassus, Lejour, Benelli, dentre tantos outros, não apenas simplificaram o planejamento cirúrgico, como também contribuíram para a evolução de melhores resultados. Além disso, novos conhecimentos anatômicos levaram à descrição de vários pedículos vasculares confiáveis para a manutenção do complexo areolopapilar (CAP), proporcionando melhor forma do cone mamário. Pelo grande desafio que ainda representam as mamaplastias na prática dos cirurgiões plásticos, apresentamos detalhes da técnica de mamaplastia vertical com alguns exemplos de resultados em longo prazo, mostrando a manutenção da forma e cicatrizes adequadas esteticamente.

Técnica Cirúrgica

Pré-operatório

Normalmente as pacientes já estão sob avaliação anual com mastologista/ginecologista. De qualquer forma, rotineiramente solicitamos mamografia e ecografia mamária pré-operatórias. Pacientes fumantes são solicitadas a pararem de fumar pelo menos 1 mês antes e 2 semanas após a cirurgia. No dia que antecede a cirurgia as pacientes são submetidas a marcações de pele e recebem um sabonete antisséptico para o banho pré-operatório.

Marcação da pele

O planejamento cirúrgico é basicamente o mesmo para as mastopexias e mamaplastias redutoras. A linha mediana do tórax é traçada entre a fúrcula esternal e o processo xifoide. Os meridianos mamários também são marcados a partir do ponto hemiclavicular, passando pelo CAM e cruzando o sulco inframamário (ponto M) entre 9 a 11 cm lateralmente à linha mediana. O ponto A é marcado sobre os meridianos mamários em 17 a 19 cm da fúrcula esternal. Deslocando-se a mama medialmente e lateralmente, traçam-se duas linhas a partir do ponto A em direção ao ponto M, definindo a área de pele a ser ressecada. A união destas linhas inferiormente se faz no ponto D, 2 cm acima do ponto M ou do sulco inframamário. Os pontos B e C são marcados sobre estas mesmas linhas, 5 a 6 cm acima do ponto D. A união dos pontos B-A-C se faz de forma ovalada, definindo a área de desepidermização periareolar (Figura 52.1).

PARTE 6 – CIRURGIA PLÁSTICA DA MAMA

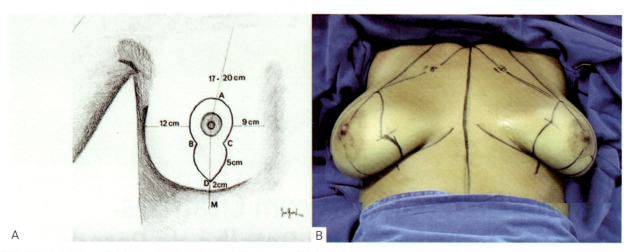

■ **FIGURA 52.1 – A)** Marcação da pele; e **B)** Pré-operatório imediato, mostrando a ausência de projeção do polo superior das mamas e a marcação pré-operatória.

Técnica cirúrgica

A cirurgia se inicia pela desepidermização da área previamente marcada após delimitação de novo CAP com areolótomo (4,2 cm de diâmetro). A derme é completamente incisada entre os pontos B-C-D-B a fim de delimitar o tamanho do retalho dermolipoglandular do polo inferior mamário (aproximadamente 8-10 cm de comprimento e 6 cm de largura), preservando as regiões laterais e superior do CAM, que constituem seu pedículo vascular (Figura 52.2). O retalho é confeccionado de forma a aumentar sua base torácica, tendo o cuidado, no entanto, de preservar os pilares mediais (B-D) e laterais (C-D) da mama. Na porção mais inferior do retalho o plano de dissecção é no nível subcutâneo, até atingir o sulco inframamário. Ao final da dissecção, o retalho teria volume equivalente a um implante mamário de 100-200 g (Figuras 52.3 e 52.4). A metade superior da base mamária é então descolada até o nível do segundo espaço intercostal (Figura 52.5). Logo acima da base do retalho mamário, no nível do quarto espaço intercostal, confecciona-se o retalho bipediculado de espessura parcial (1/2 a 2/3) do músculo peitoral maior, denominado "cinta muscular peitoral", a qual deve ser longa o suficiente para envolver o retalho mamário sem comprimi-lo. O defeito muscular é fechado com sutura interrompida de náilon, para então o retalho dermolipogladular mamário ser passado sob a cinta muscular (Figuras 52.6 a 52.8). O retalho também é fixado à fáscia peitoral até o nível do segundo espaço intercostal por sutura contínua de náilon, e a cinta muscular posicionada na porção inferior do retalho.

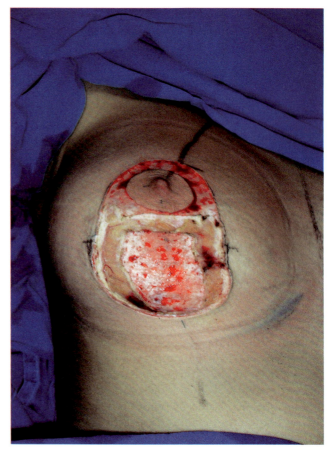

■ **FIGURA 52.2 –** Após a desepidermização, inicia-se a demarcação com o eletrocautério do retalho de base torácica.

CAPÍTULO 52 – MAMAPLASTIAS COM CICATRIZES REDUZIDAS COM RETALHO DE PAREDE TORÁCICA ASSOCIADO À CINTA MUSCULAR PEITORAL

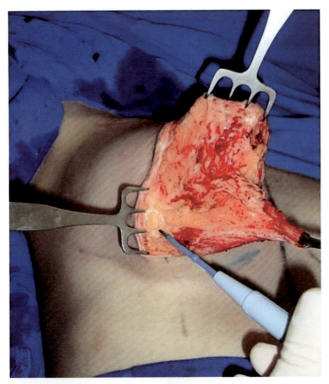

FIGURA 52.3 – Detalhe da dissecção do retalho de base torácica.

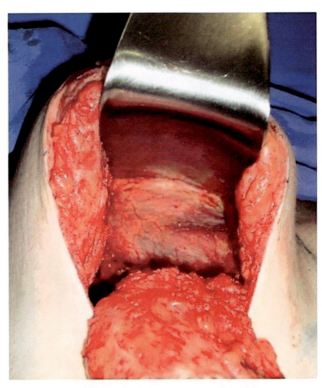

FIGURA 52.4 – Retalho de base torácica dissecado.

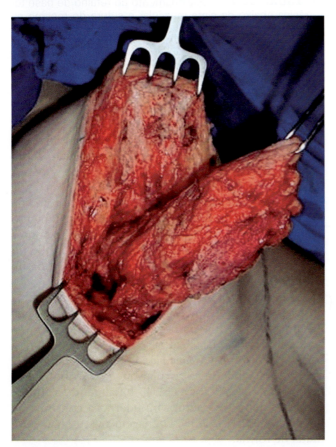

FIGURA 52.5 – Área de descolamento da base torácica.

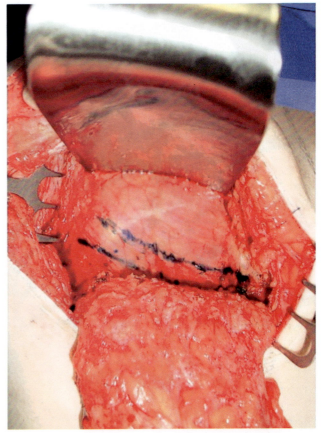

FIGURA 52.6 – Demarcação da cinta muscular.

685

PARTE 6 – CIRURGIA PLÁSTICA DA MAMA

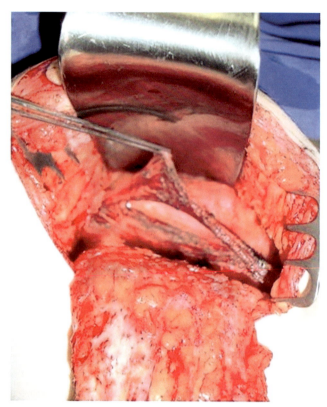

■ **FIGURA 52.7** – Cinta muscular dissecada.

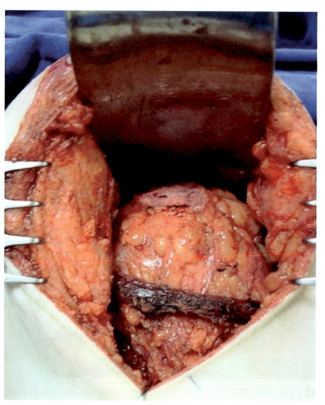

■ **FIGURA 52.9** – Posicionamento do retalho de base torácica abaixo da cinta muscular e sutura do mesmo na base da mama.

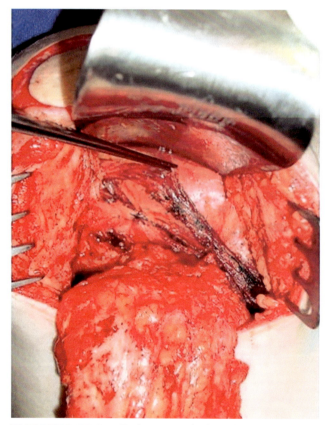

■ **FIGURA 52.8** – Fechamento da área doadora da cinta muscular, com restauração da continuidade da fáscia e do músculo peitoral maior.

Quando se deseja reduzir a mama, resseca-se o parênquima excedente em forma de quilha, afinando principalmente o pilar lateral da mama e evitando a retirar muito tecido abaixo do CAM (Figuras 52.10 e 52.11). A base mamária descolada também é fixada com um ponto no nível do segundo espaço intercostal, a fim de melhorar ainda mais a projeção do polo superior da mama (Figura 52.12). Em seguida, os pilares medial e lateral da mama são unidos por sutura interrompida inabsorvível, observando com isso um estreitamento da base e melhora da projeção mamária. Os pontos B e C são então unidos por sutura subdérmica de fio absorvível, bem como todo o segmento vertical da incisão, unindo a parte dérmica das verticais num ponto acima na coluna para que a sutura seja mantida numa posição superior e tomando-se o cuidado de posicionar o ponto D acima ou no nível do novo sulco inframamário (Figura 52.13). Realiza-se uma sutura em bolsa com fio inabsorvível (*round block*) ou, preferentemente, uma sutura subdérmica circular que já distribui a pele periareolar ao CAP (Figura 52.14). Finalmente, a síntese cutânea é feita com sutura intradérmica contínua de fio absorvível (Figura 52.15). Drenagem a vácuo não é utilizada de rotina.

CAPÍTULO 52 – MAMAPLASTIAS COM CICATRIZES REDUZIDAS COM RETALHO DE PAREDE TORÁCICA ASSOCIADO À CINTA MUSCULAR PEITORAL

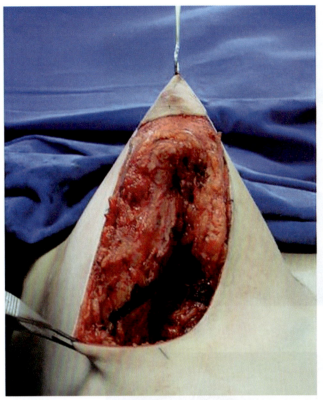

■ **FIGURA 52.10 –** Assimetria das colunas (lateral maior) e demarcação da ressecção mamária para igualar as mesmas.

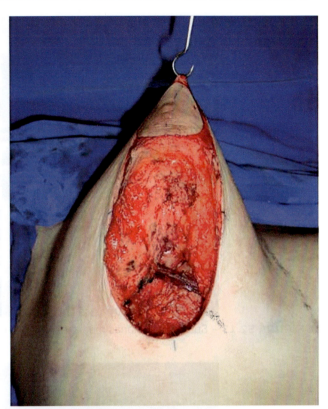

■ **FIGURA 52.11 –** Após a ressecção do excesso de tecido mamário lateral, conseguindo nivelamento das colunas.

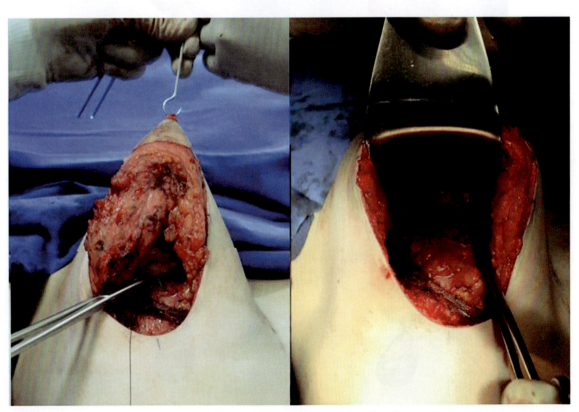

■ **FIGURA 52.12 –** Detalhe da sutura do tecido mamário retroareolar em direção ao polo superior da mama para melhor definição do mesmo.

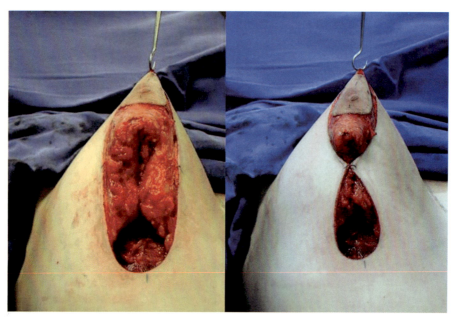

■ **FIGURA 52.13 –** Sutura das colunas medial e lateral da mama.

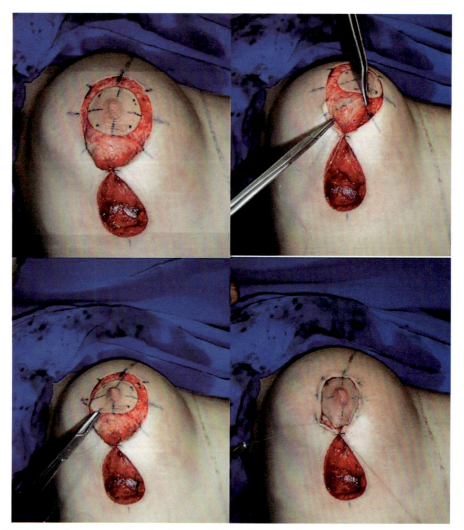

■ **FIGURA 52.14 –** Marcação para confecção de *round block*. Detalhe da sutura para a confecção do *round block* e aspecto final do mesmo.

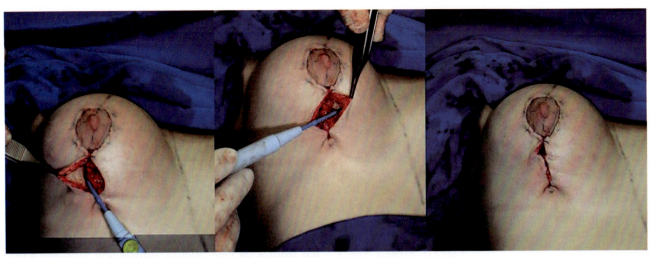

FIGURA 52.15 – Manejo do excesso de pele com pequeno descolamento e sutura.

Cuidados pós-operatórios

Geralmente as pacientes recebem alta 8 a 24 h após a cirurgia. Para sustentação mamária durante o processo inicial de cicatrização, recomenda-se à paciente utilizar sutiã compressivo por 2 meses. Drenagens linfáticas da região mamária e axilar são recomendadas a partir do segundo dia pós-operatório, por 1 mês. Após completa cicatrização das feridas cirúrgicas, indicamos microporagem das cicatrizes por 2 a 3 meses para evitar alargamento. Uma vez identificados sinais de cicatriz hipertrófica, prescrevemos o uso de placas de silicone. A deambulação precoce é estimulada. Atividades físicas são permitidas após 3 semanas da cirurgia.

Resultados

A mamaplastia vertical pode ser indicada em pacientes com variados graus de ptose e hipertrofia mamária. Os melhores resultados, no entanto, são observados em pacientes com graus leves a moderados de ptose e/ou hipertrofia mamária. Nos primeiros 2 meses pós-operatórios observa-se um preenchimento do envelope cutâneo pelo parênquima mamário, melhorando muito o aspecto pregueado da pele na cicatriz vertical e periareolar. Assim, a maioria dos casos apresenta boa compensação da pele e cicatrização das feridas cirúrgicas.

Pequenas revisões cirúrgicas são necessárias quando persiste um excesso cutâneo na porção inferior da cicatriz vertical, ou quando são observadas deiscências ou alargamentos nas cicatrizes. É importante realizar seguimento mamográfico pós-operatório. Assim como em qualquer pós-operatório de cirurgia mamária, calcificações do parênquima podem ser observadas, inclusive na porção distal do retalho mamário, devidas a isquemia e necrose gordurosa.

Discussão

Hipertrofias e ptoses mamárias podem causar importantes transtornos físicos e emocionais. Estas pacientes frequentemente apresentam baixa autoestima, constrangimento social e íntimo, dificuldades para realizar atividades físicas e esportes, limitações de vestuário e roupa íntima, além de desconforto físico como dores cervicais e dorsais, sulcos profundos nos ombros devido ao peso das mamas, bem como intertrigo na região inframamária.

Os objetivos das mamaplastias são, em geral, reduzir o tamanho das mamas, reposicionar o CAP, remodelar o parênquima mamário, melhorar a projeção do seu polo superior, ajustar o envelope cutâneo ao volume mamário e obter resultados duradouros. Atualmente, a cirurgia plástica das mamas propõe não somente reduzir o tamanho das mamas, mas também restabelecer aspectos estéticos de uma mama jovem. Isso só é possível através de incisões na mama, as quais, infelizmente, podem resultar em cicatrizes hipertróficas e comprometer o resultado final. Assim, minimizar a extensão das cicatrizes é uma preocupação atual de cirurgiões plásticos quando propõem modificações e inovações técnicas. As mamaplastias com cicatrizes reduzidas também têm evoluído devido às exigências dos pacientes por cicatrizes menores. Trocar uma mama ptótica por outra com extensas cicatrizes e com chance de tornar-se novamente caída não seria a melhor escolha.

O termo "mamaplastia com cicatrizes reduzidas" não se refere a uma técnica específica, mas é usado para descrever várias técnicas que minimizam as cicatrizes mamárias. Há basicamente quatro padrões de cicatrizes mamárias reduzidas: periareolar, vertical, em L e em T invertido. Existem inúmeras variações técnicas descritas para cada tipo de cicatriz reduzida (Rohrich, 2004). Dentre os padrões citados, a mamaplastia vertical apresenta-se como uma técnica promissora e vantajosa, pois além de poupar a incisão horizontal no sulco submamário, promove estreitamento da base mamária, maior e mais duradoura projeção do cone mamário e reduz o fenômeno de báscula em longo prazo, em comparação com as técnicas clássicas em T invertido (Hidalgo, 2005).

Vários autores têm descrito técnicas de mamaplastia vertical conceitualmente similares, porém com diferentes detalhes técnicos, como a utilização da lipoaspiração, o tipo de pedículo areolar (superior ou medial), descolamento cutâneo do polo inferior da mama e a montagem do parênquima mamário (Hall-Findlay, 1999, 2002; Lassus 1970, 1987, 1996; Lejour, 1990, 1994a, b). A mamaplastia vertical difere da mamaplastia clássica em T invertido em vários aspectos técnicos (Balch, 1981; Bostwick, 1983; Courtiss, 1977; Finger, 1989; Hester, 1985; Hugo, 1979; Labandter, 1982; McKissock, 1972; Orlando, 1975; Pitanguy, 1967; Robbins, 1977, 1992). Ela consiste numa técnica mais intuitiva e por isso requer certa experiência prévia em mamaplastias. A ressecção do parênquima segue o padrão vertical, o que promove estreitamento da base mamária e aumento da sua projeção, evitando a forma larga e achatada do cone mamário. O aspecto pós-operatório imediato frequentemente não é ideal devido ao pregueamento da pele para evitar o alongamento da cicatriz. O componente vertical da cicatriz é mais longo que na técnica em T, uma vez que a menor báscula do parênquima é esperada no pós-operatório, causando mínimo alongamento da cicatriz vertical com o passar do tempo.

Dartigues foi o primeiro a descrever a técnica vertical para mastopexia (Dartigues, 1925). Em 1957, Arié descreveu sua técnica de mamaplastia redutora por acesso vertical, porém não teve muita aceitação devido à cicatriz frequentemente se estender abaixo do sulco inframamário (Arié, 1957). Foi somente em 1969 que Lassus reacendeu o interesse pela mamaplastia vertical, descrevendo o pedículo dermoglandular superior para o CAP, excisão em bloco da pele e do parênquima mamário, sem descolamento cutâneo (Lassus, 1969, 1970). Em 1994, Lejour propôs a modificação da técnica de Lassus, iniciando a redução mamária com lipoaspiração, descolando a pele do polo inferior da mama, fixando o retalho areolar superior à fáscia peitoral, suturando os pilares mamários entre si e compensando a pele do segmento vertical acima do sulco inframamário (Lejour, 1994a, b). As técnicas de Lassus e Lejour mostraram-se eficazes para diferentes graus de hipertrofia mamária. Hammond apresentou uma abordagem diferente, inicialmente acessando o parênquima pela incisão periareolar, mantendo pedículo inferior para a aréola e posteriormente ressecando o excesso cutâneo no componente vertical (Hammond, 1999). Graf e Biggs descreveram um interessante conceito para aumentar a longevidade da forma mamária e especialmente a projeção do polo superior, através de um retalho dermolipoglandular baseado na parede torácica e passado sob uma cinta do músculo peitoral (Graf, 2002). Associando o conceito periareolar ao vertical, tem sido possível reduzir o comprimento da cicatriz vertical, evitando que ela atravesse o sulco submamário, compensando o excesso cutâneo em torno da aréola.

No pós-operatório das clássicas técnicas de mamaplastia, tem-se observado rápida perda da projeção do polo superior mamário. A fim de se obter melhores resultados quanto à forma da mama e cicatrizes em longo prazo, deve-se moldar e montar o parênquima mamário internamente e não confiar a forma das mamas somente nas suturas da pele. Alguns autores têm proposto a utilização do tecido mamário do polo inferior para preencher e projetar o polo superior (Ribeiro 1975, Araújo Cerqueira, 1998). Daniel descreveu a utilização de um retalho bipediculado do músculo peitoral maior para sustentação do retalho mamário de Ribeiro (Daniel 1995). Após algumas modificações técnicas, desde 1994 temos associado o retalho dermolipoglandular do polo inferior mamário à cinta muscular peitoral para melhorar a projeção do polo superior e da mama como um todo, bem como a aumentar longevidade da sua forma (Figuras 52.16 e 52.17).

Na confecção do retalho mamário, em vez do pedículo dérmico inferior, seccionamos completamente a derme do retalho, mantendo-o pediculado centralmente nos vasos perfurantes intercostais. Com isso obtemos maior mobilização do retalho, o que permite fixá-lo mais superiormente. A cinta muscular é confeccionada utilizando-se espessura parcial (1/2 a 2/3) do músculo peitoral maior. O defeito muscular também é suturado a fim de restabelecer a barreira anatômica sob o tecido mamário, não permitindo que o tecido glandular fique em contato com a parede torácica.

Em pacientes com maior flacidez ou gigantomastia, a opção é a técnica de "T" invertido com cicatrizes reduzidas (Marchac, 1986). Nessa técnica, o desenho inicial da marcação de pele é realizado com o paciente em posição supina e é semelhante ao da técnica de mamaplastia vertical, na qual os pontos B e C são mobilizados superiormente, mantendo-se 5 cm entre A-B e A-C. As vertentes verticais variam de 5 a 6 cm, dependendo do tamanho da mama. O componente horizontal se localiza no sulco inframamário (SIM) e termina no meio da prega cutânea, tendo suas porções terminais elevadas (aproximadamente 0,5 cm do SIM) tanto medial como lateralmente, resultando em cicatriz horizontal reduzida (Figuras 52.18 e 52.19).

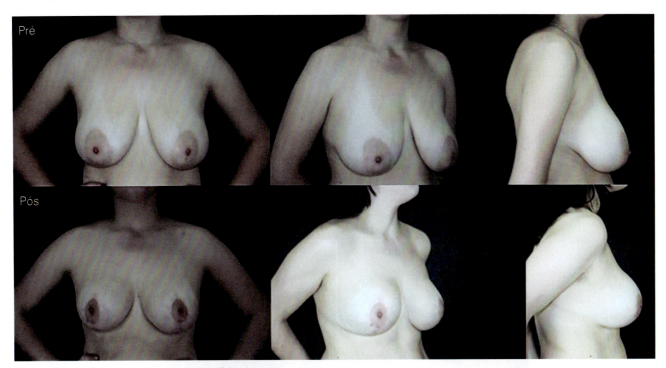

■ **FIGURA 52.16 –** Pré e pós-operatório de 1 ano.

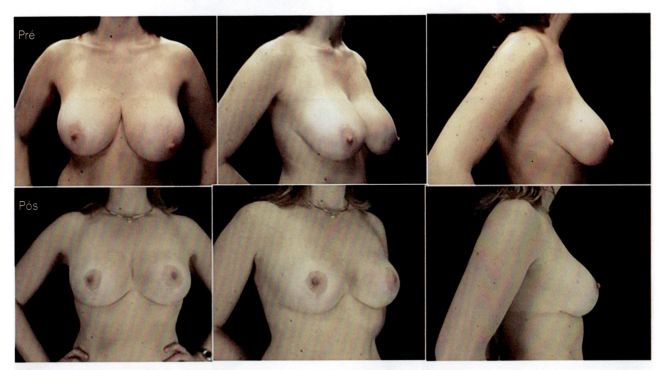

■ **FIGURA 52.17 –** Pré e pós-operatório de 5 anos.

PARTE 6 – CIRURGIA PLÁSTICA DA MAMA

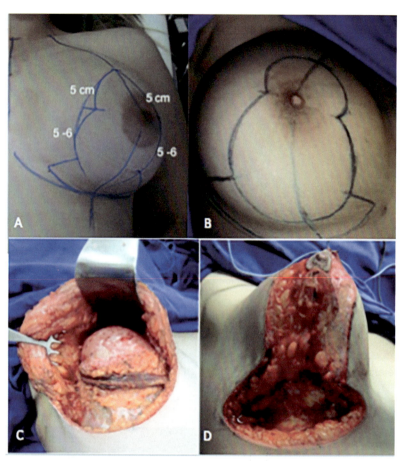

FIGURA 52.18 – **A e B)** Marcação com componente horizontal; **C e D)** Confecção do retalho e dos pilares na técnica de "T" invertido com cicatrizes reduzidas.

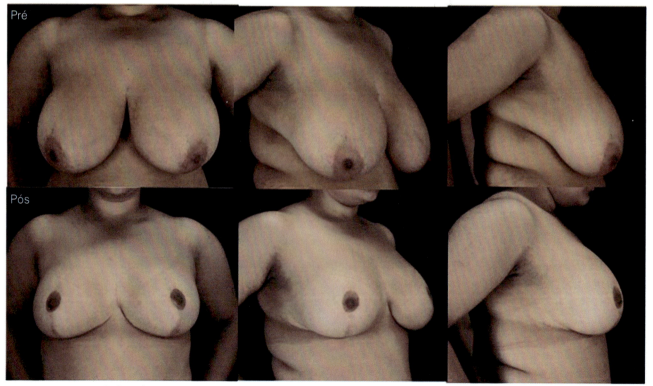

FIGURA 19 – Pré e pós-operatório de 2 anos na técnica de "T" invertido.

Considerações Finais

A mamaplastia vertical é conceitualmente diferente das técnicas clássicas em T invertido e oferece várias vantagens que deveriam ser consideradas ao escolher a técnica mais adequada para cada paciente. Seu desenho deixa cicatrizes reduzidas, poupando o sulco inframamário de cicatrizes inestéticas. A ressecção do parênquima segue o padrão vertical e a aproximação dos pilares mamários promove estreitamento da base e maior projeção da mama. O retalho dermolipoglandular atua como um pequeno implante mamário, preenchendo o polo superior e melhorando a forma e projeção mamária. Este resultado pode ser ainda mais duradouro quando associado à cinta muscular peitoral na sustentação do retalho mamário.

Bibliografia Consultada

- Arié G. Una nueva tecnica de mastoplastia. Rev Lat Amer Cir Plast. 1957;3:28.
- Balch CR. The central mound technique for reduction mammaplasty. Plast Reconstr Surg. 1981;67:305-311.
- Bostwick J. Breast reduction. In: Aesthetic and Reconstructive Breast Surgery. St. Louis, Mo.: Mosby, 1983.
- Courtiss EH, Goldwyn RM. Reduction mammaplasty by inferior pedicle technique. Plast Reconstr Surg. 1977;59:500-507.
- Daniel MJB. Mammaplasty with pectoral muscle flap. Presented at 64th American Annual Scientific Meeting, Montreal; 1995.
- Dartigues L. Traitement chirurgical du prolapsus mammaire. Arch Franco Belg Chir. 1925;28:13.
- Araújo Cerqueira A. Mammoplasty: breast fixation with dermoglandular mono upper pedicle under the pectoralis muscle. Aesth Plast Surg. 1998;22:276-283.
- Fernandez S, Coady L, Cohen-Shohet R, Molas-Pierson J, Mast BA. Comparative Outcomes and Quality Analysis of Inverted-T and Pure Vertical Scar Techniques in Superomedial Pedicle Reduction Mammaplasty. Ann Plast Surg. 2016 Jun;76(Suppl 4):S328-31.
- Finger RE, Vasquez B, Drew GS, Given KS. Superomedial pedicle technique of reduction mammaplasty. Plast Reconstr Surg. 1989;83:471-480.
- Graf R, Biggs TM. In search of better shape in mastopexy and reduction mammaplasty. Plast Reconstr Surg. 2002;110:309-317.
- Graf R, Tolazzi ARDO, Balbinot P, Pazio A, Valente PM, Silva Freitas R. Influence of the Pectoralis Major Muscle Sling in Chest Wall-Based Flap Suspension After Vertical Mammaplasty: Ten-Year Follow-Up. Aesthet Surg J. 2016 Jul 8. pii: sjw114.
- Hall-Findlay EJ. A simplified vertical reduction mammaplasty: Shortening the learning curve. Plast Reconstr Surg. 1999;104:748-759.
- Hall-Findlay E. Vertical breast reduction with a medially based pedicle. Aesth Surg J. 2002;22:185.
- Hammond D. Short scar periareolar inferior pedicle reduction (SPAIR) mammaplasty. Plast Reconstr Surg. 1999;103:890-901.
- Hester TR, Jr, Bostwick J, Miller L, Cunningham SJ. Breast reduction utilizing the maximally vascularized central breast pedicle. Plast Reconstr Surg. 1985;76:890-900.
- Hidalgo DA. Vertical mammaplasty. Plast Reconstr Surg. 2005;115:1179-1197.
- Hugo NE, McClellan RM. Reduction mammaplasty with a single superiorly based pedicle. Plast Reconstr Surg. 1979;63:230-234.
- Labandter HP, Dowden RV, Dinner MI. The inferior segment technique for breast reduction. Ann Plast Surg. 1982;8:493-503.
- Lassus C. Possibilités et limites de la chirurgie plastique de la silhouette féminine. Hopital. 1969;801:575.
- Lassus C. A technique for breast reduction. Int Surg. 1970;53:69-72.
- Lassus C. Breast reduction: Evolution of a technique: a single vertical scar. Aesth Plast Surg. 1987;11:107-112.
- Lassus C. A 30-year experience with vertical mammaplasty. Plast Reconstr Surg. 1996;97:373-380.
- Lejour M, Abboud M. Vertical mammaplasty without inframammary scar and with breast liposuction. Perspect Plast Surg. 1990;4:67.
- Lejour M. Vertical mammaplasty and liposuction of the breast. Plast Reconstr Surg. 1994a;94:100-114.
- Lejour M. Vertical mammaplasty and liposuction of the breast. St. Louis, Mo.: Quality Medical Publishing; 1994b.
- Marchac D. Reduction mammaplasty with short inframammary scar. Plast Reconstr Surg. 1986;77(5):859-60.
- Marchac D, Olarte G. Reduction mammaplasty and correction of ptosis with a short scar. Plast Reconstr Surg. 1982;69:45-55.
- McKissock PK. Reduction mammaplasty with a vertical dermal flap. Plast Reconstr Surg. 1972;49:245-252.
- Orlando JC, Guthrie RH. The superiomedial dermal pedicle for nipple transposition. Br J Plast Surg. 1975;28:42-45.
- Pitanguy I. Surgical treatment of breast hypertrophy. Br J Plast Surg. 1967;20:78-85.
- Ribeiro L. A new technique for reduction mammaplasty. Plast Reconstr Surg. 1975;55:330-334.
- Robbins TH. A reduction mammaplasty with the areola nipple based on an inferior dermal pedicle. Plast Reconstr Surg. 1977;59:64-67.
- Robbins LB, Hoffman DK. The superior dermoglandular pedicle approach to breast reduction. Ann Plast Surg. 1992;29:211-216.
- Rohrich RJ, Thornton J, Jakubietz RG, et al. The limited scar mastopexy: current concepts and approaches to correct breast ptosis. Plast Reconstr Surg. 2004;114:1622-1630. Cir Plast 1957;3:23.

capítulo 53

Uso do Implante Mamário nas Mastopexias e Mamaplastias

AUTOR: **Farid Hakme**

Coautores: Arthur de Paula Amorim Mesquita, Bruno Cosme Caiado, José Salim Cury, Marielle Grazielle Costa da Ponte, Sérgio Luiz Keinert Filho, Vanessa Leão Pedrozo Rajo e Vitor Lima Ferraz

Introdução

A cirurgia plástica estética da mama classicamente se divide em alguns grupos: mamaplastia redutora, de aumento, correção de ptose (mastopexia) e, mais recentemente, a mamaplastia redutora com inclusão de implantes de silicone. Esta visa, num mesmo tempo cirúrgico, a correção da ptose mamária decorrente principalmente do excesso de pele e da flacidez do parênquima, e a retirada do excesso de tecido mamário.

A mamaplastia redutora é um procedimento cuja origem data do século VII, através do trabalho de Paulus Aegenita, que se acredita ser a primeira descrição detalhada da correção cirúrgica da ginecomastia. Os relatos iniciais do emprego dessa técnica em paciente do sexo feminino foram feitos por Dieffenbach, em 1848, quando realizou a redução dos 2/3 inferiores da mama de uma mulher por via inframamária. Após o final do século XIX vários autores contribuíram para o desenvolvimento da cirurgia de redução do tecido mamário, porém sem grande preocupação com a correção da ptose.

Já a mamaplastia de aumento tem seu primeiro relato em 1895, com Czerny, que utilizou um lipoma para reparar uma deformidade mamária. Em 1963, Cronin e Gerow desenvolveram o implante de silicone gel. Em 1970, Ashley introduziu o poliuretano como opção de revestimento, com diminuição dos índices de complicação, especialmente contraturas. Na década de 1980 iniciou-se a produção dos implantes texturizados. O rápido desenvolvimento desse procedimento, assim como o seu alto índice de satisfação no pós-operatório por parte das pacientes, tornou a cirurgia plástica de aumento mamário o procedimento estético atualmente mais realizado.

Segundo a literatura, a menção ao uso de material aloplástico (para correção da hipomastia), associado à mastopexia (reparação da ptose) foi feita pela primeira vez em 1960, por Gonzalez-Ulloa e cols., mas já em 1969 os mesmos autores recomendaram a dissociação da cirurgia em dois tempos para obtenção de melhores resultados.

Muitos autores forneceram contribuições para o desenvolvimento dessa cirurgia ao longo dos anos. Em nosso meio, a técnica ganhou maior notoriedade a partir de sua descrição, publicada por Saldanha e cols., na Revista Brasileira de Cirurgia Plástica, em 2001.

Cuidados Pré-operatórios

Na primeira consulta a anamnese completa com avaliação física detalhada é realizada para o planejamento cirúrgico adequado. Deve-se avaliar a qualidade da pele (flacidez e presença de estrias), do conteúdo mamário (predomínio glandular ou adiposo, pela consistência à palpação), o formato das mamas, grau de ptose, tamanho das aréolas, presença de assimetrias e largura do tórax, já que estes fatores interferem de forma direta na tática cirúrgica.

É importante esclarecer para a paciente todos os aspectos referentes ao procedimento cirúrgico, como cuidados pós-operatórios necessários, possíveis complicações e a possibilidade de insatisfação com o resultado final. Deve-se também atentar para as reais expectativas da paciente, para que sejam evitado futuros problemas e/ou frustrações.

A etapa seguinte consiste na solicitação dos exames pré-operatórios. Para todas as pacientes são solicitados ultrassonografias de mamas (investigação da presença de lesões que contraindiquem a cirurgia ou que possam ser removidas durante o procedimento), radiografias de tórax (incidências posteroanterior e perfil), hemograma completo, coagulograma, marcadores de função renal, EAS com urinocultura, ECG e risco cirúrgico cardiológico. Outros exames complementares dependerão da história clínica e da indicação de cada indivíduo.

Mastopexia com Implantes Mamários

A ptose mamária é uma deformidade comum e pode ser consequência de alterações do desenvolvimento, oscilação de peso, efeitos tardios de implantes mamários, gravidez e envelhecimento. O formato caído das mamas resulta da distribuição inadequada do parênquima, da pele flácida e excessiva e de alterações nos ligamentos de Cooper.

A classificação de ptose das mamas, descrita por Regnault em 1976, apresenta três graus distintos baseados na altura do complexo areolopapilar (CAP) em relação ao sulco inframamário. A ptose grau I, ou leve, está presente quando a aréola se encontra na altura ou a 1 cm abaixo do sulco inframamário. No grau II, ou ptose moderada, está abaixo do sulco, mas ainda acima do polo inferior. Nas quedas de parênquima de III grau, ou graves, o CAP localiza-se abaixo do contorno inferior da mama. Há ainda a pseudoptose, que ocorre quando o polo mamário inferior se localiza abaixo do sulco, apesar de a aréola estar posicionada corretamente.

As técnicas para tratamento da ptose mamária, desenvolvidas a partir de procedimentos de mamaplastia redutora, substituíram as ressecções do parênquima pela sua remodelagem e reposicionamento, assim como da pele, sendo, quase sempre, um procedimento estético. O dismorfismo mamário é avaliado a partir da análise da qualidade e quantidade de pele em relação à distribuição do tecido glandular.

Atualmente há diversas opções técnicas para resolução da ptose que podem ser agrupadas com base no padrão de cicatriz, resultante da retirada de excesso cutâneo. Estas podem ser circunverticais, em T invertido ou periareolares. Todas as técnicas permitem amplo acesso para confecção da loja, ficando a critério do cirurgião decidir o plano para colocação dos implantes: retroglandular, retromuscular ou em plano duplo.

Estratégia Cirúrgica

Independentemente da técnica escolhida, a marcação cirúrgica deve ser realizada com a paciente em posição ortostática ou, caso seja feita após a indução anestésica, semissentada. É utilizado preferencialmente o areolótomo de diâmetro entre 36 e 42 mm para a marcação do CAP.

A loja para a introdução do implante é acessada por incisão vertical, exceto quando se opta pelas técnicas periareolares. A preferência do autor é pela colocação dos implantes mamários no plano retroglandular.

Após a dissecção das lojas bilateralmente e o posicionamento dos implantes, com posterior fechamento do tecido profundo, é feita a marcação da técnica de pexia escolhida.

Pacientes com desejo de pequena elevação do complexo areolopapilar (CAP), em geral menor que 2 cm, beneficiam-se de uma abordagem periareolar, obtendo bom resultado estético e evitando uma cicatriz vertical na mama. Em casos de ptose graus 2 e 3 ou pseudoptose, torna-se necessária a excisão de pele em padrão circunvertical (raquete) ou em T invertido. Essas oferecem uma boa abordagem para elevar o parênquima e retirar o excesso de pele necessário. A incisão horizontal, que recai sobre o sulco inframamário (SIM), deve ser a menor possível, sendo preferível, no entanto, uma cicatriz maior no SIM do que um excesso de pele nas bordas (dog ears).

Técnicas Periareolares

As técnicas periareolares são utilizadas principalmente por apresentarem menor extensão cicatricial e por conta da estética da cicatriz, que pode ser camuflada na transição da pele areolar. Pacientes com mamas de tamanho pequeno a médio e ptose discreta a moderada (Spear, 2001) são candidatas a esta abordagem, pois permite uma pequena ascensão do CAP, geralmente, limitada a 1-2 cm.

Elipse

A mais simples técnica para a mastopexia com aumento mamário. Envolve apenas a ressecção de uma elipse de pele acima da aréola para elevar a posição do CAP nos casos em que a pequena flacidez e o excesso de pele são compensados pela colocação do implante. Apesar de a retirada de epitélio ser apenas uma elipse superior, a derme do CAP deve ser incisada em toda a sua circunferência para permitir sua ascensão. A loja para aumento do volume mamário neste procedimento é feita via acesso periareolar, preferencialmente superior, e pode ser confeccionada em plano retroglandular, retromuscular ou duplo (Figura 53.1).

Concêntrica

Na necessidade de pequeno ajuste de pele, ou se o formato e o tamanho da aréola compõem a queixa da paciente, está indicada a mastopexia concêntrica. Em 1990, Spear e cols., em busca de resultados estéticos mais previsíveis e de diminuir as taxas de complicações, propuseram uma série de regras para marcação cirúrgica nesta técnica, compiladas para a seguinte diretriz (Figura 53.2):

CAPÍTULO 53 – USO DO IMPLANTE MAMÁRIO NAS MASTOPEXIAS E MAMAPLASTIAS

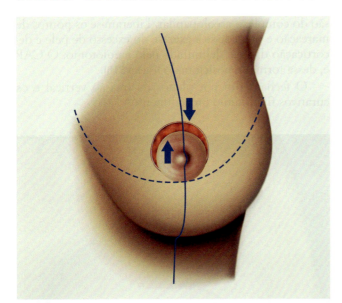

FIGURA 53.1 – Mastopexia em elipse.

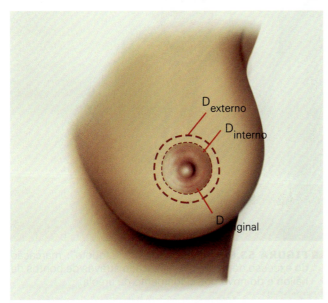

FIGURA 53.2 – Mastopexia concêntrica – marcação.

Tal regra facilita prever o tamanho final da aréola, sendo particularmente útil nos casos de assimetria.

Realizada a marcação, procede-se de forma similar à técnica descrita anteriormente, com a exceção de que, neste caso, o acesso infra-areolar é priorizado e a área desepitelizada fica ligeiramente oval, permitindo uma melhor ascensão do CAP. Realizada a confecção da loja e colocado o implante, o fechamento periareolar é feito com auxílio da sutura em *round block*, assim como descrita por Benelli, projetando a mama e corrigindo o efeito de achatamento causado pela técnica (Figura 53.3).

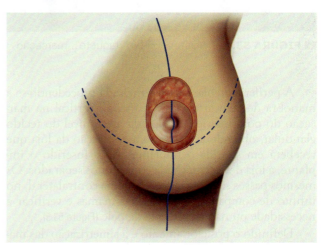

FIGURA 53.3 – Mastopexia concêntrica.

Técnicas Circunverticais

Com o aumento do grau de ptose mamária e de excesso de pele, a correção do componente vertical requer uma incisão no mesmo sentido para promover o levantamento não só do CAP, mas também do parênquima mamário. Entre as técnicas circunferenciais, a preferida pelo autor combina a mamaplastia de aumento com a mastopexia em raquete.

Raquete

A marcação é realizada com a paciente semissentada e com os braços estendidos e abduzidos. Marca-se uma linha média desde a fúrcula esternal até a cicatriz umbilical. Em seguida, é definindo o ponto de ascensão do CAP pela interseção da linha hemiclavicular com o ponto de projeção do sulco inframamário no polo superior da mama. A altura de tal ponto depende do grau de ptose encontrado, mas geralmente se encontra entre 16 e 18 cm do ponto hemiclavicular. Delimita-se então o posicionamento da cicatriz vertical, marcando uma linha reta da papila ao SIM, que deve estar equidistante da linha média na mama contralateral. O tamanho do CAP é definido utilizando um areolótomo entre 36 e 42 mm (Figura 53.4).

a) a marcação é composta por dois círculos, nos quais a distância entre o esterno e a aréola não deve ultrapassar a distância entre a aréola e o círculo interno. Desta forma, a quantidade retirada de pele da mama será igual ou menor à quantidade retirada da pele pigmentada da aréola, evitando tensão no fechamento;

b) o diâmetro do círculo externo nunca deve ser maior do que duas vezes o diâmetro do círculo interno, para que limite a quantidade de pele a ser retirada, diminuindo efeitos indesejados como tensão excessiva na cicatriz e achatamento da mama;

c) o tamanho final da aréola deve ser estipulado pela média entre os círculos interno e externo.

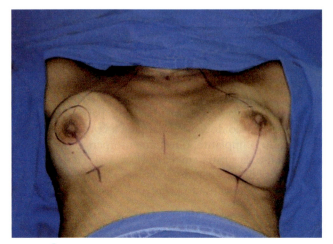

■ **FIGURA 53.4 –** Mastopexia em "raquete": marcação.

A periferia areolar é então incisada procedendo-se a manobra de Schwartzmann. A incisão vertical na marcação do polo inferior é realizada até o nível do tecido glandular, obtendo acesso para a confecção da loja que receberá em seguida o implante. Após inserido o implante, a loja deve ser fechada com pontos separados. Os mesmos passos são realizados na mama contralateral, no intuito de comparar a simetria das mamas e verificar a necessidade ou não da retirada de pele (Figura 53.5).

Definido o posicionamento e a simetrização das mamas, o autor utiliza pontos simples com fio de náilon para delimitar e demarcar o excesso de pele bilateralmente. Desta forma, possibilita avaliar a quantidade de pele necessária a ser ressecada, com o intuito de proporcionar uma boa forma às mamas e permitir a análise e comparação entre ambas. Marca-se então a linha delimitada pelos pontos e com o mesmo areolótomo utilizado previamente é demarcado o ponto definido para ascensão do complexo areolopapilar. Liberam-se os pontos de marcação e procede-se a exérese do excesso de pele e decorticação da pele delimitada pelo areolótomo. O CAP é, dessa forma, reposicionado (Figura 53.6).

O fechamento por planos da incisão vertical e os curativos finalizam o procedimento.

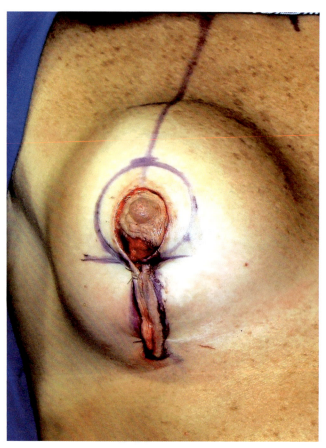

■ **FIGURA 53.6 –** Mastopexia em "raquete": marcação do excesso de pele a ser ressecado através de pontos de náilon e do novo posicionamento da aréola.

Técnica romboide

Técnica baseada nos preceitos descritos por Pitanguy e Arié, geralmente culmina em cicatriz em pequeno T invertido, podendo também terminar em L.

Inicia-se a marcação pela definição do ponto A, assim como descrito na técnica de Pitanguy. Através da manobra bidigital, o pinçamento do polo inferior da mama irá determinar os pontos B e C. Unindo os pontos A-B e A-C obtêm-se duas linhas que, ao se encontrarem no sulco inframamário, demarcam o ponto D ao final de uma elipse.

Prossegue-se com a incisão da periferia areolar, manobra de Schwartzmann e a desepitelização da pele demarcada pela elipse. A confecção da loja que receberá o implante é feita através de acesso vertical no polo inferior.

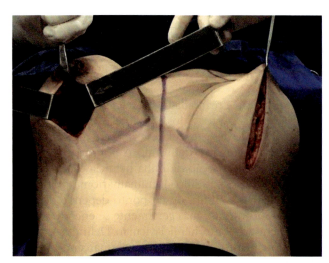

■ **FIGURA 53.5 –** Mastopexia em "raquete": após a incisão periareolar, prossegue-se com a incisão vertical até o plano profundo, com posterior descolamento da loja onde será introduzido o implante.

CAPÍTULO 53 – USO DO IMPLANTE MAMÁRIO NAS MASTOPEXIAS E MAMAPLASTIAS

Após colocação do implante e fechamento da loja, uma ressecção cutânea adicional pode ser realizada descolando-se a pele além das incisões e utilizando pinças de Allis para marcar o excesso. Caso o ponto D ultrapasse o SIM, a incisão vertical resultante pode ser decomposta em L ou pequeno T invertido.

Técnica T invertido

A mastopexia em T invertido é considerada uma técnica mais invasiva e com maior grau de suspensão da mama. Está indicada nos casos de ptose mamária moderada a severa, com grande flacidez de pele.

A técnica operatória é iniciada com a marcação da linha média, do meridiano da mama, e da altura da papila, que é realizada pela projeção anterior do sulco inframamário. Em seguida, avalia-se o excesso de pele a ser ressecado, que varia de acordo com o tamanho da mama e do implante escolhido, através da manobra bidigital, movimento orientado no sentido vertical e limitado pelo sulco inframamário (Figura 53.7).

(pontos D-E), completa a marcação. Como se trata de mastopexia, a ressecção de conteúdo mamário é insignificante, sendo referente ao excesso de pele (Figuras 53.8 e 53.9).

Prossegue-se com incisão da periferia areolar e realização da manobra de Schwartzmann (desepitelização da pele dentro da área demarcada, como descrito anteriormente). Em seguida, o descolamento é realizado de acordo com o tamanho do implante mamário a ser utilizado (Figuras 53.10 e 53.11). Unindo os retalhos com o implante já colocado, visualiza-se o novo formato da mama. O complexo areolopapilar é posicionado e, se houver necessidade, ajustes de pele serão realizados antes da sutura final da mama (Figura 53.12).

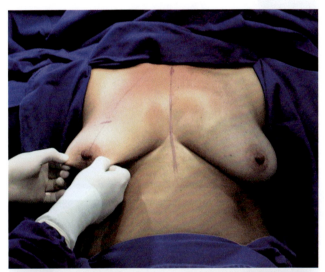

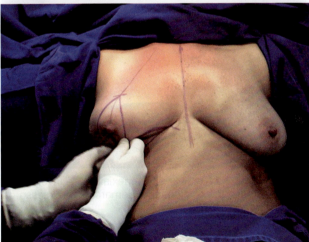

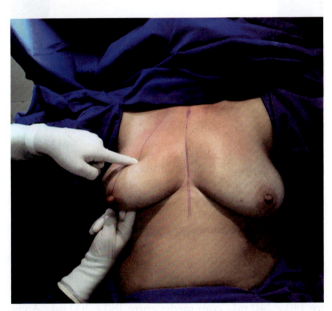

■ **FIGURA 53.7 –** Mastopexia em "T" invertido: determinação do ponto A pela projeção do sulco na linha hemiclavicular.

A marcação prévia se assemelha à da técnica de mamaplastia redutora, descrita por Pitanguy, em que a formação do triângulo A-B-C se dá pela união do ponto A (projeção do sulco na linha hemiclavicular) aos pontos B e C, obtidos por manobra bidigital. A junção desses pontos no sulco inframamário, medial e lateralmente

■ **FIGURAS 53.8 e 9 –** Mastopexia em "T" invertido: determinação dos pontos B e C pela manobra de pinçamento bidigital.

PARTE 6 – CIRURGIA PLÁSTICA DA MAMA

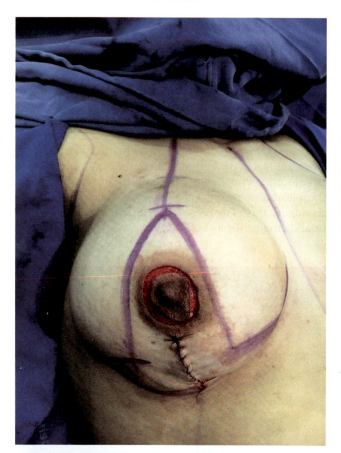

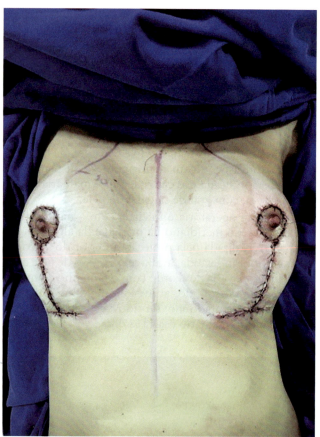

■ **FIGURA 53.12 –** Mastopexia em "T" invertido, aspecto final no pós-operatório imediato.

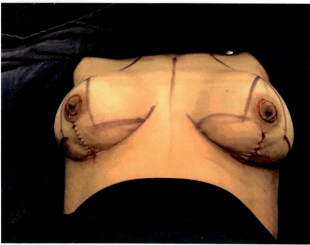

■ **FIGURAS 53.10 e 11 –** Mastopexia em "T" invertido: já com o implante posicionado e demarcado o excesso de pele a ser ressecado.

Mamaplastia Redutora com Inclusão de Implantes Mamários

De acordo com Saldanha e cols., a mamaplastia redutora com inclusão de implantes é indicada nas pacientes com moderada ou grande flacidez de pele, com pequena, moderada ou grande hipertrofia mamária. Os mesmos referem a utilização de implantes de silicone, de poliuretano, de volumes entre 135 e 215 cc, todos os casos colocados em posição retroglandular, e ressaltam que a sua finalidade não é o aumento mamário.

Após alguns anos de experiência com esse procedimento cirúrgico, obtivemos maior sucesso, com índice de satisfação superior (e de complicações inferior), em pacientes com hipertrofias mamárias pequenas a moderadas e flacidez de pele variável. Os implantes utilizados são de formato redondo e texturizados, de tamanho entre 140 e 240 mL, com média entre 180 e 200 mL. A via de colocação preferencial é retroglandular.

Marcação e cirurgia

A marcação é feita na mesa de cirurgia, após anestesia (geral ou peridural alta com sedação, a critério do anestesiologista) e com a equipe cirúrgica já paramentada e a paciente em decúbito dorsal, na posição semissentada a 45°, com braços abduzidos a 90°.

Desenham-se três linhas, que podem ser chamadas de fixas, pois são comuns a todas as pacientes: a primeira, da fúrcula esternal até a cicatriz umbilical; a segunda na linha hemiclavicular, atravessando o complexo areolopapilar até alcançar o sulco inframamário e a terceira linha no sulco inframamário, formado naturalmente pelo posicionamento das mamas (Figura 53.13).

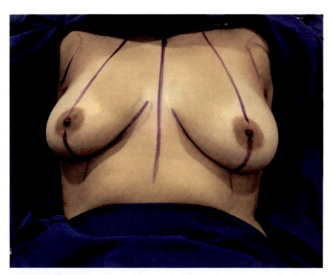

FIGURA 53.13 – Mamaplastia redutora com inclusão de implantes – marcação das três linhas fixas: mediana, hemiclavicular e sulco inframamário.

A seguir, marca-se o ponto A, que corresponde à projeção do sulco inframamário no polo superior da mama, numa distância que varia de 16 a 20 cm para a fúrcula esternal. Esse ponto corresponderá ao CAP, após a sua ascensão.

A partir deste ponto, as marcações e a cirurgia dependerão da quantidade de pele e tecido em excesso de cada paciente. Nos casos de hipertrofias pequenas com pouca flacidez cutânea, opta-se por uma marcação em raquete com posterior compensação em laterais, na qual se evita ressecção prévia como medida de segurança. Já nas hipertrofias maiores, com considerável quantidade de pele disponível, opta-se por fazer o desenho das incisões de acordo com as técnicas de redução mamária consagradas por Ariê e Pitanguy.

Quando se opta pela raquete, a marcação continua utilizando-se o areolótomo, geralmente de diâmetro entre 3,8 e 4,5 cm, para definir o tamanho das novas aréolas. Realiza-se a incisão periareolar total seguida da incisão vertical, que prosseguirá até a fáscia do músculo peitoral maior. Ao se atingir este plano, prossegue-se com o descolamento retroglangular, numa extensão semelhante à do implante que se pretende utilizar (em média, 1 a 2 cm maior). Após revisão da hemostasia, coloca-se o implante e fecha-se a porção inferior da loja com pontos simples de náilon 2.0, de modo que estes passem nos dois pilares e na fáscia do músculo peitoral maior. O restante pode ser fechado com pontos absorvíveis 2.0.

Depois desta etapa, com o auxílio de pontos, pinças ou ganchos, marca-se o excesso de pele que sairá da incisão vertical. Posiciona-se também com o areolótomo o desenho da nova aréola na área marcada previamente e definida como ponto A. Realiza-se a manobra de Schwartzmann, tendo-se como limite lateral a porção excedente de aréola e de pele marcada para ser excisada. Deve-se preservar uma altura do sulco à porção mais inferior do novo CAP de aproximadamente 4 a 7 cm. Para se alcançar essa medida, desenha-se um triângulo de compensação de cada lado da vertical incisada, incluindo os excessos laterais de tecido que serão ressecados. Nessas áreas, a incisão pode ser profunda, retirando também parênquima, nos casos em que esta manobra é necessária para conferir melhor contorno e menos peso no pós-operatório.

Nas situações de hipertrofias moderadas e quando não há dúvidas sobre a existência de pele e parênquima suficientes para uma cobertura adequada do implante, pode realizar-se a marcação de acordo com as técnicas consagradas de mamaplastia redutora. Temos a preferência pela marcação correspondente a Ariê-Pitanguy, como já dito anteriormente.

Considerando os desenhos previamente citados, continua-se com a delimitação dos pontos B e C, por manobra bidigital, correspondentes à porção inferior do triângulo que será decorticado. Os pontos D e E correspondem aos limites do sulco inframamário, e a união desses quatro citados delimitará a área mamária que será posteriormente amputada. Utiliza-se um areolótomo de diâmetro entre 3,8 e 4,5 cm para se delimitar o novo CAP e se transfere a marcação para a mama contralateral. Após realizar a manobra de Schwartzmann no triângulo previamente delimitado e no excesso de aréola, fazem-se as incisões nas áreas previamente marcadas. Finalizada a ressecção do polo inferior da mama, realiza-se um descolamento com exegese de tecido proporcional ao tamanho do implante que será introduzido, preservando-se os pilares medial e lateral. É permitido o descolamento em forma de quilha de navio, de acordo com a necessidade. Depois de colocada o implante é necessário a sutura dos dois pilares com fio inabsorvível 2.0 ou 0.0 no músculo peitoral maior, na altura aproximada do sulco inframamário, vestindo o implante. Com o mesmo fio é realizado o fechamento de toda a loja. Terminada esta etapa, os demais tempos cirúrgicos seguem como na técnica tradicional de Ariê-Pitanguy (Figuras 53.14 a 53.17).

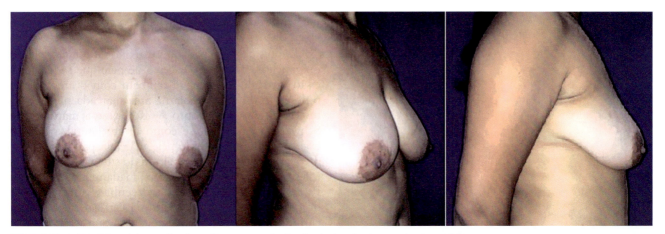

FIGURA 53.14 – Mamaplastia redutora com inclusão de implantes: pré-operatório.

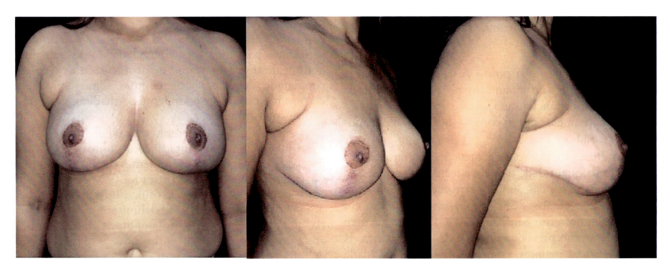

FIGURA 53.15 – Mamaplastia redutora com inclusão de implantes: pós-operatório de 3 meses.

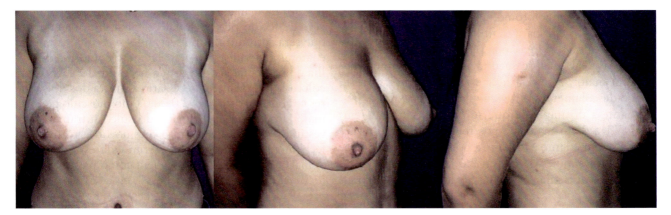

FIGURA 53.16 – Mamaplastia redutora com inclusão de implantes: pré-operatório.

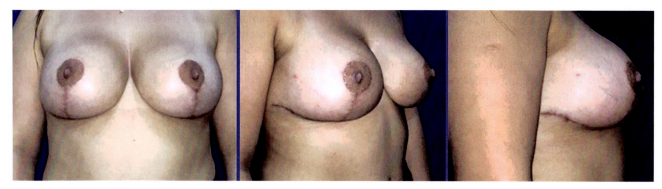

■ **FIGURA 53.17 –** Mamaplastia redutora com inclusão de implantes: pós-operatório de 3 meses.

Cuidados Pós-operatórios

A paciente recebe alta hospitalar após 24 horas de internação. São prescritos antibióticos e analgésicos no pós-operatório, e é orientado o uso da fita microporosa sobre as incisões e do sutiã cirúrgico por pelo menos 60 dias. Os pontos são retirados de 10 a 21 dias após a cirurgia. Também se recomendam cuidados com os movimentos dos braços. As pacientes são liberadas para o retorno às atividades cotidianas gradativamente até os 3 meses de pós-operatório.

Resultados

Através de levantamento estatístico das mamaplastias redutoras com inclusão de implantes, realizadas pelo Serviço de Pós-Graduação do Hospital da Plástica, no Rio de Janeiro, entre janeiro de 2014 e setembro de 2015 obteve-se um total de 79 pacientes, e foram analisadas as seguintes variáveis: idade, técnica empregada, volume dos implantes, complicações e desfecho.

A média de idade foi de 34 anos, o número de cirurgias utilizando a marcação correspondente à técnica de Pitanguy foi de 35 pacientes, e Raquete em 44 pacientes. O volume médio dos implantes foi de 250 cc. Ocorreram sete reoperações, sendo três por ptose precoce em menos de 1 ano (associada à técnica de Pitanguy) e quatro por infecção (sendo duas pela técnica Pitanguy e duas pela técnica Raquete), que tiveram como consequência a retirada do implante.

Discussão

Ao longo do último ano ocorreu uma mudança na indicação cirúrgica. Situações de grandes hipertrofias, antes submetidas à técnica descrita, passaram a ser contraindicadas (realizadas, nestes casos, reduções mamárias sem implantes). Desde então foram observados resultados mais satisfatórios com menores índices de complicações e de insatisfação pós-operatória. Há também uma tendência à redução do tamanho dos implantes mamários, optando-se atualmente, quase que em 100% dos casos de mamaplastia redutora com implante, por tamanhos entre 160 e 200 cc. É provável que o uso de implantes maiores se associe a um índice superior de ptoses precoces.

Em um primeiro momento a ideia de ressecar um tecido saudável para substituí-lo por um implante pode se mostrar controversa. Porém, ao reposicionar as estruturas mamárias e dar maior consistência e projeção ao cone da mama, a técnica tem se mostrado, quando bem indicada, eficaz, com resultados satisfatórios, duradouros e com baixo índice de complicações.

Considerações Finais

A complexidade cirúrgica e as diversas técnicas tornam a mastopexia com implante um desafio para o cirurgião plástico. No começo dos anos 1980, a retirada de pele representava cerca de 60% das cirurgias plásticas mamárias. Somadas às mamaplastias redutoras, esse número aumentava para 75% do total, o que evidenciava a necessidade sociocultural das mulheres em reduzir e elevar as mamas no mesmo tempo cirúrgico.

A mudança no desejo das pacientes por esse novo padrão de contorno corporal – aumento mamário com implantes associado à mastopexia – pode estar relacionada a diversos fatores: mudanças de hábitos sociais, acesso facilitado a implantes mais seguros e expectativa de vida mais longa.

Apesar de a cicatrização ser um processo dependente da qualidade e da elasticidade da pele, as ressecções extensas estão frequentemente associadas a alargamentos cicatriciais, com resultados inestéticos. A perda de projeção mamária ou o achatamento das mamas é outro efeito obtido em grandes retiradas, na tentativa de corrigir a ptose, aumentando sua incidência proporcionalmente à quantidade de pele excisada. Tal efeito, no entanto, pode ser vantajoso para atingir padrões estéticos em algumas situações, como em casos de mama tuberosa.

A mastopexia, associada à colocação de implantes mamários no mesmo procedimento, é um tema controverso e ainda em desenvolvimento. Não há consenso sobre diversos aspectos técnicos, como por exemplo, qual o melhor sítio receptor para os implantes (retromuscular, retroglandular, retrofascial ou plano duplo), a melhor incisão (periareolar, vertical) e o tamanho máximo dos implantes possível para se ter um resultado satisfatório em longo prazo. Muitos cirurgiões plásticos renomados ainda defendem a realização do procedimento em dois tempos.

Atualmente, grande parte das pacientes, mesmo as que apresentam hipertrofia mamária, referem o desejo de terem mamas arredondadas, com colo alto e mais consistentes, o que torna a mamaplastia redutora com inclusão de implantes um procedimento bastante utilizado.

Bibliografia Consultada

- Almeida A, Araújo G, Mafra A, Pimenta P, Fabrini H. Mastoplastia de aumento com inclusão de implante de silicone associado a mastopexia com abordagem inicial periareolar (safety pocket). Rev Bras Cir Plást. 2012;27(4):569-75.
- Bassem MM, Mascarenhas Z. Two- Stage Breast Augmentation-Mastopexy: How Many Return for the Mastopexy?; Plastic Reconstr Surg. Feb. 2014; 2 :233e-234e.
- Calobrace M, Bradley, BS, Herdt D, Cothron K. Simultaneous Augmentation/ Mastopexy: A Retrospective 5-Year Review of 332 Consecutive Cases. Plast Reconstr Surg. 2013;131(1):145-156.
- Carramaschi FR, Tanaka MP. Mastopexia Associada `a Inclusão de Prótese Mamária; Rev Bras Cir Plast. 2003;18(1):25-36.
- Carreirão S. Cirurgia Plástica para a Formação do Especialista. Rio de Janeiro: Editora Atheneu; 2011.
- Duarte LF. Vieira F, Almeida CLA. Mastopexia a Longacre Modificada. Rev Bras Cir Plast. 2012;27(1):67-72.
- Garcia, EB, Fusaro Neto R, Arruda RF, Pereira JB, Ferreira LM. Retalho Mamário com Pedículo Inferior para cobertura submuscular de implante na Mastopexia após Grande Perda de Peso. Plast Reconstr Sur. 2010;74e-75e.
- Hidalgo D, Spector J. Mastopexy. Plast Reconstr Surg J. 2013;132(4):642e-656e.
- Kruse RL. Gomes RCP, Zarkzak LM, Nogueira RP, Raad NS, Silva Junior VV. Mastopexia – a Tática da Sobremontagem. Rev Bras Cir Plast. 2011;26(supl.):1-102.
- Lee M, Unger J, Adams Jr, W. The Tissue-Based Triad: A Process Approach to Augmentation Mastopexy. Plast Reconstr Surg .2014;134(2):215-225.
- Lexer E. Die gesante wederherstelung chirurgie. Leipzig: J A Brath; 1931.
- Maia DF, Castro CC, Gervais Filho J, Carvalho FS, Facciolli M, Loss AP, et al. Mastopexia com Diminuição de Tecido Mamário e Inclusão de Implante de Silicone. Rev Bras Cir Plast. 2013;28(supl):1-103.
- Mansur JRB, Bozola AR. Mastopexia e Aumento Mamário das Mamas com Proteção e Suporte Inferior da Prótese com Retalho de Pedículo Inferior. Rev Bras Cir Plast. 2009;24(3):304-309. McKissoc PK. Reduction mammaplasty with a vertical dermal flap. Plast Reconstr Surg J. 1972;49:254.

- Mélega JM, et al. Cirurgia Plástica: Fundamentos e Arte. Rio de Janeiro: Editora Guanabara Koogan;
- Neligan PC, Grotting JC, Beek ALV, et al. Cirurgia Plástica: Cirurgia Plástica de Mama. vol. 5. tradução Salles AD. 3ª ed. Rio de Janeiro: Elsevier; 2015.
- Parsa AA, Jacksowe DJ, Parsa FD, Cló TT. Um Novo Algorítimo para Mastopexia/Aumento Mamário; Plast Reconstr Surg. 2010;75e-77e.
- Peixoto G. Reduction mammaplasty. A Personal Technique. Plast Reconstr Surg. 1980;65(2):777.
- Pitanguy I, Carreirão S, Mazzarone F, Fróes LB. Mastopexia Associada à Inclusão de prótese. Rev Bras Cir Plast. 1991;81(2):101-111.
- Pitanguy I. Breast hipertrophy. Anais do II Congress of International Society of Plast Surgeons; London; 1959.
- Regnault P. The Hypoplastic and Ptotic Breast: a combine Operation With Prosthetic Augmentation. Plast Reconstr Surg. 1996;37(1):31.
- Ribeiro L, Backer E. Mastoplastia com pediculo de seguridad. Rev Esp Cirurg Plast. 1973;6:223.
- Roncatti C, Batista K, Filho C. Escolha da técnica de mastoplastia de aumento: uma ferramenta na proteção de litígio médico. Rev Bras Cir Plást. 2013;28(2):253-9.
- Saldanha O, Maloof R, Dutra R, Luz O, Saldanha Filho O, Saldanha C. Mamaplastia redutora com implante de silicone. Rev Bras Cir Plást. 2010;25(2):317-24.
- Sanchez J, Carvalho AC, Erazo P. Mastopexia com Prótese: técnica em "D" Espelhado; Rev Bras Cir Plast. 2008;23(3):200-6.
- Sanfelice A. Planejamento das Plásticas Mamárias: Proposta de uma Nova Classificação da Biotipologia das Mamas. Arquivos Catarinenses de Medicina. 2007;36(1):55-58.
- Skoog T. A technique of the breast reduction. Acta Chir Scand. 1963;126:453-65.
- Strombeck JO. Mammaplasty in hipertrophy of the female breast. In: III Congress Transaction Intern Soc Plast Surg; Washington, USA;1967.Swanson E. Prospective Photografic Mensurement Study of 196 Cases of Breast Augmentation, Mastopexy, Augmentation/Mastopexy, and Breast Reduction. Plast Reconstr Surg J. 2013;131(5):802e-819e.
- Thorek M; Plastic Reconstruction of the breast and abdominal wall. Spriengfield: Charles C Thomas; 1942.

capítulo 54

Ginecomastia

AUTOR: **Leandro Pereira**
Coautores: **Leonardo Fellet e Sérgio Carreirão**

Introdução

A ginecomastia é a proliferação tecidual benigna mais comum do sexo masculino, onde há um desenvolvimento excessivo de tecido fibroso, ductal e adiposo com predomínio variável.[5,13,17] Sua denominação é creditada a Galeno, no século II, vindo do grego *Gyne* (feminino) e *Mastos* (mama).[5,7]

O desenvolvimento mamário anormal ocorre em fases de mudança hormonal no homem, devido ao balanço entre estrógenos e andrógenos séricos. Qualquer fator que interfira nesse equilíbrio (fisiológico ou patológico) pode resultar na ginecomastia.[10] Muitas drogas e doenças podem ser responsáveis por esse aumento de volume, e raramente a causa está relacionada a tumores endócrinos.[13]

Sua relação com câncer de mama masculino é controversa, há uma correlação entre 2 a 35%, porém muitas evidências sugerem que as duas condições não estão relacionadas.

Normalmente a forma idiopática é responsável pela maioria dos casos, ocorrendo principalmente na adolescência, período em que temos a definição dos caracteres sexuais. Porém não é incomum seu desenvolvimento na idade adulta e na senilidade, podendo causar uma série de transtornos psicológicos e alterações comportamentais, por acometer a imagem masculina.[5,23] A pseudoginecomastia é um quadro que geralmente é confundido com a ginecomastia verdadeira e corresponde ao aumento do tecido adiposo na região peitoral, simulando uma mama. Está associada à obesidade em geral e acomete bilateralmente as mamas.[9,17] O diagnóstico é baseado na abordagem da história clínica do paciente e no exame físico, podendo resultar no achado de pseudoginecomastia, ginecomastia verdadeira, câncer de mama e outras condições benignas.

Etiologia

As causas de ginecomastia são variadas, desde fisiológicas às patológicas. A mais comum é a idiopática; mesmo não se conseguindo achar uma correlação entre um fator e a manifestação, a causa deve ser sempre investigada. A segunda maior causa é aquela em que drogas desencadeantes são utilizadas; mesmo as drogas ilícitas como maconha e heroína devem ser lembradas.[4,23,25]

A ginecomastia ocorre devido a um desequilíbrio hormonal entre os estrógenos que agem como estimulantes para os tecidos mamários e os andrógenos que inibem esse crescimento. Fisiologicamente, pode acontecer em três momentos da vida. No nascimento, de modo transitório, devido aos altos níveis de estrógeno materno, geralmente regredindo espontaneamente após alguns dias. Na adolescência, com alta incidência (66%), onde temos um grande desequilíbrio hormonal, podendo a ginecomastia regredir por completo entre 18 a 24 meses após seu desenvolvimento. Em alguns casos permanece um volume mamário e nem sempre a cirurgia está indicada. Nos idosos acontece devido à andropausa, quando temos uma grande queda da testosterona e acúmulo de tecido adiposo.[4,14,23,25]

Sempre que esse aumento vier na presença de um nódulo endurecido, devemos pensar na possibilidade de tumores malignos. Apesar de a ginecomastia não ter uma relação direta com o aumento do risco de câncer, 1% desses tumores malignos acometem homens. Pacientes com síndrome de Klinefelter têm uma incidência aumentada da câncer de mama, que ocorre em 20% dos casos; porém essa relação ainda não é bem compreendida.[4,12,25] Outras doenças devem ser lembradas como causas prováveis: insuficiências hepática e renal, alterações endócrinas, obesidade, uso de drogas e fármacos, álcool e anabolizantes (Tabela 54.1).[13]

TABELA 54.1 – Causas de Ginecomastia

1. **Fisiológica:** neonatal, puberal, senil
2. **Idiopática**
3. **Obesidade**
4. **Endócrina:**
    - 4.1. *Testicular:* baixo androgênio, hipogonadismo, síndrome de Klinefelter, lesão testicular
    - 4.2. *Adrenal:* síndrome de Cushing, hiperplasia adrenal
    - 4.3. *Tireoidiana:* hipotireoidismo, hipertireoidismo
    - 4.4. *Hipofisária:* insuficiência hipofisária
5. **Neoplásica:**
    - 5.1. *Secretoras de esteroides:* carcinoma adrenal, adenoma adrenal, tumores de células germinativas, tumores de células de Leydig, tumores de células de Sertoli
    - 5.2. *Secretoras de gonadotrofinas:* carcinoma testicular, carcinoma pulmonar, carcinoma hepático, câncer de pâncreas, câncer gástrico, carcinoma de células transicionais da bexiga
6. **Doenças sistêmicas:** insuficiência renal, cirrose, desnutrição
7. **Fármacos:**
    - 7.1. *Hormônios:* estrogênio, androgênios aromáticos, hormônios do crescimento
    - 7.2. *Antiandrogênicos:* espironolactona, cimetidina, cetoconazol, ranitidina, flutamida
    - 7.3. *Drogas cardiovasculares:* amiodarona, digoxina, nifedipina, reserpina, verapamil
    - 7.4. *Drogas citotóxicas:* bussulfano, vincristina, nitroureias
    - 7.5. *Drogas neurológicas:* antidepressivos tricíclicos, diazepan, fenitoína haloperidol
    - 7.6. *Drogas (dependência):* álcool, heroína, maconha, anfetaminas

Fonte: Referências: 1, 4, 6, 19, 21, 22.

Diagnóstico

Avaliação clínica

Uma anamnese minuciosa e um exame clínico detalhado são os itens mais importantes para o diagnóstico de uma ginecomastia e exclusão de diagnósticos diferenciais.

Na história devemos buscar o uso de medicamentos, anabolizantes e drogas. O tempo de início e duração da ginecomastia são fatores importantes que influenciam também na escolha do tratamento. O acometimento de outros órgãos e sistemas deve ser questionado.

No exame físico devemos partir de uma inspeção buscando assimetrias e características específicas de cada mama e posteriormente palpar o tecido mamário buscando nódulos, massas, distribuição do tecido e consistência. Na ginecomastia frequentemente temos um nódulo retroareolar (desenvolvimento glandular) de consistência endurecida, móvel à palpação e de tamanho variável. Na pseudoginecomastia notamos aumento difuso à custa de tecido adiposo. Massas irregulares e fixas devem levantar a suspeita de neoplasia.

Durante o exame devemos avaliar a glândula tiroide e os testículos buscando assimetrias, nódulos, massas, hipertrofia ou atrofia.

Avaliação laboratorial

Qualquer paciente que possua anormalidades no exame físico ou na história deve passar por uma investigação mais detalhada. O auxílio de um endocrinologista é de grande valia.

Dosagens dos níveis séricos de testosterona, estradiol, gonadotrofina coriônica humana (HCG) e hormônio luteinizante (LH) devem ser solicitadas. Exames de imagem como tomografia computadorizada e ultrassonografia auxiliam o diagnóstico na suspeita de tumores torácicos, abdominais ou testiculares.[15,25]

Classificação

As classificações são baseadas no tipo de tecido que compõe a mama e/ou no volume e na quantidade de pele da mesma. Quanto ao tipo de tecido, pode ser dividido em glandular, adiposo ou misto. O excesso de pele é item importante na avaliação dos pacientes, sobretudo nos casos em que ptoses são associadas.

Simon propôs uma classificação, em 1973, baseada no tamanho do aumento mamário e se há excesso de pele.[29]

- *Tipo I*: pequeno aumento mamário sem excesso de pele.
- *Tipo IIa*: aumento moderado da mama sem excesso de pele.
- *Tipo IIb*: aumento moderado com excesso de pele.
- *Tipo III*: aumento acentuado com excesso de pele.

* Para pacientes em grau III deve-se considerar também o grau de ptose mamária.

TABELA 54.2 – Classificação Volumétrica para Ginecomastia

	Inspeção	Palpação	Tratamento cirúrgico
Grau I	Discreta proeminência da aréola	Nódulo discoide, de localização retroareolar, superfície lisa e bordos definidos, consistência fibroelástica, sem fixação, com 1 a 2 cm de diâmetro	Mastectomia subcutânea
Grau II	Pequena projeção da mama	Nódulo com 2 a 4 cm de diâmetro, ultrapassando os limites da aréola	Mastectomia subcutânea + lipoaspiração
Grau III	Nítida projeção da mama	Nódulo de 5 cm ou mais de diâmetro	Mastectomia subcutânea e ressecção de pele

Tashkandi M, et al. The Surguical Management of High-Grade Gynecomastia. Ann Plast Surg. Jul. 2004;53(1):17-20.

Tratamento

A ginecomastia não necessita de tratamento, a menos que seja responsável por causar desconforto social, psicológico ou físico. O tratamento depende da etiologia, do tempo de aparecimento, do tamanho e da constituição da mama acometida.

Clínico

O tratamento clínico deve ser indicado nas alterações endócrinas, sempre focando a doença de base. No caso de uso de drogas que possam estar causando o quadro, devemos suspendê-las e observar a evolução.

Nos casos em que apesar do tratamento e resolução do fator causal não temos melhora clínica após 1 ano, podemos optar pelo tratamento cirúrgico.

Cirúrgico

A técnica a ser utilizada depende da experiência e preferência do cirurgião. Devemos levar em consideração para o planejamento cirúrgico o grau de hipertrofia mamária, o tecido responsável pelo aumento da mama, se há ou não excesso de pele, a posição do sulco mamário e do complexo areolopapilar (CAP).

De acordo com os achados, indicamos desde uma adenectomia simples, uma lipoaspiração ou a associação dessas técnicas. As incisões usadas para a abordagem ao tecido glandular são variadas e devem ser estudas para cada caso.

Histórico

Dufourmentel foi o primeiro a utilizar a via areolar para abordagem da ginecomastia, podendo a incisão circular ser feita de forma completa ou incompleta de acordo com a necessidade individual.[7,8]

Em 1945, Malbec apresentou o conceito de enxerto de aréola e mamilo na sequência de grandes incisões elípticas. Um ano após mudou a técnica usando a incisão periareolar com extensão vertical superior.[16]

Webster descreveu em 1946 a incisão junto à área pigmentada da aréola (semicircular inferior), sendo que poderia ser feita na metade inferior ou então mais lateralmente, quando havia necessidade de retirada de tecidos mais na região da axila (Figura 54.1).[30]

Simon e cols. sugeriram, em 1964, uma incisão periareolar com extensão horizontal em ambos os sentidos, formando um ômega invertido. Foi proposta para facilitar os casos em que o paciente tem uma aréola muito pequena. Sua desvantagem é a cicatriz fora da transição da área pigmentada (Figura 54.2).[29]

Em 1966, Pitanguy descreveu a incisão intra-areolar horizontal (transareolopapilar) para extirpar grandes quantidades de tecido, sendo usada também para abordagem de mamilo invertido (Figura 54.3).[26,27]

Letterman e Shurter, em 1969 e 1972, sugeriram a transposição do CAP através de uma excisão de pele semilunar no polo superior da aréola, permitindo a ressecção e uma ascensão da aréola (Figura 54.4).[16]

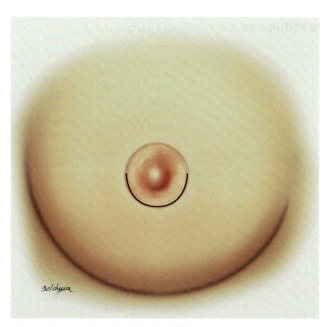

FIGURA 54.1 – Incisão de Webster.

PARTE 6 – CIRURGIA PLÁSTICA DA MAMA

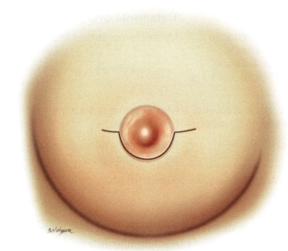

■ **FIGURA 54.2 –** Incisão de Simon.

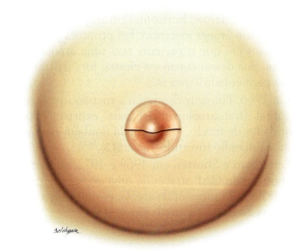

■ **FIGURA 54.3 –** Incisão de Pitanguy.

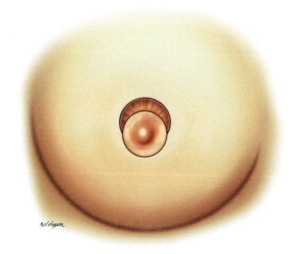

■ **FIGURA 54.4 –** Incisão de Letterman e Schurter.

Sinder, em 1972, propõe uma variação da técnica transareolar de Pitanguy, prolongando a incisão formando um Z nos extremos. A finalidade era ampliar o acesso para uma melhor abordagem do tecido glandular 1.

Balch, em 1974, começa a utilizar a abordagem transaxilar usada na mamaplastia de aumento para abordagem da ginecomastia. A cicatriz fica em um local menos perceptível, porém há uma dificuldade maior em fazer a hemostasia e ressecção devido à distância.[3]

Davidson, em 1979, preconiza uma excisão concêntrica para retirada da pele redundante.[7]

Adenectomia

É recomendada nos casos em que a hipertrofia glandular é responsável pelo aumento das mamas. Utilizamos normalmente incisões que tenham a aréola como via de acesso devido ao resultado estético superior, dando efeitos menos estigmatizantes.

A incisão derivada da proposta por Webster, descrita em 1946, é a mais utilizada ˜; ela é realizada margeando a linha de transição cutaneoareolar na borda inferior. As técnicas propostas por Pitanguy e Sinder são opções viáveis.

Independentemente do acesso, a técnica consiste em retirar o tecido glandular deixando um tecido retroareolar variando de 0,5 e 1 cm, para evitar retrações da papila e promover sua projeção. Devemos ter cuidado para manter uma cobertura cutânea uniforme, evitando formar depressões ou elevações, que poderão afetar o resultado final (Figura 54.5 A e B).[2,21,28]

Após escolha e marcação do acesso, geralmente usamos uma infiltração de adrenalina para facilitar a dissecção, que posteriormente à incisão vamos progredir ao redor do tecido glandular, margeando o mesmo. Após hemostasia adequada geralmente utilizamos dreno de sucção e realizamos a síntese por planos, não deixando espaço morto para formação de coleções.

Lipoaspiração

Indicada nos casos em que há predomínio de tecido adiposo, como na pseudoginecomastia. Nos casos de pouco ou moderado excesso de pele, este tratamento pode ser utilizado isoladamente.

Pode ser utilizada também com a adenectomia, onde temos uma hipertrofia tanto glandular quanto adiposa, fornecendo um resultado mais harmonioso.

A localização das incisões por onde passarão as cânulas é variável, geralmente optamos por locais onde não serão muito perceptíveis, como sulco inframamário, axila e linha axilar anterior. A quantidade aspirada deve se adequar à extensão e às características de cada caso.

A lipoaspiração deve ser realizada tanto no plano superficial quanto no profundo, promovendo uma maior retração de pele. Deve ser feita em vários sentidos para

CAPÍTULO 54 – GINECOMASTIA

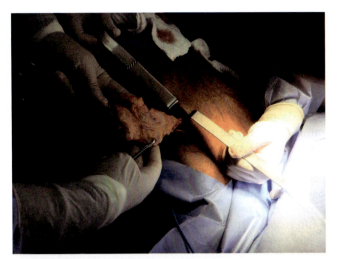 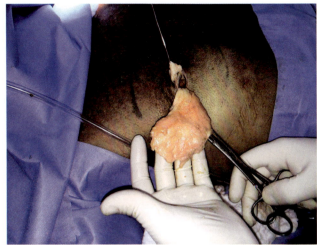

FIGURA 54.5 – Detalhe cirúrgico da retirada da glândula mamária em um só bloco.

permitir melhor contorno, sempre com cuidado para evitar retrações e assimetrias.

Quando em uso combinado com a adenectomia, deve ser realizada anteriormente para facilitar a liberação da glândula, que depois será ressecada por uma das incisões mencionadas como via de acesso. Seu uso torna mais fácil a regularização do restante do tecido adiposo, melhorando o resultado do procedimento. O emprego desse refinamento fomentou a técnica da lipoaspiração dentro do tratamento da ginecomastia, fazendo com que seja cada vez mais usada. Quando há ressecção glandular devemos realizar uma cuidadosa hemostasia e sempre pensar no uso de um dreno de sucção, principalmente quando a ressecção for ampla (Figuras 54.6 a 54.8).[21,25,28]

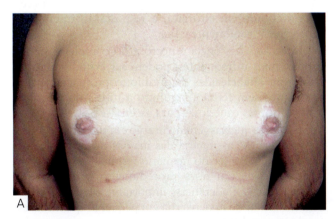 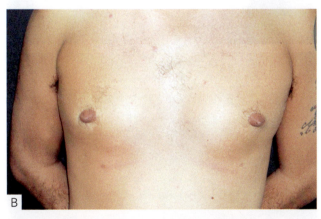

FIGURA 54.6 – A) Ginecomastia verdadeira; e **B.** Resultado após técnica de excisão glandular + lipoaspiração.

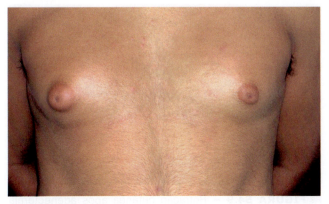 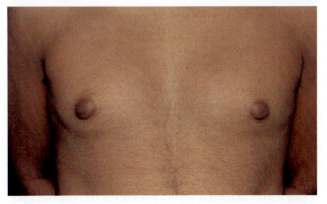

FIGURA 54.7 – Pré e pós-operatório. Excisão glandular + lipoaspiração.

PARTE 6 – CIRURGIA PLÁSTICA DA MAMA

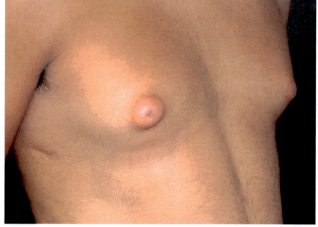

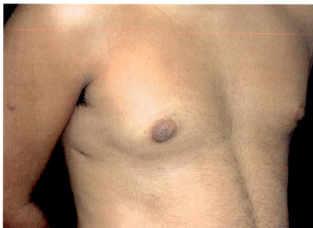

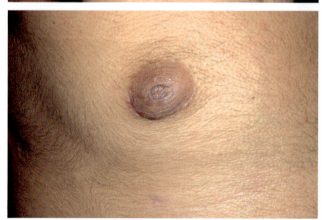

FIGURA 54.8 – Detalhe do resultado com a incisão de Webster.

Ressecção cutânea

Nos casos com excesso de pele (Simon IIb e III), dependendo da quantidade é necessária sua ressecção. As técnicas atuais têm como objetivo melhorar a posição e o diâmetro da aréola, a remoção do excesso de tecido mamário e o tratamento da flacidez de pele. A dificuldade dessa abordagem é o posicionamento das incisões para que permitam uma ressecção adequada de tecido, assim como manter a forma masculina das mamas após a ressecção (não deixá-las cônicas).[15]

A ressecção pode variar desde uma decorticação de faixa de pele semilunar até uma mamaplastia redutora. A decorticação pode se estender por toda circunferência (*round-block*) ou ser realizada no sentido cefálico para permitir a suspensão do complexo areolopapilar.

Pacientes que têm maior quantidade de pele a ser retirada podem ser submetidos a técnicas em que retiramos um fuso de pele ou até mesmo um "T" invertido com horizontal de tamanho variável, de acordo com cada caso. Nesses casos pode ser necessário o uso de pedículos dérmicos como os preconizados por Ribeiro, para mantermos a viabilidade da aréola e permitir sua ascensão. Em casos extremos a enxertia da aréola também é um recurso útil.

Complicações

A complicação mais frequente do tratamento da ginecomastia é o hematoma, que deve ser diagnosticado precocemente para evitar complicações como epidermólise e sofrimento do retalho cutâneo. A dor também é uma queixa comum e depende do tipo de procedimento realizado, através de analgesia adequada é facilmente abordada.

Coleções serosas ou hemáticas podem ser tratadas através de punções esporádicas e compressão por cintas ou curativos de longa permanência. Raramente é necessária a abordagem cirúrgica; a resposta ao tratamento conservador geralmente é boa.

Infecção, deiscência e necrose do complexo areolopapilar, mais infrequentes, podem ser evitadas com rotinas bem estabelecidas de antibioticoprofilaxia, sutura por planos sem tensão, seguindo a rotina do cirurgião com manobras cautelosas para ascensão do CAP.

As outras queixas geralmente são estéticas. Depressões, excesso de pele, assimetria das mamas ou do posicionamento do CAP e tecido mamário residual às vezes levam à indicação de um novo procedimento para correção. Irregularidades e aderências importantes (Figura 54.9)[3] podem necessitar de lipoenxertia em pequenas quantidades, em determinados pontos.

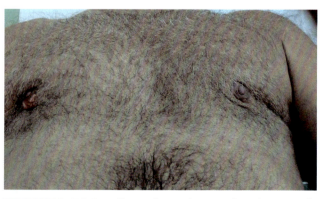

FIGURA 54.9 – Retração cutânea após adenectomia extensa.

Conclusão

Uma boa indicação do procedimento, além de cuidados e rotinas bem estabelecidos, e principalmente o bom entendimento do paciente sobre a intervenção, as limitações de cada caso e expectativa adequada, aumentam a satisfação do paciente com os resultados obtidos.

Referências Bibliográficas

1. Arruda F, Caporossi C, Freire EL. Ginecomastia. In: Cirurgia Plástica SBCP. Carreirão S, Cardim V, Goldenberg, eds. São Paulo: Editora Atheneu; 2005. Cap. 61, p. 615.
2. Babigian A, Silverman RT. Manegeament of gynecomastia due to use of anabolic steroids in bodybuilders. Plast Reconstr Surg. 2001;107(1):240-242.
3. Balch CR. A transaxillary incision for gynecomastia. Plast Reconstr Sur. 1978;61:3.
4. Castilho DP. Ginecomastia. Cuad Cir. 2003;17:52-27.
5. Calderón WO, Cabello RP, Israel GV. Ginecomastia y pseudoginecomastia. Tratamiento. Rev Chilena de Cirurgia. 2009;61(2):131-135.
6. Camargos AG, Ferreira EM, Ferreira FPM, Lima JCSA. Correção de Ginecomastia pele via periareolar circular: uma alternativa para ressecção do excesso de pele. Rev Bras Cir Plast. 2007;22(2):107-115.
7. Cohen IK, Pozez AL, McKeown JE. Gynecomastia. In: Male Aesthetic Surgery. Curtiss EH, e. 2nd ed. St. Louis: Mosby Year Book; 1991. Cap.19, p. 373.
8. Dufourmentel L. L'Incision Aréolaire das la Chirurgie du Sein. Bull em Mém. Soc Des Chir De Paris. jan. 6,1928;20:9.
9. Durani P, McCulley SJ.Transareolar and H-incisions for the surgical treatment of gynecosmastia. Plast Reconstr Surg. 2007;119(4):1387-1388.
10. Fodor PB. Personal experience with ultrasound-assisted lipoplasty: A pilot study comparing ultrasound-assisted lipoplasty with traditional lipoplasty. Plast Reconstr Surg. 2004;113(6):1852-1854.
11. Fruhstorfer B, Malata C. A systematic approach to the surgical treatment of gynecomastia. Br J Plast Surg. 2003;56(3):237-46.
12. Fough-Anderson P. Surgical treatment of gynecomastia. Five years experience with liposuction. Plast Reconstr Surg. 1996;97(3):687.
13. Gusenoff JA, Coon D, Rubin JP. Pseudogynecomastia after massive weigt loss. Detectability of technique, Patient satisfaction and Classification. Plast Reconstr Surg. 2008;122(5):1301-1311.
14. Hammond DC. Surgical correction of gynecomastia. Plast Reconstr Surg. 2009;124(1):61-68.
15. Herti MC, Wiebell J, Schäfer H, Willig HP, Lambrecht W. Feminizing Sertoli Cell Tumors associated with Peutz-Jeghers Syndrome: An increasingly recognized cause of puberal gynecomastia. Plast Reconstr Surg. 1998;102(4):1151-1157.
16. Letterman G, Schuter M. Surgical correction of massive gynecomastia. Plast Reconstr Surg. 1972;49:259.
17. Lista F, Ahmad J. Power-Assisted liposuction and the pull-through technique for the treatment of gynecomastia. Plast Reconstr Surg. 2008;121(3):740-747.
18. McKinney P. Gynecomastia. In: Aston SJ, Beasley RW, Thorne CHM, eds. Grabb and Smith's plastic surgery. 5th ed. Philadelphia: Lippincott-Raven Publishers; 1997. Cap. 60.
19. Malbec EF. Ginecomastia; nueva tecnica operatoria. J Int Coll Surg. 1946;9:652.
20. Maliniac JW. Deformidades Mamarias y su tratamiento. Ginecomastia. Barcelona: Editorial Labor S.A.; 1952. , p. 202.
21. Obrist P, Schwabegger A, Brunhuber T, Schäfer G, Kreczy A. Galactocele in a young male patient. Plast Reconstr Surg. 2003;112(1):186-188.
22. Prado A, Castillo P. Cirurgia de acceso mínimo para ginecomastia. Shaver-lipoaspiración. Rev Chilena de Cirurgia. 2003;55(6):613-6.
23. Pensler JM, Silverman BL, Sanghavi J, Goolsby C, Speck G, Brizio-Molteni L, et al. Estrogen and Progesterone receptors in gynecomastia. Plast Reconstr Surg. 2000;106(5):1011-1013.
24. Persichetti P, Berloco M, Casadei RM, Marangi GF, Di Lella F, Nobili AM. Gynecomastia and the complete circumareolar approach in the surgical management of skin redundancy. Plastic Reconstr Surg. 2001;107(4):948-954.
25. Philips JD, Van Aalst JA, Sadove AM. Pediatric chest wall and breast deformities. Plastic Reconstr Surg. 2009;124(1):38-49.
26. Pitanguy I. Ginecomastia. Rev Bras Cir. 1966;51(2):59.
27. Pitanguy I. Transareolar incision for gynecomastia. Plast Reconstr Surg.1966;38:414.
28. Salgado F, Pitanguy I. Análise do tratamento cirúrgico da ginecomastia. Rev Bras Cir. 1991;81(1):37-58.
29. Simon BE, Hoffman S. Correction of gynecomastia. In: Goldwyn RM, ed. Plastic Reconstr Surgery of Breast. Boston: Little, Brown & Co.; 1976.
30. Webster J. Mastectomy for gynecomastia through a semicircular intra-areolar incision. Ann Surg. 1946;124:557.
31. Valadão C. Ginecomastia: apresentação de nova técnica. Rev Bras Cir. 1984;74(1):15-6.

capítulo 55

Câncer Mamário e o Cirurgião Plástico

AUTOR: **Maurício Chveid**

Introdução

Nos últimos 40 anos vem sendo observada uma elevação progressiva no aparecimento do câncer mamário, o que o tornou seguramente a neoplasia de origem epitelial mais extensamente estudada. Isso, dada a sua alta morbidade e mortalidade. Trata-se da mesma situação em todas as populações do planeta, ou seja, a incidência permanece muita baixa até os 35 anos e é elevadíssima após os 50 anos. Para se ter a ideia da dimensão desta gravidade, os dados mais recentes de epidemiologia estatística colocam os números da seguinte forma: uma em 2.500 mulheres de 30 anos, uma em 212 mulheres de 40 anos, uma em 50 mulheres de 50 anos (2%) chegando a uma em dez de 80 anos (10%) terão câncer mamário, independentemente de riscos familiares. Esta situação coloca esta neoplasia como a mais frequente entre os cânceres femininos, chegando a aproximadamente 20% do total das neoplasias femininas em geral. Por conseguinte, é a que ainda apresenta a maior mortalidade apesar de todo o avanço tecnológico de detecção precoce e tratamentos altamente especializados. A faixa etária que vem apresentando a maior variação na elevação e por isso merecendo atenção redobrada é a de 40 a 55 anos.

Devemos ter em mente que pelas características gerais do epitélio do ducto lobular, trata-se de uma neoplasia praticamente restrita ao sexo feminino, pois a relação atual, nas estatísticas de maior credibilidade, é de aproximadamente um homem para 100 mulheres, sendo que em alguns países chega a 200 mulheres. Trata-se de um problema de saúde pública feminina da maior gravidade, pois estima-se que nos EUA serão aproximadamente 190.000 novos casos por ano. No Brasil, os números oficiais dos serviços públicos, e que com certeza não podem ser levados a rigor pela falta de políticas assistenciais oncológicas reunidas numa base de dados de consistência, demonstram em torno de 50.000 novos casos anuais.

De forma muito interessante, apesar de a elevação na incidência estar cada vez maior de modo geral, a mortalidade não acompanhou esta tendência, o que significa dizer que proporcionalmente a curva de mortalidade se apresenta hoje em dia de forma descendente. Este fato deve-se sem dúvida alguma aos procedimentos para detecção precoce e maior divulgação na mídia para os cuidados em geral. Dessa forma, conseguimos tratar pacientes cujos estadiamentos sejam mais favoráveis, de modo mais eficaz e mais conservadoramente.

Incidência

As estatísticas mundiais colocam de forma não estratificada, de modo amplo, a incidência média aproximada para a faixa de 60 anos em cerca de 100 para cada 100.000 mulheres que irão desenvolver a doença. Entretanto, ficou muito claro em todos os estudos epidemiológicos que existe uma nítida prevalência para países mais desenvolvidos, assim como para classes sociais mais bem diferenciadas. O trabalho publicado na França-IARC, 1992, intitulado *Cancer Incidence in Five Continents*, mostra uma tabela na qual o risco é muito mais elevado na América do Norte, no Norte da Europa, intermediário no Sul da Europa e na América Latina e mais baixo nos países africanos e asiáticos. Os países com as maiores incidências foram EUA (89), Holanda (73), Canadá (71), Islândia (69), Dinamarca (68), Itália

(66), Suécia (63), e Noruega (56) por 100.000 habitantes. Gâmbia apresentou apenas 3,4. No Japão apenas Hiroshima mostrou 25,2. E de modo muito impressionante o Brasil teve média geral de 40 para Goiânia, porém com 78,5 para Porto Alegre.

Estas diferenças tiveram nítida correlação com hábitos que estão relacionados às melhores condições de vida sob o ponto de vista socioeconômico.

A carcinogênese tem como base geral duas condições distintas: a sua iniciação e o seu desenvolvimento. A primeira se relaciona com meio ambiente e genética. O segundo, com estimulação (principalmente hormônios) e supressão (atividade genética).

Se considerarmos que o conhecimento da Teoria das Janelas (a primeira entre a menarca e a primeira gestação; a segunda na perimenopausa) – quando os lóbulos mamários estão em atividade proliferativa e regressiva, respectivamente, e com isto a possibilidade de desequilíbrio celular dessas estruturas trouxe a hipótese de que o meio ambiente estaria diretamente envolvido na epidemiologia do câncer de mama – fez com que vários trabalhos propusessem a responsabilidade alimentar nesta incidência, uma vez que melhores tipos de alimentação estariam também envolvidos com a maior contaminação por agrotóxicos. Isto levou um grupo interdisciplinar mundial à pesquisa mais apurada deste fato, e constataram que realmente regiões com maior poder aquisitivo e, portanto, com maior capacidade de escolhas alimentares, eram mais amplamente afetadas.

Isto pode ser facilmente percebido no Brasil, onde as regiões Norte e Nordeste têm uma incidência bem menor do que as do Sul e Sudeste. Apenas nas cidades de Belém, Fortaleza, Recife e Goiânia o câncer de mama foi superado pelo de colo uterino, segundo dados do Ministério da Saúde (Câncer no Brasil – Dados de Registro de Base Populacional) até princípios da década de 1990. O mesmo modelo se repete dentro do próprio Rio de Janeiro, onde a incidência nas zonas periféricas é menor que na região urbana central. Este trabalho foi referido pela Fiocruz – RJ, que também citou um fato muito importante: de que a estrutura molecular dos venenos pesticidas é altamente similar à estrutura carbônica do colesterol e, portanto, de todos os hormônios esteroides. Ou seja, nós estaríamos nos contaminando diariamente com elementos químicos capazes de burlarem o sistema de enzimas citocromo P450 ou de pelo menos o confundirem. Esta é uma das teorias em andamento, assim como tantas outras que ainda não têm uma total base de sustentação, tais como o uso de tabaco, bebidas alcoólicas, abortamentos, estresse, sofrimento psicológico e outros de menor importância.

Acredita-se, através de estudos nutricionais, que conseguiríamos reduzir em até 20% a incidência do câncer mamário em determinadas populações de maior risco caso reduzíssemos a ingestão de gorduras polissaturadas, principalmente aquelas de origem animal. Isso vem associado ao fato de que a obesidade, principalmente na pós-menopausa, é considerada fator de risco positivo para o câncer da mama, uma vez que a aromatização das gorduras até estrona (ação das aromatases) pode estimular o epitélio glandular e o endométrio.

Epidemiologia e Fatores Predisponentes

Estudos de epidemiologia analítica já foram extensivamente apresentados, mas até agora pouquíssimos tiveram um valor preditivo positivo com relação aos riscos. Toda e qualquer situação que porventura venha a aumentar a exposição a derivados hormonais esteroides terá um valor de periculosidade para o desenvolvimento do câncer de mama. Estamos nos referindo ao uso de esteroides, androgênios, obesidade, xenoestrogênios, partos gemelares, alta estatura na adolescência e até mesmo o uso de dietilestilbestrol para ameaça de abortamento. Entretanto, não faz parte deste contexto o uso de anticoncepcional oral.

Quase todos os trabalhos na literatura a respeito deste assunto, da maior importância, não conseguiram estabelecer uma relação de risco aumentado. A Organização Mundial de Saúde divulgou um trabalho retrospectivo em 1990 envolvendo dez países, pareando entrevistas hospitalares com 2.116 mulheres com câncer de mama e 12.077 casos-controle que foram selecionados rigorosamente com as mesmas características. O risco relativo foi de 1,15 para aquelas mulheres que usaram anticoncepcional oral em algum momento de suas vidas, sendo portanto baixíssimo para ser considerado. O contrário, entretanto, não ocorreu no tocante à terapia hormonal na menopausa. Todos os trabalhos demonstraram ausência de riscos cumulativos para reposições até 5 anos de uso das combinações de estrogênio-progesterona. Mas entre 5 e 10 anos de reposição de forma ininterrupta existem contradições na literatura. Porém além de 10 anos todos os trabalhos são unânimes em apontar altíssimo risco para o desenvolvimento da doença que chega a números superiores a 30%.

Dessa forma, o consenso mundial é o de que a terapia hormonal deve ser utilizada com muito critério, respeitando-se todos os fatores de risco existentes para cada caso em questão.

Porém existem apenas cinco condições que são amplamente consideradas como fatores, de fato, para falta de proteção ao câncer mamário e são: menarca precoce, menopausa tardia, primeira gestação até 25 anos, histórico familiar de risco e biópsias de alto risco. Foram os únicos achados estatísticos até este momento com confiabilidade.

Outro aspecto que merece atenção são as radiações ionizantes. É claro que se discute muito a chamada "janela de risco" que ocorreria entre a menarca e a primeira gestação, quando a mulher receberia por qualquer motivo de tratamento, doses elevadas de radiação. Mas é praticamente impossível se alcançar níveis deletérios em se tratando de exames de imagens radiológicas. E devemos ressaltar que os níveis apresentados pelos exames mamográficos são extremamente pequenos, não contribuindo para o desenvolvimento de doenças, mesmo que aplicados de forma repetitiva em *screenings* populacionais. A esse respeito existe trabalho clássico na literatura que demonstrou o desenvolvimento de atipias celulares potencialmente oncogênicas em cobaias irradiadas com mamografias seriadas. Foram necessárias cerca de 1.000 irradiações consecutivas para que isso ocorresse. Podemos facilmente deduzir que se a mulher for irradiada nas duas clássicas incidências bilateralmente a partir dos 35 anos e tiver uma longevidade de 90 anos, ela terá um total de 260 irradiações, ou seja, muito aquém das experimentações em cobaias.

Ao que se refere a incidência familiar de risco aumentado, temos uma grande surpresa. Os casos ditos de risco familiar, que na verdade são considerados hereditários, não passam de 5 a 10% em todas as estatísticas mundiais, com uma mediana de 7%. Isto tem um significado de extrema gravidade, ou seja, que na verdade os casos de câncer de mama em sua grande maioria, 93%, são de natureza esporádica. Quer dizer que a enorme maioria das pacientes portadoras da doença não tem ninguém na família.

Entretanto, é de absoluta necessidade se fazer um heredograma com o maior critério possível e de preferência com o oncogeneticista. Isto porque existem situações sindrômicas muito raras (0,0001), tais como a síndrome de Li-Fraumeni (tumores da infância envolvendo leucemia, suprarrenal, astrocitomas e sarcomas de partes moles) ou de Cowden (hamartomas múltiplos e tumores da tiroide) ou de Linch II (envolvendo trato gastrointestinal), nas quais o câncer mamário é um dos achados em meio a esta miscelânea. É absolutamente necessário pesquisar alterações cromossomiais para mutações ligadas ao cromossomo 17 – BRCA I (0.001-*Breast Cancer* I-câncer de mama feminino e ovariano) e ao cromossomo 13 – BRCA II (0.001-*Breast Cancer* II-câncer de mama feminino e masculino). Muitas dessas mutações são de caráter dominante e bem determinadas, relacionando-se com um risco cumulativo durante a vida de 80% até os 80 anos, enquanto outras ainda são absolutamente desconhecidas. Mas dessa pesquisa que envolve o heredograma e possíveis testes laboratoriais é que advém o aconselhamento genético adequado para cada situação que se apresente.

Para finalizarmos este tópico, é fundamental abordarmos os fatores ligados à histopatologia. Já está bastante fundamentado o risco mais elevado para o desenvolvimento do câncer mamário em associação com outras neoplasias, às quais podemos destacar os ovários, cólons e endométrio. A terminologia "displasia mamária", muito utilizada no passado, foi inteiramente substituída pela *nomina* atual de "alterações fibrocísticas da mama" ou "alterações funcionais benignas das mamas". O marco para referência desta terminologia vem do trabalho de Dupont e Page, em 1985. Foram 17 anos de observação de 3.303 pacientes submetidas a biópsias por diversas condições que à época eram denominadas displásicas, pelo alto risco de transformação maligna. Os autores demonstraram que o índice de malignização nestas pacientes não foi diferente de outras situações. Isto é, metaplasia apócrina, macrocistos, microcistos, hiperplasia leve (até quatro camadas celulares acima da membrana basal), fibrose estromal, ectasia ductal, metaplasia escamosa e adenose. Já na hiperplasia moderada (acima de quatro camadas, com epiteliose e/ou papilomatose) e adenose esclerosante, o risco aumentava para 1,5 a 2,0.

Nas hiperplasias atípicas o risco passa de 4. Isto em termos absolutos significa 8% sem histórico familiar e 20% com histórico familiar. Daí a importância de se analisar todo e qualquer espécime patológico decorrente de uma mamaplastia. Serão estes achados que poderão determinar a conduta mais precisa para cada caso operado sob o ponto de vista estético, pois a maioria destas patologias citadas não tem correspondentes em exames de mamografias ou ultrassonografias pré-operatórias. E estes exames são absolutamente imprescindíveis para a abordagem da mama estética.

Mamaplastia Oncológica (Mastologia Oncoplástica)

Evolução estética na oncologia mamária da radicalidade

Sir James Paget, em 1863, considerado a maior autoridade britânica da época em neoplasias de mama, descrevia "...não conheço nenhum caso de sobrevivência sem a doença por mais de 10 anos, e ao se optar pela retirada total da mama, devemos esquecer que isso possa trazer alguma esperança!...". A ideia da retirada total da mama com gânglios veio inicialmente com Charles Moore, nos anos 1860, no *Middle Sex Hospital*, de Londres. Seus discípulos Joseph Lister, em 1870 (Escócia) e Mitchel Banks, em 1878/1882 (Liverpool), estenderam os conceitos de jamais tocar no tumor, não preservar a pele e retirar os gânglios em monobloco. Em 1875, Richard von Volkman, trazendo da guerra franco-prussiana conceitos de limpeza e assepsia de Lister, introduz a ideia da retirada também da fáscia peitoral profunda. A origem do conceito de radicalidade na cirurgia mamária surge com W. S. Halsted, em 1882 (primeira mastectomia radical realizada com todos os conceitos), baseado nas evidências científicas desta época e que seguramente eram mínimas. Halsted se convencera de que a melhor forma de se tratar do câncer de mama seria uma cirurgia que abrangesse as vias de disseminação linfáticas do tumor. E devemos considerar que nessa época o diagnóstico era frequentemente tardio, com tumores obviamente mais avançados, pois a metodologia de diagnóstico era praticamente inexistente.

Dessa forma, ele acreditava que se fosse realizado um procedimento que ressecasse todo o conjunto cutâneo envolvendo a placa areolopapilar, o tecido glandular subjacente, a musculatura peitoral e todos os linfonodos da cadeia axilar, conseguiria bloquear o processo de disseminação da doença, pelo fato de o sistema linfático atravessar todas essas estruturas. Havia a crença de que a doença se propagasse aos poucos de forma progressiva a partir da mama, atingindo lentamente cada estrutura locorregional. De fato, os trabalhos de Halsted foram da maior importância para que o estudo da biologia tumoral tivesse o crescimento que teve nas décadas posteriores. Sem dúvida alguma, mesmo sem o devido conhecimento dessa biologia, Halsted demonstrou que com a sua cirurgia ele conseguia curar um número significativo de doentes, para uma doença totalmente incurável até então e sem qualquer outra forma de tratamento na época. Para se ter uma ideia de dados históricos estatísticos, na época em que Halsted estagiara com Bilroth na Alemanha (1878) fez uma revisão daquela casuística e tinha lamentáveis números de 20% de morte operatória, 82% de recorrência em 3 anos e mortalidade de 5% nesses 3 anos iniciais. Todas morriam nos primeiros 10 anos. De 1897 a 1907 reúne e publica uma casuística de 232 casos, reduzindo a 1,7% a mortalidade peroperatória, 42,35% de sobrevivência em 3 anos e recidiva da doença neste mesmo período de 6%. Tratava-se do começo de uma nova realidade.

Um segundo e igualmente habilidoso cirurgião, chamado Willy Meyer, em 1891, melhora os conceitos de Halsted com menos mutilação, evitando retalhos dérmicos muito finos e assim desvascularizados, criando o conceito de *mastectomia radical moderna americana*. Ambos conseguem demonstrar sobrevivências de aproximadamente 58% em 10 anos. Isto sem dúvida trouxe uma enorme riqueza de outros estudos para maior compreensão de como os carcinomas mamários evoluíam, demonstrando que numa boa parte dos casos são inicialmente doença local e depois locorregional, e não sistêmicas desde o início. Portanto, evidenciaram que o diagnóstico das fases precoces é da maior importância para a sobrevivência. Esta ideia de Halsted teve um longo período de aceitação e durante anos foi a mais praticada em hospitais pelo mundo afora. Entretanto, surgiram grupos com pensamentos diferenciados. A constatação, nas evidências pós-morte, de que as cadeias dos gânglios retroesternais da torácica interna achavam-se comprometidas, fez com que alguns cirurgiões se tornassem mais agressivos.

Este foi o caso de Richard Handley, cirurgião inglês (1954) que preconizou a ressecção completa destes gânglios e foi amplamente apoiado pelas escolas francesa, inglesa e italiana (Lacour, 1955; Margottini, 1949; Veronesi e Giacometti, 1952). Esta cirurgia era denominada de "alargada" e se apoiava no fato de que cerca de 25% dos casos de mastectomia clássica de Halsted mostravam o comprometimento desses linfonodos.

Entretanto, vários estudos europeus evidenciaram que esta maior agressividade após alguns anos de observação não resultou em melhores índices de sobrevivência. Sempre em busca da maior radicalização um cirurgião americano, C.D. Haagensen (Doenças da mama – primeira edição, 1956/terceira edição, 1986), elaborou uma maior extensão ainda dessa cirurgia, que consistia em retirada total da pele torácica, com retalhos muito finos laterais, seguida de enxertia cutânea de pele e retirada sistemática do feixe neuromuscular toracodorsal.

Outros cirurgiões evoluíram até para o esvaziamento da fossa supraclavicular, a denominada "super-radical". Nenhuma dessas tentativas conseguiu demonstrar maior efetividade e acabaram no plano das experimentações. Os dados estatísticos mais importantes de sobrevivência sempre recaíam sobre o acometimento das estruturas ganglionares e ainda permanecem assim até hoje em dia. Ou seja, se a cadeia ganglionar axilar homolateral está comprometida de um a três gânglios, o prognóstico é o mesmo. Acima de quatro até nove gânglios é muito reservado, e acima de nove gânglios é extremamente reservado. Estas observações são feitas em 5 e 10 anos de *follow-up*. É óbvio que os números são muitos variados na dependência do estadiamento geral das pacientes.

Os fatos mais importantes que devemos considerar são que a grande diferença daquela época para hoje é que tanto a metodologia de diagnósticos, assim como o entendimento da biologia molecular, mudaram consideravelmente. Os estadiamentos antigamente eram bem piores do que agora e, portanto, os diagnósticos dificilmente eram considerados precoces. É claro que as curvas de sobrevivência também eram piores em todos os sentidos.

Dessa forma, do outro lado da radicalidade se iniciaram conceitos de que a doença teria um cunho sistêmico da maior importância, e então seria extremamente importante que se desenvolvessem métodos que identificassem os primórdios da doença para que o tratamento pudesse ser menos mutilante.

Da conservação

Tanto cirurgiões quanto radioterapeutas começaram de formas independentes a tratar o câncer mamário conservadoramente. O primeiro cirurgião de que se tem notícia a retirar apenas o tumor seguido de radioterapia intersticial foi um ginecologista chamado Hirsch, em 1927, em Frankfurt. E com resultados encorajadores. O primeiro cirurgião a tratar de fato um câncer de mama operável com implantes de agulha de *radium* foi Geoffrey Keynes, do Hospital São Bartolomeu, de Londres, com trabalho publicado no *British Medical Journal* em 1937. No decorrer da década de 1930 e 1940 a radioterapia ganhou um enorme salto, evoluindo das agulhas para ortovoltagem. Na França (François Baclasse), Finlândia (Sakari Mustakallio) e no Canadá (Vera Peters) foram os radioterapeutas que conduziram esses trabalhos. Na década de 1950 foi o início da telecobaltoterapia, indo para aceleradores lineares. Cabe ao cirurgião G. Crile

(EUA, 1964) e à radioterapeuta Vera Peters (Toronto, 1967) a responsabilidade de conduzirem uma ampla campanha na década de 1960 pela redução da radicalidade cirúrgica. O grande objetivo já nesta época era o de que o tratamento da mama devia ser visto na integralidade feminina, não apenas sob o ponto de vista oncológico, mas também e de forma significativa pela cosmese.

Os estudos importantes da década de 1960 vieram da França pelo Instituto Curie, Instituto de Câncer de Marselha, Hospital Henri Mondor e o Hospital de Toronto, *Princess Margareth*. Durante a década de 1970, nos EUA, as instituições que mais se destacaram foram o M.D. Anderson, em Houston, no Texas, e o *Joint Center* de Harvard, em Boston.

Todas essas instituições vinham lutando bravamente contra o conceito profundamente enraizado de que a radicalidade era e deveria ser mantida como padrão-ouro. Como mudar rumos diante dessa falta de números estatísticos que os habilitassem a tal conduta? Afinal de contas, a radicalidade se baseava numa experiência adquirida e publicada há mais de 70 anos, apesar de resultados ainda bastante insatisfatórios de sobrevivência. Os dados continuavam demonstrando que a sobrevivência média para os casos de axila negativa e tumores de até 2 cm era de 50% no início do século passado e encontrava-se em torno de 70% na década de 1970, o que quer dizer que a melhora em números relativos era de fato pobre.

Outros caminhos necessitavam ser acrescentados. E foram. Não somente sob o ponto de vista cirúrgico, mas radioterápico, quimioterápico e de biologia tumoral. As centenas de trabalhos publicados que seguiram os conceitos da oncologia cosmética nas décadas de 1960, 1970 e 1980 estabeleceram a pedra fundamental para que esse caminho fosse determinante. Talvez um fato lamentável tenha contribuído para um grande retardo nas pesquisas da conservação mamária. Foi o desastre do trabalho publicado pelo *Guy's Hospital*, de Londres, na responsabilidade do Dr. Atkins, em 1972. Tratava-se de um trabalho pioneiro de conservação cuja metodologia aplicada foi insuficiente, ou seja, o tumor era retirado sem margens importantes, a axila não era esvaziada, mesmo que positiva, e a radioterapia era de somente 30 Gy, muito abaixo do que deveria ser (em torno de 50 Gy). O índice de reincidência de doença foi elevadíssimo. Isso contribuiu para que houvesse um bloqueio ao registro de novos trabalhos e estudos controlados.

O Grande Salto para a Oncologia Cosmética da Mama

Estudos de Milão

O berço da cirurgia oncoplástica foi sem dúvida a Escola do Prof. Umberto Veronesi, através do Instituto Nacional para Estudo e Tratamento dos Tumores, de Milão. Diante do desastre apresentado pela escola Inglesa do *Guy's Hospital* (Atkins) a respeito das conservações mamárias e, portanto, do impedimento do registro de novos trabalhos no Comitê Legislador da Organização Mundial de Saúde (WHO), algo precisava ser feito para se antagonizar esta tendência à preservação dos conceitos clássicos halstedianos.

A Escola de Milão submeteu ao Comitê de Especialistas, em 1969, a ideia de preservação com uma ampla ressecção setorial da mama (denominada por Veronesi como quadrantectomia) seguida de 50 Gy de radioterapia mais um reforço de 10 Gy (*boost*) sobre o local primário do tumor. Apenas cerca de 2 anos depois, e após uma sequência de enormes discussões plenárias, é que se permitiu a introdução desta metodologia em conjunto com um projeto já em andamento que comparava a mastectomia clássica de Halsted com a mastectomia radical modificada. Isto representou um salto fenomenal para a abertura de uma nova era, que supostamente o estudo inglês parecia ter fechado definitivamente. Apesar de apenas alguns países terem participado desta randomização (Itália, França, Moscou e Buscareste), pois a maioria não conseguia se adaptar às novas exigências, foi de fato o estudo de Veronesi, denominado Milão I, que teve a maior participação estatística, com 701 pacientes devidamente acompanhadas.

O trabalho iniciou com o recrutamento das pacientes, em 1973, e pôde ser apresentado oficialmente no *New England Journal of Medicine* em 1º de julho de 1981, mostrando resultados absolutamente semelhantes aos das mastectomias tradicionais ou mioconservadoras (Patey ou Madden). Isto é, as curvas de sobrevivência se superpunham de forma bem definida, apesar de o índice de recidivas ter sido maior. Mas isto não interferiu na curva de sobrevivência, permitindo-se a mastectomia de resgate para estes casos. Uma das análises de maior interesse para a conservação foi o fato de que recidivas nas mastectomias são na imensa maioria das vezes desastrosas, com índice de mortalidade elevadíssimo nos primeiros 3 anos. A explicação era bem clara, pois estas recidivas são em 70% dos casos no plastrão torácico, o que significa dizer doença disseminada, o que não é verdade em se considerando a conservação, onde as recidivas serão quase sempre ainda no ambiente interno da mama, o que permite as cirurgias de resgate. Mesmo analisando-se os gráficos de curvas de sobrevivência baseados no estado linfonodal (positivos ou negativos), as conclusões foram sempre a favor da manutenção da mama.

Diga-se que estas observações foram inicialmente publicadas com 7 anos de observação e depois repetidas ao longo de vários anos, mantendo-se com valor estatístico até os dias atuais. Isto motivou uma progressão do Milão I para Milão II. A base racional deste segundo estudo avaliava o sucesso com a associação cirurgia-radioterapia ou simplesmente com a radioterapia isoladamente. A metodologia do trabalho foi idêntica à do primeiro, sendo que a diferença fundamental era de que os tumores poderiam chegar a 2,5 cm (no Milão I era de 2 cm), as ressecções seriam limitadas à região tumoral sem muita margem e a radioterapia externa se reduziria para 45 Gy, seguida de outra intersticial de 15 Gy com Ir-192. No estudo I as recidivas chegavam a 8%, sendo que no II chegaram a 19,1%. O fato da maior relevância neste estudo foi o de que as curvas de sobrevivência de 10 anos foram absolutamente iguais. O segundo grande diferencial encontrado referia-se ao componente intraductal extenso (ECI), obviamente da maior importância para o estudo II, onde se mantém mais tecido. Os achados de ECI acima de 25% foram extremamente significativos para a maior incidência das recidivas, e portanto há necessidade de um patologista bastante qualificado em patologia mamária para se ter certeza de com o que estamos lidando, e assim optarmos pela melhor conduta cirúrgica.

Os resultados de sobrevivência foram tão satisfatórios que se inicou o terceiro estudo, chamado Milão III, que consistia apenas na tumorectomia ampliada sem radioterapia. O significado era o de se avaliar mais corretamente a precisão da radioterapia. O trabalho se inicia em 1988 e finaliza em 1997, com 567 pacientes elegíveis. Foram 95 meses de seguimento, e observou-se uma altíssima taxa de recidivas locais (15,7%) enquanto para o Milão I foi de 4% no mesmo período. Um grande diferencial foi relativo ao *status* menopausal. Pacientes abaixo de 55 anos tinham muito mais recidivas do que as mais idosas, apesar das curvas de sobrevivência se manterem sobrepostas no mesmo período.

A conclusão, portanto, foi a de que em casos selecionados na pós-menopausa seria possível optar apenas pela cirurgia conservadora sem a radioterapia. Muitos outros trabalhos semelhantes estão em andamento, ainda no que se refere às cirurgias cada vez menos mutilantes e ao menos três grandes protocolos estão sendo desenvolvidos (*Scottish Trial, Manchester Trial* e *West Midland Trial*).

Os chamados estudos prospectivos de primeira geração, na década de 1970, foram conduzidos de forma randomizada comparando as cirurgias segmentares bem alargadas seguidas de radioterapia (Hayward, 1977/1983; Veronesi et al., 1981; Sarrazin et al., 1983; Fisher et al., 1985/1989; Hayward e Caleffi, 1987; Van Dongen, 1989).

Os estudos de segunda geração, a partir de meados da década de 1980, preocuparam-se em comparações dentro da filosofia conservadora, e foram muito profusos. Todas as conclusões evidenciaram resultados extremamente semelhantes. Em primeiro plano estava o fato de que cirurgias bem conduzidas sob o ponto de vista de margens de segurança e radioterapia sequencial e/ou quimioterapia resultavam rigorosamente na mesma curva geral de sobrevivência no longo prazo, e isso se referia a pelo menos 10 anos.

Em segundo lugar estava o fato da maior reincidência local da doença, variando em torno de 10%. Isto foi um achado excepcional, pois na maioria das estatísticas mundiais relativas às mastectomias radicais tipo Halsted, introduzidas a partir de 1894, as recidivas locais estão na faixa de 3 a 6% e assim se perpetuaram por mais de 1 século. Ou seja, representavam um resultado extremamente aproximado e para a mesma sobrevivência.

O terceiro aspecto era o de que as recidivas locais se aplicavam na grande maioria para ressecções mais limitadas ou mal conduzidas (Stewart et al., 1989; Veronesi et al., 1990/1993; Ribeiro et al., 1990) e principalmente aquelas nas quais a radioterapia teria sido também mal conduzida (insuficiente como a do *Guy's Hospital*) ou não utilizada, e para este caso em particular os trabalhos de Hayward e Caleffi (1983/1987) haviam sido um desastre histórico, inclusive como os únicos a demonstrarem diminuição da sobrevida.

Então, o que se pode observar nestas décadas de intensas pesquisas internacionais, conduzidas por instituições da maior respeitabilidade, é que o objetivo máximo da cirurgia conservadora da mama, como preservação do órgão de maior importância na simbologia feminina e a preservação da vida, poderia ser alcançado.

Se formos consultar a literatura, observamos que existem três grandes trabalhos mundiais randomizados, coordenados pela Organização Mundial de Saúde (WHO), e que estabeleceram definitivamente os conceitos cosméticos para a oncologia mamária. Em 1972, o Instituto Gustave Roussy; em 1973, o Grupo de Milão; e em 1976, o grupo Americano NSABP (*National Surgical Adjuvant Breast and Bowel Project*), coordenado por Bernie Fisher. Todos conduziram estudos altamente criteriosos na seleção de candidatas para a cirurgia conservadora e que envolviam tumores estádios I e II. E a validação da radioterapia sequencial. Paralelamente, estudos conduzindo a utilização de quimioterapia, avaliando a combinação de múltiplas drogas, também estabeleceram os critérios básicos para o novo caminho que hoje em dia se adota.

As conclusões dos trabalhos de Milão (pioneiro), NSABP, M.D. Anderson e o Grupo Sueco SWOG no uso de CMF (ciclofosfamida, metotrexato, 5-fluorouracil) e posteriormente a inclusão dos antraciclínicos (adriamicina), foram extremamente importantes para o estabelecimento das curvas de sobrevivência e tempo livre de doença, demonstrando que sem dúvida estavam resultando em prognósticos muito melhores. Inicialmente a poliquimioterapia adjuvante era reservada para os casos nos quais os tumores eram de maiores proporções e com acometimento linfonodal. Mas o fato de ocorrerem subgrupos menores, em torno de 25% das casuísticas que deveriam ter bons prognósticos, mas que reincidiam a doença nos primeiros 5 anos, fez com que os pesquisadores trouxessem os questionamentos de disseminação hematogênica precoce (não apenas linfática) e daí a extensão da indicação medicamentosa também para estes casos. Da mesma forma, às combinações desses medicamentos em forma sequencial ou em conjunto, a maneira da aplicação em vários ciclos de 21 dias que poderiam variar de seis a 12 ciclos, a introdução por Hyrniuk, em 1984, do conceito de intensidade de dose que estimava que melhores resultados poderiam ser obtidos em função da quantidade de droga por unidade de tempo (mg/m²/semana), vindo a ideia de parte da infusão no oitavo dia, o que iniciava o pensamento de se manter uma concentração mediana, a introdução dos taxanos (docetaxol, taxotere), e principalmente as novas conceituações sob o ponto de vista da biologia molecular, trouxeram as condutas que hoje são praticadas pelo mundo afora.

Basicamente a quimioterapia da atualidade envolve adriamicina, ciclofosfamida e taxanos, em formas de aplicação a cada 21 dias, tendo ou não o uso do conceito de dose densa, podendo se estender de quatro a oito ciclos, na dependência de cada caso. A isto se chama de quimioterapia adjuvante, aquela que se faz após a cirurgia. De outro lado, também se estendeu o conceito de quimioterapia neoadjuvante (aquela que precede o tratamento cirúrgico, na presença do tumor). Esta indicação era exclusiva até fins da década de 1990 para casos de estádio III, ou seja, avançados e de mau prognóstico.

Entretanto, as evidências apresentadas por Milão a partir de 1988, com a neoadjuvância para tumores acima de 3 cm, trouxe um novo e amplo caminho. Podia-se observar *in loco* a resposta tumoral e os casos que seriam de mastectomia clássica se transformavam em quadrantectomias, sendo que existiam inclusive casos de resposta patológica completa em cerca de 5%. Modelo semelhante foi apresentado pelo NSABP. E devemos levar em conta que esse fato histórico está relacionado ao uso de esquema antigo envolvendo CMF, que hoje em dia está completamente abandonado, restrito a casos raríssimos, dada a superioridade dos resultados das drogas A, C e T em diferentes combinações.

Atualmente se conseguem respostas patológicas completas de até 100% em alguns casos, e geralmente melhores serão as respostas quanto mais indiferenciados e de crescimento mais rápido forem os tumores. A tradução prática dessa filosofia baseada em dados reais de estatística aplicada unifatorial e multifatorial (Cx, metanálise, etc.), é de que câncer de mama operável é considerado uma doença locorregional a princípio, mas com o potencial de muito rapidamente se disseminar por via linfática e hematogênica, e portanto o tratamento deve ser sempre por diversas abordagens. Uma vez que o tumor se torna palpável ao redor de 1 cm, isto significa já terem ocorrido pelo menos 30 duplicações ao longo de 18 meses a 5 anos, algumas vezes chegando até mesmo a 10 anos ou mais, como nos casos descritos de *dormancy* (hibernação), o que significa dizer em torno de 1 bilhão de células malignas, todos os esforços devem ser aplicados desde os momentos mais precoces do tratamento.

Nesse aspecto, a neoadjuvância vem se tornando uma arma extremamente eficaz, se bem que os dados atuais não tenham ainda demonstrado maior sobrevivência como objetivo final, mas sem dúvida existe aumento do tempo livre de doença, maior conservação das mamas pela citorredução tumoral, e portanto melhor qualidade de vida para estas pacientes.

Sequenciamento Terapêutico Atual

Sob o ponto de vista do sequenciamento terapêutico, atualmente não existem dúvidas de que a melhor estratégia é a quimioterapia iniciar-se antes da radioterapia. Independentemente do número de ciclos venosos a serem escolhidos para cada caso, a radioterapia terá uma da dose total de 50 Gy (5.000 rads) a serem fracionados em 28 a 32 sessões, cada uma em torno de 180 a 200 cGy por campo selecionado e diariamente, e deverá ter seu início em torno de 30 dias após o término da quimioterapia.

Caso esta não esteja indicada, a radioterapia tem idealmente o seu início de 30 dias ao máximo de 90 dias. Vários protocolos antigos estimaram o valor da radioterapia antecedendo a quimioterapia, porém se mostraram ineficazes prospectivamente. A explicação mais lógica para este fato foi a de que a obliteração dos sistemas vasculares pelas irradiações, e a presença de intensa fibrose tornavam a dose quimioterápica insuficiente na área operada. É claro que existirão indicações emergenciais, tais como massas tumorais hemorrágicas, que necessitarão de irradiação profilática paliativa antecedendo o tratamento sistêmico.

Outro dado de grande importância foi o achado de que não se pode superpor os dois tratamentos, pelo elevado risco de somação de efeitos e necroses extensas. Da mesma forma, ficou determinado que o principal quimioterápico totalmente incompatível com a quimioterapia é a adriamicina (derivado antraciclínico).

Ao que se refere à irradiação de cadeia da mamária interna (totalmente abandonada nos tempos modernos pelo altíssimo índice de complicações cardiopulmonares), a axila e a fossa supraclavicular são temas vastíssimos e de alta especificidade técnica, com indicações muito precisas. Mas já existe um pleno consenso de que a axila só será irradiada caso não tenha sido operada devidamente. A somação dessas duas abordagens é a principal causa dos linfedemas severos, rebeldes a qualquer tratamento fisioterápico.

E o mesmo pensamento se aplica para a fossa supraclavicular, nos casos com estadiamento avançado e cujo tratamento locorregional tenha sido insuficiente. De uma forma bastante acadêmica, o tratamento das neoplasias de mama deve se iniciar com a cirurgia de maior ou menor porte, seguida da quimioterapia, radioterapia e, por fim, a hormonoterapia e/ou terapia biológica (herceptin/trastuzumab), determinados pelo painel da imunoistoquímica. Caso haja indicação do uso da anti-hormonoterapia pela presença de receptores de estrogênio e progesterona nas células tumorais, esta deverá se iniciar ao término de toda a sequência. Para pacientes em pré-menopausa se usam ainda os bloqueadores de receptores hormonais (tamoxifeno) por 5 anos.

O último Congresso Internacional de Oncologia (ASCO) que ocorreu no ano de 2015 referendou amplamente o uso do tamoxifeno para 10 anos, pois os resultados deste período se mostraram muito mais consistentes para maior sobrevivência. Para as pacientes em pós-menopausa já se inicia preferencialmente hoje em dia o uso de inibidores de aromatase (IA): anastrosol (arimidex) ou letrosol (femara) ou aromasin, enzima esta responsável pela transformação do colesterol em estrogênio e vice-versa, e com ações de formas diferenciadas sobre os receptores, isto é, cada uma dessas substâncias tem o seu *timing* de bloqueio do receptor de estrogênio de modo diverso, algumas, como aquela última, de forma definitiva.

Contudo, este último congresso internacional não referendou a ampliação do uso dos IAs para 10 anos, pois não houve qualquer melhora na sobrevivência, diferentemente do que ocorreu com o tamoxifeno. Mas mesmo neste grupo existem serviços que preferem iniciar o tratamento com tamoxifeno, avaliar a resposta clínica e depois de 2 anos progredir para o uso dos IA. Existe evidência atual de franco benefício pelo uso dos IA em relação ao tamoxifeno, entretanto este último já detém cerca de 40 anos de *follow-up* em relação ao primeiro, que está chegando próximo de 10 anos. Ambos têm excelente tolerância clínica, porém as principais complicações do tamoxifeno são a TVP (trombose venosa profunda) de membros inferiores (frequente), indução de carcinoma de endométrio e problemas oculares (raríssimos).

Já os IA estão intimamente correlacionados com descalcificação óssea e dores articulares importantes (também raros). A terapia biológica com trastuzumab (herceptin) é extremamente atual, e indicada nos casos em que está fortemente presente o oncogene C-Erb-B2 (família Erb-2-neu), como demonstrado ou não pelo painel imunoistoquímico. Esta positividade é indicativa de mau prognóstico. Deve ser feita a cada 3 semanas por um período de aproximadamente 1 ano. Assim como os antraciclínicos, o seu pior efeito colateral é a cardiotoxicidade.

De qualquer modo, o tratamento sistêmico para o câncer de mama tem evoluído de forma excepcional. A cada ano que passa novas combinações são agregadas ao contingente terapêutico, e o que vem sido observado é que pacientes que teriam um prognóstico sombrio no passado, hoje podem sobreviver muito mais anos e com boa qualidade de vida. O mesmo podemos dizer a respeito da radioterapia. Os últimos congressos vêm demonstrando, com excepcionais trabalhos institucionais, que a cirurgia axilar (esvaziamernto ganglionar clássico) está amplamente substituída pelo linfonodo sentinela e mesmo que este se apresente contaminado por clone metastático, não se indica mais o esvaziamento, mas sim a quimioterapia complementar. Esta cirurgia radical, responsável em 25 a 30% pelo linfedema braquial, está praticamente reduzida aos casos mais graves, e com indicações extremamente limitadas. Isto porque a radioterapia da forma localizada e altamente direcionada, da maneira como evoluiu hoje em dia, tanto para as cadeias ganglionares axilares como para as mediais e supraclaviculares, vem demonstrando rigorosamente as mesmas curvas de sobrevivência que as cirurgias radicais, e principalmente sem o mesmo nível das complicações cirúrgicas. A associação de quimioterapia, cirurgia axilar localizada (sentinela apenas) e radioterapia tem demonstrado exatamente o mesmo índice de sobrevivência que o radicalismo cirúrgico, e com muito menos sequelas para o braço.

Importância do Cirurgião Plástico na Equipe Oncológica

Considerações gerais

Este capítulo se encerra com comentários da maior importância para a especialidade de cirurgia plástica. A evolução dos conhecimentos da oncologia mamária, principalmente no tocante aos dados de biologia tumoral, que representam o cerne da questão ligada ao prognóstico, e portanto à escolha da terapêutica adequada para cada caso, transformou o cirurgião plástico no elemento fundamental da equipe cirúrgica. Não é à toa que surgiu um novo conceito de especialidade mamária, que é a Mastologia Oncoplástica. Esta terminologia não existia antes do início dos anos 2000. É claro que a pedra angular dessa nova era decorreu dos trabalhos dedicados do Instituto Nacional para Estudo e Tratamento dos Tumores de Milão, que conseguiram demonstrar ao longo dos anos a eficácia da conservação mamária. E, para tal, o conhecimento da anatomia topográfica mamária, incluindo todos os seus pedículos neurovasculares e cutâneos, tornou-se absolutamente imprescindível, assim como todo o arsenal de técnicas de reparação das deformidades mamárias, já descritas desde os primórdios do século 20.

Basta uma revisão da literatura, como apresentado na tese de Docência do Prof. Ramil Sinder (Mamaplastias, 1970) para a Faculdade Nacional de Medicina (atual UFRJ), e facilmente encontramos mais de 100 procedimentos técnicos descritos por autores internacionais envolvendo as mais diversas situações de deformidades glandulares.

Enquanto os cirurgiões oncológicos se preocupavam exclusivamente com o tratamento e a possibilidade de redução da mortalidade, sempre foram os cirurgiões plásticos que se preocupavam com a recuperação das mutilações causadas. Durante décadas essas mutilações eram somente associadas às mastectomias radicais. Tanto é que o próprio Halsted aprendera na Alemanha, com o cirurgião Thiersch, a fazer autoenxertias cutâneas de pele total e parcial sobre o plastrão torácico, e isso ocorrendo nos primórdios do século 20, quando a cirurgia plástica alemã progredia de forma crescente juntamente com a inglesa, e exatamente onde ele permanecera por 1 ano fazendo o seu treinamento cirúrgico.

As tentativas de reconstruções mamárias datam desta época e envolveram enormes mutilações torácicas. A primeira metade do século passado foi palco de desenvolvimento de uma grande variedade de retalhos dermogordurosos e tubos cutâneos de Gillies-Filatov ("dança dos tubos" em vários tempos cirúrgicos), exatamente para estas condições. Somente no decorrer da década de 1970 se iniciaram as pesquisas de transferências musculares e musculocutâneas para a cobertura de grandes deformidades, trabalhos estes coordenados e conduzidos pelos profs. Stephen Mathes (*California University* e *Washington University*) e Foad Nahai (*Emory University School of Medicine* – Atlanta) em livro publicado com 576 ilustrações abrangendo todos os setores corporais, em 1979.

Entretanto, um dos maiores saltos para as reconstruções ocorreu com a proibição dos implantes de silicone líquido (Cronin), nesta mesma época, envolvendo uma empresa americana. As rupturas causadas pela fragilidade dos mesmos gerou um número muito grande de processos judiciais, o que culminou no fechamento desta empresa, e portanto em um grave impedimento para as pacientes que aguardavam cirurgia.

Mas com base nos estudos de vasos perfurantes, Carl Hartrampf, seguido por Michael Scheflan, no final da década de 1970, estabeleceram os princípios da técnica que se transformou num dos maiores expoentes da reconstrução mamária nas décadas seguintes, em 1980 e 1990. Era o início do retalho miocutâneo do reto do abdome transversal (*tram-flap*) ou vertical (Drever) (ver Capítulo 59).

No Brasil, através do instituto Nacional de Câncer – RJ, fomos os pioneiros no desenvolvimento desta técnica, com o estabelecimento de todos os conceitos que existem até os dias de hoje, tanto para retalhos pediculados quanto microcirúrgicos, com uma casuística nestes primeiros 15 anos que englobava mais de 3.000 pacientes em todos os casos de reconstruções mamárias.

Mas por uma grande e feliz coincidência, na década de 1990, mais precisamente em 1993, surgiu um novo conceito de implantes de silicone. Esses implantes eram de gel de alta coesividade, com envoltórios de material aloplástico de altíssima resistência e com aceitação internacional, à exceção de pouquíssimos países, entre eles os EUA.

A coincidência se verifica no fato de as cirurgias oncológicas também estarem caminhando no sentido oposto ao das mutilações extensas. Quer dizer que os retalhos estavam sendo mais poupados na sua estrutura vasculolinfática e introduzindo-se ideias de manutenção de maiores extensões cutâneas e até da própria musculatura, tal como se procede na mastectomia mioconservadora de Madden (preservação do peitoral menor), com menos indicações para o Patey (retirada do peitoral menor).

Hoje se aceita até a conservação da placa areolopapilar em casos selecionados e com biópsia peroperatória negativa. Esta evolução vem associada também aos trabalhos de "linfonodo sentinela", que se iniciaram em 1977, com Cabañas. Apesar de ter sido Gould o primeiro na literatura a citar o nome "gânglio sentinela", em 1960, ao realizar dissecção radical de pescoço numa parotidectomia, foi Cabañas, sem dúvida, o primeiro cirurgião a cunhar este termo através de suas pesquisas para o tratamento de carcinoma de pênis com linfangiografia de membros inferiores, identificando-se o gânglio principal na entrada da veia epigástrica superficial. Porém, os estudos considerados de fato como pioneiros para linfonodo sentinela foram dos cirurgiões Donald Morton (1992), do *John Wayne Cancer Institute* – Santa Monica, Califórnia (técnica do azul patente para melanomas), David Krag (1993) da *Vermont University* – Burlington, Vermont (técnica do tecnécio-99m-sulfur-coloidal e *gamma probe* para mama) e Armando Giuliano (1994), também do *John Wayne Cancer Institute* (azul patente para mama). Estes trabalhos e centenas de outras publicações em instituições de grande respeitabilidade atestaram acertos de 93 a 97% para concordância entre o sentinela e os demais gânglios de todos os três níveis. Isto é, se negativo os demais também estão.

Como se pode ver através da extensa literatura disponível, a evolução no tratamento do câncer de mama foi fenomenal, no sentido de cada vez se fazer menos mastectomias e menos esvaziamentos ganglionares. Aliados a esses estudos de redução cirúrgica estão eminentemente correlacionados os estudos da biologia molecular, melhor entendimento da genética tumoral e seus marcadores através das pesquisas imunoistoquímicas, e consequentemente protocolos quimioterápicos e radioterápicos extremamente importantes. Este conjunto de elementos trouxe um enorme benefício às pacientes, pois sem dúvida alguma as curvas de sobrevivência e o tempo livre de doença melhoraram consideravelmente, e em especial com menos mutilações e melhor qualidade de vida. Não devemos esquecer que estas curvas têm como ponto pivô a introdução mais ampla das mamografias e, consequentemente, diagnósticos mais precoces.

Neste momento, é de fundamental importância perguntarmos: "E como deve se comportar o cirurgião plástico em meio a este turbilhão de informações oncológicas?" Esta resposta é muito simples. Deve se comportar como um cirurgião plástico oncológico!

Deve estudar e entender igualmente todas as nuances que envolvem cada caso em questão, para o qual ele estiver escalado. Cabe ao plástico a determinação do que pode ou não pode ser feito. Trata-se de uma decisão conjunta. Isto é a Mamaplastia Oncológica, e não a oncoplastia.

No momento em que a cirurgia da mama está evoluindo de forma cada vez menos invasiva, uma vez que os tratamentos sistêmico e radioterápico evoluíram de forma significativa e fundamental, são criadas situações cirúrgicas de extrema dificuldade técnica para que se alcancem soluções ideais. Se menos agressão é realizada na mama, este tipo de deformidade criada é de muito maior dificuldade técnica em ser solucionada do que a mastectomia em si.

As mastectomias são cirurgias conduzidas de forma cadenciada e absolutamente igual por qualquer cirurgião, tenha mais ou menos experiência. O resultado deverá ser sempre aquele esperado. Assim como as suas reconstruções, que são baseadas em poucas opções técnicas, ou seja, retalhos miocutâneos pediculados (reto do abdome e latíssimo do dorso com implante), retalhos cutâneos regionais, microcirúrgicos e expansores cutâneos.

É claro que existem variações destas técnicas, mas estão dentro de um contexto de previsibilidade. Entretanto, uma ressecção setorial como uma quadrantectomia é de uma variabilidade enorme. As possibilidades são numerosíssimas e decididas na hora da cirurgia, pois nem sempre podemos realizar nas conservações aquilo que planejáramos. Desde a programação das incisões cutâneas, que podem ser múltiplas, até as maneiras de se abordar o parênquima mamário tumoral e adjacente ao tumor, pela margem de segurança a ser alcançada. Por isso é universalmente considerada em todos os serviços como uma cirurgia de alta *expertise* e para equipes com o devido treinamento.

Uma vez que lidamos com um amplo conhecimento anatômico, pois cabe a esta especialidade tanto a determinação de uma mutilação quanto a sua consequente resolução de forma aceitável, devemos também ter um amplo conhecimento da importância e das consequências geradas pelo tratamento oncológico complementar. Por exemplo, é fundamental que o momento preciso do início de uma quimioterapia ou de uma radioterapia não seja violado. Para a primeira, o ideal é em torno de 3 a 4 semanas no máximo. Para a segunda é em torno de 3 meses no máximo (ideal em torno de 45 dias).

Qual é o significado desta colocação? É simples. *Jamais deveremos optar por uma técnica de reconstrução, independentemente da opinião do cirurgião que conduz o caso, que venha a colocar em risco a vida do paciente, pelo fato de existir a possibilidade de maiores intercorrências naquela escolha, o que certamente atrasará a continuidade do tratamento complementar.* Isto se aplica muito e principalmente às reconstruções imediatas em mastectomias, que se tornaram um modismo desta última década e que vêm repletas de complicações, pela seleção absolutamente incorreta dos casos para este tipo de procedimento. Muitas dessas situações estão baseadas no fato de ser mais simples executar a mastectomia para casos de pequeno volume tumoral ou na neoadjuvância (pós-QT) num serviço público, por ser procedimento de maior rapidez, seguida da simples colocação de um expansor ou retalho muscular local.

Não existem ainda estudos confiáveis para avaliação estatística uni, multifatorial e de metanálise que atestem que as reconstruções imediatas de longo *follow-up* sejam seguras no que se refere às curvas de sobrevivência e reincidência de doença. Sem dúvida, o mundo todo busca reconstruções o mais rapidamente possível, e as imediatas têm seus adeptos. Mas é inadmissível que se busque primariamente o aspecto cosmético e assim psicológico, em detrimento dos aspectos oncológicos. Nenhuma cosmese pode ter maior importância do que a busca incessante da cura.

A reconstrução total da mama poderá ser feita a qualquer momento, na dependência do tratamento complementar. Portanto, aqueles que são afeitos às reconstruções imediatas devem ter em mente o conhecimento oncológico básico na hora de se decidir o caminho. E isto está amparado nos conceitos atuais da biologia tumoral, imunoistoquímica e anatomopatologia. Hoje são considerados alguns fatores de total importância para o tratamento adjuvante: tipo histológico, tamanho tumoral, grau tumoral (G I, G II, G III), grau nuclear (G I, G II, G III), invasão angiolinfática, índice de proliferação KI 67, oncogene P53, C-Erb-B2, componente intraductal extenso, *status* de receptores de estrogênio e progesterona e *status* linfonodal. Somente de posse de todas essas informações, que são dadas pelo patologista, é que o oncologista clínico e, por conseguinte, o radiologista poderão fazer as suas indicações de tratamento com maior precisão.

E como podemos ver, a maior parte delas dependerá da peça operatória totalmente retirada pelo cirurgião, e este resultado só é devidamente apresentado no mínimo 1 semana após a cirurgia. Em se tratando de neoplasia maligna, muitas vezes ocorrem fatos totalmente inesperados, não constatados pelos exames, por melhores que sejam, e significa dizer que mesmo os casos mais bem selecionados para as imediatas poderão sofrer mudanças de rota. O que não seria para quimioterapia pode evoluir para tal, assim como para a radioterapia também. São achados completamente extemporâneos que trazem situações conflitantes para a condução de um caso no qual se realizou um procedimento de maior porte, com pós-operatório mais complicado, e a paciente não tem condições clínicas para dar continuidade ao seu tratamento.

Aquilo que seria para trazer benefício cosmético e psicológico se torna um grande drama. Há que se considerar que quanto menor a população tumoral, melhor será a resposta terapêutica de modo geral, pois estaremos lidando com maiores chances de quimiossensibilidade e também radiossensibilidade. Uma paciente muito bem trabalhada emocionalmente no pré-operatório e sendo totalmente informada das variadas possibilidades de situações, tende a ser muito mais equilibrada em suas decisões pessoais, ajudando enormemente ao seu médico.

É mister que a decisão seja tomada após um amplo conhecimento dos fatos, que não podem ser em hipótese alguma omitidos. Trata-se de uma responsabilidade absolutamente compartilhada. Principalmente se atentarmos para o fato de que não existe mais a obrigatoriedade de se aguardar meses ou anos para a reconstrução, como era no passado, e de que as reconstruções trazem benefícios psicológicos incalculáveis, e que elas podem ser realizadas a qualquer momento, desde que não prejudiquem o tratamento complementar. Podemos apresentar várias propostas para este *timing* cirúrgico, incluindo uma extremamente interessante, que é a que denominamos na década de 1990 como "reconstrução imediata protelada" (Chveid M, Fórum de Reconstruções Mamárias – Inca, 1992; Clínica Pitanguy – 2007), que corresponde àquela realizada de forma muito rápida (dias ou semanas), uma vez que os resultados tenham chegado e que não indiquem qualquer outra forma de tratamento. Esta é uma maneira bastante interessante de não cometermos imprudências oncológicas, mesmo que estatisticamente mais raras, pois se considerarmos apenas um caso deste tipo de ocorrência em 100 pacientes, já seria um desastre. Estamos lidando com a vida ou a morte.

Em nossa experiência de centenas de reconstruções proteladas ao longo de pelo menos 20 anos, não temos nenhuma dúvida em afirmar que uma paciente, totalmente informada da realidade oncológica, de modo geral e de seu caso em particular (ou seja, das possíveis mudanças de conduta que surgem como surpresas quando um resultado definitivo de patologia chega às nossas mãos), torna-se completamente consciente de sua decisão pré-operatória e não sofre o chamado "trauma da mastectomia", da forma amplamente divulgada em literaturas antiquíssimas do século passado e fartamente manipuladas, com o intuito do imediatismo reconstrutivo primário de muitos cirurgiões.

Qualquer paciente que sabe que sua reconstrução poderá ser realizada em pouquíssimas semanas após a mastectomia radical (e que estará na dependência do resultado anatomopatológico final), torna-se uma grande parceira da equipe oncológica, pois tem a exata noção de que não estarão sendo cometidos erros de indicação na terapêutica oncológica complementar, tão igualmente importante quanto a mastectomia.

É absolutamente inadmissível que o cirurgião faça promessas de que não ocorrerão desvios de rota e, portanto, que a colocação de um implante ou um retalho miocutâneo não seria problemática. Todos aqueles que se dedicam às reconstruções sabem do maior aumento de complicações quando se associam técnicas de reconstruções às mastectomias. Isto está amplamente descrito na literatura mundial.

O grande problema é o retardo no início da terapia oncológica. Sob o ponto de vista psicoterapêutico, a paciente que receba o máximo de informações e, assim, maiores dados de realidade, consegue atravessar este momento de enorme tristeza e medo de morrer, vivenciar seu "luto" de forma mais saudável, e é absolutamente impressionante como a sua recuperação se torna muito mais eficaz, em comparação com aquela que não teve essa percepção. Não se trata de que a mulher tenha que sofrer a mutilação para valorizar os resultados. Trata-se, sim, de que ela tenha maior entendimento da gravidade de seu caso e saiba que tudo está sendo feito na hora certa.

E o mais importante é que seu contorno corporal poderá ser restaurado o mais rápido possível, e em alguns casos até em dias. Após um extenso trabalho comparativo de pacientes reconstruídas imediatamente e tardiamente (80 casos) no Inca, entre 1986 e 1992, pudemos constatar que existem fases completamente diferentes para ambos os grupos. Nas imediatas, o primeiro ano é seguido de grande contentamento, que aos poucos vai se transformando em grande descontentamento e queixas permanentes que obrigam ao cirurgião à execução de vários procedimentos de retoques cirúrgicos. E com frequência não alcançados. É claro que este fato está ligado à grande desinformação e ao desconhecimento de sua situação per, pré e pós-operatória.

A paciente se "contenta' com o volume inicialmente colocado e com a intenção de substituir uma mama, porém que jamais será uma mama. Analogamente é como uma criança em intensa dor física, para a qual sua mãe lhe dá um chocolate como calmante! Não trará grandes resultados. Melhor comparativo ainda é o de uma família que perde um ente querido por desaparecimento e não consegue proceder ao sepultamento do corpo. Jamais esta família acreditará que a morte ocorreu de fato e restará sempre uma última esperança de vida. A este trauma psicológico tardio, denominamos "trauma psicológico tardio das reconstruções imediatas".

Enquanto as reconstruções tardias atravessam um momento inicial de grande tristeza e dor psicofísica, mais adiante as pacientes se recuperam de um modo formidável e ficam profundamente agradecidas com as reconstruções realizadas. Muito menos queixosas. Já nas imediatas este trauma psicofísico tardio é impossível de ser revertido na maioria dos casos. A paciente não viveu adequadamente seu luto. Com estas avaliações de longa data, concluímos que as equipes que se dedicam às reconstruções, imediatas ou tardias, devem sempre colocar para suas pacientes todas as informações oncológicas fundamentais ao tratamento e às técnicas, de forma bem clara, e que a opção seja definida exclusivamente por elas. Trata-se de uma questão de foro íntimo e não coletivo, e com a devida autorização, e isto se aplica a todos os casos, incluindo as pacientes de mau prognóstico com tumores avançados.

Infelizmente, o que hoje estamos observando aqui no Brasil é que equipes da mastologia, junto com cirurgiões plásticos, vêm fazendo cada vez mais cirurgias agressivas com colocações imediatas de implantes (expansores ou retalhos), e isso sendo bilateralmente. Trata-se de total absurdo.

O cenário é o de uma combinação perfeita, qual seja, de um lado temos um profissional que amputa um segmento ou o total da mama, sem ouvir a opinião do outro. E este outro se submete apenas ao fato de reparar a deformidade sem se importar com a doença e as consequências de seus tratamentos oncológicos. Isto por não ter seu treinamento oncológico! Prática esta abandonada na maior parte dos países do mundo.

A incidência de câncer da mama contralateral, conforme já apontado em diversos trabalhos, não passa de 1% num período de observação de 20 anos. Apenas nos casos BRCA1 e/ou 2 positivos é que se discute esta possibilidade. Então por quê esta conduta desastrosa? Com certeza não seria para melhorar a sobrevivência, em hipótese alguma. A resposta fica no ar: incompetência, desconhecimento, mercantilismo, cancerofobia?

Enfim, é preciso que melhor treinamento seja dado a esses profissionais, e que a agregação da cirurgia plástica com a mastologia seja para um bem comum maior, que é a paciente! E cabe à cirurgia plástica uma enorme responsabilidade na condução da indicação cirúrgica.

Ao considerarmos que as mastectomias devam ser hoje colocadas em segundo plano, ou seja, que deixaram de ser o chamado *golden standard*, citando Veronesi, e que o caminho das conservações se abriu de forma definitiva, devemos colocar o cirurgião plástico como o profissional da equipe que tem a maior responsabilidade na condução cirúrgica, tanto cosmética quanto oncológica. O perfil naturalmente menos agressivo e com a igual preocupação, voltado para o bem-estar da paciente e com o devido treinamento na área traz à luz seu maior conhecimento topográfico, uma associação da maior riqueza que é aliar curabilidade e forma. Os desenhos cirúrgicos e da área da plástica possíveis são variadíssimos, o que exige um profundo conhecimento técnico.

O que estamos presenciando hoje em dia é um total desvio de responsabilidades. Os profissionais da mastologia, oriundos de outras especialidades, tais como a ginecologia, cirurgia geral e cirurgia oncológica geral, têm se organizado nestes últimos 5 anos em cursos não especializados de cirurgia plástica, exclusivamente voltados para a mama, cursinhos estes até mesmo com colegas da cirurgia plástica, com viés bastante mercantilista. Ou seja, está havendo uma invasão da Especialidade Cirurgia Plástica por profissionais totalmente desqualificados para este fim, e com amplo apoio das Sociedades de Mama mundo afora.

Ora, as Sociedades Internacionais de Cirurgia Plástica exigem, de modo uniforme, que para a obtenção de tal título sejam necessários 2 anos de treinamento em cirurgia geral, seguidos de 3 anos em cirurgia plástica geral em serviços de notório conhecimento e compostos por professores titulares reconhecidos. O que vemos nestes cursos paralelos é que estão sendo formados pseudocirurgiões plásticos com títulos referendados pelas Sociedades de Mastologia. São profissionais que verdadeiramente não são e não serão cirurgiões plásticos jamais, mas que no entanto assim se autointitulam ao se referirem para a mama. O ideal de fato é que fosse o cirurgião plástico com formação oncológica o responsável pela condução dos casos de neoplasias mamárias, como comentado pelo Diretor Geral do Instituto Nacional de Câncer do RJ, o cirurgião oncológico Dr. Prof. Ari Frauzino, diante de seus assistentes, antes de seu falecimento.

E qualquer cirurgião plástico que faça 1 ano de treinamento em mastologia estará amplamente qualificado para exercer plenamente essa área de atuação. Sim, digo área de atuação, pois tratar exclusivamente de mama não deveria ser uma especialidade, haja vista que esta área engloba vários profissionais, tais como ginecologista, cirurgião plástico, oncologista clínico, radiologista, fisioterapeuta, psicólogos, nutricionistas e outros. Poderíamos imaginar o cenário de ser o rim direito uma especialidade na nefrologia? Ou o septo nasal, uma especialidade na otorrinolaringologia? Ou a válvula mitral, uma especialidade da cardiologia? É claro que não. Isso seria um absurdo. Por que então isto ocorre cada vez mais para a mama? Muito simples. O câncer de mama é a neoplasia feminina que mais causa mortes no mundo dentre as neoplasias malignas. Uma entre cada mulher de 50 anos terá um câncer de mama (2%). Uma entre cada dez de 80 anos (10%). E a mama é o Símbolo da Feminilidade. A sexualidade é absolutamente secundária. Isto faz com que profissionais de diversas áreas queiram participar deste tratamento, por se tratar de uma área absolutamente especial. E o que estamos observando é que as Sociedades de Mastologia estão se tornando cada vez mais restritivas e com exigências cada vez maiores para reconhecimento de profissionais qualificados que queiram participar delas.

A mastologia deveria ser encarada, de fato, como uma área de atuação com exigências básicas curriculares (apenas) para a formação de um profissional que gostasse porventura de nela se envolver. Esta é a razão pela qual deveríamos chamar esta área de Mamaplastia Oncológica, e não Mastologia Oncoplástica. Todos os profissionais devidamente qualificados e certificados em suas especialidades básicas e com interesse voltado para a mama, que tenham feito uma extensão nessa área, deveriam ser automaticamente incluídos nas Sociedades de Mastologia.

Cada vez mais, no futuro, a literatura médica estará preenchida de inúmeros estudos a respeito do tema Conservação Plástica da Mama, muitos já em andamento e em fase de término de *follow-up* muito prolongado, demonstrando que o tratamento cirúrgico do câncer da mama será progressivamente reduzido por motivo de darmos cada vez mais diagnósticos precoces, acabando, até mesmo, por deixar de ser cirúrgico. Continuará sendo, talvez, cirúrgico para diagnóstico e indicações cosméticas puras. Mas no âmago desta questão reside o conhecimento da biologia tumoral, que está se desenvolvendo de forma progressiva e que a cada dia que passa novos sítios de mutações e oncoproteínas são descobertos, determinando a criação e produção de novas drogas para o bloqueio dessas áreas, o que se denomina de terapia-alvo biológica (*target therapy*), cujo maior exemplo é o medicamento herceptin (trastuzumab) para bloqueio da proteína transmembrana da célula tumoral da família Erb-B2, e que representa um divisor de águas no tratamento da cancerologia mamária.

É exatamente em função de tantas informações biológicas e imunoistoquímicas que dispomos atualmente, que o tratamento se tornou bastante individualizado para cada paciente. O maior significado disto é que podemos ter surpresas enormes após um procedimento cirúrgico que inicialmente não teria qualquer indicação de complementação oncológica, e acaba derivando para uma maior ampliação de indicações terapêuticas. Podemos também citar como grande exemplo o grupo de tumores de mama denominado *triplo negativo*, extremamente agressivo e com prognóstico dos piores (receptor de estrogênio negativo, progesterona negativo e ERb-B2 negativo) e que recentemente já se descobriu que este grupo apresenta uma subdivisão molecular com mais de sete subgrupos diferentes. Nesse aspecto, devemos sempre ter em mente que quanto mais rapidamente a paciente estiver liberada para o oncologista clínico, melhor será para ela e, claro, para o seu prognóstico.

Portanto, parafraseando o grande cirurgião plástico inglês, *Sir* Harold Gillies, "....devemos rodar o nosso bisturi sete vezes ao redor de nossas cabeças antes de cortarmos a pele de nosso paciente...!". Podemos constatar o quanto devemos optar por procedimentos cirúrgicos de mais fácil e rápida recuperação, e até mesmo na maior parte das vezes nada indicarmos até que tenhamos total certeza dos caminhos terapêuticos de maior segurança, fato que poderá levar até 2 semanas após a ressecção tumoral, tempo este esperado para finalização dos exames de natureza bioimunoistopatológica, e sabermos que não cometemos nenhuma imprudência oncológica pela antecipação precipitada de procedimentos cosméticos mais imediatos.

E num futuro ainda bem distante, teremos as terapias baseadas nas correções das mutações genéticas em si, algo totalmente desconhecido nos tempos atuais.

Bibliografia Consultada

- Allred DC, Harvey JM, et al. Prognostic and predictive factor in breast cancer by immunohystochemical analysis. Mod Pathol. 1998;11:155-168.Almaric R, Sanatamaria F, et al. Conservation therapy of operable breast cancer. Results of five, ten and fifteen years in 2216 consecutive cases. In: Conservatine management of breast cancer: new surgical and radiotherapeutic techniques. Philadelphia: Lippincott J.B. Co.; 1983.
- ASCO (American Society of Clinical Oncology): Clinical Practice Guidelines for the use of tumors markers in breast and colorectal cancer. J Clin Oncol. 1996;10:2843-2877.
- Bonadonna G, Veronesi U, et al. Primary chemiotherapy to avoid mastectomy in tumors with diameter of three cm or more. J Natl Cancer Inst. 1990;82:1539-1545.
- Bonadonna G. Evolving concepts in the systemic adjuvant treatment of breast cancer. Cancer Research. 1992;52:2127-2137.
- Brasil. Ministério da Saúde. Estatísticas de mortalidade Brasil, 1987. Brasília; 1992.
- Burke W, Daly M, et al. Recommendations for follow up care of individuals with an inherited predisposition to cancer. II. BRCA I and BRCA II, JAMA. 1997;277(12):997-1003.
- Cody III HS. Sentinel Lymph Node Biopsy. London: Martin Dunitz; 2002.
- Connoly JL, Boyages J, et al. Predictors of breast recurrence after conservative surgery and radiation therapy for invasive breast cancer. Mod Pathol. 1998;11:134-139.
- Dressler LG, Seamer LC, et al. DNA Flow cytometry and prognostic factor in 1331 frozen breast cancer specimens. Cancer. 1988;61:420.
- Dupont WD, Page DL. Risk Factors for breast cancer in women with proliferative disease. N Engl Med. 1985;312:146.
- Elston CW, Ellis IO. Pathological prognostics factors in breast cancer. I The value of histological grade in breast cancer: experience from a large study with long term follow-up. Histopathology. 1991;19:403-410,.
- Faria SL, Leme LHS, Filho JAO. Câncer da Mama, Diagnóstico e Tratamento. Rio de Janeiro: Editora Medsi; 1994.
- Fisher B, Brown A, et al. Effect of preoperative chemotherapy on local-regional disease in women with operable breast cancer: Findings of the NSABP (National Surgical Adjuvant Breast and Bowel Project) B18. J Clin Oncol. 1997a;15,7:2483-2493.
- Fisher B, Brown A, et al. Effects of preoperative therapy for primary breast cancer on local regional disease, disease free survival and survival: Results of NSABP B18. Proc. Am Soc Clin Oncol. 1997b;16(abstr):(A449)127.Foote FW, Stewart FW. A histologic classification of carcinomas of the breast. Surgery. 1946;19:74-99.
- Haagensen. Doenças da mama. 3ª ed. São Paulo: Editora Roca; 1986.
- Korenmann SG. Estrogen window hypothesis of the aetiology of breast cancer. Lancet. 1980;1:700.
- Lee CYW, Kristal AR. Evaluation of the increase in breast cancer incidence in relation to mammography use. J Natl Cancer Inst.1990;82(19):1546-52.
- Mathes SJ, Nahai F. Clinical Atlas of muscle and musculocutaneous flaps. St Louis: The C.V. Mosby Company; 1979.
- Miller AB, Bulbrook RD. UICC Multidisciplinary Project on Breast Cancer: The Aethiology and Prevention of Breast Cancer. Int J Cancer. 1986;37:173-7.
- Muir CS, Waterhouse J, Mack T, Powell J, Whelan, S, eds. Cancer Incidence in five continents. Vol III. France: IARC; 1987.
- Nazário ACP. Estudo morfológico e morfométrico da glândula mamária humana durante as fases proliferativa e secretora do ciclo menstrual. Tese de Doutorado. – Escola Paulista de Medicina. São Paulo; 1992.
- Newman PA. Breast Cancer Incidence is on the rise, but why? J Natl Cancer Inst. 1990;82(12):998-1000.
- Page DL, Jensen RA, Simpson JF. Premalignant and malignant disease of the breast: The role of the pathologist. Mod Pathol. 1998;11:120-128.
- Parkin DM, Muir SL, Whelan YT-J et al., eds. Cancer Incidence in Five Continents. vol. VI. France: IARC; 1992.
- Parkin DM, Laara E Muir CS. Esimates of the Worldwide frequency of sixteen major cancer in 1908. Int J Cancer. 1988;41:184-99.
- Pinotti JÁ, Barros ACSD, Hegg R, Zeferino LC. Programa de Controle de Câncer de mama em países em desenvolvimento. Rev Bras Mastol. 1992;2:13.

- Rosen PP, Saigo PE, et al. Predictors of recurrence in stage I breast carcinoma. Ann Surg. 1981;193:15-25.
- Rosen PP. Breast Pathology. Philadelphia: Lippincott-Raven; 1996.
- Shattuck-Eidens D, Oliphant A, et al. BRCA I sequence analysys in Women at high risk for susceptibility mutations. Risk Factors analisys an implications for genetic testing. JAMA. 1997;278(15):1242-1250.
- Silverstein MJ, et al. Breast Cancer diagnosis in women augmentation with silicone gel-filled implants. Cancer. 1990;66:97-101.
- Silvestrini R. Cells Kinetics: Prognostic and therapeutic implications in human tumors. Cell Prolif. 1994;27:579.
- Silvestrini R, Daidone MG, Gentili C. Biologic characteristics of breast cancer and their clinical relevance. In: Bulbrook RD, Taylot J, eds. Commentaries on research in breast disease. Vol. 1. New York: AR Liss; 1981.
- LH C. UICC: TNM Classification of malignant tumors. 5th ed. New York: Wiley & Sons Inc.; 1997.
- Veronesi U, Cascinelli N, et al. Prognosis of breast cancer pacients after mastectomy and dissection of internal mammary nodes. Ann Surg. 1985;198:702-707.
- Veronesi U, et al. Comparing Radical Mastectomy with quadrantectomy, axillary dissection and radiotherapy in patients with small cancer of the breast. N Eng J Med. 1981;305:6-11,.
- Veronesi U. Mastologia Oncológica. Rio de Janeiro: Editora Medsi; 2002.
- WHO. Colaborative study of neoplasia and steroid contraceptive: results of a multinational study. Br J Cancer. 1990;61:110.
- World Health Organization. World Health Statistics Annual. Geneve; 1989.

capítulo 56

Reconstrução Mamária com Expansores

AUTOR: **José Yoshikazu Tariki**
Coautora: **Roberta Amorim**

Introdução

A reconstrução mamária pós-mastectomia tem como objetivo restituir o volume e a forma da mama, semelhantes aos da mama oposta. É fundamental enfatizar que no planejamento cirúrgico da reconstrução devemos estar atentos em obter uma mama que possa facilitar a simetria com a mama oposta. É evidente que muitas vezes, para a simetria da mamas, é necessário um procedimento cirúrgico na mama oposta, como uma mastoplastia redutora, uma mastoplastia de aumento com implante de silicone ou uma mastopexia com ou sem implante.

Na mastectomia radical está indicada a ressecção de todo o tecido mamário, enquanto a extensão de ressecção de pele depende da modalidade do câncer de mama, conforme a indicação do mastologista.

O diagnóstico mais precoce da doença mamária consequente a campanhas de conscientização da população e aos programas de saúde preventiva, além do conhecimento científico que tem orientado a não necessidade de extensas ressecções de pele, tem resultado em mastectomias mais conservadoras, com maior preservação de pele.

Indicações

Este fato tem propiciado reconstruções que necessitam somente da reposição de volume, sendo um procedimento mais simples a utilização de implantes de gel de silicone.

Quando a pele remanescente não comporta a reposição de volume mamário com o uso de implante de silicone, a indicação dos expansores passa a ser uma excelente opção, pois promove a distensão da pele remanescente e possibilita a reposição do volume com implante de silicone em segundo tempo cirúrgico ou em tempo único, quando se utiliza o expansor que apresenta a face anterior coberta com gel de silicone e na face posterior, em compartimento separado, a área de expansão com soro fisiológico.

Quando a expansão da pele remanescente é insuficiente para comportar o volume necessário para a mama reconstruída, a cobertura da pele deve ser recomposta com a utilização de retalhos, que podem ser locais ou à distância, como o retalho transverso do músculo reto do abdome (TRAM), o retalho do músculo latíssimo do dorso ou os retalhos microcirúrgicos.

Reconstrução Imediata

A reconstrução mamária imediata permite uma melhor avaliação da extensão da ressecção de pele e também da pele remanescente, proporcionando melhor previsibilidade e planejamento na reconstrução com expansor de pele. Durante o planejamento cirúrgico com o mastologista podemos ter a medida da extensão de ressecção de pele (Figura 56.1) e do volume de tecido mamário retirado, colocando-se a peça cirúrgica em um frasco graduado com determinado volume de soro fisiológico e medindo o acréscimo de volume (Figura 56.2). Com estes dados pode-se planejar melhor se a pele remanescente poderá ser expandida e orientar a escolha do volume e das dimensões do implante ou do expansor que deverá ser utilizado.

PARTE 6 – CIRURGIA PLÁSTICA DA MAMA

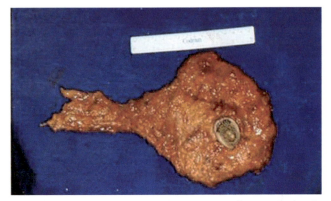

■ **FIGURA 56.1 –** Medida da extensão da ressecção da pele.

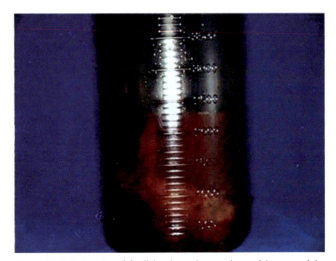

■ **FIGURA 56.2 –** Medida do volume de tecido mamário retirado.

Reconstrução Tardia

Na reconstrução tardia, muitas vezes não se consegue conhecer a extensão de ressecção de pele e ocorre a sua retração no processo de cicatrização, o que poderá dificultar uma avaliação mais precisa sobre a possibilidade de distensão da pele. Em alguns casos, quando submetida a radioterapia, pode resultar em radiodermite, que em geral é um fator limitante na indicação da reconstrução tardia com expansores, pois a pele remanescente não tem uma capacidade elástica e se observa com muita frequência a contratura capsular.

A indicação dos expansores na reconstrução mamária é extremamente atraente, por ser um procedimento menos complexo quando comparado com técnicas com a utilização de retalhos, porém se a indicação for feita em pele que não permite uma distensão necessária, estaremos sujeitos a complicações que podem ser vistas nas Figuras 56.3 a 56.5.

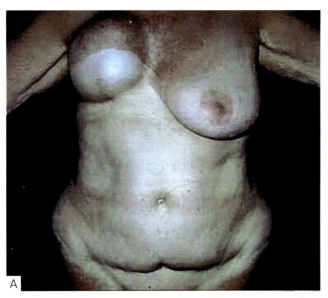

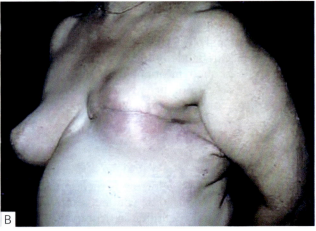

■ **FIGURA 56.3A e B –** Impossibilidade de expansão.

Muitas dessas pacientes são submetidas a radioterapia, podendo resultar em contratura capsular e alterações tróficas da pele, comprometendo o resultado cirúrgico. Apesar de controvérsias quanto à indicação de reconstrução imediata com expansores, quando existe a possibilidade de radioterapia, como não há comprometimento na efetividade do tratamento, não vemos a necessidade de contraindicar a reconstrução imediata.

A paciente, quando tem a opção de reconstrução da mama no momento da mastectomia, independentemente das possíveis consequências da radioterapia no resultado cirúrgico, como a contratura capsular, por exemplo, em geral opta pela reconstrução imediata.

O fato de ter sido criado um espaço para a colocação de um volume com implante ou expansor e mesmo que essa pele sofra as consequências de uma radioterapia, a correção de uma contratura capsular é possível com capsulotomia ou capsulectomia parcial e se necessário a troca do implante, não se perdendo totalmente o resultado obtido.

CAPÍTULO 56 – RECONSTRUÇÃO MAMÁRIA COM EXPANSORES

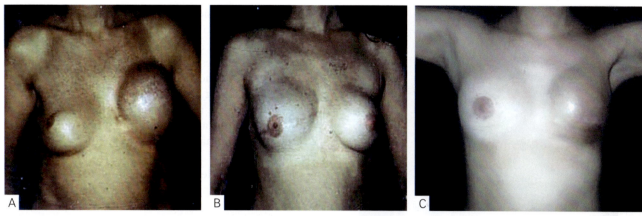

■ **FIGURA 56.4A, B e C –** Deslocamento do implante, contratura capsular e radioterapia.

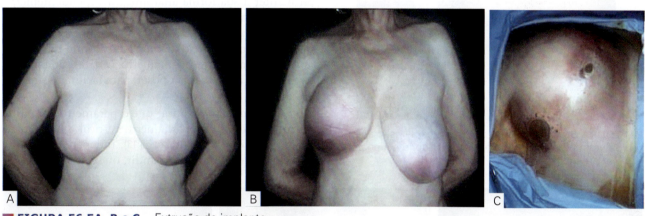

■ **FIGURA 56.5A, B e C –** Extrusão do implante.

Tipos e Formas

Quanto à forma de expansão, existem dois tipos: expansores que após serem preenchidos totalmente com soro fisiológico necessitam ser trocados por prótesesimplantes de gel de silicone após um período, em um segundo tempo cirúrgico, para se obter uma semelhança à palpação com uma mama normal, ou seja, a reconstrução necessita de dois tempos cirúrgicos (Figura 56.6). Outra modalidade são os expansores que têm na superfície anterior gel de silicone e a área de expansão com soro fisiológico está localizada na face posterior, não sendo necessária a troca por implante de gel de silicone, requerendo somente um tempo cirúrgico (Figura 56.7).

Nos expansores que necessitam de troca a sua dimensão e o volume devem ser maiores que os do implante que está planejado, com o objetivo de obter um excesso de pele ao final da expansão, que possa resultar em uma mama reconstruída com certo grau de ptose, conferindo um aspecto mais natural (Figuras 56.8 e 56.9).

Estes expansores podem ter a forma redonda ou a forma anatômica e a válvula para preenchimento pode ser remota ou inclusa, conforme podemos ver nas Figuras 56.10 e 56.11. O expansor com válvula inclusa apresenta um sistema magnético com ímã que permite a localiza-

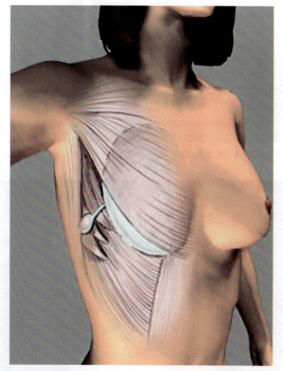

■ **FIGURA 56.6 –** Expansor de câmara única a ser preenchido totalmente com soro fisiológico.

729

PARTE 6 – CIRURGIA PLÁSTICA DA MAMA

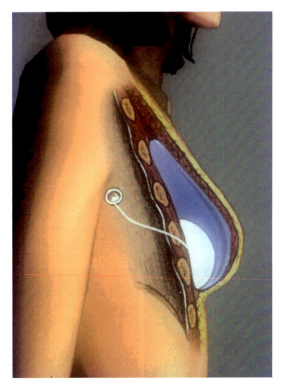

FIGURA 56.7 – Expansor com duas câmaras: a anterior vem com preenchimento de gel de silicone e a posterior a ser preenchida com soro fisiológico.

ção exata de punção para o preenchimento com soro fisiológico, evitando a perfuração do expansor.

Os expansores com forma anatômica podem não manter a forma desejada após a expansão, dependendo da distensibilidade da pele. Como podemos ver nas Figura 56.12, a cicatriz da mastectomia impede a distensão da pele justamente na área que se pretende maior projeção, acarretando a migração do volume de soro para o pólo superior, não alcançando a forma anatômica desejada.

O expansor já descrito anteriormente, que apresenta a sua face anterior preenchida com gel de silicone, com o objetivo de não ser necessária a sua troca por um implante de gel de silicone, como a área de expansão fica na face posterior em compartimento separado, é possível manter a sua forma anatômica independentemente da tensão da pele. Estes expansores também oferecem duas opções em relação a sua forma e dimensão: diâmetro vertical maior que o diâmetro horizontal e diâmetro horizontal maior que o diâmetro vertical, adequando essas formas às da mama oposta, para facilitar a simetria das mamas.

É fundamental enfatizar que o parâmetro para indicar a base do expansor (diâmetro vertical e horizontal) é o da base da mama (Figura 56.13), independentemente do volume que devemos expandir, ou seja, para se obter

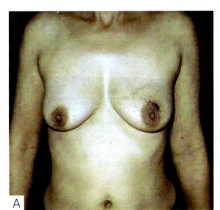
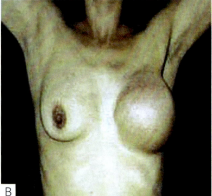
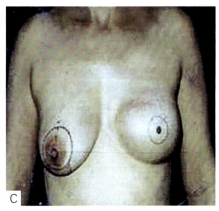

FIGURA 56.8A, B e C – Pré, pós-expansão e pré-reconstrução do CAP e simetrização.

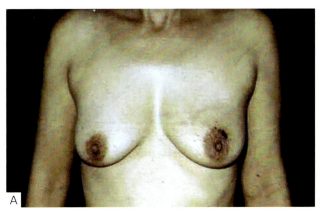
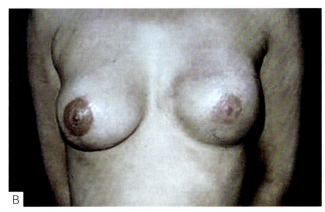

FIGURA 56.9 – Pré e pós com reconstrução com expansor e simetrização com implante e pexia.

CAPÍTULO 56 – RECONSTRUÇÃO MAMÁRIA COM EXPANSORES

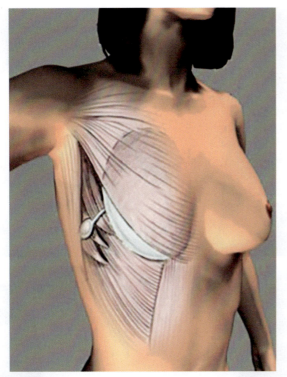

■ **FIGURA 56.10** – Expansor redondo com válvula remota.

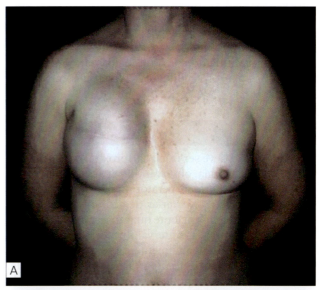

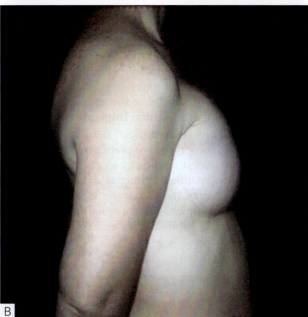

■ **FIGURA 56.12A e B** – Linha cicatricial impedindo a expansão no formato anatômico.

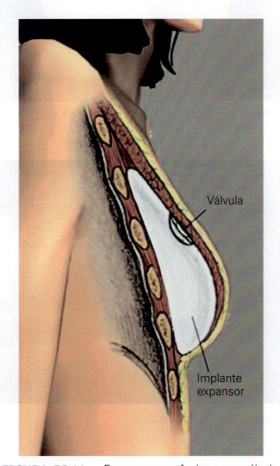

■ **FIGURA 56.11** – Expansor anatômico com válvula inclusa.

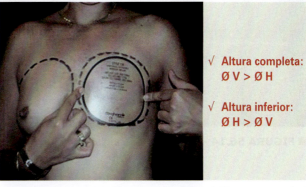

■ **FIGURA 56.13** – Base do expansor (diâmetros vertical e horizontal variáveis).

731

PARTE 6 – CIRURGIA PLÁSTICA DA MAMA

uma simetria com a mama oposta, o expansor deve ter as mesmas medidas da base da mama oposta.

Outra vantagem desses expansores é a possibilidade de variar o volume do soro fisiológico para o preenchimento do expansor, facilitando a simetria com a mama oposta.

Técnica

A expansão deve ser iniciada aproximadamente 2 semanas após a cirurgia, observando-se cuidadosamente se a cicatrização da ferida operatória permite, e o volume de soro fisiológico deve variar de acordo com a tensão da pele e a queixa da paciente quanto à sensação de pressão ou dor no tórax. O intervalo pode ser programado para ser realizado semanalmente e próximo ao final da expansão, com o aumento progressivo da tensão da pele, o volume de expansão pode ser menor e os intervalos de expansão maiores.

A troca do expansor por um implante de gel de silicone pode variar, dependendo da avaliação do cirurgião, mas o período ideal seria ao redor dos 6 meses.

Devido ao fato da realização de um tempo cirúrgico somente, somos muito favoráveis à indicação do uso do expansor misto (gel de silicone e soro fisiológico), o qual optamos por denominá-lo como **Implante Expansor.**

Como podemos exemplificar nesta paciente nas Figuras 56.14 a 56.16, observamos o planejamento da ressecção de pele com o mastologista, a reconstrução imediata com o implante expansor, a simetria das mamas com a utilização de implante de silicone na mama oposta e a reconstrução do complexo areolopapilar (CAP) com enxerto de metade da papila oposta e enxerto de pele da face interna da coxa.

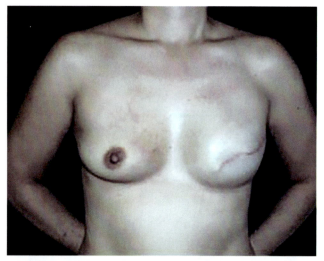
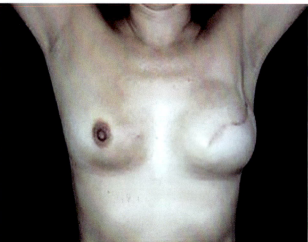

■ **FIGURA 56.15 –** Reconstrução imediata com implante expansor.

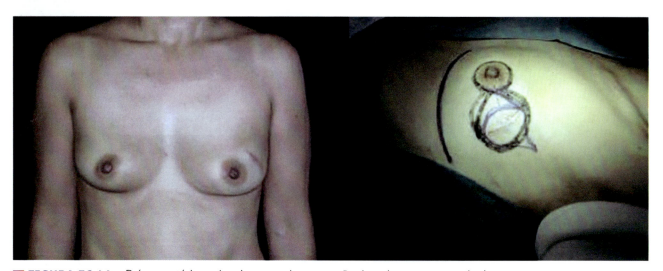

■ **FIGURA 56.14 –** Pré-operatório e planejamento de ressecção de pele com o mastologista.

CAPÍTULO 56 – RECONSTRUÇÃO MAMÁRIA COM EXPANSORES

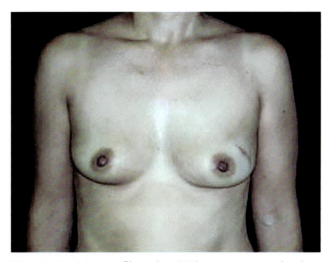
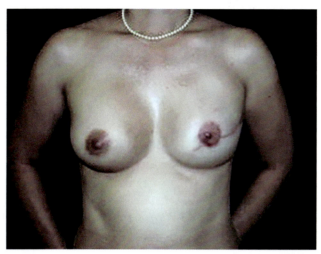

■ **FIGURA 56.16** – Simetrização das mamas com implante na mama contralateral, enxerto da metade da papila da mama contralateral mais enxerto de pele da face interna da coxa.

Em pacientes que não desejam a manipulação da mama sadia, podemos reconstruir a mama com implante expansor, desde que a pele remanescente permita a expansão resultando em uma simetria adequada com a mama oposta. Os resultados cirúrgicos podem ser observados nas Figuras 56.17 a 56.21.

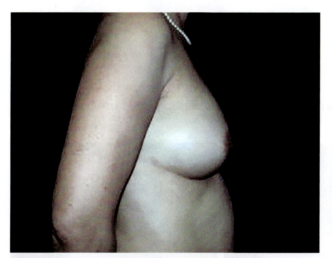
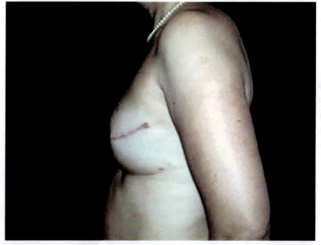

■ **FIGURA 56.17** – Reconstrução imediata com implante expansor, sem manipulação na mama contralateral, comparação da mama reconstruída com a mama normal.

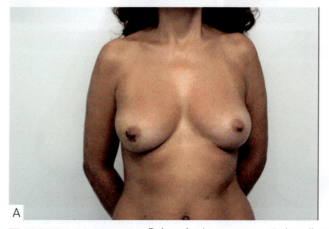
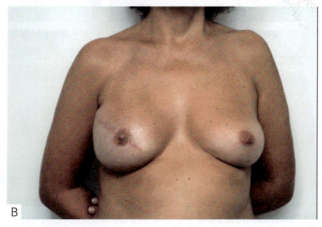

■ **FIGURA 56.18A e B** – Pré e pós de reconstrução imediata com implante expansor sem manipular a mama contralateral.

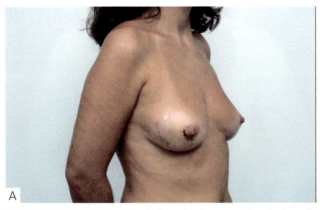
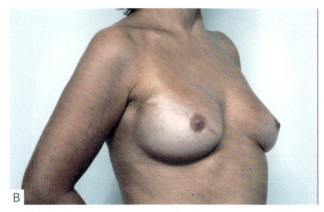

■ **FIGURA 56.19A e B –** Pré e pós de reconstrução imediata com implante expansor sem manipular a mama contralateral.

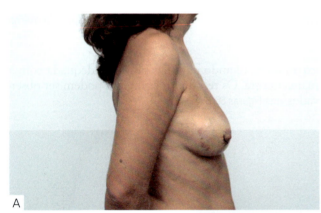
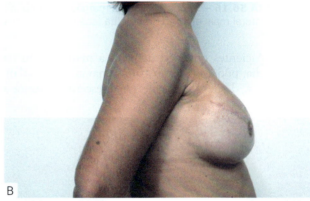

■ **FIGURA 56.20A e B –** Pré e pós de reconstrução imediata com implante expansor sem manipular a mama contralateral.

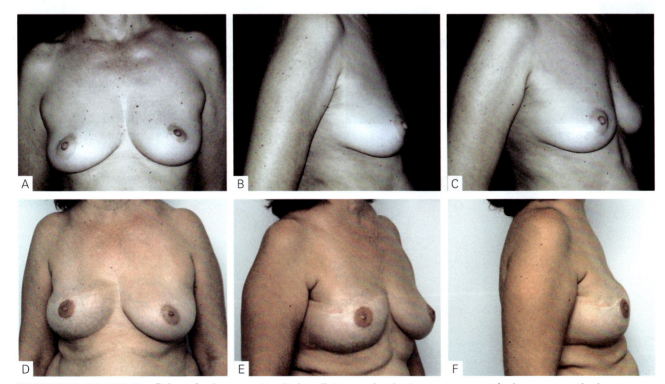

■ **FIGURA 56.21A-F –** Pré e pós de reconstrução imediata com implante expansor anatômico sem manipular a mama oposta.

CAPÍTULO 56 – RECONSTRUÇÃO MAMÁRIA COM EXPANSORES

Em reconstrução mamária combinada com mastectomia subcutânea, optamos pela reconstrução tardia com implante expansor e reconstrução imediata com implante anatômico de gel de silicone. Nestes casos, as pacientes não foram submetidas a radioterapia, o que proporcionou a oportunidade da reconstrução tardia com implante expansor. O complexo areolopapilar foi reconstruído com enxerto de metade da papila oposta e pele da raiz da coxa (Figuras 56.22 e 56.23).

Vantagens

Podemos enumerar as diversas vantagens da reconstrução com implante expansor:
- do ponto de vista técnico, é um procedimento mais simples quando comparado com a reconstrução com retalhos, com menor morbidade;
- realizada em um tempo cirúrgico, sem necessidade da troca do expansor;
- uma cicatriz linear na mama reconstruída, sem cicatrizes de área doadora;
- o volume da mama reconstruída pode ser ajustado com o preenchimento com soro fisiológico, facilitando a simetria com a mama oposta.

Como desvantagens, podemos citar:
- limitação de sua indicação quando a pele remanescente não permite uma expansão adequada para se obter a simetria com a mama oposta;
- em reconstruções tardias, principalmente quando há radiodermite, podem ocorrer possíveis complicações inerentes ao uso de implantes de silicone.

Podemos também utilizar o implante expansor quando estiver também indicada a reconstrução da cobertura cutânea com retalho do músculo latíssimo do dorso.

A vantagem seria utilizar um implante que ocupasse toda a base da mama, mesmo que o volume não fosse

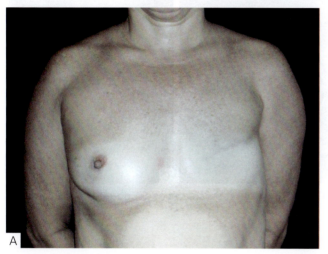
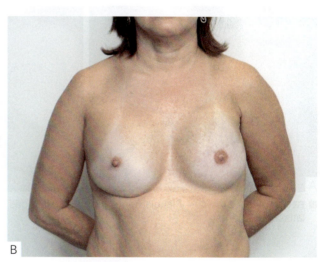

FIGURA 56.22A e B – Pré e pós de reconstrução tardia com implante expansor.

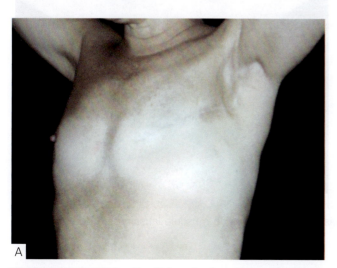
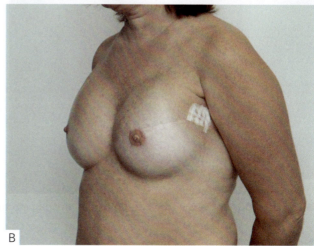

FIGURA 56.23A e B – Pré e pós de reconstrução tardia com implante expansor.

preenchido totalmente; uma das características principais do implante expansor, facilitando a simetria com a mama oposta. Na Figura 56.24 podemos observar como pode ser planejada a reconstrução escolhendo o expansor de acordo com as medidas dos diâmetros vertical e horizontal da base da mama, usando de parâmetro a mama oposta.

Podemos exemplificar neste caso clínico como foi planejada e executada a reconstrução mamária com o implante expansor. Na Figura 56.25 vemos a área de ressecção de pele programada pelo mastologista e a pele do retalho do músculo latíssimo do dorso repondo esta área. Nas Figuras 56.25 a 56.28 podemos exemplificar, por este caso clínico, que na mama reconstruída o expansor não está completamente cheio, no entanto a sua base está totalmente ocupada, resultando em mamas bastante simétricas. Se utilizássemos um implante que ocupasse toda a base da mama, certamente o seu volume seria muito maior do que a mama oposta, não sendo possível obter uma simetria adequada entre as mamas.

Existem situações em que a extensão de pele do retalho do músculo latíssimo do dorso não é suficiente para cobrir o volume da mama a ser reconstruída. Nesta situação o implante expansor permite a sua expansão, possibilitando a sua indicação. Neste caso clínico (Figuras 56.29 a 56.32) foi necessária previamente uma expansão do retalho do músculo latíssimo do dorso no próprio leito, antes de sua transferência e depois na área receptora foi expandido com o implante expansor, com resultado bastante satisfatório.

Quando a paciente necessita de ajuste de volume, a manutenção da válvula permite esses ajustes. Sendo assim, a reconstrução com implante expansor é um procedimento extremamente eficaz, com resultados satisfatórios quando indicado adequadamente e realizado com todo rigor técnico.

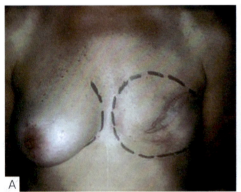 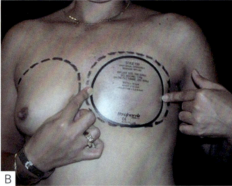 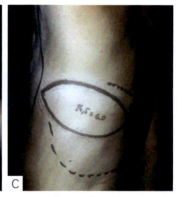

FIGURA 56.24A-C – Planejamento cirúrgico, medidas da base da mama e da área doadora do retalho do músculo latíssimo do dorso.

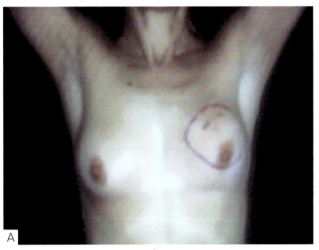 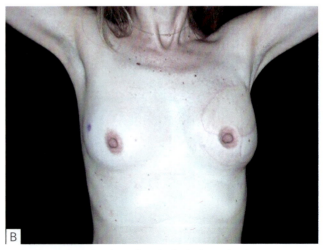

FIGURA 56.25A e B – Área de pele programada pelo mastologista e a pele do músculo latíssimo do dorso repondo esta área.

CAPÍTULO 56 – RECONSTRUÇÃO MAMÁRIA COM EXPANSORES

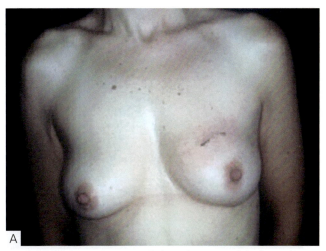 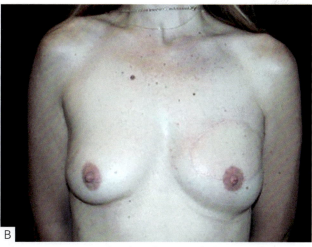

FIGURA 56.26A e B – Pré e pós-operatório de reconstrução da mama com retalho do músculo latíssimo do dorso mais implante expansor que não está com seu volume de soro fisiológico completo.

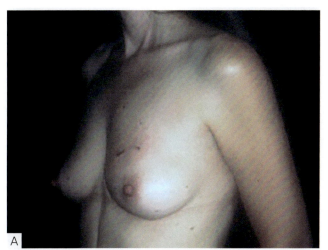 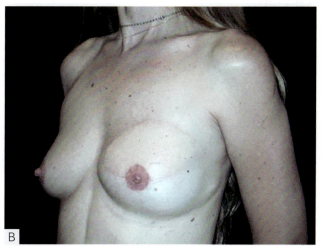

FIGURA 56.27A e B – Pré e pós-operatório de reconstrução da mama com retalho do músculo latíssimo do dorso mais implante expansor que não está com seu volume de soro fisiológico completo.

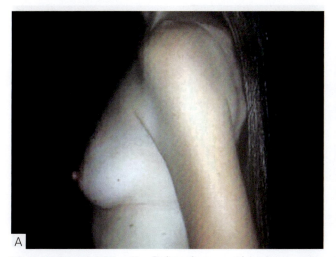 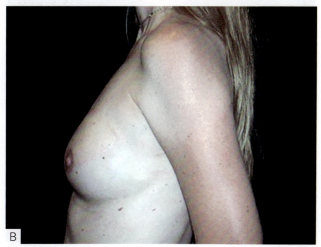

FIGURA 56.28A e B – Pré e pós-operatório de reconstrução da mama com retalho do músculo latíssimo do dorso mais implante expansor que não está com seu volume de soro fisiológico completo.

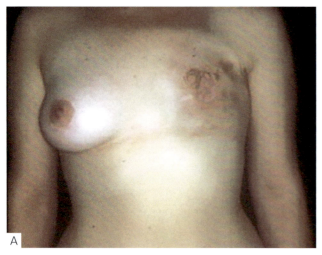
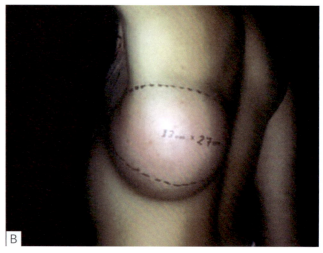

■ **FIGURA 56.29A e B –** Pré e pós-operatório de reconstrução tardia da mama com retalho do músculo latíssimo do dorso pré-expandido mais implante expansor.

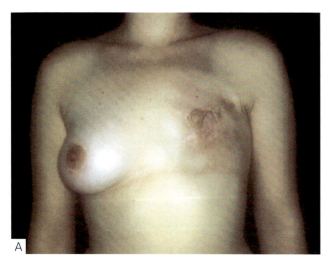
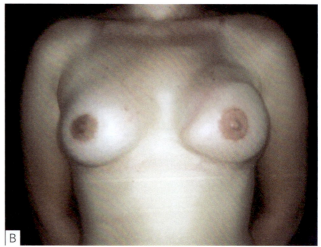

■ **FIGURA 56.30A e B –** Pré e pós-operatório de reconstrução tardia da mama com retalho do músculo latíssimo do dorso pré-expandido mais implante expansor.

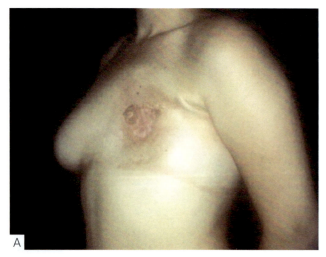
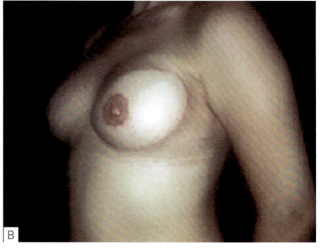

■ **FIGURA 56.31A e B –** Pré e pós-operatório de reconstrução tardia da mama com retalho do músculo latíssimo do dorso pré-expandido mais implante expansor.

CAPÍTULO 56 – RECONSTRUÇÃO MAMÁRIA COM EXPANSORES

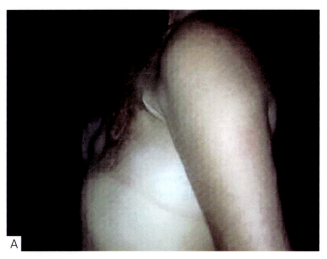
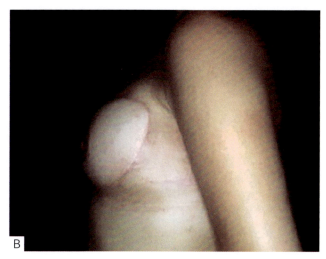

FIGURA 56.32A e B – Pré e pós-operatório de reconstrução tardia da mama com retalho do músculo latíssimo do dorso pré-expandido mais implante expansor.

Bibliografia Consultada

- Bostwick J, Paletta C, Hartrampf CR. Conservative treatment for breast cancer. Complications requiring reconstructive surgery. Ann Surg. 1986;203(5):481-9.
- Clough KB, Cuminnet J, Fitoussi A, Nos C, Mosseri V. Cosmetic sequelae after conservative treatment for breast cancer: classification and results of surgical correction. Ann Plast Surg. 1998;41:471-81.
- Cronin TD, Upton J, McDonough JM. Reconstruction of the breast after mastectomy. Plast Reconstr Surg. 1977;59:1.
- Deapen DM, Bernstein L, Brody GS. Are breast implants anticarcinogenic? A 14-year follow up of the Los Angeles study. Plast Reconstr Surg. 1997;99:1346.
- Gandolfo EA. Breast reconstructive with a lower abdominal myocutaneous flap. British Journal of Plastic Surgery. 1982;25:452-7.
- Handel N, et al. An in vivo study of the effect of various breast implant filler materials on mammography. Plast Reconstr Surg. 1993;91:1057.
- Handel N, et al. Factors affecting mammographic visualization of the breast after augmentation mammaplasty. JAMA out 1992;268(14):1913-14.
- Hartramph GR, Scheflan M, Black PW. Breast reconstruction with a transverse abdominal island flap. Plastic and Reconstructive Surgery. 1982;69(2):217-24.
- Mathes SJ, Nahai F. Reconstructive Surgery, Principles, Anatomy and Technique. Vol. I, te C.V. Mosby Co, St. Louis, Toronto, London, 1997.
- Maxwell GP, McGibbon BM, Hoopes JE. Vascular considerations in the use of a latissimus dorsi myocutaneos flap after a mastectomy with an axilary dissection. Plast Reconstr Surg. 1979;64(6):771-80.
- Noguchi M, Miinami M, Earashi M, Tanyia T, Miyazaki I, Nishigima H, et al. Oncologic and cosmetic outcome in patients with breast cancer treated with wide excision, transposition of adipose tissue with latissimus dorsi muscle, and auxiliary dissection followed by radiotherapy. Breast Cancer Res Treat. 1995;35(2):163-71.
- Olivari N. The Latissimus flap. Brit J Plast Surg. 1976;29:126.
- Pearl RM, Wisnick J. Breast reconstruction following lumpectomy and irradiation. Breast Rev Surg. 1985;76(1):83-6.
- Radovan C. Breast reconstruction after mastectomy using the temporary expander. Plast Reconstr Surg. 1982;69(2):195-208.
- Young VL, et al. Effect of breast of breast implants on mamography. South Med J. 1991;84:707.
- Young VL, et al. The relative radiolucencies of breast implant filler materials. Plast Reconstr Surg. 1993;91:1066.

capítulo 57

Reconstrução Mamária com Retalhos Locais

AUTORA: **Ângela Fausto**
Coautora: **Patrícia Breder de Barros**

Introdução

Historicamente, até o final do século XIX o tratamento cirúrgico do câncer mamário era paliativo, sem esperança de cura, e provocava grave mutilação local com grande sofrimento para as mulheres. Em 1894, William Halsted publica seu trabalho recomendando uma cirurgia radical conhecida como mastectomia à Halsted. Seu mérito foi demonstrar que uma parte das pacientes tratadas, desse modo, foi curada e iniciou a sistematização do tratamento do câncer mamário, abrindo uma nova perspectiva, opondo-se ao conceito antigo de doença incurável. Permaneceu como padrão de tratamento por mais de 80 anos, no entanto, essa técnica produzia graves sequelas e legou às mulheres uma terrível visão do tratamento do câncer de mama.

Diversos tratamentos cirúrgicos reduzindo a radicalidade local foram propostos e difundidos ao longo do século passado, como os trabalhos de Patey, em 1948, e Madden, em 1965, denominados mastectomia radical modificada. Temos referências de tentativas antigas de tratamento conservador da mama associado à radioterapia que datam do início do século XX, como o de Hirsch, em 1927, na Alemanha, mas que não progrediu e, em outros centros posteriormente, como no *Guy's Hospital* em Londres,[1] nos anos 1960, interrompido pela alta incidência de recidiva local da doença.

A transição para as cirurgias menos mutiladoras ocorreu de maneira lenta. O melhor conhecimento da biologia tumoral, o diagnóstico mais precoce pelos métodos de investigação por imagem, a quimioterapia e a radioterapia permitiram evoluir na terapêutica do câncer da mama.

A cirurgia conservadora da mama ganha grande impulso quando Umberto Veronesi, em 1981,[2] publica seu trabalho de pesquisa demonstrando, por seu método, a igualdade total de resultados de cura entre a cirurgia conservadora associada à radioterapia e a mastectomia radical à Halsted. O tratamento conservador foi então ampla e gradativamente adotado. A radioterapia deixará sua marca e consolida-se sua validade terapêutica.

Em relação à plástica mamária, paralelamente, incorporamos grandes avanços. Thomas Croning e Frank Gerow, em 1964, publicam trabalho apresentando o implante mamário de silicone gel, com grande emprego nas cirurgias mamárias. Em 1977, Schneider associa o retalho miocutâneo do latíssimo do dorso de Tansini (1906) ao implante de silicone, para reconstruir a mama. O resultado foi admiravelmente bom e teve muita difusão. A reconstrução mamária ganha grande destaque a partir do final dos anos 1970, pelo desenvolvimento e concepção de novos tipos de retalhos pediculados miocutâneos, cutâneos e microcirúrgicos, decorrentes de trabalhos de pesquisa sobre a vascularização dos tecidos.[3-6] Como contribuições relevantes temos o desenvolvimento, por Radovan,[7] de uma modalidade nova de implante, o expansor de tecido, em diversas formas, que foi inserido como recurso nas reconstruções mamárias. Mais recentemente se inicia a utilização de enxertos de gordura para reposição volumétrica nas mamas e como tratamento na recuperação de tecidos danificados na região mamária.[8]

A Plástica naturalmente se associou à Mastologia nessa nova perspectiva do tratamento conservador, inserindo-se na complexa terapêutica multidisciplinar do câncer mamário. É crescente o interesse nas reconstruções mamárias imediatas com retalhos locais, pois reduzem o número de procedimentos cirúrgicos, reabilitando precocemente a mulher.

Objetivos e Tipos de Cirurgia Oncológica Conservadora da Mama

Os objetivos do tratamento oncológico conservador[9] da mama, independentemente dos tipos de técnicas empregados, são:

- retirar o tumor ou a área comprometida com margens livres;
- controle local do câncer;
- preservar o máximo de tecido evitando ressecções desnecessárias;
- não interferir negativamente no prognóstico e no tratamento adjuvante;
- resultado estético aceitável.

A radioterapia (RXT) faz parte do tratamento no pós-operatório quando há preservação de tecido mamário. Há estudos, ainda a serem concluídos, sobre novas abordagens radioterápicas no intraoperatório por diferentes métodos. Este tema é de especial interesse da cirurgia plástica, porque interferirá significativamente tanto nas escolhas do tipo de reconstrução, como nos resultados pós-operatórios.

Técnicas em cirurgia oncológica conservadora da mama

As técnicas têm diferenças no tipo de abordagem ou na qualidade do tecido preservado:

- **cirurgia conservadora de pele** – a mastectomia subcutânea foi sugerida por Freemann, em 1976, para tratamento de lesões benignas e de modo similar, mais recentemente, é utilizada para doença maligna, conhecida como mastectomia conservadora de pele ou *skin sparing*.[9,10] Pode conservar a totalidade do revestimento cutâneo da mama ou extensa parte dele. Há sempre grande perda de volume mamário. Conserva um percentual pequeno de tecido glandular adjacente à pele preservada. Poderá manter íntegro o complexo areolopapilar (CAP) ou parte dele, como também retirá-lo se estiver comprometido na área a ser ressecada ou for incluído na proposta terapêutica. As adenomastectomias ou adenectomias se enquadram neste tipo de cirurgia;
- **quadrantectomia** – o termo teve origem na ocasião da publicação do trabalho de Veronesi.[2] Define uma ressecção de pele localizada acima da projeção da região tumoral, retirada do tumor ou área comprometida, com boa margem periférica de tecido glandular livre de células tumorais e ressecção de fáscia superficial do músculo peitoral maior subjacente à área abordada. O CAP poderá ser mantido íntegro, retirado parcialmente ou na totalidade, dependendo da localização do tumor, ou se for envolvido na margem de segurança da ressecção oncológica;
- **mastectomia segmentar/ressecção ampla/tumorectomia** – consiste na excisão da área comprometida ou do tumor, com margens de tecido glandular livres de células tumorais. Não há necessidade de retirada de pele, fáscia muscular ou do CAP, a menos que estejam diretamente incluídos na margem de segurança oncológica. A diferença principal entre eles é relativa à extensão da cirurgia.

Estudo do Defeito Mamário no Tratamento Oncológico Conservador

Parâmetros de avaliação dos defeitos

• Tecido glandular e revestimento cutâneo

Nas cirurgias conservadoras, poderão ser poupados de maneira diferente os tecidos que compõem o cone mamário. O estudo do defeito mamário decorrente da ressecção oncológica deve ser analisado sob alguns parâmetros, descritos abaixo, que nos conduzirão para a definição do plano reconstrutor:

1) qualidade dos tecidos preservados;
2) relação entre volume mamário e dimensão do defeito;
3) localização topográfica da região a ser abordada;
4) abordagem unilateral ou bilateral das mamas – mama remanescente.

O **primeiro parâmetro** nos informa a *qualidade do tecido* que se planeja preservar para a abordagem reconstrutora. O tratamento oncológico pode conservar grande parte do parênquima mamário e pele, com pequeno defeito local (Figura 57.1A-C). De outro modo, pode-se poupar preferencialmente a pele, com perda volumétrica total da mama, como no caso das adenomastectomias (Figuras 57.2A,B e 57.3A-D). Nas duas situações descritas há diferenças significativas de qualidade de tecidos preservados e essa informação deve ser fornecida previamente pelo oncologista para elaboração do nosso planejamento cirúrgico.

O **segundo parâmetro** correlaciona dois fatores *volume-defeito*. Avaliamos o volume mamário estimando a quantidade de tecido que se pretende *ressecar*. Pela análise dessa correlação poderemos verificar se dispomos de tecido local suficiente para recompor a nova mama ou se haverá necessidade de adicionar volume, pele ou ambos, inclusive utilizando-se implantes de silicone. Uma paciente pode possuir mamas de pequeno volume, de modo que até uma pequena ressecção de pele ou de tecido glandular ocasionará grave defeito. Neste caso, possivelmente teremos que utilizar retalhos externos ao cone mamário ou implantes para sua recomposição (Figura 57.3A). Distintamente, no caso de outra paciente que apresente grande volume mamário com a mesma

CAPÍTULO 57 – RECONSTRUÇÃO MAMÁRIA COM RETALHOS LOCAIS

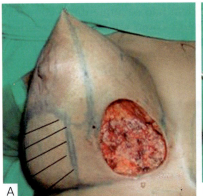 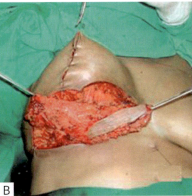 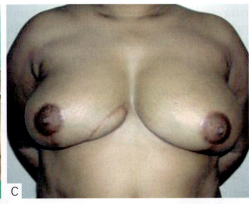

■ **FIGURA 57.1 – A)** Defeito após retirada de lesão no QII. Demarcada a área do retalho de pedículo inferior para reconstrução; **B)** Transposição do retalho com ilha de pele. *Plug-flap*; e **C)** Resultado no pós-operatório tardio após RXT.

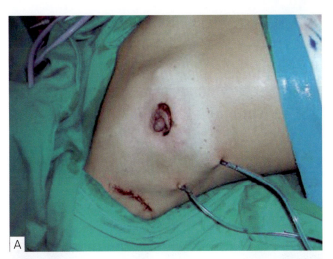 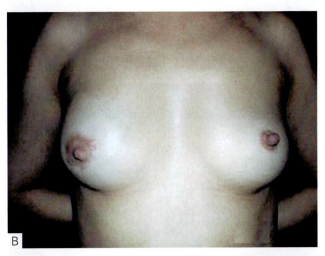

■ **FIGURA 57.2 – A)** Mastectomia unilateral da mama direita, por acesso areolar inferior, com preservação de toda a pele e do CAP. Grande perda de volume mamário. Avaliação do linfonodo-sentinela através de incisão axilar; e **B)** Pós-operatório tardio de 2 anos sem RXT. Perda parcial da aréola esquerda na porção inferior. Não realizado procedimento de equalização na mama direita.

ressecção tecidual, a possibilidade de solução com retalho local para a reconstrução é mais viável (Figuras 57.2 e 57.4A-C).

O **terceiro parâmetro** de avaliação é a *localização topográfica do defeito* no cone mamário. Classicamente, a mama é dividida em quadrantes (Figura 57.5A-C), dois superiores interno e externo (QSI e QSE, respectivamente), dois inferiores interno e externo, denominados QII e QIE, e a região central ou quadrante central (QC). A importância dessa informação reside no fato de que um defeito de igual dimensão, dependendo em que quadrante se localizar, terá um grau de dificuldade na obtenção de um bom resultado estético. Por exemplo, quando uma área a ser ressecada se localiza no QSI, temos menos opções de retalhos locais e regionais e as cicatrizes ou desvios nessa região produzem defeitos graves, muitas vezes somente solucionados associando-se com retalhos à distância. Isto será diferente se o mesmo defeito estiver situado entre o QII e o QIE. No QSE o planejamento deve ser cuidadoso, pois é uma área visualmente muito exposta e os retalhos que produzam cicatrizes que o atravessem verticalmente usualmente ficam inestéticos nessa localização. Quando o defeito se situar na região superior do QSE, próximo do prolongamento axilar, mesmo com grande preservação de tecidos mamários, a indicação de retalhos à distância para reconstrução pode ser a melhor opção (Figura 57.6A-B).

O **quarto parâmetro** nos informa se o tratamento é *uni* ou *bilateral*. Na terapêutica oncológica unilateral é relevante avaliar a mama oposta no plano pré-operatório de reconstrução em relação ao seu volume, forma e topografia. Esta poderá não ser abordada neste primeiro momento do tratamento oncológico, mas podemos realizar uma mamaplastia simultânea de equilíbrio estético quando estiver indicada. Quando a terapêutica oncológica é bilateral devemos selecionar, quando possível,

PARTE 6 – CIRURGIA PLÁSTICA DA MAMA

para ambas, uma técnica reconstrutora semelhante, principalmente quando é utilizado implante, de modo a que se obtenha um melhor equilíbrio evolutivo do resultado. Essas situações devem ser consideradas no plano reconstrutor, pois podem não só aumentar a complexidade e o porte cirúrgico, como também a necessidade de dispormos de maior quantidade de materiais para o procedimento (Figuras 57.2 e 57.7A-C).

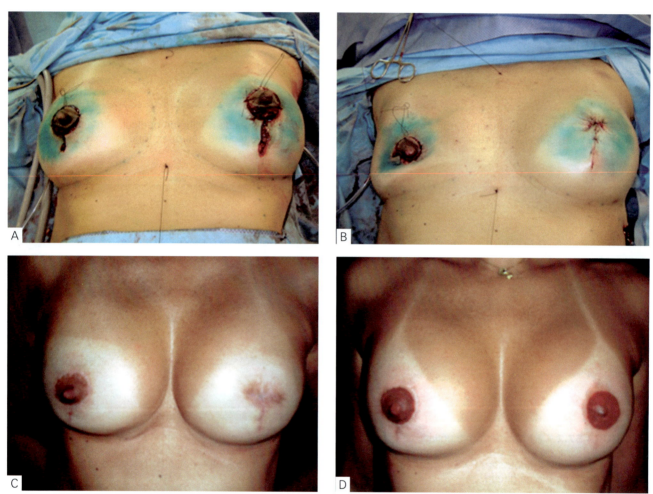

FIGURA 57.3 – A) Tumor à esquerda. Plano inicial de mastectomia conservadora de pele com preservação do CAP. Na ampliação da margem peroperatória o CAP foi retirado. Mastectomia redutora de risco à direita; **B)** Defeito areolar esquerdo fechado em bolsa de tabaco; **C)** Pós-operatório com 5 meses, sem o CAP esquerdo; e **D)** Reconstrução da papila e tatuagem das aréolas com 1 ano de pós-operatório.

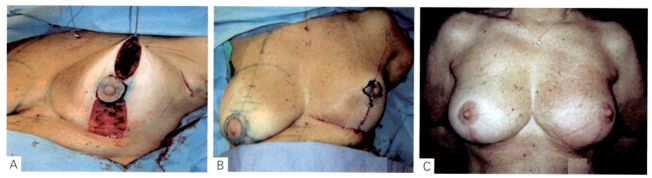

FIGURA 57.4 – A) Defeito após tumorectomia com perda cutânea entre o QSE e o QSI. Plano de reconstrução com retalho areolado de pedículo inferior; **B)** Peroperatório após transposição do retalho com o CAP; e **C)** Resultado tardio após radioterapia.

CAPÍTULO 57 – RECONSTRUÇÃO MAMÁRIA COM RETALHOS LOCAIS

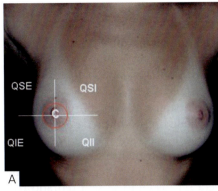 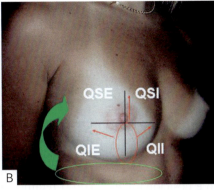 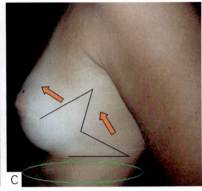

FIGURA 57.5 – A) Divisão topográfica da mama. Quadrantes superiores (QSI, QSE), inferiores (QII, QIE) e região central ou QC; **B)** Demarcação das áreas de doação de tecido para correção dos defeitos mamários. No círculo vermelho a região de melhor doação de tecido na mama, as setas indicam seus deslocamentos possíveis. Em verde a região do abdome superior, também doadora; e **C)** Demarcação de retalhos de transposição em preto na região lateral da mama e tórax para doação de tecido. Em verde, área de doação de tecido na região torácica lateral.

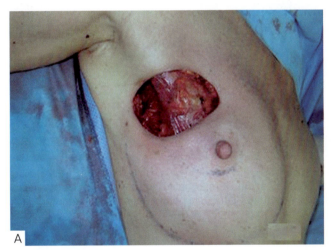 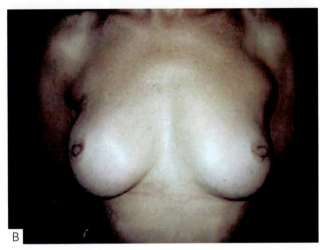

FIGURA 57.6 – A) Abordagem unilateral, mastectomia com retirada ampla de pele no QSE e preservação total do CAP; e **B)** Imagem frontal com equilíbrio mamário mantido, sem desvio do CAP. A mama esquerda não foi abordada.

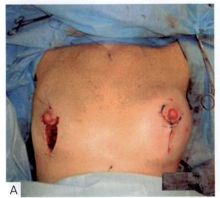 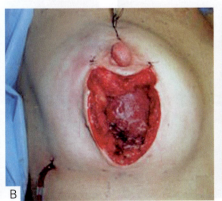 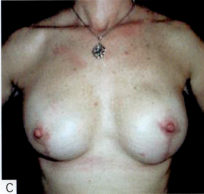

FIGURA 57.7 – A) Abordagem bilateral. Mastectomia com preservação de pele e do CAP, *skin sparing* por tumor à esquerda. Mastectomia redutora de risco à direita. Detalhe da abordagem ampla à direita; **B)** Colocação do implante retromuscular; e **C)** Resultado com 8 meses de pós-operatório sem RXT.

745

PARTE 6 – CIRURGIA PLÁSTICA DA MAMA

Via de Acesso Cirúrgico e Localização das Cicatrizes do Complexo Areolopapilar (CAP)

O oncologista deve ter uma *via de acesso* ampla para realizar o tratamento proposto com conforto. Esse cuidado visa proteger os tecidos remanescentes para que não sejam submetidos à excessiva tração ou a descolamentos desnecessários, o que poderia comprometer a viabilidade dos retalhos. Se possível, localizar o acesso em áreas que coincidam com as incisões da cirurgia reconstrutora. Portanto, o planejamento e posicionamento das cicatrizes têm que ser em comum acordo (Figura 57.8A-C). O posicionamento final das cicatrizes deve ser orientado seguindo os conceitos da abordagem cirúrgica estética da mama. Se o cirurgião oncológico não necessitou abordar regiões de maior exposição visual, como os quadrantes superiores, devemos então evitar planejar um retalho cuja cicatriz resultante invada essas áreas tão desfavoráveis esteticamente (Figuras 57.2 e 57.9).

O complexo areolopapilar (CAP), por tratar-se de uma estrutura de destaque no equilíbrio da simetria mamária, deve ter atenção especial quando é preservado. No entanto, se apresentar sofrimento vascular no peroperatório, que nos pareça comprometer sua viabilidade como retalho, deverá ser decidido se será retirado parcialmente ou na sua totalidade, ou mesmo se será mantido como enxerto (Figura 57.10).

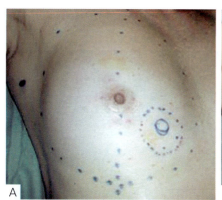
A
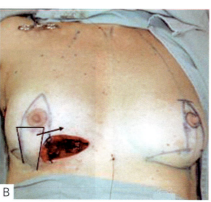
B
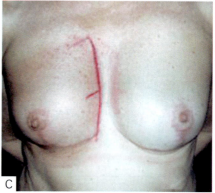
C

■ **FIGURA 57.8 – A)** Plano cirúrgico de tumorectomia com a dimensão do defeito prevista pelo oncologista na região superior do QII. Preferência da paciente de não utilização de implantes; **B)** Defeito final dentro de área de ressecção estética da mama direita, reconstrução com retalho local de pedículo inferior sem pele para preencher o volume perdido no QII; e **C)** Resultado final, realizando a radioterapia.

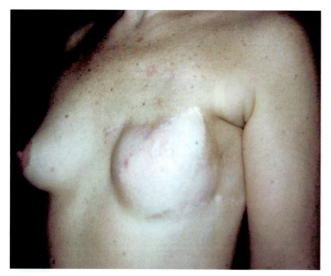

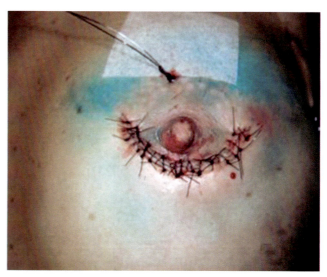

■ **FIGURA 57.9 –** Cicatriz inestética da reconstrução, visualmente exposta na região superior dos quadrantes externos. Esta área não tinha cicatriz decorrente da cirurgia oncológica.

■ **FIGURA 57.10 –** Resultado final após desbridamento cirúrgico do sofrimento evidente do retalho areolar inferior no peroperatório.

Preparo Pré-operatorio da Paciente

O plano completo de tratamento oncológico usualmente não está definido na ocasião da cirurgia reconstrutora imediata. O preparo pré-operatório é complexo, rotineiramente são procedimentos extensos e demorados sob anestesia geral e a paciente deverá estar ciente desse fato.

É aconselhável que se exponha visualmente para a paciente, por meio de fotos ou esquemas, o tratamento proposto, assim ela será esclarecida a respeito de todo o processo cirúrgico como a localização das cicatrizes provenientes da reconstrução e os possíveis resultados. As informações devem ser muito claras. Desta forma, a paciente poderá refletir e compreender, mais conscientemente, sobre o tratamento proposto e os tempos cirúrgicos complementares subsequentes, quando necessários.

As pacientes que recebem proposta de reconstrução mamária com retalhos locais devem ser instruídas com mais de *uma alternativa reconstrutora*, inclusive com alternativas cirúrgicas de abordagens fora do perímetro mamário. Deverão estar preparadas para essa eventualidade previamente, pois podem surgir situações em que haja necessidade de se ampliar o porte cirúrgico por questões oncológicas ou reconstrutoras durante a cirurgia **(Figuras 57.2 e 57.11A-B)**.

Algoritmos na Reconstrução com Retalho Local

Iniciamos nosso planejamento cirúrgico colhendo dados que nos orientem a direcionar a opção de reconstrução mais adequada que:
- contemple a terapêutica oncológica global;
- mantenha o estilo de vida da paciente.

Nossa conduta para orientação é dividida em três níveis de complexidade: **pequeno, médio e grande portes**. Estes são baseados nos parâmetros de avaliação do defeito e na necessidade de inclusão de tecido externo ao cone mamário ou implantes.

Na reconstrução com retalhos locais, na doença maligna, a radioterapia sempre deve ser considerada como complemento do tratamento local. O cone mamário deve ficar com sua forma final próxima da normalidade e o CAP, bem posicionado. A radioterapia tende a acentuar os desvios e assimetrias no cone mamário progressivamente, com piora do resultado em médio e longo prazos e, as alterações na qualidade do tecido irradiado dificultam a correção desses defeitos no pós-operatório tardio.

As técnicas de reconstrução mamária com retalhos locais baseados em desenhos geométricos,[11] que transferem tecidos entre as diversas regiões da mama, são válidas e engenhosas, o principal cuidado é de que as cicatrizes resultantes não acrescentem defeitos em regiões muito evidentes.

Os retalhos planejados para reconstrução devem ser demarcados previamente, em acordo com o oncologista, para que sejam *identificadas de forma adequada* as áreas destinadas para reconstrução. É recomendável que a região da mama a ser abordada no início se restrinja à área tumoral e suas margens, resguardando-se o restante do cone mamário. O motivo desse cuidado é porque em muitas situações não sabemos com precisão o *real defeito* que será produzido pelo cirurgião oncológico, nem se será necessário envolver tecidos que fazem parte do nosso plano inicial de reconstrução. É habitual que a definição dos limites da ressecção oncológica seja confirmada pela análise das margens da peça cirúrgica pelo patologista no peroperatório. Portanto, pode ser necessária a ampliação destas, invadindo regiões destinadas inicialmente para

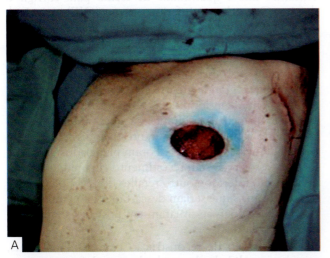 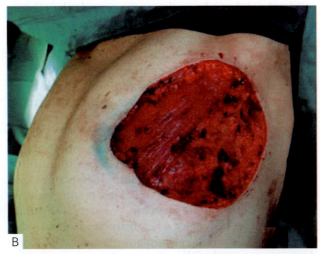

FIGURA 57.11 – A) Plano inicial de tratamento, mastectomia preservando pele, com retirada do CAP e reconstrução do defeito com retalho torácico lateral; e **B)** Dimensão final após exame de congelação das margens, ampliando-as, aumentando o defeito cutâneo. Mudança do plano de reconstrução com utilização de retalho do latíssimo do dorso (LD).

fornecer tecido para reconstrução, inviabilizando desse modo algum retalho inicialmente projetado. Por esta razão, *a ressecção prévia de tecidos não comprometidos com o tratamento tumoral deve ser evitada*, pois estes poderão ser utilizados em novas alternativas de reconstrução local se forem adequadamente preservados.

Os tecidos mamários mantidos devem ser examinados e ter certificada sua *viabilidade vascular*, principalmente os localizados próximos da ressecção tumoral e quando são deixados muito finos. Se no entanto, nesse momento, alguma dificuldade circulatória grave dos tecidos é identificada, estes devem ser descartados e a reconstrução redirecionada para outra abordagem cirúrgica local, se ainda houver tecido disponível, como também, quando necessário, utilizar tecidos externos ao cone mamário ou implantes.

Reconstrução nos defeitos de pequeno porte

O defeito de pequeno porte é definido como aquele no qual podemos reconstruir a mama apenas com retalhos locais restritos ao cone mamário. Na avaliação do defeito, os dois primeiros parâmetros estão em equilíbrio e têm uma topografia favorável em relação ao terceiro parâmetro. Há uma relação contrabalançada entre o volume mamário e o revestimento cutâneo remanescente, que permite a transferência de retalho exclusivamente com tecidos próprios, ora para repor volume nas áreas da perda volumétrica sem deficiência de tegumento cutâneo, como também a confecção de retalhos glandulares com revestimento cutâneo para suprir as perdas cutâneas em outras áreas do cone mamário. Devemos ponderar onde localizaremos as incisões e se estas não determinarão uma sequela muito exposta visualmente.

As tumorectomias em geral produzem defeitos pequenos, sem retirada de pele ou com perda pouco significativa desta. Nesses casos podemos transferir apenas tecido glandular sob a pele, para a área da deficiência, remodelando a mama através de incisões esteticamente planejadas, obtendo um resultado aceitável na forma da mama. Tem como grande fator limitante o volume mamário. Quando a mama tem um volume muito pequeno, qualquer perda pode produzir um grande defeito, portanto não possibilitando realizar a reconstrução unicamente com retalhos locais. No caso da Figura 57.5, a mama se situava numa situação limítrofe. O volume mamário era pequeno e a localização do tumor na região superior do QII era desfavorável. A paciente foi informada da probabilidade de utilização de implantes. Sua opção preferencial foi de não utilizá-los, mesmo reduzindo ainda mais o volume mamário. A ressecção cirúrgica volumétrica foi pequena e a reconstrução, realizada com transposição de retalho glandular infra-areolar e do tecido remanescente do QII.

Na quadrantectomia o defeito geralmente é maior e há retirada de pele. Quando o defeito se localizar dentro das áreas das ressecções estéticas da mama e os tecidos glandulares disponíveis forem suficientes para remodelar a mama, podemos viabilizar o tratamento reproduzindo mamas com resultados próximos aos das mamaplastias estéticas (Figuras 57.4 e 57.8). Quando o defeito se localiza fora dessas áreas, em local exposto e com deficiência cutânea, podemos confeccionar e mobilizar retalhos glandulares revestidos de pele para prover a qualidade e quantidade de tecidos indispensáveis para reconstruir a nova mama. As regiões infra-areolar e lateral da mama oferecem maior probabilidade de doação de tecido para confecção de retalhos locais no cone mamário (Figura 57.5).

O retalho de pedículo inferior[12] está entre os mais utilizados para reconstruções com retalhos locais. Localiza-se entre os quadrantes inferiores, onde usualmente existe tecido disponível para doação e possui uma vascularização muito rica, o que lhe confere grande autonomia. Oncologicamente, é uma região pouco abordada, podendo ser utilizada em muitos casos. Em mamas de médio e grande portes, o retalho pode ter grande dimensão longitudinal, atingindo regiões distantes de sua origem na base da mama. Finalment,e está contido dentro de uma área de abordagem estética da mama, cuja cicatriz vertical resultante fica menos exposta. Pode ser planejado somente para repor volume como retalho dermoglandular (Figura 57.12A-C), ou ser transposto com pele para repor defeito cutâneo em outras regiões como no *plug flap*[13] (Figura 57.1). Este retalho poderá incluir o CAP, transpondo-o para uma nova posição (Figura 57.4). É muito apropriado para repor tecido na região central da mama. Para defeitos no QII as dificuldades são maiores, mas os retalhos da região infra-areolar podem atingir também essa área, corrigindo defeitos que necessitem de pele ou volume (Figuras 57.1 e 57.8).

Podemos empregar mais de um retalho em associação quando a deficiência volumétrica for grande, mobilizando maior quantidade de tecido para corrigir o defeito. O quadrante inferior externo (QIE), principalmente na sua região inferior, é outra área doadora de tecido, por localizar-se nas áreas de ressecções estéticas da mama. Usualmente há excesso de tecido nesse local, que poderá ser transferido para outra região em mamas com média ou grande hipertrofia, deixando uma cicatriz esteticamente bem localizada. Neste caso da Figura 57.12, o defeito principal resultante da quadrantectomia era a perda de volume nos quadrantes laterais da mama, a perda cutânea era pequena. Foram planejados dois retalhos em associação sem revestimento cutâneo, o retalho de pedículo inferior e outro retalho do QIE, planejados dentro de áreas que seriam descartadas na mamaplastia. As cicatrizes finais se situaram em posições similares às das mamaplastias.

A indicação de reconstrução com retalhos locais, com boa qualidade de resultado, em defeitos maiores entre os quadrantes superiores com perdas de pele e volume, dependerá da localização da perda no quadrante e de sua dimensão. Se for muito próximo da margem superior é provável que os retalhos infra-areolares não sejam suficientemente longos para atingir a área do defeito. Deve-se avaliar o deslocamento da posição do CAP e se a mobilização de tecido do QIE será suficiente ou produzirá cicatriz inestética por sua exposição.

Defeitos cutâneos no QSI sempre deixam cicatrizes muito evidentes, e habitualmente as reconstruções nessa área são mais complexas (Figura 57.13A-C). Sempre temos mais dificuldade em disponibilizar tecido para essa região e a melhor opção pode ser a transferência de retalho à distância com revestimento cutâneo.

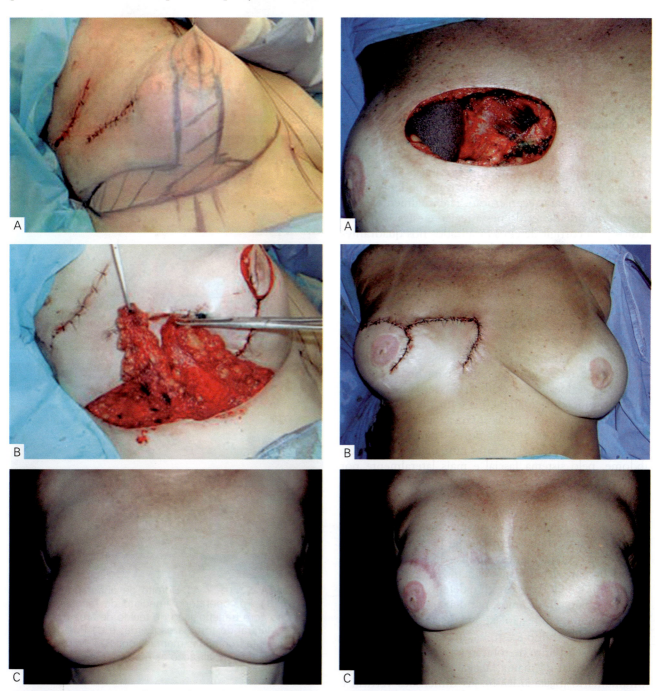

FIGURA 57.12 – A) Quadrantectomia com grande retirada de tecido mamário e pequena perda de pele no QSE e QIE. Demarcação de dois retalhos para repor volume sem revestimento cutâneo, infra-areolar e toracolateral; **B)** Detalhe do posicionamento dos retalhos planejados; e **C)** Pós-op. com 1 ano da RXT de frente sem desvios do cone mamário.

FIGURA 57.13 – A) Grave defeito após tratamento cirúrgico de recidiva local no QSI e parte do QII. Paciente submetida previamente a reconstrução imediata com LD. O implante foi exposto; **B)** Reconstrução com retalho local de avançamento do quadrante inferior e reposicionamento da ilha cutânea do LD; e **C)** Resultado após novo procedimento cirúrgico de equalização das mamas. Pós-operatório de 2 anos.

PARTE 6 – CIRURGIA PLÁSTICA DA MAMA

Reconstrução nos defeitos de médio porte

O defeito de médio porte é aquele no qual a perda tecidual mamária no tratamento oncológico é de dimensão maior, sendo impossível a reconstrução da mama somente com retalhos locais remanescentes. Em relação à avaliação do defeito, há um desequilíbrio do primeiro e segundo, na relação volume-defeito e na qualidade dos tecidos poupados, mas o terceiro ainda é contemplado. Há necessidade de transferir tecido de áreas externas ao cone mamário para repor volume, pele ou ambos, e por vezes utilizar implantes de silicone ou expansores.[14-16] A cirurgia da reconstrução mamária se torna mais complexa e não está afastada a indicação de radioterapia no pós-operatório.

As áreas vizinhas mais favoráveis para transferência de tecido para a região mamária localizam-se na região torácica lateral e no abdome superior (Figura 57.5). Os retalhos cutâneos da região lateral do tórax podem agregar volume e pele para reconstrução. Habitualmente existe disponibilidade de tecido nessa região e estes são transpostos para corrigir defeitos localizados nos quadrantes externos. Uma das modalidades, muito utilizada, é a transposição de tecido dessa região como retalho bilobado para defeitos localizados nos QSE e QIE e até para defeitos maiores na região medial do QSE (Figura 57.14A-C). Há também opções de retalhos geométricos confeccionados em toda a região lateral do tórax para defeitos nos quadrantes externos.[11]

A região inframamária no abdome superior igualmente pode ter tecido disponível para doação. Nessa topografia se localiza o retalho transverso no abdome superior toracodorsal lateral. Ele é uma boa opção para corrigir defeitos com perdas cutâneas na mama, principalmente nos quadrantes inferiores e na região central. É vascularizado por perfurantes musculares do reto do abdome, pelo sistema fascial e mais lateralmente por perfurantes do oblíquo externo.[17] É classificado como um retalho fasciocutâneo do tipo C. Sua confecção é simples, segura e muito versátil. Pode ser transposto para repor tecido de diversas maneiras, sem revestimento cutâneo, como retalho dermofascial para repor volume ou revestido parcialmente com ilhas de pele,[18] ou na sua totalidade para defeitos que demandem essa necessidade (Figura 57.15A-C). Para corrigir o defeito nos quadrantes superiores não o indicamos, por deixar cicatrizes inestéticas localizadas em região exposta (Figura 57.9).

A base do retalho é estreita, medindo de 5 a 6 cm; situa-se no seu ponto de rotação localizado na projeção da linha medial da mama, abaixo e contígua ao sulco inframamário (Figura 57.16A-D). As dimensões vertical e longitudinal do retalho são planejadas de modo que tenha maior largura e comprimento que o defeito, com vistas a proporcionar maior proteção quando associado a implante. As margens superior e inferior do retalho são duas linhas paralelas, com a mesma largura da base do retalho até atingir o comprimento necessário para reposição do defeito cutâneo. A partir desse ponto a linha

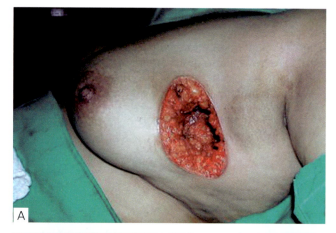
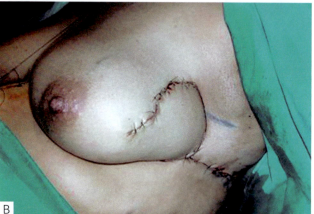
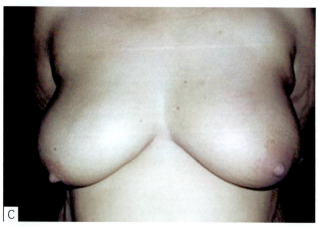

■ **FIGURA 57.14** – **A)** Defeito de quadrantectomia no QSE; **B)** Pós-operatório imediato da reconstrução do defeito com transposição de tecido de área doadora da região lateral do tórax à esquerda; e **C)** Pós-operatório tardio, vista frontal das mamas após RXT. Não foi realizada cirurgia de equalização na mama direita.

inferior se fecha progressivamente até atingir a margem superior na projeção da linha axilar posterior. A fáscia muscular é sempre incluída na dissecção do retalho. A síntese da área doadora é feita por aproximação direta após descolamento do abdome superior, para que não haja tensão no local do pedículo do retalho no ponto de rotação. Nesse local pode haver necessidade de refinamento cirúrgico posterior para retirada de tecido excedente e melhor definição do sulco inframamário (Figuras 57.15 e 57.16).

Nas mastectomias conservadoras de pele ou *skin-sparing* há perda quase total do tecido glandular com defeito volumétrico máximo, preservando basicamente uma única qualidade de tecido local. A relação volume-defeito está em grave desequilíbrio, no entanto, com preservação do tegumento cutâneo em quantidade suficiente para reconstrução, desde que se reponha o volume com implantes permanentes ou temporários, como os expansores. Estes podem ser posicionados sob os retalhos cutâneos ou no plano retromuscular preferencialmente, mesmo que a cobertura seja parcial. Confeccionamos uma loja retropeitoral ampliada inferiormente, com descolamento na região do reto abdominal e lateralmente com a fáscia do músculo serrátil. As áreas não protegidas pelo músculo peitoral se localizam nos quadrantes externos e sob as cicatrizes horizontal e vertical do T.

Sempre que possível, quando existir tecido remanescente viável nos quadrantes inferiores, confeccionamos retalhos dermogordurosos de base inferior, com o objetivo de proteger o implante nestas áreas de possíveis descências e perdas de retalhos cutâneos, relativamente frequentes. Outra vantagem destes retalhos dermogordurosos é que, ao serem posicionados entre o músculo e a pele, favorecem o resultado estético, pois a pele não repousa diretamente sobre o músculo peitoral. A modelagem dos retalhos deve ser sem *tensão excessiva*. Dessa forma proporcionará uma proteção confiável, obtendo-se um bom resultado estético e mais seguro, mesmo nos casos de expansão, deiscências e radioterapia (Figura 57.17A-C).

Reconstrução nos defeitos de grande porte

Os defeitos de grande porte são aqueles nos quais ainda se preserva grande parte do tegumento cutâneo do cone mamário, entretanto as possibilidades de reconstrução da mama com tecido local ou regional são insuficientes ou inadequadas, logo estão contraindicadas em razão da dimensão do defeito ou por este se localizar em região muito desfavorável para esses tipos de retalhos. Portanto, na análise do defeito os três primeiros parâmetros estão muito afetados. Há indicação de complementar a reconstrução com transposição de retalhos à distância pediculados ou microcirúrgicos, ou mesmo associar implantes e expansores de tecido, aumentando assim a complexidade do procedimento. Os retalhos pediculados à distância mais empregados são os do músculo latíssimo do dorso (LD) e do músculo reto do abdome transverso (TRAM). Podem incluir ilhas de pele e também podem ser confeccionados sem revestimento cutâneo (Figuras 57.6 e 57.18). Outro retalho que pode ser utilizado para repor volume mamário é o retalho do grande omento.

Denominamos cirurgia secundária de reconstrução mamária ou de resgate da reconstrução os casos em que recuperamos as reconstruções primárias nas recidivas locais e também nas intercorrências locais ocasionadas pelos tratamentos adjuvantes, como quimioterapia e radioterapia. Os retalhos locais podem ser associados aos retalhos à distância para resgatar a reconstrução, mantendo-a (Figura 57.13).

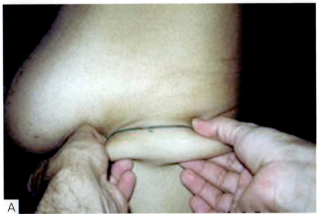
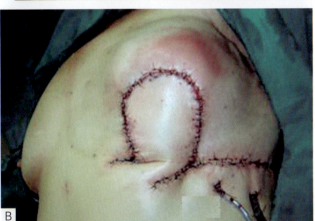
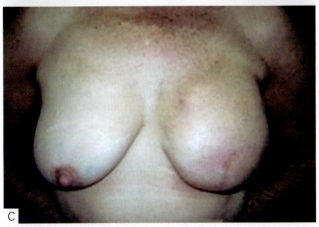

FIGURA 57.15 – A) Avaliação de capacidade de doação de tecido na região torácica lateral; **B)** Peroperatório da reconstrução à esquerda, com retalho fasciocutâneo toracolateral revestido totalmente de pele para repor tecido dos quadrantes inferiores e implante de silicone; e **C)** Pós-operatório tardio após RXT.

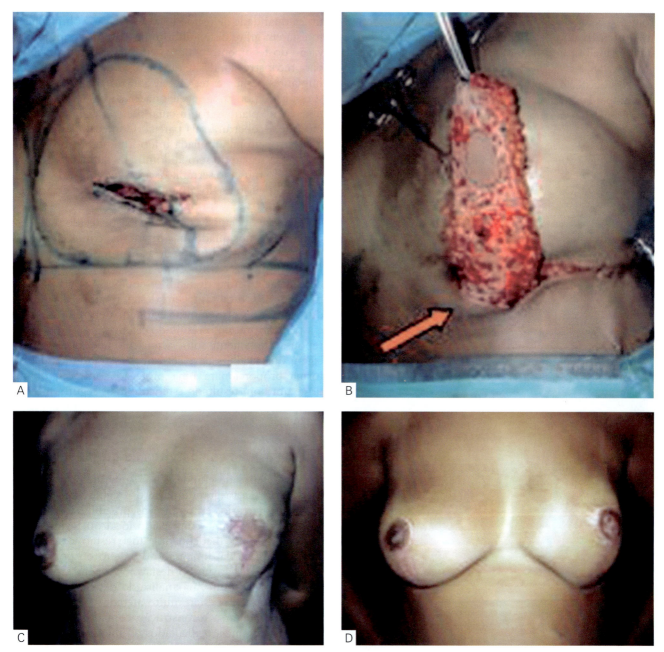

FIGURA 57.16 – A) Peroperatório; mastectomia com retirada do CAP. Demarcação do retalho de rotação transverso do abdome superior, toracodorsal lateral; **B)** Peroperatório cirúrgico, com detalhe da viabilidade vascular do retalho fasciocutâneo com ilha de pele circular destinada a repor o defeito da região areolar. Seta indicando o ponto de rotação do retalho no sulco inframamário; **C)** Pós-op. 3 meses com boa integração do retalho; e **D)** Imagem frontal após refinamento do ponto de rotação e reconstrução do CAP.

Enxerto de gordura

Utilizamos enxertos de gordura[9] nas reconstruções mamárias basicamente em duas situações, para reposição volumétrica quando os retalhos locais remanescentes ficam muito finos no tratamento oncológico e também para recuperação dos tecidos locais, no caso de estes sofrerem danos pela radioterapia ou que tenham tido perdas decorrentes de infecção local (Figura 57.19A-F).

Como complemento volumétrico, empregamo-los para aumentar a espessura dos tecidos, nos refinamentos das reconstruções mamárias, melhorando o contorno do cone mamário, agregando tecido na interface entre a pele e o músculo ou entre a pele e a cápsula do implante. Podemos repor estruturas anatômicas como o polo superior mamário, como também reduzir a visibilidade do contorno do implante em todo o cone mamário.

CAPÍTULO 57 – RECONSTRUÇÃO MAMÁRIA COM RETALHOS LOCAIS

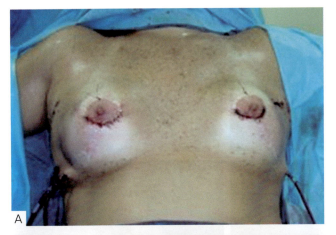
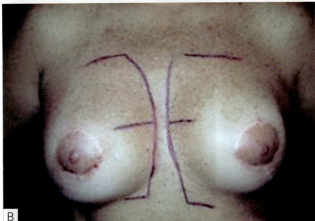
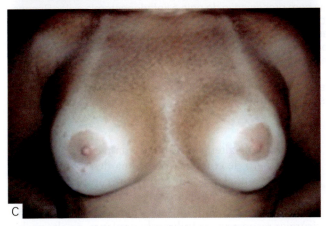

FIGURA 57.17 – A) Peroperatório; mastectomia bilateral conservadora e pele com ressecção de pequeno segmento cutâneo no QSE à esquerda; **B)** RXT no pós-operatório; e **C)** Pós-operatório com 18 meses de evolução.

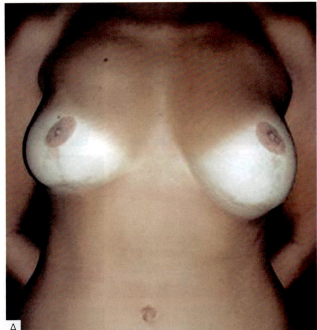
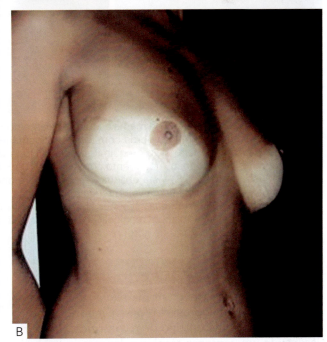

FIGURA 57.18 – A) Reconstrução imediata bilateral com TRAM monopediculado. Na mama direita com ilha cutânea e na esquerda sem revestimento cutâneo. Imagem frontal com 12 anos de pós-operatório; e **B)** Imagem oblíqua onde se evidencia a ilha cutânea do TRAM.

Em casos mais complexos, os tecidos podem estar muito danificados, como descrito anteriormente, inclusive com aderências cicatriciais severas à parede torácica. Podemos realizar vários enxertos de gordura sequenciais, previamente, para recuperação dos tecidos, liberando-os das aderências como preparo para a subsequente cirurgia de reconstrução da mama, inclusive com implantes permanentes ou expansores de tecido (Figura 57.19F-I).

PARTE 6 – CIRURGIA PLÁSTICA DA MAMA

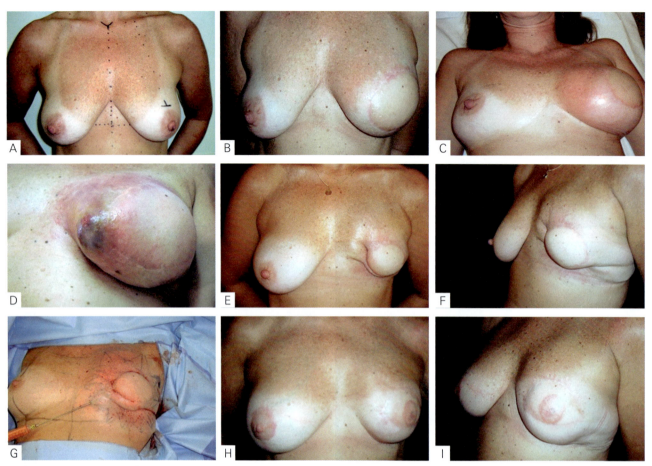

FIGURA 57.19 – A) Tumor na mama esquerda. Mastectomia com preservação de pele e linfadenectomia axilar. Reconstrução imediata da mama esquerda com retalho miocutâneo do latíssimo do dorso (LD); **B)** Frente, pós-operatório com 30 dias; **C)** Após terceiro ciclo de quimioterapia iniciou reação inflamatória localizada entre o QSI e QII após atividade física com esforço intenso. Tratamento conservador; **D)** Processo de extrusão do implante de silicone após a radioterapia; **E)** Vista de frente; **F)** Vista oblíqua esquerda – pré-operatório de enxerto de gordura à esquerda. Grave defeito na neomama esquerda pela perda volumétrica e aderências na parede torácica. Após 1 ano do término da radioterapia; **G)** Lipoenxertia de 400 cc em duas sessões cirúrgicas; **H)** Vista de frente; e **I)** Vista oblíqua esquerda – pós-operatório tardio de 1 ano dos enxertos com recolocação do implante de silicone na mama esquerda e melhora evidente da qualidade da pele na área do enxerto de gordura.

Considerações Finais

Preservar uma parte da mama não é suficiente por si só; o bom resultado estético pós-operatório é muito almejado. A escolha do tipo de reconstrução mamária decorre de um consenso técnico e deve ser individualizada. No plano cirúrgico da reconstrução com retalhos locais a mama deve ser considerada como uma unidade estética, estar pautado nos padrões cirúrgicos da plástica mamária e as opções cirúrgicas serem orientadas, fundamentalmente, seguindo os parâmetros de análise do defeito. É uma cirurgia que exige muita experiência e versatilidade do cirurgião plástico, além de um ajuste fino entre os dois especialistas. *A qualidade final da reconstrução é o reflexo de seu planejamento.*

A radioterapia tem impacto positivo no controle local da doença e na sobrevida dos pacientes, no entanto é um ponto crucial a ser considerado na reconstrução com retalhos locais, pois acrescenta morbidade ao procedimento cirúrgico, pode alterar o resultado da reconstrução e elevar o número de complicações. Uma dessas intercorrências é o percentual maior de contratura capsular severa nas reconstruções com implante, que poderá ser solucionada posteriormente. É de bom senso que a escolha da opção cirúrgica reconstrutora utilizando implante, na alta probabilidade de estar indicada a RXT, seja para técnicas que o protejam mais adequadamente e que também se busque direcionar os pacientes para centros com melhor controle de qualidade desse tratamento adjuvante. Na literatura há referências de trabalhos de pesquisa[19] sobre *satisfação* a respeito da reconstrução mamária imediata em pacientes com e sem RXT. Foi demonstrado que também é elevado o grau de satisfação no grupo das pacientes submetidas à radioterapia, o que nos estimula a ampliar a indicação da reconstrução imediata mesmo nesses casos.

A reconstrução da mama com retalhos locais tem muito a contribuir para a reconstrução imediata, beneficiando a qualidade de vida das mulheres.

Referências Bibliográficas

1. Atkins H, Hayward JL, Klugman DJ, et al. Treatment of early breast cancer: A report after ten years of a clinical trial. Br Med J. 1972;2:423-429.
2. Veronesi U, Saccozzi R, Del Vecchio M, Banfi A, Clemente C, De Lena M, et al. Comparing radical mastectomy with quadrantectomy, axillary dissection, and radiotherapy in patients with small cancers of the breast. N Engl J Med. 1981;305(1):6-11.
3. Mathes SJ, Nahai F. Reconstructive Surgery – Principles Anatomy and Technique. New York (USA): Churchill Livingstone; 1997.
4. Bostwick III J. Plastic and Reconstructive Breast Surgery. 2nd ed. Missouri (USA): Press of Quality Medical Publishing; 2000.
5. Hartrampf CR, Sheflan M, Black PW. Breast reconstruction with a transverse abdominal island flap. Plast Reconstr Surg. 1982;69(2):216.
6. Taylor GI, Palmer JH. The vascular territories (angiosomes) of the body: experimental study and clinical applications. Br J Plast Surg. 1987 Mar;40(2):113-41.
7. Radovan C. Breast reconstruction after mastectomy using the temporary expander. Plastic Reconstr Surg. 1982;69:195.
8. Coleman SR, Saboeiro AP. Fat grafting to the breast revisited: Safety and efficacy. Plast Reconstr Surg. 2007;119:775-785.
9. Luini A, Gatti G, Galimberti V, Zurrida S, Intra M, Gentilini O, et al. Conservative treatment of breast cancer: its evolution. Breast Cancer Res Treat. 2005;94(3):195-8.
10. Toth B, Lappert P. Modified skin incisions for mastectomy: the need for plastic surgical input in preoperative planning. Plast Reconstr Surg. 1991;87:1048.
11. Mélega JM. Cirurgia Plástica Fundamentos e Arte. Rio de Janeiro (Brasil): Medsi; 2004. p. 207-19.
12. Ribeiro L. A new technique for reduction mammaplasty. Plast Reconstr Surg. 1975;55(3):330-4.
13. Daher JC. Breast island flaps. Ann Plast Surg. 1993;30:217-23.
14. Clough KB, Lewis JS, Couturaud B, Fitoussi A, Nos C, Falcou MC. Oncoplastic techniques allow extensive resections for breast-conserving therapy of breast carcinomas. Ann Surg. 2003; 237(1): 26-34
15. Wright JL, Cordeiro PG, Ben-Porat L, Van Zee KJ, Hudis C, Beal K, et al. Mastectomy With Immediate Expander-Implant Reconstruction, Adjuvant Chemotherapy, and Radiation for Stage II-III Breast Cancer: Treatment Intervals and Clinical Outcomes. Int J Radiat Oncol Biol Phys. 2008 Jan 1;70(1):43-50.
16. Fausto AM, Leal PRA. Breast reconstruction by expansion and advancement of upper abdominal flap. Aest Plast Surg. 1997;21:175.
17. Holmstron H, Iossing C. The Lateral Thoracodorsal flap in Breast Reconstruction. Plast Reconstr Surg.1986;77(6):933-41.
18. Pontes R, Pontes GH, Serpa NP, Monte AR, Collado CL, Silva FN. Modified lateral thoracodorsal flap: a way out of a difficult problem. Aesthetic Plast Surg. 2006;30(5):633-4.
19. Krueger EA, Wilkins EG, Strawderman M, Cederna P, Goldfarb S, Vicini FA, et al. Complications and patient satisfaction following expander/implant breast reconstruction with and without radiotherapy. Int J Radiat Oncol Biol Phys. 2001 Mar 1;49(3):713-21.

capítulo 58

Reconstrução Mamária com Retalho do Músculo Latíssimo do Dorso

AUTOR: Paulo Roberto de Albuquerque Leal
Coautores: Sérgio Carreirão, Daniel Gouvêa Leal e Bárbara Fonseca

Fundamentos

O emprego de retalhos miocutâneos tem proporcionado excelentes resultados, tanto para o cirurgião quanto para a paciente. Melhores resultados na reconstrução, além da reconstituição anatômica, acarretam um ganho psicológico essencial para a recuperação da paciente como um todo.

Toda paciente candidata a reconstrução mamária pós-mastectomia deve ser submetida a uma anamnese e exame físico cuidadoso para determinar qual a técnica reconstrutiva mais adequada para o seu caso.

Detalhes específicos devem ser considerados, como as cirurgias prévias, tratamento por radioterapia e as preferências da paciente quanto ao tipo de reconstrução.

A escolha do método mais adequado tem sido facilitada nos últimos 40 anos, graças à grande evolução das técnicas para a reconstrução mamária. Mudaram também os paradigmas do tratamento do câncer deste órgão. Modernamente, não se admite a condução cirúrgica desta patologia sem a presença de um cirurgião plástico.

O tratamento autólogo sem implantes está normalmente indicado para os casos mais graves. O retalho TRAM, nas suas diversas versões, pode ser considerado a sua melhor tradução. Novos retalhos têm sido descritos: glúteos superior e inferior e mais recentemente o grácil transverso.

Ao desenvolvimento da indústria dos implantes permitindo plena segurança de sua utilização, somou-se o melhor entendimento da fisiologia dos retalhos. Novas técnicas foram criadas. Os resultados ganharam um considerável nível de excelência, traduzido na grande satisfação dos pacientes.

Na moderna reconstrução mamária, o retalho musculocutâneo do latíssimo do dorso é muito utilizado, porque associa as vantagens estéticas dos métodos autólogos a uma grande segurança técnica proporcionada pelas características anatômicas do retalho. Sua indicação pode ser feita tanto nos casos de reconstrução imediata, quanto nos de tardia. Na quase totalidade dos casos, este método necessita da associação com um implante de silicone.

Devido ao seu suprimento vascular pelos vasos toracodorsais, o retalho potencialmente apresenta índices menores de complicações, eliminando praticamente a necessidade da microcirurgia e proporcionando a obtenção de mamas de aspecto natural.

Origens

A primeira referência científica da utilização do músculo latíssimo do dorso na cirurgia reparadora deve-se a Iginio Tansini,[1] um professor da Universidade de Pávia que, em 1896, descreveu um novo método para fechamento das feridas ocasionadas pelas mastectomias radicais daquela época, que produziam uma grave deformidade na parede torácica anterior (perda cutânea e muscular). Tansini, de forma engenhosa, recomendava que, para maior segurança de perfusão do retalho, deveria ser a ele incorporado o músculo latíssimo do dorso homolateral. Em publicação posterior, de 1906, Tansini descreveu a importância dos vasos perfurantes musculocutâneos a partir dos vasos toracodorsais, na fisiologia do retalho, conforme nos relata Maxwell,[2] em estudo publicado em 1981.

Este procedimento não se desenvolveu no início, provavelmente pelo prestígio acadêmico de William

Halsted, que energicamente contraindicava a utilização de retalhos nas mastectomias.

Em julho de 1974, Olivari[3] reviu e utilizou o retalho miocutâneo do latíssimo do dorso para as reconstruções da parede torácica anterior. Sua experiência foi relatada em publicação de 1976.

O emprego atual do retalho miocutâneo do latíssimo do dorso nas reconstruções mamárias pós-mastectomias foi promovido por Schneider, Hill e Brown que, em 1977,[4] descreveram sua utilização em reconstruções pós- mastectomias radicais, apoiados em exaustivos estudos sobre a sua anatomia, fisiologia e técnica operatória. Este trabalho deu origem a outras publicações.

Entretanto, foram Schneider, Hill e Brown, em 1977,[4] que modernamente descreveram sua utilização em reconstruções pós-mastectomias radicais, com finos estudos sobre sua anatomia e fisiologia além da técnica operatória. Este trabalho deu início a uma grande quantidade de publicações em que se verificava o progressivo aprimoramento da técnica de transposição do retalho miocutâneo do latíssimo do dorso nas reconstruções mamárias.[5]

Desta gama de excelentes publicações enfáticas, pode-se destacar, até mesmo de uma maneira, os estudos de um grupo de jovens cirurgiões da Universidade de Emory, na Geórgia, Estados Unidos: Bostwick, Vasconez e Jurkiewicz[6] que, em 1978, publicaram uma razoável casuística de experiência bem-sucedida com a utilização do retalho miocutâneo do latíssimo do dorso na reparação das deformidades pós-mastectomias.

Durante os anos seguintes, verificou-se certa redução do emprego da técnica em razão principalmente do entusiasmo dos cirurgiões com o novo método descrito em 1979, por Hartrampf,[7] baseado na apropriação do tecido redundante do segmento inferior do abdome para confeccionar uma nova mama de forma autóloga plena, sem utilização de implantes (TRAM).

O momento atual é fruto do amadurecimento dos cirurgiões que se apaixonaram pelos problemas do tratamento do câncer de mama. Assim, um grande leque de técnicas é conhecido e embora alguns optem predominantemente pelos procedimentos de menor complexidade, os retalhos proporcionam a nosso ver os melhores resultados.

Anatomia

O músculo latíssimo do dorso* é o maior da parede torácica posterior. Ele se estende desde a linha axilar posterior, ao longo da escápula, cobrindo a sua ponta, além de atingir a coluna espinal (medialmente) e a crista ilíaca (caudalmente). O músculo cobre a tuberosidade maior e menor do úmero (insere-se na linha ou crista intertubercular do úmero). À medida que progride para a axila, junta-se ao músculo redondo maior, constituindo a prega axilar posterior. Em seu trajeto em sentido medial, o músculo torna-se chato, sendo atravessado na sua porção superomedial pelo músculo trapézio. Na sua parte ainda mais medial, forma uma estrutura fascial que se une à fáscia lombossacral no sentido inferoposterior e alcança lateralmente a crista ilíaca e posteriormente atinge os ligamentos supraespinosos desde a 7ª até a 12ª vértebra espinal. Inferolateralmente, espessa-se e funde-se com os músculos oblíquo externo e intercostais dos quatro últimos arcos costais.

A borda lateral do músculo é livre, recobrindo o m. serrátil anterior e parte do m. oblíquo maior, constituindo a dobra posterior da axila (Figura 58.1A).

Suprimento vascular (Figura 58.1B)

Sua vascularização é excepcionalmente importante. Os vasos que irrigam o músculo são constantes e não apresentam relevantes variações anatômicas, o que dá segurança e facilita a sua transferência cirúrgica. A artéria subescapular, ramo direto da axilar, emite dois ramos: a circunflexa escapular e a toracodorsal. A artéria e as veias toracodorsais ramificam-se para perfundir o m. serrátil anterior imediatamente antes de penetrarem no latíssimo do dorso, 9 a 11 cm abaixo da artéria axilar. Nos casos em que o pedículo principal da artéria toracodorsal foi previamente dividido, o fluxo reverso através dos ramos para o m. serrátil anterior garante uma eficiente perfusão para o retalho.[8]

O padrão de vascularização do latíssimo do dorso é do tipo 5, segundo a classificação de Mathes e Nahai,[9] sendo o pedículo dominante composto pela artéria toracodorsal, duas veias e o nervo toracodorsal. O diâmetro relativamente grande destes vasos e sua pouca variação anatômica fazem deste retalho uma área doadora altamente confiável para a transposição ou retalho livre.

Após seu ingresso no músculo latíssimo do dorso, os vasos toracodorsais originam dois ramos: transverso e lateral descendente, que na intimidade do músculo arborizam-se em múltiplas subdivisões, emitindo um grande número de pequenas perfurantes responsáveis pela vascularização da pele suprajacente.

O retalho apresenta ainda um pedículo secundário, através de algumas perfurantes paraespinais localizadas cerca de 4 a 5 cm da linha média, em situação posterior. Estas perfurantes permitem a rotação do retalho muscular para a cobertura confortável de alguns defeitos na linha média.

Por apresentar uma grande quantidade de vasos perfurantes em praticamente toda a sua extensão, podemos com segurança desenhar inúmeras ilhas cutâneas, bem perfundidas, dando ao retalho uma fantástica versatilidade. Nas localizações mais laterais as perfurantes do

---

*Nota dos Autores: O latíssimo do dorso foi primariamente e durante muito tempo denominado como músculo grande dorsal, denominação esta que ainda permanece em algumas publicações.

CAPÍTULO 58 – RECONSTRUÇÃO MAMÁRIA COM RETALHO DO MÚSCULO LATÍSSIMO DO DORSO

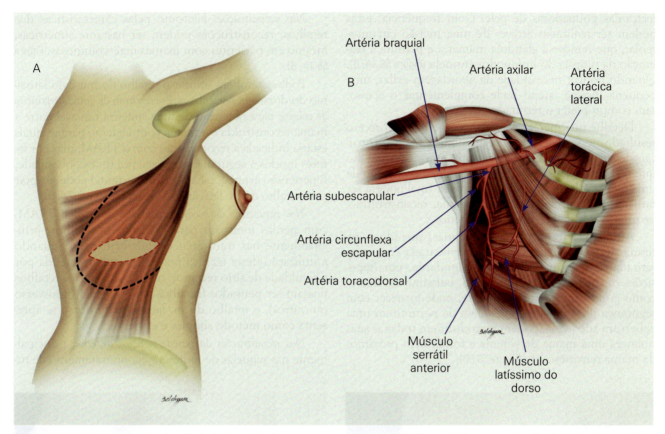

FIGURA 58.1 – A) O músculo latíssimo do dorso e sua posição anatômica; **B)** Esquema da distribuição das artérias nutridoras do latíssimo do dorso e da região.

ramo lateral descendente são mais confiáveis para a nutrição da ilha de pele.[10]

Paralelamente aos vasos situa-se o nervo toracodorsal, que é responsável pela inervação motora do músculo. A inervação sensitiva do músculo provém dos ramos posteriores dos nervos torácicos (desde o 6º até o 12º nervo).

O conhecimento preciso da anatomia vascular interna do músculo faz com que seja possível sua divisão para utilização como um retalho duplo ou para preservar a metade do músculo para manter sua função.[11]

Função

O músculo latíssimo do dorso é um potente adutor e rotador medial do úmero. Participa assessoriamente da estabilidade da ponta da escápula na parede torácica posterior. Cabe ressaltar que não se verificou importante alteração na dinâmica dos movimentos da cintura escapular após a transferência do músculo latíssimo do dorso, apesar de alguns autores apontarem um modesto défice funcional após a sua perda.[12]

Indicações

Uma avaliação ampla pré-operatória deve incluir informações sobre o histórico médico da paciente (histó-ria patológica pregressa), condições dos tecidos locais: área da mastectomia ou condições da mama; as possíveis áreas doadoras, assim como os desejos manifestados pela paciente. A consulta pré-operatória também deve abordar as vantagens e desvantagens das reconstruções imediata ou tardia. Não menos importante é verificar a função do músculo para o retalho. Músculos funcionais são frequentemente um sinal favorável quanto à integridade do pedículo, no entanto não garantem vasos toracodorsais intactos.[11]

A constância do seu pedículo vascular e a capacidade de perfundir retalhos cutâneos de grandes dimensões tornam o músculo latíssimo do dorso o "cavalo-de-batalha" dos cirurgiões reconstrutores, seja qual for o segmento a ser reconstruído, literalmente, da cabeça aos pés.

Na cirurgia reconstrutora da mama é usado em reconstruções imediatas, simultaneamente com as mastectomias, e nas tardias, de forma segura, inclusive nas pacientes tratadas por radioterapia.

No tratamento conservador, sem o auxílio de implantes, pode-se primariamente cobrir um defeito de grande monta mantendo a forma original da mama, mesmo após radioterapia adjuvante (Figura 58.2A, B).

Nas reconstruções imediatas pós-mastectomias, a melhor indicação do retalho do latíssimo do dorso está nas mastectomias poupadoras de pele. Com frequência, estas podem ser realizadas através de uma incisão circum-areolar, que remove a glândula mamária e permite a realização da biópsia do linfonodo-sentinela (Figura 58.3A, B). Quando houver necessidade da abordagem axilar, uma pequena incisão lateral pode complementar o acesso, sem comprometer o resultado estético final.

Detalhe que merece ser destacado e que favorece o resultado nesses pacientes é a possibilidade de construção de uma placa areolopapilar circunscrita no retalho que, pela abundância de tecido, permite a confecção de uma papila volumosa. A cicatriz circular final poderá ser tatuada ou secundariamente enxertada, reconstruindo-se uma aréola de boa qualidade estética.

Ainda nas reconstruções primárias, quando a retirada de tecido mamário é complementada com uma retirada de pele mais extensa e abundante, por imposições oncológicas, o retalho do m. latíssimo do dorso, como já mostramos anteriormente, pode fornecer com segurança ilhas cutâneas que, além de permitirem uma cobertura adequada, podem reproduzir em todas as suas nuances uma mama de volume e forma bem próximos da mama remanescente (Figura 58.3B).

Nas reconstruções bilaterais, pelas características dos retalhos, reconstruções podem ser bastante simétricas, mesmo em pacientes com mamas mais volumosas (Figura 58.4A, B).

Pode-se também utilizar o retalho do músculo latíssimo do dorso *em pacientes que necessitam de grande reposição de volume* para obtenção de uma simetria razoável entre a mama reconstruída e a mama contralateral, para as quais estaria indicada a reconstrução com o TRAM, mas por fatores ligados à segurança desta técnica (p. ex., obesidade, hipertensão arterial, tabagismo importante) pode-se optar pelo retalho do m. latíssimo do dorso (Figura 58.5A, B).

Nos insucessos de reconstrução com do retalho TRAM, com perdas totais ou parciais daqueles retalhos, principalmente nas transferências microcirúrgicas, quando a utilização desta técnica pode ficar comprometida por dificuldade de sítio receptor, mesmo que outros retalhos possam ser pensados (retalhos glúteos, grácil transverso ou outros), o retalho do m. latíssimo do dorso se apresenta como método simples e eficiente.

Nas reconstruções da parede torácica anterior, principalmente nas sequelas de radioterapia, no tratamento de tu-

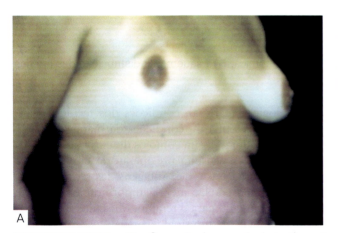
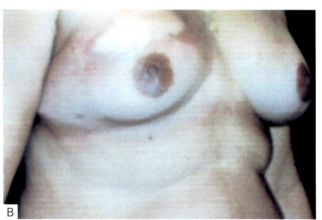

■ **FIGURA 58.2A e B –** Correção de sequela de tratamento conservador: Distopia acentuada do CAP e défice de volume com retalho miocutâneo do latíssimo do dorso.

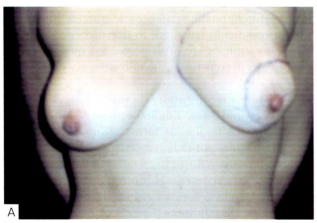
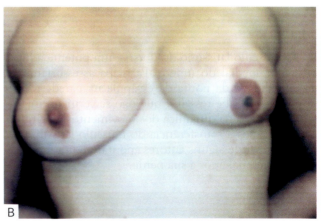

■ **FIGURA 58.3A e B –** Mastectomia circum-areolar, reconstrução com retalho miocutâneo do latíssimo do dorso e adenomastectomia da mama oposta para redução de risco.

CAPÍTULO 58 – RECONSTRUÇÃO MAMÁRIA COM RETALHO DO MÚSCULO LATÍSSIMO DO DORSO

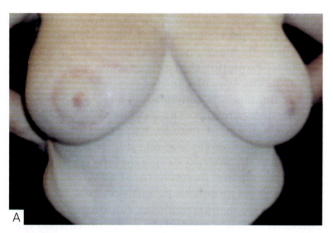
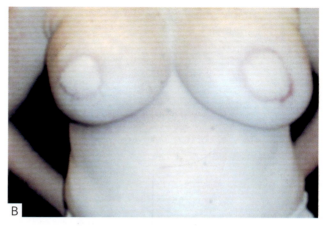

FIGURA 58.4A e B – Perfeita simetria obtida com o uso da técnica do latíssimo do dorso em reconstrução bilateral.

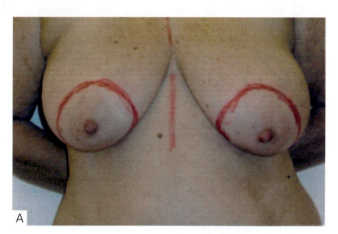
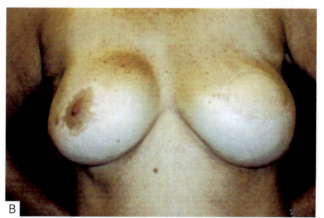

FIGURA 58.5A e B – Utilização da técnica do retalho do latíssimo do dorso em paciente potencialmente candidata a reconstrução autóloga com o TRAM.

mores de mama avançados, o retalho do latíssimo do dorso constitui-se em um método seguro que tem como vantagem um grande aporte sanguíneo para a região tratada.

Conduta Operatória

A técnica cirúrgica, como foi descrita na década de 1970, tem sofrido poucas modificações, apesar de já ter sido utilizada por um grande número de cirurgiões. Ela consiste, basicamente, na confecção de um retalho miocutâneo com uma ilha de pele situada sobre o músculo latíssimo do dorso, vascularizada por perfurantes musculocutâneas originárias daquele músculo. A ilha de pele deve ter dimensões proporcionais às necessidades da paciente. Os defeitos gerados por uma mastectomia com reconstrução imediata são, com frequência, mais modestos que nas reconstruções tardias, onde inúmeras vezes, veem-se mastectomias com grandes retiradas de pele e em alguns casos, sequelas decorrentes da radioterapia.

Assim, as dimensões das ilhas cutâneas podem variar muito, sendo consideradas as reconstruções mais favoráveis aquelas para as quais não se necessita de ilhas com grande quantidade de tecido cutâneo.

Ilha cutânea

Com a paciente em pé, a ilha de pele pode ser projetada lateralmente, obliquamente em uma linha natural da pele ao longo do meio dorso inferior, ou transversalmente, onde a cicatriz possa ser escondida dentro das alças do sutiã. De qualquer modo, a cicatriz final na área doadora deve ser sempre linear.

Como o músculo latíssimo do dorso vasculariza uma grande quantidade de território cutâneo que se estende desde a prega posterior da axila até o sacro (obliquamente) e à linha medial (lateralmente), a ilha de pele pode ser desenhada em qualquer lugar dentro deste território (Figura 58.6).

761

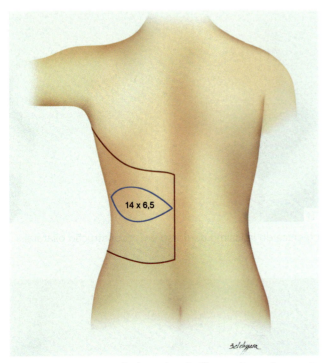

FIGURA 58.6 – O desenho da ilha cutânea dentro do território do músculo latíssimo do dorso.

Classicamente, o desenho da ilha cutânea deve obedecer a alguns princípios:
- deve-se avaliar a necessidade ideal do volume de pele necessário para proporcionar uma reconstrução esteticamente satisfatória com o mínimo de cicatriz na área doadora;
- outro importante aspecto é a possibilidade de doação dos pacientes. Uma grande maioria das mulheres adultas disporá de alguma sobra cutânea na área do músculo latíssimo do dorso. Entretanto é também importante que se dimensione o defeito e os problemas paralelos criados pela mastectomia, como esvaziamento do oco axilar e da região subclavicular, perda da prega lateral da mama, perda da almofada muscular da parede anterior com a desgraciosa exposição dos arcos costais, entre outros.
- de um modo já consagrado, entende-se que a cicatriz deva permanecer na área que poderá ser coberta por um sutiã. Contudo, não raramente examinamos pacientes em que esta disposição topográfica da ilha de pele não é capaz de fornecer uma quantidade razoável de tecido para restabelecer todos os problemas motivados pela mastectomia.

Assim, em algumas mulheres, cicatrizes oblíquas proporcionarão maior quantidade de tecido cutâneo que, sendo obtido com alguma sobra, determinarão menores tensões nas suturas e, portanto, melhores cicatrizes.

O tratamento da área doadora deve obedecer aos preceitos da melhor técnica operatória. As suturas devem ser bem planejadas e os excessos retirados. Cabe ressaltar que as cicatrizes desta cirurgia na região dorsal, durante anos, foram fatores inibidores da indicação mais pródiga da técnica (Figura 58.7A-C).

Confecção do retalho

Uma vez entendidas as necessidades da paciente e o retalho sido desenhado satisfazendo estas prováveis necessidades, a paciente é colocada em decúbito lateral, expondo obviamente o lado que se planeja reconstruir. Achamos importante que o braço homolateral deva permanecer livre, para que possa ser manipulado por um assistente que, mobilizando-o, poderá tornar mais fácil a abordagem das áreas mais próximas do oco axilar.

Incisamos a pele e os planos superficiais separados até o plano muscular. A hemostasia rigorosa deve ser feita a cada passo da cirurgia. Facilita-nos a execução de praticamente todos os tempos, a utilização do eletrocautério.

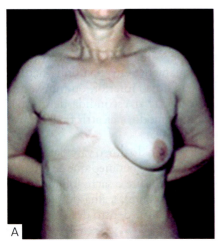 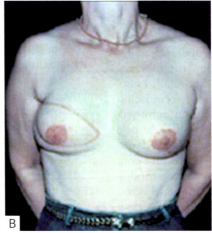 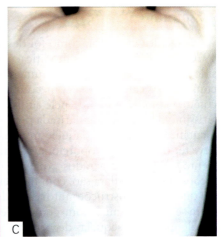

FIGURA 58.7 – **A)** Paciente com deformidade extensa da mastectomia, necessitando da utilização de grande ilha cutânea do retalho do latíssimo do dorso; **B)** Resultado pós-operatório; e **C)** Cicatriz oblíqua resultante do fechamento da área doadora

Alguns autores recomendam que durante a dissecção, a gordura local seja incorporada ao retalho, no sentido de aumentar o volume do complexo musculocutâneo.[13]

A liberação do músculo latíssimo do dorso de seu sítio anatômico certamente é realizada de forma diferente por vários cirurgiões. A experiência e comodidade de cada um ditarão as normas e as sequências deste procedimento. Neste capítulo, referimo-nos aos eventos que executamos habitualmente durante esta dissecção, e que nos parecem práticos e reprodutíveis.

O próximo passo é a identificação da borda livre lateral do músculo. Uma vez realizada, seguimos sua localização da axila à crista ilíaca. A partir desta, avançamos a dissecção medialmente, dividindo o músculo em suas projeções sobre o ilíaco no sentido lateral para medial.

Próximo à região paraespinal, as conexões tendíneas são desfeitas e prosseguimos superiormente, separando o latíssimo dorso do m. trapézio. Adiante na vizinhança da escápula o m. redondo maior é reconhecido e isolado. Neste ponto não é difícil o cirurgião menos experiente confundir-se e incluir parte do m. redondo maior no corpo do latíssimo do dorso.

Com o músculo praticamente todo liberado, a dissecção continua no sentido da axila para a identificação do pedículo vascular. Um modo fácil de reconhecer os vasos toracodorsais é procurá-los seguindo as colaterais que penetram o m. serrátil. Elas são facilmente identificáveis e convergem para os vasos toracodorsais. Costumamos reparar o pedículo com uma fita cardíaca ou um *vessel-loop*. Uma vez com a segurança deste reparo, procedemos à sua desinserção do úmero. Este é um tempo primordial que realizamos em todos os casos. Permite uma migração mais confortável do retalho, além de fornecer tecido muscular adicional para o preenchimento dos defeitos próximos à axila.

A ferida da área doadora é fechada após a instalação de um dreno a vácuo.

Transposição do retalho

O próximo tempo, a inserção do retalho no defeito criado pela mastectomia é, preferentemente executado com a paciente em decúbito dorsal. Os campos operatórios são trocados e a paciente reposicionada na mesa cirúrgica. Neste momento fazemos a reavaliação das necessidades reais do retalho já dissecado em relação com a mama remanescente. Para tal, senta-se a paciente e pontos importantes são observados, como sulco inframamário, altura da mama e largura da sua base. Obviamente cada mastectomia produzirá um defeito particular de maior ou menor monta, que foi considerado em nosso planejamento prévio. Neste planejamento, não raramente se pode constatar que a porção inferolateral do músculo peitoral maior se encontra atrofiada. Esta deformidade também deve ser levada em consideração na rotação do músculo latíssimo do dorso, pois sempre que possível o músculo peitoral maior será utilizado na confecção da bolsa, permitindo que se use o latíssimo do dorso como tecido suplementar para acrescentar volume à nova mama. O implante de silicone (nos casos necessários) será posicionado *sempre em posição retromuscular*.

Detalhes de simetria são ocasionalmente realizados em um segundo tempo, no momento da reconstrução da placa areolopapilar, sendo a mama oposta por vezes reduzida ou aumentada em seu volume. Com frequência por orientação do oncologista, procedemos mastectomias redutoras de risco, imediatas ou em tempo secundário.

Cirurgia poupadora de músculo

Atualmente, observa-se a tendência na moderna cirurgia reconstrutora, em diminuir a quantidade de músculo nos retalhos musculocutâneos. Este princípio desenvolveu-se a partir da utilização dos retalhos baseados em perfurantes. No TRAM, por exemplo, uma pequena faixa do m. reto do abdome é habitualmente elevada com o retalho (transferência livre), diminuindo consideravelmente o dano à parede abdominal. Caminhando nesta linha, a confecção do retalho baseado em um ou mais vasos perfurantes (DIEP *flap*) diminui dramaticamente a agressão à parede abdominal, tornando o pós-operatório muito mais confortável e com a mesma segurança das transferências musculares.

Baseando-nos neste princípio, e uma vez que com frequência não necessitamos de uma grande quantidade de músculo para o envoltório dos implantes, que por vezes (no tratamento conservador) nem é necessário, optamos por elevar o retalho apenas com uma pequena faixa de músculo latíssimo do dorso, ou um pequeno *cuff* que contém um vaso perfurante previamente determinado por uma avaliação com Doppler antes da cirurgia.

Os princípios desta técnica foram publicados por Angrigiani[14] e sua aplicação nas reconstruções mamárias divulgada por Hamdi e cols.[15]

Assim, o descolamento da área doadora é extremamente reduzido, diminuindo o potencial risco de seromas com menor tempo cirúrgico.

Outra vantagem é o posicionamento mais dissimulado da cicatriz de doação, que pode ficar mais lateral, deixando a área do dorso praticamente livre.

Com relação ao contorno, a menor perda muscular permite que não se criem alterações inestéticas por retirada do músculo na região dorsal, que inúmeras vezes podem tornar-se aparentes.

Implante mamário

A utilização em nossa série de implantes de alta coesividade com o perfil anatômico, seguindo os princípios de reconstruções biodimensionais, foi de extrema importância nos resultados que obtivemos. A possibilidade do cálculo das dimensões reais da mama, (altura, base e projeção) e suas relações com a parede torácica, tomando como extremamente importantes as medidas da mama remanescente, permitiram simetria apurada e marcante redução de procedimentos secundários.

Uso de expansores associado ao retalho do músculo latíssimo do dorso

Expansores podem ser utilizados em casos selecionados nas reconstruções em dois estágios. Com frequência, em razão de um defeito maior ou em pacientes com mamas opostas de volume mais acentuado ou francamente ptosadas, que não pretendem submeter-se a tratamento secundário, admite-se o planejamento da reconstrução em duas etapas. Embora o ganho não seja tão acentuado como na pele da mama, o músculo latíssimo do dorso distende-se, assim com a pele do dorso, permitindo uma reconstrução mais natural.

Reconstrução autóloga plena com o retalho do músculo latíssimo do dorso

Alguns autores, em casos selecionados que obviamente apresentavam maior quantidade de gordura na região dorsal, utilizaram o retalho sem o acréscimo de implante de silicone.[16]

A avaliação desta possibilidade deve ser atenta e alguns pacientes obesos que seriam maus candidatos ao retalho TRAM poderiam se beneficiar com segurança desta variação. Uma condição *sine qua* é a pequena dimensão da mama oposta, com pequeno grau de ptose.

A elevação do retalho segue os mesmos princípios do tratamento clássico aqui descrito, entretanto a incorporação de tecido adiposo subcutâneo deve ser feita de forma abundante e o retalho é com frequência dobrado para que aumente seu potencial volume.

Não é um procedimento que entusiasme o autor sênior, uma vez que o *reliquat* cicatricial, pela necessidade de confecção de um retalho de grandes dimensões, é bastante acentuado, assim como as relações de contorno da região dorsal. A simetria entre as mamas também é muito difícil de ser conseguida por este procedimento.

Retalho do Músculo Latíssimo do Dorso e Radioterapia

A radioterapia adjuvante é um grande adversário do cirurgião plástico. Todas as reconstruções que sofrerem radioterapia irão, em maior ou menor grau, sofrer alterações de forma, volume ou problemas de maior gravidade que poderão chegar à perda total da reconstrução.

Existem pacientes que, por fatores de gravidade oncológica ou características próprias do tumor, cuja análise foge do escopo deste capítulo, serão fatalmente candidatos à radioterapia. Uma análise cuidadosa deve ser feita com a participação da paciente e frequentemente a reconstrução postergada será a mais sábia solução.

Outros pacientes serão operados sem esta convicção. Entretanto, a pesquisa do linfonodo-sentinela revela-se positiva. Assim, uma amostra axilar mais consistente deve ser obtida e procede-se ao estadiamento axilar pelo menos no nível I. Embora saibamos que em um grande número de casos, mesmo com linfonodo-sentinela positivo, a axila pode ser negativa, temos como rotina não realizar reconstrução autóloga. Utilizamos um implante expansor, que é expandido ao máximo enquanto aguardamos a análise final do material colhido na mastectomia. Caso não haja indicação de radioterapia, o tratamento adjuvante é completado (em torno de 5 meses) e a reconstrução definitiva é planejada, autóloga ou com implante. Caso a radioterapia seja indicada, expandimos plenamente o expansor, a paciente é irradiada e entre 6 meses e 1 ano procedemos à reconstrução definitiva com o retalho do m. latíssimo do dorso e um implante permanente.

Esta tem sido uma indicação bastante interessante para o retalho do m. latíssimo do dorso e já realizamos este procedimento em alguns pacientes, com resultados acentuadamente satisfatórios.

Atrofia Muscular do Latíssimo do Dorso

A integridade do músculo latíssimo do dorso deve ser verificada com muita atenção antes da sua utilização. Em algumas oportunidades a inervação do músculo pode ter sido danificada durante a dissecção axilar, ao tempo da mastectomia.

A maneira adequada de se verificar a integridade deste músculo é examinar a paciente com as costas voltadas para o examinador e com as mãos gentilmente colocadas na cintura. O examinador observa e palpa a tensão das bordas livres laterais do músculo quando a paciente faz pressão para baixo com os quadris. O músculo desnervado pode ser difícil de ser palpado.

Não aconselhamos a utilização cirúrgica do músculo desnervado pelos seguintes problemas:
- o músculo desnervado é mais difícil de ser separado do subcutâneo na sua dissecção cirúrgica, pois ele frequentemente sofre infiltração gordurosa. Sua massa muscular é pobre;
- o músculo desnervado após a confecção do retalho tem menor elasticidade e maior dificuldade de se moldar ao defeito ou ao implante;
- a atrofia muscular diminui a vascularização da pele do retalho, tornando a ilha cutânea mais propensa a sofrimentos cutâneos.[17]

Complicações

A utilização do método após um período de quase 40 anos por um grande número de cirurgiões, testemunha a segurança e potencial qualidade cosmética dos resultados deste método. Os fatores de risco para o retalho TRAM, por exemplo, não precisam ser considerados com o mesmo rigor quando realizamos esta técnica. Assim pacientes tabagistas, diabéticos, obesos e hipertensos podem, de forma discriminada, ter indicada esta reconstrução com menores riscos.

Com certa frequência os vasos toracodorsais podem ser ligados durante a mastectomia. Embora seja verdadeira a possibilidade de perfusão do retalho através dos ramos que penetram o m. serrátil anterior, o risco de perdas parciais ou necroses totais pode estar presente.

Torção do pedículo ou sua tração excessiva podem determinar isquemia, congestão ou problemas na fase venosa do retalho. Os sinais clínicos de má perfusão devem ser precocemente diagnosticados e corrigidos.

Nos casos raros em que a bolsa muscular não permita a inclusão do implante desejado, colocamos o expansor de tecidos com volume adequado e promovemos a sua posterior dilatação para a colocação posterior do implante.[18]

O problema mais frequente com o uso do retalho do m. latíssimo do dorso se refere à área doadora. O seroma é uma complicação frequente e seu tratamento é realizado de forma clássica com punções repetidas, compressão e eventual uso de cateter permanente. Com a utilização da técnica poupadora de músculo que descrevemos no texto, o índice de seromas reduziu dramaticamente.

A aplicação de suturas que fixem os retalhos cutâneos nos remanescentes musculares após a migração do m. latíssimo do dorso, à semelhança do que Baroudi popularizou com as plásticas abdominais, também nos parece bastante útil na prevenção dos seromas. A compressão elástica no pós-operatório em todos os casos, por um período não inferior a 3 semanas, também pode ser extremamente positiva na profilaxia dos seromas.

As complicações relacionadas com os implantes são as mesmas observadas quando os implantes são utilizados em outras situações. A contratura capsular não é mais expressiva do que em outros procedimentos e quando manifesta sintomas, deve ser tratada pelos métodos habituais, sendo as capsulotomias e capsulectomias associadas à eventual troca do implante, o tratamento mais frequente para estes casos.

As contraturas capsulares em graus de maior gravidade (Baker III ou IV) podem ser frequentes nos casos de pacientes submetidas à radioterapia, e quando não convenientemente tratadas, agravam-se com o passar do tempo.

Ondulações e *rippling* estão associadas a pouca espessura da cobertura e a implantes texturizados. Nos casos mais graves os implantes lisos podem ser utilizados e enxertos gordurosos podem de forma seletiva contribuir para melhorar os resultados.

Conclusões

A longevidade da técnica, somada às pequenas modificações incorporadas aos princípios originais, é o maior testemunho de sua qualidade. Esta técnica pode ser considerada atualmente a mais versátil, podendo-se a ela recorrer em quase todas as situações da reconstrução mamária.

Consideramos como sua mais expressiva vantagem a possibilidade de sua aplicação em um enorme contingente de pacientes. Complementarmente, outras vantagens podem ser apontadas:

- facilidade de aprendizado;
- grande segurança de execução associada a uma baixa curva de aprendizado. Praticamente, os fatores de risco para as transferências de outros retalhos, nesta técnica, não necessitam ser considerados com tanta ênfase;
- o tempo operatório, o período de recuperação e os custos em geral são consideravelmente inferiores aos das técnicas de maior complexidade.

Apesar de, em alguns casos, ser interessante a realização da cirurgia em dois estágios com o uso de expansores, a grande maioria dos casos é realizada em tempo único, tanto nas reconstruções imediatas quanto nas tardias. O défice funcional é desprezível. Acompanhamos pacientes que nadavam vigorosamente após o emprego da técnica. E a cicatriz resultante é muito bem aceita sendo, no mínimo, comparável às demais técnicas de transferências de tecido autólogo.

Não vemos como um problema a sua associação a implantes de silicone, uma vez que utilizamos esses implantes em nossas cirurgias cosméticas com uma largueza cada dia maior, controlando de forma competente as circunstanciais dificuldades.

Os resultados cosméticos rigorosamente são comparáveis às demais técnicas de transferências autólogas e indiscutivelmente superiores ao emprego de expansores em dois estágios cirúrgicos. Esta qualidade é ainda mais flagrante em reconstruções imediatas nas mastectomias poupadoras de pele.

Finalmente, apontaríamos como grande utilidade da técnica o salvamento de reconstruções, em razão das falhas de outros procedimentos, por necroses parciais ou totais.

Referências Bibliográficas

1. Tansini I. Sopra Il mio nuovo processo di amputazione della mamella. Reforma medica (Palermo Napoli). 1986;12:757-906.
2. Maxwell GP. Iginio Tansini and the origin of the latissimus dorsi musculocutaneous flap. Plast Reconstr Surg. 1980;65:686.
3. Olivari N. The latissimus flap. Br J Plast Surg. 1976;29:126.
4. Schneider WJ, Hill HL, Brown RG. Latissimus dorsi myocutaneous flap for breast reconstruction. Br J Plast Surg. 1977;30:277.
5. Leal PRA. Reconstrução mamária pós-mastectomia (Evolução técnica e observação crítica). Tese para concurso de livre-docente da Universidade do Rio de Janeiro – UNI-RIO, 1990.
6. Bostwick JIII, Vasconez LO, Jurkiewicz MJ. Breast reconstruction after a radical mastectomy. Plast Reconstr Surg. 1978;61:682.
7. Hartrampf CR, Scheflan M, Black PW. Breast reconstruction with a transverse abdominal island flap. PLast Reconstr Surg. 1982;69:216.
8. Fisher J, Bostwick J III, Powell RW. Latissimus dorsi blood supply after thoracodorsal vessel division: the serratus collateral. Plast Reconstr Surg. 1983;72:502.
9. Mathes SJ, Nahai F. Classification of the anatomy of muscles: experimental and clinical correlation. Plast Reconstr Surg. 1981;67(2):177.
10. Rowssell AR, Eisenberg N, Davies DM, et al. The anatomy of the thoracodorsal artery within the latissimus dorsi muscle. Br J Plast Surg. 1986;39:206.
11. Spear SL, Clemens MW. Latissimo dorsi flap breast reconstruction. In: Plastic Surgery. Neligan PC, ed. 3rd ed. Vol. V. London: Elsevier Saunders; 2013. chap. 15, p. 370.
12. Laitung JKG, Peck F. Shoulder function following the loss of the latissimus dorsi muscle. Br J Plast Surg. 1985;38:375.
13. Hammond DC. Latissimus dorsi musculocutaneous flap breast reconstruction. Sec. II, Breast reconstruction. In: Spear SL. Surgery of the Breast. Principles and Art. 2nd ed., Philadelphia: Lippincott Williams and Wilkins; 2006. cap. 38, p. 601-623.
14. Angrigiani C, Grilli D, Siebert J. Latissimus dorsi musculocutaneous flap without muscle. Plast Reconstr Surg. 1995;96:1608-14.
15. Hamdi M, Van Landuyt K, monstrey S, et al. Pedicle perforator flaps in breast reconstruction: a new concept. Br J Plast Surg. 2004;57:531-539.
16. Song R, Yang P, Yu H, et al. Breast reconstruction without a silicone implant. Clin Plast Surg. 1982;9:85.
17. Gant DT. Latissimus Dorsi Musculocutaneous Flap Breast Reconstruction. In: Postmastectomy Reconstruction. Gant DT, Vasconez LO, eds. 2nd ed. Baltimore: Williams & Wilkins; 1988. p. 84.
18. Pitanguy I, Carreirão S. Reconstrução Mamária Pós-mastectomia. In: Cirurgia Plástica – Uma Visão de Sua Amplitude. Pitanguy I, ed. Rio de Janeiro: Editora Atheneu; 2016. p. 420.

capítulo 59

Reconstrução Mamária com o Retalho Transverso Pediculado do Músculo Reto do Abdome (TRAM)

AUTOR: Sérgio Carreirão
Coautores: Leandro Pereira, Bruno Assad, Maurício Santoro Junior e Thiago Delgado

Introdução

Existem hoje, à disposição do cirurgião plástico, inúmeros métodos de reconstrução mamária. Os mais simples envolvem a colocação de um implante de silicone; os mais sofisticados compreendem retalhos pediculados ou microcirúrgicos. Todos têm sua indicação e oportunidade de utilização.

Vamos abordar aqui o retalho transverso do músculo reto do abdome pediculado (TRAM) que utilizamos para a reconstrução mamária pós-mastectomia. Trata-se de retalho que possibilita o aporte de grande quantidade de tecido, o que proporciona a reconstrução de grandes defeitos de mastectomia e suas complicações, sem a utilização do implante mamário de silicone.

O retalho tem indicações específicas e proporciona resultados bastante satisfatórios em curto e longo prazos.

Histórico

O retalho miocutâneo do músculo reto do abdominal foi primeiro empregado por Drever, em 1977, em sentido vertical, ao longo do músculo.[1] Posteriormente Robbins utilizou este retalho para a reconstrução mamária.[2] Coube entretanto a Hartrampf, Scheflan e Black o mérito de realizar o retalho transverso infraumbilical como é até hoje utilizado.[3] Em 1985, Ishii utilizou os dois músculos retos do abdome, garantindo maior segurança[4] vascular através de dois pedículos. Este trabalho foi corroborado por Bohmert, em 1989.[5]

Anatomia Cirúrgica

A artéria mamária interna desce subcostalmente, dividindo-se em artéria musculofrênica e epigástrica profunda superior. A artéria musculofrênica origina ramos intercostais. Esta circulação costal pode servir de alternativa quando a artéria mamária interna foi usada em cirurgia prévia.[6]

O retalho miocutâneo transverso pediculado do músculo reto do abdome (TRAM) recebe a vascularização da artéria epigástrica superior, continuação da artéria mamária interna. Ela entra na bainha posterior do reto, abaixo da confluência das cartilagens das costelas 5ª, 6ª e 7ª, mais comumente na porção central do músculo.[7]

A artéria epigástrica superior entra na fáscia posterior do músculo reto do abdome e o acompanha até a altura da cicatriz umbilical, onde começa uma rede de *chocke vessels* que se anastomosam com a artéria epigástrica inferior profunda (originária da artéria ilíaca interna). A artéria epigástrica inferior profunda é o pedículo dominante, e sua divisão gera comprometimento da circulação local. Isto porque a ilha de pele está localizada sobre os vasos epigástricos perfurantes inferiores.[8] O retorno venoso é mais frequentemente comprometido que o fluxo arterial, e é manifestado com estase venosa. Então, quando a circulação de um retalho não está boa, procede-se a descompressão venosa.[8] Na maioria das vezes o pedículo da artéria epigástrica inferior entra na parte posterior do reto abdominal lateralmente e caminha em direção cefálica. Os vasos perfurantes da bainha anterior do reto fornecem vascularização para a ilha de pele e gordura suprajacentes. As perfurantes mais importantes situam-se na área periumbilical. Estes vasos devem ser cuidadosamente preservados durante a cirurgia. O número de perfurantes quase que desaparece abaixo da linha arqueada e são escassas acima da área periumbilical (Figuras 59.1 e 59.2).

Interessante assinalar que o principal pedículo arterial do músculo reto do abdome é a artéria epigástrica inferior profunda, enquanto o pedículo dominante na vascularização do TRAM é a artéria epigástrica superior. A pele sobre o músculo reto do abdome é nutrida pelas artérias perfurantes que estão em maior número na região periumbilical como já assinalamos.

Estudos vasculares confirmam que o suprimento sanguíneo da pele e do subcutâneo do abdome inferior é fornecido por vasos perfurantes originariamente nutridos pela artéria epigástrica inferior profunda que penetra no músculo reto do abdome em sua face profunda, antes da linha arqueada.

Portanto, os retalhos de base superior, com a ligadura da artéria epigástrica inferior, devem o seu suprimento sanguíneo através de múltiplos vasos estreitos (*choke vessels*) que unem os dois sentidos da circulação e anastomosam o sistema epigástrico superior com o inferior profundo dentro do músculo reto do abdome, no nível do umbigo.[9]

A pele disponível para o retalho é dividida em quatro zonas que são numeradas em ordem crescente, de acordo com seu melhor suprimento sanguíneo.

Hartrampf, em 1982, definiu as zonas de perfusão da parede abdominal anterior para facilitar a escolha das áreas de transposição de retalhos pediculados.[3] Existe alguma divergência entre esta numeração. Muitos autores aceitam a seguinte numeração em ordem crescente da importância do fluxo sanguíneo, para o retalho monopediculado:[7]

- *zona I*: a de melhor vascularização, e está situada diretamente sobre o músculo;
- *zona II*: imediatamente lateral à zona I (ipsilateral). Tem somente menor vascularização que a zona I (segunda melhor vascularização);
- *zona III*: do outro lado da linha mediana, sobre o reto contralateral. Tem menor vascularização que a zona II. Sua viabilidade é questionável, devendo ser avaliada durante a cirurgia;
- *zona IV*: a de menor vascularização. Não deve ser considerada viável, é a mais distante da zona I (Figura 59.3).

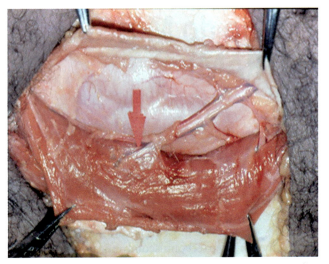

FIGURA 59.1 – Peça anatômica mostrando a penetração da artéria epigástrica inferior profunda no músculo reto do abdome abaixo da linha arqueada (arcada de Douglas).

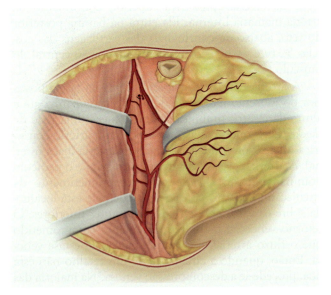

FIGURA 59.2 – Desenho mostrando as artérias perfurantes, ramos da artéria epigástrica inferior profunda, responsáveis pela vascularização do retalho miocutâneo (TRAM).

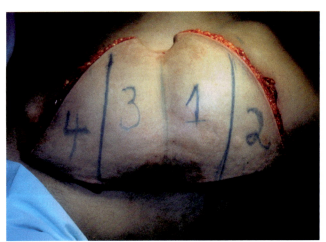

FIGURA 59.3 – Zonas de vascularização do retalho TRAM monopediculado adotadas pelo autor.

Estudos com angiografia fluorescente realizados por Holm em 2002[10,11] demonstraram que as zonas de Hartrampf eram apropriadas para a perfusão destas áreas quando irrigadas pela artéria epigástrica superior (retalho do TRAM pediculado). Entretanto estes estudos demonstram uma troca de posição entre as zonas 2 e 3 quando a perfusão é isolada pela artéria epigástrica profunda inferior. Estes estudos são aplicados para a realização dos retalhos microcirúrgicos tipo DIEP (retalho microcirúrgico da artéria epigástrica inferior profunda)[12] (Figura 59.4A e B).

Seguimos a classificação de Hartrampf porque todos os nossos casos foram de retalhos pediculados utilizando as zonas 1 e 2 nos retalhos monopediculados. Nos retalhos bipediculados podemos utilizar toda a área da parede abdominal inferior para a reconstrução da mama.

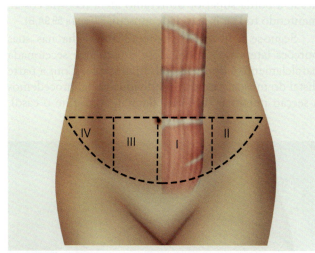

FIGURA 59.4A – Zonas de vascularização do retalho TRAM monopediculado, segundo Hartrampf (1982), baseadas na vascularização pela artéria epigástrica superior.

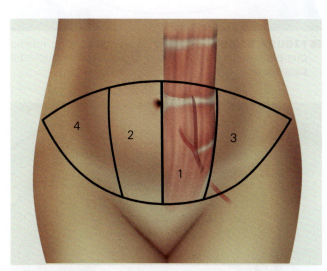

FIGURA 59.4B – Zonas de vascularização do retalho TRAM, segundo Holm (2002), baseadas na vascularização pela artéria epigástrica inferior profunda e utilizadas para retalhos livres.

Indicações

A técnica está indicada quando houver necessidade de aporte de grande quantidade de tecido para a área da mastectomia, isto é, para os grandes defeitos da parede torácica anterior, como a ausência de musculatura peitoral e principalmente nas grandes sequelas da radioterapia.

Também está indicada para pacientes que não desejam ser submetidas à reconstrução com implantes mamários. É uma técnica adequada para pacientes que possuam mama contralateral hipertrófica. Em todos os casos a paciente deve apresentar flacidez de parede abdominal com excesso de pele e de panículo adiposo, isto é, pacientes que seriam candidatas a uma abdominoplastia. Também é empregado nos casos em que a reconstrução mamária não obteve sucesso com outros métodos (nas sequelas das reconstruções mamárias). O TRAM pouco frequentemente é considerado (utilizado) como tratamento de primeira opção nas reconstruções mamárias pós-mastectomia. Na reconstrução imediata ele pode ser empregado quando não seja esperada a radioterapia pós-operatória.

O retalho não pode ser empregado nas pacientes com cicatrizes subcostais, de Kocher ou com abdominoplastia prévia. Não está indicado para pacientes com doenças de microcirculação, como na doença de Raynaud, esclerodermia, diabete insulinodependente e fumantes crônicos.[13]

Preparação para a Cirurgia

A paciente deve ser amplamente informada sobre determinados pontos:
- *da reconstrução mamária*: quais são métodos atuais e mais utilizados de reconstrução mamária pós-mastectomia. Que tipo de sequelas podem deixar estes métodos (zonas doadoras). Quais as vantagens e desvantagens de cada método: morbidade, cicatrizes, implantes, tempo cirúrgico, tempo de recuperação e expectativas de resultados;
- *das características da paciente*: tipo de sequela de mastectomia, emprego de radioterapia, características da mama contralateral e disponibilidade de áreas doadoras e dificuldades de simetrização. (Ver Capítulo 64.)

Técnica Operatória

Realizamos uma marcação da ilha de pele que desejamos aproveitar no abdome inferior da paciente, na sala de cirurgia, com a paciente deitada.

A marcação superior do fuso de pele deve passar acima da cicatriz umbilical (zona de maior número de perfurantes, como já vimos).

A linha inferior é calculada pela manobra de pinçamento. Por esse motivo muitas das vezes a cicatriz final fica posicionada acima da cicatriz usual de uma abdominoplastia, mas evitamos deste modo uma retirada demasiada de pele e uma tensão exagerada no fechamento da parede abdominal ao final da cirurgia (Figura 59.5 A,B).

Começamos a cirurgia pela ressecção de tecido cicatricial na área da parede torácica anterior e o descolamento amplo quando necessário, para construir uma área receptora que possa abrigar o retalho do TRAM de modo confortável.

Procedemos a incisão na linha superior do fuso de pele liberando a cicatriz umbilical. O descolamento do retalho abdominal em sentido cefálico é semelhante ao de uma abdominoplastia com descolamento ampliado. Atingindo a reborda costal, efetuamos um túnel comunicando amplamente a área da mastectomia com a do descolamento abdominal (Figura 59.6A,B).

Com a tração em sentido caudal do retalho abdominal, avaliamos a correção da marcação inferior do fuso. Efetuamos a incisão nesta área, contornando assim toda a ilha de pele localizada no abdome inferior (Figura 59.7).

Se a quantidade de retalho suficiente para a reconstrução da mama for metade da ilha, efetuamos a reconstrução monopediculada aproveitando as áreas 1 e 2 e desprezando por completo as áreas 3 e 4. Se precisarmos mais da metade do retalho para a reconstrução, utilizamos o retalho bipediculado, (áreas 1, 2, 3 e 4) empregando os dois retos do abdome (Figura 59.3).

O retalho monopediculado pode ser homo ou contralateral. O contralateral é o mais utilizado, pela facilidade da transposição e por menor número de dobraduras do pedículo muscular (Figura 59.8).

Também é empregado quando há suspeita de lesão por radioterapia da epigástrica superior do lado da lesão. Utilizamos o retalho ipsolateral quando desejamos atingir um ponto mais alto na região infraclavicular.

O próximo passo é "desenvelopar" um ou os dois músculos, conforme o tipo de pedículo. Realizamos a liberação total do músculo de sua aponeurose anterior, desde a borda superior do retalho até a reborda costal, mantendo toda a integridade muscular (Figura 59.9A,B).

Segue-se a liberação do retalho em ilha nas suas porções laterais. A aponeurose muscular é seccionada paralelamente à borda lateral do músculo. Com a parte distal do músculo também individualizada, procedemos a secção muscular (uni ou bilateral, conforme o caso).

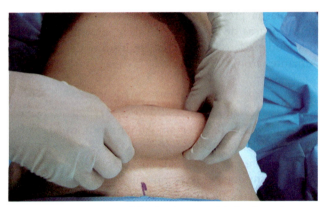

■ **FIGURA 59.5A –** Cálculo da quantidade de pele para constituir o retalho do TRAM.

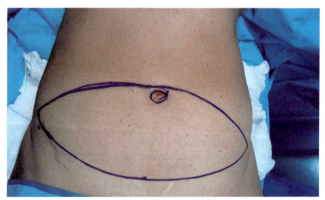

■ **FIGURA 59.5B –** Desenho da ilha de pele do retalho que pode ser mais alto que o de uma abdominoplastia convencional.

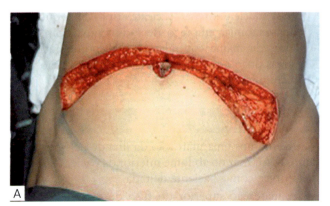

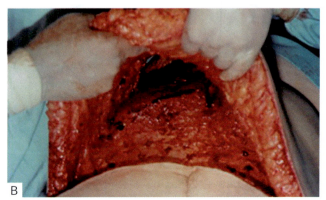

■ **FIGURA 59.6 – A)** Incisão iniciada pela parte superior do retalho; e **B)** Descolamento abdominal amplo até atingir a área da mastectomia (retalho bipediculado).

CAPÍTULO 59 – RECONSTRUÇÃO MAMÁRIA COM O RETALHO TRANSVERSO PEDICULADO DO MÚSCULO RETO DO ABDOME (TRAM)

Neste ponto efetuamos a ligadura da artéria epigástrica inferior profunda (Figura 59.10A,B).

O retalho mono ou bipediculado é elevado liberando-se o tecido muscular de sua aponeurose posterior.

Segue-se a transposição do retalho. Sua migração far-se-á tanto no sentido horário ou anti-horário, dependendo do tipo de retalho e da localização da deformidade. A parte do retalho que cobre o músculo é responsável pela

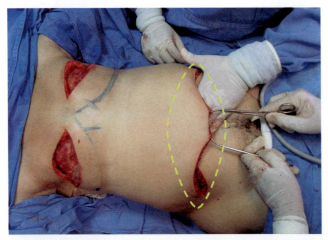

■ **FIGURA 59.7** – Avaliação da marcação definitiva do retalho de pele do TRAM.

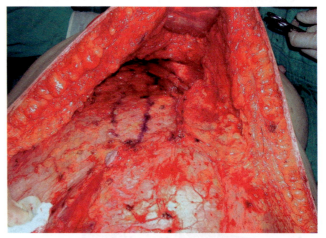

■ **FIGURA 59.8** – Retalho monopediculado contralateral. A dobradura do pedículo muscular é mais suave.

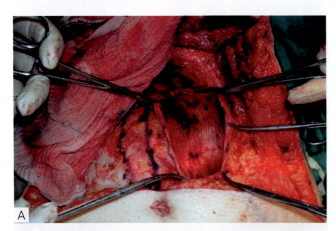

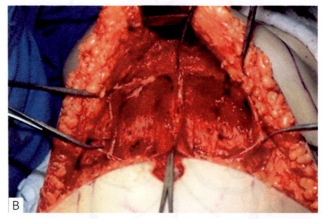

■ **FIGURA 59.9** – Individualização dos músculos retos do abdome. **A)** Retalho monopediculado; e **B)** Retalho bipediculado.

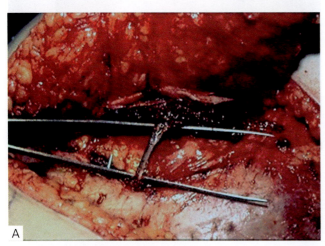

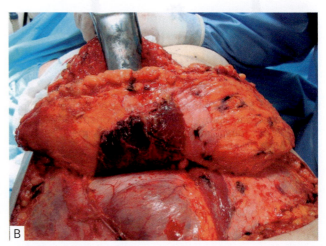

■ **FIGURA 59.10 – A)** Individualização da artéria epigástrica inferior profunda dentro do músculo reto do abdome; e **B.** Secção completa do músculo.

formação do cone da mama; a parte lateral irá formar o colo mamário (podendo ou não ser decorticada). Quando se emprega o retalho inteiro, a parte lateral mais distante do defeito irá formar a parte lateral da neomama (Figura 59.11 A,B).

O retalho deve ser acomodado na área receptora sem tensão em seu pedículo e com folga suficiente para impedir que a compressão dificulte o retorno venoso do retalho (Figura 59.12A e B).

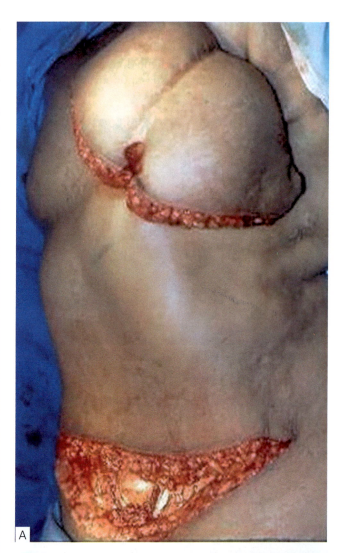

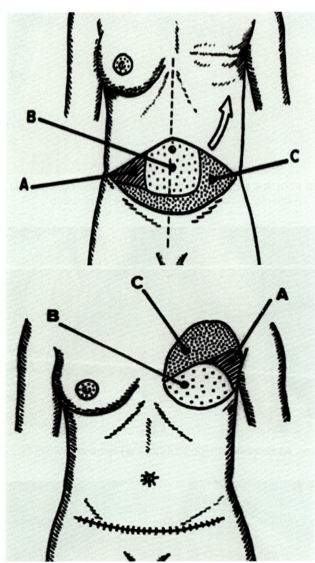

FIGURA 59.11 – Mostra a transposição do retalho bipediculado todo aproveitado para a reconstrução. A parte acima dos músculos forma o cone da mama (B); a parte proximal do retalho forma o polo superior da neomama (C); e a parte mais distal do retalho forma o prolongamento axilar quando necessário (A).

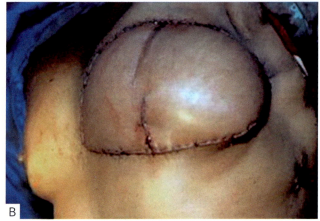

FIGURA 59.12 – A) Retalho bipediculado migrado para a região da mastectomia; e **B)** Modelagem do retalho (ver texto).

O defeito criado pela retirada do músculo reto do abdome (uni ou bilateralmente) é corrigido com a colocação de tela de prolene. Em todos os nossos casos empregamos este procedimento que está baseado na técnica de Rives adotada para o tratamento das grandes eventrações.[14,15] A tela deve ser colocada em plano profundo acima da gordura pré-peritoneal e fixada na musculatura oblíqua de ambos os lados. O excesso de tecido aponeurótico lateral é posicionado por sobre a tela, cobrindo-a parcial ou totalmente.[16] A parede abdominal é fechada como em uma abdominoplastia. Drenos de sucção independentes são colocados abaixo do retalho (TRAM) e na parede abdominal (Figura 59.13A-F) e (Figura 59.14A-C).

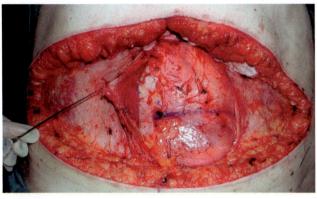

FIGURA 59.13A – Deformidade da parede abdominal em retalho monopediculado. Em azul, a marcação da linha arqueada. Nota-se o músculo reto do abdome contralateral descolado para receber a tela.

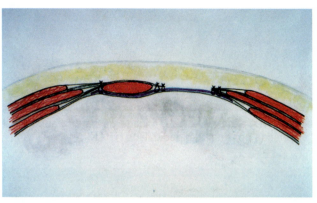

FIGURA 59.13B – Esquema da colocação da tela em deformidade monopedicular, segundo a técnica preconizada por Rives e cols (1973).

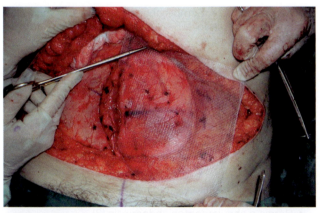

FIGURA 59.13C – Detalhe da fixação da tela em plano profundo.

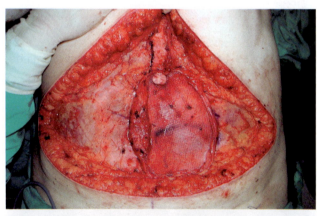

FIGURA 59.13D – Tela fixada unindo a musculatura abdominal lateral de ambos os lados.

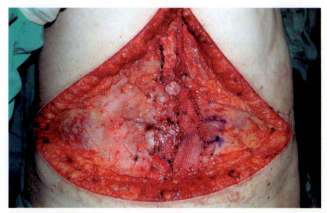

FIGURA 59.13E – Aspecto final da colocação da tela que fica parcialmente recoberta por tecidos mais superficiais.

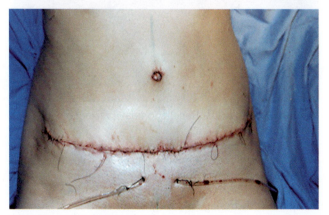

FIGURA 59.13F – O final da cirurgia com a cicatriz resultante e o reposicionamento da cicatriz umbilical.

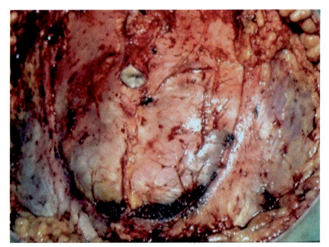

FIGURA 59.14A – Deformidade da parede abdominal causada por retalho bipediculado (TRAM).

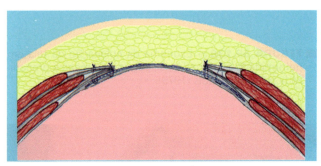

FIGURA 59.14B – Esquema da posição da tela na deformidade bilateral.

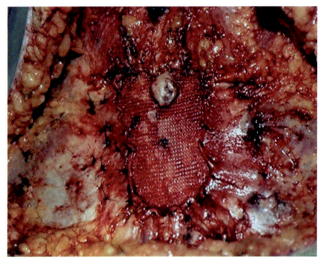

FIGURA 59.14C – Resultado final da fixação da tela.

No pós-operatório imediato a paciente é encorajada a andar no primeiro dia. Fazemos de rotina a prevenção da trombose venosa. O dreno de sucção é retirado quando a drenagem for igual ou menor de 30 mL. Geralmente a paciente tem alta hospitalar no segundo ou terceiro dia.

Complicações

Complicações do procedimento podem incluir hematoma, seroma, abaulamentos e hérnias da parede abdominal. Não com muita frequência pode-se verificar necrose parcial do retalho, que na maioria dos casos não interfere no resultado final. Em menor quantidade as necroses do retalhos são maiores e comprometem seriamente a reconstrução, obrigando-se a se lançar mão de outro método de reconstrução, que na maioria das vezes é o retalho do músculo latíssimo do dorso. Se este não for exequível, a opção mais adequada pelo tamanho do defeito é o retalho microcirúrgico.

Temos que destacar, pela sua frequência, a necrose de gordura do retalho, a esteatonecrose. É uma complicação frequente, desagradável, porque leva a paciente a pensar em recidiva do câncer e pode obrigar o cirurgião à ressecção de nódulos calcificados em quantidade tal, que pode ocasionar à alteração no resultado estético.

Em revisão de nossos casos mais recentes (últimos 10 anos), constamos uma grande diminuição dos índices de complicações, o que nos tem animado a continuar realizando e divulgando o procedimento (Tabela 59.1).

TABELA 59.1 – Complicações: 98 Casos Pessoais de Retalho Pediculado (TRAM) Estudados pelo Autor, de 2004 a 2014

98 casos estudados
• Necrose de retalho: – Parcial: 6,5% – Total: 0,0%
• Necrose gordurosa: 8,7%
• Necrose de umbigo (2)
• Necrose de retalho abdominal (0)
• Hérnia e abaulamentos abdominais (3)
• Hematoma – seroma – infecção

Nossas complicações não mostraram diferenças notáveis entre os retalhos mono ou bipediculados, mesmo no que diz respeito à reconstrução da parede abdominal. Pode-se perceber que a morbidade do procedimento ainda é alta. Que as complicações da parede abdominal estão diminuindo gradativamente. A ausência de necrose do retalho abdominal surpreende pelo grande descolamento efetuado, mas que pode ser explicado pela praticamente ausência de tensão do retalho abdominal, diferentemente do que acontece em uma abdominoplastia. O que ainda permanece com alto índice de ocorrência é a esteatonecrose, que esperamos que seja diminuída com procedimentos modernos.[17]

Conclusões

Trata-se de procedimento extenso que requer longa curva de aprendizado. A paciente deve estar hígida para ser submetida a este tipo de cirurgia. Os resultados obtidos são extremamente gratificantes, tanto no aspecto estético como na textura tecidual. A simetrização é conseguida, na grande maioria das vezes, mantendo-se ao longo do tempo (Figura 59.15 A-C). Permite também a reconstrução das grandes deformidades da parede anterior do tórax, nas quais o uso de implantes não é possível (Figura 59.16A,B). Considerando-se os excelentes resultados obtidos, o procedimento só não é mais utilizado devido à sua morbidade que ainda não é ideal.

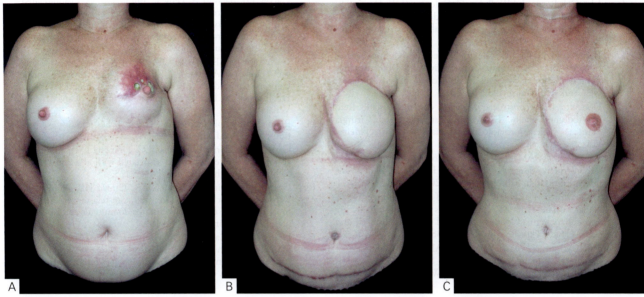

FIGURA 59.15 – A) Pré-operatório. Recidiva de câncer de mama tratada por radioterapia, deixando como sequela a radiodermite e exposição de implante mamário; **B)** Resultado após a migração de retalho bipediculado; e **C)** Resultado final após a modelagem do retalho e reconstrução do complexo areolopapilar.

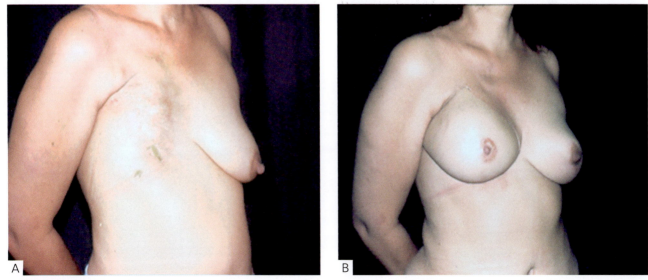

FIGURA 59.16 – A) Grande deformidade torácica após mastectomia radical; e **B)** Resultado pós-operatório com amplo preenchimento da deformidade por retalho bipediculado (TRAM).

Referências Bibliográficas

1. Drever JM. The epigastric flap. Plast Reconstr Surg. 1977;59:343.
2. Robbins TH. Rectus abdominis myocutaneous flap for breast reconstruction. Aust NZ J Surg. 1979;49:527.
3. Hartrampf CR, Scheflan M, Black PW. Breast reconstruction with a transverse abdominal island flap. Plast Reconstr Surg. 1982;69:216-225.
4. Ishii CH, Bostwick J III, Raine TJ, Coleman JJ III, Hester TR. Double-pedicle transverse rectus abdominis myocutaneous flap for unilateral breast and chest-wall reconstruction. Plast Reconstr Surg. 1985;76:901.
5. Bohmert H, Hesler FW. The double pedicle abdominal island flap. In: Breast Cancer - Conservative and Reconstructive Surgery. Bohmert HH, Leis HP & Jackson IT, eds. Sttugart, New York: GT Verlag; 1989. p. 300.
6. Doncatto L. Reconstrução Mamária com o Músculo Reto do Abdome (Retalho TRAM). In: Carreirão S, ed. Cirurgia Plástica - para a formação do especialista. Rio de Janeiro: Editora Atheneu; .
7. Weiss PR. TRAM flap reconstruction. In: Aesthetic and Reconstructive Surgery of the Breast. Hall-Findlay EJ & Evans GRD, Edinburgh: Saunders Elsevier; 2010. Chap. 6, p. 61.
8. Miller LB, Bostwick J III, Hartrampf CR Jr, Hester TR Jr, Nahai F. The superiorly based rectus abdominis predicting and enhancing its blood supply based on an anatomical and clinical study. Plast Reconstr Surg. 1988;81:713.
9. Miller MJ. Musculofascial-sparing TRAM Flaps. In: Surgery of the Breast. Principles and Art. Spear SL, ed. 2nd ed. vol 1. Philadelphia: Lippincott Williams & Wilkins; 2006. p. 847.
10. Holm C, Tegeler J, Mayr M, Becker A, Pfeiffer UJ, Muhbauer W. Monitoring free flap using laser-induced fluorescence of indocyanine grenn: a preliminar experience. Microcirurgy. 2002;22:228-287.
11. Holm C, Mayr M, Hofler E, Nincovic M. Perfusionn zones of the DIEP flap revised. A clinical study. Plast Reconstr Surg. 2006;117:37-43.
12. Garvey PB, Salavati S, Feng L, Butler CE. Perfusion-related complications are similar for DIEP and muscle-sparing free TRAM flaps harvested on medial or lateral deep inferior epigastric artery branch perforators for breast reconstruction. Plast Reconstr Surg. 2011;128:581-589.
13. Hartrampf Jr. CR, Bennet GK. Breast Reconstruction Using the Transverse Abdominal Island Flap. In: Breast Cancer. Conservative and Reconstructive Surgery. Bohmert HH, Leis HP Jr., Jackson IT, e. , Stuttgard, Germany: Georg Thieme Verlag; ..
14. Rives J, Lardenoir B, Pire JC, Hibon J. Les grandes eventrations. Mem Acad Chir. 1973;99:547.
15. Carreirão S, Correa WE, Dias LC, Pitanguy I. Treatment of abdominal wall eventrations associated with abdominoplasty techniques. Aesth Plast Surg. 1984;8:173.
16. Gradel J, Carreirão S, Branco CR, Cintra HL, Pitanguy I. Reconstrução da parede abdominal com tela de prolene (em zona doadora de retalho miocutâneo do músculo reto abdominal). Rev bras Cir. 1986;76(3):189.
17. Pitanguy I, Carreirão S. Reconstrução Mamária Pós-Mastectomia. In: Cirurgia Plástica - Uma Visão de sua Amplitude. Pitanguy I, ed. Rio de Janeiro: Editora Atheneu; 2016. . cap.16, p. 413.

capítulo 60

Reconstrução Microcirúrgica da Mama

AUTOR: **Juliano Carlos Sbalchiero**
Coautores: **Alessandro Grossi, Rodrigo Badotti e Renato de Souza N. R. de Sá**

Introdução

Com o advento da microcirurgia, no início da década de 1970, tornou-se possível uma melhor abordagem nas cirurgias reconstrutivas, permitindo o reparo dos defeitos mais complexos. No campo da reconstrução mamária a microcirurgia é considerada, hoje, uma excelente opção, por apresentar as seguintes características:

- utiliza os vasos axiais na vascularização dos retalhos, permitindo um melhor aporte vascular;
- menor agressão à parede abdominal, já que não desloca um grande segmento do músculo reto do abdome, levando a uma menor incidência de hérnias e abaulamentos;
- a vascularização dominante garante uma menor incidência de liponecrose nos retalhos, tornando sua consistência e forma mais natural e harmoniosa;
- permite uma modelagem mais fácil, já que o retalho é colocado em qualquer posição. Além disso, pode utilizar vasos receptores no segmento medial (vasos torácicos internos) ou no segmento lateral (toracodorsal), dependendo das condições destes;
- menor distorção do sulco inframamário.

Retalhos Microcirúrgicos do Abdome Inferior

O TRAM microcirúrgico é a técnica mais utilizada para transferência livre em reconstrução de mama. Pode ser didaticamente dividido em TRAM livre convencional ou MS0, TRAM livre MS1, MS2, MS3 ou DIEP *flap* (*Deep Inferior Epigastric Artery Perfurator*), *Supercharged*, *Turbocharged* e no retalho SIE (*Superficial Inferior Epigastric Artery Flap*) (Figura 60.1).

No que diz respeito à vascularização, sabe-se que os vasos preponderantes e que respondem por 70% do fluxo sanguíneo são as artérias epigástricas profundas inferiores, que são utilizadas no retalho livre, diferentemente do TRAM pediculado, que utiliza os vasos epigástricos superiores. Desta forma, garante-se uma transferência mais segura do ponto de vista de suficiência vascular e permite-se um maior volume de tecido nos retalhos.

TRAM livre convencional (MS0)

O retalho é planejado da mesma maneira que no TRAM pediculado, marcando seu limite superior geralmente 1-2 cm acima da cicatriz umbilical. O mapeamento pré-operatório das artérias e veias perfurantes do músculo reto do abdome por dopplerfluxometria permite um aproveitamento máximo das perfurantes, incluindo-as no retalho. Permite também uma economia de tecido muscular e aponeurótico. O limite inferior é definido após descolamento da parede abdominal até o nível do apêndice xifoide e posteriormente com a tração caudal deste retalho dermoadiposo em direção à sínfise púbica. Geralmente ele coincide com a marcação habitual de uma abdominoplastia. A dissecção do retalho é feita de lateral para medial até próximo à borda do músculo reto do abdome, onde são identificados os vasos perfurantes. Tentamos sempre localizar perfurantes de calibre adequado (> 1,5 mm) e preservar algum segmento de músculo. Neste caso, quase não há preservação muscular, daí ser chamado de *muscle sparing* 0 ou MS0. Em seguida traciona-se o músculo para o lado medial e identificam-se os vasos inferiores

PARTE 6 – CIRURGIA PLÁSTICA DA MAMA

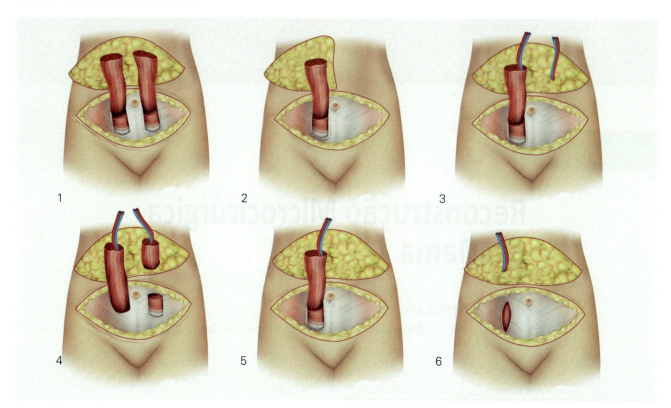

FIGURA 60.1 – Retalhos do abdome inferior. **1.** TRAM pediculado bilateral; **2.** TRAM pediculado unilateral; **3.** TRAM *Turbocharged* pediculado na perfurante; **4.** TRAM *Turbocharged* pediculado convencional; **5.** TRAM *Supercharged*; **6.** DIEP.

até sua origem na artéria e veia ilíacas externas, onde serão ligados. A secção da musculatura ocorre próxima à linha de Douglas.

A transferência do retalho é feita após irrigação exaustiva do sistema com solução de heparina. Isto serve para a retirada de possíveis coágulos e para a identificação da veia que permite a melhor drenagem de sangue. A rotação do retalho pode ser realizada em 90 ou 180 graus, com o pedículo posicionado superiormente. Sua escolha depende da forma da mama contralateral (Figura 60.2).

Após esta transferência é feita a montagem da neomama o mais semelhante possível à mama contralateral, assim como o fechamento da parede abdominal com uso de tela de polipropileno, quando necessário.

Dados da literatura comparando o TRAM livre com o TRAM pediculado evidenciam um discreto aumento na ocorrência de necrose total (0,9 vs. 0,5%) entre as duas formas, porém com diminuição importante de necrose parcial (1,4 vs. 10%) e liponecrose (5 vs. 20%).

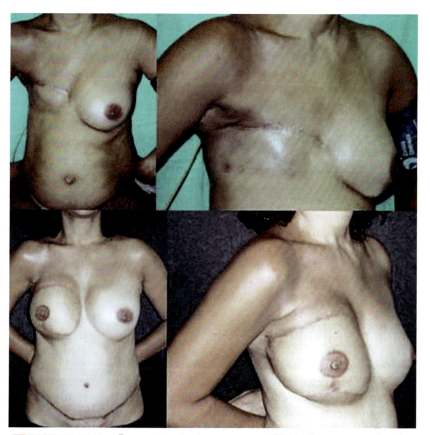

FIGURA 60.2 – Reconstrução de mama com TRAM livre convencional.

TRAM livre *muscle sparing* 1 (MS1)

O MS1 consiste num subtipo de retalho TRAM livre com preservação do terço lateral do músculo reto do abdome. Sua ideia baseia-se em estudos de mapeamento intraoperatório com Doppler, que demonstraram que em 90% dos casos a artéria epigástrica inferior se encontra em posição medial. Além disso, permite a manutenção de um segmento inervado e funcional da musculatura. Neste caso o retalho é levantado após identificação dos vasos perfurantes mediais, juntamente com este segmento de músculo reto do abdome, e com os vasos epigástricos inferiores. Sua indicação, dissecção e transferência correspondem às mesmas do TRAM livre. A diferença é que no fechamento da parede abdominal podemos aproveitar o segmento intacto de músculo e aponeurose para diminuir o defeito residual.

TRAM livre *muscle sparing* 2 (MS2)

O MS2 é um avanço do MS1, já que garante maior integridade da musculatura abdominal. Consiste na identificação de vasos perfurantes no centro do músculo reto do abdome, com preservação do seu segmento medial e lateral (Figura 60.3).

Atualmente é a forma de transferência livre mais aceita, quando não é possível realizar o retalho de vasos perfurantes (DIEP ou MS3). Para isso é necessária uma dissecção meticulosa e a visualização das perfurantes no centro da musculatura. Em termos práticos, quando se visualizam vasos perfurantes de calibre adequado (> 3,0 mm) e com pulsos visíveis, o retalho DIEP pode ser realizado. Na presença vasos com calibres pequenos (< 1,5 mm) e sem pulsos, torna-se mais prudente levar um retalho livre com preservação medial e lateral da musculatura (MS2).

Deep inferior epigastric artery perfurator ou DIEP *flap* (MS3)

A necessidade cada vez maior de poupar musculatura do reto do abdome levou ao aprimoramento da técnica microcirúrgica culminando com o desenvolvimento dos retalhos de vasos perfurantes. Neste caso identificam-se estes vasos e realiza-se sua dissecção intramuscular até a origem nos vasos epigástricos profundos Inferiores, deixando intacta toda a musculatura, daí ser chamado de "*muscle sparing* 3" (MS3). A viabilidade do tecido depende do calibre e da quantidade de perfurantes presentes no retalho. Sabe-se que apenas uma perfurante com calibre adequado (> 3,0 mm) e com pulso visível já é suficiente para garantir a sua nutrição (Figura 60.4). Sua principal indicação se impõe naquelas pacientes candidatas a reconstrução que apresentam uma mama contralateral de volume pequeno a moderado.

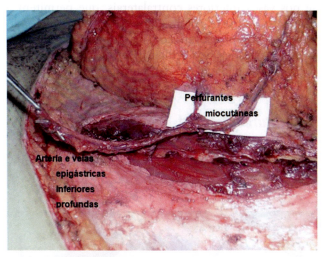

FIGURA 60.4 – DIEP *flap* MS3.

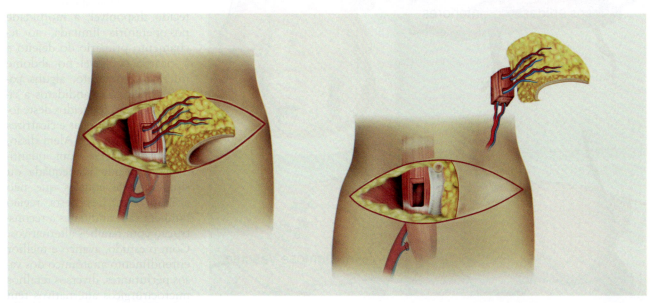

FIGURA 60.3 – TRAM livre MS2.

Trabalhos recentes demonstram a superioridade do MS3 comparado ao TRAM pediculado. Além de um menor tempo de hospitalização também é observada uma menor incidência de liponecrose (17,7 vs. 58,5%) e de hérnias e abaulamentos (1,0 vs. 16%).

TRAM *supercharged*

Consiste em uma forma híbrida, já que apresenta ao mesmo tempo um pedículo superior íntegro e uma anastomose microcirúrgica dos vasos epigástricos inferiores aos vasos do tórax.

Anteriormente, quando era necessário levar uma quantidade maior de tecido, lançava-se mão do retalho TRAM bipediculado, entretanto esta técnica tem cada vez mais caído em desuso pela excessiva morbidade à parede abdominal. O retalho *supercharged* agrega, portanto a facilidade de um TRAM pediculado a uma anastomose nos vasos inferiores contralaterais, que permitem a utilização de maior volume do retalho. Deve ser usado naquelas pacientes jovens com mamas grandes e esteticamente adequadas. Sua principal crítica é alta incidência de liponecrose (29%) e o dano maior à parede abdominal, quando comparado ao TRAM livre.

TRAM *turbocharged*

Também é considerado uma forma híbrida, porém a diferença em relação ao anterior é que neste caso a anastomose microcirúrgica ocorre entre os vasos epigástricos inferiores profundos ipsi e contralaterais ao retalho pediculado. Da mesma forma que o *supercharged*, permite a vascularização das áreas I, II, III e IV, sendo também indicado em pacientes jovens e com mamas contralaterais volumosas (Figura 60.5).

A vantagem desta técnica é que pode ser usada quando não existe a disponibilidade de vasos receptores para a anastomose microcirúrgica ou cicatriz mediana infraumbilical. Além disso, demonstrou ser mais efetiva que o retalho *supercharged* em diminuir a incidência de necroses gordurosas, pois a drenagem venosa é feita preferencialmente pelo sistema epigástrico inferior profundo.

Retalho SIE

Técnica de reconstrução mamária baseada no abdome inferior, que utiliza os vasos epigástricos superficiais sem nenhum segmento do músculo reto do abdome. Para sua confecção é necessário que se observe um calibre adequado destes vasos (presentes em 20% dos casos), o que torna possível sua anastomose na área receptora. Sua limitação é que somente as áreas próximas ao pedículo possam ser incluídas no retalho sendo, portanto, uma opção para mamas de pequeno a moderado volume. Além disso, a ausência de segmento muscular impõe integridade total à parede abdominal.

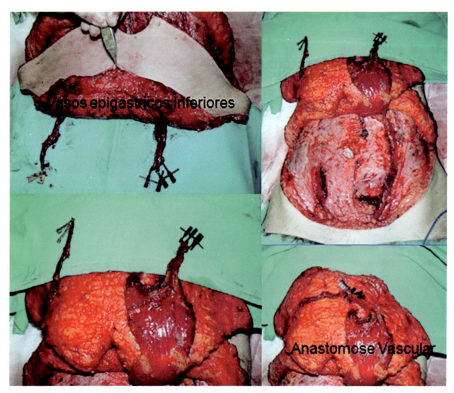

FIGURA 60.5 – TRAM *turbocharged*.

Outros Retalhos Microcirúrgicos

O sítio doador mais frequentemente usado para reconstrução mamária é o abdome inferior, devido à ampla quantidade de tecido disponível, a morbidade pós-operatória limitada, ao fechamento primário do defeito e à cicatriz ocultável no abdome inferior. Entretanto, alguns pacientes não são candidatos a cirurgia utilizando tecidos deste local, devido a cirurgias e cicatrizes abdominais prévias. Além disso, pacientes magras com quantidade de tecido inadequada ou simplesmente aquelas que não aceitam cicatrizes nesta região também são candidatas a reconstrução com retalhos alternativos. Com o estudo, avanço e melhor entendimento anatômico dos vasos perfurantes, diversos retalhos microcirúrgicos alternativos têm sido desenvolvidos para a reconstrução da mama, tais como: SGAP, IGAP, retalho de Rubens, LTTF, Gracilis, DFAP e LAP.

Retalho perfurante da glútea superior (SGAP)

A indicação primária para o SGAP é um paciente que já foi reconstruído com TRAM, e necessita de uma reconstrução do lado contralateral. Também podem ser incluídos aqueles pacientes submetidos à abdominoplastia prévia.

O SGAP pode ser usado para reconstruir as duas mamas, sem necessitar que ambos os lados sejam reconstruídos simultaneamente, ao contrário do TRAM. Os vasos perfurantes do SGAP são encontrados aproximadamente a 1/3 de distância de uma linha que vai da espinha ilíaca posterossuperior ao trocânter maior do fêmur. A ilha de pele é marcada em um padrão oblíquo de ínfero-medial para superolateral (Figura 60.6). Em geral, o pedículo consiste de vasos de calibre largo (2-3 mm), mas de curto comprimento (2-3 cm).

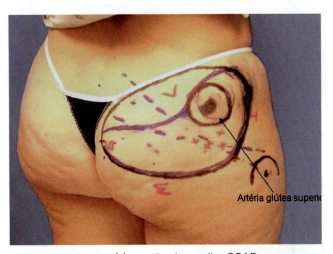

■ **FIGURA 60.6** – Marcação do retalho SGAP.

Alguma deformidade de contorno sempre permanece na área doadora. Esta alteração é reduzida, mas não eliminada, pelo cuidadoso planejamento do retalho. Esta dificuldade de ocultar a deformidade da área doadora é uma das razões do SGAP ser menos comumente utilizado para a reconstrução de mama que o TRAM. Outra limitação presente nesta técnica é a necessidade de mudança de decúbito para a transferência do retalho.

A perda da função do músculo glúteo máximo pode afetar a deambulação, mas geralmente apenas uma pequena parte deste músculo é sacrificada, e a maioria das pacientes tem pouca ou nenhuma incapacidade pós-operatória.

Retalho perfurante da glútea inferior (IGAP)

O IGAP tem como vantagens proporcionar um pedículo vascular constante, uma adequada ilha de pele e um sítio doador facilmente ocultável. Oferece uma fonte segura e confiável de tecido autólogo para a reconstrução mamária. O limite inferior é marcado 1 cm abaixo e paralelo ao sulco glúteo. Uma elipse é desenhada para ilha de pele, a fim de incluir as perfurantes, as quais são aproximadamente paralelas ao sulco glúteo, com dimensões médias de 8 × 18 cm (Figura 60.7). Quando se optava por reconstruir a mama com tecido autólogo da região glútea, inicialmente a eleição era pelo retalho SGAP. Recentemente o IGAP vem se tornando o retalho de escolha devido ao melhor contorno e cicatriz do sítio doador. A morbidade do sítio doador é mínima e o sacrifício do músculo não é necessário.

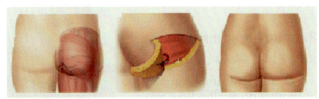

■ **FIGURA 60.7** – Marcação do retalho IGAP.

Retalho livre de músculo grácil (*TUG Flap*)

Ao lado de outros retalhos alternativos, o músculo grácil com sua ilha de pele transversa oferece opção adicional que inclui tecido da região posterossuperior da coxa, e assim fornece uma quantidade de tecido necessária para a reconstrução mamária. O tecido subcutâneo desta região é maleável e possui características comparáveis àqueles da região inferior do abdome. A base anatômica da ilha transversa de pele foi descrita em 1989 e depois publicada em 1992, por Yousif e cols. O componente cutâneo do retalho é tradicionalmente orientado na posição vertical (paralelo às fibras musculares do grácil), mas a orientação transversa (ângulo reto às fibras musculares do grácil) também é possível. Estes autores denominaram o retalho musculocutâneo do grácil com ilha de pele com orientação transversa como retalho TUG (Figura 60.8).

Retalho TUG é indicado para mulheres que possuem mama de pequeno ou moderado volume candidatas a reconstrução primária após uma mastectomia poupadora de pele. É ainda utilizado em mulheres que possuem quadris e coxas grandes e que não aceitam cicatrizes no abdome, dorso ou na região glútea. Além disso, ele é também preferido para pacientes que requeiram reconstruções bilaterais. O pedículo dominante é o ramo ascendente da artéria circunflexa femoral medial acompanhado por duas veias; possui em média 6,0 cm de comprimento e entra no terço proximal do músculo grácil, aproximadamente, 10 ± 2 cm distal ao tubérculo púbico. A desvantagem do retalho TUG é possuir um pedículo curto quando comparado ao DIEP. Apesar de a dissecção poder estender o pedículo em 7 cm, os vasos mamários internos são escolhidos, preferencialmente, como receptores em relação aos vasos da axila. Em reconstrução primária após mastectomia poupadora de pele, a maior parte do retalho é desepidermizado, com exceção para reconstruir o complexo areolopapilar, onde a pele é preservada. O músculo grácil é usado para preencher o polo superior da mama. Entretanto, o volume necessário para a forma da mama é fornecido pelo tecido subcutâneo adiposo, o qual é comparável ao tecido do IGAP.

Retalho livre transverso lateral da coxa (LTTF)

O LTTF é uma variante horizontal do retalho livre miocutâneo vertical do tensor da fáscia lata, nutrido pelos vasos circunflexos femorais laterais. É composto basicamente de tecido proveniente da região laterossuperior da coxa e foi desenvolvido como fonte alternativa de tecido autólogo para reconstrução mamária (Figura 60.9).

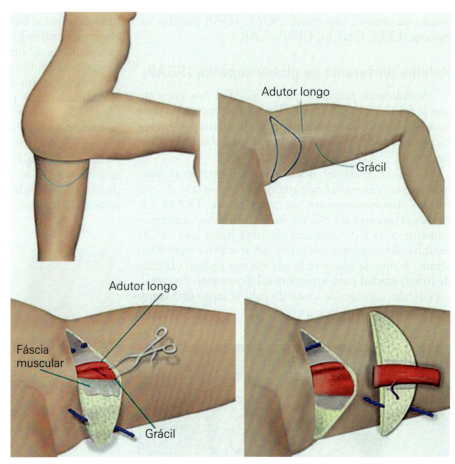

FIGURA 60.8 – Marcação do retalho TUG.

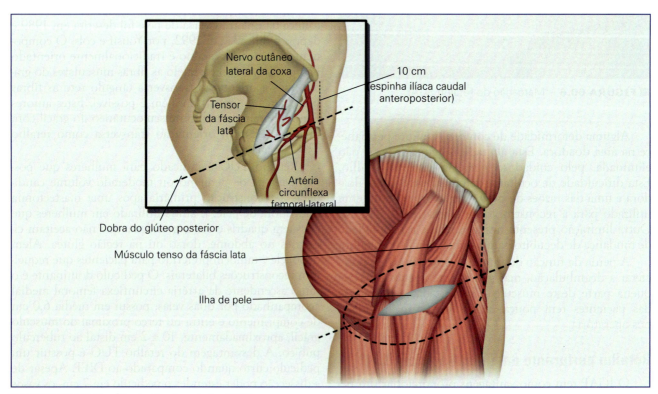

FIGURA 60.9 – Marcação do retalho LTTF.

Atualmente as indicações para o LTTF são: TRAM prévio, coxa com maior proporção de gordura que o abdome, preferência do paciente em relação ao TRAM ou retalhos glúteos.

Retalho livre do coxim gorduroso de Rubens (*Rubens Fat Pad Free Flap*)

Este retalho é uma variante do retalho de crista ilíaca descrito por Taylor e cols., com pedículo dominante baseado nos vasos circunflexos ilíacos profundos. A atual indicação para o retalho de Rubens inclui aquelas pacientes que foram submetidas ou apresentaram falha na reconstrução com TRAM, abdominoplastia prévia, gordura do flanco proporcionalmente maior que a do abdome (Figura 60.10).

Retalho perfurante da artéria femoral profunda (DFAP)

A perfurante da artéria femoral profunda pode ter uma ou duas veias que a acompanham. Ela passa posterior à porção proximal do fêmur, profunda ao músculo glúteo máximo e adentra na gordura adjacente à região trocantérica.

A marcação é semelhante ao IGAP, porém o pedículo vascular, neste caso, fica localizado na porção lateral do retalho. A grande vantagem é a excelente perfusão do retalho, garantida pela grande perfurante septocutânea de pedículo. As desvantagens são o pedículo curto (6 cm) e o calibre mais fino (2 mm) da artéria em relação à mamária interna.

Retalho perfurante de artéria lombar (LAP)

Descrito por Weerd e cols. em 2003, o retalho é baseado em grandes perfurantes da região lombar. Tanto a

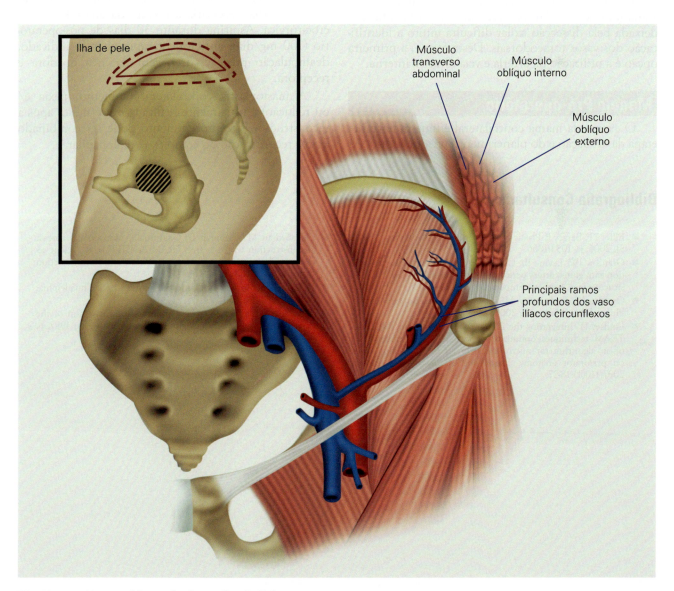

■ **FIGURA 60.10 –** Marcação do retalho de Rubens.

terceira quanto a quarta perfurante lombar podem ser utilizadas, com base em exames de imagem pré-operatórios. As perfurantes lombares são ramos diretos da aorta e apresentam extensão curta (5 cm) e diâmetro de 1,8-2 mm. A marcação do retalho se assemelha ao descrito no retalho de Rubens e tem a vantagem de não alterar o contorno glúteo e oferecer boa quantidade de tecido.

Vasos Receptores

Existem dois sistemas vasculares mais utilizados como vasos receptores. Os vasos toracodorsais, que são ramos da subescapular, e os vasos torácicos internos. Os primeiros eram anteriormente descritos como os principais vasos utilizados na reconstrução imediata, já que se aproveitava da dissecção linfática na axila para a anastomose neste nível. Com frequência os linfonodos dissecados se tornavam positivos na parafina e era necessária nova linfadenectomia, o que comprometia, muitas vezes, a anastomose vascular. Na reconstrução tardia a fibrose deixada pela dissecção axilar dificulta muito a identificação dos vasos toracodorsais. Desta forma, a primeira opção é a utilização da artéria e veia torácica interna.

Manejo Pré-operatório

O exame da mama contralateral é uma importante etapa da avaliação e do planejamento pré-operatório. As regiões abdominal, dorsal, glúteaipsolateral, medial e superolateral da coxa, dos quadris e flancos são avaliadas para verificar a disponibilidade de tecido e identificar qual delas é adequada para o preenchimento do defeito torácico. Outra avaliação fundamental consiste na qualidade da pele da área receptora. A presença de dermatite actínica prévia é uma limitação ao uso de expansores. Além disso, pacientes tabagistas e obesas apresentam um maior risco de necrose, levando a uma maior morbidade no sítio doador.

Manejo Pós-operatório

O retalho é cuidadosamente observado de hora em hora nas primeiras 24 horas, e de 2 em 2 horas até o quinto dia. Para isso, utilizam-se critérios clínicos (palidez, congestão, temperatura e punção) e a utilização do Doppler vascular. Qualquer sinal de comprometimento vascular torna necessária a revisão da anastomose microcirúrgica. Aspirina durante 30 dias de pós-operatório (100 mg/dia), antibioticoterapia quando indicado, deambulação precoce, drenagem da área doadora e receptora.

A mastoplastia contralateral (aumento, pexia e/ou redução) é usualmente realizada 3 a 6 meses após a reconstrução. Este procedimento pode ser combinado com a reconstrução do complexo areolopapilar.

Bibliografia Consultada

- Elliot LF, Bergey P. Plastic Surgery. 2nd ed. Philadelphia: Mathes SJ; 2006. p. 1053-1066.
- Granzow JW, Levine JL, Chiu ES, Allen RJ. Breast Reconstruction with gluteo artery perforator flaps. Journal of plastic, Reconstructive and Aesthetic Surgery. 2006;59:614-621.
- Grotting JC, Beckenstein MS, Chen SM. Plastic Surgery. 2nd ed. Philadelphia: Mathes SJ; 2006. p. 849-874.
- Lindsey JT. Integrating the DIEP and muscle-sparing (MS2) free TRAM techniques optimizes surgical outcomes: presentation of an algorithm for microsurgical breast reconstruction based on perforator anatomy. Plastic and Reconstruction Surgery. 2007;110(1):18-27.
- Nahabedian MY, Momen B, Galdino G, Manson PN. Breast Reconstruction with the free TRAM or DIEP flap: Patient selection, Choice of flap and outcome. Plastic and Reconstruction Surgery. 2002;110(2):466-474.
- Neligan PC, Morris SF. Plastic Surgery. 2nd ed. Philadelphia: Mathes SJ; 2006. p. 1039-1052.
- Shamoun JM, Elliot LF. Microsurgical Reconstruction of the cancer patient. 1st ed. Philadelphia. Schusterman MA; 1997. p. 205-229.

capítulo 61

Reconstrução da Placa Areolopapilar

AUTOR: **Fábio Carramaschi**
Coautores: Lúcio Issamu Nakayama e Ary de Azevedo Marques Neto

Introdução

A placa areolopapilar, ou complexo areolopapilar (CAP), é parte essencial da mama, de grande significado simbólico, e sua reconstrução é a etapa final da reconstrução mamária.[1,2] Possibilita que o cone mamário reconstruído finalmente tenha o aspecto de uma mama, e estudos demonstraram maior índice de satisfação das pacientes, quando submetidas à reconstrução do CAP.[2,3] O principal objetivo é adquirir simetria com a mama contralateral e, no caso de reconstrução bilateral, obter aspecto de complexos areolopapilares normais.[1]

Considerações Gerais

Considera-se ideal que a reconstrução do CAP seja realizada como último procedimento, depois que as mamas estejam simétricas, com a forma definitiva, estável, com os tecidos acomodados e com boa vascularização. Assim, pode-se posicionar adequadamente o novo CAP, sem o risco de posteriormente ocorrer alteração na forma ou posição da mama, com perda do resultado final.[1,2] Para tanto, recomenda-se aguardar um intervalo de no mínimo 2 meses, em geral de 3 a 6 meses, após a cirurgia anterior.[2,4]

Para realizar o posicionamento do novo CAP, a paciente deve estar com o dorso ereto e ombros relaxados. O CAP é posicionado no ponto de maior convexidade e projeção da mama, o mais simétrico possível em relação à mama oposta, o que é determinado visualmente, sem basear em mensuração de distâncias do lado oposto, pois em geral as mamas não são rigorosamente simétricas.

Fazemos um desenho circular provisório, com a caneta de marcação ou um adesivo circular, e confirmamos o posicionamento do CAP com a paciente.

Em caso de reconstrução bilateral, tomam-se como base os seguintes parâmetros anatômicos: o CAP situa-se, em geral, 1 a 2 cm lateralmente à linha medioclavicular, na altura do quarto ao quinto espaço intercostal; a linha transversa da papila situa-se aproximadamente na linha medioumeral.

Reconstrução da Papila

Pode ser realizada de duas formas: com o emprego de enxerto de papila ou retalho local.

Enxerto de papila

Pode ser indicado quando a paciente apresentar papila contralateral com tamanho (diâmetro e/ou projeção) suficiente para permitir a remoção de 50%, com papila remanescente suficiente para manter um aspecto satisfatório. Paciente com hipertrofia de papila constitui boa indicação cirúrgica, pois terá benefício com a redução da papila doadora,[5,6] além do fato de ser mais difícil mimetizar papila volumosa com retalho.[7]

Suas vantagens são: permite obter papila de cor e textura idênticas às da contralateral e, principalmente, consegue preservar a projeção no longo prazo, com resultados melhores que os retalhos.[5-8] O enxerto de papila também pode ser indicado em casos de radioterapia prévia da mama[6] ou em reconstruções com implante sob pele fina e atrófica, em que não se dispõe de boas condições locais para utilização de retalho cutâneo. Estudo revelou retorno de sensibilidade em 35% e função erétil em 42% das papilas enxertadas.[5]

Apresenta, no entanto, desvantagens: exige uma área doadora sujeita a complicações, como perda ou diminuição de sensibilidade, prejuízo na função erétil, dor, alterações de cicatriz como hipertrofia, atrofia, fibrose e retração ou distorção resultante; pode haver perda parcial ou total do enxerto, e pode haver objeção da paciente em operar uma mama normal; não é indicado para mulheres que pretendam ter filhos e amamentar no futuro.[1,5,8] Estudos revelaram redução parcial de sensibilidade na papila doadora de 21 a 63%, com perda total da sensibilidade, que foi temporária em 3 a 9%. Houve retorno da sensibilidade entre 1 e 3 meses, e perda da sensibilidade permanente em 3,5%.[5] Também foi descrita perda da função erétil em 13 a 46% dos casos, e integração total dos enxertos de 90 a 96,6%.[5,7,8]

• **Técnica** (Figura 61.1)

Para papilas largas, de diâmetro grande, sem muita projeção, remove-se tradicionalmente a porção caudal, com sutura primária das bordas. Estudo sugeriu maior preservação da sensibilidade da papila doadora com a remoção da metade superior ou superomedial, para preservação da inervação do ramo cutâneo lateral do quarto nervo intercostal.[8] No caso das papilas cilíndricas, bem projetadas, realiza-se a redução com a remoção da porção distal, com incisão coronal e sutura em bolsa. Demarcar a ressecção com a papila doadora em estado ereto, preservando pelo menos 50% da papila.[5,7,8]

Retalho local

Os retalhos locais são os mais empregados para a reconstrução da papila, pois não necessitam da intervenção na mama contralateral para obtenção de área doadora, e permitem obter resultados com alto grau de satisfação com o resultado final do conjunto da mama reconstruída, mesmo com a perda de projeção da papila com o tempo.[4]

A confecção dos retalhos em geral é realizada sob anestesia local, ambulatorialmente, mas pode ser realizada junto com cirurgia de revisão ou lipoenxertia da mama. Todos são variações do mesmo princípio: retalho local com vascularização ao acaso (*random flap*), elevados e montados para obter projeção.[9]

Uma grande quantidade e variedade de desenhos de retalhos de rotação foi descrita nos últimos 35 anos, comprovando a sua popularidade e, também, a ausência de unanimidade, pois todos, sem exceção, apresentaram algum grau de perda da projeção papilar com o tempo.

No início foram descritas técnicas que requeriam o uso de enxerto de pele para fechar a área doadora do retalho. Destas, citamos a mais utilizada:

• retalho em *skate* (*skate flap* - Little e Spear, 1987): formado por uma porção central de derme e subcutâneo, mais espessa no meio, elevada a 90 graus, com duas extensões laterais (apenas de derme, sem subcutâneo) envolvendo essa porção central. O retalho tem grandes dimensões e é indicado para reconstruir papilas maiores, pois permite a obtenção de boa projeção e tamanho, até maiores que com outros retalhos, pois é desenhado com área maior,

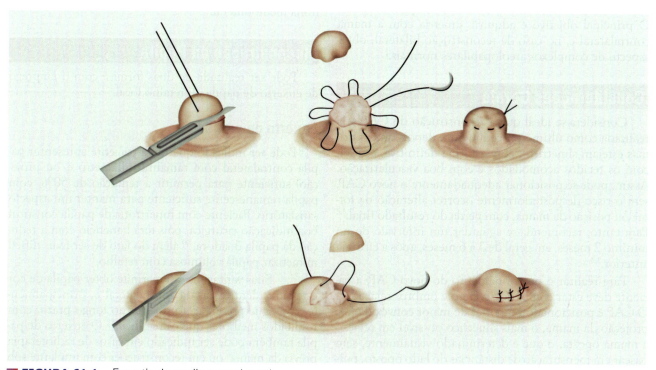

FIGURA 61.1 – Enxertia de papila contralateral.

mas a necessidade do enxerto de pele para fechar a área doadora é uma desvantagem[10] (Figura 61.2).

Esse retalho foi aperfeiçoado e serviu de inspiração para o surgimento de retalhos posteriores, que permitem o fechamento da área doadora, simplificando e reduzindo o tempo da cirurgia.[10] Os mais populares e empregados atualmente são descritos a seguir.

- **Retalhos trilobados:**
    - *retalho em estrela* (*star flap* – Anton, Eskenazi, Hartrampf, 1991), *retalho em estrela modificado* (*modified star flap* – Eskenazi, 1993): são uma evolução do *skate flap*. São constituídos por três asas, sendo que as duas asas laterais são aproximadas ou imbricadas e sua largura determinará a altura do retalho, e a asa central cobrirá o topo do retalho e determinará sua largura. Resultam numa cicatriz tripla. No retalho em estrela modificado, a asa ou extensão central tem comprimento menor, reduzindo o tamanho da cicatriz central[1] (Figura 61.3);
    - *retalho C-V* (*C-V flap* – Losken, 2001): difere do retalho em estrela apenas no desenho da extensão central, que é circular (em "C") e permite a sutura da área doadora junto à base do CAP, resultando numa cicatriz dupla, horizontal, sem

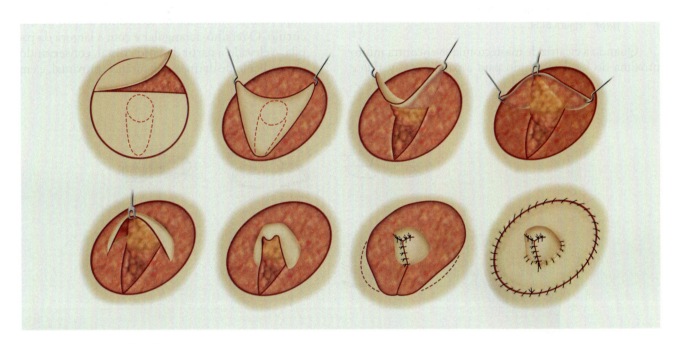

FIGURA 61.2 – Retalho em *skate*.

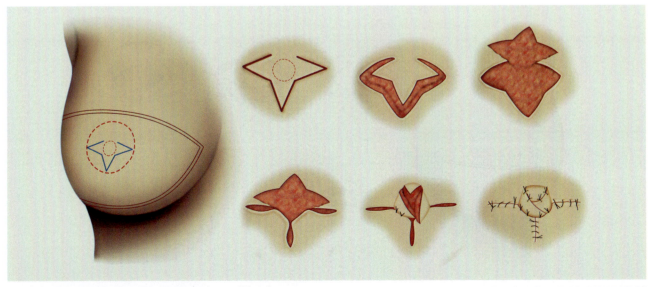

FIGURA 61.3 – Retalho em estrela modificado.

a necessidade da cicatriz central. No restante, segue os mesmos princípios: mantém as asas laterais, com idêntica elevação e montagem das asas. Da mesma forma, com o aumento na largura dos retalhos laterais, pode-se aumentar a altura final da papila, com possibilidade de desenhar a borda do retalho lateral com contorno mais arredondado ou retangular, com aumento da largura, mas esta é limitada pela necessidade de fechamento da área doadora[4,9,11] (Figura 61.4);

- *retalho C alongado* (*elongated C flap* – Nahabedian, 2007) é um derivado do C-V *flap*, mas com a superfície ampliada, resultando num retalho maior, com projeção aumentada em até 3 mm (de 0,8 a 1,5 cm, contra 0,8 a 1,2 cm do C-V *flap*)[12] (Figura 61.5).

Quando a cicatriz de mastectomia se encontra muito próxima do local escolhido para a papila, o C-V *flap* e outros retalhos de desenho mais horizontal permitem ser posicionados ao longo da cicatriz, sem transfixar o retalho, e ao mesmo tempo evitando que o pedículo fique muito próximo da cicatriz.

- **Retalho de dupla oposição em alças** modificado (*modified double opposing tab flaps* – Kroll e Hamilton, 1996): formado por dois retalhos oponentes, suturados entre si. É particularmente útil quando há uma cicatriz atravessando o centro do local escolhido para a nova papila, pois as duas alças podem ser desenhadas com a cicatriz no centro, sem prejudicar a vascularização do retalho[1] (Figura 61.6).
- **Retalho em fechadura** (*keyhole flap*): é derivado do retalho em sino (*bell flap* – Eng, 1996), e consiste num retalho em forma de fechadura dentro de um círculo. O retalho, retangular e com a largura da papila, é elevado a partir da borda distal, conservando um pedículo de derme e subcutâneo proximal, e em

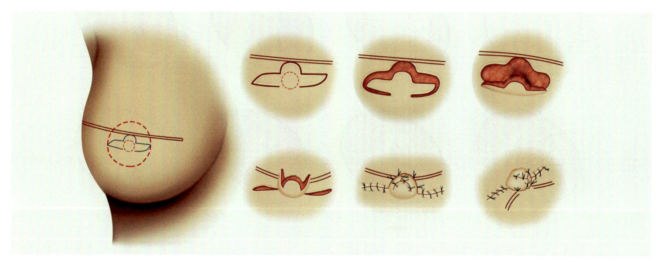

FIGURA 61.4 – Retalho C-V.

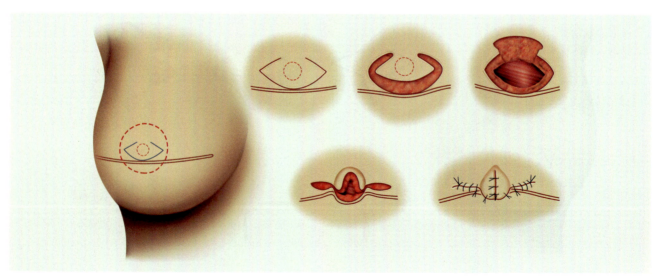

FIGURA 61.5 – Retalho C alongado.

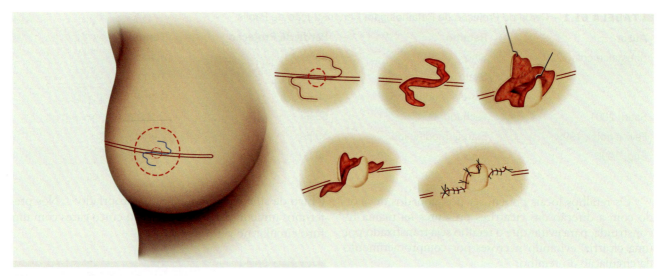

■ **FIGURA 61.6 –** Retalho de dupla oposição em alças.

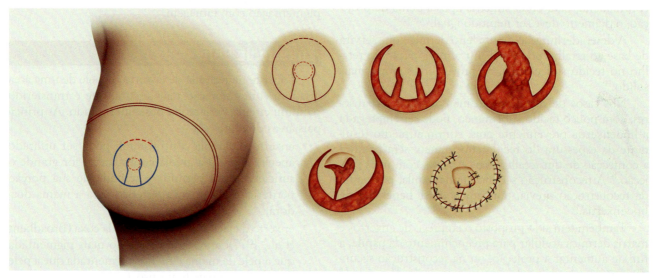

■ **FIGURA 61.7 –** Retalho em fechadura.

seguida é dobrado em direção à base e suturado. Por fim, incisa-se o círculo externo para liberar a tensão cutânea e o fechamento da área doadora é realizado como numa mamaplastia em T invertida, para obter uma pequena "pexia" da papila reconstruída[1,13, 14] (Figura 61.7).

Discussão

Em todas as séries relatadas pela literatura, houve perda de projeção das papilas reconstruídas, em média de 50% (perdas variando de 13 a 77%[1,4,9,10,12,14,15] – Tabela 61.1). Essa perda de projeção foi progressiva, ocorrendo estabilização em período variável de 3 meses até 1 ano.[9,10,15]

Vários fatores foram citados como causas de perda de projeção:[1,5,9,10,15]

- tensão superficial da pele, que agiria tracionando a papila para baixo;
- uso de roupas que provocariam tensão, como o sutiã;
- perda de um esqueleto que mantivesse a projeção;
- contratura cicatricial;
- necrose parcial, deiscência de sutura: resulta em maior perda de projeção, devido à maior contratura cicatricial;
- características teciduais locais: na reconstrução com expansores, a pele e o subcutâneo são mais finos e atróficos, e haverá mais perda da projeção;
- radioterapia prévia.

TABELA 61.1 – Perda de Projeção de Retalhos para Reconstrução de Papila

Autor	Retalho	Perda de Projeção	Tempo
Shestak e cols., 2003	Sino	69%	1 ano
	Skate	40%	1 ano
	Estrela modificado	40%	1 ano
Saad, 2001	Fechadura	58%	> 3 meses
Few e cols., 1999	Estrela modificado	59%	2 anos
Eng, 1996	Sino	50%	> 6 meses

Os retalhos locais podem ser posicionados de acordo com a direção das cicatrizes presentes na mama reconstruída, para evitar que o retalho seja transfixado por uma cicatriz, evitando necroses por comprometimento da circulação do retalho.

Em geral, é recomendado confeccionar o retalho com uma projeção 1,5 a duas vezes maior que a papila contralateral, para obter simetria após a perda de projeção; o diâmetro deve ser mantido igual.[1,9,10,12,14]

A desepidermização de um leito dérmico que servirá de base ao retalho pode prevenir a invaginação do retalho no tecido subcutâneo, ao prover um suporte mais sólido.[14]

Nos casos de reconstrução mamária com expansores, com pouco tecido subcutâneo, pode ser empregada a lipoenxertia previamente pois, com o aumento resultante da espessura do tecido subcutâneo, será possível a confecção de um retalho mais espesso, com mais projeção.[16] A reconstrução secundária de papila, por perda da reconstrução prévia, também pode se beneficiar da lipoenxertia.[16]

Também tem sido proposto o emprego de enxertos e matriz dérmica acelular para preenchimento da papila, a fim de aumentar a projeção, ou na reconstrução secundária, nos casos de perda severa da projeção da papila.[2,6]

Os principais são:
- *enxertos de cartilagem auricular*: inseridos na forma de pequenos discos sob o retalho para projetar a papila, que no entanto apresentam perda média de projeção de 48%;[6]
- *enxertos de cartilagem costal*: restritos a casos de reconstrução com retalho microcirúrgico utilizando vasos da mamária interna, ocasião na qual são obtidos e armazenados no subcutâneo até a reconstrução do CAP;[6]
- *enxertos de derme ou dermogordurosos*: podem ser extraídos de tecido cicatricial, têm perda de projeção de 30%;[6]
- *matriz dérmica acelular*: foi descrita perda de projeção de 44,6% na média, sendo considerada eficiente, com baixo índice de complicações; porém, tem custo elevado.[6]

Por fim, é recomendado um curativo protetor, para impedir a compressão da papila pelo sutiã, por pelo menos 15 dias[12]. Pode ser empregado protetor de papila ("bico de silicone") de tamanho apropriado[17]. Nós preferimos um curativo com quatro ou cinco gazes com um furo circular no centro.

Reconstrução de Aréola

Pode ser realizada por meio de enxerto de pele ou pigmentação com tatuagem.

Enxerto de Pele

Consiste na retirada de enxerto de pele de uma área doadora com coloração mais escura, que é transferido para um círculo periareolar desepidermizado. As principais áreas doadoras são:
- enxerto de aréola contralateral: pode ser utilizado apenas quando a aréola contralateral for grande o suficiente para permitir a retirada de sua porção periférica, sem prejuízo estético para a mama doadora;[1]
- enxerto da face superior interna da coxa (Broadbent et al., 1977): apresenta coloração mais pigmentada que a pele da mama e menos pigmentada que a pele de lábios vaginais (cujo uso foi abandonado pelas sequelas na área doadora e resultado hiperpigmentado);[15]
- enxerto de pele retroauricular (Brent e Bostwick, 1977): indicado para casos em que a aréola apresenta coloração clara;[15]
- enxerto de pele axilar (Asplund, 1983): descrito para casos em que houver sobra de pele na axila.[15] Sua principal vantagem é fornecer uma aréola com textura diferente do resto da mama; porém, em reconstrução unilateral, a coloração final não será necessariamente idêntica à da aréola normal.

Foi descrita a enxertia de pequenos fragmentos de cartilagem para recriar tubérculos de Montgomery.[6]

Tatuagem

Foi utilizada, de início, para complementação da coloração em casos de perda de tonalidade após enxertia de pele. A partir de 1990 foi ganhando popularidade, e a associação de retalho local com tatuagem tornou-se o método mais empregado para a reconstrução do CAP.

Durante a tatuagem, o pigmento é depositado na derme e epiderme. De início ocorre descamação da epiderme, levando consigo uma porção do pigmento. Do pigmento restante na derme, uma parte é gradualmente fagocitada pelos macrófagos, ao longo de meses, e o restante permanece distribuído na membrana celular dos fibroblastos, resultando na coloração final mais clara que a inicial.[18] Em geral é realizada ambulatorialmente, cerca de 2 a 3 meses (intervalo mínimo de 1 mês) após a reconstrução da papila, após a cicatrização e acomodação do retalho.[1,4,10,12,18] Não é necessária anestesia local, apenas aplica-se uma camada de anestésico tópico (EMLA). Pode ser realizada por membro da equipe com treinamento em tatuagem ou por tatuador profissional. Após o procedimento, faz-se um curativo com pomada de neomicina e bacitracina, com troca diária durante 7 dias, até a completa restauração da área (Figura 61.8).

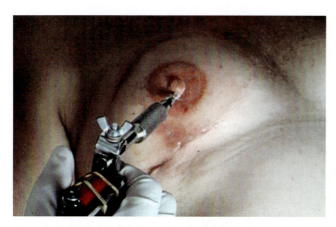

FIGURA 61.8 – Técnica de tatuagem.

É recomendada a pigmentação com coloração ligeiramente mais escura do que a aréola contralateral, para compensar a perda posterior da coloração.[11] Também pode ser realizada nova tatuagem, para aumentar a coloração, o que ocorreu entre 10 a 14%, em dois estudos.[18,4]

Há relato de tatuagem no intraoperatório, com tatuagem do retalho, elevação do retalho e montagem da papila, seguido da tatuagem da aréola; a vantagem seria não necessitar de tatuagem sobre o tecido cicatricial, no qual a pigmentação é menos eficiente.[11]

A tatuagem apresenta as seguintes vantagens:
- é um procedimento ambulatorial, simples, rápido e não cirúrgico;
- dispensa a área doadora;
- permite selecionar a cor a ser empregada;
- a aréola resultante tem contorno regular;
- o procedimento pode ser repetido ou retocado quantas vezes for necessário.

E tem a seguinte desvantagem: não produz diferença de textura da pele da aréola em relação ao restante da mama. Há, no entanto, a possibilidade de associar a tatuagem à enxertia de aréola.

Recentemente foi relatada a tatuagem tridimensional que, utilizando técnicas de tatuagem artística, por meio do uso de sombras e variações de cor, consegue o aspecto de textura, incluindo tubérculos de Montgomery, e mesmo a recriação completa de um CAP visualmente bastante realista, com sombras para ressaltar a papila.[19]

Também tem ganhado popularidade a correção de cicatrizes e aréolas com micropigmentação, na qual o pigmento, que é diferente do usado na tatuagem, é inserido apenas na epiderme, durando 12 a 18 meses e não resultando em cicatriz.

Alguns resultados de reconstrução de CAP com retalho local e tatuagem são mostrados nas Figuras 61.9 a 61.12.

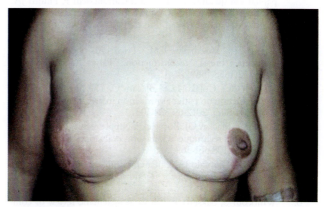

FIGURA 61.9 – Tatuagem do CAP – pré-operatório.

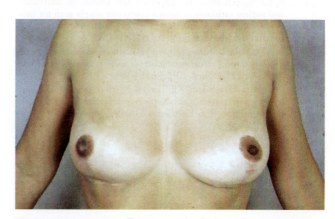

FIGURA 61.10 – Tatuagem do CAP – pós-operatório.

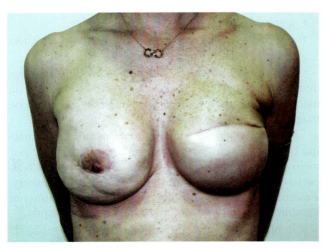

FIGURA 61.11 – Tatuagem do CAP – pré-operatório.

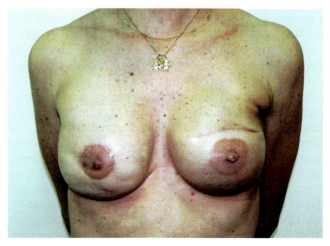

FIGURA 61.12 – Tatuagem do CAP – pós-operatório.

Referências Bibliográficas

1. Saad JF, Carramaschi F. Reconstrução do complexo areolopapilar em quadrantectomias. In: Carramaschi F, Pinotti JA, Ramos ML. Tratamento conservador no câncer de mama: das indicações à reconstrução. Rio de Janeiro: Revinter; 2002. p. 158-169.
2. Zhong T, McCarthy CM, Price AN. Evidence-based medicine: breast reconstruction. Plast Reconstr Surg. 2013;132:1658-1669.
3. Momoh AO, Colakoglu S, Blacam C. The impact of nipple reconstruction on patient satisfaction in breast reconstruction. Ann Plast Surg. 2012;69:384-393.
4. Losken A, Mackay GJ, Bostwick J. Nipple reconstruction using the C-V flap technique: a long-term evaluation. Plast Reconstr Surg. 2001;108:361-369.
5. Zenn MR, Garofalo JA. Unilateral nipple reconstruction with nipple sharing: time for a second look. Plast Reconstr Surg. 2009;123:1648-1653.
6. Winocour S, Saksena B, Oh C. A systematic review of comparison of augmentation grafts in nipple reconstruction. Plast Reconstr Surg. 2016;137:14e-23e.
7. Spear SL, Schaffner AD, Jespersen MR. Donor site morbidity and patient satisfaction using a composite nipple graft for unilateral nipple reconstruction in the radiated and nonradiated breast. Plast Reconstr Surg. 2011;127:1437-1446.
8. Lee TJ, Noh HJ, Kim EK, Eom JS. Reducing donor site morbidity when reconstructing the nipple using a composite nipple graft. Arch Plast Surg. 2012;39:384-389.
9. Otterburn DM, Sikora KE, Losken A. An outcome evaluation following postmastectomy nipple reconstruction using the C-V flap technique. Ann Plast Surg. 2010;64:574-578.
10. Shestak KC, Gabriel A, Landecker A, et al. Assessment of long term nipple projection: a comparison of three techniques. Plast Reconstr Surg. 2002;110:780-786.
11. Liliav B, Loeb J, Hassid V, Antony AK. Single-stage nipple-areolar complex reconstruction technique, outcomes, and patient satisfaction. Ann Plast Surg. 2014;73:492-497.
12. Nahabedian MY. Nipple reconstruction. Clin Plastic Surg. 2007;34:131-137.
13. Eng JS. Bell flap nipple reconstruction – a new wrinkle. Ann Plast Surg. 1996;36:485-488.
14. Saad JF. Reconstrução do complexo aréolo-papilar com retalho em fechadura associado à pigmentação por tatuagem. Dissertação de Mestrado. Faculdade de Medicina, Universidade de São Paulo, São Paulo; 2001.
15. Lebeau J, Lopes TR, Gallodoro A, et al. Nipple reconstruction: technical aspects and evolution in 14 patients. Plast Reconstr Surg. 2006;117:751-756.
16. Bernard RW, Beran SJ. Autologous fat graft in nipple reconstruction. Plast Reconstr Surg. 2003;112:964-968.
17. Weissman O, Tessone A, Liran A, et al. Silicone nipple shields: an innovative postoperative dressing technique after nipple reconstruction. Aesth Plast Surg. 2010:34:48-51.
18. Spear SL, Arias J. Long-term experience with nipple-areola tattooing. Ann Plast Surg. 1995;35:232-236.
19. Halvorson EG, Cormican M, West ME. Three-dimensional nipple-areola tattooing: a new technique with superior results. Plast Reconstr Surg. 2014;133:1073-1075.

capítulo 62

Complicações dos Implantes Mamários

AUTOR: Sérgio Carreirão
Coautoras: Marcela Mendes de Carvalho de Souza, Marielle Grazielle Costa da Ponte e Niandra Satori

Introdução

As mamas representam talvez o órgão de maior feminilidade, o que reveste de grande importância o seu aspecto estético. Provavelmente por isso a cirurgia para a inclusão de implantes mamários seja uma das mais realizadas no Brasil e no mundo. Esse grande número de procedimentos efetuados nos últimos anos levou ao aumento de complicações que apareceram nos consultórios da grande maioria dos cirurgiões plásticos.

Desde 1889, quando os primeiros aumentos de mama foram realizados com substâncias de preenchimento, muito se criou e se aprimorou. Os primeiros implantes de silicone foram introduzidos em 1962 e, com estes, surgiram as primeiras complicações: altos índices de contratura capsular e ruptura. Estes índices foram parcialmente melhorados com a utilização de implantes com revestimentos texturizados e com poliuretano. Hipóteses de que os implantes mamários aumentavam a incidência de câncer e de doenças autoimunes fizeram com que sua comercialização nos Estados Unidos fosse temporariamente interrompida, sendo liberada após extensa pesquisa (veja Capítulo 49).

As opções de implantes são várias e sua localização e via de acesso são sempre muito discutidas. Mesmo assim, a reoperação por complicações ocorre com certa frequência. O estudo incansável de suas causas é extremamente importante para um aprimoramento dos resultados. E é neste aspecto que este capítulo pretende colaborar.

Manejo das Complicações

As complicações são comuns a todos os tipos de implantes. Estatisticamente, a via de acesso não exerce influência na frequência dessas complicações.

Elas podem ser divididas em precoces (dias ou semanas) e tardias (meses ou anos).

Hematoma

A maioria dos hematomas se desenvolve dentro de horas ou dias após a cirurgia. O hematoma se traduz por endurecimento acompanhado de aumento de volume, área anormal de equimose, aumento da sensibilidade, dor na mama afetada. É geralmente unilateral. A incidência de hematoma após mamaplastia de aumento é cerca de 3%, independe da via de acesso, técnica cirúrgica, textura/cobertura do implante e localização do mesmo.

Os hematomas podem ser classificados em estáveis ou instáveis:

- *estável ou não progressivo*: observado quando a cascata de coagulação interrompe a evolução do sangramento. Podem não ser detectados precocemente por serem confundidos com edema pós-operatório. Ao aparecimento de dor mamária, o diagnóstico pode ser feito por USG (ultrassonografia). Em caso de hematoma de pequeno volume, a conduta deverá ser expectante.
- *instável ou progressivo*: observado quando há presença de sangramento ativo com expansão progres-

siva, de fácil diagnóstico ao exame físico e queixas da paciente (Figura 62.1). Nestes casos, indica-se a abordagem imediata em ambiente cirúrgico, procedendo com a retirada do implante mamário, contenção do sangramento, hemostasia criteriosa, lavagem da loja com solução salina, retirada de coágulos, reinserção do implante mamário e drenagem por sucção (Figura 62.2).

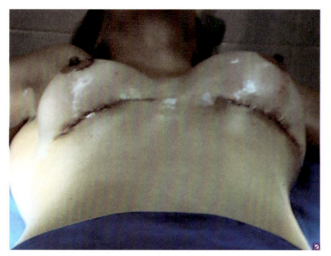

FIGURA 62.1 – Paciente em pós-operatório imediato evoluindo com hematoma instável ou progressivo.

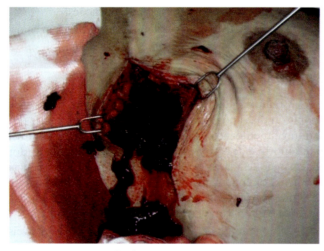

FIGURA 62.2 – Paciente submetida a abordagem cirúrgica para drenagem de hematoma instável com retirada de coágulos.

Alguns estudos têm demonstrado uma forte associação entre hematoma e subsequente desenvolvimento de contratura capsular, embora outros não encontrem tal associação.

Infecção

A infecção nos procedimentos em que são utilizados os implantes mamários não é um achado tão comum.

Para evitar a infecção, a antibioticoterapia profilática com fármacos de amplo espectro deve iniciar-se na indução anestésica e pode prolongar-se no pós-operatório por um período de 5 a 7 dias.

Seus sinais e sintomas geralmente aparecem na primeira semana de pós-operatório. Quando presente, observa-se edema, dor, aumento da sensibilidade, eritema e calor local, aumento de linfonodos, febre com calafrios e leucocitose associada ou não à presença de secreção purulenta na ferida operatória. Pode evoluir para necrose de tecidos e exposição do implante mamário (Figura 62.3).

A infecção pode ser classificada, segundo o período de aparecimento, em precoce ou tardia.

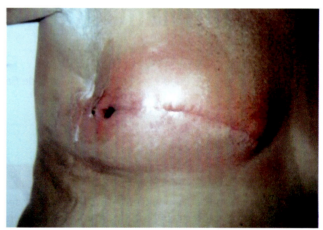

FIGURA 62.3 – Paciente com infecção mamária e exposição do implante mamário em fase de reconstrução pós-mastectomia.

• Precoce

Aparecimento em 1% dos casos até a quarta semana de pós-operatório, tendo como principais microrganismos causadores, bactérias endógenas a partir da pele ou dos ductos mamários. Os microrganismos mais encontrados são o *Staphylococcus aureus* e o *epidermidis*, o *Streptococcus* A e B, além de *Pseudomonas sp*. Em alguns casos também pode estar presente uma micobatéria.

Nestes casos, deve-se colher material para a cultura e suspender a cobertura antibiótica em uso. Se for possível, iniciar o tratamento antibiótico após o resultado da cultura e do antibiograma. Caso contrário, é aconselhado iniciar-se o tratamento com ciprofloxacino.

Se a evolução não for favorável, havendo secreção em torno do implante, este deve ser retirado. Aconselha-se o mesmo procedimento quando os sintomas recrudescerem após a suspensão da antibioticoterapia. Uma nova inclusão poderá ser efetuada 3 meses após o desaparecimento dos sintomas de infecção.

• Tardia

Aparecimento a partir do segundo mês de pós-operatório, podendo ser associada à bacteremia. A cultura do material orienta a antibioticoterapia e, na maioria das vezes, a remoção do implante mamário é efetuada.

A reinclusão do implante mamário deve ser realizada após a resolução completa do processo infeccioso entre 3 e 6 meses.

Nos casos de cultura negativa, deve-se pensar em infecção por *Micobacteria*. Neste caso, todo o protocolo para este tipo de infecção deve ser realizado. Este assunto está exemplarmente abordado no Capítulo 50.

Lesões nervosas/alteração de sensibilidade

As alterações da sensibilidade do complexo areolopapilar (CAP) são eventos que variam desde a hipoestesia, a perda total e até a sensibilidade exagerada.

São subdivididas em dois grupos: alteração na sensibilidade tátil, que usualmente é recuperada entre 60 e 90 dias de pós-operatório, e da sensibilidade erógena, oriunda da inervação intercostal (4º e 5º ramos), cuja diminuição está mais associada às grandes ressecções de parênquima. Essas alterações são de difícil avaliação, devido à grande subjetividade e valorização das queixas das pacientes. Não estão ligadas ao implante, mas aos extensos descolamentos retroglandulares.

Mau posicionamento do implante mamário e assimetria mamária

São alterações resultantes de técnica cirúrgica inadequada, estão associadas a inúmeros fatores, dentre eles a confecção da loja mamária, a liberação muscular, anormalidades torácicas como síndrome de Poland ou o *pectus excavatum*. Ao se diagnosticar alguma dessas deformidades no pós-operatório, deve-se ter um bom conhecimento anatômico para realizar uma correta reabordagem cirúrgica.

Seroma

O seroma é definido como uma coleção fluida clara que pode se desenvolver em áreas cirurgicamente descoladas. Sua etiologia permanece incerta. Na cirurgia mamária ele pode ser imediato (até 3 semanas após a inclusão do implante) ou tardio, quando ocorre a partir do terceiro mês para alguns autores ou 1 ano em diante para outros (Figura 62.4). Quando precoce, pode vir acompanhado de deiscência e extrusão do implante mamário. Pode-se recorrer a duas alternativas de tratamento: conservador e agressivo.

• **Conservador**

Evitar o excesso de movimentos e utilizar malha compressiva.

Geralmente o diagnóstico é confirmado pela USG e o seroma é absorvido em poucas semanas.

• **Agressivo**

Punção, de preferência guiada por USG, para evitar danos ao implante, com cuidados de assepsia para prevenir a infecção. O material aspirado deve ser enviado para cultura e análise citológica.

Nos casos de seroma persistente ou recidivado, deve-se submeter a paciente a novo procedimento cirúrgico para abrir a cápsula e introduzir dreno de sucção.

• **Seroma tardio**

O aparecimento de um seroma tardio deve ser considerado como consequência de uma reação inflamatória. Esta pode ser por traumatismo direto intenso, microtraumatismos de repetição, por processo autoimune, por processo infeccioso tardio e mesmo por alteração neoplásica.

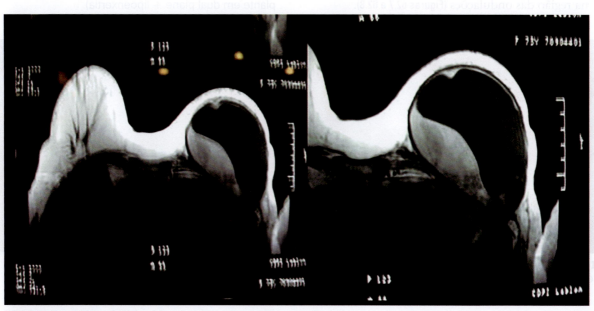

FIGURA 62.4 – RNM evidenciando seroma em mama E.

A primeira conduta deve ser diagnóstica, afastando os processos infecciosos e neoplásicos através de cultura e exame histológico do material puncionado. Afastadas estas hipóteses, o seroma pode ser resolvido por punções orientadas (USG), drenagem após capsulotomia e, nos casos mais resistentes, pela capsulectomia e troca do implante. Em casos infecciosos, deve-se pensar primeiro na infecção por micobactéria (ver Capítulo 50). A suspeita de neoplasia será abordada mais adiante, neste capítulo.

Implantes palpáveis

Quando a camada de cobertura do implante for fina (tecido subcutâneo insuficiente) ou o implante estiver fora do perímetro do tecido glandular, este pode se tornar palpável e gerar incômodo à paciente. Neste caso, aconselha-se optar por dois tipos de tratamento:

- realizar um enxerto de gordura como medida paliativa e com êxito limitado;

    ou

- reposicionar o implante em plano retromuscular, que oferece melhores resultados.

Ondulações (*rippling*)

Também ocorre em consequência a uma camada fina de cobertura, que ocasiona ondulações na pele na área do implante. Aparece mais nos implantes salinos. Nos implantes de silicone ocorre mais frequentemente com os texturizados, podendo ocorrer em outros tipos de implantes (Figuras 62.5 e 62.6).

O tratamento baseia-se na troca do implante e do plano utilizado (preferência pelo plano retromuscular ou *dual plane*), acompanhado ou não por enxerto de gordura na região das ondulações (Figuras 62.7 e 62.8).

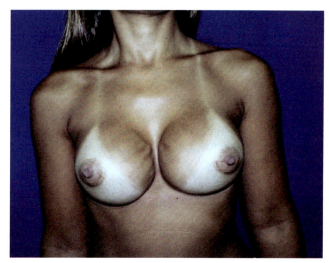

FIGURA 62.6 – Paciente apresentando rippling em ambas as mamas.

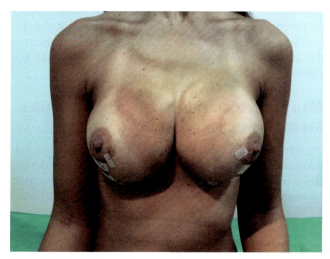

FIGURA 62.7 – Pós-operatório (inclusão de novo implante em dual plane + lipoenxertia).

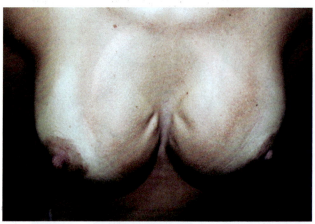

FIGURA 62.5 – Ondulações (*rippling*) visíveis nas partes mediais das mamas.

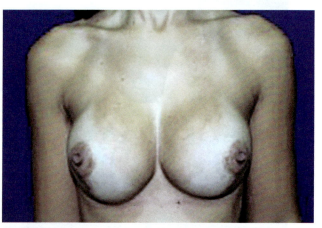

FIGURA 62.8 – Pós-operatório de 6 meses.

CAPÍTULO 62 – COMPLICAÇÕES DOS IMPLANTES MAMÁRIOS

Ruptura e extravasamento

Quando se evidencia a ruptura do implante mamário, normalmente não é possível precisar o tempo do ocorrido. A ruptura pode ser clinicamente silenciosa e permanecer indetectável por anos, principalmente se estiver contida pela cápsula. Os sintomas aparecem com maior frequência quando o extravasamento do gel for extracapsular. Quanto mais tempo tiver o implante colocado, maior será o risco de ruptura.

Clinicamente, a ruptura do implante pode se manifestar por dor localizada e/ou mudança no formato da mama (Figuras 62.9 e 62.10).

O diagnóstico é feito através dos exames de imagem, principalmente a ressonância magnética (RM), com uma acurácia de 81%. Confirmado o diagnóstico, deve-se realizar a capsulectomia e substituição do implante na ruptura intracapsular (Figuras 62.11 e 62.12). Na extracapsular, além deste procedimento, é necessária a retirada do material extravasado para fora da cápsula e a drenagem por sucção do sítio operatório.

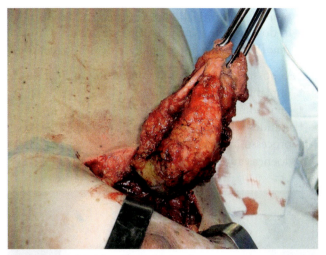

FIGURA 62.11 – Capsulectomia.

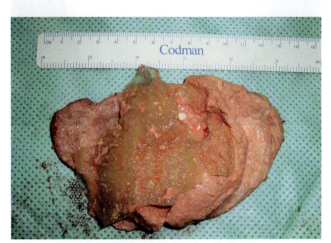

FIGURA 62.12 – Cápsula espessa com deposição de material caseoso.

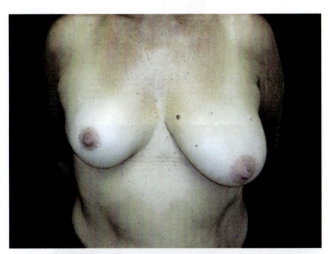

FIGURA 62.9 – Ruptura com ptose.

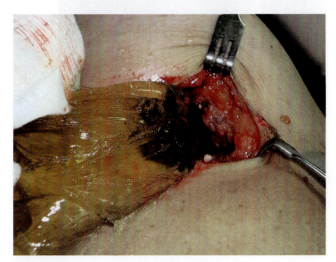

FIGURA 62.10 – Retirada do implante.

Contratura capsular

Trabalhos publicados sugerem que os implantes revestidos de poliuretano apresentam menor índice de contratura que os texturizados, quando colocados no plano retroglandular. Esse mesmo efeito parece não ocorrer em plano retromuscular, onde implantes lisos e texturizados têm sido utilizados com bons resultados.

Na contratura, o que ocorre é o espessamento e a retração da cápsula em maior ou menor grau. O implante torna-se fixo e deformado, apresentando uma forma esférica (Figuras 62.13 a 62.15). Dependendo do grau (classificação de Baker), a paciente pode apresentar também dor à palpação ou mesmo dor espontânea.

- **Classificação de Baker JL, 1980 (para contratura capsular):**
  - *grau I*: resultado desejado;
  - *grau II*: mais consistente que o normal, porém sem deformidade visível;

- *grau III:* deformidade visível (esférica), deslocamento do implante (para cima);
- *grau IV:* extrema dureza, grande deformidade, dor.

As possíveis causas para a contratura capsular são:
- implante liso retroglandular;
- hematomas importantes;
- grandes seromas ou de longa duração;
- processo infeccioso;
- doenças autoimunes do tecido conjuntivo;

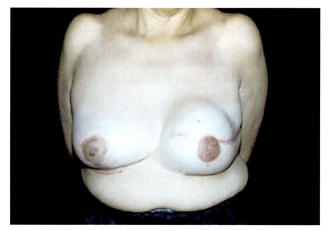

■ **FIGURA 62.13** – Contratura capsular grau III (Baker). Evoluiu para a troca do implante.

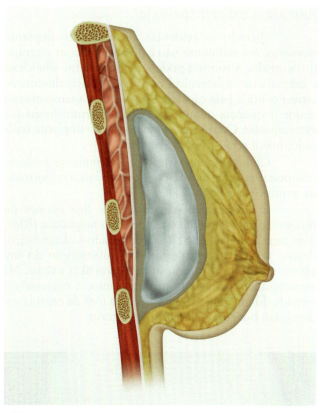

■ **FIGURA 62.14** – Imagem esquematizando comportamento do implante em caso de contratura capsular.

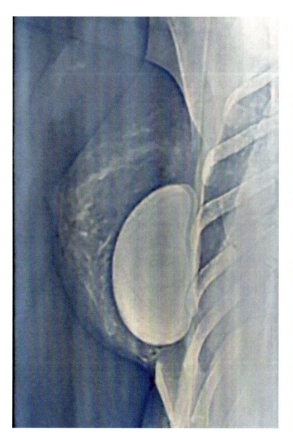
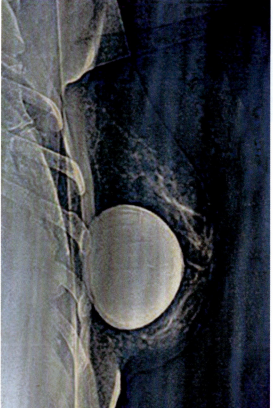

■ **FIGURA 62.15** – Comparação das mamas em processo de contratura capsular (xeromamografia).

CAPÍTULO 62 – COMPLICAÇÕES DOS IMPLANTES MAMÁRIOS

- extravasamento do gel de silicone (*bleeding*) (Figura 62.16);
- infecção subclínica (S. *epidermidis*);
- predisposição genética.

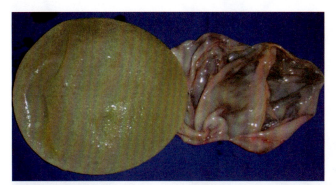

FIGURA 62.16 – Extravasamento de silicone intracapsular (*bleeding*).

Após o diagnóstico de contratura importante (geralmente graus III e IV), deve-se realizar o tratamento cirúrgico para troca do implante. Dependendo do caso, pode-se optar por uma capsulotomia ampla + capsulectomia parcial ou uma capsulectomia total (Figuras 62.17 a 62.20). Caso se faça necessário, deve-se trocar o plano de colocação do implante.

Ptose mamária precoce

A ptose mamária pode ocorrer precocemente após a inclusão do implante (Figura 62.21). Este evento não é raro e causa muita frustração para a paciente, podendo levar o cirurgião a uma reintervenção precoce e não desejada. Os fatores que favorecem essa ocorrência são:

- características do tecido da mama;
- características da pele: pacientes com pele muito fina, flácida, com estrias, são mais suscetíveis a esse tipo de complicação;

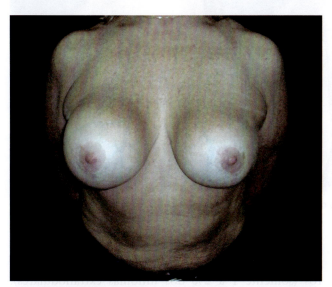

FIGURA 62.17 – Contratura capsular.

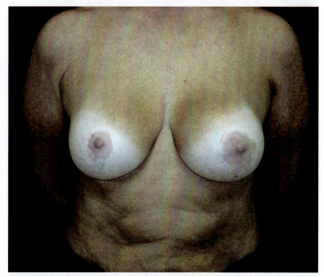

FIGURA 62.18 – Pós-operatório 1 ano.

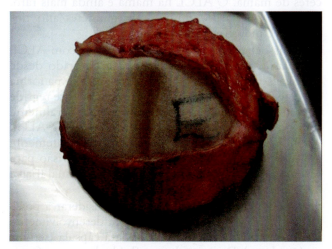

FIGURA 62.19 – Implante com dobra pela contratura capsular.

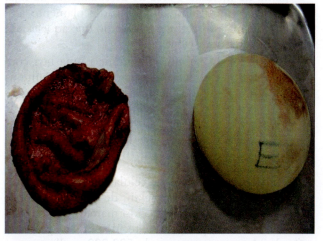

FIGURA 62.20 – Aspecto normal do implante sem a constrição da cápsula.

799

PARTE 6 – CIRURGIA PLÁSTICA DA MAMA

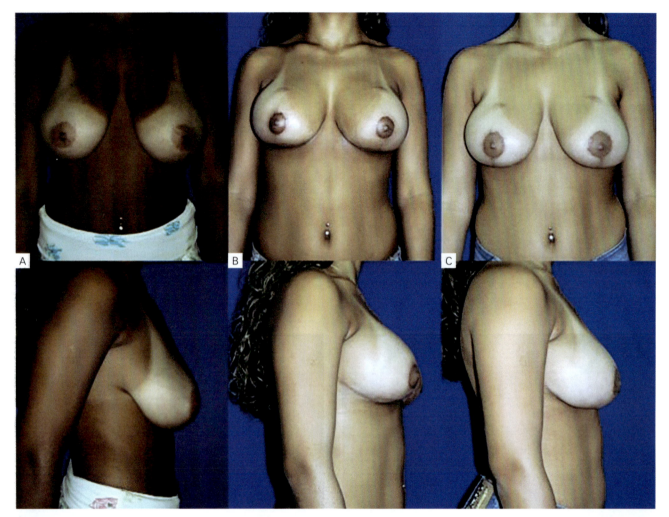

■ **FIGURA 62.21** – Ptose mamária precoce após colocação do implante. **A.** Pré-operatório. **B.** Pós-operatório – 3 meses. **C.** Pós-operatório – 6 meses.

- tamanho e peso do implante: quanto maior o volume do implante, maior o peso e, consequentemente, maior a chance de ocorrer ptose mamária;
- plano de inclusão e área de descolamento da loja. Inclusões retroglandulares com descolamento amplo são mais suscetíveis à ptose do que aquelas em posição retromuscular.

Portanto, é de extrema importância uma boa consulta pré-operatória, deixando claro para a paciente as limitações do resultado diante das características apresentadas por ela.

Linfoma de Células Gigantes

O linfoma anaplásico de células gigantes é um tumor maligno raro, não Hodgkin, de células T. Não é considerado um câncer do tecido mamário. Pode acometer linfonodos, pele, ossos, tecidos moles, pulmões e fígado. Acomete uma a cada 500.000 mulheres por ano nos EUA. Os linfomas das mamas são muito raros (somente 1 a 2% dos linfomas extranodulares). Representam cerca de 0,04 a 0,5% de todos os cânceres de mama. O ALCL na mama é ainda mais raro. Incidência de 3:100 milhões de mulheres/ano nos Estados Unidos (publicação de 2015).

A associação de implantes mamários com ALCL (*Anaplastic Large Cell Limphoma*) tem crescido desde publicação de Duvic, em 1995. Trata-se de uma forma mais benigna de linfoma, que frequentemente regride com a remoção da cápsula e do implante, geralmente sem necessidade de tratamento sistêmico. O ALCL é condição muito rara e ocorre mais frequentemente em pacientes submetidas a operações de revisão para seroma tardio e resistente ao tratamento usual (Figura 62.22).

Atualmente, a FDA recomenda considerar a possibilidade de ALCL em pacientes com desenvolvimento de seroma tardio em torno de toda a cápsula (seroma peri-implante). Deve-se coletar o fluido do seroma fresco

CAPÍTULO 62 – COMPLICAÇÕES DOS IMPLANTES MAMÁRIOS

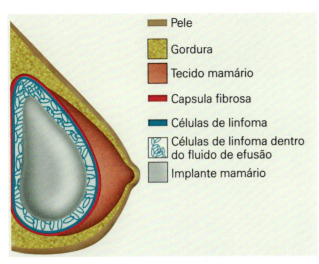

FIGURA 62.22 – Observe a localização das células "doentes".

e uma porção representativa da cápsula para testes de patologia para a confirmação do diagnóstico. As células tumorais são usualmente encontradas no líquido do seroma e na cápsula.

O tumor pode ser causado por uma reação inflamatória crônica em pacientes com uma predisposição a linfomas. Por isso a importância do exame cito-oncótico do líquido aspirado. No estudo citológico observa-se a presença de células semelhantes às células dos linfomas cutâneos.

Com relação ao tratamento, deve-se realizar uma capsulectomia total bilateral (já que as células acometidas se localizam na cápsula ou próximas a ela), remoção bilateral dos implantes, estudo histológico do material e seguimento com oncologista.

Bibliografia Consultada

- Abramo AC. Proposition for prevention of capsular contractures in breast augmentation mammaplasty. An Paul Med Cir. 1984;111(2,3):19-27.
- Baker JL Jr. The effectiveness of alpha-tocopherol (vitamin E) in reducing the incidence of spherical contracture around breast implants. Plast Reconstr Surg. 1981;68(5):696-8. Disponível em: http://dx.doi.org/10.1097/00006534-198111000-00004. PMid:7291341
- Brickman M, Parsa NN, Parsa FD. Late hematoma after breast implantation. Aesth Plast Surg. 2004;28(2):80-2.
- Duvic M, Moore D, Menter A, Vonderheid EC. Cutaneous T-cells limphoma in association with silicone breast implants. J Acad Dermatol. 1995;32:939-942.
- Ferreira JA. The various etiological factors of "hard capsule" formation in breast augmentations. Aesth Plast Surg. 1984;8(2):109-17.
- Franco D, Medeiros J, Destefani V, Franco T. Hematoma tardio após reconstrução de mama com prótese de silicone. Rev Soc Bras Cir Plást. 2006;21(4):227-30.
- Gindegil CA. Breast implant associated anaplastic large cell lymphoma: A systematic review. Plast Reconstr Surg. 2015;135(3):713-720.
- Haeck PC, Eaves FF 3rd. Discussion: Diagnosis and management of seroma following breast augmentation: an update. Plast Reconstr Surg. 2011;128(1):29-31. Disponível em: http://dx.doi.org/10.1097/PRS.0b013e31821d2cb1. PMid:21701305.
- Hakme F. Contracted capsule. Complication of closed capsulotomy after silicone augmentation mammaplasty. Folha Méd. 1981;82(5):537-46.
- Hall-Findlay EJ. Breast implant complication review: double capsules and late seromas. Plast Reconstr Surg. 2011;127(1):56-66. Disponível em: http://dx.doi.org/10.1097/PRS.0b013e3181fad34d. PMid:21200201
- Hammond DC. Discussion: Diagnosis and management of seroma following breast augmentation: an update. Plast Reconstr Surg. 2011;128(1):26-8. Disponível em: http://dx.doi.org/10.1097/PRS.0b013e318217e61c. PMid:21701302
- Handel N, Jensen JA, Black Q, Waisman JR, Silverstein MJ. The fate of breast implants: a critical analysis of complications and outcomes. Plast Reconstr Surg. 1995;96(7):1521-33. Disponível em: http://dx.doi.org/10.1097/00006534-199512000-00003. PMid:7480271
- Hvilsom GB, Hölmich LR, Henriksen TF, Lipworth L, McLaughlin JK, Friis S. Local complications after cosmetic breast augmentation: results from the Danish Registry for Plastic Surgery of the breast. Plast Reconstr Surg. 2009;124(3):919-25. PMid:19730312.
- Jenny H, Smahel J. Clinicopathologic correlations in pseudocapsule formation after breast augmentation. Aesth Plast Surg. 1981;5(1):63-8.
- Mahler D, Hauben DJ. Retromammary versus retropectoral breast augmentation: a comparative study. Ann Plast Surg. 1982;8(5):370-4.
- Miró AL. Próteses mamárias revestidas com poliuretano: avaliação de 14 anos de experiência. Rev Bras Cir Plást. 2009;24(3):296-303.
- Montandon RE. Estudo de complicações em próteses mamárias: avaliação de 546 casos em oito anos. Rev Bras Cir Plást. 2014;29(3):352-360.
- Netscher DT, Weizer G, Wigoda P, Walker LE, Thornby J, Bowen D. Clinical relevance of positive breast periprosthetic cultures without overt infection. Plast Reconstr Surg. 1995;96(5):1125-9.
- Pinchuk V, Tymofii O. Seroma as a late complication after breast augmentation. Aesth Plast Surg. 2011;35(3):303-14.
- Pitanguy I, Amorim NFG, Ferreira AV, Berger R. Análise das trocas de implantes mamários nos últimos cinco anos na Clínica Ivo Pitanguy. Rev Bras Cir Plást. 2010;25(4):668-74. Disponível em: http://dx.doi.org/10.1590/S1983-51752010000400019
- Shah Z, Lehman JA Jr, Stevenson G. Capsular contracture around silicone implants: the role of intraluminal antibiotics. Plast Reconstr Surg. 1982;69(5):809-14.
- Shah Z, Lehman JA Jr, Tan J. Does infection play a role in breast capsular contracture? Plast Reconstr Surg. 1981;68(1):34-42.
- Sperli A, Bersou A Jr, Freitas JOG, Michalany N. Complicações com próteses mamarias. Rev Bras Cir Plást. 2000;15(3):33-46.
- Tebbetts JB. Diagnosis and management of seroma following breast augmentation: an update. Plast Reconstr Surg. 2011;128(1):17-25. Disponível em: http://dx.doi.org/10.1097/PRS.0b013e3182134aa3. PMid:21289545
- Veiga DF, Veiga Filho J, Schnaider CS, Archangelo I Jr. Late hematoma after aesthetic breast augmentation with textured silicone prosthesis: a case report. Aesth Plast Surg. 2005;29(5):431-3.

capítulo 63

Assimetria Mamária Pós-reconstrução

AUTOR: Sérgio Carreirão
COAUTORES: Marcelo Carreirão, Bruno Assad, Maurício Santoro Junior e Thiago Delgado

Introdução

Desde a primeira reconstrução mamária atribuída a Czerny, em 1893,[1] a cirurgia da reconstrução mamária pós-mastectomia tem progredido muito. Neste período inicial podemos destacar D'Este, que em 1912 publicou o retalho de Tanzini baseado no músculo latíssimo do dorso.[2] Em 1920 Gillies[3] apresentou método de reconstrução mamária utilizando tubos abdominais. Em nosso meio, Pitanguy[4] também utilizou este método para reconstruções após mastectomias subcutâneas. A primeira inclusão de implante permanente na reconstrução mamária é creditada a Pangman e Wallace, em 1964.[5] Cronin e Gerow,[6] no mesmo ano, descreveram a inclusão de implante de núcleo gelatinoso revestido de silicone no local da mastectomia. O emprego de implantes mamários na reconstrução, pela simplicidade do procedimento e pelos satisfatórios resultados conseguidos, deu um grande impulso na correção de deformidades da mastectomia.

Na década de 1970 utilizamos bastante este método, que dependia de um bom revestimento cutâneo e ausência de radioterapia. Os implantes tinham a superfície lisa e eram colocados a frente do plano muscular em um só tempo cirúrgico (Figura 63.1A). A reconstrução da aréola ainda era feita com enxerto total de tecido retirado de lábios vaginais. Os resultados eram considerados muito bons, e bem aceitos pelas pacientes, embora, na sua grande maioria, apresentassem certo grau de assimetria mamária (Figuras 63.1B,C). Talvez pela grande melhora apresentada por estes resultados ou pela novidade da utilização do implante mamário, as pacientes tinham alto grau de satisfação com os resultados obtidos e praticamente não se queixavam das assimetrias existentes na maioria dos casos.

Nas últimas décadas, a cirurgia da reconstrução da mama evoluiu. Entretanto, com o passar do tempo, a melhora dos resultados (Figura 63.2), a maior informação da paciente e as atribulações do tempo moderno também aumentaram o grau de exigência da paciente com o resultado obtido na reconstrução mamária. Passaram estas pacientes a exigir uma simetria de mamas que antes não era sequer considerada, e hoje entre os resultados desfavoráveis apresentados por este tipo de reconstrução, sem dúvida, a assimetria entre a mama reconstruída e a mama contralateral representa uma das maiores queixas apresentadas pelas pacientes.

Com a finalidade de minorar este problema, apresentamos um estudo retrospectivo sobre o melhor conhecimento da paciente que operamos e, principalmente, sobre a sua informação a respeito dos limites de resultados das cirurgias reconstrutoras da mama.

PARTE 6 – CIRURGIA PLÁSTICA DA MAMA

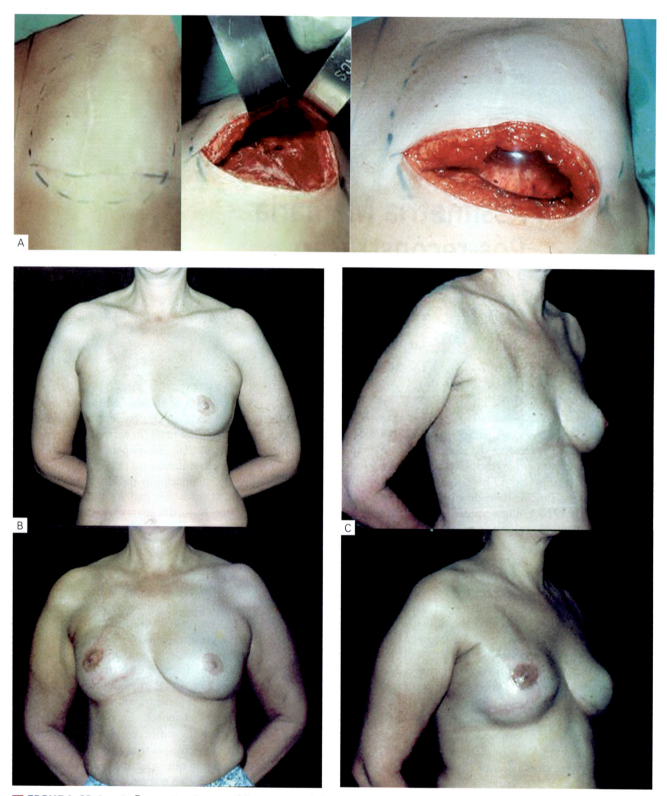

■ **FIGURA 63.1 – A.** Reconstrução mamária com uso de implante de silicone, realizada em 1974. Note-se o implante de superfície lisa, colocado a frente do plano muscular. **B.** Pré-operatório e **C.** Resultado pós-operatório de 1 ano.

CAPÍTULO 63 – ASSIMETRIA MAMÁRIA PÓS-RECONSTRUÇÃO

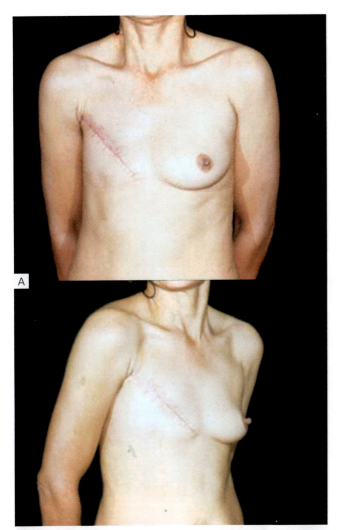
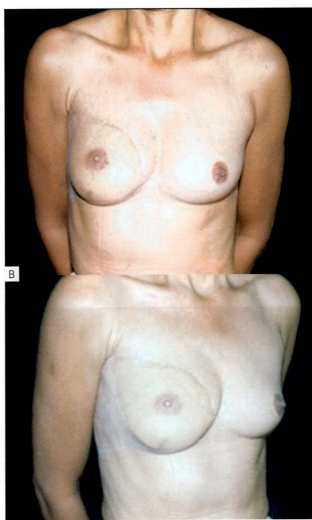

FIGURA 63.2A e B – Resultado de reconstrução mamária com emprego do TRAM. Resultado considerado muito bom, tanto pelo cirurgião como pela paciente.

Fatores Determinantes de Resultados Desfavoráveis

Além da habilidade e competência do cirurgião, existem alguns fatores que devem ser considerados antes da cirurgia para a obtenção de resultados mais favoráveis.

A área da mastectomia e a mama contralateral

É importante que se faça uma avaliação correta das condições da área de mastectomia e da mama contralateral.

Existem deformidades da área da mastectomia e da mama contralateral que podem antecipar resultados mais favoráveis, como o caso da Figura 63.3B. Em outros, entretanto, esta simetria se torna bastante mais difícil de atingir, dadas as desproporções entre a gravidade da deformidade da área doadora e as características da mama contralateral (Figura 63.4). Em outras situações, a deformidade causada pela mastectomia pode não ser intensa, mas o volume exagerado da mama contralateral torna a proposição de uma simetria igualmente difícil (Figura 63. 3 A).

Radioterapia

A presença de lesões provocadas pela radioterapia (fibrose e aderências) e radiodermite é fator limitante de melhores resultados. A radioterapia e suas consequências podem limitar ou mesmo contraindicar o uso de expansores ou implantes mamários (Figura 63.4).

Este assunto, atualmente, está em franca discussão, havendo opiniões controvertidas sobre a conveniência ou não de se usar expansores/implantes em tecidos irradiados.

As exigências e o comportamento da paciente

A paciente pode se mostrar exigente não só quanto aos resultados a serem conseguidos, mas também quan-

PARTE 6 – CIRURGIA PLÁSTICA DA MAMA

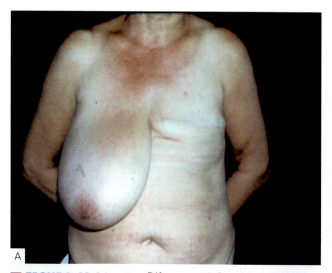
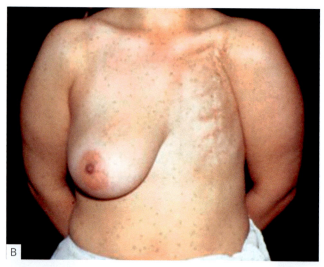

FIGURA 63.3A e B – Diferentes deformidades de mastectomia e de hipertrofia mamária da mama contralateral.

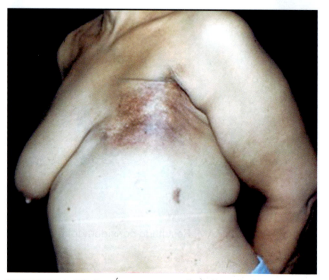
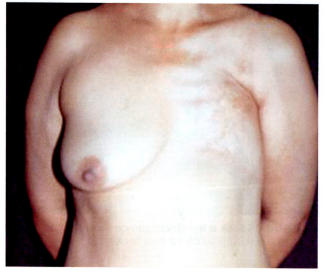

FIGURA 63.4 – Área extensa de lesão por radioterapia.

to à escolha da área doadora da reconstrução, ou ainda em realizar o seu desejo de ser submetida a um procedimento reconstrutor que seja feito em um só tempo cirúrgico. Estas duas últimas exigências da paciente podem conduzir a resultados limitados, pois o cirurgião pode deixar de realizar o procedimento mais adequado para o caso, fugindo da sua experiência e da sua rotina.

Há também, segundo Gorney,[7] outros fatores que podem servir de advertência ao cirurgião antes de decidir sobre a realização da cirurgia. Assim, a discordância entre o tamanho da deformidade e o nível de preocupação da paciente pode ocultar severos problemas emocionais que vão além da deformidade a ser corrigida. Também pacientes com demandas não muito específicas podem não entender o que realmente se pode conseguir com o tratamento cirúrgico. E ainda, a paciente que não sabe o que quer não é uma boa candidata à cirurgia.

A maturidade da paciente deve ser cuidadosamente avaliada. Idade e maturidade não são sinônimos.[8]

Ademais, esse tipo de comportamento geralmente está presente em pacientes cujas exigências quanto ao resultado final são geralmente muito além do que se lhes pode oferecer, e em muitos casos a cirurgia deve ser adiada ou mesmo cancelada.

Tipos de Assimetria Pós-reconstrução Mamária

Existem, na prática, três tipos de assimetria mamária:
- *assimetria de volume (assimetria volumétrica)*: é aquela em que uma mama é volumetricamente maior que a outra. É o tipo de assimetria mais comum (Figura 63.5);
- *assimetria de forma*: neste caso, as mamas têm o mesmo volume, mas apresentam formas diferentes. Somente

os retalhos do TRAM ou retalhos microcirúrgicos podem apresentar os melhores resultados no que diz respeito a esse tipo de assimetria (Figura 63.6);

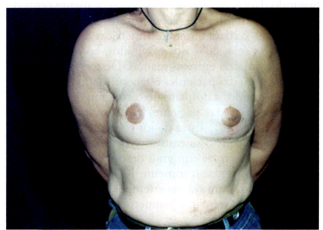

■ **FIGURA 63.5 –** Assimetria mamária de volume. Mama reconstruída com expansor + implante menor que a mama contralateral.

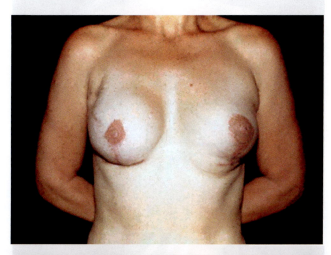

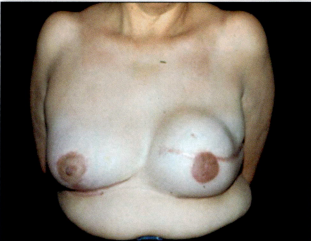

■ **FIGURA 63.6 –** Assimetria de forma das mamas. Mamas com volumes semelhantes, mas com formas diferentes.

- *assimetria de posição (assimetria geométrica)*: aparece quando os sulcos inframamários estão localizados em posições diferentes no sentido cefalocaudal da parede anterior do tórax, isto é, uma mama tem localização mais baixa ou mais alta que a outra, embora ambas possam ter o mesmo volume e a mesma forma (Figura 63.7). Pode acontecer quando se coloca implante mamário só na mama reconstruída e a mama contralateral se torna ptosada com o passar do tempo.

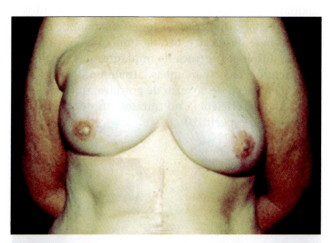

■ **FIGURA 63.7 –** Assimetria mamária de posição. Mama contralateral mais ptosada que a mama reconstruída com expansor + implante.

Levando-se em consideração o exposto, podemos depreender que é muito difícil a obtenção de uma verdadeira simetria entre as mamas após a reconstrução de uma delas por sequela de mastectomia (onde grande quantidade de pele e tecido, mamário e adiposo foi retirada). Assim, reconstruir ou formar uma mama esteticamente satisfatória não é muito difícil. Reconstruir ou formar duas mamas esteticamente satisfatórias também não é muito difícil, o difícil mesmo é reconstruir ou formar duas mamas simetricamente iguais e esteticamente favoráveis quando comparadas uma com a outra. Quanto a isso a paciente tem que estar perfeitamente ciente, para que se evitem dissabores no pós-operatório.

Aspectos Cirúrgicos a Serem Considerados

O resultado final de uma reconstrução mamária, independentemente da deformidade inicial, tem sempre um significante componente estético. Este componente, mesmo que não seja declarado pela paciente, somente será avaliado ao complemento do tratamento cirúrgico, que pode ser de duas ou mais cirurgias. Algumas pacientes estão dispostas a serem submetidas a outros tempos cirúrgicos para atingir o resultado desejado. Outras não. Estas podem se dar por "satisfeitas", mesmo sem atingir o resultado desejado, por não estarem dispostas a serem submetidas a novas cirurgias.

No que diz respeito à simetrização das mamas na reconstrução, o tratamento da mama contralateral pode ser realizado na primeira cirurgia, mas será mais eficaz e de melhor resultado se for postergado após a verificação da viabilidade dos retalhos, o posicionamento, a forma e o volume dos implantes e a necessidade da radioterapia.[9] A paciente deve ser informada que após os procedimentos iniciais e básicos, outros auxiliares ou complementares podem ser efetuados e estarão a sua disposição ao longo do tempo. Dentre eles, pode-se destacar o uso de implantes nas reconstruções autólogas, a troca de implantes nas reconstruções heterógenas e em ambas, atualmente em grande voga, o emprego de enxerto de gordura, que tem mostrado grande eficiência no tratamento de assimetrias (ver capítulo específico).

Resultados

A assimetria após a reconstrução mamária pós-mastectomia é muito mais comum do que se pensa. Segundo dados da literatura, em geral, somente cerca de 20% dos resultados de reconstrução mamária apresentam mamas verdadeiramente simétricas (Figura 63.8).[10] O restante, ou seja, 80% dos resultados, apresenta algum grau de assimetria entre as mamas. Destes 80%, pode-se dizer que 60% das pacientes estão satisfeitas com o resultado conseguido, a despeito de certo grau de assimetria, e somente 20% das pacientes se mostram insatisfeitas com os resultados.[11] Estes dados coincidem com os que encontramos em nossa casuística. Devemos acrescentar ainda que, apesar de um grau de certa insatisfação em 20% dos nossos casos, somente 10% das reconstruções necessitaram de um ou mais tempos cirúrgicos complementares para atenuar a assimetria e/ou a insatisfação de nossas pacientes.

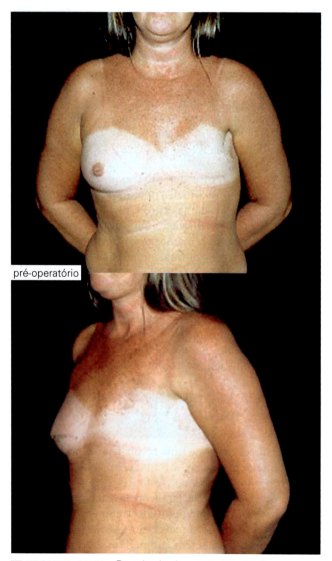
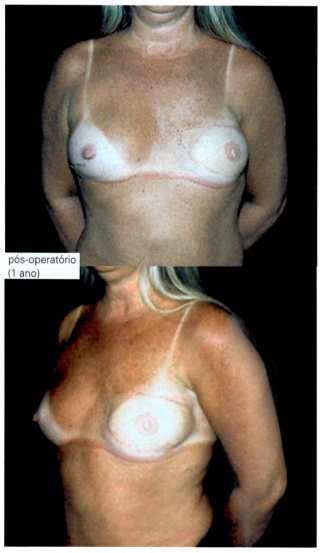

FIGURA 63.8 – Resultado de reconstrução de mama com emprego do TRAM. A simetria se mantém após longo prazo.

Do levantamento que fizemos da literatura e da análise de nossos próprios casos de reconstrução mamária pós-mastectomia, que atingem de 480 casos pessoais operados entre 2004 e 2015, podemos deduzir que a assimetria mamária é um resultado esperado.[12] O que realmente não se espera, muitas vezes, é a reação da paciente diante do resultado obtido previsto, e cuja possibilidade era do seu conhecimento.

Discussão

Dado este fato ser comum na clínica de quem faz reconstrução mamária pós-mastectomia, baseados em nossa experiência de mais de 35 anos, estabelecemos alguns parâmetros, descritos a seguir, para prevenir ou minimizar o problema.1. Deve-se ter o cuidado ao fazer a indicação da técnica adequada para cada paciente. Não existe um só método cirúrgico que seja adequado para tratar todos os casos de reconstrução mamária. Fatores variáveis como área doadora disponível, características da mama contralateral, radioterapia, desejos e expectativas da paciente devem ser considerados.

A paciente deve ser avisada de que a reconstrução pode ter que ser completada com mais de dois tempos cirúrgicos. A correção com vários tempos cirúrgicos, em tese, fornece resultados muito mais satisfatórios em longo prazo.

A paciente deve ter total conhecimento sobre as características e possibilidades de resultados da reconstrução a que vai ser submetida. Deve ser amplamente informada sobre as limitações do método cirúrgico e dos fatores variáveis anteriormente descritos. Tudo deve ser detalhadamente considerado e explicado.

A paciente deve estar informada que procedimentos secundários poderão ser efetuados para melhorar o resultado, tanto nos procedimentos com implantes ou com retalhos. Atualmente, procedimentos secundários como o enxerto de gordura podem melhorar em muito o resultado estético final.[9] Um procedimento cirúrgico bem executado não produz necessariamente uma paciente satisfeita.[5] Por isso, é necessário que o cirurgião conheça bem a sua paciente. Suas expectativas, exigências e, principalmente, o seu perfil psicológico.

Conhecer bem a paciente é ponto fundamental para se obter um bom resultado na reconstrução mamária, pois consideramos o verdadeiro bom resultado aquele em que a paciente aceita naturalmente, fica satisfeita, independentemente das limitações estéticas apresentadas e das assimetrias porventura existentes.[13,14]

Após detalhada investigação de nossos resultados (favoráveis e desfavoráveis) e de procurar comparar o perfil psicológico de nossas pacientes com o grau de satisfação dos resultados nelas obtidos, fizemos uma classificação segundo as características apresentadas pelas pacientes.

Assim, para serem submetidas à reconstrução mamária pós-mastectomia, consideramos grupos de pacientes: ideal, bom ou ruim, de acordo com a predominância das características apresentadas na Tabela 63.1.

TABELA 63.1 – Grupos de Pacientes Ideal, Bom ou Ruim, de acordo com a Predominância das Características Apresentadas

Grupo Ideal
1. Pacientes que estão conscientes e não escondem a luta que travaram contra a doença e consideram que venceram uma batalha contra o câncer, estando, portanto, mais preparadas para se defrontarem com os reveses oriundos da doença e de seu tratamento
2. Pacientes que não têm necessidade de apagar cicatrizes psicológicas deixadas pela perda da mama. Elas se mostram mais aptas a aceitar as dificuldades inerentes à reconstrução
3. Pacientes que contam com o apoio familiar para a reconstrução mamária; familiares que respeitam os desejos da paciente
4. Pacientes que são realistas quanto às limitações dos resultados esperados

Grupo Bom
1. Pacientes que ainda se apresentam em fase de lamentação, iniciada com o diagnóstico da doença
2. Pacientes que ainda questionam a real necessidade da mutilação sofrida
3. Pacientes que ainda não se conscientizaram de suas perdas pessoais
4. Pacientes que contam com o apoio familiar

Grupo Ruim
1. Pacientes que se julgam injustiçadas pela doença (câncer) e queixam-se de tudo
2. Pacientes que não discutem muito as possibilidades de reconstrução e seus resultados
3. Pacientes que procuram na reconstrução a recuperação do que tinham ou acreditavam ter antes do câncer
4. O apoio familiar ao tratamento da reconstrução mamária está desaparecendo ou está ausente

Conclusão

A mastectomia faz parte do tratamento do câncer da mama. A reconstrução mamária é considerada um complemento deste tratamento. Ela é encarada como uma solução para a mutilação, para o conforto pessoal e melhoria da aparência e da autoestima da paciente. Pode a paciente, entretanto, estar procurando na reconstrução algo que se assemelhe àquilo que ela possuía antes da mutilação. Aí seus anseios serão difíceis de serem alcançados e a sua satisfação com o resultado pode não ser atingida, apesar de um ótimo resultado morfológico.

Nossa experiência, após estes longos anos lidando com pacientes que se submetem à reconstrução mamária, tem mostrado que, se a mulher decidiu ser submetida à reconstrução mamária, em boas condições físicas e psicológicas, não importando o tipo de reconstrução efetuada, ela estará mais apta a aceitar as dificuldades inerentes às operações propostas, terá maior clarividência sobre as limitações destes métodos reconstrutores e maior discernimento para apreciar os aspectos positivos da reconstrução.

Referências Bibliográficas

1. Goldwyn RM, Czerny V. The Beginnings and Art of Breast Reconstruction. Plast Reconstr Surg. 1972;61:673.
2. D'Este S. La Technique de l'Amputation de la Mammelle pour Carcinoma Mammaire. Rev Chir. 1912;45:164.
3. Gillies H, Millard DR. The principles and art of plastic surgery. vol. 1. Boston: Little, Brown & Co.; 1957.
4. Pitanguy I, Carreirão S, Salgado F, Solinas R. Reconstrução mamária pós-mastectomia. Conduta atual. Rev Bras Cir. 1988;78(6):401-404.
5. Goldwyn RM. Plastic and Reconstructive Surgery of the Breast. Boston: The Little Brown Co.;
6. Cronin TD, Gerow FJ. Augmentation mammaplasty: A new natural feel prosthesis. In: Transaction of third International Congress of Plastic Surgery. Amsterdam: Exerpta Medica; 1964.
7. Gorney M. Malpractice. In: Aesthetic Surgery Trouble: How to Avoid it and How to Treat it. Courtiss E. Saint Louis: The CV Mosby Co.; 1978.
8. Carreirão P. Psicologia Aplicada à Cirurgia Plástica. Algumas Considerações sobre o Paciente. In: Cirurgia Plástica - Para a Formação do Especialista, 1ª ed. Carreirão S, ed. Rio de Janeiro: Editora Atheneu; 2013. p. 87.
9. Beahm E, Lang JE. Breast Cancer: Diagnosis, Therapy and Oncoplastic Techniques. In: Plastic Surgery, Nelligan PC, ed. vol V, 3rd ed. London, New York: Elsevier Saunders; 2013. p. 266.
10. Alderman AK, Wilkins EG, Lowery JC, Kim M, Davis JA. Determinants of Patient Satisfaction in Postmastectomy Breast Reconstruction. Plast Reconstr Surg. 2000;106:769-776.
11. Clough KB, O'Donoghue JM, Fitoussi AD, Nos C, Falcou M. Prospective Evaluation of Late Cosmetic Results following Breast Reconstruction: I Implant Reconstruction. Plast Reconstr Surg. 2001;107(7):1702-1709.
12. Pitanguy I, Carreirão S, Salgado F, Abissambra R, Froes LB. Utilização de expansor cutâneo na reconstrução mamária pós--mastectomia. Rev Bras Cir. 1991;81(5):241-253.
13. Pitanguy I, Jaimovich CA, Schuartz S. Avaliação de aspectos psicológicos e psiquiátricos em cirurgia plástica. Rev Bras Cir. 1976;66(3-4):115-125.
14. Tykká E, Asko-Seljavaara S, Hietanen H. Patient Satisfaction with Delayed Breast Reconstruction: A Prospective Study. Annals of Plastic Surgery. 2002;49(3):258-263.

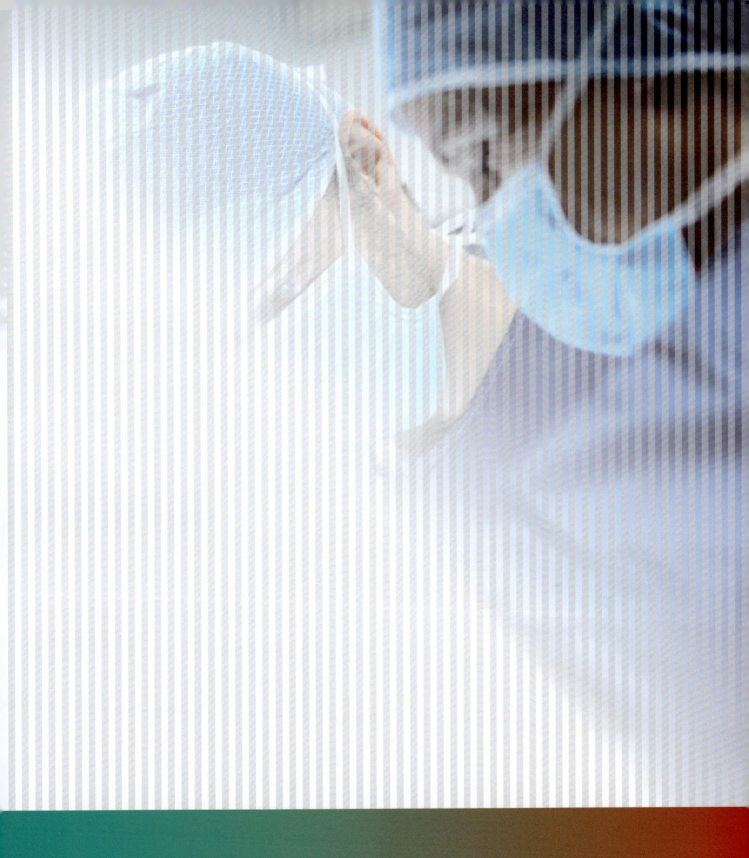

Parte 7
Reconstrução do Tronco e Membros

capítulo 64

Reconstruções da Parede Torácica

AUTOR: **Salustiano Gomes Pinho Pessoa**
Coautores: **Breno Bezerra Gomes de Pinho Pessoa, Vitor Vasconcelos Muniz e Lucas Bezerra Gomes de Pinho Pessoa**

Introdução

A dificuldade em tratar as lesões da parede torácica, espaço compreendido pela curvatura das costelas, entre o osso esterno e a coluna vertebral, está diretamente relacionada com o tipo de lesão apresentada e o tipo de reparo cirúrgico, necessário para manter a cavidade pleural com sua função compatível com o perfeito funcionamento dos órgãos vitais contidos nesta caixa – coração, pulmão e a chamada pequena circulação.

O presente capítulo não pretende ser exaustivo sobre o assunto, mas tem o objetivo de fornecer ao cirurgião plástico uma revisão atualizada das principais patologias torácicas que podem comprometer suas funções e apresentar as opções de tratamento mais utilizadas pelos autores.

Aspectos Históricos

Os egípcios acreditavam que o tórax, sendo a casa do coração, era o local do corpo humano que servia de moradia para a alma, isto porque graves traumas neste segmento corporal eram geralmente fatais.

Sacerdotes egípcios, em 3000 AC, pregavam que o coração era pesado diante da deusa da verdade, Maat, na entrada do céu, e somente aqueles que foram praticantes do bem e amantes da verdade tinham o coração com o peso igual ao da pena utilizada pela Deusa. A citada pena era colocada na balança do lado oposto ao coração e a balança tinha que ficar equilibrada e só estes obtinham acesso ao reino do céu. Nos casos em que o coração fosse mais pesado, ele era devolvido para Ammit ("devorador" ou "comedor de almas") para ser devorado (Figura 64.1).

A evolução da cirurgia e consequentemente da especialidade Cirurgia Torácica é paradigmática do progresso da Arte Cirúrgica e Ciência Médica, que historicamente tiveram origens diferentes, já que a profissão de cirurgião e de médico têm raízes históricas diferentes. Por exemplo, a tradição era contra a abertura do corpo e o Juramento de Hipócrates conclama aos médicos contra a prática da cirurgia, especialmente litotomia, operação para retirar pedras do rim, era para ser deixada para pessoas com tais práticas.[1]

Os fundamentos científicos da especialidade Cirurgia Torácica e as grandes reconstruções da cober-

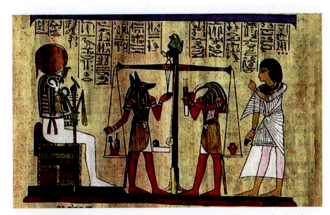

FIGURA 64.1 – Maat ou Ma'at da religião egípcia é representada como uma jovem mulher ostentando uma pluma de avestruz na cabeça, que observa o deus Totha que na figura anota o peso do coração (alma) do morto, pesado por Anubis no julgamento do mítico faraó Osíris.

tura do tórax só foram relatados muito recentemente, como veremos a seguir.

A grandes cirurgias torácicas só foram realmente realizadas após a década de 1920, até então só se realizavam pequenas intervenções. As grandes cirurgias neste segmento corporal, como as cirurgias oncológicas alargadas e outras, somente foram realizadas quando os cirurgiões, após a citada década, passaram a ter adequado conhecimento, centros cirúrgicos, salas de recuperção, drogas anestésicas, instrumentos necessários e outras facilidades. Na antiguidade, tudo era problemático para se realizar intervenções hoje consideradas simples, como as traqueostomias. Apesar do exposto, há muitos relatos heroicos, como o de Parham, de 1899, nos Estados Unidos, que realizou a ressecção de um tumor da parede torácica envolvendo três costelas que evoluiu com pneumotórax, e foi tratado com a cobertura de partes moles. Em 1906, Tansini foi provavelmente o primeiro cirurgião a utilizar um retalho do músculo latíssmo do dorso para tratar um ferida torácica pós-mastectomia radical.[2]

No Brasil, no Hospital da Clínicas da Faculdade de Medicina de São Paulo, na década de 1940, parece haver um ponto comum para o estabelecimento das especialidades Cirurgia Torácica e Plástica. Veja o relato feito pelo professor doutor Euclydes Marques, autor do livro A Face Oculta dos Transplantes:[3]

> "Quando o professor Alípio Corrêa Neto assumiu a cátedra da Clínica Cirúrgica, ele tinha quatro assistentes de confiança: o Arrigo Raia, o Victor Spina, o Pedro Puech Leão e o Zerbini", conta o professor Marques. A cirurgia do aparelho digestivo era a mais desenvolvida, ele a entregou para o Dr. Raia; para o Spina, a cirurgia plástica, que era a especialidade de que ele gostava; para o Puech Leão, cirurgia vascular periférica."

No Ceará, no Hospital Universitário Walter Cantídio, da Universidade Federal do Ceará (HUWC/UFC), as grandes reconstruções da parede torácica com retalhos miocutâneos tiveram seu início em 1981, no Serviço de Cirurgia Plástica e Microcirurgia Reconstrutiva, cujo regente na época era o professor Germano Fabrícius Riquet, conforme relato feito por Pessoa[4] no "VI Congresso Médico do Piauí", evento realizado na capital do estado, Teresina, no periódo de 17 a 20 de junho do citado ano. O trabalho intitulava-se: Reconstruções de Parede Torácica por Ressecção de Tumor com Rotação de Retalho Miocutâneo do Grande Dorsal. Convém salientar que o embasamento científico[5-7] para este início foi obtido nas publicações de Arnold PG e Pairolero PC,1979 e Hodgkinson DJ e Arnold PG, 1980.

Anatomia e Fisiologia da Caixa Torácica

A caixa torácica é uma estrutura óssea-cartilaginosa que não colapsa e tem como principal função a proteção dos orgãos intratorácicos. Além desta característica, o tórax pode ser visto como um barril de alças vasculares transversas e sagitais, com *shunts* entre a aorta, subclávias e artérias femorais. Este conhecimento ajuda o cirurgião reconstrutor na avaliação da circulação e de lesões cicatriciais, podendo desta forma planejar melhor as reconstruções.

As lesões neste segmento anatômico, além de serem extremamente dolorosas, são difíceis de serem imobilizadas e podem causar repercussões graves e indesejadas. Outras funções da caixa torácica são: suportar os membros superiores e participar da fonação e ventilação.[8]

Em cada lado do tórax existem 11 espaços intercostais, cada um destes numericamente associado à costela superior a ele, que contém os feixes intercostais (veia, artéria e nervo) que fazem um trajeto ao longo da borda inferior de cada costela.

Esqueleto do tórax

A caixa torácica é composta por 12 costelas de cada lado, sendo as sete primeiras verdadeiras, três falsas e duas flutuantes. Ao todo são 37 ossos: um manúbrio/processo xifoide, 24 costelas e a coluna vertebral com 12 vértebras (T1 a T12).

Músculos do tórax

O tórax ósseo é recoberto por três grupos de músculos e estes pela pele:
1. os músculos para a respiração, primários e secundários (diafragma e os músculos intercostais);
2. os músculos que se inserem no membro superior (região anterolateral): peitoral maior, peitoral menor, serrátil anterior e subclávio;
3. músculos intercostais (região costal): intercostais externos, intercostais internos, levantadores das costelas, subcostais e transverso do tórax (triangular do esterno).

Na seção sobre retalhos deste capítulo serão descritos os músculos desta região de interesse ao cirurgião plástico para a reconstrução do tórax.

Etiologia dos Defeitos da Parede Torácica

Atualmente, as cirurgias plásticas para reconstruções da parede torácica continuam a desafiar o conhecimento e a habilidade do cirurgião plástico em todo o mundo, e as lesões estão agrupadas em dois grandes grupos, a saber: o das adquiridas e o das congênitas, listadas no Quadro 64.1.

Trauma

O trauma na parede torácica é comum e pode variar desde uma fratura isolada de uma única costela até

CAPÍTULO 64 – RECONSTRUÇÕES DA PAREDE TORÁCICA

QUADRO 64.1 – Tipos de Lesões – Adquiridas e Congênitas

Defeitos Aquiridos

Traumas
a. Queimaduras
b. Ferimento por arma de fogo
c. Ferimento por arma branca
d. Acidentes automobilísticos

Neoplasias
- Benignas
  a. Tumor ósseo primário
  b. Tumor de partes moles primário
  c. Ulceração tumoral
- Malignas
  a. Câncer de mama
  b. Sarcomas de partes moles
  c. Sarcomas ósseos
- Infecciosas
  a. Abscessos
  b. Empiema
  c. Osteomielite
  d. Úlceras de pressão
  e. Mediastinite
  f. Fascite necrosante

Iatrogênicas
a. Infiltração de silicone e/ou óleo mineral
b. Radionecrose de partes moles
c. Osteorradionecrose

Defeitos Congênitos

a. Síndrome de Poland
b. Síndrome de Moebius
c. *Pectus excavatum*
d. *Pectus carinatum*
e. Assimetrias torácicas
   - *Pectus pouter pigeon*
   - Defeitos esternais (fendas esternais, ectopia cordis e pentalogia de Cantrell)
   - Miscelânea (protrusões condrocostais, depressões condrocostais, hipoplasia ou agenesias costais, doença de Jeune e síndrome de Jarcho-Levin)

Na atualidade, a violência urbana é o principal fator causal de lesões traumáticas de alto impacto no tórax, que determinam a necessidade de se fazer a reconstrução de defeitos da parede torácica muito complexos no dia a dia. O grau de complexidade das lesões tem se mostrado cada vez maior devido aos acidentes de trânsito e à violência urbana, o que exige do cirurgião plástico pleno conhecimento da anatomia e fisiologia torácicas e o desenvolvimento de habilidades para realizar as diversas técnicas operatórias disponíveis, utilizando instrumental e tecnologia com resolutividade ao realizar o atendimento nos serviços de emergência e urgência. Os traumas à parede torácica podem ser abertos ou fechados.

• Trauma aberto

O trauma aberto na parede torácica pode criar uma comunicação direta entre o espaço pleural e o exterior, determinando o pneumotórax aberto. Quando maior que 2/3 da traqueia se faz necessário o fechamento do defeito rapidamente, com um curativo em três pontas e o uso de um dreno torácico em selo d'àgua do hemitórax afetado.

Ocasionalmente, um mecanismo valvular (ferimento de tórax em sucção) é criado pelo tecido mole que rodeia o defeito na parede torácica, resultando em colapso pulmonar e desvio paradoxal do mediastino. O pneumotórax hipertensivo causa débito cardíaco diminuído e desvio do mediastino, que determinam risco à vida. É necessária descompressão imediata por agulha através do segundo espaço intercostal (linha mesoclavicular), seguida da inserção do dreno torácico para recolocar o mediastino na linha média.

• Trauma fechado

O trauma fechado pode resultar em contusão, com edema tissular localizado e formação de hematoma. Em casos graves, estas lesões podem progredir até chegar à infecção dos tecidos moles ou necrose. É difícil distinguir entre lesão muscular profunda e fraturas ósseas na avaliação inicial do trauma apenas com o exame clínico, devido à dor que essas lesões causam.

Quando é palpável um enfisema subcutâneo na parede torácica, deve-se suspeitar de uma lesão às vias aéreas ou ao parênquima pulmonar, levando a um pneumotórax ou a uma perfuração esofágica. A radiografia e a TC do tórax podem ser úteis para fazer esta distinção.

As fraturas das costelas são comuns após as contusões torácicas nas costelas de 5 a 10, e pouco comuns nas costelas T1 a T5, que são protegidas pela cintura escapular, T11 e T12 são curtas e menos expostas, mas quando fraturadas podem estar relacionadas a lesões dos órgãos abdominais subjacentes, como baço, fígado e diafragma.

As lesões esternais podem ser secundárias a um trauma fechado ao tórax anterior, causando com frequência fratura da articulação esternomanubrial, o que acarreta dor localizada grave e deformidade em degrau, palpável

o tórax instável. Cerca de 30% dos pacientes que se apresentam com trauma torácico podem ter lesões associadas às vísceras subjacentes, como pulmões, coração, fígado e baço. Recomenda-se que, na avaliação destes pacientes, as diretrizes do programa *Advanced Trauma Life Support* (Suporte de Vida Avançado para o Trauma) (Vias Aéreas, Respiração, Circulação, Incapacitação, Exposição) sejam sempre seguidas na avaliação preliminar destes para descartar lesões que determinem risco à vida imediato.

quando ocorrer o deslocamento da fratura do esterno. Além do exposto, têm potencial para causar lesões subjacentes associadas, que determinam risco à vida. As lesões associadas podem ser a ruptura aórtica, a contusão cardíaca e o derrame pericárdico.

O diagnóstico é feito com a avaliação clínica e a realização de eletrocardiogramas seriados. A dosagem das enzimas cardíacas e a ecocardiografia são utilizadas para descartar estas lesões. Deve ser solicitado ainda radiológico do tórax nas incidências posteroanterior e lateral.

O tratamento é a estabilização cirúrgica usando fixação interna em lesões isoladas. Com isto se objetiva a adequada analgesia, a melhora funcional e, no longo prazo, uma estética favorável.

Queimaduras

Nas vítimas de grandes queimaduras torácicas, a exposição do tórax e dorso é primordial no sentido de se averiguar a existência de queimadura circunferencial. Este tipo de queimadura, quando presente no tórax, acarreta limitação da expansibilidade torácica e consequente redução da ventilação, levando o indivíduo a quadro de insuficiência respiratória restritiva. O tratamento é feito por escarotomias circunferenciais na parede torácica para permitir a expansão adequada desta.

Infecções

Infecções da parede torácica são provenientes da pele, dos tecidos moles, das cartilagens e de estruturas ósseas da parede torácica. Podem ser causadas por abrasões superficiais, furúnculos, intervenção cirúrgica e infecções necrosantes (por *Clostridium*, *Estreptococcus* ou *Escherichia coli*), que podem aparecer nos diabéticos ou nos pacientes imunocomprometidos, por irradiações ionizantes e outros. As infecções são as causas que mais influenciam na morbimortalidade. O herpes zoster pode ser uma causa e apresentar-se como lesões dolorosas distribuídas ao longo de dermátomos dos nervos cutâneos, sendo geralmente autolimitado, embora as medicações antiherpéticas possam ser utilizadas, pois podem melhorar o curso temporal e diminuir a gravidade dos sintomas.

Com o advento e a popularização da realização de cirurgias cardíacas com acesso a este órgão, utilizando-se uma esternotomia mediana, a partir de 1957 a incidência de osteomielite no sítio operatório acometendo o esterno tornou-se frequente e apresenta morbidade significativa, sendo registrada na avaliação de algumas séries históricas, relatadas por Arnold e Pairolero, uma incidência de até 50%. Estas lesões estão classificadas em três tipos:

1. deiscência precoce da ferida cirúrgica sem hiperemia, com drenagem serossanguinolenta e culturas geralmente negativas;
2. ocorre dentro de poucas semanas e cursa com inflamação importante da ferida cirúrgica, mediastinite, osteomielite e culturas positivas;
3. ocorre meses ou anos após a cirurgia, drenagem por fístula cutânea geralmente associada a material de síntese, osteomielite e costocondrite presentes, bem como culturas positivas.

A osteomielite esternal pós-esternotomia mediana deve ter tratamento precoce.

Neoplasias na parede torácica

A incidência das neoplasias de parede torácica em relação a todas as neoplasias é pequena, ocorrem de 1 a 2%, e em relação às ocorrências de neoplasias no tórax, é cerca de 5%. Mais da metade desses tumores são malignos, sendo que a maioria resulta de metástase ou invasão direta de tumores adjacentes à parede torácica (mama, pulmão, mediastino).[9]

Os tumores primários de parede torácica são raros, mas a grande variedade de lesões benignas e malignas que podem surgir faz desse grupo de neoplasias um grande desafio diagnóstico e terapêutico. Os tumores primários são menos comuns e sua incidência é de 25 a 45%. Tumores benignos são a metade das neoplasias. Os tipos histológicos mais comuns são: o osteocondroma, o condroma e a displasia fibrosa primária da parede torácica. Tumores primários malignos de partes moles em 45% são sarcomas, que podem ser condrossarcomas. Tumores ósseos malignos primários, osteossarcomas, são os mais comuns. Quanto às lesões secundárias (metástases ou tumores adjacentes invadindo a parede), correspondem a 55 a 75%.

Iatrogenias na parede tóracica

• Osteorradionecrose

Com a popularização do uso da radioterapia no tratamento do câncer de mama e pulmão, a incidência de radionecrose de partes moles e osteorradionecrose torácica tem aumentado. O tecido ósseo, devido a sua baixa renovação celular, é especialmente sensível aos efeitos da irradiação e sua sequela, a osteorradionecrose, muitas vezes se manifesta anos após o término do tratamento. O aparecimento de neoplasias relacionadas à radioterapia é outra sequela deste tratamento e podem ser tanto epiteliais como sarcomas de partes moles, devendo ter seu tratamento individualizado. As sequelas da radioterapia sobre os tecidos do tórax costumam surgir anos após o tratamento, principalmente as ósseas. O uso da oxigenoterapia hiperbárica pré-operatória nesses pacientes é controverso, mas em média 15 sessões são realizadas antes do ato cirúrgico e de 15 a 20 sessões no pós-operatório. O desbridamento radical envolve a ressecção em espessura total da parede torácica, retirando todos os tecidos comprometidos até se obter margens adequadas.

A estabilização da parede torácica segue os princípios descritos no tópico de reconstrução esquelética da parede torácica deste capítulo, porém nos casos em que houver infecção associada ou em defeitos anteriores ou posteriores menores, deve-se evitar a colocação de tela.

Na osteorradionecrose de parede torácica a reconstrução deve ser de preferência com rotação de retalho muscular ou com a utilização do omento. Estes retalhos revascularizam a área, facilitando o aporte de antibióticos e quimioterápicos. Os retalhos locais devem ser evitados devido à má qualidade da irrigação sanguínea.

- **Preenchimentos**

A injeção de substâncias químicas líquidas, como óleos, tem sido usada como uma intervenção não cirúrgica para o aumento do contorno corporal há várias décadas. Esta prática pode estar associada a complicações tardias graves e tem sido assunto controverso dentro da comunidade médica.

Complicações locais e sistêmicas decorrentes da infiltração destas substâncias têm ocorrido seguidamente, sobretudo após procedimentos cosméticos praticados por não médicos. Nos dias de hoje, estas atividades têm sido corriqueiras entre praticantes de musculação. Desfiguração, migração errática, tumorações, lesões granulomatosas e esclerosantes, ulcerações, patologias pulmonares e casos graves como embolia pulmonar e morte são amplamente descritos na literatura.

Defeitos congênitos na parede torácica

As deformidades ósseas têm uma grande variedade de lesões congênitas da parede anterior do tórax, que foram classificadas por Ravitch:[10]

- *Pectus excavatum*;
- *Pectus carinatum*;
- *Pectus pouter pigeon*;
- síndrome de Poland;
- defeitos esternais (fendas esternais, ectopia *cordis* e pentalogia de Cantrell);
- miscelânea (protrusões condrocostais, depressões condrocostais, hipoplasia ou agenesias costais, doença de Jeune e síndrome de Jarcho-Levin).

A maioria dos autores informa em seus trabalhos que habitualmente estas lesões são compatíveis com a vida normal de quem as possui, mas podem estar relacionadas a situações de difícil correção ou mesmo incompatíveis a vida, como a ectopia *cordis* ou a doença de Jeune. As que mais facilmente são corrigidas com tratamento conservador ou cirúrgico, dependendo do grau de deformação são as dos tipos mais comuns como *pectus excavatum* e *carinatum*, que terão descritas as opções de tratamento a seguir.

- **Síndrome de Poland**

Dentre as patologias congênitas torácicas que comprometem as partes moles, temos como a mais frequente no serviço do HUWC a síndrome de Poland, descrita pela primeira vez em 1841, pelo cirurgião britânico Alfred Poland que, através da dissecção anatômica, identificou a associação de defeitos da parede torácica a defeitos na mão. Poland recebeu o epônimo mais de 1 século depois, em 1962, através do reconhecimento do cirurgião britânico Patrick Wensley Clarkson, que operou um caso semelhante ao de Poland.[11]

Segundo o *National Human Genome Research Institute*, a síndrome de Poland afeta três vezes mais indivíduos do sexo masculino e é identificada duas vezes mais no lado direito do corpo. A incidência é estimada entre um em 7.000 para um em 100.000 recém-nascidos. Dentre os achados da síndrome, a agenesia do músculo peitoral maior de um lado do corpo, braquidactilia, sindactilia e hipoplasia de papilas são alguns de maior interesse para a programação da abordagem terapêutica. A causa da síndrome de Poland é desconhecida. No entanto, uma interrupção do fornecimento de sangue para as artérias embrionárias que ficam embaixo da clavícula (artéria subclávia) no 46º dia do desenvolvimento embrionário é a teoria mais aceitável.

- **Síndrome de Moebius**

Os defeitos no tórax só são comumente associados à síndrome de Poland. Na síndrome de Moebius, paralisia facial congênita, cogita-se que sua etiologia seja genética e ligada ao cromossomo X, como também a utilização de substâncias teratogênicas e abortivas durante a gravidez e ainda a diminuição da irrigação sanguínea com isquemia e necrose dos vasos sanguíneos do tronco cerebral, causando deformidades neurofuncionais ao feto. Alguns autores, entretanto, acreditam que as duas síndromes são independentes, mas outros não, e afirmam que são variações de uma mesma condição. As duas síndromes juntas formam um conjunto de sinais relacionados, como deformidades ósseas e musculares, hipoplasias, agenesias, paralisias e disfunções dos pares cranianos, acompanhado de deficiência mental e disfunções respiratórias.[12]

Opções para o Tratamento das Perdas de Substância da Parede Torácica

As perdas de substância podem ter diversas etiologias, como as apresentadas anteriormente, mas o objetivo geral dos processos reconstrutivos é: restabelecer a cobertura cutânea e a estabilidade funcional e respiratória.

O tratamento de lesões na parede torácica deve sempre partir das opções mais simples para as mais complexas, favorecendo o aumento da sobrevida livre de doença nos casos de ressecções tumorais e da qualidade de vida.

A evolução dos estudos da anatomia funcional e do suprimento sanguíneo da pele e dos músculos do tronco levou ao refinamento das técnicas de transposição de tecidos na forma de retalhos cutâneos, musculares ou miocutâneos e as reconstruções ósseas, permitindo ao cirurgião plástico tratar lesões oriundas das mais diversas causas, sendo elas simples ou complexas.

Pérolas para reconstrução do tórax

As reconstruções devem ser indicadas nas situações listadas a seguir:
1. *instabilidade esternal* – a instabilidade esternal é um fator de desconforto para o paciente e pode aumentar o tempo deste em ventilação mecânica. A fixação deverá ser feita, preferencialmente, com placas e parafusos;
2. *instabilidade da cintura escapular*;
3. *instabilidade costal* – as ressecções costais deverão ser reconstruídas, principalmente, nos defeitos laterais, com dimensão superior a 5 cm ou quando a ressecção incluir mais de quatro segmentos costais contíguos;
4. *tórax irradiado* – pacientes submetidos a radioterapia, que apresentem fibrose e rigidez do tórax, muitas vezes não se beneficiam com reconstrução rígida prévia e o uso de materiais aloplásticos, sendo fator de risco para infecção e extrusão;
5. *proteção de órgãos intratorácicos e do abdome superior* (p. ex., fígado e baço);
6. *estética* – o cirurgião reconstrutor pode contar em seu arsenal terapêutico com próteses sintéticas de excelente qualidade, além do avanço das tecnologias de materiais e curativos em geral para o tratamento de feridas.

Tratamento das deformidades ósseas da parede torácica

As técnicas cirúrgicas como a esternocondroplastia e outras, que podem ser feitas nas estruturas osteocartilaginosas da caixa torácica, são complicadas, e seus resultados deixam muito a desejar com as suas constantes recidivas e complicações oriundas da desvascularização e de alterações funcionais do tórax.

Murray, em 1965, na *American Society of Plastic and Reconstructive Surgery*, comunicou seus resultados com o uso de implantes de silicone para o tratamento do *pectus excavatum*. Foi o primeiro a comunicar este tipo de procedimento que hoje é largamente aceito, sendo quase uma unanimidade sua indicação entre os cirurgiões que se dedicam à reparação de deformidades ósseas da caixa torácica.[13]

Os implantes são fabricados com elastômeros de silicone a partir de moldes obtidos no paciente e fabricados em laboratórios de forma específica. Os implantes são esterilizados e posicionados cirurgicamente, corrigindo as deformidades.

Tratamento da osteomielite esternal pós-esternotomia

O tratamento da mediastinite pós-esternotomia mediana é feito com amplo desbridamento. É realizada a retirada de todos os tecidos moles necróticos, as cartilagens costais, o material de síntese utilizado, e o produto destas ressecções deve ser enviado ao laboratório para realização de cultura, de preferência quantitativa, a fim de identificar germes piogênicos, anaeróbios e fungos.

Na realização do desbridamento cirúrgico, deve-se preservar o manúbrio esternal e a articulação clavicoesternal, desde que não comprometa a radicalidade da limpeza cirúrgica. Ressecções do manúbrio que não comprometam a área citada podem ser feitas sem maiores repercussões funcionais.

Curativos cirúrgicos

De forma isolada, possuem indicação restrita na reconstrução torácica. Na maioria das vezes são utilizados como coadjuvantes no preparo para cirurgia, com a utilização de agentes de desbridamento químico, curativos a vácuo, que são uma excelente opção nas feridas com muito exsudato e no preparo do leito para enxertos/retalhos.

O fechamento da ferida só é feito após o completo tratamento do processo necrótico e/ou infeccioso e após avaliação da área, podendo haver indicação da fixação óssea com placas e parafusos para evitar uma movimentação paradoxal ou sensação de clique no pós-operatório. Nos casos em que o esterno foi retirado, a primeira opção para reparação é a rotação bilateral dos músculos peitorais maiores, que são suturados um sobre o outro. A preservação da inervação dos músculos mantém a tensão e a estabilidade torácica.

Enxertos de pele parcial/total

O uso de enxertos em reconstruções na parede torácica tem indicações restritas às lesões nas quais não existam o comprometimento total das camadas da parede torácica e a exposição óssea, que é uma contraindicação formal. O enxerto estará bem indicado nos casos em que a musculatura está preservada, principalmente nos pacientes que tenham maior risco cirúrgico e naqueles em que o tratamento é paliativo. O emprego de enxerto também é uma boa indicação nos casos das neoplasias que não possuam diagnóstico firmado. Como exemplo, pode ser citado o dermatofibrossarcoma *protuberans*, que é um tumor de diagnóstico difícil.

Nos casos em que exista suspeita no pré-operatório, o uso de enxerto é uma boa indicação, até que se confirme o diagnóstico e se estabeleçam as margens da res-

CAPÍTULO 64 – RECONSTRUÇÕES DA PAREDE TORÁCICA

secção definitiva, a fim de que se obtenham margens livres de doença, afastando a necessidade da indicação de ampliação de margens. A conduta pode previnir a perda de um retalho e em algumas situações facilitar o monitoramento de recidivas. Os enxertos podem apresentar resultados estéticos desfavoráveis, se comparados aos retalhos locais. As principais falhas são diferença de cor e textura, resultando um aspecto inestético.

Retalhos cutâneos e fasciocutâneos

• Retalhos cutâneos

Os retalhos locais/regionais são uma boa opção para cobertura de defeitos de espessura parcial e sem infecção associada, estando bem indicados ainda em lesões que não tenham sido resultantes de tratamentos radioterápicos.

Os retalhos cutâneos, no tocante a sua vascularização, podem ser aleatórios e axiais. A autonomização, 15 dias antes da rotação, pode garantir uma maior segurança ao procedimento.

Retalhos cutâneos aleatórios

Os retalhos cutâneos aleatórios estão indicados para reparar pequenas áreas de perda de pele devido a ressecções tumorais cutâneas e ósseas; podem ser de avanço e/ou de rotação, sua vascularização não é constante, limitando o seu emprego em grandes procedimentos.

Retalhos cutâneos axiais

São seguros e estão indicados em reparações de defeitos extensos, porque permitem a mobilização de grande segmento de pele. O mapeamento prévio com Doppler portátil confere à rotação de retalhos fasciocutâneos, como o IMAP (retalho perfurante da mamária interna), grande segurança em sua mobilização.

Retalhos tradicionais, como o do deltopeitoral (Bakanjiam), de vascularização conhecida, centrado nas perfurantes do segundo e terceiro espaços intercostais, continuam tendo grande número de indicações em reconstruções da parede anterior do tórax.

• Retalho de Eloesser

As infecções pulmonares podem evoluir para empiemas, abscessos ou osteomielite torácica, que eventualmente poderão necessitar de obliteração de espaços mortos intratorácicos ou cobertura de defeitos externos da parede torácica, sendo estas umas das indicações de retalhos cutâneos da região.

• Retalho de Sanvenro-Rosseli

No câncer de mama após as ressecções tumorais para tratamento, podem-se utilizar retalhos cutâneos, quando são planejados na forma de mastoplastia de redução.

Convém salientar que na atualidade, embora ainda seja uma "opção"[*], o retalho de Sanvenro-Rosseli cutaneoglandular só tem indicação em situações excepcionais.

• Retalhos fasciocutâneos paraescapular e escapular

Fundamentos anatômicos

O retalho paraescapular é vascularizado por ramo da artéria axilar, que se divide em dois ramos: artéria toracodorsal e artéria circunflexa escapular,[13,14] que podem ser identificados na Figura 64.2. A artéria circunflexa escapular passa pelo espaço omotricipital, contorna a escápula e se divide em dois ramos cutâneos terminais, um horizontal, que nutre o retalho escapular, e um ramo descendente paraescapular. A drenagem venosa é feita por veias comitantes.

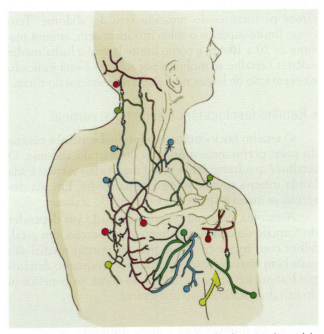

FIGURA 64.2 – Anatomia vascular do dorso e da artéria circunflexa escapular, área das artérias escapular e subescapular.

Técnica operatória

Com o paciente em decúbito ventral ou lateral, identifica-se o trajeto das artérias palpando a fenda omotricipital, na borda externa do omoplata, com o auxílio de um Doppler. Sobre este ponto se pode desenhar o retalho de duas formas clássicas, horizontal ou perpendicular à coluna vertebral: *retalho escapular* ou paralelo à borda externa do omoplata, paralelo à coluna vertebral: *retalho paraescapular*. São retalhos com a largura média de 12 cm e com forma de elipse, estendendo-se até 2 cm da linha média do dorso, que geralmente permitem o fechamento primário da zona doadora.

819

Na dissecção dos retalhos deve-se incluir a fáscia de contenção muscular e ter extremo cuidado ao atingir a fenda omotricipital formada pela borda superior do músculo redondo maior, e os músculos redondo menor acima e externamente o tríceps. Ao individualizar o pedículo, o ramo horizontal da artéria escapular é ligado e a dissecção do pedículo separando os músculos que formam a fenda torna possível obter-se um arco de rotação de aproximadamente 90º. A liberação total do retalho e do pedículo, incluindo a artéria toracodorsal, permite um maior arco de rotação e o seu emprego com segurança com técnica microcirúrgica. Os retalhos citados são confiáveis e constituem-se em uma ótima opção para o tratamento de lesões na axila.

- **Retalho toracoabdominal transverso com pedículo interno (TA)**

O retalho TA é um retalho de avanço-rotação, descrito por Tai e Hasegawa, em 1974, e centrado sobre os ramos perfurantes do músculo reto do abdome. Tem como limite superior o sulco intramamário, largura máxima de 10 a 16 cm, e como limite lateral a linha média axilar. O retalho se mobiliza por rotação e está indicado na reparação de lesões na região anterolateral do tórax.

- **Retalho fasciocutâneo abdominal vertical**

O retalho fasciocutâneo abdominal vertical é centrado pelas perfurantes superiores do reto do abdome. O retalho é quadrangular, tem seu maior eixo vertical e sua borda interna situada sobre a linha média. Em sua dissecção se inclui a aponeurose do reto do abdome.

A escolha do retalho mais adequado vai depender do formato do defeito resultante da ressecção. Em geral, falhas com maior perda de pele na porção medial são mais bem tratadas com o retalho TA, enquanto defeitos predominantemente na lateral do tórax se beneficiam do uso do fasciocutâneo abdominal.

- **Retalhos musculares e miocutâneos**

Os retalhos musculares são na atualidade mais utilizados que os cutâneos, por serem mais confiáveis e mais espessos, contribuindo para reconstruções mais estáveis e dispensando o uso de implantes, tendo suas principais indicações nos casos que necessitem de maior aporte de tecido para obliteração de espaços mortos, bem como aqueles com maior risco de infecção (osteomielite), áreas irradiadas previamente ou as que serão submetidas a tratamento radioterápico complementar ao tratamento cirúrgico.

São cinco os retalhos de maior interesse para reconstrução da parede torácica: serrátil anterior, peitoral maior, latíssimo do dorso, reto do abdome e oblíquo externo. Os três primeiros são verdadeiros *workhorse flaps*, sendo satisfatórios para a cobertura da grande maioria dos defeitos.

Músculo serrátil anterior

O músculo serrátil anterior é localizado nas paredes laterais do tórax, estendendo-se das costelas à escápula. Origina-se na superfície das oito costelas superiores ao lado do peito e insere-se ao longo de toda a borda medial da escápula. Na classificação de Mathes e Nahai (1981) é do tipo III, e possui dois pedículos vasculares segmentares, que são: artérias torácicas superior e lateral e ramos da artéria toracodorsal. Possui pequeno arco de rotação, sendo por este motivo geralmente utilizado como retalho de avanço.

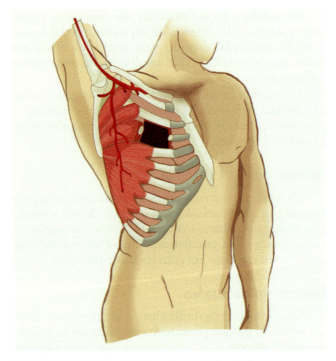

FIGURA 64.3 – Retalho do serrátil anterior.

Peitoral maior

O peitoral maior é o maior músculo da parede anterior do tórax, sua borda lateral coincide com a linha axilar anterior, formando a parede anterior da axila. Na classificação de Mathes e Nahai (1981), que classifica os retalhos basedos no tipo de vascularização ou tipos de pedículos apresentados, o músculo é do tipo V, ou aquele que tem uma artéria dominante (artéria toracoacromial) e um pedículo secundário confiável (ramos da artéria torácica interna). O músculo peitoral maior é o retalho mais utilizado no tratamento da osteomielite esternal. O pedículo utilizado é o da artéria toracoacromial. Nos casos em que for necessário um maior avanço, a inserção umeral deve ser seccionada; nos casos em que se for avançar os dois músculos, a secção deve ser feita no lado não dominante.

O emprego deste retalho em "cambalhota" ou *turnover* pode ser feito, mas é menos seguro, pois utiliza os ramos perfurantes da artéria mamária. Deve-se ter

CAPÍTULO 64 – RECONSTRUÇÕES DA PAREDE TORÁCICA

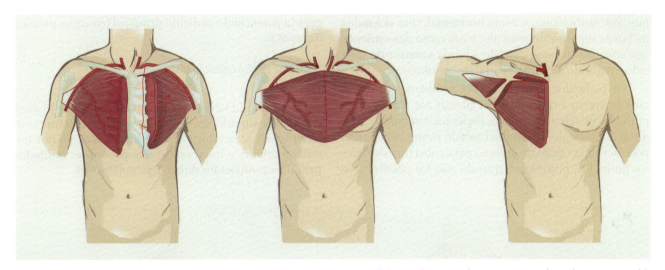

FIGURA 64.4 – Retalho de peitoral maior tipo V com avanço medial com inserção intacta ou seccionada para permitir um maior arco de rotação.

o cuidado de verifcar se o citado vaso não foi utilizado em revascularização miocárdica ou ligado durante os desbridamentos.

Pérolas da técnica operatória

Pedículo I

A artéria toracoacromial, ramo da axilar, é dividida em quatro ramos principais logo após emergir da fáscia clavipeitoral: clavicular, peitoral, acromial e umeral. Os dois primeiros nutrem as porções clavicular e esternocostal do peitoral maior, respectivamente, mantendo o trajeto subpeitoral após a ramificação do tronco principal.

A rotação/avanço baseada na artéria toracoacromial é realizada com ampla dissecção subcutânea acima do músculo, aproveitando a incisão mediana, e em seguida realiza-se a secção da porção medial e o descolamento em sentido medial para lateral do músculo, tendo-se o cuidado de realizar a ligadura das perfurantes da artéria torácica interna. Nessa modalidade, o músculo é descolado em sentido lateral para medial, através da desinserção do tendão por contraincisão (lateral).

Pedículo II

Os ramos da artéria torácica interna constituem os pedículos secundários confiáveis, permitindo a rotação do retalho baseada apenas nestes, se necessário. O ramo do segundo espaço costuma ser o mais calibroso. Na maioria das vezes o retalho é centrado nesses ramos que estão localizados a cerca de 1-2 cm da borda esternal. O descolamento progride medialmente até cerca de 2 cm da borda esternal, e o retalho é então rodado medialmente.

Indicação

O retalho pode ser muscular ou miocutâneo, quando houver a necessidade de cobertura cutânea. A indicação mais frequente para o retalho do peitoral é para cobrir a região esternal, devido a deiscências associadas a esternotomias, com ou sem complicações infecciosas. Outras indicações são para qualquer defeito central do tórax que necessite boa cobertura e bom suprimento sanguíneo.

Contraindicação

O retalho do peitoral maior com pedículo nos ramos da artéria torácica interna está contraindicado nos casos em que o paciente foi submetido a revascularização miocárdica, com uma das artérias torácicas internas no lado ipsolateral.

Latíssimo do dorso (LD)

O retalho do LD é um dos mais versáteis para reconstrução de diversas deformidades torácicas. O retalho foi descrito por Igino Tansini (1906) para a cobertura de defeitos pós-mastectomias radicais e permaneceu esquecido até 1976, quando Olivari o reintroduziu no arsenal terapêutico do cirurgião plástico, que passou a utilizá-lo em reconstrução da sequela da mastectomia.

O músculo LD tem origem nos processos espinhosos das vértebras T7 a T12, bem como na crista ilíaca e na fáscia toracolombar, inserindo-se medialmente no sulco intertubercular do úmero. Trata-se de um músculo de grandes dimensões, podendo medir, quando completamente mobilizado, cerca de 20 x 35 cm, podendo-se levar uma "ilha" de pele de até 12 x 20 cm.

A artéria toracodorsal é ramo da artéria subescapular, perfazendo um trajeto submuscular. Algumas considerações anatômicas merecem destaque: a artéria, antes de atingir o LD, emite vários pequenos ramos para o músculo serrátil anterior, o que permite a rotação concomitante deste retalho; outra característica importante é que a artéria toracodorsal sofre bifurcação em dois ra-

PARTE 7 – RECONSTRUÇÃO DO TRONCO E MEMBROS

mos autossuficientes, o ramo horizontal, que se localiza na borda superior do músculo, e um ramo descendente, que costuma situar-se paralelo à borda anterior do músculo, irrigando a porção central do mesmo.

Os pedículos secundários (aa. lombares e intercostais) emergem a cerca de 5 cm laterais aos processos espinhosos vertebrais e irrigam, preferencialmente, a parte distal do músculo. O retalho baseado nessas perfurantes pode ser uma opção de exceção para cobertura de defeitos limitados, posteriores, quando não for possível assegurar a patência do pedículo principal (cirurgias prévias) (Figura 64.5).

Pérolas da técnica operatória LD

Pedículo I

O retalho LD é do tipo V na classificação de Mathes e Nahai, possuindo um pedículo principal bastante confiável (vasos toracodorsais) e pedículos secundários (artérias lombares e intercostais) que podem ser utilizados para transposições no dorso (Figuras 64.6 a 64.8).

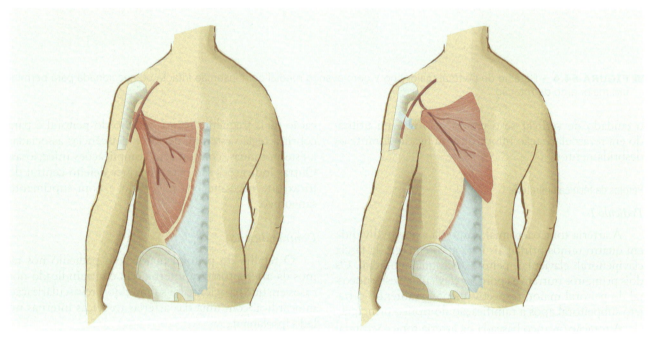

■ **FIGURA 64.5** – Retalho de LD, pedículo I, arco de rotação no dorso.

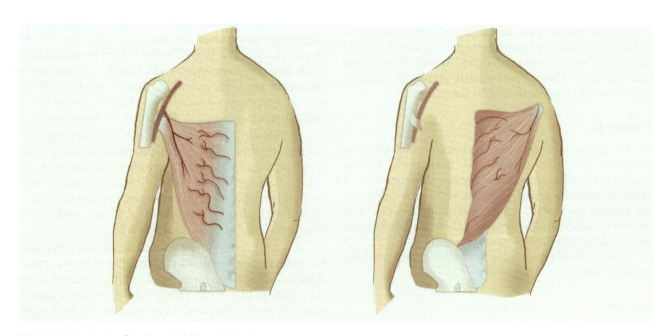

■ **FIGURA 64.6** – Retalho de LD, pedículo II reverso.

CAPÍTULO 64 – RECONSTRUÇÕES DA PAREDE TORÁCICA

Pedículo II

Com o paciente em decúbito lateral, realiza-se a marcação da borda lateral do músculo, bem como a ponta da escápula e a crista ilíaca. O desenho da elipse cutânea pode ser oblíquo ou horizontal. É importante ressaltar que as melhores perfurantes se localizam num raio de 8 cm da bifurcação da artéria toracodorsal, portanto a ilha deve ser situada preferencialmente nos 2/3 superiores do músculo. A marcação de retalho com largura maior que 8 cm geralmente requer enxerto para fechamento da área doadora.

A dissecção do LD deve iniciar na borda lateral, seccionando-se suas origens na crista ilíaca e vértebras, bem como a borda superior deve também ser descolada, tomando-se o cuidado de realizar ligadura de perfurantes mais calibrosas. O emprego clínico do músculo está ilustrado nas Figuras 64.7 e 64.8.

Reto do abdome

O retalho do reto do abdome (TRAM) foi descrito por Hartramf (1984) para reconstrução da mama mas-

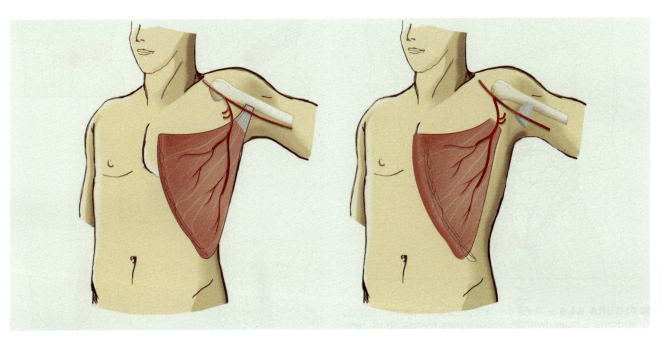

■ **FIGURA 64.7** – Retalho de LD, rotação para a parede anterior com inserção intacta e seccionada para permitir um maior arco de rotação.

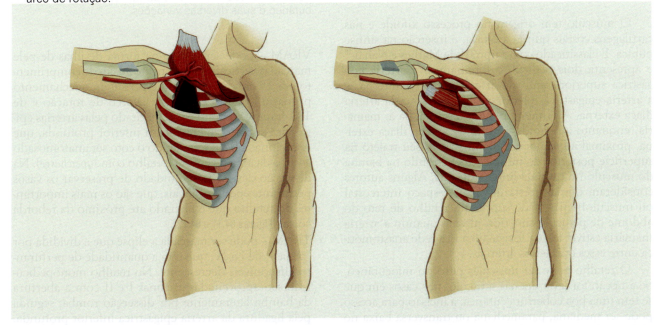

■ **FIGURA 64.8** – Retalho de LD, reconstruções intratorácicas.

823

tectomizada. O estudo da anatomia cirúrgica permitiu que o seu emprego fosse alargado para diversos tipos de reconstrução, tornando-se um verdadeiro cavalo de batalhas para o cirurgião plástico. O retalho pode ser aplicado para cobertura de defeitos torácicos centrais, inferiores, anterolaterais e posteroinferiores (Figura 64.9).

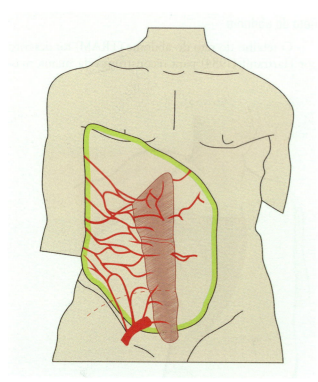

FIGURA 64.9 – Área de vascularização do m. reto do abdome e suas diversas opções para marcação de retalhos musculares, miocutâneos e perfurantes.

O músculo tem origem no processo xifoide e nas cartilagens costais quinta à oitava, e inserção na sínfise púbica. É classificado como tipo III de Mathes e Nahai,[18] e apresenta dois pedículos dominantes: a artéria epigástrica superior, ramo da artéria mamária interna, e a artéria epigástrica inferior profunda, ramo da artéria ilíaca externa. A primeira é ramo terminal da a. mamária, enquanto a segunda é ramo da artéria ilíaca externa, proximal ao ligamento inguinal, tem seu trajeto na superfície posterior do músculo, penetrando na bainha do músculo no nível da linha arqueada. Alguns autores consideram que a artéria do oitavo espaço intercostal ou musculofrênica pode suprir um retalho de reto do abdome de pedículo superior, mesmo quando a artéria mamária estiver lesada. Existe uma rica rede anastomótica entre esses dois leitos arteriais.

O retalho pode ser muscular puro ou miocutâneo. Se a opção for levar apenas músculo, nos casos em que se tem uma boa cobertura cutânea, a incisão para acesso pode ser mediana, paramediana ou transversa baixa no abdome. Enquanto as duas primeiras facilitam a dissecção muscular, a transversa tem melhor estética. Nos casos em que se deseja o componente cutâneo associado, uma elipse ampla é desenhada na projeção muscular de forma vertical (VRAM) ou transversa (TRAM). A opção vai depender do tipo de defeito que será reparado, sendo o VRAM mais bem indicado para cobertura de áreas longas e estreitas, enquanto o TRAM oferece maior quantidade de tecido para falhas maiores e na reconstrução de mama. Os diversos retalhos que podem ser obtidos estão na Figura 64.10.

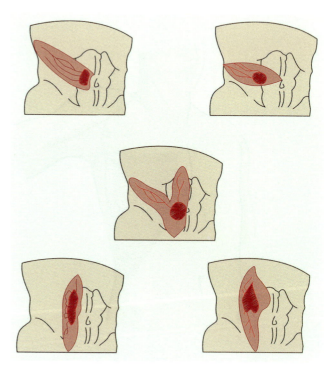

FIGURA 64.10 – Retalhos do m. reto do abdome miocutâneo e suas diversas variações.

- VRAM – pode ser obtido na forma de ilhas de pele marcadas verticalmente com até 30 cm de comprimento por 15 cm de largura, que permitem o fechamento primário do sítio cirúrgico. O arco de rotação é de 180 graus. O retalho é vascularizado pelas artérias epigástrica superior e epigástrica inferior profunda, que é seccionada ligada, podendo o coto ser anatomosado a vasos da área receptora (retalho com *supercharge*). Na dissecção deve-se ter o cuidado de preservar os vasos perfurantes periumbilicais, que são os mais importantes do retalho que é liberado até próximo da reborda costal (Figuras 64.11 e 64.12).
- TRAM – pode ser marcada a elipse que é dividida por "zonas", de I a IV, que têm a quantidade de perfurantes disponíveis decrescente. No retalho monopediculado são aproveitadas as zonas I e II com a abertura da bainha lateralmente por dissecção romba, seguida pela ligadura da artéria epigástrica inferior profunda. Após a retirada do excesso de pele e subcutâneo das

CAPÍTULO 64 – RECONSTRUÇÕES DA PAREDE TORÁCICA

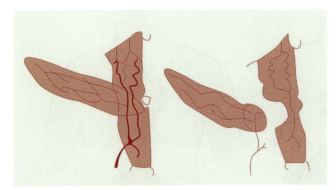

FIGURA 64.11 – Opções de retalhos segmentares cutâneos perfurantes ou miocutâneos pediculados na artéria epigástrica inferior profunda.

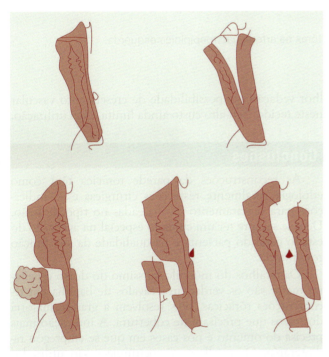

FIGURA 64.12 – Opções de retalhos segmentares do músculo reto do abdome com pediculado na artéria epigástrica inferior profunda.

zonas III e IV, a rotação é realizada, usualmente de 90-180 graus, com pequenas variações possíveis. Nas dissecções do retalho deve-se preservar ao máximo a aponeurose anterior do músculo reto do abdome, para que seja possível o fechamento primário da parede abdominal na área doadora do retalho, a fim de diminuir o emprego de telas de polipropileno ou similares, necessário nos casos indicados para o fechamento da metade inferior da parede abdominal, reforçando e prevenindo o aparecimento de hérnias diretas da parede. O uso de drenos de sucção é recomendado rotineiramente (ver Capítulo 59).

Oblíquo externo

Esse retalho é classificado como do tipo V de Mathes e Nahai. O pedículo dominante é a artéria ilíaca circunflexa, ramo lateral da artéria ilíaca externa. Os pedículos secundários são perfurantes das artérias intercostais posteriores dos espaços 5 a 12. Trata-se de um retalho de exceção, aplicável nas situações em que os retalhos tradicionais não estão disponíveis. É adequado para cobertura de defeitos mais inferiores do tórax.

A incisão é realizada na linha mediana do abdome, com prolongamento lateral no nível do umbigo, mobilizando-se a bainha anterior do reto ou a aponeurose imediatamente lateral à borda do músculo reto do abdome. Os pedículos são laterais à bainha do reto, o que permite preservar a fáscia deste músculo. A dissecção é realizada no plano entre os músculos oblíquo externo e interno, com o cuidado de preservar o pedículo principal que está a 5-10 cm lateral à espinha ilíaca anterossuperior. Nos casos em que a bainha do reto do abdome compõe o retalho é importante realizar o fechamento da fáscia com plicatura ou uso de telas.[19]

- **Retalho de omento**

O retalho do grande omento, apesar de ser opção de "segunda linha" na reconstrução torácica, tem algumas vantagens, listadas a seguir, que tornam precisa sua indicação em certas ocasiões (Figura 64.13).

O retalho tem dois pedículos dominantes (as artérias gastroepiploicas direita e esquerda), apresenta superfície de grandes dimensões (apesar de bastante variável) e tem a característica de alta maleabilidade, moldando-se perfeitamente a qualquer cavidade. Outra vantagem é a sequela mínima resultante, sobretudo se a obtenção for por via laparoscópica. O melhor pedículo é o formado pelos vasos gastroepiploicos direitos, por ser mais calibroso. As desvantagens do uso deste retalho são: a abordagem da cavidade peritoneal, por laparoscopia ou laparotomia para a sua obtenção, peritonite, lesão de órgãos como o estômago, o intestino e o baço, a necessidade do uso de enxerto cutâneo sobre o retalho e a imprevisibilidade do tamanho do omento, que é muito variável.

- **Retalhos microcirúrgicos**

Os retalhos microcirúrgicos são reservados para os casos mais extensos da região esternal, onde houve a ligadura da mamária interna e a vascularização superior do reto do abdome pelo ramo comunicante musculofrênico não nos parece confiável. O reto do abdome e o anterolateral da coxa são os retalhos microcirúrgicos mais utilizados porque permitem a mobilização de grande quantidade de tecido. Outro ponto positivo é o diâmetro dos pedículos vasculares (retalho e vasos receptores, geralmente mamária interna), cujos diâmetros são semelhantes e de ótimo calibre, em torno de 2 a 3 mm, o que dá muita segurança às microanastomoses.

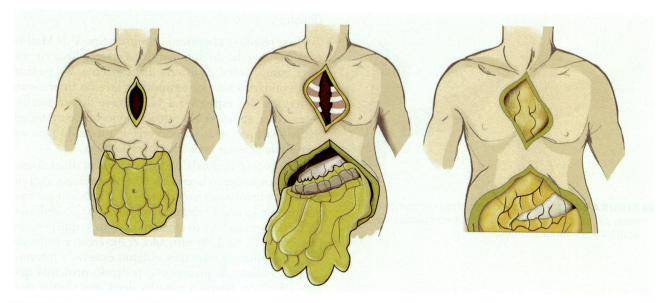

■ **FIGURA 64.13** – Retalho do omento para reconstrução do tórax na artéria gastroepiploica esquerda.

Materiais aloplásticos

Os materiais aloplásticos na atualidade são utilizados em reconstruções da parede tóracica, permitindo uma boa vedação e estabilidade. Os mais usados para o reparo da parede torácica são as telas de prolene, Marlex, PTFE (PoliTetraFluorEtileno) e de vicryl, que podem ser empregadas isoladamente ou em associação com PMMA (PoliMetilMetacrilato) em forma de "sanduíche", permitindo obter uma cavidade torácica hermeticamente fechada. Estão contraindicados no caso de infecção ativa.

A utilização de biomateriais em cirurgia plástica também tem aumentado o seu emprego. Na atualidade, o produto mais estudado até a presente data é o AlloDerm (LifeCell Corp., Branchburg, NJ). Esse aloenxerto pode ser utilizado para reconstrução da parede torácica, tendo como vantagem uma maior resistência a infecções, quando comparado às telas sintéticas, propiciando melhor vedação e a possibilidade de crescimento vascular neste tecido. Seu alto custo ainda limita a sua utilização.

Conclusões

As reconstruções da parede torácica têm como etiologia geralmente ressecções cirúrgicas e as indicações para o tratamento são baseadas no tipo de lesão. Deve-se sempre ter um cuidado especial na avaliação do estado geral do paciente e na qualidade da sua função respiratória.

Os retalhos do músculo latíssimo do dorso e peitoral maior são os verdadeiros cavalos de batalha em reconstruções tóracicas, pois resolvem a grande maioria dos casos que precisam de cobertura. A indicação mais precisa do omento é nos casos em que se empregou radioterapia. Os retalhos microcirúrgicos são utilizados nos casos de exceção.

CAPÍTULO 64 – RECONSTRUÇÕES DA PAREDE TORÁCICA

Casos ilustrativos

Caso 1

Paciente de 60 anos com sarcoma recidivado no tórax (previamente reconstruído com latíssimo do dorso e irradiado) submetido a ressecção em espessura completa da parede torácica. Reconstrução com tela de polipropileno e retalho perfurante da mamária interna (IMAP). Aspecto pré e pós-operatório.

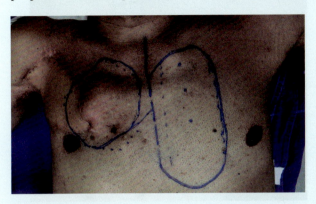
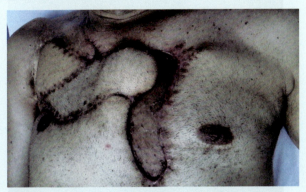

Caso 2

Paciente de 68 anos submetido a revascularização do miocárdio com artéria (mamária bilateral) evoluindo com osteomielite de esterno. Realizada esternectomia subtotal e reconstrução com retalho bilateral do peitoral maior miocutâneo, com desinserção do peitoral à direita.

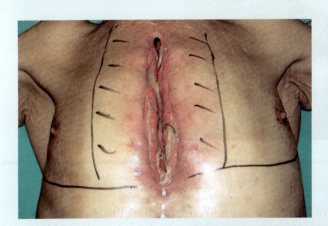
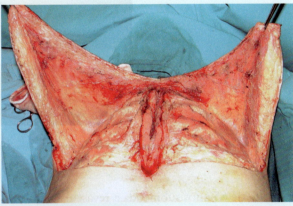
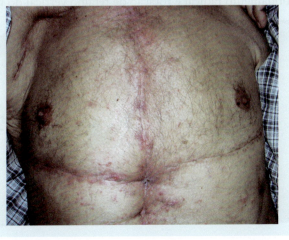

827

Caso 3

Paciente de 60 anos com sequela de mastectomia e radioterapia para câncer de mama evoluindo com osteorradionecrose. Submetida a desbridamento radical e rotação de retalho miocutâneo do latíssimo do dorso.

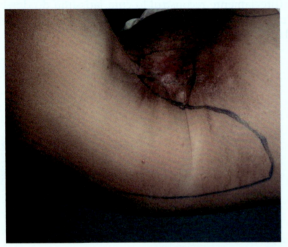
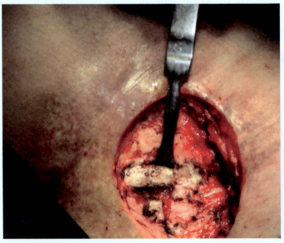
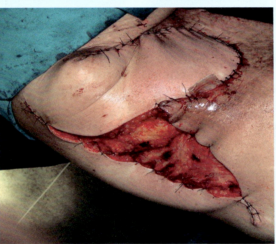

Caso 4

Paciente de 65 anos submetida a revascularização do miocárdio, evoluindo com osteomielite em terço distal do esterno, submetida a desbridamento radical e rotação de retalho vertical do reto do abdome (VRAM).

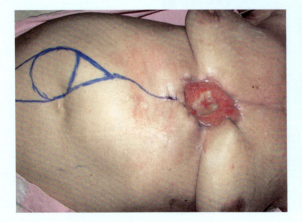
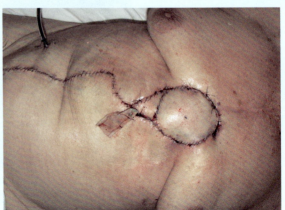

Referências Bibliográficas

1. Maat - Wikipédia, a enciclopédia livre. [internet]. Disponível em: https://pt.wikipedia.org/wiki/Maat. Acessado em: 05/03/2018.
2. Kucharczuk JC. Chest Wall Sarcomas and Induction Therapy. Thoracic Surgery Clinics. 2012;22(1):77-81.
3. Pêgo F, Paulo M, Campos JRM. 80 anos de História da Disciplina de Cirurgia Torácica da FMUSP. [internet]. Editora São Paulo: livro em PDF. Disponível em: <http://www.cirurgiatoracica.org.br/wp-content/uploads/2015/03/miolo_livro_8_final_ok.pdf>. Acessado em: 05/03/2018.
4. Pessoa PGS, Muniz VP, Muniz VA. Barreto ARP, Barreto AR, Alcântara AJR, Matos FRJ. Reconstrução do tórax com retalhos do músculo retoabdominal e grande dorsal – relato de casos. Rev Bras Cirurg Plast. [internet] Disponível em: <http://lattes.rbcp.org/details/1723/reconstucao-toracica-com-retalhos-do-musculo-reto-abdominal-e-grande-dorsal-relato-de-casos. Acessado em: 06/03/2018.
5. Parham FW. Thoracic resection for tumors growing from the bony wall of the chest. Trans South Surg Gynecol Assoc. 1898;11:223-363.
6. Arnold PG, Pairolero PC. Use of pectoralis major muscle flaps to repair defects of anterior chest wall. Plast Reconstr Surg. 1979;63:205-213.
7. Hodgkinson DJ, Arnold PG. Chest-wall reconstruction using the external oblique muscle. Br J Plast Surg. 1980;33:216-220.
8. Parede Torácica e Pleura. [internet]. Disponível em: <http://misodor.com/PAREDETORACICAEPLEURA.html>. Acessado em: 05/03/2018.
9. Westphal FL, Lima LC, Netto JCL, Silva JS, Júnior VLS, Westphalen DC. Trauma torácico: análise de 124 pacientes submetidos à toracotomia. Rev Col Bras Cir [internet]. Vol. 36, n. 6. Rio de Janeiro, Nov/Dec 2009. Disponível em: <http://www.scielo.br/scielo.php?script=sci_arttext&pid=S0100-69991200900060004.. Acessado em: 05/03/2018.
10. Ravitch MM. The operative treatment of pectus excavatum. Ann Surg. 1949;129:429.
11. Deformidades Congênitas da Parede Torácica [internet]. Disponível em: <http://www.cirurgiatoracicadovale.com.br/deformidades-congenitas-parede-toracica.php>. Acessado em: 06/03/2018.
12. Mattana CM, Lucena FL, Erlo FR, Bortagaray S, Teles AR. Síndrome de Moebius-Poland: relato de caso e revisão – AMRGIS. Disponível em: <http://amrigs.com.br/revista/54-02/16-413_sindrome-de-moebius.pdf>. Acessado em: 06/03/2018.
13. Marks MW, Argenta LC, Lee DC. Silicone implant correction of pectus excavatum: indications and refinement in technique. Plast Reconstr Surg. 1984 Jul;74(1):52.
14. Horch RE, Stoelben E, Carbon R, Sultan AA, Bach AD, Kneser U. Pectus excavatum breast and chest deformity: indications for aesthetic plastic surgery versus thoracic surgery in a multicenter experience. Aesthetic Plast Surg. 2006 Jul-Aug;30(4):403-11.
15. Marcondes A, Pessoa SGP, Pessoa BBGP, Silva DI, Ribeiro NP. Estratégias em reconstruções de tórax pós-ressecções extensas de tumores de mama localmente avançados: uma série de 11 casos [internet]. Disponível em: <http://www.www.rbcp.org.br/details/1645/estrategias-em-reconstrucoes-de-torax-pos-resseccoes-extensas-de-tumores-de-mama-localmente-avancados-uma-serie-de- 11-casos. Acessado em: 06/03/2018.
16. Pessoa SGP, Macêdo JE, Barbosa RCC, Oliveira LR. Retalho escapular e paraescapular: uma nova opção/Scapular and parascapular flap: a new option Rev méd HGF. jul. 1985;2(1):19-24.
17. Silva MMA, Neto MS, Leite AT, Guimarães PAP. Ferreira LM. Reconstrução de parede torácica em extensas ressecções oncológicas [internet]. Disponível em: <http://www.rbcp.org.br/details/1889/reconstucao-de-parede-toracica-em-extensas-resseccoes-oncologicas. Acessado em: 06/03/2018.
18. Mathes SJ, Nahai F. Classification of the vascular anatomy of muscles: experimental and clinical correlation. Plast Reconstr Surg. 1981 feb;67(2):177-87.
19. Jansen D, Chiu ES, Jaffer AS. Chest wall reconstruction. In: Medscape. Disponível em: <http://www.medscape.com/>. Acessado em: 18 mai. 2016.

capítulo 65

Reconstrução da Parede Abdominal
Tratamento das Hérnias Incisionais

AUTOR: **José Gradel**
Coautores: **Bruno Alves Costa e Fernanda Encinas**

Histórico

A história da reconstrução da parede abdominal começa pela cirurgia geral. Patologias da cavidade abdominal não raramente têm causado deformidades na parede do abdome e provocado assim um avanço nos meios de tratamento destes defeitos, sejam eles imediatos ou tardios. O avanço da cirurgia plástica tem proporcionado auxílio na resolução de casos mais complexos de fechamento da parede abdominal, com a utilização de retalhos cutâneos, musculares e miocutâneos, pediculados ou livres. Também oferece a cirurgia plástica o uso de material sintético, a expansão de tecidos e recentemente, a terapia por pressão negativa (vácuo).

Apesar do avanço da medicina e da cirurgia, cerca de 20% das laparotomias realizadas nos Estados Unidos ainda provocam o aparecimento de hérnias incisionais, o que torna obrigatório ou conveniente o aprofundamento nos recursos de fechamento primário da parede abdominal e das deformidades desta importante região anatômica.

Fisiopatologia

Defeitos na parede abdominal podem causar simplesmente um desconforto estético, mas também encarceramento intestinal, dificuldades respiratórias e hérnias gigantes. O tratamento destas hérnias incisionais merece especial atenção e será abordado em minúcias neste capítulo, por tratar-se de procedimento muito ligado à cirurgia plástica reconstrutora.

A gênese destas deformidades está ligada não só ao procedimento cirúrgico inicial como também, e não com menor importância, às comorbidades como o diabete, a obesidade, o tabagismo, doença coronariana, insuficiência pulmonar (DPOC), estado nutricional deficiente, patologias imunossupressoras e pacientes muito idosos. A tensão no fechamento e a infecção pós-operatória são as maiores causas de deiscência e necrose dos tecidos da parede do abdome.

Tratamento das hérnias incisionais

Introdução

As hérnias incisionais representam um grande desafio cirúrgico, tanto do ponto de vista de reconstrução da parede abdominal, quanto no sentido da formação de um contorno corporal satisfatório.

Muitos pacientes portadores de hérnia incisional nos chegam já submetidos a tratamento cirúrgico prévio sem resultado satisfatório e apresentando recidiva da patologia. O manuseio destes pacientes é sempre muito dificultado, pelo fato de serem pessoas em sua maioria obesas, rebeldes a qualquer orientação dietética e com comprometimento da parede abdominal externa e internamente. Esse comprometimento ocorre devido à má qualidade da pele e do tecido celular subcutâneo pelos vários traumas anteriormente sofridos e acarreta consequentemente a diminuição da tonicidade cutânea.

Estes fatos fizeram com que buscássemos uma terapêutica que se mostrasse eficaz e definitiva na cura da deformidade, na onfaloplastia e na melhora do contorno corporal dos pacientes.

Anatomia

A parede abdominal anterior tem forma de diamante. Está delimitada na parte superior pelas margens dos arcos costais inferiores e pelo apêndice xifoide. Na parte inferior é delimitado pelos ligamentos de Poupart e pela pelve.

O umbigo está localizado sobre o disco, entre a terceira e a quarta vértebra, ou seja, aproximadamente 2 a 4 cm acima de uma linha que une as cristas ilíacas anterossuperiores.

A linha alba se estende desde o apêndice xifoide até a sínfise pélvica e é formada pela união dos músculos abdominais na linha média. Na sua porção superior tem 0,5 cm de largura e na região umbilical encontra-se mais estreita e menos diferenciada. Suas fibras correm em direção transversal, longitudinal e oblíqua.

As linhas semilunares formam os limites laterais dos músculos retos do abdome. Elas assumem uma suave curva lateral e estendem-se desde as espinhas púbicas até as cartilagens costais. São constituídas pela união das aponeuroses dos músculos abdominais até formarem as bainhas dos músculos retos do abdome e são conhecidas como linhas de Spiegel.

As linhas transversas são bandas fibrosas firmemente aderidas às bainhas anteriores dos músculos retos e são mais evidentes em indivíduos musculosos.

A parede abdominal é composta por varias camadas: pele, fáscia superficial, tecido subcutâneo, músculos e suas aponeuroses, gordura pré-peritoneal, fáscia *transversalis* e peritônio.

A fáscia superficial consiste em uma camada adiposa superficial, a fáscia de Camper e uma camada membranosa profunda, que é a fáscia de Scarpa.

O músculo oblíquo externo é o mais superficial dos três músculos na zona lateral da parede abdominal. Tem sua origem nas oito iúltimas costelas e se relaciona com os músculos serrátil e latíssimo do dorso. Suas fibras caminham para baixo e medialmente e se inserem na metade anterior da parte posterior da crista ilíaca, através de amplas aponeuroses que aumentam a sua espessura e formam o ligamento inguinal.

O músculo oblíquo interno encontra-se logo abaixo do oblíquo externo e surge da fáscia lombossacra, dos 2/3 anteriores da crista ilíaca e dos 2/3 laterais do ligamento inguinal. Suas fibras se irradiam na forma de leque em direção superior e medialmente. Suas fibras inferiores se unem às fibras do músculo transverso para formar o tendão conjunto que se insere na crista ilíaca, na espinha pubiana e na linha ileopectínea. As fibras mais superiores se inserem na linha alba e nas cartilagens da sétima à nona costelas a borda mais inferior se arqueia sobre o conduto inguinal.

O músculo transverso está localizado profundamente ao músculo oblíquo interno e tem a sua origem nas seis ultimas costelas, na fáscia lombodorsal, nos 2/3 anteriores da crista ilíaca e no terço lateral do ligamento inguinal. Insere-se através de uma aponeurose na linha alba e mediante o tendão conjunto na espinha pubiana e na linha ileopectínea.

Os músculos retos do abdome são músculos largos e situam-se longitudinalmente na região mediana abdominal. Cada um se origina na sínfise e na crista púbica e se inserem no apêndice xifoide e nas cartilagens da quinta à sétima costelas e são envoltos por bainha. A bainha do reto do abdome é um invólucro fibroso que envolve cada músculo e sua camada anterior é formada pela aponeurose do músculo oblíquo externo, junto com a metade anterior da aponeurose do músculo oblíquo interno. A camada posterior da bainha do músculo oblíquo interno, depois de dividida, passa por baixo do músculo reto para formar sua camada posterior associada com a bainha do músculo transverso. A região final do músculo reto do abdome não apresenta a bainha posterior e esse limite é denominado linha semicircular ou arcada de Douglas.

O músculo piramidal é um pequeno músculo triangular superficial ao músculo reto do abdome e se insere na linha alba, aproximadamente na metade do caminho entre a sínfise púbica e o umbigo.

As principais fontes de suprimento arterial são: artéria mamária interna, artérias intercostais torácicas e lombares, artéria ilíaca externa, que emite as artérias epigástrica inferior profunda e circunflexa ilíaca, e a artéria femoral, que emite as artérias epigástrica inferior superficial e circunflexa ilíaca superficial. A drenagem venosa abdominal acompanha e corre paralelamente ao sistema arterial.

Definição

Definimos, de uma maneira simples, hérnia incisional como a protrusão de uma víscera de sua cavidade normal (abdominal) através de uma abertura da parede abdominal devido a defeitos, incisões prévias e mesmo aumento da pressão intra-abdominal.

Observamos que fatores traumáticos, tais como cirurgias anteriores, lesões perfurantes e contusas do abdome, grandes avulsões da parede abdominal e infecção são os principais fatores desencadeadores das hérnias incisionais. Quando analisamos nossa casuística, percebemos a predominância da presença de hérnia incisional nas cirurgias contaminadas, se comparadas às cirurgias ditas assépticas. Porém, além do trauma cirúrgico, outros fatores predispõem ao aparecimento dessa patologia, tais como: obesidade, gestações múltiplas, complexo musculoaponeurótico comprometido, tosse frequente, esforço para urinar ou defecar, ascite volumosa, comprometimento do estado geral com hipoproteinemia, pneumopatias, emprego de material e técnicas cirúrgicas inadequados, colocação de drenos e hematomas.

Portanto, o preparo pré-operatório, o critério de planejamento das incisões cirúrgicas e os cuidados pós-operatórios (p. ex., prevenção de vômitos, tosse, retenção urinária, distensão abdominal, deambulação dos pacientes com auxílio de cintas ou faixas de contenção) são fatores extremamente importantes para a prevenção do aparecimento das hérnias incisionais.

Acreditamos que o fator determinante das dificuldades terapêuticas seja a falta de tecido para o fechamento da hérnia; tecido este que, quando existente, é de má qualidade e não tem condição de sustentar o conteúdo abdominal. Quando no planejamento cirúrgico prévio percebemos que o tecido cutâneo será insuficiente para uma total cobertura do defeito e da zona de pele de má qualidade, utilizamos a colocação de expansores cutâneos. Devemos sempre lembrar que, no abdome, como não há um anteparo posterior fixo e rígido para o expansor, a nossa expansão será sempre menor do que gostaríamos. Desse modo, devemos sempre nos preocupar em colocar mais de um expansor e sempre com grandes volumes, como poderá ser observado na Figura 65.15.

Vários são os tratamentos propostos para a correção dessa patologia e o uso de substitutos dos tecidos sintéticos ou não, tais como enxertos de fáscia *lata*, enxertos de derma, retalhos de aponeurose, tela de tântalo, tela de Marlex, tela de silicone, entre outros, são os meios disponíveis para o tratamento dessas grandes eventrações.

Optamos, na grande maioria dos nossos casos, pelo uso sistemático de substituto sintético conhecido como tela de Marlex, por acharmos extremamente simples, de fácil manuseio e que, em nossas mãos, não causa complicações quanto à sua integração.

Considerações sobre a tela

O uso de tela de polietileno de Marlex foi primeiramente publicado por Usher, desde 1958. A partir de 1962, Usher desenvolveu a tela de polipropileno que, além de todas as vantagens da tela de polietileno, tem maior segurança e facilidade de esterilização. Trata-se de material de fácil manipulação, de alta resistência, flexível, amoldando-se com facilidade a qualquer angulação ou reentrância. Permite sutura sob tensão considerável e é rapidamente infiltrada em suas malhas por tecido de granulação, e mantém o defeito completamente obliterado. A fibra de Marlex é praticamente inerte, apresentando poucos episódios de irritação inflamatória. Trabalhos experimentais comprovaram a sua alta resistência à infecção. No entanto, a intensa e persistente resposta inflamatória gerada por ela resulta em uma maior incidência de formação de aderências.

Recentemente, com o objetivo de produzir materiais com maior biocompatibilidade, telas parcialmente absorvíveis vêm sendo desenvolvidas. Entre as telas disponíveis encontramos, como exemplo, a presença de compostos como o poliglecaprone, polidioxanona e celulose oxidada regenerada, capazes de gerar menor resposta inflamatória na cicatrização, porém apresentam atualmente alto custo. Apesar destes diversos avanços, estudos ainda não foram suficientes para comprovar a superioridade do uso das telas com componentes absorvíveis, ao reduzir a formação de aderências sem prejudicar parâmetros cirúrgicos importantes, como a resistência e a reduzida taxa de complicações proporcionada pelo polipropileno.

Tratamento

O início do tratamento deve ser dirigido à redução da carga microbiana, quando for o caso. A ferida deve ser limpa, removendo-se todos os tecidos desvitalizados, fibróticos e qualquer corpo estranho retido anteriormente, como telas e fios. Nos casos de necroses intensas e para prevenir infecção do subcutâneo quando o fechamento facial for possível, tratamos a ferida com terapia por pressão negativa antes de realizarmos o seu fechamento definitivo.

Neste tratamento, nossa conduta baseia-se na técnica de Jean Rives, que emprega a tela de Marlex para reforço da parede abdominal após tratamento do saco herniário de forma convencional. A tela é colocada na profundidade, ou seja, retromuscular, entre o complexo musculoaponeurótico e o peritônio, sendo sua fixação feita através de pontos em "U" que atravessam todas as camadas da pele onde a tela é fixada (Figura 65.1).

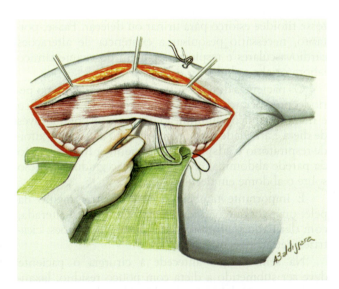

FIGURA 65.1 – A tela é colocada entre o complexo musculoaponeurótico e o peritônio, e fixada na pele através de pontos em "U".

Nossa modificação para tratamento das hérnias incisionais consiste na forma de fixação da tela, que se faz no complexo musculoaponeurótico, somente com pontos em "U", com fio inabsorvível, mantendo a tela bem esticada sobre o peritônio e por baixo da musculatura (Figura 65.2A,B).

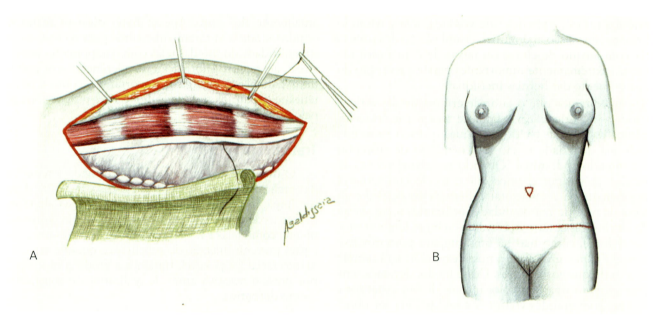

FIGURA 65.2 – A) Colocação modificada: a tela é colocada entre o peritônio e o complexo musculoaponeurótico e é fixada neste complexo com pontos em "U", sem atravessar a pele. **B)** Dermolipectomia segundo Pitanguy.

• Preparo pré-operatório

A anamnese e o exame físico rigoroso dos pacientes portadores de eventração da parede abdominal são de fundamental importância para o sucesso da cirurgia. São geralmente pessoas obesas, com gestações múltiplas, tosse tifoidee esforço para urinar ou defecar. Faz-se, portanto, necessário pesquisar a existência de alterações cardiovasculares e respiratórias, além do exame clínico laboratorial e radiológico de rotina.

Os pacientes devem ser tratados clinicamente no período pré-operatório, visando ao equilíbrio metabólico e hemodinâmico, diminuição do peso corporal através de dieta e atividade física, compensação do sistema xifoide-respiratório e adaptação do paciente à futura tensão da parede abdominal com A colocação gradual de peso sobre o abdome em decúbito dorsal.

É importante também o estudo e tratamento da pele, uma vez que não raramente se apresenta alterada, com dermatites, processos infecciosos, ulcerações, cicatrizes, retrações e/ou aderências.

Na semana que antecede à cirurgia o paciente deve ser submetido a dieta com pouco resíduo, laxantes, repouso no leito em decúbito dorsal com peso sobre o abdome e, nas últimas 12 horas, a tricotomia da região em questão, enema, banho, jejum e medicação pré-anestésica.

Na sala de cirurgia, os cuidados de assepsia e antissepsia de rotina pessoal devem ser meticulosamente realizados, cateterização vesical, colocação de placa de bisturi com os cuidados necessários para evitar queimaduras e colocação de meias elásticas e da bomba de compressão intermitente das panturrilhas, como forma de prevenção de tromboembolismo pulmonar.

• Técnica operatória

Com o paciente em decúbito dorsal, braços abertos e pernas parcialmente fletidas (apoiadas para evitar o estiramento da articulação) e enfaixadas com crepom, faz-se a marcação da dermolipectomia abdominal, preconizada por Pitanguy.

Traça-se uma linha vertical do processo xifoide ao púbis, passando pela cicatriz umbilical (importante observar se a mesma não está desviada) e a outra horizontal, na altura dos pelos pubianos, discretamente arciforme, de concavidade superior, que une a projeção vertical inferior das espinhas ilíacas anteriores bilateralmente (Figura 65.3).

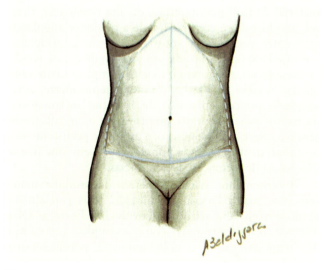

FIGURA 65.3 – Marcação da técnica de Pitanguy.

Gostamos de marcar a reborda costal, que nos orientará no limite do descolamento. Nos casos em que havia cicatriz supraumbilical, procedemos à abdominoplastia vertical, onde marcamos a linha de incisão verticalmente, englobando a cicatriz anterior e o retalho dermogorduroso excedente.

Faz-se a incisão na linha horizontal até atingir o plano aponeurótico, com descolamento do retalho dermogorduroso em direção à reborda costal, respeitando os limites previamente demarcados. Ao atingirmos a cicatriz umbilical deve-se incisar medialmente o retalho e circularmente o umbigo, mantendo seu pedículo. Em alguns casos não é possível a manutenção de pedículo, sendo necessário desinseri-lo. O descolamento deve ser meticuloso, até a identificação e o isolamento do saco herniário, que na maioria das vezes se encontra firmemente aderido à pele. Por transparência podemos observar as alças intestinais (Figura 65.4).

rece ser totalmente inviável em termos de textura e tonicidade para reforço do defeito, e procede-se ao fechamento do peritônio visceral com fio inabsorvível (Figura 65.5A,B).

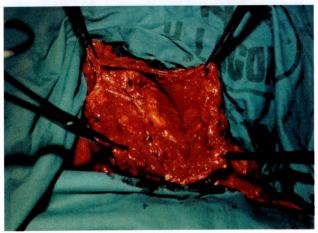

■ **FIGURA 65.5A** – Fechamento do peritônio.

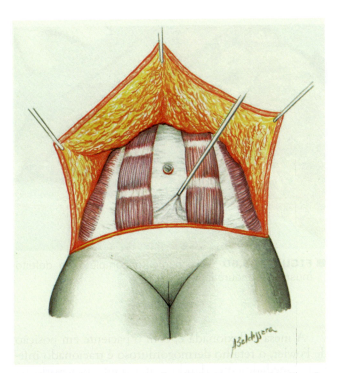

■ **FIGURA 65.4** – Amplo descolamento com visualização do saco herniário.

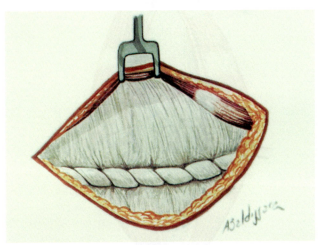

■ **FIGURA 65.5B** – Tratamento do saco herniário com fechamento do peritônio.

Após o descolamento do retalho e individualização do saco herniário, temos um campo operatório extremamente amplo para tratar o defeito da parede abdominal. Abre-se o saco herniário com liberação das alças e/ou do epíploo, que em quase todos os casos se encontra aderido à parede do saco. Quando necessário, nos casos em que o excesso de alças atinge volume exagerado, procede-se à ressecção do segmento intestinal, que perde direito a seu domicílio.

Uma vez liberadas as alças ou o epíplon, resseca-se o excesso de tecido formador do saco herniário, que nos pa-

Após fechamento do peritônio, a partir das bordas musculoaponeuróticas laterais, faz-se o descolamento sobre o peritônio íntegro e abaixo do complexo musculoaponeurótico para conseguir uma loja ampla onde será colocada a tela de Marlex, com uma tensão uniforme sob todos os pontos. Como já relatamos anteriormente, esta tela é fixada com pontos em "U" de fio inabsorvível no complexo musculoaponeurótico (Figura 65.2).

A aponeurose é fechada com pontos separados, dando continuidade ao contorno da parede (Figura 65.6A-D).

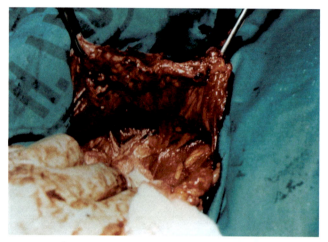

FIGURA 65.6A – Descolamento do plano inframuscular.

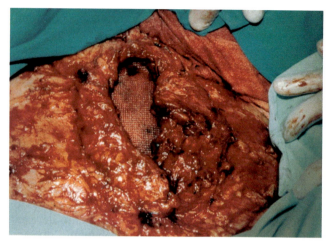

FIGURA 65.6C – Tela de Marlex colocada unindo as musculaturas oblíquas em torno do defeito, sendo parcialmente coberta pelo excesso de tecido supramuscular.

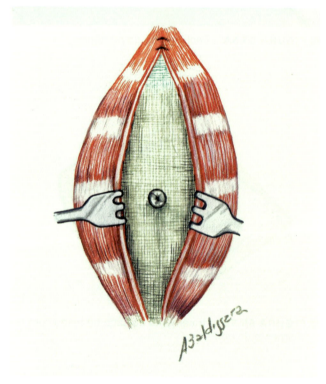

FIGURA 65.6B – Observar a tela abaixo do complexo musculoaponeurótico. Plicatura dos músculos retos do abdome.

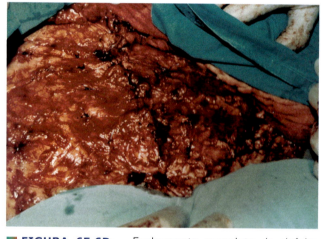

FIGURA 65.6D – Fechamento completo do defeito musculoaponeurótico.

Com a tela fixada fazemos a plicatura da aponeurose na direção xifopubiana, seguindo a sistematização da técnica de Pitanguy, corrigindo a diástase do músculo reto do abdome, que em todos os nossos casos se fez presente. Quando percebemos não ser possível a reconstituição segura da camada peritoneal, protegemos a tela com retalho de grande epíplon. Se o defeito da parede não permitir o fechamento do plano muscular, deve-se colocar uma segunda tela, menor que a primeira, para refazer a continuidade da aponeurose.

A mesa é flexionada e, com o paciente em posição de Fowler, o retalho dermogorduroso é tracionado inferior e medialmente, dando-se um ponto provisório na linha média do retalho, unindo a borda superior à inferior da ferida operatória (Figura 65.7).

O excesso distal do retalho é ressecado com incisão em bisel na camada adiposa (Figura 65.8).

Nos casos em que ocorrer a desinserção da cicatriz umbilical, realizamos a sua reimplantação na aponeurose. Para onfaloplastia, nos casos em que o pedículo foi mantido, faz-se uma incisão em "Y" no retalho após a determinação da nova localização da cicatriz umbilical (Figura 65.8).

Nos casos de onfalocele importante e com destruição da cicatriz umbilical, optamos por reconstruir a cicatriz umbilical através da realização de quatro retalhos formando uma estrela de quatro pontas.

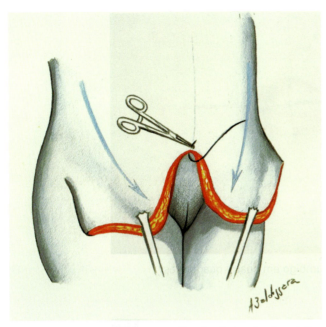

FIGURA 65.7 – Observar a direção da tração do retalho (Pitanguy).

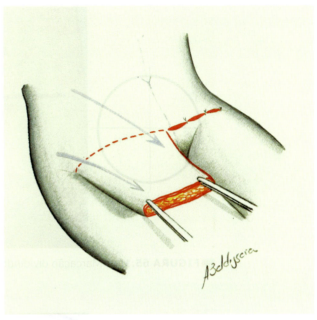

FIGURA 65.8 – Ressecção do excesso de tecido dermogorduroso. Observar a marcação da nova localização da cicatriz umbilical.

Primeiro marcamos os dois centros da circunferência. Após esta primeira marcação, marcamos também a divisão pela metade de cada um dos quadrantes e teremos assim a cicatriz umbilical dividida em oito partes iguais. Com essa divisão marcada, realizamos a marcação da incisão e da ressecção do tecido excedente, o que facilita inclusive no tratamento da própria hérnia umbilical. Temos o cuidado para deixar a altura de cada um dos retalhos com apenas 1 cm de comprimento, uma vez que achamos um tamanho razoável para uma cicatriz umbilical o diâmetro de 2 cm. Uma vez ressecado o excesso cutâneo e tratada a hérnia umbilical com a colocação da tela de Marlex, executamos o fechamento em forma de cruz dos retalhos, tendo o cuidado de fixar as pontas dos quatro retalhos na aponeurose e na tela, conferindo assim profundidade ao neoumbigo. Assim, teremos como resultado um umbigo com 2 cm de diâmetro, com cicatrizes quebradas e internas e com profundidade conferida pelo não desengorduramento periférico e pela fixação do centro na própria tela de Marlex (Figuras 65.9 a 65.14).

É importante lembrar que a hemostasia deve ser rigorosa e o manuseio do retalho, cauteloso, para preservar a vascularização. A drenagem é feita através de dois drenos com sucção contínua, que são colocados sobre a tela e sobre o complexo musculoaponeurótico durante 48 horas. O fechamento é sempre realizado em quatro planos e a sutura da incisão horizontal é do tipo intradérmica com fio mononáilon 3-0. O curativo é feito com

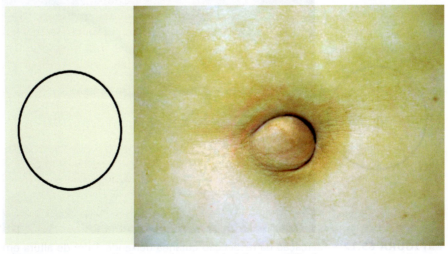

FIGURA 65.9 – Paciente apresentando hérnia umbilical.

PARTE 7 – RECONSTRUÇÃO DO TRONCO E MEMBROS

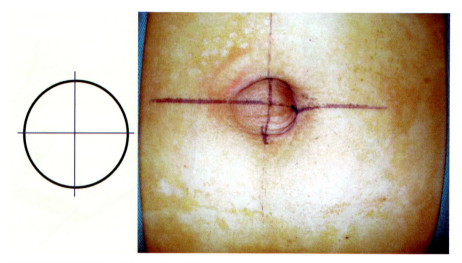

FIGURA 65.10 – Marcação dividindo o umbigo em quatro quadrantes.

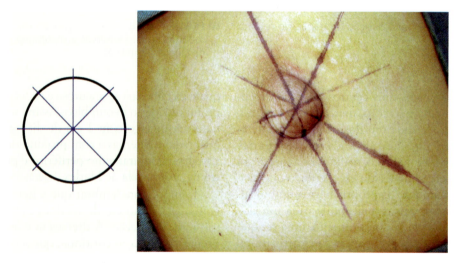

FIGURA 65.11 – Marcação dividindo o umbigo em oito quadrantes.

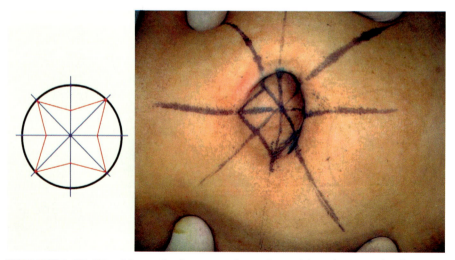

FIGURA 65.12 – Marcação da ressecção cutânea deixando 1 cm de altura em cada retalho.

CAPÍTULO 65 – RECONSTRUÇÃO DA PAREDE ABDOMINAL – TRATAMENTO DAS HÉRNIAS INCISIONAIS

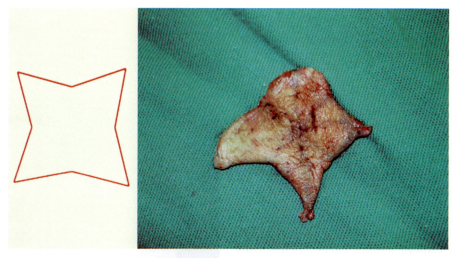

FIGURA 65.13 – Ressecção cutânea.

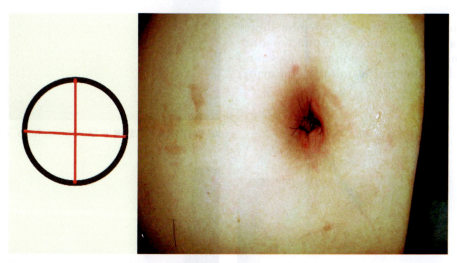

FIGURA 65.14 – Neoumbigo finalizado com cicatrizes quebradas e todas as suturas internas.

fita microporosa nas incisões, gaze fofa, atadura gessada e crepom.

Pós-operatório

O paciente é mantido em posição de Fowler durante 48 horas. Depois deste período faz-se o primeiro curativo, com a retirada do gesso, dos drenos e da sonda vesical. A observação dos sinais vitais é de grande importância devido ao risco de problemas respiratórios, pelo aumento da tensão na cavidade abdominal. A dieta inicialmente é zero, com a infusão venosa de soluções hidroeletrolíticas, glicose, vitaminas e analgésicos. Tão logo haja peristalse, a dieta oral passa para branda e suspende-se a infusão venosa.

A alta hospitalar será dada após as primeiras 48 horas, quando não houver intervenção sobre o aparelho digestivo.

Complicações

A complicação mais comum é o seroma, que deve ser puncionado sucessivamente até o seu desaparecimento. Temos um baixo índice de infecção pós-operatória e creditamos isto a usarmos antibioticoterapia por no mínimo 7 dias, em todos os nossos pacientes. Gostaríamos de ressaltar também a possibilidade de aparecimento de pneumonia por conta da atelectasia do pós-operatório.

Acreditamos ser esta sistematização muito eficaz, visto que nunca tivemos recidiva da patologia. Observamos que a tela de Marlex é um material totalmente inerte diante de situações de infecção, seromas e hematomas. Estudos histológicos demonstraram que após um determinado período há uma integração total do material com os tecidos, tornando praticamente impossível a sua individualização.

PARTE 7 – RECONSTRUÇÃO DO TRONCO E MEMBROS

Associação de técnicas

É importante para a obtenção de melhores resultados, em casos mais complexos.

• Expansão tecidual

Em alguns pacientes observa-se, além de tecido fascial deficiente, a falta de pele e de tecidos moles da parede abdominal. Quando a cobertura de partes moles for inadequada, o risco será de cicatrização retardada e contaminação. Nestes casos está indicado o emprego da expansão tecidual, com expansores colocados no subcutâneo hígido e expandidos de acordo com a necessidade. Por conta de não haver anteparo ósseo, a expansão tecidual nesta região apresenta dificuldades, mas os resultados finais são compensadores (Figura 65.15A-F).

• Complementos

Procedimentos complementares podem melhorar os resultados, tais como drenos de aspiração contínua estrategicamente colocados, pontos de adesão no retalho da parede abdominal e utilização de matriz dérmica.

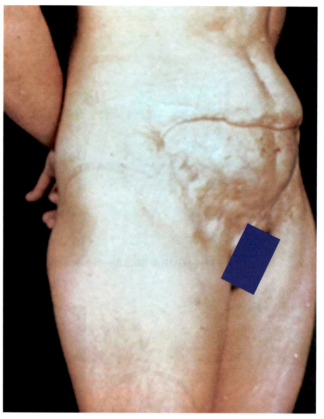

■■ **FIGURA 65.15B** – Mesmo defeito, visão oblíqua.

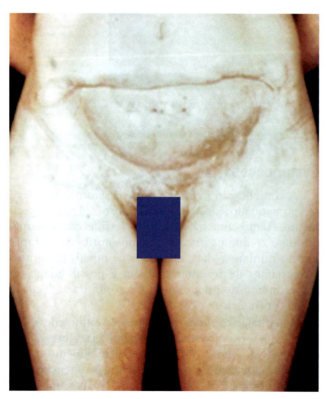

■■ **FIGURA 65.15A** – Deformidade da parede abdominal consequente a necrose da parede anterior do abdome (pele e subcutâneo).

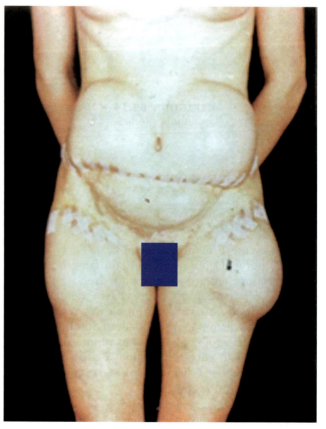

■■ **FIGURA 65.15C** – Expansores colocados e expandidos.

840

CAPÍTULO 65 – RECONSTRUÇÃO DA PAREDE ABDOMINAL – TRATAMENTO DAS HÉRNIAS INCISIONAIS

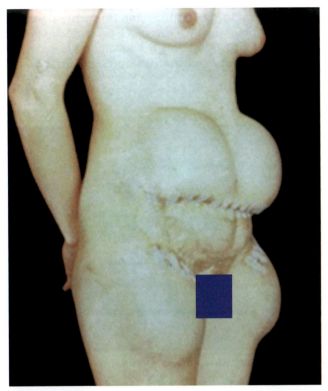

FIGURA 65.15D – Resultado intermediário com o tecido expandido em torno do defeito.

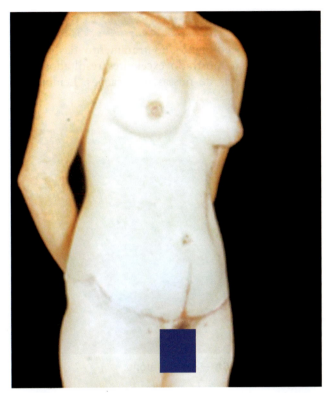

FIGURA 65.15F – Resultado pós-operatório, oblíqua.

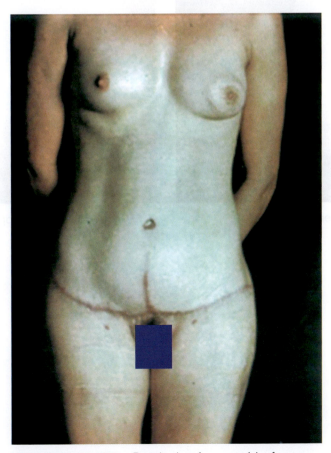

FIGURA 65.15E – Resultado pós-operatório, frente.

841

Conclusão

Nosso procedimento no tratamento das hérnias incisionais tem mostrado excelentes resultados, verificados em várias de nossas publicações. Lembramos que a associação das técnicas anteriormente descritas gratificou intensamente cirurgião e paciente, do ponto de vista estético e funcional, fato que pode ser comprovado pelos casos ilustrativos apresentados a seguir (Figuras 65.16A-D).

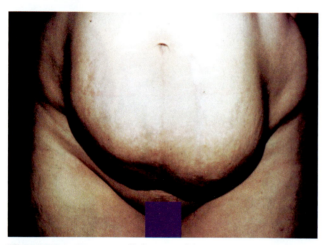

FIGURA 65.16A – Pré-operatório.

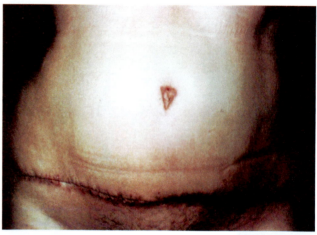

FIGURA 65.16B – Pós-operatório.

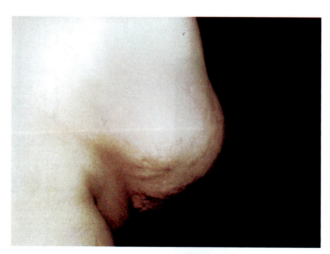

FIGURA 65.16C – Pré-operatório.

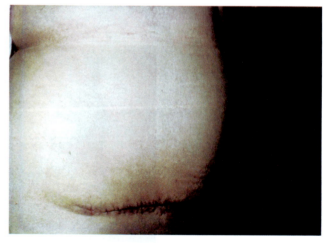

FIGURA 65.16D – Pós-operatório.

Bibliografia Consultada

- Abdalla P, Pereira JCS, Rocha HE, Kabouk N,, Nepomuceno MC. Hérnias Abdominais. Análise de Incidência em 2000 casos. Rev Col Bras Cir. 1981;8:67.
- Aramayo ALG, Lopes FGJ, Barbosa CA, Amara VF, Costav LA. Abdominal wall healing in incisional hernia using different biomaterials in rabbits. Acta Cir Bras. 2013; 28(4):307-316.
- Aston SJ, Pickrell KL. Reconstructives Surgery of The Abdominal Wall. In: Reconstructive Plastic Surgery. Converse JM, ed. 2nd ed. Vol. 7. Philadelphia, London, Toronto: WB Saunders Co.; 1977. Chap. 90.
- Bussabarger RA, Dumouchel ML, Ivy WH. Uso de Tela de Tântalo no Reparo dos Grandes Defeitos Cirúrgicos da Parede Abdominal Anterior. JAMA. apr. 1950.
- Carreirão S, Lessa S, Correa WE, Hércules HC. Reconstrução da Parede Abdominal com Tela de Marlex. Estudo Experimental. Rev Bras Cir. 1981;71:125.
- Carreirão S, Pitanguy I, Correa WE, Caldeira AMC. Abdominoplastia Vertical. Uma Técnica a ser relembrada. Rev Bras Cir. 1983;73(3):184-194.
- Carreirão S, Correa WE. Uso de Telas nas Reconstruções da Parede Abdominal. Anais do 1º Simpósio Brasileiro de Abdominoplastia. São Paulo: Ed J. Avelar; 1982.
- Cataldo MLS, Lázaro da Silva A, Guerra AJ. Emprego do Saco Herniário na Correção Cirúrgica das Hérnias Incisionais Longitudinais Aspectos Experimentais no Cão. Rev Col Bras Cir. 1981;8:167.
- Cavalcanti MA. Tratamento Cirúrgico das Grandes Eventrações e Lipodistrofias Abdominais. Rev Colégio Bras de Cirurgiões. 1982;9:180.
- Code J. Componente separation recair of large or complex wall defects. Uptodate 20/06/2016. Disponível em: <https://www.uptodate.com/contents/component-separation-repair-of-large-or-complex-abdominal-wall-defects#H25487972>. Acessado em: 20 jun. 2016.
- Elbaz JS, Flageul G. Plastic Surgery of the Abdomen. New York: Masson Pub. Inc.; 1979.
- Falci F. Reparação da Hérnia com Prótese de Marlex. JBM. out. 1969; p. 15.
- Fischl RA. Vertical Abdomonoplasty. Plast Reconstr Surg. 1973;51:139.
- Franco T, Rebello C. Abdominoplastia, Nem sempre uma Cirurgia Simples. Rev Med de Hoje. 1977;II:638.
- Galante JR. Tratamento das Hérnias Incisionais Volumosas pela Técnica de Lázaro da Silva. Rev Colégio Bras de Cirurgiões. 1983;10:24.
- Gorman WD, Flynn FF, Lepley D, Weisel W. Synthetic Materials for Bridging Diaphragm and Chest Wall Defects. Arch Surg. 1961;82:863.
- Isa AC, Matias JEF, Yamamoto CT, Isa RH, Campos ACL, Coelho JC. Use of surgical mesh of different compositions in the correction of the abdominal wall defect in rats. Rev Col Bras Cir. 2015;43(5):329-336.
- Koontz AR, Kimberly RC. Tantalum and Marlex Mesh (with a note on Marlex thread); an Experimental and Clinical Comparison. Preliminary Report. Ann Surg. 1960;151:796.
- Le Veen HH, Barberio JR. Tissue Reaction to Plastics used in Surgery with Special Reference to Teflon. Ann Surg.1949;129:74.
- Marwan NKS, Bank J. Abdominal wall reconstruction. In: Plastic Surgery. Neligan PC, ed. 3rd ed. Vol. 4. London: Elsevier Saunders; 2013. p. 279-296.
- Mathes SJ, Botswick J. A Rectus Abdominis Myocutaneous Flap to Reconstruct Abdominal Wall Defects. Brith J Plast Surg.1977;30:282.
- Pitanguy I, Caldeira ALM, Almeida C, Alexandrino A. Abdominoplastia – Algumas Considerações Históricas, Filosóficas e Psicossociais. Rev Bras Cir. 1982;72:390.
- Pitanguy I, Miró AL, Portocarrero JD, Dégand M. Contenção com Placas Termomoldáveis nas Abdominoplastias. Rev Bras Cir. 1979;69:55.
- Pitanguy I. Abdominal Lipectomy. An Approach to it Through an Analysis of 300 Consecutive Case. Plast Reconstr Surg. 1967;40:384.
- Pitanguy I. Abdominoplastias. O Hospital. 1967;71:1541.
- Pitanguy I. Vantaggi Dell`impiego di Contenzione Gessata nelle Plastiche Abdominali. Minerva Chir. 1967;22:495.
- Pitanguy I. Aesthetic Plastic Surgery of Head and Body. Heidelberg: Springer-Verlag; 1981.
- Pitanguy I. Surgical Reduction of the Abdomen, Thighs and Buttocks. Surgical Clinics of North America. 1971;51:479.
- Pitanguy I. Dermolipectomy of the Abdominal Wall, Thighs, Buttocks, and Upper Extremity. In: Converse JJ, ed. Reconstructive Plastic Surgery. 2nd ed. Philadelphia: W.B. Saunders; 1977. p. 3800.
- Pitanguy I, Yabar AA, Pires CA, Carlos EB, Matta S. Aspectos Atuais em Lipectomia Abdominal. Bol Acad Nac Méd. 1974;146:87.
- Pitanguy I. Abdominal Lipectomy. Clinics in Plast. Surg. 1975;2:401.
- Rebello C, Franco T. Abdominoplastia por Incisão Submamária. Rev Bras Cir. 1972;62:249.
- Rives J, Lardenoir B, Pire JC, Hibon J. Les grandes eventrations. Mem Acad Chir. 1973;99:547.
- Sinder R. Cirurgia Plástica do Abdomen. Niterói: EDITORA editado por Sindej R, ; 1979.
- Usher FC. A Technique for Repairing Large Abdominal Defects. Archives of Surgery. Chicago. 1961;82:871.
- Usher FC, Allen JE, Crostwaith RW, Cogan JE. Polypropylene Monofilament. JAMA. 1962;179:780.
- Utiyama EM, Rosa MBSF, Andres MP, Miranda JS, Damous SHB, Birolini CAV, et al. Polypropylene and polypropylene/polyglecaprone (Ultrapro(r)) meshes in the repair of incisional hernia in rats. Acta Cir Bras. 2015;30(6):376-381.

capítulo 66

Reconstrução dos Membros Inferiores

AUTOR: **Rogério de Castro Bittencourt**
Coautores: **Alan Jeziorowski e Michele Mamprim Grippa**

Introdução

Na reconstrução dos membros inferiores, o conhecimento da anatomia local é primordial, pois eles têm características anatômicas peculiares. Apresentam pele com pouca elasticidade e pouco tecido subcutâneo, principalmente na sua região anterior e inferior da perna e do pé, e protegem estruturas ósseas e tendinosas importantes. Apresentam circulação arterial tipo terminal e sistema venoso com válvulas, que pela posição ortostática, muitas vezes são insuficientes. Na região plantar apresenta coxim gorduroso característico para suportar o peso e sensibilidade protetora plantar para deambulação.

A incidência dos traumas tem aumentado nos últimos anos, e os de alto impacto costumam levar a fraturas expostas com lesão de partes moles, podendo evoluir com necrose de tecidos e exposição óssea. Na avaliação inicial do paciente, além da averiguação do estado geral, vascular, neurológico, ósseo e de partes moles, é importante considerar a idade, hábitos de vida e doenças associadas. O momento do atendimento pode ser feito tanto na emergência como na urgência retardada, que é o que geralmente ocorre, pois somos chamados pelos ortopedistas nesta fase, quando os tecidos estão necrosando. Os tecidos traumatizados costumam evoluir com necrose desde os primeiros dias e a delimitação desta ocorre geralmente ao redor do décimo ao décimo segundo dia. O objetivo básico do tratamento é o desbridamento cirúrgico dos tecidos desvitalizados e fibrosados, o fechamento das lesões com tecido de boa qualidade e a preservação da função do membro o mais precocemente possível.[1-3]

Considera-se fase aguda o período que vai do trauma até o sexto dia, a fase subaguda a que vai da primeira semana até a sexta semana e a fase crônica após a sexta semana. O tratamento de cobertura das fraturas graves deve ser iniciado na fase aguda (na primeira semana), pois as chances de obter melhor resultado na reconstrução se dá nesta fase. Segundo Byrd e cols., na fase aguda os índices de complicação ficam em torno de 18%, na fase subaguda este índice aumenta para 50% de complicações e na fase crônica (após a sexta semana), pois os tecidos já estão bastante fibrosados, o índice de complicação fica em torno dos 40%.[1-3]

O tratamento é multidisciplinar e bastante complexo e envolve além do cirurgião plástico, ortopedista, cirurgião vascular, fisioterapeuta, enfermagem e nutricionista. Geralmente são necessárias múltiplas cirurgias, levando o paciente a uma convalescença prolongada e limitada ao leito.

Os métodos de imobilização óssea com a utilização de fixadores externos e hastes intramedulares, em vez do tradicional gesso, facilitam o tratamento das partes moles e permitem cobertura óssea precoce, com tecidos bem vascularizados. Alguns fixadores externos permitem até o encurtamento e alongamento ósseo, facilitando assim a cobertura das áreas expostas.

Existe uma fase do tratamento em que necessitamos imobilizar o membro para evitar possíveis perdas dos enxertos de pele e retalhos no pós-operatório precoce. Esta fase diminui a mobilidade articular e enfraquece a musculatura, portanto, nas outras fases, o tratamento fisioterápico precoce e eficiente, com a manutenção do tônus muscular, facilita a recuperação do membro afetado e impede sequelas funcionais maiores. Os curativos com pressão negativa e a oxigenoterapia hiperbárica diminuem os edemas das feridas, estimulam a formação de tecidos de granulação e melhoram as condições circulatórias dos retalhos. Em pequenas áreas de exposição óssea, nas quais

PARTE 7 – RECONSTRUÇÃO DO TRONCO E MEMBROS

realizávamos retalhos para cobertura, hoje já conseguimos cicatrização por segunda intenção ou o preparo de uma boa área receptora para enxertos de pele.

O conhecimento da anatomia vascular é imprescindível para realização da reconstrução dos membros inferiores.

Em geral os traumatismos das coxas costumam evoluir bem, pela grande quantidade de massa muscular protegendo o osso. Os traumas das pernas são mais graves, pois logo abaixo da pele existem estruturas consideradas nobres (vasos, nervos, tendões e ossos), cujo risco de exposição é grande e, caso não sejam cobertas precocemente, evoluem para necrose e infecção. O tratamento do terço inferior da perna é o mais difícil, pois a pele é menos elástica e as estruturas são mais superficiais e são poucos os retalhos que atingem esta região. Nas lesões do pé, geralmente são graves e deixam sequelas funcionais importantes. As perdas de tecidos da região plantar dificultam a deambulação normal. Todo retalho ou enxerto de pele situado nas áreas de apoio tem tendência a fazer ulceração crônica e hiperceratose nas cicatrizes. A adaptação, com o uso de calçados que distribuam o peso para que o apoio se faça em áreas com sensibilidade normal, facilita a deambulação.

Procura-se sempre preservar o membro traumatizado; porém no trauma muito grave com perda óssea, perda da sensibilidade plantar e com lesão vascular grave, a discussão sobre um procedimento como a amputação deve ser lembrada e abordada com o paciente e familiares. A idade, atividades profissionais e condições gerais do paciente, assim como o número de cirurgias necessárias para sua recuperação, auxiliam nesta decisão. A salvação de um membro que não venha a ter função, limitando o paciente ao leito, ou um membro que por problemas circulatórios ou nervosos seja altamente doloroso, geralmente têm indicação de amputação.

Na reconstrução dos membros inferiores nas crianças, o ideal é que se reconstrua com os tecidos mais maleáveis e elásticos possíveis, que permitam o crescimento, deixando menor sequela. Acreditamos que o uso de matriz dérmica com enxerto de pele sobre uma área cruenta permite uma elasticidade maior dos enxertos durante o crescimento da criança, e com isto podemos retardar um pouco mais uma nova intervenção. Sabemos e devemos orientar aos familiares responsáveis que a tendência com o crescimento é ocorrerem retrações cicatriciais que podem levar a alteração no crescimento de todos os tecidos, inclusive ósseo, pois os tecidos utilizados na reconstrução não crescem como os tecidos normais não traumatizados.

Até que a criança atinja o crescimento final, muitas cirurgias podem ser necessárias para liberação das retrações que ocorrem e venham apresentar a necessidade de adição de novos tecidos. Deve-se fazer uma programação para não usar alguns possíveis retalhos importantes e áreas doadoras durante o crescimento da criança que possam ser mais necessários no futuro. Os enxertos de pele total, assim como os retalhos cutâneos e miocutâneos, são os mais utilizados.

Médotos de Tratamento

Fechamento direto

Os ferimentos simples, sem perda tecidual, podem ser fechados com suturas diretas e sem tensão, mesmo aqueles que tenham pequena perda de tecidos e em locais que apresentem pele elástica, como a coxa ou a panturrilha, poderão com certo descolamento ao redor ou com pequenos retalhos cutâneos locais, ser fechados sem tensão. Uma imobilização muitas vezes é necessária até a cicatrização dos tecidos.

Enxertia de pele

Nas lesões com perda tecidual e sem exposição de estruturas importantes, como vasos, tendões ou osso, são utilizados os enxertos de pele. A área receptora tem que ser bem vascularizada para uma boa integração dos enxertos de espessura parcial ou total. A imobilização local e o repouso no leito até a integração completa do enxerto são necessários (Figuras 66.1 e 66.2).

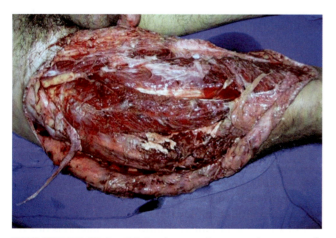 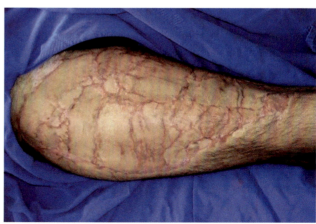

FIGURAS 66.1 e 66.2 – Laceração grave de coxa e pós-operatório de enxerto de pele.

Retalhos cutâneos

Os retalhos cutâneos "ao acaso", randomizados, podem ser utilizados até o nível dos joelhos com certa segurança, pois apresentam uma circulação mais abundante. Abaixo dos joelhos, geralmente são usados os retalhos cutâneos axiais ou retalhos fasciocutâneos. Antes da década de 1970 e 1980, realizava-se autonomização de retalhos cutâneos ao acaso quando se necessitava de retalhos para reconstrução do terço inferior da perna ou o uso de retalhos da perna contralateral (*cross leg*) para cobertura de tecidos considerados nobres. Com estudos e a descoberta de novos retalhos, baseados principalmente nas artérias perfurantes, as lesões mais inferiores puderam ser cobertas com o uso de retalhos com pedículos distais. No pé, retalhos cutâneos na região plantar podem aumentar a área de apoio, diminuindo a área enxertada (Figuras 66.3 a 66.5).

Retalhos musculares

Os retalhos musculares são realizados há muitos anos,[4,5] porém com os estudos e a padronização da circulação realizada e publicada por Mathes e Nahai,[5] em 1981, estão sendo utilizados com mais segurança. Para tanto é necessário o conhecimento preciso da localização dos pedículos vasculares.

A sequela funcional quando da utilização de um músculo como retalho pode levar à perda de sua função, o que é substituído parcialmente por músculos adjacentes, sinérgicos. A escolha do retalho muscular deve ser criteriosa, pois existem músculos que têm que ser preservados, como no caso do músculo reto femoral e do tibial anterior, pois sua utilização total pode trazer sequelas definitivas.

Os retalhos musculares bem vascularizados promovem um aumento na circulação local na área receptora e são os mais utilizados nas lesões com exposição ou perda óssea. Uma de suas vantagens é de evitar sequelas estéticas das áreas doadoras, pois muitas podem ser fechadas diretamente sem a necessidade de realizarmos enxertos de pele, diferente dos retalhos miocutâneos, que levam grande quantidade de pele. Sua indicação no tratamento das exposições ósseas deve ser precoce, evitando fibroses cicatriciais. Conseguem ocluir cavidades ósseas e são bastante indicados no tratamento da osteomielite, pois permitem um afluxo de antibióticos através da boa circulação dos retalhos.

Um bom planejamento cirúrgico deve observar se os músculos que podem ser utilizados como retalhos não foram lesados pelo trauma, impedindo o arco de rotação necessário.[4-6] As incisões usadas para a elevação destes retalhos geralmente se unem à área receptora, evitando assim a compressão dos retalhos sob uma ponte de pele.[7] A elevação do retalho de sua área doadora deve ser apenas o suficiente para fazer a cobertura completa da lesão, não sendo necessária a identificação do pedículo vascular, evitando a desvascularização. A cobertura dos retalhos musculares com enxerto de pele pode ser realizada no mesmo tempo cirúrgico, porém o ideal é realizá-lo em outro tempo, devido ao risco de perda ou deslocamento do mesmo por sangramento do retalho. Também não se deve postergar muito este enxerto, pois apresenta risco de retração do músculo no sentido proximal, expondo novamente o osso.

Na área doadora a drenagem e os curativos compressivos diminuem o espaço morto, evitando hematomas locais e retrações posteriores. A fisioterapia motora precoce, quando não movimenta a área operada, melhora a circulação e evita também as retrações internas das áreas doadoras, mantendo a função do membro.

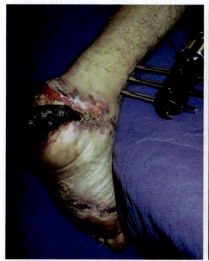 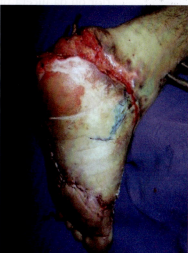 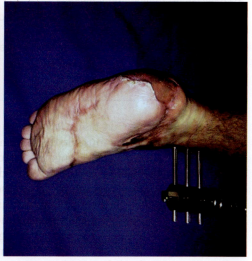

FIGURAS 66.3, 66.4 e 66.5 – Necrose de região de calcâneo plantar. Rotação de retalho cutâneo aumentando a área de apoio. Pré, per e pós-operatório de 6 meses.

Classificação de Mathes e Nahai (1981)

Estes autores estudaram a circulação de todos os músculos que podem ser usados como retalhos e consideraram pedículos vasculares dominantes aqueles que conseguem manter a circulação completa do retalho quando elevado, sendo que a secção deste pedículo ocasiona a necrose do retalho. Os pedículos secundários são aqueles que colaboram na circulação, porém só conseguem manter a vitalidade do retalho quando o pedículo vascular dominante é ligado, se preservados em número suficiente para isto.

Esta classificação baseia-se em cinco tipos de padrão da circulação muscular:

- *Tipo I*: um pedículo vascular;
- *Tipo II*: pedículos vasculares dominantes e outros menores;
- *Tipo III*: dois pedículos vasculares;
- *Tipo IV*: pedículos vasculares segmentares;
- *Tipo V*: um pedículo vascular dominante e pedículos secundários segmentares.

Retalhos musculares da coxa

Os traumas mais comuns da coxa costumam ser do tipo desenluvamento ou abrasão profunda, evoluindo geralmente com exposição da musculatura da região, que é abundante. Com os enxertos de pele ou os retalhos locais, solucionamos a maioria das perdas cutâneas da coxa. São raras as exposições de estruturas chamadas nobres (vasos, nervos e osso). Quando isto ocorre são necessários retalhos, principalmente os musculares. Os músculos mais usados como retalhos estão descritos a seguir.

• Tensor da fáscia lata

- *Localização:* região lateral da coxa
- *Função:* auxiliar na rotação medial e abdução da coxa
- Circulação tipo I de Mathes e Nahai
- *Pedículo:* ramo da artéria circunflexa ilíaca femoral lateral
- *Localização do pedículo:* 8 a 10 cm da crista ilíaca anterossuperior

O músculo tensor da fáscia *lata* (TFL), situado na face lateral da coxa, é um músculo de pequeno tamanho que continua com uma fáscia longa e larga que protege todo o quadríceps. Ele tem circulação tipo I da classificação de Mathes e Nahai, com um pedículo vascular dominante que é um ramo da artéria circunflexa ilíaca femoral lateral. Seu pedículo fica a aproximadamente 10 cm da crista ilíaca anterossuperior, e tem um grande arco de rotação. Quando usado como retalho miocutâneo, pode cobrir áreas do abdome inferior, região inguinal e períneo. Ele não é uma boa escolha quando necessitamos de cobertura de exposição ou infecção óssea, pois o músculo é muito pequeno e a fáscia em contato direto com o osso não tem um aumento maior na circulação local. Seu melhor uso é para o fechamento de perdas da parede abdominal, lesões perineais e úlceras de pressão trocanterianas.

• Vasto lateral

- *Localização:* região lateral da coxa
- *Função:* extensor da perna (quadríceps)
- Circulação tipo II de Mathes e Nahai
- *Pedículo dominante:* ramo descendente da artéria circunflexa femoral lateral
- *Pedículo secundário:* ramos intermusculares da artéria femoral superficial
- *Localização do pedículo dominante:* a 10 cm da crista ilíaca anterossuperior
- *Localização do pedículo secundário:* na metade inferior do músculo, medialmente.

O músculo vasto lateral é um músculo grande que faz parte do quadríceps da coxa, logo abaixo da fáscia *lata*. Seu padrão circulatório é do tipo II da classificação de Mathes e Nahai, tendo o seu pedículo dominante um ramo descendente da artéria circunflexa femoral lateral. Seus pedículos menores são ramos intermusculares provenientes da artéria femoral superficial. Tem um arco de rotação que permite a cobertura de lesões da porção proximal da coxa, pube e inclusive da parede abdominal inferior. É bastante utilizado no tratamento das infecções da articulação coxofemoral e serve para ocluir cavidades após a retirada de prótese total do quadril, rodando o retalho em mais de 180 graus. É pouco usado quando se baseia nos pedículos distais, para cobertura das lesões do joelho.

Para sua dissecção é necessária uma incisão que vai de uma linha que liga a espinha ilíaca anterossuperior ou da úlcera preexistente à região lateral da rótula. Necessita da abertura da fáscia *lata* para localizá-lo. Tem que separar o músculo vasto lateral do músculo reto femoral, onde se pode localizar seu pedículo vascular secundário. Seu pedículo proximal se encontra na região posterior e proximal do músculo, a uns 10 cm da crista ilíaca anterossuperior. Para liberar o retalho do vasto intermédio, necessita de uma dissecção mais difícil e que para facilitar deve-se incluir a aponeurose profunda ao vasto lateral[9] (Figuras 66.6 e 66.7).

• Reto femoral

- *Localização:* região anterior da coxa
- *Função:* extensor forte da perna e flexor da coxa (quadríceps)
- *Circulação:* tipo I de Mathes e Nahai
- *Pedículo:* ramos da artéria circunflexa femoral lateral
- *Localização do pedículo:* a 10 cm da crista ilíaca anterossuperior

CAPÍTULO 66 – RECONSTRUÇÃO DOS MEMBROS INFERIORES

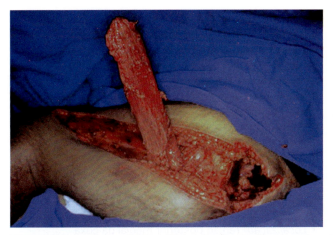 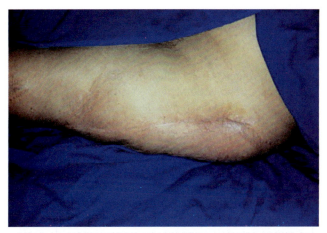

FIGURAS 66.6 e 66.7 – Elevação de retalho do músculo vasto lateral para preenchimento de cavidade pélvica após retirada de prótese total de quadril infectada. Pós-operatório de 2 anos de retalho do músculo vasto lateral para obliteração da cavidade.

O músculo reto femoral faz parte do quadríceps da coxa e é um potente flexor da coxa sobre a pelve. Sua circulação é do tipo I na classificação de Mathes e Nahai. Ele pode ser utilizado como retalho muscular, porém traz sequelas funcionais importantes, sendo usado principalmente em pacientes que não deambulam (lesados medulares). Seu pedículo dominante é ramo descendente da artéria circunflexa femoral lateral e seu arco de rotação permite a cobertura de lesões do períneo, úlceras de pressão na pelve e no abdome inferior.

mal. A sua utilização como retalho de pedículo distal é pequena, pois necessita de autonomização prévia. Como retalho microcirúrgico é muito utilizado no tratamento da paralisia facial (Figuras 66.8 e 66.9).

- **Grácil**

  - *Localização:* região medial da coxa
  - *Função:* auxiliar na adução da coxa
  - *Circulação:* tipo II de Mathes e Nahai
  - *Pedículo dominante:* ramo da artéria circunflexa ilíaca femoral medial
  - *Pedículos secundários:* um a dois ramos da artéria femoral superficial
  - *Localização do pedículo dominante:* a 10 cm do tubérculo púbico
  - *Localização dos pedículos secundários:* metade inferior do músculo

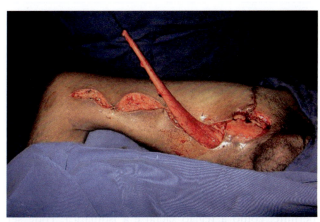

FIGURA 66.8 – Retalho de grácil para cobertura da pube.

O músculo grácil se localiza na região medial da coxa e é fino e longo. Seu padrão circulatório é do tipo II da classificação de Mathes e Nahai e tem seu pedículo dominante baseado na artéria circunflexa femoral medial e seus pedículos secundários, ramos diretos da artéria femoral superficial. Sua dissecção é fácil e seu arco de rotação permite reconstruções do períneo, defeitos pélvicos, exposição do pube, preenchimento de cavidades e reconstrução peniana.

Para sua elevação, deve-se localizar seu tendão posteriormente ao músculo sartório, na região medial do joelho. Pode ser usado como retalho miocutâneo com uma ilha de pele localizada na sua porção mais proxi-

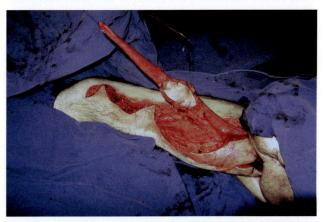

FIGURA 66.9 – Retalho de grácil com ilha de pele para cobertura do ísquio.

849

- **Sartório**

  - *Localização:* região anterior da coxa (de lateral a medial)
  - *Função:* rotação lateral e flexor da coxa
  - *Circulação:* tipo IV de Mathes e Nahai
  - *Pedículos:* seis a dez ramos da artéria femoral superficial
  - *Localização dos pedículos:* região posterior de todo o músculo

  O músculo sartório é pouco utilizado como retalho muscular, pois apresenta padrão circulatório do tipo IV da classificação de Mathes e Nahai. Apresenta de seis a dez ramos arteriais segmentares provenientes da artéria femoral superficial. Não devem ser ligados mais de três ramos segmentares, com risco de necrose do retalho. Tem pequeno arco de rotação apenas no seu terço proximal ou distal. Seu arco de rotação permite a cobertura de pequenas lesões da região inguinal ou do joelho. Sua indicação maior é a cobertura dos vasos femorais.

- **Glúteo maior**

  - *Localização:* região glútea
  - *Função:* extensão e rotação da coxa
  - *Circulação:* tipo III de Mathes e Nahai
  - *Pedículos:* artéria glútea superior e inferior – ramos da art. hipogástrica
  - *Localização dos pedículos:* ficam a 2 a 3 cm lateralmente à borda do sacro
  - *Art. glútea superior:* acima do músculo piriforme
  - *Art. glútea inferior:* através do forame ciático

  O músculo glúteo maior é um músculo forte e grande que dá o volume à região glútea. São mais utilizados para cobertura das lesões que seu arco de rotação permite, como a região sacral e a isquiática. Pode ser usado como retalho muscular ou miocutâneo, principalmente no tratamento das úlceras de pressão, dando um bom coxim muscular para proteção das saliências e um afluxo sanguíneo para as infecções ósseas.

- **Bíceps femoral**

  - *Localização:* região posterior da coxa
  - *Função:* forte flexor da perna
  - *Circulação:* tipo II de Mathes e Nahai
  - *Pedículos dominantes:* dois a três ramos perfurantes da artéria femoral profunda
  - *Pedículos secundários:* dois a três ramos perfurantes da artéria femoral profunda e dois a três ramos da artéria poplítea
  - *Localização do pedículo dominante:* terços proximal e anterior do músculo
  - *Localização dos pedículos secundários:* terço distal do músculo

O músculo bíceps femoral apresenta circulação do tipo II da classificação de Mathes e Nahai, sendo seus pedículos dominantes ramos musculares da artéria femoral profunda e seus pedículos menores também ramos da mesma artéria. Por ser um músculo com dois ventres, utiliza-se mais sua porção longa, pois tem um arco de rotação maior. Situado na região posterior da coxa, entre o semitendíneo e o vasto lateral, deve-se soltá-lo até a região de seu pedículo principal, que é proximal. Seu arco de rotação permite cobrir exposições ósseas do terço médio do fêmur e lesões isquiáticas.

- **Semitendíneo**

  - *Localização:* região posterior medial da coxa
  - *Função:* flexor da perna e extensão e rotação medial da coxa
  - *Circulação:* tipo II de Mathes e Nahai
  - *Pedículo dominante:* dois a três ramos perfurantes da artéria femoral profunda
  - *Pedículo secundário:* um a dois pedículos ramos da artéria femoral superficial
  - *Localização do pedículo dominante:* a 10 cm da tuberosidade do ísquio, na região posterior do músculo
  - *Localização do pedículo secundário:* terço médio do músculo

  O músculo semitendíneo é fino e comprido, indo se inserir no côndilo medial da tíbia. Sua utilização é para cobertura de exposições do ísquio, períneo e da região glútea. Por ser um músculo fino e tendinoso, principalmente na sua porção mais distal, é pouco usado, pois tem que se manter com dois a três ramos de seu pedículo na região proximal, o que impede um arco de rotação maior. Ele é mais utilizado quando acompanhado do músculo bíceps como retalho miocutâneo.

- **Semimembranoso**

  - *Localização:* região posterior mais medial da coxa
  - *Função:* flexor da perna e extensão e rotação medial da coxa
  - *Circulação:* tipo III de Mathes e Nahai
  - *Pedículo dominante:* dois ramos perfurantes da artéria femoral profunda
  - *Pedículo secundário:* ramo da artéria femoral superficial
  - *Localização do pedículo:* a 10 cm da tuberosidade do ísquio, na região posterior do músculo

  O músculo semimembranoso é um músculo fino e longo que acompanha o músculo semitendíneo. Tem sua origem na tuberosidade isquiática e sua inserção no côndilo medial da tíbia. Situa-se entre o músculo semitendíneo e o músculo grácil. Como apresenta circulação com pedículo dominante e secundário, pode-se utilizá-lo tanto como pedículo proximal ou distal. Tem um bom arco de rotação, atingindo a região sacral e o trocânter maior do fêmur com o pedículo proximal, e a região posterior do joelho e o terço proximal da perna com o pedículo distal.

Retalhos musculares da perna

De maneira acadêmica, dividimos a perna em 3/3.[4] Os terços superior e médio são os mais fáceis para se reconstruir, pois a musculatura posterior da perna (tríceps sural) nesta região, quando não lesionada, tem um arco de rotação e tamanho suficientes para grandes coberturas. No terço inferior os músculos existentes costumam ser finos e tendinosos, com arco de rotação limitado. Os músculos da perna mais utilizados como retalhos na reconstrução e cobertura de estruturas nobres são descritos a seguir (Tabela 66.1).

Para o terço superior

• Gastrocnêmios

- *Localização:* região posterior da perna (tríceps sural)
- *Função:* flexor plantar do pé
- *Circulação:* tipo I de Mathes e Nahai
- *Pedículo:* ramo sural da artéria poplítea
- *Localização do pedículo:* posteriormente a 4 ou 5 cm da fossa poplítea

É um retalho muscular com dois ventres, bastante seguro e de eleição para coberturas ósseas do terço superior da perna e do joelho, tanto em sua porção medial quanto lateral, pois possuem um bom arco de rotação.

Os músculos gastrocnêmios medial e lateral se originam dos côndilos medial e lateral do fêmur e se unem à fáscia do músculo sóleo para formar o tendão de Aquiles. Sua circulação é do tipo I na classificação de Mathes e Nahai, pois cada ventre apresenta um pedículo único (artéria sural), ramo direto da artéria poplítea que penetra em sua face ventral superior, próximo à sua origem. O ventre medial, maior, pode alcançar até a região superior do joelho, quando desinserido de sua origem no côndilo medial do fêmur, mantendo-se apenas com seu pedículo. A sua dissecção é fácil, pois apresenta um plano frouxo entre ele e o músculo sóleo.

Para sua liberação e transposição, deve ser seccionado próximo a sua inserção, junto à aponeurose do músculo sóleo. O ventre lateral é menos utilizado, por ser menor, e quando de sua transposição tem que passar sobre a fíbula para atingir a tíbia, diminuindo ainda mais seu comprimento. Quando elevado, deve-se ter cuidado para evitar a lesão do nervo fibular, que passa superficialmente ao ventre lateral. Cuidado também quando se libera um ventre do outro, para não lesar a veia safena parva. Para aumentar seu tamanho em comprimento e largura, secciona-se ou retira-se sua aponeurose até próximo ao seu pedículo. Os gastrocnêmios podem ser utilizados como retalhos miocutâneos, porém a área doadora tem que ser enxertada, deixando sequelas importantes (Figuras 66.10 a 66.13).

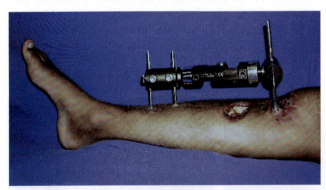
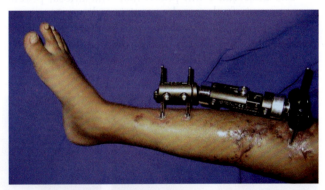

FIGURAS 66.10 e 66.11 – Exposição do foco de fratura do terço superior da perna pós-trauma. Cobertura com gastrocnêmio medial e enxerto de pele. Nota-se a união das áreas doadora e receptora.

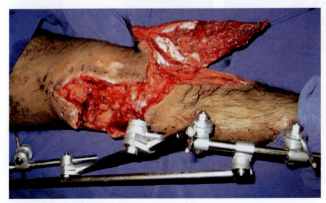
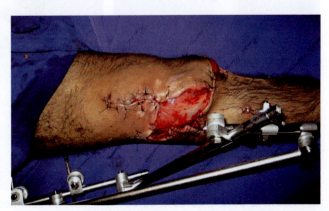

FIGURAS 66.12 e 66.13 – Retalho de gastrocnêmio medial para região lateral do joelho com pedículo isolado.

Para o terço médio

• Sóleo

- *Localização:* região posterior da perna (tríceps sural)
- *Função:* flexor plantar do pé
- *Circulação:* tipo II de Mathes e Nahai
- *Pedículos dominantes:* ramos musculares da artéria poplítea, dois ramos da artéria tibial posterior e dois ramos da artéria fibular
- *Secundários:* três ramos da artéria tibial posterior
- *Localização do pedículo dominante:* região posterior no terço proximal
- *Localização dos pedículos secundários:* ao lado da artéria tibial posterior

É o retalho muscular de eleição para coberturas do terço médio da perna, sendo o mais utilizado na reconstrução dos membros inferiores. Ele apresenta circulação tipo II na classificação de Mathes e Nahai, onde os pedículos dominantes são ramos musculares da artéria poplítea, sendo dois ramos proximais da artéria tibial posterior e dois ramos proximais da artéria fibular. Os ramos secundários, ramos menores da artéria tibial posterior na sua região mais distal. É um retalho que apresenta um bom arco de rotação, que pode cobrir desde pequenas áreas ósseas expostas na região distal da perna, como grandes exposições dos terços médio e superior.

Sua dissecção é um pouco mais trabalhosa, porém se torna mais fácil quando se inicia a dissecção a uma certa distância da lesão, em tecido anatomicamente normal. Deve-se juntar a incisão da área doadora à da receptora, indo distalmente até a sua inserção próxima ao calcâneo. O descolamento na sua porção mais distal deve ser minucioso, liberando-o do tendão de Aquiles e deixando sempre o paratendão para cobri-lo. A elevação do retalho de sua loja deve ser sempre no sentido distal para proximal após a ligadura dos vasos menores, ramos diretos da artéria tibial posterior. A drenagem da área doadora é importante para evitar hematomas e cicatrização viciosa em equino.

O músculo sóleo pode ser utilizado parcial ou total, assim como retalho com pedículo proximal ou distal quando baseado nos ramos secundários, para cobertura de pequenas áreas do terço distal da tíbia. Seu arco de rotação com o pedículo distal é bastante limitado (Figuras 66.14 a 66.16).

• Tibial anterior

- *Localização:* região anterior da perna
- *Função:* dorsiflexão e inversão do pé
- *Circulação:* tipo IV de Mathes e Nahai
- *Pedículo:* seis a oito ramos musculares da artéria tibial anterior
- *Localização dos pedículos:* na região posterior do músculo

O músculo tibial anterior tem fundamental importância na dorsiflexão do pé. Ele tem circulação segmentar (tipo IV da classificação de Mathes e Nahai), proveniente da artéria tibial anterior. Sua utilização como retalho muscular é bastante limitada, podendo cobrir apenas pequenas exposições ósseas dos terços superior e médio da perna, quando usado parcialmente. Na sua

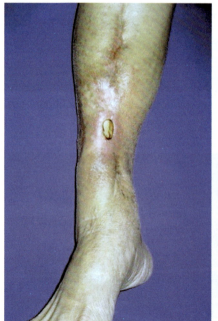 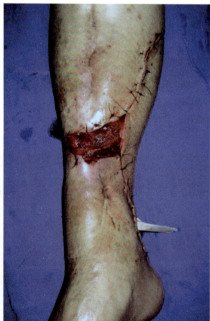 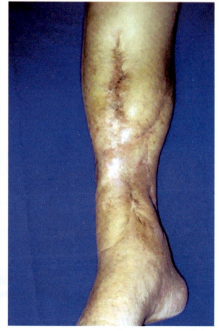

■ **FIGURAS 66.14, 66.15 e 66.16** – Hemissóleo com pedículo proximal para o terço médio. Pré, per e pós-operatório tardio.

porção inferior apresenta longo tendão, o que o impede de ser usado. O músculo como retalho não deve ser seccionado em sua totalidade e deve sempre manter uma continuidade para manutenção da função, evitando pé equino.

• **Fibular longo**

- *Localização:* face lateral da perna
- *Função:* eversão e flexão do pé
- *Circulação:* tipo II de Mathes e Nahai
- *Pedículo dominante:* ramo muscular da artéria fibular
- *Pedículo secundário:* ramo muscular da artéria tibial anterior
- *Localização do pedículo:* região proximal do músculo

O retalho do músculo fibular longo tem circulação tipo II da classificação de Mathes e Nahai, cujo pedículo dominante é um ramo muscular da artéria fibular e o pedículo secundário é ramo muscular da artéria tibial anterior. Ele é pouco usado para cobertura das lesões do terço médio da perna, servindo geralmente como complemento do retalho solear, pois é bastante fino em sua porção distal.

• **Fibular curto**

- *Localização:* face lateral profunda da perna
- *Função:* eversão e flexão do pé
- *Circulação:* tipo II de Mathes e Nahai
- *Pedículos:* dois a três ramos da artéria fibular
- *Localização do pedículo dominante:* região proximal do músculo

Este pequeno músculo se situa atrás do músculo fibular longo. Por ser pequeno e ter um tendão cumprido, ele é pouco utilizado como retalho, porém pode ser uma alternativa na cobertura de pequenas exposições ósseas do terço médio da perna, na ausência do músculo sóleo.

• **Extensor comum dos dedos**

- *Localização:* face anterolateral da perna
- *Função:* extensão dos dedos e dorsiflexão do pé
- *Circulação:* tipo IV de Mathes e Nahai
- *Pedículo:* seis a oito ramos da artéria tibial anterior
- *Localização dos pedículos:* região posterior do músculo

O músculo extensor comum dos dedos é um músculo fino que tem origem no côndilo lateral da tíbia e inserção nas falanges dos quatro dedos menores. Como a circulação é composta por vasos segmentares, é pouco usado como retalho, pois seu arco de rotação é pequeno e apenas pode-se usar o terço superior ou inferior para cobertura de pequenas áreas.

Para o terço inferior

Este é o local mais difícil no tratamento, quando necessitamos de retalhos locais, pois a musculatura nesta região se apresenta com menor espessura e termina em forma de tendões. É o local onde mais são usados os retalhos à distância, quer como retalhos microcirúrgicos ou com pedículo distal.

Dentre os retalhos musculares passíveis de uso, o músculo sóleo com pedículo proximal consegue cobrir pequenas áreas de exposição óssea quando seccionado na sua inserção do calcâneo. O sóleo pode ser usado também com o pedículo distal, mantendo sempre dois a três pedículos secundários, ramos diretos da artéria tibial posterior. As lesões da região posterior mais comuns são as que apresentam exposição do tendão de Aquiles. Geralmente são deiscências de sutura consequentes a ruptura tendinosa. Muitas vezes apresentam necrose parcial ou total do tendão ou fístulas, pela presença de corpos estranhos (fios de sutura). O tratamento se faz com o desbridamento dos tecidos desvitalizados, a retirada dos fios de sutura tendinosa e o fechamento direto, quando possível, ou através de retalhos à distância. A confecção de retalhos em Z no local, quando ocorre o fechamento direto e os tecidos assim o permitem, facilita a cicatrização e evita cicatrizes hipertróficas.

Quando a exposição do tendão de Aquiles é grande ou dos tendões extensores dos dedos na região anterior, e apresentam-se com boa vitalidade, o uso dos retalhos à distância se faz imperioso (Figuras 66.17 a 66.24).

Pé

Os músculos do pé, como retalhos, são pequenos e finos e conseguem cobrir apenas pequenas áreas expostas na região proximal deste segmento, pois todos os pedículos são provenientes das artérias plantares medial e lateral.

• **Flexor curto dos dedos**

- *Localização:* região central plantar
- *Função:* flexão dos dedos
- *Circulação:* tipo II de Mathes e Nahai
- *Pedículos dominantes:*
  – dois ramos da artéria plantar medial
  – ramo proximal da artéria plantar lateral
- *Pedículos menores:*
  – dois a três ramos musculares da artéria plantar medial
  – dois ramos musculares da artéria plantar lateral
- *Localização dos pedículos dominantes:* proximais ao músculo, junto ao calcâneo e aos terços proximal e lateral superior do músculo
- *Localização dos pedículos secundários:* medial e lateral do músculo

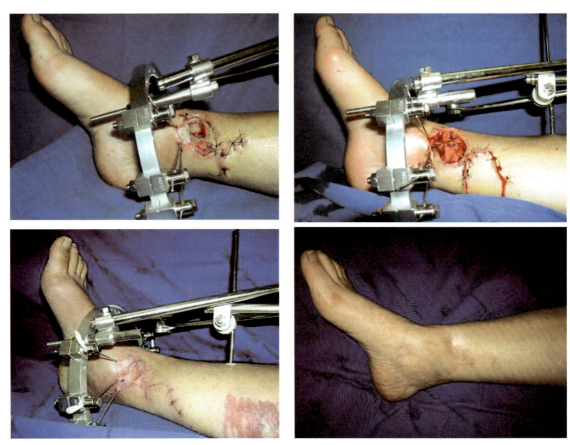

■ **FIGURAS 66.17, 66.18, 66.19 e 66.20** – Perda da cortical óssea anterior no terço distal da perna. Cobertura e oclusão da cavidade com retalho do músculo sóleo, com pedículo proximal e enxerto de pele sobre o retalho. Resultado pós-operatório de 3 meses e de 5 anos. Nota-se bom resultado estético e funcional da reconstrução.

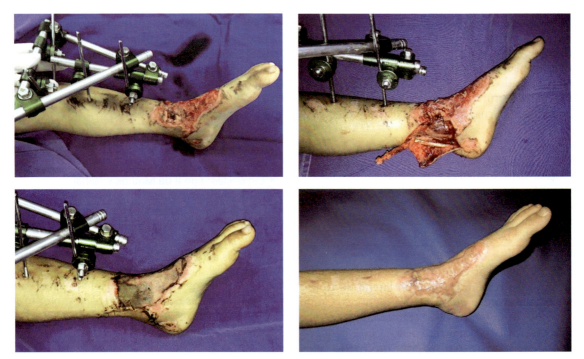

■ **FIGURAS 66.21, 66.22, 66.23 e 66.24** – Exposição óssea do terço distal coberto com retalho de sóleo de pedículo proximal e cobertura com matriz dérmica e enxerto de pele parcial em criança de 5 anos. Pré-operatório, peroperatório, pós-operatório precoce e pós-operatório de 2 meses

CAPÍTULO 66 – RECONSTRUÇÃO DOS MEMBROS INFERIORES

O músculo flexor curto dos dedos apresenta circulação do tipo II de Mathes e Nahai, com pedículo dominante baseado em dois ramos proximais da artéria plantar medial e dois ramos proximais da artéria plantar lateral. Os pedículos secundários são dois ou três ramos musculares da artéria plantar medial. Por serem curtos, têm um arco de rotação limitado e quando baseados nos ramos proximais, é possível a cobertura da região plantar no calcâneo (Figuras 66.25 e 66.26).

plantar medial e como pedículos secundários, dois a três ramos mais distais, também da artéria plantar medial. Penetram no músculo pela sua face profunda. É um músculo pequeno com sua porção distal tendinosa que tem que ser distalmente separado do tendão do músculo flexor curto do hálux para ser elevado e cujo arco de rotação chega abaixo do maléolo medial, podendo cobrir pequenas áreas. Também pode cobrir pequenas exposições do calcâneo (Figuras 66.27, a 66.29).

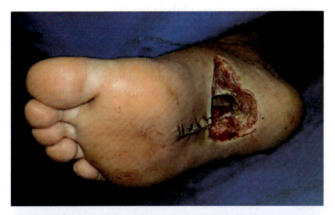
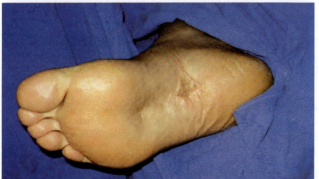

■ **FIGURA 66.25 e 66.26** – Área cruenta da região plantar com exposição do osso calcâneo. Pós-operatório tardio de rotação do flexor curto e enxertia de pele.

• **Abdutor do hálux**

- Localização: borda medial do pé
- Função: abdução do hálux
- Circulação: tipo II de Mathes e Nahai
- Pedículo dominante: dois ramos da artéria plantar medial
- Pedículos secundários: dois a três ramos distais da artéria plantar medial
- Localização do pedículo dominante: face profunda proximal do músculo

O músculo abdutor do hálux situa-se na borda medial do pé, indo do osso calcâneo à falange proximal do hálux. Tem vascularização do tipo II de Mathes e Nahai, sendo os pedículos dominantes, dois ramos da artéria

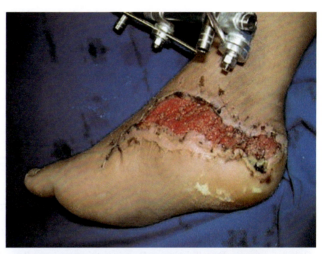
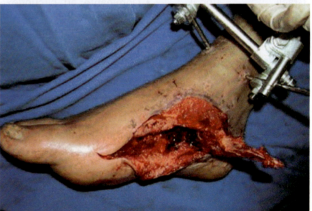
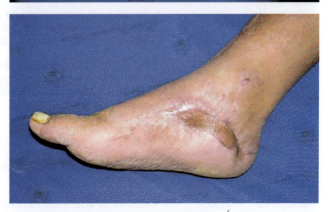

■ **FIGURAS 66.27, 66.28 e 66.29** – Área cruenta com exposição óssea de calcâneo. Transposição do retalho do músculo abdutor do hálux. Pós-operatório tardio do retalho e enxertia de pele.

PARTE 7 – RECONSTRUÇÃO DO TRONCO E MEMBROS

- **Abdutor do mínimo**

  - *Localização:* borda lateral do pé
  - *Função:* abdução do mínimo
  - *Circulação:* tipo II de Mathes e Nahai
  - *Pedículo dominante:* dois a três ramos da artéria plantar lateral
  - *Pedículo secundário:* dois a três ramos distais da artéria plantar lateral
  - *Localização do pedículo:* face medial do músculo

Este pequeno músculo situa-se na borda lateral do pé e tem circulação do tipo II de Mathes e Nahai. Os ramos principais são provenientes da artéria plantar lateral e os dois ou três pedículos secundários são também ramos mais distais da artéria plantar lateral. Consegue cobrir pequenas áreas expostas na face proximal lateral do pé.

Retalhos Fasciocutâneos e Perfurantes Cutâneos

A inclusão da fáscia muscular nos retalhos cutâneos teve sua divulgação com o trabalho de Pontén, em 1981, e veio trazer uma garantia circulatória aos retalhos cutâneos.[10] Os retalhos fasciocutâneos, de acordo com a classificação de Cormack e Lamberty, de 1984, têm sua circulação através das perfurantes miocutâneas, das artérias fasciocutâneas e das artérias que vêm através dos septos intermusculares (Tabela 66.2).[11]

Um retalho perfurante é definido como um retalho que tem um pedículo vascular musculocutâneo que pode ser diretamente visualizado e dissecado. Esse tipo de retalho pode estar baseado em uma única ou mais artérias perfurantes, sendo o primeiro caso uma ótima opção para os retalhos livres.

TABELA 66.1 – Retalhos Musculares mais Usados

Retalho	Tipo de circulação	Pedículo	Indicação
Tensor da fáscia *lata*	Tipo I	• Ramo terminal da artéria circunflexa ilíaca femoral lateral	• Como retalho miocutâneo para cobrir áreas do abdome inferior, da região inguinal e do períneo
Grácil	Tipo II	• Dominante: art. circunflexa femoral medial • Menores: ramos diretos da art. femoral superficial	• Reconstrução do períneo, defeitos pélvicos, exposição do púbis e reconstrução peniana. Como retalho microcirúrgico no tratamento da paralisia facial
Vasto lateral	Tipo II	• Dominante: ramo descendente da art. circunflexa femoral lateral • Menores: intermusculares da artéria femoral	• Cobertura: próxima da coxa, do púbis e abdome inferior. Infecções da articulação coxofemoral e ocluir cavidade depois de retirada da prótese total de quadril
Reto femoral	Tipo I	• Artéria circunflexa femoral lateral	• Lesões do períneo, úlceras de pressão na pelve e abdome inferior
Bíceps femoral	Tipo II	• Ramos musculares da artéria femoral profunda e ramos menores da mesma artéria	• Terço médio do fêmur e lesões isquiáticas, como retalho miocutâneo
Gastrocnêmio	Tipo I	• Artéria sural, ramo direto da artéria poplítea que penetra em sua face ventral superior, próximo à sua origem	• Lesões do terço superior da perna e joelho
Sóleo	Tipo II	• Ramos musculares da artéria poplítea, da tibial posterior e da artéria fibular. Ramos menores da artéria tibial posterior em região distal	• Exposições ósseas do terço médio da perna e pequenas áreas da região distal
Tibial anterior	Tipo IV	• Artéria tibial anterior	• Cobertura de pequenas exposições ósseas dos terços superior e médio
Abdutor do hálux	Tipo II	• Ramos da artéria plantar medial e da artéria tibial posterior	• Pequenas exposições do calcâneo e maléolo medial
Abdutor do mínimo	Tipo II	• Ramos da artéria plantar lateral	• Pequenas exposições do calcâneo e maléolo lateral

Os retalhos perfurantes vêm, cada vez mais, ocupando importante espaço nesse rol reconstrutivo. Vários estudos mostram uma grande disponibilidade de vasos perfurantes no membro inferior, como mostrado por Taylor e cols., Schaverien e Saint-Cyr e Lykouds e cols.[12-14]. Esses retalhos podem ser mobilizados em avanço, ilha, península e em hélice (*propeller flaps*).

Os *propeller flaps*, ou retalhos em hélice, apresentam pedículo vascular que deve ser dissecado, ficando livre de tecidos a sua volta para fazer a rotação adequada para sua utilização. Esse tipo de retalho pode estar baseado em uma única artéria (tipo B de Cormack e Lamberty) ou mais artérias perfurantes (tipo A de Cormack e Lamberty), sendo o primeiro tipo uma ótima opção para os retalhos livres.[11] O uso do Doppler vascular facilita a localização destes vasos. A drenagem venosa é feita pelas veias correspondentes às artérias. São utilizados principalmente para cobertura das lesões no terço distal da perna e do pé, quando não existe perda óssea. Dependendo da largura do retalho, a área doadora tem que ser enxertada.

Coxa

Vários retalhos fasciocutâneos podem ser utilizados na reconstrução da coxa. Geralmente as áreas doadoras são fechadas diretamente sem tensão, devido à boa elasticidade da pele neste local. Os mais utilizados são descritos a seguir.

• Retalho cutâneo lateral da coxa

- *Localização:* porção superolateral da coxa
- *Circulação:* tipo B de Cormack e Lamberty
- *Pedículo:* ramos da artéria femoral profunda

Retalho cutâneo lateral da coxa está localizado entre o trocânter maior do fêmur e o joelho em uma linha traçada entre essas duas estruturas, de modo que 1/3 do retalho fica posterior ao septo muscular e os outros 2/3, anteriores. Tem circulação do tipo B de Cormack e Lamberty, sendo dominantes o primeiro, segundo e terceiro ramos da artéria femoral profunda. Pode ter um segmento cutâneo de até 20 × 7 cm. Pode ser usado tanto como retalho pediculado ou microcirúrgico. Quando pediculado, permite cobertura do ísquio e trocânter maior do fêmur.

• Retalho cutâneo medial da coxa

- *Localização:* porção superomedial da coxa
- *Circulação:* tipo B de Cormack e Lamberty
- *Pedículo:* artéria septocutânea anterior, ramo da artéria femoral superficial

O território de pele se estende da parte inferior do trígono femoral até o terço distal da coxa medial. A borda lateral do retalho está localizada entre os músculos adutor longo e reto femoral. O retalho está situado acima do terço médio do músculo sartório. Pode ter um segmento cutâneo de até 20 × 10 cm. Sua circulação é do tipo B (Cormack e Lamberty), tendo como pedículo dominante a artéria septocutânea anterior, que é ramo da artéria femoral superficial. Pode ser usado tanto como retalho pediculado ou microcirúrgico.

Quando pediculado permite cobertura da genitália, região inguinal e abdome inferior, devido à proximidade de seu pedículo.

Perna e pé

Os retalhos perfurantes da perna são irrigados por ramos perfurantes septocutâneos provenientes das artérias tibial anterior, tibial posterior e fibular. Os retalhos do pé geralmente são irrigados por ramos da artéria plantar medial. São usados quando necessitamos de pele fina e de boa aparência e podem necessitar de enxertia de pele na sua área doadora.

• Retalho safeno interno

- *Localização:* porção superomedial da perna
- *Circulação:* tipo A de Cormack e Lamberty
- *Pedículo:* ramo safeno da artéria genicular descendente

Este retalho, cujo pedículo é ramo safeno da artéria genicular, proveniente da artéria femoral, está localizado na porção medial do joelho, entre a inserção dos tendões do sartório e do grácil no côndilo femoral medial. Pode ter um segmento cutâneo de até 20 x 7 cm.

Sua circulação é do tipo A (Cormack e Lamberty). Sua utilização é para cobertura do joelho e da região poplítea.

• Retalho tibial anterior

- *Localização:* região anterolateral da perna
- *Circulação:* tipo B de Cormack e Lamberty
- *Pedículo:* ramos septocutâneos da artéria tibial anterior

Localizado na região anterolateral da perna, entre a tíbia e a fíbula, estendendo-se do côndilo lateral do joelho até o maléolo lateral. Pode ser usado com base proximal ou distal e em ilha. Pode ter um segmento cutâneo grande, ocupando toda a região anterolateral da perna.[15] Sua circulação é do tipo B (Cormack e Lamberty) e se faz por ramos septocutâneos da artéria tibial anterior. Sua utilização com base proximal faz cobertura para a tíbia e, quando distal, pode ser usado para cobrir o maléolo lateral e parte do pé.

PARTE 7 – RECONSTRUÇÃO DO TRONCO E MEMBROS

- **Retalho supramaleolar lateral ou externo**

  - *Localização:* região superior ao maléolo lateral
  - *Circulação:* tipo B de Cormack e Lamberty
  - *Pedículo:* ramo perfurante anterior da artéria fibular

É um retalho perfurante[16] com base distal, que fica a 5 cm do maléolo lateral.

Vasculariza um segmento de pele de até 15 × 8 cm. É capaz de cobrir o dorso do pé, arcos medial e lateral e a região calcânea. Deve-se evitar a região calcânea, pois não suporta o peso do corpo. A área doadora deve ser enxertada.

- **Retalho sural**

  - *Localização:* entre os dois gastrocnêmios
  - *Circulação:* tipo B de Cormack e Lamberty
  - *Pedículo:* ramo da artéria poplítea ou de uma artéria sural

O retalho sural ou safeno tem pedículo proximal e se baseia na circulação da artéria poplítea e do nervo sural.[17] Situa-se na região da panturrilha e pode se estender até o tendão calcâneo. É um retalho cutâneo, axial, seu pedículo é fasciossubcutâneo e contém, além do nervo e da artéria safena, a veia safena parva. Seu arco de rotação permite cobertura de lesões no joelho e na região poplítea. A sua área doadora deve ser enxertada.

- **Retalho sural reverso**

  - *Localização:* panturrilha
  - *Circulação:* tipo B de Cormack e Lamberty
  - *Pedículo:* ramos perfurantes das artérias fibular e sural

O retalho sural reverso tem pedículo subcutâneo distal baseado na circulação de perfurantes da artéria fibular e da artéria sural, que acompanha o nervo sural.[9,16] É um retalho fasciocutâneo em ilha, é confeccionado na região junto aos dois ventres dos músculos gastrocnêmios. Após a marcação da ilha de pele, prolonga-se a incisão inferiormente e faz-se um descolamento superficial de toda a pele da região posterior da perna até próximo do seu pedículo, que se situa cerca de 5 a 10 cm do maléolo lateral. Eleva-se o retalho que deve conter a ilha de pele, o subcutâneo, a fáscia, o nervo sural e a veia safena parva com um descolamento fácil até o seu pedículo. Seu arco de rotação permite a cobertura do terço distal da perna, lesões posteriores de calcâneo e lateral e medial de pé. Seu pedículo é sepultado em uma incisão na pele que não deve ser fechada sob tensão, assim como a área doadora do retalho. Nas áreas doadoras maiores é realizada enxertia de pele **(Figuras 66.30 a 66.37)**.

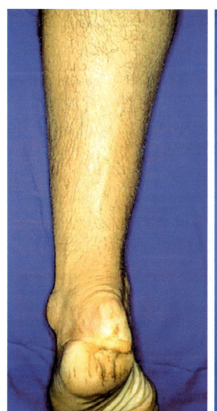
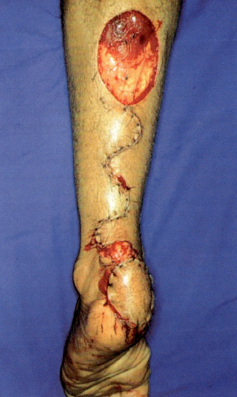
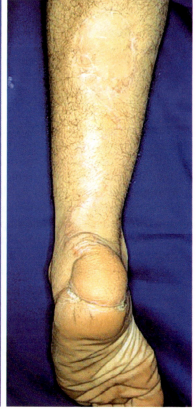

FIGURAS 66.30, 66.31 e 66.32 – Ulceração crônica de calcâneo por sequela de trauma. Retalho sural reverso com ilha de pele. Nota-se a linha quebrada da incisão. Pós-operatório tardio e as áreas doadoras e do pedículo enxertadas.

CAPÍTULO 66 – RECONSTRUÇÃO DOS MEMBROS INFERIORES

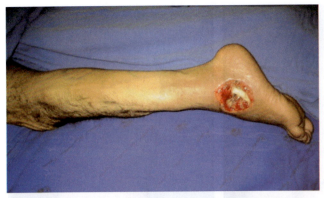
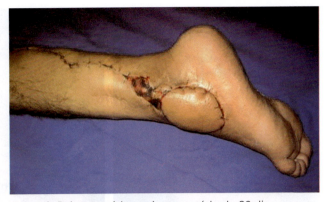

■ **FIGURAS 66.33 e 66.34** – Retalho sural reverso para lateral do pé. Pré-operatório e pós-operatório de 20 dias.

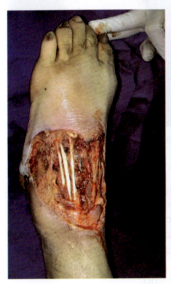
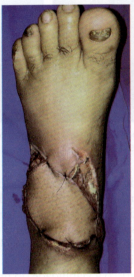
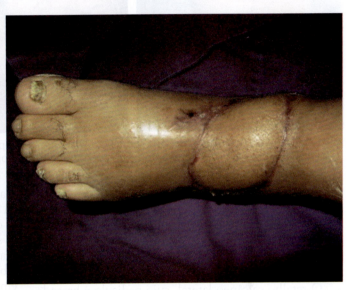

■ **FIGURAS 66.35, 66.36 e 66.37** – Retalho sural reverso. Pré-operatório, pós-operatório precoce e pós-operatório de 2 meses após solidarização do tendão do m. tibial anterior lesado com o tendão do extensor do hálux.

• **Retalho dorsal do pé**

- *Localização:* dorso do pé
- *Circulação:* tipo B de Cormack e Lamberty
- *Pedículo:* artéria dorsal do pé

Este retalho é baseado na artéria dorsal do pé, ramo terminal da artéria tibial anterior. Tem um arco de rotação que permite a cobertura das lesões do tornozelo, lateral, medial e plantar do pé. Na sua dissecção deve-se preservar o paratendão dos extensores, para se cobrir com enxerto de pele. Seu grande problema é a morbidade de sua área doadora, que necessita de cobertura com enxerto de pele e fica suscetível ao atrito em calçados, com consequentes ulcerações locais.

• **Retalho do cavo plantar ou plantar medial**

- *Localização:* cavo plantar
- *Circulação:* tipo B de Cormack e Lamberty
- *Pedículo:* ramo plantar da artéria plantar medial

O retalho do cavo plantar é um retalho cutâneo axial do cavo do pé baseado na artéria plantar medial, que é ramo terminal da artéria tibial posterior. Seu acesso se faz por trás do maléolo medial. As características da pele da área doadora são propícias para reconstrução plantar e posterior do calcâneo. Quando elevado com o ramo sensitivo do nervo plantar medial, traz sensibilidade às regiões plantar e posterior do calcâneo. Sua área doadora deve ser enxertada e, por não ser uma área de apoio, não traz transtornos para deambulação (Figuras 66.38 a 66.40).

859

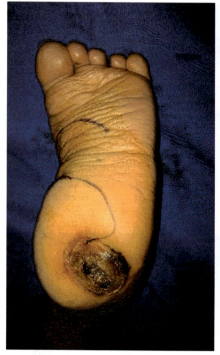
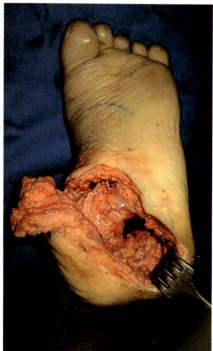
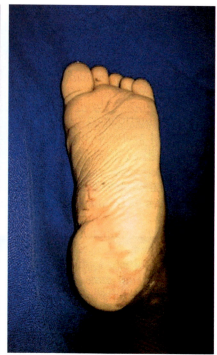

■ **FIGURAS 66.38, 66.39 e 66.40** – Retalho do *cavum* plantar para cobertura de osteomielite crônica de região calcânea plantar. Pré-operatório, peroperatório e pós-operatório de 2 anos.

- **Retalho calcâneo lateral**

  - *Localização:* posterior ao maléolo lateral
  - *Circulação:* tipo B de Cormack e Lamberty
  - *Pedículo:* ramos terminais da artéria fibular

O retalho calcâneo lateral, cujo pedículo é baseado nos ramos terminais da artéria fibular, pode cobrir a região distal do tendão de Aquiles. Devido à espessura da pele local, seu arco de rotação é limitado e necessita de enxertia de pele na área doadora. Seu grande problema é a morbidade de sua área doadora, que necessita de cobertura com enxerto de pele, com consequentes ulcerações locais.

- **Retalhos em hélice (*propeller flap*)**

  - *Localização:* toda a região da perna no trajeto das artérias
  - *Circulação:* tipo B de Cormack e Lamberty
  - *Pedículos:* ramos diretos das artérias localizadas próximo ao defeito

Os retalhos em hélice ou *propeller flap* são retalhos fasciocutâneos em ilha baseados em uma artéria perfurante. Como o próprio nome indica, o desenho deste retalho é em forma de uma hélice, com duas pás assimétricas, sendo que uma é mais comprida que a outra. A pá menor e o pedículo vascular, que é o pivô de rotação, ficam mais próximos à área a ser reconstruída. Este retalho pode girar em até 180 graus em seu próprio eixo, transpondo a pá maior para o lado contrário, fechando a área cruenta, e a pá menor fechando a área doadora parcial ou totalmente. O desenho da pá maior deve ter a largura e o comprimento suficientes para fechar o defeito. Deve-se evitar manter mais de um pedículo vascular, pois não se consegue a flexibilidade necessária para o giro de 180 graus, colocando em risco a viabilidade do retalho.

Sua dissecção deve ser minuciosa, liberando a fáscia ao seu redor, inclusive dentro da musculatura para que se tenha uma boa rotação do retalho. A quantidade de pele nutrida por este retalho, segundo Taylor e cols., geralmente corresponde a dois angiossomos. O ideal é colocar sempre o desenho do retalho no sentido da artéria que se acha abaixo dele. Geralmente, quando a área doadora é na região mais posterior da perna e apresenta pele elástica, consegue-se fechar diretamente quando a largura for menor do que 7 cm, ou deve-se realizar enxertia de pele. Estão presentes em toda a superfície cutânea da perna, principalmente no trajeto das artérias principais **(Figura 66.41)**.

- **Retalho fasciogorduroso de pedículo distal**

Esse retalho foi descrito por Gumener, em 1991, e apresenta pedículo distal baseado em perfurantes das artérias fibular e tibial posterior e também da artéria cutânea sural medial (artéria safena externa).[18] Seu pedículo é subcutâneo na região posterior distal da perna e localiza-se em uma área até 10 cm superior ao maléolo lateral e medial, que deve ser preservada quando da rotação do retalho. Uma incisão em linha quebrada é feita na pele da panturrilha e descolada até a região distal da perna.

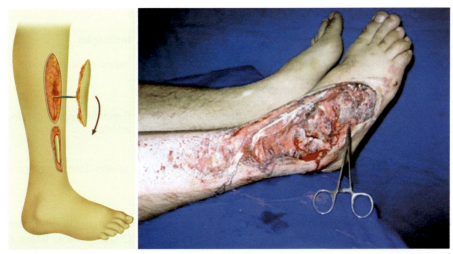

■ **FIGURA 66.41** – *Propeller flap*. Desenho do retalho em forma de uma hélice com duas pás assimétricas.

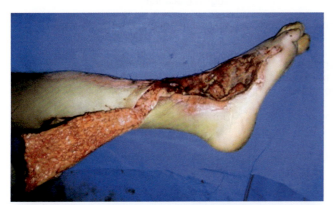

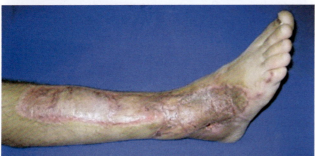

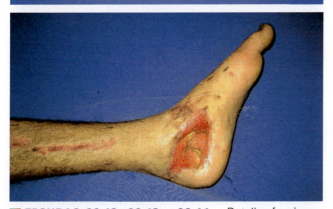

A elevação do retalho fasciossubcutâneo é feita de proximal para distal, englobando o plexo vasculonervoso. Este retalho é transposto cobrindo a lesão, podendo ser tanto com o lado da fáscia quanto do subcutâneo para cima, dependendo da menor tensão do pedículo. O seu tamanho permite preencher cavidades por perda óssea. Seu pedículo é sepultado em uma incisão na pele, que não pode ser fechada sob tensão. A enxertia de pele sobre o retalho e seu pedículo deve ser no mesmo tempo cirúrgico, pois o mesmo pode ressecar e evoluir para necrose superficial. Seu arco de rotação permite coberturas até o terço anterior do pé (Figuras 66.42 a 66.46).

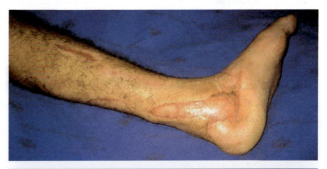

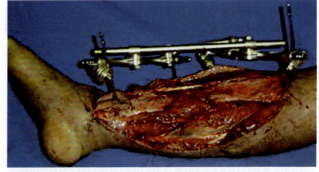

■ **FIGURAS 66.42, 66.43 e 66.44** – Retalho fasciogorduroso de pedículo distal para cobertura de exposição óssea da lateral do pé.

■ **FIGURAS 66.45 e 66.46** – Retalho fasciogorduroso de pedículo distal para cobertura de exposição óssea medial do pé.

TABELA 66.2 – Retalhos perfurantes cutâneos e fasciocutâneos mais usados

Retalho	Tipo de circulação	Pedículo	Indicação
Retalho cutâneo lateral da coxa	Tipo B de Cormack e Lamberty	Primeiro, segundo e terceiro ramos da artéria femoral profunda	Ísquio e trocânter maior do fêmur
Retalho cutâneo medial da coxa	Tipo B de Cormack e Lamberty	Artéria septocutânea anterior, ramo da artéria femoral superficial	Genitália, região inguinal e abdome inferior
Retalho safeno interno	Tipo A de Cormack e Lamberty	Ramo safeno da artéria genicular descendente	Joelho, fossa poplítea e superior da tíbia
Retalho tibial anterior	Tipo B de Cormack e Lamberty	Ramos septocutâneos da artéria tibial anterior	Proximal: cobertura para a tíbia Distal: maléolo lateral e parte do pé Tamanho: região anterolateral da perna
Retalho supramaleolar lateral	Tipo B de Cormack e Lamberty	Ramo anterior da artéria fibular	Dorso do pé, arcos medial e lateral e região calcânea
Retalho sural	Tipo B de Cormack e Lamberty	Artéria sural, ramo direto da artéria poplítea	Lateral, medial e anterior do joelho
Retalho sural reverso	Tipo B de Cormack e Lamberty	Artérias do nervo sural e perfurantes da artéria fibular junto ao maléolo lateral	Terço distal da perna, lesões posteriores de calcâneo e lateral e medial de pé
Retalho dorsal do pé	Tipo B de Cormack e Lamberty	Artéria dorsal do pé	Tornozelo lateral, medial e plantar do pé
Retalho do cavo plantar	Tipo B de Cormack e Lamberty	Ramo plantar da artéria plantar medial	Regiões plantar e posterior do calcâneo Tamanho: todo o cavo plantar
Retalho fasciogorduroso de pedículo distal	Tipo A de Cormack e Lamberty	Perfurantes da artéria fibular e tibial posterior	Preenchimento de cavidades e cobertura do tornozelo até o terço anterior do pé

Retalhos Miocutâneos

Os retalhos miocutâneos podem ser utilizados na reconstrução dos membros inferiores, porém devem ser evitados, pois costumam ser volumosos e suas áreas doadoras devem ser enxertadas, tornando-se inestéticos.

Retalhos Microcirúrgicos

A transferência livre de tecidos utilizando-se técnicas de microcirurgia vascular apresenta opção terapêutica importante para reconstrução das extremidades distais.[19] A evolução das técnicas microcirúrgicas propiciou aumento no índice de sucesso (viabilidade) dos retalhos microcirúrgicos, fazendo com que o emprego dos mesmos possa ser rotineiro. Se na década de 1980 o objetivo era conseguir a viabilidade, nas décadas subsequentes a função, a estética e a rápida recuperação da extremidade tornaram-se prioridades também.

Estes retalhos trazem um afluxo vascular importante para as áreas receptoras. Devem ser realizados na fase aguda do trauma, evitando complicações maiores.[3]

Embora sejam cirurgias mais complexas, os retalhos microcirúrgicos propiciaram o salvamento de extremidades que previamente seriam amputadas pois, anatomicamente, a perna, em sua metade distal, não apresenta musculatura local suficiente para a reconstrução, podendo evoluir com complicações como osteomielite, pseudoartrose, tempo prolongado de consolidação do foco de fratura e/ou amputação. Com o emprego dos retalhos microcirúrgicos, a incidência destas complicações e de amputações diminuiu.

As indicações para reconstrução microcirúrgica incluem lesões por trauma de alto grau de energia cinética com feridas e exposição tibial nos terços médio e distal (na maioria dos casos); feridas por radioterapia; osteomielite; pseudoartroses e sequelas de ressecção tumoral (Figuras 66.47 a 66.56).

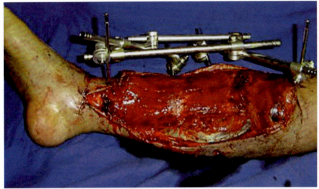
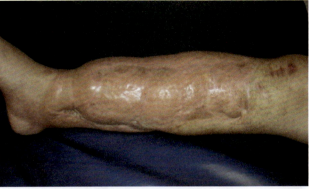

■ **FIGURAS 66.47 e 66.48** – Fratura exposta de tíbia com perda cutânea extensa em face anterior de tíbia. Peroperatório de retalho microcirúrgico de reto do abdome. Pós-operatório de 18 meses. Paciente deambula normalmente e voltou às atividades rotineiras.

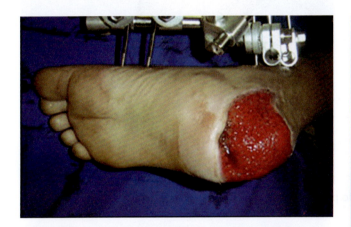
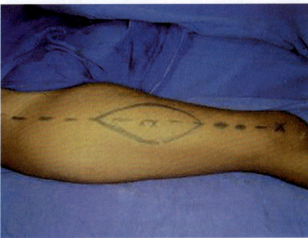
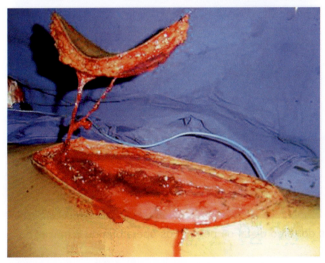
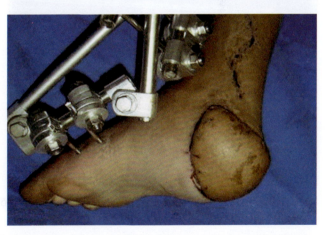

■ **FIGURAS 66.49, 66.50, 66.51 e 66.52** – Área cruenta de face posterior de calcâneo. Demarcação de retalho fasciocutâneo anterolateral da panturrilha. Dissecção do retalho. Observa-se o longo pedículo vascular. Aspecto da reconstrução com 1 mês.

PARTE 7 – RECONSTRUÇÃO DO TRONCO E MEMBROS

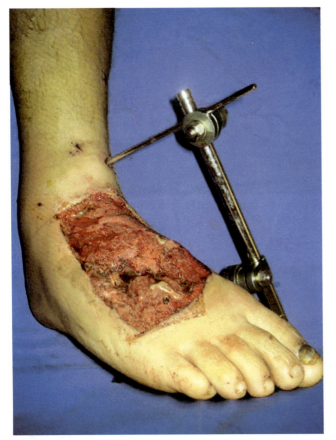
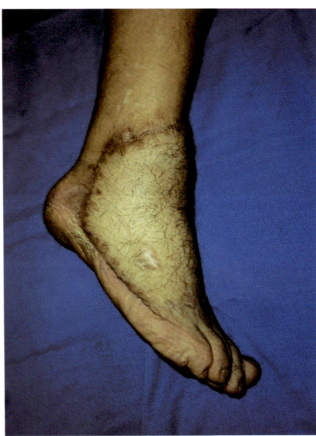

FIGURAS 66.53 e 66.54 – Exposição óssea do dorso do pé. Cobertura com retalho anterolateral da coxa.

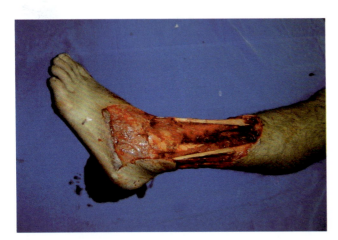
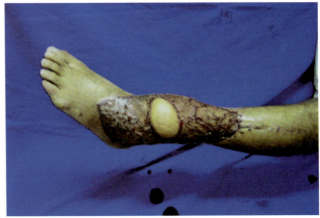

FIGURAS 66.55 e 66.56 – Exposição da fíbula e tendões do terço distal da perna. Pós-operatório de 2 meses com retalho do músculo latíssimo do dorso.

Conclusão

O tratamento ideal é aquele que faz com que o paciente tenha uma reconstrução com tecidos bem vascularizados, com consolidação da fratura em tempo ideal, recuperação precoce e manutenção da função do membro.

Referências Bibliográficas

1. Byrd HS, Spicer TE, Cierney G. Management of open fractures. Plast Reconstr Surg. 1985;76:719-730.
2. Yarenchuk MJ, Brumback RJ, Manson PN, Burgess AR, Poka A, Weiland AJ. Acute and definitive management of osteocutaneous defects of the lower extremity. Plast Reconstr Surg. 1987;80:1-14.
3. Godina M. Early microsurgical reconstruction of complex trauma of the extremities. Plast Reconstr Surg. 1986;78:285-292.
4. Ger R. The management of open facture of the tibia with skin loss. J Trauma. 1970;10:112-23.
5. Vasconez LO, Bostwick J, McCraw J. Coverage of exposed bone by transposition and skin grafting. Plast Reconstr Surg. 1974;53:526-533.
6. Mathes SJ, Nahai F. Clinical application for muscle and musculocutaneous flaps. St Louis: The C.V Mosby Company; 1982.
7. Haerstcsh P. The surgical plane in leg. Br J Plast Surg. 1981;34:464.
8. Bittencourt R, Jeziorowski A. Reconstrução dos membros inferiores. In: Carreirão S, Cardin V, Goldenberg D. Cirurgia Plástica. Sociedade Brasileira de Cirurgia Plástica. São Paulo: Atheneu; 2005. p. 693-709.
9. Masquelet AC, Gilbert A. An atlas of flaps in limb reconstruction. London: Martin Dunitz Ltd.; 1995.
10. Pontén B. The fasciocutaneous flap: its use in soft tissue defects of the lower leg. Br J Plast Surg. 1981;34:215-20.
11. Cormack GC, Lamberty BGH. A classification of fasciocutaneous flaps according to their patterns of vascularization. Br J Plast Surg. 1984;37:80.
12. Taylor GI, Corlett RJ, Dhar SC, et al. The anatomical (angiosome) and clinical territories of cutaneous perforating arteries: development of the concept and designing safe flaps. Plast Reconstr Surg. 2001;127:1447-1459.
13. Schaverien M, Saint-Cyr M. Perforators of the lower leg: analysis of perforator locations and clinical application for pedicled flaps. Plast Reconstr Surg. 2008;122:161-170.
14. Lykoudis EG, Koutsouris M, Lykissas MG. Vacular anatomy of the integument of the lateral lower leg: na anatomical study focused on cutaneous perforators and their clinical importance, Plast Reconstr Surg. 2011;128:188-198.
15. Rocha JFR, Gilbert A, Masquelet A, Yousif NJ, Sanger JR, Matloub HS. The anterior tibial artery flap: Anatomic study and clinical application. Plast Reconstr Surg. 1987;79:396-404.
16. Masquelet AC, Beridge J, Romana MC,Gerber C. The lateral supra maleolar flap. Plast Reconstr Surg. 1988;81:81:74-81.
17. Donski P, Fogdestam I. Distally based fasciocutaneous flaps from the sural region. Scand J Plast Surg. 1983;17:191.
18. Gumener R, Zbrodowski A, Montandon D. The reversed fasciosubcutaneous flap in the leg. Plast Reconstr Surg. 1991 Dec;88(6):1034-41.
19. Ferreira MC, Monteiro Jr. A, Besteiro JM. Free flaps for reconstruction of the lower extremity. Ann Plast Surg. 1981;5:68.

capítulo 67

Lesão por Pressão

AUTOR: Marcelo de Oliveira e Silva

Introdução

Apesar de estarmos no século XXI, a lesão por pressão continua sendo uma preocupação nas redes hospitalares. Esta patologia, que poderíamos imaginar se apresentar apenas nos leitos das casas de repouso e dos hospitais menos qualificados, continua a existir nas grandes instituições de saúde.

As explicações para esta demanda podem vir da longa permanência dos pacientes nas unidades fechadas, unidade de tratamento intensivo – UTI e semi-intensivo – USI, que contam com um grande número de recursos tecnológicos, aumentando a sobrevida dos pacientes e, consequentemente, as complicações.

Apesar da dedicação e integração entre as equipes de intensivistas, cirurgiões, enfermeiros, fisioterapeutas, nutricionistas e técnicos de enfermagem, ainda não foi possível eliminar esta patologia que, sem dúvida nenhuma, continua servindo como indicador da qualidade do atendimento hospitalar.

Definição

Alguns são os termos usados: escara, úlcera de decúbito ou úlcera de pressão.

Úlcera, do latim *ulcus*, significa solução de continuidade das partes moles com perda de substância.

Decúbito, do latim *decubitus*, significa posição ou situação do corpo quando se está deitado.

Escara, do grego *eskhara*, é definida como crosta escura que resulta da mortificação de uma parte do corpo por gangrena, cauterização ou por qualquer outra causa.

Hoje o termo comumente usado é lesão por pressão, pois se sabe que o maior agente causal é a pressão prolongada exercida sobre qualquer área do corpo, principalmente as que possuem proeminência óssea, levando a isquemia do local. O termo úlcera de decúbito, torna-se restrito aos pacientes acamados e sabemos que tal patologia envolve também os cadeirantes e demais pacientes submetidos a pressão externa de qualquer natureza.

Talvez fosse mais abrangente o termo úlcera trófica, que seria definida como a perda de substância causada por nutrição imperfeita de uma determinada parte do corpo.

Patogenia

São vários os fatores causais para o aparecimento de ulcerações em diferentes regiões anatômicas. No caso da lesão por pressão, o próprio nome indica o principal agente causal.

Há outros fatores, como a tensão ou pressão da proeminência óssea exercida perpendicularmente nas áreas de apoio, o atrito de uma superfície contra a outra (fricção), a tensão de cisalhamento, tensão tangencial ou tensão de corte, que é uma tensão gerada por forças de mesma direção, aplicadas em sentidos opostos.

Em resumo, a força de atrito, a causa neuropática e a pressão direta seriam tais fatores.

Acreditamos que o mais importante deles é, sem dúvida, a pressão direta exercida por um período de 2 horas, o que já seria suficiente para levar a uma isquemia tecidual. Este processo foi demonstrado por Hosiak aplicando pressões de 70 mmHg, por um período de 2 horas.

A pressão contínua exercida sobre uma superfície corporal leva à oclusão dos vasos sanguíneos e, consequentemente, à isquemia. Caso não haja alívio desta pressão, esta evolui para a necrose, que é um estágio irreversível, podendo ainda evoluir com infecção secundária. Este sofrimento se inicia nos tecidos mais profundos, como musculatura, tecido celular subcutâneo e finalmente na manifestação cutânea.

Prevenção

A prevenção da lesão por pressão continua sendo um desafio para os profissionais de saúde. Esta patologia representa um problema observado em todos os serviços hospitalares. Suas implicações são médicas, econômicas, legais e psicológicas para os portadores e seus familiares.

A avaliação do paciente com risco de adquirir lesão por pressão e os instrumentos utilizados nesta avaliação levam as instituições hospitalares a instituir um protocolo efetivo, que abranja a multifatoriedade causal dessas lesões. Paralelamente, a identificação e redução de seus índices têm sido utilizadas como indicadores de qualidade no atendimento médico hospitalar, sendo preocupação constante das administrações diante dos processos de qualificação e de acreditação hospitalar.

Os pacientes com internação prolongada, idosos, portadores de doenças degenerativas, comatosos e vítimas de traumatismo raquimedular constituem o grande grupo com probabilidade de desenvolver lesões por pressão, sendo este grupo o centro das atenções das instituições hospitalares.

Algumas escalas de avaliação do risco da lesão por pressão foram criadas. A primeira foi a Escala de Norton, no início dos anos 1960, que analisa cinco fatores de risco: condição física, estado mental, atividade, mobilidade e incontinência. Cada um dos fatores tem quatro níveis, com uma graduação de pontuação de 1 a 4. A soma dos fatores com os seus níveis pode variar de 5 a 20.

A Escala de Norton não contempla a fricção e o cisalhamento, a idade do paciente e as condições da pele, tais como textura e umidade, que também são fatores de risco no desenvolvimento das lesões por pressão (Tabela 67.1).

Gosnell, em 1973, fez uma adaptação à escala de Norton, acrescentando nutrição e retirando condição física. A faixa de pontuação possível para Escala de Gosnell varia de 5 a 20.

Nos hospitais do Reino Unido, a escala mais utilizada é a pontuação de Waterlow. Esta pontuação é constituída por maior número de fatores de risco que a de Norton e Gosnell, levando em consideração a constituição, o peso e a altura, a continência, as áreas visuais de risco/tipo de pele, o gênero/idade, a mobilidade, o apetite, a má nutrição dos tecidos, o débito neurológico, a cirurgia de grande porte/trauma e medicação. A pontuação de Waterlow classifica o grau de risco em: "de risco", "alto risco" e "risco muito alto".

A escala de Braden, muito utilizada nos Estados Unidos e já validada no Brasil, apresenta seis fatores: percepção sensorial, umidade, atividade, mobilidade, nutrição, fricção e cisalhamento. Cada um dos itens é pontuado de 1 a 4, com exceção da fricção e do cisalhamento, que variam de 1 a 3. A escala pode variar de 6 a 23 pontos (Tabela 67.2 e 67.3).

Essas escalas servem apenas como um alerta aos envolvidos com os pacientes de risco, já que todas possuem falhas na sua análise. O importante a salientar é que se as medidas e os esforços preventivos forem introduzidos, muitas das ulcerações serão evitadas. Essas medidas básicas são: alívio da pressão, higiene e cuidados locais com a pele, suporte nutricional e estimulação da circulação sanguínea.

Com relação ao alívio da pressão, devemos lembrar que esta é a principal e mais difícil medida a ser instituída. Pois é necessário mais de um cuidador para realizar a mudança de decúbito, que deve ser feita a cada 2 horas, e a utilização de pessoas não especializadas no manejo pode vir a prejudicar tanto o paciente quanto o cuidador.

TABELA 67.1 – Escala de Avaliação de Risco de Norton

Nome do paciente: _____ Nome do examinador: _____ Data: _____

Condição Física	Estado Mental	Atividade	Mobilidade	Incontinência	Total de Pontos
Bom (4 pontos)	Alerta (4 pontos)	Deslumbrante (4 pontos)	Total (4 pontos)	Não (4 pontos)	
Regular (3 pontos)	Apático (3 pontos)	Caminha com ajuda (3 pontos)	Ligeiramente (3 pontos)	Ocasionalmente (3 pontos)	
Ruim (2 pontos)	Confuso (2 pontos)	Limitado a cadeira (2 pontos)	Muito limitada (2 pontos)	Usualmente/urina (2 pontos)	
Muito ruim (1 ponto)	Estupor (1 ponto)	Acamado (1 ponto)	Imóvel (1 ponto)	Dupla (1 ponto)	

CAPÍTULO 67 – LESÃO POR PRESSÃO

TABELA 67.2 – Escala de Braden

Paciente: _____ Registo: _____ Leito: _____

	1 Ponto	2 Pontos	3 Pontos	4 Pontos
Percepção sensorial Habilidade de responder significativamente à pressão relacionada com o desconforto	**Completamente limitado** Não responde a estímulo doloroso (não geme, não se esquiva ou agarra-se), devido a diminuição do nível de consciência ou sedação, ou devido a limitação da habilidade de sentir dor na maior parte da superfície corporal	**Muito limitado** Responde somente a estímulos dolorosos. Não consegue comunicar o desconforto a não ser por gemidos ou inquietação, ou tem um problema sensorial que limita a habilidade de sentir dor ou desconforto em mais da metade do corpo	**Levemente limitado** Responde aos comandos verbais, porém nem sempre consegue comunicar o desconforto ou a necessidade de ser mudado de posição. Ou tem algum problema sensorial que limita a sua capacidade de sentir dor ou desconforto em uma ou duas extremidades	**Nenhuma limitação** Responde aos comandos verbais. Não tem problemas sensoriais que poderiam limitar a capacidade de sentir ou verbalizar dor ou desconforto
Umidade Grau ao qual a pele está exposta à umidade	**Constantemente úmida** A pele é mantida úmida/molhada quase constantemente por suor, urina, etc. a umidade é percebida cada vez que o paciente é movimentado ou posicionado	**Muito úmida** A pela está muitas vezes, mas nem sempre úmida/molhada. A roupa de cama precisa ser trocada pelo menos uma vez durante o plantão	**Ocasionalmente úmida** A pele está ocasionalmente, durante o dia, úmida/molhada, necessitando de uma troca de roupa de cama uma vez por dia aproximadamente	**Raramente úmida** A pela geralmente está seca, a roupa de cama só e trocada nos horários de rotina
Atividade física Grau de atividade física	**Acamado** Mantém-se sempre no leito	**Restrito à cadeira** A habilidade de caminhar está severamente limitada ou inexistente. Não aguenta o próprio peso e/ou precisa ser ajudado para sentar-se na cadeira ou cadeira de roda	**Caminha ocasionalmente** Caminha ocasionalmente durante o dia, porém por distâncias bem curtas, com ou sem assistência. Passa a maior parte do tempo na cama ou cadeira	**Caminha frequentemente** Caminha fora do quarto pelo menos duas vezes por dia e dentro do quarto pelo menos a cada duas horas, durante as horas que está acordado
Mobilidade Habilidade de mudar e controlar as posições corporais	**Completamente imobilizado** Não faz nenhum movimento do corpo por menor que seja ou das extremidades sem ajuda	**Muito limitado** Faz pequenas mudanças ocasionais na posição do corpo ou das extremidades no entanto é incapaz de fazer mudança frequentes ou significantes sem ajuda	**Levemente limitado** Faz mudanças frequentes, embora pequenas, na posição do corpo ou das extremidades, sem ajuda	**Nenhuma limitação** Faz mudança grandes e frequentes na posição sem assistência
Nutrição Padrão usual de ingestão alimentar	**Muito pobre** Nunca come toda a refeição. É raro quando come mais de 1/3 de qualquer comida oferecida. Come duas porções ou menos de proteína (carne ou derivados do leite) por dia. Toma pouco líquido. Não toma nenhum suplemento dietético líquido. Está em jejum ou mantido em dieta de líquidos claros ou hidratação EV por mais de 5 dias.	**Provavelmente inadequada** Raramente faz uma refeição completa e geralmente come somente metade de qualquer alimento oferecido. A ingestão de proteína inclui somente três porções de carne ou derivados de leite. De vez em quando toma um suplemento alimentar. Ou recebe menos do que a quantidade ideal de dieta líquida ou alimentação por sonda	**Adequado** Come mais da metade da maior parte das refeições. Ingere um total de quatro porções de proteína (carne, derivados do leite) por dia. Ocasionalmente recusa uma refeição mas, usualmente irá tomar um suplemento dietético oferecido. Ou está recebendo dieta por sonda ou nutrição parenteral total, que provavelmente atende a maior parte das suas necessidades nutricionais	**Excelente** Come a maior parte de cada refeição. Nunca recusa a alimentação. Come, geralmente, um total de quatro ou mais porções de carne e derivados do leite. De vez em quando come entre as refeições. Não necessita de suplemento alimentar
Fricção e cisalhamento	**Problema** Necessita assistência moderada ou assistência máxima para mover-se. É impossível levantar-se completamente sem esfregar-se contra os lençóis. Escorrega frequentemente na cama ou cadeira, necessitando assistência máxima para frequente reposição do corpo. Espasmos, contrações leva a uma fricção constante	**Potencial para problema** Movimenta-se livremente ou necessita uma assistência mínima. Durante o movimento a pele provavelmente esfrega-se em alguma extensão contra os lençóis, cadeiras, ou restrições ou outros equipamentos. A maior parte do tempo mantém relativamente uma boa posição na cadeira ou na cama, porém de vez em quando escorrega para baixo	**Nenhum problema aparente** Movimenta-se independentemente na cama ou cadeira e tem força muscular suficiente para levantar o corpo completamente durante o movimento. Mantém o tempo todo, uma posição na cama ou cadeira	
Total de pontos				

PARTE 7 – RECONSTRUÇÃO DO TRONCO E MEMBROS

TABELA 67.3 – Escala de Braden

Risco alto: ≤ 12
Risco moderado: 13 a 14
Risco baixo: 15 a 16
Sem risco: > 16

Os pacientes acamados devem ser mobilizados de 2 em 2 horas em decúbito dorsal, lateral direito, lateral esquerdo e ventral. Devemos lembrar que muitos desses pacientes podem ter complicações respiratórias, que limitam em muito essas mudanças, como a impossibilidade do decúbito ventral (Figura 67.1). O uso dos decúbitos intermediários também deve ser considerado. A distribuição do peso pode ser mais bem realizada com a utilização de travesseiros, apoios de espuma ou silicone (Figura 67.2).

Deve-se evitar arrastar o paciente quando da mudança de decúbito, sendo indicado o uso do *skate* (Figura 67.3) para evitar a fricção e as forças tangenciais entre as superfícies. A cabeceira do leito, sempre que possível, não deve exceder os 20 graus, para evitar o deslizamento do paciente. Em relação aos calcanhares, devem sempre estar sem apoio, sendo, portanto, necessário apoiar a pan-

turrilha. Os pacientes com úlceras sacras e isquiáticas não devem permanecer sentados.

Devemos lembrar que os pacientes cadeirantes, que não apresentam ulcerações, devem ter uma vigilância constante quanto ao alívio da pressão. Para evitar o surgimento das lesões, este alívio deve ser realizado, no má-

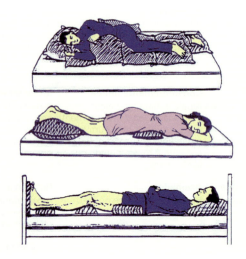

FIGURA 67.2 – Distribuição de peso no leito.

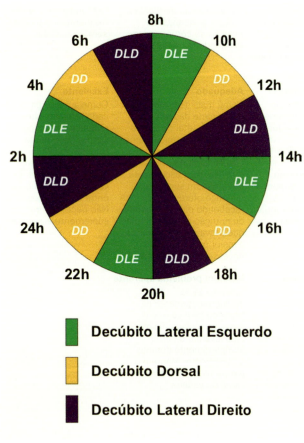

FIGURA 67.1 – Mudança de decúbito.

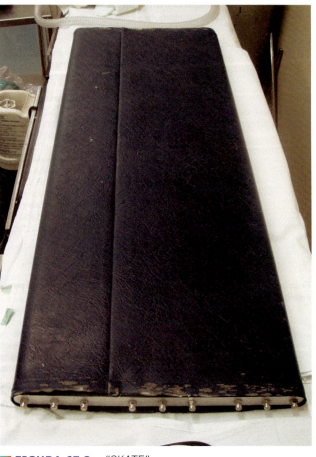

FIGURA 67.3 – "SKATE".

CAPÍTULO 67 – LESÃO POR PRESSÃO

ximo, a cada 30 minutos (Figura 67.4). No caso dos pacientes tetraplégicos, portadores de doenças degenerativas ou qualquer outra patologia que dificulte ou impeça este alívio na posição sentada, é preferível manter o paciente no leito, onde será realizada a mudança de decúbito e consequentemente o alívio da pressão.

Quanto à higiene e aos cuidados locais, a pele deve ser tratada e cuidada precocemente, a fim de manter e melhorar a tolerância tecidual quando submetida à pressão. Deve-se também mantê-la hidratada e protegida da umidade excessiva causada por suor, urina e fezes. É importante evitar o uso de água muito quente quando da higienização da pele; a mesma deve ser feita com água morna e sabão neutro, com movimentos suaves, evitando a fricção. Devemos checar as áreas vulneráveis da pele e otimizar o estado desta através da hidratação com substâncias à base de ácidos graxos essenciais (AGE) e protegê-la contra a fricção, utilizando filmes transparentes à base de poliuretano adesivo e estéril, curativos hidrocoloides e acolchoamento dessas áreas.

Quanto à estimulação sanguínea, é imprescindível a realização de exercícios de fisioterapia motora, que também proporcionam a melhora do tônus muscular. Durante a execução dos exercícios é de fundamental importância a proteção dos pontos de contato, para que não haja fricção ou cisalhamento.

Em relação ao suporte nutricional, deve-se manter uma dieta rica em vitaminas e proteínas, sempre observando através de exames laboratoriais a necessidade de transfusões e/ou suplementos ferrosos.

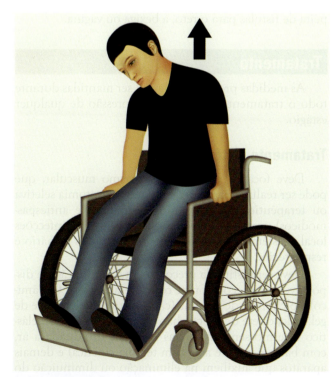

FIGURA 67.4 – Alívio da pressão.

Classificação Quanto à Intensidade

Os pacientes devem ser avaliados de acordo com as características da lesão e separados em grupos de tratamento conservador e cirúrgico. A classificação proposta por Shea, em 1975, divide os tipos de lesão em cinco grupos, sendo quatro deles referentes às úlceras e o último às fístulas, ou seja, úlceras por pressão que se comunicam com a superfície através de trajeto fistuloso.

Estágio 1

A lesão se caracteriza como um eritema persistente sem solução de continuidade. Este eritema permanece por mais de 30 minutos após o alívio da pressão e é totalmente reversível com cuidados de higiene e mudanças de decúbito (Figura 67.5).

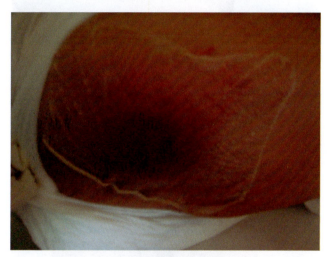

FIGURA 67.5 – Úlcera estágio I com película protetora.

Estágio 2

Observa-se uma úlcera superficial que se apresenta como uma abrasão ou bolha e é caracterizada pela perda parcial da pele envolvendo a epiderme ou derme. As margens da lesão tornam-se mais espessas e elevadas, envoltas por pigmentação sanguinolenta e área de endurecimento e fibrose. A úlcera grau 2 tende à reversibilidade, com os mesmos cuidados observados na de grau 1, limpeza e alívio da pressão, porém com um tempo de resolução maior (Figura 67.6).

Estágio 3

A úlcera é limitada pela fáscia muscular, atingindo o tecido celular subcutâneo, e por essa razão pode tornar-se infectada. As margens são espessas, com base de fibrose intensa e a musculatura começa a apresentar sinais inflamatórios. O interior da úlcera pode apresentar tecido necrosado que funciona como caldo de cultura favorável à proliferação bacteriana (Figura 67.7).

871

Estágio 4

Esta úlcera atinge todos os planos. Apresenta-se com extensa área de destruição, perda total da pele, necrose muscular e óssea, incluindo as estruturas de sustentação como tendões e capsula articular, podendo evoluir para uma artrite séptica e osteomielite (Figura 67.8).

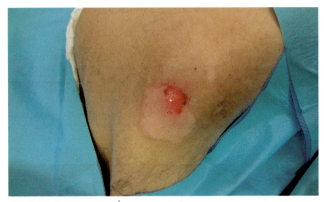

FIGURA 67.6 – Úlcera estágio II.

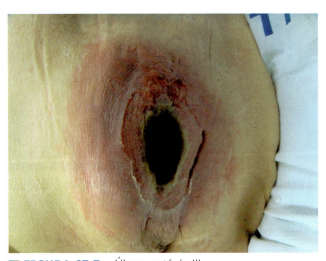

FIGURA 67.7 – Úlcera estágio III.

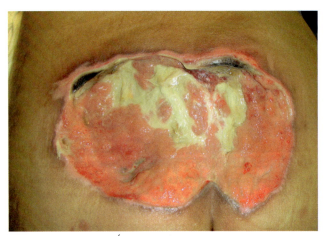

FIGURA 67.8 – Úlcera estágio IV.

Desenvolvimento

São quatro os estágios de desenvolvimento das lesões por pressão.

- *Estágio I* – Hiperemia. Observa-se uma vermelhidão da pele quando mantida uma pressão constante, por um período de 30 minutos, que desaparece 1 hora após cessada a pressão.
- *Estágio II* – Isquemia. Surge quando a pressão contínua é exercida por um período de 2 a 6 horas e desaparece 36 horas após a interrupção da pressão.
- *Estágio III* – Necrose. Quando a pressão é mantida por mais de 6 horas. É visualizada clinicamente pela cor azulada da pele ou nódulo endurecido e não desaparece com o alívio da pressão.
- *Estágio IV* – Ulceração. Após 2 semanas, a necrose pode ulcerar e infectar. Nesta fase proeminências ósseas podem estar envolvidas.

Diagnóstico

O diagnóstico se baseia na observação das características das manifestações cutâneas apresentadas e na avaliação dos fatores de risco e das condições clínicas e nutricionais do paciente. A avaliação adequada, levando em consideração todos os fatores citados, auxilia as equipes médica e de enfermagem a programarem o tratamento mais apropriado.

O estudo radiológico deve ser realizado na investigação da osteomielite, a tomografia computadorizada na localização de abscessos e a fistulografia nos casos de suspeita de fístulas para o reto, a bexiga ou vagina.

Tratamento

As medidas preventivas devem ser mantidas durante todo o tratamento das úlceras de pressão de qualquer estágio.

Tratamento sistêmico

Deve focar o combate ao espasmo muscular, que pode ser realizado através de bloqueio, rizotomia seletiva ou terapêutica medicamentosa (sedativos e antiespasmódicos), tratar a anemia, a desnutrição e as infecções local e sistêmica, especialmente as dos tratos urinário e respiratório.

Deve ser instituída precocemente a utilização de dispositivos como: colchonete com alteração de ar (dinâmico), colchonete de espuma (caixa de ovo), colchonete de gel, colchonete de ar, colchão d'água, colchão viscoelástico e termossensível, camas especiais (fluidizada a ar, com baixa perda de ar e com terapia cinética) e demais aparatos que auxiliem na eliminação ou diminuição do fator de pressão sobre as áreas de risco.

Tratamento local

Na fase inicial de todo o processo, quando o estágio da úlcera ainda é reversível, podemos obter sucesso com simples cuidados, como: a mudança de decúbito a cada 2 horas, suportes nutricionais e correções das patologias associadas, principalmente se o paciente retornar a deambular.

No caso dos paraplégicos, comatosos e acamados crônicos apresentando ulcerações mais graves, será necessário, além de eliminar a fonte ou causa da úlcera, otimizar a avaliação da ferida para que seja introduzida a melhor terapia para o local. Devemos avaliar a ferida quanto ao tamanho, profundidade, localização, presença de tecido necrótico, presença ou não de exsudato, odor e evidências de infecção. A partir da avaliação das inúmeras características da úlcera e do quadro clínico apresentado pelo paciente, a terapia selecionada poderá ser constituída de desbridamentos químicos, autolíticos ou desbridamentos cirúrgicos.

Em relação ao desbridamento, ou seja, à remoção de microrganismos, debris celulares e outros materiais estranhos no leito da ferida, acreditamos que a forma mais adequada, sempre que o paciente possa ser mobilizado do seu leito de origem, deva ser realizada em ambiente cirúrgico. Assim, conseguiremos que a úlcera apresente um leito mais adequado para a resolução da lesão de continuidade.

Medidas tópicas, curativos e medicamentos podem ser instituídos como tratamentos adjuvantes ao procedimento cirúrgico. Vários são os produtos e curativos disponíveis no mercado, devemos estar alertas na escolha do curativo ideal.

Segundo os conceitos de Turner, temos sete critérios para o curativo ideal: manter o nível de umidade na interface da ferida com o curativo, remoção do excesso de exsudato, permitir troca gasosa, fornecer isolamento térmico, ser impermeável às bactérias, ser isento de partículas e produtos tóxicos, e permitir sua remoção sem traumatizar a ferida.

Qualquer tipo de curativo possui prós e contras, incluindo a relação custo-benefício e o grau de disponibilidade. Os mais comuns são:

- *gaze 100% algodão*: pode ser usada seca ou úmida, não sendo indicada para proteção de úlceras no estágio 1;
- *hidrogel*: sua composição principal é a água + carboximetilcelulose + propilenoglicol e sua principal função é a hidratação da ferida. Promove o desbridamento autolítico, sendo indicado também para manter a umidade na fase de granulação. Tem como desvantagem a pouca capacidade de absorção, podendo macerar a pele;
- *alginatos*: derivados principalmente de algas que, em contato com a ferida e com o exsudato, que são ricos em sódio e cálcio, formam um gel, realizando desbridamento autolítico. Usados principalmente nas lesões com grande quantidade de exsudato. Sua maior desvantagem é o ressecamento da ferida, dificultando sua remoção e apresentando odor fétido;
- *espuma de poliuretano*: são placas de hidropolímeros cobertas de filmes e bordas adesivas, também indicadas para feridas com grande quantidade de exsudato, tendo como desvantagem macerar a pele quando saturadas pelo exsudato;
- *colágeno*: produzido a partir de colágeno bovino ou de aves, promove a deposição e organização das novas fibras de colágeno e tecidos de granulação. Na composição com alginato (10%), aumenta a capacidade de absorção, mantendo a ferida em meio úmido, porém pode causar sensibilidade, por ser de origem animal;
- *fatores de crescimento*: são proteínas encontradas naturalmente no organismo humano, interferem no processo de cicatrização, promovendo uma proliferação e migração de células. Indicadas para feridas que não evoluem. Suas desvantagens são o alto custo e a necessidade de armazenamento especializado sob refrigeração (Figura 67.9);

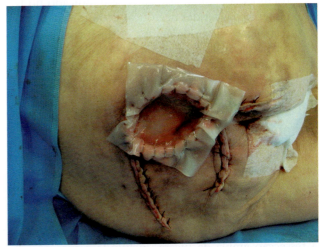

FIGURA 67.9 – Fator de crescimento utilizado em úlcera sacra.

- *filmes transparentes*: são finas películas de poliuretano, estéreis, adesivas, permeáveis ao vapor e impermeáveis a água e bactérias, permitem a visibilidade da pele e mantêm a umidade local. Indicados para proteção da pele íntegra, evitando o atrito. Suas desvantagens são a não absorção do exsudato e quando retirados inadequadamente podem provocar lesões na pele;
- *hidrocoloides*: são curativos oclusivos, adesivos, compostos de gelatina, pectina e carboximetilcelulose sódica, que mantêm a umidade local, cercados por uma espuma de poliuretano formando uma barreira de proteção aos gases, líquidos e bactérias. Indicados na prevenção das úlceras, principalmen-

te nas extremidades ósseas e nas feridas pouco exsudativas. Por não ser transparente, não permite a visualização da ferida e seu gel amarelado associado ao exsudato pode ser confundido com secreção purulenta;

- *carvão ativado + prata*: curativo composto por carvão ativado impregnado com prata, envolto em material poroso. Tem poder bactericida, indicado nas úlceras infectadas, fétidas e com exsudato. Sua utilização necessita de curativo secundário;
- *gaze com petrolatum*: curativo não aderente, poroso, composto por uma malha impregnada com emulsão de *petrolatum*. Sua principal função é evitar a aderência do curativo à ferida;
- *ácidos graxos essenciais (AGE)*: óleo vegetal composto por ácidos linoleico, caprílico e cáprico + vitamina A e lecitina de soja. Indicado na prevenção de úlceras de pressão e na proteção das lesões sem exsudato ou pouco exsudativas. Protege, hidrata e auxilia na manutenção da integridade da pele, favorecendo o processo de cicatrização;
- *papaína*: desbridante enzimático composto por enzimas extraídas do látex do mamoeiro. Tem ação bactericida e anti-inflamatória e é indicado no tratamento das feridas necróticas e/ou infectadas;
- *colagenase*: desbridamento enzimático associado ou não a antibióticos (cloranfenicol). Indicado no tratamento das feridas necróticas e/ou infectadas. Deve-se dar preferência à colagenase mono (sem antibiótico) para não criarmos flora resistente.

Tratamento cirúrgico

O planejamento cirúrgico como um todo deverá ser norteado, levando em consideração a etiologia da úlcera, as doenças de base e a classificação de Shea (tipos III e IV). Devemos partir dos procedimentos menos invasivos para os mais complexos, sempre planejando a necessidade de retalhos futuros. Outra preocupação deve ser a ressecção ampla da úlcera, incluindo a remoção das proeminências ósseas (Figura 67.10). Nos casos de lesão de evolução de vários anos, deve-se ter em mente a possibilidade de degeneração maligna, sendo a mais comum o carcinoma espinocelular. Então, será indispensável a realização de biópsias e estudo anatomopatológico.

Nas úlceras com exposição óssea, devemos nos preocupar com a osteomielite, enviando fragmentos ósseos para análise e instituindo, se necessário, o uso de antibióticos por 4 a 6 semanas. Pacientes com osteomielite em grandes ulcerações, principalmente sacral, podem apresentar meningite.

Durante o planejamento dos retalhos é importante evitar que linhas de sutura fiquem fora dos pontos de apoio. A retirada dos pontos, tanto os de fio de sutura quanto os grampos de pele, deve ser realizada após 15 dias, pois no caso de pacientes debilitados devemos levar em conta a dificuldade de cicatrização, sem esquecer

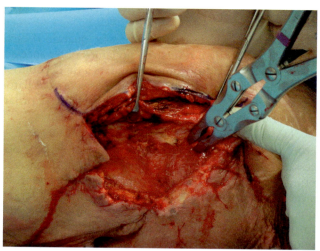

FIGURA 67.10 – Ressecção de fragmento ósseo.

das possíveis contraturas espásticas e da tensão das áreas acometidas pelas úlceras.

Nos dias que antecedem a primeira abordagem cirúrgica não se deve introduzir mudança na conduta dos curativos já realizados. Lavagem intestinal não é aconselhável, por espoliar o paciente já debilitado. Podemos até mesmo instituir uma dieta mais constipante.

A primeira abordagem cirúrgica deve ser o desbridamento ou a escarectomia, realizada da superfície para as estruturas mais profundas de forma cônica, com uma base ampla. Caso haja necessidade de ressecção da bursa, a injeção de azul de metileno facilitará sua visualização (Figura 67.11A-C). Nesse momento devemos avaliar a necessidade da ressecção de proeminências ósseas com o objetivo de reduzir e distribuir a pressão da região em questão.

As ressecções ósseas amplas, como a isquiectomia total, devem ficar reservadas para casos graves de úlceras recorrentes, devido ao seu alto índice de complicações e sequelas. Em casos extremos podemos aventar a possibilidade das desinserções dos músculos grácil, semitendinoso, semimembranoso, sartório e bíceps femoral.

O procedimento cirúrgico mais adequado para reconstrução das lesões por pressão é a rotação de retalhos locais, principalmente nas áreas de grande apoio como as regiões sacra, isquiáticas, trocanterianas e calcâneas, ainda que os pacientes retornem a deambular.

Os procedimentos mais simples como enxertia de pele e cicatrização secundária devem ser considerados nas pequenas úlceras, localizadas em áreas de pouco apoio e nos casos em que o paciente retornará a deambular (Figura 67.12).

Os retalhos microcirúrgicos têm uma indicação restrita neste tipo de patologia devido a sua complexidade e limitações inerentes aos pacientes portadores de lesões por pressão.

As lesões sacrais são as mais comuns nos pacientes hospitalizados. Os retalhos cutâneos ou fasciocutâneos

CAPÍTULO 67 – LESÃO POR PRESSÃO

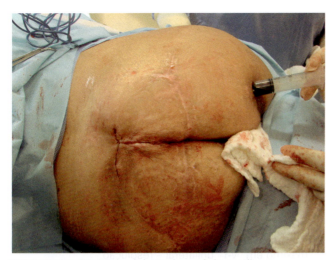

FIGURA 67.11A – Injetando azul de metileno.

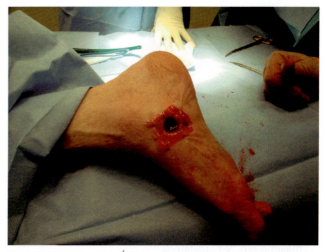

FIGURA 67.12 – Úlcera pequena. Cicatrização secundária com uso de fator de crescimento.

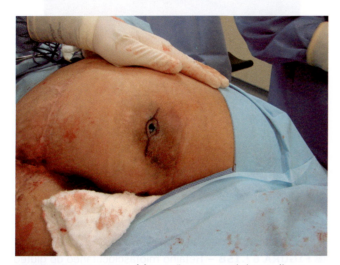

FIGURA 67.11B – Marcação com azul de metileno.

de vizinhança têm importância porque preservam áreas para retalhos futuros, no caso de recidivas. Dentre esses, temos os retalhos fasciocutâneo da região glútea de base inferior e o cutâneo lombossacral transverso (Figura 67.13). O inconveniente desses retalhos é a eventual necessidade de enxertia de pele nas áreas doadoras, devido à tensão nas grandes rotações para reconstrução de úlceras extensas.

Outra opção de retalho cutâneo é o losangular, descrito por Limberg. No caso de ulcerações maiores, com exposição óssea, é recomendado o emprego dos retalhos fasciocutâneos e miocutâneos, neste caso o músculo de eleição é o glúteo máximo, que oferece boa cobertura, fechamento primário da área doadora com pouco ou nenhum prejuízo funcional. Podem ser baseados nas artérias glúteas inferior, superior ou em ambas. São utilizados como retalho de avanço em V-Y unilateral (Figura 67.14A, B) ou bilateral e como de transposição ou ilhado. Pode ser também utilizado como retalho microcirúrgico.

No caso de pacientes que retornarão à vida ativa, é preferível confeccionar o retalho bilateral (Figuras 67.15A-E)

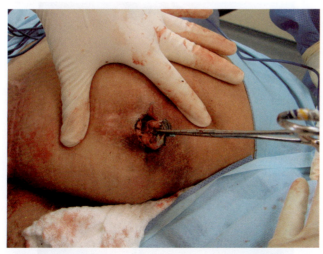

FIGURA 67.11C – Ressecção de forma cônica.

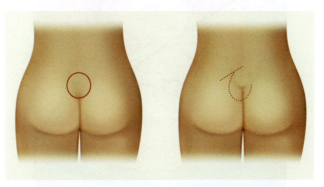

FIGURA 67.13 – Retalho lombossacral transverso.

875

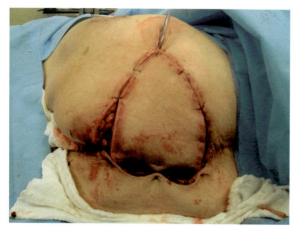

FIGURA 67.14A – Retalho miofasciocutâneo do glúteo máximo em "V-Y" unilateral.

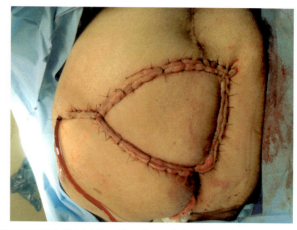

FIGURA 67.14B – Retalho miofasciocutâneo do glúteo máximo em "V-Y" unilateral – resolução.

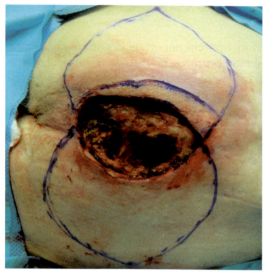

FIGURA 67.15A – Retalho miofasciocutâneo do glúteo máximo em "V-Y" bilateral – marcação.

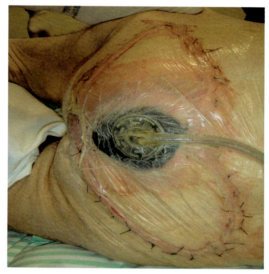

FIGURA 67.15B – Retalho miofasciocutâneo do glúteo máximo em "V-Y" bilateral – autonomização e terapia a VAC®.

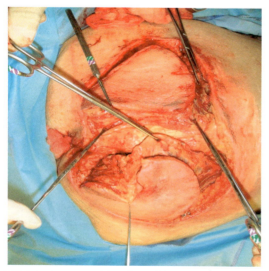

FIGURA 67.15C – Retalho miofasciocutâneo do glúteo máximo em "V-Y" bilateral – avanço da musculatura.

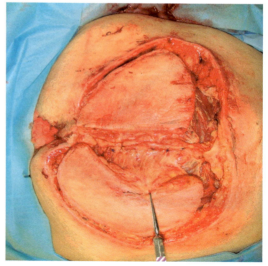

FIGURA 67.15D – Retalho miofasciocutâneo do glúteo máximo em "V-Y" bilateral – musculatura suturada.

CAPÍTULO 67 – LESÃO POR PRESSÃO

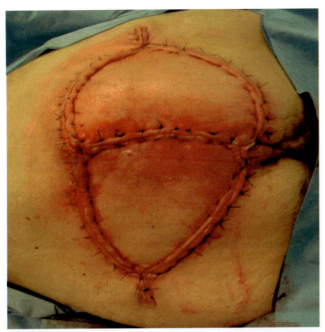

FIGURA 67.15E – Retalho miofasciocutâneo do glúteo máximo em "V-Y" bilateral – resolução.

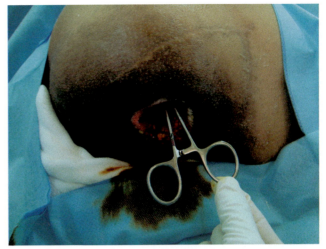

FIGURA 67.16A – Recidiva de úlcera isquiática.

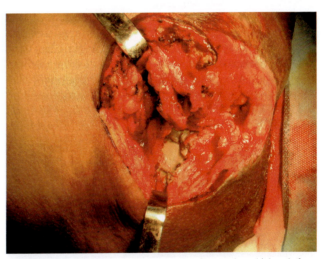

FIGURA 67.16B – Recidiva de úlcera isquiática infectada.

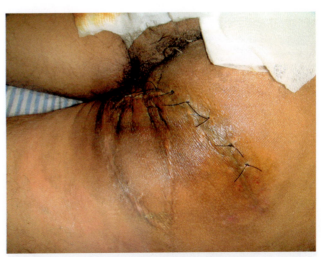

FIGURA 67.16C – Recidiva de úlcera isquiática – resolução com retalho de glúteo inferior.

para mantermos a simetria da região e das áreas de apoio. Nas reconstruções das lesões dos pacientes que não mais deambularão, se possível, devemos optar pelo retalho unilateral para preservarmos a região contralateral para os casos de recidiva. Os retalhos em "V-Y" da região glútea têm a vantagem de poderem ser confeccionados com o paciente em decúbito lateral, evitando as inconveniências do decúbito ventral.

As úlceras isquiáticas são as mais frequentes nos paraplégicos cadeirantes e apresentam alto índice de recidiva (Figura 67.16A,B). O fechamento primário ou com retalhos cutâneos pode ser utilizado em úlceras pequenas. Um dos retalhos de eleição para as úlceras mais extensas é o fasciocutâneo posterior da coxa de pedículo medial, pela sua versatilidade. Porém, no momento da sua confecção é necessário manter o paciente em decúbito ventral, posição desfavorável devido às suas comorbidades. Outra opção é o retalho fasciocutâneo lateral da coxa e o medial da coxa baseado em ramos da artéria femoral superficial. Como opção de retalho musculofasciocutâno temos o grácil, o bíceps femoral, o tensor da fáscia *lata* e a porção inferior do glúteo máximo (Figura 67.16C).

As úlceras trocanterianas geralmente são grandes, profundas e frequentemente associadas à osteomielite. Como escolha para reconstrução cirúrgica temos o retalho musculofasciocutâneo do tensor da fáscia *lata*, baseado no ramo transverso da artéria circunflexa femoral lateral (Figuras 67.17A,B), o retalho cutâneo ou fasciocutâneo da face lateral da coxa (Figuras 67.18A-C), o retalho musculofasciocutâneo do reto femoral e o do vasto lateral, que tem um arco de rotação semelhante ao da fáscia *lata*, porém muito mais trabalhoso.

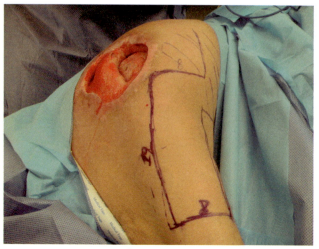

FIGURA 67.17A – Úlcera trocanteriana.

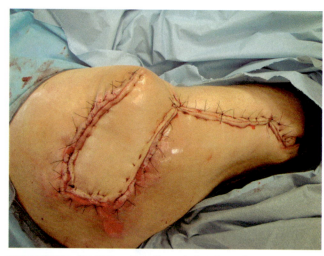

FIGURA 67.17B – Retalho miofasciocutâneo do tensor da fáscia *lata* – resolução.

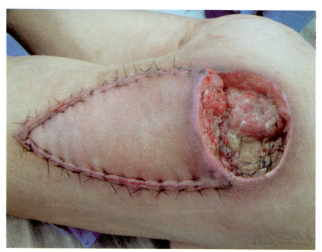

FIGURA 67.18A – Úlcera trocanteriana com retalho autonomizado.

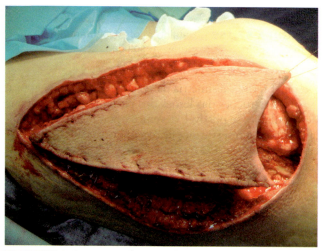

FIGURA 67.18B – Avanço do retalho em "V-Y" da face lateral da coxa.

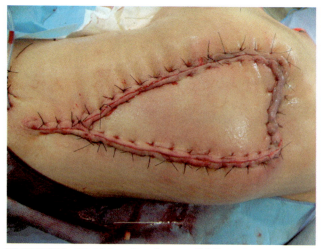

FIGURA 67.18C – Retalho em "V-Y" da face lateral da coxa – resolução.

As úlceras de calcâneo também devem receber especial atenção. São as úlceras de maior dificuldade de resolução devido ao revestimento da sua estrutura anatômica. O coxim plantar da região calcânea é constituído por septos fibrosos intercalados por tecido adiposo, que têm por finalidade a absorção de impactos. Estes septos fibrosos são os responsáveis pela dificuldade de migração dos tecidos para alcançar uma cicatrização por segunda intenção, o que obriga a realização de procedimentos cirúrgicos para a cura da lesão.

Outra questão a ser considerada é a vascularização terminal da extremidade do membro inferior. Nos pacientes que não retornarão a deambular devemos considerar a ressecção parcial da superfície óssea do calcâneo. O fechamento pode ser realizado com incisões na região medial e/ou lateral do pé (Figuras 67.19A-C e 67.20A-C) até o nível do cavo plantar, confeccionando um retalho que

CAPÍTULO 67 – LESÃO POR PRESSÃO

sofrerá rotação no sentido medial ou lateral, dependendo da localização da úlcera. A área doadora no cavo plantar pode ser fechada primariamente, enxertada ou por segunda intenção **(Figuras 67.21A, B)**.

Com relação às úlceras múltiplas, devemos considerar as grandes perdas sanguíneas e o decúbito pós-operatório. Planejar uma cirurgia que permita pelo menos dois decúbitos para alterar e se possível um retalho que englobe mais de uma úlcera.

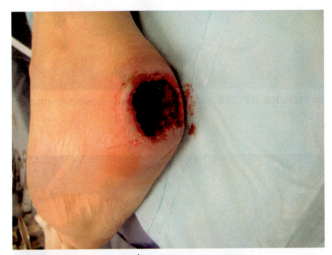

FIGURA 67.19A – Úlcera de calcâneo.

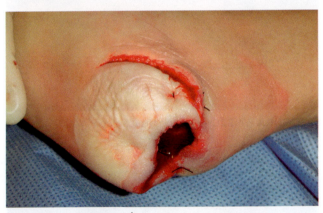

FIGURA 67.19B – Úlcera de calcâneo – incisão medial.

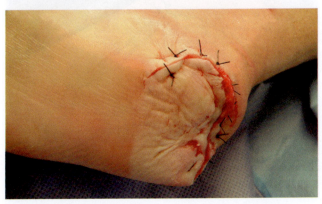

FIGURA 67.19C – Úlcera de calcâneo – resolução.

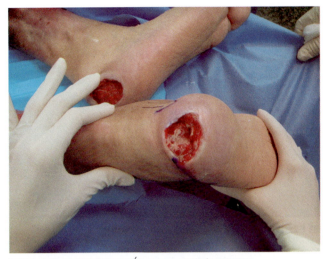

FIGURA 67.20A – Úlcera de calcâneo.

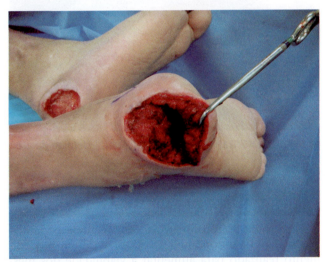

FIGURA 67.20B – Úlcera de calcâneo – incisão lateral.

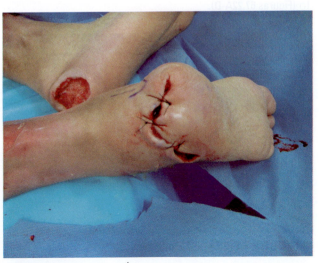

FIGURA 67.20C – Úlcera de calcâneo – resolução.

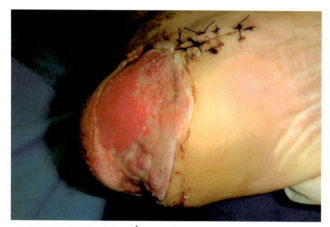

FIGURA 67.21A – Úlcera de calcâneo.

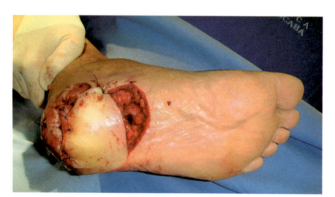

FIGURA 67.21B – Úlcera de calcâneo – detalhe da área doadora.

Autonomização dos Retalhos

Em todas as reconstruções com retalhos podemos lançar mão da autonomização. Trata-se de um procedimento realizado para aumentar a viabilidade dos mesmos. Duas semanas após o descolamento do retalho do seu leito, observamos o aumento da vascularização local, o que nos traz maior confiabilidade no retalho planejado (Figuras 67.22A-D).

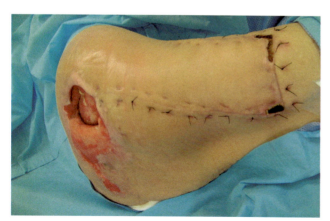

FIGURA 67.22A – Autonomização.

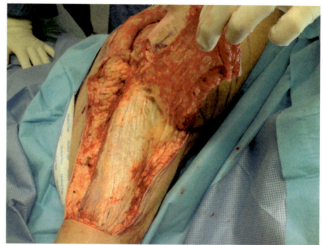

FIGURA 67.22B – Autonomização – deslocamento do retalho.

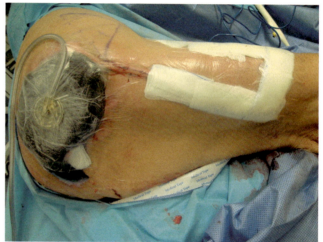

FIGURA 67.22C – Autonomização com VAC®.

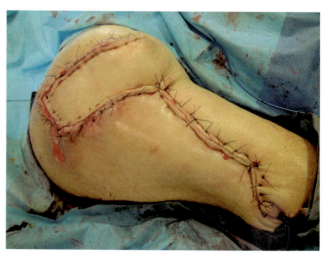

FIGURA 67.22D – Autonomização – resolução.

Complicações

As deiscências de sutura são mais comuns nos pacientes debilitados clínica e nutricionalmente, porém também são provocadas por manipulação inadequada para realização da higiene e mudanças de decúbito. Os seromas são observados principalmente no tratamento de úlceras extensas com grandes retalhos, que porventura permitam espaço morto. Os hematomas (Figuras 67.23A,B) também podem ocorrer e ser agravados devido ao uso de anticoagulantes e à hipotensão transoperatória. O sofrimento e a necrose dos retalhos, na maioria das vezes, ocorrem pela não promoção do alívio da pressão.

Quanto às possíveis infecções, complicação mais comum em áreas próximas à região perianal, podem se estender além das bordas da ferida, sendo recomendada a realização de cultura dos tecidos comprometidos e administração de antibióticos por via sistêmica (Figura 67.24). As úlceras com menos de 1 mês de evolução e infecção leve requerem cobertura contra bactérias gram-positivas, pelo menos por 2 semanas e se o paciente for imunodeprimido devemos utilizar antibióticos de amplo espectro.

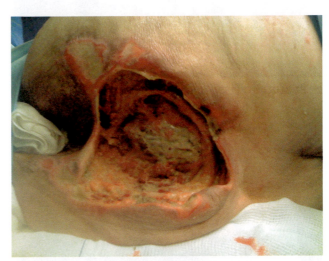

FIGURA 67.24 – Extensa úlcera sacra – risco de contaminação.

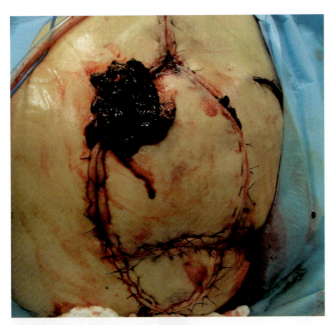

FIGURA 67.23A – Hematoma.

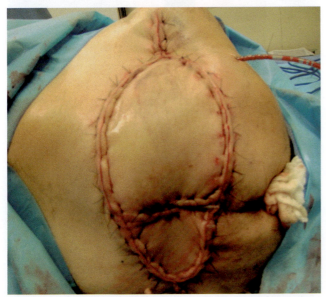

FIGURA 67.23B – Hematoma – resolução após drenagem.

Inovações

No intuito de melhorar a profusão e oxigenação da lesão, diminuir o edema local, controlar o exsudato, diminuir o tamanho e promover a remoção de materiais indesejáveis da ferida, podemos instituir a unidade de terapia VAC® (*Vacuum Assisted Closure*) em todas as etapas do tratamento cirúrgico que incluem o desbridamento, a autonomização e o avanço dos retalhos locais. Trata-se de uma esponja de poliuretano porosa e reticulada coberta com película adesiva e um coletor. Este sistema promove uma pressão negativa uniforme na ferida, resultando numa resposta física e biológica (Figuras 67.25 a 67.27).

A resposta física se dá através das macrotensões, resultando na diminuição do tamanho da ferida, no controle do exudato e na remoção de materiais indesejáveis, como as citocinas e metaloproteínas da matriz.

A resposta biológica na forma das microtensões leva ao aumento da atividade metabólica, aumento da migração de fibroblastos, aumento da mitose celular, diminuição do edema, melhora da perfusão e oxigenação da lesão e, consequentemente, uma cicatrização de primeira e segunda intenção.

O tratamento mais avançado de terapia por pressão negativa é o sistema de terapia VAC® Ulta. Este sistema

PARTE 7 – RECONSTRUÇÃO DO TRONCO E MEMBROS

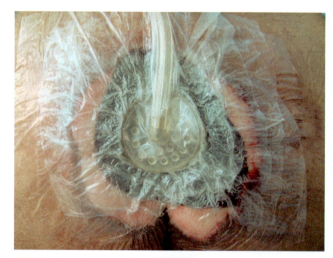

■ **FIGURA 67.25** – Terapia VAC® em região sacra.

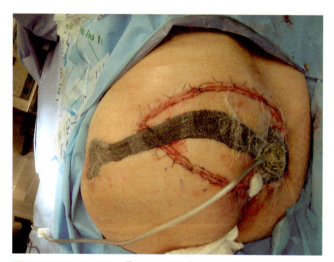

■ **FIGURA 67.26** – Terapia VAC® em múltiplas úlceras.

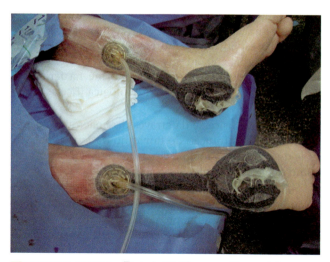

■ **FIGURA 67.27** – Terapia VAC® em regiões calcâneas.

agrega a pressão negativa combinada com a instilação, imersão e remoção automática de soluções tópicas no leito da ferida.

Apresenta uma grande utilização nas ulcerações que se encontram contaminadas ou infectadas. Estas feridas se beneficiam com a instilação controlada.

Este tipo de ulceração geralmente tem uma carga bacteriana que leva à diminuição da cicatrização tecidual devido ao aumento do metabolismo, mantendo um ambiente favorável à inflamação na ferida e secretando citocinas, o que leva à vasoconstrição. As mesmas bactérias atraem neutrófilos polimorfonucleares, degradam a matriz extracelular, inibem a migração celular e consomem oxigênio e nutrientes.

As soluções aplicadas devem ser eficazes na eliminação das bactérias, não sendo citotóxicas para as células sadias.

Exemplo de soluções:
- *biguanidas* – poli-hexamida a 0,01%;
- *soluções isotônicas* – cloreto de sódio a 0,9%;
- *soluções de hipoclorito* – solução de Dakin;
- *nitrato de prata* – nitrato de prata a 0,5%;- sulfonamidas – soluções sulfonadas (Figuras 67.28 a 67.31).

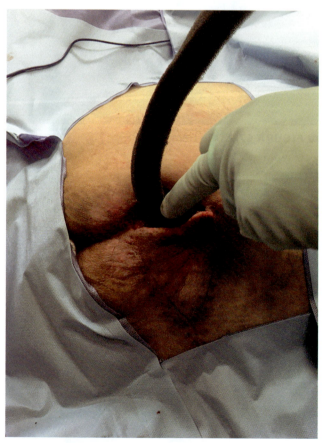

■ **FIGURA 67.28** – Colocação de esponja Veraflo na lesão de região sacra.

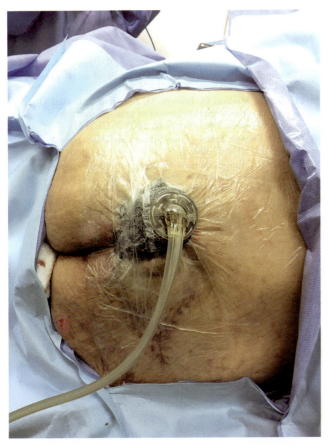

FIGURA 67.29 – Sistema VAC Ulta em funcionamento.

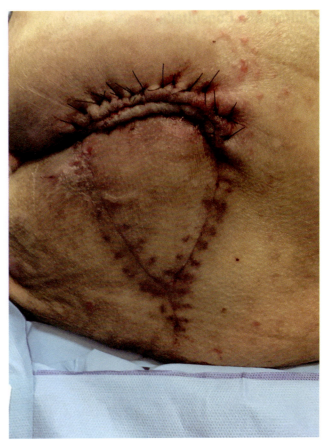

FIGURA 67.30 – Úlcera de região sacra após retirada da terapia.

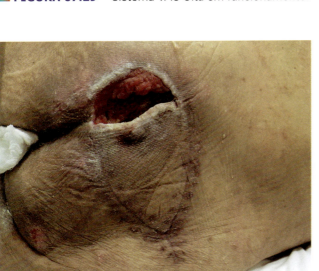

FIGURA 67.31 – Resolução da lesão.

- Observação: o termo úlcera de pressão sofreu uma mudança na sua terminologia. O *National Pressure Ulcer Adivisory Panel* (NPVAP) organização norte americana, anunciou a alteração para lesão por pressão, em 13 de abril de 2016, termo este que deve ser utilizado por todos os profissionais de saúde.

Bibliografia Consultada

- Braden B, Bergstrom N. A conceptual schema for the study of the etiology of pressure sore. Rehabilitation Nursing. Jan./Fev. 1987;12(1):8-12.
- Calil J A, Ferreira LM, Laredo Filho J. Anatomia dos ramos fascio-cutâneos das artérias glútea inferior, primeira e segunda perfurantes. Rev Bras Ortop. 1997;32:632-6.
- Foster RD. Pressure Sores. In: Mathes. Plastic surgery: the trunk lower extremity. Vol. 6. Philadelphia: W. B. Saunders; 2005. p. 157.
- Kappler VA, et al. Anatomy of the proximal cutaneous perfurator vessels of the gracilis muscle. Brit J Plast Surg. 2005;58(4):445-8.
- Kim PJ, Attinger CE, Steinberg JS, et al. The impact of negative pressure wound therapy with instillation compared with standard negative – pressure wound therapy: a retrospective, historical, cohort, controlled study. Plast Reconstr Surg. 2014;133:709-16.
- Knipers T, Stark GB, Spilker G. Costs and long term results of plastic surgery treatment of decubitus ulcers in paraplegic patients. Handchir Mikrochir Plast Chir. 1995;27(3):161-5.
- Koshima I, Moriguchi T, Soeda S, Kawata S, Ohta S, Ikeda A. The gluteal perforator-based flap for repair of sacral pressure sores. Plast Reconst Surg. 1993;91:678-83.
- Margara A, Merlino G, Borsetti M, Berzamiu F, Borseti G. A proposed for the surgical treatment of pressure sores based on a study of 337 cases. Eur J Plast Surg. 2003.26 (2):57-61.
- Shea JD. Pressure Sores – Classification and Management. Clin Orthop. 1975;112:89-100.
- Silva MSML. Fatores de risco da úlcera por pressão em pacientes hospitalizados. João Pessoa, 1998. Dissertação (Doutorado). Universidade Federal da Paraíba.
- Souza E P, Moro RA, Sorrentino M, Ely JF. Retalho miocutâneo de glúteo máximo: aplicação clínica nas úlceras de pressão e isquiáticas. Rev Soc Bras Cir Plást. 1986;3(1):49-60.

capítulo 68

Cirurgia Plástica do Sistema Urogenital – Fundamentos

AUTOR: Carlos Abib Cury
Coautores: Bruno Marini, José Salim Cury e Márcio Augusto Canavarros

Introdução

Para melhor compreender os procedimentos de cirurgia plástica que envolvem a correção de deformidades urogenitais, é conveniente que se conheça a embriologia deste sistema.

Em seguida, podemos então analisar as principais deformidades do sistema urogenital que envolvem a cirurgia plástica.

Embriologia do Sistema Urogenital

Introdução

O sistema urogenital é dividido funcionalmente em sistema urinário e genital, embora embriológica e anatomicamente estejam relacionados de forma íntima. No sexo masculino a uretra (sistema urinário) e o sêmen (sistema genital) fazem parte dos dois sistemas. No sexo feminino a uretra (sistema urinário) e a vagina (sistema genital) se encontram no vestíbulo vaginal.

Esses sistemas desenvolvem-se a partir dos pedúnculos dos somitos (mesoderma intermediário), localizados entre os somitos e o mesoderma lateral. O mesoderma intermediário se espessa em toda parede dorsal do embrião, formando um cordão de cada lado da aorta primitiva, denominado crista urogenital, que se divide dando origem ao sistema urinário (crista nefrogênica) e ao sistema genital (crista gonadal).

Sistema urinário

No início da quarta semana de vida intrauterina, o mesoderma intermediário perde contato com os somitos na região cervical e forma as células arranjadas segmentares, iniciando a formação craniocaudal, durante a vida intrauterina:

- *pronefro*: surge no embrião a partir da quarta semana e logo se degenera;
- *mesonefro*: durante a regressão do sistema pronéfrico, na quarta semana, surgem os primeiros túbulos excretores do mesonefro, adquirindo um glomérulo na sua extremidade medial, assumindo o papel temporário de rim. Os túbulos caudais ainda estão se diferenciando, os túbulos craniais e os glomérulos desaparecem no final do segundo mês em sua maioria. Parte dos túbulos caudais e do ducto mesonéfrico persiste no sexo masculino, formando os ductos eferentes do testículo, no sexo feminino desaparecem completamente.
- *metanefro*: aparece na quinta semana e seu funcionamento 4 semanas mais tarde. Ocorre então a formação da urina, que é excretada para o líquido amniótico.

O rim permanente (metanefro) forma-se a partir do divertículo metanéfrico e do mesoderma metanéfrico.

• Formação do rim

O divertículo metanéfrico formará o ureter, a pelve renal, os cálices e os túbulos coletores. Inicialmente os rins se encontram na pelve e posteriormente migram até sua posição retroperitoneal na parede abdominal posterior.

Existem casos em que um ou os dois rins permanecem na porção inferior do abdome ou na pelve, estando fundidos ou não. Ocorrem também variações no número e na posição de artérias e veias renais.

As duplicações do ureter na parte abdominal ou pélvica são comuns, ocorrem devido a alterações na divisão do divertículo metanéfrico. Os rins policísticos ocorrem pela não ligação entre os ductos excretores com os néfrons.

• Bexiga e uretra

No embrião, a porção terminal do intestino posterior é uma cavidade formada por endoderma que está em contato com o ectoderma da superfície na membrana cloacal. No embrião com 5 mm, a membrana cloacal encontra-se na porção mediana da parede abdominal inferior.

A porção terminal expandida do intestino posterior recebe ventralmente o alantoide que se dirige caudalmente do cordão umbilical ao intestino primitivo, formando a estrutura denominada cloaca.

O septo urorretal desce em direção à membrana cloacal para dividir a cloaca em duas porções: anterior ou ventrocloacal (seio urogenital), e outra posterior, ou dorsocloacal (canal anorretal). O ducto mesonéfrico (Wolff) desemboca no seio urogenital. Na face posterior desse ducto aparece uma formação em "dedo de luva", o broto uretral; este não se abre diretamente na cloaca, mas faz por meio de um segmento do ducto de Wolff que, por servir tanto a este como ao broto ureteral em desenvolvimento, é denominado ducto comum.

A cloaca é dividida pelo septo urorretal em reto e seio urogenital, da quarta à sétima semana de desenvolvimento.

A uretra feminina deriva do endoderma do seio urogenital, bem como a maior parte da uretra masculina. A parte distal da uretra masculina é derivada da placa glande, por isso o epitélio da parte terminal da uretra masculina é derivação do ectoderma superficial.

Sistema genital

• Estágio indiferenciado

O sexo cromossômico e genético de um embrião é determinado no momento da fecundação e suas características sexuais masculinas ou femininas se desenvolverão somente a partir da sétima semana.

No período de indiferença ocorre um espessamento do epitélio mesodérmico, no lado medial do mesonefro, formando as cristas ou saliências genitais, que são envolvidas pelo epitélio celômico, passando a ser chamado de epitélio germinativo, produzindo os cordões sexuais.

A gônada indiferente é formada pelo epitélio germinativo (córtex) e pelo blastema interno (medula).

Nos embriões XX, em geral, o córtex diferencia-se em ovário e a medula regride. No embrião XY a medula normalmente, se diferencia em testículo, e o córtex regride.

Em embriões com complexos cromossômicos anormais, a determinação do fenótipo será a presença ou não do cromossomo Y normal. São necessários dois cromossomos X para que haja desenvolvimento ovariano completo.

• Sistema reprodutor masculino

Diferenciação do testículo

É preciso um cromossomo Y normal para que se desenvolvam as características sexuais do sexo masculino. Um gene do braço curto do cromossomo Y, designado fator testículo-determinante (TDF), induz a diferenciação sexual masculina.

Após a quinta semana é possível a diferenciação histológica entre ovário e testículo. Entre a sexta e oitava semana, os cordões primitivos crescem e se anastomosam, estendendo-se pela medula da gônada indiferenciada, dando origem a *rete testis* e formando posteriormente ao se condensarem sob a ação do TDF, os cordões seminíferos (testiculares) aumentando de calibre e comprimento para formar os túbulos seminíferos.

As paredes dos túbulos seminíferos apresentam células derivadas do epitélio superficial, as células de Sertoli (de sustentação), que produzem o fator inibidor mulleriano (MIF) e por células derivadas das células germinativas primordiais, as espermatogônias (que originarão as células espermatogênicas).

Os túbulos seminíferos são envoltos por mesênquima, dando origem às células de Leydig, que produzirão a testosterona a partir da oitava semana.

Com 20 semanas a *rete testis* se une com um ducto eferente. O ducto do epidídimo surge do ducto mesonéfrico, em situação distal, o ducto mesonéfrico se transforma no ducto deferente e origina também lateralmente em sua extremidade caudal a vesícula seminal, responsável por nutrir os espermatozoides.

Diferenciação dos ductos genitais

O embrião no estágio indiferenciado apresenta: ductos mesonéfricos (drenam a urina dos rins mesonéfricos) e ductos paramesonéfricos.

Por volta da oitava semana, os ductos mesonéfricos são estimulados pela testosterona e formam os ductos genitais masculinos. A região proximal do ducto mesonéfrico formará o epidídimo, e o restante, os ductos deferentes e o ejaculatório.

Diferenciação das glândulas genitais acessórias

Ocorrem inúmeras evaginações a partir da porção prostática da uretra, que crescem no mesênquima circundante, dando origem à próstata. Evaginações ocorrem também na porção membranosa da uretra, formando as glândulas bulbouretrais, cujas secreções contribuem para o sêmen.

CAPÍTULO 68 – CIRURGIA PLÁSTICA DO SISTEMA UROGENITAL – FUNDAMENTOS

Diferenciação da genitália externa

Por volta da quarta à sétima semana, a genitália externa está indiferenciada. Na quarta semana as células mesenquimais formam um tubérculo genital, alongando-se para formar um falo na extremidade cefálica da membrana cloacal, ao seu lado desenvolvem-se as saliências labioescrotais e as pregas urogenitais.

No final da sétima semana ocorre uma fusão do septo urorretal e a membrana cloacal, dividindo-a em membrana urogenital e membrana anal, essas se rompem por volta da sétima semana, formando o orifício urogenital e ânus.

Nos fetos masculinos, o sulco urogenital estende-se ao longo da superfície ventral do falo, crescendo por ação da testosterona para formar o pênis, e as pregas urogenitais formarão as paredes laterais do sulco uretral. As pregas urogenitais se fundem formando a uretra esponjosa e a rafe peniana.

Ocorre uma invaginação na ponta da glande, unindo-se à uretra esponjosa, formando o orifício uretral externo para a ponta da glande. Na décima segunda semana ocorre uma invaginação do ectoderma na periferia da glande do pênis que, ao se romper, formará o prepúcio.

O tecido mesenquimal do falo origina os corpos cavernosos e esponjosos do pênis. As saliências labioescrotais crescem uma em direção à outra, dando origem ao escroto e à rafe escrotal (Figura 68.1).

• Sistema reprodutor feminino

Diferenciação do ovário

Por volta da décima segunda semana o ovário se torna identificável histologicamente. Originam-se da atividade da porção cortical da gônada indiferente. Os cordões sexuais primitivos se estendem, formando a *rete ovarii*, que desaparece posteriormente.

Por volta da décima sexta semana inicia a formação dos folículos primordiais (cada um sendo uma ovogônia derivada de uma célula germinativa primordial). Cerca de 2 milhões de ovogônias remanescentes transformam-se em ovócitos primários antes do nascimento.

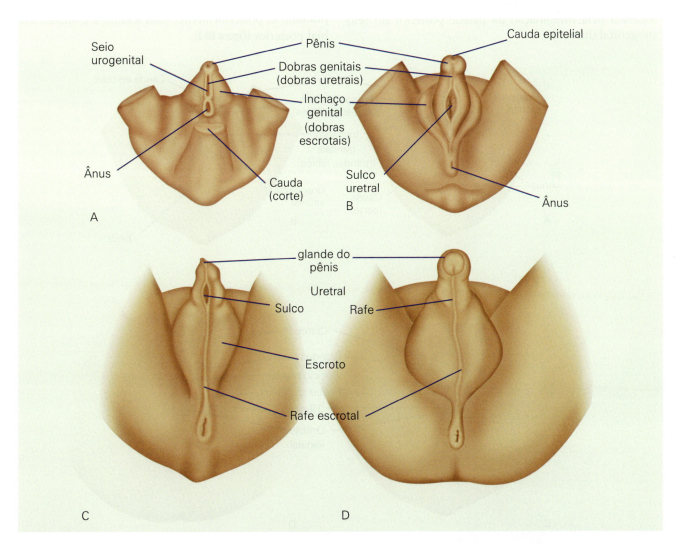

FIGURA 68.1 – Desenvolvimento da genitália externa masculina (Adaptação: Converse, pág. 2008:66-4).

Com a regressão do mesonefro, o ovário permanece suspenso pelo mesovário.

Diferenciação dos ductos genitais

Pela ausência de testosterona os ductos mesonéfricos regridem, permanecendo poucos funcionais. Os ductos paramesonéfricos apresentam papel primordial no sistema reprodutor feminino, desenvolvendo-se graças à falta de MIF. O desenvolvimento sexual feminino não depende da presença de ovários ou de hormônio.

As porções cefálicas dos ductos paramesonéfricos formarão as trompas uterinas, as porções caudais formam o primórdio uterovaginal. Os ligamentos largos e as bolsas retouterina e vesicouterina são formadas a partir dos ductos paramesonéfricos.

Diferenciação do canal vaginal

O epitélio é originado do endoderma do seio urogenital, e a parede fibromuscular da vagina será formada pelo mesênquima adjacente. A luz da vagina será separada da cavidade do seio urogenital por uma membrana formada pela invaginação da parede posterior do seio urogenital (hímen).

Os defeitos congênitos mais comuns são: hímen imperfurado, vagina dupla ou septada, septo transverso da vagina, ausência congênita da vagina e defeitos de duplicação do útero.

Diferenciação das glândulas genitais acessórias

Alguns brotos surgem da uretra feminina, que formarão as glândulas uretrais e parauretrais (de Skene). No seio urogenital serão formadas as glândulas vestibulares (de Bartholin).

Diferenciação da genitália externa

A feminilização da genitália externa ocorre pela ausência hormonal. O falo cessa o crescimento formando o clitóris, as pregas urogenitais formarão os pequenos lábios e se fundirão na extremidade posterior, dando origem ao freio dos pequenos lábios.

As pregas labioescrotais formarão os lábios maiores, que se fundirão, anteriormente, para formar o monte pubiano e, posteriormente, para formar a comissura labial posterior (Figura 68.2).

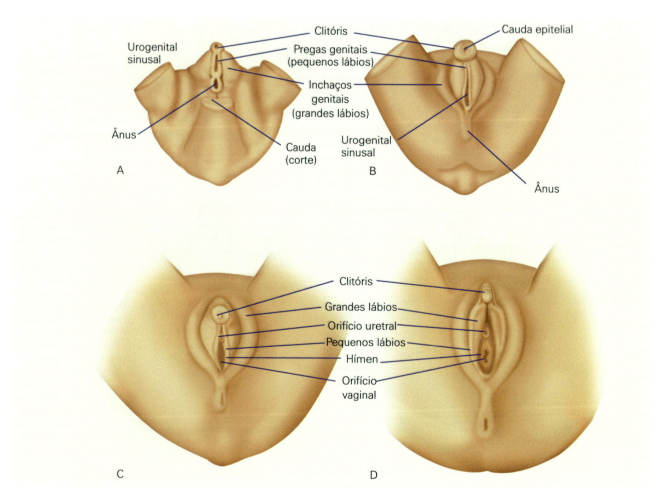

FIGURA 68.2 – Desenvolvimento da genitália externa feminina (Adaptação: Converse, pág. 2008;66-4).

Hipospádia

Introdução

Malformação congênita da genitália externa masculina ou feminina. Apresenta grande variedade no quadro clínico, problemas emocionais, e a dificuldade na escolha da técnica cirúrgica se torna um desafio a ser enfrentado.

Definida pela ausência do meato uretral na cúpula da glande, que se apresenta deslocado em direção proximal ao longo da linha mediana ventral.

Na hipospádia feminina o orifício uretral externo está em posição subvestibular.

Etiologia – embriogênese

Em grande parte dos casos não é possível detectar algum fator, genético, que justifique a deformidade. É possível identificar a presença de um ou mais casos da mesma deformidade em gerações familiares anteriores.

O orifício uretral externo com localização anômala é devido à interrupção da fusão das pregas uretrais. Quanto mais precoce essa interrupção, mais proximal estará localizado o meato. Esse processo ocorreria pela produção inadequada do andrógeno fetal, por involução prematura das células intersticiais do testículo embrionário ou devido a anomalia intrínseca da placa uretral.

Classificação

Feita de acordo com a localização do meato hipospádico (90% são distais - glandular, coronária) (Figura 68.3).

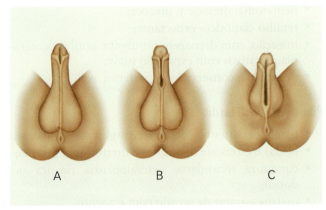

FIGURA 68.3 – Tipos de hipospádia: A) anterior ou balcânica; B) média ou peniana e C) posterior ou perineal ou escrotal.

- **Classificação de Barcat**
  - hipospádia anterior: coronal, subcoronal e glandular (65%);
  - hipospádia média: terço distal e eixo médio (15%);
  - hipospádia posterior: terço proximal, penoescrotal e perineal (20%).

Características clínicas

As mais importantes nas hipospádias masculinas são: meato uretral em posição anômala e presença de *chordee*. Outros aspectos incluem: prepúcio redundante na face dorsal da glande e ausente na ventral, aderência prepucial, ausência de freio prepucial, meato normal ou ausente, rafe mediana desviada ou em forma de Y, ductos parauretrais aparecem como pequenos orifícios distalmente ao meato hipospádico, ausência de corpo esponjoso distalmente ao meato hipospádico, malformações escrotais, pênis rudimentar ou clitoriforme, torção peniana ou rotação axial.

Incidência

Frequente malformação urogenital, estimada em um a cada 300 nascimentos. No Brasil, a incidência é de 2.36 por 1.000 e nos EUA, 3,2 por 1.000 nascidos.

Existe um risco de 12% de o segundo filho apresentar a malformação caso o primeiro tenha hipospádia. Acomete mais brancos do que negros.

Tratamento

O tratamento da hipospádia é cirúrgico, devendo ser analisado cada caso individualmente.

- **Avaliação pré-operatória**

É fundamental a coleta de informações do paciente e dos antecedentes familiares, facilitando assim a escolha do reparo adequado.

Durante exame físico é importante a avaliação da qualidade do meato hipospádico, associação de anomalias e definir se é necessária a correção.

Suspeitar de intersexo quando existir a associação de testículo retido e hipospádia, devendo ser investigado com o cariótipo.

- **Indicação do tratamento cirúrgico**

Considerar quando houver problemas funcionais, como jato urinário filiforme, estenose do meato e *chordee*, ou para melhora estética.
- *Hipospádia anterior*: indicadas as técnicas de Magpi ou Magpi modificada por Arap e Mitre, nos casos mais distais.
- *Hipospádia média e posterior*: priorizada a técnica em dois tempos, ortofaloplastia no primeiro tempo (técnica de Byars), e posteriormente a neouretroplastia (técnica de Denis Browne, modificada por Millan).

- **Cirurgias**

Hipospádias distais

Magpi: técnica divulgada por Duckett, o tratamento é em tempo único para hipospádias glandulares em pênis reto (Figuras 68.4 e 68.5).

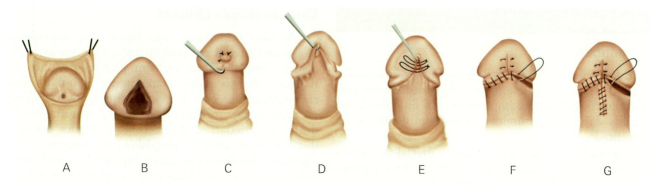

■ **FIGURA 68.4** – Esquema da técnica de Magpi modificada: tratamento em tempo único para hipospádias glandulares e penianas distais, sem curvatura.

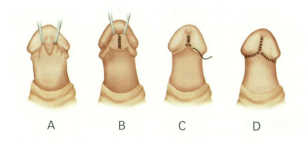

■ **FIGURA 68.5** – Técnica de Magpi modificada para tratamento em um só tempo de hipospádias glandulares e penianas.

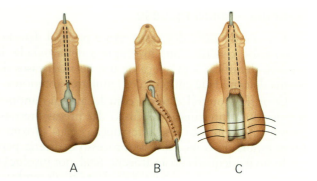

■ **FIGURA 68.6** – Técnica de Rochet para hipospádias posteriores (Converse, pág. 2014, 67-9).

Hipospádias médias e posteriores

Realizada inicialmente a meatotomia ventral em "bico de flauta". A ortofaloplastia tem o objetivo de retificação peniana através da incisão e ressecção dos tecidos responsáveis pela curvatura, até se expor a albugínea. É indicada derivação urinária durante 7-10 dias e recomendado o uso de antimicrobianos.

O objetivo do tratamento da hipospádia é a neouretroplastia. Realizada de 6 a 12 meses após a ortofaloplastia, após obtenção de pênis reto em ereção, meato amplo, pele abundante e de boa qualidade na região ventral e glande bem sulcada. Deve ser realizada derivação urinária durante 8 a 10 dias, por uretrostomia perineal ou cistostomia suprapúbica e uso de antimicrobianos. No tratamento cirúrgico pode ser utilizada a técnica de Rochet, ilustrada na **Figura 68.6**.

• Complicações e soluções

Intraoperatório

- sangramento inusitado: curativo compressivo e dreno de aspiração;
- retalho cianótico: desprezado ou usado como enxerto de pele total.

Pós-operatório imediato

- hematúria traumática pelo cateter na bexiga: expectante;
- hematoma: drenagem precoce;
- retalho cianótico: expectante;
- infecção, com drenagem purulenta: antibioticoterapia, curativos com expressão suave;
- deiscência: conservador e posterior avaliação.

Pós-operatório tardio

- fistula persistente: correção cirúrgica após 6 meses;
- bridas e estenose: dilatações e uretrotomia interna;
- curvatura secundária: ortofaloplastia clássica ou dorsal;
- uretrites: tratar de acordo com o agente.

• Conclusão

O tratamento cirúrgico é um desafio, sendo necessário bom senso, paciência, conhecimento e experiência no assunto. Procurando a recuperação anatômica e funcional da melhor maneira possível.

Epispádia

A epispádia ocorre com muito menos frequência que a hipospádia. Sua incidência é de 1:30.000 nascimentos. A principal diferença com a hipospádia está na posição do orifício urinário, localizado na parte dorsal do pênis. Sua forma mais severa está associada com a extrofia da bexiga.

A deformidade da epispádia é caracterizada por pênis mais curto e mais espesso que o normal. A glande está achatada. Enquanto o pênis hipospádico tem uma curvatura para baixo (provocada pelo tecido fibroso), o pênis epispádico mantém-se na posição de ereção pela uretra curta.

Extrofia da Bexiga

Introdução

Importante anormalidade na formação do trato urinário inferior, com envolvimento da parede abdominal anterior, pelve óssea, musculatura pélvica, bexiga, uretra e genitália. Essa anomalia tem sido cada vez mais detectada por ultrassonografia no período gestacional.

A extrofia de bexiga deve ser tratada cirurgicamente, com o objetivo de corrigir o defeito vesical, promover a continência urinária, preservar a função renal e reconstruir o pênis epispádico. A sobrevida ultrapassa os 90%.

Embriologia vesical

Os músculos abdominais inferiores e os ossos da bacia se formam através do crescimento mesodérmico entre as camadas endodérmicas e ectodérmicas. A camada mesodérmica pode ter seu crescimento comprometido, acarretando extrofia vesical.

A extrofia ocorreria pelo desenvolvimento exagerado da membrana cloacal, impedindo a migração da camada mesodérmica, alterando a formação da parede abdominal inferior.

O defeito encontrado pode ser precoce (extrofia de cloaca) ou tardio (extrofia de bexiga).

Incidência

Ocorre entre um em 10.000 e um em 50.000 nascidos vivos, em uma relação de sexo masculino e feminino de 2,3:1. Recorre em uma mesma família em 1% dos casos. O risco de desenvolvimento em filhos de pais acometidos por extrofia ou epispádia é de um em 70 nascimentos vivos.

Variantes da extrofia

- *Pseudoextrofia*: apenas defeito vesical sem associação com alterações do trato urinário.
- *Fissura vesical superior*: ruptura da porção superior da membrana cloacal.
- *Dupla extrofia*: apenas exteriorização da mucosa, mas com a bexiga internamente normal.

Anatomia

Defeitos musculoesqueléticos: a rotação externa dos ossos da bacia é a alteração óssea característica. Quando a rotação é exagerada, pode gerar distúrbios da marcha e incontinência urinária.

- *Defeitos abdominais*: o defeito inferior resultante da rotura precoce da membrana cloacal é ocupado pela bexiga exteriorizada. A cicatriz umbilical é localizada em uma posição mais baixa na maioria dos casos. A hérnia inguinal está associada em todos os casos, e a onfalocele em alguns deles, devendo ser tratados no mesmo tempo cirúrgico.
- *Defeitos anorretais*: ocorrem encurtamento e alargamento da região perineal. O ânus é anteriorizado, assim como o mecanismo esfincteriano anal. Isso contribui para graus de incontinência fecal e prolapso retal.

Defeitos do aparelho genital masculino

O tamanho do pênis parece menor que o habitual.

Frequentemente é encontrado um intenso *chordee*, que faz com que o pênis se curve dorsalmente e a glande se aproxime do veromontano.

O objetivo da correção cirúrgica é tornar o pênis cosmética e funcionalmente aceitável. Quando a reconstrução peniana não é possível pelo tamanho do falo, a mudança de sexo deve ser considerada.

A duplicidade peniana é uma anomalia rara, a próstata apresenta volume normal, porém não circunda completamente a uretra. Os testículos podem ser palpáveis no exame físico e facilmente trazidos até a bolsa escrotal.

Os nervos cavernosos estão deslocados lateralmente.

Defeito genital feminino

É muito menos intenso que o dos meninos. Apresentam uretra e vagina curtas, o orifício vaginal normalmente estenótico e deslocado anteriormente.

Clitóris é bífido, e os lábios divergentes, o útero, as trompas e os ovários são normais.

Defeitos urinários

A mucosa ou pequena alça intestinal pode estar ectópica. Outros achados incluem: metaplasia escamosa, cistite cística, cistite glandular e sinais de inflamação aguda e crônica.

Uma forma de verificação da qualidade vesical para o fechamento é invaginar a mucosa vesical para dentro do abdome. Caso a bexiga entre completamente, o fechamento costuma ser possível.

O trato urinário superior geralmente é normal, as alterações encontradas incluem rins em ferradura, rins pélvicos, únicos, ou displásicos com megaureteres. Os meatos ureterais são tópicos, mas o túnel ureterovesical é mais curto que o habitual.

Tratamento cirúrgico

O tratamento cirúrgico pode ser realizado em estágios ou de maneira completa (em um único estágio). O tratamento cirúrgico em estágios tem por objetivo transformar a extrofia de bexiga em uma epispádia completa com incontinência. Em segundo, corrige-se a epispádia, e posteriormente é realizada a correção da incontinência.

A correção cirúrgica completa representa a realização do fechamento da extrofia e a correção da epispádia em tempo único. Esse tipo obtém melhores resultados quando realizado no período neonatal. Nessa fase da vida a osteotomia é raramente necessária, sobretudo se realizada nas primeiras 72 horas de vida.

Derivações urinárias

A presença de placa vesical muito pequena ou de hidronefrose contraindica o fechamento primário da extrofia, ou quando ocorre falha no fechamento primário e persistência da incontinência urinária após múltiplas cirurgias. É necessário que a função renal esteja normal, já que existe uma tendência à acidemia pós-operatória e que os ureteres não estejam dilatados para que possa ser realizado um reimplante ureterointestinal.

Complicações como pielonefrites, acidose hiperclorêmica, incontinência fecal, obstrução ureteral e tumores malignos ocorrem com certa frequência.

- Seguimento em longo prazo
  - *Malignidade*: o tumor mais frequente nas bexigas extróficas é o adenocarcinoma, em 80% dos casos. Irritação crônica, infecção e obstrução parecem ser responsáveis pela transformação metaplásica.
  - *Fertilidade*: raros casos de fertilidade masculina têm sido documentados.
  - *Função sexual*: na adolescência pode haver rotação peniana ou assimetria na ereção, por desigualdade na largura ou comprimento dos corpos cavernosos. Caso essa curvatura seja suficiente para impedir uma penetração, esta deve ser reparada. Observa-se um retardo na idade de início das relações sexuais e grande preocupação com a aparência externa da genitália.
  - *Fatores psicossociais*: é importante a consideração dos aspectos psicossociais na avaliação de qualquer terapia de uma criança com extrofia. Esses problemas tendem a piorar com a idade, sendo mais frequentes as anormalidades na escola, sociais ou comportamentais.

Estados Intersexuais

Introdução

Na maioria das civilizações, o sexo é diferenciado no momento do nascimento pelas características do genital externo. A presença de ambiguidade masculino-feminina na anatomia, função ou no comportamento social dentro do indivíduo existirá em qualquer fase da sua vida, assim supondo-se que "não existe a diferenciação total de machos e fêmeas 100%".

A mistura dos dois gêneros em uma mesma pessoa, impedindo o reconhecimento do sexo, conceituaria o intersexualismo. Uma definição de gênero significa a ressocialização e o retorno da saúde global da pessoa.

Fatores de diferenciação dos gêneros

São muito extensas e variadas as diferenças entre os gêneros nas fases pré-natal, natal, infantil, adolescente e adulta. Para diferenciar os gêneros, será necessária uma observação clínica, anatomofisiológica, histológica, laboratorial, exames de imagem e pesquisas genéticas.

É importante a orientação dos pacientes, familiares e da sociedade para melhor compreensão nos casos de intersexualidade completa ou frustra.

- Principais fatores descritos
  - *Cromossômicos*: os pares XX ou XY indutores de ovário ou testículo são os principais determinantes do desenvolvimento nos dois gêneros. É possível encontrar entre 0 e 3% de células XX em qualquer cariograma masculino, ou a raridade de total cariograma XX (síndrome do sexo reverso), sinal de "intersexualidade cromossômica masculina".

    A presença de maior ou menor número de cromossomos sexuais ou insuficientes em material genético causa leves ou graves alterações genitais e somáticas.
  - *Gonadais*: a presença de duas gônadas no dorso do embrião determina a formação dos genitais internos e externos por ação hormonal. Alterações histológicas ou agenesias gonadais causam anomalias no desenvolvimento dos genitais internos e externos.
  - *Genitália externa*: surge em ambos os sexos de um mesmo tubérculo anatômico primitivo, que pode se diferenciar na morfologia masculina ou feminina devido à ação hormonal. A genitália externa permite anunciar o gênero do novo ser. Casa haja uma alteração anatômica, o registro civil deve ser adiado.
  - *Genitália interna*: os tubérculos primitivos (Muller), responsáveis pela formação da genitália feminina, sofrem ação dos hormônios gonadais para formar o útero, trompas e parte superior da vagina; seus resquícios involutos permanecem nos genitais masculinos.

O túbulo de Wolf, que dá origem à genitália interna masculina, mantém seus resquícios no genital interno feminino (epoóforo, paraóforo).

Sexo legal ou civil

O registro civil concede ao novo ser o gênero, nome próprio correspondente e a garantia aos parâmetros legais da cidadania. Em situações ambíguas, as equipes multidisciplinares devem aconselhar nomes neutros.

Sexo cultural, social ou de criação

Alguns atributos facilitam a diferenciação social dos sexos, o uso de roupas, costumes, adornos, esportes e trabalhos são alguns exemplos. Existem situações em que os pais influenciam e interferem na escolha de um sexo cultural oposto ao sexo anatômico. Também indivíduos autoidentificados no seu sexo podem sentir prazer no uso de roupas ditas femininas ou masculinas (travestismo), diferente dos indivíduos totalmente desidentificados no seu gênero de nascimento que se travestem compulsivamente (disforia de gênero).

Sexo hormonal

Alterações nas sínteses podem sobrecarregar o embrião XX de androgênios, e masculinizá-lo intraútero, gerando graves estados intersexuais (pseudo-hermafrodita feminino). Essa é a patologia mais comum no intersexualismo, devido à hiperplasia da suprarrenal fetal, ou por ação de hormônios androgênicos maternos.

Sexo fenótipo

Na puberdade um pico hormonal hipofisário acelera o aparecimento dos caracteres sexuais secundários, masculino ou feminino. Essas características podem não se completar ou ter aspecto "ambíguo".

Sexo cerebral

Durante pesquisas em necropsias, foram encontradas semelhanças histológicas cerebrais em células do hipotálamo de transexuais masculinos negativos, idênticas às da mulher. Isso ocorreria pelo bombardeio hormonal na neurogênese intrauterina.

Classificação dos estados intersexuais

• Hermafroditismo

Histologicamente, estruturas gonadais são normais, as ambiguidades estarão na soma e/ou na genitália.

Duas situações

- *hermafrodita verdadeiro*: raro, coexistência de gônadas e genitália masculina e feminina ou mesmo ovotestis no mesmo ser, com impossibilidade de autofecundação. Apresenta cariótipo XX em 60%, XY em 20% e mosaico em 20%. Predomínio da forma masculina com ginecomastia em 75% e menstruação em 50%;
- *hermafrodita não verdadeiro*: mais comum, apresenta apenas um tipo de gônada masculina ou feminina e de estrutura histológica conservada.

• Pseudo-hermafrodita masculino

Possui testículo e graus variados de soma feminino. Trinta a 50% não apresentam causa conhecida; nos demais casos ocorre insensibilidade, resistência ou falta de resposta celular aos andrógenos.

• Pseudo-hermafrodita feminino

A hiperplasia congênita da suprarrenal no genótipo XX ou XY é a doença autossômica recessiva caracterizada por deficiência enzimática na síntese de cortisol e aldosterona, com aumento do ACTH na tentativa de compensar. Os acometidos nascem virilizados, sendo a forma mais comum de intersexualidade.

• Disgenesias gonadais

Exame histológico com estruturas gonadais masculinas ou femininas reconhecíveis, mas alteradas em variados graus, gerando anomalias somáticas e genitais e casos de deficiência mental.
- *Masculina*: síndrome de Klinefelter é a mais comum.
- *Feminina*: síndrome de Turner é a mais comum.

• Transexualismo

Durante muito tempo essa entidade foi entendida como desvio de comportamento sexual masculino, provocando críticas e rejeições. Diversos foram os tratamentos e tentativas de reverter o quadro, todos sem sucesso.

Estudos mais atuais revelam uma ação hormonal pré-natal indutora da identificação do futuro ser no sexo oposto e alterações anatômicas no hipotálamo.

O transexual é a pessoa que se autoidentifica por toda vida no sexo oposto, lutando para reverter o corpo e sua genitália em acordo com seu sexo cerebral.

O Código Internacional de Doenças coloca a disforia de gênero como "transtornos da identidade de gênero" (F.64.0). No Brasil, a partir de 1997 a cirurgia foi regulamentada pelo Conselho Federal de Medicina.

Condições para o procedimento

- dois anos de convivência e hábitos no sexo feminino;
- prévio tratamento endocrinológico e ausência de psicoses ou sociopatias;
- ter entre 21 e 60 anos, não estar casado e apresentar boa saúde geral.

Cirurgias para definição do gênero

Entre as possibilidades para definição do gênero com terapia cirúrgica estão os procedimentos de vaginoplastias, retalhos penoescrotais, vulvoplastias, meatoplastias e neofaloplastias, técnicas que devem ser avaliadas e decididas em um planejamento cirúrgico cuidadoso.

Reconstrução da genitália feminina

A agenesia congênita da vagina, conhecida também como síndrome de Mayer-Rokitansky-Kuster-Hauser (SMRKH), é uma anomalia congênita que resulta na ausência do canal vaginal, podendo ter resquícios uterinos ou até mesmo a ausência do útero. Nesta anomalia as tubas uterinas, ovários e função endócrinas são normais, além de um fenótipo tipicamente feminino e cariótipo 46XX. Estima-se um acometimento de um para cada 5.000 mulheres, acredita-se que 30% das pacientes apresentam agenesia de um dos rins e/ou deslocamento do mesmo associado a esta anomalia. O diagnóstico normalmente só é feito na puberdade, por apresentar ausência de menorreia (sendo este fator o segundo maior causador de amenorreia, perdendo apenas para disgenesia gonadal).

O defeito ocorre por anomalias nos ductos de Muller (paramesonéfricos), onde sua porção proximal formará as tubas uterinas e sua porção distal formará o útero e os 2/3 proximais da vagina; o terço distal da vagina forma-se a partir do seio urogenital, o qual se funde com a porção distal dos ductos de Muller e forma a placa vaginal (massa sólida de placas endodérmicas). Na 17ª semana de vida intrauterina são formadas lacunas na placa vaginal, que irão se juntar para formar a luz vaginal; a falha nessa canalização da placa vaginal irá resultar nos graus variados de atresia ou agenesia vaginal. O diagnóstico diferencial da SMRKH é com a síndrome de feminilização testicular (síndrome de Morris). Juntas, estas síndromes constituem as principais causas de agenesia uterovaginal.

- **Tratamento**

Existem inúmeras técnicas desenvolvidas para o tratamento da agenesia, porém o que vale ressaltar é que a determinação de realizar o procedimento cirúrgico cabe exclusivamente à paciente, quando a mesma estiver em uma idade apropriada para decidir.

Dilatação

O método incruento de Frank, descrito em 1938, de dilatação do septo retovesical, exige muita cooperação da paciente. A dilatação é um método de estiramento da vagina que pode ser iniciado em ambiente hospitalar sem anestesia e continuado em casa pela própria paciente ou com ajuda do parceiro, a dilatação é recomendada antes de pensar em procedimentos cirúrgicos.

Este método é realizado com o uso de dilatadores, os quais formam uma neovagina e podem ser usados em graus variados de agenesia vaginal; para se ter um bom resultado no tratamento é necessário realizar a dilatação três vezes por semana por vários meses.

Uma vez formada a neovagina, o uso de dilatadores deve ser mantido pelo resto da vida, para não haver um encurtamento vaginal com possíveis dores no coito.

Cirurgias

A partir do século XIX houve um grande impulso pelos esforços de Robert Abbe no tratamento nos casos de agenesia ou atresia vaginal. A partir do século XX, Baldwin, em 1904, e Schubert, em 1911, descreveram a transposição de alças intestinais (cólon sigmoide) na reconstrução da neovagina, que devido a sua complexidade e morbidade foi sendo substituída por outros procedimentos menos agressivos.

Robert Abbe, em 1898, desenvolveu um método que foi popularizado por McIndoe, em 1938, que hoje é amplamente utilizado e emprega o uso de molde de expansor vaginal revestido por enxerto de pele total ou parcial no espaço retovesical dissecado. Esta técnica tem como inconveniente o uso de moldes contínuos e o principal é a não restauração da sensibilidade da vagina.

O método de Williams, publicado em 1964, utiliza os grandes e pequenos lábios para a confecção da neovagina; porém a desvantagem do método é a angulação não fisiológica da vagina e a distorção cicatricial da vulva (Figura 68.7).

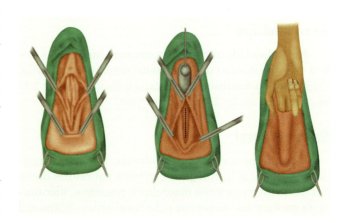

FIGURA 68.7 – O método de Williams utiliza os pequenos e os grandes lábios para a confecção da neovagina.

Com todas as técnicas descritas anteriormente, nos dias atuais existem duas técnicas de reconstrução vaginal com tecido inervado, que têm se destacado. Em 1989, Wee e cols. descreveram o retalho fasciocutâneo neurovascular pudendo da coxa, conhecido como retalho de Singapura, compreendendo a porção interna e superior da coxa adjacente ao lábio maior e prega inguinal, com dimensões de 15 x 6 cm, baseado na artéria pudenda interna e em seus ramos labiais posteriores, o qual realizava reconstrução de leões perineais escroto e vagina, levando sensibilidade através do nervo pudendo e seus ramos labiais posteriores.

Em 1996, Giraldo e cols. descreveram o retalho fasciocutâneo vulvoperineal, denominado retalho de Málaga, semelhante ao retalho de Singapura, porém de dimensão menor (8 x 3 cm).

A cirurgia de Málaga envolve um preparo intestinal pré-operatório com dieta líquida 1 dia antes da cirurgia e enema glicerinado para preparo do cólon. Duas horas antes da cirurgia são administrados cefalotina 1 g e amicacina 500 mg por via intravenosa. A região genital é tricotomizada antes da cirurgia e realizada lavagem com iodopovidine. Inicia-se a cirurgia com uma incisão em forma de U de 2,5 a 3 cm de comprimento na mucosa vestibular, 1 cm abaixo do meato uretral. Realiza-se dissecção romba e cortante do septo retovesical, orientada pela sonda de Foley e por um dedo introduzido no reto da paciente, a fim de prevenir a lesão da bexiga ou do reto, seguida de hemostasia (Figura 68.8).

Após a confecção do espaço retroperitoneal é realizada então a dissecção do retalho e construção do tubo vaginal para posterior introdução no espaço retovesical dissecado. Um retalho de forma retangular de 3 cm de largura por 8 cm de comprimento é desenhado com seu eixo longitudinal centrado sobre a borda lateral do lábio maior, sendo a base do retalho localizada logo abaixo da borda inferior do introito vaginal neoformado. A elevação do retalho se inicia nas margens lateral e superior, identificando e seccionando as anastomoses entre a artéria labial posterior e a artéria pudenda externa profunda. Sendo assim, é realizada a transposição do retalho à área receptora previamente dissecada. A área doadora é fechada por aproximação direta mediante suturas por planos com fio de náilon 2-0, 4-0 e 5-0. É colocado um molde com um preservativo masculino e uma esponja de borracha estéril lubrificada com pomada (Nebacetim®) é introduzido na neovagina.

Reconstruções da Vulva e da Vagina após Ressecções de Tumores, Trauma e Infecções

Embora o câncer de vagina corresponda a 1% e o de vulva na proporção de 4 a 5% dos cânceres genitais femininos, a vagina é sede de metástases (câncer de colo, endométrio, ovário, bexiga, reto), além de infecções como fascite necrosante e até mesmo traumas.

O câncer de vagina acomete mulheres na oitava década de vida, com 75% dos diagnósticos feitos acima dos 60 anos. O tipo predominante é o espinocelular, com 95% dos casos, seguido de adenocarcinoma verrucoso, doença de Paget da vulva, adenocarcinoma, carcinoma basocelular e carcinoma da glândula de Bartholin.

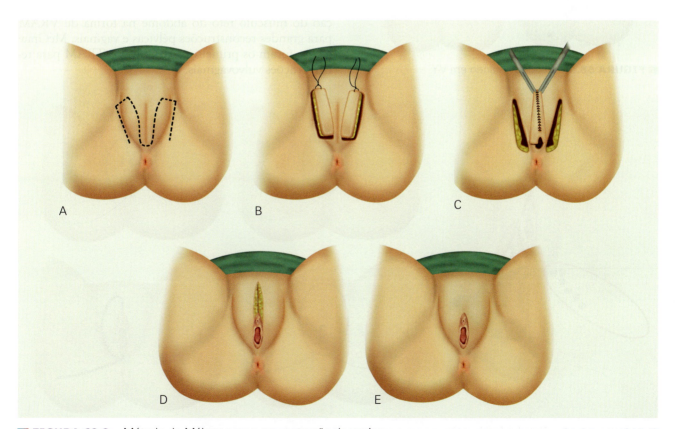

■ **FIGURA 68.8** – Método de Málaga para a reconstrução da vagina.

PARTE 7 – RECONSTRUÇÃO DO TRONCO E MEMBROS

Reconstrução vulvovaginal

A reconstrução vulvovaginal após ressecção tumoral pode ser realizada de inúmeras maneiras: cicatrização por segunda intenção, suturas primárias, uso de enxerto de pele, retalhos cutâneos, fasciocutâneos e miocutâneos.

• Retalhos cutâneos em V-Y

Muito utilizada para reconstrução vulvar, pois permite sutura sem tensão e evita o uso de retalhos musculocutâneos, este retalho é baseado em pedículo vascular subcutâneo originado dos vasos pudendos. O retalho pode ser unilateral, bilateral ou, dependendo do defeito, pode utilizar a região púbica (Figura 68.9).

• Retalhos fasciocutâneos locais

Os retalhos fasciocutâneos ideais não devem ser volumosos, em 1996, Yii e Niranjian demonstraram a versatilidade da utilização de múltiplos retalhos fasciocutâneos para reconstrução vulvar, baseados na irrigação da artéria pudenda interna. Um bom exemplo é o retalho fasciocutâneo baseado no sulco glúteo, que permite que a cicatriz fique escondida no sulco (Figura 68.10).

• Retalhos miocutâneos

Existem três principais retalhos miocutâneos a serem discutidos: o do glúteo máximo, do grácil e do reto do abdome.

O retalho miocutâneo do glúteo máximo é de difícil execução devido à grande quantidade de pele, tecido subcutâneo e massa muscular, o que pode deixar um grande volume na vulva. Seu pedículo está baseado na artéria glútea inferior, ramo da artéria hipogástrica.

O retalho do músculo grácil foi descrito por McGraw e cols. em 1976, sendo utilizado até hoje como ótima opção nas operações da região perineal, embora apresente limitações para ser utilizado devido à localização do seu pedículo vascular, o que não permite uma maior rotação. Em 1990, Peled desenvolveu uma variante, que é o retalho miocutâneo de avanço em V-Y, de tal forma que a ilha de pele de cada membro inferior acaba por encontrar o retalho contralateral na região do óstio vaginal.

O retalho do músculo reto do abdome TRAM, descrito por Hartrampf em 1982 para reconstrução mamária, vem sendo utilizado tanto na sua forma transversa TRAM quanto vertical, VRAM, para reconstrução ginecológica. Em 1988, Tobin e Day descreveram a utilização do músculo reto do abdome na forma de VRAM para grandes reconstruções pélvicas e vaginais. McGraw e cols. foram os primeiros a descrever o TRAM para reconstruções vulvovaginais.

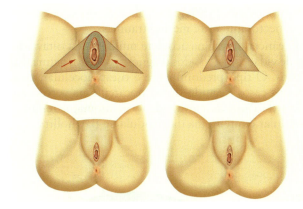

■ **FIGURA 68.9** – Retalho cutâneo em V-Y.

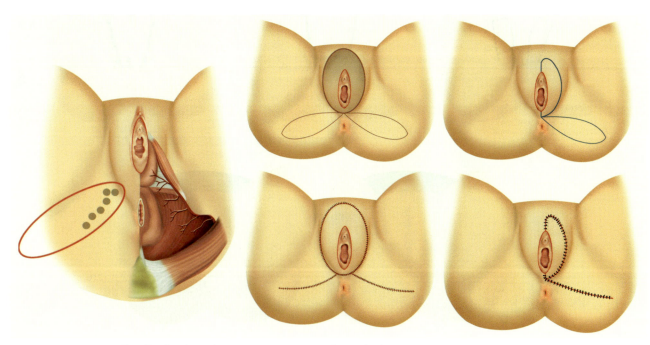

■ **FIGURA 68.10** – Retalho fasciocutâneo para a reconstrução vaginal.

Reconstrução da vagina

• Reconstrução do terço distal das paredes anterior e lateral da vagina

Nestes casos podemos utilizar o retalho de Singapura ou de Málaga quando os defeitos estão localizados próximos ao óstio vaginal, podendo fazer a reparação de forma unilateral ou bilateral. A primeira estaria indicada para correção de pequenos defeitos não circunferenciais, já a segunda estaria indicada para defeitos circunferenciais. Tais retalhos possibilitam a restauração da sensibilidade da área afetada, porém têm como inconveniente levar pelos à área reconstruída.

• Reconstrução da parede posterior da vagina

Neste tipo de reconstrução usamos o retalho de VRAM (retalho miocutâneo vertical do músculo reto do abdome), e normalmente é escolhido o músculo direito, caso futuramente por algum inconveniente o paciente precise de colostomia de cólon descendente à esquerda.

• Reconstrução total da vagina

Por necessitar de uma grande quantidade tecidual para a reparação do defeito, costuma utilizar o retalho miocutâneo bilateral do músculo grácil, a marcação se faz ao longo dos 2/3 proximais do músculo grácil, que é então transposto até a área receptora por um túnel subcutâneo, sendo tubulizado e finalmente inserido na cavidade pélvica e fixado ao óstio vaginal.

Reconstrução Masculina

Reconstrução fálica completa

Historicamente, a reconstrução fálica foi usada de início em 1858, por Spregler, para indicar a reconstrução tegumentar após descolamento do pênis. Begoras foi o primeiro a relatar a reconstrução de todo o pênis, chamada de *penis plastica totalis*. Em 1948, McIndoe melhorou o retalho abdominal para reconstrução fálica por meio de uma neouretra, enquanto o tubo pedicular é levantado. Maltz e Gilles e Millard popularizaram a técnica adicionando enxerto de cartilagem costal com prótese. Equipe de Stanford refinou o processo de reconstrução com a confecção de um retalho tubular abdominal infraumbilical pelo avesso, criando um túnel revestido internamente de pele, formando a neouretra.

Snyder descreveu a técnica de faloplastia incorporando o conduto superficial revestido de pele pré-construído em pacientes de intersexo, com único retalho de pele pediculado abdominal. Hester fez a reconstrução peniana em uma única etapa com retalho vertical da artéria epigástrica inferior superficial com pedículo subcutâneo. McGregor foi quem introduziu retalho de virilha, em 1972. Hoopes comentou que o retalho da virilha deve se comprovar como método de escolha para reconstrução fálica. Orticochea usou o retalho miocutâneo grácil em faloplastia em cinco etapas, postulando que produziu resultado cosmético e funcional superior. Chang e Hwang descreveram a adaptação de conceito de "tubo em tubo", transferência de tecido livre com um retalho radial antebraquial, originalmente descrito por Song e cols.

A partir de então, outros retalhos foram descritos incluindo o retalho do dorso do pé, retalho deltoide, retalho lateral do braço, retalho fibular, retalho tensor da fáscia *lata*, retalho anterolateral da coxa (ALC) e retalho de perfurante da artéria epigástrica inferior profunda (DIEP).

Apesar de existirem diversas técnicas para reconstrução peniana, há evidências de que não existe uma técnica ideal, porém hoje o retalho radial antebraquial é considerado na literatura o retalho livre mais utilizado, considerado padrão-ouro.

• Retalho radial antebraquial

Monstrey e cols. publicaram um estudo de 287 pacientes com acompanhamento em longo prazo sobre o uso do retalho radial antebraquial.

Enquanto o urologista opera a região perineal, o cirurgião plástico disseca o retalho livre do antebraço, criando-se um falo com a técnica de tubo em tubo, com retalho ainda ligado ao antebraço por seu pedículo vascular (Figura 68.11). Um pequeno retalho e enxerto de pele são utilizados para criar uma coroa e simular a glande do pênis. Com a uretra prolongada e vasos receptores dissecados na virilha, coloca-se o paciente na posição supina. O retalho livre é então transferido para região púbica após anastomose uretral. A anastomose dos vasos é feita por microcirurgia, da artéria radial à artéria femoral comum terminolateral, e anastomose venosa é feita entre a veia cefálica e a veia safena maior. Já a conexão nervosa é feita do nervo antebraquial ao nervo ilioinguinal para sensibilidade protetora, e o outro nervo do braço é anastomosado a um dos nervos dorsais do clitóris, para sensibilidade erógena. O clitóris é desnudado e embutido no pênis, mantendo a possibilidade de estímulo durante o ato sexual.

No pós-operatório, o paciente necessita de um desvio urinário, através de desvio suprapúbico, pois permanece acamado por 1 semana, quando então é retirado o cateter transuretral, clampeando o cateter suprapúbico para iniciar a micção. Antes da retirada do cateter suprapúbico é realizada a uretrocistografia miccional para avaliar o fluxo urinário.

A internação hospitalar varia em torno de 2,5 semanas. Após 2 a 3 meses pode realizar a tatuagem da glande antes que retorne à sensibilidade do pênis. Implantes testiculares podem ser colocadas após 6 meses, quase sempre associadas a implantes de ereção peniana. O implante de ereção é necessário para que possa ocorrer o intercurso sexual. Antigamente, era utilizado osso ou

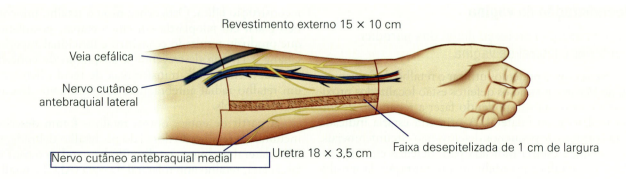

FIGURA 68.11 – Marcação original do retalho antebraquial baseado na artéria radial.

cartilagem como implante, porém sem bons resultados em longo prazo; os implantes semirrígidos e rígidos promovem alto índice de perfuração. Um estudo de acompanhamento em longo prazo demonstrou taxa de 44% de extrusão em 130 pacientes, por mau posicionamento, falha técnica ou infecção.

Os objetivos ideais do procedimento são que seja em uma única etapa, com falo esteticamente aceitável, preservação da sensibilidade tátil e erógena, uma neouretra competente para a micção em estação, mínimas complicações, morbidade aceitável do sítio doador e um escroto com aparência natural. Suas desvantagens estéticas são a necessidade de implantes de rigidez, possivelmente perda de volume do pênis ao longo do tempo, porém a maior delas é a cicatriz desagradável no antebraço. Selvaggi e cols. conduziram um estudo em longo prazo de 125 faloplastias radiais antebraquiais para avaliar a perda funcional e o prejuízo estético. Não foram identificados problemas como limitação funcional, injúria nervosa, dor/edema crônicos ou intolerância ao frio. Pacientes tiveram uma boa aceitação ao resultado estético do sítio doador.

A incidência de complicações urológicas é extremamente alta, chegando a 80%, como fístulas uretrocutâneas, estenoses, constrições, presença de pelos na uretra. Já a rejeição total do retalho é baixa.

Selvaggi, em 2009, relatou uma nova técnica de escrotoplastia, que combina uma V-Y plastia a rotação 90 graus dos retalhos labiais, resultando na transposição anterior de pele labial. Possui uma vantagem funcional com menores complicações urológicas e maior facilidade na colocação de implantes testiculares.

• **Retalho lateral do braço**

Considerado um retalho que oferece quase sempre pele sem pelos e maleável suficientemente para reconstrução peniana **(Figura 68.12)**. Seus pedículos utilizados são artérias colateral radial posterior e veias comitantes. O nervo cutâneo braquial posterior proporciona a sensibilidade para porção proximal do retalho, e o nervo cutâneo antebraquial posterior é responsável pela região dis-

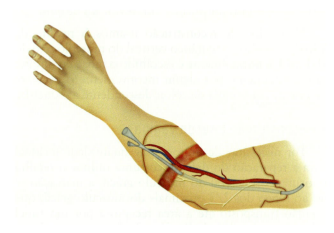

FIGURA 68.12 – Retalho lateral do braço.

tal. A uretra é pré-fabricada cerca de 3 a 6 meses antes do tempo cirúrgico, através de enxerto de pele tubulizado em volta de uma sonda de Foley, implantado no braço por incisão longitudinal, próximo ao septo intermuscular. Em um segundo tempo cirúrgico ocorre a avaliação do conduto uretral através de uma fibrosocopia.

A elevação do retalho é feita da porção distal para a proximal, dobrando sobre o implante de silicone, suturado e transferido para o sítio doador. Após a retirada do retalho, a área doadora recebe enxertia de pele.

• **Retalho de deltoide**

É um retalho irrigado pelas artérias deltóideas, com pele maleável e livre de pelos, tendo boas características para reconstrução do pênis. Considerados inviáveis os retalhos em pacientes com panículo adiposo espesso, devido ao diâmetro do neofalo.

A uretra é colocada distalmente e o pedículo neurovascular atinge o retalho em sua região central.

• **Retalho fibular**

Sadove foi o primeiro a descrever o uso do retalho fibular para reconstrução de pênis, propunha a fixação do osso na túnica albugínea remanescente do coto peniano e a utilização da artéria femoral na anastomose terminolateral e da veia safena como vasos receptores.

A região lateral da perna permite a retirada de grande quantidade de tecido. A ilha cutânea é marcada sobre o trajeto da fíbula nos 2/3 distais. O retalho então é elevado no plano subfascial, preservando o septo intermembranoso posterolateral. O pedículo é ligado distalmente e dissecado até a bifurcação do tronco tibiofibular, até a tíbia posterior.

Bibliografia Consultada

- Ávila E. Embriologia do Sistema Urogenital. In: Mélega JM, ed. Cirurgia Plástica Fundamentos e Arte: Cirurgia Reparadora de Tronco e Membros. Rio de Janeiro: Guanabara Koogan; 2011. p. 259-266.
- Barroso Jr U. Extrofia de Bexiga. In: Mélega JM, ed. Cirurgia Plástica Fundamentos e Arte: Cirurgia Reparadora de Tronco e Membros. Rio de Janeiro: Guanabara Koogan; 2011. p. 291-304.
- Biber SH. A method for constructing the penis and scrotum. Presented at the VIth International Symposium on Gender Dysphoria, San Diego, 1979.
- Biemer E. Bedeutung und fortschritte der chirurgischen geslechtsumwandlung. Münch Med Wochenschr. 1988;130:480-482.
- Bogoras N. Über die volle plastische wiederherstellung eines zum koitus fähigen penis (peniplastica totalis). Zentralbl Chir. 1936;22:1271-1276.
- Bonato A. Reconstrução de Vagina em Agenesia Congênita. In: Mélega JM, ed. Cirurgia Plástica Fundamentos e Arte: Cirurgia Reparadora de Tronco e Membros. Rio de Janeiro: Guanabara Koogan; 2011. p. 307-313.
- Bonato A. Reconstrução da Vulva e da Vagina após Traumas, Infecções ou Resseção de Tumores. In: Mélega JM, ed. Cirurgia Plástica Fundamentos e Arte: Cirurgia Reparadora de Tronco e Membros. Rio de Janeiro: Guanabara Koogan; 2011. p. 315-328.
- Byars LT. Hypospadias and Epispadias. In: Reconstructive Plastic Surgery. Converse JM. Vol. V 1st ed. Philadelphia: WB. Saunders Co.; 1964. chap. 68, p. 2021.
- Chang TS, Hwang YW. Forearm ap in one-stage reconstruction of the penis. Plast Reconstr Surg. 1984;74:251-258.
- Cheng KX, Hwang WY, Eid AE, et al. Analysis of 136 cases of reconstructed penis using various methods. Plast Reconstr Surg. 1995;95(6):1070-1080.
- Felici N, Felici A. A new phalloplasty technique: the free anterolateral thigh ap phalloplasty. J Plast Reconstr Aesth Surg. 2006;59:153-157.
- Gillies H, Millard Jr DR. The Principles and Art of Plastic Surgery. Vol. 2. London: Butterworth; 1957. p. 368-384.
- Hage JJ, Bouman FG, de Graaf FH, et al. Construction of the neophallus in female-to-lake transsexuals: the Amsterdam experience. J Urol. 1993;6:1463-1468.
- Hage JJ, De Graaf FH. Addressing the ideal requirements by free phalloplasty: some resections on refinements of technique. Microsurgery. 1993;14:592-598.
- Harashima T, Ionque T, Tanaka I, et al. Reconstruction of penis with free deltoid ap. Br J Plast Surg. 1990;43:217-222.
- Harashina T, Inoue T, Imai K, Hatoko M. Reconstruction of penis with free deltoid flap. British J Plast Surg. 1990;14:757.
- Hester Jr TR, Nahain F, Beeglen PE, et al. Blood supply of the abdomen revisited, with emphasis on the super cial inferior epigastric artery. Plast Reconstr Surg. 1984;74(5):657-666.
- Hoebeke P, De Cuypere G, Ceulemans P, et al. Obtaining rigidity in total phalloplasty: experience with 35 patients. J Urol. 2003;169:221-223.
- Hoebeke P, Selvaggi G, Ceulemans P, et al. Impact of sex reassignment surgery on lower urinary tract function. Eur Urol. 2005;47:398-402.
- Hoopes JE. Surgical construction of the male external genitalia. Clin Plast Surg. 1974;1(2):325-334.
- Jurado J. Estado Intersexuais. In: Mélega JM, ed. Cirurgia Plástica Fundamentos e Arte: Cirurgia Reparadora de Tronco e Membros. Rio de Janeiro: Guanabara Koogan; 2011. p. 359-369.
- Khouri RK, Young VL, Casoli VM. Long-term results of total penile reconstruction with a prefabricated lateral arm free flap. J Urol. 1998;160:383.
- Laub DR, Eicher W, Laub II DR, et al. Penis Construction in Female-to-Male Transsexuals. In: Eicher W, ed. Plastic surgery in the sexually handicapped. Berlin: Springer; 1989. p. 113-128.
- Maltz M. Maltz reparative technic for the penis. In: Maltz M, ed. Evolution of Plastic Surgery. New York: Froben Press; 1946. p. 278-279.
- McGregor IA, Jackson IT. The groin ap. Br J Plast Surg. 1972;25:3.
- McIndoe A. Deformaties of the male urethra. Br J Plast Surg. 1948;1:29-47.
- Monstrey S, Hoebeke P, Selvaggi G, et al. Penile reconstruction: is the radial forearm ap really the standard technique? Plast Reconstr Surg. 2009;124:510-518.
- Orticochea M. A new method of total reconstruction of the penis. Br J Plast Surg. 1972;25:347-366.
- Pereira Filho GV. Hipospádia. In: Mélega JM, ed. Cirurgia Plástica Fundamentos e Arte: Cirurgia Reparadora de Tronco e Membros. Rio de Janeiro: Guanabara Koogan; 2011. p. 268-276.
- Sadove RC, Sengezer M, McRobert JW, et al. One-stage total penile reconstruction with a free sensate osteocutaneous bula ap. Plast Reconstr Surg. 1993;92(7):1314-1325.
- Santanelli F, Scuderi N. Neophalloplasty in female-to-male transsexuals with the island tensor fasciae latae ap. Plast Reconstr Surg. 2000;105:1990.
- Selvaggi G, Monstrey S, Hoebeke P, et al. Donor site morbidity of the radial forearm free ap after 125 phalloplasties in gender identity disorder. Plast Reconstr Surg. 2007;118:1171-1177.
- Snyder CC, Browne Jr EZ. Intersex problems and hermaphroditism. In: Converse JM, ed. Reconstructive Plastic Surgery. 2nd ed. Philadelphia: WB Saunders; 1977. p. 3941-3949.
- Snyder CC. Intersex problems and hermaphroditism. In: Converse JM ed. Reconstructive Plastic Surgery. Philadelphia: WB Saunders; 1964. p. 2078-2105.
- Song R, Gao Y, Song Y, et al. The forearm ap. Clin Plast Surg. 1982;9:21.
- Walton RL, Hurwitz DJ, Bunkis J. Gluteal thigh ap for reconstruction of perineal defects. In: Strauch B, Vasconez LO, Hall-Findlay EJ, eds. Grabb's Encyclopedia of Flaps. 2nd ed. Philadelphia: Lippincott-Raven; 1998. p. 1499.

capítulo 69

Cirurgia Plástica no Ex-obeso

AUTOR: **Edmar Maciel Lima Júnior**
Coautores: Harley Cavalcante Araújo e Victor Monteiro Maciel Lima

Princípios Gerais

A cirurgia plástica do contorno corporal foi desenvolvida durante sua história para um grupo de pacientes que apresentavam alterações de segmentos corporais, principalmente relacionadas com os efeitos da pós-gestação, sendo o processo natural de envelhecimento tecidual e os efeitos das variações de peso durante a vida, circunstâncias que geralmente não levam a alterações muito severas dos tecidos corporais superficiais. Todavia, a perda maciça de peso após gastroplastias redutoras leva a uma alteração extrema destes tecidos superficiais, especialmente pele e fáscia *superficialis*, e que põe à prova não apenas o conhecimento e a técnica do cirurgião, mas também o rompimento com a filosofia do tratamento cirúrgico desenvolvido, para aqueles pacientes que não reduziram cirurgicamente o estômago.[1]

O cirurgião plástico que deseja operar estes pacientes, após cirurgia gástrica redutora, deve, inicialmente, programar-se em relação a algumas dificuldades iniciais, que se não identificadas podem gerar más indicações, más execuções da técnica e, por consequência, maus resultados:

- existe um comprometimento fisiológico e metabólico no paciente pós-bariátrico, o que deve ser avaliado com muito cuidado no pré-operatório;
- existe um comprometimento anatômico e morfológico na estrutura física do paciente pós-bariátrico;
- o aspecto nutricional tem um papel importantíssimo no equilíbrio do pós-operatório destes pacientes;
- o aspecto psíquico deve ser abordado com muita atenção neste grupo de pacientes.

Após conhecer estas nuances, podemos nos preparar para tratar cirurgicamente o paciente com perda de peso maciça.

Pré-operatório Geral

A consulta é o passo inicial de um bom tratamento e, neste grupo de pacientes, devemos ter muita paciência e ouvir atentamente suas queixas. Geralmente são consultas mais longas e mais frequentes até a realização do procedimento. As alterações severas do contorno corporal deixam o paciente emocionalmente instável e este, muitas vezes, encontra-se desinformado e aconselhado por pessoas leigas, o que aumenta sua confusão.[2] Neste ponto, podemos colher algumas informações importantes:

- data da gastroplastia;
- peso inicial (pré-gastroplastia) e peso na gastroplastia;
- presença de patologias, enquanto obeso;
- hábitos (tabagismo, consumo de álcool e drogas);
- solicitar informações sobre o acompanhamento da equipe multidisciplinar.

O ideal é que o paciente se encontre com um IMC abaixo de 30 e esteja com o peso estabilizado por pelo menos 6 meses.[3-6] Não existe um período "ideal" para a realização das cirurgias reparadoras do contorno corporal, mas esta estabilização ponderal geralmente se dá a partir de 18 meses.[7-9] Antes deste período de estabilização costuma acontecer um falso platô de estabilização ponderal, mas que desaparece após algumas semanas, podendo levar o cirurgião a operar neste período e lograr um resultado ruim, após a retomada da perda de peso, em conjunto com a recuperação do edema pós-operatório do paciente.[10] O paciente deve estar clinicamente estabilizado, o histórico patológico pregresso de sua obesidade deve ser reavaliado, especialmente em fatores como a pressão arterial, o estado glicêmico, a capacidade cardiorrespiratória e as funções hepáticas e renais.[11] A condição metabólica do paciente deve ser amplamente investigada e equilibrada, assim como a condição psicológica também merece uma atenção especial.[12,13] À equipe multidisciplinar devem ser solicitados laudos e pareceres nutricionais e psicológicos, assim como o risco cirúrgico clínico, cardiológico e do cirurgião bariátrico. É fundamental esta avaliação plena para cercearmos de segurança o procedimento cirúrgico. Pacientes fumantes devem suspender o vício pelo menos 1 mês antes da cirurgia e a liberação para retornar ao fumo se dá com 3 meses após o procedimento.

Exames laboratoriais são solicitados de uma maneira geral para todos os pacientes pós-bariátricos e, especificamente, de acordo com a cirurgia a ser realizada. Substâncias, medicações e até alguns alimentos devem ser suspendidos ou evitados antes da cirurgia (Tabela 69.1).

Devem ser realizadas as fotografias cirúrgicas conforme as áreas a serem tratadas, assim como a entrega do Termo de Consentimento Informado. Este termo deve passar todas as informações relevantes ao paciente, com o intuito de diminuir as intercorrências e as complicações relacionadas ao procedimento, assim como estreitar a relação médico-paciente.[2]

Transoperatório Geral

As cirurgias, após grandes emagrecimentos, seguem uma rotina geral que não varia muito, independentemente do segmento corporal abordado.

A assepsia e a antissepsia são realizadas com digluconato de clorexidina degermante e alcoólico,[14,15] reservando sua forma aquosa para a antissepsia de cirurgias faciais. Uma eventual tricotomia é sempre realizada na sala com o uso de máquina adequada, nunca utilizando lâminas. A antibioticoprofilaxia é realizada meia hora antes da cirurgia, fazendo-se uso de uma *cefalosporina de primeira geração* – cefazolina – na dosagem de 2 g, repetindo-se a cada 4 horas, até completar 24 horas da primeira dosagem.[2,11,14,15] É usado colchão térmico durante toda a cirurgia, o ar condicionado é ligado meia hora após o início da cirurgia e desligado meia hora antes do final desta. Também são utilizados soro fisiológico aquecido a 37°C e mantas térmicas, com o objetivo de diminuir a hipotermia.[16-18] Geralmente utilizamos a anestesia geral para os procedimentos do corpo superior, sendo que também podemos utilizar a anestesia peridural ou geral para os procedimentos de corpo inferior, ou mesmo uma forma mista de anestesia geral e peridural, com aposição de cateter para melhorar a analgesia no pós-operatório.

A prevenção da TVP é feita de forma química e mecânica, conforme o protocolo de Davison-Caprini modificado,[19,20] como veremos mais adiante. É utilizada enoxaparina 40 mg diariamente, cerca de 12 horas após a anestesia e permanece por 7 a 10 dias. A prevenção mecânica inclui o uso de massageador intermitente de membros inferiores (Phlebopress®) durante todo o período de internação e o uso de meias antitrombo após a alta hospitalar.[21-23] Deve-se ter cuidado com a hidratação venosa deste paciente, além dos cuidados com a hipotermia.

Após estes cuidados iniciais, conferimos a marcação previamente realizada e reforçamos, caso necessário, com azul de metileno. As áreas a serem incisadas são infiltradas com uma solução de 500 mL de soro fisiológico a 0,9% e uma ampola de adrenalina para diminuir o sangramento, o que não exclui um cuidado rigoroso com a hemostasia, inclusive com a ligadura de vasos calibrosos. Realizamos sempre que possível os pontos de Baroudi, sendo que a drenagem do espaço descolado com dreno aspirativo é uma conduta de exceção. A sutura é realizada em três planos: fáscia + gordura; subdérmico e intradérmico.

Para abordamos com mais detalhes os segmentos corporais ptosados nos pacientes pós-bariátricos, dividiremos as abordagens em tratamento do corpo inferior e do corpo superior.

TABELA 69.1 – Medicamentos suspensos antes da cirurgia

Medicamentos	Intervenção para suspensão
Glibenclamida (Daonil®)	24 horas
Clorpropamida (Diabinese®)	36 a 48 horas
Insulina NPH	24 horas, insulina regular
AAS > 100 mg	7 dias
HBPM (Enoxaparina®)	12 a 24 horas
Heparina cálcica ou sódica	6 horas
Ticlodipina (Ticlid®)	15 dias
Antidepressivos tricíclicos	3 dias ou não suspender
Inibidor do apetite (Sibutramina-Reductil®)	15 dias
Fórmulas emagrecedoras	15 dias
Inibidores da enzima conversora	No dia da cirurgia
Warfarina (Marevan®)	3 a 5 dias, substituir por heparina
Alho	7 dias
Ginkgo biloba	7 dias
Ginseng	7 dias
Erva-de-são-joão	7 dias

Abordagem do corpo inferior

A obesidade mórbida, tratada clínica ou cirurgicamente, leva a grandes alterações corporais, que não ficam restritas a apenas um seguimento corporal. O padrão de ptose dos vários segmentos do corpo é tridimensional, seguindo a forma do cone (tronco) e cilindro (membros). Podemos dizer que o padrão de deformidade corporal, após uma perda ponderal maciça, será determinado por:

- estilo de deposição da gordura (central ou periférico);
- peso do tecido excedente (ação da gravidade);
- deflação cutânea presente (mobilidade da pele da área), diretamente relacionada à quantidade de peso perdida e ao esvaziamento do subcutâneo;
- zonas de aderências cutâneas, que determinam a forma do avental a ser constituído em um determinado segmento corporal.

Todas estas características demonstram que o processo de definição do contorno corporal, após grandes emagrecimentos, é global e profundamente individualizado. A cirurgia plástica, após grandes emagrecimentos, não tem como objetivo dar uma nova forma ao paciente, mas realizar um reajuste corporal de forma que ele possa ter uma qualidade de vida livre dos estigmas e das patologias cutâneas relacionadas às grandes ptoses.

As zonas de aderências e a *fascia superficialis* são muito importantes na definição da silhueta humana e não permitem uma queda uniforme dos segmentos cutâneos, após perda ponderal maciça.[24,25] Esta característica fascial permite a divisão da parte superficial do corpo em duas porções: o corpo superior e o corpo inferior (Figura 69.1). Esta divisão respeita um traçado superficial, que se inicia no manúbrio esternal e acompanha a reborda costal inferior bilateralmente, até que as linhas se encontrem em um ponto médio posterior na altura da coluna vertebral em T12 (Figura 69.1). No corpo inferior incluímos as regiões do abdome, dos flancos, dos glúteos e das coxas; no corpo superior incluímos as mamas, o tórax lateral e posterior, as axilas e os braços. Essa diferenciação entre corpo superior e inferior é importante para que se faça um correto diagnóstico da localização do excesso cutâneo e, assim, programar a melhor opção de tratamento, seguindo uma direção adequada dos vetores de tração.[26] Não obstante esta filosofia, seguiremos a compartimentalização dos segmentos correspondentes a cada porção do corpo para fins didáticos.

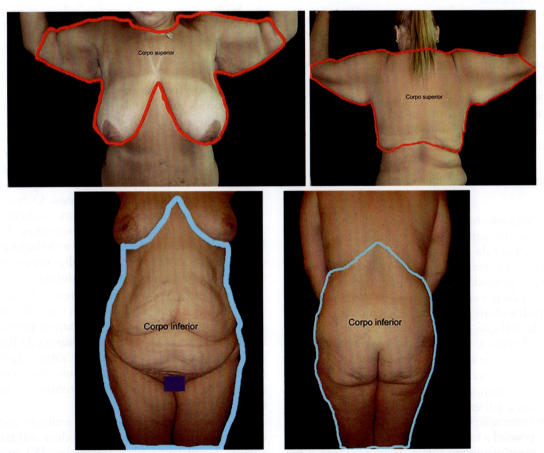

FIGURA 69.1 – Descrevendo uma linha de traçado cutâneo superficial, que se inicia no manúbrio esternal e acompanha a reborda costal inferior bilateralmente, até se unirem ao nível de T12 na região dorsal. Separamos assim o corpo em duas partes: uma **parte superior** (mamas, tórax lateral e posterior, braços e axila); e uma **parte inferior** (abdome, flancos, glúteos e coxas).

• Abdome

O termo abdominoplastia tornou-se não muito apropriado quando falamos de pacientes pós-bariátricos, uma vez que ocorre um padrão generalizado de frouxidão tecidual. Nesta circunstância, a avaliação clínica dos pacientes, após grandes emagrecimentos, deve ser completa, independentemente da queixa principal.[1] Lembrando sempre que a flacidez tecidual se faz tanto em um sentido craniocaudal (vertical), como no sentido circular abdominal (transverso), iniciamos o nosso exame com uma inspeção estática com o paciente em posição ortostática, sempre com a presença de um espelho, identificando o biótipo do paciente, o padrão de deposição de gordura (central ou periférico) e as dobras cutâneas (zonas de aderências). Depois, realizamos um exame dinâmico, onde fazemos palpações no sentido de se identificar o grau de deflação cutânea e programar o direcionamento adequado dos vetores de tração.[27] Neste momento também realizamos o exame de cicatrizes prévias e hérnias abdominais. Sempre é importante observar os efeitos do exame dinâmico nas áreas contíguas ao abdome, especialmente flancos, dorso, glúteos, púbis e coxas (partes interna e lateral). Para cada mobilização tecidual devemos considerar o efeito dessas manobras nas zonas contíguas.

Com base nestas características citadas acima, poderemos indicar qual a melhor estratégia de tratamento para cada paciente:
- abdominoplastia convencional com descolamento restrito;
- abdominoplastia em âncora;
- abdominoplastia circunferencial;
- abdominoplastia circunferencial com componente vertical.

Abdominoplastia convencional com descolamento restrito

A técnica convencional tem indicações restritas na população pós-bariátrica. A ressecção tecidual, apenas no plano vertical da parede anterior, mostra-se insuficiente na maior parte da população pós-bariátrica, devido ao grau de frouxidão tecidual presente. Sua principal indicação reside nos casos mais leves de perda ponderal, com um padrão mais central de deposição de gordura e um grau de deflação cutânea menor. Deve-se observar, à inspeção dinâmica, se glúteos, flancos e raiz das coxas estão preservados de alterações significativas.

A marcação (Figura 69.2) não difere muito da marcação clássica da abdominoplastia convencional, devendo ser realizada com o paciente em pé, ressaltando-se que normalmente a marcação vai além da crista ilíaca, evitando-se o máximo possível a formação de dog ears laterais. Pode-se alternar o posicionamento com o decúbito dorsal, a fim de realizar o *pinch test* e atestar a tensão na linha de sutura central. Áreas de lipodistrofia não são comuns, mas podem ser delimitadas para uma eventual lipoaspiração.

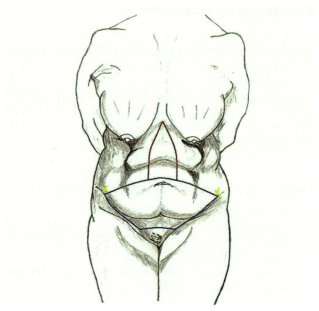

FIGURA 69.2 - Esquema da marcação clássica de Callia-Pitanguy-Regnault (azul), com descolamento do retalho, apenas na parte central (vermelho). Espinha ilíaca anterossuperior (amarelo), serve de referência.

Infiltramos a área a ser incisada com uma solução de soro fisiológico e vasoconstritor 1:200.000. Depois, iniciamos a ressecção pela linha suprapúbica, seguida pela incisão superior e, finalmente, a incisão umbilical com ressecção da peça em bloco. A dissecção é feita com eletrocautério (posição de coagulação), sendo a hemostasia rigorosa. Ressaltamos que os vasos cutâneos diretos apresentam-se dilatados nesta população e a dissecção deve ser realizada sem uma tração excessiva, já que eventualmente poderá romper um destes vasos e o coto retrair para dentro da aponeurose muscular. Vasos muito dilatados devem ser preferencialmente ligados de forma individual, evitando-se ligação às cegas. O descolamento no abdome superior deve ser mínimo, somente o necessário para realizar a plicatura da aponeurose dos músculos reto do abdome. Geralmente, a deflação cutânea é grande o suficiente para que o retalho superior chegue à incisão suprapúbica com tensão mínima.

A plicatura da aponeurose é realizada com pontos separados de náilon 2.0 e, logo em seguida, o umbigo é fixado à parede abdominal com quatro pontos cardinais. Sempre que possível, realizamos a sutura de Baroudi no retalho abdominal,[28] enquanto a sutura da incisão é realizada em três planos: fáscia – subcutâneo profundo, subcutâneo superficial – derme profunda e derme média superficial (contínua).

O curativo pode ser simples, realizado com pomada, gaze e fita de micropore ou pode-se utilizar ainda a cola de 2-octilcianoacrilato (Dermabond®) ou a tela da mesma substância (Prineo®). O paciente normalmente fica internado por 48 horas, fazendo uso de cinta de compressão e meias antitrombo e com orientação de repouso por cerca de 1 mês e abstenção de atividades físicas por 2 meses. Pré e pós-operatório da cirurgia (Figura 69.3).

Abdominoplastia em âncora

A principal indicação acontece naqueles pacientes com obesidade central, em que a deposição de gordura ocorre acima da linha da cintura, aumentando bastante o diâmetro abdominal. Nestes casos, o paciente apresenta pouca ptose lateral e posterior.

A marcação é realizada com o paciente em posição ortostática, tendo como referências a linha média anterior e axilar lateral. Iniciamos realizando uma tração superior do excedente abdominal, desenhando a incisão baixa na região púbica, cerca de 6 a 7 cm da rima vulvar e estendendo-se para as laterais. Depois, iniciamos a tração do abdome superior trazendo o excedente cutâneo para a linha medial por pinçamento digital, até um nível um pouco abaixo da cicatriz umbilical. Em seguida, realizamos uma tração na parte inferior de cada uma destas linhas em direção à linha média na altura do púbis, avançando ou recuando na quantidade de tecido pinçado, conforme a tensão nesta área. Por fim, realizamos uma nova tração na parte inferior do retalho, adequando a marcação conforme o excedente lateral, de forma a coincidir as incisões horizontais superiores e inferiores, sem formação de *dog ears* (Figura 69.4).

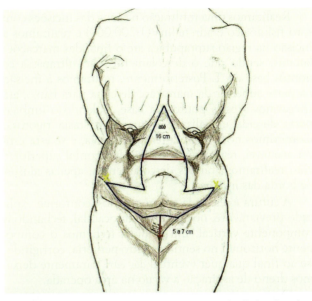

FIGURA 69.4 – Esquema de marcação da abdominoplastia em âncora. É realizada uma grande elipse vertical, indo do apêndice xifoide até a comissura vulvar. Esta elipse não pode ter mais de 16 cm de diâmetro. A seguir, medem-se os pontos base do T através de um teste de pinçamento. Depois, faz-se a marcação inferior segundo Pitanguy-Callia, com uma leve convexidade sobre o púbis, com cerca de 5 a 7 cm acima da rima vulvar (Baroudi), tomando-se a espinha ilíaca anterossuperior como referência lateral.

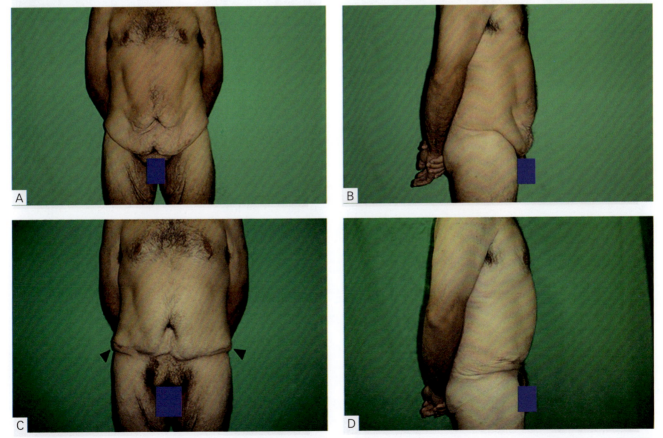

FIGURA 69.3 - Abdominoplastia convencional com descolamento restrito. Pré-operatório: **A** (Frente) e **B** (Perfil). Pós-operatório de 6 meses: **C** (Frente) e **D** (Perfil). Notar as setas demonstrando excedentes nas laterais.

Realizamos uma infiltração na zona das incisões com soro fisiológico e adrenalina (1:200.000) e realizamos a incisão na região suprapúbica até o final das marcações laterais, sendo que o descolamento não ultrapassa os pontos base do T. Posteriormente, realizamos a incisão na parte superior da marcação, de cima para baixo, até chegarmos a estes pontos da base, isolando o umbigo nesta descida e realizando uma hemostasia rigorosa. Conferimos novamente a tensão na área, e se esta estiver aceitável, realizamos a incisão horizontal superior.[29] Não realizamos grandes descolamentos, apenas ajustes de borda das incisões.

A sutura é realizada em três planos, conforme explicado previamente, no sentido craniocaudal, fechando o componente vertical. Em seguida, fechamos o componente horizontal no sentido centro-periferia, corrigindo-se ao final qualquer eventual *dog ear*. Raramente deixamos dreno de aspiração a vácuo na área operada.

O curativo segue a mesma rotina mencionada no item anterior. Pré e pós-operatório da cirurgia (Figura 69.5).

Abdominoplastia circunferencial

A indicação preferencial para este procedimento se refere aos pacientes com padrão periférico de gordura, com uma ptose mais severa das porções laterais e posteriores do corpo inferior. Esta técnica segue o princípio básico de que todas as estruturas do corpo inferior são contíguas, apesar disso esta técnica pode não corrigir plenamente o excesso horizontal dos tecidos do abdome superior (Figura 69.6), podendo ainda permanecer uma frouxidão anterior residual nesta área.[27]

Neste conceito de tratamento do tronco como uma unidade, há dois tipos de abordagens ligeiramente diferentes:

- *lower body lift* (levantamento do corpo inferior), introduzida por Lockwood, ela se propõe a um levantamento mais acentuado das porções inferiores e adjacentes do corpo inferior (glúteo e raiz de coxas), levando à formação de uma cicatriz mais baixa e uma definição menor de acinturamento.[30,31]
- *central body lift* (levantamento do corpo central), introduzida por Al Aly, ela provê uma abordagem mais direcionada aos flancos, o que leva a uma cicatriz mais alta, porém um maior acinturamento.[32]

A marcação acontece em posição ortostática e levemente encurvada para frente, começando pela parte posterior. Inicia-se em um ponto A (no nível da linha da coluna lombar, logo acima do sulco interglúteo, horizontalmente à espinha ilíaca anterossuperior) e, em seguida, traciona-se superiormente o excedente da região

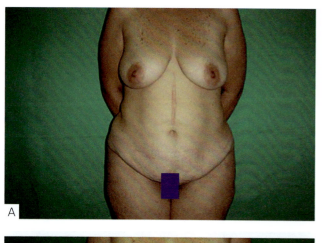
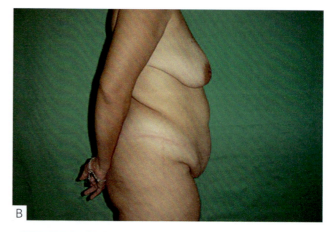
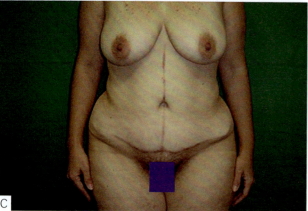
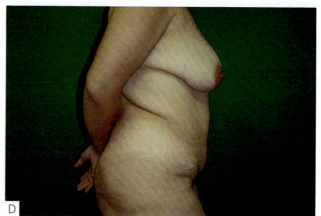

FIGURA 69.5 - Abdominoplastia em âncora. Pré-operatório: **A** (Frente) e **B** (Perfil). Pós-operatório de 8 meses: **C** (Frente) e **D** (Perfil).

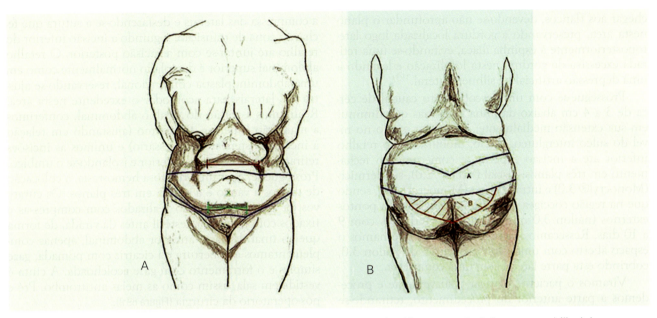

FIGURA 69.6 – A) Abdominoplastia circunferencial. Marcação anterior. Notar que a incisão supra-umbilical deve ser um pouco maior que a supra-púbica[3] (Y > X); e **B)** Marcação posterior. Sempre marcar com o paciente inclinado para frente, com descolamento mínimo e tracionando-se o retalho inferior até o ponto da sutura (A). Não descolar a área glútea B (laranja).

glútea, até chegarmos em um ponto superior nesta mesma linha, chamado ponto A'. Este ponto geralmente se encontra cerca de 6 a 7 cm abaixo da linha das cristas ilíacas. Desenhamos a referência das linhas axilares laterais e marcamos o ponto B (na parte inferior do aventral lateralmente) e o ponto B' (no mesmo plano que A'). A marcação entre os pontos A e B e A' e B' é feita por pinçamento manual e simetrizada de acordo com o senso estético do cirurgião.

Com o paciente em posição ortostática, fazemos a marcação inferior da área frontal logo acima do púbis, respeitando-se a distância de 6 a 7 cm da rima vulvar e dando continuidade lateralmente, seguindo-se, levemente horizontalizada, a marcação tradicional até as laterais.

Finalmente, fazemos a tração do andar superior do abdome e marcamos a linha superior do retalho abdominal. Novamente em pé, fazemos a união das linhas anterior e posterior usando como referência do encontro os pontos B e B'. Ressaltamos que os pontos A e A' podem ser ajustados caso haja tensão mínima nesta área, visto que esta zona é crítica quanto ao fulcro de tração cutânea[33] (Figura 69.7).

Realizamos o procedimento em dois decúbitos: ventral e dorsal, iniciando-se pela parte posterior. Incisamos com bisturi frio a pele e, em seguida, ressecamos com bisturi elétrico (posição de coagulação) o excedente de pele e de subcutâneo, sempre seguindo abaixo do sistema fascial superficial. Deve haver muito cuidado ao se

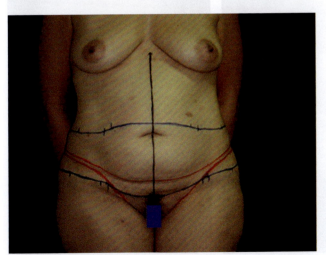
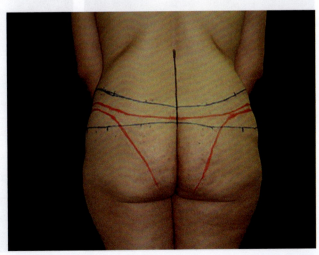

FIGURA 69.7 – Marcação de abdominoplastia circunferencial. Em azul, as linhas de incisão. Em **vermelho**, a marca do biquíni. Em **preto**, as referências das linhas xifopubianas e central espinhal.

chegar aos flancos, devendo-se não aprofundar o plano nesta área, preservando a gordura localizada logo lateroposteriormente à espinha ilíaca, evitando-se uma retirada excessiva de gordura nesta localização e levando a uma depressão artificial na silhueta lateral.[33,34]

Prossegue-se com um descolamento caudal de cerca de 3 a 4 cm abaixo da linha A-B, mas que diminui em sua extensão medialmente, até chegar a zero no nível do sulco interglúteo. Então, mobilizamos o retalho inferior até a incisão superior e começamos o fechamento em três planos: fascial (Vycril® 2.0), subdérmico (Monocryl® 3.0) e intradérmico (Monocryl® 4.0), sendo que na região coccígea fazemos um reforço com pontos externos (náilon 3.0 ou 4.0), que são retirados com 9 a 10 dias. Ressecamos a peça nas laterais e fechamos o espaço aberto com uma sutura contínua de náilon 3.0, cobrindo esta parte lateral com uma compressa.

Viramos o paciente devagar e suavemente e procedemos a parte anterior do procedimento, retirando-se a compressa das laterais e desfazendo-se a sutura que fechava a zona de transição, seguindo a incisão inferior do retalho até juntar-se com a incisão posterior. O retalho abdominal superior é descolado normalmente como em uma abdominoplastia convencional, reservando-se ajustes nas laterais para acomodar o excedente nesta área. Realizamos a tração do retalho abdominal, conferimos a marcação superior do mesmo (ajustando em relação à incisão posterior, se necessário) e unimos as incisões retirando-se toda a peça anterior e isolando-se o umbigo. Prossegue-se, com uma rigorosa hemostasia, a colocação de drenos a vácuo e a sutura em três planos. Os curativos da área posterior são realizados com compressas e fixados com micropore estéril antes da virada, de forma que ao final da parte anterior abdominal, apenas complementamos a cobertura da cicatriz com pomada, gaze simples e o forramento com gaze acolchoada. A cinta é vestida em sala, assim como as meias antitrombo. Pré e pós-operatório da cirurgia (Figura 69.8).

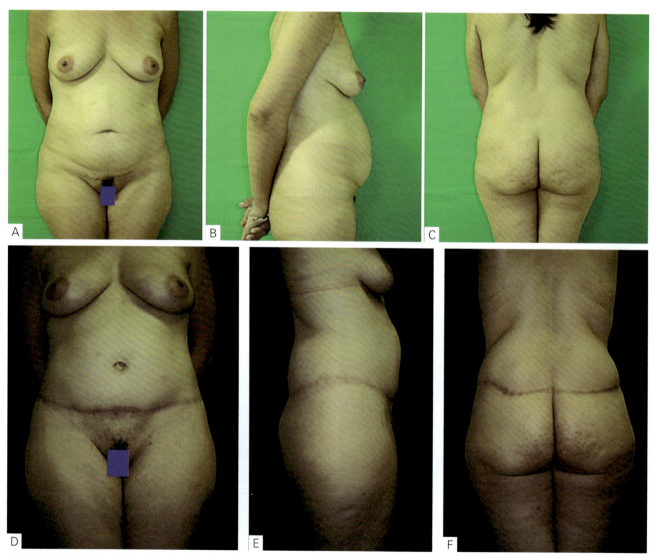

■■■ **FIGURA 69.8 –** Abdominoplastia circunferencial. Pré-operatório: **A** (frente), **B** (lateral), **C** (posterior). Pós-operatório de 6 meses: **D** (frente), **E** (lateral), **F** (posterior).

Abordagem circunferencial composta

A principal indicação desta técnica ocorre em pacientes com obesidade periférica, nos quais a deposição de gordura se deu não só abaixo da linha da cintura, mas acima também, levando a uma frouxidão tanto em abdome inferior como superior. Nestes casos, há a necessidade de um componente vertical para um melhor ajuste deste excedente tridimensional. É uma combinação das técnicas circunferencial e em âncora[35] (Figura 69.9).

A marcação é um misto da marcação circunferencial com a marcação em âncora, reservando-se, no entanto, alguns cuidados. Iniciamos a marcação na parte anterior, seguindo os mesmos passos da abdominoplastia em âncora, mas sem confeccionar a parte lateral (entre a linha axilar anterior e a posterior); depois passamos à parte dorsal e fazemos o desenho conforme explicado no item anterior. Ao se confeccionar a marcação lateral, pedimos ao auxiliar para tracionar a parte vertical da marcação anterior e assim fazermos a correção da tração nas laterais, simulando a tração que será realizada durante a cirurgia.

O procedimento começa na parte dorsal em decúbito ventral, conforme a técnica circunferencial vista anteriormente. Em seguida, passamos ao decúbito dorsal para acessarmos a parte anterior. Ressaltamos que, neste ponto, começamos com a incisão vertical, vindo de cima para baixo até os pontos da base do T. Somente após o tratamento do componente vertical é que prosseguimos com o componente horizontal, vindo da área posterior, conferindo a tensão na área central e compensando lateralmente, caso necessário. Pré e pós-operatório da cirurgia descrita (Figura 69.10).

Raramente deixamos drenos e a sutura prossegue em três planos, com curativo semelhante ao que descrevemos anteriormente.

• Umbigo

A única cicatriz do corpo que possui razão estética em existir, a cicatriz umbilical, é parte importante no tratamento cirúrgico do abdome, especialmente em pacientes pós-gastroplastia. Umbigos grandes, mal confeccionados ou mal posicionados geralmente causam estigmas às pacientes, sendo estes de difícil correção. Neste sentido, devemos sempre fixar o umbigo à aponeurose, fazendo com que a pele do retalho cutâneo mergulhe em direção à pele do umbigo, já fixa na aponeurose, e não o inverso.[36] Ressaltamos que o umbigo do paciente ex-obeso geralmente é longo, sendo que este pode ser encurtado no procedimento, dobrando-o sobre si mesmo ou amputando seu terço distal e fixando o restante dele à aponeurose.[27] Esta amputação linear pode gerar uma estenose no pós-operatório tardio, sendo possível, no entanto, a confecção de retalhos cutâneos a partir de três incisões às 12, 4 e 8 horas, que são então fixadas à aponeurose, ampliando a área cutânea a receber a pele do retalho abdominal. Desenhamos o umbigo na forma

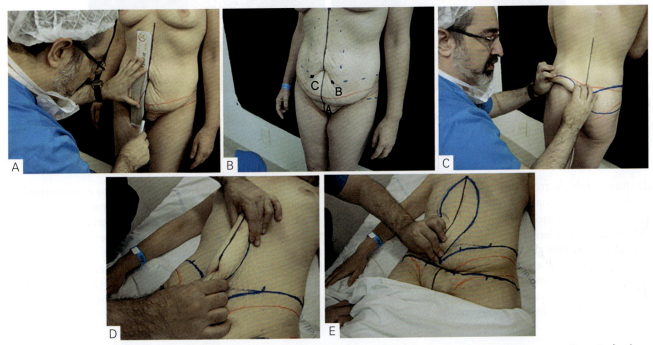

■ **FIGURA 69.9** – Abdominoplastia circunferencial composta – Marcação. **A)** Começamos com a marcação anterior (em ortostase), delineamos os pontos de referência: linha xifopubiana e linha axilar anterior; **B)** Desenhamos o ponto A ao nível do púbis, cerca de 6 a 7 cm da rima vulvar, por onde passará a incisão horizontal; assim como os pontos B e C, os pontos da base do T da abdominoplastia em âncora, que se unirão ao ponto A, após a ressecção da peça. **C)** Marcação posterior, conferindo a parte a ser retirada com o *Pinch Test*. Em seguida, já em decúbito dorsal, realizamos o *Pinch Test* na vertical **(D)** e horizontal **(E)**, para assegurar que a cicatriz não ficará demasiadamente tensa no ponto crítico.

PARTE 7 – RECONSTRUÇÃO DO TRONCO E MEMBROS

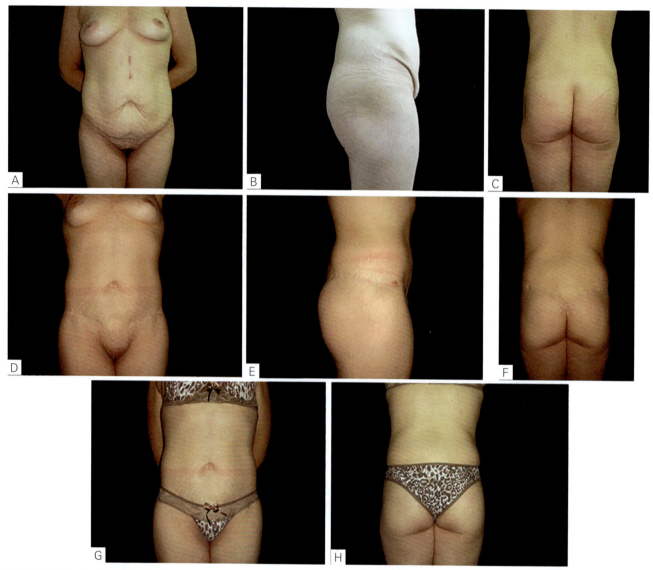

FIGURA 69.10 – Abdominoplastia circunferencial composta. Pré-operatório: Frente **(A)**, Perfil **(B)**, Posterior **(C)**. Pós-operatório de 9 meses: Frente **(D)**, Perfil **(E)**, Posterior **(F)**. Notar que as cicatrizes são plenamente cobertas pela roupa íntima/banho **(G)** e **(H)**.

de uma estrela de três pontas invertida (Avelar) ou escudo de pequeno tamanho, mas não minúsculo.

Com o aumento do número de cirurgias bariátricas executadas por videolaparoscopia, ocorreu uma diminuição na quantidade de hérnias incisionais, porém continuamos a perceber a presença de hérnias umbilicais, devido à ruptura da parede na passagem do trocarte principal da gastroplastia. Ocorre uma tendência recente no meio da cirurgia plástica, pós-grandes emagrecimentos, em amputar-se completamente o umbigo e reconstruí-los a partir de uma neonfaloplastia. As técnicas mais utilizadas são o emagrecimento (desengorduramento) completo da área a ser fixada na aponeurose[37] (especialmente na abdominoplastia clássica modificada e circunferencial) (Figura 69.11) ou a criação de retalhos laterais (Figura 69.12), que são fixados na aponeurose, e o recrutamento da fáscia e da gordura adjacente[38,39] (nas abdominoplastias em âncora ou compostas).

CAPÍTULO 69 – CIRURGIA PLÁSTICA NO EX-OBESO

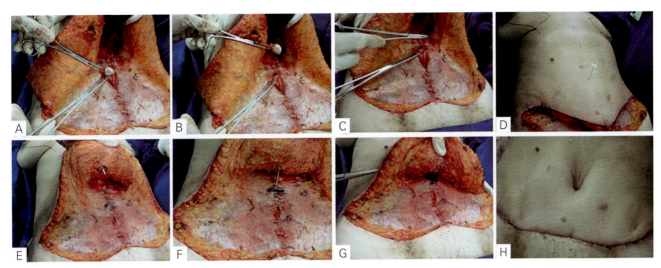

FIGURA 69.11 – Neoumbilicoplastia pela técnica de Abreu. **A)** Identificação de hérnia umbilical comprometendo o pedículo; **B)** Amputação do umbigo; **C)** Correção da hérnia umbilical; **D)** Identificação da altura ideal do umbigo. **E)** Preparação para desengorduramento da área demarcada; **F** e **G)** Fixação da área do novo umbigo à fáscia muscular; e **H)** Resultado final.

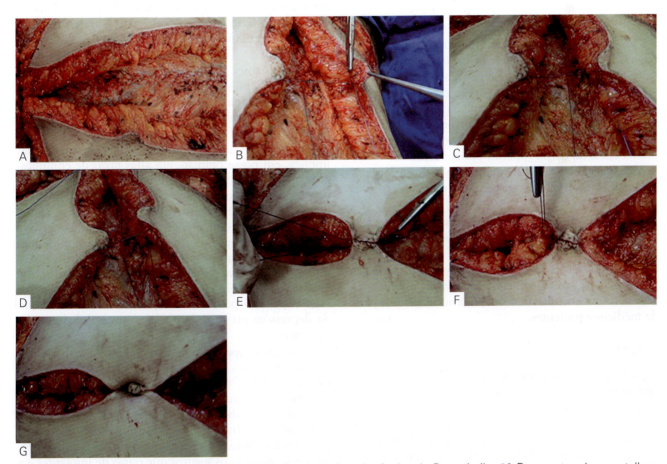

FIGURA 69.12 - Neoumbilicoplastia com retalhos laterais pela técnica de Donnabella. **A)** Demonstrando os retalhos laterais (desengordurados); **B** a **E)** Fixação dos retalhos com dois pontos paralelos e invertidos de Vicryl® 2.0; **F)** Aproximação do tecido gorduroso ao redor da nova cicatriz umbilical com ponto de Vicryl 1 e agulha de 4 cm; e **G)** Aspecto final da cicatriz.

911

• Púbis

O púbis é uma região que contribui imensamente para o contorno do abdome anterior, devendo haver equilíbrio na realização da abdominoplastia. Após uma perda ponderal maciça, esta área também sofre ptose tecidual e deve ser abordada se o excedente for importante.

Existem dois tipos de tratamento do excedente nesta área: ressecções mediais e laterais. A maioria dos pacientes, no entanto, não necessita de uma abordagem direta da área, podendo-se realizar um posicionamento um pouco mais baixo da incisão horizontal inferior da abdominoplastia, 5 a 6 cm da rima vulvar, já que a maior parte do excesso tecidual nesta área se dá na sua parte superior. Em casos de lipodistrofia residual, optamos por lipoaspiração para ajuste da área.[1,27] Em raros casos, pode-se efetuar uma lipectomia direta com tesoura, mas sempre na camada superficial, nunca aprofundando o plano, pois poderá comprometer o sistema linfático, gerando edema prolongado da região.

• Dorso

Os excedentes teciduais nos flancos costumam ocorrer nas laterais superiores (*back rolls*) e nas laterais inferiores (flancos), áreas que geralmente são abordadas nos reajustes de corpo inferior e superior. Estas ressecções tratam apenas o vetor horizontal da ptose na região, sendo que em casos mais severos de ptose uma abdominoplastia em âncora no corpo inferior ou uma braquioplastia em L no corpo superior podem melhorar o excedente vertical de pele e subcutâneo, levando ao "aperto" e à melhor acomodação dos tecidos remanescentes da região.

Com o intuito de promover este mesmo aperto sem uma cicatriz anterior mediana, Rabban[40] propôs duas ressecções verticais laterais estendidas desde o tórax até os flancos. Todavia, devido ao processo de cicatrização na região e o posicionamento da cicatriz, esta abordagem não vem encontrando uma boa aceitação por parte de médicos e pacientes.

• Glúteos

Os pacientes com perda ponderal acentuada apresentam frouxidão tecidual em vários segmentos corporais, inclusive na região glútea. As alterações estruturais existem na anatomia destes pacientes, levando a um achatamento das nádegas chamado de platipígia.[41] Ao se avaliar os glúteos devemos considerar quatro fatores:

- a constituição do tronco do(da) paciente. Se a pelve é longa ou curta, o formato do glúteo (se arredondado, quadrado, em forma de A ou V) e a altura do sacro;
- formato do glúteo máximo (se longo, intermediário ou curto) e se há hipotrofia da musculatura ou da gordura adjacente;
- avaliar os quatro pontos de junção do músculo e o contorno corporal. Avaliar a junção do glúteo superior interno e sacro, o trígono sacral, a fenda interglútea, a junção lateral inferior do glúteo com a perna e a região lateral média do glúteo e quadril;
- avaliar o grau de ptose glútea.

As abdominoplastias circunferenciais, especialmente o *belt lifting* proposto por Aly, melhoram o contorno do glúteo através de um reajuste tecidual da região glútea superior, valendo-se da tração tecidual (*translation of pull*) realizada após ressecção do excedente tecidual, embora este não seja o objetivo primário do procedimento.[10] No começo da década passada, muitos cirurgiões plásticos observaram que a região glútea poderia se beneficiar de um aumento autólogo, utilizando tecido da própria região lombar para melhora do contorno. Pascal e Lelouarne[42] foram os primeiros a idealizar retalhos de preenchimento do glúteo, destacando-se ainda os trabalhos de Sozer,[43] Raposo-Amaral,[44] Centeno,[41] Mendieta[45] e Cowel.[46] Ainda temos a opção dos implantes glúteos e da lipoenxertia em casos mais específicos.

Os implantes de silicone em glúteo possuem indicações restritas, pois o maior problema é o afrouxamento com ptose tecidual, devido ao severo emagrecimento. A adição de volume por meio de implantes, nestes casos, não corrige esta flacidez tecidual, que geralmente é de grande porte. A associação com o *lifting* circunferencial implica, em nossa opinião, em altas taxas de complicações, com possibilidade adicional de queda secundária dos tecidos glúteos por sobre um implante estável em plano intra ou retromuscular. A lipoenxertia glútea é uma boa opção em pacientes que tenham uma boa quantidade de gordura localizada excedente, o que não é comum nesta categoria de pacientes. Além disso, bastante cuidado deve ser tomado na coleta de gordura na área doadora, pois as características peculiares da fáscia e a pele do pós-bariátrico podem levar à formação de depressões ou irregularidades com facilidade nestes pacientes.

A melhor opção de aumento glúteo em pacientes após gastroplastia redutora nos parece ser através de retalhos autólogos[47,48] (Figura 69.13). O tecido está disponível em um *lift* circunferencial e possui boa vascularização, podendo ser mobilizado sem muita dificuldade para a região glútea, e inclusive levar a um volume maior que o de um implante. Os procedimentos com tecidos autólogos são ainda mais seguros que o uso de implantes e a disponibilidade tecidual, no caso dos retalhos, é maior que no caso das enxertias de gordura. Nas situações em que há reganho ponderal, há um melhor ajuste do volume glúteo no aumento autólogo. Pré e pós-operatório da cirurgia acima (Figura 69.14).

CAPÍTULO 69 – CIRURGIA PLÁSTICA NO EX-OBESO

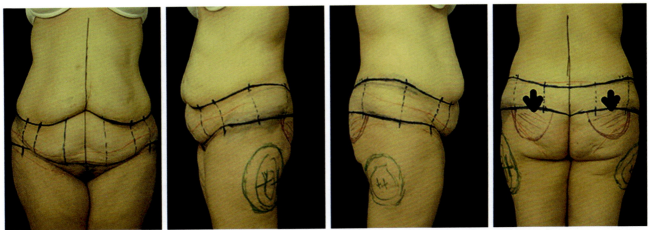

FIGURA 69.13 - Marcação do *lift* glúteo com aumento autólogo. Em azul, a marcação da abdominoplastia circunferencial conforme vimos anteriormente. Em violeta, desenhamos a loja que irá receber o retalho dermoadiposo superior (**seta**). Em verde, vemos as áreas de lipoaspiração de ajuste.

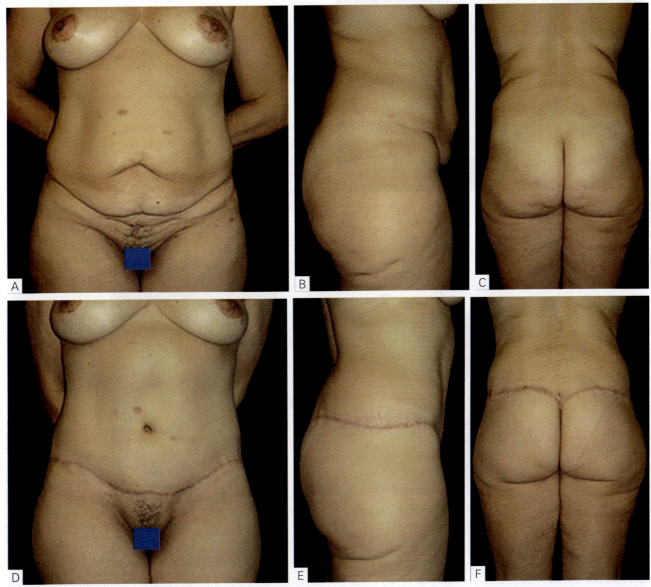

FIGURA 69.14 – *Lift* glúteo com aumento autólogo em abdominoplastia circunferencial. Pré-operatório: **A)** Frente; **B)** Perfil; **C)** Posterior. Pós-operatório de 7 meses: **D)** Frente; **E)** Perfil; e **F)** Posterior.

PARTE 7 – RECONSTRUÇÃO DO TRONCO E MEMBROS

• Coxas

Os membros inferiores fazem parte do corpo inferior e seguem uma lógica semelhante de abordagem geral, com algumas diferenças próprias da deformidade que se instala nesta área. Didaticamente, costumamos dividir a coxa em raiz e corpo (Figura 69.15), a primeira apresentando continuidade anatômica com o abdome, o púbis, os flancos e o glúteo, enquanto o corpo possui alguma continuidade com a parte lateral e anterior. Como no abdome, o padrão de deformidade da coxa será determinado pelo estilo de deposição de gordura (central ou periférico), pela deflação do tecido remanescente após o emagrecimento, pela mobilidade tecidual desta área e pelas zonas de aderências.[49]

Considerando que a coxa (assim como o abdome) representa um cone, ocorre um efeito tridimensional de frouxidão tecidual, com um excedente vertical e outro horizontal. Neste sentido, há a necessidade de um movimento de suspensão tecidual associado a uma diminuição do diâmetro (aperto), para que ocorra um reajuste cutâneo adequado. A raiz da coxa apresenta um componente de queda mais horizontal, necessitando de mais suspensão que aperto, enquanto a região do corpo apresenta um componente mais vertical, necessitando de mais aperto que suspensão.[49-51] O diagnóstico do grau de flacidez nestes dois diferentes setores se dá através de um minucioso exame físico, com manobras de pinçamento manual nas áreas da raiz da coxa e na extensão de toda a parte interna da mesma. Com base neste equilíbrio de avaliação é que poderemos definir qual a melhor técnica para cada paciente especificamente.

Consideraremos o *lift* de coxas com componente medial, a forma mais comum de cruroplastia, em graus mais avançados de ptose das coxas.

Inicialmente, realizamos a marcação (Figura 69.16), que deve ser feita com o paciente em pé, traçando três pontos de referência: a prega inguinal, o sulco glúteo inferior e uma linha vertical que começa na prega inguinal no nível da inserção dos adutores da coxa, descendo até o côndilo medial do joelho, sendo que esta linha representa a posição ideal da cicatriz no pós-operatório. Com o paciente em posição de litotomia, tomamos o ponto A (ponto na prega inguinal onde se inserem os adutores) e marcamos pontos B e C por pinçamento digital, semelhante ao ponto de Pitanguy nas mastoplastias redu-

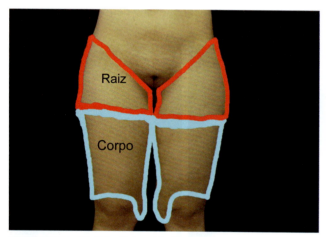

FIGURA 69.15 - Subunidades da coxa.

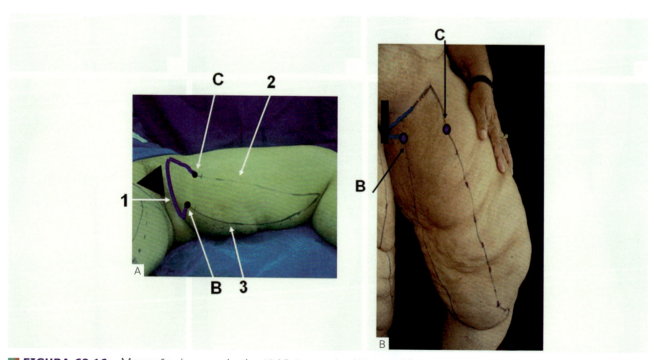

FIGURA 69.16 - Marcação da cruroplastia. **A)** Visão em decúbito. **B)** Visão em pé. **Ponto A** – ponto de inserção dos músculos adutores, ao nível da prega inguinal. **Pontos B e C** – aferidos por manobra digital. **1** – Linha inguinal; **2** – Linha anterior; **3** – Linha posterior.

toras. Nota-se que o segmento do ponto B é mais curto e tem um ângulo mais agudo, já que este tecido mais posterior tem um poder de elasticidade menor. O ponto C tem um comprimento e uma abertura maior e representa o principal fulcro para elevação dos tecidos da parte interna das coxas. Estes pontos devem ser testados com o paciente na posição supina, a fim de se evitar uma ressecção exagerada de pele.

Esta marcação determinará o seguimento horizontal superior a ser retirado e qualquer eventual aparecimento de "orelha de cachorro", deve ser excisada ao final. A marcação vertical continua através de manobras de pinçamentos digitais, procurando seguir a linha vertical traçada previamente, de cima para baixo, podendo inclusive chegar até o nível do joelho ou mesmo além, não sendo necessário, em geral, se realizar zetaplastias ou dabliuplastias nesta área.[52] A ressecção vertical faz a remodelação do cone da coxa, diminuindo o diâmetro da mesma e também a extensão do componente horizontal e da cicatriz na região inguinal.[52,53]

O procedimento cirúrgico é iniciado com o paciente em posição de litotomia sob anestesia peridural. Recomendamos a realização de qualquer eventual tricotomia na área em sala operatória e de preferência com aparelho e nunca com a lâmina. Conferimos a marcação feita previamente e reforçamos a mesma, caso tenha se apagado na pele. Damos preferência para o uso de clorexidina degermante e alcoólica na realização da assepsia e antissepsia. Em seguida, infiltramos uma solução de soro fisiológico com adrenalina a 1:200.000, cerca de 100 a 150 mL por lado, de acordo com a expectativa de retirada de gordura na área, sempre evitando infiltração de um volume excessivo, para se prevenir uma perda da acurácia da quantidade de pele e subcutâneo a ser retirada. A lipoaspiração, como parte do tratamento do excedente tecidual nos membros inferiores, ainda é tema de muito debate no meio médico cirúrgico, mas realizamos a lipoaspiração de rotina em nossa conduta pessoal sempre que houver lipodistrofia residual. A lipoaspiração deve ser realizada antes da cirurgia, em cada membro individualmente, a fim de evitar que o edema e a infiltração mascarem o verdadeiro excesso cutâneo a ser retirado e resulte em uma hipocorreção.

Começamos a incisão na linha de marcação anterior e realizando o descolamento de baixo para cima, em um nível superficial, procurando-se respeitar a fáscia superficial. Passamos para a incisão posterior, retirando-se a peça em bloco, porém averiguando simultaneamente as margens das incisões, no intuito de evitar uma tensão excessiva. A incisão ascendente finaliza-se no nível dos pontos B e C e, em seguida, passa-se para a incisão na prega inguinal, sendo que à medida que o corte segue em direção do trígono femoral, deve-se superficializar a dissecção, retirando-se apenas a pele nesta área, evitando assim lesão de vasos linfáticos. Finalmente, verificamos os segmentos B e C e a tensão no T da cicatriz, para em seguida completar a dissecção e retirar a peça. Todos os esforços são feitos para se preservar a veia safena magna e as principais tributárias.[54] A sutura é realizada em três planos, evitando espaço morto e, por consequência, não sendo necessário o uso de drenos. Usamos uma primeira sutura mais profunda com náilon 2-0 ou 3-0 ancorando o tecido subcutâneo na fáscia superficial, não permitindo a mobilidade desta em médio e longo prazos. Depois, utilizamos uma sutura da subderme com fio de poligrecapone 25 n° 3-0 ou 4-0 e, finalmente, uma sutura intradérmica com fio de poligrecapone 25 n° 5-0 na parte anterior e n° 4-0 na parte posterior da incisão. Eventualmente, fazemos um ponto de Gilles no T da incisão com náilon 3-0, para reforço da cicatriz nesta área. Capella[50] prefere o uso de fios absorvíveis "mais pesados", como a poliglicatina 910 n° 0, em uma camada mais profunda e a mesma poliglicatina n° 3-0 em uma sutura intradérmica. Pré e pós-operatório da cirurgia de *lift* de coxa (Figura 69.17).

Abordagem do corpo superior

O reajuste do corpo superior segue a mesma lógica do corpo inferior em seus princípios, utilizando critérios semelhantes para definir a melhor estratégia de tratamento:[1] padrão de deposição gordurosa;
- grau de esvaziamento do subcutâneo (peso);
- deflação cutânea presente (mobilidade);
- zonas de aderência em tórax.

Cada vez mais se percebe que a zona lateral do tórax apresenta influência decisiva na modelação do cone mamário em pacientes após perda ponderal maciça. As próprias alterações morfológicas destes pacientes, alcunhadas por Centeno como platipígia,[41] conferem ao tórax uma aparência de barril, com elevação das costelas superiores, rebaixamento lateral dos sulcos inframamários e medialização das aréolas.

Todavia, para efeito didático, trataremos de cada região do corpo superior separadamente.

• Mamas

O ser humano pode ser classificado, segundo o somatotipo, em mesomórfico, ectomórfico e endomórfico, fato que determinará as regiões mais afetadas após as grandes perdas ponderais. Nas mamas, após a cirurgia de gastroplastia, acontece uma grande ptose dos tecidos, devido a uma redução acentuada do tecido adiposo, com uma frouxidão severa do sistema fascial superficial associada à flacidez exagerada da pele, em virtude da falta de elasticidade, provocando estrias. A grande deflação dos tecidos causa uma desproporção entre o conteúdo e o continente, causando desarmonia neste segmento corporal, incluindo a parede torácica lateral e posterior em alguns casos.[55] Basicamente, nestes pacientes, existem três situações (Figura 69.18):

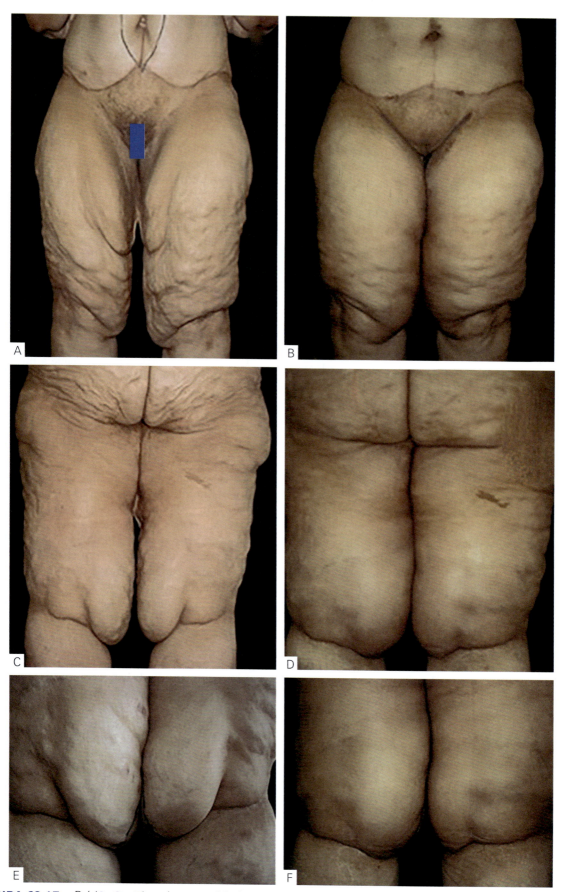

FIGURA 69.17 – Pré (**A, C e E**) e pós-operatório (**B, D e F**) de três anos de *lift* crural.

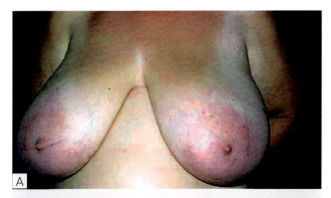
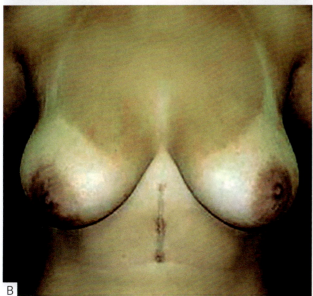
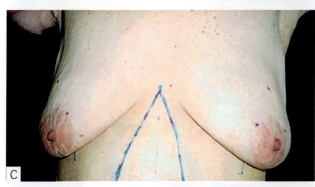

FIGURA 69.18 – Tipos de mama. **A)** Grupo 1; **B)** Grupo 2; e **C)** Grupo 3

- grupo 1: mamas hipertróficas e ptosadas, que necessitam de redução através de mamaplastia redutora;
- grupo 2: mamas normotróficas e ptosadas que podem ser corrigidas através das técnicas de mastopexia; e
- grupo 3: mamas hipotróficas e ptosadas, com acentuada diminuição do conteúdo, sendo necessária a correção através de implantes mamários de silicone e técnicas de mastopexia (Figura 69.18). Infelizmente,

este terceiro grupo é o mais comum, em que o resultado das cirurgias é mais precário em médio prazo, provocando uma ptose da mama devido ao peso do implante, associado à má qualidade da pele.

A técnica escolhida pelo cirurgião deve ser aquela que lhe é mais familiarizada, aquela que permite resultados estéticos mais agradáveis, proporcionando satisfação ao paciente e à equipe cirúrgica.

Nas cirurgias de redução mamária, optamos pela técnica do pedículo superior (Figura 69.19), pois ela permite uma melhor modelagem do pedículo através de ressecções nos segmentos medial e, principalmente lateral, além de a pele servir apenas como invólucro, evitando tensões exageradas.

Nas cirurgias de mastopexia, várias são as técnicas utilizadas com bons resultados e a escolha deve ser feita pelo cirurgião, de acordo com sua experiência. A seguir, mostramos um caso de assimetria mamária que a paciente desejava corrigir sem a colocação de implantes.

A mamaplastia de aumento associada à mastopexia teve sua descrição original em 1960, com Gonzalés-Ulloa e, em 1966, com Regnault, porém em pacientes que não tinham se submetido a grandes perdas ponderais. Mesmo assim, até o presente momento o tema é polêmico, com várias técnicas e resultados pouco satisfatórios.

A grande maioria dos pacientes apresenta acentuada ptose dos tecidos, com redução do conteúdo e com a pele com estrias e sem elasticidade. Para correção destes casos, faz-se necessária a colocação de implantes mamários, com ressecções de pele. Normalmente, deixamos a indicação desta cirurgia para etapas posteriores, depois da realização da abdominoplastia, da braquioplastia e do *lifting* de tronco lateral pois, além de permitir melhor correção dos tecidos ao redor da mama, aumenta a confiança e o relacionamento médico-paciente. Inicialmente, colocávamos os implantes subglandulares, com resultados precários em médio prazo e, em alguns casos, até no pós-operatório com 2 meses.

Atualmente, preferimos a colocação dos implantes retromuscular ou em plano duplo (*dual plane*), fazendo uma boa loja no músculo peitoral maior (Figura 69.20A), tanto na medial, quanto na lateral, e realizando-se o tratamento desta musculatura pela técnica da aba de envelope,[56] de maneira a não contrair os implantes à movimentação do tórax da paciente. Estes implantes também são cobertos, parcialmente, pelo pedículo superior ou inferior (Figura 69.20B), onde a pele serve como invólucro do conteúdo (Figura 69.20C). Mostramos um paciente com pós-operatório de 1 ano (Figura 69.21).

Maciel e Furtado[57] citam combinações de técnicas de mastopexia com implante mamário associadas à toracobraquioplastia, ao *lifting* de tronco lateral e à abdominoplastia reversa. Entretanto, conforme citado, na maioria dos casos fazemos a correção das áreas ao redor da mama em primeiro para, posteriormente, abordar a mama com uma segmentação do tratamento.

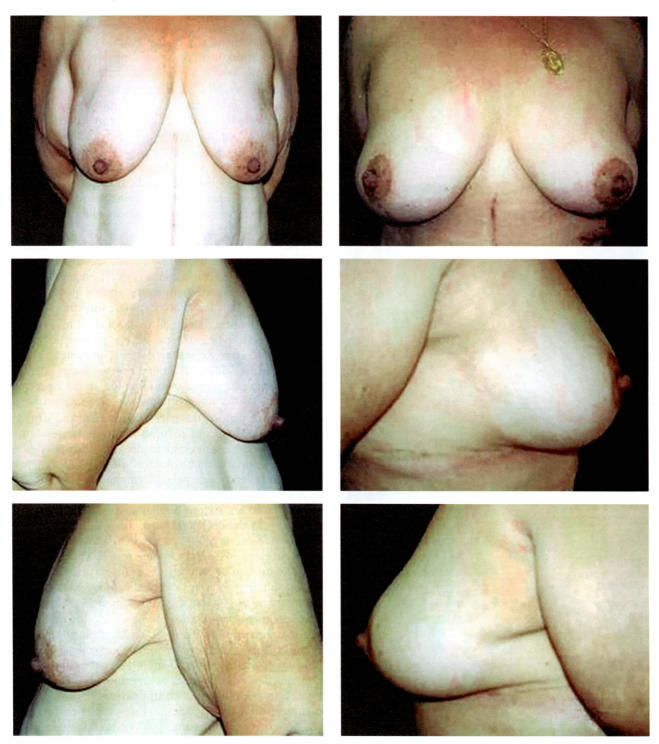

FIGURA 69.19 – Redução mámaria pela técnica de pedículo superior. Pré e pós-operatório de 3 anos de mamoplastia.

CAPÍTULO 69 – CIRURGIA PLÁSTICA NO EX-OBESO

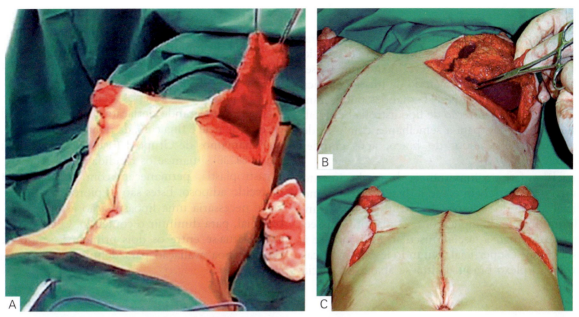

FIGURA 69.20 – A) Descolamento do músculo peitoral maior; **B)** Cobertura parcial do implante pelo músculo e pedículo superior; e **C)** Transoperatório de colocação do implante de 200 cc.

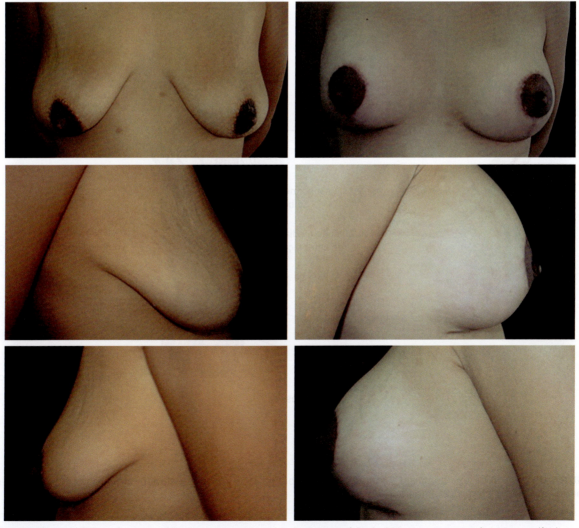

FIGURA 69.21 – Pré e pós-operatório de mastopexia + implante mamário de 200cc, retro-muscular, com pedículo superior.

• Braços

Após as grandes perdas ponderais, a flacidez nos braços ocorre mais no sentido circular, em vez do sentido axila-cotovelo. A braquioplastia teve início com Posse, em 1946, que descreveu um método de incisão elíptica e, em 1954, Correa-Inturaspe e Fernandes publicaram relatos de técnicas de correção de lipodistrofia braquial. Aly[58] chama a atenção para a semelhança com asas de morcego, na vista posterior do braço, após grandes deflações.

Maciel[59] enfatiza a importância do conhecimento anatômico da região, bem como a dissecção em plano superficial, evitando-se lesões de estruturas importantes e diminuindo as complicações. O plano de dissecção não deve atingir a fáscia muscular, limitando-se à fáscia subcutânea superficial, evitando lesões linfáticas e nervosas. O plexo braquial situa-se abaixo da fáscia muscular e não será atingido. As terminações nervosas tornam-se mais superficiais próximas ao epicôndilo medial do úmero, devido ao nervo cutâneo medial do braço, onde a incisão deve afastar-se discretamente (Figura 69.22A, B).

O candidato ideal, após a cirurgia de gastroplastia, é aquele com grande deflação do conteúdo do braço, excesso de pele e fina camada remanescente de gordura, que chamamos de Grupo 1 (Figura 69.23A). No Grupo 2 (Figura 69.23B) situam-se os candidatos que, mesmo após a gastroplastia, permanecem com grande quantidade de tecido adiposo. Estes são os piores casos e, às vezes, faz-se necessária uma lipoaspiração associada ao *lifting* braquial, para diminuir o conteúdo. O Grupo 3 (Figura 69.23C) situa-se entre os dois primeiros, sendo necessária uma boa avaliação para definir a melhor conduta cirúrgica.

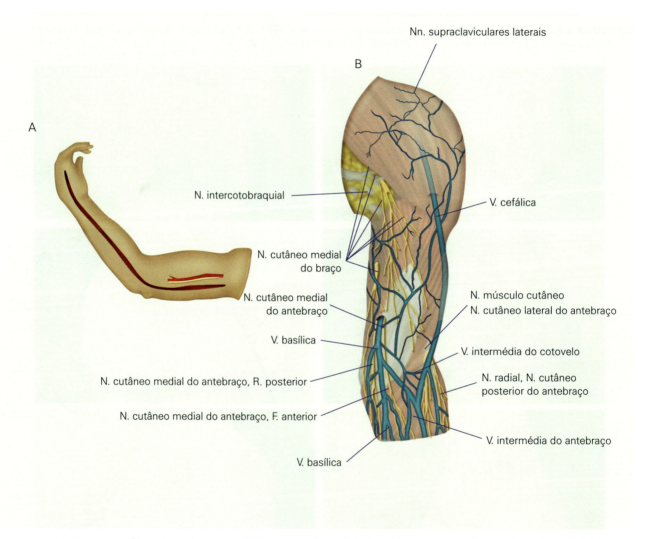

FIGURA 69.22 – A) Plexo braquial (* = artéria e nervo braquial; # = Nervo cutâneo lateral do a. braço); **B)** Nervos cutâneos mediais e laterais do antebraço.

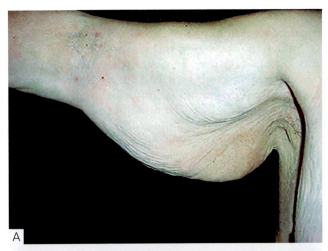
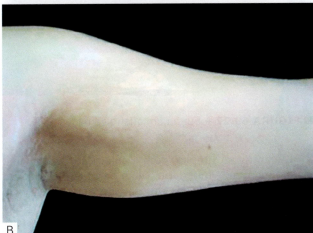
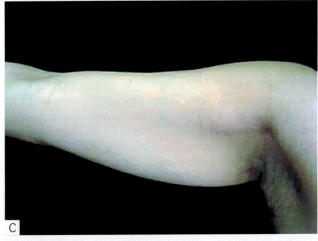

FIGURA 69.23 – Tipos de flacidez no braço. **A)** Grupo 1; **B)** Grupo 2; e **C)** Grupo 3.

Na avaliação local através do *pinch test*, devemos observar o grau de flacidez e a qualidade da pele, o remanescente de gordura e o comprometimento de flacidez nas regiões adjacentes, principalmente o dorso, as mamas, as axilas e o tronco lateral, podendo ser indicadas cirurgias combinadas nestas áreas. Particularmente, preferimos fazer a associação da braquioplastia com o *lifting* de tronco lateral, com bons resultados.

A fotografia deve ser tirada com o paciente de frente e de dorso, com os braços estendidos e abduzidos 90°. A marcação prévia é realizada com o paciente sentado e em cadeira giratória ou mesa, à qual o cirurgião tenha acesso anterior e posterior e aos dois braços do paciente, facilitando o desenho da técnica. Iniciamos a marcação anterior abaixo do sulco do bíceps e, depois, posterior, através de manobra bidigital. A marcação em forma elíptica vai até o oco axilar, descendo até o cotovelo, podendo passar do epicôndilo medial do úmero, caso o excedente cutâneo atinja a porção superior do antebraço. Colocamos o paciente deitado, com os braços estendidos 180° com o corpo, permitindo-se uma avaliação simétrica bilateral (Figura 69.24). A marcação prévia permite uma melhor avaliação e ajustes no ato operatório, caso se façam necessários.

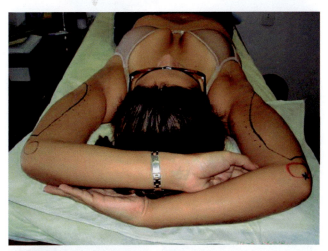

FIGURA 69.24 – Avaliação da marcação nos dois braços.

A cirurgia é realizada sob anestesia local e sedação, o paciente com os braços abduzidos 90°, duas mesas colocadas em ambos os lados e duas equipes cirúrgicas, nos procedimentos combinados. A incisão inicia-se pela marcação anterior (Figura 69.25) pois, caso a ressecção seja maior do que o marcado, a cicatriz final fica mais posterior. O plano de dissecção é na fáscia superficial, onde devemos ter bastante cuidado na axila, com o sistema linfático.

O *lifting* braquial é o único procedimento em que realizamos a bipartição do retalho pois, durante a marcação, com os braços abduzidos, a gravidade tende a causar uma maior ptose dos tecidos, podendo levar a marcações e ressecções exageradas. Na Figura 69.26, mostramos que o retalho foi bipartido e a ressecção foi sempre menor que a marcação prevista.

A sutura é feita em quatro camadas e arqueamos discretamente próximo ao epicôndilo medial do úmero, para evitar lesões das terminações nervosas superficiais,

PARTE 7 – RECONSTRUÇÃO DO TRONCO E MEMBROS

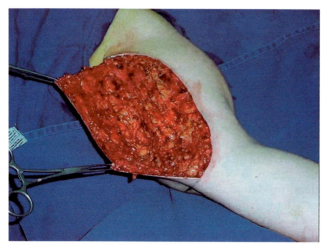

FIGURA 69.25 – Incisão na linha de marcação anterior.

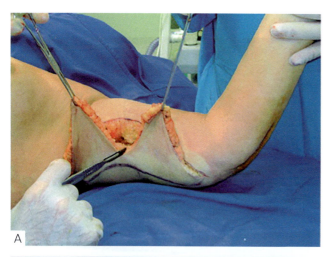

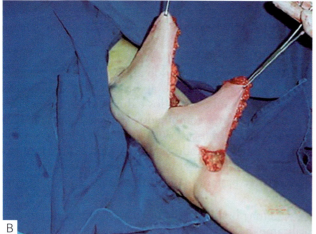

FIGURA 69.26A e B – Bipartição do retalho.

sem colocação de drenos (Figura 69.27). Aly,[58] Maciel[59] e Khatib[60] chamam a atenção para o posicionamento final da cicatriz, não achando agradável a colocação no sulco do bíceps, tornando-a visível para o próprio paciente aos movimentos do dia a dia e, principalmente, para quem está na frente do paciente. Eles preferem colocar a cicatriz final na porção posterior do braço, tornando-a visível pela região posterior, quando o mesmo é aduzido. A colocação da cicatriz na posição desejada e a simetria bilateral não são tarefa fácil, fato que deve ser informado ao paciente previamente, a fim de se evitar dissabores futuros. Dentre os 25 pacientes submetidos a este procedimento por Maciel, os últimos 18 foram questionados sobre o local do posicionamento final da cicatriz e todos optaram por uma colocação na parte inferior do braço, ficando pouco visível durante a abdução.

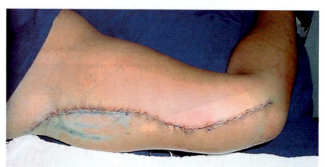

FIGURA 69.27 – Sutura em quatro camadas.

O curativo é simples, com a colocação de pomada, gaze e uma fita de micropore, além da cinta modeladora em cirurgias combinadas ou, apenas, atadura elástica. Na Figura 69.28 mostramos resultados de 3 anos, de pré e de pós-operatório, chamando a atenção para o posicionamento da cicatriz.

Não realizamos Z ou W-plastias para quebra da cicatriz nesta cirurgia, a fim de evitar retração, devido à grande flacidez cutânea, mesmo quando a cicatriz se estende até o antebraço ou até a axila e, também, em procedimentos combinados com tronco lateral.

É importante prevenir o paciente previamente sobre o provável edema nos membros superiores e, em especial, nas mãos. No pós-operatório recomendamos os braços elevados por 15 dias. O grau de satisfação dos pacientes e da equipe cirúrgica é muito grande neste procedimento, quando ambos travaram um diálogo sincero e o paciente está bem informado dos possíveis resultados, do posicionamento, da extensão e da assimetria das cicatrizes, além das intercorrências.

Dentre as complicações mais frequentes estão deiscências das feridas, linfocele/linfedema, cicatrizes com aspecto desagradável, assimetria e edema nos membros. Existem outras complicações, que não tivemos em nossa clínica, porém passíveis de acontecer como infecção, sangramento, dificuldade em abrir ou fechar o braço, síndrome do compartimento, neuromas e perda sensorial. Antes de utilizarmos o fechamento da ferida em três planos, tivemos alguns casos de seroma clínico, que foi abolido após esta medida. Um caso de seroma persistente aconteceu após 2 meses do procedimento, sendo resolvido com punções sequenciais e compressão com cinta.

CAPÍTULO 69 – CIRURGIA PLÁSTICA NO EX-OBESO

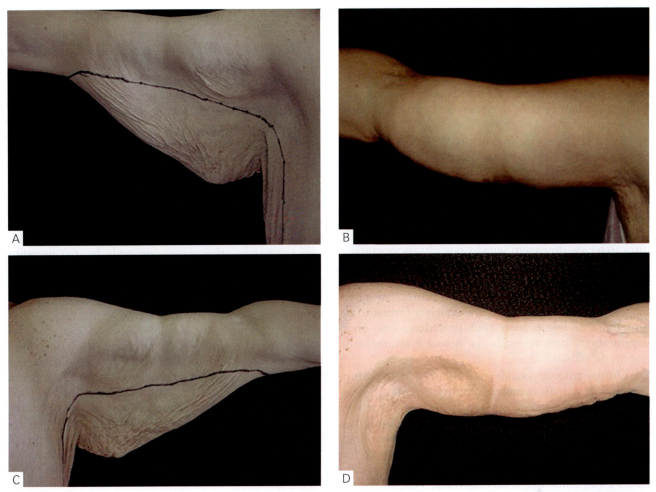

FIGURA 69.28 – Pré **(A e C)** e pós-operatório **(B e D)** de três anos, em que a paciente apresentou perda de 150 kg, após duas cirurgias de gastroplastia.

Eventos Adversos em Cirurgia Plástica Pós-bariátrica

Como vimos anteriormente neste capítulo, o paciente, após perda ponderal maciça por cirurgia de redução do estômago, é diferente em vários aspectos: fisiológico, metabólico, anatômico, morfológico e psíquico, o que leva naturalmente estes pacientes a terem maior risco de apresentar complicações e intercorrências no pós-operatório de cirurgias plásticas de reajuste. Neste sentido, a melhor opção é prevenir tais incidentes e tentar equilibrar ao máximo estes pacientes, antes de um procedimento cirúrgico. Para esta conduta preventiva devemos inicialmente identificar os fatores de risco, especialmente saber aqueles que são relacionados ao indivíduo ou ao procedimento.

Capella e cols.[61] evidenciaram, em um estudo com 700 pacientes pós-bariátricos, que o índice de complicações chegou a 40%, consistente com a literatura existente. Para efeitos didáticos, separamos as complicações cirúrgicas mais importantes de uma cirurgia plástica de contorno corporal pós-bariátrica em complicações menores e maiores. Complicações menores são geralmente relacionadas à cicatriz cirúrgica e/ou adjacências, ou eventos que não representam uma ameaça severa à saúde ou à vida do paciente. Complicações maiores são problemas que ameaçam seriamente a saúde ou mesmo a vida do paciente. Ressaltamos que esta classificação didática pode não ser tão fácil para se adotar na prática. Pacientes com deiscências pequenas podem ser colocados no grupo das complicações menores, enquanto grandes deiscências podem ser colocadas como complicações maiores; uma anemia leve a moderada pode ser classificada como uma complicação menor, mas uma anemia severa com comprometimento clínico com certeza é uma complicação maior e deve ser abordada imediatamente.

Muitos autores consideram o seroma, a intercorrência mais comum no pós-operatório de cirurgia plástica no paciente pós-gastroplastia, podendo ocorrer entre 15 e 50% dos casos. Aparentemente, o maior fator de risco para o seroma parece ser o peso de pele excisada, todavia em uma análise mais criteriosa percebe-se esta relação somente em pacientes com IMC maior que 30. A prevenção do seroma começa com a execução de uma boa técnica cirúrgica, preconizando-se descolamentos mínimos de tecidos e sutura em três ou quatro planos,[32,62] além dos pontos de adesão. A colocação de drenos para retirada do transudato e o bloqueio do seu acúmulo são uma conduta clássica em cirurgias com grandes descolamentos ou espaço morto, advogada por vários autores, embora existam estudos que não demostrem uma diferença significativa.

A forma clássica de tratamento do seroma é a punção aspirativa seriada, adotada como tratamento padrão na maioria dos serviços de cirurgia plástica e que na maioria dos casos resolve o problema. Todavia, pacientes que apresentam continuidade do acúmulo de secreção serosa por mais de 4 a 5 semanas podem se beneficiar com uma nova abordagem através da introdução de um cateter de drenagem guiado por ultrassonografia e continuidade de compressão local através de cintas. Se o problema persistir para uma cronificação do quadro, deve-se repetir um exame de imagem (ultrassom ou tomografia computadorizada) para avaliar a formação de uma bolsa na loja e, neste caso, proceder a uma abordagem aberta com ressecção da mesma e utilização de pontos de adesão.[63]

Outros autores consideram a deiscência de sutura a complicação mais comum em cirurgia plástica pós-bariátrica, que costuma ocorrer em áreas de maior tensão sobre a cicatriz como o dorso, as coxas e o abdome, mas pode virtualmente ocorrer no pós-operatório, em qualquer segmento tratado no paciente ex-obeso. Na maioria dos casos, as áreas de deiscência são pequenas, variando de 1 a 2 cm, sendo que áreas maiores de 3 cm são menos comuns. Nos casos de deiscência cutânea os fatores mais importantes na condução do tratamento são o período em que esta ocorreu (aguda ou crônica) e o tamanho da área acometida. Geralmente as ocorrências precoces podem ser reencaminhadas ao centro cirúrgico e efetuada a ressutura, assim como as deiscências menores, que são as mais frequentes. Alguns autores, no entanto, especialmente nas feridas crônicas, optam pelo tratamento local com curativos e o fechamento por segunda intenção, deixando os retoques após 6 meses. Sempre que possível, optamos pela sutura primária após limpeza e desbridamento, o mais precoce possível.[11]

A melhor maneira de evitar uma anemia severa no pós-operatório é a realização de medidas preventivas. Pesquisa clínica do estado hematológico do paciente pós-bariátrico, especialmente quanto à presença de anemia prévia e distúrbios da coagulação, é mandatória, através de uma boa anamnese e exames laboratoriais adequados. Cirurgias nas quais a expectativa de perda sanguínea for acima de 500 mL deverão ter bolsas de concentrado de hemácias facilmente disponíveis,[64] sendo importante cogitar um estadiamento cirúrgico nestes pacientes, se esta possibilidade puder ocorrer. No transoperatório é fundamental uma boa hemostasia e uma comunicação constante com o time cirúrgico e anestésico. A presença de hipotensão, taquicardia e volume urinário pequeno deve alertar o cirurgião quanto a uma perda sanguínea exacerbada.

A melhor maneira de evitar uma linfocele ou linforreia é a ressecção do envelope cutâneo, sem aprofundamento na retirada, mantendo sempre o plano acima da fáscia superficial. Na área do triângulo femoral e na axila, a dissecção deve ser superficial.

O hematoma não é uma complicação frequente e, geralmente, está associado a uma falha na hemostasia, distúrbios na coagulação ou ao uso de anticoagulantes, como o AAS ou a heparina. Hematomas não identificados podem evoluir com colonização e infecção, ou comprometer a vascularização dos retalhos cutâneos, levando a isquemia e necrose. A presença de um hematoma em expansão evidencia a existência de um vaso sanguíneo sangrando ativamente, que pode levar o paciente a um processo de anemia aguda e mesmo ao choque hipovolêmico. Uma boa anamnese e uma avaliação laboratorial podem diminuir bastante a possibilidade de sangramento e subsequente formação de hematomas. Pesquisar sempre o uso de medicações que possam levar a sangramento, como os cumarínicos, AAS, anti-inflamatórios não esteroides, heparina e mesmo medicações fitoterápicas. A procura de uma boa hemostasia em campo é sempre imperativa e constitui-se no melhor método de prevenção de hematomas. Vasos menores podem ser eletrocauterizados, enquanto vasos calibrosos, muitas vezes encontrados em pacientes pós-gastroplastia (especialmente nas abdominoplastias), podem ser ligados com fios cirúrgicos. O princípio geral de tratamento para os hematomas é a drenagem dos mesmos e a revisão da hemostasia.

A necrose de pele é um temor constante para o cirurgião plástico, especialmente nas cirurgias do abdome e da mama, e mais raramente nos *lifts* braquiais e crurais. Usualmente ocorrem fatores adjuvantes implicados na pobre circulação sanguínea, como tabagismo, diabetes e presença de cicatrizes, que são importantes na gênese desta complicação, como vimos anteriormente. Alguns estudos indicam que a lipoaspiração pode estar associada com a ocorrência de necrose cutânea.[65,66] De uma maneira geral, devemos sempre adotar as seguintes precauções: evitar grandes descolamentos, uso judicioso de lipoaspiração, aguardar parada mínima de tabagismo (4 semanas), controle rigoroso da diabetes, preconizar uma boa técnica cirúrgica e abordar grandes seromas e hematomas o mais precocemente possível. A melhor conduta nestes casos é realizar sempre que possível o desbridamento da área acometida com sutura primária tardia. Áreas muito grandes podem ser tratadas com enxertia cutânea ou retalhos de vizinhança, enquanto áreas muito pequenas podem ser tratadas com desbridamento, curativos e fechamento por segunda intenção.

As cirurgias plásticas pós-bariátricas são geralmente longas, e podem levar o paciente a hipotermia no transoperatório ou pós-operatório imediato. É recomendado sempre que possível o monitoramento constante da temperatura do paciente durante o procedimento.[67] O mais importante neste ponto é manter o aquecimento do paciente e a manutenção da temperatura corpórea. A hipotermia é uma complicação que pode precipitar ou agravar distúrbios na coagulação, levando aos fenômenos tromboembólicos ou causando uma vasoconstrição cutânea, dificultando o aporte sanguíneo aos retalhos cirúrgicos, aumentando o risco de complicações locorregionais como necrose e problemas de cicatrização.

O tromboembolismo pulmonar é a complicação mais temida entre os cirurgiões plásticos e, geralmente, representa uma ameaça à vida do paciente. O diagnóstico clínico é difícil e mesmo exames de imagem podem resultar inconclusivos. Neste contexto, todos os esforços devem ser realizados no sentido de prevenção do evento adverso. Por isso é fundamental a identificação dos fatores de risco nos pacientes propensos a fazer fenômenos tromboembólicos. O modelo de prevenção mais aceito pela maioria dos autores é baseado no modelo de Davison-Caprini, modificado em 2005.[68]

A obesidade (IMC > 30), o uso de anticoncepcionais e a medicação de reposição hormonal (estrógenos), o tempo de cirurgia, a idade e uma plicatura muito tensa da aponeurose dos retos do abdome são também fatores de risco importantes. Medidas simples de prevenção, como a deambulação precoce e uma pesquisa do histórico hematológico do paciente, são fundamentais. O emprego de compressor intermitente de membros inferiores é mandatório neste tipo de cirurgia, sendo reconhecido (em pacientes de cirurgia geral) que sozinho pode diminuir a incidência de trombose venosa profunda (TVP) em 60%.[69,70] Este aparelho deve ficar com o paciente até a alta e ser retirado apenas quando o paciente deambular.

Na profilaxia química do tromboembolismo pulmonar (TEP), a heparina de baixo peso molecular substituiu a heparina fracionada como droga principal neste processo, podendo (em pacientes ortopédicos) diminuir a incidência de trombose venosa proximal em 78% dos casos.[71,72] Em 2012, o Colégio Americano de Cirurgia Torácica revisou e publicou um Guia Clínico Prático Baseado em Evidências de Terapia Antitrombótica e Prevenção de Tromboembolismo, recomendando o uso de compressão mecânica intermitente ou heparina de baixo peso molecular para pacientes com risco moderado (três a quatro escores de Caprini); e a compressão intermitente adicionada à heparina de baixo peso molecular em pacientes de alto risco (> cinco escores de Caprini); reservando-se a compressão mecânica no lugar da heparina de baixo peso molecular, somente nos pacientes em que o risco de sangramento é reconhecidamente alto.

Muitos trabalhos associam o uso de heparina ao aumento de incidência de sangramento e à formação de hematoma, todavia estudos mais recentes têm demonstrado que se for seguida uma rotina de aplicação, a incidência de eventos adversos relacionados à profilaxia não se altera. Não existem ainda estudos randomizados que possam ratificar a melhor forma de se fazer a profilaxia de TVP/TEP com heparina de baixo peso molecular, mas alguns estudos sugerem que esta deva ser começada pelo menos 6 a 8 horas após do término do procedimento, não havendo benefício quando esta é aplicada no pré-operatório, inclusive podendo aumentar a chance de sangramento e hematoma. Aparentemente, a dosagem ideal é a aplicação de 40 mg/dia. Até hoje, não existe consenso na prevenção, no diagnóstico ou no tratamento do TVP/TEP.

Referências Bibliográficas

1. Mendes F, Viterbo F, Alves AL. Reajuste Corporal Pós-Bariátrico – Conceitos e Tendências. In: Cirurgia Plástica Pós-Bariátrica. Rio de Janeiro: Editora Di Livros; 2016.
2. Kaluf R, Lima Júnior EM, Araújo BGO. Avaliação Pré-Operatória. In: Tratado de Cirurgia Plástica Após Grandes Perdas Ponderais. São Paulo: Editora Atheneu; 2010.
3. Kroll SS, Netscher DT. Complications of TRAM flap breast reconstruction in obese patient. Plast Reconst Surg. 1989;84(6):886-892.
4. Vastine LV, Morgan RF, Williams GS, Gampper TJ, Drakw DB, Knox LK, et al. Wound complication of abdominoplasty in obese paciente. Ann Plast Surg. 42(1):34-39.
5. Matory WE, O´Sullivan J, Fridem G, et al. Abdominoplasty surgery in patients with severe morbid obesity. Plast Reconst Surg. 1994;94(7):976-987.
6. Porchat CA, Santos EG, Neto GPB. Complicações pós-operatórias em paciente submetidos à abdominoplastia isolada e combinada à outras cirurgias do abdome. Rev Col Bras Cir. 31(2).
7. Kaluf R, Lisboa R. Cirurgia de Contorno Corporal Pós-Obesidade Mórbida. In: Stochero IN, Tournieux AAB. Atualização em Cirurgia Plástica Estética e Reconstrutora. Editora Santa Isabel; 2006. Cap. 73, p. 597-606.
8. Kaluf R, Azevedo FN, Rodrigues LO. Sistemática Cirúrgica em Pacientes Ex-Obesos. Rev Bras Cir Plast. 2006;21(3).
9. Kaluf R, Azevedo FN, Rodrigues LO. Cuidados e Riscos Pré-Operatórios. Resende JH. Tratado de Cirurgia Plástica na Obesidade. Rio de Janeiro: Editora Rubio; 2008. Cap. 23 p. 254-52.
10. Aly AS. Belt lipectomy. In: Aly AS, ed. Body contouring after massive weight loss. St. Louis: Quality Medical; 2006. p. 71.
11. Cavalcante HA, Lima Júnior EM, Mendes F. Eventos Adversos em Cirurgia Plástica Pós-Bariátrica. In: Cirurgia Plástica Pós-Bariátrica. Rio de Janeiro: Editora Di Livros; 2016. Cap. 55, p. 719-45.
12. Friedman MA, Wilfley DE, Pike KM, Streigel-Moore RH, Rodin J. The relationship between weight and psychological function in adolescent girls. Obes Res. 1995;3:57.
13. Kaluf R, Júnior DF, Nascimento CL. Perfil psicológico dos pacientes submetidos à terapia cirúrgica para obesidade. In: Heck JN, Ribeiro BG et al., eds. Estudos Vida e Saúde – Universidade Católica de Goiás. Goiânia: Editora da UCG; 2005.

14. Magram AJ, Horan TC, Pearson ML, et al. The Hospital Infection Control Practices Advisory Committee. Guideline for prevention of surgical site infection 1999. Infect Control Hosp Epidemiol. 1999;20:247:280.
15. Camins BC, Fraser VJ. Reducing the risk of health care-associated infection by complying with CDC hand hygiene guidelines. Jt Comm J Qual Patient Saf. 2005;31:173-179.
16. Sessler DI. Perioperative Thermoregulation and heat balance. Ann NY Acad Sci. 1997;813:575-777.
17. Buggy DJ, Crossley AWA. Thermoregulation, mild perioperative hypothermia and post-anaesthetic shivering. Br J Anaesth. 2000;84:615-628.
18. Buggy DJ, Crossley AWA. Thermoregulation, mild perioperative hypothermia and post-anaesthetic shivering. Br J Anaesth. 2000;84:615-628.
19. Hatef DA, Kenkel JM, Nguyen MQ, et al. Thromboembolic risk assessment and the efficacy of enoxaparin prophylaixis in excisional body contouring surgery. Plast Reconstr Surg. 2008;122:269-279.
20. Guayatt G, Schunemann HJ, Cook D, et al. The Seventh ACCP Conference on Antithrombotic and Thrombolytic Therapy: Applying the grades of recommendation for antithrombotic and thrombolytic therapt. Chest. 2004;126:179S.
21. Bergqvist D. Low molecular weight heparin and unfractionated heparin in thrombosis prophylaxis after major surgical intervention: Update of previous meta-analyses. Br J Surg. 1998;85:872.
22. Kwong LM, Muniz JE. Tromboprophylaxis dosing: The relationship between timing of first administration, efficacy, and safety. Am J Orthop. 2002;31:16.
23. Bergqvist D, Agnelli G, Cohen AT, et al. Duration of prophylaxis against venous thromboembolism with enoxaparin after surgery for cancer. N Engl J Med. 2002;346: 975,.
24. Avelar J. Regional distribution and behaviour of the subcutaneous tissue concerning selection and indication for liposuction. Aesthetic Plast Surg. 1989;13:155.
25. Lockwood TE. Superficial fascial system (SFS) of the trunk and extremities: A new concept. Plast Reconstr Surg. 1991;87:1009-1018.
26. Mendes F, Viterbo F, Alves JG. Particularizando as Deformidades no Paciente Pós-Bariátrico. In: Cirurgia Plástica Pós-Bariátrica. Rio de Janeiro: Editora Di Livros; 2016.
27. Mendes F, Viterbo F. Reajuste do Corpo Inferior – Conceitos e Filosofia de Tratamento. In: Cirurgia Plástica Pós-Bariátrica. Rio de Janeiro: ;2016.
28. Baroudi R, Ferreira C. Seroma: how to avoid and how to treat it. Aest Surg J. 1998;18:439.
29. Lima Júnior EM, Cavalcante HÁ. Cuidados no Trans e Pós-Operatório. In: Tratado de Cirurgia Plástica Após Grandes Perdas Ponderais. São Paulo: Editora Atheneu; 2010.
30. Lockwood T. Lower Body Lift. Oper Tech Plast Reconstr Surg. 1996;3:132-44.
31. Lockwood T. Lower Body Lift. Aesth Surg J. 2001;21:355-70.
32. Aly AS. Body Contouring after Massive Weight Loss. St. Louis, Missouri: QMP; 2006.
33. Modolin M, Cintra W, Goobi CIC, Ferreira NC. Circunferential abdominoplasty for sequential treatment after morbid obesity. Obes Surg. 2003;13(1):95-100.
34. Carwell GR, Horton CE. Circunferencial torsoplasty. Ann Plast Surg. 1997;38:213-16.
35. Cintra Junior W, Modolin M. Abdominoplastia Circunferencial. In: Tratado de Cirurgia Plástica Após Grandes Perdas Ponderais. São Paulo: Editora Atheneu; 2010.
36. Craig SB, Faller NS, Puckett CL. In search of the ideal female umbilicus. Plast Reconstr Surg. 2000;105:389-392.
37. Abreu Ng JÁ. Abdominoplastias: neo-onfaloplastias sem cicatriz e sem excisçao de gordura. Rev Bras Cir Plast. 2010;25(3):499-503.
38. Franco D, Medeiros J, Farias C, et al. Umbilical reconstruction for patients with a midline scar. Aesth Plast Surg. 2006;30(5):595-598.
39. Donnabella A. Anatomical reconstruction of the umbilicus. Rev Bras Cir Plast. 2013;28:119-123.
40. Rahban SR, Gross JE. A new approach to correction of truncal redundancy after massive weight loss – the lateral thoracoabdominoplasty. Aesth Surg J. 2007;27:518-523.
41. Centeno RF. Autologous gluteal augmentation with circumferential body lift in the massive weight loss and aesthetic patient. Clin Plast Surg. 2006;33:481.
42. Pascal J, Le Louarn C. Remodeling body lift with high lateral tension. Aesth Plast Surg. 2002;26:223-30.
43. Sozer SO, Agullo FJ, Wolf C. Autoprothesis buttock augmentation during lower body lift. Aesthetic Plast Surg. 2005;29(3):133-37.
44. Raposo-Amaral CE, Cetrullo Jr CL, Guidi MC, Ferreira DM, Raposo-Amaral CM. Bilateral lumbar hip dermal fat rotation flap: A novel technique for autologous augmentation gluteoplasty. Plast Reconstr Surg. 2007;117(6):1781-88.
45. Mendieta CG. Gluteoplasty. Aesthet Surg J. 2003;23(6):441-55.
46. Colwell AS, Borud LJ. Autologous gluteal augmentation after massive weight loss: aesthetic analysis and role of the superior gluteal artety perfuration flap. Plast Reconstr Surg. 2007;119(1):345-56.
47. Gonzales R, Gonzalez R. Contorno Glúteo Pós-Bariátrico – Deformidade e Opções de Tratamento. In: Cirurgia Plástica Pós-Bariátrica. Rio de Janeiro: Editora Di Livros; 2016.
48. Aniceto M. Gluteoplastia de Aumento com Tecido Autólogo. In: Tratado de Cirurgia Plástica Após Grandes Perdas Ponderais. São Paulo: Editora Atheneu; 2010.
49. Mendes F, Viterbo F. Reajuste de Membros Inferiores – Conceitos e Filosofia de Tratamento. In: Cirurgia Plástica Pós-Bariátrica. Rio de Janeiro: Editora Di Livros; 2016.
50. Capella JF. The Vertical Medial Thigh Lift. Clin Plast Surg. 2014;41:727-743.
51. Cram A, Aly A. Thigh reduction in the massive weight loss. Clin Plast Surg. 2008;35:151-163.
52. Cavalcante HA, Lima Junior EM. Cruroplastia Medial. In: Cirurgia Plástica Pós-Bariátrica. Rio de Janeiro: Editora Di Livros; 2016.
53. Lima Jr EM, Castro O, Cavalcante HA. Cirurgía plástica postbariátrica em muslos. Cirurgía Plástica Reconstructiva y Estética. 3ª ed. Tomo IV (Secunda parte). 2008. p. 3667.
54. Lima Jr. EM. Tratado de Cirurgia Plástica após Grandes Perdas Ponderais. São Paulo: Atheneu; 2010.
55. Mendes F, Viterbo F. Reajuste do Corpo Superior – Conceitos e Filosofia de Tratamento. In: Cirurgia Plástica Pós-Bariátrica. Rio de Janeiro: ;2016.
56. Leão CGE. Mamaplastia de aumento: técnica "em aba de envelope". Rev Bras Cir Plast. 2009;24(2):202-07.
57. Maciel E, Furtado I. Cirurgía Plástica posbariátrica em Mamas. Cirurgía Plástica Estética y Reconstructiva. 2008;373:3662-3666.
58. Aly A, Cram A. Braquiplasty. Body Contouring After Massive Weight Loss. 2006;9:303-33.
59. Maciel E. Cirurgia Plástica posbariátrica en Brazos. Cirurgia Plástica Estética y Reonstructiva. 2008;494:4839-846.
60. Khatib H. Classificación de la Ptosis Braquial: estratégias de tratamento. Plastic and Reconstructive Surgery (español). 2009;13:276-81.
61. Nemerofsky RB, Oliak DA, Capella JF. Body Lift: An account of 200 consecutive cases in the massive weight loss patient. Plast Reconstr Surg. 2006;117:414.
62. Consensus Panel. Marking and Operative. Plast Recontr Surg. 2006;117(1):45S-73S.

63. Shermak MA, Rotellini-Coltvet LA, Chang D. Seroma development following body contouring surgery for massive weight loss: patient risk factors and treatment strategies. Plast Reconstr Surg. 2008;122:280.
64. Hurwitz DJ, Neavin T. L Brachioplasty correction of excess tissue of the upper arm, axial, and lateral chest. Clin Plast Surg. 2008;35:131-140.
65. Dillerud E. Abdominoplasty combined with liposuction: a study of complications, revisions and risk factors in 487 cases. Ann Plast Surg. 1990;25:333-338.
66. Baroudi R. Liposuction as an adjunct to a full abdominoplasty revisited [discussion]. Plast Reconstr Surg. 2000;106:1203-1204.
67. Lenhardt R. Monitoring and thermal management. Best Pract Res Clin Anaesthesiol. 2003;17:569-581.
68. Pannucci CJ, Barta RJ, Portschy PR, et al. Assessment of postoperative venous thromboembolism risk in plastic surgery patients using the 2005 and 2010 Caprini Risc Score. Plast Reconstr Surg. 2012;130:343-351.
69. Bloemenkamp KW, Rosendaal FR, Helmerhorst FM, Büller HR, Vandenbrouche JP. Enhancement by factor V Leiden mutation of risk of deep-vein thrombosis associated with oral contraceptives containing a thrird-generation progestogen. Lancet. 1995;346:1593-96.
70. Urbankova J, Quiroz R, Kucher N, et al. Intermitent pneumatic compression and deep vein thrombosis prevention. A meta-analysis in postoperative patients. Thromb Haemost. 2005;94:1181-1185.
71. Jeffrey PC, Nicolaides AN. Graduated compression stocking in the prevention of postoperative deep vein thrombosis. Br J Surg. 1990;77:380.
72. Leyvraz PF, Bachman F, Hock J, et al. Prevention of deep vein thrombosis after hip replacement: Randomized comparison between unfractionated heparin and low molecular weight heparin. Br Med J. 1991;303:543.

capítulo 70

Propedêutica da Mão

AUTOR: Luiz Mário Bonfatti Ribeiro
Coautor: Paulo Roberto Camozzato

Introdução

As características engenhosas e singulares da mão conferem uma das mais importantes ferramentas na elaboração de tarefas e na troca de informações com o meio externo. Uma grande variedade de movimentos pode ser executada graças a sua intrínseca estrutura e arquitetura anatômica. O bom funcionamento da mão requer harmonia funcional com articulações que antecedem no membro superior e a integridade do sistema nervoso periférico e central. Flexibilidade, força, estabilização, informação, sensação e proteção estão entre os atributos que conferem à mão versatilidade e dinamismo.

No corpo humano, a mão é a parte mais comumente traumatizada e esse trauma está intensamente relacionado aos acidentes de trabalho. Em pacientes politraumatizados as lesões graves da mão não devem mascarar a prioridade das outras lesões potencialmente fatais. A única lesão da mão que possui risco imediato à vida do paciente é a hemorragia aguda.

Propedêutica da Mão

Na anamnese deve-se obter informações sobre idade, sexo, profissão e qual mão é a dominante. Na anamnese da mão traumática é necessário perguntar sobre circunstâncias do acidente como tempo, local (casa, trabalho, trânsito), meio limpo ou contaminado, mecanismo do acidente, agente traumático, posição da mão no momento do acidente e quais tratamentos já foram administrados. A documentação fotográfica é de fundamental importância.

Lesões cutâneas

A pele da mão possui diferenças essenciais nos dois lados; na região dorsal é caracteristicamente distensível, fina e elástica, já a região palmar apresenta uma camada córnea bem desenvolvida. Dessa forma, a pele é espessa, inelástica e fixa. As quatro comissuras interdigitais são formadas pela união das peles dorsal e palmar e a sua integridade é essencial para a mobilidade dos dedos. As pregas palmares e digitais são finas e aderidas aos planos profundos (Figura 70.1).

O exame da pele revela a espessura, elasticidade, mobilidade e a sensibilidade. Mãos com pele espessa possuem mobilidade e sensibilidade diminuídas. O exame do trofismo cutâneo pode ser elemento suficiente para diagnóstico de patologias, por exemplo: afinamento da polpa digital, deterioração dos fâneros, apagamento das impressões digitais, hipersudorese palmar, todos esses sinais traduzem uma lesão nervosa periférica. Em pacientes submetidos à corticoterapia ou nos idosos a atrofia cutânea caracteriza-se por afinamento da pele, aspecto brilhante e persistência da prega cutânea quando é realizada a preensão bidigital.

Na avaliação de lesões cutâneas deve-se identificar a presença de feridas (agudas ou crônicas), queimaduras, cicatrizes, bridas, tumores, atrofias ou anomalias congênitas. O exame do esqueleto é realizado através da palpação dos relevos ósseos e pela verificação dos eixos geométricos. O eixo central da mão é representado pela relação entre o terceiro metacarpiano, o capitato e rádio (Figura 70.2). Todo esqueleto metacarpiano é acessível à palpação sobre a face dorsal da mão. O exame procura evidenciar alterações de volume como tumo-

PARTE 7 – RECONSTRUÇÃO DO TRONCO E MEMBROS

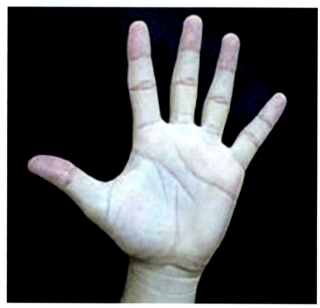

FIGURA 70.1 – As pregas palmares e digitais da região palmar são finas e aderidas aos planos profundos.

Articulações

Na avaliação das deformidades procuram-se evidências de sinovite, derrame articular, bloqueios da amplitude articular, frouxidão ligamentar pela pesquisa de movimentos anormais ou subluxações, pela alteração do eixo da mão. A crista metacarpiana é formada pela projeção das cabeças dos metacarpianos na face dorsal da mão, quando ela está fletida (fechada). No alinhamento falangeano os desvios laterais do esqueleto falangeano são observados nos dedos em extensão e definem a clinodactilia lateral ou medial (Figura 70.3). Os dedos em flexão convergem para o tubérculo do escafoide (Figura 70.4). Um desvio rotacional não evidente na mão em extensão será visível na mão em flexão.

A mobilidade articular (flexoextensão) é aferida de forma ativa e passiva, através da avaliação da cadeia poliarticulada movida pelos tendões e músculos flexores da face palmar e extensores da face dorsal. A musculatura extrínseca se origina no antebraço e a musculatura intrínseca, na própria mão. A mobilidade do punho é avaliada pela flexão, extensão, por desvio radial e ulnar, pronação e supinação.

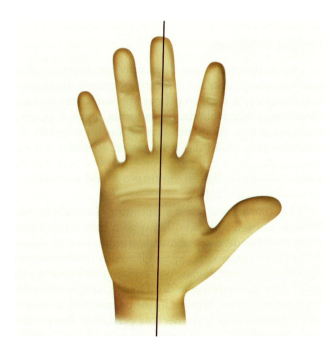

FIGURA 70.2 – Eixo central da mão. Relação entre o terceiro metacarpiano, o capitato e o rádio.

rações, concavidades e calosidades. Apenas uma parte da fileira carpal proximal é acessível à palpação, que permite a pesquisa da dor na fratura ou na pseudoartose do escafoide. Esse osso é acessível à palpação pelo dorso, na tabaqueira anatômica, que é limitada entre os tendões extensor longo do polegar e abdutor longo. A fratura do escafoide é a mais comum do punho, e de tratamento muitas vezes difícil.

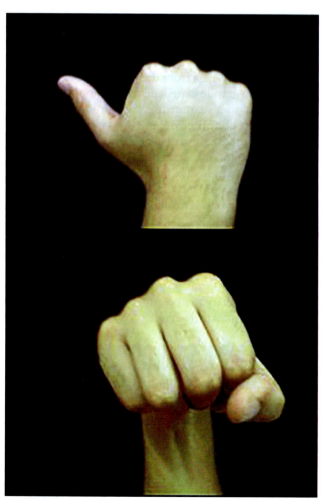

FIGURA 70.3 – Alinhamento falangeano dos dedos.

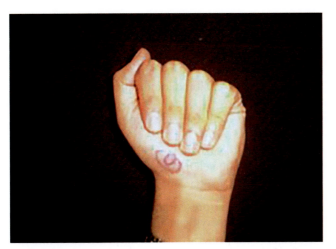

■ **FIGURA 70.4** – Flexão dos dedos convergindo para o tubérculo escafoide.

Lesão dos flexores

A lesão da musculatura flexora é observada pela incapacidade ou dificuldade de fletir o punho ou os dedos. Na avaliação da funcionalidade da cadeia articular deve-se analisar em separado a atividade de cada músculo que atua sobre ela. Flexão da metacarpofalangeana pelos interósseos, flexão das IFP pelo músculo flexor superficial, flexão da IFD pelo músculo flexor profundo, flexão interfalangeana do polegar pelo flexor longo do polegar. Lembrando que a inervação flexora é realizada pelos nervos mediano e ulnar.

Lesão dos extensores

As lesões dos extensores são menos frequentes que as dos flexores, devido à função da mão ser basicamente preensora. O indicador e o dedo mínimo possuem dois tendões extensores cada um (próprios). A inervação de todos os músculos extensores é realizada pelo nervo interósseo posterior, ramo do nervo radial. As três lesões mais relacionadas com os extensores são: deformidade em botoeira (*boutonnière*) – flexão da IFP e extensão da IFD; lesão em pescoço de cisne (*swan neck*) – hiperextensão da IFP e flexão da IFD (Figura 70.5); dedo em martelo – desinserção ou rotura do aparelho extensor terminal no nível da falange distal, levando à flexão da interfalangeana distal.

Lesões nervosas

Na lesão nervosa, o comprometimento pode ser de um nervo sensitivo, de um ramo motor ou misto. Haverá, consequentemente, perda da sensibilidade na área suprida pelo nervo lesado ou paralisia dos músculos correspondentes. Na lesão do nervo mediano no nível do punho, o sinal característico da lesão crônica é o achatamento da região tenar causado, principalmente, pela atrofia do músculo abdutor curto do polegar e a

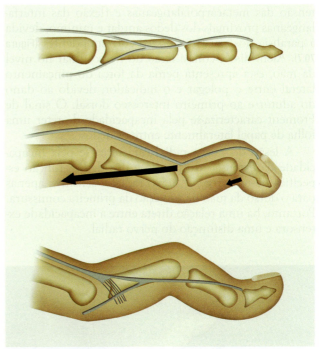

■ **FIGURA 70.5** – Deformidade em pescoço de cisne.

consequente perda da capacidade da oponência (função específica do nervo mediano) (Figura 70.6). A lesão do nervo interósseo, ramo do nervo mediano, leva à incapacidade de fletir a articulação interfalangeana do polegar e do dedo indicador. A lesão do nervo ulnar causa comprometimento da força preensora, pois esse nervo supre os interósseos palmares e dorsais, o adutor do polegar e o feixe profundo do flexor curto do polegar.

A lesão do nervo ulnar apresenta atrofia dorsal da primeira comissura (adutor e interósseo dorsal) e desenvolve a chamada *mão em garra*, ocasionada pela hiperex-

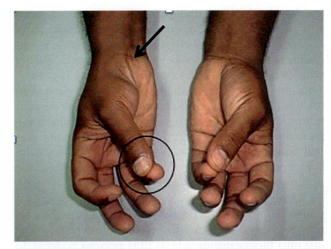

■ **FIGURA 70.6** – Lesão antiga do nervo mediano da mão direita causa apagamento da região tenar (seta) e impede o oposicionamento correto entre o polegar e o dedo mínimo.

tensão das metacarpofalangeanas e flexão das interfalangeanas proximais dos dedos anular e mínimo, devida à paralisia dos seus interósseos correspondentes (Figura 70.7). Além disso, com a lesão do nervo ulnar no nível da mão, esta apresenta perda da força do pinçamento lateral entre o polegar e o indicador, devido ao dano do adutor e ao primeiro interósseo dorsal. O sinal de Froment caracteriza-se pela incapacidade de reter uma folha de papel lateralmente entre os dedos.

A lesão do nervo radial caracteriza-se pela incapacidade da extensão do punho e dos dedos, função específica deste nervo. O nervo radial é sensitivo apenas para o dorso da mão na projeção da primeira comissura. Portanto, há uma relação direta entre a incapacidade extensora e uma disfunção do nervo radial.

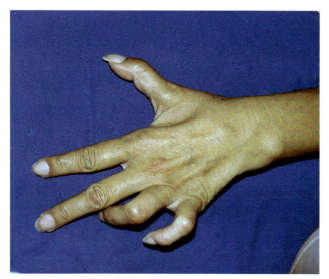

■ **FIGURA 70.7** – Sequela de lesão do nervo ulnar.

• Exame da sensibilidade

A avaliação da sensibilidade compreende: a sensação tátil através do toque superficial, a discriminação entre dois pontos (teste de Weber) e pela estereognosia – reconhecimento de objetos pelo toque. O teste de Weber avalia a capacidade de discriminação entre dois pontos. Com um objeto fino de duas pontas, (p.ex., clipe aberto), testa-se a capacidade do paciente sentir uma ou duas pontas, diminuindo-se progressivamente a distância entre as duas pontas, uma sensibilidade discriminativa normal pode ser de 6 mm na polpa digital. Avalia-se também a percepção termoálgica e, por fim, a sensibilidade profunda por vibrações.

O sinal de Tinel é pesquisado quando se percute o trajeto de um nervo e ocorre sensação de parestesia no território de distribuição do nervo. O sinal positivo traduz uma hipersensibilidade da fibra nervosa no local do toque ou pode demonstrar a progressão da regeneração nervosa após uma neurorrafia.

- *hiperestesia* – sensibilidade exagerada a qualquer estímulo;
- *hiperalgesia* – sensibilidade exagerada a um estímulo álgico;
- *hipoestesia* – sensibilidade diminuída a qualquer estimulação;
- *hipoalgesia* – sensibilidade diminuída a um estímulo álgico;
- *disestesia ou parestesia* – sensação anormal (formigamento, choque elétrico);
- *causalgia* – distrofia simpático-reflexa.

Os três nervos apresentam territórios sensitivos correspondentes na mão (Figura 70.8):
- *radial* – na projeção dorsal da primeira comissura "polegar-indicador";
- *mediano* – face palmar do polegar, indicador, médio e borda radial do dedo anular e borda radial da palma (região tenar). Face dorsal das duas últimas falanges do indicador, médio e borda radial do anular;
- *ulnar* – face palmar do mínimo, borda ulnar do anular e borda ulnar palmar (região hipotenar), face dorsal do mínimo, borda ulnar do anular e borda ulnar do dorso da mão.

Existe, no entanto, uma série de variações anatômicas que podem configurar territórios sensitivos diferentes dos acima descritos. A Figura 70.8 evidencia as áreas de certeza das inervações sensitivas correspondentes aos nervos, visto que, ainda não foram descritas alterações anatômico-sensitivas nestes territórios.

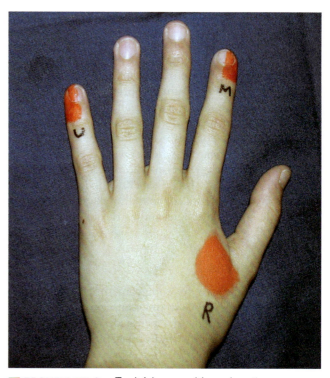

■ **FIGURA 70.8** – Territórios sensitivos da mão.

Exame da Mão Traumatizada

O exame físico da mão traumatizada por vezes apresenta limitações, cuja complementação exige o exame radiológico, principalmente nos traumas fechados.

Em todos os traumas da mão é fundamental avaliar a viabilidade da pele, preservação da sensibilidade e vascularização. Os tendões devem ser avaliados em todos os seus segmentos, do proximal ao distal, na flexão e extensão. Toda lesão cutânea sobre a articulação deve ser explorada em condições adequadas de assepsia e antissepsia, pelo risco de penetração articular e desenvolvimento de artrite séptica.

Os traumatismos abertos complexos são plurilesionais e plurifocais. Exemplos desse tipo de lesão são traumas por serra circular, onde ocorrem fraturas cominutivas, lesões cutâneas e tendinosas, ou as lesões por fogos de artifício, nas quais se observa o predomínio de lesões ósseas com lesão cutâneas e preservação dos tendões e pedículos.

Na amputação de dedos (Figura 70.9), recuperar o segmento amputado e conservá-lo em saco plástico dentro de gelo (nunca em contato direto com o gelo) e realizar curativo compressivo e elevação do membro. Jamais realizar o garrote ou pinçamento da artéria.

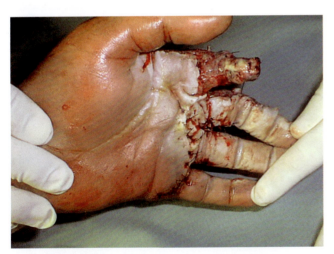

FIGURA 70.9 – Amputação de dedo indicador.

Os princípios do tratamento seguem com a prevenção antitetânica e a exploração cirúrgica das feridas, com bloqueio anestésico do plexo ou regional, sob isquemia (garrote pneumático, ou faixa de Esmarch) e, preferencialmente, uso de objeto de magnificação como uma lupa ou microscópio. Inicia-se o tratamento com osteossíntese para alinhar as estruturas ósseas e articulares, tratamento dos tendões (tenorrafias), vasos (veias e artérias), nervos (neurorrafia) e pele. No pós-operatório do trauma complexo da mão recomenda-se o uso de antibiótico, anti-inflamatórios, manter o membro elevado e o fumo é proibitivo. Nos casos de reimplantes, o uso de vasodilatadores é recomendado.

No trauma fechado o exame clínico orienta e completa-se com o exame radiológico, conforme citado anteriormente. Nos traumas simples, raramente a deformidade é evidente devido ao edema de partes moles, o qual pode mascarar uma lesão capsuloligamentar ou mesmo a luxação completa de uma articulação. Exemplo: *dedo em martelo* provocado pela desinserção do aparelho extensor da falange distal. As fraturas dos metacarpianos se deslocam em flexão, ao contrário das fraturas das falanges proximais, as quais se deslocam em extensão. O quadro clínico dessas lesões é pobre, usualmente há dor e edema, mais comumente em região dorsal, hematomas ou equimoses, assim como deformidades, podem estar presentes.

O exame radiológico deve ser solicitado nas incidências de AP, perfil, oblíqua e desvios radial e ulnar. A radiografia permite a análise quanto à localização das fraturas: diáfise, base, cabeça ou na articulação, além disso, informa sobre a direção: fraturas transversas e oblíquas curtas são consideradas estáveis, enquanto as fraturas oblíquas longas e espiraladas são consideradas instáveis. O exame radiológico também indica se a fratura é simples, dupla, cominutiva ou fratura com descolamento epifisário, sendo esta última mais encontrada nas crianças.

Além do exame radiológico usual (simples ou tomografia), o diagnóstico pode ser complementado por ultrassonografia, indicada nas tenossinovites; angiografias; artrografias; eletroneuromiografias (síndromes compressivas) e por fim ressonância magnética.

Bibliografia Consultada

- Braga Silva J. Cirurgia da Mão - Trauma. Rio de Janeiro: Revinter; 2003.
- Caetano CB. Anatomia Funcional da Mão. In: Pardini AG. Traumatismo da Mão. 3ª ed. Rio de Janeiro: Medsi; 2000. p. 7-60.
- Green's Operative Surgery. 5th ed. Churchill Livingstone: Elsevier; 2005.
- Kuczynski K. General Anatomy. In: The Practice of Hand Surgery. Great Britain: Blackwell Scientific Publication; 1981. p. 1-61.
- Lister G. A Mão e Indicações. 4ª ed. Rio de Janeiro: Revinter; 2003.
- Pardini AG Anatomia funcional. In: Freitas PP. Reabilitação da Mão. Rio de Janeiro: Atheneu; 2005. p. 1-18.

capítulo 71

Lesões do Plexo Braquial e Suas Consequências

AUTOR: Luiz Fernando Franciosi

Introdução

A paralisia dos músculos do ombro, cotovelo e mão é subsequente a um problema no chamado plexo braquial (PB). Ele é formado pelo conjunto de nervos que promovem o movimento e a sensibilidade do membro superior. Estes nervos conectam a corda espinal aos músculos do membro superior correspondente. Existe uma evidente preocupação de várias especialidades médicas e não médicas sobre este tema, uma vez que uma quantidade expressiva de pessoas, geralmente jovens, enfrenta as consequências de uma lesão do PB.

Historicamente, parece ter sido o Dr. Wilhelm Heinrich Erb o primeiro a evidenciar um tipo de lesão do PB como causador de uma paralisia. É claro que vários outros médicos descreveram paralisias do membro superior de crianças mesmo antes dos anos 1700, entretanto, foi o Dr. Erb, um neurologista alemão, que localizou a lesão e a descreveu.

Guillaume Benjamin Armand Duchenne (1806-1875), um médico francês especializado em eletroterapia, eletrodiagnóstico, neurologista e fotógrafo, criou o termo "paralisia de plexo braquial obstétrica", em 1872.

Augusta Dejerine-Klumpke (1859-1927) foi a primeira mulher a graduar-se na Universidade de Paris – Escola de Medicina. Ela e o seu marido, Joseph Jules Dejerine, ambos neurologistas, reconheceram a lesão do plexo braquial baixo (C8-T1) afetando a função e a sensibilidade do antebraço, punho e mão. Ela também evidenciou a síndrome de Horner, que frequentemente acompanha este tipo de lesão.

Vários outros médicos trouxeram importantes descrições de técnicas para o tratamento das lesões das estruturas do PB, porém Algimantas Otonas Narakas (1927-1993) é considerado o pioneiro na cirurgia do PB.

Seddon, em 1975, restaurou a continuidade das estruturas dos componentes do PB através de enxertos de nervo. Ele conseguiu restaurar a flexão do cotovelo através de enxertos de nervos entre os nervos intercostais e o nervo musculocutâneo em pacientes com avulsões radiculares. Ele parou de realizar este tipo de cirurgia quando Clark publicou um trabalho em que este movimento era conseguido através da transferência do músculo peitoral.

Posteriormente a esta data, vários outros cirurgiões publicaram trabalhos mostrando o resultado que obtiveram com a restauração das estruturas do PB utilizando a microcirurgia. Os resultados apresentados eram sensivelmente melhores porque a neurorrafia era muito mais precisa. Tanto que, nos dias atuais, não se admite a sutura de um nervo periférico sem que se utilize a magnificação.

Considerações Anatômicas

O PB é uma estrutura complexa formada pelos ramos ventrais dos últimos quatro nervos espinais (C5, C6, C7 e C8) e do primeiro nervo espinal torácico (T1).

Um nervo espinal é formado por duas raízes, uma anterior, que é motora, e outra posterior, que é sensitiva. Devido a este fato, um nervo espinal sempre será misto.

Algumas vezes, o PB pode receber a contribuição direta de C4 para C5. Torna-se mais cranial e recebe a denominação de pré-fixado. Em outros, pode ser observada uma contribuição, não direta, de T2 para T1. Neste caso passa a ser denominado de pós-fixado.

A união das raízes provenientes de C5 e C6 forma o tronco superior. A raiz vinda de C7 forma sozinha o tronco médio, e o tronco inferior é formado pelas raízes de C8 e T1 (Figura 71.1).

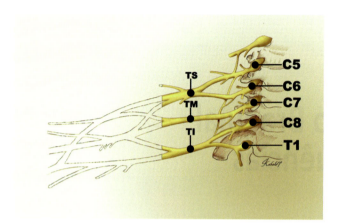

FIGURA 71.1 – A formação do PB através das raízes.

Cada tronco se divide em dois. Conhecidas como divisões, uma posiciona-se para frente e outra para trás, assim se denominando, respectivamente, de divisão anterior e posterior. As divisões anteriores dos troncos superior e médio se unem para formar o fascículo lateral, enquanto a divisão anterior do tronco inferior forma sozinha o fascículo medial. As três divisões posteriores se juntam e formam o fascículo posterior (Figura 71.2).

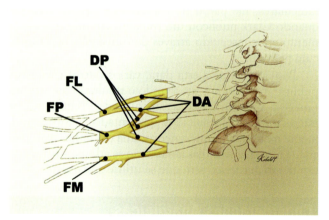

FIGURA 71.2 – As divisões posteriores e anteriores e a formação dos fascículos. Dos fascículos originam-se vários ramos terminais do PB. Entre eles, o nervo musculocutâneo, o nervo axilar, o nervo radial, o nervo mediano, o nervo ulnar, além de outros sensitivos, como o nervo cutâneo medial do braço.

Anatomicamente, é importante que se conheça a relação do PB com os demais elementos das regiões cervical e torácica.

O PB, após deixar a medula espinal, toma uma trajetória descendente na região cervical inferior, loca-lizando-se posterior e lateralmente ao músculo esternocleidomastóideo. Neste ponto é cruzado superiormente pelo ventre inferior do músculo omo-hióideo, em uma área conhecida como trígono posterior, sendo, nesta região, denominado plexo supraclavicular, pois se localiza acima da clavícula. Podemos traçar uma linha desde a cartilagem cricoide até 2/3 médios da clavícula, aí encontraremos o PB (Figura 71.3A).

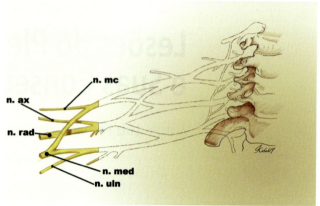

FIGURA 71.3A – Os nervos terminais do PB originados dos fascículos.

O PB adota uma forma triangular, com sua base na coluna e o vértice na axila, sendo o lado superior mais longo e vertical que o inferior. Na região supraclavicular, os troncos nervosos situam-se entre os músculos escaleno anterior e médio; e na região infraclavicular, acompanham o feixe vascular subclávio, entre os músculos subescapular e peitoral menor (Figura 71.3B).

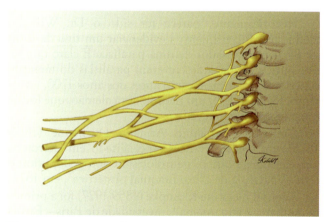

FIGURA 71.3B – PB em toda a sua extensão.

Lesão do PB

O PB pode sofrer uma série variada de tipos de lesões. Desde o estiramento até a secção completa dos seus elementos. Entretanto, a mais comum é a lesão fechada por estiramento, clássica dos motoqueiros. A queda ao solo, somada à energia que carrega o corpo, proveniente da velocidade, produz um intenso estiramento no PB. A avulsão das raízes do PB é fato corriqueiro e é produzida quando o ombro encontra o solo e a cabeça é empurrada para o lado oposto.

Outra situação que pode provocar uma lesão no PB se dá quando o motoqueiro é arremessado pelo choque contra outro veículo e agarra-se ao guidão da moto. O corpo é jogado para fora da moto, mas o instinto faz com que o motoqueiro se agarre firmemente ao guidão, provocando, desta maneira, o arrancamento das raízes do PB.

A queda de altura e a tentativa de se agarrar a um objeto qualquer também pode produz uma lesão do PB.

Os ferimentos por arma de fogo na região do PB (o tiro que o mocinho leva nos filmes de faroeste) também são capazes de produzir lesão. O mecanismo de lesão pode ser variado. O projétil pode atingir diretamente uma estrutura do PB ou passar perto. Quando isto acontece, a liberação da energia que o projétil carrega produz uma cavidade conhecida no meio balístico como cavidade temporária ou cavitação temporária. Esta produz um afastamento brusco de todas as estruturas atingidas e o estiramento provoca a lesão. Segundo estatística do Serviço de Microcirurgia do Hospital Cristo Redentor, ao realizar um levantamento de casos de lesões deste tipo, constatou-se que 64,3% destas lesões apresentam uma recuperação bastante adequada e sem a necessidade de cirurgia. Por esta razão, os ferimentos provocados pela ação de um projétil de arma de fogo são considerados como uma lesão fechada e obedecem todo o algoritmo de investigação, como se assim fossem.

Classificação das Lesões dos Nervos Periféricos

Até o presente momento não existe uma classificação para as lesões específicas do PB. As existentes aplicadas para os nervos periféricos podem perfeitamente ser colocadas para as lesões do PB. A que mais utilizamos é a classificação das lesões nervosas, proposta por Sunderland.

Ela divide as lesões em cinco tipos.
- *Grau I*: corresponde à lesão classificada como "neuropraxia", da classificação de Seddon. Nela existe uma ação sobre o nervo (compressão ou estiramento) que ocasiona uma interrupção da passagem dos estímulos. Ao cessar o estímulo causador, tudo volta ao normal, uma vez que nenhuma estrutura foi danificada.
- *Grau II*: a ação danosa sobre o nervo é mais intensa que a do Grau I. Os axônios localizados na periferia do nervo sofrem uma secção, enquanto os mais centrais experimentam uma lesão semelhante à do Grau I. A lesão axonal é pontual e todas as demais estruturas são preservadas. Como a bainha de mielina não é afetada pela ação compressiva ou estirante, depois de cessado o estímulo causador, o axônio brota por dentro da bainha e acaba por chegar ao seu destino – a placa motora – ou ao corpúsculo sensitivo, e a recuperação é total ou quase total, não havendo, nestes casos, a indicação de cirurgia.
- *Grau III*: a compressão ou o estiramento são ainda mais intensos, causando, além da lesão axonal, uma lesão da bainha de mielina, mantendo íntegras as demais estruturas. Os axônios localizados mais centralmente no nervo sofrem uma lesão semelhante à do Grau II. A secção da bainha de mielina, juntamente com o axônio, determina uma falta de orientação para os brotos axonais durante o processo de regeneração. Como consequência dessa situação existe a formação de um neuroma que fica contido pelas estruturas preservadas no nervo traumatizado. Essa estrutura é conhecida como neuroma em continuidade. Nesse momento, tem início a indicação cirúrgica.
- *Grau IV*: a compressão ou o estiramento aplicado sobre o nervo é capaz de romper todas as estruturas, com exceção do epinervo. Existe uma impossibilidade muito grande de os brotos axonais encontrarem a porção distal. Existe, como na situação anterior, a formação de um neuroma em continuidade.
- *Grau V*: a compressão ou o estiramento secciona todas as estruturas nervosas. O afastamento entre os cotos não permite qualquer tipo de recuperação espontânea.

Fisiopatologia das Lesões Nervosas

O nervo periférico é formado por axônios e as suas bainhas. O axônio é o prolongamento da célula nervosa que se localiza na corda espinal. O nervo periférico é envolto pelo epinervo, que é feito de tecido conectivo na sua camada externa e septos que penetram entre os fascículos. A bainha de mielina, formada pelo enovelamento citoplasmático da célula de Schwann no axônio, é interrompida de tempos em tempos. Estes espaços amielínicos são chamados de nódulos de Ranvier. A mielina é dielétrica e a condução de estímulos é saltatória – de um nódulo de Ranvier a outro.

Quando se estabelece uma interrupção no segmento axonal, o único compromisso do neurônio é restabelecer a continuidade perdida pelo trauma. Várias mudanças ocorrem nesta célula. Existe o desaparecimento dos corpúsculos de Nissl e a interrupção da produção de neurotransmissores que, nesta situação, são completamente dispensáveis.

O neurônio aumenta de tamanho e migra o núcleo para periferia. Aos poucos existe a formação de uma série de pseudópodos no coto distal do axônio. Na porção distal à lesão, os fenômenos aí encontrados são diferen-

937

tes. A mielina é totalmente fragmentada e fagocitada pelas células de Schwann e pelos macrófagos.

As células de Schwann se multiplicam e talvez esta seja a razão de encontrarmos muito mais mielinização do que se poderia esperar. Na verdade, o axônio proximal emite pseudópodos, sendo que cada um deles deverá ser mielinizado. Como o número de pseudópodos é maior que o axônio que os produziu, a natureza providenciou mais células de Schwann para mielinizar o maior número de novos prolongamentos axonais.

Os axônios originados do coto axonal proximal são mais finos e a bainha de mielina formada ao redor deles apresenta uma quantidade maior de nódulos. Isto talvez explique porque a velocidade de transmissão de estímulos seja mais demorada nos nervos recuperados. Ele tem que saltar por uma quantidade muito maior de pontos amielínicos.

As placas motoras desaparecem com o tempo e somente a última célula de Schwann marca o lugar. Os corpúsculos sensitivos mantêm as suas células específicas aguardando a chegada do axônio correspondente.

Os axônios em brotamento iniciam a sua busca pelo coto distal. São devidamente atraídos por fatores neurotróficos. Quanto maior for a distância entre os cotos, menos atração haverá. Intervalos entre os cotos, conhecido como gaps, de mais de 2 cm, praticamente impossibilitam que os axônios do coto proximal alcancem o coto distal. Os fatores de crescimento (fatores neurotróficos) são abundantes durante a fase jovem do indivíduo, decaindo na idade mais avançada, no entanto aumentam quando uma lesão nervosa atinge o seu pico, em 2 semanas.

Exame Físico do Paciente com Lesão do PB

O exame físico tem início pela observação do paciente, posto de costas. Observa-se a simetria dos ombros, o posicionamento da escápula e a visualização mais evidente da espinha da escápula, no lado onde se localiza a lesão. Neste momento já é possível elaborar algumas conclusões das estruturas do PB envolvidas. Por exemplo, a queda do ombro implica na suspeição de uma lesão do nervo acessório ou espinal. Este, como se sabe, não é componente do PB. Esta situação evidencia uma lesão da inervação mais alta. Este quadro é conhecido como o sinal da "bailarina balinense". A perda do contorno do ombro faz o diagnóstico do envolvimento do nervo axilar, com a consequente perda da abdução. A visualização mais evidente da espinha da escápula revela uma diminuição do volume dos músculos infra e supraespinhosos. Neste caso, o nervo supraescapular está comprometido, impedindo a abdução do membro superior. Este nervo, como já descrito, é o único ramo que emerge do tronco superior e denota o envolvimento das raízes C5 e C6. A visualização da ponta da escápula para fora do tronco, conhecida como "escápula alada", informa o envolvimento do nervo torácico longo, que é ramo das raízes de C5, C6 e C7 (Figura 71.4).

Ao examinar o paciente pelas costas, também é possível observar o aspecto da sua mão. Muitas vezes se observa a mão voltada para trás. Esta posição indica um comprometimento dos músculos que fazem a rotação externa do membro superior (Figura 71.5).

Após a observação detalhada dos aspectos descritos, o paciente é estimulado a elevar os ombros. Mais uma vez aqui se pode observar a função dos músculos trapézio de ambos os lados e comparar a função e força de cada um. Em sequência, ordenamos ao paciente que coloque os dois ombros para trás. Neste momento é possível observar o movimento e a função da musculatura dos romboides e paravertebrais. A escápula alada é bem observada quando o paciente coloca os ombros para frente.

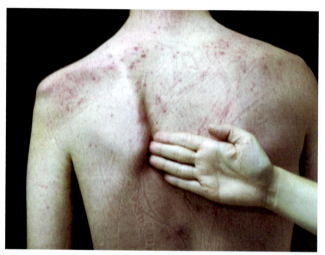

FIGURA 71.4 – Escápula alada.

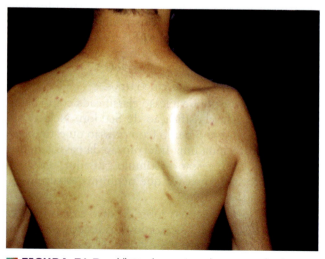

FIGURA 71.5 – Vista de costas de um paciente com lesão alta do PB.

CAPÍTULO 71 – LESÕES DO PLEXO BRAQUIAL E SUAS CONSEQUÊNCIAS

Seguindo o exame, o paciente deve tentar elevar os braços (abdução). A perda deste movimento, somada com a evidência da visualização da espinha da escápula e a perda do contorno do ombro, faz o diagnóstico do comprometimento das raízes superiores do PB, também conhecido como paralisia de Erb-Duchenne.

A seguir, o examinador deve se posicionar na frente do paciente. A observação da face do paciente pode mostrar uma pálpebra diferente da outra. Há que se tentar evidenciar o sinal de Horner ou Horn ou, ainda, Claude Bernard Horner. Este sinal é indicativo de gravidade da lesão, uma vez que raízes inferiores a T1 podem estar comprometidas (Figura 71.6). É importante salientar que este sinal não mantém as mesmas características durante a evolução da lesão do PB. Ele pode ser mais evidente nas fases mais iniciais, regredindo depois. O desaparecimento ou a diminuição da evidência do sinal de Horner não indicam que o paciente esteja experimentando alguma melhora. É importante que se questione o paciente e os seus familiares sobre a evolução dos "problemas com o olho".

em alguns casos, ser efetuado pelo músculo braquius radialis, que é inervado pelo nervo radial, ramo do fascículo posterior, e que não tem relação com o nervo musculocutâneo.

Dando seguimento ao exame físico, o membro superior é afastado do tronco e o paciente é estimulado a trazê-lo de volta, contra a resistência. Com a mão, pode-se constatar a função do músculo peitoral e do latíssimo do dorso, este último dependente da integridade do fascículo posterior.

A mão é objeto de um exame físico cuidadoso. O paciente deve ser estimulado a movimentar a mão em todos os sentidos e direções. Como a função da mão é responsabilidade dos nervos dependentes das raízes inferiores do PB, a observação atenta pode levar ao diagnóstico da localização específica da região atingida. A perda da função da mão leva à localização da lesão no PB nas raízes inferiores. Este tipo de lesão é conhecido como lesão de Degerinne-Klumpke.

O paciente pode também não apresentar nenhum tipo de movimento em qualquer um dos músculos da cintura escapular e do membro superior. A lesão, nestes casos, é total e indica o comprometimento de todas as raízes do PB (Figura 71.7).

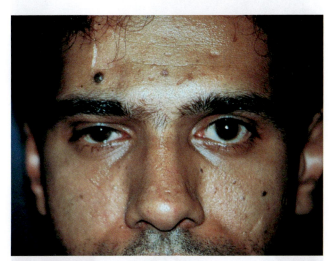

FIGURA 71.6 – Sinal de Horner.

A observação segue com a identificação do aspecto do músculo peitoral maior e o posicionamento do membro superior. O músculo peitoral maior, com uma massa menor que a do lado sadio, indica o comprometimento dos ramos fasciculares que o inervam. Neste momento, a observação do membro superior é importante porque pode denotar o comprometimento da musculatura que faz a rotação externa. A perda da rotação externa leva a um sinal conhecido como a "mão do garçom", que fica voltada para trás na esperança de obter uma gorjeta ou propina.

O paciente deve então tentar fletir o cotovelo. A impossibilidade desta ação indica o comprometimento do bíceps, inervado pelo nervo musculocutâneo, que é suprido por axônios que vêm de C5 e C6. Neste momento há que se lembrar de que este movimento também pode,

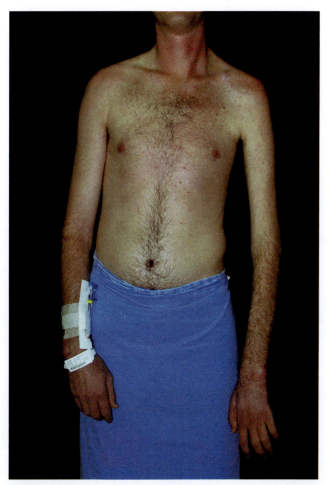

FIGURA 71.7 – Paralisia total de PB.

939

Avaliação por Imagem

Para a investigação das lesões do PB faz-se necessária a solicitação de alguns exames que podem auxiliar no diagnóstico, sobretudo nas avulsões radiculares.

Os raios X de tórax têm um relevante papel no diagnóstico da lesão do nervo frênico. É possível se ver com clareza a elevação de uma das hemicúpulas diafragmáticas caso este nervo tenha sido traumatizado (Figura 71.8).

A mielografia é bastante útil para visualizar as raízes e, frequentemente, nos casos de avulsão radicular, é possível observar as meningoceles produzidas. A mielotac (mielografia com tomografia axial computadorizada), quando realizada com um equipamento adequado, faz o diagnóstico com bastante clareza do envolvimento ou não das raízes, podendo localizar uma lesão pré ou pós-ganglionar (Figura 71.9).

A ressonância magnética pode substituir a mielografia e a mielotac, porém necessita de um aparelho com uma grande definição, além de ser um exame ainda bastante caro (Figura 71.10).

Eletroneuromiografia

A eletroneuromiografia (ENMG) tem a sua indicação para a verificação do quadro muscular. Geralmente é solicitada em algumas circunstâncias, como veremos mais adiante.

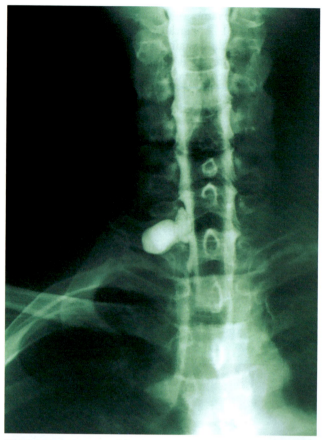

FIGURA 71.9 – Meningocele evidenciando a avulsão radicular.

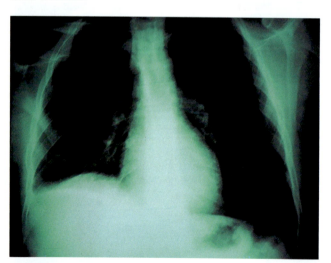

FIGURA 71.8 – Raios X de tórax mostrando a elevação da hemicúpula diafragmática.

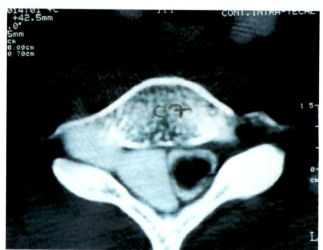

FIGURA 71.10 – Ressonância magnética mostrando a avulsão de uma raiz do PB.

Conduta nas Lesões do PB

Como toda a lesão envolvendo nervos periféricos é fechada, a conduta deve ser cautelosa e expectante. O conhecimento dos diversos graus de acometimento que uma estrutura nervosa pode experimentar leva a esta conduta.

A única indicação de se reparar um PB traumatizado na emergência seria a lesão causada por um instrumento cortante, como são os ferimentos causados pela agressão com "arma branca". Entretanto, esta conduta esbarra num outro conceito que deve ser respeitado, o de que uma estrutura nervosa traumatizada somente deverá ser reparada quando houver uma equipe cirúrgica habilitada a reparar este tipo de lesão; que tenha habilidade e treinamento microcirúrgico com material adequado e material de magnificação à disposição. Fora isto, nenhuma equipe está autorizada a tentar reparar uma estrutura nervosa danificada pelo trauma, sobretudo no PB. Caso não haja a satisfação destes requisitos, o atendimento deve ficar limitado a um diagnóstico preciso da lesão e à sutura do ferimento, para posterior encaminhamento a uma equipe capaz de reparar a lesão.

Quando o cirurgião se depara pela primeira vez com um paciente apresentando uma lesão do PB, ele deve fazer um exame físico detalhado e observar todo o estado da musculatura envolvida. Deve classificar o estado muscular de acordo com a determinação do British Medical Research Council.

Logo a seguir, recomenda-se que o paciente utilize uma tipoia adequada e inicie um dedicado programa de fisioterapia. O paciente é orientado a passar por nova avaliação dentro de um período de tempo entre 60 e 90 dias.

A nova avaliação deve se concentrar nas condições musculares e nos territórios de sensibilidade.

A princípio, duas situações podem ser evidenciadas. Ou o paciente apresenta uma melhora, ou não. A situação de melhora pode ainda ser dividida em três tipos:

- RCU *(recuperação cronológica uniforme)*: aqui o paciente apresenta uma melhora das condições musculares de proximal para distal, dentro de um tempo aceitável;
- RCNU *(recuperação cronológica não uniforme)*: dentro deste grupo estão os pacientes que apresentam uma melhora das condições musculares dentro de uma cronologia aceitável, porém os músculos distais (do antebraço e mão) recuperam e os proximais (cintura escapular, ombro e braço) não;
- RD *(recuperação dissociada)*: neste grupo existe uma situação de músculos que se recuperam e, mesmo com a atividade de um só nervo, outros não. Existe uma dissociação entre a recuperação sensitiva e a motora.

Para cada uma das situações descritas existe uma conduta:

- na RCU, nada se faz e nenhum exame é solicitado. Mantém-se o paciente em terapia ocupacional com o uso da tipoia. Novas avaliações deverão ser realizadas com um intervalo de 60 dias, aproximadamente;
- a RCNU induz o diagnóstico de avulsão de raízes. O paciente deve ser submetido a uma rotina de exames e levado à cirurgia. Os exames solicitados são a mielografia, mielotac, raios X de tórax e eletromiografia. Pode ser também solicitada a ressonância magnética (RM). Este último pode substituir a mielografia e a mielotac, desde que o aparelho tenha ótima sensibilidade. A eletromiografia deve se deter nas condições dos músculos envolvidos;
- a RD geralmente leva a uma situação de contemplação.

Com a evidência de que não houve nenhuma recuperação, a investigação deve ser semelhante à da RCNU. Para melhor compreensão desta conduta foi construído o gráfico da **Figura 71.11**.

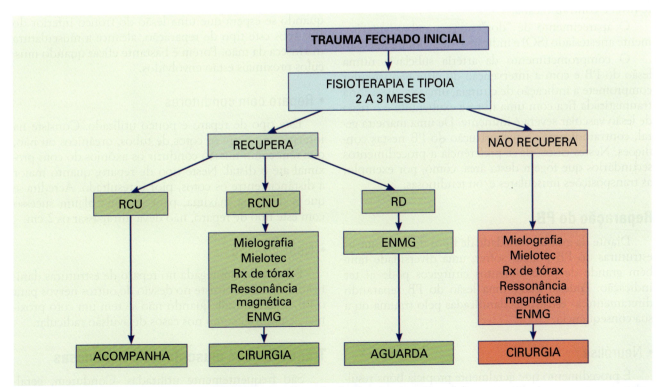

FIGURA 71.11 – Representação gráfica do algoritmo das lesões do plexo braquial.

Sinais de gravidade da lesão do PB

Alguns sinais observados na anamnese e no exame físico de um paciente portador de uma lesão do PB podem levar o examinador a evidenciar a gravidade e a extensão do trauma sofrido, bem como prever o prognóstico.

A paralisia do músculo trapézio é observada quando o ombro não se eleva. Denota um sinal conhecido como o da "bailarina balinense". Pode ser analisado como um comprometimento severo do PB, uma vez que até raízes superiores a dele estão comprometidas.

A "escápula alada", observada em muitos pacientes com lesão do PB, evidencia o comprometimento do nervo torácico longo que inerva o músculo serratil anterior. Este nervo é formado por ramos nervosos que emergem das raízes de C5, C6 e C7. Evidencia uma lesão muito proximal destas raízes. Na maioria das vezes, impede o reparo destas estruturas da maneira convencional, reparo terminoterminal (T-T). Podem ser consideradas, em termos de conduta terapêutica, como uma avulsão radicular.

A elevação da hemicúpula diafragmática, imagem observada nos raios X de tórax, diagnostica o envolvimento do nervo frênico. Como se sabe, ele é formado por raízes superiores ao do PB e passa muito próximo da raiz de C5. Este tipo de achado pode levar à suspeição de avulsão radicular.

O envolvimento da mão juntamente com a observação do sinal de Horner é considerado como provável avulsão radicular baixa, envolvendo C8 e T1. Nos adultos, o prognóstico é sombrio, uma vez que a cirurgia neste nível é contraindicada.

O aparecimento de "dor" num membro anteriormente anestesiado (SO) é indicativo de avulsão radicular.

O comprometimento da artéria subclávia numa lesão do PB e com a intervenção do cirurgião vascular compromete a indicação de cirurgia, uma vez que a zona traumatizada fica com uma fibrose exuberante e o risco de lesão vascular severa é iminente. De uma maneira geral, contraindicamos a reconstrução do PB nestas condições. Nestes casos, dá-se preferência a procedimentos secundários que fogem desta área, como, por exemplo, as transposições musculares e/ou tendinosas.

Reparação do PB

Diante da grande variedade de tipos de lesão que as estruturas do PB podem sofrer, uma diversidade também grande de procedimentos cirúrgicos pode aí ter indicação. Pode-se tratar uma lesão do PB reparando diretamente as estruturas danificadas pelo trauma ou a sua consequência.

- Neurólise

É procedimento que geralmente propicia bons resultados. As estruturas do PB não estão lesadas, apenas comprimidas por fibrose local. Consiste em remover o tecido cicatricial que envolve as estruturas nervosas que compõem o PB. Este procedimento geralmente é realizado das raízes aos nervos terminais. Deve ser acompanhado de eletroestimulação. Caso após a neurólise do PB seja possível reconhecer a contração muscular através da eletroestimulação, o resultado final tende a ser bastante bom.

- Reparo direto

É o procedimento no qual se repara cotos nervosos seccionados. Este procedimento pode ser realizado em qualquer das estruturas do PB, desde que a aproximação entre os cotos se faça sem nenhuma tensão. Após a ressecção do neuroma e do glioma, geralmente existe um afastamento entre os cotos, o que dificulta e muitas vezes impossibilita este tipo de reparação.

- Reparo com enxerto de nervo

É utilizado quando existe um coto proximal viável, com axônios. A interposição de um enxerto de nervo entre os cotos, para que a tensão seja nula, é o procedimento de rotina neste tipo de reparação. Os fascículos devem ser alinhados da melhor maneira possível. Geralmente é utilizado um fio de náilon monofilamentar de número 8-0 ou 9-0. Atualmente se pode usar, junto com a sutura, cola de fibrina. O resultado deste tipo de procedimento está na dependência da distância entre a lesão e os músculos a serem reinervados. Sabe-se que quanto maior for esta distância, mais tempo os axônios levarão para atingir os músculos envolvidos e maior será a degeneração muscular encontrada. Este procedimento é inútil quando se espera que uma lesão do tronco inferior do PB, após este tipo de reparação, alcance a musculatura intrínseca da mão. Porém é bastante eficaz quando músculos proximais estão envolvidos.

- Reparo com condutores

Este tipo de reparo é pouco utilizado. Consiste na interposição entre os cotos de tubos, orgânicos ou não, que têm como missão conduzir os axônios do coto proximal até o distal. Neste tipo de reparo, quanto maior a distância entre os cotos, pior o resultado. Acredita-se que a distância máxima, para se obter algum sucesso com este tipo de reparo, não deva ultrapassar os 2 cm.

- Neurotização

É bastante empregada no reparo de estruturas danificadas do PB. Consiste no desvio de outros nervos para o PB. Está indicada quando não se tem um coto proximal disponível, como nos casos de avulsão radicular.

Transposições musculares e tendinosas

São frequentemente utilizadas. Conduzem, geralmente, a um resultado funcional bastante bom. Vários são os músculos e os tendões que, quando disponíveis, podem ser utilizados. Quando não se dispõe de músculos para uma rotação ou transposição local, podem-se transferir, com microcirurgia, unidades musculares de outras partes do corpo para substituir um músculo que, pelo tempo de lesão, não seja mais viável. É o caso da transferência do músculo grácil para substituir o bíceps. Nestes casos, além de se providenciar a vascularização da unidade transferida, há que se buscar algum tipo de inervação para que o músculo tenha capacidade de contração no seu novo local, com a sua nova função.

Osteotomias rotatórias e artrodeses

São geralmente utilizadas para estabilizar articulações. A fratura do úmero com rotação externa substitui os músculos rotadores externos, que têm como missão rotar o membro superior e colocar a mão com a região palmar para cima.

Tipos de Lesões mais Frequentes e Tratamento

Para a abordagem das estruturas do PB utiliza-se uma incisão que desce pela borda posterior do músculo esternocleidomastóideo até a clavícula. Segue-se por sobre ela até o sulco deltopeitoral; pode-se ainda continuar pela face interna do braço, se assim for necessário. A dissecção deve ser cuidadosa devido à proximidade de vasos calibrosos. Após encontrar o músculo omo-hióideo, encontramos, bem abaixo deste, as raízes superiores e o tronco superior do PB. C7 pode ser também visualizado neste momento. C8 e T1 podem ser visualizados continuando a dissecção inferiormente. No nível clavicular, encontramos as divisões e os fascículos. A clavícula pode ser seccionada para permitir uma melhor qualidade de reparação neste nível. Abaixo dela, para se encontrar os demais ramos do PB, há que se seccionar os músculos peitoral maior e menor. O PB nesta região encontra-se junto com a artéria subclávia e depois com a axilar.

Avulsão de C5-C6

É bastante frequente em nosso meio. Como não existe a disponibilidade do coto proximal da estrutura traumatizada, o procedimento de escolha é a neurotização. Para se conseguir a abdução do membro superior, realiza-se uma sutura terminoterminal entre a parte distal do nervo acessório com o nervo supraescapular (Figura 71.12). Estas estruturas são facilmente encontradas na região supraclavicular. Não há necessidade de enxertia nervosa, uma vez que elas se encontram com facilidade e o reparo pode ser realizado sem nenhuma tensão. O movimento de abdução conquistado com este reparo não é maior do que 30° em relação ao tronco, mas é bastante útil porque os rotadores externos são perdidos neste tipo de lesão.

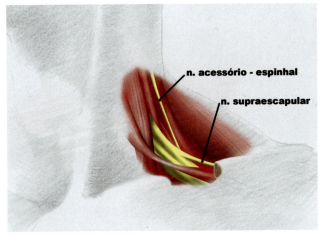
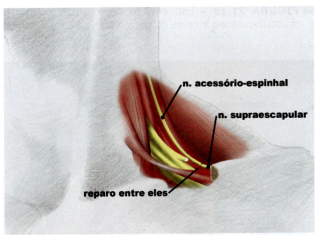

FIGURA 71.12 – Neurotização do nervo supraescapular através do nervo acessório ou espinal.

Outro movimento perdido e que deve ser recuperado é a flexão do cotovelo. Existem vários tipos de tratamento para a recuperação deste movimento. Quando as raízes baixas são poupadas e os músculos do antebraço e mão estão preservados, dá-se preferência pela neurotização entre o nervo ulnar e o nervo musculocutâneo (Figura 71.13). Inicialmente sugerido por Oberlin, este tipo de reparo é bastante bem-sucedido e traz uma boa recuperação da flexão do cotovelo. Franciosi e cols., seguindo a ideia de Oberlin, realizaram este reparo em situação terminolateral, com os mesmos resultados. Podem ser comparados os dois procedimentos constatando que a sutura terminolateral é mais fácil de ser realizada e não se faz necessário seccionar fascículos de um nervo íntegro. Realiza-se uma incisão reta na borda inferior do bíceps. Através dela se localizam os nervos musculocutâneo e ulnar. Isolam-se estas duas estruturas. Secciona-se proximalmente o nervo musculocutâneo e coloca-se o coto distal numa situação terminolateral com o nervo ulnar. Sob magnificação, retira-se uma janela de epinervo do nervo ulnar. O passo seguinte consiste em suturar o coto distal do nervo musculocutâneo aos fascículos do nervo ulnar (Figuras 71.14 e 71.15).

PARTE 7 – RECONSTRUÇÃO DO TRONCO E MEMBROS

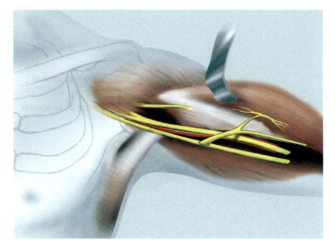

FIGURA 71.13 – Esquema da neurotização do nervo musculocutâneo através do nervo ulnar.

Quando não se pode utilizar o nervo ulnar para tratar este tipo de lesão do PB, a segunda opção são os nervos intercostais, através de uma incisão na borda anterior do músculo latíssimo do dorso, localizando-se pelo menos dois nervos intercostais que são seccionados (Figura 71.16).

Através de enxertos de nervo (sural) se conectam os nervos intercostais ao ramo motor do nervo musculocutâneo (Figura 71.17). Caso o músculo bíceps não tenha mais condições de ser reinervado, pelo tempo de paralisia, transfere-se o músculo latíssimo do dorso, quando poupado pela lesão do PB (Figuras 71.18 e 71.19), ou então se realiza uma transposição através de técnica microcirúrgica (Figura 71.20). Dá-se preferência para o latíssimo do dorso para homens e o grácil para mulheres e crianças. O músculo transposto pode ser reinervado pelos intercostais ou pelo nervo ulnar, como já descrito.

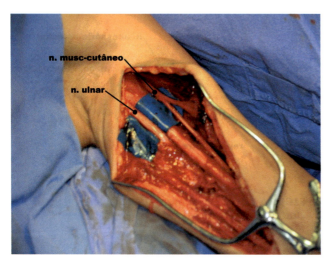
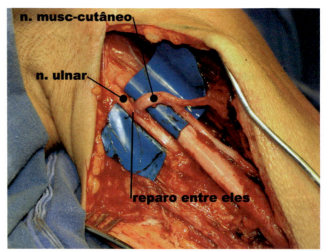

FIGURA 71.14 – Situação transoperatória do reparo entre o nervo ulnar e o musculocutâneo.

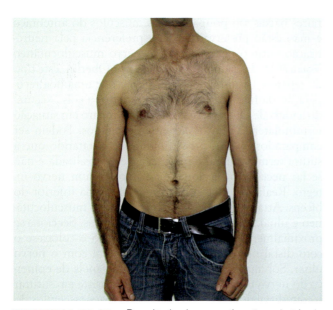
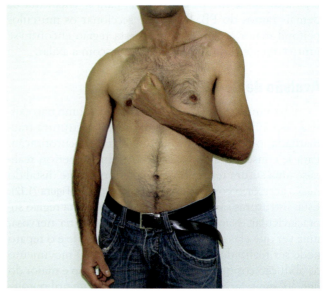

FIGURA 71.15 – Resultado da neurotização pela técnica do autor.

CAPÍTULO 71 – LESÕES DO PLEXO BRAQUIAL E SUAS CONSEQUÊNCIAS

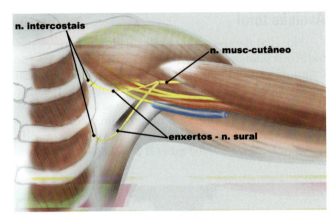

FIGURA 71.16 – Esquema da neurotização do nervo musculocutâneo através dos nervos intercostais.

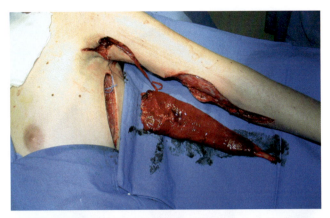

FIGURA 71.18 – Transposição do músculo latíssimo do dorso para a substituição do músculo bíceps em paralisia do PB total – sem microcirurgia.

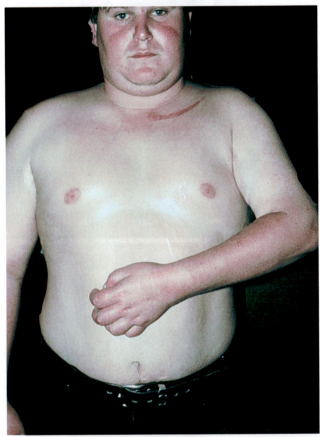

FIGURA 71.17 – Resultado da neurotização do nervo musculocutâneo com os intercostais.

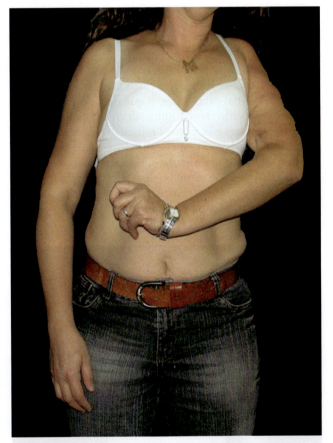

FIGURA 71.19 – Resultado pós-operatório.

PARTE 7 – RECONSTRUÇÃO DO TRONCO E MEMBROS

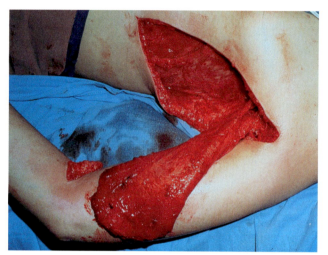

FIGURA 71.20 – Transoperatório da transposição do músculo latíssimo do dorso por microcirurgia e com neurotização pelos nervos intercostais.

Avulsão de C8-T1

É menos frequente que a avulsão alta das raízes do PB, mas é bastante usual. Nos casos mais severos é acompanhada do sinal de Horner, o que deixa o prognóstico bastante reservado. Nos adultos, devido à grande distância entre as raízes e os pontos musculares alvos, o reparo deste tipo de avulsão não é realizado. Nos casos em que exista ainda alguma musculatura do antebraço com contração efetiva, pode-se pensar em alguma transposição muscular ou tendinosa. Estas transposições têm a intenção de reconstruir uma pinça primária.

Avulsão total

Nos dias de hoje, com a velocidade com que os motoqueiros pilotam as suas motos, este tipo de quadro não é raro. É assustadoramente frequente. Podem-se realizar neurotizações para conquistar uma abdução do membro superior e a flexão do antebraço. Usa-se o nervo acessório ou espinal em sutura terminoterminal com o nervo supraescapular e os intercostais com o ramo motor do nervo musculocutâneo (Figuras 71.21 a 71.23).

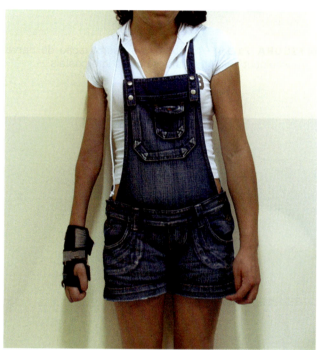

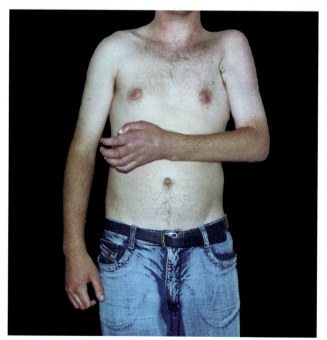

FIGURA 71.21 – Pós-operatório da transposição do músculo latíssimo do dorso para substituição do bíceps com neurotização intercostal.

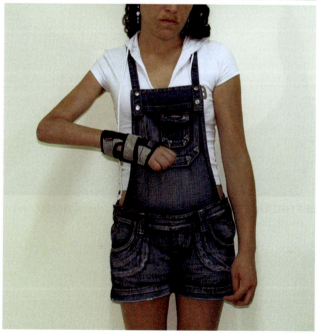

FIGURA 71.22 – Pós-operatório da transposição microcirúrgica do músculo grácil para a substituição do bíceps com neurotização intercostal.

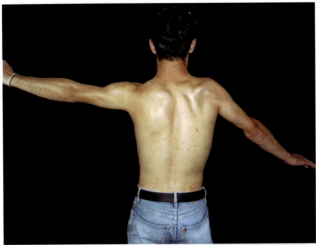
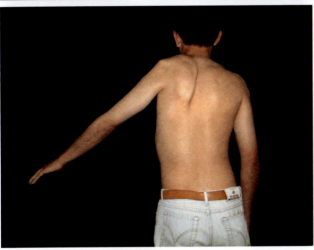

FIGURA 71.23 – Resultado da neurotização da musculatura escapular com a neurotização do nervo supraescapular pelo nervo acessório ou espinal.

Neuroplasticidade

Como pode ser visto, o tratamento das lesões do PB muito frequentemente consiste em neurotizações e transferências musculares ou tendinosas. O paciente necessita comandar o músculo neurotizado de uma forma diferente do que fazia antes. Por exemplo, quando se neurotiza o bíceps com nervos intercostais, o paciente tem que inspirar profundamente para que o bíceps se contraia. Depois de algum tempo existe o aprendizado deste novo estímulo e o paciente não necessita mais realizar a inspiração profunda para contraí-lo.

Quando se transfere um músculo, o processo é o mesmo. Modernamente, tem-se desviado estas rotas de aprendizado mesmo antes do procedimento de neurotização ou transferências musculares. O resultado é bastante satisfatório porque o aprendizado vem antes da cirurgia. Por exemplo, quando se realiza o reparo entre o nervo ulnar e o musculocutâneo, no nervo ulnar, através da eletroestimulação transoperatória se busca o fascículo que mais fibras possui para o músculo flexor ulnar do carpo. Quando o paciente utiliza este músculo para fletir o punho, agora deverá fazê-lo para fletir o cotovelo. Este aprendizado é realizado antes da cirurgia. O mesmo se faz com qualquer neurotização ou transferência muscular, não só nas lesões do PB, como também em qualquer outro tipo de paralisia.

Agradecimentos: os meus agradecimentos ao amigo e colega Dr. Fernando Koboldt, pelos excelentes desenhos que ilustraram este trabalho, e também à minha filha Ana Paula, pela sua ajuda na confecção de gráficos e arranjo final do texto.

Bibliografia Consultada

- Alnot Y. Personal communication at the 1st Congress of the International Confederation of the Societies for Surgery of the Hand. Rotterdam, May 15-18,1980.
- Brunelli G. Neurotization of the avulsed roots of the brachial plexus by means of anterior nerves of the cervical plexus. Int J Microsurg. 1980;2:44-58.
- Celli L, Bonola A. Intercostal nerve transplant in brachial plexus lesion with tearing of the nerve root. Surgical techinique. Proceedings of the 13th Congress of the Société Internationale de Chirurgie Orthopédique et Traumatologique. Copenhagen, july 6-11,1975.
- Celli L. Conference at the Giornate Internazionale di chirurgia. Taranto, Italy, june 8-10,1978.
- Clark JPM. Reconstruction of the biceps brachii by pectoralis muscle transplantation. Br J Surg. 1946;34:180.
- Franciosi LF, Modestti C, Mueller SF. Neurotization of the biceps muscle by end-to-side neurorraphy between ulnar and musculocutaneous nerves. Ann Chir Main (Ann Hand Surg). 1998;17(4):362-367.
- Kotani PT, Matsuda H, Suzuki T. Trial surgical procedures of nerve transfer-to-avulsion injuries of plexus brachialis. Abstracts of the 12th Congress of the Société Internationale de Chirurgie Orthopédique et Traumatologique. Israel, Octuber 9-13,1972.
- Kotani PT, Toyoshima ¥, Matsuda H, Suzuki T, Isshikazi Y, Iwani H, et al. The postoperative results of the nerve transfer of the brachial plexus injuries with root avulsion. Proceedings of the 14th Annual Meeting of the Japonese Society for Surgery of the hand. Osaka, 1971.
- Merle d'Aubigné RM. Personal communication at the Symposium über ausgeählte Probleme d. Plastischen u, Rekonstruktiven Chirurgie. Vienna, November 16-17,1976.
- Narakas V Personal communication at the lst Congress of the International Confederation of the Society of the Hand. Rotterdam, May 15-18,1980.
- Oberlin C, Béal D, Leechavenguongs S. Nerve transfer to biceps muscle using a part of ulnar nerve for C5-C6 avulsion of the brachial plexus anatomical study and report of four cases. J Hand Surg (Am). 1994;19:232-237.
- Robotti E, Longhi P, Verna G, Bocchiotti G. Brachial plexus surgery. An historical perspective. Hand Clinics. 1995;11(4).
- Seddon Hf. Surgical disorders of the peripheral nerves. lst ed. Edinburgh: Churchill Livingstone; 1972.

- Seddon HJ. Surgical disorders of the peripheral nerves. 2nd ed. Edinburgh: Churchill Livingstone; 1975. p. 194.
- Seddon HJ. Personal communication at the 10th Congress of the Société Internationale de Chirurgie Orthopédic et Traumatologique. Paris, Setember 4-9, 1966.
- Tsuyama N, Sakaguchi RT, Hara T, Kondo S, Kaminuma M, Ijichi M et al. Reconstructive Surgery in brachial plexus injuries. Proceedings of the llth Annual Meeting of the Japonese Society for Surgery of the hand, Hiroshima, 1968.

capítulo 72

Compressões Nervosas no Membro Superior

AUTOR: **Rui Ferreira**
Coautor: **Gizelly Veríssimo, Renata Leal e Rodrigo Leite Ferreira**

Introdução

As síndromes compressivas do membro superior ocupam uma parte importante das doenças nervosas. Vários nervos podem sofrer compressão durante os seus percursos do forame intervertebral até a mão. Os nervos passam por vários compartimentos anatômicos, onde existem espaços reduzidos, podendo, assim, ser comprimidos nestes canais, pelo desequilíbrio da relação conteúdo/continente. Qualquer fator que modifique essa relação leva ao risco de compressão aos nervos, caracterizando síndromes compressivas.

Nos EUA, as compressões nervosas são tratadas como um problema de saúde pública, pois afetam pessoas de várias idades e diferentes profissões: trabalhadores de linha de montagem, executivos, utilizadores de teclado, atletas, músicos e donas de casa.

Não se conhece, nem foi ainda documentada, a taxa de prevalência das compressões nervosas na população em geral. Sabe-se que é uma das causas mais comuns de consulta aos cirurgiões de mão. O aumento da prevalência pode ser atribuído ao melhor conhecimento da doença, do diagnóstico e do tratamento. Sobretudo, porque são notificadas e reconhecidas como acidentes de trabalho.

Kelsey,[5] em 1980, fez uma comunicação que, apesar de não ser específica para compressões nervosas, é considerada a primeira tentativa de usar dados nacionais para descrever o problema nos EUA. Os principais achados, por ano, foram: 16.000.000 de pacientes têm uma dispensa do trabalho ou uma consulta com especialista de mão; as lesões são do sistema musculoesquelético e do sistema nervoso, afetam 2/3 dos trabalhadores e são responsáveis por 500.000 hospitalizações, 6.000.000 de consultas de urgência e 12.000.000 de consultas a especialistas.

Kelsey,[5] em 1992, fez um segundo comunicado baseado apenas em problemas de compressão nervosa. Os principais achados foram: 2.699.602 consultas, representando 12,5% do total, sendo que 90% era de compressão do nervo mediano e 8% de compressão de outros nervos. Desses pacientes, 2.341.790 foram operados, representando 86,7% das consultas e 32,8% do total das cirurgias. Desses procedimentos cirúrgicos, 2.186.811 (86,7%) foram para descompressão do canal carpiano e 154.979 (6,6%) para outras compressões nervosas.

Anatomia

O axônio ou cilindraxe é o prolongamento citoplasmático do neurônio, que se situa no corno anterior da medula espinal para os motores e no corno posterior para os sensitivos. Esses axônios, motores e sensitivos, formarão os gânglios espinais e os nervos raquidianos (Figura 72.1).

Os axônios, de diâmetros de 8 a 20 μm, estendem-se até a placa motora ou a um complexo receptor sensitivo. A sua membrana é envolvida por uma bainha de mielina formada por células de Schwann dispostas em segmentos separados por uma pequena zona sem bainha, o nó de Ranvier. Vários axônios se agrupam em um fascículo nervoso, envolto pelo endoneuro. O perinervo envolve um grupo de fascículos, formando o nervo.

Os axônios são classificados em três grupos: *Grupo A*, subdividido em alfa (α); beta (β) e delta (Δ); *Grupo B* e

PARTE 7 – RECONSTRUÇÃO DO TRONCO E MEMBROS

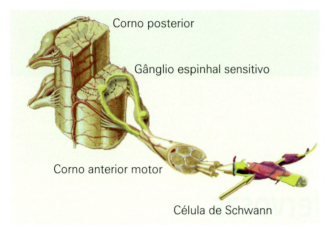

FIGURA 72.1 – Esquema da anatomia do nervo periférico.

Os nervos periféricos dos membros superiores são o resultado das divisões do plexo braquial, formando das raízes de C5 a D1, podendo haver participação de C4 e de D2, chamados de pré e pós-fixados, respectivamente. O tronco superior é formado pela junção de C5 e C6, o tronco médio, por C7, e o inferior pela junção de C8 e D1. O tronco superior dá origem ao nervo supraescapular, no ponto de Erb, (junção de C5 e C6) ao nervo musculocutâneo e à raiz interna do nervo mediano. O tronco médio dá origem ao axilar ou circunflexo e ao radial, juntamente com ramificações posteriores de todas as raízes. Do tronco inferior originam-se a raiz interna do nervo mediano, o nervo ulnar e os nervos sensitivos cutâneo braquial e acessório (Figura 72.2).

Compressão Nervosa

Lewis, Pickering e Rothschild,[5] em 1931, pioneiramente, produziram paralisia reversível e anestesia do membro superior em voluntários humanos, com um garrote pneumático inflado acima da pressão sistólica. Antes de liberar esse garrote, um outro, mais proximal, era colocado e inflado com a mesma pressão. Mesmo com o primeiro garrote solto a paralisia e anestesia permaneciam. Aceita-se que é a isquemia e não a pressão mecânica a responsável pelos sintomas da compressão nervosa.

Quando um nervo é submetido a um trauma, irritação mecânica ou compressão, há a formação de ede-

Grupo C. Os axônios do *Grupo A* são os mais largos, chegando a medir 20 µm, e os do *Grupo C* os mais finos, de até 1 µm. Nesse sentido, quanto mais largo for o axônio, mais rápido conduzirá o estímulo e menor será o limiar de estímulo elétrico.

Os axônios do *Grupo A* (α e β) são responsáveis pelo toque-pressão e posição-movimento. Os deltas (Δ) conduzem a dor da picada, o frio, calor e a pressão profunda. Qualquer grupo de axônios pode transmitir um estímulo idêntico de maneira diferente, determinando respostas diversas. A frequência e a sequência de respostas aos impulsos são determinadas pelos receptores periféricos.

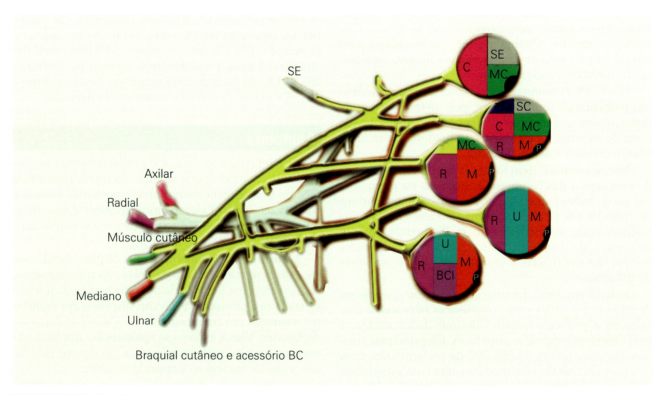

FIGURA 72.2 – Esquema do plexo braquial com seus nervos terminais e ramos anteriores e posteriores.

ma no perineuro mas, pela proteção da bainha, este edema não penetra no fascículo.[5] A grande distância do corpo celular até a placa motora ou terminal sensitivo faz com que o transporte das substâncias na célula nervosa seja especial. O transporte axonal representa um eficiente sistema, energia-dependente, para comunicação entre as diversas partes do neurônio ao longo do axônio. Muitas das substâncias necessárias para a integridade do axônio são sintetizadas no corpo celular e constantemente transportadas (transporte axonal anterógrado). Existe também um transporte axonal no sentido inverso (transporte axonal retrógrado), principalmente para substâncias trópicas e tróficas.[16] Os transportes axonais anterógrado e retrógrado são prejudicados por compressão local, levando a uma mudança no corpo celular, na medula, e modificando o fluxo de informação do nervo. Uma compressão proximal pode aumentar a vulnerabilidade de compressão distal deste nervo, pela parada do fluxo das substâncias no transporte axonal.

A consequência de uma compressão nervosa pode variar desde uma simples parestesia até anestesia permanente, paralisia com subsequente atrofia muscular.

As lesões nervosas, descritas por Seddon e Suderland,[17] podem ser:

- *neuropraxia* – quando uma alta compressão é aplicada a um nervo, pode haver uma parada de condução nervosa, classificada por Seddon de neuropraxia. Sunderland[17] classifica como lesão tipo I. A fisiopatologia é baseada na lesão da bainha de mielina sem lesão do axônio. Esse tipo de lesão pode levar a uma paralisia, entretanto, há uma preservação da sensibilidade, o que é explicado pela manutenção das fibras mais finas.
- *axonotmese (Seddon[17]) ou lesão tipo II de Sunderland[17]* – uma compressão mais violenta pode levar à ruptura de axônios, com preservação do tubo neural (bainha de mielina) e o nervo poderá recuperar sem necessidade de cirurgia.
- *neurotmese (Seddon[17]) ou lesão tipo III a V de Sunderland[17]* – perda de continuidade de algum ou de todos os tecidos conectivos do nervo.
- *endoneuro tipo III, perineuro tipo IV e epineuro tipo V* – representam a lesão completa do nervo e requerem a reparação cirúrgica.

Thomas e Upton,[16] em 1973, propuseram o termo síndrome da dupla compressão, o que explicaria a concomitância de compressões cervicais com compressões distais.

Dahlin,[17] em 1986, propôs a dupla compressão reversa na qual, pelo mesmo processo de distúrbio do fluxo axonal, um nervo comprimido distalmente pode favorecer uma compressão mais proximal.

Síndromes Compressivas no Canal do Carpo

A compressão do nervo mediano, no canal carpiano, é a mais frequente das síndromes compressivas.[7,10,13] Sir James Paget, em 1854, descreveu os sintomas da síndrome do canal carpiano (SCC) num paciente com fratura distal do rádio. Marie e Foix, em 1913, recomendaram a sua descompressão pela secção do ligamento transverso do carpo. Em 1930, Sir James Learmonth realizou a cirurgia pela primeira vez.[17] A incidência homem/mulher para a síndrome do canal carpiano varia de 2:1 a 6,6:1. Bilateralidade ocorre em 58% dos casos. Há dois picos de idade, entre 25 a 30 anos e 40 a 60 anos. O primeiro pico pode ser explicado por problemas ocupacionais e o segundo por fatores hormonais, como menopausa, reposição hormonal e uso de anticonceptivos.[16] Seror,[13] em 1991, mostrou que pacientes com mais de 70 anos são de alto risco para desenvolverem SCC, 60% destes pacientes têm severa compressão, sendo que mais de 95% têm desenervação motora e sensitiva.

As compressões nervosas podem ser idiopáticas ou devidas a causas intrínsecas ou extrínsecas, como trauma fechado ou fraturas. Podem ser causadas por neoplasias como mieloma ou neurofibroma ou, ainda, por lesões que diminuam o espaço dentro do túnel, incluindo cistos sinoviais, lipomas e fibromas. A persistência da artéria mediana também pode estar associada à compressão, assim como músculos aberrantes dentro do canal.

A compressão do nervo mediano é associada a várias doenças: artrite degenerativa, artrite reumatoide, doenças tiroidianas, traumas prévios, diabetes, gravidez, gota, esclerodermia, lúpus sistêmico, doença renal, alcoolismo, mieloma, amiloidose e obesidade.[2,7,10,13,16,20] Seja qual for a causa do aumento de volume no canal do carpo – aumento de conteúdo e o continente sendo inextensível, o nervo sofrerá um processo de compressão.

Anatomia

O canal carpiano é uma estrutura anatômica bem definida na região proximal da mão, que serve de passagem para nove tendões flexores: quatro flexores superficiais e quatro flexores profundos para os dedos longos e o longo flexor do polegar. Assim como, para o nervo mediano que inerva os primeiro e segundo músculos lumbricais, os músculos oponente, curto abdutor e o fascículo superficial do curto flexor do polegar e os nervos colaterais sensitivos do primeiro, segundo, terceiro e metade radial do quarto quirodáctilo. O assoalho é formado pelos ossos do carpo e seu teto, pelo ligamento transverso do carpo (Figuras 72.3 a 72.5).

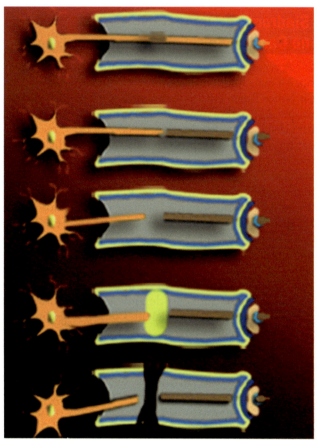

FIGURA 72.3 – Classificação das lesões de Seddon e Sunderland.

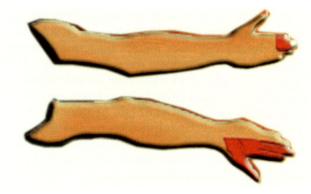

FIGURA 72.4 – Território sensitivo do nervo mediano da mão.

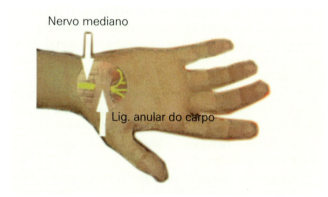

FIGURA 72.5 – Anatomia topográfica do nervo mediano.

Etiologia

• Anatômica

A compressão do nervo mediano no canal carpiano pode ocorrer por diminuição do túnel devida a várias condições: anomalia óssea do carpo, acromegalia, e flexão ou extensão do punho.[2,5,7,1316]

Pode resultar do aumento do conteúdo do túnel devido a várias condições, incluindo: fratura dos ossos do antebraço e do punho, luxações e sub luxações do punho, artrite pós-traumática, variação musculotendinosa, músculos aberrantes (lumbricais e palmar longo), tumores locais (neuroma, lipoma, mieloma múltiplo e cistos sinoviais), artéria mediana persistente (patente ou trombosada), sinóvia hipertrófica e hematoma (hemofilia, trauma, terapia anticoagulante).

• Fisiológica

A síndrome compressiva do túnel do carpo pode ocorrer por uma condição neuropática, incluindo: diabetes *mellitus*; alcoolismo; dupla compressão; e exposição a solventes industriais.

• Inflamatória

Artrite reumatoide, gota, tenossinovite não específica e infecção também podem produzir a síndrome compressiva do canal carpiano.

• Alteração do balanço hídrico

Gravidez, menopausa, eclâmpsia, tireoidismo (hipotireoidismo principalmente), doença renal, hemodiálise; doença de Raynaud, obesidade, lúpus eritematoso, esclerodermia, amiloidose e doença de Paget.[,5,7,1316]

• Causas externas

A utilização persistente de vibradores de uso profissional pode produzir compressão do nervo mediano no nível do canal carpiano.

A pressão continuada e direta na mão sobre a região do canal carpiano também poderá levar a compressão do nervo mediano.[5,713,16]

• Idiopática

Embora todas essas causas possam ser atribuídas a patogenia da compressão do nervo mediano no túnel do carpo, há vários casos de etiologia idiopática, apresentando essa maior frequência em adultos jovens, saudáveis, do sexo feminino entre 40 e 60 anos e normalmente bilateral.[20]

Diagnóstico

• Sinais e sintomas

Dor, dormência, formigamento, irradiação para o ombro e perda de força são sintomas apresentados pelos pacientes. O diagnóstico é essencialmente clínico, baseado na intensidade das queixas do paciente.

Alguns testes e exames são válidos para a confirmação do diagnóstico:
- *Phalen*: flexão volar do punho com desencadeamento de dormência no território do nervo mediano;
- *Tinel*: percussão com choque na área afetada;
- *Thomas*: abdução do polegar com parestesia;
- *ultrassonografia*: é um exame simples que antecede a RNM. Pode verificar a presença de tumorações, aumento do diâmetro do nervo (até 10 mm é considerado normal). Presença de abaulamento dos flexores pela tenossinovite e consequente compressão do mediano;
- *eletroneuromiografia (ENMG)*: pode ser usada como comprovação do diagnóstico, mostrando um retardo da condução nervosa, aumento da latência e uma diminuição da amplitude. É um exame invasivo, examinador-dependente e com taxa de 10% de resultados falso-positivos, estando indicado para os casos duvidosos e para comprovação médico-legal;
- *ressonância nuclear magnética (RNM)*: mostra o túnel do carpo com aumento de volume provocado por tenossinovite ou tumoração, cisto sinovial, por exemplo.

Tratamento

• Conservador

É necessário que o paciente compreenda as causas e a razão para o tratamento conservador. Prescrever uma órtese estática e mandar o paciente voltar dentro de um certo tempo não é suficiente.

A órtese deve ser, de preferência, moldada para cada paciente.

O uso de corticoide é controverso. Green refere 81% de melhora dos sintomas. Elbaz, recentemente, publicou um trabalho comparando o uso de corticoide com outro grupo em que era injetada solução salina, num estudo randomizado e duplo-cego, encontrando nos dois grupos melhora dos sintomas 6 semanas após a injeção. A injeção dentro do nervo pode causar lesão irreparável.

A iontoforese – utilização de corticoide através da pele com aplicação de um campo elétrico é usada com resultados variáveis, assim como outros meios de fisioterapia.

A prescrição de exercícios aeróbicos regulares, tanto para os casos de compressão do nervo mediano quanto para outros problemas relacionados com o trabalho, mostra seu valor, acreditando-se que o aumento da perfusão tecidual com os exercícios seja benéfico.[5,7,13,16,20]

• Cirúrgico

Várias técnicas são usadas, podendo-se dividi-las para efeito didático em fechadas, com o uso de elementos ópticos e abertas. Em comum têm o fato de abrirem o ligamento transverso do carpo, que provocará um aumento de volume com melhor acomodação do nervo.

Abertura endoscópica do túnel do carpo

No início da década de 1990, três cirurgiões independentes, que dominavam as técnicas artroscópicas, desenvolveram três técnicas para abertura do túnel do carpo por endoscopia.
- *Chow*: desenvolveu a técnica e os instrumentos para o que chamou: *The Two-portal endoscopic technique*, desde 1987, e publicou-a em 1989. Usa um portal para introdução da câmara e outro para o bisturi.[5,7,13,16]
- *Okutsu*: publicou sua técnica também em 1989 e no mesmo número da revista.
- *Agee*: em 1992, publicou sua técnica de portal único, com instrumental especializado.[5,7,13,16]

Seguiram-se várias publicações com séries diferentes advogando a melhoria dos resultados, assim como a volta mais precoce ao trabalho, pelos benefícios de menor incisão e menor trauma. Apareceram também vários trabalhos mostrando um aumento de incidência das complicações inerente à técnica: secção do nervo mediano, nervo ulnar, secção da artéria do arco palmar.

Utiliza-se a liberação endoscópica do carpo com um portal e instrumental próprio, técnica descrita por nós, em 1997. Utiliza-se uma incisão transversa na prega proximal do punho de 0,5 cm, entre o tendão palmar longo e o flexor ulnar do carpo. Secciona-se transversalmente o ligamento, seguido de descolamento da sinovial do ligamento anular do carpo com descolador de partes moles. Introduz-se uma cânula com fenda anterior, para inserção de óptica 4.0, com lente de 30 graus, através da cânula. Visualiza-se toda a face anterior do ligamento, recua-se proximalmente a óptica e introduz-se um cabo de bisturi com ponta angulada, em aproximadamente 45 graus, com uma lâmina de bisturi número 15. Secciona-se o ligamento no sentido proximal-distal, de baixo para cima, evitando-se uma possível lesão do arco palmar superficial **(Figuras 72.6 a 72.9)**.

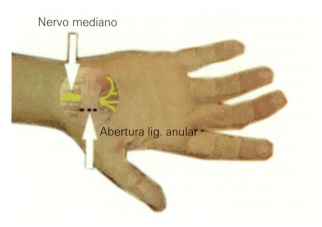

■ **FIGURA 72.6** – Abertura do ligamento anular.

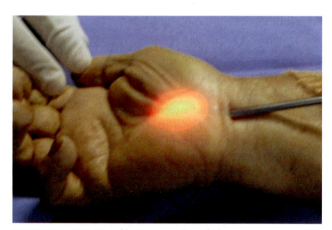

■ **FIGURA 72.7** – Abertura endoscópica do carpo.

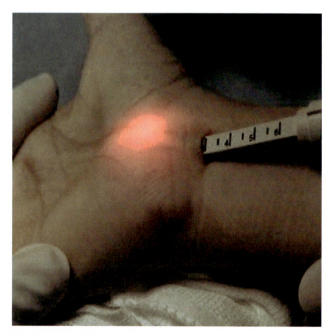

■ **FIGURA 72.8** – Abertura endoscópica do carpo pela técnica de Agee.

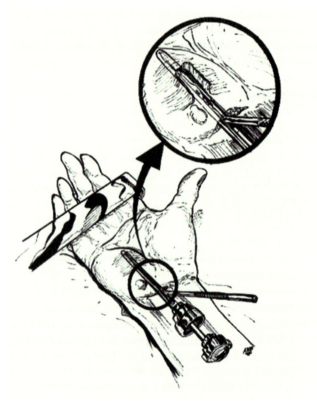

■ **FIGURA 72.9** – Secção do ligamento (ver texto).

Compressão do Nervo Radial

A anatomia periférica do nervo radial é complexa. Suas fibras são provenientes das raízes de C5 a C8, com possível contribuição de C4 a D1, recebendo maior número de fibras de C7. Suas fibras estão localizadas na parte posterior do plexo braquial e deixam o tronco secundário posterior para darem origem ao nervo radial. O nervo radial inerva o tríceps, contorna posteriormente no terço médio do úmero, 10 a 12 cm do cotovelo, dando origem a um ramo sensitivo posteroexterno do antebraço, em seguida caminha na goteira braquial externa, inervando o músculo braquiorradial (longo supinador). Em 15% dos casos ele inerva o braquial anterior. No nível do cotovelo o nervo penetra no túnel radial, descrito por Roles e Madsley, que se estende do epicôndilo lateral do úmero à entrada do curto supinador.

A neuropatia compressiva do nervo radial representa 6% das neuropatias não traumáticas; excluindo a paralisia do sábado à noite, dos alcoólatras ou drogados, raros casos acontecem no nível do braço, ficando o restante dos casos situados no nível do cotovelo ou antebraço e não causam paralisias inicialmente.

Síndrome do Nervo Interósseo Posterior

De acordo com a história do paciente, a progressão dos sintomas e o exame físico, consegue-se chegar ao diagnóstico correto, detectando o nível da compressão.

A paralisia idiopática ou espontânea do nervo interósseo posterior provocada pela compressão do nervo no músculo curto supinador, apresenta-se de três formas; paralisia progressiva com paralisia dos músculos por ele inervados (extensor comum dos dedos; extensor próprio do indicador e do quinto dedo; extensor ulnar do carpo; abdutor longo do polegar; extensores longo e curto do polegar), paralisia parcial do nervo interósseo posterior, que paralisa os extensores dos quarto e quinto dedos, também chamados de pseudogarra ulnar. O terceiro tipo, a neurite compressiva do interósseo posterior, caracterizada por uma síndrome dolorosa no trajeto do nervo radial no cotovelo, irradiada proximamente para o braço e distalmente para antebraço e punho.

Anatomia

Em 1908, o anatomista alemão Fröshe descreveu, pela primeira vez, uma arcada invertida formada pela porção superficial do músculo curto supinador, sob a qual passa o nervo interósseo posterior, que caminha dentro das fibras deste músculo. O nervo interósseo posterior é acompanhado por um pedículo vascular proveniente da artéria recorrente radial, que muitas vezes leva à formação de vasos que cruzam sobre o nervo, algum milímetro proximal à arcada de Fröshe, chamado de complexo vascular de Henry, que pode levar à compressão do nervo.

Quadro clínico

• Paralisia do nervo interósseo posterior

Paralisia dos músculos por ele inervados, que normalmente aparece sem sintomas de dor, levando a paralisia do extensor comum dos dedos, dos extensores próprios do indicador e quinto dedo, extensor ulnar do carpo, abdutor longo, extensor longo e curto do polegar, levando a uma extensão do punho com desvio radial, pela presença dos extensores radiais do carpo, e paralisia do extensor ulnar do carpo, ausência de extensão do metacarpofalangeano e extensão dos dedos. Raramente acontece que todos os extensores sejam inervados pelo nervo interósseo posterior e haja uma paralisia total de extensão do punho. Este tipo de paralisia poderá ser diferenciado da paralisia alta do nervo radial, pela presença do braquiorradial e da sensibilidade do ramo sensitivo.

Etiologia

• Anatômicas

A mais frequente causa de compressão acontece pela borda fibrosa da porção superficial do curto supinador, que na infância é fina e passa a espessa na fase adulta. Esta arcada é fibrosa em 80% dos pacientes operados enquanto há uma incidência de 20 a 30% em dissecção cadavérica.

Complexo vascular de Henry: arcada vascular proveniente das artérias radial e recorrente radial, que cruzam sobre o nervo, comprimindo-o, que devem ser ligadas e divididas a fim de descomprimirem o nervo.

• Fraturas

Fraturas com desvio da cabeça do rádio provocando traumatismo do nervo direto pelo deslocamento ósseo ou pelo edema e fibrose posterior ao trauma.

• Tumores

Lesões expansivas do cotovelo comprimindo o nervo não são frequentes. As mais comuns são: lipomas, cistos que podem levar à formação de neuromas e até axonotmese podem ser diagnosticados através do ultrassom no pré-operatório.

Tratamento

• Conservador

O tratamento conservador deverá ser aplicado através da utilização de splinting dinâmico ou estático, além do tratamento fisioterápico, por um período de 3 meses. Caso não haja recuperação deverá ser indicado o tratamento cirúrgico.

• Cirúrgico

A cirurgia está indicada naqueles casos tipo tumores, sequela de fraturas e compressão por sinovite na artrite reumatoide ou caso o tratamento conservador não tenha uma boa resposta. As transferências tendinosas estarão indicadas nos casos após 1 ano de paralisia.

Paralisia Parcial do Nervo Interósseo Posterior (Pseudoparalisia Ulnar)

Este tipo de paralisia, descrito por vários autores, caracteriza-se por uma paralisia dissociativa do nervo radial apresentando ausência de extensão apenas dos quarto e quinto dedos, sem apresentar hiperextensão das articulações metacarpofalangeanas, que caracterizaria a verdadeira garra ulnar. Esta paralisia parcial do nervo interósseo posterior inicia-se por paresia dos extensores dos quarto e quinto dedos, diferentemente da paralisia completa, que tem seu início paralisando os dedos polegar e indicador, frequentemente acompanhada de dor no nível do cotovelo.[19]

Técnica Cirúrgica

A abordagem do nervo radial no nível do túnel radial é feita por incisão cutânea dorsal oblíqua, 3 cm distal ao epicôndilo lateral, dissecar cuidadosamente o subcutâneo para evitar lesão dos ramos sensitivos do nervo cutâneo lateral do braço, que cruzam obliquamente a incisão cutânea, em seguida abordar a face entre os extensores comuns dos dedos e o extensor curto radial do carpo, encontrando um plano de clivagem que dará acesso a todo o túnel radial, visualizando o complexo vascular de Henry, que será ligado e em seguida aberta a aponeurose do curto supinador (arcada de Fröshe).

Pode ser usada também uma incisão anterior, oblíqua, superoinferior, lateromedial, entre o braquiorradial e a musculatura flexora. Identificando-se o ramo sensitivo que corre abaixo do BR e seguindo seu curso retrogradamente, chega-se à arcada de Henry, que é ligada, identificando-se a arcada de Fröshe, que é secionada e o nervo radial liberado.

Queiralgia Parestásica

Trata-se de uma neuropatia rara descrita por Watenberg, em 1932. Ocorre uma irritação do ramo sensitivo do radial na sua passagem entre os músculos braquiorradial (BR) e longo extensor radial do carpo (ECRL), aproximadamente 10 cm acima do processo estiloide do rádio, podendo também ser provocada por uma trombose vascular da artéria recorrente radial no nível da cabeça do rádio. A sintomatologia desta síndrome provoca parestesia na região inervada pelo ramo sensitivo do radial, dor no nível do cotovelo, e sinal de Tinel positivo no nível da compressão. O tratamento poderá ser feito inicialmente de maneira conservadora com imobilização de cotovelo e punho. Caso não haja regressão dos sintomas está indicada a descompressão cirúrgica, de maneira que se libere o nervo entre o ECRB e o BR, abrindo uma janela neste último para que não haja atrito entre o rebordo do tendão e o nervo.

Compressão do Nervo Ulnar

Túnel ulnar

A compressão do nervo ulnar no cotovelo, conhecida também como neurite traumática ulnar, paralisia ulnar tardia ou síndrome do túnel ulnar, é a síndrome compressiva mais frequente do membro superior depois da síndrome do túnel do carpo. O nervo ulnar é originário das raízes C7, C8 e D1 e suas fibras caminham pelo tronco secundário anteromedial (fascículo medial) do plexo braquial. Na sua passagem pela face medial do braço, no septo intermuscular medial formado pela face da cabeça medial do tríceps, em direção medial do septo intermuscular, 8 cm proximal ao epicôndilo medial do cotovelo, forma a arcada de Struthers (presente em 70% da população). No nível do cotovelo o nervo ulnar sofre quatro tipos de compressão:[16,18,21]

1. na entrada da goteira retroepitrocleana;
2. no túnel epitrocleano;
3. na arcada de Osborne, que fica localizada após o túnel, entre as duas cabeças do flexor ulnar do carpo;
4. mais distalmente no corpo muscular do flexor ulnar do carpo FCU.

Etiologia

- Causas sistêmicas

Doenças de ordem geral tais como diabetes, doença renal, amiloidose, acromegalia, alcoolismo crônico, desnutrição, hemofilia, doença de Hansen.

- Fatores extrínsecos

Podem ocorrer compressões pós-operatórias, especialmente pós-cirurgias ortopédicas e cardíacas, provocadas por força de tração. De forma similar, podem ocorrer compressões pós-anestésicas devido ao mau posicionamento do paciente com contato e pressão sobre o nervo na região do cotovelo. Por outro lado, o garroteamento por pressão ou tempo de utilização inadequada também pode produzir compressão nervosa.

O trauma recorrente devido ao posicionamento do cotovelo, na vida diária igualmente pode produzir compressão nervosa.

- Fatores intrínsecos

Pode ocorrer compressão do nervo ulnar no cotovelo pelo processo supracondilar ou ligamento de Struthers. De forma similar, pode ocorrer compressão pelo músculo ancôneo, que cruza o nervo no túnel ulnar.

Subluxação medial do tríceps por hipoplasia da tróclea umeral, comprimindo o nervo ulnar.

Subluxação do nervo ulnar no nível da goteira epitrocleana, que pode estar presente na população normal, e que predispõe a neurite irritativa.

Fraturas na região supracondiliana do úmero e do epicôndilo medial, podendo ocasionar compressões agudas ou crônicas.

Deformidades congênitas como hipoplasia da tróclea ou pós-traumáticas, como deformidade em ulna valga ou vara, que ocorre após fratura do cotovelo na criança.

Osteoartrite da articulação ulnoumeral na artrite reumatoide, com formação de osteófito e sinovite, levando a atrito do nervo no túnel ulnar.

Quadro clínico

A compressão do nervo ulnar no cotovelo pode ser uni ou bilateral, podendo ser classificada, segundo McGowan, em grau I, com sintomas leves de dor e parestesia, grau II, com dor, parestesia e paresia motora e grau III, com dor, parestesia e paralisia da musculatura extrínseca e intrínseca. Ao exame clínico, as queixas do paciente são de dor e parestesia na face medial do antebraço, irradiada para os quarto e quinto dedos, assim

CAPÍTULO 72 – COMPRESSÕES NERVOSAS NO MEMBRO SUPERIOR

como nas faces volar e dorsal da porção medial da mão, referente à área inervada pelo nervo ulnar. Ao exame, apresenta dor à palpação da porção medial do cotovelo sobre o nervo, na goteira epitrocleana. Além disso, sinal de Tinel e Froment positivos. A garra ulnar é rara neste tipo de compressão, por apresentar uma desenervação conjunta da musculatura extrínseca e intrínseca da mão.

Atrofia muscular naqueles casos grau III está presente no nível da primeira comissura, pela paralisia do adutor do polegar. Também se pode encontrar atrofia dos espaços interósseos dorsais entre os metacarpianos, atrofia da região hipotenar, paralisia de abdução do quinto dedo, diminuição ou ausência de flexão dos quarto e quinto dedos.

Tratamento

- **Conservador:** este tipo de tratamento é indicado naqueles casos de sintomas iniciais como dor, parestesia e paresia, através de imobilização do cotovelo e anti-inflamatórios, seguido de fisioterapia. Deve-se informar ao paciente que evite a flexo-extensão do cotovelo, além de não apoiar a face medial do cotovelo sobre superfície dura.
- *Cirúrgico:* o tratamento cirúrgico estará indicado naqueles casos em que o tratamento conservador não obteve resultado satisfatório. Os procedimentos cirúrgicos utilizados são: epicondilectomia, descompressão por simples abertura do túnel ulnar, transposição anterior do nervo ulnar, podendo ser subcutânea, intramuscular ou submuscular.
- *Técnica cirúrgica:* utiliza-se a técnica de descompressão, por simples abertura do túnel ulnar, para aqueles casos resistentes ao tratamento conservador de graus I e II de McGowal. Naqueles casos de grau III ou nas reoperações indica-se a transposição anterior submuscular do nervo ulnar.

Compressão do Nervo Ulnar no Punho

Félix Guyon, urologista francês,[13,16] em 1861 descreveu pela primeira vez o espaço onde passa o nervo ulnar e o pedículo vascular na palma da mão. Este espaço passou a ser conhecido como canal de Guyon.

Hunt, em 1908, descreveu pela primeira vez uma paralisia do ramo motor do nervo ulnar, provocada por traumatismo na palma da mão.

Etiologia

A causa mais frequente de compressão do nervo ulnar no canal de Guyon é o cisto sinovial. Os traumatismos se constituem a segunda causa mais frequente de compressão do nervo ulnar. Dentre eles encontram-se as fraturas do terço distal do rádio, fraturas dos ossos do carpo (fratura do osso ganchoso), fratura-luxação carpo-metacarpiana, edemas pós-traumáticos e microtraumatismos repetidos.

Etiologias não traumáticas são variadas. Dentre elas encontram-se as lesões da artéria ulnar (aneurismas). Outras causas encontradas são as anomalias musculares. Como exemplos, o músculo palmar cutâneo e o adutor do quinto dedo, assim como a anomalia do ligamento piso-unciforme são causas conhecidas de compressão do nervo ulnar no canal de Guyon.

As malformações ósseas, principalmente do osso piramidal, também podem levar a compressão do nervo ulnar no punho.

Quadro clínico

Reconhecem-se três tipos básicos de compressão do nervo ulnar no canal de Guyon. O tipo I, onde a compressão acontece no terço inicial do canal, levando a sintomas sensitivos e motores. Neste caso, o paciente apresenta garra dos quarto e quinto dedos. Não há distúrbios sensitivos na região do ramo sensitivo dorsal.

No tipo II somente o ramo motor será comprimido, não havendo distúrbios de sensibilidade. Neste caso o paciente apresenta garra ulnar, com sensibilidade preservada.

O tipo III trata-se de uma compressão apenas dos ramos sensitivos, provocando distúrbios de sensibilidade na área palmar do nervo ulnar, não havendo garra ulnar.

Tratamento

O tratamento é basicamente cirúrgico, com descompressão do nervo ulnar no canal de Guyon. A incisão pode ser feita de maneira sinuosa, centrada sobre a região piso-unciforme. Os agentes causadores da compressão, como cistos sinoviais, devem ser ressecados. Deve-se corrigir as deformidades causadas pelas fraturas e luxações do carpo e dos ossos do antebraço no seu terço distal. As lesões da artéria ulnar são reparadas ou ressecadas.

Referências Bibliográficas

1. Antoniadis G, Richter HP. Pain after surgery for ulnar neuropathy at the elbow: continuing challenge. Neurosurgery. 1997;585-91.
2. Armstrong AP, Flynn JR, Daves DM. Endoscopic carpal tunnel release: A review of 208 consecutive cases. J Hand Surg. 1997;22:505-7.
3. Eaton CJ. Radial nerve compression. Hand Clinics. 1992;8:345-57.
4. Duteille F, Amara B, Dautel G, Merle M. Atteinte isolee du long flechisseur du pouce dans le syndrome du nerf interosseux anterieur. Rev Chir Orthop Reparatrice Apart Mot. 2000;86:306-9.
5. Omer Jr GE. Median nerve compression at the wrist. Hand Clinics. 1992;8:317-24.
6. Ghazi MR. Proximal ulnar nerve compression. Hand Clinics. 1992;8:325-36.
7. Horch RE, Allmann KH, Laubenberger J, et al. Median nerve compression can be detected by magnetic resonance imaging of the carpal tunnel Neurosurgery. Freiburg, Germany. 1997;41:76-83.
8. Internullo G, Marcuzzi A, Busa R, Cordella C, Caroli A. Kiloh-Nevin syndrome: a clinical case of compression of the anterior interosseous nerve. Chi Organi Mov, LXXX. Bologna: Cappelli editore; 1995. p. 347-350.
9. Lanzetta M, Foucher G. Association of Wartenberg's syndrome and de Quervains disease: A series of 26 cases. Plast Reconstr Surg. 1995;96:408.
10. Lee WPA, Strickland JW. Safe carpal tunnel release via a limited palmar incision. Indianópolis. Plast Reconstr Surg. 1998;101:418-426.
11. Moheb SM. Ulnar nerve compression at the wrist. Hand Clinics. 1992;8:337-44.
12. Mondelli M, Mandarine A, Stumpo M. Good recovery after surgery in an extreme case of Guyon's canal syndrome. Elsevier Surg Neurol. 2000;53:190-2.
13. Narakas AO. Les syndromes canalaires du membre supérieur; cahiers d'enseignement de la SOFCOT conferences dénseignement. 1992;17-33.
14. Plate AM, Reen SM. compressive radial neuropathies. Journal Article, Review, Instr Course Lect. 2000;49:295-304.
15. Povlsen B, Tegnall L, Revell M, et al. Touch allodynia following endoscopic (single portal) or open decompression for carpal tunnel syndrome. J Hand Surg (Br). 1997;22:325-327.
16. Syndromes canalaire du membre superieur. Monographies du GEM. vol 11 Expansion Cientifique, 1983.
17. Tubiana R. Chirurgie de la main. Compression nerveuses. vol. 4. Paris: Masson; 1991. Chap. 3.
18. Voche P, Merle M. Wartenberg's sign. a new method of surgical correction. J Hand Surg (Br). 1995;20:49-52.
19. Vrieling C, Robinson PH, Geertzen JHB. Anterior interosseous nerve syndrome: literature review and report of 11 cases. Eur J Plast Surg. 1998;21:189-95.
20. William WE. Proximal median nerve compression. Hand Clinics. 1992;8:307-15.
21. Yoshii S, Ikeda K, Murakami H. Ulnar nerve compression secundary to ulnar artery true aneurysm at Guyon's canal. J Neurosurg Sci. 1999;43:295.

capítulo 73

Reimplantes dos Membros Superiores

AUTOR: **João Recalde**
Coautora: Taissa Recalde

Introdução

As amputações traumáticas de extremidades constituem um sério problema que atinge a sociedade moderna. Os centros urbanos apresentam estatísticas assustadoras e o tratamento ainda não está universalizado, apesar de toda a estrutura hospitalar que as grandes cidades dispõem.

O tratamento das amputações traumáticas apresenta características peculiares, pois exige uma ação rápida entre o atendimento inicial e a realização do procedimento cirúrgico. Os reimplantes são procedimentos sofisticados que existem há mais de 40 anos e que dependem de uma série de fatores para se alcançar o sucesso. Em geral, são realizados por equipes muito treinadas e com larga experiência em Microcirurgia Vascular. O tempo de formação de um profissional nesta área é de, no mínimo, 8 anos após a graduação em medicina.

Os reimplantes no nível do braço até o punho são possíveis quando executados até 6 horas após o acidente. Após este período as possibilidades de sucesso são menores, pois a massa muscular se decompõe rapidamente. Portanto, é fundamental que exista um protocolo de atendimento específico e coordenado por equipes de transporte, profissionais capacitados nas áreas clínicas e cirúrgicas, além da presença de equipes com experiência em microcirurgia vascular. A rapidez na execução do procedimento é fundamental para o sucesso da cirurgia.

História da Microcirurgia Vascular

A Microcirurgia Vascular iniciou-se a partir de trabalhos com reimplantes de extremidades em animais de laboratório. Os primeiros resultados bem-sucedidos com anastomose de pequenos vasos em cirurgia experimental foram alcançados no início dos anos 1960, quando Lapchinsky[1] demonstrou um índice de sobrevivência de 37% com reimplantes autógenos de patas de cachorro. Em 1963, Chen Zhong-Wei e Chien Ying-Ching[2] reimplantaram, pela primeira vez, com sucesso absoluto, uma mão amputada no nível do punho. A primeira publicação de um caso semelhante deve-se, no entanto, a Malt e McKhan em 1964.[3] Em 1963, Kleinert e Kasdan[4] publicaram um caso de revascularização de dedos parcialmente amputados. O primeiro caso bem-sucedido de reimplante digital foi realizado por Komatsu e Tamai, em 1968.[6] A partir de então, inúmeros relatos sobre reimplantes de dedos surgiram na literatura mundial.[5,7,8]

O sucesso com os reimplantes incitou a investigação e pesquisa em laboratórios de microcirurgia experimental.[9,10] Estava evidente, para muitos pesquisadores, que largos segmentos de tecido poderiam ser completamente isolados em seus pedículos vasculares, transplantados para uma área receptora à distância e imediatamente revascularizados. O transplante experimental de um tecido composto foi descrito pela primeira vez por Krizek e cols., em 1965.[11] Outros relatos bem-sucedidos foram feitos por Strauch e Murray[12], porém o primeiro transplante clínico bem-sucedido de um tecido composto foi realizado por McLean e Buncke, em 1972.[13] Nesse trabalho, o omento foi revascularizado para cobrir uma extensa perda do escalpo. No ano seguinte, Daniel e Taylor[14] e O`Brien e cols.[15] relataram os primeiros transplantes livres de retalho inguinal para reconstruir a extremidade inferior severamente traumatizada.

A partir desses relatos iniciais, o progresso passou a ser rápido, com uma série de transplantes de tecidos compostos aparecendo na literatura.[16-20] Defeitos de difícil reconstrução por métodos convencionais passaram a ser reavaliados por cirurgiões microvasculares, com a finalidade de determinar a aplicabilidade dos transplantes de tecidos vascularizados em perdas de difícil solução. Os esforços passaram a ser dirigidos não somente para a reconstrução em si, mas também para a disponibilidade e versatilidade de diferentes áreas doadoras.

Uma variedade de locais potencialmente doadores de tecidos cutâneos compostos foi descrita. Além disso, os retalhos miocutâneos deram uma nova dimensão aos transplantes de tecidos compostos, aumentando ainda mais a disponibilidade de zonas doadoras. Tecidos de diferentes características histológicas têm sido transplantados com sucesso por este novo método. Ossos, músculos, nervos periféricos e tecido gastrointestinal podem ser revascularizados em áreas receptoras deficientes.

O desenvolvimento de instrumentais microcirúrgicos adequados e microscópios com vários aumentos, assim como uma boa iluminação do campo operatório, foi fundamental para o rápido progresso da cirurgia microvascular e nervosa. Inicialmente, os instrumentos de joalheria e oftalmologia foram sendo adaptados para este novo papel na microcirurgia. Logo após, instrumentos especializados, tais como porta-agulhas delicados, tesouras e clampes vasculares miniaturizados foram desenvolvidos e seus desenhos melhorados, em função de novas exigências e da própria experiência. Em destaque, a melhoria das microagulhas e dos fios de sutura contribuiu para o sucesso das anastomoses. No momento, as menores agulhas disponíveis medem 50 μm de diâmetro e o fio, 18 μm.

O sucesso de um cirurgião microvascular, no entanto, depende fundamentalmente de um bom número de horas de treinamento em laboratórios de microcirurgia experimental. É necessário que ele adquira uma boa habilidade de manuseio com estruturas mais frágeis e delicadas, para que possa suplantar as dificuldades futuras da prática clínico-cirúrgica. Apesar de todos os refinamentos da técnica e do instrumental microcirúrgico, a anastomose de vasos pequenos, inevitavelmente, resulta em ruptura tecidual de uma parede vascular lesada e suturada. Portanto, é fundamental a prática microcirúrgica laboratorial com animais de experimentação, pois só assim se torna possível obter o controle de gestos na manipulação de estruturas entre 0,5 e 1 mm.

Organização da Unidade de Reimplantes

Objetivo

O reimplante de qualquer parte das extremidades do aparelho locomotor, exceto as amputações mais proximais, requer microcirurgia. Apesar de muitos cirurgiões treinarem técnica microcirúrgica, o tratamento bem-sucedido e a condução adequada dos pacientes vítimas de trauma e que se submetem ao reimplante se baseia em diversos aspectos, como equipes habilitadas e experientes, cuidados intra e pós-operatórios e reabilitação funcional.

Além disso, é preciso que as equipes estejam disponíveis 24 horas por dia. O objetivo, portanto, é assegurar elementos que garantam o sucesso das cirurgias de reimplante, como:

1. um sistema eficiente de transporte terrestre e aéreo que permita a transferência do paciente do local do acidente ou do hospital onde foi feito o primeiro atendimento até a Unidade de Reimplantes;
2. equipe cirúrgica experiente, que possa ser substituída em casos que ultrapassem 6 horas contínuas do ato cirúrgico;
3. equipe de médicos intensivistas bem preparados para estabilizar e avaliar o paciente com exames físicos, de imagem e laboratoriais;
4. anestesiologistas com experiência em procedimentos microcirúrgicos, sala cirúrgica e equipe microcirúrgica disponível 24 horas por dia;
5. microscópios, instrumentais e materiais de sutura adequados;
6. equipe de enfermagem bem treinada em cuidados pós-operatórios e monitoramento;
7. fisioterapeutas e terapeutas ocupacionais treinados em reabilitação pós-reimplante;
8. psicólogos e assistentes sociais que ajudem o paciente no enfrentamento da nova realidade para que ele continue uma vida ativa e útil.

Procedimentos iniciais

Quando um paciente chega à Unidade de Reimplante com uma amputação completa ou parcial, o chefe da equipe de microcirurgia deve decidir se o paciente será mais bem tratado com o reimplante ou não. A contraindicação de reimplante deve ser considerada em pacientes com múltiplas lesões, nos quais um procedimento prolongado de reimplante pode colocar em risco sua vida. A idade, as necessidades funcionais e as condições gerais do paciente devem ser avaliadas. A indicação do reimplante deve ser questionada quando existe incerteza dos benefícios funcionais, como também em relação ao aspecto do bem-estar psicológico e do custo do tratamento. O objetivo da cirurgia é a recuperação funcional bem-sucedida, e não simplesmente o reimplante bem-sucedido.

Equipe de cirurgia

Para se constituir equipes de reimplante em regime de plantão em uma determinada Unidade Hospitalar, seria necessário a presença de três especialistas por turno de 24 horas semanais, o que significaria um total de 21 profissionais. O *Davies Medical Center*, de São Francisco, EUA dispõe de equipes 24 horas por dia revezando-se no atendimento de microcirurgias emergenciais e eletivas. Neste caso, no entanto, trata-se de uma unidade ligada à Universidade da Califórnia onde dezenas de cirurgiões se formam e ajudam na composição das escalas de plantão. No caso das Redes Públicas Estaduais, a contratação de médicos especialistas em microcirurgia vascular para cobertura de escala de plantão nos 7 dias da semana é praticamente inviável, pois não existe uma estrutura universitária de formação médica especializada, nem tampouco de profissionais disponíveis no mercado de trabalho. Os poucos especialistas que atuam nos estados não são suficientes para a formação de equipes nos moldes dos contratos de trabalho existentes para médicos de carreira.

Por outro lado, a incidência de amputações de extremidades é relativamente pequena, se comparada a outros tipos de emergência médica como na cirurgia geral, neurocirurgia, ortopedia, etc. e provavelmente não justifica a efetivação de tantos profissionais. A média de ocorrências de casos com indicação de reimplante não ultrapassa dois por semana, se considerarmos uma cidade como o Rio de Janeiro. Isto significa dizer que a maior parte dos médicos hipoteticamente de plantão não exerceria qualquer tipo de atividade cirúrgica durante sua escala semanal. Portanto, mesmo que houvesse a possibilidade de contratação de especialistas em microcirurgia para cobertura dia e noite das urgências, o custo financeiro seria muito alto para o volume de casos efetivamente tratados com sucesso.

A experiência internacional tem demonstrado que os médicos especialistas em microcirurgia que se dedicam ao tratamento de amputações traumáticas através de reimplantes de extremidades não necessitam permanecer dentro da Unidade Hospitalar aguardando a chegada eventual de um amputado agudo. Exemplo disso são os vários Serviços SOS Main da França (Lille, Nancy, Bordeaux, etc.), que utilizam escala de sobreaviso para os cirurgiões *seniors*, permanecendo apenas o *staff* médico e residentes em formação durante os plantões. A incidência de casos de amputação de membros é eventual e seria muito caro e desnecessário manter equipes com sofisticado grau de especialização à espera de uma emergência que pode não chegar.

As equipes de sobreaviso devem contar com cinco profissionais cada, sendo um cirurgião-chefe e dois cirurgiões-assistentes (preferencialmente um cirurgião plástico e um ortopedista), um anestesiologista com experiência em microcirurgia e um instrumentador familiarizado com o material de sutura microvascular. A presença dos três cirurgiões permitirá a realização de todas as etapas do reimplante, incluindo o preparo dos cotos proximal e distal simultaneamente, a retirada de enxertos de veia e de pele, a estabilização ortopédica do esqueleto, o levantamento de retalhos locais ou à distância e inclusive a rotatividade durante a atividade microcirúrgica, de maneira que o cirurgião não ultrapasse mais do que 4 horas contínuas utilizando microscópio.

Equipe de sala de cirurgia

A unidade hospitalar deverá disponibilizar uma sala de cirurgia com dois circulantes; mesa cirúrgica ortopédica e mesa de mão; dois manguitos pneumáticos para braço e perna; microscópio cirúrgico com foco e *zoom* elétricos; material de osteossíntese para grandes e pequenos fragmentos; caixa de fios de Kirschner de diversos tamanhos; motor elétrico delicado para perfuração e osteotomia; instrumental para cirurgia da mão e microcirurgia vascular; pinças de liga-clipe com três tamanhos e clipes descartáveis; e fios de náilon monofilamentar 9-0, 10-0, 11-0 e 12-0.

Unidade de tratamento intensivo

O pessoal de enfermagem da unidade de terapia intensiva, onde todos os pacientes microcirúrgicos passarão pelo menos uma noite, deve ser treinado pelas equipes sobre o posicionamento do membro operado após o reimplante, a temperatura ambiente e os métodos de aquecimento local, o monitoramento, especialmente a inspeção clínica da perfusão vascular e a oximetria da parte reimplantada. Estes dados permitirão que qualquer alteração seja detectada em tempo hábil para que a reintervenção cirúrgica tenha chances de sucesso.

Fisioterapia e terapia de mão

Enquanto o paciente permanecer no hospital, equipes de fisioterapeutas treinados para manipular o membro reimplantado deverão seguir um protocolo de reabilitação fornecido pelo cirurgião-chefe e providenciar talas de imobilização estática e dinâmica sempre que houver necessidade. Após a alta do paciente, o acompanhamento poderá ser feito ambulatorialmente pela mesma equipe de fisioterapeutas do hospital.

Protocolo de Transporte

O sucesso do procedimento de reimplante depende basicamente do atendimento inicial, do acondicionamento da parte amputada e dos meios de transporte do paciente. Os primeiros cuidados são realizados pela equipe de emergência do hospital de origem, que têm a responsabilidade de estabilizar o paciente, confirmar a não existência de lesões associadas graves e preparar o paciente e a parte amputada para serem transportados até a Unidade de Reimplantes. O rápido contato telefônico entre o cirurgião-chefe de sobreaviso e o médico da emergência pode aumentar as chances de sucesso no reimplante.

Algumas questões são fundamentais, como: A que horas ocorreu o acidente e a que momento a parte amputada foi resfriada? Que tipo de lesão causou a amputação: tração, secção ou a combinação de ambas, desenluvamento, esmagamento, etc. A amputação foi completa ou incompleta? Caso tenha sido incompleta, existe algum tipo de circulação sanguínea ou sensibilidade na parte distal? Qual o nível da amputação? Qual a mão ou o membro atingido? Existe alguma lesão preexistente? O paciente apresenta outras lesões? Ele ou ela apresentam alguma outra doença? Se o caso for aceito para reimplante pelo cirurgião-chefe da equipe, o próximo passo é iniciar o protocolo de transferência.

O paciente

Verifique as condições gerais do paciente para identificar eventuais lesões associadas de maior gravidade. Instale um acesso venoso profundo e inicie a hidratação com Ringer-lactato em dose de manutenção. Caso haja algum sinal de choque hipovolêmico, o paciente deverá ser estabilizado antes do transporte. Inicie cobertura antibiótica com cefazolina, 1 g EV. O toxoide tetânico (0,5 cc) é necessário caso não tenha sido administrado nos últimos 5 anos. A medicação analgésica intravenosa pode ajudar a acalmar o paciente. Alguns autores preconizam o uso de aspirina por via retal para aumentar a anticoagulação (se não for contraindicado).

Mantenha o paciente em dieta zero para facilitar a anestesia e não permita o uso de cigarros ou mesmo gomas de nicotina. Encaminhe as radiografias do coto proximal e da parte amputada, bem como os exames de sangue realizados na emergência. Se possível, encaminhe com o paciente um ECG e radiografia do tórax para os casos acima de 40 anos. Transporte o paciente em decúbito dorsal.

Coto de amputação

Aplique gazes ou curativos acolchoados umidificados em solução salina estéril sobre a ferida e enrole com ataduras com ligeira pressão para permitir a hemostasia. Eleve o membro e se necessário complemente o curativo com outras ataduras com mais compressão até a interrupção do sangramento. Eventualmente, é necessária uma intervenção cirúrgica nos vasos maiores antes do transporte, porém deve-se evitar o uso de torniquetes e ligaduras de artérias, que podem comprometer o tecido vascular e a anastomose no local da lesão.

Parte amputada

As partes amputadas devem ser enviadas na sua totalidade, mesmo que aparentemente não sejam aproveitadas, pois podem servir como doadores de algum tecido durante a reparação. Não há necessidade de limpeza cirúrgica nesta fase inicial. O desbridamento é realizado na sala cirúrgica pela equipe de microcirurgia. As partes podem ser lavadas com solução salina e acondicionadas em gazes úmidas, dentro de sacos plásticos transparentes lacrados.

Em seguida os sacos são colocados dentro de ambientes contendo gelo e água em partes iguais. O gelo puro e o gelo seco devem ser evitados, pois podem levar a temperaturas muito baixas e provocar queimaduras pelo frio (gelúria). O objetivo da gaze úmida em volta das partes amputadas é evitar o contato direto com a superfície do gelo.

Amputações parciais

Aplique somente gaze ou curativo acolchoado embebido em solução salina para proteger e cobrir a lesão. Evite as lavagens muito abrasivas e demoradas. Deixe para quando o paciente estiver anestesiado. Imobilize e eleve a parte amputada para maior conforto do paciente.

Método de transporte

A unidade de reimplantes se encarrega de providenciar o transporte junto aos órgãos da Defesa Civil de cada Estado que disponibilizam transporte aéreo e terrestre, dependendo da gravidade do caso e da distância em que se encontra. Os parâmetros de gravidade devem, sempre que possível, ser considerados pelo cirurgião-chefe, que avalia a gravidade da lesão, o tempo de isquemia e as condições da amputação. Uma amputação completa pode ser acondicionada em ambiente resfriado e se manter por mais tempo. Por outro lado, as amputações mais proximais exigem maior rapidez de atendimento, mesmo quando bem acondicionadas. Tudo isso deve ser ponderado com os especialistas do transporte, pois existem outros fatores que podem determinar o meio ideal, como as condições climáticas, a situação das estradas, a acessibilidade, etc.

Macrorreimplantes

Os macrorreimplantes são aqueles cujo nível de amputação se localiza no braço e antebraço. A incidência é menor quando comparados às amputações digitais. Em geral, o mecanismo de ação é a avulsão do membro causada por agente de alta energia. A associação a outros traumas não é rara. A lesão se apresenta com múltiplas lacerações da massa muscular e perda cutânea. As fraturas podem ocorrer em vários níveis, assim como um ou mais fragmentos intermediários são perdidos no local do acidente. Na maioria dos casos as lesões vasculares não levam a uma perda sanguínea importante, mesmo em se tratando de vasos de grosso calibre como a artéria umeral, pois a resposta hemostática através do mecanismo de vasoconstrição e da reação trombogênica nos cotos vasculares é rápida.

O primeiro passo na direção dos reimplantes de grandes segmentos é o cateterismo da artéria principal da parte amputada, no local da lesão, e a lavagem exaustiva com solução salina resfriada e heparinizada (50 a 100 U/mL) até a eliminação de todo o conteúdo sanguíneo intravascular (Figura 73.1). O resfriamento da solução permitirá a diminuição da temperatura nos tecidos mais internos da parte amputada, prolongando assim o tempo de isquemia dos grandes segmentos. Em seguida, é realizada a limpeza da parte amputada e do local dos ferimentos até a eliminação de produtos contaminantes e o desbridamento de tecidos sem vascularização. Neste mesmo tempo, o coto proximal é preparado e os elementos nobres são identificados e reparados com fios de sutura. Os cotos ósseos são regularizados e o esqueleto é fixado através de fios de Kirschner ou hastes intramedulares. Eventualmente, a fixação poderá ser realizada por placas e parafusos ou fixação externa.

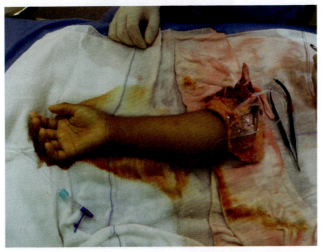

FIGURA 73.1 – A artéria do membro amputado deve ser cateterizada para lavagem com solução heparinizada gelada, a fim de assegurar o resfriamento e evitar a formação de trombos.

Na maioria dos casos, a reparação vascular é feita por meio de enxerto de veia, especialmente no nível arterial. Por esta razão, deve-se sempre incluir uma das pernas no campo cirúrgico, pois a veia safena magna é a mais utilizada.

Enquanto um dos cirurgiões prepara os cotos de amputação, o outro realiza a retirada de um segmento de veia safena. Ao final da dissecção a veia é dilatada com solução salina heparinizada até tornar suas válvulas incompetentes. A anastomose proximal e distal do enxerto se faz com pontos simples ou sutura contínua e somente ao final, o clampe vascular proximal é liberado para o retorno do fluxo arterial. Enquanto, o membro é "lavado" com a recirculação arterial, as toxinas e outras substâncias metabólicas presentes na massa muscular são levadas através do sangue venoso, que é eliminado no campo cirúrgico. Este é, de fato, o momento mais importante do procedimento, pois a perda sanguínea é enorme. O sangue proveniente do retorno venoso é totalmente eliminado durante os primeiros 15 minutos pós-revascularização, para que a quantidade de substâncias catabólicas antioxidantes possa baixar a níveis aceitáveis sem produzir efeitos tóxicos em órgãos vitais, especialmente o sistema renal.

Nesta fase, duas ou três veias são anastomosadas com ou sem a interposição de enxertos de veia, porém o sistema fica interrompido por clampes vasculares até que se complete a defasagem de 15 minutos entre a liberação arterial e venosa. Em seguida, realiza-se a reparação dos nervos, da massa muscular lacerada, dos tendões flexores e extensores (terço distal do antebraço e punho) e da cobertura cutânea. Nos casos de perda de segmento neural importante, os nervos não são reparados na urgência preferindo-se a reconstrução em um segundo tempo. Nestes casos, os cotos nervosos são marcados com clipes metálicos para facilitar a identificação no segundo procedimento. Não raro, é necessário o uso de enxertos cutâneos em áreas onde não é possível o fechamento primário da pele. Mesmo nos casos de exposição óssea, em que a cobertura cutânea se faz necessária em um segundo tempo, o enxerto de pele é importante para a preservação temporária dos tecidos nobres.

O pós-operatório é acompanhado em CTI através de monitoração cardíaca contínua, oximetria periférica, diurese horária nas primeiras 72 horas e análise do tempo de sangramento e de coagulação. Realiza-se cobertura antibiótica para germes Gram+, Gram− e anaeróbios, e anticoagulação plena com heparinização venosa por 15 dias. Inicialmente, a avaliação da perfusão periférica é realizada a cada 6 horas pelas equipes de enfermagem treinadas para este fim e diariamente pelo cirurgião. O tempo de sangramento analisado diariamente deve se situar em torno de 30%. O repouso é absoluto nos primeiros 3 dias e a reabilitação pode ser iniciada a partir da primeira semana, desde que não haja intercorrências. O tempo médio de permanência no CTI é de 3 semanas e a hospitalização dura em torno de 1 mês (Figura 73.2A-D).

Reimplantes digitais

As amputações digitais representam a grande maioria dos casos de perdas segmentares na extremidade superior.

O mecanismo de ação mais favorável é a secção limpa causada por objetos cortantes ou máquinas industriais de cisalhamento. No entanto, esta situação é a menos encontrada na prática clínica. O reimplante, nesses casos, é quase sempre possível sem a necessidade de encurtamento ósseo ou de enxertos venosos. Quando a amputação apresenta sinais de laceração e destruição tissular no foco, o encurtamento ósseo e o uso de enxertos de veia são a regra.

As amputações por esmagamento que comprometem toda a extensão do dedo apresentam sinais de equimose subepidérmica e extensas fraturas cominutivas constituem uma contraindicação formal.

As amputações causadas por mecanismo de tração violenta no sentido axial são designadas como avulsão. Exemplo típico é o dedo de aliança (ring finger), no entanto algumas máquinas industriais reproduzem lesões

PARTE 7 – RECONSTRUÇÃO DO TRONCO E MEMBROS

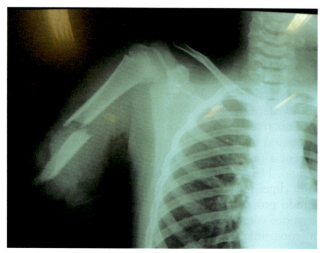

■ **FIGURA 73.2A** – Imagem radiológica da amputação no nível do braço em uma criança de 8 anos

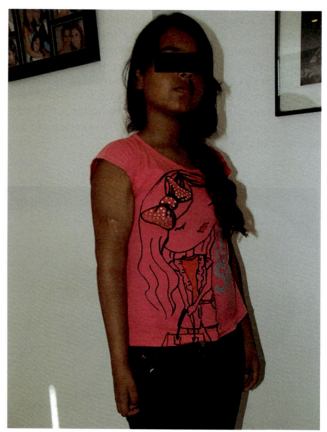

■ **FIGURA 73.2C** – Pós-operatório com 6 meses da cirurgia.

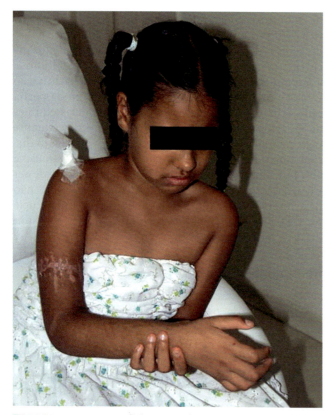

■ **FIGURA 73.2B** – Pós-operatório com 45 dias do reimplante.

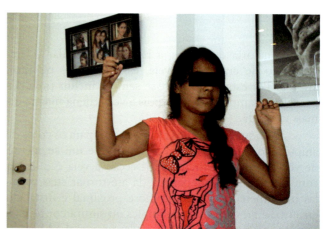

■ **FIGURA 73.2D** – Início da recuperação motora do bíceps.

similares mesmo na ausência de anéis. O quadro lesional é típico: ruptura tendinosa, geralmente no antebraço (Figura 73.3), na junção musculotendínea e descontinuidade esquelética mais distal que a ruptura cutânea, evidenciando uma ação de desenluvamento parcial ou total da cobertura cutânea digital.

Em geral, a cápsula articular desnuda se mantém intacta e funcional. O prognóstico dessas lesões por avulsão, no entanto, é bastante restrito. A necessidade de grandes enxertos venosos e a desvascularização de parte do tecido reimplantado levam à rigidez articular, mesmo na presença do esqueleto intacto.

• **Preparação da extremidade distal**

A preparação do segmento distal pode ser realizada antes mesmo da anestesia do paciente e colocação dos

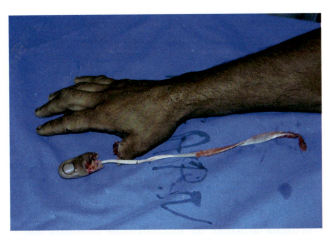

FIGURA 73.3 – Aspecto de avulsão com arrancamento da junção miotendinosa do flexor longo do polegar.

campos operatórios. Inicialmente, a ferida é lavada suavemente com esponja e solução degermante até a eliminação dos detritos e, em seguida, lavada com solução salina. As bordas da ferida são regularizadas e duas incisões mediolaterais são confeccionadas, de forma a expor ambos os pedículos neurovasculares. Os elementos são identificados e marcados com liga-clipes metálicos nas extremidades. O esqueleto é regularizado com a eliminação de fragmentos cominutivos e os tendões flexores são reparados através da montagem da sutura tendinosa com o coto proximal. A fixação óssea pode ser realizada com dois fios de Kirschner de 0,8 a 1,5 mm de espessura. As veias dorsais não devem ser localizadas nesta fase, visto que são estruturas extremamente finas e vulneráveis a qualquer tipo de manipulação sem magnificação. Em geral, elas são localizadas após a revascularização da extremidade amputada, quando o retorno venoso permite o enchimento das veias e sua identificação.

• **Preparo da extremidade proximal**

A sequência de preparo do coto proximal é muito semelhante à realizada com o segmento distal. As incisões mediolaterais permitirão a identificação dos pedículos neurovasculares. A extremidade óssea é regularizada de acordo com a parte amputada e o tendão flexor é identificado para a montagem da sutura.

• **Etapas do reimplante**

O procedimento inicial é a osteossíntese. As superfícies ósseas são reavaliadas e novamente regularizadas com o auxílio de pinça goiva até se obter a boa congruência entre as áreas de contato. Enquanto um dos assistentes mantém o posicionamento da redução óssea, o cirurgião introduz os fios de Kirschner previamente colocados na extremidade distal e fixa o foco, com o cuidado de corrigir qualquer desvio rotacional. Sempre que possível, dois fios cruzados são suficientes para manter uma boa estabilidade sem comprometer as articulações adjacentes à lesão. Apesar de existirem outros métodos de osteossíntese miniaturizada, como os microparafusos, parafusos endomedulares de compressão, fios de cerclagem, etc., os fios de Kirschner (Figura 73.4) ainda são mais utilizados em razão da simplicidade, rapidez e menor incidência de danos aos pedículos vasculares.

A etapa seguinte pode variar entre a tenorrafia dos flexores e a revascularização. Alguns autores preconizam a tenorrafia após a microanastomose vascular e as microneurorrafias, por razões de melhor posicionamento do dedo em extensão completa durante a etapa microcirúrgica.

Quando o mecanismo de amputação é por secção limpa, as duas artérias são reparadas com anastomoses diretas terminoterminais. O índice de sucesso parece diretamente proporcional ao número de anastomoses. Quando existe perda tecidual de ambos os vasos colaterais, apenas um dos eixos vasculares é reconstruído com o auxílio de enxertos de veia. A área doadora preferencial dos enxertos de veia é a face volar do antebraço. A dimensão do enxerto deve ser calculada medindo a distância entre os cotos arteriais com o dedo em extensão completa e o enxerto antes de ser seccionado. Esta manobra evita o sub e o superdimensionamento do enxerto, que pode resultar em ruptura da anastomose ou no acotovelamento com formação de trombo.

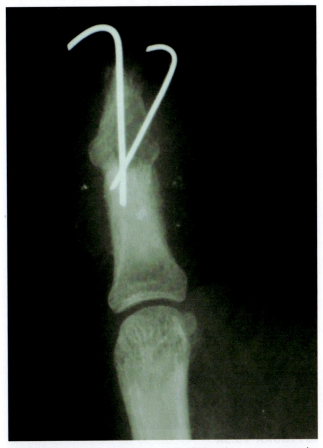

FIGURA 73.4 – Imagem radiológica de uma osteossíntese com dois fios de Kirschner.

Em seguida, os nervos colaterais são reparados, sempre que possível. Nos casos em que houver perda neural, a reparação é protelada para uma etapa posterior, pois não se justifica a retirada de enxertos de nervo em situações nas quais o sucesso do reimplante ainda é desconhecido.

A reparação dos tendões flexores é realizada segundo a técnica de Indiana, com a sutura dos fios de polipropileno 3-0 previamente montados e a sutura dos bordos em chuleio com náilon 5-0.

A pele palmar é suturada com pontos separados e frouxos. O manguito pneumático é liberado para permitir a revascularização e a melhor identificação das veias dorsais. A mão é pronada sobre a mesa de mão e o tendão extensor é suturado com pontos em U de náilon 4-0. As veias dorsais são identificadas através do microscópio e as mais calibrosas são escolhidas para a microanastomose. Em geral, são realizadas duas anastomoses venosas para cada artéria reparada. As veias restantes são clipadas ou eletrocoaguladas com pinça bipolar e a pele é suturada sem tensão. Quando houver tensão na sutura cutânea, é preferível a colocação de enxertos de pele laminada para evitar o estrangulamento das anastomoses, especialmente no pós-operatório imediato, quando o edema se instala.

O curativo é realizado com o auxílio de gazes vaselinadas no sentido longitudinal e gazes umidificadas, que absorvem o exsudato produzido pelo edema, facilitando assim a drenagem e evitando a maceração. Gazes acolchoadas são aplicadas e cobertas com ataduras e uma tala de imobilização completa o curativo.

Situações excepcionais

As lesões teciduais extensas exigem, em muitos casos, a eliminação da extremidade dos cotos vasculares que impossibilitam a microanastomose terminoterminal. Nesses casos, o enxerto de veia é necessário. Alguns autores preconizam o uso de artérias de dedos vizinhos como doadoras para a revascularização, sob o argumento de que é necessária apenas uma anastomose e o diâmetro dos vasos é idêntico ao do coto distal da extremidade amputada.

Os reimplantes em zona articular não implicam em défice funcional importante quando se localizam na interfalângica distal. Nesses casos, a artrodese primária é a melhor indicação. Ela é preferencialmente realizada em extensão para as mulheres, por uma questão estética, e em semiflexão de 15 a 20 graus para os trabalhadores manuais (Figuras 73.5A, B). A limitação funcional é mínima e os benefícios são significativamente maiores, especialmente nos II e III dedos durante a pinça *pollicis-digitalis*. A amputação isolada de um dedo longo na interlinha articular da interfalângica proximal não é indicação de reimplante, pois a limitação funcional do dedo restringe a função global da mão. As exceções são as amputações multidigitais ou quando o dedo vizinho apresenta mutilação simultânea, ou em casos com forte motivação estética.

Reimplante do polegar

A importância funcional do polegar autoriza todo e qualquer gesto cirúrgico que possa resultar no seu reimplante. Mesmo nos casos de mutilação severa, a experiência mostra que o resultado justifica a tentativa de salvar um polegar seccionado.

O posicionamento da mão durante a realização do reimplante não permite uma visão frontal dos vasos colaterais, tornando útil a instalação de uma mão de chumbo para mantê-lo em retropulsão e extensão, e com isto melhorar o campo cirúrgico e a identificação das estruturas neurovasculares e tendinosas.

Mesmo em se tratando de trauma intra-articular, a artrodese da MF ou IF é compatível com a função mínima de oponência, ao contrário dos dedos longos.

A anatomia vascular do polegar se assemelha aos dedos longos, porém a artéria que origina as colaterais

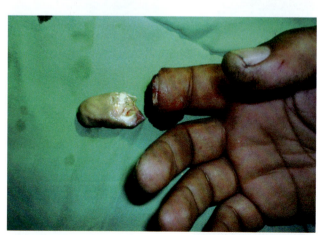

FIGURA 73.5A – Amputação do indicador direito no nível da interfalângica distal em paciente do sexo masculino.

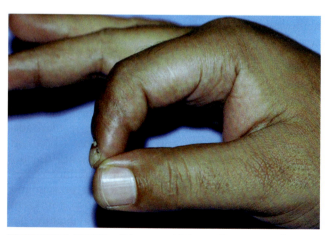

FIGURA 73.5B – Pós-operatório tardio mostrando o posicionamento em semiflexão da artrodese e a função da pinça pollicis-digital.

(artéria *pollicis pinceps*) pode sofrer variações anatômicas de origem e trajeto. Nas amputações por secção limpa, a partir do terço médio da falange proximal, a revascularização se efetua através de anastomoses terminoterminais das artérias colaterais. Nos casos de amputação mais proximal ou quando existe um componente de esmagamento ou de avulsão, o uso de enxertos de veia entre a artéria colateral e um ramo dorsal da artéria radial é mais utilizado. A abordagem, nesses casos, é feita por via dorsal e a sutura distal do enxerto pode ser realizada antes mesmo da osteossíntese. Após a fixação óssea, a parte proximal do enxerto é tunelizada pela face dorsal da primeira comissura até sua base, onde é anastomosada com a artéria radial em terminoterminal ou terminolateral.

As amputações mais distais ano nível da interfalângica levam a resultados mais satisfatórios, apesar da possibilidade de artrodese da IF pois, em contrapartida, a mobilidade das articulações mais proximais é preservada. Além disso, a recuperação da sensibilidade é mais eficiente pela menor distância de crescimento axonal. As anastomoses arteriais são realizadas no nível da arcada pulpar e das veias dorsais superficiais. Os reimplantes neste nível são mais rápidos, pois não necessitam de tenorrafias do flexor longo e do extensor longo, em razão da artrodese interfalângica **(Figuras 73.6A, B)**.

As amputações muito distais, além da interfalângica do polegar, são tecnicamente mais difíceis e dependem dos ramos terminais da arcada pulpar que, em geral, possuem calibre entre 0,3 e 0,7 mm. A reparação venosa representa a dificuldade técnica principal, pois depende, na grande maioria dos casos, de veias pulpares. Quando não é possível a sua realização, pode-se optar pelo sangramento dirigido. Nesses casos, é importante que a sutura da pele no local da amputação produza um bom contato para facilitar a neovascularização venosa. O sangramento dirigido pode ser realizado de duas formas: a exegese da placa ungueal com a exposição do leito, que é escarificado continuamente, ou a secção tangencial da epiderme pulpar. Nos dois casos, o curativo deve ser úmido e o local de sangramento, embebido com solução heparinizada.

O procedimento de sangramento dirigido não deve ultrapassar 7 dias, sob o risco de transfusão sanguínea, o que, a nosso ver, é desproporcional em relação ao benefício da cirurgia. Nesses casos, o uso de sanguessugas[10] pode ser indicado quando existe dificuldade de retorno venoso, porém a nossa realidade ainda não disponibiliza este tipo de tratamento.

Reimplantes de dedos avulsionados

A amputação por avulsão ocorre através de um mecanismo de tração axial do dedo, que resulta em alongamento das estruturas mais frágeis e consequente lesão tecidual extensa. Em geral, o segmento comprometido deverá ser reparado com a substituição por tecido são. Nos casos dos vasos, o recurso mais comum é o enxerto de veia.

O exame através de microscópio determina o melhor local dos vasos para a secção e sutura do enxerto de veia. Quando existem dúvidas sobre a integridade da parede vascular, o recurso ideal é a liberação do manguito pneumático e a observação do jato de sangue que jorra nos primeiros segundos de sangramento. Quando existe lesão da íntima vascular e delaminação da parede, o fluxo cai rapidamente. Nesses casos, é importante abordar os vasos mais proximalmente, para a escolha do local ideal. Outra forma de identificar uma lesão vascular é observar o aspecto tortuoso da artéria, resultante da ruptura da camada muscular do vaso, conhecido pela denominação em inglês de *ribbon sign*. Quanto à parte distal do vaso, a melhor maneira de observação da qualidade do vaso é o aspecto da parede no momento da secção e a lavagem do lúmen com solução heparinizada até que o líquido retorne pelo sistema venoso.

A avulsão dos tendões flexores e extensores ocorre mais comumente nas zonas de interseção miotendinosa e constitui um problema sério de reparação. Quando a zona de amputação é interfalângica, a artrodese constitui a melhor solução, eliminando assim a necessidade de reconstrução posterior. Caso contrário, é possível a

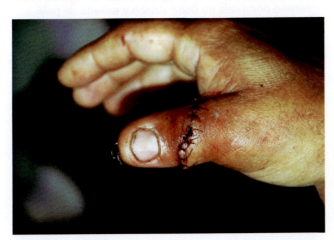

FIGURA 73.6A – Pós-operatório imediato de um reimplante de polegar.

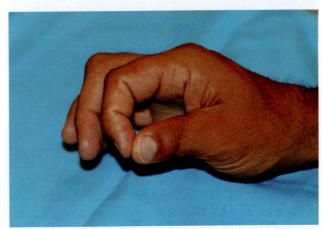

FIGURA 73.6B – Resultado funcional do reimplante.

substituição temporária com espaçadores de tendão, que serão substituídos em uma segunda etapa cirúrgica.

A avulsão dos nervos colaterais pode ser fator de contraindicação para o reimplante quando ocorre muito proximalmente, com uma longa porção do nervo presa ao segmento distal. A qualidade de reinervação é medíocre e a recuperação da sensibilidade é quase nula. No entanto, o local da ruptura nervosa pode ser distal, com um longo segmento dos nervos preso ao coto proximal. Nesses casos, a chance de recuperação da sensibilidade é maior e, mesmo que haja perda do tecido neural, é possível prever uma abordagem no segundo tempo para reconstrução do nervo com enxertos ou neurotubos.

Dedo de "aliança"

As amputações do tipo *ring finger* são causadas pela avulsão de dedo, geralmente anular, através do aprisionamento do anel em algum aparato fixo ou móvel e a ação da força de tração ou da gravidade no momento da queda do corpo (Figura 73.7A).

As indicações são limitadas aos casos em que a inserção do tendão flexor superficial e a bandeleta central do extensor na falange média estão preservadas. O desenluvamento cutâneo se estende até a interfalângica distal, onde ocorre a desarticulação. Os resultados são incertos, tanto do ponto de vista imediato quanto tardio.

A técnica cirúrgica exige o uso de longos enxertos de veia em uma das artérias colaterais e, eventualmente, em uma veia dorsal. Inicialmente, dois fios de Kirschner são colocados longitudinalmente na falange distal, que é preparada para a artrodese. Em seguida, uma contraincisão mediolateral cruzando a prega interfalângica distal (IFD) identifica a artéria colateral de um dos lados. Um segmento longo de veia da região volar do antebraço é retirado e parte dele é usada para anastomose distal. O segmento amputado é recolocado sobre o esqueleto desnudado e os fios de Kirschner são passados para fixar a IFD, protegendo o enxerto de veia. A microanastomose proximal é realizada na região palmar sobre a artéria colateral e a pele volar é suturada. Os nervos colaterais são suturados ou simplesmente marcados para uma reparação posterior, quando existe perda segmentar. O retorno venoso é restabelecido através de microanastomoses diretas, quando o encurtamento do esqueleto é suficiente para a aproximação dos cotos, ou através de enxertos de veia.

Quando existe perda tecidual associada na superfície dorsal, os retalhos porta-veia podem ser utilizados para reparação simultânea da cobertura cutânea e do retorno venoso. A técnica mais comumente utilizada é o retalho porta-veia pediculado do dedo vizinho (dedo médio). Uma incisão sinuosa sobre o dorso do dedo doador é realizada e o tecido gorduroso contendo as veias dorsais é levantado proximalmente a partir do terço médio da falange média. A dissecção prossegue até o terço proximal da falange proximal. A extremidade do retalho alcança a base da falange média e a veia dorsal é suturada com uma das veias do retalho. Em seguida, um enxerto de pele laminada da região hipotenar cobre o retalho gorduroso que é fixado às bordas da perda cutânea (Figura 73.7B-D).

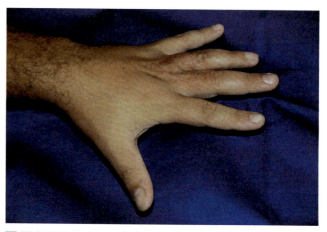

■ **FIGURA 73.7B** – A drenagem venosa foi reparada com retalho porta-veia do dedo vizinho e enxerto de pele.

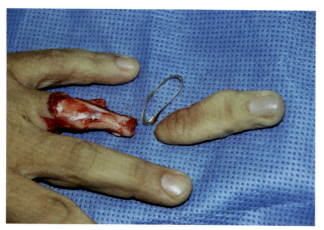

■ **FIGURA 73.7A** – Mecanismo de avulsão do dedo anular por anel. Os tendões flexor superficial e bandeleta central do tendão extensor permanecem intactos e a falange distal é amputada.

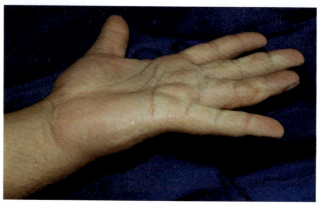

■ **FIGURA 73.7C** – Pós-operatório tardio com extensão ativa completa.

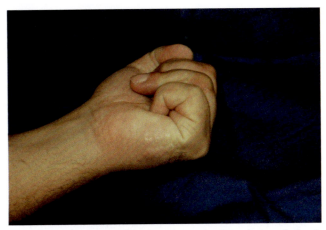

■ **FIGURA 73.7D** – Flexão ativa completa da interfalângica proximal. A interfalângica distal foi artrodesada.

Heterorreimplantes

No caso de amputação simultânea do polegar e de um ou mais dedos longos em zona 2, quando o coto do polegar não é encontrado ou se mostra inviável para reimplante, a possibilidade de redistribuição para priorizar a reconstrução do dedo oponente deve ser fortemente considerada (Figura 73.8A).

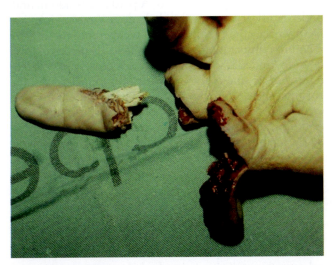

■ **FIGURA 73.8A** – Amputação proximal do indicador associada a mutilação do polegar.

Esses casos ocorrem, em geral, nas amputações digitais do lado radial da mão, quando o paciente se acidenta no momento da ação de preensão entre o polegar e o indicador. Os reimplantes realizados em zona 2 dos dedos longos levam a resultados medíocres do ponto de vista funcional. A mobilidade e a sensibilidade recuperam mal e, não raro, levam à exclusão do dedo durante as atividades profissionais. Em contrapartida, a função do polegar é fundamental para o movimento de pinça e preensão de pequenos objetos.

A técnica cirúrgica para a reconstrução de um polegar na urgência deve adaptar os diferentes comprimentos, número de falanges e tendões de cada dedo. Quando a amputação do polegar ocorre na base da falange proximal, o segmento distal do dedo longo deve ser encurtado até a interfalângica proximal. Este recurso garante não somente a reconstrução do polegar nas mesmas dimensões, mas também elimina a zona de amputação do dedo longo que, em geral, está comprometida pelo trauma (Figura 73.8B).

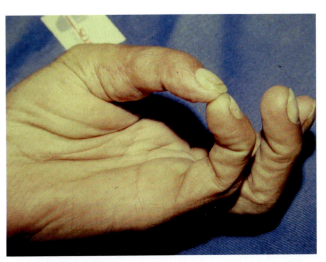

■ **FIGURA 73.8B** – A parte amputada do indicador foi reduzida e reimplantada no coto proximal do polegar para reconstrução da pinça pollicis-digital com o dedo médio. O segundo raio foi amputado.

Complicações

As complicações podem se dividir em imediatas, pós-operatórias precoces e tardias. As complicações imediatas são o espasmo e a trombose vascular. É comum observarmos na primeira hora de revascularização o fenômeno de palidez cutânea. Este fenômeno ocorre mais em função da isquemia prolongada e do resfriamento do coto amputado do que propriamente de uma trombose. O importante é observarmos o comportamento das anastomoses e procurarmos elevar a temperatura local e do paciente o mais rapidamente possível. Por outro lado, a hiperemia excessiva pode ocorrer logo após a realização das anastomoses venosas e sutura da pele por uma questão de incompatibilidade transitória entre o aporte arterial e o retorno venoso. No entanto, este desequilíbrio não significa um problema maior e pode levar dias até que se normalize através das reconexões venosas.

As complicações pós-operatórias precoces ocorrem mais comumente nas primeiras 48 horas. No entanto, o sucesso de uma reintervenção cirúrgica só é possível se esta for realizada logo após os primeiros sinais de isquemia ou estase venosa. Portanto, dificilmente uma reintervenção cirúrgica será coroada de sucesso, já que os períodos de observação noturna são muito longos.

A isquemia por insuficiência arterial é traduzida por uma pele pálida, de coloração acinzentada, fria e sem turgor. O enchimento capilar após a manobra de pressão sobre a pele é lento ou inexistente.

A insuficiência venosa resulta em cianose cutânea, enchimento capilar rápido e aumento inicial da temperatura local. Ocorre sangramento pelo local da sutura e pontos de ferimento do segmento reimplantado. O sangue é de aspecto vinhoso e o turgor e a elasticidade são exacerbados.

Na reintervenção cirúrgica, o sucesso só é possível quando ainda houver fluxo arterial, o que significa dizer que os casos de trombose arterial são dificilmente bem-sucedidos. Nas tromboses venosas, em fase inicial, é possível a realização de enxertos de veia para substituir suturas diretas, mas deve-se ter em mente que o fechamento da pele não será mais possível em função do edema instalado. Nesses casos, o uso de retalhos porta-veia é fundamental para uma reintervenção cirúrgica bem-sucedida. Na vigência de insuficiência venosa, nos casos em que já foram utilizados enxertos em veias dorsais, a chance de sucesso é bem menor e a indicação de uma reintervenção cirúrgica pode não se justificar.

As complicações tardias mais comuns são o retardo de consolidação e a disestesia. Em geral, podem ser tratadas secundariamente através de cirurgia. As osteossínteses primárias realizadas na urgência são de difícil realização e, muitas vezes, evoluem com instabilidade e pseudoartrose. Nesses casos, o tratamento cirúrgico pode ser necessário. Comumente, micro e miniplacas para uso em falanges e metacarpos são as mais indicadas. Quando existem perdas ósseas significativas, o uso de enxertos ósseos pode evitar um encurtamento importante do esqueleto. Nos casos que envolvem segmentos mais proximais, como rádio, ulna e úmero, o uso de placas LCP com parafusos 3,5 mm e os fixadores externos são os mais indicados. Por outro lado, a falta de recuperação da sensibilidade nos casos de reimplantes digitais, até 6 meses após o procedimento, deve ser tratada através de enxertos de nervo.

Os casos de indicação discutível, como os reimplantes únicos de dedos longos, podem resultar em perda funcional significativa da mão. A rigidez da articulação interfalângica proximal, aliada ao distúrbio da sensibilidade da polpa digital, são fatores que limitam a atividade manual durante o trabalho profissional e da vida diária. A presença de um dedo com função limitada ao lado de outros com mobilidade e sensibilidade normal faz com que, em muitos casos, o paciente decida tardiamente pela amputação definitiva.

Indicações

Alguns dos conceitos iniciais que serviram para tratar as amputações traumáticas de extremidades foram se modificando à medida que os resultados funcionais foram sendo mais bem avaliados. Os primeiros casos foram submetidos a reimplantes sob qualquer pretexto e em condições locais muitas vezes desfavoráveis. As possibilidades técnicas tornaram-se maiores que as limitações funcionais, permitindo a distinção entre o sucesso vascular e a qualidade funcional dos reimplantes.

As lesões complexas e multidigitais podem ser tratadas com reimplantes apenas de partes fundamentais para a funcionalidade do membro. Por exemplo, nos casos de amputação com laceração do polegar sem condição de reimplante associada à amputação do índex no nível proximal à inserção do flexor superficial. Como o resultado funcional do reimplante do index é precário, o coto daquele dedo pode servir como "dedo banco" e ser utilizado para reconstruir o polegar, que é mais importante para a função da mão.

Nas amputações localizadas no nível do braço e antebraço, incluindo o punho, a indicação cirúrgica de reimplante depende de alguns fatores fundamentais. Inicialmente, é necessária uma avaliação do estado geral do paciente pois, não raro, trata-se de politraumatizados. A associação com traumatismo toracoabdominal, cranioencefálico e fraturas múltiplas pode contraindicar o procedimento de reimplante, pois são cirurgias demoradas e que acarretam perda sanguínea importante durante o ato operatório. Em seguida, é necessária a avaliação local das estruturas nobres, como vasos, nervos, tendões e esqueleto ósseo. A perda de tecido neural pode significar a impossibilidade de reparação cirúrgica na urgência, com prejuízo para a recuperação motora do membro reimplantado. Por outro lado, as perdas ósseas, quando limitadas, podem favorecer a reparação vascular e nervosa, já que o encurtamento do esqueleto resulta em uma maior aproximação dos cotos. No entanto, as extensas perdas do esqueleto podem constituir uma contraindicação, pois são incompatíveis com a funcionalidade do membro. Além disso, outros fatores como idade fisiológica avançada e a presença de distúrbios metabólicos associados, como o diabetes, podem contraindicar o procedimento cirúrgico.

As amputações distais que envolvem os dedos longos e o polegar são avaliadas diferentemente, por serem lesões mais localizadas e com incidência menor de traumas associados. A prioridade, nesses casos, é o polegar, pela sua característica única de dedo opositor; as amputações de dedos longos quando localizadas distalmente à inserção do tendão flexor superficial e as amputações de múltiplos dedos. As amputações de um dos dedos longos, quando proximais à inserção do tendão flexor superficial, constituem em contraindicação formal. No entanto, quando se trata de pacientes que exigem o uso dos dedos em atividades específicas como, por exemplo, músicos ou em crianças, a indicação pode ser válida.

Alguns casos são de indicação absoluta. O polegar constitui uma delas e o reimplante deve ser sempre tentado, não importa o tipo de lesão. Em crianças, os reimplantes são quase sempre indicados, pois a qualidade da reinervação é bem superior à dos adultos.

Nas amputações multidigitais, o conceito clássico de contraindicação de reimplante de dedo longo baseado no nível não se aplica. Ou seja, mesmo nos casos cujo nível é proximal à inserção do flexor superficial, a tentativa de reimplante é válida, pois a prioridade, nesses casos, é o restabelecimento da pinça *pollicis-digital*.

As amputações distais à inserção do tendão flexor superficial devem ser sempre consideradas como indicação potencial ao reimplante. A integridade articular da IFP e do mecanismo flexoextensor garante um resultado funcional aceitável. As contraindicações, nesses casos, baseiam-se estritamente nas condições locais (esmagamento e avulsão) e gerais (idade, doenças associadas, fumo, etc.).

As amputações no nível da interfalângica distal ou mais distais podem ser tentadas, desde que o mecanismo de lesão seja cortante ou com pouca ação contundente. O uso de enxertos de veia nesse nível é pouco utilizado e pode representar uma contraindicação. A possibilidade de insucesso de reimplante deve ser considerada quando se realizam procedimentos que podem comprometer o uso de retalhos da vizinhança para a reconstrução do coto de amputação

Contraindicações

As contraindicações de ordem geral estão ligadas à importância vital do paciente em casos de politraumatismo, por exemplo.

Em pacientes fumantes é imperativa a interrupção imediata do tabaco, antes mesmo do procedimento cirúrgico.

A amputação de um dedo longo único, proximal à inserção do tendão flexor superficial em um trabalhador manual, pode ser discutida em função do resultado funcional e sensitivo medíocre e da dificuldade em readaptação no trabalho. As exceções são as mulheres jovens preocupadas com o aspecto estético e pacientes com forte motivação funcional. Nesses casos, deve-se reafirmar aos pacientes as possíveis limitações funcionais, a duração da reeducação e a necessidade eventual de novas intervenções cirúrgicas.

Nos casos em que o mecanismo de ação é por avulsão, a indicação de reimplante deve ser considerada com ressalvas. As exceções são as crianças e quando se trata do polegar.

Referências Bibliográficas

1. Lapchinsky AG. Recent results of experimental transplantation of preserved limbs and kidneys and possible use of this technique in clinical practice. Ann NY Acad Sci. 1960;87:539.
2. Chen CW, Chien, YC, Pao YS, Lin CT. Reattachment of traumatic amputations: a summing up of experience. China´s Med. 1967;5:392.
3. Chen CW. Replantation of severed limbs and fingers. Chin Méd J. 1973;1:3.
4. Malt RA, McKhan CF. Replantation of severed arms. JAMA. 1964;189:716.
5. Kleinert HE, Kasdan M.L. Salvage of devascularized upper extremities including studies on small vessels anastomosis. Clin Orthop. 1963;29:29.
6. Komatsu S, Tamai S. Successful replantation of a completely cut-off thumb. Plast Reconstr Surg. 1968;42:374.
7. O`Brien BM, et al. Clinical replantation of digits. Plast Reconstr Surg. 1973;52:490.
8. Research Laboratory for Replantation of Severed Limbs, Shangai Sixth People´s Hospital. Replantation of severed fingers: clinical experiences in 217 cases involving 373 severed fingers. Chin Med J. 1975;1:184.
9. Buncke HJ, Schulz WP. Experimental digital amputation and replantation, Plast Reconstr Surg. 1965;36:62.
10. Buncke HJ, Schulz W.P. Total ear replantation in the rabbit utilising microminiature vascular anastomosis. Br J Plast Surg. 1966;19:15.
11. Krizek TJ, Tani T, Desprez JD, Kiehn SL. Experimental transplantation of composite grafts by microsurgical vascular anastomosis. Plast Reconstr Surg. 1965;36:538.
12. Strauch B, Murray DE. Transfer of composite graft with immediate suture anastomosis of its vascular pedicle measuring less than 1 mm in external diameter using microsurgical techniques. Plast Reconstr Surg. 1967;40:325.
13. McLean DH, Buncke HJ. Autotransplant of omentum to a large scalp defect with microsurgical revascularization. Plast Reconstr Surg. 1972;49:268.
14. Daniel RK, Taylor GI. Distant transfer of an island flap by microvascular anastomosis. Plast Reconstr Surg. 1973;52:111.
15. O`Brien BM, McLeod AM, Hayhurst J,W Morrison WA. Successful transfer of a large island flap from the groin to the foot by microvascular anastomosis. Plast Reconstr Surg. 1973;52:271.
16. Ikuta Y, Watari S, Kawamura K, Shima R, Matsuishi Y, Myiosh K, et al. Free flap transfers by end-to-side arterial anastomosis. Br J Plast Surg. 1975;28:1.
17. Fujino T, Harashima T, Aoyagi F. Reconstruction for aplasia of the breast and pectoral region by microvascular transfer of a free flap from the buttock. Plast Reconstr Surg. 1975;56:178.
18. Buncke HJ, Furnas DW, Gordon L, Acland BM. Free osteocutaneous flap from a rib to the tibia. Plast Reconstr Surg. 1977;59:799.
19. Foucher G, Norris RW. The venous dorsal digital island flap or the neural flap. Br J Plast Surg. 1988;41:337-343.
20. Martin DI, Kaplan IR, Kleinert JM. Use of a reverse cross-finger flap as a vascularized vein graft carrier in ring avulsion injuries. J Hand Surg. 1990;15A:155-159.

capítulo 74

Trauma da Mão
A Mão Queimada

AUTOR: Dilmar Francisco Leonardi
Coautor: Flavio Nadruz Novaes

Introdução

A mão humana apresenta características especiais. É certamente através dela que temos a grande parte do contato físico com tudo que nos cerca. A capacidade de execução das atividades da vida diária (AVD) são diretamente decorrentes da função da mão. E, talvez, essas características sejam determinantes para sua exposição ao trauma.

As lesões denominadas mutiladoras ou devastadoras são definidas como trauma multiestrutural, que comumente incluem destruição de ossos, tendões, tecidos moles e pele em graus de comprometimento variável. Sua reconstrução sempre exige uma abordagem multidisciplinar e considerações sobre indicação, oportunidade e estrutura a ser reparada. O cirurgião deve avaliar a preservação ou restauração da função da extremidade superior como objetivo a ser alcançado, permitindo o retorno do paciente às suas atividades, o mais precocemente possível.

Devemos também considerar que existe uma complexidade anatômica e funcional significativa. O revestimento de pele possui, por exemplo, na sua face palmar, pele fortemente aderida à fáscia palmar, diferente da dorsal, que é mais frouxa e móvel.

A mão funcional deve ter estrutura de revestimento de qualidade, sensibilidade preservada, motricidade e elasticidade adequadas. Quando uma delas está alterada causa notória restrição. Portanto, deve-se compreender que a cobertura cutânea da mão traumatizada tem um papel fundamental no conceito de reconstrução. Uma reconstrução sofisticada que inclua as estruturas osteotendinosas será inútil se uma cobertura estável e precoce não for obtida.[1] É esse envelope cutâneo que transfere o toque, a sensibilidade, sensação térmica, garra e discriminação tátil. São essas características que exigem uma reconstrução precoce e multidisciplinar para se obter um resultado funcional.

Adicionalmente, como se trata de uma área de exposição e inter-relacionamento, o aspecto estético não deve ser subestimado.

Lesões de diversas etiologias incluem esmagamento, desenluvamento, amputações, lesões penetrantes, injeções sob alta pressão e queimaduras, entre outras. Os princípios do tratamento imediato dessas lesões são similares, independentemente da gravidade ou origem, quando consideramos a mão. O modelo do sucesso do tratamento é definido como a sobrevivência do paciente, sobrevivência do membro, a função do membro e o retorno de suas atividades.[2]

Também, e de forma destacada, as queimaduras são importante causa de morbidade entre as vítimas de trauma, incluindo o membro superior. É por esse motivo que mencionaremos de forma isolada, na segunda parte, essa forma de trauma. Não serão abordadas condutas já estabelecidas e habituais aos pequenos traumas, como os retalhos em V-Y, retalhos de avanço, *cross-finger* e outros.

O objetivo desse capítulo é revisar os princípios do tratamento do trauma de mão e promover o conceito da recuperação da mão queimada, de forma multidisciplinar, cujo resultado final a ser alcançado envolva ambos os aspectos: funcional e estético.

Avaliação Inicial

Como em todas as formas de trauma, a avaliação primária e secundária, devemos priorizar a via aérea e a estabilização hemodinâmica. A energia consumida para lesão da mão pode ter ocasionado outras lesões, incluindo até as vísceras. Portanto, lesões associadas e ameaçadoras à sobrevivência devem ser identificadas e tratadas antes das lesões dos membros. Ao mesmo tempo em que se obtém a estabilização, a história do trauma pode ser obtida. Detalhes do acidente são importantes, pois esclarecem o mecanismo e podem proporcionar uma visão da gravidade e extensão da lesão.

Lesões com contaminação grosseira resultante de esmagamento ou avulsão, e que tenham incrustado corpos estranhos, podem exigir desbridamento adicional, o que resultará em maior défice tecidual. Nesses casos se recomenda profilaxia do tétano e cobertura antimicrobiana. Detalhes da história prévia do paciente nas buscas de comorbidades podem alterar o plano de reconstrução da mão afetada. Todas as comorbidades, diabetes, insuficiência cardíaca, doença pulmonar crônica, entre outras, devem ser tratadas anteriormente para evitar complicações trans e pós-operatórias.[3]

O exame da mão comprometida pelo cirurgião plástico pode ser limitado no atendimento inicial devido a dor, contaminação, deformidade ou ansiedade do paciente. Entretanto, todas as estruturas devem ser avaliadas e a simples inspeção pode identificar a viabilidade ou não de dedos e/ou da mão. Esse exame pode auxiliar na decisão do tipo e da quantidade de material necessário para a reconstrução. Adicionalmente, o cirurgião tem que decidir sobre a tentativa de reimplante ou revascularização de dedos e/ou da mão, considerando o nível e local da amputação, a contaminação, o tempo de isquemia, lesões associadas e comorbidades.[4]

Uma consideração importante se relaciona ao *status* profissional do paciente. É importante o cirurgião conhecer esse aspecto e oferecer as alternativas do tratamento multidisciplinar completo. Muitos pacientes têm dificuldades ou falta de compreensão quando a decisão envolve amputação, mesmo que antecipadamente se saiba que a tentativa de reimplante será frustrada.

Recomenda-se, nos casos de difícil solução, dividir a decisão com outros profissionais e, em geral, solicita-se a opinião da cirurgia vascular, da cirurgia da mão e microcirurgia. Um exemplo dessa condição clínica pode ser observado na Figura 74.1.

Tratamento

O princípio do tratamento de uma mão mutilada é o desbridamento e a remoção de todo tecido não viável. Toda contaminação deve ser removida e de forma mais completa possível, o que pode exigir remoção de tecido adicional. A irrigação exaustiva é importante porque auxilia na limpeza mecânica e contaminação bacteriana das feridas sujas.[5] Por outro lado, deve ser observado cuidado na preservação de qualquer tecido viável. Especialmente nas estruturas vitais como nervo, artéria, tendão e osso.

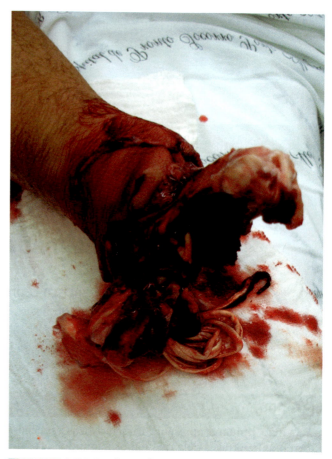

FIGURA 74.1 – Destruição completa da mão direita, por arrancamento, sem possibilidade de reimplante.

Uma forma ordenada e sistemática de desbridamento é recomendada iniciando-se pela pele e, a seguir, em direção à profundidade. Já a reparação comumente se faz da profundidade para a superfície, obtendo-se a estabilidade óssea, reparação tendinosa e, após, a reparação nervosa e arterial. Poderá haver alteração, dependendo da situação, na ordem aqui descrita, iniciando-se pela revascularização e, após, a estabilização óssea.

Mesmo que a opção de cobertura constitua um retalho vascularizado, o conceito de preparação do leito receptor (*wound bed preparation*) é imperativo, evitando-se a colocação de tecido saudável em leito receptor contaminado e/ou com tecido desvitalizado.[6] Um exemplo da preparação do leito pode ser observado na Figura 74.2.

Não há um plano de reconstrução predeterminado e cada caso exigirá conhecimento, improvisação e bom senso. Nas lesões mutiladoras, raramente o cirurgião encontrará lesões de pele superficial, as quais podem ser tratadas com técnicas de enxertos de espessura parcial. Portanto, é necessário dispor de alternativas, seguindo o algoritmo de reconstrução em escada em termos de

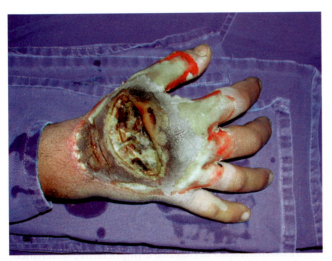
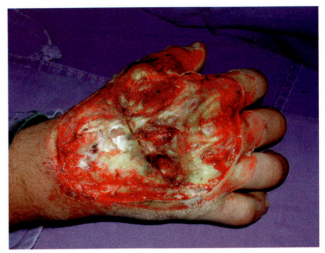

FIGURA 74.2. – Demonstrando a preparação do leito receptor (*wound bed preparation*).

complexidade de retalho local a retalhos livres. Beasley, em 2003, descreveu as principais indicações do uso dos retalhos: lesão com leito duvidoso para suportar um enxerto; necessidade de tecido subcutâneo, além da pele; exposição de estruturas como nervo, artéria ou articulação.[7]

Retalho local

A confecção de retalhos locais no tratamento de lesões complexas da mão tem indicação limitada devido à pouca disponibilidade de tecidos adjacentes, especialmente nos dedos. Contudo, podem ter importância em determinadas reconstruções, fornecendo sensibilidade às polpas digitais.

Retalho tipo *cross-finger*, retalhos dorsais baseados na artéria metacarpodorsal e vários retalhos sensitivos são exemplos de cobertura que trazem sua própria vascularização e fornecem cobertura estável, rápida cicatrização e pliabilidade aceitável. Nos casos de esmagamento ou injeção de alta pressão, a viabilidade tecidual regional não pode ser bem avaliada, o que torna o uso de retalhos do local um risco. Nessas situações se deve optar por retalhos regionais ou à distância.

Retalho regional

A descrição dos retalhos de padrão axial foi uma grande ferramenta adicionada no arsenal terapêutico da cirurgia reconstrutora. Um dos retalhos desse padrão, mais conhecido na extremidade superior, está baseado na artéria radial. Ele só poderá ser utilizado se ambos os vasos maiores (radial e ulnar) do membro superior estiverem preservados. Além disso, deve ser enfatizado que quando da utilização do retalho antebraquial radial, importante deformidade estética permanece na área doadora. Alternativas que não sacrificam a artéria principal são o retalho reverso da artéria interóssea posterior, o retalho reverso da artéria perfurante ulnar e o retalho reverso da artéria perfurante radial.

Retalho à distância

O mais conhecido é o retalho da região da virilha.[8] Há duas formas principais de seu uso, como pediculado e ipsolateral, e livre. Na forma pediculada ele deverá ser liberado após 3 semanas; na forma livre é de uso mais restrito devido a anomalias anatômicas do seu pedículo arterial. Suas vantagens principais são uma área doadora que pode ser fechada diretamente, ficando escondida a cicatriz, e fornecer tecido em boa quantidade, com uma largura de 10-12 cm.

Apesar de o retalho oferecer tecido de boa qualidade, não devemos esquecer que o volume é eventualmente acima do desejado e necessita de vários procedimentos adicionais para o emagrecimento do mesmo. Nessa fase há necessidade de um comprometimento do paciente em relação à fisioterapia até a obtenção do resultado final. Adicionalmente, devemos lembrar que a região abdominal oferece uma grande variedade de opções para a confecção de um retalho (randomizado) para cobertura da mão, tanto dorsal como palmar. Um exemplo dessa disponibilidade pode ser observado na Figura 74.3.

Retalho livre

A microcirurgia foi um dos maiores avanços na área da cirurgia reconstrutora e os retalhos livres vêm sendo modificados constantemente, conforme o conhecimento e o domínio da técnica são aprimorados. Sua versatilidade é tamanha que estão entre as primeiras opções de cobertura de tecidos moles nas lesões extensas da mão. Podem ser confeccionados de acordo com o defeito e são obtidos à distância, trazendo sua própria vascularização e inervação. Adicionalmente, permitem o fechamento de lesões complexas em estágio único, com dimensões

PARTE 7 – RECONSTRUÇÃO DO TRONCO E MEMBROS

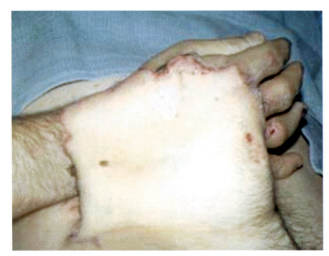

FIGURA 74.3 – Retalho do abdome para cobertura do dorso da mão (baseado na artéria epigástrica inferior).

adequadas, tecido estável e permanente. Atualmente é uma prática ou especialidade destacada e sua descrição completa, incluindo todos os retalhos disponíveis, foge da finalidade desse capítulo.

Mão Queimada

Quando consideramos o conceito de recuperação funcional e multidisciplinar da mão lesada, nada é mais representativo do que a mão queimada. Uma vez que, se todos os esforços no sentido de um tratamento precoce forem conseguidos, o resultado será superior em relação à conduta expectante. Apesar de representar uma área relativamente pequena (2,5-3%) da superfície corporal, as mãos estão envolvidas em 80% das queimaduras, sendo uma ocorrência muito comum.[9] Seu envolvimento raramente está afastado nas queimaduras superiores a 60% de superfície corporal comprometida. Mesmo que a área total da superfície correspondente às mãos seja pequena, seu envolvimento e suas sequelas têm um impacto forte no resultado funcional, na qualidade de vida e capacidade de retorno às atividades.[10] Tendo isso em mente, estabelecemos a prioridade, na queimadura da mão, que é maximizar o resultado funcional. As variáveis que determinarão o resultado final são a gravidade da lesão, superfície envolvida e complicações (edema, infecção e contraturas cicatriciais).

Avaliação inicial

Como já mencionado, antes da abordagem exclusiva da lesão da mão, os princípios do tratamento básico do trauma devem ser observados.

A identificação do agente é importante, se térmico, químico, contato ou elétrico, pois poderá sugerir a profundidade. Além do que, os agentes químicos continuarão em sua ação até sua completa eliminação.

A profundidade, localização e forma de apresentação da queimadura devem ser observadas, principalmente se ocorrem de forma circunferencial. Queimaduras profundas e circunferenciais podem ter sua vascularização comprometida pelo edema e/ou escara. Portanto, o exame do comprometimento da vascularização durante todas as fases do tratamento é fundamental, pois o *status* circulatório na apresentação não será o mesmo durante a evolução subsequente. Uma mão com perfusão comprometida é fria, edemaciada, tensa e frequentemente assume a posição de garra. Um exemplo de isquemia da mão queimada pode ser observado na Figura 74.4.

Escarotomias

A decisão de realizar uma escarotomia é baseada na avaliação clínica, o que torna essa decisão experiência-dependente. Contudo, algumas características podem auxiliar na escolha, se encontramos: queimaduras cir-

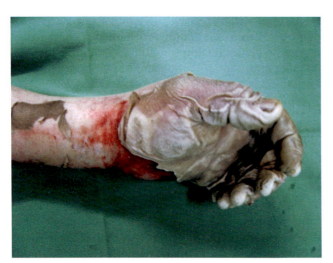 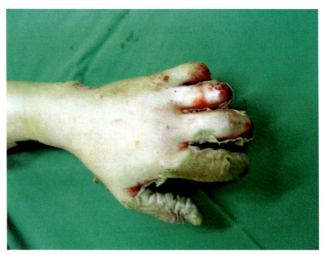

FIGURA 74.4 – Mão esquerda demonstrando comprometimento circulatório em uma queimadura profunda. Observar aspecto volar e dorsal.

cunferenciais ou quase circunferenciais e profundas (espessura parcial profunda ou total); quando uma reposição de volume extensa é antecipada devido à gravidade da queimadura; dificuldades de reavaliação sequencial do paciente devido ao nível de consciência, curativos, hipotensão ou hipotermia. Nessa situação pode ser necessária uma escarotomia profilática, que será uma dificuldade menor no tratamento, quando comparamos a perda de um membro por isquemia.

O procedimento pode ser realizado à beira do leito e mesmo sem anestesia, uma vez que a sensibilidade está comprometida nas queimaduras profundas. Pode ser utilizado bisturi ou eletrocautério, porém nossa opção é pela segunda, uma vez que o controle da hemostasia é mais fácil. As incisões devem ser posicionadas na borda radial e ulnar do antebraço, e seguindo individualmente entre os dedos, entre o aparelho extensor e o pedículo neurovascular (preservando o nervo digital, bem como o pedículo vascular). Alguns autores preconizam, e concordamos com isso, iniciar com as incisões no antebraço e reavaliar, se necessário ou não, sua extensão para os dígitos.[11] Essa situação clínica pode ser observada na Figura 74.5.

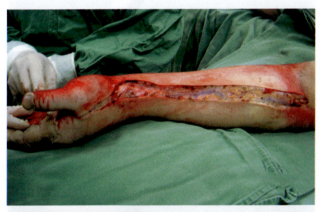

FIGURA 74.5 – Escarotomia na borda radial do membro superior esquerdo em queimadura de espessura total.

Tratamento

A ferida deve ser limpa e desbridada, se necessário. As lesões superficiais (espessura parcial superficial) podem ser acompanhadas ambulatorialmente, se de ocorrência isolada. Entretanto, não devem ser subestimadas, necessitam de um curativo não aderente, confortável e rápida mobilização. Adicionalmente, o curativo deve proteger contra o ressecamento e infecção. Nossa conduta, nessa situação é a utilização do curativo à base de parafina (Jelonet®, Smith and Nephew) associado ao curativo secundário. A elevação do membro é fundamental para o controle do edema ou evitar a evolução do mesmo. A revisão deve ser realizada em 24 a 48 horas, na busca de qualquer sinal de infecção. Se o paciente não compreende, não tem recursos ou não é aderente ao tratamento, recomenda-se a internação.

Nas lesões profundas (espessura parcial profunda e total) a excisão e cobertura imediata estão indicadas. Contudo, nem sempre é possível a cirurgia precoce, uma vez que a situação clínica pode ditar as prioridades; Protela-se a cirurgia para quando houver um quadro clínico estável. Caso a cirurgia necessite ser postergada, é fundamental manter a mão com um curativo que permita uma movimentação ampla e uma posição anatômica.

Um elemento fundamental nos curativos é a prata. É um poderoso agente antimicrobiano tópico e nossa conduta tem sido a utilização da prata na forma nonocristalina (Acticoat® – Smith Nephew). Sua troca poderá ser a cada 3 ou 7 dias, dependendo da especificidade do curativo e, o mais importante, com segurança. Poderá ser confeccionado para os dedos, em separado, ou em forma de luva. Considerando a responsabilidade necessária ao aspecto antimicrobiano, curativos com esta quantidade de prata (70-100 ppm) garantem concentração elevada e consequentemente maior ação antimicrobiana. O curativo poderá ser observado na Figura 74.6.

As lesões profundas devem ser excisadas tangencialmente até se encontrar tecido viável subjacente, com a manutenção do tecido sadio tanto quanto possível.

Nos casos de lesão por eletricidade poderá ser necessária uma revisão cirúrgica em 24 horas antes de planejar a cobertura.

Em relação à cobertura, os enxertos autólogos, em lâminas, são a primeira escolha. Contudo, quando existem queimaduras extensas esses enxertos são logo consumidos para a cobertura de outras áreas, tornando-os indisponíveis para as mãos. A alternativa é o uso de substitutos cutâneos como homoenxertos e a matriz dérmica. Os homoenxertos são derivados de bancos de tecido e oferecem uma cobertura temporária, em torno de 3 a 4 semanas; quando ocorre a rejeição.

As matrizes atualmente disponíveis, em nosso País, são o Integra® (Promedom do Brasil), Pelnac® (Endosul) e Matriderm® (Endosul).

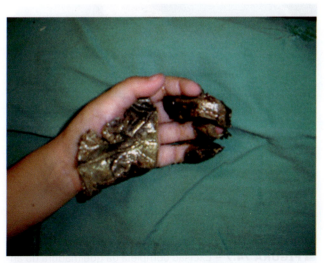

FIGURA 74.6 – O uso do curativo de prata individualizado para os dedos.

Os substitutos cutâneos apresentam as vantagens: não acrescentam lesões, oferecem cobertura permanente e estável e estão disponíveis em quantidades ilimitadas. Por outro lado, suas desvantagens: são dispendiosos, exigem uma curva de aprendizado e necessitam de mais de um procedimento.

O fundamental é que se ofereça a oportunidade da excisão precoce e completa e fechamento imediato. Isso permite um pós-operatório de boa qualidade, mobilização precoce e resultado superior. Como se pode observar no caso clínico demonstrado na Figura 74.7.

Quando a excisão está completa, a hemostasia é controlada de forma rigorosa e poderá ser coberta com o substituto cutâneo disponível.

O resultado final do caso da Figura 74.7 pode ser observado na Figura 74.8.

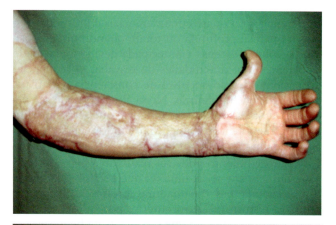

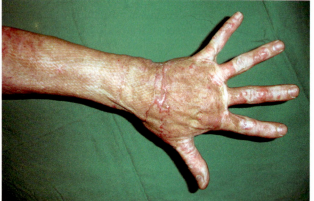

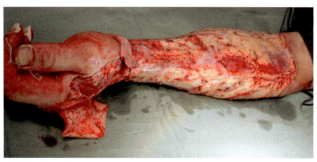

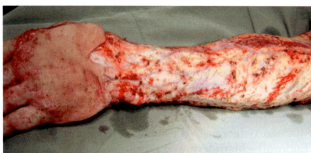

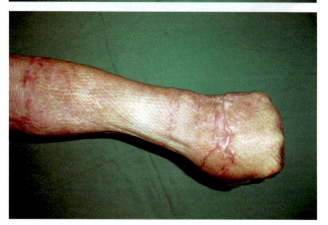

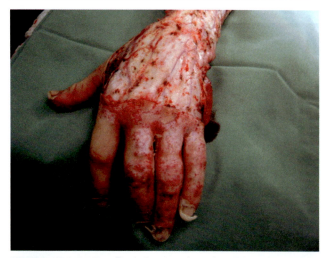

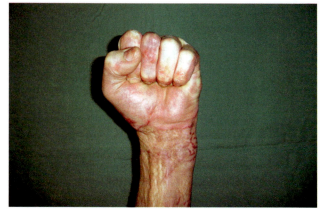

FIGURA 74.7 – Excisão completa da queimadura do antebraço e dorso da mão esquerda.

FIGURA 74.8 – Resultado final do uso de substitutos cutâneos (matriz dérmica) no tratamento da mão queimada.

Conclusão

O resultado funcional dependerá, fundamentalmente, da severidade do trauma.

Entretanto, um tratamento multidisciplinar e precoce será determinante na obtenção do resultado. O que deve ser enfatizado é que, mesmo sob a responsabilidade do cirurgião, o tratamento não está finalizado quando da cura das lesões. Em outras palavras, a adesão do paciente ao plano de reabilitação, o acompanhamento da fisioterapia, e o uso de órteses e malhas de compressão fazem parte da prescrição e somente o uso completo dessas ferramentas é que irá determinar um resultado superior. Isso é particularmente determinante quando se refere à mão queimada, que exige um pós-operatório mais prolongado.

Esta abordagem não constitui um conceito novo, mas é fundamental sua compreensão, a fim de obter resultado favorável. Sua prática é sobejamente farta na literatura, com inúmeras publicações.

Referências Bibliográficas

1. Germann G, Sherman R, Levin LS. Decision-making in reconstructive surgery. Heidelberg: Springer; 2000.
2. Neumeister MW, Brown RE. Mutilating hand injuries: principles and management. Hand Clin. 2003;19:1-15.
3. Russel WL, Sailors DM, Whittle TB, et al. Limb salvage versus traumatic amputations. Ann Surg. 1991;213:473-80.
4. Axelrod TS, Buchler U. Severe complex injuries to the upper extremity: revascularization and replantation. J Hand Surg. 1991;16(4):574-84.
5. Moore RS, et al. Major pediatric hand trauma associated with fireworks. J Orthop Trauma. 2000;14(6):426-8.
6. Rockwell WB, Lister GD. Coverage of hand injuries. Orthop Clin North Am. 1993;24:411-23.
7. Beasley RW. Beasley`s Surgery of the hand. New York: Thieme; 2003.
8. Chuang DC, et al. Groin flap design and versality. Plast Reconstr Surg. 1989;84:100-7.
9. Luce EA. The acute and subacute management of the burned hand. Clin Plast Surg. 2000;27(1):49-63.
10. Baker RA, Jones S, Sanders C, et al. Degree of burn, location of burn, and length of hospital stay as predictors of psychosocial status and physical functioning. J Burn Care Rehabil. 1996;17:327-33.
11. Sheridan RL, Baryza MJ, Pessina MA, et al. Acute hand burns in children: Management and long term outcomes based on a 10 year experience with 698 injured hands. Ann Surg. 1999;229:558-64.

capítulo 75

Lesões Tendinosas ao Nível do Membro Superior

AUTOR: Pedro Bijos

Introdução

Não existem estatísticas oficiais no Brasil sobre acidentes envolvendo as mãos, mas certamente é a região do corpo mais acometida nos acidentes de trabalho. Nos Estados Unidos da América do Norte, um terço de todas as lesões traumáticas envolve a extremidade superior, resultando no maior número de dias de trabalho perdidos entre todas as doenças. Devem-se somar a esses acidentes os domésticos, dos esportes, do transito e atualmente, as lesões por arma de fogo.

No Brasil, infelizmente, nos Hospitais Públicos dos grandes centros, os serviços de emergência não estão capacitados a dar um bom primeiro atendimento aos pacientes com trauma na mão (pouquíssimos hospitais dispõem de especialistas em cirurgia da mão e microcirurgia), o que certamente irá prejudicar toda a sequência do tratamento.

O primeiro atendimento correto será fundamental para minimizar as sequelas ocasionadas pelas lesões graves sobre as mãos (amputações, lesões nervosas, tendinosas e fraturas).

O desenvolvimento da especialidade, em particular o das Técnicas Microcirúrgicas, a partir da década de 1970, foi fundamental na melhoria dos resultados, bem como a evolução da terapia de mão, que seguiu a orientação da Escola de Nancy, passando a difundir uma fisioterapia mais precoce (TTMP - *tout en un temp avec mobilisation precoce* - tudo em um tempo com mobilização precoce).

Essa abordagem nova nas urgências em cirurgia de mão foi muito importante para o desenvolvimento das técnicas de fixação óssea (Figura 75.1), suturas tendinosas (Figura 75.2) e tratamento das lesões ligamentares (Figura 75.3).

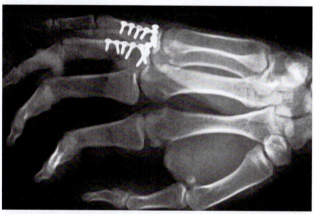

FIGURA 75.1 – Radiografia da mão, onde as fraturas das falanges proximais foram fixadas com uma microplaca.

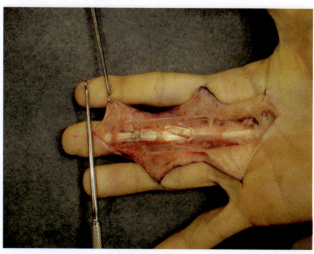

FIGURA 75.2 – Tenorrafia do flexor profundo na Zona 2.

PARTE 7 – RECONSTRUÇÃO DO TRONCO E MEMBROS

vagem exaustiva dos ferimentos com soro fisiológico e solução degermante para, em seguida, proceder-se ao desbridamento dos tecidos contaminados ou desvitalizados (Figuras 75.5 e 75.6).

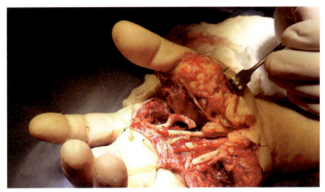

FIGURA 75.4 – Lesão sendo avaliada na sala de cirurgia, após limpeza e isquemia do membro.

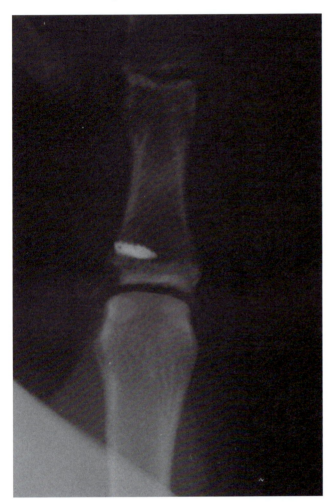

FIGURA 75.3 – Radiografia de uma lesão do ligamento colateral, que foi fixado com uma microâncora.

Finalmente, pode-se afirmar que toda essa evolução veio beneficiar diretamente os pacientes, que puderam retornar ao trabalho e ao seu convívio social mais precocemente.

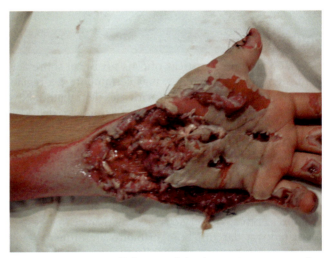

FIGURA 75.5 – Pré-operatório de um trauma na mão, antes do desbridamento, que será realizado sob anestesia e isquemia do membro.

Primeiro Atendimento

Na Sala de Emergência, a avaliação clínica geral é prioritária para termos uma ideia das condições gerais do paciente, sendo sempre realizada pelo plantonista. Ao mesmo tempo, o cirurgião ouve o relato do paciente ou de seus familiares, de como ocorreu o acidente. Nessa ocasião o cirurgião fará uma inspeção superficial para traçar o seu plano cirúrgico. Na Sala de Cirurgia, sob Anestesia (geral ou locorregional) e com isquemia do membro, o cirurgião realizará a verdadeira avaliação do caso (Figura 75.4), podendo correlacionar o exame radiológico com a lesão e tomar as decisões finais sobre o caso. Novas radiografias podem ser solicitadas para esclarecer um estudo radiológico inicialmente confuso.

A profilaxia tetânica e a antibioticoterapia se iniciam na sala de cirurgia. O primeiro procedimento será a la-

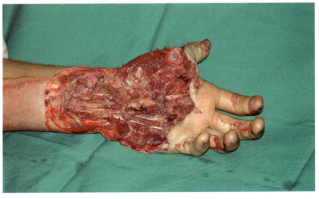

FIGURA 75.6 – Mesmo caso da Figura 75.5 após amplo desbridamento.

CAPÍTULO 75 – LESÕES TENDINOSAS NO NÍVEL DO MEMBRO SUPERIOR

Realizada a limpeza macroscópica da ferida, colhido material para cultura e antibiograma, iniciamos o tratamento pela fixação óssea e suturas tendinosas. Em seguida fazemos as neurorrafias e suturas vasculares.

Havendo uma perda cutânea (Figura 75.7), o ideal será proceder à cobertura de imediato, mas esta poderá ser postergada por alguns dias devido às condições locais.

ra de Kessler-Tajima (Figuras 75.9 e 75.10), com náilon 4-0. Eventualmente podemos complementar esta técnica com uma sutura contínua (chuleio) (Figura 75.11) usando um fio mais fino (náilon 5-0 ou 6-0).

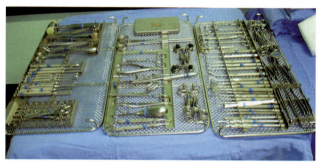

■ **FIGURA 75.8** – Caixa de material cirúrgico própria para cirurgias no nível da mão.

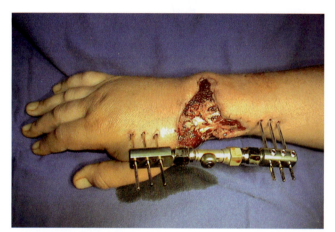

■ **FIGURA 75.7** – Trauma no nível do punho, apresentando ampla perda de tecido cutâneo.

Anestesia

Na minha experiência, utilizo a anestesia geral para quase todos os pacientes, independentemente da idade e tipo de lesão, mas os casos são avaliados de forma criteriosa pelo anestesiologista. Também utilizamos de rotina o bloqueio anestésico ao término dos procedimentos, para melhorar a analgesia pós-operatória.

Lesões mais Frequentes

No trauma iremos observar todo tipo de lesão, sendo as mais frequentes: fraturas, lesões tendinosas e ligamentares, lesões nervosas e perdas cutâneas.

Este capítulo tratará exclusivamente das *lesões tendinosas*.

Lesões Tendinosas

Primeiramente o uso de material adequado (pinças delicadas) (Figura 75.8), técnica atraumática associada ao conhecimento anatômico de polias e tendões serão fundamentais para um bom resultado.

Indiferentemente do local da lesão na mão (região dorsal – extensora ou volar – flexora) a técnica de sutura tendínea é a mesma, mas com alguns detalhes, dependendo da região.

Existe uma infinidade de técnicas de suturas tendinosas, mas nós utilizamos com mais frequência a sutu-

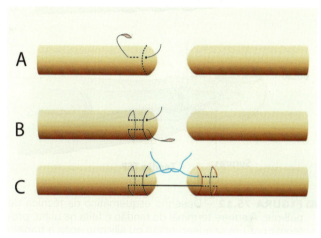

■ **FIGURA 75.9** – Desenho esquemático da sutura de Kessler modificada.

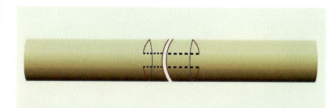

■ **FIGURA 75.10** – Desenho esquemático ampliado da sutura de Kessler modificada.

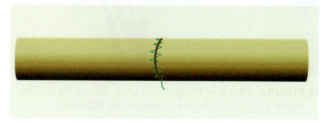

■ **FIGURA 75.11** – Desenho esquemático do chuleio que fazemos para complementar a sutura de Kessler.

Em alguns casos, normalmente no nível dos extensores, podemos também utilizar suturas simples ou em U, com náilon 4-0. Nos casos em que temos avulsão da inserção tendinosa (flexora ou extensora), utilizaremos a tática do *pull-out*, onde fazemos a transfixação do osso com o tendão (Figura 75.12), que será fixado no lado oposto, protegido por um pequeno botão ou um tubo de silicone. Podemos também, em casos selecionados, fazer a fixação do tendão com uma âncora de 2,0 mm (Figura 75.13).

A tática de Pulvertaft será utilizada na sutura de tendões mais espessos, enxerto de tendão e transposições tendinosas (Figura 75.14).

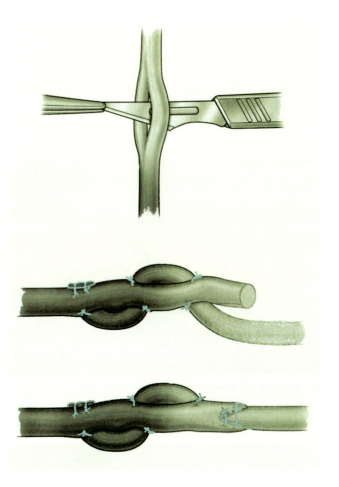

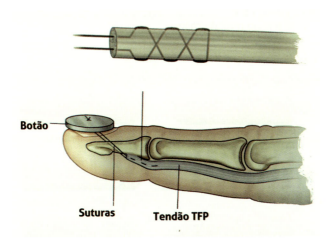

FIGURA 75.12 – Desenho esquemático da técnica de pull-out. A sutura terminal do tendão é feita na unha, protegida por um pequeno botão ou silicone após a transfixação do osso.

FIGURA 75.14 – Desenho esquemático da técnica de Pulvertaft, muito usada na sutura dos enxertos de tendão.

Tendão flexor

A anatomia, em particular as polias (Figura 75.15) deve ser bem conhecida para se indicar uma tenorrafia. Antes da década de 1970, a região da polia A2 no canal flexor era conhecida como Zona de Ninguém, porque as suturas neste nível sempre davam maus resultados. Atualmente tudo mudou, com um conhecimento melhor da anatomia e materiais mais adequados.

Em alguns casos, temos que reconstruir as polias (Figura 75.16), principalmente A2 e A4, para obtermos um bom resultado funcional.

Também é importante saber que os tendões flexores são divididos em cinco Zonas na mão, conforme a Figura 75.17.

O uso de órteses próprias estáticas (Figura 75.18) e ativas (Figura 75.19), e uma fisioterapia precoce (Figura 75.20) também vieram para somar positivamente no resultado final da sutura tendinosa (ver exemplos).

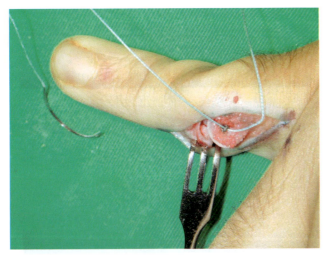

FIGURA 75.13 – Imagem de uma âncora de 1,7 mm fixada ao osso no local da inserção do ligamento.

CAPÍTULO 75 – LESÕES TENDINOSAS NO NÍVEL DO MEMBRO SUPERIOR

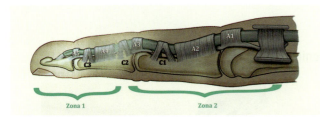

FIGURA 75.15 – Desenho de um corte sagital do dedo longo, onde observamos a distribuição das polias.

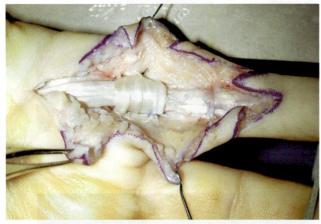

FIGURA 75.16 – Imagem de uma reconstrução de polia A2, usando um enxerto de tendão.

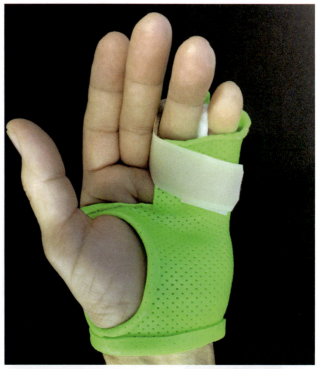

FIGURA 75.18 – Imagem de uma órtese estática que podemos utilizar para imobilizar uma fratura de falange.

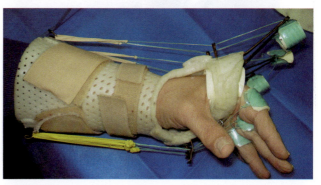

FIGURA 75.19 – Imagem de uma órtese dinâmica ou funcional.

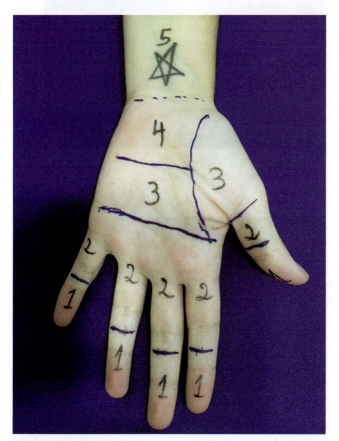

FIGURA 75.17 – Imagem da distribuição anatômica das zonas dos tendões flexores.

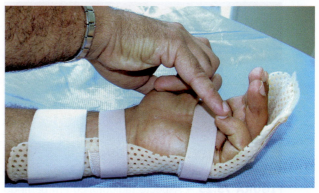

FIGURA 75.20 – Paciente em uso de uma órtese estática (Tipo Duran), muito utilizada nas lesões de tendões flexores. A fisioterapia precoce passiva deve ser iniciada no pós-operatório imediato.

985

PARTE 7 – RECONSTRUÇÃO DO TRONCO E MEMBROS

- Exemplos

  Caso 1. Avulsão do flexor na Zona 1, tratada com a técnica de *pull-out*

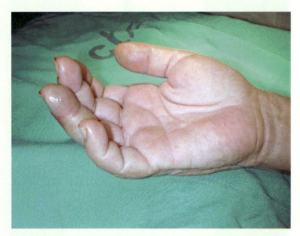

FIGURA 75.21 – Pré-operatório de um paciente com uma avulsão do tendão flexor profundo do dedo anular.

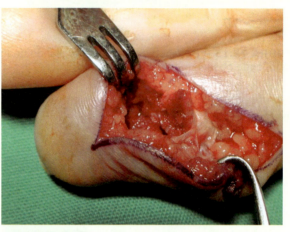

FIGURA 75.22 – Transoperatório, onde podemos observar a avulsão tendinosa.

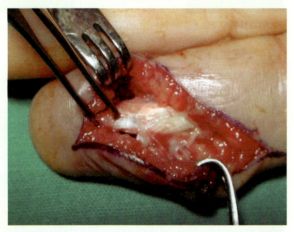

FIGURA 75.23 – Tendão flexor profundo tracionado, antes da sua fixação ao osso.

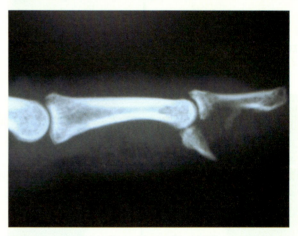

FIGURA 75.24 – Aspecto radiográfico em perfil do fragmento ósseo avulsionado, junto com o tendão flexor.

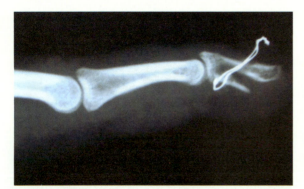

FIGURA 75.25 – Aspecto radiográfico em perfil do fragmento ósseo que foi fixado com a técnica de *pull--out*, usando um fio de aço.

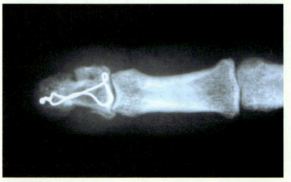

FIGURA 75.26 – Aspecto radiográfico em AP, do mesmo Caso 1.

CAPÍTULO 75 – LESÕES TENDINOSAS NO NÍVEL DO MEMBRO SUPERIOR

Caso 2. Secção do flexor longo do polegar na Zona 2

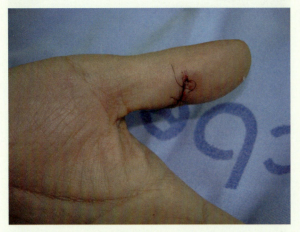

FIGURA 75.27 – Pré-operatório de um caso de secção do flexor longo do polegar, no nível da Zona 2 do polegar.

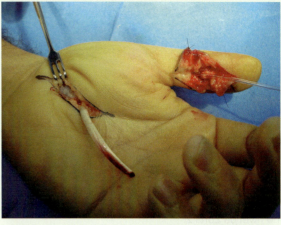

FIGURA 75.28 – Esta imagem mostra o tendão que retraiu até a palma, sendo necessário o uso de um artifício que consiste em se passar uma sonda de Nelaton através do corte inicial, fazendo-se uma contraincisão na palma, e fixando-se o tendão retraído à sonda de Nelaton, que o guiará até a incisão inicial.

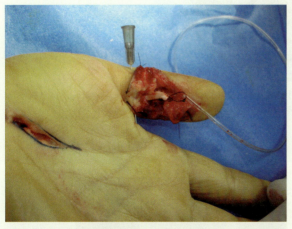

FIGURA 75.29 – Nesta imagem podemos ver o tendão na incisão inicial após sua passagem pelas polias A1 e A2. Usamos uma agulha para fazer uma fixação temporária antes da sutura final.

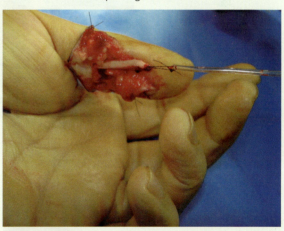

FIGURA 75.30 – Outra imagem do tendão sendo tracionado pela sonda de Nelaton.

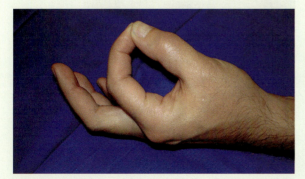

FIGURA 75.31 – Resultado final do Caso 2 apresentando uma excelente pinça com o indicador.

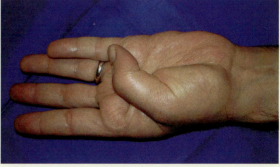

FIGURA 75.32 – Resultado final do Caso 2, onde obtivemos uma excelente flexão da falange distal do polegar.

PARTE 7 – RECONSTRUÇÃO DO TRONCO E MEMBROS

Caso 3. Secção do flexor na Zona 3

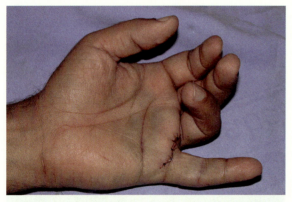

FIGURA 75.33 – Pré-operatório de um caso de lesão dos tendões superficial e profundo do dedo mínimo, no nível da Zona 2.

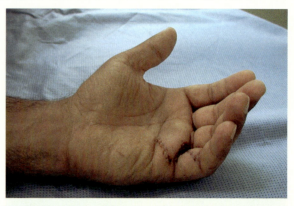

FIGURA 75.34 – Pós-operatório imediato, após a sutura de ambos os tendões.

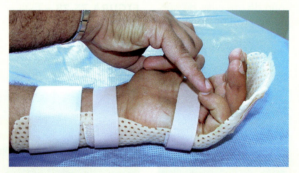

FIGURA 75.35 – Paciente fazendo fisioterapia passiva precoce e em uso de órtese tipo Duran.

Caso 4. Secção do flexor na Zona 3

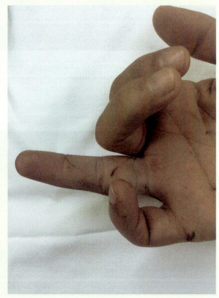

FIGURA 75.36 – Pré-operatório de um caso de lesão dos tendões superficial e profundo do dedo médio, no nível da Zona 3.

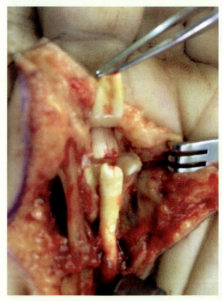

FIGURA 75.37 – Transoperatório, onde observamos as lesões tendinosas, antes da sutura.

CAPÍTULO 75 – LESÕES TENDINOSAS NO NÍVEL DO MEMBRO SUPERIOR

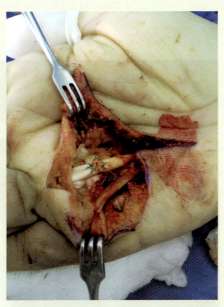

FIGURA 75.38 – Transoperatório, onde observamos a sutura do flexor profundo do dedo médio.

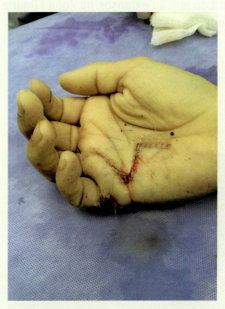

FIGURA 75.39 – Aspecto pós-operatório imediato após a sutura tendinosa.

Tendão extensor

Indiscutivelmente, o reparo dos tendões extensores é mais simples que o dos tendões flexores, evoluindo com menos aderências no pós-operatório e pouca retração, quando seccionados. A técnica de sutura, o tempo de imobilização, as órteses e fisioterapia são semelhantes a ambos os tendões (flexores e extensores).

Do mesmo modo que os tendões flexores, os tendões extensores são divididos em zonas na mão, conforme a Figura 75.40. Diferentemente dos flexores, quando são lesados não tendem a retrair, o que facilita a sutura imediata.

Dentre todas as lesões tendinosas dos extensores, a mais comum é a ruptura na Zona I, conhecida como *dedo em martelo*, muito comum em esportistas, em particular os goleiros (ver casos).

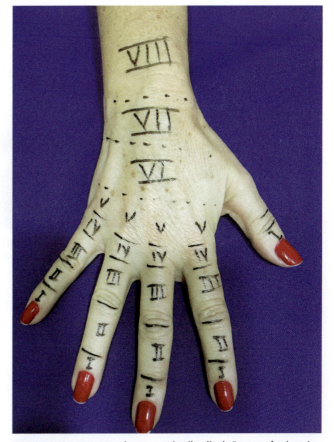

FIGURA 75.40 – Imagem da distribuição anatômica das zonas dos tendões extensores.

Caso 5. Ruptura do tendão extensor, na Zona I (martelo), que foi tratada apenas com uma fixação óssea intramedular por 8 semanas

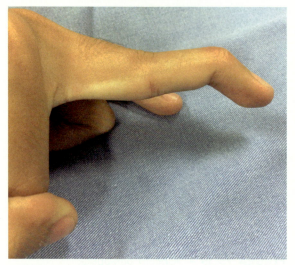

FIGURA 75.41 – Pré-operatório de uma lesão do extensor na Zona I (dedo em martelo).

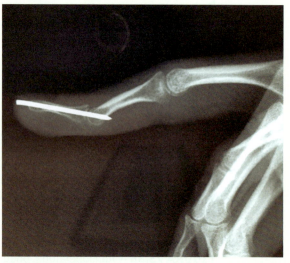

FIGURA 75.42 – Foi tratado apenas com uma fixação da falange distal em extensão com um fio de Kirschner. Imagem radiológica de controle.

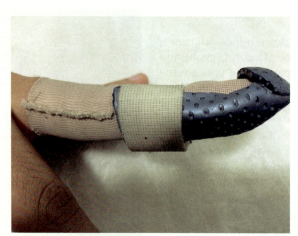

FIGURA 75.43 – Imagem de uma malha elástica e órtese própria que usamos no pós-operatório como proteção (8 semanas).

Caso 6. Ruptura do tendão extensor na Zona I (martelo) que foi tratada com uma tenorrafia e fixação óssea intramedular por 8 semanas

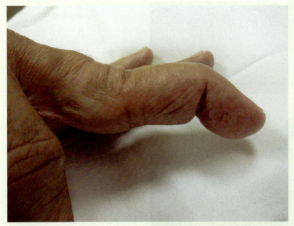

FIGURA 75.44 – Pré-operatório de uma lesão do extensor na Zona I, com 2 semanas de evolução. Foi tratada com incisão aberta, tenorrafia do extensor e fixação da falange com fio de Kirschner por 8 semanas.

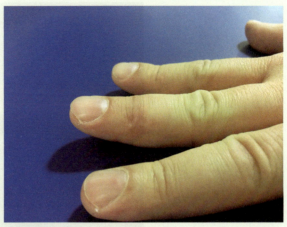

FIGURA 75.45 – Resultado final em longo prazo em PA.

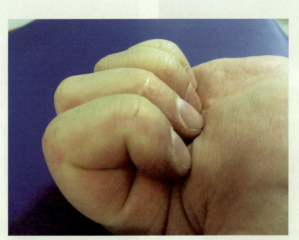

FIGURA 75.46 – Resultado final em perfil, com flexão completa da falange distal.

PARTE 7 – RECONSTRUÇÃO DO TRONCO E MEMBROS

Caso 7. Avulsão do tendão extensor, na Zona I (martelo ósseo), que foi tratada com uma fixação óssea intramedular e do fragmento articular, por 8 semanas

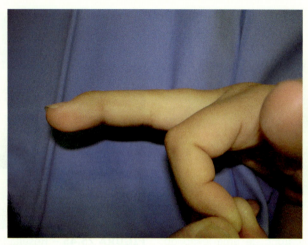

FIGURA 75.47 – Pré-operatório de uma lesão do extensor na Zona I por avulsão óssea.

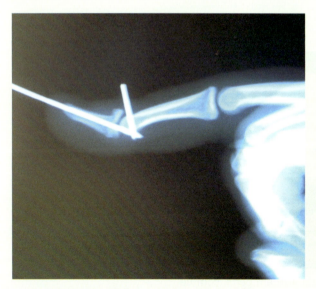

FIGURA 75.48 – Radiografia de controle transoperatório, onde vemos duas fixações com fio de Kirschner, sendo uma para o fragmento avulsionado e outra para fixar a falange distal em extensão.

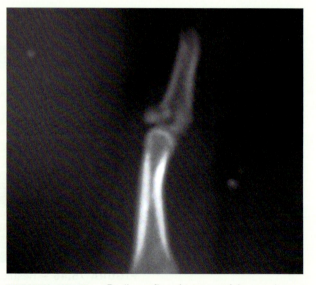

FIGURA 75.49 – Radiografia pós-operatória, em longo prazo, do Caso 7, onde vemos a consolidação do fragmento avulsionado.

CAPÍTULO 75 – LESÕES TENDINOSAS NO NÍVEL DO MEMBRO SUPERIOR

Caso 8. Secção do tendão extensor, na Zona II, que foi tratada com tenorrafia e fixação óssea intramedular por 8 semanas

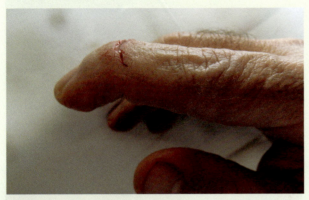

FIGURA 75.50 – Pré-operatório de uma secção traumática do tendão extensor na Zona II, que foi tratado com uma tenorrafia e fixação da falange distal com fio de Kirschner, por 8 semanas.

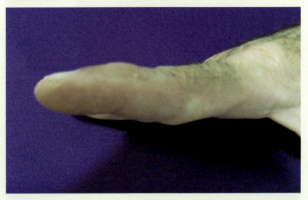

FIGURA 75.51 – Resultado pós-operatório em longo prazo do Caso 8.

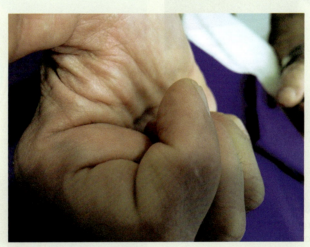

FIGURA 75.52 – Resultado pós-operatório em longo prazo do Caso 8, com uma flexão total da falange distal.

993

PARTE 7 – RECONSTRUÇÃO DO TRONCO E MEMBROS

Caso 9. Secção do tendão extensor na Zona V, que foi tratada com tenorrafia e uso de órtese ativa

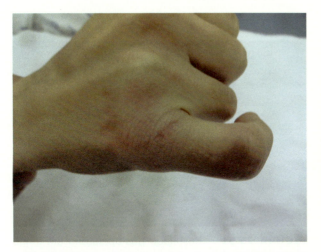

FIGURA 75.53 – Pré-operatório de uma paciente com uma lesão do extensor na Zona IV.

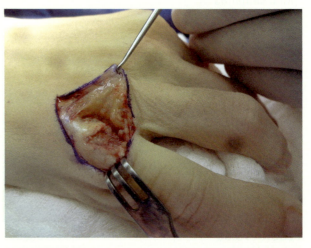

FIGURA 75.54 – Aspecto intraoperatório da lesão.

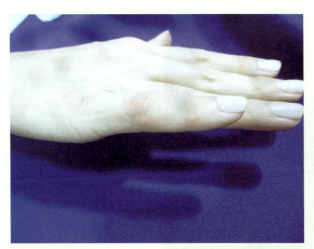

FIGURA 75.55 – Pós-operatório em médio prazo do Caso 9, com boa extensão do dedo.

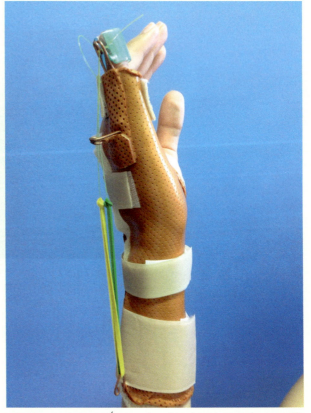

FIGURA 75.56 – Órtese funcional que a paciente utilizou no pós-operatório.

CAPÍTULO 75 – LESÕES TENDINOSAS NO NÍVEL DO MEMBRO SUPERIOR

Caso 10. Ruptura espontânea do tendão extensor, na Zona VII, por artrite reumatoide, que foi tratada com uma transposição tendinosa

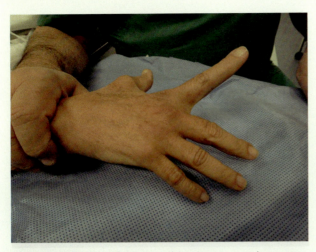

FIGURA 75.57 – Pré-operatório de uma paciente portadora de artrite reumatoide que teve uma ruptura espontânea dos tendões extensores comuns dos dedos indicador, médio, anular e mínimo (preservou apenas o EPL e o EPI).

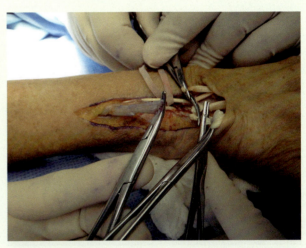

FIGURA 75.58 – Transoperatório do Caso 10, onde foi feita uma transposição do FUC para os extensores comuns dos dedos.

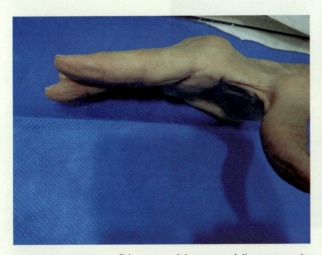

FIGURA 75.59 – Pós-operatório em médio prazo, do Caso 10, onde observamos uma boa extensão dos dedos.

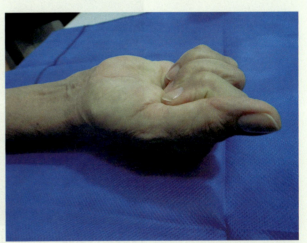

FIGURA 75.60 – Pós-operatório do Caso 10, onde observamos uma flexão completa dos dedos.

Caso 11. Lesão dos extensores do dedo indicador (próprio e comum) que foi tratada com tenorrafia e imobilizada com órtese própria por 8 semanas

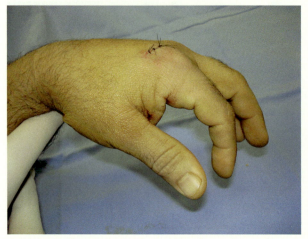

FIGURA 75.61 – Pré-operatório de um paciente com uma lesão traumática dos extensores comum e próprio do indicador na Zona V, que foi tratada com uma tenorrafia direta.

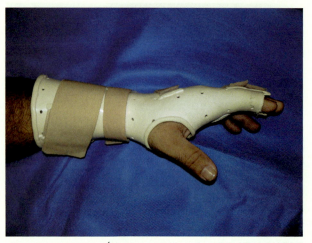

FIGURA 75.62 – Órtese estática que o paciente utilizou no pós-operatório (8 semanas).

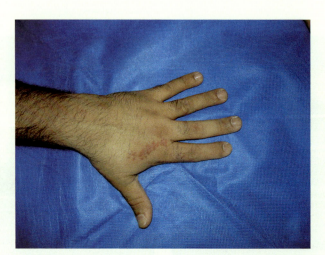

FIGURA 75.63 – Resultado final do Caso 11 em médio prazo, apresentando uma extensão normal do indicador.

CAPÍTULO 75 – LESÕES TENDINOSAS NO NÍVEL DO MEMBRO SUPERIOR

Caso 12. Lesão de todos os tendões extensores, com exceção do extensor próprio do indicador, no nível da Zona VII, que foi tratada com múltiplas tenorrafias e uso de órtese própria estática e ativa

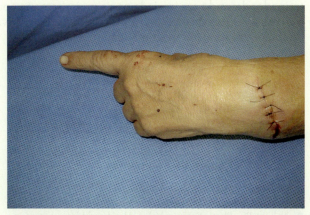

FIGURA 75.64 – Pré-operatório de uma paciente que sofreu uma lesão traumática de todos os tendões extensores da mão, com exceção do EPI, no nível da zona VIII, que foi tratada com tenorrafia primária dos tendões lesionados e uso de órteses por 8 semanas.

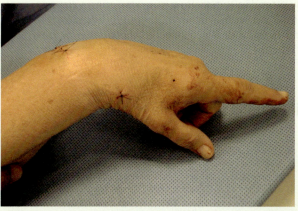

FIGURA 75.65 – Outra visão do pré-operatório do Caso 12.

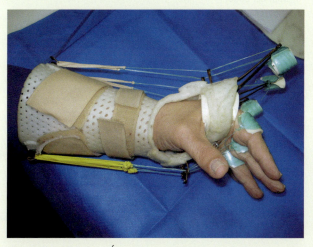

FIGURA 75.66 – Órtese funcional que a paciente utilizou durante o seu tratamento.

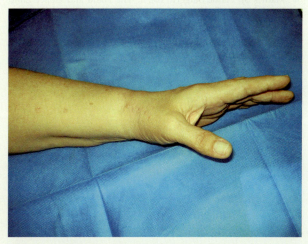

FIGURA 75.67 – Resultado final em longo prazo do Caso 12, apresentando uma extensão completa de todos os dedos.

Conclusão

O tratamento de qualquer lesão tendinosa deverá ser realizado de preferência no mesmo dia do acidente, ou no máximo até 10 dias após, evitando-se desta forma que o tendão se retraia, o que ocasionaria cirurgias mais complexas, como transferências tendinosas e enxertias tendíneas, muitas vezes precedidas de uso de espaçador de silicone.

É muito importante lembrar que será fundamental para um bom resultado funcional uma terapia pós-operatória muito bem realizada, por um profissional bem treinado, devendo ser iniciada na primeira semana após a cirurgia. O uso de órteses próprias de repouso e ativas também será muito importante para o resultado.

Bibliografia Consultada

- Bijos P, Recalde J. Cobertura Cutânea de Manos y Dedos. Ed. Amolca; 2015.
- Carreirão S, Cardim V, Goldenberg D. Cirurgia Plástica (SBCP). São Paulo: Ed. Atheneu; 2005.
- Chung KC. Hand and Wrist Surgery. Operative Techniques. Ed. Elsevier Saunders; 2012.
- Gelberman RH. Punho. Master Techniques in Orthopaedic Surgery. Rio de Janeiro: Ed. Revinter; 2005.
- Isel M, Merle M. Ortheses de la Main et du Poignet. Protocoles de Reeducation. Ed. Elsevier Masson; 2012.
- Mathes SJ. Plastic Surgery. Vol 8. The Hand and Upper Limb Part II. Vincent R. Hentz, ed. London, N. York, Oxford, St Louis, Toronto: Ed. Elsevier Saunders; 1990.
- Mathes SJ. Plastic Surgery. Vol. 7. The Hand and Upper Limb Part I. Vincent R. Hentz, ed. London, N. York, Oxford, St Louis, Toronto: Ed. Elsevier Saunders; 1990.
- Melega JM, Viterbo F, Mendes FH. Cirurgia Plástica. Os Princípios e a Atualidade. Rio de Janeiro: Ed. Guanabara Koogan; 2011.
- Merle M Dautel G. La Main Traumatique. Vol. 1. L`Urgence. Paris: Ed. Masson; 1992.
- Neligan PC. Plastic Surgery. Vol. 6. Hand and Upper Extremity. James Chang, ed. London, N. York, Toronto: Ed. Elsevier; 2013.
- Pechlaner S, Hussl H Kerschbaumer F.: Atlas of Hand Surgery. N. York: Ed. Thieme; 2000.
- Strickland JW, Graham TJ. The Hand. Master Techniques in Orthopaedic Surgery. Baltimore: Ed. Lippincott Williams & Wilkins.
- Tillmann BN. Atlas de Anatomia Humana. Porto Alegre: Ed. Manole; 2006.

capítulo 76

Reconstrução do Polegar

AUTOR: **Jefferson Braga Silva**

Introdução

A evolução da mão, a anatomia e a função do polegar justificam o estudo e o aprimoramento das técnicas reconstrutivas do dedo mais importante da mão. Ele está em oposição aos outros dedos e por essa razão permite a pinça digital. Muito já se falou e se escreveu sobre a cirurgia do polegar, e nós abordaremos as reconstruções pós-traumáticas e as secundárias. De uma forma geral, é consenso que a precocidade do tratamento e a reparação do maior número de estruturas lesadas são imprescindíveis para a melhor reconstrução da mão traumatizada.[1,2]

Movimentos do Polegar

O polegar é o mais especializado dos dedos. O metacarpo do polegar é único. Entre os metacarpos, só ele é articulado, por meio de uma junta selar que se movimenta livremente, com os osso do carpo. Os demais ossos carpais apresentam uma grau de movimento muito restrito. A articulação metacarpo-cárpica do polegar, sendo do tipo selar, é quase tão móvel quanto uma junta esférica, e dispõe dos seguintes movimentos: adução-abdução, flexão, extensão e rotação medial-lateral.

Oposição

Talvez o movimento mais importante da mão humana seja a oposição. O movimento do polegar constitui a base de todos os procedimentos proficientes de que a mão é capaz. A mão sem polegar, na pior das hipóteses, é uma espátula, e na melhor, um par de fórceps cujas pontas não se encontram apropriadamente.

Através dos tempos, ela promoveu a adoção da postura vertical e da locomoção bipedal, o uso e a fabricação de ferramentas, o que, por sua vez, levou à ampliação do cérebro através de um mecanismo de *feedback* positivo. Nesse sentido, a oposição dedo-polegar foi, provavelmente, a mais crucial de todas as adaptações na história evolutiva do homem.

A posição neutra do polegar é tomada como ponto de partida para uma descrição do movimento de oposição. Quando o polegar está em abdução (abertura, extensão máxima), fica em ângulo com a palma da mão, ao mesmo tempo em que os músculos entram em ação.

Reconstrução na Urgência

A cirurgia reconstrutiva do polegar, como de qualquer segmento corporal, deve ser realizada por especialistas. Esta reconstrução do polegar na urgência não deve ser uma exceção, mas uma rotina. A sistematização regional das perdas de substância volar e dorsal, lesões do complexo ungueal e amputações são necessárias diante da complexidade desse segmento a ser reconstruído.

Perda de substância palmar

As perdas de substância da região volar apresentam particularidades anatômicas e funcionais importantes. O tendão flexor, com o túnel osteofibroso, e o complexo ligamentar de estabilização articular proporcionam mobilidade e força ao polegar. A qualidade de estabilização da polpa e a rica inervação carreada pelos nervos colaterais proporcionam a discriminação, estabilidade e a qualidade da pinça digital.[3] Dentre os retalhos disponíveis, destacam-se aqueles que consideramos mais úteis e de mais fácil realização: o retalho *cerf-volant*, vascularizado pela segunda intermetacarpiana dorsal, descrito por Foucher; o retalho descrito por Moberg, de avançamento quadrangular volar; o retalho de troca pulpar; o retalho descrito por Francesco Brunelli, o dorsoulnar, baseado na vascularização anastomótica dorsal do polegar, e o retalho descrito por Wenkatasami, de avançamento triangular volar.

O retalho cerf-volant é vascularizado pela segunda artéria intermetacarpiana dorsal, proporciona boa cobertura cutânea para a face volar, preferencialmente utilizamos para as perdas de substância localizadas na primeira falange do polegar. A sua vantagem é possuir um arco de rotação muito bom, e como desvantagem é a sua pobre capacidade de discriminação de dois pontos (ramos terminais do nervo sensitivo do radial[4] (Figuras 76.1 a 76.4).

O retalho de Moberg se delimita contiguamente à perda de substância, são feitas duas incisões mediolaterais, mas se mantém o pedículo cutâneo até a base da eminência tenariana. A região ocasionada pelo avanço do

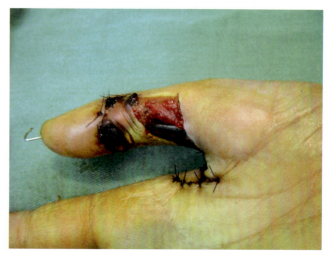
■ **FIGURA 76.2** – Necrose extensa da porção palmar do polegar com exposição do tendão flexor longo do polegar.

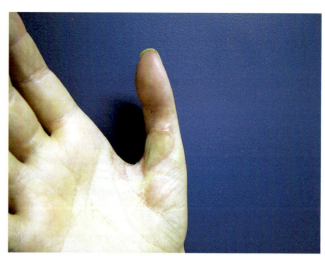
■ **FIGURA 76.3** – Resultado da cobertura cutânea da face palmar do polegar utilizando o retalho *cerf-volant*.

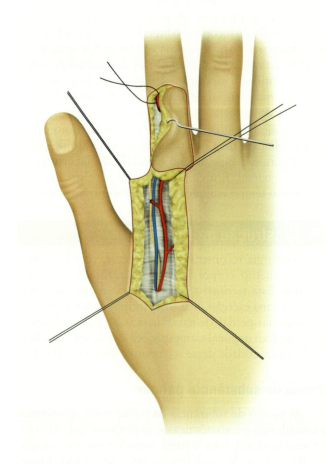
■ **FIGURA 76.1** – Desenho do retalho *cerf-volant*.

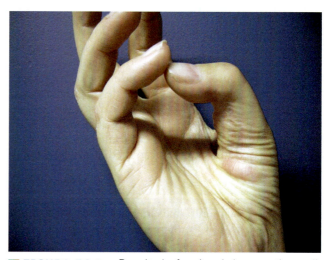
■ **FIGURA 76.4** – Resultado funcional da enxertia tendinosa.

CAPÍTULO 76 – RECONSTRUÇÃO DO POLEGAR

retalho normalmente se cobre com enxerto de pele total retirado da borda ulnar da mão. A sua maior vantagem é a preservação da sensibilidade e a sua maior desvantagem é avanço limitado, em torno de 20 mm (Figura 76.5).

O **retalho de troca pulpar** é um procedimento astucioso, porque privilegia a polpa dominante em detrimento da não dominante (radial). Desenha-se um retalho em ilha da polpa não dominante e o transfere ao lado dominante, com enxerto de pele total na polpa não dominante (Figuras 76.6 a 76.8).

O **retalho dorsoulnar** normalmente é indicado nas perdas de substância distais, em nível da segunda falange do polegar. O retalho é desenhado sobre a face dorsal ulnar do polegar. A sua vascularização é realizada pelos ramos anastomóticos dorsais entre as duas artérias colaterais palmares, no nível da articulação interfalangiana do polegar (Figuras 76.9 a 76.11).

O **retalho de Wenkatasami** é triangular de avanço e permite uma boa cobertura cutânea à porção mais distal

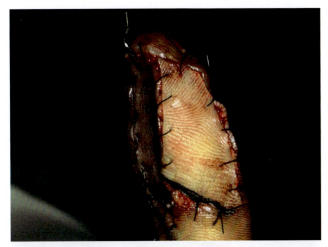
FIGURA 76.7 – Retalho de troca pulpar, da polpa não dominante à polpa dominante.

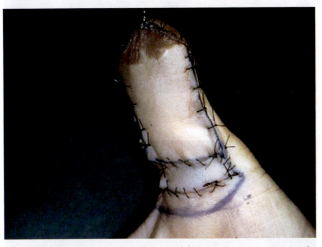
FIGURA 76.5 – Retalho de Moberg, com enxerto de pela na base, zona doadora do retalho.

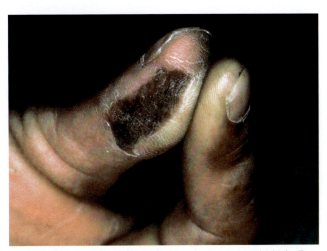
FIGURA 76.8 – Resultado da pinça com o dedo indicador, observa-se que a pinça se dá com o retalho inervado e o enxerto de pele na zona doadora do retalho.

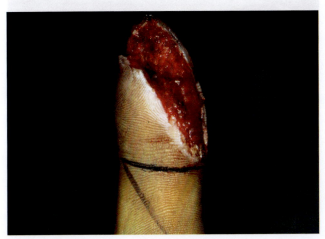
FIGURA 76.6 – Perda de substância da polpa dominante do polegar.

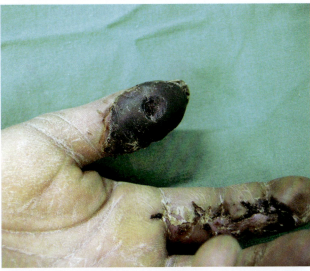
FIGURA 76.9 – Necrose extensa da polpa do polegar.

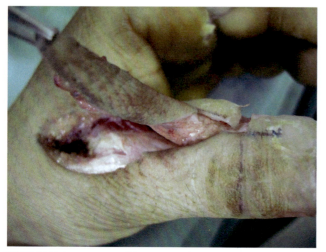

FIGURA 76.10 – Dissecção do retalho dorsoulnar do polegar.

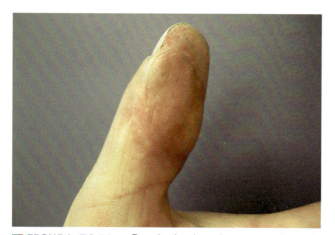

FIGURA 76.11 – Resultado da cobertura cutânea da necrose extensa da face palmar do polegar, utilizando o retalho dorsoulnar.

do polegar. Possui a vantagem de ser um retalho inervado com um bom avanço e como desvantagem cria uma cicatrização na porção volar do polegar[4,5] (Figura 76.12).

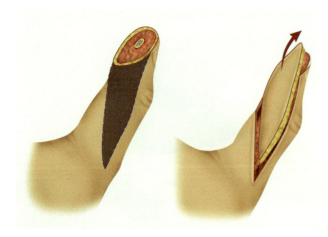

FIGURA 76.12 – Retalho de Wenkatasami.

Perda de substância dorsal

O **retalho desepidermizado dorsal** tem indicação formal nas perdas de substância dorsais, a delimitação do retalho sempre será realizada proximal à perda, em zona denominada de doadora, vascularizada por ramos dorsais oriundos das artérias colaterais palmares.

A incisão da pele é em forma de "H" e a desepidermização realizada com bisturi, preservando-se a pele em toda a sua espessura até as bordas laterais do dedo. A secção do tecido celular subcutâneo proximalmente é suficiente para cobrir a perda de substância, acrescida de 1 cm, para que o retalho possa ser transposto em 180° sobre a perda de substância. Um enxerto de pele parcial é suturado sobre o retalho[6-8] (Figuras 76.13 a 76.16).

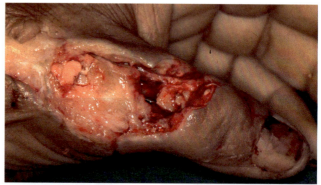

FIGURA 76.13 – Perda de substância dorsal do polegar, com exposição óssea.

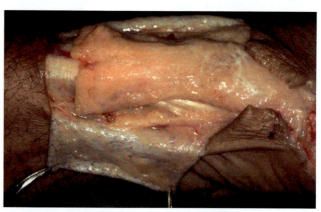

FIGURA 76.14 – Desepidermização da pele, dissecção do retalho.

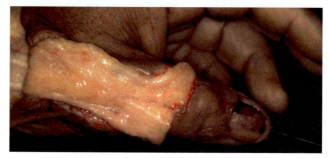

FIGURA 76.15 – Retalho transposto 180 graus em direção à perda de substância.

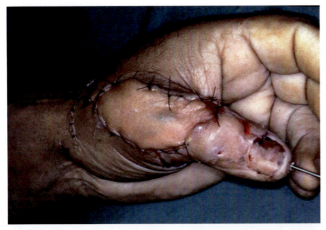

FIGURA 76.16 – Enxertia de pele sobre o retalho.

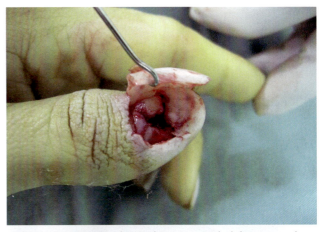

FIGURA 76.18 – Lesão importante do leito ungueal.

Trauma do complexo ungueal

Os traumatismos do complexo ungueal do polegar são muito frequentes. A conduta será sempre reparar o maior número de estruturas e com a maior precisão possível, porque será isso que determinará a qualidade do resultado dessa reconstrução (Figuras 76.17 a 76.21). O estudo radiológico é importante para que, se houver uma fratura da falange distal, a osteossíntese com fio de Kirchner deve ser realizada (Figuras 76.22 a 76.26). A sutura do leito ungueal deverá ser a mais precisa possível, porque será isso que proporcionará que a unha tenha um crescimento adequado e linear (Figuras 76.27 a 76.30).

A reposição da unha finalizará o procedimento e, na ausência da lâmina ungueal, uma placa de silicone deverá ser providenciada para que as trocas de curativo sejam mais confortáveis ao paciente.

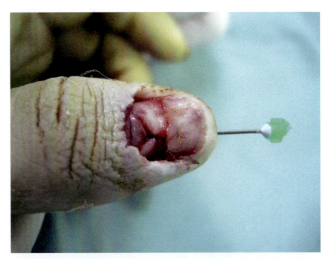

FIGURA 76.19 – Redução da lesão e fixação temporária com agulha hipodérmica.

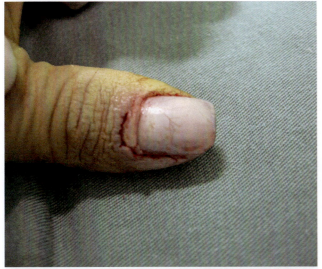

FIGURA 76.17 – Trauma distal do polegar, esmagamento. Dor. Impossível de visualizar o hematoma. Pela mensuração do impacto, decide-se levar ao locus cirúrgico para exploração do leito ungueal.

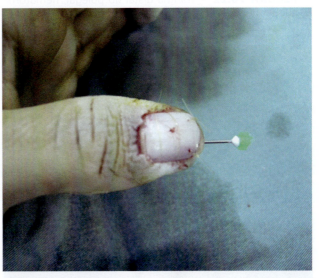

FIGURA 76.20 – Fixação da unha.

PARTE 7 – RECONSTRUÇÃO DO TRONCO E MEMBROS

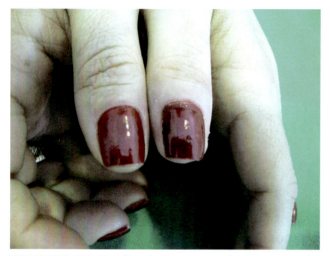

FIGURA 76.21 – Resultado comparativamente ao polegar contralateral.

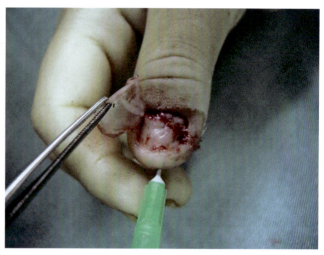

FIGURA 76.24 – Sutura do leito ungueal e fixação temporária.

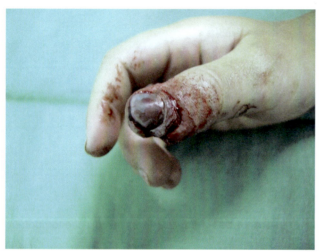

FIGURA 76.22 – Trauma distal do polegar, hematoma subungueal.

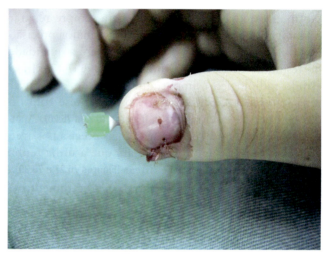

FIGURA 76.25 – Fixação da unha.

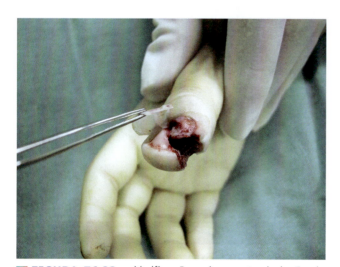

FIGURA 76.23 – Verificação sob garrote da lesão do leito ungueal.

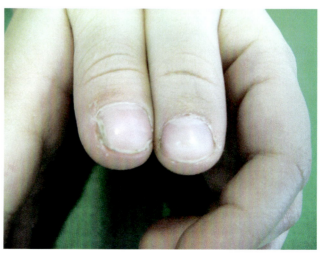

FIGURA 76.26 – Resultado comparativamente ao polegar contralateral.

1004

CAPÍTULO 76 – RECONSTRUÇÃO DO POLEGAR

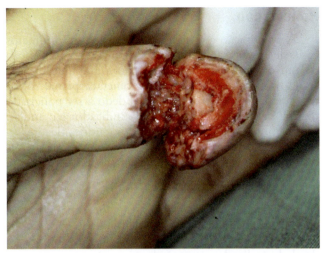

FIGURA 76.27 – Esmagamento do polegar, destruição do leito ungueal, fratura da falange distal.

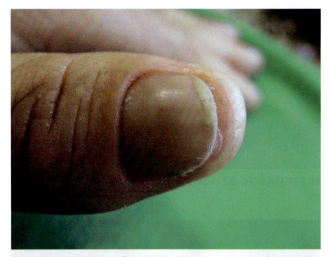

FIGURA 76.30 – Resultado da reconstrução do complexo ungueal do polegar.

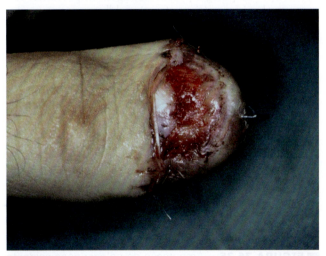

FIGURA 76.28 – Reparo do leito ungueal, osteossíntese da falange distal.

Reimplante

As condições de reimplante são otimizadas quando o segmento amputado é trazido em condições ideais de armazenamento e em um tempo adequado. Quando a amputação for proximal, a indicação de reimplante é indiscutível. Independentemente da idade, do mecanismo de trauma, da duração de isquemia e do método de conservação, o reimplante será tentado. Quando a amputação for distal, a importância do tamanho no nível do polegar será primordial para a função de oposição. Na impossibilidade de se encontrar a artéria distal, a técnica de reposição + retalho será empregada, e consiste na reposição do fragmento distal excisando a porção palmar, que será preenchida por um retalho local de avanço tipo Moberg[9] (Figuras 76.31 a 76.34).

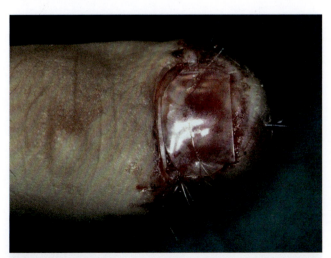

FIGURA 76.29 – Colocação de lâmina de silicone para facilitar os curativos e permitir um melhor alinhamento do leito ungueal.

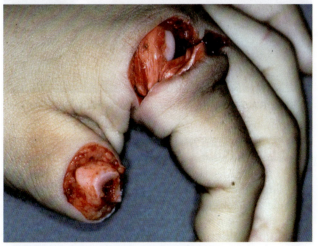

FIGURA 76.31 – Amputação do polegar na falange proximal, por guilhotina.

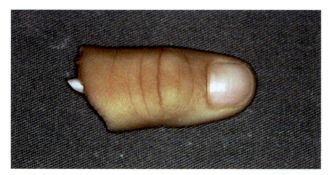

■ **FIGURA 76.32** – Segmento amputado.

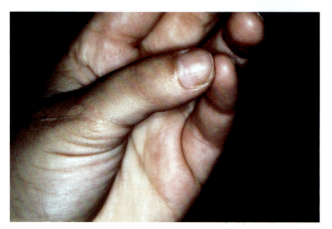

■ **FIGURA 76.33** – Aspecto funcional, pinça do polegar reconstruída ao dedo mínimo.

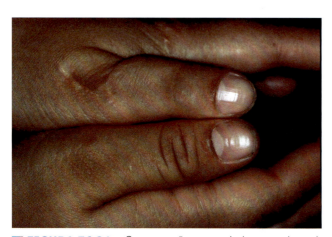

■ **FIGURA 76.34** – Comparação com o lado contralateral.

Reconstrução Secundária

As qualidades de um bom polegar se caracterizam pelo fato de ele ser indolor, estável e sensível. A estabilidade está relacionada ao esqueleto e à qualidade da polpa digital, e a sensibilidade, à função primordial da pinça, que é discriminação através do tato. O comprimento da primeira coluna será importante como a sua mobilidade em relação à capacidade de pinça com os dedos vizinhos.[10]

Policisação

A policisação é o método de escolha em inúmeros casos de amputação traumática do polegar. A policisação de um dedo está indicada quando a amputação ocorre no nível da articulação trapeziometacarpiana, com a musculatura tenariana intacta. O dedo a ser policisado deverá ser escolhido entre o dedo indicador e o anular. O tamanho ósseo e a adaptação dos tendões flexores fazem com que a escolha recaia sob o dedo anular. Os resultados desse tipo de policisação são frequentemente muito bons (Figuras 76.35 e 76.36).

A policisação de um dedo mutilado denominada de *on top plasty* por Keeleher e Sullivan, consiste na transferência, em ilha, de uma porção de um dedo para o polegar. Quando a transferência de um coto de amputação do dedo indicador é possível, uma anastomose venosa geralmente será necessária para garantirmos o retorno venoso. A policisação de um coto de amputação à reconstrução do polegar possui vantagens importantes sob o ponto de vista estético e funcional.[11]

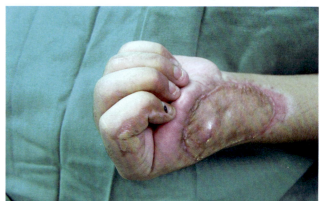

■ **FIGURA 76.35** – Amputação do polegar após acidente automobilístico. Observa-se a impossibilidade de pinça digital.

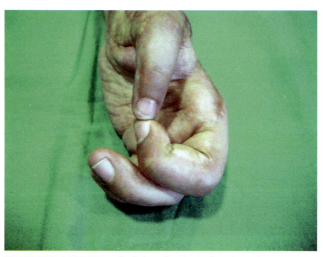

■ **FIGURA 76.36** – Policisação do indicador, observa-se a pinça bidigital ao dedo médio.

Transferência do dedo do pé

A transferência do dedo do pé para a mão foi uma grande contribuição da microcirurgia à reconstrução do polegar. Inicialmente a transferência do hálux foi realizada, após a transferência do segundo artelho e finalmente as reconstruções sob medida (*wrap-around*). O conhecimento das variações arteriais da artéria dorsal do pé que vasculariza o hálux e o segundo artelho é importante para a realização desse tipo de reconstrução.

A transferência do segundo artelho é o sucessor lógico para diminuir as sequelas no nível do pé para a reconstrução do polegar[12,13] (Figuras 76.37 a 76.40).

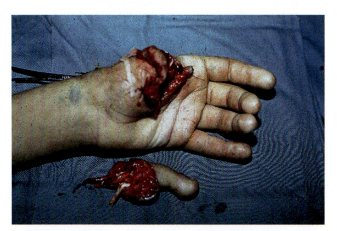

FIGURA 76.37 – Dissecção na mão onde o neopolegar será colocado. Dissecção do segundo artelho do pé com todas as suas estruturas individualizadas.

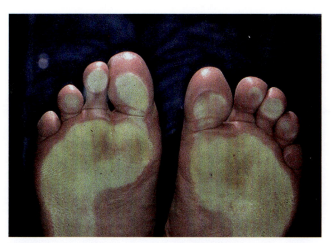

FIGURA 76.38 – Exame podoscópico dos pés, observa-se a distribuição de pressão do pé no qual foi retirado o segundo artelho.

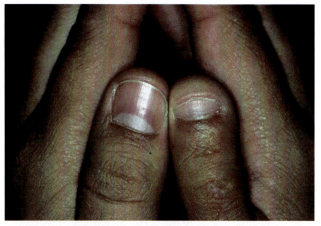

FIGURA 76.39 – Resultado estético, comparativamente ao polegar contralateral.

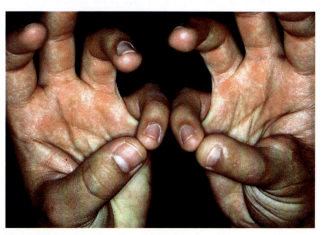

FIGURA 76.40 – Resultado funcional do neopolegar reconstruído e a mão contralateral.

Conclusão

A idade, o sexo, a profissão e a motivação serão fatores determinantes para a indicação da reconstrução, principalmente no nível do polegar.

Em toda reconstrução, principalmente na do polegar, devemos ter como regra que a pinça bi ou tridigital deve ser realizada de forma segura, estável e sensível.

O reimplante será sempre a melhor reconstrução nos casos de amputação.

Nas reconstruções secundárias as técnicas clássicas apresentam as suas indicações muito precisas e as microcirúrgicas complementarão o arsenal terapêutico na reconstrução do polegar.

Referências Bibliográficas

1. Braga Silva J, Foucher G, Boulas HJ. The Use of Flaps in Treatment of Fingertips Injuries. World Journal of Surgery. 1991;15:458-462.
2. Meals RA. Thumb reconstruction following major loss: a review of treatment alternatives. J Trauma. 1988 Jun;28(6):746-750.
3. Braga Silva J, Foucher G, Boulas J. La Technique de Reposition-Lambeau dans les Amputations Digitales Distales. Annales de Chirurgie Plastique et Esthétique. 1992 ;37(4):438-442.
4. Braga Silva J, Foucher G, Cornil C. Lambeau Pseudo-Cerf-Volant de l'index avec plastie LLL dans la Reconstruction de la Première Commissure. Annales de Chirurgie Plastique et Esthétique. 1992 ;37 :(2) :207-209.
5. Braga Silva J, Jaeger M. Repositioning and flap placement in fingertip injuries. Annals of Plast Surgery. 2001;47:60-63.
6. Braga Silva J, Kuyven R, Faloppa F, Albertoni W. An anatomical study of the dorsal cutaneous branches of the digital arteries. Journal of Hand Surgery. 2002;27B:577-579.
7. Braga Silva J, Kuyven R, Abertoni W, Faloppa F. The adipofascial turn-over flap for coverage of the dorsum of the finger: a modified surgical technique. Journal of Hand Surgery. 2004;29A:1038-1043.
8. Braga Silva J. Anatomic basis of dorsal finger skin cover. Techniques in Hand Upper Extremity Surgery. 2005;9(3):134-149.
9. Braga Silva J. Les Réimplantations unidigitales em ambulatoire. À propos de 85 cas cliiques. Ann Chir Plast Esthét. 2001;46:74-83.
10. Foucher G, Medina J, Navarro R. Microsurgical reconstruction of the hypoplastic thumb, type IIIB. J Reconstr Microsurg. 2001;17(1):9-15.
11. Shin AY, Bishop AT, Berger RA. Microvascular reconstruction of the traumatized thumb. Hand Clin. 1999;15(2):347-371.
12. Wei FC, Chen HC, Chuang CC, Chen SH. Microsurgical thumb reconstruction with toe transfer: selection of various techniques. Plast Reconstr Surg. 1994;93(2):345-354.
13. Weiss AP, Steichen JB. Reconstruction of traumatic absence of the thumb by alternative microsurgical methods of reconstruction. Hand Clin. 1992;8(1):33-39.

capítulo **77**

Síndrome Isquêmica de Volkmann e Doença de Dupuytren

AUTOR: Luiz Mário Bonffati Ribeiro
Coautor: Paulo Roberto Camozzato, Guilherme Ferreti e Thiago Delgado

Contratura Isquêmica de Volkmann

Introdução

Isquemia de Volkmann, ou síndrome compartimental, é o desfecho de uma lesão isquêmica do músculo e nervo de um membro, causada pelo aumento da pressão de um ou mais compartimentos deste membro. A síndrome de Volkmann poderá evoluir para contratura de Volkmann, se não tratada (Figura 77.1).

Diversos tipos de fraturas têm sido relacionados à síndrome, como fratura de clavícula, antebraço, punho, mão, fêmur, perna e, classicamente, a fratura supracondileana do úmero. Outras causas são as queimaduras, os traumas de parte moles e cateterismos. Maior incidência é observada em crianças.

Histórico

Richard von Volkmann, em 1869, descreveu o desenvolvimento de contraturas irreversíveis da musculatura do braço após fraturas e traumas contusos. Em 1881 o autor descreveu importantes observações sobre paralisias e contraturas:

- ocorrem tanto nas extremidades superiores como nas inferiores;
- após uso de compressão prolongada;
- a paralisia é secundária à lesão isquêmica, que se assemelha ao *rigor mortis*;
- a paralisia por isquemia pode ser diferenciada da de etiologia neurológica pura, pois ambas podem ocorrer no mesmo momento, mas a contratura é de desenvolvimento tardio;

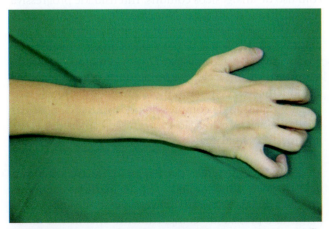 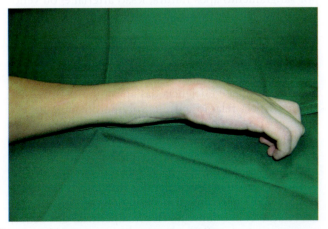

FIGURA 77.1 – Contratura de Volkmann – dedos em flexão.

- a gravidade da contratura aumenta com o decorrer do tempo e com a quantidade de tecido fibrosado;
- uma vez instalada, apenas a cirurgia poderá recuperar a extremidade.

Gradualmente a compreensão dos novos mecanismos envolvidos na fisiopatologia possibilitou focar o tratamento na prevenção, o que antes, devido ao pouco conhecimento, era essencialmente realizado na abordagem das sequelas. Foram aventados três fenômenos como os possíveis causadores da síndrome, que atuavam isoladamente ou em conjunto. São eles a lesão arterial, a obstrução venosa e o aumento da pressão intracompartimental. Outros autores contribuíram para o diagnóstico, a classificação e o tratamento, conforme novas tecnologias foram sendo descobertas.

Em 1959, Zancolli classificou as contraturas isquêmicas de Volkmann em quatro tipos, com base nas condições da musculatura intrínseca da mão.

Em 1975, Whitesides e cols. preconizaram o uso da medida da pressão intracompartimental no diagnóstico e na evolução desta síndrome.

Em 1980, Vulkanovic e cols. usaram a tomografia computadorizada no diagnóstico da síndrome compartimental.

Em 1981, Alain Gilbert publicou o uso de transferências musculares livres para o tratamento da contratura isquêmica de Volkmann.

Em 1989, Amendola e cols. utilizaram a ressonância magnética no diagnóstico de síndromes compartimentais de esforço.

Fisiopatologia

O aumento da pressão no tecido sempre estará presente nesta patologia. Este aumento da pressão diminui a perfusão no músculo e nervo, levando à síndrome de compartimento. Isto pode ser desencadeado por diminuição do tamanho do compartimento como uso de gesso, enfaixamento apertado, lesões por esmagamento, queimaduras circulares, pressão externa localizada, ou pelo aumento de volume de seu conteúdo, que se dá por sangramento após fratura, lesão arterial e/ou venosa, edema após isquemia, abscesso, cirurgia ortopédica, drogas intra-arteriais, etc.

Estudos histológicos comprovaram que o processo inicial na isquemia de Volkmann é a oclusão arterial. A vulnerabilidade do músculo na lesão vascular é determinada pelo papel e eficiência das anastomoses intramusculares e pela relação entre o volume do músculo e a espessura do vaso nutriente principal.

Uma fratura supracondileana pode lacerar, contundir ou comprimir a artéria braquial no momento do traumatismo, ou mesmo na redução do fragmento, levando à insuficiência vascular dos músculos flexores no antebraço. O nervo mediano no antebraço possui íntima relação com o músculo flexor superficial dos dedos; portanto, uma insuficiência vascular neste nível levará a alterações irreversíveis, pois todo nervo periférico requer um contínuo e adequado suprimento de oxigênio.

A necrose do músculo não é tão imediata como a diminuição do fluxo sanguíneo, mas o edema intramuscular confinado pela fáscia que o envolve causa espasmo arterial proximal. Assim, o ciclo "trauma-espasmo-isquemia-edema-reflexo-arterial-espasmo" ocorre no sentido de instalar e agravar a isquemia de Volkmann e continua até que a lesão arterial seja reparada e sejam diminuídas as forças de constrição interna. Se existe também constrição externa, a expansão muscular é limitada e a pressão interna é aumentada. A oclusão venosa também ocorre devido ao aumento da pressão intrafascial, elevando ainda mais o edema intramuscular.

O uso prolongado do torniquete pneumático em cirurgia pode induzir a síndrome compartimental. Wilgis fez uma avaliação do tempo necessário para que o pH venoso, PO_2 e PCO_2 retornem aos níveis normais após o seu uso. O torniquete foi usado em períodos variáveis, em cirurgias no membro superior. O autor recomendou um intervalo de 15 a 20 minutos após 2 horas de isquemia antes de se reinsuflar o torniquete, evitando-se, assim edema e síndromes compartimentais.

Diagnóstico

Apesar de a isquemia de Volkmann não ser uma complicação frequente, as sequelas são desastrosas e incapacitantes. A suspeita de uma síndrome compartimental iminente deverá sempre estar presente na mente do médico, que deve intervir sem demora na tentativa de evitar que se instale a contratura. Os compartimentos mais frequentemente acometidos são os dois do antebraço e os quatro da perna. No antebraço, o compartimento flexor é mais acometido que o extensor.

Os sinais clássicos iniciais que sugerem a isquemia de Volkmann são: dor, cianose de extremidade, paralisia e diminuição do pulso. Cada sinal deverá ser avaliado e interpretado separadamente.

A dor é o sinal mais precoce e o mais importante. Ela é profunda, mal localizada e guarda uma desproporção com uso de analgésicos comuns. Intensidade progressiva sem alívio à imobilização. Nos casos de comprometimento do compartimento anterior do antebraço, o paciente mantém os dedos em flexão e não consegue realizar extensão ativa dos dedos (Figura 77.1). A extensão passiva do dedo médio com exacerbação da dor é o sinal mais fiel da isquemia de Volkmann iminente no antebraço.

A progressão da compressão pode causar cianose das extremidades. A avaliação da perfusão capilar das extremidades é o sinal mais seguro a respeito da circulação periférica.

A ausência de pulsos periféricos ou fluxos detectáveis pelo Doppler ultrassom ocorre mais frequentemente na presença de lesão arterial. Em certos casos de lesões compressivas a pressão do compartimento encontra-se ainda tolerável, apresentando um enchimento capilar normal e pulso palpável. No entanto, a palpação do pulso radial não afasta a presença de síndrome compartimental. Seu estudo se faz pela avaliação da musculatura e não pela avaliação dos pulsos.

O nervo é o tecido mais sensível à isquemia. É difícil a delimitação da área com alteração sensitiva, devido à intensidade da dor. A paralisia pode acometer um grupo muscular específico, como os flexores profundos.

À ectoscopia, geralmente se observa edema com flictenas no nível do cotovelo, antebraço e mão, além de outros sinais de sofrimento vascular da pele. À palpação, geralmente se constata uma massa muscular endurecida e dolorosa.

O paciente deverá ser reavaliado em curtos períodos de tempo e, caso haja aumento dos sintomas, o tratamento descompressivo deverá ser indicado imediatamente.

Existem situações em que o diagnóstico é dificultado pela presença de comorbidades associadas, como pacientes com lesão do plexo braquial, lesão da medula espinal, pacientes comatosos ou com traumatismo cranioencefálico. Nestes casos, a medida da pressão intracompartimental está indicada para assegurar o diagnóstico. Entretanto esta medida depende de materiais específicos e, na suspeita da síndrome, a dificuldade na medida da pressão intracompartimental não deve atrasar o tratamento.

O método para a medida da pressão intracompartimental proposto por Whitesides é o mais aplicável, pois requer equipamento facilmente disponível: equipo de infusão endovenosa, ampola de 10 cc de soro fisiológico, agulha 40 × 12, torneira de três vias e manômetro de mercúrio. A pressão é aplicada na seringa até que a coluna líquida em contato com a agulha aplicada ao músculo em estudo se inicia a mover. Neste momento a leitura no manômetro fornece a pressão intracompartimental. Quando a pressão compartimental chega a 10 a 30 mmHg abaixo da pressão diastólica, a fasciotomia deverá ser indicada. Quando a pressão intracompartimental ou tissular se igualar à pressão diastólica do paciente, a fasciotomia estará definitivamente indicada.

Classificação

A síndrome de Volkmann é classificada em dois tipos ou fases:
- fase inicial ou de isquemia;
- fase tardia ou de sequela.

Matsen classifica a síndrome compartimental em dois tipos, segundo a etiologia:
- tipo I – diminuição do espaço compartimental;
- tipo II – aumento do conteúdo do compartimento.

Mubarak modificou a classificação de Matsen, adicionando mais detalhes e discutindo várias causas:
1. diminuição do espaço compartimental:
a) enfaixamento ou gesso constritivo;
b) fechamento de defeitos da fáscia;
c) lesões produzidas por calor ou frio;
d) aumento do conteúdo:
2-1 edema primário;
2-1-1 edema após isquemia:
a) lesão arterial;
b) trombose ou embolismo arterial;
c) cirurgia vascular reconstrutiva e *bypass*;
d) reimplante;
e) tempo prolongado de torniquete;
f) espasmo arterial;
g) cateterismo cardíaco e angiografia;
h) ingestão de ergotamina;
2-1-2 imobilização prolongada com compressão do membro:
a) *overdose* de drogas com compressão do membro;
b) anestesia geral com a "posição joelho-peito";
2-1-3 lesões produzidas por queimaduras pelo calor ou frio;
2-1-4 esforço físico intenso;
2-1-5 doença venosa;
2-1-6 doença venosa produzida por veneno de cobra;
2-2 hemorragia primária:
2-2-1 hemofilia;
2-2-2 terapia anticoagulante;
2-2-3 lesão de vasos;
2-3 combinação de edema e hemorragia:
2-3-1 fraturas;
2-3-2 lesão de tecidos moles;
2-3-3 osteostomias;
2-4 outros
2-4-1 infiltração intravenosa;
2-4-2 cisto poplíteo;
2-4-3 imobilização longa de perna (*brace*).

Seddon e Tsuge popularizaram a simples classificação quanto ao envolvimento muscular:
- leve;
- moderado;
- grave.

A contratura isquêmica de Volkmann de grau leve afeta apenas flexores profundos, extrínsecos, geralmente de dois a três dedos, sendo mais frequente o envolvimento dos dedos médio e anular. As causas geralmente são fraturas ou lesões por esmagamento no antebraço e cotovelo, e é mais frequente em adultos jovens.

O grau moderado é o tipo clássico, geralmente causado pela fratura supracondileana do úmero, ocorrendo em crianças de 5 a 10 anos. Envolve primariamente flexor profundo dos dedos e flexor longo do polegar e, menos frequentemente, lesa os flexores ulnares do carpo. O polegar e o punho se mantêm fletidos, e a mão assume a deformidade de mão em garra por contratura da musculatura extrínseca. Pode desenvolver compressão neurológica secundária, principalmente naqueles locais onde existem arcadas e ligamentos que são tensionados com a contratura muscular.

O nervo mediano frequentemente é comprimido pelo *lacertus fibrosus*, pronador redondo, flexores superficiais dos dedos ou também no túnel do carpo. O nervo ulnar pode ser comprimido no cotovelo entre as porções umeral e ulnar do flexor ulnar do carpo, na arcada de Struthers ou no septo intermuscular medial do braço. Os nervos radial e interósseo posterior, que são raramente afetados, podem ser comprimidos no túnel radial, na arcada de Fröhse ou entre o músculo supinador.

O grau grave da contratura isquêmica de Volkmann envolve a maioria ou todos os flexores do antebraço e, em graus variados, os extensores do antebraço. Como complicações secundárias, são citadas contraturas articulares, neurológicas, consolidações viciosas ou não consolidação de fraturas e retração cicatricial cutânea. As causas mais comuns são esmagamentos com lesão vascular grave, isquemia prolongada após lesão da artéria braquial ou compressão externa contínua durante estado de inconsciência por *overdose* de drogas. Adultos jovens e crianças são geralmente os grupos mais acometidos.

Tratamento

Devido à gravidade das sequelas e à rapidez da instalação do quadro isquêmico, diante de uma síndrome compartimental o tratamento deverá ser instituído imediatamente. Se a circulação da extremidade é interrompida por mais de 12 horas, é bem possível que a isquemia conduza a grave contratura muscular.

- Tratamento da fase inicial ou de início da isquemia

Após diagnosticar a instalação de um quadro isquêmico, o tratamento deverá voltar-se à revascularização muscular.

No caso de uma fratura no nível do cotovelo que apresente sinais de isquemia, é imperativa a redução da fratura, elevação do membro, redução de todo o enfaixamento circular e constritivo ou a retirada do aparelho gessado. Além disso, alivia-se a flexão do cotovelo usando-se, enfim, todos os procedimentos para diminuir a pressão intracompartimental. O uso da tração transesquelética nas fraturas supracondileanas não reduzidas ou parcialmente reduzidas é recomendado.

Se os achados físicos de dor, ausência de extensão ativa e passiva dos dedos, diminuição da sensibilidade e do pulso radial estiverem presentes, e em progressão, não deverá haver dúvida em instituir a descompressão cirúrgica.

O tratamento cirúrgico foi proposto por Eaton e Green, onde é realizada fasciotomia, epimisiotomia e exploração da artéria braquial, dependendo da gravidade do caso.

A fáscia do antebraço deve ser aberta longitudinalmente, para desfazer a compressão muscular e aliviar a pressão do compartimento. O epimísio envolvendo o músculo deverá ser seccionado de distal para proximal com exploração direta das lesões musculares. Se mesmo após estas medidas não observarmos o retorno da circulação sanguínea, a exploração da artéria braquial proximalmente deverá ser feita.

Após a liberação e a revascularização muscular serem efetuadas, todo o tecido muscular necrosado deverá ser retirado. Os nervos, assim como os vasos que estiverem em contato com tecidos que não estejam normalmente perfundidos, deverão ser transferidos para uma posição subcutânea.

Nos casos em que há necrose arterial grave, deverá ser feita ressecção do segmento lesado e reparação direta, com ou sem enxerto, no sentido de promover a revascularização, antes que apareçam lesões irreversíveis.

A fáscia não deve ser fechada. A pele deve ser mantida aberta se houver qualquer dificuldade ao fechá-la, ou seja, só devemos fechar a pele se este procedimento não aumentar a pressão dos músculos (Figuras 77.2 e 77.3).

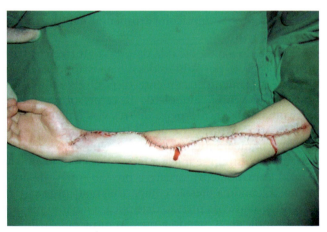

FIGURA 77.2 – Tratamento de isquemia com a sutura de pele.

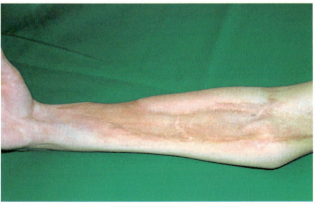

FIGURA 77.3 – Fechamento secundário da pele com enxerto.

Após a cirurgia, um enfaixamento não compressivo deve ser instalado e mantido por 48-72 horas, com elevação do membro. A reavaliação pós-operatória do local acometido é imprescindível. O uso de antibióticos deve ser instituído e o fechamento da pele pode ser feito após a diminuição do edema e regressão do quadro. Caso não seja possível o fechamento completo, um enxerto de pele deve ser indicado após a granulação adequada da ferida.

Fisioterapia deve ser iniciada brevemente, para prevenir deformidades e contraturas, além de visar ao retorno dos movimentos articulares.

- **Tratamento na fase tardia**

Nos casos de contratura isquêmica de Volkmann de grau leve, o tratamento inicial pode ser conservador e será instituído naqueles casos em que a contratura é leve, sem alterações de sensibilidade (Figura 77.4). Consiste de exercícios com acompanhamento de fisioterapeuta. Quando a contratura não responde ao tratamento conservador, o tratamento cirúrgico está indicado.

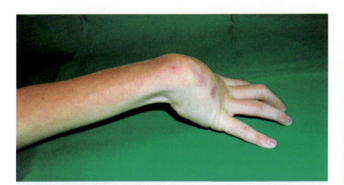

FIGURA 77.4 – Isquemia de Volkmann.

O tratamento cirúrgico é baseado na gravidade da contratura (Figura 77.5). Zancolli classificou as contraturas em quatro tipos:
- tipo 1 – musculatura intrínseca da mão está normal;
- tipo 2 – há paralisia da musculatura intrínseca da mão;
- tipo 3 – há retração da musculatura intrínseca da mão;
- tipo 4 – há combinação dos tipos anteriores.

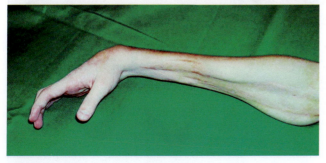

FIGURA 77.5 – Tratamento da fase tardia.

Com base nesta classificação, o tratamento cirúrgico consiste em alongamentos e transposições de tendões, neurólises, transferências musculares livres e até artrodeses do punho e interfalângicas.

Doença de Dupuytren

Introdução

Descrita por Guillaume Dupuytren em 1832, a doença de Dupuytren é uma doença fibrolipoproliferativa de causa incerta, de herança autossômica dominante, de penetrância incompleta, identificada primariamente em povos bárbaros do norte da Europa, mais precisamente os celtas. Estes povos migraram para o sul da Europa e de lá, através da colonização, a doença chegou ao nosso meio.

A enfermidade de Dupuytren afeta a fáscia palmar e seus prolongamentos digitais, causando contratura das articulações metacarpofalangeanas e interfalangeanas (Figura 77.6). É uma enfermidade progressiva e não é possível predizer em quanto tempo evoluirá.

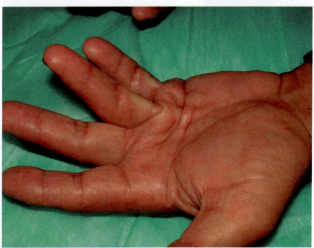

FIGURA 77.6 – Fibrodisplasia proliferante do tecido conectivo subcutâneo palmar, caracterizada pela contratura da fascia palmar e de seus prolongamentos digitais.

Embora de etiologia incerta, não está relacionada a causas ocupacionais ou traumáticas. As doenças associadas à enfermidade de Dupuytren são alcoolismo, diabetes *mellitus*, epilepsia, AIDS e doença pulmonar obstrutiva crônica. Exposição acumulativa de vibração intensa ou trabalho de força manual podem estar envolvidos no desenvolvimento da doença em pacientes com predisposição desta.

É uma doença rara antes da quarta década, sendo que a prevalência é de dez homens para uma mulher, segundo a literatura internacional. O acometimento da doença em jovens se manifesta de forma mais agressiva, com maior potencial de recidiva ao tratamento cirúrgico. É caracteristicamente uma doença da raça caucasiana, sendo muito raro o acometimento na raça negra ou oriental.

Quando ocorre o envolvimento da fáscia plantar, dá-se o nome à enfermidade de doença de Ledderhose (5% em associação com manifestação palmar) (Figura 77.7). Diferentemente da anatomia da mão, a fáscia plantar não emite prolongamento aos dedos, portanto, a doença de Ledderhose não desenvolve a contratura em flexão das articulações metatarsofalangeanas, ficando um nódulo restrito à superfície plantar. A indicação cirúrgica se fará por incômodo à deambulação. Quando o envolvimento é da fáscia peniana, o nome atribuído a esta alteração é doença de Peyronie, causando o encurvamento do corpo cavernoso (3% de associação com manifestação palmar) (Figura 77.8).

Anatomia

As estruturas anatômicas pertinentes à fáscia palmar sadia são:
- aponeurose palmar;
- ligamento palmar transverso superficial (acometido somente nas retrações do polegar);
- ligamento natatório;
- bandas pré-tendinosas;
- banda espiral;
- ligamento de Grayson;
- ligamento de Cleland – não é envolvido pela doença.

Na anatomia sadia da fáscia palmar identificamos estruturas como a aponeurose palmar, ligamento palmar transverso superficial, ligamento natatório, bandas pré-tendinosas, banda espiral e o ligamento de Grayson, todas essas estruturas podem estar acometidas na enfermidade.

Fisiopatologia

• Fase proliferativa

Alterações da pele palmar são caracterizadas por elevações ou umbilicações (Figura 77.9). Presença de nodulações que podem ser a primeira lesão identificada. Habitualmente localizada na região palmar, geralmente indolor, sem comprometimento funcional, e podendo sofrer resolução sem tratamento.

- **Histologia:** figuras de mitose, grande celularidade, presença de miofibroblastos.

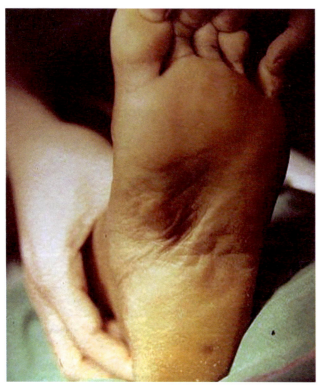

FIGURA 77.7 – Ledderhose – contratura da fáscia plantar.

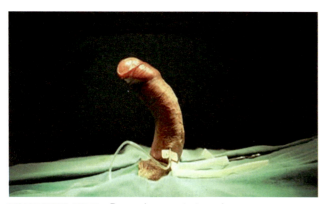

FIGURA 77.8 – Peyronie – contratura do corpo cavernoso.

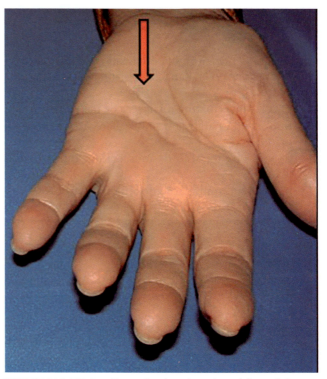

FIGURA 77.9 – Alteração da pele palmar (elevação).

- **Fase de involução**

    Aparecimento posterior ao nódulo com a presença das cordas lineares e levando à contratura articular.

    - **Histologia:** fibroblastos em densa matriz de colágeno, ausência de miofibroblastos.

Corda espiral

Acomete a banda pré-tendinosa, a banda espiral, a bainha lateral digital e o ligamento de Grayson; envolve o ramo digital neurovascular.

Este acometimento tende a anteriorizar e medializar o feixe vasculonervoso, ficando este vulnerável e pode ser lesionado durante a dissecção cirúrgica.

Corda lateral

Está intimamente aderida à pele dos dedos e à bainha do tendão através do ligamento de Grayson. Embora as fibras desta corda surjam da parte mais superficial da fáscia que circunda os dedos, as fibras doentes não vão para o dorso. Contribui para a contratura da IFP e da IFD.

Corda natatória

Composta de fibras alteradas do ligamento natatório, causa contratura nos espaços interdigitais.

Corda pré-tendinosa

Corda na região palmar composta da banda pré-tendinosa alterada. Causa a contratura das articulações metacarpofalangeanas.

Corda central

É o prolongamento distal da corda pré-tendinosa nos dedos. Está firmemente aderida à falange média e à bainha do tendão sobre a falange média. Está associada à contratura da articulação interfalangeana proximal.

Corda retrovascular

Sozinha não causa contratura da IFP, porém é uma importante causa de contratura recorrente e uma das razões por que a IFP não é totalmente corrigida na cirurgia inicial. Entretanto, contribui de forma importante com a corda lateral para a contratura da IFD. Deve ser cirurgicamente removida se houver contratura em flexão da IFD ou IFP.

- **Fase residual**

    Apresenta as cordas fibrosas retraídas com contratura das articulações metacarpofalangeanas e interfalangeanas proximais, sendo maior o acometimento nos dedos ulnares. Caracteristicamente indolor **(Figura 77.10)**.

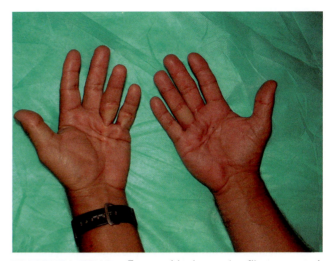

FIGURA 77.10 – Fase residual – cordas fibrosas retraídas e contratura das metafalangeas e interfalengeanas proximais.

Classificação

Tubiana, Michon e Thomine classificaram as deformidades da mão com moléstia de Dupuytren levando em consideração a deformidade em flexão das articulações dos dedos, o que auxilia na escolha da melhor técnica cirúrgica para sua correção.

- Tipo 0: sem lesão.
- Tipo 1: nódulo palmar.
- Tipo 2: deformidade total em flexão entre 45 e 90 graus.
- Tipo 3: deformidade total em flexão entre 90 e 135 graus.
- Tipo 4: deformidade total em flexão maior que 135 graus.

Entende-se como deformidade total a somatória do grau de contratura das articulações metacarpofalangeana e interfalangeana proximal.

Tratamento

O crescimento de nódulos ou a simples presença de cordas que ainda não apresentem contraturas inicialmente não constitui indicação de tratamento cirúrgico. Têm sido utilizadas medidas clínicas nesta fase, como a injeção intralesional de triancinolona, com o objetivo de retardar a progressão da doença.

O tratamento não operatório não oferece benefício comprovado em longo prazo, apesar de alguns autores obterem resultados favoráveis com uso de radioterapia, outros procedimentos minimamente invasivos como a injeção de pequeno volume de colagenase, solução de *Clostridium histolyticum*, e fasciotomia com agulhas, as quais enfraquecem e rompem algumas das cordas contraturadas. Hovius e cols. descreveram uma combinação de técnicas envolvendo a aponeurotomia com agulha e

PARTE 7 – RECONSTRUÇÃO DO TRONCO E MEMBROS

lipoenxertia autóloga, obtendo muito bons resultados nas retrações metacarpofalangeanas e alguns bons resultados nas retrações interfalangeanas, em um *follow-up* de 44 semanas.

A principal indicação do tratamento cirúrgico da enfermidade é a correção das deformidades em flexão de um ou mais dedos comprometidos.

Há consenso sobre o fato de que o tratamento cirúrgico efetivo é obtido pela remoção da fáscia palmar ou digital comprometida. Portanto, o tratamento mais preconizado é a fasciectomia regional, isto é, a retirada da fáscia comprometida.

• Tratamento cirúrgico

- *Fasciotomia subcutânea*: liberação das retrações da fáscia doente através de pequenas incisões na região palmar, como tratamento paliativo das deformidades. Utilizada em casos muito graves ou pacientes muito idosos sem condição cirúrgica.
- *Fasciectomia limitada*: ressecção somente do tecido comprometido.
- *Fasciectomia regional*: ressecção do tecido comprometido e de margem sã ao redor, limitada à região palmar.
- *Fasciectomia extensa*: ressecção do tecido comprometido e de toda a fáscia potencialmente envolvida, chegando inclusive aos dedos.
- *Fasciectomia radical (dermofasciectomia)*: considerada em doença recorrente.
- *Técnica da palma aberta (McCash)*: após a ressecção da fáscia a pele é deixada aberta a fim de cicatrizar por segunda intenção. O principal objetivo desta técnica é a prevenção de hematomas.
- *Enxertia de pele*: a pele comprometida é retirada junto com a fáscia palmar e substituída por enxerto de pele. É uma técnica ainda bastante discutida, porém tem sido utilizada em caso de recidivas frequentes, com bom resultado.
- *Recidivas*: repetir a fasciectomia com enxertia de pele total. Proceder a artrodese das articulações, se necessário. Em casos extremos a amputação do dedo comprometido pela doença é uma opção para um bom resultado funcional.

Na prática, procura-se retirar todo o tecido doente macroscopicamente visualizado, pertinente à palma ou ao dedo que se quer tratar (Figura 77.11A-E).

As incisões utilizadas podem ser em zetaplastia ou W-plastia, tanto na região palmar como nos dedos. Há que se ter o cuidado de desencontrar as pontas dos retalhos, se houver mais de uma incisão na região palmar, de forma a não formar retalhos muito pequenos sem condição de perfusão.

Muitas vezes a fáscia doente está aderida à pele até o nível da derme e a ressecção da lesão compromete a

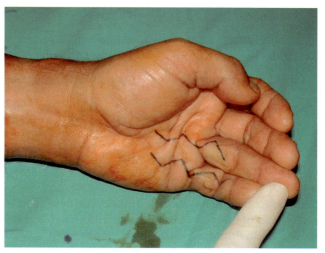

FIGURA 77.11A – Marcação das incisões.

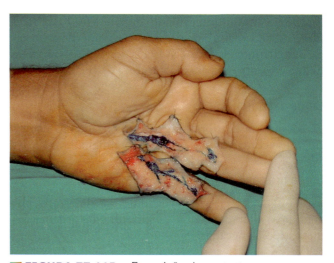

FIGURA 77.11B – Exposição das estruturas

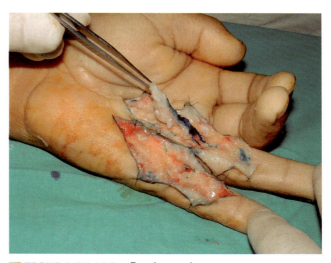

FIGURA 77.11C – Fasciectomia.

CAPÍTULO 77 – SÍNDROME ISQUÊMICA DE VOLKMANN E DOENÇA DE DUPUYTREN

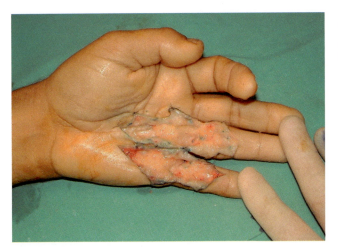

FIGURA 77.11D – Liberação das estruturas.

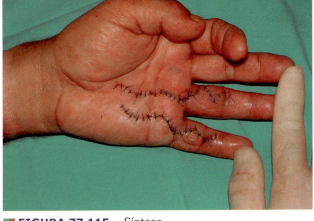

FIGURA 77.11E – Síntese.

perfusão da pele adjacente, evoluindo com necrose no pós-operatório. Essas feridas, embora caracterizem uma complicação do procedimento, em sua maioria cicatrizam por segunda intenção sem a necessidade de enxertia cutânea.

Complicações do tratamento

- Formação de hematomas. A revisão de hemostasia extremamente cuidadosa é a chave para o sucesso do procedimento cirúrgico, sendo o hematoma a complicação mais frequente.
- Falência na correção da contratura, especialmente na IFP.
- Recidivas.
- Lesão de nervo.
- Lesão vascular.
- Síndrome dolorosa compressiva regional.

Cuidados pós-operatórios

Os pacientes devem utilizar no pós-operatório imediato um curativo com bastante algodão, colocação de calha gessada até o antebraço, conservando-se a extensão dos dedos conseguida pela cirurgia e evitando-se a flexão viciosa do punho e elevação da mão através de tipoia para garantir o repouso, a diminuição do edema e a prevenção da formação de hematomas. Nesta fase inicial a perfusão dos dedos deve ser acompanhada de perto, assim como deve ser dada atenção especial às queixas de dor intensa. O primeiro curativo deve ser trocado com 48 horas de pós-operatório.

Os pontos são retirados a partir do 14º dia. Em casos de contraturas graves, são utilizados fios de Kirschner para manutenção da extensão da articulação por 21 dias. O paciente é encaminhado à fisioterapia o mais precocemente possível. A rigidez articular é uma complicação frequente naqueles pacientes em fase avançada da doença.

Não se deve combinar o tratamento da doença de Dupuytren ao tratamento da síndrome do túnel do carpo, por aumentar a chance de aparecimento da síndrome dolorosa compressiva regional. A cirurgia não vai impedir a evolução da doença, mas pretende corrigir as deformidades decorrentes dela para o bom funcionamento da mão.

Bibliografia Consultada

- Von Volkmann R. Die ischaemischen Muskelähmungen und Kontrakturen. Zentralblatt Chir. 1881;8:801-3.
- Leser E. Untersuchungen über ischamische muskellahumungen und muskelcontracturen. Samml Klin Vorträge. 1884;3:2087.
- Mubarak SJ, Carroll NC. Volkmann's contracture in children: Etiology and prevention. J Bone Joint Surg (Br) 1979;61:285-93.
- Matsen FA 3rd. Compartmental syndrome. An unified concept. Clin Orthop, 1975;113:8-14.
- Whitesides TE, Haney TC, Morimoto K, Harada H. Tissue pressure measurements as a determinant for the need of fasciotomy. Clin Orthop. 1975;113:43-51.
- Seddon H. Volkmann's Ischemia. British Med J. 1964;1:1587-1592.
- Amendola A, Rorabeck CH, Vellett D, Vezina W, Rutt B, Nott L. The use of magnetic resonance imaging in exertional compartment syndromes. Am J Sports Med. 1990;18:29-34.
- Vukanovic S, Hauser H, Wettstein P. CT localization of myonecrosis for surgical decompression. Am J Roentgenol. 1980;135:1298.
- Eaton C. Evidence-Based Medicine: Dupuytren Contracture; Plastic & Reconstructive Surgery. May 2014;133(5):1241-1251.
- Hovius SER, Kan HJ, Smit X. Extensive Percutaneous Aponeurotomy and Lipografting: A New Treatment for Dupuytren Disease; Plastic & Reconstructive Surgery. July 2011;128(1):221-228.
- Kan HJ, Selles RW, van Nieuwenhoven CA. Percutaneous Aponeurotomy and Lipofilling (PALF) versus Limited Fasciectomy in Patients with Primary Dupuytren's Contracture: A Prospective, Randomized, Controlled Trial. Plastic & Reconstructive Surgery. June 2016;137(6):1800-1812.

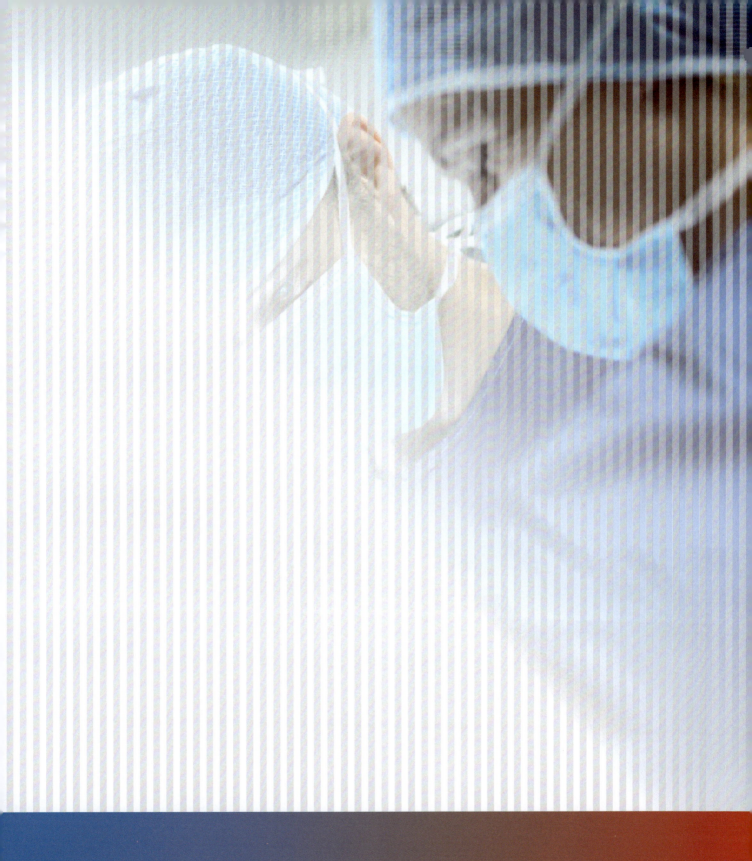

Parte 8
Cirurgia Estética

PARTE 8 – CIRURGIA ESTÉTICA

capítulo 78

Ritidoplastia Facial

AUTORA: Bárbara Helena Barcaro Machado

Envelhecimento Facial

O corpo humano é uma estrutura complexa e equilibrada, construída sobre e sustentada por uma estrutura de ossos e cartilagens, moldada e movida por uma variedade de tecidos moles e, finalmente, encerrada numa cobertura complexa e variável, a pele. Com o avanço da idade, tanto o conteúdo quanto o continente se alteram, acarretando modificação na força, no controle e equilíbrio de toda a estrutura corporal. O efeito cumulativo de todas essas alterações resulta nas características físicas associadas ao envelhecimento. A aterosclerose diminui inexoravelmente o calibre das artérias e causa alterações secundárias nos órgãos supridos por estas. Na face, esse fato fica claramente evidente ao considerarmos a cor da pele que, com o passar dos anos, perde a coloração mais rosada e adquire um aspecto mais pálido.

Observa-se perda progressiva da espessura e elasticidade cutâneas, resultando na formação de rugas e flacidez, além da perda de aderência da pele ao tecido celular subcutâneo. Com o aumento da idade, existe também uma pronunciada diminuição da massa muscular, sendo o tônus substituído por atrofia, a qual é traduzida por afrouxamento e flacidez, colaborando ainda mais para o visível alongamento da pele suprajacente (Figura 78.1).

Bioquímica do envelhecimento cutâneo

No processo do envelhecimento há a ação combinada da atrofia tecidual (programada por fatores genéticos) e fatores intrínsecos e extrínsecos. Ele pode ser acelerado por estresse, ação contínua da musculatura da mímica facial, doenças sistêmicas, flutuação de peso e traumatismo de face, e ação de radicais livres, os quais são produzidos no citoplasma, na mitocôndria ou na membrana celular. Sua formação decorre da metabolização do oxigênio pelo organismo.

Radical livre é um átomo ou molécula que possui um número ímpar de elétrons na última camada eletrônica. Isto o torna instável e altamente reativo, fazendo com que esteja sempre buscando capturar ou ceder elétrons das células a sua volta. Uma parte deles é produzida para atuar na transferência de elétrons em várias reações bioquímicas e, sob condições normais, são essenciais para o funcionamento do organismo. Eles contribuem na geração de energia, na ativação de genes e na participação de mecanismos de defesa, atacando e destruindo microrganismos patogênicos. Entretanto, ao não encontrarem outros radicais livres para se ligarem, eles atacam moléculas e células sadias que, ao perderem o elétron que as mantinha estáveis, transformam-se em novos radicais livres. Esse processo gera uma reação em cadeia que danifica as células.

Para inibir altos níveis de radicais livres no organismo e manter o equilíbrio, existem os sistemas de defesa antioxidante, onde atuam agentes oxidantes e antioxidantes. Um desequilíbrio na ação destes agentes ou a excessiva produção dos radicais livres caracteriza a situação chamada estresse oxidativo, que pode ser precipitada pela exposição aos raios ultravioleta, poluição, fumo e fumaça de cigarro, álcool, substâncias tóxicas presentes em alimentos e bebidas (entre estes: resíduos de pesticidas, aditivos químicos, hormônios, aflatoxinas, alto nível de gorduras saturadas encontradas em frituras e embutidos). A evolução do estresse oxidativo está asso-

PARTE 8 – CIRURGIA ESTÉTICA

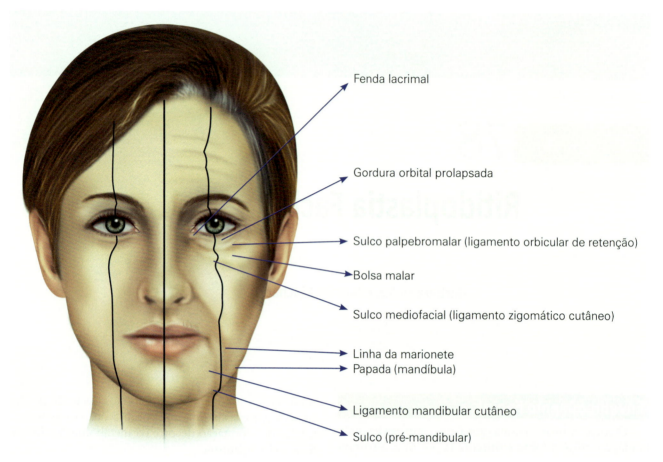

FIGURA 78.1 – Envelhecimento da face.

ciada ao envelhecimento precoce e ao desenvolvimento de doenças inflamatórias crônicas e degenerativas. Os radicais livres agem sobre as células, alterando suas membranas e dando-lhes um aspecto de células velhas que, normalmente, seriam eliminadas pelo sistema imunológico. Quando a quantidade de células envelhecidas e alteradas é aumentada pelo excesso de radicais livres, o sistema imunológico não consegue eliminá-las em todo este volume e instalam-se, assim, as alterações relacionadas ao envelhecimento de todo o organismo.

A constatação desta ação dos radicais livres é confirmada clinicamente. A exposição excessiva ao sol causa dano intenso às células da pele, fazendo com que apareçam rugas, manchas e outras marcas de envelhecimento. O hábito do tabagismo reduz o fluxo sanguíneo da pele, dificultando a oxigenação dos tecidos e o calor da chama, aliado ao contato da fumaça com a pele, são importantes aceleradores do envelhecimento facial e da perda de elasticidade cutânea.

Alterações anatômicas no envelhecimento facial

As rugas faciais constituem a primeira evidência objetiva do implacável processo de envelhecimento e usualmente começam a ser percebidas em torno dos 30 anos de idade, quando a pele redundante das pálpebras superiores, os pés de galinha e sulcos nasogenianos pronunciados começam a se tornar mais evidentes. Guy, Converse e Morello, em 1977, descreveram as linhas dos sulcos e rugas da face e as classificaram como ortostáticas, dinâmicas, gravitacionais ou combinadas.

As linhas ortostáticas devem-se a sulcos naturais e podem estar presentes desde o nascimento ou se tornam aparentes à medida que o panículo adiposo infantil desaparece. Estas linhas transversas e curvilíneas são encontradas nas faces posterior e anterolaterais do pescoço.

Rugas dinâmicas se desenvolvem como resultado de repetida ação dos músculos da mímica facial. Alterações nas estruturas órbito-oculopalpebrais são principais responsáveis pela aparência envelhecida, às vezes até mesmo de forma isolada, numa face jovial. Alterações nas linhas palpebrais, que começam após os 30 anos de idade e estão ligadas à ação do músculo orbicular do olho, sulcos da rima lateral, conhecidos como pés de galinha ou linhas do sorriso, são produzidos pelo músculo orbicular. Há diminuição progressiva da abertura da pálpebra causada por blefarocalasia e/ou protrusão de gordura infraorbital.

Linhas frontais transversas são as primeiras a se manifestarem, assim como pés de galinha e rugas relacionadas ao sorriso, que já podem ser percebidas em torno de 25 anos de idade, usualmente são proeminentes aos 40 anos de idade e aprofundam-se progressivamente até a oitava década da vida. Na região glabelar, dois grupos musculares são responsáveis pelas rugas: linhas verticais se desenvolvem em profundidades variáveis como resultado da tração dos músculos corrugadores dos supercílios, e linhas horizontais na raiz nasal, por ação do músculo prócero (que arrasta o supercílio para baixo e em direção à linha mediana da testa). Na região frontal, as primeiras rugas podem começar a aparecer aos 25 anos de idade. Os sulcos horizontais são formados pela ação dos músculos frontais; elas são perpendiculares ao eixo do músculo frontal e se curvam levemente para cima ao se aproximarem da linha mediana da face. A ação do músculo orbicular (*orbicularis oris*) provoca o aparecimento de numerosas pequenas rugas, entre a quarta e a quinta década, dando à boca uma aparência preguada. Adicionalmente, a redução progressiva do volume do vermelhão leva a um afinamento esteticamente desagradável dos lábios com o avanço da idade.

Linhas gravitacionais se desenvolvem pelo efeito da gravidade em uma pele sem tônus. Estas linhas se desenvolvem lentamente no pescoço e na face a partir das proeminências ósseas como rimas orbitais, zigoma e mandíbula.

No envelhecimento, todas as estruturas encontram-se alteradas. A partir dos pontos mais firmes de retenção da pele à face, a volumosa camada de tecido celular subcutâneo diminui em espessura, causando acentuação do sulco nasolabial e delineamento da linha de aderência da pele ao plano profundo.[1] Esta firme estrutura de retenção continua em direção ao mento, no qual observamos flacidez e ptose tecidual, configurando alteração característica da linha de contorno mandibular. Referimo-nos, frequentemente, a este como aspecto de *bull-dog*. Progressivamente, alterações como queda dos supercílios, acúmulo de gordura na região submandibular, crescimento de cartilagens, relativa inércia da musculatura da região malar e pálpebra inferior, além de atrofia da gordura na região bucal são observadas, contribuindo para uma aparência facial escavada e cansada. O rosto se torna mais verticalizado e com a passagem dos anos, a face sofre mudanças em seus contornos, saindo da forma de um trapézio invertido na juventude para tornar-se mais quadrada na senescência.

A região malar média, por sua vez, manifesta importantes e complexas alterações em seus tecidos moles com a idade. O desenvolvimento da deformidade do sulco nasojugal, da gordura malar e a proeminência da prega nasolabial podem ser atribuídos a alguma perda de volume ou à ptose da bolsa malar. Em muitos indivíduos há uma redução volumétrica facial significativa, que pode variar de mínima a intensa, por diminuição da espessura da camada adiposa subcutânea, o que definirá o aspecto da face envelhecida. Esta alteração tem sido amplo alvo de estudos, buscando seu ideal recondicionamento,

dando-se grande importância ao uso de preenchedores, volumizadores, plasma rico em plaquetas e enxertias de gordura contendo células tronco mesenquimais quando se pretende obter o rejuvenescimento facial. Pesquisas constantes vêm sendo feitas mostrando o potencial destas células com relação não somente à volumização, mas também com relação à melhora da qualidade da pele suprajacente à região injetada.

Importantes mudanças nas estruturas ósseas e cartilaginosas da face, principalmente nas áreas com predisposição ao remodelamento ósseo, iniciam-se. As partes móveis da face, especialmente as áreas superomedial e inferolateral da órbita, região piriforme do nariz, mento e maxila, sofrem este processo de modo mais proeminente. A perda da dentição e a reabsorção dos ossos maxilares e mandibulares podem resultar em perda generalizada do tamanho e volume destes ossos. O aparecimento de rugas periorais associa-se à perda do volume labial. O terço inferior da face passará a mostrar o encurtamento vertical da maxila, afetando as estruturas dentárias e esqueléticas. Essa combinação negativa leva à redução da exposição dos dentes superiores e anteriores. A perda da projeção do maxilar contribui para o aumento da abertura piriforme, havendo diminuição da sustentação tanto do nariz como da parte superior do lábio, resultando no aumento da distância columelolabial. Os mecanismos de suporte da ponta nasal podem tornar-se inelásticos e, usualmente, alongam-se com a idade, resultando na ptose da ponta nasal e aparente alongamento do terço médio da face.

A franca reabsorção óssea facial levará ainda a alterações importantes consequentes à perda da sustentação profunda devido a este "novo" molde ósseo. O mento roda anteriormente e fica mais afilado e protruso. A ampliação da cavidade orbitária, a angulação lateral da órbita ou ainda a perda do tecido subcutâneo palpebral ocasionam aspecto enoftálmico. O coxim da gordura medial da órbita também se torna mais proeminente com a idade, possivelmente associado à reabsorção da borda superior da órbita.

Na região nasal, em indivíduos jovens, as cartilagens alares e laterais superiores estão em íntimo contato mútuo, mas com o aumento da idade elas se separam, sofrem degeneração progressiva e finalmente se fragmentam. Adicionalmente, o coxim adiposo em torno da espinha nasal anterior atrofia e a columela nasal se retrai, causando assim alongamento do nariz e rotação da parte móvel para baixo. Essas alterações levam a um aumento da resistência ao fluxo de ar através das passagens nasais, particularmente evidente na inspiração, e dão à face uma aparência senil.

Histologia do envelhecimento cutâneo

Na histologia, muitas mudanças são observadas. As alterações mais significativas ocorrem na derme, cujos três componentes, substância fundamental, fibras elásticas e colágenas, demonstram deterioração. O aspecto característico da pele fotoenvelhecida é a mudança na arquitetura dérmica, conhecida como elastose. Há atrofia com aplainamento das interdigitações entre as colunas celulares de suporte da epiderme e a rede de papilas dérmicas que caracterizam a junção dermoepidérmica na pele jovem. Observa-se na derme um depósito excessivo de fibras elásticas espessadas, desorganizadas e parcialmente degradadas. O número de melanócitos e células de Langerhans diminui com a idade. O resultado se reflete como inelasticidade e diminuição da força tênsil da pele. As alterações histológicas, atrofia da estrutura óssea, perdas dentárias e de processos alveolares resultam em uma cobertura cutânea frouxa, sem acolchoamento que cai sobre os sulcos e a linha mandibular.

Observação clínica do envelhecimento da face

A face envolve proporções consideradas ideais que lhe dão aspecto de equilíbrio e beleza e proporções clássicas mostram a face mais larga na região malar, no chamado terço médio da face. A região malar, principal componente do terço médio da face, popularmente chamada "bochecha" ou maçã do rosto, é delimitada pelo sulco nasolabial, bolsas de gordura e rugas palpebrais, e as rugas pré-tragais. Pessoas com região malar mais projetada em sua maioria apresentam uma face mais jovem. Ainda, pessoas com distância bizigomática maior que a distância entre os dois gônions (como um trapézio de base inferior mais estreita) dão a impressão de uma face com movimento superior, com consequente aparência mais jovem. Uma distância entre os gônions aumentada e uma distância bizigomática mais encurtada criam uma face com desenho trapezoide, de base inferior mais larga, com consequente aparência de movimento de queda da face.

Independentemente do desenho da face, o terço médio da face também sucumbe à força da gravidade, resultando em flacidez e ptose, em geral aparentes aos 40 anos de idade. Em estudos das alterações do terço médio da face ao longo dos anos, relata-se que "a massa malar parece desabar com a idade". Os tecidos dessa parte lateral da face deslizam inferiormente, acentuando a profundidade dos sulcos nasogenianos, e a reabsorção da gordura malar ou seu descenso levam à perda da projeção do zigoma. A perda do volume do osso zigomático diminui ainda mais esta proeminência. Assim, à medida que o envelhecimento ocorre, a região malar tende a se tornar mais aplainada, longa e estreita, estendendo-se mais inferiormente na face.

Como consequência deste descenso tecidual observa-se uma depressão na região infraorbital, dando uma aparência emagrecida, esqueletizada e escavada à face, variando este aspecto em forma e profundidade. A queda da bolsa malar para longe das pálpebras inferiores e o subsequente défice de tecidos moles abaixo destas criam um visível alongamento artificial das pálpebras inferiores, estendendo-as além da margem orbital.

Em alguns pacientes, a presença de festões malares, causados por um acúmulo de fluidos e edema dos tecidos locais, colabora para o aspecto envelhecido da região. Estes festões são mais difíceis de tratar. Acessos através da blefaroplastia ou da ritidoplastia facial não são capazes de corrigi-los e a ressecção por acesso direto pode estar indicada.

Uma melhor compreensão de todo este processo envolvendo as modificações sofridas pelos tecidos cutaneomuscular e adiposo, e a queda tecidual vertical por ação da gravidade e do tempo, guia-nos para a melhor correção dessas alterações quando da realização dos procedimentos que buscam o rejuvenescimento da face. Obter relação balanceada entre todos os tecidos profundos e unidades estéticas da face é objetivo final, tentando-se corrigir volume, forma, posição e consistência das estruturas faciais. Claramente entendemos que isto não poderá ser obtido através da recuperação das estruturas ósseas, mas tal intento pode ser obtido através da correção volumétrica e pelo reposicionamento adequado dos tecidos deslocados durante o envelhecimento.

Histórico da Ritidoplastia Facial

A história da ritidoplastia facial não é muito bem definida e já foi revista por vários autores, havendo dúvidas sobre quem realizou o primeiro *lifting* facial. A maioria das fontes data-no na primeira década do século XX. De acordo com alguns autores, Lexer foi o primeiro cirurgião a efetuar esse procedimento em uma atriz, em 1906, mas sua técnica não foi publicada até 1931. A técnica usada baseava-se em duas incisões em formato de S nas áreas temporal e mastóidea e uma incisão transversal sobre a testa.

O primeiro artigo sobre esse assunto foi publicado por Passot, em 1919. Ele usou múltiplas incisões elípticas nas áreas temporal, pré-auricular e cervical para aumentar a tensão em pele laxa. Hollander publicou, em 1921, um capítulo intitulado *Cosmetic Surgery* em *Handbuch der Kosmetik*, em que se coloca "como vítima da persuasão feminina", tendo removido pedaços de pele às margens da linha de implantação do cabelo e em sulcos naturais envelhecidos de uma mulher, para "refrescar" suas rugas e "maçãs" do rosto caídas. Em 1921, Joseph aprimorou essa operação usando uma incisão que começava na área temporal, seguia o sulco pré-auricular e o contorno do lóbulo da orelha, e terminava na área mastóidea. Ele também fez excisões elípticas do couro cabeludo na área frontal e excisões verticais de pele na região glabelar.

Próximos aos anos 1930, outros cirurgiões da Europa como Noel, Passot, Morestin, Bourguet e Laguarde, e ainda nos Estados Unidos, Miller e Kolle, ocuparam-se da realização de cirurgias cosméticas. Mas todas as ritidoplastias iniciais eram limitadas a ressecção de pele e sutura cutânea sem descolamento subcutâneo. Bames, em 1927, descreveu descolamento subcutâneo na face e no pescoço, reposicionamento da pele e excisão do excesso desta. A incisão contínua descrita por Bettman, em 1920, e o descolamento descrito por Bames essencialmente estabeleceram o procedimento básico para a ritidoplastia pelos próximos 40 anos. Entretanto, a cirurgia convencional falhava em devolver juventude ao aspecto das estruturas profundas, afetadas pela força da gravidade e quando se consideravam os diversos achados clínicos concernentes ao envelhecimento envolvendo a linha de contorno da mandíbula e região cervical.

A ressecção do músculo corrugador para correção de rugas glabelares foi introduzida por Pierce, em 1947. Em 1957, Edwards aconselhou a neurotomia temporal bilateral como tratamento definitivo de rugas na testa. A utilidade do pregueamento da gordura cervicofacial como procedimento apendicular foi enfatizada por Aufricht, em 1960. Em 1962, Gonzalez-Ulloa publicou sua nova técnica, baseada em suas incisões cervicais que se uniam na linha mediana occipital. Em 1967, Pitanguy descreveu sua própria técnica de ritidoplastia, e essa técnica, que passou por refinamentos, é apresentada neste capítulo.

Aufricht, em 1960, teceu consideração especial para a correção dos depósitos de gordura na região submentoniana e bandas platismais. Adamson, Horton e Crawford, em 1964, discutiram sobre a correção das bandas platismais e Mollard, Pigott e Hedo, em 1968, recomendavam extenso desengorduramento submentoniano. Baker e Gordon (1969), Pennisi e Capozzi (1972) descreveram a sutura dos planos profundos de regiões malares e laterais do pescoço. Entretanto, Tipton, em 1974, realizou estudo em 333 casos em que plicava apenas um lado e comprovou que, após 2 anos da plicatura, não havia diferença nos resultados.

Skoog descreveu, em 1973, técnica de dissecção da fáscia superficial na face (dissecção subplatismal e subfascial), em contiguidade com o platisma no pescoço, e o avanço da unidade miofascial em direção cefaloposterior. Este foi o início de uma nova era no *face lifting*. Skoog defendeu a elevação da fáscia na região pré-tragal e a mobilização de retalhos de platisma que eram liberados abaixo da superfície, mas deixados inseridos na pele na superfície anterior. Outros autores sugeriram libertar completamente o platisma da pele usando incisões e retalhos para atuarem como suspensórios submentonianos.

Guerrero Santos (1974) propôs incisões verticais e transversais na parte anterior do platisma. Retalhos musculares estreitos baseados superiormente e anteriormente são assim formados em cada platisma, e são rotados e suspensos até a área mastóidea por suturas de pregueamento transfixantes. Peterson (1976) defendeu o uso de retalhos de platisma bilaterais através de uma incisão em formato de L. O músculo era elevado ao longo da sua borda posterior e dividido na parte baixa do pescoço por meio de uma incisão horizontal de 3-4 cm, estendendo-se a partir da borda posterior. A porção superior do músculo era avançada para cima e para trás, para ser suturada sobre o músculo esternocleidomastóideo. A rotação desses retalhos poderia ser combinada com pregueamento na linha mediana e ressecção submandibular de tecido adiposo da superfície do platisma.

Mitz e Peyronie, no ano de 1976, usaram dissecções em cadáver para definir os limites do sistema musculoaponeurótico superficial (SMAS) na face e notaram que o espessamento (tratamento) desta camada seria benéfico na cirurgia plástica facial. O *lifting* facial com tratamento do SMAS-platisma, mais amplo descolamento cutâneo e a lipectomia mais alargada no submento logo ganharam grande popularidade. Connell (1978) fez uma incisão completa no platisma, em formato de bumerangue. O segmento superior de músculo é mobilizado suficientemente para ser rotado para cima como um retalho muscular, que é suturado à fáscia subjacente ao mastoide. A borda medial do platisma, na região submentoniana, pode ser suturada para aumentar a concavidade da porção anterior do pescoço e completar o suspensório muscular profundo.

Muitos cirurgiões descreveram várias técnicas desde então envolvendo abordagem de tecidos profundos na face e no pescoço, destacando-se entre eles Guerrero-Santos, Owsley, Peterson, Connell, Aston, Hamra e Kaye. Em 1977, Owsley elaborou o procedimento original descrito por Skoog. Owsley elevou toda a fáscia desde o arco zigomático nas regiões pré-trágus e da bochecha, em continuidade com o platisma até o pescoço. O SMAS inteiro foi avançado para cima e posteriormente e fixado na área pré-trágus, posteriormente e superiormente à área da fáscia acima do mastoide, na parte superior do músculo esternocleidomastoideo. Posteriormente ainda preconizou a elevação cirúrgica da bolsa malar por dissecção sob visão direta, seguida por sutura de suspensão, com boa correção do sulco nasolabial proeminente, sem injúria no nervo facial.

A correção do perceptível mau posicionamento da bolsa malar através de vetores de tração adequados e a reposição de volume da face para se compensar a atrofia do seu terço médio foram os objetivos principais das pesquisas na década de 1990. O uso de diferentes planos de dissecção e locais de acesso foi descrito ao longo dos anos (ver Tabela 78.1). Planos mais profundos e abordagens mais agressivas relacionavam-se com frequência ao desenvolvimento de edema malar persistente; as complicações não foram incomuns e envolviam convalescença usualmente prolongada.

Outra era ocorreu em que se observou amplo estudo da abordagem da face através da endoscopia, da dissecção estendida do SMAS e ainda dos benefícios do aumento volumétrico da face visando rejuvenescimento e manutenção de resultados em longo prazo. A técnica subperiostal usando incisões escondidas na região frontal, intraoral ou nas blefaroplastias foi aplicada em pacientes mais jovens, os quais se focavam principalmente no rejuvenescimento da região periorbitária (ver Tabela 78.2).

TABELA 78.1 – Planos de dissecção e vias de acesso no *face lifting* após 1988

1988	Psillakis et al.: *liting subperiostal*
1989	Krastinova-Lolov e Tessier: acesso combinado intraoral e coronal + *mask lift*
1990	Hamra: *deep-plane rhytidectomy*
1991	Ortiz-Monasterio, Tapia et al., Ramirez et al.: proponentes do plano subperiostal
1991	de la Plaza et al.: dissecção sub-SMAS e supraperiostal ao nível do segmento anterior do arco zigomático
1992	Hamra: *Composite Rhytidectomy*
1993 e 1995	Owsley: anatomia da bolsa malar e os ramos motores terminais do nervo facial profundos ao SMAS

TABELA 78.2 – Era da cirurgia endoscópica e da reposição volumétrica

1992	Terino: rejuvenescimento facial utilizando materiais aloplásticos, a qual chamou cirurgia do 4º plano
1993	Flowers: materiais aloplásticos para corrigir o sulco nasojugal
1994	Isse: endoscopia para elevação de supercílios e terço médio da face
1994	Coleman: aumento das partes moles através do enxerto de gordura associado ao *face lifting*
1991	1998 Hamra: acrescentou dissecção zigo-orbital ao composite lifting para eliminar o edema prolongado
2002	Ramirez: *Three-Dimensional Endoscopic Midface Enhancement: A Personal Quest for the Ideal Cheek Rejuvenation*
2002	Tonnard: *Minimal Access Cranial Suspension Lift: A Modified S-Lift*. Sua técnica descreve cicatrizes reduzidas (*short scar*)
2002	Sasaki e Cohen: *Meloplication of the Malar Fat Pads by Percutaneous Cable-Suture Technique for Midface Rejuvenation: Outcome Study*

Importante enfatizar que a lipoaspiração, introduzida por Illouz e Fournier, em 1983, para o contorno corporal, tornou-se um dos procedimentos ancilares mais importantes no *lifting* cervicofacial, inaugurando nova fase na correção das deformidades submentonianas, proporcionando melhores contornos para a região cervical (ver Capítulo 80).

Considerações sobre a Anatomia da Face e Pescoço

Unidades estéticas da face

A face foi dividida em unidades e subunidades estéticas, descritas inicialmente por Gonzalez-Ulloa, em 1956. Millard, em 1966, divide-a em unidades regionais e, em 1985, Burget e Menick definiram com detalhes estas unidades e subunidades com o propósito de reparação dos defeitos nasais.

As unidades estéticas da face podem ser descritas de várias maneiras, mas adotamos a divisão em sete unidades: periorbitária, peribucal ou perioral, cervical, hemifaces, frontal, nasal e mento, conforme demonstrado na Figura 78.2.

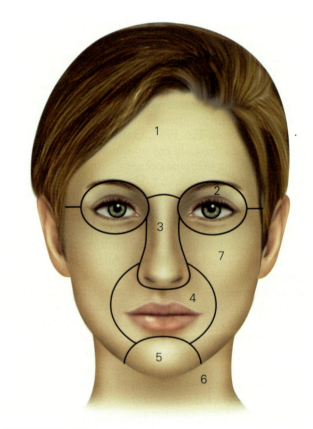

FIGURA 78.2 – Unidades estéticas da face. 1 – região frontal; 2 – região periorbitária; 3 – região nasal; 4 – região perioral; 5 – mento; 6 – cervical; 7 – hemifaces.

Essas unidades são independentes entre si e a face é dividida em dois setores funcionais: um cranial e outro facial. O primeiro é dividido em quatro regiões anatômicas: frontal superciliar, periorbitária, nasal e geniana. O segundo tem como característica a presença do tecido musculoaponeurótico adjacente (ao contrário do tecido predominantemente muscular do setor cranial) e divide-se nas regiões mentoniana e cervical. Na região lateral da face, que nomeamos hemifaces, encontramos elementos importantes, como a proeminência zigomática, a região parotideomassetérica e a região lateral aos sulcos nasogenianos (também chamada região bucal por alguns autores), onde se localizam as bolas gordurosas de Bichat (Figura 78.3). Como referido anteriormente, essas regiões adquiriram particular atenção no tratamento do envelhecimento facial pelo uso dos preenchedores, enxertos de gordura e volumizadores da face.

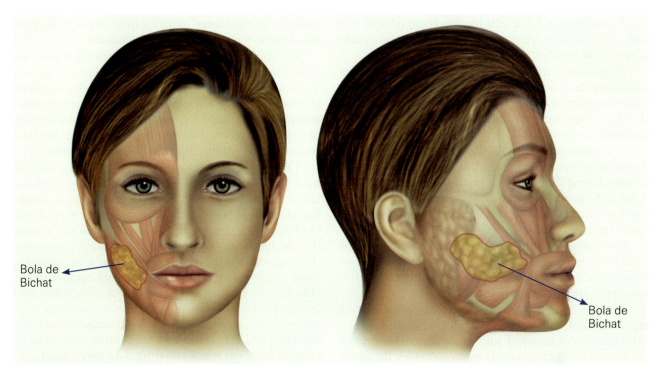

■ **FIGURA 78.3** – Localização habitual da bola de Bichat.

Compartimentos de gordura da face

Conforme descrito por Rohrich e Pessa no trabalho pioneiro de dissecção e uso de tinta, a face possui diferentes compartimentos separados por tecido fascial. A gordura e a fáscia *superficialis* são grandes contribuidores para a beleza e o contorno faciais. O envelhecimento facial é, em parte, caracterizado pela mudança ocorrida nesses compartimentos durante o envelhecimento.

O tecido celular subcutâneo na face e no pescoço é dividido em vários compartimentos anatômicos independentes, separados em planos superficial e profundo por condensações fasciais que vão da fáscia superficial ou SMAS em direção à derme. A gordura superficial ao SMAS é distribuída em pequenos lóbulos amarelos densamente trançados por espessos septos fibrosos que conectam o SMAS à derme. Essa gordura é mais densa no chamado corpo adiposo malar, no sulco nasolabial, na região pré-mentoniana e região anterior do pescoço.

A gordura profunda ao SMAS representa cerca de 44% da gordura facial total. Ao contrário da gordura superficial, a gordura profunda é descontínua e distribuída em grandes lóbulos brancos divididos por esparsa rede de finos septos fibrosos, gerando a presença de um potencial plano de clivagem avascular.

A gordura subcutânea da face é dividida em compartimentos anatômicos distintos, conforme ilustrado na Figura 78.4, a saber: nasolabial; malar (subdividido em medial, médio e lateral); frontal (subdividido em central, medial e laterotemporal); orbital (subdividido em superior, inferior e lateral).

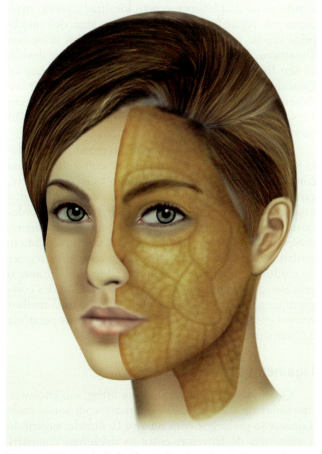

■ **FIGURA 78.4** – Compartimentos de gordura da face e região cervical.

A gordura nasolabial está localizada em posição medial e sobressai em relação ao sulco nasogeniano, tendo como limite superior o ligamento orbicular.

O ligamento zigomático consiste em uma estrutura formada pelas bordas dos compartimentos malar médio e orbitais inferior e lateral. Já o condensamento das bordas dos compartimentos malar médio e lateral forma o ligamento massetérico.

O compartimento malar laterotemporal se estende da região temporal até a cervical, e tem como limites o septo lateral da bochecha, septo temporal superior e inferior. O compartimento malar medial está localizado entre os ligamentos retentores orbiculares e o compartimento frontal central.

Os compartimentos orbitais estão nos limites dos ligamentos retentores orbiculares. O compartimento orbital lateral está localizado entre o septo orbital inferior e o septo superior da bochecha.

Há dois compartimentos gordurosos principais na região cervical, um superficial e um profundo. Esta gordura submentoniana está aderida ao músculo depressor do ângulo da boca e cercada pelos músculos depressor do lábio e platisma. Em uma face normal, a gordura está presente em toda a extensão do pescoço, sendo um acúmulo maior observado na região anterior. A gordura profunda, separada da superficial parcial ou totalmente pelo músculo platisma, é mais localizada, sendo mais densa na região submentoniana, na área delimitada pelas bordas mediais do ventre anterior dos músculos digástricos. Essa gordura profunda é mais sólida devido ao seu baixo conteúdo aquoso e maior vascularização. Quando seu porcentual está aumentado, pode exigir tratamento mais elaborado, que inclui a lipectomia direta a tesoura, para proporcionar melhora estética da região cervical.

O conceito de compartimentos separados de gordura sugere que o rosto não envelhece como uma massa compacta e única. O envelhecimento facial é, em parte, caracterizado pela forma como estes compartimentos mudam com a idade. Pacientes com atrofia da gordura no terço médio da face mostram, consistentemente, preservação da dobra nasolabial e da gordura submentoniana. Essa observação clínica sugere que as regiões de gordura se comportam de modo diferente durante o processo de envelhecimento. O conhecimento dos compartimentos de gordura subcutânea leva a uma melhor compreensão e maior precisão na análise pré-operatória e tratamento cirúrgico da face envelhecida.

Ligamentos retentores

Quando o cirurgião realiza um *lifting*, são encontradas zonas de adesão que se alternam com zonas onde a dissecção prossegue com relativa facilidade, sugerindo a existência de barreiras entre os diferentes compartimentos de gordura facial (Figura 78.5A,B). Essas estruturas, descritas por Furnas, são referidas como "ligamentos de retenção ou retentores" e não sofrem alteração de posição durante o processo de envelhecimento.

Os ligamentos retentores são constituídos por condensações aponeuróticas de tecido conjuntivo fibroso, que unem as camadas de tecido mole da face e do pescoço e as ancoram ao esqueleto subjacente. Normalmente, artérias, veias e nervos passam sob ou junto a esses ligamentos, devendo a anatomia dessas regiões ser bem conhecida, no intuito de evitar lesões dos mesmos.

Os ligamentos retentores ditos verdadeiros são curtos e firmes e fixam a derme ao periósteo, enquanto os falsos têm ampla base e ancoram elementos de tecido fascial entre si. Os ligamentos retentores verdadeiros são bilaterais e têm localização orbital (também chamados de ligamento de Hakme), zigomática (denominados emenda de McGregor), mandibular e bucomaxilar. Essas estruturas variadas fundem-se para compor um tecido fibroso, homogêneo e denso, que serve como uma âncora para o platisma. Essas estruturas incluem o periósteo malar, a aponeurose e a fáscia timpanoparotídea, descrita por Lorè, sendo esta importante referencial na cirurgia facial em relação ao tronco do nervo facial.

O ligamento auriculoplatismal, localizado em frente ao lóbulo da orelha, é uma estrutura fibrosa, densa, branca e intricada, associada à fáscia parotidomassetérica.

O ligamento retentor mandibular é espesso e emerge da borda inferior da mandíbula, anterior à origem do músculo abaixador do ângulo da boca. Sua liberação é essencial para a obtenção de contorno mandibular adequado quando da execução do *lifting* cervicofacial.

Os ligamentos retentores bucomaxilares emergem da superfície periostal sobre a sutura zigomaticomaxilar e estendem-se até a rima orbital ao longo dessa sutura.

Os ligamentos retentores orbitais são localizados sobre a sutura zigomaticofrontal e compostos por fibras espessas e firmes contíguas à crista temporal. Uma artéria, duas veias e um nervo sensitivo atravessam essa área e por isso o conhecimento da anatomia local e desses ligamentos é importante, sobretudo nas cirurgias videoendoscópicas para o tratamento da região frontal e na dissecção subperiostal da região.

Os ligamentos retentores zigomáticos estendem-se diretamente do periósteo para a derme sobre a superfície inferior do terço anterior do arco zigomático. Uma das divisões do ramo zigomático do nervo facial passa profundamente a estes ligamentos e, assim, deve-se buscar a dissecção superficial ao se abordar essa região.

Os ligamentos retentores falsos conectam os tecidos superficiais à fáscia superficial e os tecidos profundos à fáscia profunda. Estão localizados principalmente na região malar, em direção ao ângulo da mandíbula (platisma-auricular), anteriormente ao músculo masseter (masseter-cutâneo), e lateralmente ao sulco nasolabial (bucomaxilar). Os ligamentos bucomaxilares são mais frouxos e, por isso, mais suscetíveis à ptose pelo processo de envelhecimento.

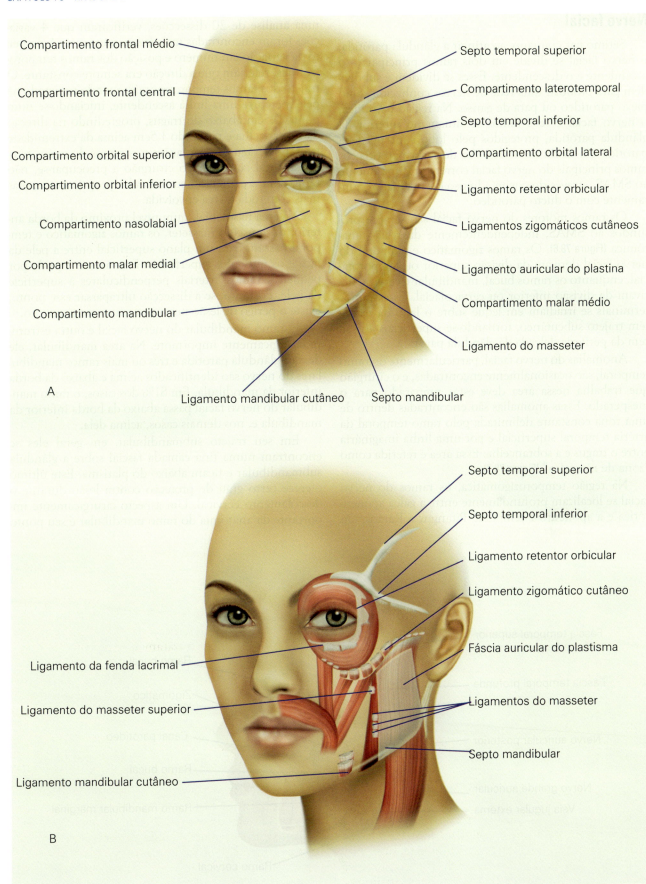

FIGURA 78.5A e B – Ligamentos retentores da face e sua relação com os compartimentos de gordura da face.

Nervo facial

Sétimo par craniano, ao atingir a glândula parótida, o nervo facial se divide em dois ramos principais – o ascendente e o descendente. Esses se dividem e subdividem para produzir uma rede de nervos conhecida como plexo parotídeo ou pata de ganso. Na região parotídea, o nervo facial e seus ramos se situam no interior da glândula parótida, protegidos pelo lobo superficial da parótida e a fáscia parotídea. Ao deixar a parótida, os ramos principais do nervo facial correm profundamente ao SMAS, através do coxim adiposo do bucinador, juntamente com o ducto parotídeo.

Os ramos motores do nervo facial são sempre profundos ao SMAS, independentemente da região anatômica (Figura 78.6). Os ramos zigomático e temporal do nervo facial derivam da divisão superior ou temporofacial, enquanto os ramos bucal, mandibular e cervical derivam da divisão inferior ou cervicofacial. Esses ramos terminais se irradiam em leque sobre o lado da face e têm trajeto subcutâneo, tornando-se superficiais ao saírem da periferia delgada da glândula parótida.

Anomalias do nervo facial, particularmente do ramo temporal, são ocasionalmente encontradas, e o cirurgião que trabalha nessa área deve estar preparado para o inesperado. Essas anomalias são encontradas dentro de uma zona constante delimitada pelo ramo temporal da artéria temporal superficial e por uma linha imaginária entre o trágus e a sobrancelha. Essa área é referida como "zona de ninguém" (Figura 78.7)

Na região temporozigomática, os ramos do nervo facial se localizam profundamente entre a gálea aponeurótica e a aponeurose temporal. Pitanguy e Ramos, em uma análise de 20 dissecções, verificaram que 4 variações foram encontradas mais frequentemente. A despeito da variação em número e posição dos ramos temporofrontais, referiam que a direção era sempre constante. O trajeto dos ramos temporofrontais, quando projetado na pele, percorre uma linha ascendente, iniciando-se num ponto 0,5cm abaixo do trágus, progredindo na direção da sobrancelha e passando 1,5cm acima da extremidade lateral do trágus. As variações nos ramos do nervo temporofrontal compelem o cirurgião a preocupar-se, não tanto com o pedículo neurovascular propriamente, mas mais com toda a área envolvida.

Na área nasolabial, num nível próximo da borda anterior do músculo masseter, os ramos zigomático e temporal passam para um plano superficial entre a pele da face e os músculos superficiais. Essa área é suprida por pequenos ramos arteriais perpendiculares à superfície da pele. Portanto, se a dissecção ultrapassar esse ponto, existe o perigo de lesão nervosa e maior sangramento.

O ramo mandibular do nervo facial é outra estrutura cirurgicamente importante. Na área mandibular, ele deixa a glândula parótida e três ou mais ramos mandibulares do nervo são identificados acima e abaixo da borda inferior da mandíbula. Em 81% dos casos, o ramo mandibular do nervo facial passa abaixo da borda inferior da mandíbula e, nos demais casos, acima dela.

Em seu trajeto submandibular, em geral eles se encontram numa fina camada fascial sobre a glândula submandibular e ficam abaixo do platisma. Este último oferece certo grau de proteção contra lesão durante o descolamento cervical. Um aspecto cirurgicamente importante da anatomia do ramo mandibular é seu ponto

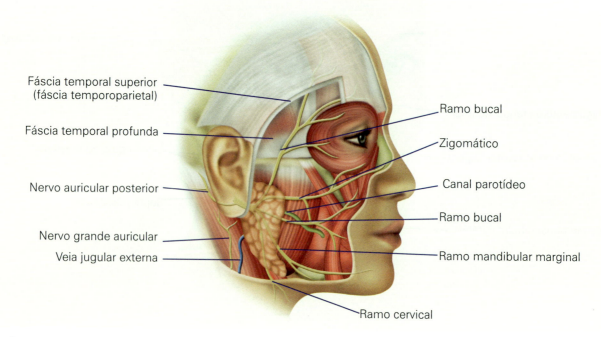

FIGURA 78.6 – Nervo facial e seus ramos.

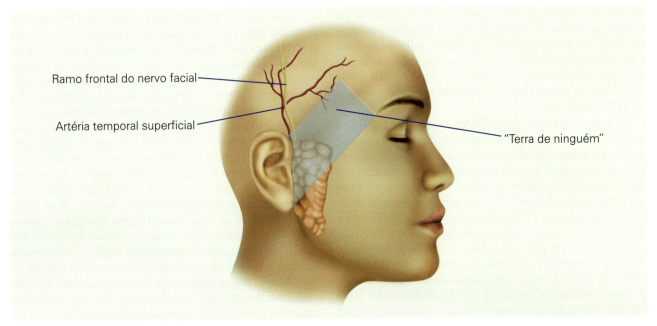

FIGURA 78.7 – Desenho esquemático da área denominada como "Terra" ou "Zona de ninguém".

de emergência para o plano superficial. Na maioria dos casos, o nervo se torna superficial perto do local em que a artéria facial cruza o ramo da mandíbula, num ponto nivelado com o ângulo da mandíbula. A referência cutânea desse ponto de emergência corresponde ao sulco nasolabial e sua extensão sobre a borda superior do ramo inferior da mandíbula. Portanto, o descolamento superficial do queixo pode lesar o ramo mandibular do nervo facial se for estendido além da prega nasolabial ou sua extensão caudal.

Na região cervical, o ramo cervical do nervo facial se divide em muitos ramos menores que se ramificam na superfície inferior do platisma e o inervam. Assim, o SMAS e o platisma constituem uma bainha de proteção para o nervo facial, e a eventual dissecção retrofascial deve ser feita com cuidado e sob visão direta, uma vez que os nervos estão quase sempre em íntima proximidade com essa estrutura. O nervo pode ser seccionado se a dissecção retrofascial se estender medialmente, além da borda anterior da parótida, ou se não houver especial cautela na dissecção sobre o ângulo da mandíbula.

Nervo auricular magno

Esse é o nervo mais frequentemente lesado durante ritidoplastias; ele se origina do ramo anterior do terceiro nervo cervical e perfura a fáscia profunda ao nível da borda posterior do músculo esternocleidomastoideo 6 a 8cm abaixo do lóbulo da orelha. Dois outros nervos, o nervo cutâneo anterior do pescoço e o nervo occipital menor, se situam na mesma área, mas são consideravelmente menores. Após atravessar a fáscia profunda e ganhar o plano superficial, o nervo auricular magno ascende sobre a face superficial do músculo esternocleidomastoideo, profundamente à aponeurose do músculo, em direção ao lóbulo da orelha.

A área de perigo na qual esse nervo é usualmente lesado se situa sobre a superfície anterior do músculo esternocleidomastoideo: durante o descolamento dos retalhos cervicais, a aponeurose do músculo pode ser lesada 4 a 8cm abaixo do lóbulo da orelha. Lesões desse nervo podem causar neuromas dolorosos e variados graus de anestesia da orelha.

SMAS e platisma

Estudos embriológicos mostram que, na região cefálica, a fáscia superficial e a parte fibromuscular do platisma exibem a mesma origem. Elas representam uma estrutura anatômica uniforme e singular. Isso é confirmado por Mitz e Peyronie[5], que descobriram que a fáscia superficial da parótida e da região malar, denominada SMAS, está em continuidade com a borda posterior do músculo frontal na parte superior da face e com o músculo platisma na parte inferior. Essa estrutura fibrosa se insere no trágus, na borda anterior da parte cartilagínea do meato auditivo e na região mastoidea. Ela se estende anteriormente até a prega nasolabial, e se insere na prega e na parte externa da comissura oral por meio do músculo risório. A tensão do SMAS amplifica as alterações como resultado da contração dos músculos faciais. Na área mandibular, o SMAS é contínuo com o platisma, continuando assim o plano fibromuscular em direção ao pescoço e à região clavicular. As fibras do platisma, que se originam da aponeurose peitoral e da parte adjacente do tórax ou do ombro, correm paralelamente em direção crânio-medial, a parte dorsal inserindo-se na região parotídeo-massetérica e a parte anterior interdigitando-se, na linha mediana, na região submentoniana e até a comissura oral. As fibras superiores do músculo platisma estão situadas em média em 2 a 3 cm abaixo de uma linha horizontal que passa pelo músculo risório e cruza a mandíbula.

A bainha formada pelo SMAS e o platisma divide a gordura subcutânea em duas camadas. Septos fibrosos se comunicam superficialmente com a derme, estabelecendo conexões entre a fáscia e a pele. Esses septos fibrosos dividem o tecido adiposo em pequenos lóbulos gordurosos e são destruídos pelo descolamento superficial da ritidectomia clássica. Profundamente ao plano do SMAS e do platisma, tais septos fibrosos estão ausentes, havendo a presença de um potencial plano de clivagem avascular. A fáscia é espessa e aderente na área pré-tragal sobre a glândula parótida mas, forma uma camada distinta que pode ser facilmente levantada por dissecção aguda. Uma vez que, nessa região, o nervo facial se situa no interior da parótida, essa zona é segura, mas mais medialmente o SMAS se torna mais fino e descontínuo sobre a área malar anteriormente à borda da glândula parótida e do músculo masseter. Ela é separada dos músculos faciais subjacentes pelo coxim adiposo do bucinador, que contém os principais ramos do nervo facial. A dissecção cirúrgica deve ser romba e efetuada com cuidado nessa região. Nas regiões mandibular, submandibular e do pescoço, o platisma não se fixa às estruturas subjacentes e é facilmente separado da fáscia cervical profunda. A dissecção ao longo desse plano subfacial e subplatismático permite o lifting simultâneo da pele e dos tecidos subcutâneos.

O platisma é um músculo fino, aplainado que repousa sob a pele lateral e anterior da região cervical e pertence ao grupo de músculos da expressão facial. Se estende inferiormente abaixo das clavículas e se fixa à pele que recobre a parte superior dos músculos deltoide e peitoral. Superiormente se insere ao longo da borda inferior da mandíbula, se insere à pele suprajacente e é contíguo ao SMAS na região das bochechas.

Este músculo varia em forma, espessura e elasticidade. A inervação do corpo principal do platisma se dá pelo ramo cervical do nervo facial e a porção medial é inervada por pequenos ramos derivados do nervo marginal da mandíbula. Sua parte anterossuperior interdigita-se com os músculos depressores do lábio inferior e funciona sincronicamente aos depressores do lábio inferior e depressores do ângulo da boca. Assim, uma perda transitória de função do músculo platisma pode causar uma fraqueza transitória no movimento de depressão lateral do lábio inferior. Entretanto, a perda da função do platisma não produz défice permanente deste movimento.

Essas bandas parecem decorrer do deslizamento do platisma pelo plano aponeurótico superficial e não do seu relaxamento. Estudos considerando a anatomia do músculo platisma foram realizados. Cardoso de Castro, em 1980, mostrando que as alterações platisma se refletem na pele da região cervical, enfatizou as variações das fibras mediais do platisma, as quais terminam na região submentoniana, formando um V invertido. Cardoso de Castro descreveu 3 formas diferentes de distribuição destas fibras, sendo que a variação mais comum encontrada foi a do tipo I, no qual as fibras mediais se entrecruzam com as do lado oposto 1 a 2 cm abaixo do queixo, e se separam na região supra-hioidea. No tipo II as fibras se interdigitam ao nível da cartilagem tiroidea e cobrem a região submentoniana como um músculo único. No tipo III as fibras estão separadas na região submentoniana, como no tipo I, mas não se entrecruzam com as do lado oposto (Figura 78.8A-D). As bordas anteriores do músculo platisma migram anteriormente durante o envelhecimento, constituindo as bandas platismais.

Dependendo do grau de separação das fibras musculares, a abordagem por incisão direta no submento visando a aproximação das bordas é particularmente importante no tratamento da região cervical.

Sulco nasojugal (*tear trough*)

O sulco nasojugal é uma estrutura que se torna mais proeminente com a idade. Localizado na região medial da pálpebra inferior, é aparentemente criado pela perda de volume da região malar e estruturas do terço médio da face à medida em que distanciam da pálpebra inferior. Bolsas palpebrais inferiores podem acrescentar deformidade ao local acentuando o aspecto do sulco nasojugal. A alteração é observada na margem inferior da órbita onde a perda de volume permitiu, na anatomia de superfície, a exibição do triângulo de confluência da borda inferomedial do músculo orbicular dos olhos, o elevador da asa nasal e o músculo elevador do lábio superior.

Sulco nasolabial

É uma confluência do SMAS, derme e fáscia suprajacente dos músculos da expressão facial. Histologicamente, é facilmente definido e claramente diferenciado das estruturas circundantes incluindo o SMAS. Sulcos nasolabiais proeminentes dão aparência mais severa e envelhecida à face e atenuá-los constitui meta importante na cirurgia do rejuvenescimento facial.

O terço médio da face recebe inervação sensitiva à partir do segundo ramo do trigêmeo (nervos zigomaticofacial, infraorbital e maxilar posterior) e inervação motora à partir do nervo facial.

CAPÍTULO 78 – RITIDOPLASTIA FACIAL

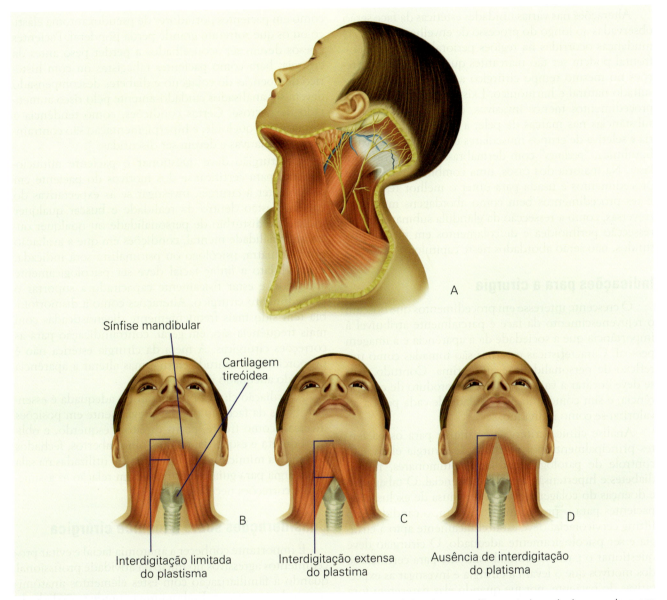

FIGURA 78.8A-D – Desenhos esquemáticos do platisma e sua interdigitação na região central cervical, em ordem por tipos I, II e III.

Ritidoplastia ou *Lifting* Cervicofacial

A cirurgia da face consiste em um conjunto de procedimentos que não podem ser expressos apenas pelo ato cirúrgico em si. Considera-se que um resultado satisfatório dependerá do relacionamento médico-paciente, da observação de detalhes como expectativa do paciente, preparo pré-operatório, ato cirúrgico criterioso e cuidados pós-operatórios que incluem desde o uso de drenos, curativos contensivos, drenagem linfática e laserterapia de baixa potência, visando menor edema e diminuição da dor. Detalhes como assimetrias prévias devem ser documentados fotograficamente e amplamente discutidos previamente para se evitar a insatisfação do paciente.

Várias técnicas cirúrgicas de abordagem à face foram e ainda vêm sendo descritas baseadas em diferentes aspectos técnicos relacionados à espessura do retalho, profundidade do plano de dissecção, tratamento do SMAS por plicatura, dissecção ou ressecção (smasectomia), tipos de incisão em relação à linha de implantação do cabelo, ou ainda posicionamento da mesma em relação ao trágus, tratamento da região cervical por lipoaspiração ou lipectomia a céu aberto, ressecção de bolsas gordurosas na pálpebra inferior por via transcutânea ou transconjuntival e ainda detalhes mais controversos como a possível ressecção de glândulas submandibulares.

O plano de descolamento a ser utilizado deverá ser aquele com que o cirurgião plástico esteja mais familiarizado para evitar que o desconhecimento possa conduzir a lesões nervosas ou de outras estruturas como ducto parotídeo e vasos de maior calibre.

Alterações nas várias unidades estéticas da face serão observadas ao longo do processo de envelhecimento. As mudanças ocorridas nas regiões perioral, periorbitária e frontal podem ser tão marcantes que imponham correções no mesmo tempo cirúrgico a fim de ser obter resultado natural e harmônico. Existem tratamentos com procedimentos menos invasivos, como as inclusões de substâncias nas marcas da pele; a paralisação temporária e seletiva de grupos musculares utilizando-se a toxina botulínica, "*peelings*" com dermabrasão, ácidos ou com laser. Na maioria dos casos, uma combinação de vários procedimentos é usada para obter o melhor resultado. Estes procedimentos bem como abordagens mais controversas, como a ressecção da glândula submandibular, ressecção perihióidea e descolamentos em planos profundos, não serão abordados neste capítulo.

Indicações para a cirurgia

O crescente interesse em procedimentos que buscam o rejuvenescimento da face é parcialmente atribuível à importância que a sociedade dá à aparência e à imagem pessoal. Características externas são tomadas como um reflexo de personalidade e autoestima. Contudo, não se deve encarar a vaidade como um produto de concorrência, e sim como uma necessidade de cada pessoa ao valorizar-se como indivíduo.

Análise clínica criteriosa se impõe para os pacientes principalmente por se tratar de cirurgia eletiva. O controle de patologias cardíacas, pulmonares, renais, diabetes e hipertensão arterial é essencial. O tabagismo e doenças do colágeno podem ser causa de exclusão de pacientes para o procedimento. Assim, o candidato ao lifting cervicofacial deve estar clinicamente apto à cirurgia e ser psicologicamente adequado. O cirurgião deve questionar o paciente cuidadosamente para certificar-se dos motivos que o levam à cirurgia e investigar as expectativas do paciente, porque quando elas parecerem fora da realidade, nem mesmo um bom resultado cirúrgico satisfará o paciente e um tratamento psicológico ou psicoterápico pode estar indicado.

A cirurgia da face encontra-se indicada na sequela de acne, na assimetria facial ligada ou não à paralisia do VII par craniano, na correção de defeitos cirurgia para retirada de tumores em face e pescoço, em deformidades pós-trauma, e pós grandes perdas ponderais.

A elasticidade da pele normal diminui com o avanço da idade, e por essa razão o lifting é geralmente melhor sucedido e dá resultados mais duradouros em pacientes mais jovens, nos quais a pele ainda tem alguma elasticidade.

Predispõem a um resultado precário as alterações decorrentes do envelhecimento, o histórico de acne, paralisia facial, ressecções tumorais, radioterapia prévia, esclerodermia e assimetrias congênitas ou adquiridas ou ainda decorrentes de perda dentária com consequente reabsorção óssea, alterações da elasticidade da pele, como em pacientes portadores de pseudoxantoma elástico ou os que sofreram grande perda ponderal. Pacientes obesos devem ser aconselhados a perder peso antes da cirurgia, bem como pacientes tabagistas ou com histórico de doenças do colágeno e diabetes descompensado devem ser analisados cuidadosamente pelo risco aumentado de necrose. Certas condições, como tendência à formação de queloide, e hiperpigmentação são contraindicações relativas e devem ser discutidas.

O cirurgião deve questionar o paciente minuciosamente para certificar-se dos motivos do paciente em se submeter à cirurgia, investigar se as expectativas do paciente estão dentro da realidade e buscar qualquer indício de distúrbio de personalidade ou qualquer outra anormalidade mental, condições em que a avaliação por psiquiatra, psicólogo ou psicanalista será indicada. O candidato a *lifting* facial deve ser psicologicamente adequado e estar fisicamente capacitado a suportar o procedimento cirúrgico. Alterações como a dismorfofobia têm sido mais frequentemente diagnosticadas com mais frequência são, em geral, contraindicação para as correções cirúrgicas. A meta da cirurgia estética não é proporcionar juventude eterna, mas alterar a aparência de modo adequado a cada paciente.

A avaliação clínica pré-operatória adequada é essencial. Fotos da face são obtidas previamente em posições diversas, como frente, perfis direito e esquerdo, e oblíquas direita e esquerda, com os olhos abertos, fechados e usando a mímica facial. Tais fotos são utilizadas na sala de cirurgia para guiar o cirurgião com relação às assimetrias e correções necessárias.

Considerações sobre a técnica cirúrgica

É importante conhecer a anatomia facial e evitar procedimentos agressivos no início da atividade profissional quando a familiarização com estes elementos anatômicos ainda é pequena. Embora uma grande variedade de técnicas tenha sido descrita sob o título geral de ‹lifting facial›, permanecem duas técnicas basicamente diferentes que são usadas na prática corrente[1,8]. A primeira envolve descolamento em plano subcutâneo e se apoia em adequada tensão aplicada à pele. A outra técnica básica envolve dissecção num plano subfascial abaixo do SMAS e do platisma, com mínimo descolamento da pele. A vantagem desta última técnica está na formação de uma base firme para reposicionamento da pele. Menos tração é aplicada aos retalhos de pele, e menos ressecção cutânea é efetuada. Uma melhoria mais radical é possível e uma aparência natural é mantida, uma vez que a tensão sobre a pele é reduzida. Adicionalmente, existe menos edema no período pós-operatório, a cicatrização tende a ser mais rápida e, uma vez que a tensão sobre a pele é reduzida, a possibilidade de alargamento das cicatrizes é diminuída. A dissecção subfascial é a mais útil quando a estrutura subfascial é flácida mas bem desenvolvida, ou seja, forte o bastante para ser elevada e fixada por suturas e quando seria requerida tração excessiva sobre a pele para sustentar a face, quando a pele é fina demais ou sem elasticidade, ou quando a pele é muito espessa não se esticará suavemente sob aplicação de tração ao efetuar o lifting facial. Entretanto, a principal desvantagem da dissecção subfascial reside no maior risco de lesão da glândula parótida e de nervos importantes, particularmente o nervo facial. A dissecção subfascial deve ser efetuada com cuidado, e como regra geral requer mais tempo de operação que os procedimentos mais simples do lifting facial subcutâneo. Consideramos que dissecção subfascial não é requerida em todos os casos, uma vez que as técnicas de ritidoplastia baseadas em plicatura e reposicionamento da pele através de tensão e vetores adequados proporcionam excelentes resultados em grande número de casos.

Assim, optamos por usar como rotina a técnica de "Round lifting" preconizada por Pitanguy. Este método, que utiliza a rotação de retalhos, originado em 1958 e com primeira publicação em 1967 utiliza incisão que posicionada de modo a manter a linha de implantação do cabelo, podendo ser justa ou pré-tragal. Buscando ainda maior compreensão da morfologia do envelhecimento, em 1998, Pitanguy publicou o artigo "*Numerical Modeling of Facial Aging*", no qual mostra que o aumento do sulco nasogeniano é mais intenso até os 50 anos, que a largura dos lábios se estreita e a distância columelo-labial parece alongar ao longo do tempo. E enfatiza ainda que todas as alterações observadas no processo de envelhecimento resultam em perda do contorno facial. Logo após, Pitanguy publicou "*Treatment of the Aging Face Using the 'Round-Lifting' Technique*" onde descreve a mudança no tratamento da região malar.

A cirurgia pode ser efetuada sob anestesia geral ou local, a critério da equipe de anestesia conforme as preferências do paciente ou sua condição clínica.

Consideramos como vantagens da anestesia geral o fato de que a cirurgia tem tempo considerável de duração, exigindo que o paciente esteja psicologicamente relaxado e sem movimentação ou agitação que possa prejudicar o ato cirúrgico. Além disso, em pacientes muito nervosos, seria necessário administrar doses elevadas de sedativos que poderiam causar depressão respiratória com consequente acúmulo de CO_2, o que, por sua vez, leva a aumento do sangramento e maior risco de parada cardíaca. A anestesia geral proporciona bom controle da pressão arterial, reduzindo-a durante o ato cirúrgico e aumentando-a para a verificação da hemostasia. Após indução da anestesia, o tubo endotraqueal é fixado aos dentes inferiores do paciente ou, no caso de paciente edentado, ao lábio inferior. Realizada dessa forma, a fixação sistemática do tubo elimina o risco de extubação inadvertida e permite ao cirurgião mover a cabeça do paciente durante a operação sem interferir no trabalho do anestesista.

A seguir, os cabelos são lavados com solução bactericida, enxaguados com água destilada e álcool, e preso frouxamente com elásticos em tufos em locais predeterminados, para facilitar as incisões e a sutura. A face, o pescoço e a parte superior do tórax são degermados tomando-se cuidados para não provocar irritação e ressecamento dos olhos. O saco conjuntival deve ser irrigado com soro fisiológico, e uso de géis (à base de dexpantenol, carbômero e sorbitol, entre outros) é aconselhado para manter a córnea hidratada e protegida. As pálpebras devem ser mantidas fechadas com fitas adesivas ou as córneas protegidas com protetores intraoculares de titânio ou plástico.

A infiltração dos tecidos com solução composta por lidocaína (0,25%) e adrenalina (1:200.000) é um dos passos mais importantes, uma vez que diminui o sangramento e também cria um plano de clivagem tissular para facilitar o descolamento. A infiltração exige perfeito conhecimento da anatomia dos tecidos subjacentes à pele no campo operatório para que o plano de clivagem correto seja obtido. O efeito vasoconstritor local ocorre cerca de 10-15 minutos após a instilação da mistura anestésica local. O controle da pressão sanguínea deve ser realizado durante e após o ato cirúrgico. A pele se torna progressivamente mais fina em direção ao processo mastoide, onde se torna aderente à fáscia do esternocleidomastoideo, sob a qual se situa o nervo auricular magno. Nessa região, a agulha deve ser mantida superficial, e na área retroauricular do couro cabeludo, a agulha pode ser introduzida de novo, com mais profundidade, já que o retalho volta a se tornar mais espesso e não há estruturas importantes suscetíveis ao trauma.

A ritidoplastia facial é realizada preferencialmente através de incisão que se inicia numa curva na região temporal dentro do couro cabeludo e prossegue acompanhando os contornos anatômicos da região pré-auricular. Evitamos, sempre que possível, as incisões ao pé do cabelo, principalmente nas cirurgias primárias, para que as mesmas não fiquem aparentes. Estas serão posicionadas dentro do couro cabeludo, sendo que, na altura do trágus, ela se posicionará à frente, sobre ou posterior ao mesmo, de acordo com a opção do cirurgião. Em geral optamos por fazê-la justatragal, já que observamos que estas incisões tendem a exercer menor apagamento desta estrutura, evitando estigmas posteriores (Figura 78.9). A incisão prossegue contornando a base do lóbulo e ascendendo ligeiramente acima da linha de implantação posterior do pavilhão auricular. Na altura do ligamento auricular torna-se mais uma vez curvilínea, atingindo a área pilosa mastóidea, configurando uma linha semelhante a um "S" itálico.

O descolamento do retalho cervicofacial é feito em plano subcutâneo (Figura 78.10A, B). A necessidade de tratar o SMAS facial e de se realizar o reposicionamento da bolsa malar também pode auxiliar no rejuvenescimento do terço médio facial (Figura 78.11A-C).

São realizadas através da tração e fixação com pontos dos tecidos profundos da face. O cirurgião poderá optar entre realizar uma pequena tração e plicatura do

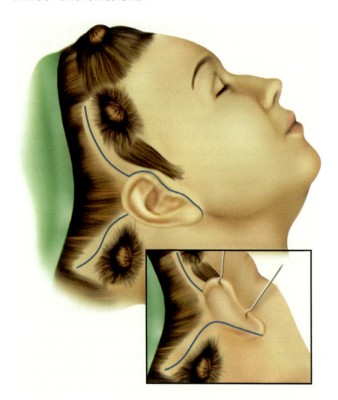

FIGURA 78.9 – Desenho esquemático da incisão na ritidoplastia cervicofacial.

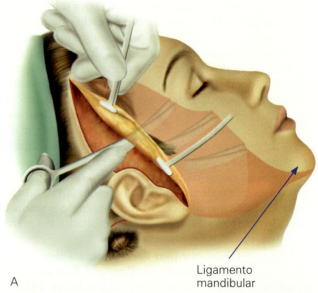

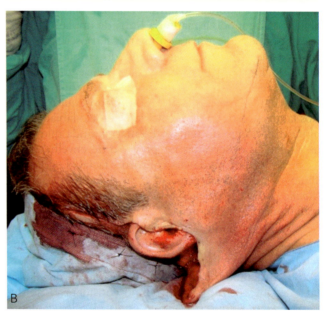

FIGURAS 78.10A e B – Descolamento em plano subcutâneo com liberação dos ligamentos zigomáticos e mandibulares.

SMAS, permitindo um reposicionamento da bolsa malar, ou ainda um tratamento mais complexo do SMAS promovendo sua dissecção, ressecção de excesso tecidual e fixação adequada. Esta opção pode ser feita durante o ato cirúrgico, variando a cada caso.

Na cirurgia, dois vetores principais serão necessários para obter a elevação dos tecidos e tentar reverter a ação dos vetores da gravidade no envelhecimento do terço médio da face. No envelhecimento, inicialmente o vetor medial médio-orbital altera a curva da margem infraorbital, a qual está superiormente localizada em relação à borda superior da bolsa gordurosa malar. À medida que a parte central da borda superior da bolsa malar desce, produz uma curva catenária crescentemente profunda enquanto o ápice lateral da bolsa malar desliza-se para inferomedialmente. A bolsa malar se projeta sobre o fixo sulco nasolabial em direção à comissura oral, causando então um sulco mais proeminente. Assim, após descolar a área sobre a bolsa malar, uma tensão lateral deve ser aplicada no ápice da bolsa malar através de plicatura apoiada na proeminência malar. Outro vetor vertical deve ser aplicado centralmente para complementação da elevação destas bolsas.

À medida que o volume da região é restaurado, a face exibe aumento do diâmetro bizigomático, ou seja, da largura da face e diminuindo seu comprimento (redução da aparência vertical da face envelhecida). A elevação da bolsa malar permite às faces alongadas em indivíduos de meia idade uma aparência mais encurtada e mais larga, com contornos mais angulados. O grau de elevação da bolsa malar deve ser individualizado de acordo com as necessidades estéticas de cada paciente. Muitas vezes, pode-se ter a sensação de aumentar exageradamente as "maças do rosto" ao se realizar a projeção desta área, dando impressão de faces dominadas pela "largura".

No tratamento da região cervical, a lipoaspiração da região submentoniana, além de promover o tratamento da lipodistrofia (acúmulo gorduroso), favorecerá a complementação do descolamento desta região. A extensão do descolamento varia de acordo com a preferência do cirurgião e o caso clínico (Figura 78.12A, B). O descolamen-

CAPÍTULO 78 – RITIDOPLASTIA FACIAL

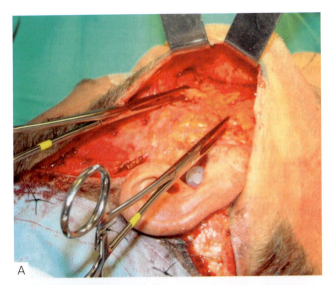

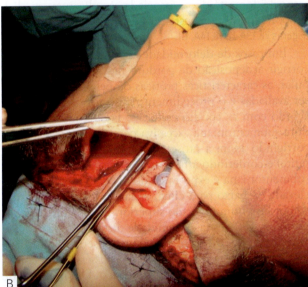

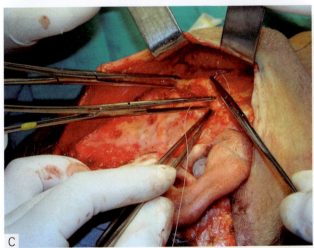

FIGURA 78.11A-C – Individualização e tratamento do SMAS.

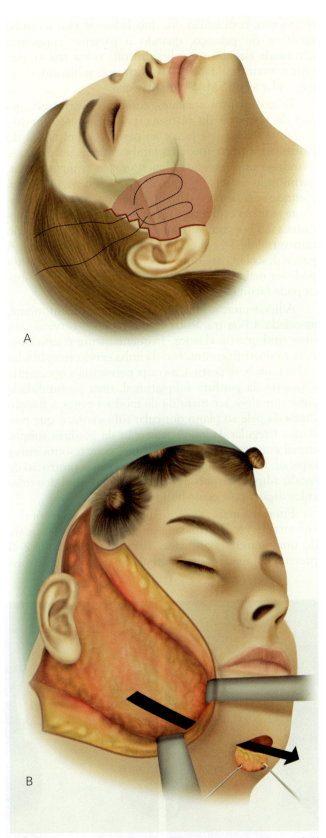

FIGURA 78.12A e B – Descolamento da região cervical com a união do descolamento dos dois lados. Detalhe para a incisão submentoniana.

1037

to extenso, com união dos dois lados da face na linha mediana do pescoço, quando o paciente apresentar acentuada flacidez e/ou lipodistrofia nesta região, permite o exame cuidadoso das estruturas subjacentes, em particular as do SMAS e do platisma.

Procedimentos ancilares, como pregueamento simples da fáscia ou do platisma, podem acrescentar sustentação adicional à face e ao pescoço. A plicatura do platisma na linha mediana também pode ser efetuada usando-se uma incisão submentoniana complementar, permitindo o reparo com precisão sob visão direta. Fletindo-se o pescoço temporariamente, o tecido redundante se torna evidente, é marcado e infiltrado com lidocaína a 0,5% e com adrenalina 1/200.000. Uma incisão transversal de 3-4 cm é feita na prega submentoniana. A pele é descolada até o nível do osso hioide e a plicatura pode ser mais facilmente executada. O uso de fibra óptica pode facilitar o procedimento.

A lipoaspiração simples da gordura submentoniana, associada a boa tração da face e retalhos cervicais em uma ritidoplastia clássica, frequentemente é suficiente para reconstruir o contorno da linha cervicomandibular e obter um bom perfil. Caso seja necessária a lipectomia a tesoura da gordura subplatismal, uma profundidade constante deve ser mantida de modo a evitar a fixação direta da pele ao plano muscular subjacente, o que produzirá irregularidades. A ressecção da gordura subplatismal começa de baixo para cima, com tesoura curva especial. Deve-se tomar cuidado para evitar protrusão de tecido adiposo através da aponeurose no nível dos músculos digástrico e gênio-hióideo.

Em casos mais graves de deposição adiposa, como a encontrada na deformidade do queixo duplo, ou quando uma grande quantidade de tecido redundante está presente na região submandibular, o descolamento é estendido de modo que a loja do *lifting* facial se conecte livremente com a região submentoniana. Importante não é a gordura que se deseja remover, seja pela lipoaspiração ou pela excisão homogênea da mesma, mas o que permanece deve ser regular e suficiente para que não haja aspecto esqueletizado do pescoço. Quando efetuada cuidadosamente, uma remoção adequada de gordura expõe um platisma intacto, o qual protege os ramos do nervo facial situados profundamente a ele. Uma vez exposto, o platisma pode ser examinado. Se a junção das suas fibras for ausente ou muito fina na linha mediana, resultando em faixas cervicais verticais, torna-se necessária a plicatura das bordas do músculo. A plicatura é efetuada desde a sínfise mandibular até próximo ao osso hioide, usando-se suturas de ácido poliglicólico interrompidas. Caso platisma e aponeurose estejam muito flácidos, a fixação da borda posterior do platisma no músculo esternocleidomastóideo, associada à plicatura medial, proporcionará uma sustentação firme destas estruturas (Figuras 78.13A-D, 78.14A, B).

Em casos de deformidade senil do mento, além de corrigir a deposição de gordura nas áreas e submandibular, as características ptóticas da pele também devem ser avaliadas e o procedimento cirúrgico deve variar de acordo com as condições locais. Pode-se utilizar a gordura submentoniana excessiva para aumentar o mento, corrigindo assim a ptose e o hipomentonismo (se presente) e conferindo à face um aspecto jovial. A gordura submentoniana é exposta como previamente descrito, e elevada de baixo para cima, isolando assim um retalho de gordura num pedículo superior. Esse retalho é transposto em 180° e sua extremidade distal é fixada à região anterior do queixo. Esse método pode ser usado quando a microgenia está associada ao mento senil, mas com o tempo a gordura tende a ser absorvida. Um implante de

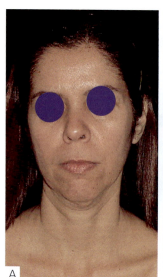 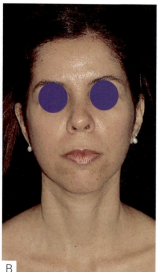 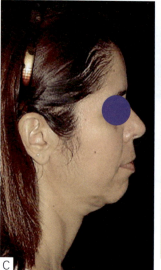 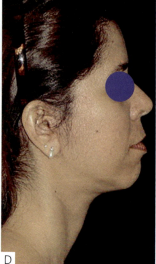

FIGURA 78.13A-D – Paciente de 45 anos com flacidez cervicofacial, submetida a ritidoplastia pela técnica de *round lifting* preconizada por Pitanguy. Resultado com 62 dias de pós-operatório.

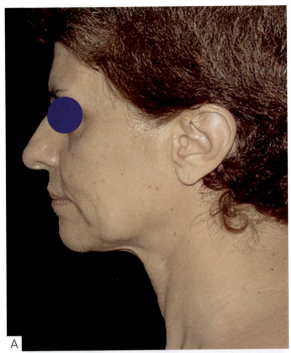 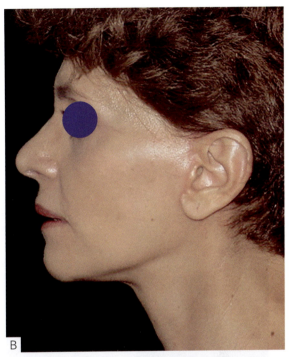

FIGURA 78.14A e B – Paciente com 53 anos de idade. Submetida a rinoplastia e *lifting* cervicofacial. A região periorbitária foi tratada com *peeling* a *laser* de CO_2.

silicone pode ser eleito para correção do hipomentonismo, reservando-se o retalho de gordura para pacientes que não desejam qualquer tipo de inclusão. O implante pode ser inserido através da abordagem submentoniana, numa loja supraperiostal onde o implante é fixado por suturas e a fáscia acima dele é fechada diretamente ou ainda por abordagem intraoral (Figura 78.15A, B).

A restauração do contorno do pescoço é parte integrante de um *lifting* cervicofacial bem-sucedido. As regiões submentoniana e submandibular do pescoço são os locais primários para acúmulo de tecido adiposo, conferindo à face uma aparência arredondada típica e deformando a concavidade do perfil cervicomandibular. Quando a deposição de gordura é pronunciada, forma-se um queixo duplo característico. Esse é um traço comum da face em envelhecimento, frequentemente estando ligado a fatores hereditários ou familiares. Nesse último caso, tal deformidade pode ser observada no indivíduo jovem.

Em pacientes que, ao longo dos anos, sofreram repetidos ganhos e perdas de peso, existe um afrouxamento gradual do tecido do pescoço, devido a estiramento e relaxamento. Isso resulta em um grande excesso de pele e pendulação do pescoço. O sistema musculoaponeurótico subjacente também é afetado. Relaxamento e fibrose dessas estruturas, particularmente do platisma, levam à formação de faixas verticais pendendo da borda inferior da mandíbula até a clavícula. Frequentemente os pacientes que sofreram grande perda de peso se apresentam para a cirurgia estando mais preocupados com a aparência do pescoço do que com a da face. Excisão direta da pele redundante do pescoço não deve ser realizada, já que a técnica clássica aqui descrita, entre várias outras, permite a ressecção a contento de todo o excesso de pele cervical sem deixar cicatrizes visíveis.

Cuidado deve ser tomado na elevação do retalho cervical para se preservar uma camada uniforme de revestimento. Muitas vezes, o excesso de gordura não será eficazmente tratado somente pela lipoaspiração e deverá ser abordado através de lipectomia a tesoura sob visão direta. Entretanto, a gordura na região cervical deve estar adequadamente proporcional, evitando-se aspiração agressiva ou lipectomia direta exagerada (Figura 78.16A,B).

A observação destes cuidados evita que a aparência do pescoço se torne esqueletizada ou que ocorram irregularidades de contorno no pescoço, com formação de proeminências localizadas ou ainda de aderência de fibras do platisma à pele (Figura 78.17). Estas últimas ocorrem se a lipectomia não for efetuada de maneira uniforme. Seromas podem ocorrer por excesso de manipulação do tecido gorduroso ou ainda por lipectomias realizadas com bisturi elétrico. O pregueamento da pele aparecerá inevitavelmente se o retalho cutâneo submentoniano ficar fino demais ou se a hemostasia for deficiente, deixando pequenos hematomas localizados que serão substituídos por fibrose.

A tração e plicatura da porção cervical posterior do músculo platisma é realizada para se obter uma melhor definição desta região. Quanto ao tratamento da porção medial deste músculo, faz-se necessário um acesso através de pequena incisão no nível do submento. As bordas do músculo serão reaproximadas através de suturas na li-

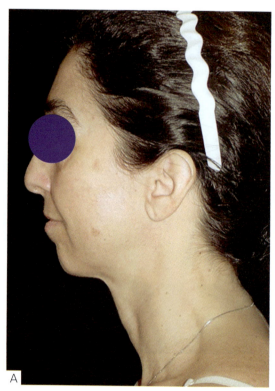
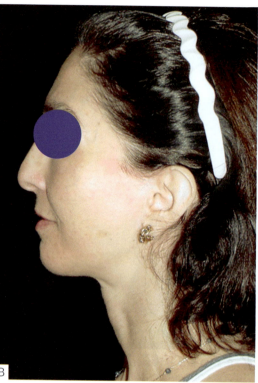

FIGURA 78.15A e B – Paciente com 49 anos de idade com flacidez cervicofacial e hipomentonismo. Paciente submetida a *lifting* cervicofacial, blefaroplastia superior, blefaroplastia inferior transconjuntival e inclusão de prótese de mento. Resultado com 90 dias de pós-operatório.

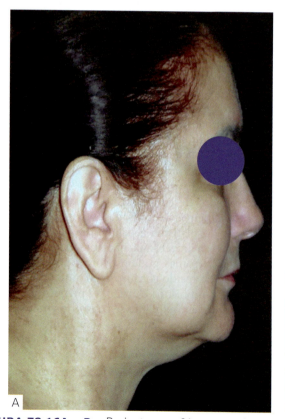
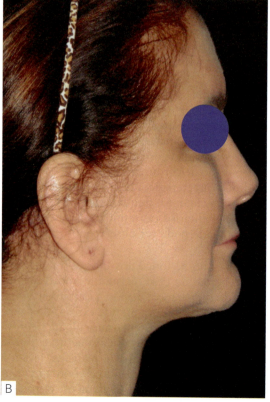

FIGURA 78.16A e B – Paciente com 61 anos queixando-se do depósito de gordura em região cervical. Foi submetida à blefaroplastia superior, inferior transconjuntival, *lifting* cervicofacial com lipoaspiração do submento e descolamento amplo da região cervical. Aspecto no 80º dia pós-operatório.

CAPÍTULO 78 – RITIDOPLASTIA FACIAL

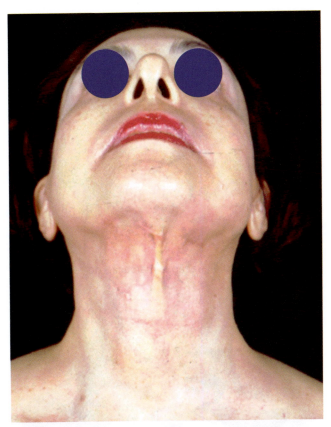

FIGURA 78.17 – Paciente relatando ter sido submetida a ritidoplastia evoluindo com fibrose, irregularidade e esqueletização do pescoço e evidência de banda platismática a esquerda.

nha medial, e caso houver excesso muscular este poderá ser ressecado previamente à plicatura medial.

Quanto mais extensa a deformidade, particularmente as deformidades submandibulares, submentonianas e cervicais, mais tendemos a tratar o SMAS-platisma, independentemente do plano de descolamento. As técnicas tradicionais de retalhos de pele, combinadas com lipectomia ou lipoaspiração adequada, oferecem bons resultados, e as indicações para procedimentos adicionais mais complexos devem ser cuidadosamente avaliadas, principalmente no início do exercício da especialidade.

Muitos retalhos de platisma foram descritos e se baseiam em prover um suporte suspensor para o pescoço. As técnicas se baseiam na rotação e fixação dos retalhos na região mastóidea, frequentemente com reparação na linha mediana.

A necessidade de melhor sustentação de estruturas subjacentes, como a glândula submandibular, que se encontrem projetando ou distorcendo a região cervical, pode ser avaliada, mas a ressecção destas estruturas pode ser bastante complexa.

Não existe uma técnica única que possa tratar os diversos graus e tipos de deformidades submentonianas.

Esses fatores precisam ser avaliados clinicamente antes e no momento da cirurgia. É importante, portanto, adotar uma atitude flexível para que as técnicas requeridas para correção possam ser escolhidas adequadamente.

Ptose da glândula submandibular pode se tornar mais evidente quando os tecidos suprajacentes se encontram esticados. A correção cirúrgica é difícil e normalmente se limita ao reforço do platisma que a sustenta. A excisão direta da glândula é usualmente evitada. É importante discutir com o paciente essa limitação antes do ato cirúrgico, para que este também reconheça essa limitação.

Hemostasia rigorosa deve ser realizada com o paciente sendo mantido pela equipe anestésica com um nível pressórico próximo do normal. A tração dos retalhos deverá

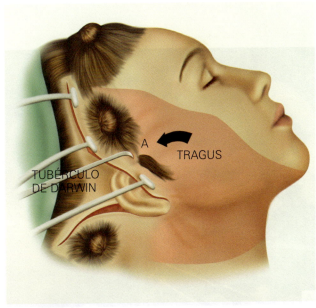

FIGURA 78.18 – Desenho esquemático do vetor de tração da face, indo do trágus ao tubérculo de Darwin, como descrito por Pitanguy.

ser realizada com as pinças de tração de Pitanguy, com vetor indo do trágus ao tubérculo de Darwin (Figura 78.18).

A tração é o passo mais importante desta cirurgia, pois se mal realizada irá infringir ao paciente um dos mais desagradáveis estigmas. É realizada marcação do excedente cutâneo com a pinça de marcação de Pitanguy, bloqueio desta tração e ressecção do excesso cutâneo (Figuras 78.19 a 78.21A-C).

A marcação do excedente cutâneo da região pré-auricular é realizada com uma pinça de Allis, e deverá ser feita sem tensão para que a cicatriz possa permanecer discreta (Figura 78.22A-C). O excedente cutâneo então será removido (Figura 78.23) e iniciaremos a sutura contínua com fio de seda 5.0 na região pré-auricular, mononáilon 4.0 na região retroauricular e mononái-

1041

PARTE 8 – CIRURGIA ESTÉTICA

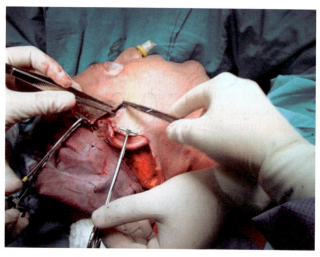

FIGURA 78.19 – Bloqueio anterior, realizado sempre antes do cervical.

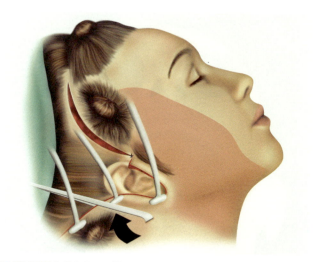

FIGURA 78.20 – Tração e marcação do retalho posterior.

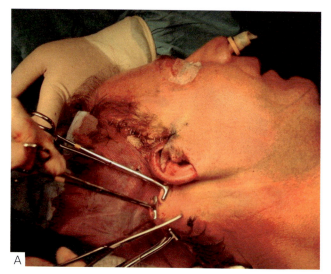

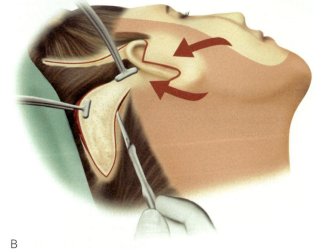

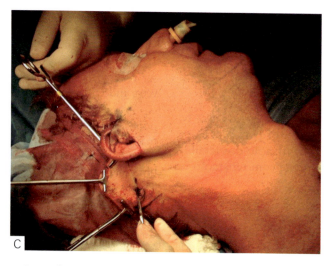

FIGURA 78.21A-C – Ressecção cutânea da região occipital numa incisão tipo "S" itálico.

CAPÍTULO 78 – RITIDOPLASTIA FACIAL

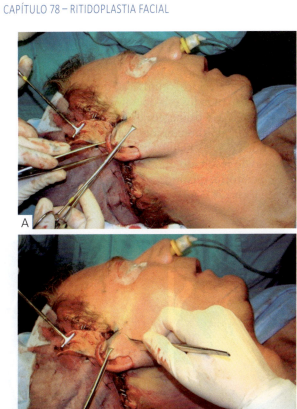

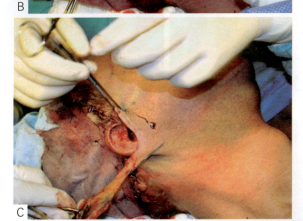

FIGURA 78.22A-C – Marcação do excedente cutâneo na região pré-auricular.

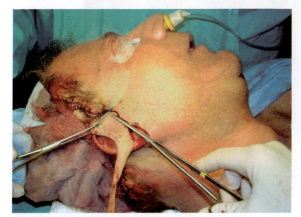

FIGURA 78.23 – Ressecção do excedente de de pele no contorno auricular.

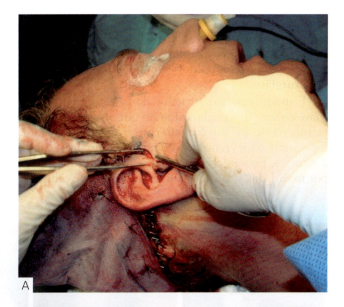

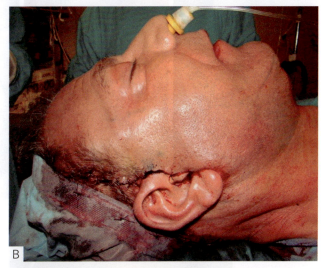

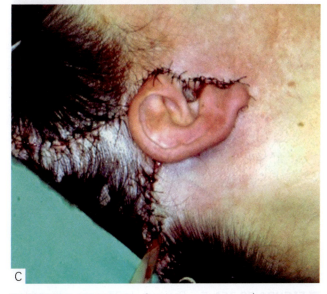

FIGURA 78.24A-C – Aspectos antes e após a sutura.

1043

PARTE 8 – CIRURGIA ESTÉTICA

lon 3.0 nas regiões occipital e temporal (Figura 78.24 A-C). Os drenos são utilizados de rotina e de preferência os que atuam por capilaridade, deixando os de aspiração para pacientes do sexo masculino ou a critério do cirurgião.

É usado curativo ao redor da face para contensão suave da área descolada, evitando que algum ponto desta área não esteja em contato com o seu leito nutridor. Este curativo será renovado ou removido no dia seguinte à cirurgia, podendo o paciente ser mantido internado por mais 1 dia, quando serão lavados cabeça e cabelos.

O edema observado sofre interferência de vários fatores, determinando sua maior ou menor duração. Condição prévia da pele e fragilidade capilar, manipulação delicada dos tecidos, otimização do tempo cirúrgico, observação de cuidados pós-operatórios como evitar ambientes aquecidos e drenagem linfática delicada são condições que afetam diretamente a evolução do paciente. Sempre que possível, habitualmente realizamos controle fotográfico do resultado obtido em torno de 2 a 3 meses no pós-operatório, quando a maior parte do edema já foi resolvido (Figura 78.25 A-F).

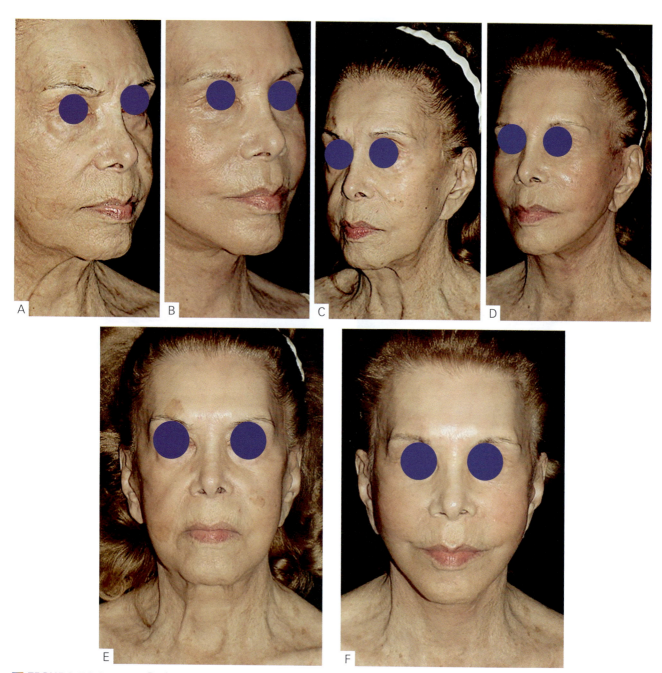

FIGURA 78.25A-F – Paciente de 87 anos, submetida a ritidoplastia, blefaroplastia superior e inferior transconjuntival, laser de CO_2 fracionado panfacial. Resultado no 3º mês de pós-operatório.

Região frontal

A alteração da aparência da testa e da região glabelar é uma parte essencial da expressão facial, e certas emoções, particularmente dor, raiva, tensão, pesar e tristeza, levam ao aparecimento de rugas e sulcos nessa região. A aparência produzida está sob controle muscular e é, portanto, transitória. Rugas e sulcos permanentes se tornam aparentes na quarta década de vida e, com o passar do tempo, aprofundam-se e as linhas frontais transversais se unem formando pregas contínuas. O resultado final é que existirá pele demais para cobrir um arcabouço em encolhimento. Adicionalmente, a hipertrofia e a hiperatividade dos músculos frontal, prócero e corrugador aumentam a formação de rugas na testa, bem como certas alterações de acuidade visual, notadamente o astigmatismo, requerem esforço muscular contínuo para obter acomodação visual; em consequência, a pele se dobra repetidamente no mesmo local, possivelmente resultando em distorção permanente da expressão facial.

Três grupos musculares principais estão envolvidos na biomecânica da área glabelar frontal: os corrugadores, o prócero e os frontais. Os corrugadores, ou músculos do supercílio, são dois músculos pequenos situados na região do supercílio entre os dois músculos frontais. Eles se originam na superfície profunda do osso frontal e inserem-se na pele da sobrancelha. Na maioria dos casos, fibras cruzam a linha mediana e interdigitam-se com fibras dos músculos frontal, prócero e orbicular.

Juntamente com o prócero, cada músculo corrugador continua numa expansão aponeurótica em formato de leque, que se funde difusamente com a aponeurose do músculo frontal; essa porção é denominada expansão aponeurótica do corrugador. A ação dos músculos é enrugar as sobrancelhas e levá-las em direção à linha mediana, contribuindo assim para a formação de sulcos verticais na linha mediana.

O músculo prócero (ou piramidal), que também é denominado músculo da ameaça, origina-se nas bordas inferiores do osso nasal e das cartilagens laterais. Ele ascende na linha mediana da raiz do nariz, sendo referido por alguns autores como o "pilar frontal", e insere-se na pele da sobrancelha e na expansão aponeurótica do corrugador. A contração do prócero dá à face uma expressão de força ou rudeza, formando rugas horizontais na base do nariz. Juntamente com o corrugador, ele resulta em rugas angulares entre a base do nariz e a porção medial da sobrancelha.

O músculo frontal consiste em duas massas planas em cada lado da linha mediana. Ele se origina na aponeurose epicraniana e se insere, através da fáscia posterior, na borda supraorbital. Anteriormente, o músculo é preso à pele que o recobre, e a contração causa rugas mais ou menos horizontais e paralelas na pele da área frontal. Na zona glabelar, as fibras se interdigitam com o prócero, corrugador a parte palpebral do orbicular, e juntos esses músculos resultam nas diferentes expressões dessa área. O frontal é inervado pelo ramo temporofrontal do nervo facial.

Os músculos dessa região são, assim, intimamente ligados; de fato, na região glabelar eles estão fundidos, resultando assim na grande variedade de expressões faciais que podem ser exibidas nas regiões da testa e glabelar.

O *lifting* da região frontal foi realizado em décadas anteriores em combinação com o *lifting* cervicofacial em muitos casos. No entanto, com o advento da toxina botulínica para fins estéticos e da cirurgia videoendoscópica, estabeleceram novo marco no tratamento da região frontal e a indicação para a realização da incisão coronal muito mais restrita. (Ver Capítulos 83 e 81, respectivamente). A gravidade das rugas, a linha de implantação e o volume do cabelo determinam o tipo de procedimento a ser realizado. Rugas pequenas nessa região podem ser eficazmente tratadas por dermoabrasão, *peelings* químicos ou *laser*.

A fronte talvez seja a área onde erros de julgamento estético são mais óbvios. A sobrecorreção produz uma elevação exagerada e maior espaçamento entre os supercílios, conferindo ao paciente um aspecto espantado. O tratamento cirúrgico da região frontal tem indicações precisas, como a ptose dos supercílios e o aparecimento de rugas e sulcos na região frontal. As duas opções cirúrgicas mais frequentes são a endoscopia frontal e ritidoplastia frontal aberta. Na cirurgia, videoendoscópica ou não, a meta é proporcionar melhora das rugas, diminuição da força muscular, aprimorar o equilíbrio geral da face pelo aumento da testa e reposicionamento das sobrancelhas, quando necessário.

Para a correção de rugas frontais, usualmente efetuada através de uma incisão com bisturi, várias técnicas cirúrgicas foram descritas. Stein, Gonzalez-Ulloa e outros propõem muitas técnicas baseadas numa excisão elíptica do couro cabeludo, que é fechada diretamente. Uma abordagem mais direta, com excisão elíptica da área afetada da testa, foi recomendada por Passot e Lewis.

Na região glabelar, uma abordagem externa usando incisões superciliares curtas foi popularizada desde sua primeira descrição por Pierce, Klabunde e Bergeron (1947). Borges (1973) sugeriu que a cicatriz resultante poderia ser melhorada usando-se um fechamento por W-plastia e dermoabrasão. Métodos similares foram descritos para enfraquecer a ação dos músculos nessa região. McIndoe foi o primeiro a descrever a ressecção muscular, e subsequentemente Bingman e Gonzalez-Ulloa recomendaram a ressecção total do músculo frontal na área correspondente ao enrugamento. Fomon descreveu uma técnica envolvendo excisão de uma elipse de pele acima da sobrancelha e divisão das fibras do músculo frontal em sua origem. McIndoe modificou depois sua técnica para incluir múltiplas incisões nas inserções aponeuróticas dos músculos corrugadores e prócero, diminuindo sua ação sem cortar os músculos. Pitanguy expandiu essas técnicas para incluir a correção das linhas glabelares e também as rugas frontais por múltiplas incisões, diminuindo assim a ação de todos os músculos na área.

Uma técnica adicional para diminuir a atividade muscular é a denervação, e Edwards, Fomon e Castañares aconselharam a divisão do ramo frontal do nervo facial. Paralisia dos nervos frontais pode ser atingida por injeção de álcool ou por secção cirúrgica.

Pitanguy, em 2003, defendeu o uso de incisão justapilosa, com descolamento subperiostal para a elevação do supercílios. A incisão é pequena, realizada bilateralmente na região frontal e permite a manutenção do volume do cabelo (Figuras 78.26 A-D e 78.27A,B). O prurido, frequente na incisão ampla coronal, não foi observado como ocorrência habitual com o uso desta técnica.

A grande variedade de técnicas cirúrgicas que foram descritas serve apenas para indicar que nenhuma técnica isolada oferece a solução ideal para o problema de rugas da testa e glabelares. A correção via incisão no couro cabeludo atrás da linha de implantação capilar, embora atraente por ser escondida, com grande frequência dá resultados insatisfatórios, levando a um alongamento geral da altura da testa. Uma incisão exatamente na linha de implantação capilar dá melhores resultados cosméticos, mas pode levar a uma área de transição bastante artificial entre a testa e o couro cabeludo. O acesso via palpebral exige maior domínio da técnica pelo cirurgião e pode ocasionar sangramento importante no local. A melhora do contorno usando retalhos e enxertos dérmicos desepitelizados resulta frequentemente em formação de cistos, atrofia ou perda parcial do elemento dérmico. A injeção de silicone e outras substâncias definitivas é igualmente imprevisível quanto ao resultado final e às reações inflamatórias crônicas. A ressecção muscular, embora tenha a vantagem de enfraquecer a ação efetiva dos músculos, frequentemente dá origem a depressões no relevo frontal. A paralisia total dos músculos por denervação certamente diminui o enrugamento,

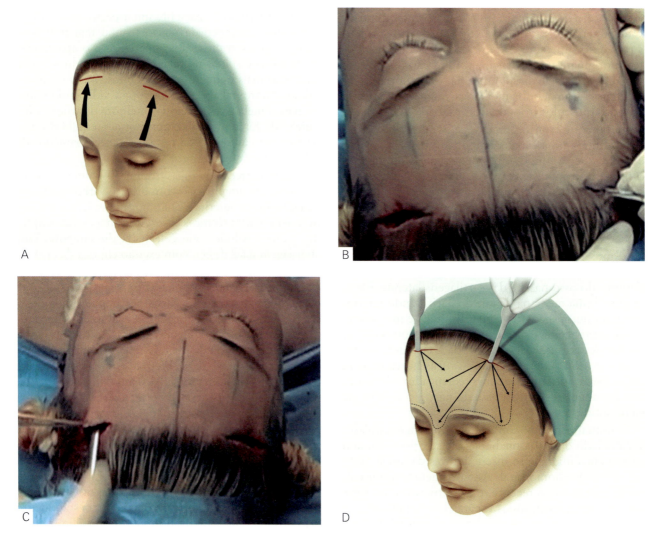

■ FIGURA 78.26A-D – Incisão na região frontal bilateral, descolamento subperiostal de liberação do ligamento orbital lateral.

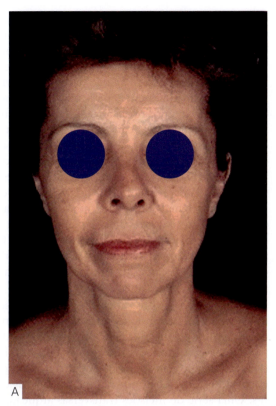 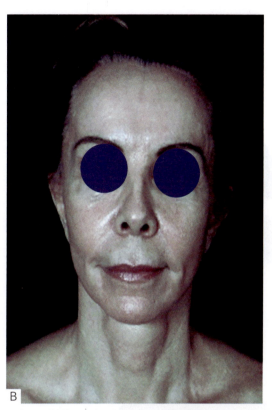

FIGURA 78.27A e B – Resultado tardio da incisão pré-pilosa frontal bilateral pela técnica de Pitanguy.

mas é frequentemente acompanhada de queda dos supercílios com aspecto de ptose.

A cirurgia videoendoscópica não será abordada neste capítulo (ver Capítulo 81) e as amplas incisões coronais hoje estão reservadas para um grupo mais restrito de pacientes. Aqui descreveremos, entretanto, o tratamento da expansão fronto-prócero-corrugador, publicada por Pitanguy, que visa o enfraquecimento dos músculos que agem nessa região por um método de incisões múltiplas na aponeurose e liberação de suas fibras. A técnica tem sua maior utilidade nos casos em que a testa é curta e/ou profundamente enrugada, e também nos casos em que o envelhecimento resultou em queda importante dos supercílios e ainda em locais onde o acesso à cirurgia vídeoendoscópica não é uma realidade.

Ao se realizar estas incisões, deve-se tomar cuidado para evitar atingir a derme, o que levaria a irregularidade subsequente. A biomecânica da área fronto-glabelar pode ser assim alterada por uma abordagem direta, permitindo bom acesso e boa visualização. O equilíbrio geral da face é melhorado alongando-se a testa e reposicionando as sobrancelhas. Em pacientes com testa longa enrugada, a técnica só deve ser empregada quando absolutamente necessário. O uso de incisão justapilosa nestes casos deve ser considerado. A ressecção muscular é reservada para casos específicos envolvendo extrema deformidade de contornos e hipertrofia muscular.

- **Técnica cirúrgica** – *lifting frontal* – **incisão coronal**

Os cabelos do paciente são lavados com sabão degermante, e uma área de 2,5 cm de largura é tricotomizada na linha da incisão proposta. A linha é situada a aproximadamente 5 cm da linha de implantação capilar coronal e segue o prolongamento natural da linha temporal da ritidoplastia, reproduzindo ligeiramente um S inclinado com concavidade anterior.

As linhas de incisão são marcadas na área do couro cabeludo tricotomizado e é importante marcar cuidadosamente a linha mediana, que pode ser escarificada para identificação posterior. A linha de incisão coronal, os rebordos orbitais e a raiz e o dorso do nariz até a ponta do nariz são infiltrados com lidocaína a 0,25% com adrenalina 1/200.000. Quando desejado, o procedimento pode ser efetuado com o paciente sob anestesia local e sedação.

A incisão coronal é feita até o nível da gálea, e o retalho anterior é destacado no plano subaponeurótico (Figura 78.28 A-C).

O retalho é facilmente levantado do periósteo, e a dissecção é continuada até o rebordo supraorbital. O descolamento é estendido para baixo sobre o dorso e o ápice do nariz por dissecção romba usando-se tesoura longa curva. Este procedimento permite que o ápice do nariz seja levantado juntamente com a testa. Deve-se cuidar ao elevar o retalho de pele na região temporal, para

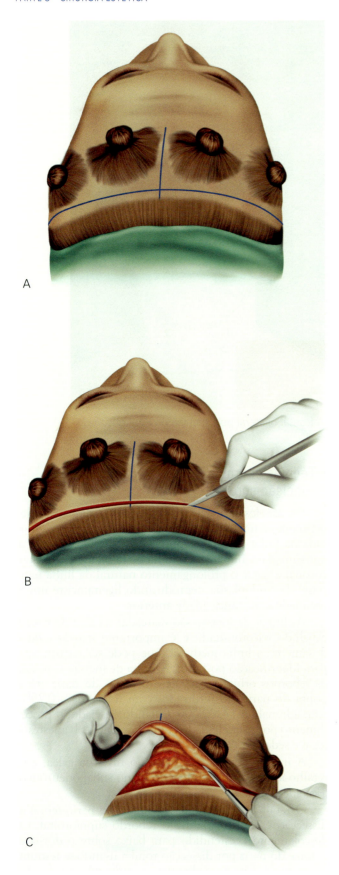

FIGURA 78.28A-C – Incisão coronal e início do descolamento do *lifting* frontal.

evitar lesão do ramo temporofrontal do nervo facial e consequente paralisia. Apesar das diversas ramificações do nervo frontal, o trajeto do ramo temporofrontal é usualmente constante e pode ser marcado, na pele, numa linha começando 0,5 cm abaixo do trágus e dirigindo-se para cima e medialmente, passando 1,5 cm acima da extremidade lateral da sobrancelha. O ramo frontal da artéria temporal superficial também serve como ponto de referência, uma vez que o nervo sempre se encontra caudalmente a esse vaso. O ramo descendente da artéria para o músculo frontal é acompanhado pelo nervo frontal na entrada do músculo. Os ramos frontais do nervo facial se situam mais superficialmente nas bordas laterais do músculo frontal, e o descolamento precisa ser feito na camada subaponeurótica superior à artéria temporal superficial na camada supra-aponeurótica abaixo dela, enquanto o descolamento superficial na zona inferior diminui o risco de lesão ao nervo.

O retalho de couro cabeludo pode então ser evertido sobre a face, expondo assim a expansão aponeurótica dos músculos corrugador e prócero, que se fundem difusamente com a aponeurose do músculo frontal. A identificação da aponeurose dos músculos frontal, prócero e corrugador é essencial no tratamento das rugas glabelares. Uma série de incisões transversas arqueadas é feita, cortando-se através dessa aponeurose e mobilização adicional do músculo é proporcionada por uma série de incisões verticais (Figura 78.29A-C). Para se corrigir as rugas frontais, incisões paralelas são feitas na aponeurose do músculo frontal, nas direções vertical e horizontal.

O posicionamento dos dedos por trás do retalho da testa, evertendo-o, simplifica muito a técnica de incisar a aponeurose. Isso permite o posicionamento correto das linhas de incisão conforme os sulcos presentes, e também evita que a incisão seja feita excessivamente profunda, o que lesaria a derme e resultaria em subsequente deformidade nesse local. O retalho é recolocado na sua posição normal, e é de vital importância que nenhuma tração seja exercida sobre o retalho da testa até que a face seja bloqueada, ou seja, necessariamente a face deve ser reposicionada antes da tração frontal (Figura 78.30A-E). Os pontos supra-auriculares da ritidoplastia facial representam dois pontos básicos de fixação e evitam a distorção da face por tracionamento da testa.

Tração anteroposterior é aplicada ao retalho da testa, e a ressecção central é cuidadosamente controlada para que, em alguns casos, nenhum couro cabeludo seja removido da região da linha mediana e a tração seja concentrada lateralmente para compensação. A quantidade a ser ressecada é determinada pelo comprimento da testa, e um demarcador de retalho de Pitanguy pequeno é usado para delinear a excisão esperada. A linha mediana é o ponto mais importante e, tendo sido marcada previamente no começo da cirurgia, a quantidade a ser ressecada na linha mediana pode ser marcada.

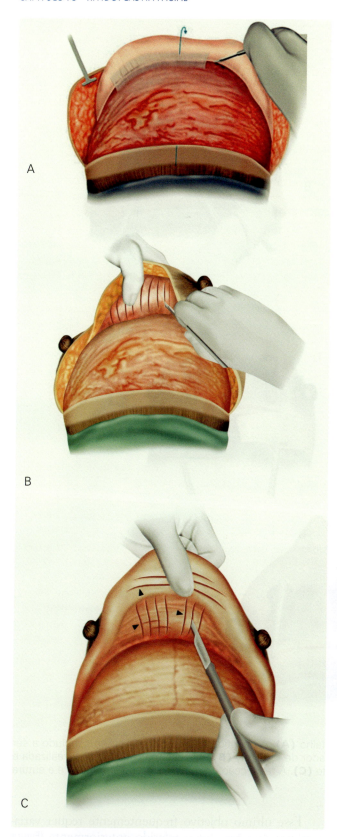

FIGURA 78.29A-C – Incisão coronal com exposição do retalho de couro cabeludo que será evertido sobre a face. A expansão aponeurótica fronto-prócero-corrugador, descrita por Pitanguy, é tratada através de incisões longitudinais e transversas.

O couro cabeludo é incisado e uma sutura temporária de náilon é inserida. A linha mediana é assim bloqueada, e dois retalhos laterais simétricos são obtidos. A ressecção lateral pode agora ser efetuada, permitindo que a face lateral da sobrancelha seja elevada conforme necessário, mas mantendo um equilíbrio natural. O simples tracionamento do retalho frontal coloca o supercílio ptosado numa posição mais elevada. O excesso de tecido é assinalado usando-se o marcador de Pitanguy e ressecado ao longo da linha marcada.

Dois drenos de Penrose são inseridos sob o retalho da testa e exteriorizados lateralmente. O couro cabeludo é fechado usando-se suturas com náilon 3/0. Os pontos devem ser inseridos incluindo a espessura total das margens do ferimento, proporcionando assim a hemostasia, e devem ser frouxos para evitar isquemia e lesão dos folículos capilares. Fita adesiva de papel é aplicada em todo o nariz, começando num ponto bem alto no ângulo frontonasal, permitindo assim a compressão da área descolada. Similarmente, um curativo contensivo acolchoado é aconselhável.

Analgesia comum é administrada se necessário durante os primeiros 4-5 dias pós-operatórios e o curativo é trocado no primeiro dia pós-operatório, e os drenos de Penrose sob os retalhos de couro cabeludo são removidos. Um curativo leve acolchoado é aplicado sobre a testa e mantido em posição por bandagens elásticas. Isso é útil para evitar o acúmulo de líquido extravasado, uma vez que pressão pode ser facilmente aplicada sobre o osso frontal imóvel subjacente. O segundo curativo é feito 2 dias depois, quando todos os curativos são removidos e o cabelo do paciente é lavado com xampu. As tiras adesivas colocadas sobre a testa e o nariz são mantidas em posição durante 5 a 7 dias, e as suturas são usualmente removidas entre o oitavo e o décimo dia pós-operatório. Os resultados podem ser avaliados nas **Figuras 78.31A-D e 78.32A-D**.

A abordagem frontal aberta pode ter como complicações hematoma, necrose de pele (principalmente em pacientes tabagistas e pacientes com doenças do tecido colágeno), prurido intenso e alopecia.

Lifting cervicofacial secundário

O benefício da ritidoplastia é permanente, já que a pele e gordura removidas não retornam, bem como pacientes mais jovens com boa elasticidade cutânea costumam usufruir de um tempo mais longo do resultado obtido. Entretanto, o processo de envelhecimento continua, e dependendo das características hereditárias e hábitos de vida, entre 5 e 20 anos mais tarde o paciente pode desejar submeter-se a novo procedimento.

Entre objetivos de um procedimento secundário, destacamos:

- a correção da flacidez dos tecidos da face e do pescoço;

PARTE 8 – CIRURGIA ESTÉTICA

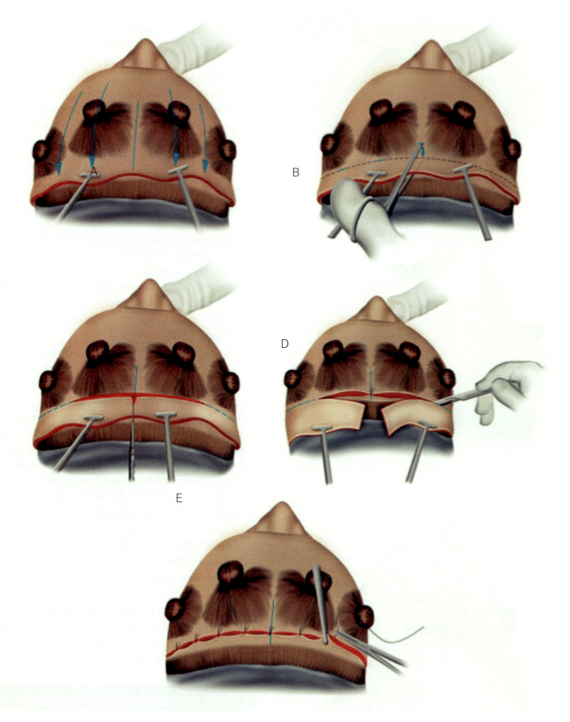

FIGURAS 78.30 – Tração anteroposterior é aplicada ao retalho **(A)**. A quantidade de tecido de couro cabeludo a ser ressecada é determinada através de marcação pelo demarcador de Pitanguy **(B)**. Incisão na linha média é realizada e um ponto de bloqueio na região central do retalho é colocado **(C)**. A ressecção do retalho é complementada e a sutura é realizada sem pressão exagerada nos pontos **(D, E)**.

- a remoção de cicatrizes decorrentes da intervenção primária, ou posicionamento mais adequado das incisões e/ou trações prévias;
- a preservação da maior quantidade possível de cabelo nas linhas de implantação (região temporal, cervical e costeletas).

Esse último objetivo frequentemente requer variações nas incisões, como referido anteriormente (Figura 78.33A-F), dependendo essa escolha da preferência do cirurgião, da linha de implantação do cabelo e do desejo do paciente. A abordagem anterior é adotada se o paciente tem uma linha de implantação capilar recuada ou

CAPÍTULO 78 – RITIDOPLASTIA FACIAL

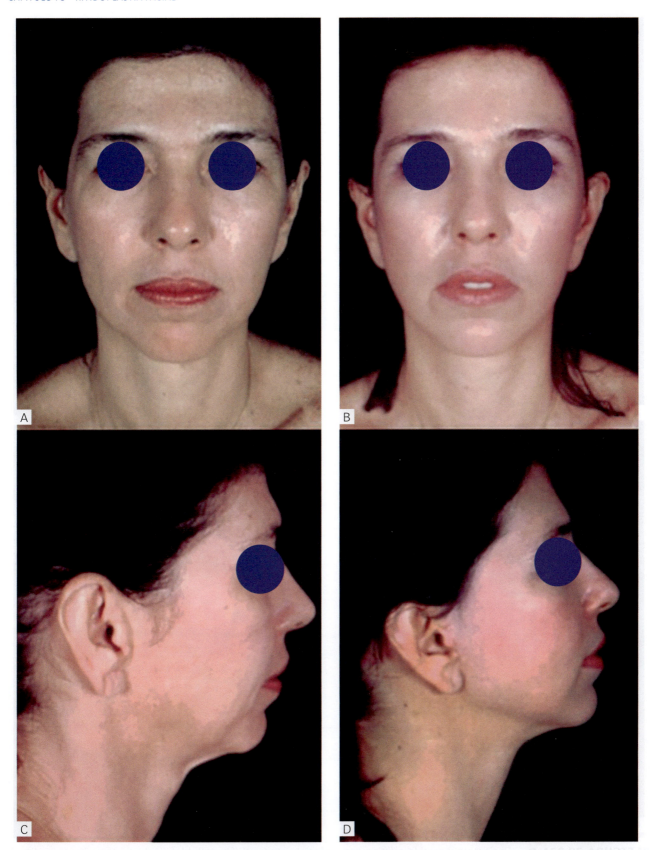

FIGURA 78.31A-D – Paciente submetida a *lifting* cervicofacial e coronal (frontal), blefaroplastia superior. Nota-se excelente melhora no peso exercido pela região frontal sobre a região periorbital.

PARTE 8 – CIRURGIA ESTÉTICA

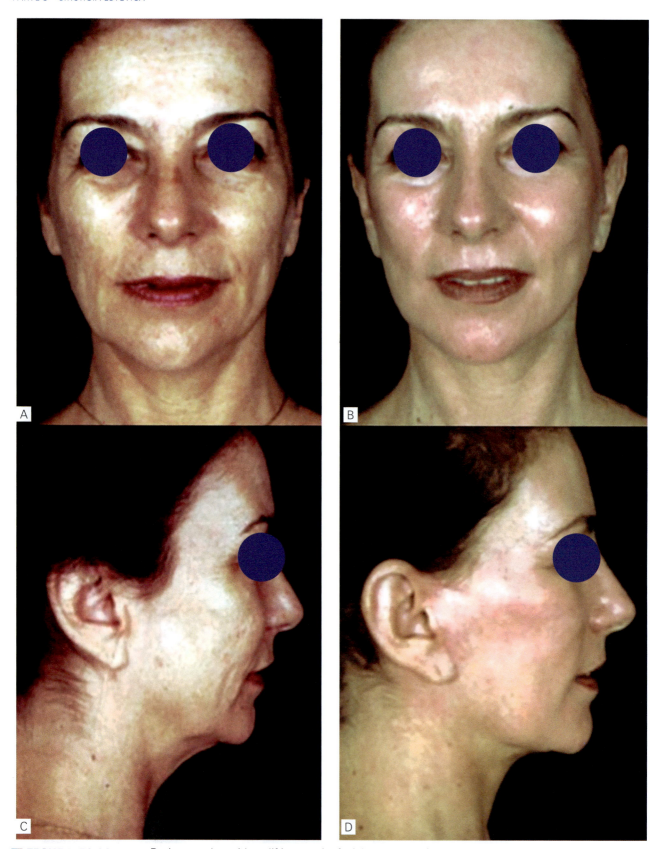

FIGURA 78.32A-D – Paciente submetida a *lifting* cervicofacial e coronal (frontal), blefaroplastia superior e *peeling* a laser de CO_2 panfacial. Nota-se melhora da qualidade da pele e aspecto natural no resultado.

pouco cabelo nas têmporas, ou solicita essa abordagem por qualquer outra razão. Uma pequena incisão transversa pode possibilitar a manutenção de adequada linha de implantação capilar. Incisões pré-pilosas muitas vezes são necessárias, mas devem ser discutidas previamente com o paciente. A incisão temporofacial isolada é utilizada em pacientes jovens, que não apresentam flacidez cervical. Nos pacientes com cirurgia prévia que apresentem deslocamento superior da implantação pilosa temporal, podemos optar pela incisão cervicofacial com prolongamento transverso temporal.

Incisões diversas podem ser usadas e dependem da linha de implantação do cabelo e do desejo da paciente. Incisões pré-pilosas muitas vezes são necessárias, mas devem ser discutidas previamente com o paciente. A incisão cervicofacial clássica com prolongamento transverso temporal permite o tratamento do terço superior da face com tração da cauda do supercílio, em pacientes previamente operadas, evitando elevar a linha de implantação capilar temporal. Essa incisão pode ser associada à incisão coronal caso indicado o *lifting* frontal. Se associada à incisão frontal pré-pilosa bilateral, é realizada em pacientes com região frontal longa, já que permite a correção da ptose do supercílio sem aumentar o comprimento da região frontal.

A incisão com prolongamento transverso temporal pode se estender dentro do cabelo, na região temporal, descrevendo um trajeto curvilíneo na forma de península, que permite a tração da porção lateral do supercílio e, simultaneamente, o avanço anterior da região pilosa temporal.

Em geral, a dissecção secundária do retalho é mais fácil, do ponto de vista técnico, devendo-se ater o descolamento à camada de fibrose que evidencia o plano de dissecção prévio, a não ser que este tenha sido distorcido por hematoma mais volumoso ocorrido na cirurgia primária. No local em que este ocorreu, é comum haver fibrose abundante. O sangramento

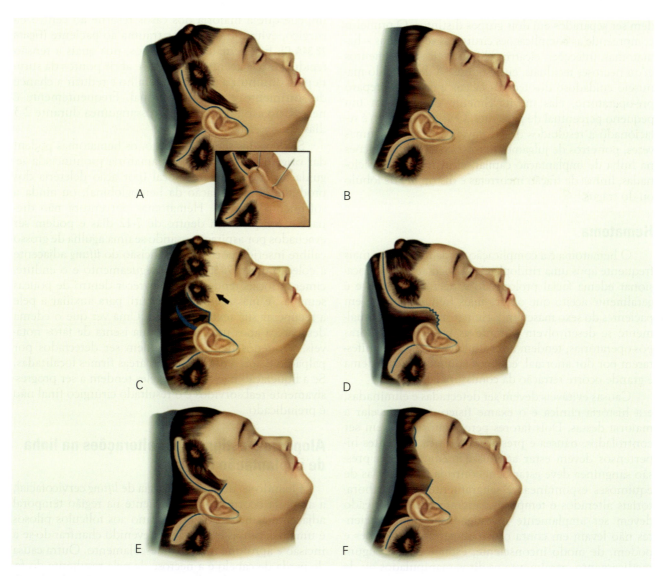

FIGURA 78.33A-F – Variadas incisões a serem consideradas em um *lifting* secundário.

peroperatório é menor e em poucos casos se observa hematoma.

Ressecção de áreas de fibrose mais intensa pode ser necessária, sobretudo na região retroauricular, onde é comum se verificar tecido esbranquiçado de maior volume. Em geral, a remoção desse excedente de tecido cicatricial facilita a drenagem linfática e acelera a cicatrização, embora possa aumentar um pouco o sangramento no local.

Complicações

Complicações ocorrem durante ou após a cirurgia, apesar dos esforços para preveni-las. Pacientes com evolução desfavorável devem ser vistos frequentemente para manter a confiança na relação médico-paciente e evitar medidas legais, já que lidar com complicações é difícil e frustrante para ambos, cirurgião e paciente.

Os resultados desfavoráveis em cirurgia plástica podem ser separados em dois grupos distintos. O primeiro compreende as complicações cirúrgicas verdadeiras – hematomas, infecções, cicatrizes hipertróficas, sofrimentos e/ou necroses teciduais, entre outras. A despeito do manuseio cuidadoso dos tecidos faciais e do bom preparo pré-operatório, elas inevitavelmente ocorrem em um pequeno percentual de pacientes. O segundo grupo é relacionado a resultados desfavoráveis causados, algumas vezes, por erros de julgamento estético, como alterações na linha de implantação capilar, cicatrizes mal posicionadas, linhas de tração incorretas e distorções de lóbulo ou do trágus.

Hematoma

O hematoma é a complicação verdadeiramente mais frequente após uma ritidoplastia cervicofacial. Pode ocasionar edema facial prolongado e necrose cutânea e é geralmente aceito que ocorra mais frequentemente em pacientes do sexo masculino. Hematomas grandes usualmente se desenvolvem durante as primeiras 48 horas pós-operatórias, tendem a ser unilaterais e a se manifestarem por dor anormal, edema e equimose. Se o edema é grande ocorre retração da comissura labial.

Causas evitáveis devem ser detectadas e eliminadas, e a história clínica e o exame físico devem revelar a maioria destas. Dois fatores peroperatórios devem ser controlados: náusea e pressão sanguínea. Pacientes hipertensos devem estar atentos à medicação e a pressão sanguínea deve estar bem controlada. Histórias de equimoses espontâneas e sangramento, testes laboratoriais alterados e tempo de sangramento prolongado devem ser amplamente investigados. Muitos pacientes não levam em conta o uso de certas medicações e podem, de modo inconsciente, estar tomando algum medicamento, geralmente os ditos manipulados ou de origem natural, que prolongue o tempo de sangramento. Uma lista de medicamentos contendo ácido acetilsalicílico pode ser apresentada a cada paciente para que seu eventual uso seja suspenso por, no mínimo, 15 dias antes da cirurgia.

Se um hematoma é prontamente detectado e evacuado, pode-se diminuir ou mesmo evitar que o retalho sofra. É frequente que, ao se retornar com o paciente para a sala de cirurgia, a fonte de sangramento não seja identificada durante a exploração. Assim, a experiência mostrou ser desnecessário retornar o paciente às pressas para o centro cirúrgico para tratamento de hematoma.[17] O paciente é mantido no quarto e sedado, com monitoração da pressão sanguínea. Um ou dois pontos são removidos da linha de sutura retroauricular, e a maior parte do coágulo é evacuada com pinça. A abordagem anterior (pré-auricular) pode ser usada se o hematoma estiver concentrado nessa área. Um cateter de polietileno é inserido sob a pele, e os coágulos residuais menores são extraídos por irrigação com soro fisiológico frio e refazendo-se o curativo. Esta medida impede que a maioria dos casos retorne ao centro cirúrgico, evitando um maior trauma ao paciente (Figura 78.34A-C). Em hematomas extensos, nos quais a tensão tecidual esteja acentuada, pode-se abrir pontos da sutura para diminuir a tensão no retalho e reduzir a chance de sofrimento e necrose tecidual. Frequentemente é necessário aspirar secreção serossanguínea durante 2-3 dias após essa técnica.

Se deixados sem tratamento, os hematomas podem dar origem a uma reação inflamatória pronunciada seguida de endurecimento local (por ação deletéria dos produtos de degradação da hemoglobina), ou ainda a sofrimento tecidual. Hematomas porventura não drenados se liquefazem dentro de 7-12 dias e podem ser evacuados por aspiração usando-se uma agulha de grosso calibre inserida por parte da incisão do *lifting* adjacente à coleção (Figura 78.35A-C). O pregueamento e o endurecimento locais tendem a desaparecer dentro de poucas semanas, e massagem pode ser útil para auxiliar a pele a recuperar sua textura normal. Uma vez que o edema desapareça após uma ritidectomia isenta de fatos notáveis, pequenos hematomas podem ser detectados por palpação e apresentam-se como áreas firmes localizadas. Se a liquefação não sobrevier, eles tendem a ser progressivamente reabsorvidos e o resultado cirúrgico final não é prejudicado.

Alopecia e estigmas por alterações na linha de implantação capilar

Quando secundária à cirurgia de *lifting* cervicofacial, a alopecia ocorre mais comumente na região temporal adjacente à incisão da pele. Dano aos folículos pilosos é uma das causas e pode ser prevenido chanfrando-se a incisão e aprofundando-se o descolamento. Outra causa de perda de cabelo é a necrose de pele resultante do fechamento da ferida sob tensão excessiva. Os folículos pi-

CAPÍTULO 78 – RITIDOPLASTIA FACIAL

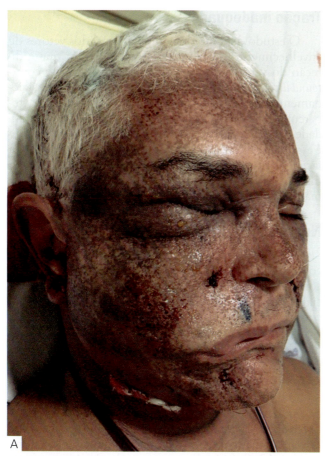

FIGURA 78.34A – Hematoma pós ritidoplastia. Nota-se a tensão do retalho causada pela presença do hematoma, desvio da comissura labial, edema periorbital que impede a abertura ocular. É imprescindível o rápido esvaziamento para se evitar o sofrimento do retalho.

losos podem também ser lesados através de hemostasia imprudente nas margens da ferida. A alopecia de tração faz parte do grupo de alopecias traumáticas, que são um tipo de queda ou perda de cabelo em áreas onde ocorre algum tipo de ação mecânica sobre o couro cabeludo. Isso acontece, por exemplo, em situações de pressão ou tração do cabelo ou após cirurgias, como o caso em questão.

Porém, ainda que todos os cuidados técnicos sejam rigorosamente seguidos, existe ainda a possibilidade de queda dos pelos da região temporal referente ao retalho, quer pela fragilidade dos bulbos capilares, quer pela tração exercida sobre o mesmo, inerente à cirurgia. Isso pode acontecer principalmente nos pacientes que apresentam cabelos finos, estando diretamente relacionada à presença de bulbos capilares muito débeis ou mal nutridos. Esse tipo de perda de pelos pode ser denominado como eflúvio telógeno, que corresponde à queda generalizada de fios de cabelo em fase telógena, decorrente da interrupção prematura da fase anágena ou de crescimento. O eflúvio telógeno agudo pode se resolver espontaneamente em pouco tempo em decorrência do crescimento de novos pelos e a melhora pode ser acelerada com o uso de medicações tópicas, como uma solução de minoxidil a 2% ou 5% (Figura 78.36A-H).

Eventuais áreas de dano permanente ao couro cabeludo (Figura 78.37A-C) podem requerer implante capilar, assim como os estigmas causados pela elevação excessiva da linha de implante capilar. Esta ocorrência tem maior probabilidade em pacientes com uma linha de implante capilar temporal alta ou naqueles submetidos a ritidectomia secundária.

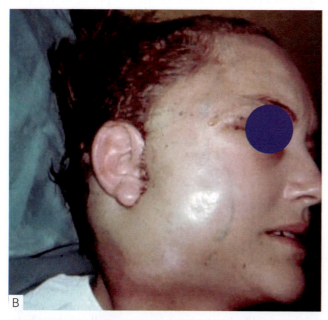
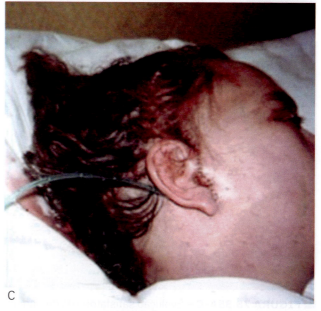

FIGURA 78.34B-C – Hematoma pós ritidoplastia, de grande volume drenado no leito. É imprescindível o rápido esvaziamento para se evitar o sofrimento do retalho. Aspecto após a drenagem adequada.

PARTE 8 – CIRURGIA ESTÉTICA

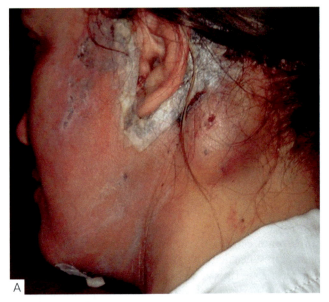
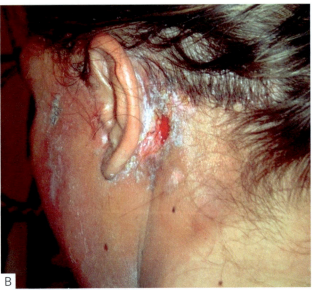
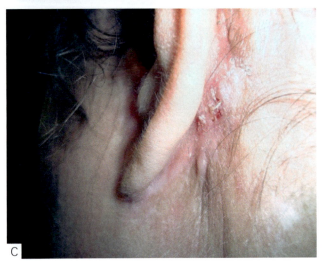

■ **FIGURA 78.35A-C** – Evolução satisfatória da drenagem de hematoma em região cervical. A cicatrização da ferida ocorreu com 27 dias de pós-operatório.

Tração inadequada

O estudo digitalizado computacional dos vetores de envelhecimento da face, em 1998, concluiu que a direção do vetor de tração, descrita por Pitanguy como *round-lifting*, é o método mais apropriado de reposicionamento dos tecidos. Este vetor conecta o trágus ao tubérculo de Darwin e devolve a jovialidade e dá naturalidade à face. A observação dos vetores de tração da face é essencial para não se ocasionar distorções da anatomia facial, alargamento de cicatrizes e perda tecidual. Tração inadequada provoca lesões duradouras e os piores estigmas (Figura 78.38A,B).

Necrose

Sofrimento ou necrose tecidual podem ocorrer como resultado de diversos fatores com uma base única: comprometimento da circulação do retalho cervicofacial (Figura 78.39A-C). Os fatores mais importantes para tal complicação são tabagismo e tensão excessiva.

A tensão excessiva resulta de erro no planejamento da ressecção da pele. Curativos inapropriadamente compressivos, hematoma ou infecção tratados inadequadamente podem conduzir a sofrimento e necrose tecidual.

O fumo e a presença de nicotina na microcirculação de um retalho são fatores conhecidos na redução da sobrevivência do retalho. A nicotina tem um efeito trombogênico, mediado em parte pela estimulação de tromboxano A2. Sofrimento retroauricular é três vezes mais frequente em fumantes. Os pacientes devem suspender o fumo por, no mínimo, 2 semanas antes da cirurgia e várias semanas após a cirurgia. Pode-se dosar a nicotina sérica na véspera da cirurgia. Entretanto, em pacientes que persistem no hábito pode-se proceder descolamento mais conservador ou com retalho um pouco mais espesso. Alguns autores optam por planos mais profundos.

O sucesso na abordagem do sofrimento tecidual depende do reconhecimento e tratamento precoce das possíveis causas. Crostas limpas e secas não devem ser desbridadas, entretanto áreas necróticas com infecção secundária devem ser adequadamente removidas. Deve-se permitir a cicatrização por segunda intenção e revisões cicatriciais devem ser realizadas quando apropriado. Enxertos de pele para defeitos maiores devem ser evitados, já que produzem resultados estéticos pobres.

Lesão nervosa

Discreta paralisia dos músculos faciais pode persistir durante até 12 h após a operação e é causada por ação incomumente prolongada do anestésico local ou por edema do nervo. Paralisia facial verdadeira é, felizmente, uma complicação rara. Trauma às porções mais expostas do nervo facial, como os ramos temporofrontal e marginal da mandíbula, são evitáveis se o retalho é descolado ao longo do plano correto.

CAPÍTULO 78 – RITIDOPLASTIA FACIAL

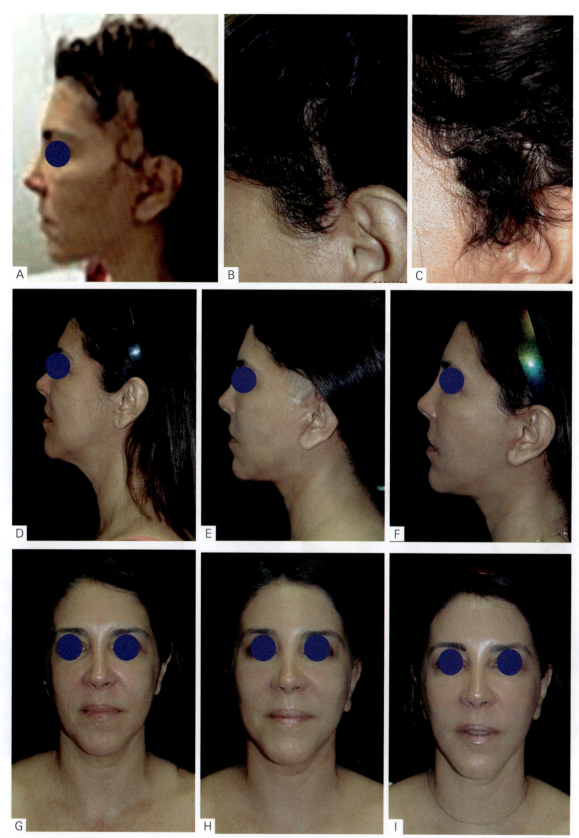

FIGURA 78.36 – Paciente submetida a lifting cervicofacial e blefaroplastia retorna com 32 dias de pós-operatório para controle. Observamos presença de alopecia em região temporal **(A)** correspondente à área de descolamento do retalho. Aspecto da área após 100 dias **(B)** e com 130 dias de pós-operatório **(C)**. A repilação foi completa após 78 dias de uso de tratamento tópico para alopecia. Nas figuras **D-I** observamos o pré-operatório imediatamente anterior à cirurgia **(D, G)** e o resultado com dois **(E, H)** e três meses **(F, I)** de pós-operatório.

PARTE 8 – CIRURGIA ESTÉTICA

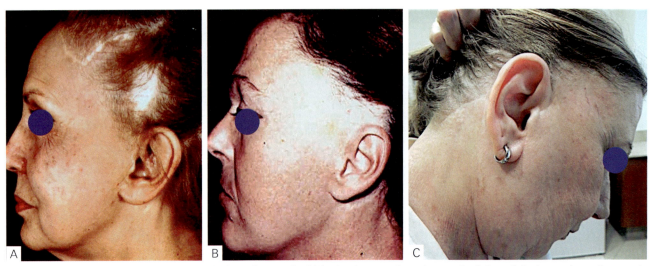

FIGURA 78.37A-C – Pacientes exibindo estigmas de ritidoplastias ocasionados por incisões visíveis ou alargadas e pela linha de implantação capilar alterada.

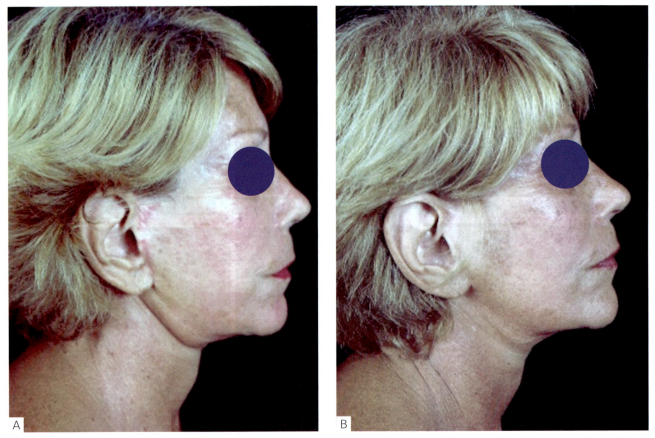

FIGURA 78.38 – A) Paciente submetida a ritidoplastia em outro serviço com estigma ocasionado por erro de tração no retalho cervical; e **B)** Resultado após o reposicionamento adequado dos tecidos.

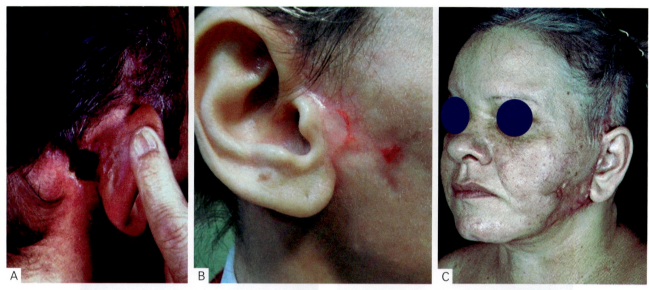

FIGURA 78.39A-C – Pacientes com variadas áreas de necrose pós-ritidoplastia como reflexo de sofrimento vascular do retalho.

O nervo mais frequentemente lesado é o grande auricular ou auricular magno, seguido do ramo mandibular do nervo facial. Lesões destes nervos devem ser reparadas imediatamente para evitar anestesia permanente ou o desenvolvimento de neuromas dolorosos. Geralmente estas lesões se resolvem satisfatoriamente e ao final de 6 meses não existem mais sinais. Outras lesões importantes são a lesão do ramo temporal do nervo facial e do ramo bucal.

A lesão do ramo mandibular do nervo facial não é frequente, uma vez que esse nervo é grandemente protegido pelo platisma e as eventuais neuropraxias após lipoaspiração submentoniana cedem no segundo mês pós-operatório.

Infecção

Pacientes submetidos ao *lifting* cervicofacial recebem antibioticoterapia venosa na indução anestésica, a qual é mantida por 24 horas. A infecção pós-ritidectomia pode ocasionar um agressivo evento de destruição tecidual. A grande maioria dos casos ocorre por bactérias da pele, canal auditivo, boca e vias aéreas superiores. *Staphylococcus* e *Streptococcus* causam a maioria das infecções, entretanto, *Pseudomonas* entre outros patógenos também contribuem de maneira significante. A maioria das infecções ocorre entre 3 a 5 dias após a cirurgia e manifesta-se através de eritema, edema e flutuação. Febre e dor associada seguem os achados clínicos.

Infecções bacterianas envolvendo o trágus são normalmente causadas por germes gram-negativos, e iniciam-se usualmente vários dias após a cirurgia. Manifestam-se por hipersensibilidade e hiperemia local. Antibioticoterapia prolongada pode se fazer necessária para erradicar a infecção.

Infecção purulenta grave raramente ocorre e deve ser amplamente drenada e tratada com irrigação generosa e antibioticoterapia específica. Tratamento em câmara hiperbárica pode ser considerado em infecções mais agressivas, embora sua eficácia não tenha sido claramente demonstrada.

Algumas feridas graves podem requerer desbridamento, entretanto na maioria dos casos, quando a infecção se encontra controlada, pode-se deixar cicatrização por segunda intenção ou fechamento secundário se nenhuma perda tecidual tiver ocorrido. Revisões cicatriciais deverão ser realizadas em época mais oportuna, quando não houver edema residual e suficiente maleabilidade tecidual.

Outras complicações

Apagamento do trágus em incisões retrotragais, distorção do lóbulo (normalmente lóbulo preso) e cicatrizes hipertróficas podem ocorrer.

Deiscência do ferimento ocorre nos pontos de máxima tensão e tem pequena incidência (observada em apenas 0,3% dos casos). Alargamento da cicatriz tem mais probabilidade de ocorrer nas regiões temporal e pré-auricular. Cicatrizes hipertróficas são mais frequentemente vistas na prega retroauricular, e queloides, felizmente, são raros. Pode haver hipopigmentação principalmente em pacientes fumantes.

Hipertrofia cicatricial, observada em incisões submentonianas realizadas objetivando a lipectomia direta ou a plicatura medial do platisma, pode ocorrer, e está, em geral, associada à remoção de pele submentoniana. Não havendo excisão desta, as bordas do ferimento são fechadas sem tensão e a cicatriz resultante é usualmente de boa qualidade (Figura 78.40A-D), não ocasionando estigmas em pacientes do sexo masculino ou feminino.

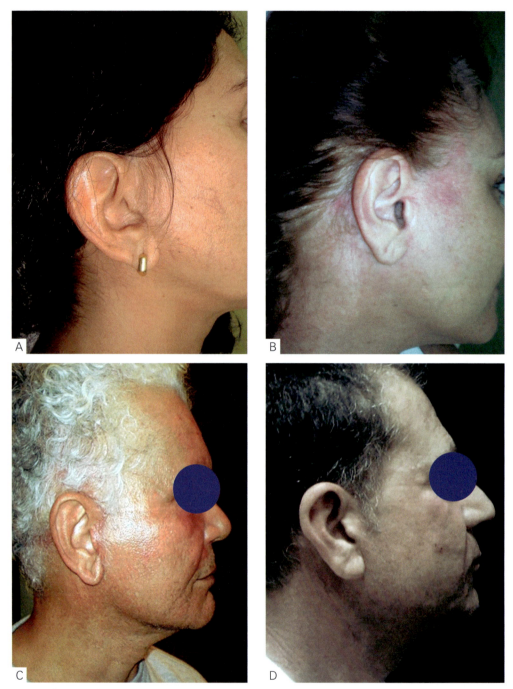

FIGURA 78.40 – Boa qualidade de cicatrizes resultantes do *lifting* cervicofacial em pacientes do sexo feminino **(A, B)** e masculino **(C, D)**. **C)** Paciente com 22 dias de pós-operatório; e **D)** Paciente com 4 meses de pós-operatório.

Bibliografia Consultada

- Adamson PA, Moran ML. Complications of cervical rhytidectomy. Facial Plast Surg Clin North Am. 1993;1:257.
- Alghoul M, Bitik O, Mcbride J, et al. Relationship of the zygomatic facial nerve to the retaining ligaments of the face: the Sub-SMAS danger zone. Plast Reconstr Surg. 2013;131:245e-252e.
- Alghoul M, Codner MA. Retaining ligaments of the face: review of anatomy and clinical applications. Aesthet Surg J. 2013 Aug 1;33(6):769-82. doi: 10.1177/1090820X13495405. Epub 2013 Jul 12.
- Baker DC, Chiu ES. Bedside treatment of early acute rhytidectomy hematomas. Plast Reconstr Surg. 2005;115:2119-2122.
- Baker DC. Minimal incision rhytidectomy (short scar face lift) with lateral SMASectomy: evolution and application. Aesthet Surg J. 2001;21:14-26.
- Barron R, Margulis A, Icekson M, et al. Iatrogenic parotid sialocele following rhytidectomy: diagnosis and treatment. Plast Reconstr Surg. 2001;108:1782-1784.
- Barton FE Jr. The SMAS and the nasolabial fold. Plast Reconstr Surg. 1992;89:1054-1057.
- Cardoso de Castro C. Cirurgias complementares do rejuvenescimento facial – In: Cirurgia Plástica, Estética e Reparadora. Melega JM, Zanini SA, Psillakis JM, eds.. Rio de Janeiro: Editora Medsi; 1988. Cap. 60, p. 595 a 601.
- Connell BF, Hosn W. Importance of the digastric muscle in cervical contouring: an update. Aesthet Surg J. 2000;20:12-16.
- Connell BF. Male face lift. Aesthet Surg J. 2002;22:385-396. [PubMed.]
- Daane SP, Owsley JQ. Incidence of cervical branch injury with "marginal mandibular nerve pseudo-paralysis" in patients undergoing face lift. Plast Reconstr Surg. 2003;111:2414-2418.
- Feldman JJ. Surgical anatomy of the neck. In: Feldman JJ, ed. Neck lift. Quality Medical Pub: St. Louis, MO; 2006. p. 73-152.
- Freilinger G, Gruber H, Happak W, et al. Surgical anatomy of the mimic muscle system and the facial nerve: importance for reconstructive and aesthetic surgery. Plast Reconstr Surg. 1987;80:686-690.
- Furnas DW. The retaining ligaments of the cheek. Plast Reconstr Surg. 1989;83:11-16.
- Furnas DW. Landmarks for the trunk and the temporofacial division of the facial nerve. Br J Surg. 1965;52:694-696.
- Gierloff M, Stöhring C, Buder T, Wiltfang J. The subcutaneous fat compartments in relation to aesthetically important facial folds and rhytides. J Plast Reconstr Aesthet Surg. 2012 Oct;65(10):1292-7. doi: 10.1016/j.bjps.2012.04.047. Epub 2012 May 31.
- González-Ulloa M. The creation of Aesthetic Plastic Surgery. New York: Springer-Verlag; 1985. Vol. 4, p. 1-45.
- Gosain AK. Surgical anatomy of the facial nerve. Clin Plast Surg. 1995;22:241-251.
- Guerrissi JO. Selective myectomy for postparetic facial synkinesis. Plast Reconstr Surg. 1991;87:459-466.
- Guy CL, Converse JM, Morello DC. Aesthetic Surgery for the aging face. In: Reconstructive Plastic Surgery. John M. Converse, ed. 2nd ed. Philadelphia: W.B. Saunders, Co, 1977.
- Guyuron B, Behmand RA, Green R. Shortening of the long forehead. Plast Reconstr Surg. 1999;103:218-223.
- Guyuron B, Rowe DJ, Weinfeld AB, et al. Factors contributing to the facial aging of identical twins. Plast Reconstr Surg. 2009;123:1321-1331.
- Hamra ST. Composite rhytidectomy. Plast Reconstr Surg. 1992;90:1-13.
- Hamra ST. The deep-plane rhytidectomy. Plast Reconstr Surg. 1990;86:53-61.
- Hwang K. Surgical anatomy of the facial nerve relating to facial rejuvenation surgery. J Craniofac Surg. 2014 Jul;25(4):1476-81. doi: 10.1097/SCS.0000000000000577.
- Jones BM, Grover R. Avoid Hematoma in Cervicofacial Rhytidectomy: A Personal 8-Year Quest. Reviewing 910 Patients. Plast Reconstr Surg. 2004;113:381-390.
- Jost G, Levet Y. Parotid fascia and face lifting: a critical evaluation of the SMAS concept. Plast Reconstr Surg. 1984;74:42-51.
- Kang JS. Plastic surgery. 3rd ed. Seoul: Koonja Pub; 2004.
- Knize DM. A study of the supraorbital nerve. Plast Reconstr Surg. 1995;96:564-569.
- Machado B, Bernacchi A. Abordagem cervical com descoladores no lifting cervicofacial. In: Dílson Luz: Tunelizações Progressivas. Rio de Janeiro: DiLivros Editora Ltda. 2010. Cap. 11, p. 109-125.
- Machado BHB, Martorano-Filho E, Centurion P, Pitanguy I. Treatment of Sequels of Rhytidoplasty. Rev Soc Bras Cir Plast Est Reconst. 1994;9:31-42.
- Matarasso A, Elkwood A, Rankin M, et al. National plastic surgery survey: face lift techniques and complications. Plast Reconstr Surg. 2000;106:1185-1195.
- Matarasso A, Elkwood A, Rankin M, Elkowitz M, Godek CP. National Plastic Surgery Survey: Face Lift Techniques and Complications. Plast Reconstr Surg. 2001;106:1185-1195.
- Mckinney P, Katrana DJ. Prevention of injury to the great auricular nerve during rhytidectomy. Plast Reconstr Surg. 1980;66:675-679.
- Mendelson BC, Freeman ME, Wu W, et al. Surgical anatomy of the lower face: the premasseter space, the jowl, and the labiomandibular fold. Aesthetic Plast Surg. 2008;32:185-195.
- Mendelson BC, Muzaffar AR, Adams WP. Jr Surgical anatomy of the midcheek and malar mounds. Plast Reconstr Surg. 2002;110:885-896.
- Mendelson BC, Wong CH. Surgical anatomy of the middle premasseter space and its application in sub-SMAS face lift surgery. Plast Reconstr Surg. 2013;132:57-64.
- Mendelson BC. Correction of the nasolabial fold: extended SMAS dissection with periosteal fixation. Plast Reconstr Surg. 1992;89:822-833.
- Mitz V, Peyronie M. The superficial musculo-aponeurotic system (SMAS) in the parotid and cheek area. Plast Reconstr Surg. 1976;58:80-88. [PubMed]
- Mitz V, Peyronie M. The Superficial Musculoaponeurotic system (SMAS) in the Parotid and Cheek Area. Plast Reconstr Surg. 1976;58:80.
- Moody FP, Losken A, Bostwick J 3rd, et al. Endoscopic frontal branch neurectomy, corrugator myectomy, and brow lift for forehead asymmetry after facial nerve palsy. Plast Reconstr Surg. 2001;108:218-223.
- Moss CJ, Mendelson BC, Taylor GI. Surgical anatomy of the ligamentous attachments in the temple and periorbital regions. Plast Reconstr Surg. 2000;105:1475-1490.
- Mowlavi A, Zakhireh M. Avoiding the "pixie-ear" deformity following face lift surgery by differential in setting and secondary intention healing. Aesthet Surg J. 2005;25:467-470.
- Pitanguy I, Amorim NFG. Forehead lifting: The juxtapilose subperiosteal approach. Aesth Plast Surg. 2003;27:58-62.
- Pitanguy I, Brentano JMS, Salgado F, Radwanski HN, Carpeggiani R. Incisions in primary and secondary rhytidoplasties. Rev Bras Cir. 1995;85:165-176.
- Pitanguy I, Ceravolo M. Hematoma post-rhytidectomy: How we treat it. Plast Reconstr Surg. 1981;67:526-528.
- Pitanguy I, Ceravolo MP, Dègand M. Nerve injuries during rhytidectomy: Considerations after 3.203 cases. Aesth Plast Surgery. 1980;4:257-265.
- Pitanguy I, Pamplona DC, Giuntini ME, Salgado F, Radwanski HN. Computational simulation of rhytidectomy by the "round-lifting" technique. Rev Bras Cir. 1995;85:213-218.
- Pitanguy I, Pamplona DC, Weber HI, Leta F, Salgado F, Radwanski HN. Numerical modeling of the aging face. Plast Reconstr Surg. 1998;102:200-204.

- Pitanguy I, Ramos A. The frontal branch of the facial nerve: The importance of its variation in the face-lifting. Plast Reconstr Surg., 1966;38:352-356.
- Pitanguy I, Soares G, Machado BH, Amorim NF. CO2 laser associated with the "round-lifting" technique. Journal of Cutaneous Laser Therapy. 1999;1:145-152.
- Pitanguy I, The face. In: Aesthetic Surgery of Head and Body. Berlin: Springer Verlag; 1984. p. 165-214.Pitanguy I. The Round-lifting technique. Facial Plastic Surgery. 2000;16(3):255-267.
- Pitanguy I. Indication for and treatment of frontal and glabellar wrinkles in an analysis of 3,404 consecutive cases of rhytidectomy. Plast Reconstr Surg, 1981;67:157-166.
- Psillakis JM, Rumley TO, Camargos A. Subperiosteal approach as an improved concept for correction of the aging face. Plast Reconstr Surg. 1988;82:383-394. [PubMed.]
- Ramirez OM, Heller L. The anchor tragal flap: a method of preserving the natural pretragal depression during rhytidectomy. Plast Reconstr Surg. 2005;116:1115-1121.
- Reece EM, Pessa JE, Rohrich RJ. The mandibular septum: anatomical observations of the jowls in aging-implications for facial rejuvenation. Plast Reconstr Surg. 2008;121:1414-1420.
- Rees TD, Aston SJ, Thorne CHM. Facialplasty. In: Plastic Surgery – The face. McCarthy J, ed.– Cap. 3. Vol. 3, part. 2, Philadelphia: W.B. Saunders Company; 1990. p. 2358-2414.
- Roberts TL 3rd, Pozner JN, Ritter E. The RSVP facelift: a highly vascular flap permitting safe, simultaneous, comprehensive facial rejuvenation in one operative setting. Aesthetic Plast Surg. 2000;24:313-322.
- Rohrich RJ, Pessa JE. The fat compartments of the face: anatomy and clinical implications for cosmetic surgery. Plast Reconstr Surg. 2007 Jun;119(7):2219-27; discussion 2228-31. PMID: 17519724.
- Rondo Junior W, Vidarte G, Michalany N. Histologic study of the skin with gold thread implantation. Plast Reconstr Surg. 1996;97:256-258.
- Rubin LR, Bromberg BE, Walden RH, et al. An anatomic approach to the obtrusive ear. Plast Reconstr Surg Transplant Bull. 1962;29:360-370.
- Saylan Z. The S-Lift: less is more. Aesthet Surg J. 1999;19:406-409.
- Seckel BR. Facial danger zones: avoiding nerve injury in facial plastic surgery. St. Louis, MO: Quality Med Publish; 1994.
- Stuzin JM, Baker TJ, Gordon HL, et al. Extended SMAS dissection as an approach to midface rejuvenation. Clin Plast Surg. 1995;22:295-311.
- Stuzin JM, Baker TJ, Gordon HL. The relationship of the superficial and deep facial fascias: relevance to rhytidectomy and aging. Plast Reconstr Surg. 1992;89:441-449.
- Terzis JK, Karypidis D. Therapeutic strategies in post-facial paralysis synkinesis in adult patients. Plast Reconstr Surg. 2012;129:925e-939e.
- Tonnard P, Verpaele A, Monstrey S, et al. Minimal access cranial suspension lift: a modified S-lift. Plast Reconstr Surg. 2002;109:2074-2086.
- Troilius C. Subperiosteal brow lifts without fixation. Plast Reconstr Surg. 2004;114:1595-1603.
- Yousif NJ. Changes of the midface with age. Clin Plast Surg. 1995;22:213-226.

capítulo 79

Ritidoplastia Facial com Cicatrizes Reduzidas

AUTOR: Benjamin de Souza Gomes Filho
Coautor: Rafael Lopes Busatto

Introdução

As ritidoplastias com cicatrizes reduzidas ganharam notória popularidade nas últimas 2 décadas, com a procura crescente de pacientes cada vez mais jovens em busca de procedimentos cirúrgicos, visando o tratamento do envelhecimento facial, que aliassem menor invasão e morbidade, tempo de recuperação reduzido, melhor qualidade e principalmente menor quantidade de cicatrizes visíveis, especialmente atrás do lóbulo da orelha e mastoide, regiões onde cicatrizes e alterações da linha de implantação capilar podem ser facilmente identificáveis, sobretudo nas mulheres com hábito de utilizar os cabelos presos, estilo "rabo de cavalo", levando a resultados inestéticos.

Com o aumento da demanda deste tipo de procedimento nos consultórios, torna-se fundamental o conhecimento e domínio das técnicas disponíveis por nós, cirurgiões plásticos, suas indicações, vantagens e limitações, a fim de atendermos a esta demanda crescente, que procura um resultado pós-operatório cada vez mais natural e sem os estigmas da ritidoplastia clássica.

Histórico

Desde a mais remota antiguidade encontramos relatos de tratamentos buscando rejuvenescimento facial. Cantrell, nos Estados Unidos, em 1902, e Cabanes, na França, em 1903, descreveram a primeira publicação científica contendo técnicas de eliminação de rugas. Miller, cirurgião americano, em 1907 fez a primeira publicação de artigo sobre os esforços cirúrgicos para eliminação de rugas faciais.

Passot, da França, fez a primeira descrição sobre ritidoplastia, sendo publicada em 1919. Sua técnica consistia em múltiplas excisões na pele e foi também a primeira descrição de incisão submentoniana para corrigir o queixo duplo. Bettman, em 1919, nos Estados Unidos, publicou os primeiros pré e pós-operatórios de ritidoplastia, com documentação fotográfica de resultados. A primeira cirurgiã estética foi Suzanne Noel, da França, cujo livro, La Chirurgie Esthetique: Son Role Sociale, foi publicado em 1926.[1]

Na década de 1960, a cirurgia que visava o rejuvenescimento facial passou a ser universalmente aceita. Nesta época vários artigos foram publicados. Pitanguy, em 1960, publicou a variação do ramo frontal do nervo facial nas ritidoplastias e descreveu as incisões amplas e a tração do trágus ao tubérculo de Darwin.

Baker e Gordon, em 1969, publicaram as modificações das ritidoplastias em homens. Na década de 1970, estudos sobre o músculo platisma impulsionaram as ritidoplastias. Apesar de Skoog, em 1974, ter sido o primeiro a utilizar o músculo platisma nas ritidoplastias, Guerrero e Santos e posteriormente Connell, definitivamente impuseram o tratamento do músculo platisma como procedimento obrigatório nas plásticas faciais.[2]

A partir de 1976, com a publicação de Mitz e Peyronie descrevendo o SMAS (sistema músculo-aponeurótico superficial da face), vários outros estudos surgiram sobre o SMAS. Em 1977, Owsley publicou o primeiro trabalho demonstrando o benefício do tratamento do SMAS nas ritidoplastias. Aston, em 1979, publicou trabalho sobre as variações do músculo platisma. Em 1980, Cardoso de Castro publicou trabalho sobre a anatomia do músculo platisma. Na década de 1980 vários autores contribuíram para o desenvolvimento de técnicas utilizando o tratamento do SMAS: Aston, McKinney, Pitanguy, Stuzin, Cardoso de Castro, Connel, Fodor, Hakme, Pontes e Baker.[3-5]

Em 1989, Furnas descreveu os ligamentos retentores da face, que posteriormente foram estudados por Stuzin. Baker publicou sua técnica de smasectomia lateral em 1997 e, com a evolução dos estudos, aplicou-a nas cirurgias com cicatrizes reduzidas (*short scar face-lift*), em 2001.[6]

Em 1999, Saylan propôs excisão pré-auricular prévia em formato de "S" com descolamento facial reduzido e duas suturas em bolsa, conhecida como *S-lift*.[7] Tonnard, Verpaele e cols., na Bélgica, descreveram o MACS-lift, técnica conhecida como: *Minimal Access Cranial Suspension Lift*, em 2002. Nesse mesmo ano publicaram um livro sobre a mesma.[8]

Marchac, em Paris, desenvolveu a incisão retroauricular e apresentou sua experiência com a incisão vertical em U utilizada em 100 pacientes, em 2002. Marehac reportou as ritidoplastias com cicatrizes reduzidas com dissecção estendida do SMAS e ressecção limitada do excedente cutâneo.[9]

Inúmeros outros trabalhos referentes à ritidoplastia com cicatrizes reduzidas foram publicados nesse período. Esses estudos continuam e a preocupação com a qualidade e a localização das cicatrizes vem ganhando importância fundamental nos dias de hoje.[10-13]

Indicações

A ritidoplastia com cicatrizes reduzidas, em nossa experiência, tem sido mais indicada em pacientes mais jovens, sem grande flacidez na região cervical, pois dessa forma conseguimos um resultado mais natural e sem a necessidade de grande tração na região cervical, o que resultaria em uma cicatriz mais estendida para acomodação dos tecidos.

Darrick Antell mostra resultados que reforçam a ideia de que esta tática cirúrgica está mais bem indicada em pacientes sem flacidez cervical acentuada, apresentando em curto e longo prazos resultados semelhantes aos da ritidoplastia convencional no tratamento do sulco nasogeniano acentuado e da perda do contorno mandibular.[14]

Daniel Baker,[6] classificou suas pacientes quanto à indicação de ritidoplastia com cicatrizes reduzidas em:

- *Tipo I*: candidato ideal. Os pacientes na faixa etária dos 40 anos de idade, com pouca ou nenhuma flacidez na região cervical, ainda que a elasticidade cutânea seja normal. Os mesmos apresentam precocemente perda do contorno mandibular e adiposidade submentual (Figura 79.1).

- *Tipo II*: candidatos bons. Encontram-se na faixa etária dos 40 aos 50 anos; apresentam moderada perda do contorno mandibular e flacidez cutânea do pescoço, além de adiposidade submentual e submandibular. As bandas platismais estão presentes na sua posição normal, mantendo a animação facial (Figura 79.2).

- *Tipo III*: candidato regular que não se beneficia totalmente da ritidoplastia com cicatrizes reduzidas. Pacientes entre 50, 60 anos e até o início dos 70 anos. Eles apresentam perda moderada do contorno mandibular e flacidez cervical, além de adiposidade submentual e submandibular. Ocorrem bandas platismais significativas, ativas na animação natural (Figura 79.3).

- *Tipo IV*: candidato ruim. Normalmente encontra-se na faixa dos 60 a 70 anos, apresentando perda acentuada do contorno mandibular e bandas platismais flácidas ativas. Elasticidade ruim da pele cervical e dobras de pele e rugas profundas abaixo da cartilagem cricoide estão frequentemente presentes. Pode ser apresentada ao paciente como solução de resultado limitado, mantendo-se aberta a opção de se estender a incisão retroauricular, se necessário (Figura 79.4).

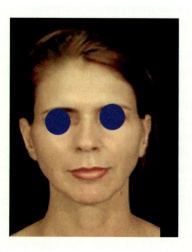
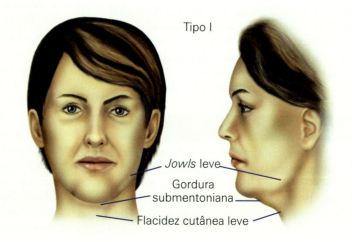

FIGURA 79.1 – Foto e ilustração de paciente Tipo 1.

CAPÍTULO 79 – RITIDOPLASTIA FACIAL COM CICATRIZES REDUZIDAS

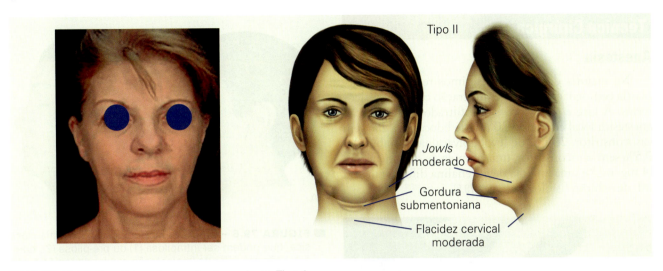

FIGURA 79.2 – Foto e ilustração de paciente Tipo 2.

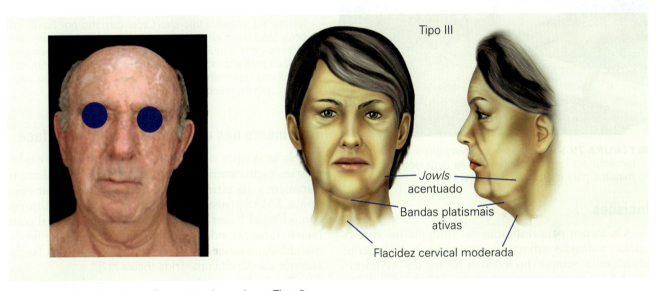

FIGURA 79.3 – Foto e ilustração de paciente Tipo 3.

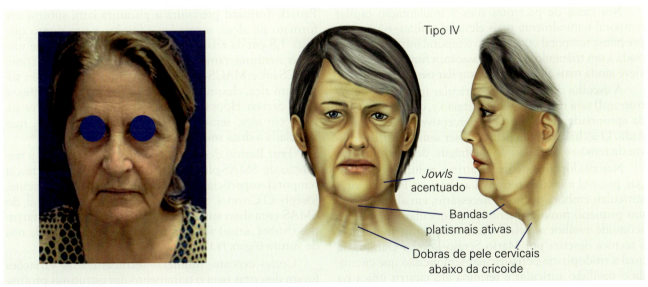

FIGURA 79.4 – Foto e ilustração de paciente Tipo 4.

Técnica Cirúrgica

Anestesia

Na maioria dos casos, preferimos realizar a ritidoplastia com sedação venosa e infiltração com anestésicos locais. A face e o pescoço são infiltrados com solução anestésica local contendo 20 mL de lidocaína a 2% sem vasoconstritor, 20 mL de levobupivacaína (novabupi) a 0,5% sem vasoconstritor, uma ampola de dexametasona (4 mg/mL) e uma ampola de adrenalina diluída em 160 mL de solução fisiológica (Figura 79.5).

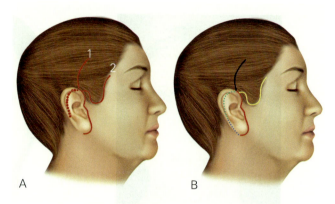

FIGURA 79.6 – Em **A**, as incisões da ritidoplastia clássica, que podem ser intrapilosa (1) ou pré-pilosa (2), com extensão até linha de implantação capilar na região mastoide. Em **B**, incisões de ritidoplastias com cicatrizes reduzidas que podem ser somente pré-auriculares (vermelho) tipo S-lift; pré-auriculares com extensão intrapilosa (vermelho + preto) tipo short scar descrito por Baker, ou pré-pilosa (vermelho + amarelo) tipo MACS-lift; pré-auriculares com pequena extensão retroauricular (vermelho + azul) para acomodação dos tecidos excedentes; ou até circulares (vermelho + azul + verde) com extensão intrapilosa, como preconizado por Mário Galvão.

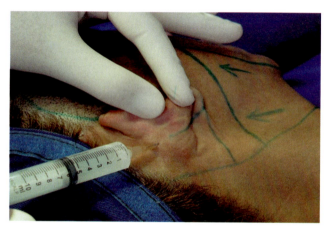

FIGURA 79.5 – Após as marcações das áreas de descolamento, realizamos infiltração e aguardamos cerca de 15 minutos para iniciarmos a cirurgia.

Incisões

Os acessos para realização das ritidoplastias com cicatrizes reduzidas variam de acordo com cada paciente, objetivando sempre preservar a altura das costeletas. Quando se prevê mínima alteração da linha de implantação capilar temporal, a incisão preferida será a temporal intrapilosa.

Nos casos de pacientes com a implantação capilar temporal naturalmente mais elevada, realizar-se-á incisão pré-pilosa temporal ou a incisão temporal intrapilosa associada a um triângulo de compensação, a fim de que não se eleve ainda mais a implantação capilar nessa região.

A escolha da incisão pré-auricular (pré, intra ou retrotragal) será realizada pelo cirurgião e, quando executada apropriadamente, ficará imperceptível e bem acomodada. O fechamento da pele deve ser sempre realizado livre de tensão e o retalho do neotrágus, desengordurado.

Nas ritidoplastias com cicatrizes reduzidas, sempre que possível a incisão terminal acabará na base do lobo auricular; embora possa ser necessário, em alguns casos, um pequeno prolongamento retroauricular para que se acomode melhor a pele.[15] Realizamos com frequência a técnica descrita por Mário Sérgio Lomba Galvão, na qual a ritidoplastia periauricular tem incisão que circunda o pavilhão auricular e termina em cicatriz única na região temporal (Figura 79.6).[12]

Tratamento das estruturas profundas da face

Na face, após o descolamento cutâneo, nas ritidoplastias com cicatrizes reduzidas é possível realizar o tratamento das estruturas profundas através de smasectomia, SMAS-platisma ou plicatura do SMAS. Autores como Daniel Baker realizam a smasectomia lateral com incisão tangenciando a eminência malar até o ângulo da mandíbula, essencialmente na região ao longo da borda anterior da glândula parótida (Figura 79.7).[6]

Ziya Saylan propôs excisão pré-auricular prévia em formato de "S" com descolamento facial reduzido e duas suturas em alça, conhecida como S-lift (Figura 79.8).[7] Patrick Tonnard preconiza a plicatura com suturas em formato de alças, separadas e fixadas a um ponto que dista 1,8 cm da crista da hélice auricular, por onde não passa nenhum ramo do nervo facial, conhecida como MACS-lift e MACS-lift estendida (adição de terceira sutura em alça, elevando o coxim de gordura malar) (Figura 79.9).[8] Steven Hopping descreveu plicatura com três suturas em alça, semelhante à MACS-lift estendida, mas associada a duas smasectomias prévias (Figura 79.10).[16]

Fritz Barton descreveu o high SMAS, que seria a realização de SMAS-platisma e fixação do SMAS na fáscia temporal superficial (Figura 79.11).[17] Mais recentemente, Joseph O'Connel descreveu a plicatura superficial do SMAS com duas suturas em bolsa, utilizando fios farpados (barbed suture) absorvíveis, sem a necessidade de nós de sutura (Figura 79.12).[18]

Como exposto, inúmeras técnicas e suas variações foram descritas para o tratamento das estruturas profundas, e cabe ao cirurgião realizar a que julgar necessária

CAPÍTULO 79 – RITIDOPLASTIA FACIAL COM CICATRIZES REDUZIDAS

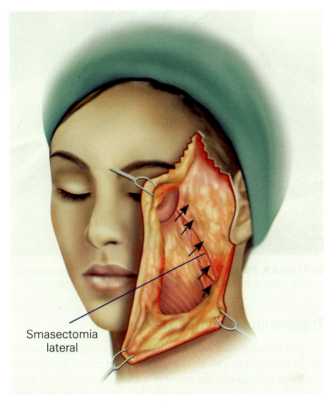

FIGURA 79.7 – Smasectomia lateral realizada por Daniel Baker.

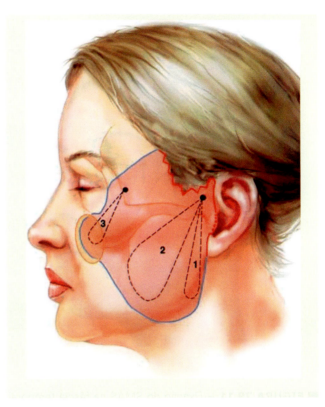

FIGURA 79.9 – Plicatura com suturas em bolsa realizada por Patrick Tonnard (MACS-lift).

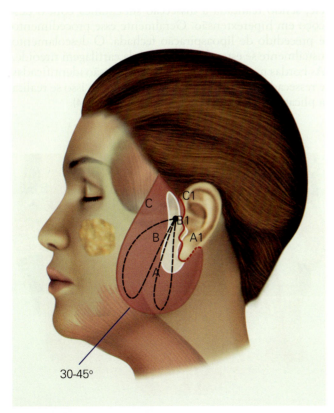

FIGURA 79.8 – Excisão pré-auricular prévia em formato de "S" com descolamento facial reduzido e duas suturas em bolsa, conhecida como S-*lift*.

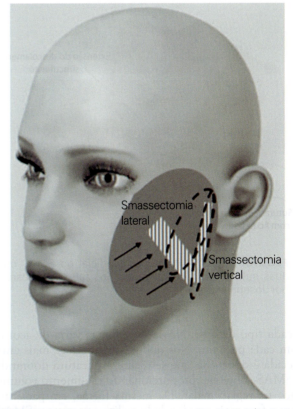

FIGURA 79.10 – Plicatura com suturas em alça associada a duas smasectomias prévias, descrita por Steven Hopping.

1067

PARTE 8 – CIRURGIA ESTÉTICA

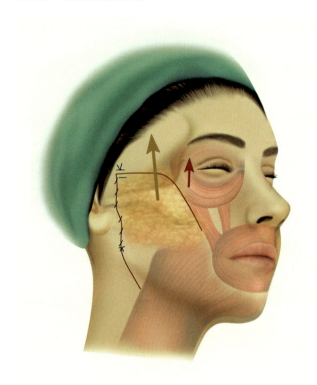

FIGURA 79.11 – Fixação do SMAS na fáscia temporal realizada por Fritz Barton.

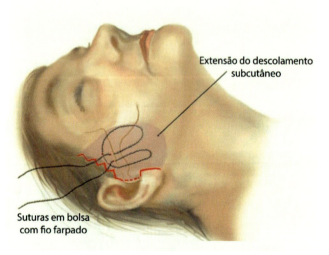

FIGURA 79.12 – Plicatura superficial do SMAS com duas suturas em alça utilizando fios farpados, descrita por Joseph O'Connel.

a cada tipo de caso. Nossa experiência varia de acordo com cada paciente. Nos que possuem a face mais emagrecida é oportuno que se realize a plicatura dobrando o SMAS sobre ele, proporcionando o aumento volumétrico na região malar. Da mesma forma, em pacientes com a face mais arredondada realizamos tanto o SMAS-platisma quanto a smasectomia, com o objetivo de suavizar o contorno nesta área (Figura 79.13).

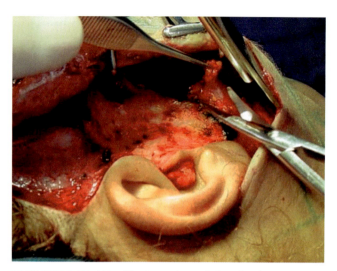

FIGURA 79.13 – Nesta paciente foi realizada smasectomia com o objetivo de suavizar o contorno facial.

Tratamento da região submentual

Na maioria dos casos realizamos lipoaspiração fechada da região cervical, abaixo da linha da mandíbula, sempre com o cuidado de manter a cânula superficial para evitar lesões do ramo mandibular do nervo facial, que passa nessa região. Em pacientes que apresentam as bandas mediais do platisma aparentes, realizamos a incisão submentual junto ao sulco ou imediatamente anterior a ele, sendo realizada a dissecção subcutânea com o pescoço em hiperextensão. Geralmente esse procedimento é precedido de lipoaspiração fechada. O descolamento usualmente se estende até o nível da cartilagem tireoide. As bordas mediais do músculo platisma são identificadas e ressecadas se estiverem em excesso e após isso se realiza a plicatura com pontos separados (Figura 79.14).

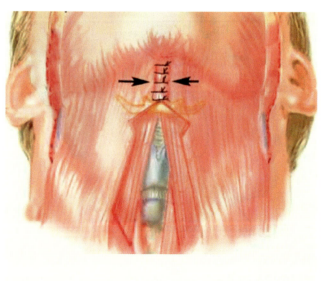

FIGURA 79.14 – Platismoplastia.

Tração da pele e acomodação dos tecidos

A tração do excedente cutâneo pode ser realizada tanto no sentido vertical como no sentido oblíquo, visando sempre uma boa definição da linha da mandíbula e adequada acomodação de pele. A sutura deve ser realizada sempre sem tensão e o neotrágus, desengordurado (Figuras 79.15 a 79.17).

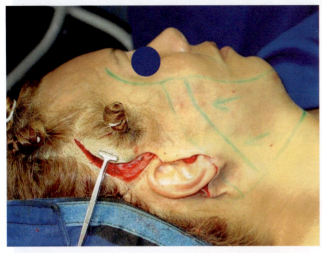

FIGURA 79.15 – Tração da pele na ritidoplastia com cicatrizes reduzidas.

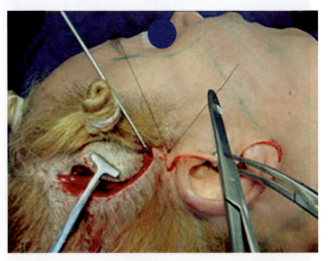

FIGURA 79.16 – Tração da pele na ritidoplastia periauricular.

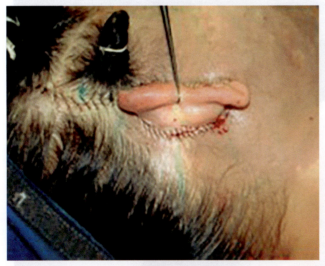

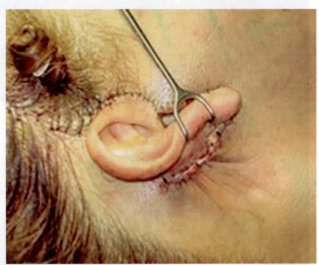

FIGURA 79.17 – Mostra a comparação entre os tecidos acomodados (aspecto final), sendo a figura da esquerda a sutura final da ritidoplastia periauricular e a figura da direita a sutura final da ritidoplastia com cicatrizes reduzidas com extensão da cicatriz em segmento do sulco retroauricular.

PARTE 8 – CIRURGIA ESTÉTICA

Resultados (Figuras 79.18 a 79.21)

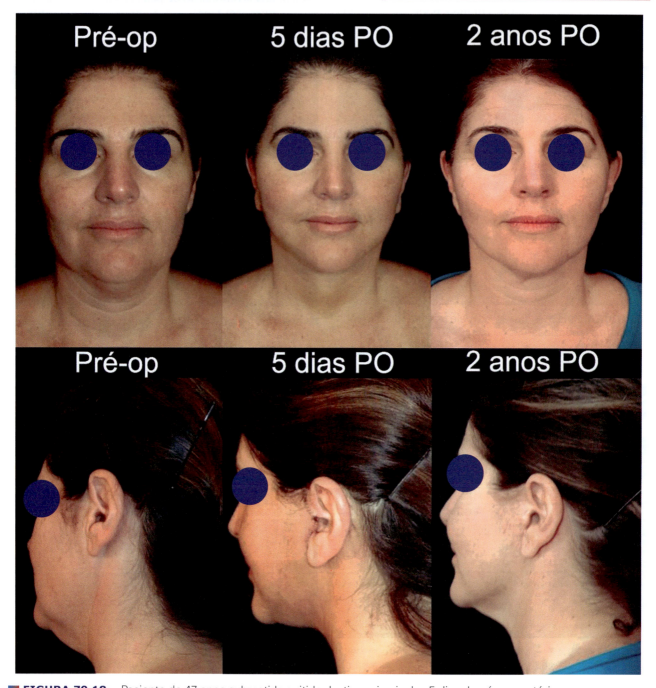

FIGURA 79.18 – Paciente de 47 anos submetida a ritidoplastia periauricular, 5 dias de pós-operatório.

CAPÍTULO 79 – RITIDOPLASTIA FACIAL COM CICATRIZES REDUZIDAS

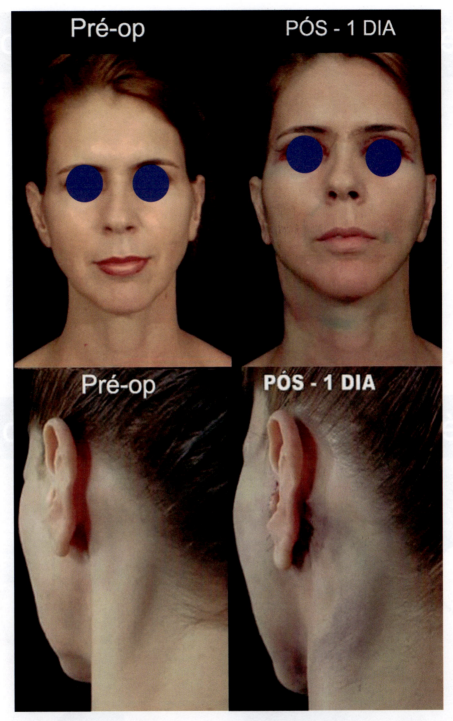

FIGURA 79.19 – Paciente de 45 anos submetida a ritidoplastia com cicatrizes reduzidas, primeiro dia de pós-operatório. Observar a acomodação dos tecidos na região retroauricular.

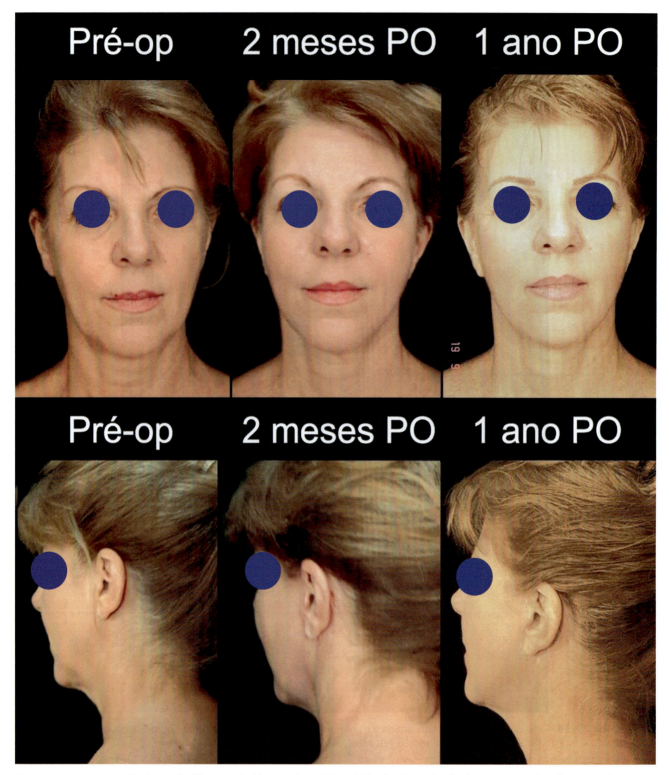

FIGURA 79.20 – Paciente de 52 anos de idade submetida a ritidoplastia periauricular, 2 meses de pós-operatório.

CAPÍTULO 79 – RITIDOPLASTIA FACIAL COM CICATRIZES REDUZIDAS

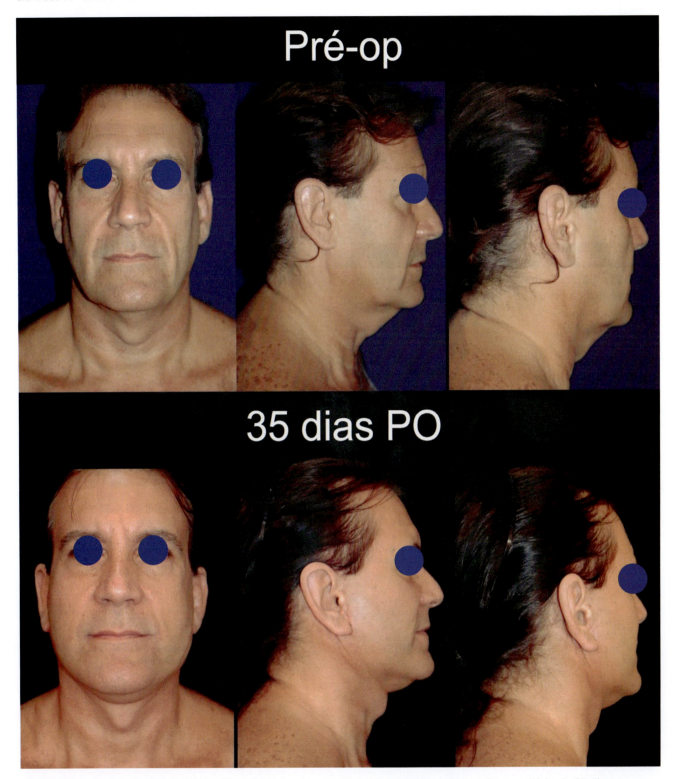

FIGURA 79.21 – Paciente submetido a ritidoplastia com cicatrizes reduzidas. Pré e pós-operatório de 35 dias.

Vantagens e Desvantagens (Tabela 79.1)

TABELA 79.1 – Ritidoplastia Facial com Cicatrizes Reduzidas

Vantagens	Desvantagens
• Requer menor dissecção • Procedimento menos invasivo • Não causa distorções na linha de implantação capilar retroauricular • Cicatriz menor	• Dificuldade maior para a acomodação dos retalhos • Não permite grandes trações cervicais

Complicações

As complicações descritas nas ritidoplastias com cicatrizes reduzidas são:
- hematoma;
- lesão transitória dos ramos do nervo facial;
- pequenos sofrimentos de pele;
- deformidades do lóbulo auricular;
- dobras retroauriculares;
- cicatrizes hipertróficas.

Conclusão

É de extrema importância que o cirurgião tenha a versatilidade e a capacidade de individualizar as técnicas de acordo com as necessidades e os anseios de cada paciente. Concluímos que os pacientes operados por estas técnicas se mostraram satisfeitos com o resultado em longo prazo, de forma que os mantivemos em observação quanto às trações das estruturas profundas, de cada caso, à uniformidade da linha da mandíbula e à reposição volumétrica da face. Obtivemos, assim, resultados naturais sem os estigmas da face operada (Figuras 79.18 a 79.21).

Referências Bibliográficas

1. Cardoso de Castro C. Cirurgia de Rejuvenescimento Facial. Rio de Janeiro: Editora Medsi; 1998.
2. Farkas L, Sohm P, Kolar J, et al. Inclinations of the facial profile: Art versus reality Plast Reconstr Surg. 1985;75:509.
3. Hakme F. SMAS-platisma nas ritidoplastias cervicofaciais. Rev bras Cir. 1982;72:105.
4. Levy Silva S. Smascectomia e redução de cicatrizes no face-lifting. Revista da SBCP. 6:12-14.
5. Rees TD. Aesthetic plastic surgery. Vol. II, (ed. Rees TD)WB: Phildelhpia: Saunders Co.
6. Baker DE. Minimal Incision Rhytidectomy (Short Scar face-lift) with lateral SMASectomy: Evolution and application. Aesthet Surg J. 2001;21(1):14-26.
7. Saylan Z. The S-lift: less is more. Aesthet Surg J. 1999;19:406-9.
8. Tonnard P, Verpaele A, Monstrey S, et al. Minimal access cranial suspension lift: a modified S-lift. Plast Reconstr Surg. 2002;109:2074e86.
9. Marchac D, Brady JA, Chiou I? Face-lifts with hidden scars: the vertical U incision. Plast Reconstr Surg. 2002;7:2539-2551.
10. Little JW Hiding the posterior scar in rhytidectomy: The omega incision. Plast Reconstr Surg. 1999;104:259.
11. Knize DM. Periauricular Face-lift and the Auricular Anchor. Plast Reconstr Surg. 1999;104(5):1508-1520.
12. Galvão MSL. The Round-Ear Incision in Full Face Lifting. Aesthetic Plast Surg. 2008;32(3):509-16.
13. La Trenta GS. Atlas de cirurgia estética de face e pescoço. La Trenta, Gregory. tradução de Paulo Roberto Leal. Rio de Janeiro: Elsevier; 2004.
14. Antell DE. A Comparison of the Full and Short-Scar Face-Lift Incision Techniques in Multiple Sets of Identical Twins. Plast Reconstr Surg. 2016 Jun;137(6):1707-14.
15. Drake V. Short Scar Rhytidectomy Techniques. Atlas Oral Maxillofacial Surg Clin N Am. 2014;22:37-52.
16. Hopping SB, Janjanin S, Tanna N, Joshi AS. The S-Plus lift: a short-scar, long-flap rhytidectomy. Annals of The Royal College of Surgeons of England. 2010;92(7):577-582.
17. Barton FE. The "High SMAS" Face Lift Technique. Aesthetic Surgery Journal Sep 2002;22(5):481-487.
18. O'Connell JB. Rhytidectomy Utilizing Bidirectional Self-Retaining Sutures: The Bidirectional Lift and the Extended Bidirectional Lift. Aesthetic Surgery Journal Aug 2015;35(6):633-643.

capítulo 80

Tratamento do Terço Inferior da Face

AUTOR: Marcelo Rodrigues da Cunha Araújo
Coautores: Luiz José Muaccad Gama e Maria Roberta Cardoso Martins

Introdução

Quando reconhecemos a beleza de uma face, nossos olhos logo são direcionados à definição da região mandibular e à elegância da região cervical. Os procedimentos não cirúrgicos são pouco eficazes nesta área e a cirurgia representa o tratamento de excelência. A cirurgia de rejuvenescimento cervicofacial permite resultados melhores e mais duradouros, o que explica ainda a grande procura por este tratamento.

Inicialmente, o tratamento da região cervical era comumente chamado de "lifting cervical". Porém, com a melhora e o refinamento das técnicas, este termo se tornou incompleto, na opinião do autor, pois o tratamento cirúrgico atual não só tem a capacidade de elevar os tecidos e suavizar as rugas do envelhecimento, como também de modelar, modificar, e mesmo esculpir uma pessoa ainda jovem e bela.

Temos que ampliar nossos objetivos, aceitar novas filosofias e enxergar uma cirurgia em três dimensões. Isto nos levará a entender a busca dos cirurgiões por novas táticas e procedimentos que são mais popularizados atualmente.

Podemos criar ângulos, curvas, molduras e, logo, beleza!

O objetivo deste capítulo é demonstrar de forma técnica e padronizada a sistematização tática utilizada pelo autor na obtenção de resultados bons, consistentes e com baixa morbidade.

Anatomia Aplicada

Para fins didáticos e estéticos, podemos dividir a região cervical em oito subunidades, como descrito por Feldman.[20,21]

O planejamento cirúrgico deve ser feito de maneira objetiva, baseado na avaliação física e no diagnóstico pré-operatório das subunidades, de maneira sequencial, como descrevemos a seguir:

1. pele (cobre todas as subunidades) – vai indicar a incisão mais adequada para cada caso, assim como a direção de tração;[42]
2. gordura subcutânea – avaliar a necessidade de retirada, manutenção e até mesmo acréscimo de volume. Podem ser indicadas:
   - cirurgia fechada: lipoaspiração:
   - cirurgia aberta: lipectomia;
3. o mento:
   - avaliar hipo ou hipermentonismo;
   - avaliar ptose (Figura 80.1);
4. borda mandibular e jowls [24,41] (Figura 80.2);
   - avaliar contorno mandibular;
   - avaliar jowls e depressão à frente das jowls (Figura 80.3);
5. região submentoniana – é a região com a maior riqueza de detalhes. Idealmente deve ser plana, sem irregularidades e com ângulo cervicomandibular de aproximadamente 90º.[1,2,7,11,31]
   Além da pele e gordura subcutânea, devemos examinar:
   - bandas platismais;
   - gordura subplatismal (Figura 80.4);
   - ventre anterior dos músculos digástricos;
   - fáscia peri-hioidea;
   - posição do osso hioide (Figuras 80.5 e 80.6);
6. região mediana infra-hióidea – bandas platismais;
7. triângulo estético lateral – anterior ao músculo esternocleidomastóideo:
   - gordura subcutânea;
   - glândulas submandibulares (Figura 80.7);

PARTE 8 – CIRURGIA ESTÉTICA

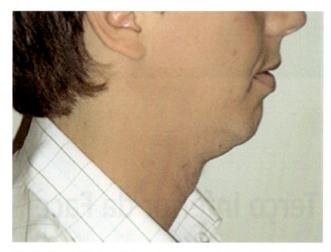
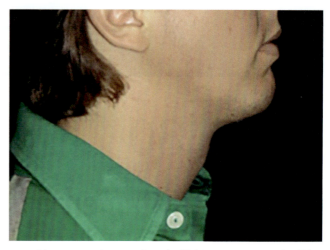

■ **FIGURA 80.1** – Pré e pós-operatório. Paciente de 24 anos, com hipomentonismo e ângulo CM pouco acentuado. Pós-operatório de 6 meses. Inclusão de implante de mento de polietileno poroso, retirada de gordura subcutânea e subplastimal e secção da aponeurose peri-hióidea.

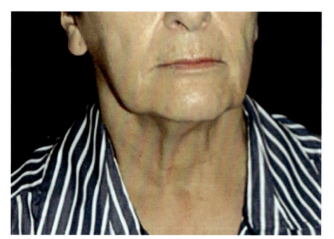
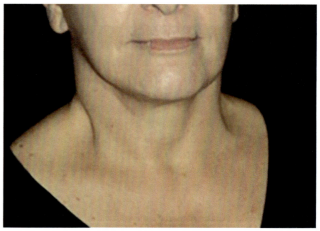

■ **FIGURA 80.2** – Paciente de 68 anos apresentando flacidez acentuada dos *jowls* e depressão à frente do ligamento mandibular. Pré e pós-operatório de 1 ano.

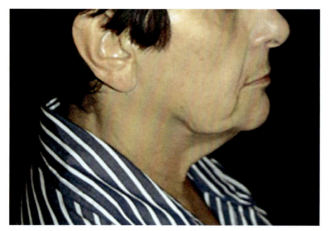
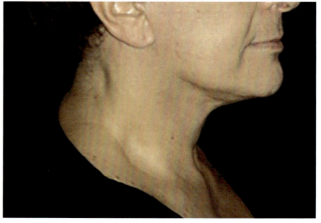

■ **FIGURA 80.3** – Paciente de 68 anos apresentando flacidez acentuada dos *jowls* e depressão à frente do ligamento mandibular. Pré e pós-operatório de 1 ano.

CAPÍTULO 80 – TRATAMENTO DO TERÇO INFERIOR DA FACE

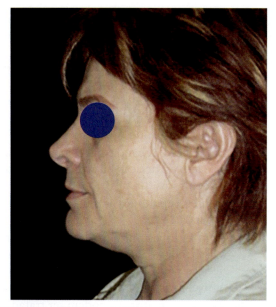
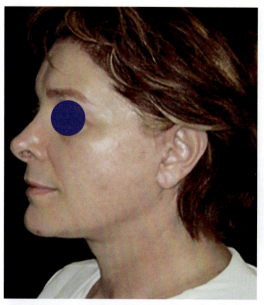

■ **FIGURA 80.4 –** Paciente de 58 anos com acentuada gordura subplatismal. Pré e pós-operatório de 1 ano.

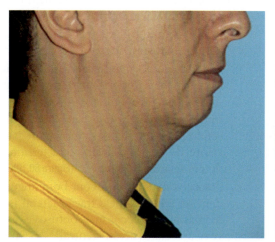
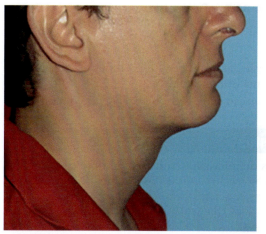

■ **FIGURA 80.5 –** Paciente de 45 anos, submetido a tratamento subplatismal com ressecção de gordura sbplatismal *shaving* dos ventres anteriores do músculo digástrico e abertura pré-hioidea e, também, colocação de implante de mento com uso de polietileno poroso. Pré e pós-operatório de 3 meses.

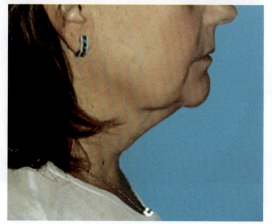
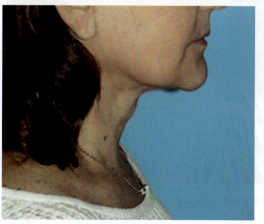

■ **FIGURA 80.6 –** Paciente de 52 anos com tratamento subplatismal, semelhante a Figura 80.5, sem inclusão de implante de mento com uso de polietileno poroso. Pré e pós-operatório de 6 meses.

PARTE 8 – CIRURGIA ESTÉTICA

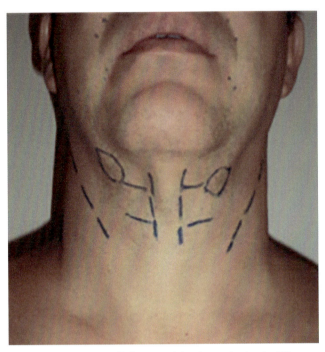

FIGURA 80.7 – Pré-operatório de paciente de 50 anos com glândulas submandibulares evidente ao exame físico.

8. região cervical lateral – posterior ao músculo esternocleidomastóideo;
9. avaliação da redistribuição da pele e incisões.

Conceitos

Antes de iniciarmos a discussão sobre os tratamentos ideais da região cervical, gostaríamos de expor alguns importantes conceitos para reflexão:

1. A excisão de pele é a parte menos importante no tratamento.[20,21]
2. A excisão de gordura é muito importante, dado que a região cervical tem uma forma cilíndrica, diferentemente da face, que deve ser esculpida em 3D e na maioria das vezes é tratada apenas com redistribuição da gordura.[1,2,5,6,7,20,21]
3. Apesar da excisão do excesso de gordura superficial ou profunda, devemos preservar uma boa camada de tecido subcutâneo.
4. Em relação às bandas platismais, o primeiro passo é a diferenciação entre bandas hipotônicas ou hipertônicas:[13-18,20,21]
   - bandas hipotônicas – serão tratadas com sutura (Figura 80.8);
   - bandas hipertônicas – deve-se associar a secção das bandas com ou sem sutura, a fim de transferi-las para uma posição mais lateral e menos visível (Figura 80.9).
5. As bandas platismais podem ser tratadas de duas formas, separadas ou conjuntamente:[13-15]
   - tração lateral – as forças de transmissão são predominantemente infra-hióideas;
   - tração central (submento) – as forças se transmitem principalmente para a região supra-hióidea.
6. A definição do ângulo cervicomentoniano (CM) é a parte mais importante do tratamento.
7. A definição do ângulo CM deve ter também uma interpretação artística e não somente técnica, devendo ser planejada especificamente para cada paciente, de acordo com suas características, sobretudo em relação ao gênero[7,42] (Figura 80.10).
8. Pescoços mais finos e com bom ângulo CM podem ser tratados pela tração lateral isoladamente, mas nos pescoços mais obtusos e redondos deve-se associar o acesso central[33,34,36,46] (Figura 80.11).

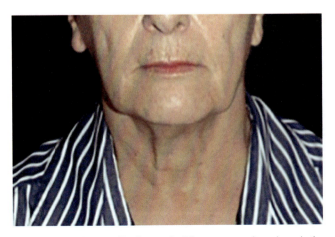
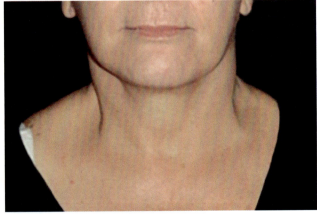

FIGURA 80.8 – Paciente de 68 anos com bandas platismais hipotônicas. Pré e pós-operatório de 1 ano.

CAPÍTULO 80 – TRATAMENTO DO TERÇO INFERIOR DA FACE

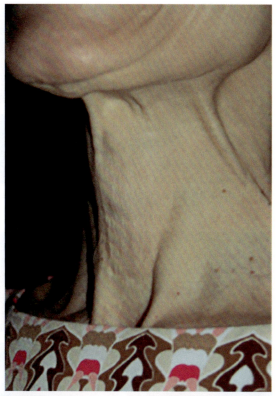
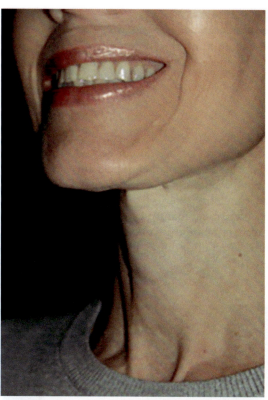

FIGURA 80.9 – Paciente de 52 anos, com bandas platismais hipertônicas. Pré e pós-operatório de 6 meses.

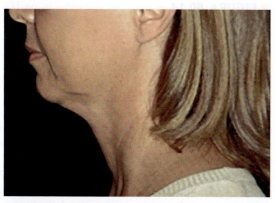
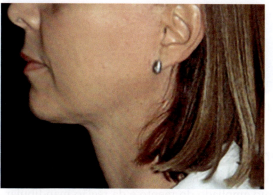

FIGURA 80.10 – Pré e pós-operatório (6 meses). Paciente do sexo feminino com melhor definição do ângulo CM.

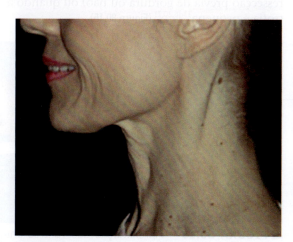
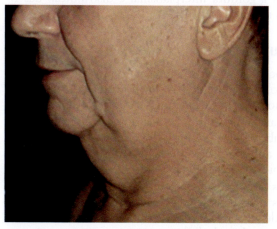

FIGURA 80.11 – Exemplos de diferentes pacientes no exame pré-operatório.

1079

Técnicas Cirúrgicas

Inicia-se com a infiltração de toda a área cervical e da face com solução de xilocaína a 0,5% e adrenalina a 1:200.000.

Pele

Na experiência pessoal do autor, o acesso submentoniano ou central é associado em 80% dos casos. Por esta razão inicia-se o descolamento pela área central, que pode ser rombo com a ajuda de cânulas de lipoaspiração e/ou com eletrocautério e tesoura, sob visão direta através da incisão submentoniana (Figura 80.12). Deve-se ter atenção para manter uma boa espessura da gordura subcutânea no retalho, que é descolado até ± 4 cm da fúrcula esternal.[20-22]

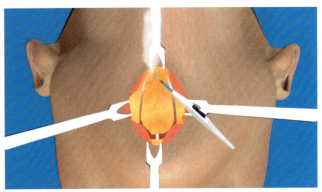

FIGURA 80.13 – Ressecção parcial de gordura subplatismal.

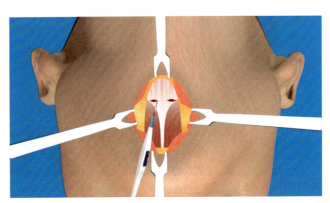

FIGURA 80.14 – Incisões relaxadoras na fáscia peri-hióidea.

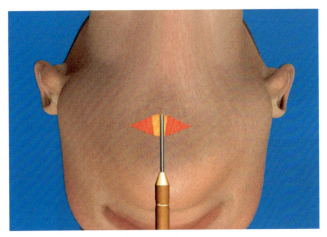

FIGURA 80.12 – Acesso submentoniano.

Gordura

Após o descolamento do retalho fazemos um descolamento ampliado do mento e da região mandibular. É feita a excisão do excesso de gordura subcutânea e avaliada a gordura interplatismal e distribuição das fibras do músculo platisma.[11,12]

Músculo platisma

Procede-se a abertura medial do músculo platisma e elevação deste músculo para melhor exposição subplatismal e mobilização adequada das bandas platismais.[14,15,37,46]

Quando necessário, faz-se a ressecção parcial da gordura subplatismal, conservadoramente, e avaliação dos ventres anteriores dos músculos digástricos e da fáscia peri-hióidea[3,13] (Figura 80.13).

Nos casos em que queremos melhorar o ângulo CM, fazemos uma incisão relaxadora na fáscia peri-hióidea, que pode ser acima ou abaixo do osso hioide, ou mesmo incisões combinadas[36,38] (Figura 80.14).

Estas incisões possibilitam um reposicionamento superior e posterior do osso hioide, pelas forças musculares resultantes do ventre posterior dos músculos digástricos e supra-hióideos.[15,17] Para o tratamento dos músculos digástricos, quando necessário se faz como primeira escolha do autor o *shaving*, ou redução parcial dos ventres anteriores hipertrofiados com eletrocautério, como descrito por Connell e Feldman.

A aproximação dos ventres anteriores com PDS 3-0 pode ser feita quando estes estão muito afastados, quando existe uma depressão intermuscular acentuada (por ressecção prévia de gordura ou não) ou quando a hipertrofia é pequena[13-16,20,21] (Figura 80.15).

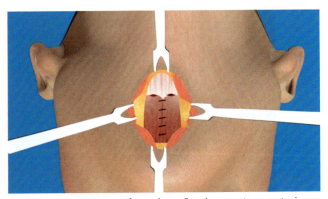

FIGURA 80.15 – Aproximação das ventres anteriores das digástricas.

CAPÍTULO 80 – TRATAMENTO DO TERÇO INFERIOR DA FACE

O tratamento dos músculos digástricos apresenta baixa morbidade e não traz nenhum prejuízo à função mastigatória.

O tratamento das glândulas submandibulares será detalhado e discutido mais adiante, em separado, para que algumas considerações importantes possam ser realizadas.

Após o tratamento de todo o assoalho submentoniano, procede-se a sutura medial das bandas platismais em um ou dois planos, de acordo com a tensão necessária.[1,2,5,23,35] O primeiro ponto, separado e invertido de náilon 4-0, é feito no local mais profundo do ângulo CM. A seguir, procedemos uma sutura contínua com náilon 4-0 do hioide até o mento, em uma ou duas camadas (Figura 80.16).

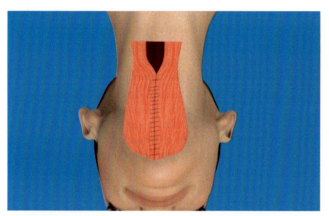

FIGURA 80.16 – Sutura das bandas platismais.

Depois, procede-se a secção medial bilateral das bandas platismais, o mais baixo possível. É importante que a extensão lateral desta secção ultrapasse a banda platismal marcada pré-operatoriamente.

O último passo do acesso central é a aproximação, sem tensão, das bandas platismais da região infra-hióidea até pouco acima da secção lateral. Evita-se a ressecção muscular, exceto nos casos com grande flacidez (Figura 80.17).

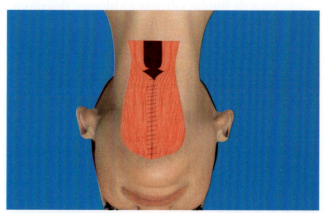

FIGURA 80.17 – Aproximação sem tensão das bandas plastimais da região infra-hióidea.

Faz-se o fechamento cutâneo da incisão submentoniana com sutura contínua de náilon 5-0.

Obs: o tratamento cervical pode ser feito isoladamente ou em conjunto com o tratamento facial, e após o tratamento da região submentoniana vamos realizar o descolamento cutâneo lateral, de acordo com a incisão planejada.[26,33,35,40,44]

O acesso retroauricular nos permite alcançar a borda lateral do músculo platisma, que será tratado isoladamente ou juntamente com a elevação do SMAS.[9,10,27,28] Após o descolamento do retalho cutâneo lateral, complementa-se a lipectomia da borda mandibular, *jowls* e borda anterior do músculo esternocleidomastóideo com tesoura e sob visão direta.[38] A borda lateral do músculo platisma pode ser elevada de duas formas:

- plicatura sem abertura muscular, como descrita por Pitanguy e outros, – tecnicamente mais simples e aplicada nos casos de pescoços mais flácidos e magros.[5,34,42] A fixação deve-se basear em pontos rígidos como a região mastóidea e ligamento auriculoplatismal. Entretanto, tende a ser um pouco menos duradoura;[25,27,28,39]
- abertura parcial ou total da borda lateral do músculo, com elevação do retalho, que tende a ser mais duradoura e usada em pescoços mais tensos e difíceis, nos quais a plicatura não consegue atingir os pontos para uma fixação rígida com a região mastóidea[1,15,36,46] (Figura 80.18).

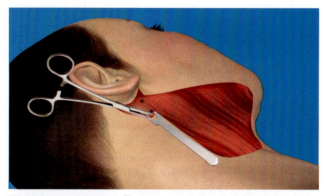

FIGURA 80.18 – Tratamento da borda lateral do platisma com fixação na região mastóidea.

Após o tratamento muscular, faz-se a redistribuição da pele, de modo a moldar os ângulos criados nas regiões submentoniana e submandibular, ressaltando que a tração cutânea não é tão importante e que somente o excedente de pele será excisado sem tensão. Isso possibilita a realização de cicatrizes mais curtas e muitas vezes sem penetrar a área pilosa.[4,35,42]

Glândulas submandibulares

O tratamento das glândulas submandibulares já foi deixado propositalmente para uma discussão separada,

1081

devido às opiniões fortes e conflitantes de autores experientes sobre o tema.[2,11,15,17,20,21,37,38]

A primeira pergunta que vem à mente do cirurgião é se o abaulamento causado na região cervical é decorrente de um aumento real da glândula por processos inflamatórios ou neoplásicos ou se isto ocorre por mau posicionamento e/ou ptose destas glândulas. Os estudos de Sullivan com ressonância nuclear magnética sugerem principalmente ptose e mau posicionamento do que aumento real. Entretanto, muitos cirurgiões acreditam em um aumento real da glândula decorrente de episódios recorrentes de obstrução ductal por cálculos, que são mais comuns nestas glândulas do que nas parótidas. Se houver qualquer dúvida na distinção entre aumento benigno da glândula ou neoplasias, sugerimos biópsia aspirativa com agulha, que apresenta alto grau de acurácia.[45]

Também devemos ressaltar que as glândulas submandibulares são responsáveis por aproximadamente 50% da produção total da saliva, sendo que este percentual pode chegar a 70% da produção basal fora dos períodos de estímulos, como as refeições. As glândulas parótidas são responsáveis por outros 45% e as glândulas sublinguais, por 5%.

Seja por ptose, mau posicionamento ou aumento real da glândula decorrente de inflamações crônicas, muitas pacientes apresentam um abaulamento evidente nesta região já no exame pré-operatório.

Existem diferentes táticas para o tratamento desta deformidade:

1. simplesmente aceitá-la e não abordar estas estruturas (riscos envolvidos);
2. injeção de toxina botulínica – cuidado para não afetar estruturas adjacentes, como os músculos depressores do lábio;[31,32]
3. camuflagem:
   - enxerto de gordura;[16,18,36]
   - implante mandibular aloplástico;[43]
4. elevar ou reposicionar as glândulas (glândulas menores; menos eficiente, maior taxa de recidiva);
5. ressecção parcial das glândulas (mais eficaz, porém apresenta mais riscos).

Existem diversas técnicas descritas para elevação ou reposicionamento glandular.[25,27,28] A preferência do autor é pela correção direta com reforço do músculo platisma, como descrito por Feldman, que além de ser realizada na região mediana, também pode ser acrescida de outras suturas laterais logo em cima da protrusão ou abaulamento laterais. Esta sutura pode ser feita de modo contínuo vertical ou em pontos separados em "oito". Esta técnica é aplicada na grande maioria dos casos, reservando-se a ressecção parcial apenas para as glândulas maiores (5% dos casos totais).

Ressecção parcial: o primeiro autor a propor a redução parcial das glândulas submandibulares (GSM) foi Bruce Connell, em 1965, e depois em 1976, no Simpósio ASAPS em Denver, Colorado.[18]

Em 1991 Pina e Quinta publicaram o primeiro artigo sobre ressecção parcial pela incisão lateral do *lifting* cervicofacial.[19]

Em 1994 Feldman publicou o acesso submentoniano para abordagem destas glândulas, por se tratar de uma via com menos vascularização e melhor acesso, segundo o autor, que propõe a ressecção parcial do lobo superficial, deixando a maior parte funcional da glândula e evitando-se a região lateral, mais vascularizada, que une os lobos superficial e profundo. Este mesmo acesso foi também descrito por outros autores como Bahman Guyuron, Foad Nahai, Sullivan, entre outros.[29,39,45]

Realizamos a ressecção parcial do lobo superficial em 5% dos casos de cirurgia de face, seguindo o acesso submentoniano, e destaco três importantes manobras táticas para tornar o procedimento mais seguro:

1. abrir a cápsula glandular e provocar a herniação destas glândulas antes da ressecção para se evitar os vasos maiores da cápsula;
2. reparar a glândula com duas ou três suturas em "U", com *vicryl* 4-0, abaixo da parte de ressecção desejada. Isto facilita a exposição das glândulas e após terminada a ressecção estes pontos são amarrados para evitar sangramento ou sialoma;
3. sutura final da cápsula para evitar espaço morto e herniação da porção restante da glândula, também com *vicryl* 4-0.

A ressecção parcial provavelmente representa o tratamento mais eficaz e duradouro do abaulamento das glândulas, porém, sem dúvida nenhuma, acrescenta morbidade e traz alguns riscos severos associados.

Além destes riscos, devemos discutir até que ponto podemos interferir na função apenas para melhor resultado estético.[8,30] Os riscos associados à ressecção parcial são:

1. sangramento intra ou pós-operatório de difícil controle;
2. risco potencial de lesão dos nervos mandibular, cervical e hipoglosso;
3. risco de fístulas salivares e sialomas, descrito na série de autores experientes;
4. risco de ressecamento da mucosa oral, principalmente nas pacientes que apresentam algum fator predisponente como *diabetes mellitus*, síndrome de Sjogren, olho seco e outros;
5. risco de irregularidades de contorno ou depressão lateral, quando se retira todo o lobo superficial.

Portanto, na visão do autor, a indicação deste procedimento deve ser muito criteriosa, amplamente discutida com os pacientes e reservada apenas para os casos muito acentuados e não como procedimento de rotina (Figuras 80.19 a 80.22).

CAPÍTULO 80 – TRATAMENTO DO TERÇO INFERIOR DA FACE

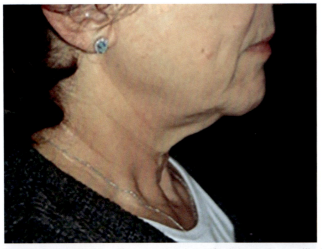 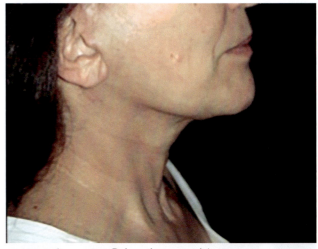

FIGURA 80.19 – Tratamento das glândulas submandibulares segundo o autor. Pré e pós-operatório.

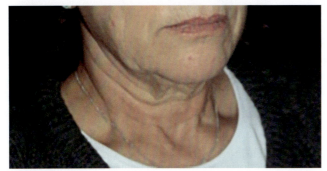 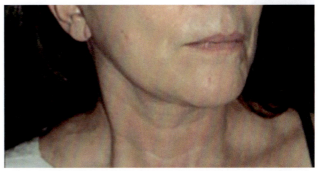

FIGURA 80.20 – Tratamento das glândulas submandibulares segundo o autor. Pré e pós-operatório.

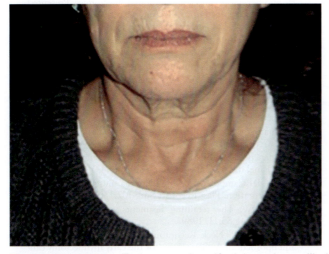 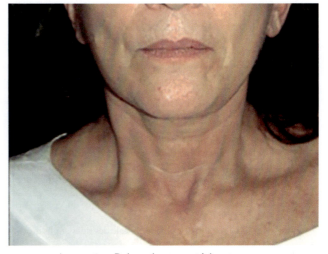

FIGURA 80.21 – Tratamento das glândulas submandibulares segundo o autor. Pré e pós-operatório.

PARTE 8 – CIRURGIA ESTÉTICA

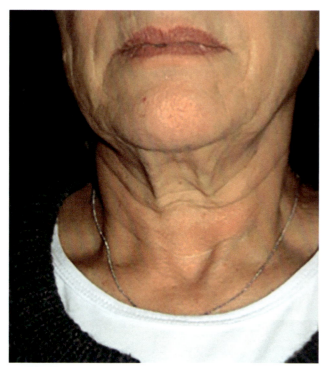 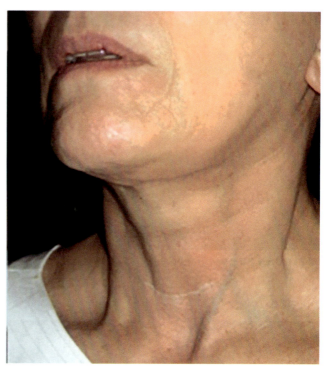

FIGURA 80.22 – Tratamento das glândulas submandibulares segundo o autor. Pré e pós-operatório.

Referências Bibliográficas

1. Aston S. Platysma muscle in rhytidoplasty. Ann Plast Surg. 3:529, 1979.
2. Aston SJ. Problems and complications in th neck (platysma). Presented at the Symposium on Problems and Complications in Aesthetic Plastic Surgery of the Face. Monterey, CA, Jan 1980.
3. Auersvald A, et al. Subplatysmal necklift: a retrospective analysis of 504 patients. Aesthetic Surg J. 37:11, 2017.
4. Aufricht G. Surgery fo excess skin of the face. In Transactions of the Second International Congress of Plastic Surgery. Ednburgh: E & S Livingston, 1960, pp 495-502.
5. Baker DC. Minimal incision rhytidetcomy (short scar face lift) with lateral SMAS-ectomy: Evolution and application. Aesthetic Surg J. 21:14, 2001.
6. Baker DC, Conley J. Avoiding facial nerve injury in rhytidetcomy: Anatomical variations and pitfalls. Plast Reconstr Surg 64:781, 1979.
7. Baker TJ, Gordon HL, Hhitlow DR. Our present technique for rhytidectomy. Plast Reconstr Surg. 52:232, 1973.
8. Baker DC. Face lifth with submandibular gland and digastric muscle resection: Radical neck rhytidectomy. Aesthetic Surg J. 26:85, 2006.
9. Bourguet J. La Véritable Chirurgie Esthétique du Visage. Paris: Plon Ed., 1936.
10. Bourguet J. La disparition chirurgicale des rides et plis du visage. Acad Méd Paris, 14 Oct, 1919.
11. Cardoso de Castro C. The anatomy of the platysma muscle. Last Reconstr Surg 66:680, 1980.
12. Cardoso de Castro C, Aboudib JH Jr. Extensive cervical and lower face lipectomy: Its importance and anatomical basis. Ann Plast Surg 4:370, 1980.
13. Connell BF. Contouring the neck and rhytidectomy by lipectomy and a muscle sling. Last. 48:443, 1971.
14. Connell BF. Neck contour deformities: The art, engineering, anatomic diagnosis, architectural planning, and aesthetics surgical correction. Clin Plast Surg 14:683, 1987.
15. Connell BF. Cervical Lifts: The value of platysma muscle flaps. Ann Plast Surg 1:34, 1978.
16. Connel BF. Complete transversal section of the platysma muscle and perparotid and submandibular lipectomies. Presented at the Annual Meeting of the American Society of Aesthetic Plastic Surgery, Los Angeles, March, 1977.
17. Connel BF. Contouring the neck in rhytidectomy by lipectomy and a muscle sling. Plast Reconstr Surg 61:376, 1978.
18. Connel BF. Personal communication, June 2005.
19. De Pina DP, Quinta WC. Aesthetic ressection of the submandibular salivary gland. Plast Reconstr Surg 88:779, 1991.
20. Feldmann JJ. Treatment of the difficult neck: Panel discussion. Aesthetic Surg J, 20:495, 2000.
21. Feldmann JJ. Corset Plastysmaplasty – reply. Plast Reconstr Surg 87:197, 1991.
22. Feldman JJ, Aston SJ, Giampapa VC, et al. Strategies for the neck: Panel discussion. Aesthetic Surg J, 14:4, 1994.
23. Fuente del Campo A. Midline platysma muscular overlap for neck restoration. Plast Reconstr Surg 102:1710, 1998.
24. Furnas DW. The retaining ligaments of the check. Plast Reconstr Surg 83:11, 1989.
25. Giampapa VC. Neck Recontouring with suture suspension and liposuction: An alternative for the early rhytidectomy candidate. Aesthetic Plast Surg 19:217, 1995.
26. Gonzáles-Ulloa M. The history of rhytidectomy. Aesthetic Plast Surg 4:1, 1980.
27. Guerrerosantos J. Surgical correction of the fatty fallen neck: Ann Plast Surg 2:389, 1979.
28. Guerrerosantos J, et al. Correction of cervico-facial wrinkles. Rev San Guad (Méx) 4:97, 1971.

29. Guyuron B. Secondary rhytidectomy. Plast Reconstr Surg 114:797, 2004.
30. Hanna DC. Aesthetic resection of the submandibular salivary gland (discussion). Plast Reconstr Surg 88:788, 1991.
31. Jongerius PH, et al. The treatment of drooling by ultrasound-guided intraglandular injections of botulinum toxin type A into the salivary glands. Laryngoscope 113:107, 2003.
32. Kane MA. Nonsurgical treatment of plastymal bands with injection of botulinu toxin A. Plast Reconstr Surg 103:656, 1999.
33. Knize DM. Limited incision submenta lipectomy and plastysmaplasty. Plast Reconstr Surg 10:473, 1998.
34. Labbé D, Fraco RG, Nicolas J. Platysma-suspension and plastymas-pexy during neck lift: Anatomical study and analysis of thirty cases. Plast Reconstr Surg 117:2001, 2006.
35. Marchac D. Julien Bourguet: The pioneer in aesthetic surgery of the neck. Clin Plast Surg 10:363, 1983.
36. Marten T. Panel on treating the obtuse neck. Aesthetic Surg J (in press).
37. McKinney P. The mamagement of platysma bands. Plast Reconstr Surg 98:999, 1996.
38. Mendelson BC. SMAS fixation to the facial skeleton: Rationale and results. Last Reconstr Surg 100:1834, 1997.
39. Nahai F. Reconsidering neck suspension sutures. Aesthetic Surg J 24:365, 2004.
40. Owsley JQ Jr. SMAS-plastyma facelift. Plast Reconstr Surg 71:573, 1983.
41. Pessa JE, Garza PA, Love VM, et al. The anatomy of the labiomandibular fold. Last Reconstr Surg 101:482, 1998.
42. Pitanguy I. Facial Surgery for rejuvenation. Orthod Fr 76(3):261-3, 2005.
43. Ramirez OM. Cervicoplasty, Nonexcisional anterior approach. A 10-year follow-up. Last Reconstr Surg 111:1342, 2003.
44. Saylan Z. An update on serial notching of the platysma bands. Aesthetic Surg J 22:274, 2002.
45. Singer DP, Sullivan PK. Submandibular gland.I: An anatomic evaluation and surgical approach to submandibular gland ressection for facial rejuvenation. Plast Reconstr Surg 112:1150, 2003.
46. Stuzin JM, Baker TJ, Gordon HL. The relationship of the superficial and deep layer fascias: Relevance to rhytidectomy and aging. Last Reconstr Surg 89:441, 1992.

capítulo 81

Videocirurgia no Rejuvenescimento Frontal e do Terço Médio da Face

AUTOR: Carlos Casagrande
Coautores: Anderson Saciloto e Daniel Ongaratto Barazzetti

Introdução

A videocirurgia se desenvolveu e obteve aperfeiçoamentos ao longo das últimas 2 décadas, contribuindo para resultados ainda melhores nas cirurgias de rejuvenescimento facial. Hoje utilizamos o tratamento endoscópico com frequência e ampla aplicação nas regiões frontal e do terço médio da face.

As vantagens não se restringem apenas às pequenas incisões. Temos também uma melhor visão da anatomia, observada em detalhes pelo aumento de aproximadamente dez vezes, menor trauma nos tecidos, com menos edema e equimoses, recuperação mais rápida do paciente, além de resultados satisfatórios e duradouros.

Indicações

Apesar das expectativas do médico e do paciente, precisamos de objetividade na aplicação das técnicas cirúrgicas. A sistemática que adotamos no tratamento endoscópico facial considera a divisão topográfica das áreas da face. Portanto, pensamos na indicação cirúrgica de acordo com as alterações anatomofisiológicas de cada setor facial, como descreveremos posteriormente.

Dentre as alterações físicas para o tratamento de terço médio e região frontal, temos:
- ptose total ou parcial dos supercílios;
- rugas frontoglabelares;
- assimetrias de supercílios;
- rugas frontais;
- sulco palpebromalar acentuado;
- ptose do canto externo do olho;
- flacidez tarsal da pálpebra inferior;
- ptose da bolsa malar.

Técnica Operatória

Planejamento cirúrgico

O sucesso na cirurgia videoendoscópica facial depende basicamente de três fatores: planejamento cirúrgico adequado, descolamento suficiente e fixação dos tecidos. No planejamento da cirurgia devemos fazer o diagnóstico das estruturas que necessitam ser tratadas para definir a extensão e a amplitude do procedimento. Durante o descolamento, é importante liberar adequadamente todas as estruturas anatômicas necessárias, para garantir resultados efetivos e duradouros e reposicionarmos as estruturas dissecadas por meio da fixação efetiva dos tecidos.

Toda demarcação topográfica do planejamento cirúrgico tem explicações anatômicas e técnicas que facilitarão o entendimento e a realização da cirurgia. Na demarcação dos andares superior e médio da face, compreendemos três regiões principais: frontal, temporal e terço médio. Para defini-las, sustentamo-nos em pontos fixos da face: a linha temporal anterior, o rebordo orbitário inferior e lateral, o ponto A, o sulco nasogeniano, a união do ponto A com o sulco nasogeniano e espaço pré-massetérico.

Anatomia aplicada – áreas faciais

Linha temporal anterior: define a divisão da região temporal e frontal. Anatomicamente, esses dois planos

PARTE 8 – CIRURGIA ESTÉTICA

anatômicos estão na mesma estratigrafia, permitindo um descolamento em plano único, o que facilita a mobilização dos retalhos. As duas regiões têm detalhes anatômicos muito importantes a serem considerados.

Reborda orbitária superolateral: a posição dos supercílios em relação ao reborda orbitária depende da ação de forças que atuam sobre a região frontal. São as estruturas anatômicas e sua ação dinâmica que fazem a expressão facial do terço superior da face. Temos os músculos elevadores do supercílio: o frontal, com suas conexões anatômicas com a gálea aponeurótica e o músculo occipital; os músculos depressores da cabeça do supercílio – o prócero, os corrugadores e a porção orbitária do músculo orbicular. Um dos fatores de estabilização do supercílio é a fixação do periósteo na região supraorbitária, mas principalmente as adesões supraorbitárias e periobitárias, que fixam o supercílio à borda óssea (Figura 81.1).

melhorar o sulco palpebromalar, e também do retináculo lateral.

- *Espaço pré-massetérico*: esse se situa sobre a metade inferior do músculo masseter, sendo a delimitação: superior – o platisma; posterior – a borda posterior do masseter; inferior – a borda inferior da mandíbula e o septo mandibular; e anterior – a borda anterior do masseter e os ligamentos massetéricos cutâneos inferiores. Na parte superior se localizam os ligamentos massetéricos-cutâneos superiores. Esse é um espaço virtual na juventude, tornando-se verdadeiro com o envelhecimento facial, expandindo-se e abaulando sobre os ligamentos (Figura 81.2B).

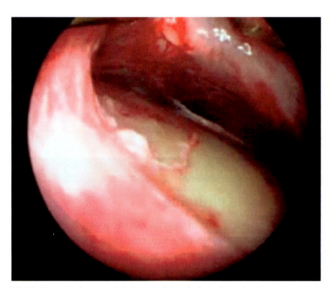

FIGURA 81.1 – Visão endoscópica da adesão temporal.

- *Ponto A*: ponto imaginário situado na borda superior do arco zigomático, a 3 cm laterais ao canto externo do olho (Figura 81.2A). Demarcado neste nível, pois o trajeto do ramo temporal do nervo facial emerge da borda inferior do arco zigomático nos seus 2/3 posteriores. O ponto A define os 2/3 anteriores do arco zigomático, onde podemos dissecar no plano profundo, sem risco de lesar a inervação motora frontal. Ele representa a área de união do descolamento da região temporal com o terço médio, sem risco de lesões nervosas.
- *Sulco nasogeniano*: representa simplesmente um marco topográfico do final do terço médio.
- *Arco zigomático*: demarcado somente para posicionar o ponto A.
- *Borda orbitária inferolateral*: define a dissecção medial. Indica que devemos ter cuidado com a região ocular no descolamento. Nesse nível, é importante a dissecção subperiostal da borda orbitária inferior, para

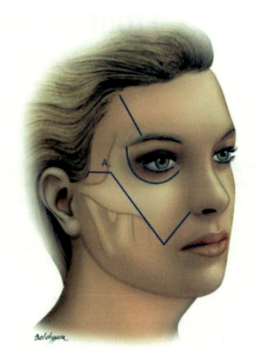

FIGURA 81.2A – Definição topográfica dos andares superior e médio da face e marcação do ponto A.

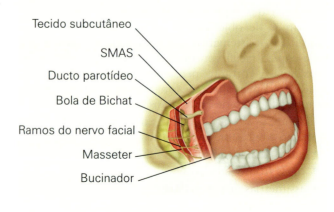

FIGURA 81.2B – O espaço pré-massetérico.

CAPÍTULO 81 – VIDEOCIRURGIA NO REJUVENESCIMENTO FRONTAL E DO TERÇO MÉDIO DA FACE

A união do sulco nasogeniano com o ponto A delimita o terço médio lateral. Divide o ponto onde a dissecção será em plano profundo no terço médio, com o plano superficial subcutâneo da região cervical.

Incisões

Os portais de entrada para o endoscópio são obtidos por meio de duas incisões temporais de 2-3 cm de extensão, distantes 2 cm da linha de implantação dos cabelos e na direção de uma linha que passa pela asa do nariz e pelo canto externo do olho; temos também duas incisões de 1 cm de extensão, paramedianas, próximas à linha de implantação dos cabelos e no nível das pupilas; e outra na região mediana (portal médio frontal), idêntica às paramedianas (Figura 81.3).

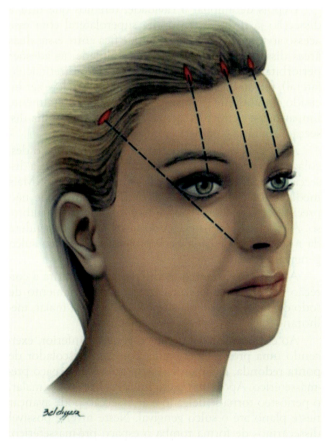

FIGURA 81.3 – Incisões para acesso do endoscópio.

Descolamentos

• Descolamento da região temporal

Por meio da incisão temporal inicia-se a dissecção no plano acima da fáscia temporal. É muito importante iniciarmos no plano correto e, para nos certificarmos, basta realizar uma pequena abertura da fáscia e visualizar o músculo temporal logo abaixo.

A fáscia do músculo temporal sofre uma delaminação no nível da reborda orbitária superior. Até esse nível, é um folheto único e depois se subdivide em dois folhetos mais finos, as fáscias temporais profunda e a superficial. Esse aspecto anatômico é importante, pois devemos manter a dissecção superiormente à fáscia profunda. Se dissecarmos mais profundamente, atingiremos o coxim gorduroso profundo da região temporal, que é ricamente vascularizado e, consequentemente, teremos sangramentos, dificultando o campo de visão do endoscópico. Se a dissecção for mais superficial, atingiremos o coxim gorduroso superficial, por onde transita o ramo temporal do nervo facial.

A dissecção a partir desse ponto (reborda orbitária superior) deve ser mais cautelosa, para não sairmos do plano correto. O plano de dissecção inicial é avascular e mantém-se assim até atingirmos a veia sentinela. A veia sentinela é uma perfurante que emerge a aproximadamente 2,5 cm lateral e 1,8 cm superior ao canto lateral do olho (Figura 81.4). Ela aponta para o trajeto do ramo temporal do facial. Pode variar de posição, calibre e unidades, ou mesmo estar ausente em alguns casos. Na nossa experiência, sua coagulação é fundamental, mesmo no *lifting* frontal sem abordagem do terço médio, pois preconizamos a ampla liberação de todos os ligamentos periorbitários laterais das adesões supraorbitárias, para garantirmos um resultado duradouro e previsível na elevação da cauda dos supercílios. Outro detalhe importante é que, nesta coagulação, devemos pinçar o vaso, o mais justo à fáscia possível, para evitarmos a transmissão de corrente térmica ao nervo que está superiormente.

O próximo passo da dissecção, depois de coagulada a veia, é unir o plano suprafascial temporal com o subperiostal frontal, com a lise da linha temporal anterior. Colocamos o descolador na área dissecada temporal e, com um movimento firme em direção medial, forçamos a ruptura dessa adesão temporal em um plano subperiostal. Esse movimento pode ser feito às cegas até próximo

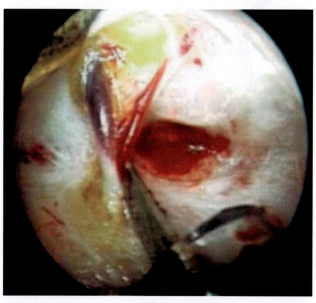

FIGURA 81.4 – Visão endoscópica da veia sentinela.

da reborda orbitária. Isso amplia a cavidade óptica e permite maior mobilidade para manusear os equipamentos.

Após esta manobra, inserimos o endoscópio para finalizar a liberação da linha temporal anterior. Esta tem um espessamento final, conhecido como ligamento orbitopalpebral ou ligamento de Hakme. Com o auxílio de tesoura, é feita uma ampla liberação do mesmo e assim teremos acesso ao plano subperiostal da órbita superior (Figura 81.5).

O osso é sempre um excelente guia na dissecção endoscópica. Serve de referencial, por sua cor branca e seu brilho. Prosseguimos a dissecção em plano subperiostal da reborda orbitária lateral, área em que iniciamos a dissecção do retináculo lateral, que é um labirinto de tecido conjuntivo, responsável pela fixação e pela estabilização da estrutura palpebral inferior, tendo influência sobre a função ocular, uma vez que mantém a oclusão palpebral e a drenagem lacrimal. Ao dissecá-lo, podemos fixar corrigindo a ptose orbitária lateral e do canto do olho, realizando uma cantopexia endoscópica, que será descrita na sequência do texto.

superior e o médio, criamos um espaço que permitirá introduzir o endoscópio. Nessa região, a primeira estrutura visualizada no teto da cavidade óptica é a SOOF (*suborbicular oculli fat*).

Com um descolador de órbita, que tem a ponta delicada e ângulo bem agudo, encontramos o plano subperiostal da região malar. O descolamento prossegue nesse plano. Sob visão direta, aumentamos a cavidade óptica para facilitar a manipulação do instrumental. Próximo à margem da reborda orbitária inferior encontraremos nessa região o nervo sensitivo zigomaticofacial, que deve ser preservado para evitarmos alterações sensitivas da região malar.

O objetivo aqui será completar a liberação da periórbita lateral e inferior em plano subperiostal e dissecar a bolsa malar.

Depois de ampliar a cavidade, teremos que unir a dissecção já realizada na órbita superolateral com esse acesso ao terço médio. O tecido que fica entre essas duas áreas dissecadas corresponde, na realidade, às adesões periorbitárias laterais e ao ligamento cantal (retináculo lateral), tecido que oferece resistência forte e deve ser incisado com tesoura ou bisturi elétrico, para literalmente limparmos a periórbita lateral e conseguirmos uma dissecção orbitária completa em plano subperiósteo.

Após dissecada a órbita lateral, introduzimos o descolador em formato de taco de golfe, que permitirá a dissecção subperióstea da reborda orbitária inferior. Mais medialmente, teremos o nervo infraorbitário, que não precisa ser visualizado, pois é bastante medial e calibroso. A extensão da dissecção do terço médio dependerá da necessidade de cada caso, podendo chegar ao sulco gengival superior.

A dissecção do terço médio da face permitirá a correção do sulco palpebromalar, o reposicionamento de todo o canto do olho e a suspensão da bolsa malar, melhorando a volumetria do terço médio.

Ao chegar no nível do sulco gengival inferior, exercendo uma pressão moderada, com um descolador de ponta redonda, facilmente se tem acesso ao espaço pré-massetérico. Após um trajeto inicial sobre o osso malar, o periósteo torna-se delgado e a dissecção pode avançar neste plano até o sulco gengival. Neste nível é possível dissecarmos de forma romba o espaço pré-massetérico, região anatômica avascular que possui estruturas importantes. Vale lembrar que o descolador deve ser rombo, não coagulando e cortando as estruturas dessa região. Muitas vezes é possível identificar e se necessário suspender a bola de Bichat, que se projeta para dentro do espaço pré-massetérico.

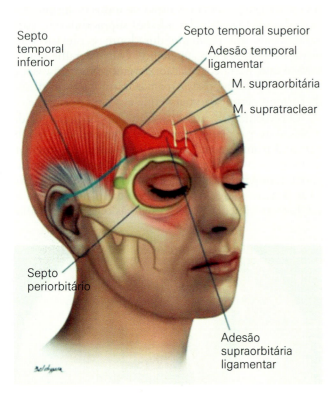

FIGURA 81.5 – Adesões supraorbitárias.

- Descolamento do terço médio

Logo após realizada a coagulação da veia sentinela, forçamos o descolador mais largo inferiormente entre a reborda orbitária lateral e o ponto A. Vale lembrar que essa região é a área de segurança, onde não teremos riscos de lesões nervosas na dissecção desse plano. Ao ultrapassarmos esse nível de transição entre o terço

- Descolamento da região frontal

Concluído o descolamento temporal e do terço médio, a região frontal é dissecada em um plano subperiostal. O descolamento poderá ser às cegas até aproximadamente 2 cm acima da borda orbitária superior.

A partir desse ponto o periósteo é incisado. Quanto mais perto da reborda orbitária for feita a abertura do periósteo, mais aderidos estarão os pedículos vasculonervosos. Entretanto, a abertura do periósteo mais próxima à reborda orbitária facilita sua elevação durante a fixação.

Devemos abrir o periósteo o mais próximo possível da reborda orbitária. Para evitar a lesão do pedículo, iniciamos a abertura na região glabelar (linha média), por ser uma área onde não encontramos inervação ou vascularização. A partir desse ponto ampliamos lateralmente a abertura do periósteo até encontrarmos a dissecção realizada no final do septo temporal anterior. Costumamos abrir horizontalmente todo o periósteo frontal, para facilitar o acesso à musculatura glabelar, aos pedículos vasculonervosos (supraorbitário e supratroclear) e às adesões supraorbitárias. Não recomendamos a abertura vertical no nível da glabela (dorso nasal), para que não ocorra o afastamento das cabeças dos supercílios. Não costumamos deixar ilhas de periósteo fixas, pois acreditamos que a abertura do periósteo permite pouca mobilização dos supercílios. O que verdadeiramente libera os supercílios são as miotomias e a lise das adesões supraorbitárias.

A abertura do periósteo inicia-se na glabela. Com auxílio de tesoura, realizamos uma pequena abertura. A partir desse ponto, divulsionamos o periósteo com tesoura ou pinça endoscópica mais robusta, com movimentos craniocaudais, no sentido das fibras nervosas. Evitamos usar a tesoura para corte, pois os nervos sensitivos estão bastante aderidos ao periósteo nesse nível mais inferior.

Uma vez incisado o periósteo e identificados os pedículos do supratroclear e supraorbitário, iniciamos as miotomias. O endoscopio deve ser posicionado de forma a manter tenso o retalho e com uma aproximação que permita uma visualização detalhada da região.

O músculo prócero posiciona-se mais verticalizado, no nível da glabela, lateral ao supratroclear. Com movimentos de divulsão, afastamos os ventres de origem e inserção. Utilizamos para isso a tesoura ou pinça endoscópica fechada.

Em seguida, abordamos o corrugador, músculo mais extenso, colocado horizontalmente à órbita superior, de formato e extensão variáveis de acordo com cada biotipo facial. Suas fibras se entremeiam com o pedículo vasculonervoso supraorbitário, em posição mais superficial. Para realizarmos uma boa miotomia, devemos dissecar entre as fibras nervosas, de modo a encontrarmos as fibras musculares do corrugador, que podem ser divulsionadas com um *grasper* endoscópico ou incisadas com a tesoura.

O eletrocautério pode ser utilizado nessas ressecções musculares da glabela, porém com cuidado para não queimar a pele, que está bastante próxima. O aumento da imagem proporcionado pelo videoendoscópio pode dar uma falsa ideia de distância. Nesse nível de dissecção, teremos acesso às adesões supraorbitárias, um tecido conjuntivo resistente que se posiciona entre os nervos e músculos da região. A liberação do supercílio depende não só das miotomias, que normalmente proporcionam uma subida de 0,5 cm sem nenhuma fixação, mas também da dissecção das adesões.

Costumamos dissecar em graus variáveis as adesões supraorbitárias. Nos casos em que a ptose do supercílio é mais acentuada, uma ampla liberação garante uma maior elevação, com boa manutenção dos resultados em longo prazo.

Após a dissecção dos músculos e das adesões, chegaremos ao subcutâneo. A partir desse ponto, é desnecessário prosseguir a dissecção, poderemos ter depressões por falta de tecido gorduroso, mais comuns na região glabelar. E, em pacientes mais magras, a reborda orbitária pode ficar visível pela fina espessura do retalho cutâneo, especialmente no nível da cauda dos supercílios.

Fixações

A fixação tem por objetivo manter a elevação do supercílio e do terço médio durante o tempo necessário até que ocorram a cicatrização e a aderência periostal na nova posição. Hoje, a grande maioria dos videoendoscopistas opta por dois tipos básicos de fixação: utilização de Ribbon® e as fixações diretas com agulhas – utilizando fios comuns como, por exemplo, o náilon. Serão enumerdados a seguir os métodos conhecidos de fixação endoscópica.

Basicamente, devemos lembrar que temos três regiões diferentes para fixação (Figura 81.6):

- a *região frontal*, onde precisamos de uma fixação vertical superior;
- a *região temporal*, onde as suturas e a tração devem ser laterais e têm o objetivo de elevar a cauda do supercílio;
- o *terço médio*, onde o objetivo é elevar a bolsa malar, corrigindo as depressões palpebromalares e devolvendo a volumetria do terço médio.

• Métodos de fixação

Fixação direta com agulha

É o método desenvolvido justamente pela dificuldade de manusear o porta-agulhas de forma convencional, uma vez que dispomos apenas de um orifício de acesso à área descolada. A técnica foi publicada pela primeira vez em 2001 e teve seu uso bastante difundido, pela simplicidade do método e por seu baixo custo. Na execução do procedimento utilizamos a agulha de Casagrande, de formato reto, fina, que possui um orifício exatamente na extremidade distal (Figura 81.7). A agulha lembra a de Reverdin, porém é de extrema importância que seja mais fina e o orifício seja o mais distal possível, a fim de permitir uma "pega" precisa de tecido, evitando as depressões que podem ficar na pele, especialmente no terço médio, se prendermos a derme.

PARTE 8 – CIRURGIA ESTÉTICA

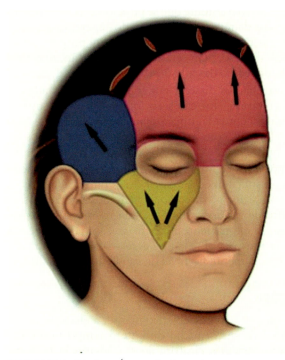

FIGURA 81.6 – Áreas da face dos terços superior e médio.

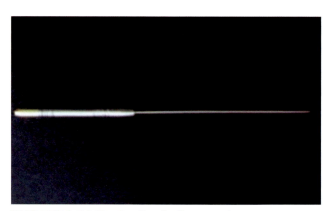

FIGURA 81.7 – Agulha de Casagrande.

Fixação direta com agulha no terço médio da face

Dois pontos fundamentais são colocados no terço médio: um ponto que chamamos de terço médio medial, que é posicionado no nível da linha pupilar e aproximadamente 3 cm inferiormente à borda palpebral. Ele permitirá uma suspensão medial e vertical do terço médio, diminuindo o sulco palpebromalar. O segundo ponto na bolsa malar (no ponto onde esta é mais volumosa) é para permitir maior volumetria do terço médio. Quanto mais inferior for colocado o ponto, maior será a ascensão.

Fixação direta com agulha na região temporal

Na região temporal, o primeiro ponto é colocado na região do ponto A (topograficamente marcado a 3 cm da reborda orbitária lateral sobre o arco zigomático). O segundo, na linha pré-capilar, no prolongamento da cauda do supercílio. O terceiro, acompanhando o vetor dos pontos do terço médio, também na linha pré-capilar (Figura 81.8). A tração dos fios colocados na região temporal é superolateral. Caso se necessite uma elevação mais vertical do supercílio, é recomendada a utilização da "técnica duplo V", que será descrita posteriormente.

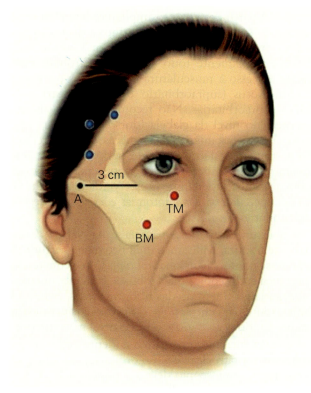

FIGURA 81.8 – Pontos de fixação temporal e de terço médio. TM: terço médio; BM: bolsa malar.

Fixação direta com agulha na região frontal

Para elevação da região frontal superiormente, é utilizada em menos de 30% dos casos, pelo fato de na maioria dos pacientes não ser necessária. Quando o descolamento é bem realizado, os pontos temporais dados bem no nível da linha temporal anterior são suficientes para elevar superiormente. Somente nos casos em que a ptose é muito acentuada, ou que o músculo temporal tem uma extensão anterior muito pequena, não permitindo suturas que elevem o supercílio verticalmente, utilizamos metodos de fixação vertical unindo o retalho frontal ao osso da calota frontal.

Essas suturas podem ser executadas de inúmeras formas, como fios presos a túneis ósseos ou realizadas por acessos variados, como o transpalpebral. Temos preferência pelas suturas com fios, mas utilizamos uma técnica específica chamada técnica do *duplo V*, que permite uma suspensão vertical do supercílio (cauda, cabeça e corpo) sem necessidade de fixações ósseas. Esta técnica faz um sistema de polias em que a resultante é a subida vertical do supercílio sem necessidade de fixações ao osso. A posição onde será colocado o ponto depende de quanto desejamos subir o supercílio. Normalmente o duplo V tem a função de manter os supercílios como se encontram, na posição deitada, e não em uma subida forçada. Se tivermos uma dissecção adequada do periósteo e das adesões supraorbitárias e as miotomias glabelares forem bem executadas, não teremos necessidade de fixações que exerçam uma tração excessiva e, sim, uma simples manutenção natural do reposicionamento do supercílio (Figura 81.9).

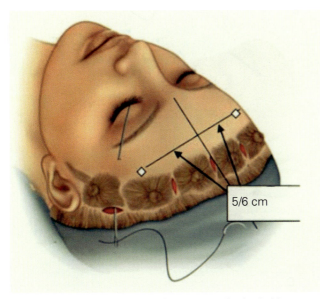

FIGURA 81.9 – Posição dos pontos de duplo V.

A técnica do *duplo V* obedece aos seguintes passos:
1. Introdução percutânea da agulha no nível do ponto desejado na região frontal, a 5-6 cm da linha média e cerca de 2 cm abaixo da linha de implantação dos cabelos.
2. Saída no portal temporal lateral.
3. Introdução do fio no orifício da agulha.
4. Retroceder a agulha até o ponto de entrada na pele (passo 1), segurando as duas extremidades do fio.
5. "Pega" de periósteo e músculo. Manter a extremidade agulhada do fio no portal temporal.
6. Saída no portal mediano superior da extremidade sem a agulha.
7. Ficamos assim com uma extremidade na região temporal e outra na mediana frontal.
8. Repetir as manobras no supercílio contralateral.

Suturamos a extremidade agulhada do fio na fáscia temporal bilateralmente e as duas unidades sem agulhas no portal mediano central serão unidas com um nó. O grau de tração desta extremidade do fio dará a regulagem de altura do supercílio que desejamos (Figura 81.10).

Fixação com Ribbon®

O Ribbon® é também um fixador em forma de fita, absorvível, e hoje e nossa preferência na fixação do terço médio da face. Permite uma elevação eficiente do terço, pois tem em seu trajeto inúmeras garras que prendem o terço medio e a região temporal num vetor vertical superior.

Outro benefício do Ribbon é a possibilidade de introduzir sua extremidade inferior no espaço pré-massetérico, que permite uma elevação mais eficiente do terço médio. Inclusive é possível mobilizar superiormente a bola de Bichat que está neste compartimento anatômico. A dissecção do espaço pré-massetérico é de baixa morbidade e melhorou muito os resultados da videocirurgia de terço médio, permitindo elevar também o canto da boca. É importante citar que as garras do Ribbon não podem ficar presas ao ligamento massetérico, pois isto impediria que a parte móvel do terço médio fosse mobilizada superiormente. Para evitar, utilizamos uma manobra de elevar e desprender as garras do Ribbon desta região massetérica, tracionado a fita superiormente e liberando com o descolador as garras que ficarem presas ao ligamento (Figura 81.11).

Outros métodos

Endotine® frontal

É uma placa absorvível fixada ao osso frontal, que permite uma espécie de grampeamento do retalho frontal ao osso (Figura 81.12). As desvantagens são que esta placa é absorvível e deixa um volume espesso palpável abaixo da pele por muito tempo, que tem um alto índice de extrusão. Na nossa opinião, como a fixação frontal vertical é necessária somente em 30% dos casos, e depende mais da liberação dos ligamentos do que das próprias fixações, não vemos vantagem no uso do mesmo.

Endotine® de terço médio

O terço médio da face oferece uma dificuldade maior na fixação, pois é mais predisposto a assimetrias e *encoches*. Um aspecto muito importante na fixação é o descolamento, que deve ser simétrico e de preferência subperiostal completo, mantendo o periósteo íntegro durante a dissecção. Isso permite a ascensão em bloco do terço médio. O Endotine® de terço médio é um sistema que utiliza uma miniplaca com garras, na extremidade de uma fita de material absorvível. Após completo descolamento bilateral, introduzimos o Endotine® *midface* através da incisão temporal. Este é um estojo plástico com um sistema de gatilho metálico que tem no interior o Endotine® propriamente dito (Figura 81.13). Depois de posicionar a miniplaca no nível mais inferior possível do terço médio, acionamos o gatilho do dispositivo que se-

PARTE 8 – CIRURGIA ESTÉTICA

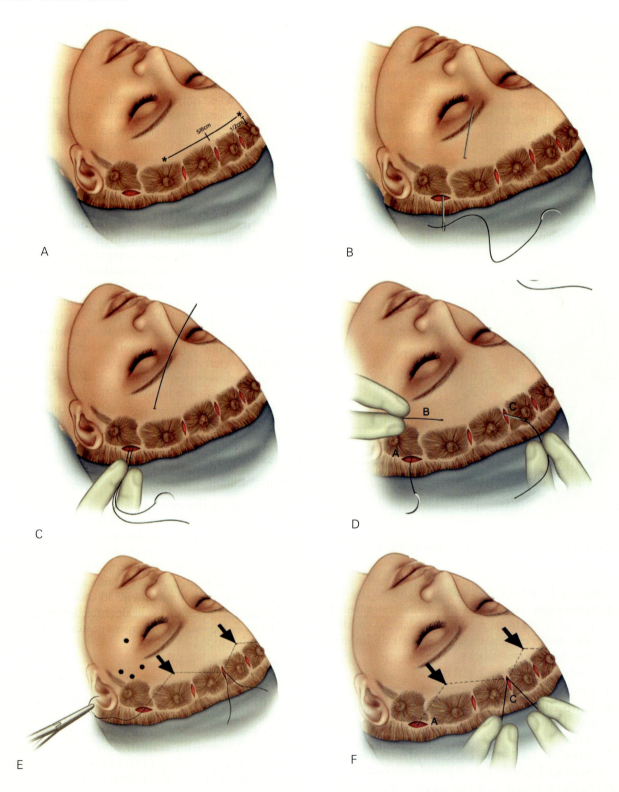

FIGURA 81.10 – Sistemática dos pontos do duplo V. **A)** Posição do ponto; **B)** Introdução percutânea da agulha no nível do ponto desejado de tração vertical. Saída no portal temporal lateral. Introdução do fio no orifício da gulha; **C)** Retorce-se a agulha até o ponto de entrada na pele, segurando as duas extremidades do fio; **D)** "Pega" do retalho frontal. Mantém-se a extremidade agulhada no fio no portal temporal. Saída no portal medial superior, mantendo a extremidade do fio sem agulha neste nível; **E)** Obtém-se, assim, uma extremidade na região temporal (fio agulhado) e outra no portal medial frontal (fio livre). Repetem-se as manobras no supercílio contralateral. Sutura-se o fio temporal à fáscia temporal, repetindo no lado contralateral; e **F)** Unem-se por meio de nós as duas extremidades do fio no portal medial frontal, permitindo a elevação dos supercílios pelo princípio das polias, resultando numa tração vertical e cranial.

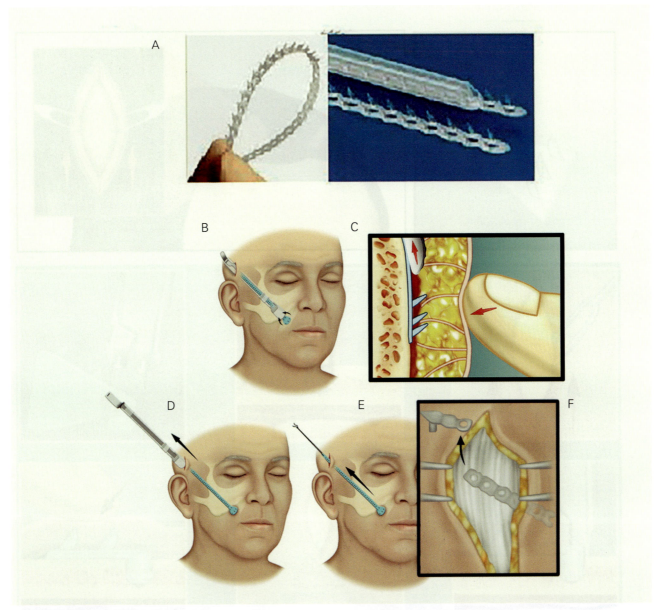

FIGURA 81.11 – Sistema completo do Endotine Ribbon®. **A)** Sistema Ribbon®; **B)** Sistema Ribbon® em terço médio; **C)** Área de aplicação; **D** e **E)** Passo a passo da implatação; e **F)** Fixação de Ribbon® na fácia temporal.

para o Endotine® do estojo. Retiramos o estojo e a peça metálica, e reposicionamos o Endotine® onde se deseja fazer a suspensão.

O retalho é comprimido contra o Endotine®. Suspendemos então o conjunto pela fita multiperfurada. Dois pontos são colocados em dois dos orifícios, fixando a fáscia temporal já na posição em que desejamos manter a elevação. Normalmente a absorção do Endotine® se dará em 8 meses. Em pacientes com pele mais fina, podemos eventualmente palpar o Endotine® no nível da região malar.

As desvantagens na fixação com Endotine TM são: custo elevado, volume da placa que se torna palpável no TM por muito tempo, impossibilidade de colocar o fixador no espaço pré-massetérico e as garras do endotine estão restritas ao triângulo da placa. Por este motivo o Ribbon atende melhor as necessidades da fixação do terço médio.

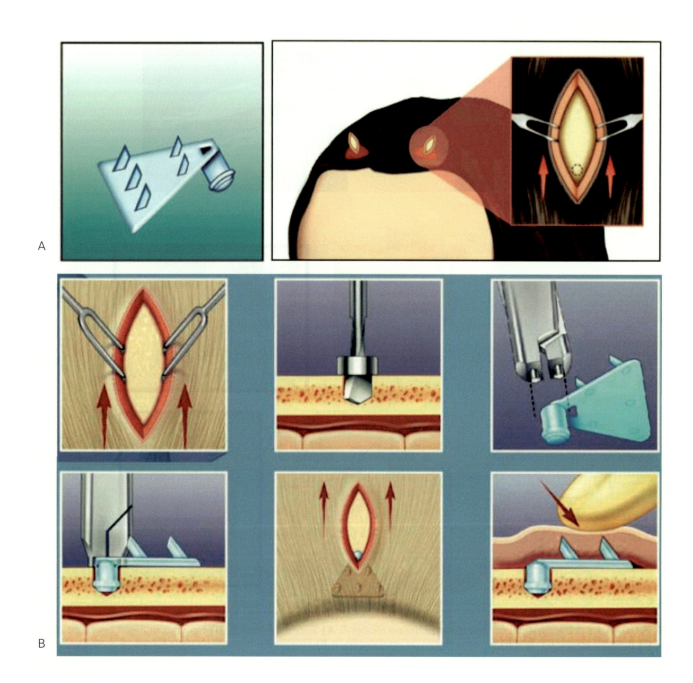

■ **FIGURA 81.12 – A)** Endotine frontal; e **B)** Sequência de aplicação do Endotine frontal.

Tratamento palpebral

A videocirurgia muda as indicações de tratamento palpebral, tornando a ressecção de pele menos frequente. Entendemos que é fundamental preservar a integridade funcional do músculo orbicular. A pele da pálpebra superior é ressecada de forma tradicional para eliminar o excesso cutâneo e, se necessário, também são ressecadas as bolsas de gordura. Já na pálpebra inferior prefere-se o tratamento transconjuntival para bolsas e, se houver excesso de pele, confecciona-se um retalho cutâneo limitado e resseca-se somente a pele. Utilizamos com frequência também a excisão de pele sem descolamento o *no touch*, descrito por Glen Jelks, onde se faz um pinçamento da pele e com a tesoura ressecamos uma fila de pele. Quanto menor o trauma sobre a pálpebra inferior, menor a chance de complicações.

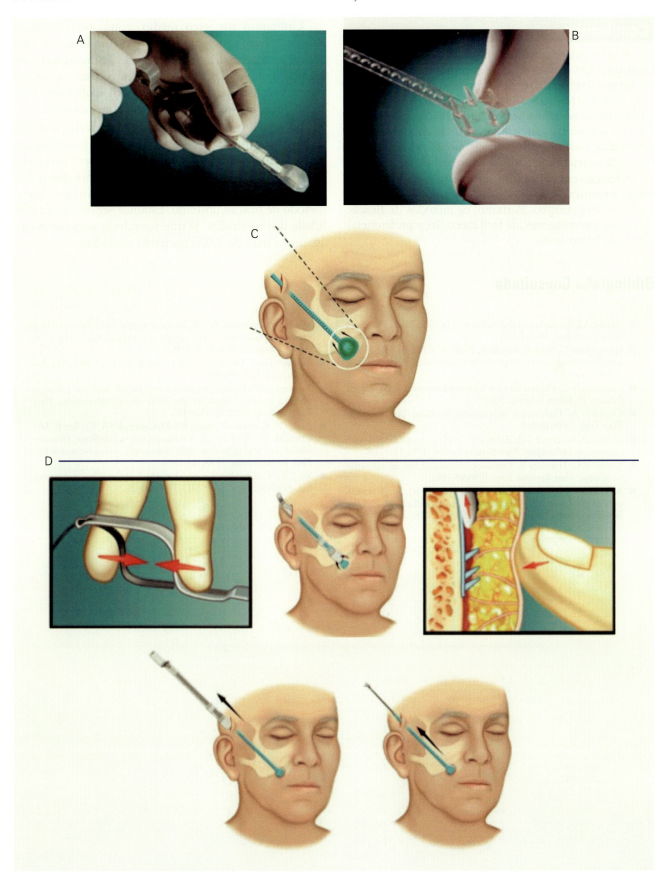

FIGURA 81.12 – A) Sistema completo do Endotine St; **B)** Endotine St de terço médio; **C)** Área de aplicação do Endotine; e **D)** Passo a passo da implantação.

Conclusões

A videocirurgia evoluiu muito nos últimos anos, e provou ser um método eficaz e com resultados duradouros no tratamento da região frontal e do terço médio da face. Para que tenhamos sucesso empregando as técnicas endoscópicas no rejuvenescimento da face, é fundamental que os descolamentos das estruturas anatômicas que estabilizam os supercílios, especialmente as adesões e os ligamentos, sejam meticulosamente realizados.

A fixação em videocirurgia tem a finalidade de manter as estruturas reposicionadas da face até que ocorra a adesão do periósteo. Portanto, os métodos de fixação devem ser permanentes, de fácil execução, e preferencialmente de baixo custo.

Utilizamos no terço médio, como preferência, o Ribbon®. Este, comparado à fixação com fios, tem uma aplicação mais fácil, menor risco de assimetrias ou depressões temporárias na pele, porém o custo é mais elevado. A técnica de fixação direta com agulha tem uma curva de aprendizado maior, porém com custo baixo.

Na região frontal utilizamos com mais frequência o duplo V, conforme descrito no texto, pela possibilidade de elevarmos verticalmente os supercílios sem necessidade de manipulações ósseas. Lembrar sempre que o descolamento preciso e adequado é mais importante que o método de fixação utilizado. Estamos seguros da durabilidade dos resultados, já que possuímos seguimento de 16 anos e mais de 2.000 pacientes operados.

Bibliografia Consultada

- Aiache AE. Evolution of the endoscopic face-lift. Facial Plast Surg Clin North Am. 1997;5:167.
- Casagrande C, Saltz R, Chem R, Pinto R, Collares MV. Direct needle fixation in endoscopic facial rejuvenation. Aesthetic Surg J. 2000;20:361.
- Casagrande C. Plástica de Face Videoendoscópica. 1ª ed. Rio de Janeiro: Di Livros Editora; 2010.
- Chajchir A. Endoscopic subperiostal forehead lift. Aesthetic Plast Surg. 1994;18:269.
- Core GB, Vasconez LO, Askren C, et al. Coronal facelift with endoscopic techniques. Plast Surgery Forum. 1992;15:227-8.
- Daniel RK, Tirkanits B. Endoscopic forehead lift: an operative technique. Plast Reconst Surg. 1996;98:1148.
- Mendelson BC, Freeman ME, Wu W, Huggins RJ. Surgical anatomy of the lower face: The premasseter space, the jowl, and the labiomandibular fold. Aesthetic Plast Surg. 2008;32(2):185-95.
- Moss CJ, Mendelson BC, Taylor GI. Surgical anatomy of the ligamentous attachments in the temple and periorbital regions. Plast Reconst Surg. 2000;105:1475-94.
- Ramirez OM. The anchor subperiostal forehead lift. Plast Reconst Surg. 1995;95:993.
- Ramirez OM. Three-dimensional endoscopic midface enhancement: a personal quest for the ideal cheek rejuvenation. Plast Reconst Surg. 2002;109:329-40.
- Romo X, Sclafani AR, Yung RT, McCormick SA, Cocker R, McCormick SU. Endoscopic foreheadplasty: a histologic comparison of periostal refixation after endoscopic versus bicoronal lift. Plast Reconst Surg. 1999;105:1118.
- Xu J, Yu Y. A modified surgical method of lower-face recontouring. Aesthetic Plast Surg. 2013;37(2):216-21.

capítulo 82

Blefaroplastia Superior e Inferior

AUTOR: **Roberto Sebastiá Peixoto**
Coautores: Eduardo Fortuna e Ester Fallico

Introdução

A blefaroplastia é uma das cirurgias estéticas mais realizadas e que apresenta uma falsa impressão de simplicidade. Por este motivo, infelizmente é um procedimento com elevado índice de complicações e sequelas.

No primeiro exame de um paciente que deverá ser submetido a uma blefaroplastia deve-se considerar a face como um todo, e não a região orbitopalpebral isoladamente. É necessário que a face esteja em harmonia com as pálpebras, principalmente após a realização da cirurgia. Desta forma, na maioria das vezes as blefaroplastias são associadas às cirurgias faciais.

Deve-se principalmente levar em consideração as regiões vizinhas, como os supercílios, a região malar e o terço médio da face.

A seguir é necessário um exame minucioso das estruturas anatômicas orbitárias como a pele palpebral, as bolsas de gordura, os sulcos palpebral superior e nasojugal, e os ligamentos cantais.

As assimetrias devem ser identificadas e nem sempre conseguimos obter uma simetria perfeita se esta for muito pronunciada.

Elevação dos Supercílios

A posição das sobrancelhas é muito importante, pois uma ptose das mesmas causa a impressão de um excesso de pele maior que o verdadeiro. Desta forma deve-se primeiro reposicioná-las e depois avaliar a quantidade de pele que deve ser retirada.

Vários procedimentos podem ser utilizados para a elevação dos supercílios, como: tração com fios, fixação por via palpebral, ressecção de pele suprassuperciliar ou através da região frontal com incisão coronal, incisão temporal ou por videoendoscopia.

Ressecção de pele suprassuperciliar

A ressecção de pele suprassuperciliar, descrita por Castañares,[1] consiste na marcação de um fuso de pele junto aos supercílios, tendo-se o cuidado de observar onde a ressecção de pele deve ser maior, medial ou lateralmente.

A incisão da pele deve ser a mais justa possível aos folículos pilosos, mantendo-se o cuidado de preservá-los. A ressecção deve ser só da pele. Não se deve descolá-la lateralmente às incisões. A sutura é feita em dois planos (Figura 82.1).

A principal indicação é nos pacientes do sexo masculino e de preferência com sobrancelhas largas e espessas para minimizar as cicatrizes, que podem ser a principal desvantagem deste procedimento.

Uma modificação da técnica de Castañares foi descrita por Viana.[2] É feita a elevação somente das caudas através de ressecção de pele com formato de "asa de borboleta". Não é feita ressecção de toda espessura da pele, apenas decorticação para retirada da epiderme e sem descolamento da pele adjacente (Figura 82.2). Os resultados são muito bons e as cicatrizes, de excelente qualidade (Figura 82.3).

PARTE 8 – CIRURGIA ESTÉTICA

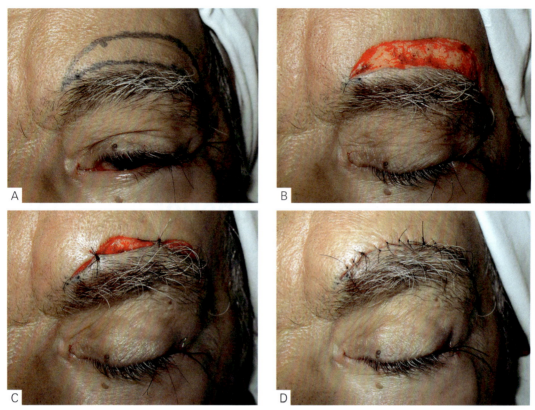

FIGURA 82.1 – Elevação de supercílio pela técnica de Castañares. **A)** Marcação do fuso de pele; **B)** Ressecção da pele num plano subdérmico; e **C** e **D)** Sutura.

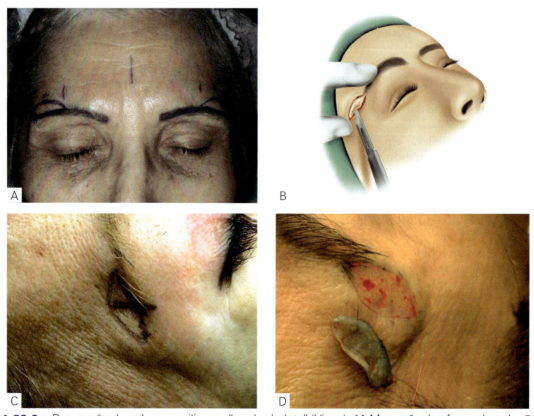

FIGURA 82.2 – Ressecção de pele supraciliar em "asa borboleta" (Viana). **A)** Marcação dos fusos de pele; **B)** Desenho mostrando a decorticação da pele; **C)** Marcação; e **D)** Decorticação realizada.

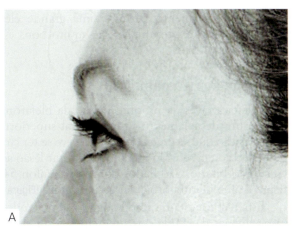
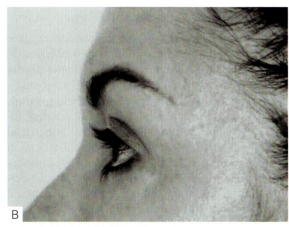

■ **FIGURA 82.3** – Elevação de supercílio (Viana). **A)** Pré-operatório; **B)** Pós-operatório de 6 anos.

Tração temporal

A tração temporal foi descrita inicialmente por Knize.[3] É feita uma incisão na região temporal do couro cabeludo até atingir a fáscia temporal profunda. O plano de descolamento é entre as fáscias superficial e profunda, para preservar a integridade do ramo temporofrontal do nervo facial. A dissecção em direção medial deve romper a crista temporal na sua inserção periostal, quando o plano passa então a ser subperiostal. Em direção inferior atinge-se o rebordo e evidencia-se o ligamento orbitário, que deve ser incisado para permitir a liberação do retalho.

A tração e a elevação dos supercílios são feitas com sutura da fáscia superficial à profunda mais superiormente (Figura 82.4). A ressecção de pele do couro cabeludo normalmente não é necessária e uma tensão excessiva da pele pode levar ao aparecimento de alopecias.

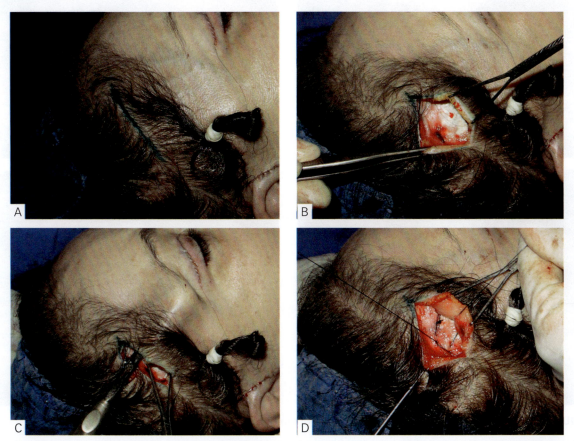

■ **FIGURA 82.4** – Tração temporal (Knize). **A)** Marcação da incisão; **B)** A incisão até a fáscia temporal profunda; **C)** o descolamento é realizado entre as fáscias superficial e profunda; e **D)** pontos de náilon 2-0 tracionando o retalho e fixando superiormente a fáscia superficial à profunda.

Videoendoscopia

A elevação dos supercílios por videoendoscopia é uma modificação da incisão coronal, com o objetivo de reduzir as incisões, minimizando a possibilidade de alopecias, cicatrizes alargadas e lesões nervosas sensitivas.

São feitas cinco incisões no couro cabeludo, duas temporais laterais e três na região frontal. O descolamento é feito lateralmente entre as fáscias superficial e profunda do músculo temporal. Na região frontal o descolamento é subperiostal. A união destas áreas descoladas é feita pela liberação das cristas temporais. O descolamento da região atinge o rebordo orbitário, onde é feita a incisão do periósteo e do ligamento temporofrontal. A visão endoscópica permite a perfeita visualização dos feixes dos nervos supraorbitário e supratroclear, que são desta forma preservados. Permite também a secção dos músculos corrugadores, prócero e frontal. A tração e a fixação são feitas de vários modos: parafusos na calota craniana, endotine ou mesmo com fios.

Este procedimento permite uma grande elevação dos supercílios. Os resultados são muito bons e duradouros (Figura 82.5).

Elevação por via palpebral

É feita através da própria incisão da blefaroplastia. É feito um descolamento justaperiostal superiormente até a posição que se pretende elevar. Deve se ter cuidado na dissecção em sentido medial para evitar lesão ao nervo supraorbitário. São dados pontos de náilon 5-0 que fixam a musculatura orbicular ao periósteo[4] (Figura 82.6).

Esta técnica está indicada quando se pretende a elevação apenas da cauda dos supercílios. Esta elevação é restrita e pequena, mas evita que o supercílio desça mais após a retirada de pele das pálpebras superiores (Figura 82.7). A maior vantagem é por se tratar de uma técnica simples, de baixa morbidade e que não acrescenta novas cicatrizes.

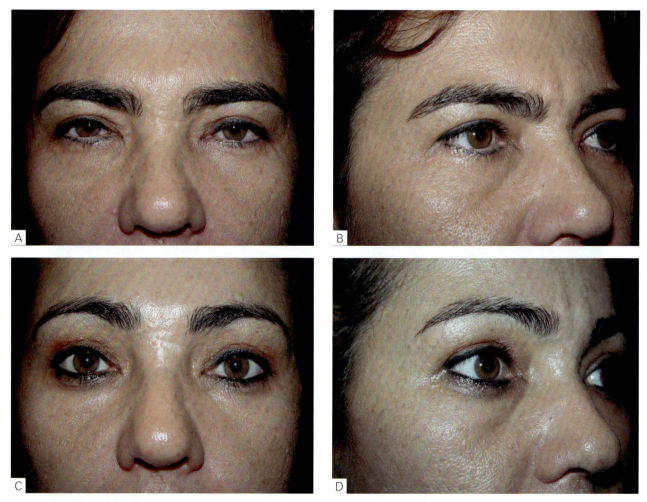

■ **FIGURA 82.5** – Videoendoscopia frontal. **A** e **B)** Pré-operatório; **C** e **D)** Pós-operatório de 1 ano.

CAPÍTULO 82 – BLEFAROPLASTIA SUPERIOR E INFERIOR

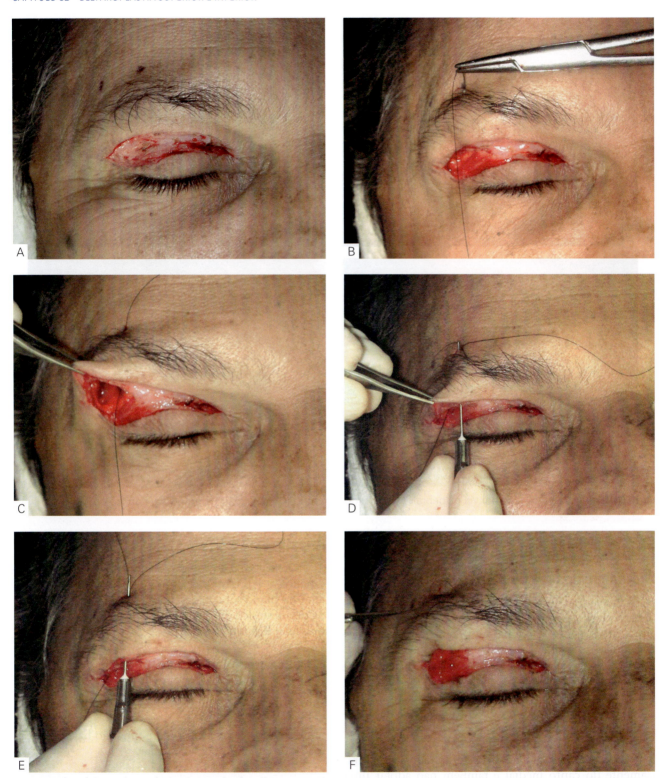

FIGURA 82.6 – Elevação dos supercílios por via palpebral. **A)** Marcação dos pontos onde serão elevados os supercílios; **B)** Fio de náilon 5-0 que passa pela pele em direção ao periósteo; **C)** após transfixar o periósteo retira-se a agulha mantendo a fixação periostal; **D)** uma agulha hipodérmica transfixa o músculo orbicular na posição em que se deseja elevar e é exteriorizada no ponto de entrada inicial do fio; **E)** a outra extremidade do fio é então passada pelo interior da agulha; e **F)** É dado o nó promovendo a elevação do supercílio.

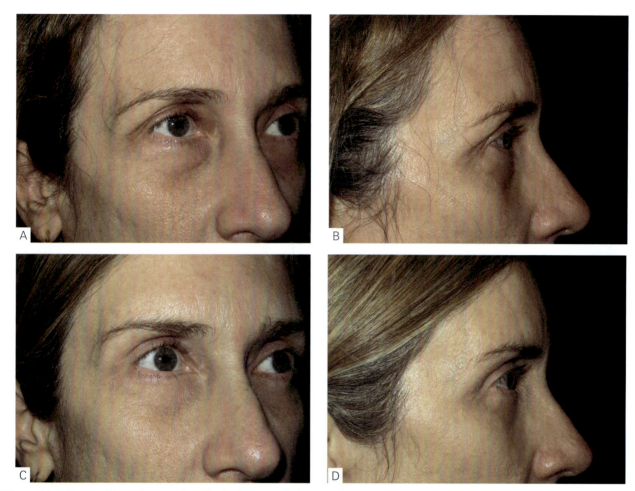

■ **FIGURA 82.7** – Elevação por via palpebral. **A** e **B)** Pré-operatório; **C** e **D)** Pós-operatório de 1 ano.

Blefaroplastia Superior

Marcação do fuso de pele

Uma retirada excessiva deve sempre ser evitada, pois a correção das sequelas decorrentes é sempre limitada do ponto de vista funcional e principalmente estético. Devido às características particulares da pele palpebral, os enxertos de pele utilizados para corrigir o lagoftalmo decorrente da retirada excessiva de pele conferem sempre resultados limitados.

Deve-se preservar uma distância mínima de 2 cm entre a borda palpebral superior e as sobrancelhas, para permitir a oclusão completa da fenda palpebral.

A incisão medial não deve se aproximar exageradamente do canto medial e também não adotar uma posição verticalizada em direção ao canto, para evitar o surgimento de epicanto cicatricial.

Lateralmente, não deve ser também muito estendida, sempre que possível não ultrapassar o rebordo orbitário lateral.

A posição final da cicatriz deve ser sobre o sulco palpebral superior, ou seja, em torno de 10 mm da borda ciliar, o que a tornará menos visível **(Figura 82.8)**.

Anestesia

É feita com uma solução de lidocaína a 2% com aderanalina a 1:100.000. A difusão do anestésico deve ser feita no plano subcutâneo e introduzida uma quantidade de anestésico que ajude a separar o plano cutâneo do muscular **(Figura 82.9)**.

Ressecção do fuso de pele

A incisão da pele é feita com bisturi de lâmina 15 ou com bisturi de radiofrequência. O descolamento da pele pode ser feito com bisturi ou tesoura, respeitando o plano, devendo ser cuidadoso para que não haja ressecção inadvertida de músculo orbicular.

Ressecção de fuso de músculo orbicular

Pode ser feita a ressecção de um fuso estreito de cerca de 2 a 3 mm de músculo orbicular ao longo de suas fibras **(Figura 82.10)**. Isto proporciona um melhor posicionamento do sulco palpebral, principalmente quando este for baixo. Deve ser medida com precisão a posição da faixa de músculo a ser ressecada, para não resultar em assimetria dos sulcos.

CAPÍTULO 82 – BLEFAROPLASTIA SUPERIOR E INFERIOR

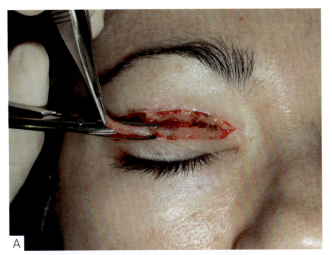
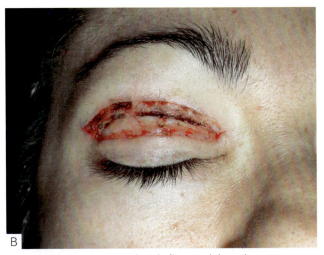

FIGURA 82.8 – Marcação do fuso de pele que se deve ressecar. Observa-se que a cicatriz fica posicionada exatamente no sulco palpebral superior.

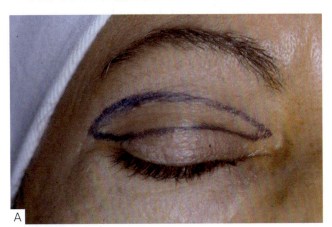
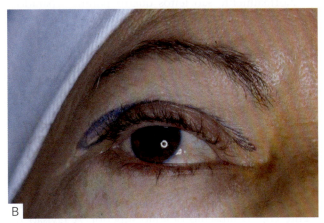

FIGURA 82.9 – Infiltração de solução anestésica de lidocaína com adrenalina 1:100.000. A infiltração é feita no plano subcutâneo e com volume grande que auxilie a separação dos planos.

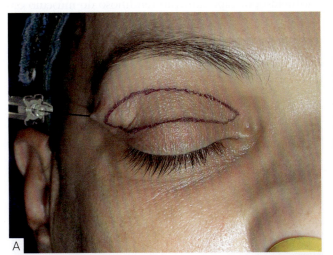
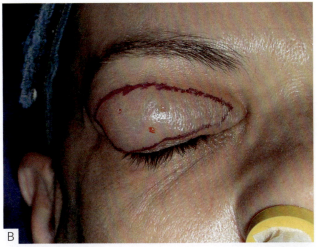

FIGURA 82.10 – Ressecção de um fuso estreito de músculo orbicular ao longo de suas fibras e posicionado sobre o sulco palpebral superior.

Nos casos de pacientes com sulco palpebral alto, este procedimento deve ser evitado.

Esta pequena ressecção muscular também facilita a abordagem às bolsas de gordura superiores, pois evidencia-se com facilidade o septo orbitário e as bolsas por transparência.

Elevação do sulco palpebral

O sulco palpebral superior é formado por fibras adicionais do músculo levantador, que atravessam o músculo orbicular e inserem-se no derma palpebral em alturas variáveis. Quando este é muito baixo, só a ressecção da faixa de músculo orbicular não é suficiente para elevá-lo.

É feita então a fixação do músculo levantador à derme através de pontos de fio de seda fino, que são posicionados de forma que penetrem pela pele na parte superior da incisão, atinjam o músculo levantador e retornem à pele na parte inferior (Figura 82.11).

Normalmente são feitos quatro pontos separados. Estes só devem ser retirados após 10 dias.

Ressecção das bolsas de gordura

Superiormente, estas são em número de duas: a lateral e a medial, que são separadas por expansões tendinosas do músculo oblíquo superior.

Para acesso a estas bolsas, abrimos o septo orbitário, que é a estrutura de contenção das bolsas, permitindo que herniem e sejam estão ressecadas. É fácil a distinção entre elas, sendo a medial mais esbranquiçada, devido a sua maior vascularização.

O cuidado na ressecção da bolsa medial é exatamente com o músculo oblíquo superior. A revisão na ressecção da medial reside no fato de esta, junto com a bolsa lateral inferior, serem as que mais permanecem residuais, levando à necessidade de revisão cirúrgica posterior.

A bolsa lateral é mais alongada, muitas vezes se estendendo além da glândula lacrimal na sua porção orbitária, tendo-se o cuidado de não confundi-la com a glândula e consequentemente ressecá-la, o que levaria à redução da produção lacrimal (Figura 82.12).

A porção palpebral da glândula é protegida pelo músculo levantador da pálpebra superior, que faz exatamente a sua divisão e, desta forma, a possibilidade de sua ressecção é muito menor.

Sutura

Não há necessidade de sutura das estruturas profundas, basta a pele. Esta pode ser feita por pontos separados ou sutura contínua, utilizando-se fios finos: náilon ou seda 6-0. A retirada destes é feita em 3 a 5 dias.

Blefaroplastia Inferior

Esta cirurgia é passível de complicações e sequelas com muito mais frequência que a blefaroplastia superior. As alterações da posição da pálpebra inferior, como esclera aparente e ectrópio, são comuns. A principal causa é a retirada excessiva de pele ou mesmo a retração cicatricial da mesma, devido ao seu descolamento amplo.

Se houver uma flacidez das estruturas ligamentares, este problema se torna ainda mais frequente. É fundamental o exame destas estruturas, principalmente do retináculo lateral. Este é formado por um espessamento tendinoso da porção pré-tarsal do músculo orbicular anteriormente, e por uma estrutura ligamentar que é a continuação do tarso, na sua porção posterior. Ambos se fundem em um ligamento comum, indo se inserir na face interna da parede orbitária lateral, no tubérculo de Whitnall.

O tendão cantal medial é muito mais espesso e forte, e formado por espessamento tendinoso do músculo or-

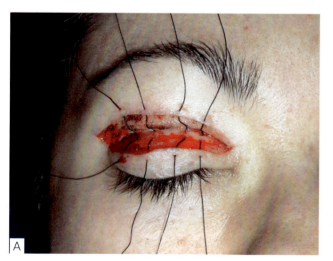
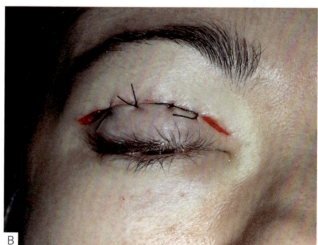

FIGURA 82.11 – Elevação do sulco palpebral superior. **A** e **B)** Ressecção de fuso de músculo orbicular para expor o músculo levantador com sua fixação à derme com fios de seda 5-0.

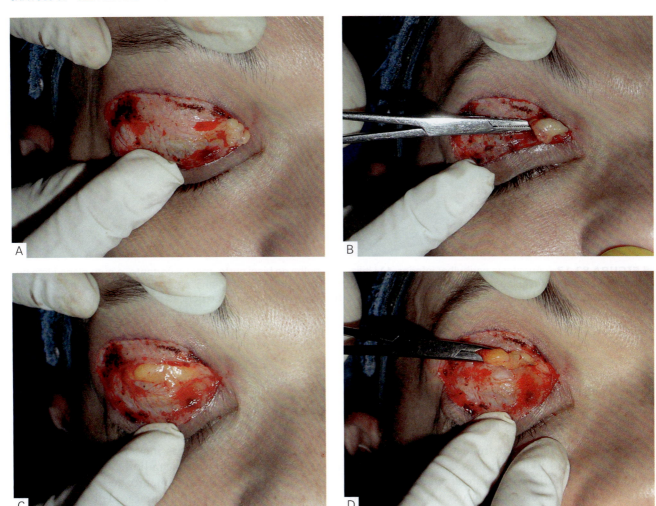

FIGURA 82.12 – Dissecção e ressecção das bolsas de gordura medial e lateral. A hemostasia deve ser rigorosa para evitar sangramento posterior e possível hematoma retrobulbar. **A** e **B)** Bolsa medial; **C** e **D)** Bolsas laterais.

bicular, havendo uma porção anterior e outra posterior que se inserem nas cristas lacrimais anteriores e posteriores, respectivamente.

Existe uma forte tendência a haver uma flacidez do retináculo lateral com o envelhecimento, por se tratar de uma estrutura frágil e delicada.

Uma cirurgia com ressecção de pele, mesmo que não acentuada, acrescida de edema e fibrose pós-operatória contribui para o agravamento do problema e consequente alteração da forma da fenda palpebral.

Anestesia

Pode ser feita como na pálpebra superior ou através de um bloqueio peribulbar.[5]

Para realizar este bloqueio colocamos o paciente olhando à frente e uma agulha de 35 mm com bisel curto não cortante é introduzida através da pálpebra inferior, no ponto que corresponde à junção dos dois terços mediais ao terço lateral do rebordo orbital inferior, penetrando a cavidade orbital logo acima do periósteo do assoalho orbital e avançando até ultrapassar minimamente o equador ocular. Neste ponto, a aproximadamente 30 mm da pele, a agulha estará posicionada anteriormente ao gânglio ciliar, localizado contiguamente ao cone dos músculos extraoculares, lateralmente ao nervo óptico, medialmente ao músculo reto lateral e entre 11 e 23 mm do forame óptico, dependendo da profundidade orbital. Realiza-se, então, uma leve aspiração para se evitar a injeção endovascular acidental, e 3 mL da solução anestésica local são lentamente injetados neste ponto. Durante a injeção é importante a palpação simultânea do globo ocular, para se avaliar a tensão e a sensibilidade locais. A agulha é então gentilmente tracionada no nível subcutâneo, onde 1 mL da solução é infiltrado **(Figura 82.13)**. A solução anestésica local consiste de lidocaína a 2% e bupivacaína a 0,5% com 15 a 20 UI/mL de hialuronidase para melhora da difusão do anestésico e eficácia do bloqueio. A utilização de vasoconstritores não deve ultrapassar a concentração de 1:400.000 de adrenalina.

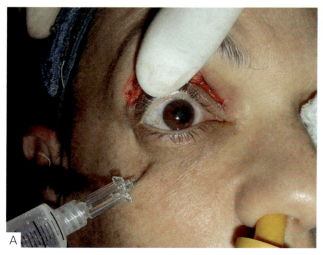 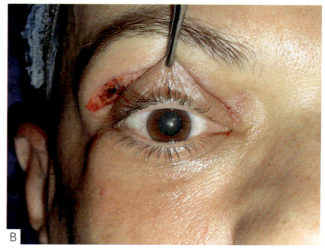

FIGURA 82.13 – Anestesia peribulbar inferior. **A)** Utiliza-se agulha de bisel curto, menos cortante, e num plano justa periostal e entre os músculos retos lateral e inferior, introduz-se cerca de 3 cm da agulha. A solução anestésica não deve ter uma concentração de adrenalina superior a 1:400.000; e **B)** Observa-se a midríase pelo acometimento do gânglio ciliar.

Após o bloqueio, uma leve pressão deve ser aplicada ao globo ocular para melhorar a difusão local dos agentes anestésicos e reduzir a proptose causada pelo aumento do volume na profundidade da órbita.

Ressecção das bolsas de gordura

Estas são em número de três: lateral, média ou central e medial. São independentes e contidas anteriormente pelo septo orbitário. A lateral é também envolvida por uma fáscia adjacente ao ligamento de Lockwood, que a torna mais difícil de herniar e consequentemente ser ressecada. A central e a medial são separadas pelo músculo oblíquo inferior. A ressecção das bolsas pode ser feita por via transcutânea ou transconjuntival.[6]

• Via transcutânea

Faz-se uma incisão ao longo da borda ciliar, o mais próximo possível, mas com o cuidado de não lesar os bulbos pilosos. Descola-se a pele do músculo orbicular. Este descolamento deve ser moderado e suficiente para atingir as bolsas.

É feita incisão deste ao longo das fibras e a seguir a incisão do septo orbitário. Isto permite um amplo acesso às bolsas. A lateral, pelo fato de ser envolvida por uma segunda fáscia, apresenta dificuldade maior de ser exposta e ressecada, por isso tende a permanecer residual. Desta forma a revisão desta deve ser sempre feita. Na ressecção da central e medial, deve-se ter cuidado com o músculo oblíquo inferior, que se encontra muito próximo a estas. A medial, como na pálpebra superior, é de coloração mais esbranquiçada (Figura 82.14). A ressecção destas bolsas não deve ser excessiva para não resultar em aspecto de olho encovado.

Quando existe um sulco nasojugal muito pronunciado, estas podem ser mobilizadas por baixo do músculo orbicular para preencher a depressão do sulco. Podem também ser ressecadas e utilizadas como enxerto na mesma região.

• Via transconjuntival

Pode ser feita uma incisão ao longo da conjuntiva palpebral, ou três pequenas incisões no nível das bolsas. Pode-se utilizar bisturi de radiofrequência, que reduz consideravelmente o sangramento que ocorre quando incisamos a conjuntiva. A utilização de protetores oculares é sempre indicada.

A seguir, abrem-se os músculos retratores, tendo-se o cuidado de não incisá-los completamente, mantendo "pontes" entre os compartimentos das bolsas para evitar o surgimento de entrópio no pós-operatório.

As bolsas são facilmente acessadas pelo menor número de estruturas palpebrais que devem ser incisadas, se comparados com a via transcutânea (Figura 82.15). Da mesma forma que pelo acesso transpalpebral, pode ser feita a transposição ou enxerto das bolsas no sulco nasojugal.

Não há necessidade de sutura da conjuntiva, pois esta cicatriza extremamente bem. Quando não é feita esta sutura, deve-se evitar a utilização de pomadas oftalmológicas, pois estas podem penetrar pela sutura e causar lipogranulomas. Utilizam-se colírios com anti-inflamatórios e antibióticos.

As principais indicações desta via são as revisões das bolsas residuais e nos casos em que não haja necessidade de ressecção de pele palpebral. Entretanto, este procedimento vem ganhando adesão de cada vez mais cirurgiões, pela sua menor morbidade e pelo fato de evitar lesão à inervação do músculo orbicular, que é feita por fibras nervosas do ramo zigomático do nervo facial ao longo da sua extensão na pálpebra inferior.

CAPÍTULO 82 – BLEFAROPLASTIA SUPERIOR E INFERIOR

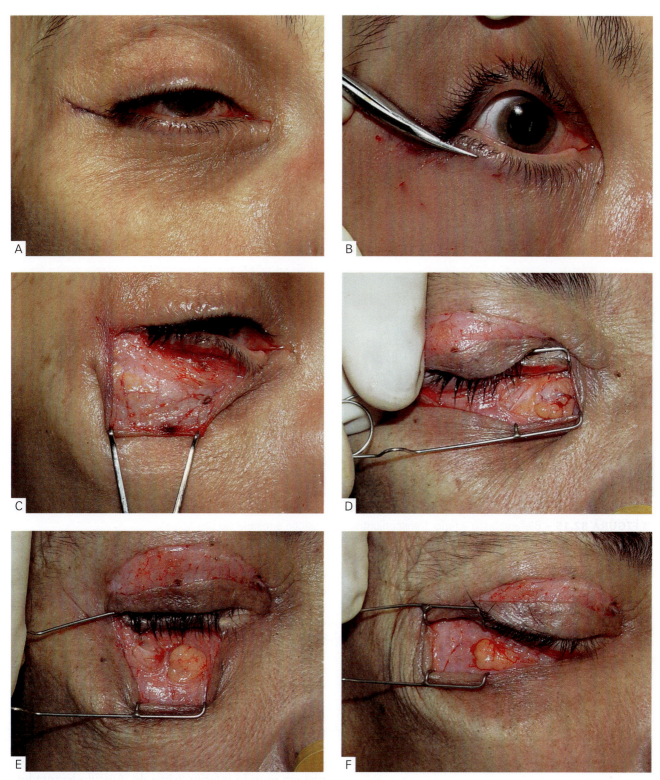

FIGURA 82.14 – Blefaroplastia inferior transcutânea. **A)** Marcação da incisão subciliar; **B)** Incisão da pele que pode ser feita com bisturi de lâmina 15 ou tesoura; **C)** Descolamento da pele; **D, E** e **F)** Exposição das três bolsas inferiores.

PARTE 8 – CIRURGIA ESTÉTICA

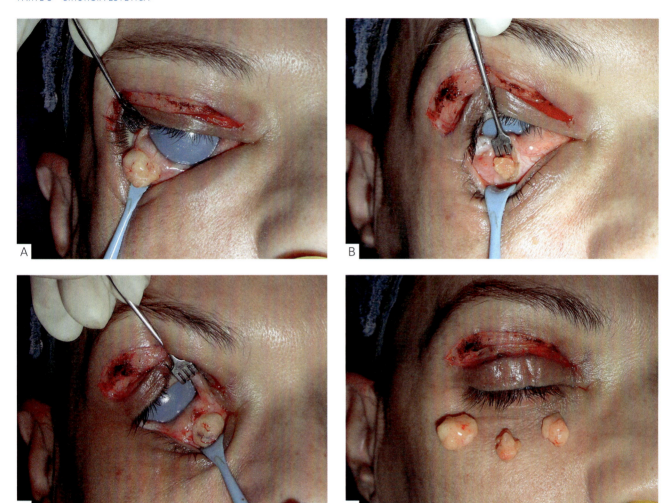

FIGURA 82.15 – Blefaroplastia inferior transconjuntival. Exposição e ressecção das bolsas.

Ressecção de pele palpebral

Deve-se evitar grandes descolamentos da pele palpebral, pois a retração posterior desta pode ser a principal causadora das alterações da forma da pálpebra posteriormente. Quando é feito o acesso transcutâneo às bolsas, este descolamento deve ser limitado até a posição que permita este acesso, não devendo se estender muito inferiormente.

Com a utilização da via transconjuntival esta ressecção de pele pode ser feita sem descolamento, apenas por um pinçamento da pele e sua ressecção com tesoura (Figura 82.16).

Cantopexias

Quando houver flacidez ligamentar lateral, devem-se associar determinadas cantopexias, principalmente se for feita ressecção de pele. Mladick[7] descreveu uma cantopexia que consiste numa pequena tração da porção pré-tarsal do músculo orbicular. É feita por um ponto de fio de náilon fino 5-0 ou 6-0, que fixa o músculo ao periósteo do rebordo lateral da órbita (Figura 82.17). A principal indicação é quando existe um bom posicionamento palpebral, mas com uma discreta flacidez do retináculo lateral, e há necessidade de retirada de pele.

Nos casos em que já exista esclera aparente prévia sem um grande aumento do diâmetro horizontal da pálpebra inferior, pode-se utilizar uma cantopexia pela incisão palpebral superior.[8] Utiliza-se fio de náilon 5-0, que passa pelo periósteo do rebordo superior lateral e caminha em sentido inferior acima do músculo levantador, sem tocá-lo. Acessa o retináculo por sua face posterior e volta superiormente, fazendo uma espécie de laçada envolvendo este. Retorna para o ponto inicial do rebordo superior, onde é dado o nó (Figura 82.18).

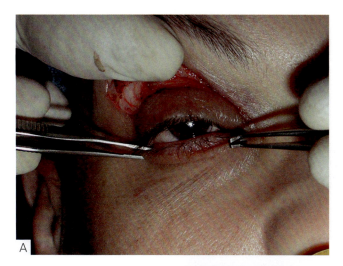
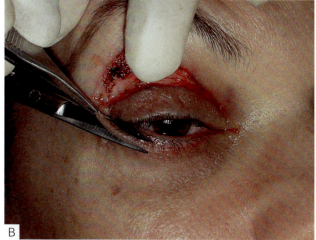
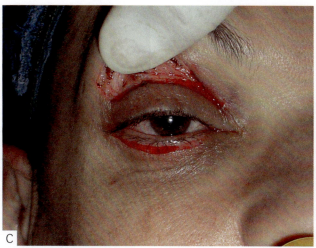

FIGURA 82.16 – Ressecção de pele da pálpebra inferior sem descolamento. **A)** Marcação da quantidade de pele a ser ressecada com pinças; **B** e **C)** Ressecção da pele.

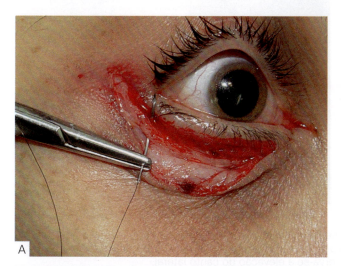
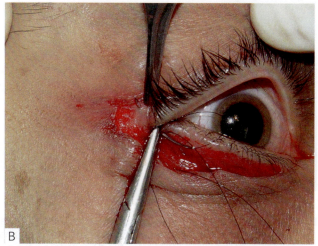

FIGURA 82.17 – Cantopexia (Mladick). A tração da porção pré-tarsal do músculo orbicular e sua fixação à face interna do rebordo lateral da órbita.

PARTE 8 – CIRURGIA ESTÉTICA

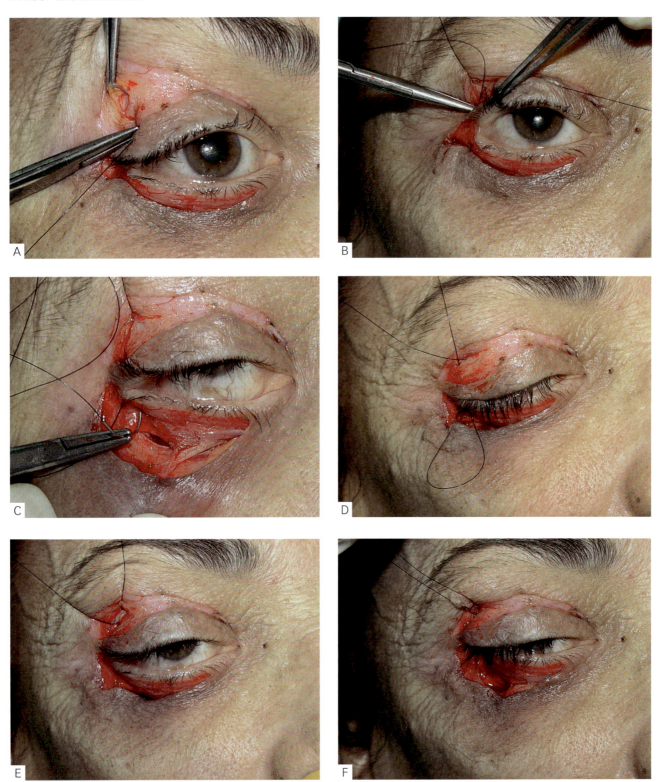

■ **FIGURA 82.18 –** Cantopexia (Lessa e Sebastiá). **A)** Utiliza-se fio de náilon ou prolene 5-0 que inicia a fixação pela porção lateral do rebordo orbitário superior; **B)** passa-se a agulha por baixo do retináculo lateral; **C** e **D)** esta retorna pela face anterior, englobando o retináculo; **E** e **F)** é dado o nó e observa-se a elevação do canto lateral.

Bolsas malares

As chamadas "bolsas malares" podem ser devidas a edema palpebral, excesso de gordura subcutânea, excesso de pele e músculo orbicular ("festões") ou por ptose da gordura suborbicular, denominada SOOF (*suborbicularis oculi fat*).[9]

Pode-se corrigir os festões malares fazendo-se um descolamento mais ampliado da pele palpebral inferior e suspensão da porção pré-septal o orbitária do músculo orbicular, através de pontos de fios inabsorvíveis finos do músculo ao rebordo lateral da órbita (Figura 82.19).

A ptose do SOOF configura uma queda do terço médio da face, pois esta estrutura apresenta íntima relação com a musculatura orbicular e o SMAS (*superficial muscle aponeurotic sistem*).

A elevação do terço médio pode ser feita através da região frontal ou palpebral. A abordagem pela fronte acompanha o tratamento desta região pela videoendoscopia e será discutida em capítulo específico.

Pela via palpebral pode-se fazer a abordagem pela via cutânea ou conjuntival. O descolamento em ambos os casos pode ser supra ou subperiostal.

Pela pele é feita uma incisão subciliar tradicional da blefaroplastia, ampliando o descolamento até próximo ao sulco nasolabial. A tração e fixação do SOOF ao rebordo orbitário geralmente é feita com fio de náilon 5-0.

O acesso conjuntival está indicado naqueles casos em que exista indicação de cantoplastias com cantotomia, pois esta é fundamental para que se tenha acesso satisfatório à região maxilomalar (Figura 82.20). A fixação é feita da mesma forma que pela via cutânea.

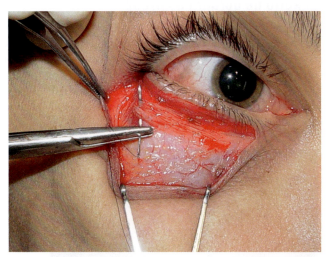
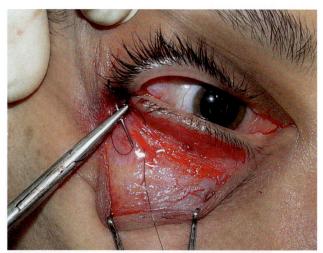

FIGURA 82.19 – Tração do músculo orbicular. A porção pré-septal do músculo é tracionada e fixada lateralmente ao rebordo orbitário.

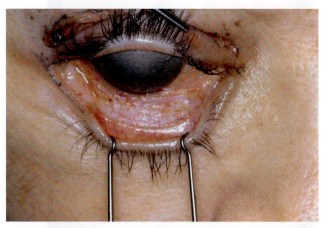
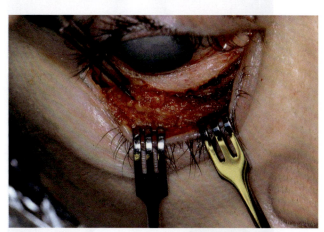

FIGURA 82.20 – Elevação do SOOF por via transconjuntival.

Sulco Nasojugal (*Tear Trough*)

A queixa de "olheiras" dos pacientes muitas vezes é causada por uma depressão na pele chamada de sulco nasojugal. Este se origina no ligamento cantal medial e dirige-se num sentido inferolateral, em geral até o centro da pálpebra inferior. A partir deste ponto se estende lateralmente o sulco palpebromalar.

Embora possa estar presente e acentuado em pacientes jovens, a tendência é que se exacerbe com a idade.

As causas anatômicas deste sulco são ainda controversas. Wong e cols.[10] descreveram um ligamento osteocutâneo, que denominaram *tear trough ligament* que seria o responsável pela depressão do sulco nasojugal. Este ligamento se inicia na maxila e insere-se na pele exatamente ao longo do sulco nasojugal. Desta forma, atua como um verdadeiro ligamento, fixando a pele suborbital medial à maxila.

A pele fina palpebral sem tecido subcutâneo se continua com uma pele maxilar mais espessa com tecido subcutâneo mais abundante, exatamente a partir deste sulco, o que contribui para maior depressão deste com o envelhecimento do paciente.

Várias condutas têm sido propostas para correção da depressão do sulco nasojugal.

Infiltração de ácido hialurônico

A infiltração com ácido hialurônico deve ser feita de preferência com microcânulas em vez de agulhas, para assegurar que este seja introduzido num plano abaixo do músculo orbicular.

Os resultados são geralmente satisfatórios, embora tenha a desvantagem de serem transitórios, durando cerca de 10 meses dependendo do produto utilizado.

As complicações são raras, geralmente nódulos por aplicação excessiva e irregular. Quando o ácido é aplicado muito superficialmente, devido à transparência da pele fina palpebral, pode aparecer uma tonalidade azulada, o chamado efeito Tyndall.

A reversão destas complicações é feita com a infiltração de hialuronidase numa concentração de 100 UTR/mL.

Enxerto de gordura aspirada

Semelhante à infiltração do ácido hialurônico, pode ser feita a enxertia de gordura aspirada através de microcânulas. O plano de introdução é também abaixo do músculo orbicular, junto ao periósteo.

O volume de gordura injetada é individual, dependendo da depressão e extensão do sulco nasojugal, em geral de 1 a 2 mL de gordura (Figura 82.21).

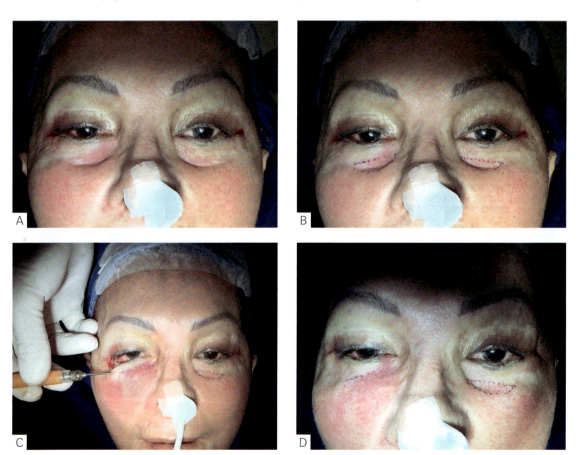

FIGURA 82.21 – Enxerto de gordura aspirada no sulco nasojugal. **A)** Observam-se sulcos nasojugais muito profundos; **B)** marcação da área onde será feita a enxertia; **C)** enxerto de gordura aspirada retirada da face interna do joelho; e **D)** preenchimento do sulco nasojugal à direita.

CAPÍTULO 82 – BLEFAROPLASTIA SUPERIOR E INFERIOR

Importante salientar que o enxerto de gordura nesta região é muito pouco absorvido, devendo ser evitada sempre a hipercorreção, são preferíveis enxertias sucessivas.

Os resultados são muito bons e duradouros.

As complicações são raras, geralmente irregularidades e hipercorreções.

A retirada do excesso de gordura não é muito fácil. A simples aspiração não consegue geralmente retirar o excesso de gordura, que fica como se fosse encapsulada. Na maioria das vezes é necessário o acesso direto.

Transposição das Bolsas de Gordura

A transposição das bolsas de gordura foi descrita inicialmente por Loeb.[11] Vários outros autores[12-14] ressaltaram a importância de corrigir o sulco nasojugal profundo pela transposição das bolsas para preencher esta depressão.

Durante a blefaroplastia por via conjuntival faz-se a liberação ampla da bolsa medial, ampliamos a dissecção no sentido inferior, atingindo o arco marginal. É feita a sua incisão geralmente com bisturi elétrico. O plano de dissecção inferior para criar a loja onde será transposta a bolsa de gordura pode ser feito sub ou supraperiósteo. É importante também a liberação do *tear trough ligament*.

Após transposição das bolsas, estas podem ser fixadas diretamente ou através de pontos que se iniciam externamente na pele, passam pelas bolsas e retornam à pele (Figura 82.22).

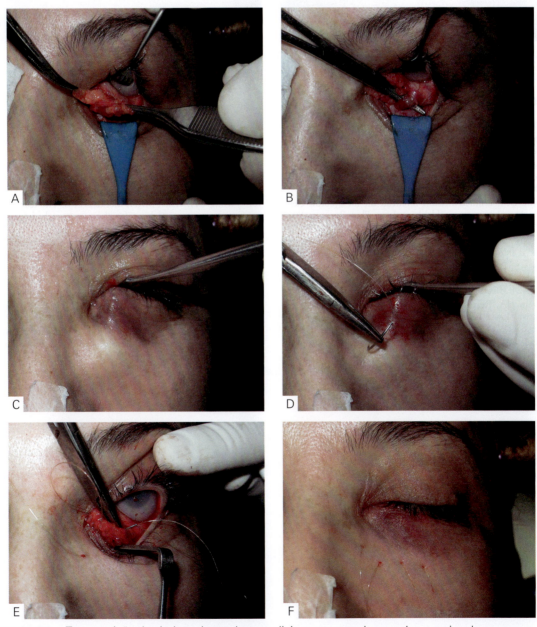

FIGURA 82.22 – Transposição das bolsas de gordura mediais para preencher o sulco nasojugal.

Estas bolsas podem também ser ressecadas e colocadas como enxerto.

Os resultados são satisfatórios e o percentual de complicações, muito baixo (Figura 82.23).

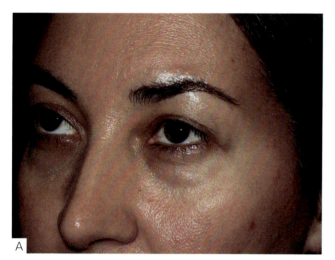 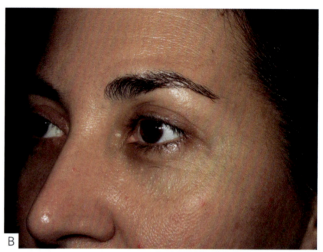

FIGURA 82.23 – Transposição das bolsas. **A)** Pré-operatório; e **B)** pós-operatório de 10 meses.

Referências Bibliográficas

1. Castañares S. Forehead wrinkles, glabellar frown and ptosis of the eyebrows. Plast Reconstr Surg. 1964;34:406.
2. Viana GP, Viana GAP. Approach to eyebrow ptosis through the modified technique of Castanãres. Indian J Plast Surg. 2009;42:58-62.
3. Knize DM. Limited-incision forehead lift for eyebrow elevation to enhance upper blepharoplasty. Plast Reconstr Surg. 1996;97(7):1334-42.
4. Herzog Neto G, Sebastiá R, Viana GAP. Suspensão de supercílio: via transpalpebral. Rev Soc Bras Cir Plast. 2001;20:231-6.
5. Lessa S, Passarelli CA, Nanci MS: A utilização da anestesia peribulbar inferior nas blefaroplastias. Rev Bras Cir Plast. 2009;24(2):208-11.
6. Zarem HA, Resnick JI. Expanded application for transconjuntival lower lid blepharoplasty. Plast Reconstr Surg. 1991 Aug;88(2):215-20; discussion 221.
7. Mladick RA. The muscle-suspension lower blepharoplasty Plast. Reconstr. Surg. 1979;64:171-175.
8. Lessa S, Sebastiá R.: Z-Epicanthoplasty. Aesth Plast Surg. 1984;8:342.
9. Aiache AE, Ramirez OH. The suborbicularis oculi fat pads: an anatomic and clinical study. Plast Reconstr Surg. 1995;95(1):37-42.
10. Wong CH, Hsieh MKH, Mendelson B. The tear trough ligament: anatomical basis for the tear trough deformity. Plast Reconstr Surg. 2012;129:1329.
11. Loeb R. Fat pad sliding and fat grafting for leveling lid depressions. Clin Plast Surg. 1981;8:757-776.
12. Flowers, R. S. Tear trough implants for correction of tear trough deformity. Clin. Plast. Surg. 1993;20:403.
13. Hamra ST. Arcus marginalis release and orbital fat preservation in midface rejuvenation. Plast Reconstr Surg. 1995;96:354-362.
14. Goldberg RA. Transconjunctival orbital fat repositioning: Transposition of orbital fat pedicles into the subperiosteal pocket. Plast Reconstr Surg. 2000;105:743-748.

capítulo 83

Toxina Botulínica

AUTOR: **Paulo Keiki R. Matsudo,**
Coautora: Pâmella Kei Matsudo

Introdução

A toxina botulínica tipo A vem sendo usada em neurologia, ortopedia e oftalmologia desde 1979 para tratamento das distonias musculares,[1] como no blefaroespasmo essencial,[2,3] na síndrome de Meige e em torcicolos. Esta substância age como um neuroparalisador, ou seja, bloqueia a transmissão nervosa para os músculos através da inibição da liberação de acetilcolina ao nível de placa motora. Assim, impede a contração muscular que é causadora, em última análise, das rugas. Nos EUA, seu uso na cirurgia plástica só foi autorizado pela FDA (*Food and Drug Administration*) em 2000. No Brasil, o autor sênior[4] tem usado a toxina botulínica desde 1992 no tratamento das rugas dinâmicas da face, principalmente no terço superior, com excelentes resultados e raras complicações. Seu uso é simples e seguro. Desde 1996, temos usado no tratamento de rugas nasais, periorais e cervicais.[4] O processo de envelhecimento da pele compreende alterações fisiológicas desencadeadas por vários fatores, entre eles: idade, herança genética, exposição a agentes externos como sol, poluição, alimentação inadequada e estresse.

Somando-se ainda a esses fatores a constante atividade muscular necessária para as diferentes expressões faciais, ao longo dos anos, formam-se as linhas de expressão ou rugas pronunciadas. Os primeiros pontos da face onde elas se tornam evidentes são a região frontal, a glabelar e a região periocular, devido à atividade dos músculos frontal, prócero, corrugador do supercílio e orbicular dos olhos. Além de influenciarem negativamente na aparência, as rugas de expressão, quando localizadas nas regiões frontal e glabelar, conferem à pessoa um ar zangado ou preocupado.[5] Vários autores estudaram novos métodos e refinamentos nos resultados da cirurgia plástica facial[6] e outros continuam estudando.[7] Aqui, discutimos a associação da toxina botulínica nos rejuvenescimentos faciais e nos tratamentos das rugas frontoglabelares e perioculares. Diferentes tratamentos são propostos para essas áreas, como as ritidoplastias frontais com secção total ou parcial do músculo corrugador por visão direta ou endoscópica. Dermabrasão e os *peelings* químicos, geralmente quando utilizados isoladamente, não trazem resultados satisfatórios nem ao paciente, nem ao cirurgião.

A toxina botulínica tipo A é um produto de origem biológica. Para sua obtenção são envolvidos processos tecnológicos altamente sofisticados. A toxina botulínica atua na placa neuromotora inibindo a contração do músculo por meio do bloqueio da liberação da acetilcolina, sem que a sua produção seja afetada.

Atualmente, a toxina botulínica é empregada na terapia de muitas doenças e, mais recentemente, passou a ser um recurso estético, produzindo um relaxamento na musculatura facial, melhorando as rugas de expressão. A toxina botulínica tipo A é uma nova opção para o tratamento das rugas frontoglabelares, periorbitais, nasais, periorais e cervicais.

O efeito da toxina botulínica pode ser observado já nas primeiras 48 horas, aumentando gradativamente durante os 7 a 10 dias subsequentes à aplicação. Ocorre, então, uma estabilização do efeito, que se mantém, em média, por um período de 3 a 9 meses.

Indicação

Com o passar dos anos, a pele diminui a produção do colágeno (substância que forma as fibras do tecido), e a elasticidade e a vitalidade vão desaparecendo. A área que fica entre o nariz e os lábios, a região da testa e ao redor dos olhos costuma ser a mais atingida por este processo de envelhecimento, muitas vezes precoce, devido a exposições solares em horários inadequados e sem proteção eficaz, além, é claro, do estresse que a vida moderna impõe aos homens e às mulheres. Para as pessoas que não querem ser submetidas a uma cirurgia plástica, ou que ainda não precisam, ou mesmo para manter o resultado de uma cirurgia, existem hoje técnicas modernas que podem retardar, manter ou até mesmo reverter os sinais de envelhecimento com eficácia.

A toxina botulínica, sem dúvida, é um dos mais revolucionários métodos de rejuvenescimento facial de que se tem notícia nos últimos anos. Sua eficácia e segurança para o uso estético já foram comprovadas por diversos estudos.

Ao associarmos os conhecimentos anatômicos da região fronto-orbitoglabelar, principalmente da ação dos músculos agonistas e antagonistas e suas diferentes ações e posicionamento, tão bem demonstrados por Pitanguy e cols. nos seus trabalhos,[8,9] bem como a denervação química provocada pela toxina botulínica, conseguiremos os melhores resultados no equilíbrio facial.

Contraindicações e Precauções

- Pacientes com expectativas não realísticas quanto ao resultado e à função da toxina botulínica.
- Pacientes que estejam utilizando hormônios anabolizantes.
- Pacientes hipersensíveis aos componentes da fórmula.
- Pacientes intolerantes a agulhas.
- Mulheres grávidas ou que estejam amamentando.
- Pacientes que estejam fazendo uso de antibióticos aminoglicosídeos.[10] Pacientes apresentando infecção ou reação inflamatória na região a ser tratada.
- Não usar mais que 100 U de toxina botulínica num grupo muscular no período de 1 mês, para que não ocorra formação de anticorpos.
- A complicação mais significativa é a ptose palpebral, devido ao acometimento do músculo elevador da pálpebra superior.
- A ptose palpebral pode ser evitada se as precauções a seguir forem tomadas:
  - evitar a manipulação excessiva da área após o tratamento, para prevenir que a toxina se espalhe;
  - evitar toxina botulínica de baixo peso molecular; após a infiltração, o paciente deve permanecer em posição vertical por 4 horas;
  - para evitar que a toxina botulínica se espalhe pelo septo orbital, o paciente não deve deitar-se, o que poderia provocar a compressão da região frontal junto à tábua óssea, fazendo com que haja uma migração da mesma para áreas não desejadas.
- Caso ocorra a ptose palpebral, a mesma deverá ser tratada de preferência nas primeiras 72 horas após o início, para uma melhor resposta terapêutica através de massagens ativa e passiva na pálpebra afetada. Corrente galvânica também é indicada, porém a melhor resposta terapêutica será através do uso de apraclonidine a 0,5% colírio, administrando duas gotas no olho afetado de 8/8 horas. A mesma deverá regredir no prazo de 7 dias, no qual o paciente deverá ser fotografado pelo médico de 2 em 2 dias para acompanhar a evolução.

Protocolo de Aplicação

Em nossa casuística, temos fotografado todos os pacientes antes e depois do tratamento em movimentação passiva e ativa das áreas a serem tratadas sob as mesmas condições. Novas fotografias são tiradas 14 dias após a aplicação.

Quando se associa ao *resurfacing* e cirurgia videoendoscópica, aplicamos o produto 15 dias antes do procedimento, no sentido de promover o relaxamento muscular que beneficiará a cicatrização dos tecidos mobilizados, fazendo com que no pós-operatório a minimização das rugas e a elevação da sobrancelha sejam efetivas e duradouras.[11] É prudente informar ao paciente:

- a potência e o uso da toxina botulínica como terapia alternativa, sua duração, seus benefícios e possíveis complicações;
- equimoses ocasionais nos locais de aplicação poderão ocorrer;
- pode ocorrer também produção de imunoglobulina G e antitoxina botulínica tipo A, por ser uma proteína imunogênica.

Técnica

A toxina botulínica é um produto injetável, apresentado na forma de pó estéril liofilizado. Sua dosagem é definida através de Unidades, sendo que cada frasco contém 100 unidades. Para se fazer a infiltração do produto é necessário proceder à diluição do pó liofilizado com solução salina estéril a 0,9% sem adição de conservantes. O frasco deve ficar armazenado em *freezer* em uma temperatura de 5°C até ser reconstituído no momento de seu uso.[12] A aplicação é feita em consultório, em poucos minutos, não sendo necessário o emprego de anestesia local ou sedação.

Com uma seringa de 5 mL, aspirar 4 mL do diluente (solução salina a 0,9% estéril, sem adição de conservantes) e introduzi-lo cuidadosamente no frasco. O vácuo irá aspirar o conteúdo da seringa; deve-se tomar cuidado para evitar uma diluição muito rápida com formação de bolhas, pois poderá desnaturar o complexo proteico, reduzindo o efeito esperado do produto.

Uma vez feita a diluição, prosseguir com assepsia da pele do paciente, aguardar alguns segundos para a completa volatilização do antisséptico, de preferência não alcoólico e em seguida infiltrar o produto diluído. Recomenda-se que o frasco seja totalmente utilizado dentro de um período de 4 horas após a diluição (Tabela 83.1).

Utilizando-se seringa de insulina de 1 mL, realiza-se uma injeção intramuscular, nas regiões predeterminadas com o paciente semissentado. A dosagem varia de 10 a 100 U para cada paciente, dependendo das áreas a serem tratadas. Segue abaixo um guia de diluição com unidades para aplicação da toxina botulínica (Tabela 83.2).

A Figura 83.1 mostra exatamente os pontos onde o produto deverá ser aplicado para que se obtenha a maximização dos resultados com a minimização das complicações (Tabela 83.3 e Figuras 83.2 a 83.13).

TABELA 83.1 – Duração e Eficácia da Toxina após Diluída e Armazenada em Refrigerador

Tempo de Armazenamento	Atividade
1 dia	90-100%
3 dias	70-80%
7 dias	40-50%
14 dias	Mínima

Adaptado de Lowe.[2]

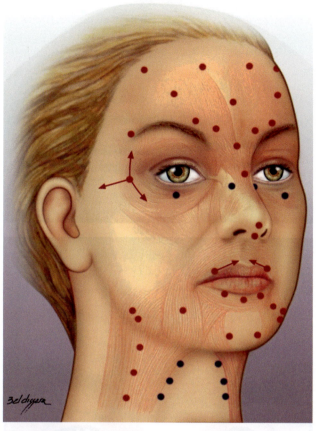

FIGURA 83.1 – Ver texto.

TABELA 83.2 – Concentração da Toxina Botulínica em Unidades (U)

Diluída em	1 mL	2mL	2,5 mL	3mL	4mL
Seringa cheia (1 mL)	100 U	50 U	40 U	33,33 U	25 U
Parcial maior (0,1 mL)	10 U	5 U	4 U	3,33 U	2,5 U
Parcial menor (0,02 mL)	2 U	1 U	0,8 U	0,67 U	0,5 U

Diluente: solução fisiológica 0,9% sem conservante.

TABELA 83.3 – Músculos Comumente Tratados

Frontal	• Depressor do canto bucal
Prócero	• Depressor do lábio
Corrugador	• Mentoniano
Depressor superciliar	• Platisma
Orbicular ocular medial	• Nasal
Orbicular ocular lateral	• Elevador superficial da asa nasal
Músculos faciais inferiores	• Elevador do lábio superior
Orbicular da boca	• Elevador do ângulo bucal

PARTE 8 – CIRURGIA ESTÉTICA

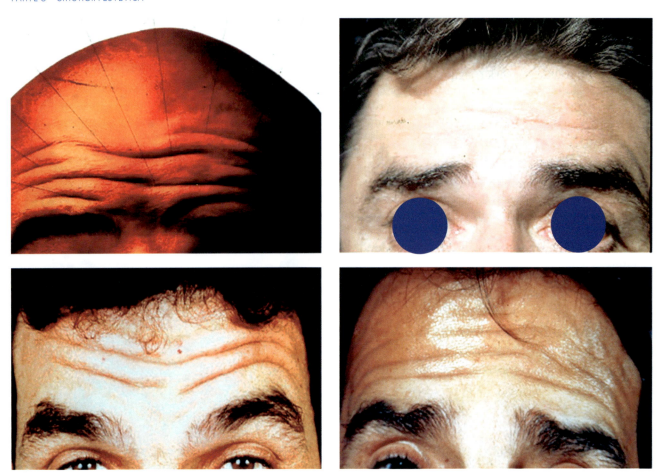

FIGURA 83.2 – Quatro pacientes do sexo masculino elevando a região frontal e demonstrando a diferença de posicionamento das rugas, do número de rugas, a força muscular da região frontal e a diferença de posicionamento dos supercílios.

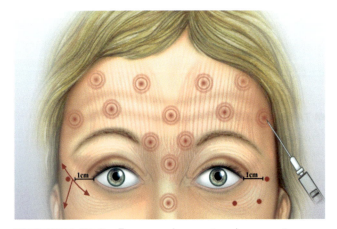

FIGURA 83.3 – Esquema demonstrando os pontos para aplicação da toxina botulínica juntamente com a dispersão da mesma e demonstração do ponto da região orbicular, respeitando 1 cm da distância da fenda palpebral.

CAPÍTULO 83 – TOXINA BOTULÍNICA

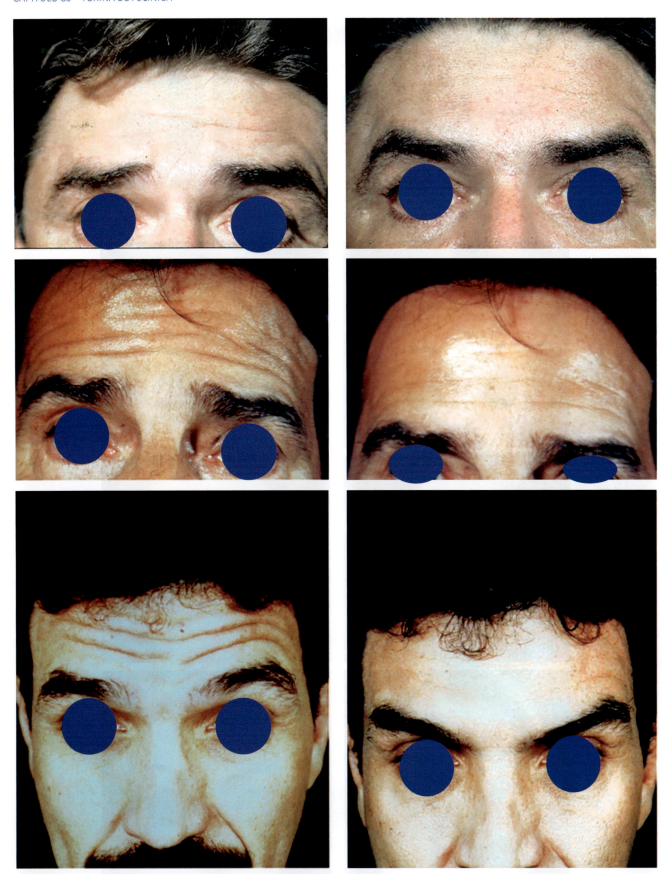

FIGURA 83.4 – Paciente elevando a região frontal demonstrando as rugas frontais antes e após 14 dias da aplicação da toxina botulínica, mostrando as rugas dinâmicas amenizadas.

PARTE 8 – CIRURGIA ESTÉTICA

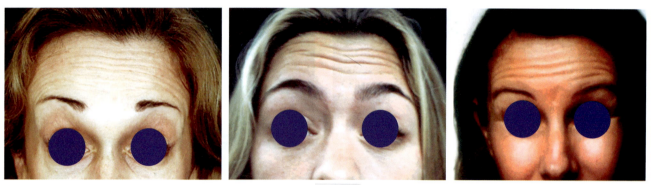

■ **FIGURA 83.5** – Três pacientes do sexo feminino elevando a região frontal e demonstrando a diferença de posicionamento das rugas, do número de rugas, da força muscular da região frontal e a diferença de posicionamento dos supercílios.

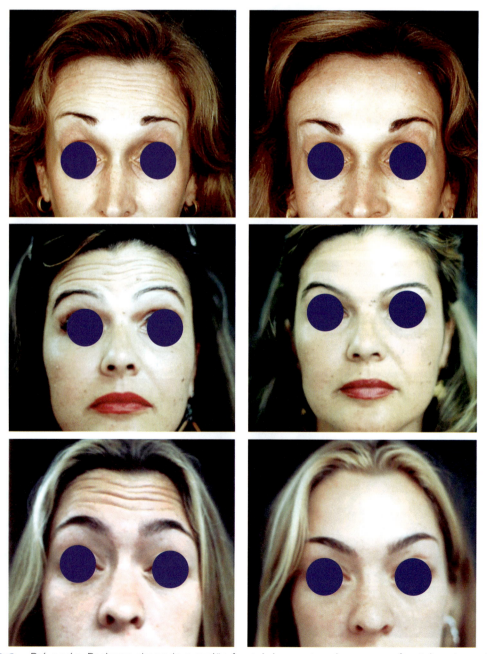

■ **FIGURA 83.6** – Pré e pós. Paciente elevando a região frontal demonstrando as rugas frontais antes e 14 dias após a aplicação da toxina, mostrando as rugas dinâmicas amenizadas.

CAPÍTULO 83 – TOXINA BOTULÍNICA

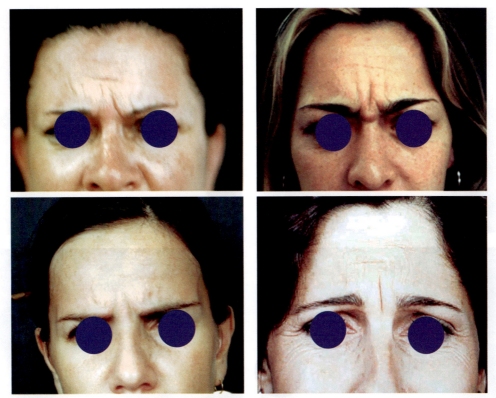

FIGURA 83.7 – Quatro pacientes do sexo feminino franzindo a região glabelar e demonstrando a diferença de posicionamento das rugas, do número de rugas, da força muscular da região glabelar e a diferença de posicionamento dos supercílios.

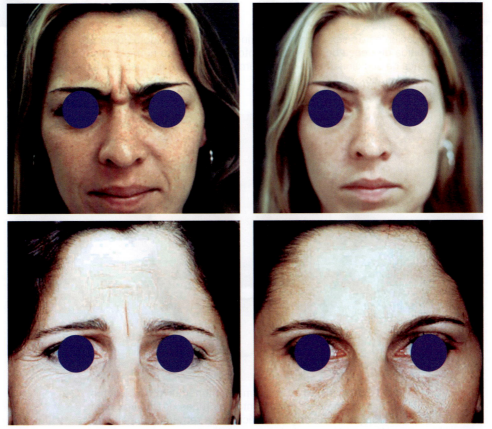

FIGURA 83.8 – Paciente elevando a região frontal demonstrando as rugas frontais antes e após 14 dias da aplicação da toxina botulínica, mostrando as rugas dinâmicas amenizadas.

1123

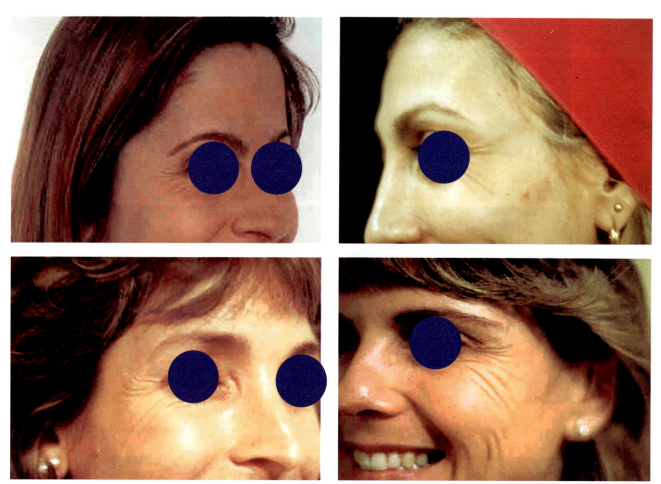

FIGURA 83.9 – Quatro pacientes do sexo feminino sorrindo, demonstrando as rugas da região orbicular (pés de galinha) onde se observa a nítida diferença do posicionamento das rugas, do número das mesmas, da força muscular da região orbicular e a diferença de posicionamento dos supercílios. Observe no caso da última paciente a extensão da ruga orbicular até o terço inferior da face.

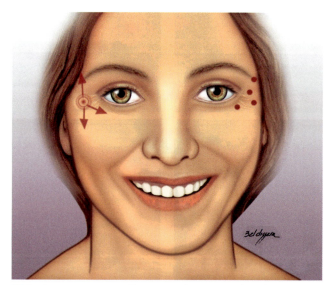

FIGURA 83.10 – Esquema demonstrativo dos pontos de injeção para o tratamento das rugas orbiculares com a opção da utilização da técnica de retroinjeção partindo de um só ponto (lado esquerdo) ou ponto a ponto (lado direito).

CAPÍTULO 83 – TOXINA BOTULÍNICA

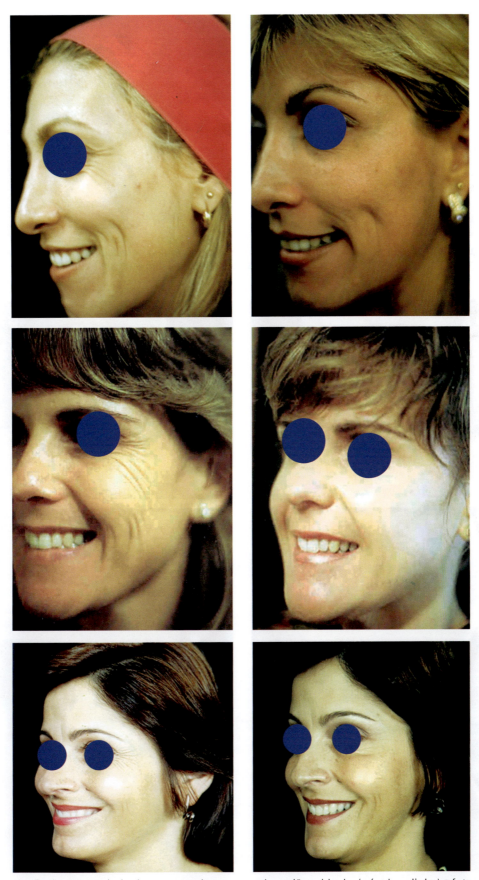

FIGURA 83.11 – Pacientes sorrindo demonstrando as rugas da região orbicular (pés de galinha) e foto após 14 dias das mesmas pacientes com a minimização das rugas.

PARTE 8 – CIRURGIA ESTÉTICA

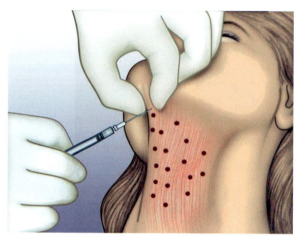
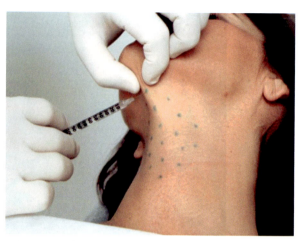

FIGURA 83.12 – Marcação prévia dos pontos a serem tratados na região cervical, sendo necessária a solicitação da contração da mesma para identificação das bandas platismais para a injeção da toxina botulínica.

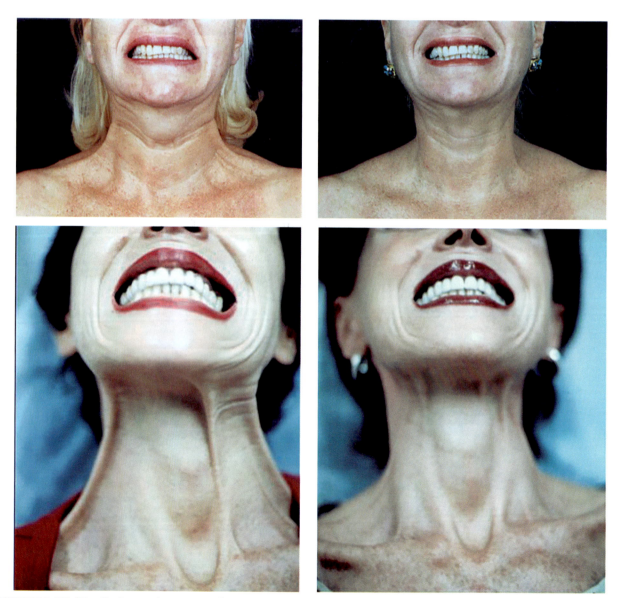

FIGURA 83.13 – Pacientes demonstrando as rugas e bandas platismais na região cervical durante contração da mesma e 14 dias após a aplicação da toxina com as bandas e rugas amenizadas.

Resultados

O efeito da toxina botulínica é visível após as primeiras 48 horas da injeção e permanece por 3 a 6 meses. O tratamento é simples, seguro e objetivo, não provocando mudanças na expressão facial, e sim uma harmonização, levando ao equilíbrio sem nenhuma complicação, desde que sejam observadas as orientações.

Na literatura existem casos descritos de ptose palpebral uni e bilateral.

Obtivemos bons resultados com uma simples injeção da toxina botulínica e um alto grau de satisfação por parte dos pacientes, fato este que nos motiva a indicar e a fazer novas aplicações.

Conclusões

O uso da toxina botulínica oferece ao cirurgião plástico uma nova alternativa para o rejuvenescimento facial, principalmente no tratamento isolado ou associado às técnicas tradicionais das rugas faciais.

O efeito da toxina botulínica é visível após as primeiras 48 horas da injeção e permanece em média por 6 meses.

O tratamento é simples e objetivo e não causa alterações da expressão facial.

Não têm sido observadas complicações, desde que se utilizem toxinas de alto peso molecular e respeitem-se as áreas de aplicação do produto.

Foram obtidos bons resultados e alto grau de satisfação dos pacientes com uma simples aplicação de toxina botulínica.

Edema, equimose e diplopia podem ocorrer e não são consideradas complicações, mas interocorrências, uma vez que desaparecem em poucos dias.

Alguns casos de ptose palpebral foram relatados e, quando tratados nas primeiras 72 horas com apraclonidine 0,5%, normalizam-se.

Pacientes em tratamento para rugas da região frontal durante 18 anos; este é o melhor exemplo da eficácia do produto através do tempo, sem danos à função muscular.

A toxina botulínica tipo A é uma proteína imunogênica que pode levar à formação de anticorpos do tipo imunoglobulina G.

No futuro, em caso de pacientes que desenvolveram anticorpos à toxina botulínica tipo A, o tratamento pela toxina tipo B ou F poderá ser viável.

Futuros estudos são necessários, mas diante dos resultados obtidos, sentimos que a toxina botulínica é uma opção valiosa no tratamento das rugas faciais e na harmonização das expressões dinâmicas da face.

Referências Bibliográficas

1. Jankovic J, Orman J. Botulinum A toxin for cranial-cervical dystonia: A double-blien, placebo-controlled study. Neurology. 1987;37:616-623.
2. Sanders D, Massey W, Buckley E. Botulinum toxin for blepharospasm: Single-fiber EMG studies. Neurology. 1986;36:545-547.
3. Arthurs B, Flanders M, Codere F, Gauthier S, Dresner S, Stone L. Treatment of blepharospasm with medication, surgery and type A botulinum toxin. Can J Ophtalmol. 1987;22:24-28.
4. Matsudo PKR. Botulinum Toxin for Correction of Fronto-Glabella Wrinkles: Preliminary Evaluation. Aesth Plast Surg. 1996;20:439-441.
5. Castanhares S. Forehead wrinkles, glabelar frown and ptosis of eyebrows. Plast Reconstr Surg. 1964;34:406.
6. Skoog T. Plastic Surgery: New methods and refinements. Philadelphia: WB Saunders; 1974. p. 328.
7. Baker TM, Stuzin JM, Baker TJ, Gordon HL. What's new in Aesthetic Surgery. Clinics in Plastic Surgery. 1996;23(1):3-16.
8. Pitanguy I. Section of the frontalis-procerus-corrugator aponeurosis in the correction of frontal and glabellar wrinkles. Ann Plast Surg. 1979;2(5):422-427.
9. Pitanguy I, Pamplona D, Weber Hl, Leta F, Salgado F, Radwanski HN. Numerical modeling of facial aging. Plast Reconstr Surg. 1998;102(1):200-204.
10. Wang YC, Burr DH, Korthais GJ, Suguiyama H. Acute toxicity of aminoglycoside antibiotics as an aid in detecting botulism. Appl Environ Microbiol. 1984;48:951-955.
11. Badin AZD, Moraes LM, Roberts IIIT. Rej uvenescimento facial a laser. 19a ed. Rio de Janeiro: Editora Revinter; 1998.
12. Lowe NJ, Maxwell A, Harper H. Botulinum A exotoxin for glabelar folds: A double blind, placebo controlled study with an electromyographic injection technique. J Am Acad Dermatol. 1998;35:569-72.

capítulo 84

Pele Envelhecida e *Laser*
Pele Envelhecida: Correlação Clínico-Histológica de Tratamentos com *Lasers* de CO_2 e Er:YAG

AUTOR: **Rômulo Mêne**
Coautores: **Yuri Mêne e Sabrina Engel Mêne**

Introdução – História

O envelhecimento da pele humana sempre foi um fator de grande preocupação para homens e mulheres em todos os tempos e, com o crescente aumento da expectativa de vida, tende a se intensificar. Por esse motivo, surgem diversos produtos e tratamentos que nem sempre cumprem suas promessas. A escolha do método de tratamento mais adequado e eficiente depende, fundamentalmente, de um diagnóstico correto da natureza do envelhecimento.

O cronoenvelhecimento e o fotoenvelhecimento originam-se de fatores distintos e provocam lesões com diferentes características, que requerem ações terapêuticas específicas. As medidas preventivas que podem ser adotadas para evitar, minimizar ou retardar os sinais destes dois processos de envelhecimento precisam ser discutidas com nossos pacientes.

O objetivo deste capítulo é demonstrar a correlação entre as alterações histológicas encontradas na avaliação dos principais *lasers* utilizados na prática de dermatologistas e cirurgiões plásticos, os *lasers* de CO_2 e Er:YAG pulsados e/ou fracionados, e os resultados clínicos obtidos segundo os mesmos parâmetros dos estudos histológicos descritos neste trabalho, no tratamento da pele envelhecida (*laser skin resurfacing*).

Fisiologia da Região Tratada

A pele é constituída de um tecido epitelial, a epiderme, e de um tecido conjuntivo, a derme, que repousam sobre um tecido conjuntivo frouxo, rico em células adiposas, a hipoderme ou o tecido celular subcutâneo[1]. A epiderme, medindo de 0,04 a 1,5 mm de espessura, é um epitélio pavimentoso estratificado queratinizado, que se renova continuamente e forma os anexos da pele (pelos, unhas, glândulas sudoríparas e glândulas sebáceas). Constitui-se de queratinócitos, melanócitos, células de Langerhans e células de Merkel.[2] A maior parte das células da epiderme é de queratinócitos, distribuídos em camadas que correspondem aos vários estágios de maturação e diferenciação deste tipo celular, a saber: camada basal ou germinativa; camada espinhosa; camada granulosa; e camada córnea.

A derme é um tecido conjuntivo sobre o qual repousa a epiderme e que fornece a resistência estrutural da pele. As células do tecido conjuntivo atuam em meio a uma rica matriz extracelular (colágeno, elastina, proteoglicanas e glicoproteínas interativas), sendo banhadas por vasos sanguíneos e atravessadas por fibras nervosas[1]. Fibroblastos, macrófagos e mastócitos são os tipos de células residentes que se somam aos linfócitos, neutrófilos, eosinófilos, que provêm da corrente sanguínea e desenvolvem proeminentes funções durante os mecanismos de defesa.

A região papilar da derme insinua-se na epiderme, que é irregular, formando projeções de tecido conjuntivo, mais rico em células do que em matriz fibrosa, chamadas de papilas. Abaixo da derme papilar situa-se a derme reticular, local em que predominam os feixes mais espessos de fibras de colágeno e grossas fibras elásticas. Nessa camada estão presentes feixes de fibras vasculonervosas mais calibrosas do que na derme papilar.[1] A junção dermoepidérmica é constituída por um somatório de estruturas epidérmicas e dérmicas que contribui para a aderência entre os dois folhetos, e dela fazem parte: as células basais epidérmicas, a membrana basal e a zona superficial da derme.[1]

Patologia e Histologia das Lesões Importantes

O envelhecimento cutâneo é um fenômeno complexo, e tanto o intrínseco como o extrínseco têm efeitos danosos bastante definidos sobre o colágeno e a elastina da derme.[1] Quanto às alterações histológicas que afetam a pele envelhecida, verifica-se que no cronoenvelhecimento intrínseco é comum o achatamento das papilas dérmicas, com a retificação da camada basal, a manutenção da polaridade celular e diferenciação epidérmica normal.[1] É notável a diminuição de síntese de colágeno, causando atrofia dérmica e dificuldade de cicatrização. Na derme papilar nota-se uma perda primária do sistema elástico superficial, as denominadas fibras oxitalânicas e elaunínicas. Por sua vez, na derme reticular encontramos espessamento, fragmentação e desorganização das fibras elásticas.[1] Existem alterações nos fibroblastos da derme, que são mediadas por raios UV, causando a produção de elastina anormal. O material elastótico é composto por uma massa amorfa, entrelaçada e espessada que, devido à sua degradação, dificulta o desempenho da função elástica da pele. Também é notável a degeneração da matriz colágena. Somando-se a esses fatores, alterações na função e na atividade dos fibroblastos da derme acarretam a diminuição do volume da matriz extracelular, que perde a sua capacidade de reter água nessa camada.[1] As lesões epidérmicas são diretamente ligadas à exposição excessiva ao sol, a condições adversas do meio ambiente e ao tabagismo. Nesse tipo de envelhecimento – extrínseco –, as lesões mais frequentes são as sardas, o lentigo solar, *age spots* ("manchas de idade"), a ceratose actínica e os epiteliomas cutâneos, como o basocelular superficial simples e o espinocelular. Lentigos malignos e melanomas precisam ter seus diagnósticos diferenciais minuciosamente estudados.

Anamnese do Paciente

A seleção de candidatos ao tratamento com *laser* requer uma anamnese rigorosa e um exame físico completo.[3] A avaliação dos hábitos alimentares e do tempo em que o paciente se expõe ao sol deve ser valorizada, para que ele busque uma rotina de vida mais saudável no futuro. O histórico de procedimentos anteriores e com processos de cicatrização deve ser investigado. Essas ocorrências podem limitar muito a agressividade e profundidade dos tratamentos. No exame físico, é importante analisar a presença de cicatrizes anteriores e lesões hipercrômicas ou hipocrômicas. Qualquer lesão existente na pele deve ser estudada em profundidade, para afastar a suspeita de epiteliomas cutâneos, e algumas outras manifestações cutâneas de doenças sistêmicas, como lúpus eritematoso sistêmico, sarcoidose, febre reumática, psoríase e outras doenças imunodepressoras.

A seleção do paciente de acordo com a escala de Fitzpatrick,[4] a identificação criteriosa das lesões a serem tratadas, a escolha correta dos parâmetros dos *lasers* e a elaboração de um protocolo simplificado para o período pós-*laser* são a chave para os melhores resultados.

A documentação fotográfica (fotos e vídeos) deve ser detalhada, tanto nos períodos pré-operatório e transoperatório, bem como em todas as fases do pós-operatório.

Equipamentos Usados e Exames Solicitados para Diagnóstico das Lesões

Em nossa clínica, a pele a ser tratada e suas lesões específicas são fotografadas com equipamento fotográfico Nikon D-300 digital, com lente Micro de 105 mm, que nos permite uma documentação com alto grau de resolução. Recorremos ao registro em vídeo sempre que possível.

O dermatoscópio digital DermLite DL3 é outro equipamento que deve estar sempre disponível para se realizar um exame ou um diagnóstico diferencial, quando necessário.

Exames Complementares

Exames laboratoriais podem ser solicitados. A rotina básica adotada por nossa clínica inclui, além do hemograma completo, coagulograma, proteínas totais e frações e o lipidograma completo, radiografia de tórax AP e perfil, ultrassom de abdome, complementados por uma avaliação clínico-cardiológica.

Seleção dos Pacientes

Na seleção de pacientes, é importante conhecer suas pretensões e discutir com o candidato quais as possibilidades de ajudá-lo, de fato, a partir dos diferentes procedimentos disponíveis a *laser*. Os níveis de expectativa de cada paciente e o seu estilo de vida devem ser levados em consideração para o prognóstico do tratamento. Os atuais equipamentos de *laser* fracionados de CO_2 e Er:YAG foram desenvolvidos com *software* de alta tecnologia, e dispõem de oito parâmetros que podem ser selecionados de diferentes maneiras, proporcionando combinações quase infinitas (em torno de 1.500.000 combinações). Portanto, os operadores desses equipamentos devem buscar amplo treinamento com profissionais que possuam comprovada experiência nesse campo da medicina.

A interação *laser*-tecido é um aspecto que deve ser compreendido e estudado em profundidade, bem como a experiência clínica deve ser consolidada de modo a permitir uma condução eficiente dos tratamentos, no período pós-*laser*.[5]

Indicações e Contraindicações ao Uso do *Laser*

Os pacientes com melhor indicação para o tratamento com *lasers* são aqueles que apresentam fototipos I, II e III, segundo a classificação de Fitzpatrick.[4] Estes fototipos aceitam bem os diferentes graus de eritemas e possíveis processos inflamatórios adversos. Para os fototipos mais altos, devemos limitar os níveis de energia utilizada e também o número de passes sobre a mesma área tratada.

As contraindicações formais para os tratamentos com *lasers* são: a presença de quadros infecciosos na pele a ser tratada; pele sensibilizada por qualquer tratamento ou doença anterior. As contraindicações relativas a tratamentos com *lasers* devem ser: pacientes com quadros psicóticos; pacientes que abrigam perspectivas fora da realidade e pacientes com histórico de hipo ou hipercromias (peles que reagem fortemente a processos de hiperpigmentação após o período inflamatório). Incluem-se aqui, ainda, pacientes com episódios recorrentes de herpes zoster.

Diagnóstico Diferencial dos Processos de Envelhecimento. Medidas Preventivas e Tratamentos Coadjuvantes da Pele Envelhecida

O envelhecimento humano é um processo inflamatório crônico progressivo irreversível e, assim, precisa ser entendido. Qualquer proposta terapêutica que vise o tratamento do processo do envelhecimento precisa analisar profundamente as diferentes causas que levam ao envelhecimento.

No processo natural de envelhecimento, denominado de cronossenescência, a causa principal é o processo de depósito de placas de colesterol ao longo das paredes de artérias de nosso corpo. Esse processo inflamatório, chamado de aterosclerose, endurece as artérias e pode levar à obstrução total ou parcial desses vasos. Em consequência, os tecidos periféricos dependentes do recebimento de sangue e dos nutrientes que ele transporta são prejudicados, bem como os diferentes órgãos e tecidos. A atrofia progressiva é natural nestes casos.

Outros processos inflamatórios crônicos, relacionados a diversas doenças, como o diabetes *mellitus*, a hipertensão arterial e a insuficiência renal crônica podem acelerar o processo do envelhecimento e também acentuar o aspecto envelhecido da face.

Medidas preventivas podem ser usadas para bloquear a oxidação da fração LDL do colesterol e evitar a aterosclerose, por exemplo, pelo consumo de resveratrol e chá verde.[7] Dietas pobres em proteínas específicas podem ser associadas a extensas perdas de massa muscular durante o processo natural de envelhecimento.

A massa muscular flácida pode ser recuperada através de um programa nutricional de reposição proteica e exercícios musculares adequados.[8] No envelhecimento produzido pelo sol, o fotoenvelhecimento cutâneo, a lesão principal ocorre sobre a microcirculação dérmica. Repetidas exposições ao sol, sujeitas à radiação UVA, provocam um processo inflamatório que, ao longo dos anos, promove a atrofia desta rede vascular. Nos casos mais severos de fotoenvelhecimento, ficamos quase sem opção de tratamento para restaurar a circulação da pele, a não ser recorrer a alguns métodos que possam proporcionar uma vascularização do tecido.

No século passado, diferentes métodos cirúrgicos foram desenvolvidos para amenizar os sinais do tempo. Inicialmente, faziam-se pequenos descolamentos e retirava-se o excesso de pele. A evolução destas técnicas levou a grandes descolamentos e trações de pele e músculos da face, deixando o aspecto do rejuvenescimento muitas vezes visivelmente artificial.

Diferentes tipos de *peelings* químicos também foram desenvolvidos para corrigir os sinais dos tempos que afetam a pele envelhecida. *Peelings* químicos profundos promovem bons resultados mas, por causar necroses profundas (fenol e ácido tricloroacético) estão com o seu uso limitado a fototipos bem seletivos, requerendo muita habilidade do médico que recorre a essas modalidades de *peelings*. Por sua vez, os *peelings* químicos superficiais, como o ácido glicólico e derivados do ácido retinoico, são mais populares e podem promover grandes benefícios para reverter o quadro atrófico da pele envelhecida.[9] Nas últimas 4 décadas, uma variedade de equipamentos de *laser* foi desenvolvida para atuar no estado atrófico e envelhecido da pele.[10]

Equipamentos de *Laser* mais Utilizados em Cirurgia Plástica. Características e Parâmetros de Segurança

Os equipamentos denominados de *laser* (*Light Amplified by Stimulated Emission of Radiation*) remontam de 1960, quando Maiman construiu o primeiro deles (*laser* de rubi), embora muitos anos antes, Einstein houvera previsto ser possível obter-se a emissão de radiação através de estímulo apropriado.[10] Por muito tempo, o *laser* de rubi, que emite um pulso de luz vermelha profunda, foi o único a ser utilizado na prática dermatológica. Nos anos 1970, com a introdução do *laser* de argônio e do *laser* de dióxido de carbono (*laser* de CO_2), que possibilitaram obter-se a coagulação e o corte, tais instrumentos passaram a ser amplamente utilizados,[11] apesar de as cicatrizes terem sido referenciadas como um efeito colateral imprevisível.[12]

PARTE 8 – CIRURGIA ESTÉTICA

Nos anos 1980, Anderson e Parrish[12] propuseram uma teoria sobre como causar lesão histológica seletiva com o uso dos *lasers* pulsados, chamada de processo de fototermólise seletiva,[12] o que levou ao desenvolvimento de uma nova geração de *lasers* pulsados altamente seletivos em dermatologia. Transformou-se essa metodologia em verdadeiro tratamento de baixo risco para lesões microvasculares, tatuagens e lesões pigmentadas benignas.

No início da década de 1990, os *lasers* de CO_2 de alta energia e curta exposição foram aperfeiçoados de modo a permitir a eliminação perfeita e previsível de pele queratinizada, degenerada ou displásica sem provocar danos térmicos significativos à pele circundante. A razão disso é que tais equipamentos podem emitir pulsos em intervalos suficientemente curtos (695 a 950 μs), o que provoca uma vaporização de microestruturas com o mínimo de acúmulo de calor nos tecidos circundantes ao local de impacto do *laser*.[13] Nas últimas 2 décadas, os *lasers* de CO_2 estão sendo largamente utilizados em dermatologia e cirurgia plástica, coma finalidade de refazer a superfície da pele (*skin resurfacing*), sendo muito útil no tratamento das lesões actínicas, rugas e cicatrizes faciais. Muito embora a tecnologia utilizada nos *lasers* de CO_2 ofereça excelentes resultados clínicos, tem sido notado, através de cuidadosas observações em pacientes submetidos a esse tratamento, que os danos térmicos na maioria dos casos são muito significativos. Eles chegam a provocar um processo inflamatório excessivo que se traduz pela presença de um eritema indesejável e proporcional ao grau da agressão produzida pela irradiação do *laser* na pele[5] (Figuras 84.1 a 84.8).

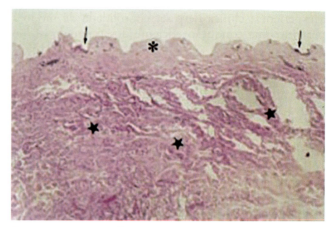

FIGURA 84.2 – Pele da região pré-auricular tratada pelo processo de fototermólise seletiva com três passagens de *laser* de CO_2 – 6 watts (*silk touch – sharplan*), vendo-se a zona de clivagem formada pela membrana e algumas áreas basofílicas (setas delgadas). Na derme papilar ocorreu coagulação de proteínas (asterisco) e na derme reticular nota-se intenso grau de desidratação (estrelas). Coloração: H-E. Aumento: 40x.

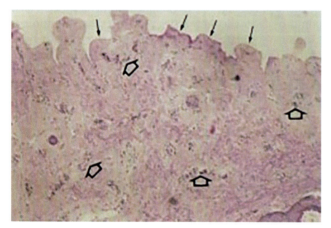

FIGURA 84.1 – Pele da região pré-auricular tratada pelo processo de fototermólise seletiva com uma passagem de *laser* de CO_2 – 6 watts (*silk touch – sharplan*), vendo-se a zona de clivagem revestida pela membrana basal, a qual raramente deixou ficar sobre ela quaisquer materiais basofílicos provenientes de mumificação da camada basal de epiderme (setas delgadas). Na derme papilar observa-se zona de coagulação de proteínas da matriz extracelular e na derme reticular evidenciam-se pequenas zonas de desidratação, mas os elementos celulares, vasculares e anexiais não demonstram sinais de comprometimento (setas vazadas). Coloração: H-E. Aumento: 40x.

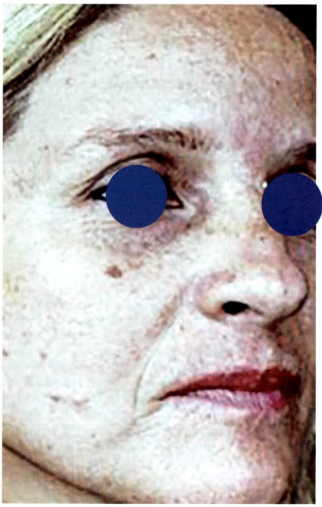

FIGURA 84.3 – Paciente feminino de 45 anos. Pré-tratamento.

CAPÍTULO 84 – PELE ENVELHECIDA E *LASER* – PELE ENVELHECIDA: CORRELAÇÃO CLÍNICO-HISTOLÓGICA DE TRATAMENTOS COM *LASERS* DE CO$_2$ E ER:YAG

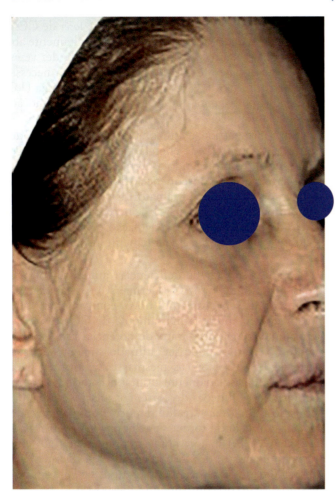

■ **FIGURA 84.4 –** Paciente feminino de 64 anos, em 2015. Foto após 19 anos de tratamento. Resultado tardio. *Laser skin resurfacing* CO$_2$, *laser* de CO$_2$ pulsado, dois a três passes com os parâmetros citados na Figura 84.1.

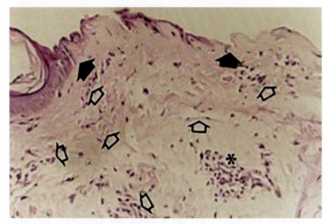

■ **FIGURA 84.5 –** Pele da região pré-auricular submetida ao processo de fototermólise seletiva com *laser* de Er:YAG a 1,7 joule (Derma™ 20), vendo-se limitada pela seta espessa à esquerda epiderme íntegra, ao centro, região que sofreu uma só passagem e à direita uma zona com três passagens. Na derme, vasos sanguíneos (seta vazada) estão preservados e ao redor de alguns deles (asterisco) nota-se infiltrado inflamatório. Coloração: H-E. Aumento: 100x.

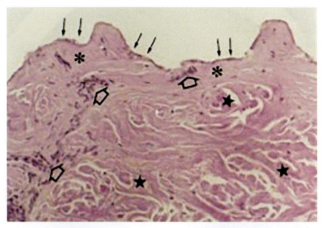

■ **FIGURA 84.6 –** Pele da região pré-auricular submetida ao processo de fototermólise seletiva com seis passagens de *laser* de Er:YAG a 1,7 joule (Derma™ 20), vendo-se a zona de clivagem (setas delgadas) formada pela membrana basal e regiões densas, provavelmente constituída por células basais da epiderme mumificadas. Na derme superficial ocorrem zonas de coagulação da matriz extracelular (asterisco) e nas dermes média e profunda ocorrem zonas de desidratação (estrelas). As setas vazadas apontam para vasos sanguíneos preservados. Coloração: H-E. Aumento: 100x.

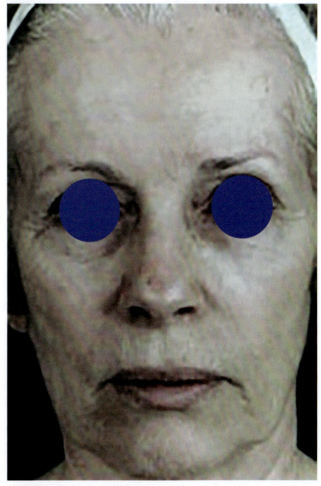

■ **FIGURA 84.7 –** Paciente feminino de 70 anos. Pré-tratamento em 2005.

1133

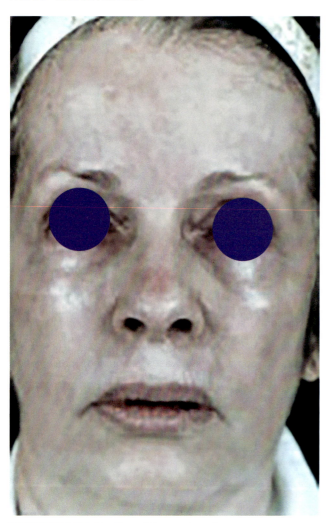

FIGURA 84.8 – Foto 14 meses após o tratamento com *laser skin resurfacing,* fototermólise seletiva por *laser* pulsado de Er:YAG, quatro a seis passes, com os parâmetros descritos nas Figuras 84.3 e 84.4.

mas vantagens sobre os equipamentos de *laser* de CO_2. A energia emanada dos *lasers* de Er:YAG é altamente absorvida pela água tecidual (aproximadamente dez vezes em relação ao *laser* de CO_2) e, porisso, existe a necessidade da utilização de altas quantidades de energia (1,0 a 1,7 joule/pulso) para que haja uma eficiente remoção de camadas da pele.

Em contrapartida, existe um benefício muito grande porque esta absorção de energia pela água tecidual age como um filtro protegendo a derme de danos térmicos indesejáveis e, em consequência, diminuindo substancialmente o processo inflamatório pós-cirúrgico, bem como o período de eritema. Há, no entanto, a desvantagem de não promover a coagulação nem o corte nos tecidos, o que pode ser eficientemente realizado com o *laser* de CO_2.[15-17]

Visando superar as deficiências anteriormente citadas no *laser* de Er:YAG (Derma 20), os fabricantes resolveram desenvolver um novo equipamento, que possui no seu interior uma ampola de CO_2 capaz de gerar uma energia de 7 watts de potência. Este equipamento é versátil e pode ser utilizado somente em sua parte de Er:YAG (com as mesmas características para o Derma 20), isoladamente utilizado como CO_2 puro (cumprindo as funções de corte, coagulação e, quando acoplado a um *scanner*, realiza remoções programadas de camadas de pele de forma semelhante aos tradicionais *lasers* de CO_2). A maior vantagem apresentada por este novo equipamento de *laser* Er:YAG I CO_2 (Derma K) é a possibilidade de associar os dois tipos de *laser* em um mesmo disparo do equipamento[5] (Figura 84.9).

Apesar de alguns autores considerarem o eritema provocado pela agressão do *laser* de CO_2 uma ocorrência normal e até importante indicador de que o tratamento está sendo efetivo,[14] é pensamento corrente que um eritema persistente (2 a 3 meses) aumenta a chance de hiperpigmentação ou hipopigmentação; e de surgimento de cicatriz hipertrófica.

No final da década de 1990, Hohenleutner[15] e cols. adaptaram para o uso dermatológico os *lasers* de Er:YAG de alta potência, anteriormente utilizados em odontologia. Tem como características um comprimento de onda de 2,940 mm, é pulsado a 350 s, trabalha de cinco a 12 pulsos por segundo, com variação de energia de 0,1 a 1,7 joule/pulso, chegando aos parâmetros máximos conjuntamente, ou seja, atingindo 12 pulsos por segundo com uma energia final de 1,7 joule/pulso (Derma 20, ESC *Medical Systems Ltd, Yokneam*, Israel). Este mesmo equipamento pode realizar uma eficiente remoção de camadas superficiais da pele (*skin resurfacing*) com algu-

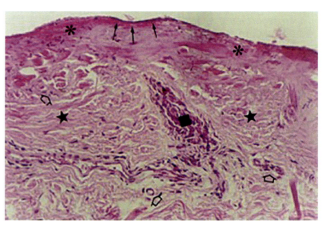

FIGURA 84.9 – Pele da zona pré-auricular tratada pelo processo de fototermólise seletiva com três passagens de *laser* combinado Erbium – YAG/CO_2 (Derma K™) (1,7 joule/2 watts), vendo-se a zona de clivagem formada pela membrana basal sobre a qual, em áreas, distingue-se pont ilhado basofílico, provavelmente núcleos das células basais (setas delgadas). Na derme papilar evidencia-se intensa faixa de coagulação de proteínas (asterisco) enquanto na derme reticular ocorre uma desidratação de grau moderado (estrelas), vendo-se também a presença de folículo atrófico (quadrado). Observam-se também nas dermes média e profunda alguns vasos preservados (seta vazada). Coloração: H-E. Aumento: 100x.

A interação laser-tecido e o estudo das alterações histológicas provocadas por estes equipamentos de lasers devem ser previamente conhecidos para que os efeitos colaterais possam ser evitados ou minimizados.5 Novos estudos, publicados na última década, desenvolveram um sistema de filtragem ou fracionamento nos dois sistemas de *lasers* descritos anteriormente[18-21]. Computadores de última geração controlam oito parâmetros que podem ser selecionados pelo operador. Isto pode promover uma infinidade de combinações que podemos utilizar em diferentes tipos de pele e lesões, com maior margem de segurança. Em geral, utilizando-se o equipamento de *laser* de CO_2 fracionado Deka Smartxide,[2] fixamos a energia de saída em 10 watts, em peles com maior risco de pigmentação, 15 watts para a maioria dos tratamentos de *resurfacing*, e 20 *watts* para alguns protocolos especiais, como tratamentos de sequelas de acne e para fazer orifícios no músculo orbicular inferior, por via transdérmica. Entretanto, nunca utilizamos a saída máxima de energia gerada por este equipamento de CO_2, que seria de 30 *watts*.

Uma das possibilidades do *laser* fracionado é a de aumentar ou diminuir a densidade dos furos produzidos pelo processo de fracionamento. Também podemos regular a profundidade de penetração do feixe de luz e regular o tempo de contato da energia com o tecido tratado (TI). Isso torna este novo equipamento a estrela do momento. Em minha prática, utilizo esse *laser* sempre como um *laser* fracionado ablativo. O número de passagens sobre a mesma área tratada pode intensificar e melhorar a qualidade do tratamento.

Os *lasers* fracionados de CO_2 e Er:YAG estão sendo utilizados desde 2004 para aumentar o potencial de ação de diferentes substâncias aplicadas por via tópica. Estudos demonstram que estas substâncias são cinco vezes mais absorvidas desta forma do que quando aplicadas na epiderme normal e íntegra[22-25]. Esse fato cria novas possibilidades terapêuticas para o tratamento de peles atróficas (Figuras 84.10 a 84.19), na veiculação de substâncias nutritivas como vitaminas, fatores de crescimento e ácidos graxos. Também é muito útil para aumentar a penetração de drogas para a fototerapia dinâmica nos tratamentos de tumores cutâneos não melanomas (5-fluorouracil e o 5-*aminolevulinic acid* – ALA)[22-25]. Outro campo de aplicação recente dos *lasers* fracionados de CO_2 e Er:YAG são os tratamentos para sequelas de queimaduras[26-30]. Os canais criados pelos *lasers* fracionados podem ser vias de penetração ou migração para as células pré-adipocitárias que encontramos no aspirado do tecido adiposo, e que hoje já são reconhecidas como células-tronco derivadas desse tecido.

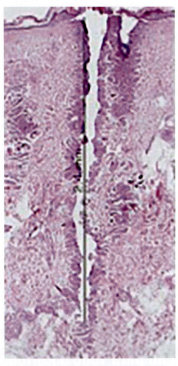

■ **FIGURA 84.11 –** Orifício produzido por fototermólise seletiva por *laser* fracionado de CO_2 (Dual Deep Skintec, cortesia do Dr. Kim Won-Serk), profundidade de 2,4 mm.

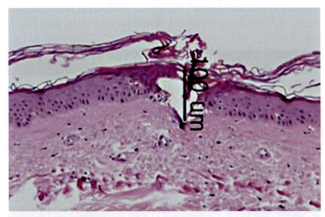

■ **FIGURA 84.10 –** Corte histológico de pele tratada por *laser* fracionado de CO_2 (Dual Deep Skintec, cortesia do Dr. Kim Won-Serk). Fragmento atingido na camada epidérmica (4 mJ, 100 μm de profundidade).

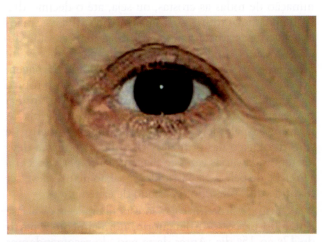

■ **FIGURA 84.12 –** Paciente feminino, pré-tratamento (pele atrófica) proposta: *laser* de CO_2 fracionado para *drug delivery* de ácidos graxos e outros nutrientes tópicos.

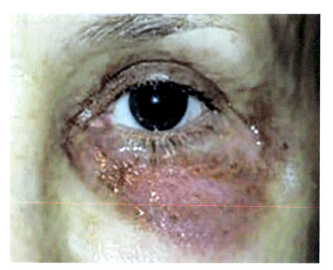
FIGURA 84.13 – Foto após 3 dias de tratamento.

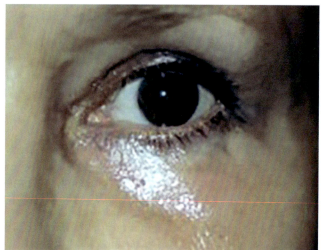
FIGURA 84.14 – Foto após 21 dias de tratamento.

Orientações Pré-operatórias

Nas orientações pré-operatórias devemos dar ênfase ao preparo da pele com *peelings* químicos superficiais, que podem ser iniciados de 1 a 2 meses antes do procedimento, visando uniformizar a textura da pele e melhorar as condições vasculares, promovendo o aumento do volume da derme. Isto pode reduzir substancialmente a necessidade de maior agressividade na aplicação do *laser* para corrigir grandes distorções da pele envelhecida. A prevenção do herpes zoster pode ser iniciada 48 horas antes do procedimento. É importante programar com o paciente as suas atividades nesse período.

Cuidados Pós-operatórios Imediatos e Prescrição para Todo o Período Inflamatório

Os cuidados no pós-operatório imediato, até a eliminação de todas as crostas, ou seja, até o décimo dia, requerem uma rotina simplificada: higienizar as mãos antes de tocar a pele, manter a cabeça mais elevada durante o sono e durante as horas do dia, por 72 horas, ou seja, nas três primeiras noites, para facilitar a drenagem do edema. O curativo é feito somente com o uso tópico de pomadas contendo ácidos graxos de origem animal ou vegetal, para promover a umidificação da ferida. A lavagem da pele deve ser realizada com sabão neutro e soro fisiológico nas primeiras 72 horas. A pomada deve ser renovada várias vezes ao dia, enquanto permanecer a sensação de pele seca e irritada. O sabão neutro deve ser mantido durante todo o período de eritema.

O uso de protetor solar só está liberado após a fase aguda do processo inflamatório, normalmente a partir do 12º ao 15º dia. Antes deste período recomendamos o afastamento total do sol, tendo em vista que, muitas vezes, o uso precoce de protetores solares pode desenvolver irritações e aumentar o processo inflamatório local. O uso de creme clareador é recomendado e pode ser iniciado por ocasião da liberação para o uso do protetor solar, mas esses produtos não devem conter ácidos irritantes em suas formulações. Em nossa rotina, evitamos ao máximo o uso tópico de antibióticos ou corticosteroides, bem como seu uso oral ou injetável, a menos que surja um quadro infeccioso, que justificaria a indicação do antibiótico, ou prurido intenso, no caso dos corticosteroides.

Equipamentos de Avaliação e Exames Específicos para Aferir os Resultados

Os resultados obtidos com os tratamentos de *laser resurfacing* são documentados nas fases de pré-operatório, trans e pós-operatórios, de acordo com o seguinte esquema: imediatamente após a aplicação, e nas próximas 48 e 96 horas, e depois, nos sexto, décimo, 20º, 30º, 60º, 120º, 180º e 360º dias, sempre com a câmera fotográfica digital, Nikon D-300, com lente de 105 mm, utilizando-se a mesma iluminação e o mesmo local.

Experiência Pessoal do Autor

A experiência pessoal do autor com o uso de *lasers* de CO_2 contínuo, pulsados e fracionados e com *lasers* de Er:YAG pulsados e fracionados para o tratamento da pele envelhecida com os procedimentos *laser skin resurfacing* iniciou-se em fevereiro de 1995, e envolve a associação com diferentes tipos de blefaroplastias, todas realizadas exclusivamente com o uso do *laser* de CO_2 contínuo.

Resultados Clínicos Obtidos com o Uso de *Lasers* de CO_2

Figuras 84.15 a 84.19.

CAPÍTULO 84 – PELE ENVELHECIDA E *LASER* – PELE ENVELHECIDA: CORRELAÇÃO CLÍNICO-HISTOLÓGICA DE TRATAMENTOS COM *LASERS* DE CO₂ E ER:YAG

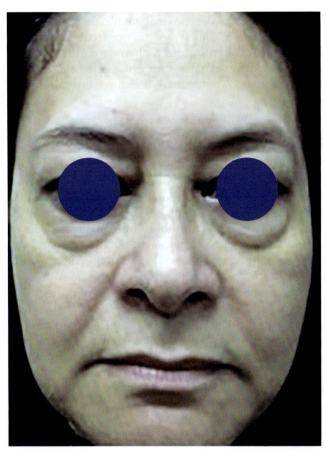

FIGURA 84.15 – Paciente feminino de 49 anos. Foto de pré-operatório em 2015. Tratamento proposto: blefaroplastia superior, blefaroplastia inferior por via transconjuntival e tratamento da flacidez do músculo orbicular inferior por via transcutânea, sem incisão ou retirada de pele.

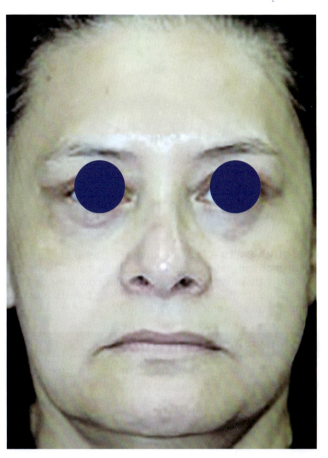

FIGURA 84.16 – Foto após 53 dias: tratamento da pele do contorno palpebral com *laser* de CO₂ fracionado (15 W, densidade 200, T▲ 300, Stark 2, dois a três passes). Blefaroplastia superior com retirada de bolsas médias e internas. Blefaroplastia inferior

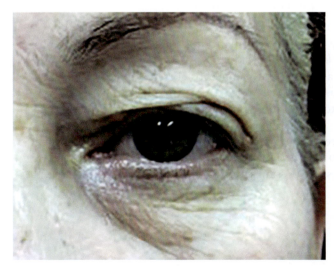

FIGURA 84.17 – Paciente feminino de 51 anos. Proposta: blefaroplastia superior e inferior sem retirada de bolsas.

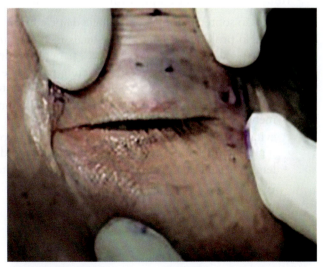

FIGURA 84.18 – Tratamento por via transcutânea da flacidez do músculo orbicular inferior com *laser* de CO₂ fracionado (Deka Smartxide 2: 20 W – 500 de densidade – 300 T▲ – Stark 5 – dois a três passes, visando causar dano térmico sobre a musculatura).

PARTE 8 – CIRURGIA ESTÉTICA

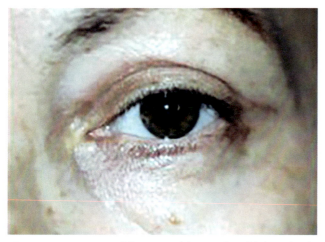

FIGURA 84.19 – Pós-operatório, 58 dias. Blefaroplastia superior sem retirada de bolsas e tratamento direto da flacidez do músculo orbicular superior com *laser* de CO_2 contínuo (cw) desfocado. Parte inferior tratada com os parâmetros descritos na Figura 84.17.

Complicações

As complicações mais frequentes nos procedimentos de *laser skin resurfacing* são os eritemas prolongados; as hiperpigmentações pós-inflamatórias; as infecções de pele; a acne e o *milium*. As menos frequentes são as hipocromias; o herpes zoster, além de cicatrizes hipertróficas e queloideanas.[12] Para evitar estes efeitos colaterais, protocolos específicos devem ser utilizados para cada caso.

Perspectivas Futuras

Novas tecnologias estão sendo desenvolvidas e estarão em uso em poucos anos. A mais recente e promissora entre elas é o uso do *laser* de Er:YAG não ablativo, que permite o seu uso intraoral, ou seja, dentro da cavidade oral, com acesso indireto sobre a musculatura facial, podendo encurtá-la, reduzindo a flacidez da musculatura facial envelhecida. Estes estudos já foram comprovados histologicamente.

Outra aplicação deste tipo de *laser* é a de correção de algumas patologias e doenças para área do canal vaginal e de outros tecidos do períneo. A reparação do excesso de relaxamento da porção distal do esôfago, em casos de hérnias de refluxo, também é possível mediante o uso não invasivo de equipamentos de ultrassom, radiofrequência ultrapulsada e de micro-ondas.

Apêndice I
Resumo dos pontos importantes

- Recomendações ao operador de procedimentos com *laser* em medicina
  - revisão sobre anatomia e histologia da pele humana;
  - estágio prolongado com profissionais médicos que usam *laser* em sua rotina, para familiarizar-se com o controle dos parâmetros específicos para o tipo de *laser* a ser utilizado;
  - a seleção de pacientes e lesões a serem tratadas e a escolha dos parâmetros corretos aplicados em cada paciente são a chave para o sucesso dos tratamentos com *lasers*;
  - o gerenciamento do eritema no período inflamatório é um ponto importante para evitar a hiperpigmentação pós-inflamatória;
  - evitar iatrogenias no período pós-*laser*! (usar precocemente clareadores e filtros solares químicos durante o período inflamatório pode aumentar o tempo do processo inflamatório);
  - lembre-se: a ferida precisa somente de componentes que possam ser utilizados no processo de reepitelização (ácidos graxos e sabão neutro).

Apêndice II
Artigos internacionais sobre o tema (*Lasers* Fracionados de CO_2 e Er:YAG) nos últimos 5 anos

1º) Forster B, Klein A, Szeimies RM, Maisch T. Penetration Enhancement of two topical 5-aminolaevulinic acid Formulations for photodynamic therapy by Er:YAG laser Ablation of the stratum corneum: Continuous versus fractional ablation. Exp Dermatol. 2010;19(9):806-812.

2º) Chan NPY, Ho SGY, Yeung CK, Shek SYN, Chan HH. Fractional ablative carbon dioxide laser resurfacing for skin rejuvenation and acne scars in asian. Lasers Surg Med. 2010;42:615-623.

3º) Lin JY, Warger WC, Izikson L, Anderson RR, Tannous Z. A prospective, randomized contolled trial on the efficacy of fractional photothermolysis on scar remodeling. Lasers Surg Med. 2011;43:265-272.

4º) Hædersdal M, Katsnelson J, Sakamoto FH, Farinelli WA, Doukas AG, Tam J, et al. Enhanced uptake and photoactivation of topical methyl aminolevulinate after fractional CO_2 laser pretreatment. Lasers Surg Med. 2011;43:804-813.

5º) Yeung CK, Chan NPY, Shek SYN, Chan HHL. Evaluation of combined fractional radiofrequency and fractional laser treatment for acne scars in Asians. Lasers Surg Med. 2012;44:622-630.

6º) Qu L, Liu A, Zhou L, He C, Grossman PH, Moy RL, et al. Clinical and molecular effects on mature burn scars after treatment with a fractional CO_2 laser. Lasers Surg Med. 2012;44:517-524.

7º) Ortiz AE, Tingey CY, Emily YU, Ross EV. Topical Steroids implicated in postoperative infection following ablative laser resurfacing. Lasers Surg Med. 2012;44:1-3.

8º) Oni G, Robbins D, Bailey A, Brown SA, Kenkel JM. An in vivo histopathological comparison of double and single pulsed modes of a fractionated CO_2 laser. Lasers Surg Med. 2012;44:4-10.

9º) Waibel JS, Wulkan AJ, Shumaker PR. Treatment of hypertrophic scars using laser and laser assisted corticosteroid delivery. Lasers Surg Med. 2013;45:135-140.

10º) Lee SJ, Yeo IK, Kang JM, Chung WS, Kim YK, Kim BJ, et al. Treatment of hypertrophic burn scars by combination laser-cision and pinhole method using a carbon dioxide laser. Lasers Surg Med. 2014;46:380-384.

11º) Connolly KL, Chaffins M, Ozog D. Vascular patterns in mature hypertrophic burn scars treated with fractional CO_2 laser. Lasers Surg Med. 2014;46:597-600.

12º) Sklar LR, Burnett CT, Waibel JS, Moy RL, Ozog DM. Laser assisted drug delivery: a review of an evolving technology. Lasers Surg Med. 2014;46:249-262.

13º) Sobanko JF, Vachiramon V, Rattanaumpawa P, Miler CJ. Early Postoperative single treatment ablative fractional lasing of Mohs micrographic surgery facial scars: a split-scar, evaluator-blinded study. Lasers Surg Med. 2015;47:1-5.

Referências Bibliográficas

1. Cotta-Pereira G. Junção dermo-epidérmica da pele humana: um estudo aos microscópios ótico e eletrônico. [Monografia]. Rio de Janeiro: Academia Fluminense de Medicina – AFM; 1991.
2. Holbrook KA, Wolf K. The struture and development of skin. In: Fitzpatrick TB, Eisen ZA, Wolf K, Freedberg IM, Austen KF. Dermatology in General Medicine. 4th ed. 1993. cap. 8, p. 489-571.
3. Bickey LS, Szilagyi PG. Bates' Guide to physical examination and history taking. 8th ed. Philadelphia: Lippincott Williams and Wilkins; 2003. p. 95-103.
4. Fitzpatrick TB. The validity and practicality of sunreactive skin types I through VI. Arch Dermatol. 1988;124(6):869-871.
5. Mene RM. Aspectos histológicos preliminares das alterações da pele humana submetida ao tratamento isolado ou combinado com laser Er:YAG, de alta potência e laser de CO2. [Monografia]. São Paulo: Sociedade Brasileira de Cirurgia Plástica – SBCP; 1997.
6. Thompson RC, Allam AH, Lombardi GP, et al. Atherosclerosis across 4000 years of human history: the study of for ancient populations. Lancet. 2013 Apr 6;381(9873):1211-22.
7. Curtiss LK. Clinical implications of basic research: reversing atherosclerosis? N Engl Med. 2009;360(11):1144-1146.
8. Mene RM, Cotta-Pereira G. Rejuvenescimento facial: uso oral de aminoácidos precursores dos constituintes da matriz extracelular da pele humana (proteína isolada). Congresso da Sociedade Italiana de Dermo-Estética, 1990, Sorrento.
9. Moy LS, Mene RM. Glycolic acid chemical peels. In: Roenigk RK, Roenigk HH, eds. Dermatologic surgery, principles and practice. New York: Marcel Dekker, Inc.; 1997. p. 1103-1113.
10. Maiman TH. Stimulated optical radiation in ruby. Nature. 1960;187:439.
11. Goldman L, Rockwell RJ Jr. Laser in Medicine. New York: Gordon and Breach; 1971.
12. Anderson RR, Parrish JA. Seletive photothermolysis: precise microsurgery by selective absorption of pulsed radiation. Science. 1983;220:524.
13. Lask G, Keller G, Lowe N, Gormley D. Laser skin resurfacing with the silktouch flashscanner for facial rhytides. Dermatol Surg.1995;21:1021-1024.
14. Burns AJ. A personal approach to laser resurfacing. Aesthetic Surg. Quarterly Winter. 1996;16(4):272-280.
15. Hohenleutner U, Hoenleutner S, Bäumler W, Landthaler M. Fast and effective skin ablation with an Er-YAG laser: determinous of evaluation rates and thermal damage zones. Lasers Surg and Med. 1997;20:242-245.
16. Zweig AD, Frenz M, Romano V, Weber HP. A comparative study of laser tissue intereation at 2.94µm and 10.6µm. Appl Phis B Springer-Verlag. 1988;47:259-265.
17. Kaufmann R, Hibst R. Pulsed Er:YAG and 308mm uv-ex laser: an in vitro and in vivo study of skin-ablative effects. Lasers Surg and Med. 1989;9:132-140.
18. Mainstein D, Herron GS, Sink RK, Tanner H, Anderson RR. Fractional photothermolysis: a new concept for cutaneous remodeling using microscopic patterns of thermal injury. Lasers Surg Med. 2004;34:426-438.
19. Geronemus RG. Fractional photothermolysis: current and future applications. Lasers Surg Med. 2006;38:169-176.
20. Laubach HJ, Tannous Z, Anderson RR, Manstein D. Skin responses to fractional photothermolysis. Lasers Surg Med. 2006;38:142-149.
21. Khan MH, Sink RK, Manstein D, Eimer LD, Anderson RR. Intradermally focused infrared laser pulses: thermal effects at defined tissued depths. Lasers Surg Med. 2005;36:270-280.
22. Hædersdal M, Katsnelson J, Sakamoto FH, Farinelli WA, Doukas AG, Tam J, et al. Enhanced uptake and photoactivation of topical methyl aminolevulinate after fractional CO2 laser pretreatment. Lasers Surg Med. 2011;43:804-813.
23. Ostertag JU, Quaedvlieg PJF, Geer S, Nelemans P, Chistianen MEMC, Neumann MHAM, et al. A clinical comparision an long-term follow-up of topical 5-fluorouracil versus laser resurfacing in the treatment of widespread actinic keratose. Lasers Surg Med. 2006;38:731-739.
24. Forster B, Klein A, Szeimies RM, Maisch T. Penetration enhancement of two topical 5-aminolaevulinic acid formulations for photodynamic therapy by Er:YAG laser ablation of the stratum corneum: Continuous versus fractional ablation. Exp Dermatol. 2010;19(9):806-812.
25. Sklar LR, Burnett CT, Waibel JS, Moy RL, Ozog DM. Laser assisted drug delivery: a review of an evolving technology. Lasers Surg Med. 2014;46:249-262.
26. Lin JY, Warger WC, Izikson L, Anderson RR, Tannous Z. A prospective, randomized contolled trial on the efficacy of fractional photothermolysis on scar remodeling. Lasers Surg Med. 2011;43:265-272.
27. Le Qu, Austin Liu, Li Zhou, Chundi He, Grossman PH, Moy RL, et al. Clinical and molecular effects on mature burn scars after treatment with a fractional CO2 laser. Lasers Surg Med. 2012;44:517-524.
28. Waibel JS, Wulkan AJ, Shumaker PR. Treatment of hypertrophic scars using laser and laser assisted corticosteroid delivery. Lasers Surg Med. 2013;45:135-140.
29. Lee SJ, Yeo IK, Kang JM, Chung WS, Kim YK, Kim BJ, et al. Treatment of hypertrophic burn scars by comnination laser-cision and pinhole method using a carbon dioxide laser. Lasers Surg Med. 2014;46:380-384.
30. Connolly KL, Chaffins M, Ozog D. Vascular patterns in Mature Hypertrophic Burn Scars Treated with Fractional CO2 Laser. Lasers Surg Med. 2014;46:597-600.

capítulo 85

Rinoplastia

AUTOR: **João de Moraes Prado Neto**
Coautores: Luis Felipe Araújo de Moraes Prado, Luis Gustavo Araújo de Moraes Prado e Luis Fernando Araújo de Moraes Prado

Introdução

A rinoplastia, certamente, está entre os maiores desafios no aprendizado do cirurgião plástico. Isto se dá devido à gama de alterações e variações com as quais podemos nos deparar, assim como a variedade de técnicas e soluções propostas para um tratamento exitoso.[1] Outro aspecto a ser considerado é a impossibilidade de dissimulação de qualquer deformidade, por mínima que seja, pelo fato de o órgão se encontrar no centro da face, sendo o primeiro alvo no contato visual. Somado a isso, sem dúvida, estamos diante de uma cirurgia "egoísta", pois seu campo de visão e compartilhamento é pequeno, o que leva, *per se*, à necessidade de uma curva de aprendizado mais extensa. Por último, ainda temos uma anatomia por demais complexa que requer profundo e exaustivo estudo.

Diante de tudo isso, temos de concluir que a rinoplastia nos impõe desafios que são mais facilmente transpostos em um nariz virgem de tratamento. Não à toa encontramos capítulos de rinoplastia secundária separados dos de primária. Obviamente que o aprendizado requer muita dedicação, conhecimento de anatomia e técnicas, aliados à experiência e prudência, que são o caminho para lograrmos resultados satisfatórios e minimizarmos a possibilidade de infortúnios.

Histórico

A história da rinoplastia data de muitos séculos, quando na Índia e no Egito, há mais de 2000 anos, utilizavam-se os retalhos indianos para reconstrução do apêndice nasal. Já no século XVI, na Itália, houve um período muito fértil com o emprego do retalho pediculado de braço para reconstrução nasal, descrito por Gaspare Tagliacozzi. Porém, o crédito da rinoplastia estética deve ser dado a Dieffenbach, que em 1845 descreve relatos em seu livro *Operative Chirurgie*. Em 1897, Roe, em Nova Iorque, relata rinoplastias sem incisões externas, mérito este também dado por muitos a Jacques Joseph, que atuava em Berlim.[2] Neste momento, podemos falar do início da rinoplastia moderna.

Outros cirurgiões não podem ser esquecidos em suas contribuições, como Aufricht, discípulo de Joseph, John Converse, Thomas Rees, Tom Safian, Jack Sheen, George Peck, Rudolph Meyer e, mais recentemente, Jack Gunter.

Anatomia

A base anatômica nasal é de fundamental importância para o correto diagnóstico e tratamento das deformidades evidenciadas. Para melhor estabelecermos, dividimos, didaticamente, a anatomia aplicada à cirurgia plástica em: pele e revestimento mucoso, SMAS e musculatura, arcabouço ósseo, arcabouço cartilaginoso, vasos e nervos.

Pele e revestimento mucoso

A pele nasal quase não contém tecido celular subcutâneo, e pode variar em sua espessura de indivíduo para indivíduo, de acordo com a etnia, a idade, os fatores de exposição e mesmo os estados patológicos. O rinofima é uma entidade isolada na qual a pele se torna extremamente espessa. A região correspondente ao dorso tem pele mais fina que a ponta nasal.

Na rinoplastia, a espessura pode ser prejudicial, pois uma pele grossa pode ocultar todo o esmero e refinamento despendidos para a arquitetura de uma ponta, porém pode, por outro lado, mascarar pequenas irregularidades e assimetrias eventualmente deixadas.

O revestimento interno apresenta pele com pelos na região vestibular e completa-se internamente com mucosa ciliada. É de suma importância o seu adequado manejo para evitar retrações ou sinéquias pós-operatórias.

SMAS e músculos

O nariz, por ser um órgão pouco dinâmico, não sofre tanto a ação muscular e é por isso que seus músculos são atrofiados. A ação muscular sobre esta estrutura se faz, mormente, através dos músculos: nasal, orbicular da boca, depressor do septo nasal, elevador do lábio superior e asa nasal. O SMAS nesta região é muito escasso.

Arcabouço cartilaginoso

As cartilagens nasais são parte integrante na formação do septo nasal, ponta, asa, columela e válvula nasal interna. A cartilagem quadrangular constitui a parte cartilaginosa do septo e continua-se por duas expansões laterais, conectadas nos seus 2/3 superiores, formando as cartilagens laterais superiores, anteriormente chamadas de triangulares.[3] O ângulo formado por estas porções tem de obedecer a um mínimo de 15 graus, pois é aí que está localizada a válvula nasal interna, a qual é fonte frequente de distúrbios do fluxo aéreo.[4,5] A cartilagem alar é formadora da ponta nasal, parte da asa nasal e columela. É dividida em ramos laterais, domus ou porção intermédia e ramos mediais (Figura 85.1). As porções mediais e os domus são unidos por tecidos fibrosos, sendo denominado, quando interdomal, de ligamento de Pitanguy.[6,7] Os ramos mediais ainda têm íntima relação com a porção membranosa do septo. Já os ramos laterais acabam por cavalgar pequena parte distal das cartilagens laterais superiores.

Arcabouço ósseo

A estrutura óssea nasal também é parte integrante do septo, além de formar a pirâmide nasal. A parte óssea septal é formada posteriormente pela lâmina perpendicular do etmoide e inferiormente pelo vômer, todos em íntimo contato com a cartilagem quadrangular (Figura 85.2). A pirâmide nasal propriamente dita é formada pelos ramos montantes da maxila, bilateralmente, e pelos próprios ossos nasais. O processo frontal do osso nasal é parte integrante da glabela.

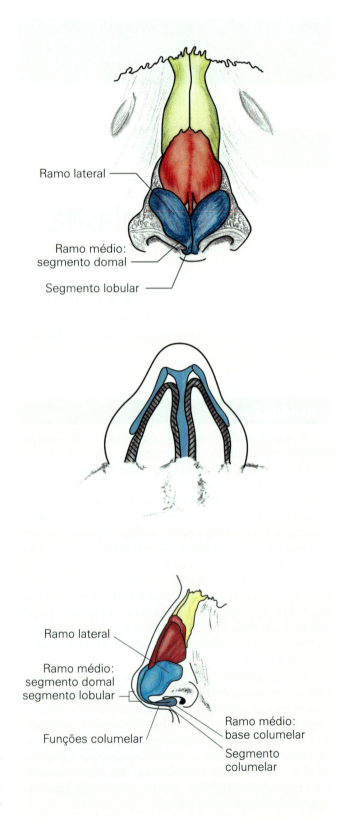

FIGURA 85.1 – Anatomia do nariz (Desenhos: Luis Fernando).

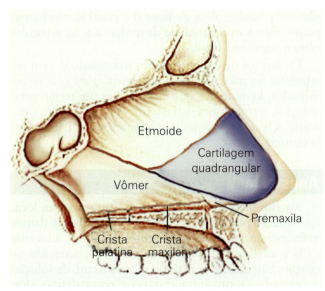

FIGURA 85.2 – Vômer, etmoide, cartilagens quadrangular, pré-maxila, crista palatina, crista maxilar.

Vasos e nervos

A irrigação nasal é feita por ramos das aa. carótidas interna e externa. A a. carótida externa emite a a. facial que, por sua vez, dá as subsidiárias a. labial superior, a. nasal lateral e finda como artéria angular. Estes ramos irrigam septo, columela, asas nasais, parte do dorso e face lateral nasal. Outro ramo da a. carótida externa, que é a a. maxilar interna, emite ainda as aa. esfenopalatina e palatina maior, que suprem parte do soalho nasal. A a. carótida interna, através da a. oftálmica, emite os ramos nasal dorsal, etmoidal anterior e etmoidal posterior, que nutrem o dorso nasal, septo e soalho da cavidade nasal. Há importantes anastomoses entre a. nasal dorsal, a. nasal lateral e a. angular, porém, o ponto de maior abundância de anastomoses entre os ramos das aa. carótidas interna e externa se dá no septo nasal anterior e denomina-se plexo de Kiesselbach.

A inervação nasal, iniciando-se pelo sentido que lhe é peculiar, que é o olfato, é realizada pelo nervo olfatório (I par craniano), que tem seus ramos terminais findando nas células etmoidais no teto da cavidade nasal. A inervação sensitiva é dada pelo n. nasociliar, ramo da porção oftálmica do n. trigêmeo (V par craniano), assim como pelos nn. esfenopalatino e infraorbital, ramos da divisão maxilar do trigêmeo. Já a parte motora é, em sua maior parte, comandada pelos ramos da divisão bucal do nervo facial (VII par craniano).

Fisiologia

O nariz é o sensor do olfato, guardião do trato respiratório inferior e iniciador das respostas imunes a antígenos inalados. O órgão nasal tem de ser analisado em todos os seus aspectos, sob pena de deteriorarmos funções primordiais, as quais devem ser preservadas em uma rinoplastia. No mais das vezes, o que devemos nos preocupar ao realizar uma cirurgia é a preservação do fluxo aéreo. Lembramos que a cavidade nasal não trabalha apenas como via de passagem, apresentando, ademais, importante papel no aquecimento, na umidificação e filtração aérea. Esta última tem como primeiro filtro as vibrissas; o que passa por elas cai no muco pelo fluxo tubular e é transportado ao estômago pelo movimento ciliar. A função tubular aumenta a resistência nasal à passagem do ar, proporcionando um ganho de umidade e temperatura (em torno de 11 graus).

De importância fundamental para a preservação da perviabilidade da cavidade nasal, a válvula nasal interna, limitada entre a cartilagem quadrangular, seus prolongamentos laterais e o soalho nasal, é onde se dá o principal entrave ao fluxo aéreo. Um ângulo de 15 graus preservado superiormente permite a função sem restrições. A válvula nasal externa, delimitada pela abertura narinária, raramente é alvo de colapso, porém temos sempre de zelar pelo bom posicionamento das incisões e manipulação cuidadosa da pele vestibular e mucosa, visando evitar retrações e sinéquias. As outras funções nasais, como olfação e fonação, dificilmente são alvos de ações iatrogênicas durante uma rinoplastia, todavia, não devem ser esquecidas.

Ângulos e Proporções

Os ângulos e proporções descritos para se ter uma face harmônica não devem se transformar em um engessamento, e sim, apenas em um norte a ser seguido. Isto se deve, obviamente, aos diferentes padrões de beleza existentes, às percepções individuais e aos desejos explícitos.

O nariz deve ocupar 1/3 do comprimento da face de um ponto na glabela até a base columelar. A largura da asa deve corresponder à distância dos cantos mediais palpebrais.

Os ângulos mais importantes na definição de um nariz são o nasolabial, o nasofrontal e o bialar. O ângulo nasolabial é formado entre duas linhas, uma paralela à columela e outra frontolabial, devendo ter entre 90 e 100 graus no homem e 95 a 110 graus nas mulheres.[8] Ângulos muito agudos dão aspecto de ponta caída e narizes adunços, enquanto ângulos muito obtusos expõem por demais as aberturas narinárias.

O ângulo nasofrontal é formado por duas linhas, uma que vai da fronte ao mento e outra paralela ao dorso nasal, traduzindo a projeção nasal em relação à face. Esse deve ter mais ou menos 34 a 35 graus, podendo variar no limite de 30 a 38 graus.[9] O ângulo bialar é a interseção entre duas linhas tangentes às asas nasais. Este ângulo é mais agudo nas pessoas de etnia caucasiana, situando-se entre 65 e 70 graus, aumentando para até 85 graus nos orientais, e ficando acima disso nos indivíduos de raça negra.[9] A ponta nasal é definida por quatro pontos que formarão dois triângulos. Os quatro pontos são: lateralmente, a projeção na pele dos dois domus; superiormente, o ponto de transição dorso-ponta; e inferiormente, o ponto de transição ponta-columela.[10] Para uma ponta bem formada, todos estes têm de ser identificados, seja na visão frontal como no perfil.

Pré-operatório

Sabemos todos que a satisfação perante um resultado demanda a junção de vários fatores, e não apenas o ponto de vista técnico. O elemento que desencadeia toda a cascata é a entrevista pré-operatória no gabinete médico. A empatia, confiança e segurança transmitidas, para lograrmos um bom resultado, iniciam-se neste momento.

O esclarecimento de todos os pontos possíveis e impossíveis de serem alcançados diante do desejo do paciente é fundamental. Também neste primeiro encontro poderemos identificar elementos e perfis psicológicos que podem não ser favoráveis no pós-operatório. Devemos lembrar sempre o direito de rejeitarmos alguns pacientes, contraindicando ou postergando a cirurgia. Importantes aliados, neste momento, poderão ser o psiquiatra e/ou psicólogo, visto a grande incidência de transtorno dismórfico corporal nos mesmos.

As queixas dos pacientes devem ser abordadas pormenorizadamente, assim como os eventuais problemas funcionais. A anamnese completa é de fundamental importância.

O exame físico deverá começar pela inspeção, analisando o nariz isoladamente e depois suas relações com os outros elementos faciais. Especial atenção temos de dar ao mento, o qual tem, na perfiloplastia, crucial importância.

Outros elementos analisados devem ser a região malar, maxilar, a fronte e os olhos. Ainda na inspeção interna, com ajuda de espéculo nasal, devemos observar desvios septais e hipertrofias de cornetos, além de outros elementos anormais, como pólipos, tumores, etc.

É a palpação nasal que nos informará a espessura e superfície cutânea, além da fragilidade das cartilagens e rigidez óssea. O teste da mola, no qual pressionamos a ponta nasal, traz elementos importantes a respeito da sustentação da mesma.[8] Os exames solicitados para a rinoplastia, do ponto de vista clínico, não diferem em relação aos convencionais. Nos casos de queixas funcionais, ou mesmo evidências de desvio de septo ou hipertrofia de cornetos à rinoscopia, solicitamos a tomografia computadorizada e uma avaliação otorrinolaringológica. Outros exames, hoje em voga, são a rinomanometria acústica, nasofibroendoscopia e, mais recentemente, a tomografia *multislice* em 3D.[11-13] A documentação fotográfica é fator imprescindível tanto do ponto de vista médico como jurídico. Esta deve ser realizada com fundo preto ou azul-escuro a mais ou menos 40 cm de distância. As incidências são frontal, meio perfil bilateral, perfil bilateral e basilar, além de frontal e perfil sorrindo, nas quais temos a oportunidade de avaliar a ação muscular sobre o segmento nasal.

Os termos de consentimento informado devem ser entregues ao paciente nesta entrevista, para que sejam assinados. Lembramos que devemos ter um termo geral cirúrgico, termo anestésico e termo específico para rinoplastia. Os termos devem ser assinados até 1 dia antes da cirurgia.

Anestesia

Na rinoplastia, a anestesia geral ou anestesia local com sedação podem ser realizadas. Normalmente damos preferência à anestesia local com solução de xilocaína a 1% e adrenalina 1:50.000 a 1:100.000, acrescida de sedação. São utilizados mais ou menos 10 mL de solução bloqueando os nn. infraorbitário e nasopalatino, dorso, ponta, columela, septo e junto à abertura piriforme, para realização da osteotomia. Devemos aguardar 20 minutos após a infiltração para atuação anestésica e, assim, desfrutarmos de campo praticamente exsangue.

Cirurgia

Vias de acesso

Basicamente dispomos de duas abordagens clássicas para a realização de rinoplastia: a rinoplastia fechada ou endorrinoplastia e a rinoplastia aberta ou exorrinoplastia. Há uma terceira via de acesso a qual, hoje, muitos classificam separadamente, que é a via semiaberta ou *delivery*,[10] que na verdade é uma variante da rinoplastia fechada clássica.

A rinoplastia fechada pode e deve ser utilizada, principalmente em abordagens primárias para narizes que não requerem tratamento pormenorizado e complexo da ponta nasal. Reservamo-la para narizes nos quais atuaremos basicamente no dorso nasal. Ressecções simples da borda cefálica das cartilagens alares também podem ser realizadas por esta via. Este tipo de acesso requer incisões intercartilaginosas prolongando-se no subsepto com a incisão transfixante. A via semiaberta completa-se quando adicionamos uma incisão paramarginal ao longo das asas nasais, o que nos permite expor a face dorsal das cartilagens alares em um mesmo lado da narina para executarmos tanto ressecções como suturas de equalização. Lembramos que esta modalidade requer uma curva de aprendizado maior, principalmente pela distorção causada para a exposição das cartilagens. Isto posto, vemos que o risco de assimetrias aumenta.

A rinoplastia aberta é mais recomendada em casos primários que necessitem de tratamento minucioso da ponta nasal além, é claro, das rinoplastias secundárias, sobretudo quando desconhecemos o que foi executado em procedimentos anteriores.[15] As incisões utilizadas na exorrinoplastia são a columelar, que pode ser reta, em degrau, V ou V invertido continuando-se pela subsepto-columelar, e a paramarginal nas asas nasais.[16-18] Esta via permite ampla visualização das estruturas, principalmente da ponta, proporcionando menor risco de assimetrias ou violações anatômicas.

A via para realização de osteotomia independe da opção escolhida anteriormente, visto ser uma incisão no soalho nasal. Outra maneira de procedê-la é por acesso externo, diretamente nos ramos montantes, através da pele e utilizando-se de escopros específicos. Como já dito, a colocação correta das incisões é fundamental, já que podemos produzir retrações, principalmente no triângulo mole, que são extremamente difíceis de solucionar.

Tratamento

Cada área do nariz requer um tratamento específico, havendo inúmeras técnicas. Dividiremos por segmentos nasais: dorso, ponta, asa e parte funcional, discorrendo sobre as abordagens mais tradicionais.

• Dorso

O dorso nasal requer atuação sobre seu segmento cartilaginoso e sua porção óssea. Na parte cartilaginosa, para tratamento de sua giba podemos proceder a sua ressecção pura e simples, lembrando que o rebatimento da mucosa é fundamental, não violando assim o teto da válvula nasal interna.[19] A separação entre o septo cartilaginoso e seu prolongamento lateral pode ser necessária após a ressecção da giba cartilaginosa, ainda assim preservamos, por completo, as cartilagens laterais superiores, vez que, de rotina, realizamos os retalhos expansores (spreader-flaps) com o intuito de prevenir o colapso do terço médio, que teria duas consequências graves: do ponto de vista funcional, mantemos o ângulo da válvula nasal interna em torno de 15°, permitindo uma respiração adequada; esteticamente evitamos a formação de V invertido pelo colapso do terço médio, defeito comumente encontrado em técnicas antigas, graças à desproporção entre o ângulo do terço superior (ossos) e o estreitamento do dorso cartilaginoso.[20]

Em narizes primários que apresentam estreitamento das VNI (vias nasais inferiores), porém sem a presença de giba cartilaginosa, resta-nos a utilização dos enxertos expansores (spreader-grafts) para alargar os ângulos e melhorar a respiração.

Outro ponto fundamental no tratamento é a reconstituição da porção cartilaginosa do teto da válvula nasal interna, para minimizarmos o risco de sequelas funcionais. O dorso ósseo não requer tantas particularidades, e para tratamento de sua gibosidade podemos lançar mão de um escopro com refinamento posterior pelas raspas, ou mesmo apenas o uso destas últimas (Figura 85.3).

O dorso largo constitucional, ou mesmo decorrente do tratamento das gibas, formando o chamado teto aberto (open roof), é sanado pela realização das osteotomias, sejam elas por acesso interno ou externo, como já mencionado.[21] Como dito anteriormente, a deformidade em V invertido, por ressecção demasiada em cirurgias anteriores, requer a enxertia de cartilagens (spreader-grafts) para sua solução, assim como nos narizes selados, a exemplo dos negroides.[22,23] Nestes últimos, como temos deficiência da porção óssea, podemos ter como segunda opção o enxerto costal ou mesmo de materiais sintéticos (polietileno poroso).

• Ponta

A ponta nasal talvez se constitua no maior desafio dentro da rinoplastia. As ressecções das porções craniais das cartilagens alares para tratamentos de narizes bulbosos já estão mais que estabelecidas (Figura 85.4).

Contudo, vale ressaltar que atualmente em cerca de 50% dos casos de narizes primários tratamos a ponta usando rotações dos ramos laterais, descolamentos, suturas, porém sem ressecções. Entendemos que o tratamento mais conservador leva a resultados mais naturais.

Nestas circunstâncias, destacamos muitas vezes que as deformidades da ponta não se devem ao excesso do dorso e/ou dos ramos laterais, mas sobretudo à forma e posição: uma vez alterando esses quesitos, esculpimos a ponta sem agredir as cartilagens.

Outras modalidades de ressecções de cartilagens alares são as de segmentos de ramos mediais e laterais. Nas de ramos laterais, retiramos uma porção encurtando a mesma, indicada na solução dos narizes aduncos. Já nos ramos mediais, extirpamos parte desta cartilagem encurtando por inteiro a columela em narizes com ponta hiperprojetada. Lembramos que devemos sempre refazer a continuidade destas cartilagens através de sutura. Ainda, estas ressecções podem se acompanhar de remoções de mucosa, no caso do segmento lateral, e de pele, no caso do segmento medial, se redundantes.

O músculo depressor do septo nasal tem papel coadjuvante na ponta caída, embora assuma maior importância na dinâmica do sorriso. Por conta disso, pode ser tratado por miectomia[24] (Figura 85.5).

Outros tipos de tratamento para a ponta nasal são a utilização de enxertos cartilaginosos[10-12] e/ou suturas.[13] As suturas utilizadas na ponta nasal são a intradomal, transdomal e interdomal. A intradomal pode ser realizada para definição e pronunciamento do domo ou mesmo confecção de um neodomo. Já a transdomal e a interdomal propiciam a definição do mesmo com afilamento da ponta em narizes globosos[25] (Figura 85.6).

Os enxertos podem ser utilizados amplamente na ponta nasal com objetivos variados, desde a projeção da ponta, passando por definição da dupla quebra até a sustentação da mesma. Os tipos mais difundidos são os enxertos de Sheen, Peck, em guarda-chuva e a estaca.[26-28]

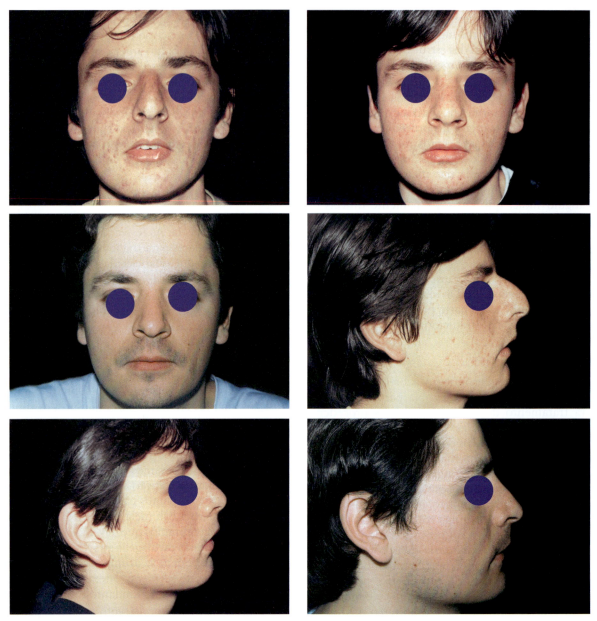

FIGURA 85.3 – Paciente com giba pronunciada pré, pós-operatório de 1 ano e pós-operatório de 6 anos. Neste caso, após a remoção da giba foi realizada a osteotomia para fechamento do teto aberto (*open-roof*).

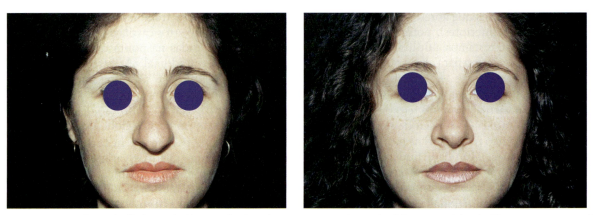

FIGURA 85.4 – Ponta bulbosa pela hipertrofia dos domus e ramos laterais. Pós-operatório de 18 meses – remoção do terço cefálico dos ramos laterais.

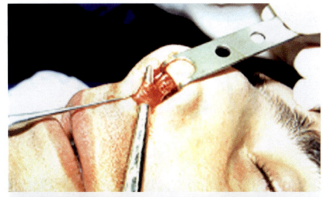

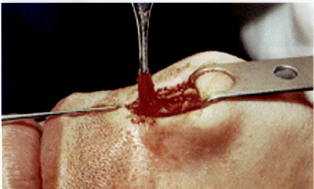

■ **FIGURA 85.5** – Dissecção e remoção da porção média do músculo depressor, facilmente realizada pelo acesso endonasal.

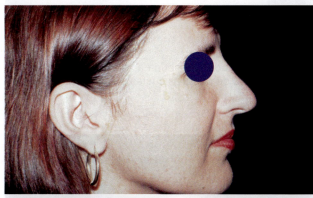

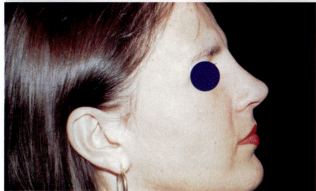

■ **FIGURA 85.6** – Sutura de projeção interdomal. Pré e pós-operatório de 1 ano mostrando a eficácia da sutura, invertendo a posição da ponta e alterando o ângulo labio-columelar.

• Asas

As asas nasais têm tratamento através de suas ressecções, que podem ser essencialmente de asa, quando queremos diminuí-la, ou de assoalho nasal, quando queremos rodá-la medialmente[29,30] (Figura 85.7).

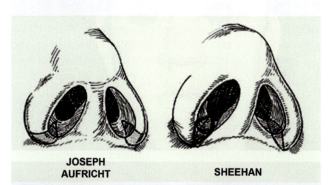

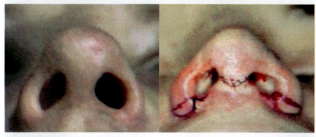

■ **FIGURA 85.7** – Ilustrações mostrando a redução da asa (à esquerda) e do assoalho nasal. Demarcação mostrando que a cicatriz repousa cerca de 1 a 2 mm acima do sulco.

Podemos ainda associar as duas modalidades (Figura 85.8). Retrações de borda narinária (triângulo mole) podem ser resolvidas com enxertos pontuais de palitos cartilaginosos.

• Funcionais

Basicamente, na parte funcional, o que mais lidamos são os estreitamentos de válvulas nasais internas e desvios de septos cartilaginosos. Os desvios podem ser tratados através de remoção do componente cartilaginoso desviado, ou mesmo de retificação e reposicionamento do septo na canaleta do vômer (Figura 85.9). Incisões paralelas no septo cartilaginoso associadas à sutura de retificação podem resolver casos mais leves.

As válvulas nasais internas colapsadas, com menos de 15 graus, necessitam da colocação de enxertos expansores, sejam eles verticais ou horizontais[31,32] (Figura 85.10). Não devemos nos esquecer que estes últimos promovem um discreto alargamento do dorso, porém são imprescindíveis diante de queixas funcionais desta etiologia.

• Enxertos

Os enxertos cartilaginosos são os componentes mais utilizados em rinoplastia; outros tecidos como osso, fás-

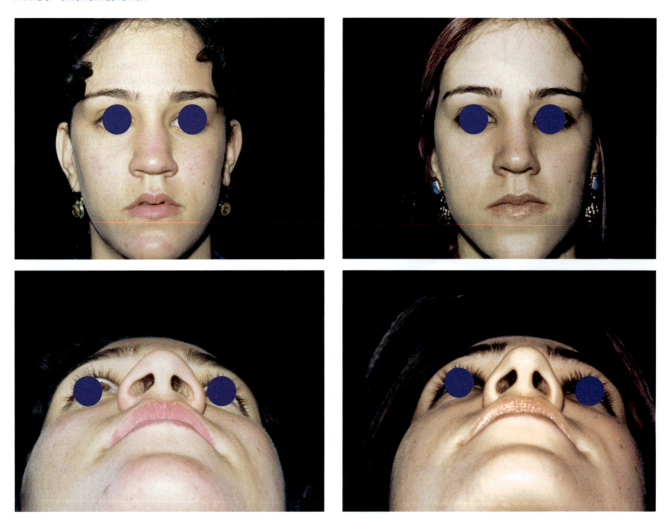

■ **FIGURA 85.8 –** Paciente submetida a afilamento dorsal e da ponta; foi ainda submetida a alectomia para reduzir a curvatura das asas. Visão basilar – mostra a redução das asas, a sustentação de ponta às custas de colocação de estaca (*strut*) e a projeção obtida com sutura interdomal.

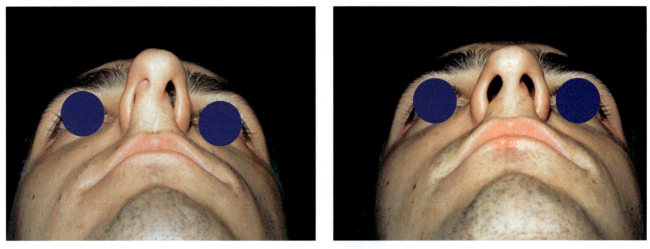

■ **FIGURA 85.9 –** Paciente com grave desvio do septo, mostrando obstrução total da narina direita pela borda caudal das cartilagens.

CAPÍTULO 85 – RINOPLASTIA

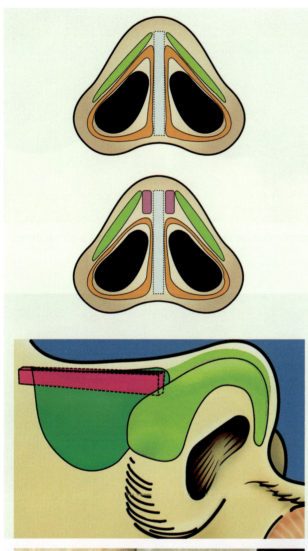

cia ou mesmo materiais sintéticos podem ser utilizados. A principal fonte de cartilagem para enxertia é o próprio septo nasal, tendo ainda como alternativas a concha auricular, a cartilagem costal e, excepcionalmente, cartilagens alares ressecadas.

Temos utilizado, em 90% dos nossos casos, sejam primários ou secundários, o enxerto cartilaginoso da ponta, a estaca (*strut*), cuja finalidade básica é sustentar a columela, evitando a sua queda posterior; entretanto observamos que a presença da estaca tornou-se obrigatória em quase todos os narizes, tendo em vista a extrema valia no que diz respeito à prevenção de distorções e retrações cicatriciais responsáveis por graves assimetrias columelares tardias (Figura 85.11).

Outro enxerto de projeção, conhecido por onlay (enxerto de aposição), é usado com a finalidade de definir a ponta (Figura 85.12).

Em se tratando de fontes ósseas, podemos ter como doadores as costelas, a crista ilíaca ou a calota craniana. Já a fáscia mais utilizada, principalmente para envolver cartilagem em enxerto dorsal, é a temporal (Figura 85.13).

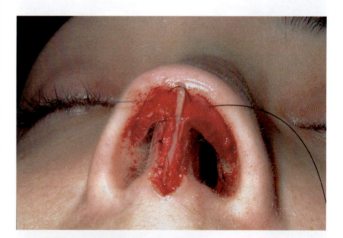

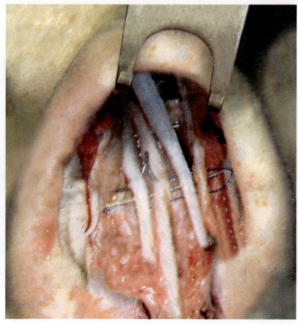

FIGURA 85.10 – Três ilustrações e uma foto do enxerto expansor vertical.

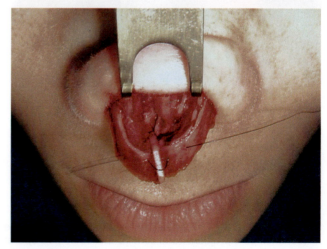

FIGURA 85.11 – Enxerto de sustentação da ponta nasal (estaca).

PARTE 8 – CIRURGIA ESTÉTICA

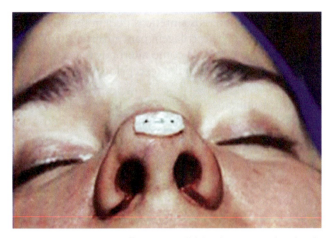
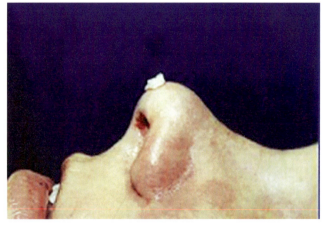

FIGURA 85.12 – Enxerto colhido do septo, simulando a posição que deve ocupar sobre os domos para se obter a projeção e definição da ponta.

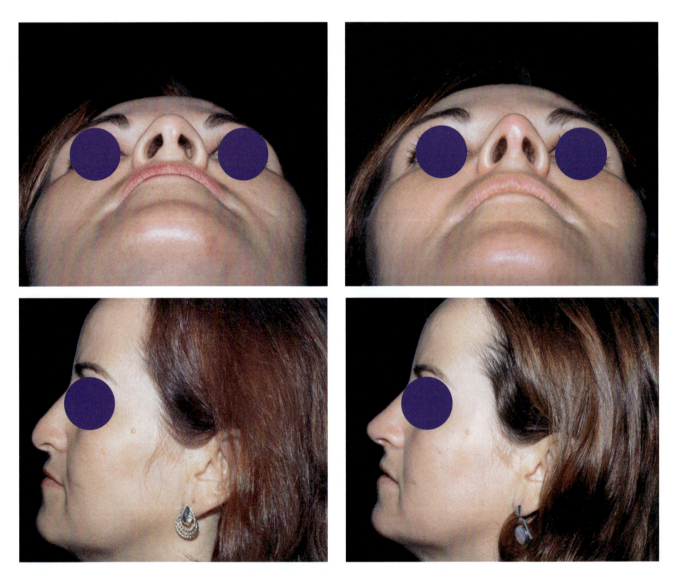

FIGURA 85.13 – Ponta baixa e sem definição, que recebeu uma estaca (septal) para sustentar e um enxerto de aposição (conchal) para projetar. Perfil com 18 meses de pós-operatório, com preservação da harmonia dorso-ponta.

Complicações

As complicações em rinoplastia são: hemorragia/hematoma, infecção, necroses, sequelas estéticas e sequelas funcionais.[33] A hemorragia é uma situação relativamente comum, porém, na maioria das vezes, facilmente controlável com tamponamento nasal anterior. Em algumas situações, sobretudo quando atuamos junto ao procedimento otorrinolaringológico, temos de realizar o tamponamento posterior. O hematoma que pode nos preocupar é o septal, e deve ser imediatamente drenado, sob pena de consequências deletérias.

A infecção é entidade rara, apesar de termos um meio propício a contaminações. Seu tratamento é a antibioticoterapia sistêmica. As necroses de pele também não são comuns, mas têm maior incidência em rinoplastia aberta, principalmente no retalho columelar, e em rinoplastias secundárias com descolamento difícil. Nestas últimas pode atingir até a pele da ponta e do dorso nasal.

A sequela funcional se dá quando não respeitamos os princípios básicos da boa técnica cirúrgica, ou mesmo quando não fazemos o diagnóstico correto pré-operatório. É de suma importância identificarmos os pacientes que não têm queixa, mas que apresentam uma reserva funcional baixa, com área limítrofe da válvula nasal. Estes pacientes são candidatos à realização de enxertos expansores profiláticos.

As sequelas estéticas perfazem quase a totalidade de queixas e complicações pós-operatórias, levando muitas vezes a demandas judiciais. As assimetrias, tanto de ponta como de dorso, são possíveis e podem ser abordadas novamente. Primordial, neste momento, é a relação médico-paciente, que irá manter o mesmo calmo e confiante nesta segunda intervenção. Esta possibilidade é real e tem de ser dita ao paciente na primeira consulta. Por conta disso, a parcimônia nas ressecções é fundamental, visto ser muito mais simples remover excessos a preencher faltas iatrogênicas.

Rinoplastia secundária

A rinoplastia secundária é a intervenção que visa converter um resultado insatisfatório de uma ou mais rinoplastias anteriores. A dificuldade da realização de uma primeira rinoplastia se majora nas cirurgias subsequentes. A complexidade e distorção anatômica nos obrigam, na maioria absoluta das vezes, a realizar a exorrinoplastia.[34] Dentre as deformidades mais comuns em narizes secundários, temos: distorções na ponta, assimetrias, ressecções abusivas, retrações do triângulo mole (soft-triangle), pinçamentos, retração de asa e columela pendente; além das citadas, nariz em sela, teto aberto, giba remanescente, osteotomia incompleta ou em níveis diferentes, giba supraponta, V invertido e colapsos valvares. Vê-se, mais uma vez, que excluindo a giba remanescente e sequelas de osteotomia, todas as demais deformidades nos levam à exorrinoplastia como acesso de escolha.

Nestes casos, o esclarecimento exaustivo, por parte do médico, das limitações e dos resultados possíveis, torna-se fundamental. O consentimento informado deve conter as queixas e deformidades diagnosticadas e as limitações do tratamento.

Por conta disso, se eventualmente não nos sentirmos aptos para enfrentarmos este desafio, não será demérito encaminharmos a profissionais que tenham mais vivência com este tipo de cirurgia.

Considerações Finais

Considerando a extraordinária diversidade anatômica do nariz, o cirurgião plástico precisa dominar inúmeras técnicas e táticas consagradas para oferecer ao paciente, cada vez mais exigente, o melhor dos resultados possíveis. Entretanto, e por isso mesmo, é importante que o jovem cirurgião saiba utilizar, sem discriminação, a consagrada via fechada (endonasal), assim como discernir o momento de abrir e realizar a exorrinoplastia, contemplando aquela quando o planejamento não exigir complexos procedimentos, e esta quando enxertos e refinamentos, especialmente na ponta, se fizerem necessários. Vale lembrar que quanto mais eclético for o cirurgião — mais recursos ele dominar — maior será a chance do sucesso.

Por outro lado, há que se fazer uma criteriosa depuração da avalanche de informações e condutas que invadem nossos congressos, enaltecendo as novidades e execrando o consagrado: nem tudo que é novo é útil, nem tudo que é antigo é ultrapassado.

A utilização dos enxertos, desde longa data, tornou-se arma indispensável mesmo em narizes primários, seja para sustentar e definir a ponta, como também para prevenir o colapso das válvulas nasais internas; diante de cartilagens alares vigorosas (cerca de 10%), mostrando ramos mediais resistentes, não há necessidade do emprego da estaca, enxerto este de imprescindível utilidade não somente para manter a estabilidade da columela, como também para evitar distorções e assimetrias ao longo do tempo. Isto vale para projeção e definição da ponta, que podem ser obtidas através de suturas com ou sem o uso dos enxertos, sempre levando em conta cada caso *per se*.

Enxertos não são inócuos, e com o tempo podem sofrer alterações – deslocamento, absorção, assimetria – quando não, tornam-se visíveis ao serem fixados em dorso cuja pele seja muito delgada. Isto em nada deve desestimular o emprego dos mesmos, quando bem indicados e, sobretudo, bem preparados, desde a seleção da área doadora, passando pelo trabalho artesanal de elaboração até sua adequada colocação e fixação, que quase sempre se faz impositiva.

O tratamento funcional do nariz pode e deve ser feito no mesmo ato cirúrgico, desde que respeitadas as peculiaridades de cada caso, no que diz respeito ao septo e às conchas: o ideal é que o cirurgião plástico domine a técnica da septoplastia e da turbinoplastia, porém nem todos os serviços preparam os residentes para este tipo de cirurgia. Assim sendo, caberá a ele indicar um especialista da sua confiança para interagir no procedimento sem riscos de iatrogenias.

A rinoplastia secundária envolve alguns aspectos de cunho psicossocial, além da inesgotável gama de deformidades produzidas por cirurgias anteriores, que fazem dela um procedimento único e com tal complexidade, que deve ser tratada, em muitos casos, por colegas mais experientes. Lembramos que em todos os casos, quaisquer que sejam, primários ou não, o termo de consentimento assinado pelo paciente deixou de ser uma opção para se transformar em um elemento de necessidade compulsória, de absoluta valia jurídica sob a visão dos próprios magistrados.

Por derradeiro, ressalta-se que a rinoplastia é a cirurgia cujo insucesso está literalmente exposto a execração, o que faz dela o desafio final do cirurgião plástico, e não apenas por isso exige dele conhecimento anatômico, domínio técnico, senso criativo e um relacionamento médico-paciente durante o qual serão demonstrados, claramente, os riscos e as limitações de cada caso.

Referências Bibliográficas

1. Correia PC, Zani R, Noschese R. Anatomia do nariz aplicada à rinoplastia. In: Propedêutica - Estética Nasal. Rio de Janeiro: Revinter; 1992. p. 3-27.
2. Souza Pinto EB, Erazo IR Queiroz FW. Rhinoplasty: treatment of the tip, columella and lip. Annals of the ISAPS 13th International Congress, New York, 1995.
3. Denecke H, Meyer R. Plastic Surgery of Head and Neck. New York: Springer-Verlag; 1967.
4. Gunter JE Secondary Rhinoplasty: the open approach. In: Daniel RK Aesthetic Plastic Surgery. Rhinoplasty. Boston: Little Brown; 1993.
5. Heller N, Sulzbach CJ, Castro MAA. Rinoplastia extra-mucosa. In: Cirurgia Plástica: Fundamentos e arte - Cirurgia Estética. Rio de Janeiro: Guanabara Koogan; 2003. p. 323-31.
6. Ishida LC, Ishida J, Ishida LH, Morais J. Rinoplastia secundária. In: Melega Cirurgia Plástica Fundamentos e Arte - Cirurgia Estética. Rio de Janeiro: Guanabara Koogan; 2003. p. 395-405.
7. Joseph J. Nasenplastik und Sonstige Gesichtsplastik. Leipzig: C. Kabitsch; 1931.
8. May H. Rethi incisions in rhinoplasty. Plast Reconst Surg, 1951; 8:123.
9. Mckinney E Anaesthetic dorsum, the cats graft. Cartilaginous autogenous thin septal Clin Plast Surg. 1996;23(2):233.
10. Melega JM, Figueiredo JCR, Costa CSSA. Rinoplastia no sexo masculino. In: Melega - Cirurgia Plástica: Fundamentos e Arte - Cirurgia Estética. Rio de Janeiro: Guanabara Koogan; 2003. p. 361-68.
11. Millard DR. Alar margin sculpturng. Plast Reconstr Surg. 1967;40:337.
12. Millard DR. Externai excisions in Rhinoplasty. Brit Journ Plast Surg. 1960;12-340.
13. Morgado P. Recursos endoscópicos - Recursos diagnósticos complementares em rinoplastia. In: Refinamentos em cirurgia plástica - Uma visão atual. Rio de Janeiro: Di Livros; 2009. p. 98-101.
14. Monasterio FO, Orsini R. Surgery of the non-Indo-European face. Clin Plast Surg. 1996;23(2):341.
15. Passos AR. Rinomanometria - Recursos diagnósticos complementares em rinoplastia. In: Refinamentos em cirurgia plástica - Uma visão atual. Rio de Janeiro: Di Livros; 2009. p. 102-107.
16. Peck GC. Secundary Rinoplasty. Clin Plast Surg. 1988;15:29.
17. Peck GC. The onlay graft for nasal tip projection. Plast Reconstr Surg. 1983;71(1):27.
18. Pitanguy I. Contribuição cirúrgica e anatômica ao tratamento da ponta do nariz. Rev Bras Cirurgia. 1965;49(3):167-73.
19. Pitanguy I. Surgical importance of a dermocartilaginous ligament in bulbous nose. Plast Reconst Surg. 1965;36(2):247-53.
20. Pitombo V, Castro JCC. Rinoplastia primaria e septoplastia. In: Cirurgia Plástica. 1a ed. São Paulo: Atheneu; 2005. p. 425-441.
21. Prado Neto JM, Prado LFAM, Prado LGMA. Rinoplastia Secundária. In: Cirurgia Plástica. 1a ed. São Paulo: Atheneu; 2005. p. 443-454.
22. Prado Neto JM. Secondary Rhinoplasty via transcolumelar incision. 1992. Apud. Ref. 21.
23. Prado Neto JM. Cirurgia Estética do Nariz. In: Cirurgia Plástica - Sociedade Brasileira de Cirurgia Plástica, Estética e Reconstrutiva - Regional São Paulo. 1a ed. São Paulo: Atheneu; 1996. p. 117-135.
24. Rethi A. Raccourassement du nez trop long. Rev Chir Plast. 1934;2:85.
25. Rohrich RJ, Krueger JK, Adoms Jr WR Hollier Jr LH. Achieving consistency in the lateral nasal osteotomy during rhinoplasy: an external perforated technique. Plast Reconstr Surg. 2001;108(7):2.122-30.
26. Sheen JH. Aesthetic Rhinoplasty. 2a ed. St Louis: C. V. Mosby Co.; 1987.
27. Sheen JH. Spreader graft: A Method of reconstructing the roof of the middle nasal vault following rhinoplasty. Plast Reconstr Surg. 1984;73(2):230.
28. Sheen JH. Spreader graft: A method of reconstructing the roof of the middle nasal vault following rhinoplasty. Plast Reconstr Surg. 1984;73(2):230.
29. Sheen JH. Tip graft: a 20-year retrospective. Plast Reconstr Surg. 1993;91(1):48.
30. Skoog T. A method of hump reduction in rhinoplasty. A technique for preservation of the nasal roof. Arch Otolaryngol. 1966;83(3):283.
31. Sperli AE. Anatomia Artística do Nariz. In: Refinamentos em Rinoplastia - Uma visão atual. Rio de Janeiro: Di Livros; 2009. p. 1-9.
32. Sperli AE. Tomografia multislice em 3D - Recursos diagnósticos complementares em rinoplastia. In: Refinamentos em cirurgia plástica - Uma visão atual. Rio de Janeiro: Di Livros; 2009. p. 108-130.
33. Tebbets J. Shaping and positing of the nasal tip with-out structural disruption: a new systematic approach. Plast Reconstr Surg. 1994;94:61.
34. Toriumi DM, Josen J, Weinberger, Tardy Jr ME. Use of alar batten grafts correction of nasal valve collapse. Arch Otolaryngol Head Neck Surg. 1997;123:802.

capítulo 86

Rinoplastia Primária Aberta

AUTOR: **Luiz Alberto de Souza Leite**
Coautores: **Carlos Lacerda de Andrade Almeida, João Ronaldo Claudino Braga, Luiz Felipe Duarte Fernandes Vieira, Silvio Barbosa de Morais Júnior e Rafael Neves de Souza**

Histórico

Os papiros de Edwin Smith, cuja origem é estimada em 2.500 a 3.000 a.C., já mostravam relatos de procedimentos cirúrgicos no nariz, como também os papiros de George Ebers, de 1.500 a.C., descobertos na cidade de Tebas, em 1872.

O *Sushruta-Samhita*, parte do *Atharva-Veda*, um dos livros sagrados da Índia, escrito aproximadamente em 600 A.C., descreve as reconstruções nasais com retalho de região frontal, consagradas como *método indiano*, em pessoas mutiladas, mulheres adúlteras e ladrões.

No século XVI, Gaspare Tagliacozzi, famoso cirurgião italiano, publicou seu trabalho de reconstrução nasal com retalho de braço, que ficou conhecido como *método italiano*.

Johann Friederich Dieffenbach (1792-1847), padre e médico, foi provavelmente o maior mestre da cirurgia plástica do século XIX e publicou o seu livro *Operative Chirurgie*, edição de 1845, com reconstruções de nariz pelo *método indiano*.

A cirurgia estética do nariz, com abordagem endonasal, teve início em 1887, na cidade de Nova York, com o cirurgião John Roe.

Em 1931, Jacques Joseph publica seu livro onde estabelece os princípios que regem a rinoplastia e sua cirurgia com abordagem endonasal. Orientou e ensinou a toda uma geração, tendo ficado conhecido como o pai da moderna rinoplastia.[1]

Em 1929, Aurel Rethi, de Budapeste, descreveu a abordagem externa com incisão transversa na parte média da columela com continuidade marginal dos ramos laterais para tratamento das pontas nasais complexas e difíceis. Publicou a continuidade de seus trabalhos nos anos de 1934, onde descreveu essa abordagem na rotina de suas cirurgias.[2]

May, em 1951, apresentou seus trabalhos com abordagem descrita por Rethi e chamou a atenção por ter tratado muitos narizes complexos com maior facilidade de visualização.[3]

Em 1956, Sercer, da Croácia, adotou a incisão de Rethi e estendeu o conceito além da ponta para o dorso e toda exposição do nariz.[4] Padovan apresentou refinamentos e popularizou a técnica com seus trabalhos em 1966.[5]

Goodman adotou a abordagem externa e promoveu seu desenvolvimento nos Estados Unidos da América, formando uma verdadeira escola.[6] Autores como Converse, Fomon e Millard passaram a utilizar a técnica.[7-9] Nesta mesma década Jose Juri, na Argentina, começou a utilizá-la.[10]

A partir de 1980 começaram a aparecer os trabalhos da Escola de Dallas – Texas, dos cirurgiões Jack Gunter, Rod Rohrich e William Adams Jr.[11] Contemporaneamente, Johnson Jr. e Toriumi em Chicago.[12] Em 1996, na França, Gilbert Aiach publicou seu livro "Rinoplastia, a via da abordagem externa".[13]

Em 1998 foi publicado o fantástico tratado da rinoplastia primária aberta "A Nova Abordagem Lógica das Técnicas", descrito por John B. Tebbetts.[14]

Na década de 1990 houve grande divulgação da técnica no Brasil e no exterior e, com a virada do século, a consagração mundial da abordagem.

No Brasil está registrada nos Anais do XXII Congresso Brasileiro de Cirurgia Plástica, realizado em Gramado-RS em 1985, a apresentação do cirurgião Liacyr Ribeiro, do trabalho "Rinoplastia a céu aberto", indicado para narizes com pontas complexas e difíceis.[15] Ronaldo Pontes, em comunicação pessoal, refere que já realizava a técnica aberta desde 1982.

Aymar Sperlli, em 1988, publicou na Revista Brasileira de Cirurgia Plástica o seu clássico trabalho "Exo-rinoplastia", o qual muitos consideram ter sido a porta de entrada, estímulo e divulgação da técnica aberta no Brasil.[16]

Em Pernambuco, Luiz Alberto Leite, João Ronaldo Braga e Carlos Lacerda Almeida, em 1989, começaram a realizar a rinoplastia aberta para casos de pontas nasais complexas e difíceis, rinoplastias secundárias e terciárias. Entusiasmados com a nova abordagem e resultados, passaram a utilizar a técnica nas rinoplastias primárias no ano seguinte,[17]

São Paulo foi o estado brasileiro com maior número de cirurgiões que logo adotaram a técnica, como: Sperlli, Ronche Ferreira, Prado Neto, Sílvio Zanini e Flávio Fortes,[16,18-20] Ishida e Alan Landecker.

No Rio de Janeiro, Carlos Alberto Jaimovich, Ronaldo Pontes, Gisela Pontes e Volney Pitombo.[21] Na Bahia, Clerisvaldo Souza e no Rio Grande do Sul, Marcelo Cheffe.

Fundamentos

A técnica se destina a qualquer rinoplastia e, pela sua abordagem ampla, proporciona melhor tratamento de narizes com pontas complexas, difíceis, bulbosas e deformadas. Pela visualização completa com preservação da mucosa nasal e visão direta sem distorções da anatomia, torna-se mais fácil o diagnóstico preciso e a correção das deformidades.

A facilidade de execução da técnica com controle direto da hemostasia é excelente. A visão direta proporciona facilidade de reconstruções com tecidos originais e colocação de enxertos de cartilagens com suturas estáveis. A abordagem possibilita ressecções precisas e milimétricas dos ramos laterais das alares. Visa diagnosticar se para definição e tratamento da ponta nasal, além das ressecções cartilaginosas, serão necessárias suturas de projeção ou, mais ainda, a utilização de enxertos de cartilagens.

As ressecções de músculos e ligamentos que tracionam a ponta para baixo deixam o nariz desestruturado. Por isso, sempre são necessárias suturas e enxertos de cartilagens para estruturar e definir esta nova ponta, o que hoje chamamos de rinoplastia estruturada.

O ensino da rinoplastia primária aberta para residentes e cirurgiões jovens torna-se mais fácil. A execução e compreensão da técnica contribui para a profilaxia de maus resultados. Para cirurgiões experientes, proporcionará refinamentos dos detalhes e aprimoramento dos resultados. A abordagem aberta apresenta um tempo cirúrgico e edema da ponta nasal mais prolongados, assim como uma cicatriz de 5 a 6 mm na columela, que geralmente é de excelente qualidade.

A analogia que fazemos na prática é a do mecânico que examina o motor do carro, deitado, olhando de baixo para cima, com imagem invertida e distorcida. Diferente do outro que levanta o capô do carro, observando todas as peças com visualização direta, sem distorções, que é a imagem da abordagem aberta.

Indicações

A rinoplastia aberta tem as mesmas indicações da endorrinoplastia, todavia vai além, pois se destina a narizes com pontas bulbosas, quadradas, difíceis, complexas, deformidades congênitas, adquiridas e rinoplastias secundárias e terciárias. Quem começa utilizando essa abordagem nas rinoplastias secundárias, com o tempo passará a utilizá-las nas primárias, observando resultados harmônicos com maior satisfação de suas pacientes.

A curva de aprendizado é pequena, mais fácil de ensinar ao residente pela visão direta e ampla da anatomia nasal e está divulgada na maioria dos serviços credenciados pela Sociedade Brasileira de Cirurgia Plástica.

O tratamento da ponta nasal é a parte mais difícil e mais complexa para obtenção de um bom resultado da cirurgia. Daniel Rollin afirma: "onde a ponta vai, assim vai o resultado".[22] Com outras palavras, podemos dizer que nariz é ponta e quem domina a ponta, domina a rinoplastia. Portanto, nariz é a magia da harmonia entre dorso e ponta. O fascinante da rinoplastia aberta é a sua capacidade de predizer o resultado e prevenir insatisfações.

Procedimentos

A consulta é de vital importância para ouvir as queixas, os anseios e o que o paciente almeja de sua cirurgia. Muitas vezes eles esperam resultados fantasiosos e nós temos o dever de explicar as limitações das cirurgias. Os múltiplos fatores que interferem nos resultados, como elasticidade dos tecidos e as cicatrizações. Cuidado com pacientes muito ansiosos que chegam ao consultório com fotografias de artistas e personalidades importantes, querendo seus resultados iguais aos daquelas pessoas. Devemos explicar que na maioria das vezes o nariz desejado não tem harmonia com seu rosto. É importante conhecer o perfil psicológico do paciente e transmitir para ele a confiança necessária na equipe, para uma harmonia e obtenção de um bom resultado.

O exame físico do nariz deve ser estático e dinâmico. No estático, avalia-se a harmonia com as estruturas faciais, levando em conta especial atenção à perfiloplastia dos ângulos nasomentoniano, nasocolumelar e nasoglabelar. O ângulo nasocolumelar desejado no sexo masculino é de 90° a 95° e no feminino, de 95° a 100°. No exame dinâmico sorrindo, aferir o tracionamento da ponta nasal para baixo provocado pelos músculos depressores do septo, além da movimentação das aberturas das asas nasais e o fluxo aéreo de cada narina.

Exame do dorso

É importante observar se é baixo ou alto e se tem giba osteocartilaginosa. Em relação aos ossos nasais se é largo, estreito ou fino e se tem rinomegalia ou rinoescoliose, ou seja, se é um nariz leptorrino, mesorrino ou platirrino. No exame da respiração, observar desvio de septo significativo, obstruções de válvulas nasais e cornetos.

Exame da ponta

Observar se é bulbosa, larga, quadrada ou desviada. Fazer compressão digital para baixo e sentir a sustentação das cartilagens (teste da mola). Na palpação da pele observar a textura, espessura, fibrose, elasticidade, sequelas de acne, cicatrizes e a firmeza das cartilagens. Narizes com pele grossa têm cartilagens finas e fracas e aqueles com pele fina têm cartilagens grossas e fortes. Examinar se a columela é proeminente, pendente, desviada ou oculta.

Exame das asas

Observar a largura, espessura, as implantações baixas ou altas e as formas das aberturas narinárias.

Preparo pré-operatório

Na anamnese, investigar hipertensão arterial, diabetes *mellitus*, asma brônquica, doenças tromboembólicas, doenças imunológicas e alergias. Em caso de tabagismo ativo, uso de anovulatório, AAS, vitamina E ou fitoterápicos (*ginkgo biloba*, alho, *ginseng* e gengibre), suspender 30 dias antes.[23]

Solicitar os exames de rotina pré-operatórios, como: hemograma, glicose, ureia, creatinina, coagulograma e sumário de urina (urina tipo 1). Pedir à cardiologia a avaliação e o risco cirúrgico por escrito. As fotografias são importantíssimas do ponto de vista técnico e jurídico, devendo constar foto de frente, mentonaso, oblíquas direita e esquerda, perfil direito e esquerdo, sendo em papel colorido fosco tamanho 18 × 13 cm e as imagens digitais. O uso do computador é muito importante para o planejamento cirúrgico da equipe, pode até ser mostrado e discutido com o paciente, porém jamais deverá ser oferecido como promessa de resultado.

O termo de consentimento informado deve ser entregue ao paciente na primeira consulta, o mesmo o leva para casa, lê com atenção e discute com o cirurgião para tirar as dúvidas, devendo devolver assinado ao cirurgião antes do ato cirúrgico. Eventuais revisões cirúrgicas devem ser informadas.

A avaliação funcional do nariz é feita pela equipe da otorrinolaringologia, onde examinam e solicitam radiografia da face, tomografias e algum outro exame necessário. Se o paciente apresentar desvio de septo e obstruções dos cornetos haverá a associação das equipes e a de otorrino iniciará a cirurgia, fazendo a parte funcional. Nos casos de obstrução de válvulas nasais e a parte estética, apenas a equipe de plástica atuará no caso.

Técnica Cirúrgica

A nossa preferência é pela anestesia geral, quando realizamos a cirurgia em associação com a otorrinolaringologia. Quando atuamos sozinhos a anestesia local com sedação é utilizada dependendo do perfil psicológico do paciente. Em ambas, usamos a associação da lidocaína a 1% com adrenalina 1:80.000 UI com infiltração de 6 a 8 mL bloqueando todo o nariz. Devemos esperar de 12 a 15 minutos para iniciar a cirurgia e obtenção de um bom efeito vaso constritor da adrenalina. A mesa cirúrgica deverá estar com elevação do dorso em 30° com o paciente em decúbito dorsal. Foco de luz dirigido para região frontal e outro no sentido mentonaso, meias elásticas de média compressão e botas pneumáticas. Fazemos antibioticoprofilaxia no momento que o anestesiologista instala a venóclise com 2 g de cefalosporina (Kefazol) e mantemos no pós-operatório analgésico (Dipirona 500 mg) de acordo com a necessidade e predinisolona (Predsim 20 mg) dois comprimidos ao dia durante 5 dias.

Abordagens transcolumelar e infracartilaginosa

As incisões usadas na columela são: a clássica transversa de Rethi, em degrau, em V, e em V invertido. Mais importante que a incisão é a sua localização, porque no terço superior ela fica muito aparente. Devem ser colocadas entre os terços médio e inferior, ou seja, na parte mais estreita da columela (Figuras 86.1 a 86.3).

A nossa preferência é pela incisão em V que, após transpor a columela, quebramos lateralmente para baixo e ascendemos bilateralmente pelo subsepto columelar, expondo os ramos mediais das alares e o plexo vascular, que será cauterizado. Com esta pequena manobra na incisão evitamos o desnivelamento nas laterais da columela, onde as suturas se encaixam naturalmente (Figuras 86.4 a 86.6).

Após a exposição dos ramos mediais, complementamos o descolamento da ponta com as incisões infracartilaginosas bilateralmente. Entre os domos, dissecamos o ligamento dermocartilaginoso de Pitanguy unindo o derma da ponta às cartilagens alares.[24] Procedemos o descolamento dos ramos alares laterais no plano justapericondrial e, em seguida, o restante do nariz, expondo todo o arcabouço com abordagem extramucosa (Figuras 86.7 a 86.9).

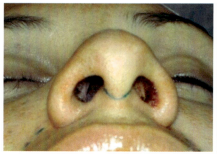
FIGURA 86.1 – Incisão transcolumelar em "V".

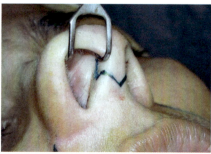
FIGURA 86.2 – Incisão transcolumelar ascendente.

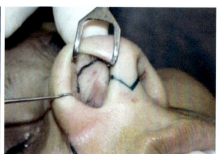
FIGURA 86.3 – Incisão transcolumelar e infracartilaginosa.

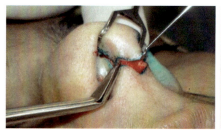
FIGURA 86.4 – Descolamento transcolumelar.

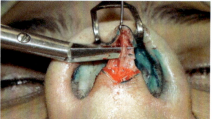
FIGURA 86.5 – Plexo vascular columelar.

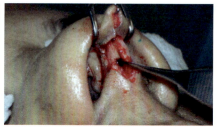
FIGURA 86.6 – Cauterização do plexo vascular.

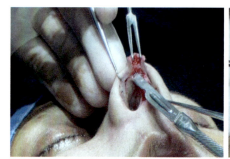
FIGURA 86.7 – Incisão infracartilaginosa de Pitanguy.

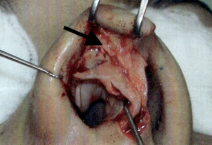
FIGURA 86.8 – Ligamento dermocartilaginoso.

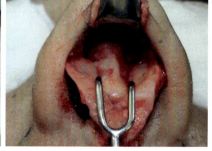
FIGURA 86.9 – Descolamento total do dorso via extramucosa.

Tratamento do dorso

A giba cartilaginosa é ressecada com tesoura serrilhada e a parte óssea, com raspas. Utilizamos os osteótomos para as grandes gibas ósseas e complementamos com raspas. Quando necessário, realizamos suturas com Vicryl® 5-0 revestindo o dorso (*spreader flap*) para deixá-lo fechado, mais nivelado, refazendo a cúpula e resgatando o efeito mola.

Tratamento da ponta

Ressecamos com tesoura os ligamentos intercartilaginosos entre os ramos mediais das alares e seccionamos os músculos depressores do septo, com estas manobras a ponta nasal fica desestruturada (Figuras 86.10 a 86.12).

Separando os ramos mediais das alares, abordamos a parte caudal do septo, descolando o pericôndrio, e fazemos a ressecção de cartilagem necessária para encurtar o nariz (Figuras 86.13 a 86.15).

Para definição da ponta nasal, temos três opções:
- ressecção de porções dos ramos alares;
- suturas de projeção dos ramos mediais e correções das irregularidades;
- colocação de enxertos de cartilagens.

Dependendo do caso, estas opções serão associadas em dupla ou até as três em um só procedimento.

Para afinar a ponta nasal bulbosa ou globosa, ressecamos com precisão as porções craniais de cartilagens dos ramos alares laterais, procurando deixar as partes caudais com 5 a 7 mm e mucosas preservadas. O importante não é o que sai e sim o que fica, para dar apoio às válvulas nasais externas e evitar retrações das asas (Figuras 86.16 a 86.18).

CAPÍTULO 86 – RINOPLASTIA PRIMÁRIA ABERTA

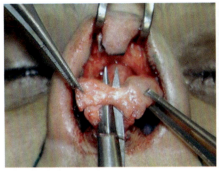

FIGURA 86.10 – Ressecção dos ligamentos intercartilaginosos do septo.

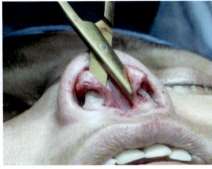

FIGURA 86.11 – Ressecção do músculo depressor.

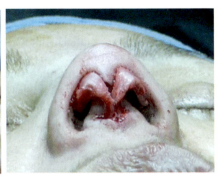

FIGURA 86.12 – Ponta desestruturada.

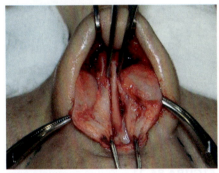

FIGURA 86.13 – Descolamento do pericôndrio.

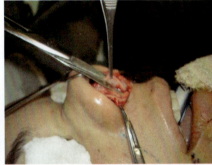

FIGURA 86.14 – Ressecção do septo caudal.

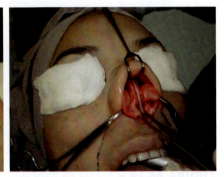

FIGURA 86.15 – Encurtamento do septo caudal.

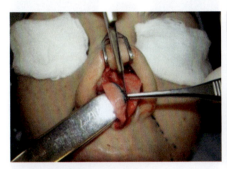

FIGURA 86.16 – Incisão da porção cranial do ramo lateral da alar direita.

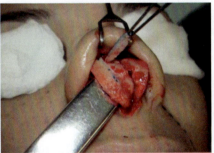

FIGURA 86.17 – Ressecção da porção cranial do ramo lateral da alar direita.

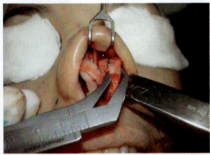

FIGURA 86.18 – Transposição precisa para o ramo lateral da alar esquerda.

As suturas de projeção são realizadas com mononáilon® 5.0, desde a base das extremidades dos ramos alares mediais até a porção superior da ponta. Algumas pontas nasais já ficam definidas com a associação destes dois procedimentos (Figuras 86.19 a 86.21).

Em outros casos, além das ressecções craniais dos ramos alares laterais e as suturas de projeções dos ramos mediais, necessitamos de suturas transdomais para definição e confecção de um novo domus. Com esta manobra conseguimos um neodomus com cerca de 3 mm ampliando a altura, alongando a columela, e complementamos a estabilização com suturas interdomais.[18,21] Estas suturas interdomais também são utilizadas para definir os ângulos de convergência e divergência da ponta nasal (Figuras 86.22 a 86.24).

Para pontas muito projetadas e proeminentes, temos que ressecar porções de cartilagens dos ramos mediais para baixá-las. Se com estas técnicas descritas a ponta não estiver definida, temos que usar os enxertos de cartilagens. Devemos sempre ter em mente que a ponta nasal bem definida deve ficar 2 a 3 mm acima do dorso.

Enxertos de cartilagens: tipos e indicações

- Tipos

1. Cartilagens: septal, auricular, costal ou alar (Figuras 86.25 a 86.27).
2. Ósseos: calota craniana, crista ilíaca e costela.
3. Fáscia temporal e derma.

- Localizações
  1. Dorso nasal: glabela, dorso completo e *spreader graft* (expansor).
  2. Ponta nasal: *peck* (ponta - simples ou duplo).
     sheen (columela - ponta).
     columela (*strut*, estaca, viga, suporte).
     ramos alares laterais.

- Enxerto de glabela
  1. Indicações: depressão glabelar.
  2. Material: cartilagem auricular ou septal.

- Enxerto de dorso completo
  1. Indicações: depressão, concavidade ou nariz em sela.
  2. Material: cartilagem auricular, septal ou costal.
  3. Comprimento: 40 mm - largura: 8 a 10 mm - espessura: 3 a 5 mm.

- Dorso: *spreader graft* (enxerto expansor).
  1. Indicações: colapso da válvula nasal interna, laterorrinias, dorso extremamente fino e deformidade em V invertido.

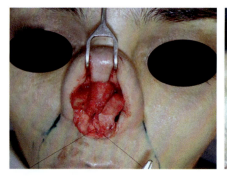
FIGURA 86.19 – Sutura da base dos ramos mediais.

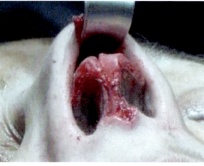
FIGURA 86.20 – Sutura dos ramos mediais.

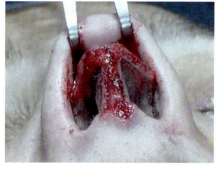
FIGURA 86.21 – Sutura completa com ponta nasal definida.

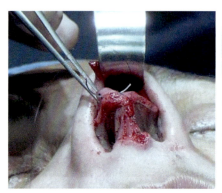
FIGURA 86.22 – Sutura transdomal da alar direita.

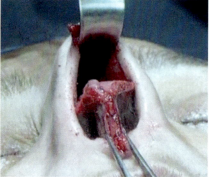
FIGURA 86.23 – Sutura transdomal final da alar esquerda.

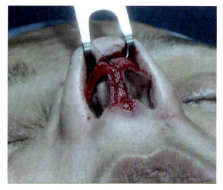
FIGURA 86.24 – Sutura transdomal da alar direita.

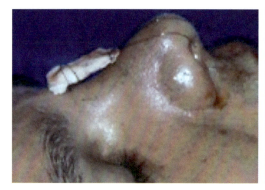
FIGURA 86.25 – Enxerto de cartilagem auricular na glabela.

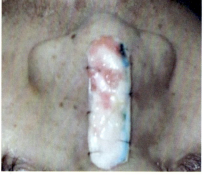
FIGURA 86.26 – Enxerto de cartilagem auricular no dorso.

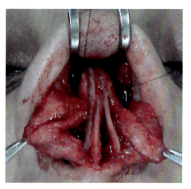
FIGURA 86.27 – Enxerto de cartilagem completo septal *spreader graft* (expansor).

2. Material: cartilagem septal, auricular ou costal.
3. Comprimento: 30 a 35 mm – largura: 3 a 4 mm – espessura: 1 a 3 mm.

Enxerto de ponta

- **Enxerto de Peck simples ou duplo**
  (Figuras 86.28 a 86.36)[25]

  1. Localização: ponta nasal (*onlay* – sobreposto).
  2. Indicações: projeção e definição da ponta nasal.
  3. Material: cartilagem septal, auricular ou alar.
  4. Comprimento: 8 a 10 mm – largura: 4 a 6 mm – espessura: 1 a 3 mm.

- **Enxerto de Sheen (columela – ponta)**
  (Figuras 86.37 a 86.39)[26]

  1. Indicações: projeção da columela – definição da ponta nasal.

2. Material: cartilagem septal – auricular – alar.
3. Comprimento 8 a 15 mm – largura 8 a 12 mm – espessura 1 a 3 mm.

- **Enxerto de columela (*strut* – suporte – estaca – viga)** (Figuras 86.40 a 86.48)

  1. Indicações: projeção e sustentação da ponta nasal.
  2. Material: cartilagem septal – auricular.
  3. Comprimento: 18 a 25 mm – largura 3 a 4 mm – espessura 2 a 3 mm.

- **Enxerto de ramos alares laterais**
  (Figuras 86.49 a 86.51)

  1. Indicações: Deformidades – atrofias – ausência dos ramos alares laterais.
  2. Material: Cartilagem septal – auricular.

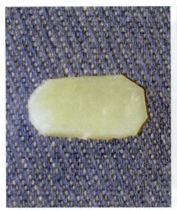

FIGURA 86.28 – Enxerto de cartilagem de Peck simples.

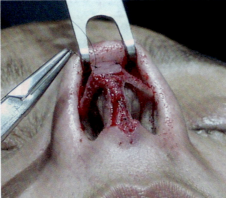

FIGURA 86.29 – Sutura do enxerto de Peck simples sobre a ponta.

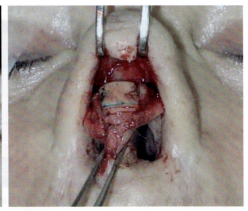

FIGURA 86.30 – Sutura do enxerto de Peck duplo sobre a ponta.

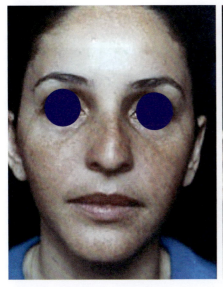

FIGURA 86.31 – Pré-operatório frente.

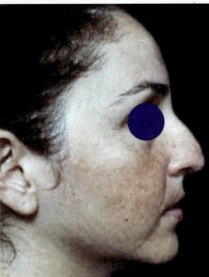

FIGURA 86.32 – Pré-operatório perfil direito.

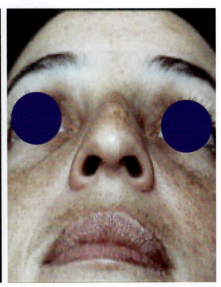

FIGURA 86.33 – Pré-operatório mentonaso.

PARTE 8 – CIRURGIA ESTÉTICA

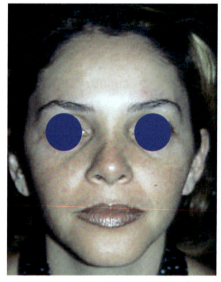

FIGURA 86.34 – Pós-operatório frente enxerto de Peck.

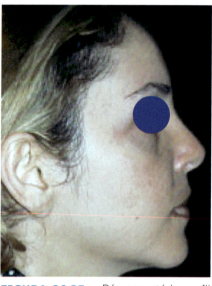

FIGURA 86.35 – Pós-operatório perfil direito enxerto de Peck.

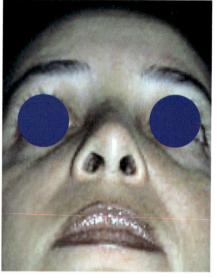

FIGURA 86.36 – Pós-operatório mentonaso enxerto de Peck.

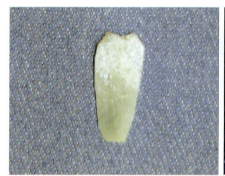

FIGURA 86.37 – Enxerto de Sheen.

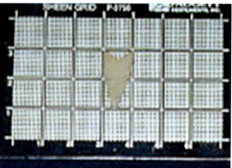

FIGURA 86.38 – Enxerto de Sheen.

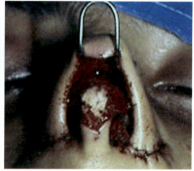

FIGURA 86.39 – Transoperatório enxerto de Sheen.

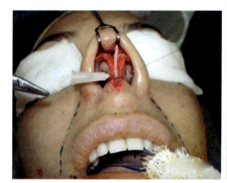

FIGURA 86.40 – Sutura da estaca columelar entre os ramos mediais do ramo alar lateral direito.

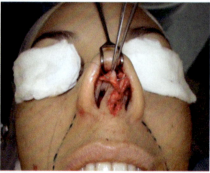

FIGURA 86.41 – Sutura transdomal.

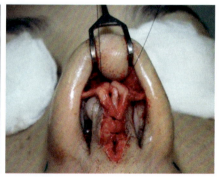

FIGURA 86.42 – Estaca columelar com suturas transdomais e interdomais.

CAPÍTULO 86 – RINOPLASTIA PRIMÁRIA ABERTA

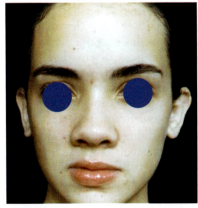
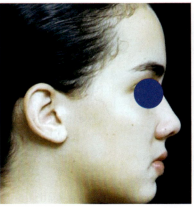

FIGURA 86.43 – Pré-operatório frente.

FIGURA 86.44 – Pré-operatório perfil direito.

FIGURA 86.45 – Pré-operatório mentonaso.

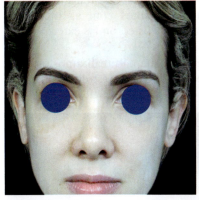
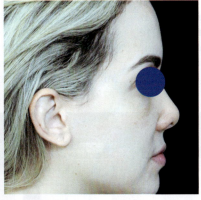
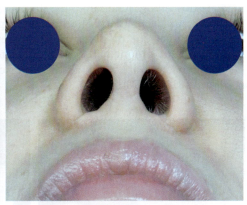

FIGURA 86.46 – Pós-operatório frente estaca columelar + alarplastias.

FIGURA 86.47 – Pós-operatório perfil direito estaca columelar + alarplastias.

FIGURA 86.48 – Pós-operatório mentonaso estaca columelar + alarplastias.

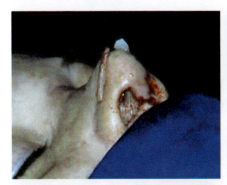
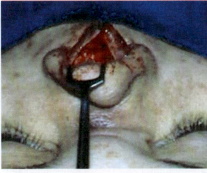
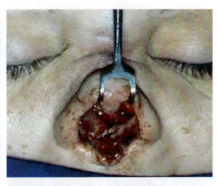

FIGURA 86.49 – Enxerto dos ramos alares nos ramos alares laterais.

FIGURA 86.50 – Sutura dos enxertos de cartilagem nos ramos alares laterais.

FIGURA 86.51 – Sutura dos enxertos de cartilagens laterais com cartilagem septal.

1161

Enxertos ósseos (Figuras 86.52 a 86.54)

1. Enxerto de dorso completo: enxerto ósseo.
2. Indicações: grandes depressões – concavidades – nariz em sela.
3. Material: enxerto ósseo da calota craniana – crista ilíaca – costela.

Enxerto de fáscia temporal (Figuras 86.55 a 86.57)

Pode ser usado sozinho para vestir a ponta e o dorso ou para revestir os enxertos de osso ou cartilagem a fim de aumentar o dorso.

Enxerto de derma

É usado individualmente para aumentar, revestir e harmonizar o dorso.

Alarplastia ou ressecções das asas nasais

Sempre indicamos as ressecções quando as larguras das asas são maiores que as distâncias entre os cantos mediais dos olhos. Realizamos as alarplastias pela técnica preconizada por Jack Sheen e usada por John B. Tebbetts,[26,14] em que na demarcação mantemos um retalho medial (dobra medial) e as incisões laterais devem ser posicionadas 1 a 1,5 mm acima dos sulcos das narinas (Figuras 86.58 a 86.60).

Recomendamos não contornar as asas lateralmente e manter as incisões entre as 3 e 9 horas dos ponteiros do relógio. Quanto às larguras das asas que serão ressecadas, deverão ser de 2 a 3 mm nos casos moderados e 3 a 5 mm nos casos mais graves. Evite ressecar, cauterizar e suturar as musculaturas. Somente a pele com mononáilon® 6.0. Estas cicatrizes ficam praticamente imperceptíveis e as que contornam as asas ficam aparentes.

O uso do retalho medial (dobra medial) produz uma base de apoio com um aspecto mais natural quando se ressecam asas nasais, ficando os orifícios narinários mais harmônicos. É preciso estar ciente que quando ressecamos asas realizamos uma rotação estreitando a base, porém com esta manobra baixamos um pouco a ponta e isto deve ser bem avaliado.

Osteotomias

A nossa preferência é pela técnica interna, com incisões nas fossas piriformes, descolamentos dos traços das osteotomias laterais bilateralmente e usamos osteótomos de 6 e 8 mm, retos e curvos com guias. Normalmente definimos as osteotomias com as abordagens laterais e se necessário complementamos com as medianas. Excepcionalmente usamos as osteotomias externas com osteótomos de 2 mm.

São raros os narizes em que não realizamos osteotomias, porque achamos que a técnica estreita as paredes

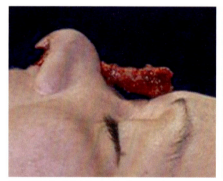
FIGURA 86.52 – Exérese de enxerto aloplástico de dorso.

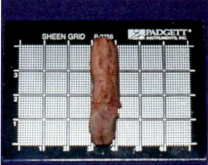
FIGURA 86.53 – Enxerto ósseo de crista ilíaca com tela de Marlex.

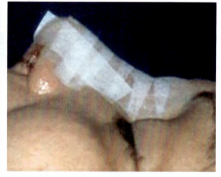
FIGURA 86.54 – Enxerto ósseo de crista ilíaca no dorso nasal.

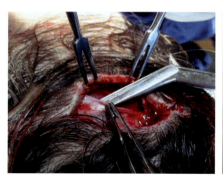
FIGURA 86.55 – Dissecção da fáscia temporal.

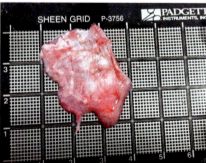
FIGURA 86.56 – Enxerto de fáscia temporal.

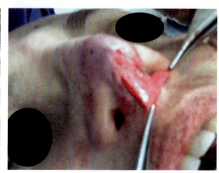
FIGURA 86.57 – Enxerto de fáscia temporal revestindo o dorso nasal.

CAPÍTULO 86 – RINOPLASTIA PRIMÁRIA ABERTA

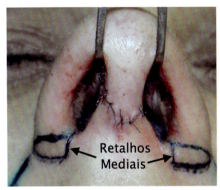

FIGURA 86.58 – Marcação das alarplastias com incisões acima dos sulcos das narinas.

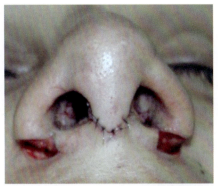

FIGURA 86.59 – Ressecções simétricas das alarplastias.

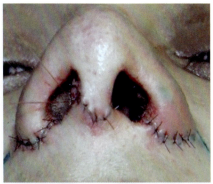

FIGURA 86.60 – Suturas finais das alarplastias.

nasais laterais muito ampliadas, mobiliza a pirâmide óssea desviada, dando mais elegância e harmonia. Nunca nos arrependemos de ter realizado osteotomias, porém já lamentamos muito não ter utilizado a técnica.

Suturas (Figuras 86.61 a 86.63)

O fechamento das incisões infracartilaginosas é realizado com duas a três suturas de Vicryl 5-0® e uma a duas nos subseptos columelar e nas aberturas das fossas piriformes. Na incisão columelar usamos o mononáilon 6.0® e tomamos o cuidado de realizar a primeira sutura no vértice da incisão em V e a seguir nas incisões quebradas. Com estas duas suturas, a lateral da columela fica estabilizada sem nenhuma distorção com perfeito alinhamento, podendo completar as outras suturas. Para prevenir hematoma do descolamento da septoplastia, o otorrinolaringologista utiliza um *split* de silicone ou plástico suturado com mononáilon 4.0®, com as duas placas comprimindo o septo.

Curativo

Após desengorduramento do nariz com gaze embebida em éter, colocamos as tiras de Micropore® no dorso e na ponta. A seguir, a placa de Aquaplast® aquecida em água quente moldando as osteotomias com compressão bidigital. Rapidamente a placa endurece mantendo os ossos nasais estabilizados. Não fazemos tamponamento nasal com gazes e mantemos um curativo simples com uma gaze dobrada e fixada com Micropore® no lábio superior para absorver as secreções drenadas.

Este simples curativo pode ser trocado quantas vezes for necessário. As suturas de mononáilon 6.0® da columela e das asas nasais são retiradas entre 8 e 10 dias, juntamente com a placa de Aquaplast®. Em muitos casos fazemos novo curativo de Micropore® por mais 1 semana e o paciente já pode lavar o nariz com sabonete antisséptico. Recomendamos não usar óculos pesados por um período de 1 mês para não deslocar ou desviar as osteotomias (Figuras 86.64 a 86.66).

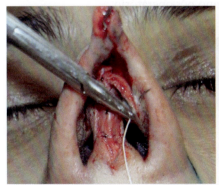

FIGURA 86.61 – Sutura das incisões infracartilaginosas para alinhamento da columela.

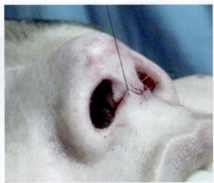

FIGURA 86.62 – Sutura da coluna lateral.

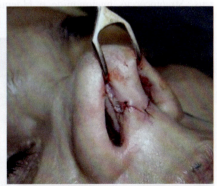

FIGURA 86.63 – Suturas estabilizadas da columela.

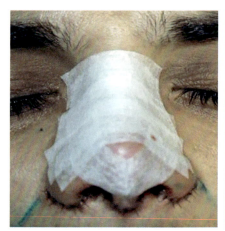
FIGURA 86.64 – Curativo com tiras de Micropore®.

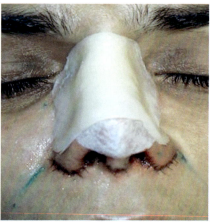
FIGURA 86.65 – Curativo com tela de Aquaplast®.

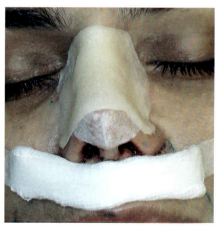
FIGURA 86.66 – Curativo final com Micropore®, Aquaplast® e gaze no lábio superior.

Complicações

As complicações podem ser imediatas como hemorragia, hematoma, infecção e necrose, ou tardias, de ordem estética e funcional. A hemorragia pode ocorrer no transoperatório, pós-operatório imediato ou pós-operatório tardio (30 dias) e geralmente a equipe de otorrinolaringologia é acionada de acordo com a necessidade, realizando tamponamento anterior, posterior ou até retornando com o paciente ao bloco cirúrgico, para cauterização de vasos sangrantes provavelmente resultantes da turbinectomia ou septoplastia.

Como eles usam *split* (placa) de silicone ou plástico comprimindo o septo descolado, a probabilidade é menor, porém se existir hematoma deve ser drenado imediatamente. As probabilidades de complicações como hemorragia, hematoma e infecção aumentam com a associação da cirurgia funcional e da plástica. A nossa incidência de complicações com hemorragia e infecção é de 2%. A infecção geralmente é por *Staphylococcus aureus*, *Streptococcus pneumoniae* e *Haemophilus influenzae*, que respondem bem a antibioticoterapia venosa e oral com as cefalosporinas.[11]

Atribuímos o mau resultado da cicatriz columelar ao posicionamento inadequado da incisão e falta de manuseio delicado dos tecidos. É de responsabilidade da cirurgia plástica um perfeito descolamento no plano de clivagem para evitar necrose de pele do dorso, da ponta e extremidade do retalho columelar. As complicações de ordem funcional devem ser resolvidas pela otorrinolaringologia, ficando com a cirurgia plástica problemas com as válvulas nasais e todas as insatisfações e sequelas estéticas. Estas complicações estéticas tardias geralmente são visualizadas após o desaparecimento do edema e com a cicatrização mais maturada (Figuras 86.67 a 86.69).

A nossa incidência de revisão cirúrgica é de 3% e só devemos reintervir após 1 ano. Esta revisão deve ser informada e discutida com o paciente na consulta inicial, como também deve constar no termo de consentimento informado. Consideramos o resultado final definitivo a partir do terceiro ano pós-operatório.

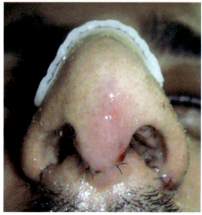
FIGURA 86.67 – Infecção de columela no terceiro dia de pós-operatório.

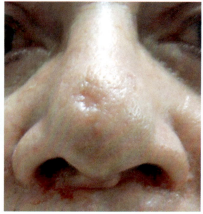
FIGURA 86.68 – Retração cicatricial após necrose da pele da ponta.

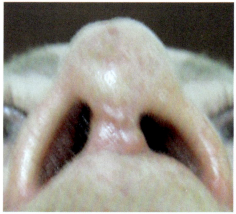
FIGURA 86.69 – Retração cicatricial de columela com cicatriz inestética.

Referências Bibliográficas

1. Farina R. Plástica de nariz. , Rio de Janeiro: Medsi; 1992. cap. 1, p. 1-13.
2. Rethi A. Uber die korrektiven operationen der nasendeformitaten – die hockerabstragung chirurgie. 1929. 1, p.1103.
3. May H. Rethi incision in rhinoplasty. Plast Reconstr Surg. 1951;8:123-127.
4. Sercer A. Dekartikation der nese. Chir Maxilo Fac Plast. 1958;1:149.
5. Padovan IF. External approach in rhinoplasty. Surg ORL Lung. 1966;3(4):354-360.
6. Goodman WS. External approach in rhinoplasty. Can J Otolaryngol. 1973;2:3.
7. Converse JM. Rhinoplasty in Converse J.M ed Reconstrutive Plastc Surgery. Philadelphia: W.B. Saunders; 1964.
8. Fomon S. Cosmetic Surgery: Principles and Practice. Philadelphia: Lippincott; 1960.
9. Millard DR Jr. External excision in rhinoplasty. Br J Plast Surg. 1960;12:340.
10. Juri JJC. Secundary rhinoplasty. Ann Plast Surg. 1987;18(5):336-376.
11. Gunter JP, Rohrich RJ, Adams WP Jr. Dallas Rinoplastia. Cirurgia do nariz pelos mestres. Rio de Janeiro: Editora Revinter Ltda.; 2006.
12. Johnson C Jr., Toriumi DM. Open structure rhinoplasty. Philadelphia: WB Saunders; 1990.
13. Aiach G. Atlas de rinoplasta e da via de abordagem externa. Masson; 1996. Rio de Janeiro: Di-Livros Editora Ltda.; 2001.
14. Tebbetts JB. Rinoplastia primária. A nova abordagem lógica das técnicas. Mosby Inc. 1998 Rio de Janeiro: Di-Livros Editora Ltda.; 2002.
15. Ribeiro L. Rinoplastia a céu aberto. Anais do XXII Congresso Brasileiro da Sociedade Brasileira de Cirurgia Plástica, Gramado, RS. 1985. p. 255-257.
16. Sperli A. Exo-rinoplastia. Revista da Sociedade Brasileira de Cirurgia Plástica. 1988;3(2):126-137.
17. Leite LAS, Braga JRC, Almeida CLA. Rinoplastia: Abordagem externa. Anais do XXXVI Congresso Brasileiro de Cirurgia Plástica. Rio de Janeiro. 13 a 16 novembro de 1999.
18. Ferreira JCR. Rinoplastia aberta, Cirurgia Plástica: Os princípios e a atualidade. Mélega, Viterbo, Mendes. eds. Rio de Janeiro: Guanabara Koogan; 2011. cap 126, p. 1117-1130.
19. Prado Neto JM, Prado LFAM, Prado LGMA, Prado LFAM. Rinoplastia. Cirurgia plástica para formação do especialista. Carreirão S, ed. São Paulo: Editora Atheneu; cap. 78.
20. Zanini S, Fortes F. Abordagem externa nas rinoplastias. Cirurgia do nariz, Rinologia e Rinoplastia. Zanini S, Carreirão S, Lessa S. Rio de Janeiro: Editora Revinter Ltda; 1994. cap. 24, p. 259-265.
21. Pitombo V. Rhinoplasty; the nasal tip and the aging process. Operative techniques in ocuplast, orbital and Reconstructive Surgery. 2000;3(2):74-8.
22. Rollin DK. Mastering rhinoplasty: A comprehensive atlas of surgical techniques. 2nded. 2010. p. 291.
23. Destro MWB, et al. Estudo da utilização no pré-operatório de medicamentos ou drogas fitoterápicas que alteram a coagulação sangüínea. Rev Col Bras Cir [online]. 2006;33:2.
24. Pitanguy I. Surgical importance of a dermocartilaginous ligament in bulbous nose. Plast Reconstr Surg. 1965;36(2):247-53.
25. Peck GC. The onlay graft for nasal tip projection. Plast Reconst Surg. 1983;71(1):27.
26. Sheen J. Aesthetic Rhinoplasty. 1st ed. St. Louis, Washington, Toronto: C. V. Mosby Company; 1978. 2nded. St. Louis, Washington, Toronto: C. V. Mosby Company; 1987.

capítulo 87

Rinosseptoplastias e Laterorrinias

AUTOR: Luiz Carlos Ishida

Introdução

A correção das laterorrinias é um grande desafio para o cirurgião, tanto pelo aspecto estético-funcional quanto pela possibilidade de recidivas. Os desvios nasais podem ser divididos em defeitos adquiridos antes e depois do crescimento facial. Os defeitos congênitos e os adquiridos antes do desenvolvimento nasal são de tratamento mais complexo e mais propenso a recidivas, uma vez que as estruturas ósseas e cartilaginosas cresceram em posição viciosa. Já os desvios nasais traumáticos da fase adulta, principalmente os agudos, são de correção mais simples, uma vez que as estruturas cresceram em posição correta. Os desvios nasais pós-rinoplastias podem apresentar graus de complexidade diversos e devem ser encarados como os defeitos adquiridos antes do crescimento facial, visto que as cartilagens nasais nestes casos muitas vezes estão distorcidas, tanto pela manipulação, quanto pelas ressecções e pela fibrose cicatricial.

Os desvios septais podem ocorrer de maneira isolada ou simultânea com o desvio nasal. Conjuntamente com a hipertrofia dos cornetos inferiores, são uma das principais causas de obstrução da via aérea nasal. A competência ventilatória deve ser restituída no momento da rinoplastia. O conhecimento da anatomia e fisiologia nasal, o planejamento pré-operatório, o diagnóstico intraoperatório e a compreensão da fisiologia e cicatrização das cartilagens são fundamentais para a correção de laterorrinias e desvios septais.[1] Muitas vezes existe também o comprometimento das válvulas nasais interna e externa nas laterorrinias mais acentuadas, devendo o cirurgião plástico estar atento a estes, corrigindo-os no mesmo ato cirúrgico.

Anatomia

A giba nasal é uma estrutura anatômica única formada por uma porção óssea e outra cartilaginosa. A estrutura principal é a cartilaginosa, que consiste nos dois processos laterais (antigas cartilagens triangulares) e o processo posterior (antiga cartilagem septal) da cartilagem septal. Estes três segmentos se fundem em uma só unidade na porção cefálica, separando-se no terço inferior. Esta fusão em forma de "M" é responsável pela mola que mantém a válvula nasal interna aberta. Variações no tamanho e na forma desta estrutura resultam nas diferenças encontradas nas gibas nasais. Em estudos realizados em fetos, McKinney verificou que, com 4 meses de idade, os processos laterais e o processo posterior da cartilagem septal já estão fundidos em uma única peça.[2] As porções cefálicas dos processos laterais se encontram sobrepostas pelos ossos nasais por 4 a 9 mm. Há uma frouxa aderência entre os processos laterais e os ossos nasais na linha média, no entanto a aderência da cartilagem septal na união entre os processos laterais e posterior com os ossos nasais é mais sólida. Esta região, onde se encontram os ossos nasais, a lâmina perpendicular do etmoide e os processos laterais e posterior da cartilagem septal, é chamada zona "K" (keystone area) (Figura 87.1). As bordas laterais dos processos laterais estão conectadas ao osso malar por tecidos frouxos.[2-5]

Os desvios septais podem incluir o vômer e a lâmina perpendicular do etmoide, além do desvio externo do nariz. Podem ter influência direta na válvula nasal interna, provocando seu colapso, além de induzir a vicariância dos cornetos. As laterorrinias podem ser divididas em três grupos, os de desvio caudal, os de

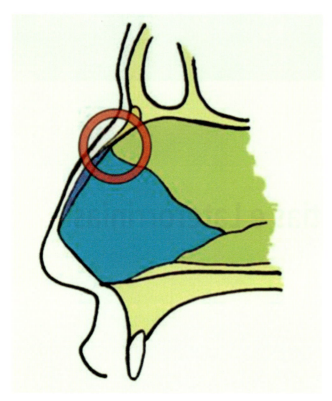

FIGURA 87.1 – Em vermelho, região onde os processos posterior e laterais da cartilagem septal se encontram com os ossos nasais e com a lâmina perpendicular do etmoide, chamada de zona "K".

concavidade simples e os desvios côncavo-convexos. O primeiro grupo, que afeta principalmente a porção cartilaginosa do nariz, pode ainda ser dividido em: desvio septal retilíneo, desvio septal em "C" e desvio septal em "S". O tipo mais comum de desvio nasal são os de concavidade simples, que podem ser à direita ou à esquerda.[1]

Planejamento Cirúrgico

O tratamento do nariz desviado deve começar pelo diagnóstico correto de suas deformidades e de seu comprometimento funcional. Funcionalmente, deve-se avaliar o desvio do septo nasal, a hipertrofia dos cornetos, desvios da espinha nasal e da crista palatina e a amplitude da abertura piriforme. A tomografia computadorizada de face e a rinofibroscopia são de grande utilidade para o diagnóstico de desvios septais posteriores e da hipertrofia de corpo e cauda de cornetos, alem de inúmeros outros problemas nasais.

A válvula nasal interna deve receber atenção especial, por ser a região de maior estreitamento do trato respiratório. Esta válvula é composta por elementos fixos como o processo posterior da cartilagem septal e a cabeça dos cornetos inferiores, e por uma porção móvel, as bordas inferiores dos processos laterais da cartilagem septal. A região de união entre os processos laterais e o processo posterior desta cartilagem atua como uma "mola" mantendo a válvula interna aberta. Alterações em quaisquer dos elementos desta válvula podem comprometer a ventilação nasal.

Desde Joseph, no fim do século XIX, a rinoplastia clássica de redução é baseada na ressecção parcial das cartilagens e ossos do nariz. Durante a remoção da giba nasal a anatomia da estrutura cartilaginosa é profundamente alterada. De uma única peça homogênea, lisa e contínua, a giba ressecada é convertida em três peças, o que por si só pode causar irregularidades e problemas funcionais. O ângulo e a relação entre o processo posterior e os processos laterais da cartilagem septal é reduzido e a "mola" da válvula nasal interna é destruída, o que pode comprometer o aspecto funcional.[6] Deve-se atentar à técnica escolhida para a correção dos desvios nasais, ou utilizando aquelas que preservam a válvula interna ou cuidando-se para reconstruí-las após a separação do processo posterior (septo) dos processos laterais (triangulares) da cartilagem septal.

Princípios Cirúrgicos

A correção das laterorrinias traumáticas agudas pode ser realizada na maioria dos casos de maneira incruenta, bastando reposicionar os ossos nasais com o auxílio de um fórceps de Asch ou qualquer outro instrumental semelhante. Após a fase aguda muitas vezes é necessária a realização de osteotomias para reposicionar a estrutura óssea. Se o nariz era retilíneo previamente ao trauma, a correção somente da parte óssea é suficiente na maioria dos casos, uma vez que a cartilagem septal somente está desviada em razão do desvio ósseo.[7] Deve-se, no entanto, examinar cuidadosamente o septo nasal, e se após a redução das fraturas e correção da laterorrinia persistir o desvio septal, este deverá ser tratado. O septo nasal deve ser cuidadosamente examinado na fase aguda, os hematomas septais devem ser drenados e fraturas septais instáveis devem ser estabilizadas com *splints* ou tampões.

As deformidades adquiridas antes do desenvolvimento facial demandam o tratamento do desvio cartilaginoso para a correção da laterorrinia. A cartilagem septal deve ser priorizada no tratamento, uma vez que é ela a responsável pelo desvio nasal e por uma eventual recidiva após seu tratamento. Tradicionalmente, o tratamento baseia-se em abrir a válvula nasal interna na união entre os processos laterais e o processo posterior da cartilagem septal, separando a cartilagem septal em três peças (as duas triangulares da cartilagem septal), endireitar o processo posterior e a partir deste centralizar todas as outras estruturas do nariz. Outra abordagem consiste em mobilizar a cartilagem septal (o processo posterior e os laterais) em bloco, corrigindo o desvio, sem lesar a mola da válvula nasal interna e a integridade da cartilagem septal. Detalharemos os dois tratamentos a seguir.

Tratamento clássico

A via aberta, apesar de não ser imprescindível, permite expor todas as estruturas desviadas e o diagnóstico correto das deformidades a serem tratadas. O processo posterior da cartilagem septal é completamente liberado em plano subpericondral em ambos os lados. Uma vez completamente exposto, o processo posterior é tratado da seguinte maneira:

1. ressecção do excesso de cartilagem (processos posteriores deslocados da crista palatina tendem a ter crescimento excessivo);
2. ressecção em "janela" da região central do processo posterior, se necessário, preservando-se um "L" estrutural nas bordas anterior inferior, como preconizado por Killian[8] (Figura 87.2);
3. incisões em paliçada para endireitar os ramos do "L" estrutural descritos por Gibson[9] e Fry,[10]
4. enxertos cartilaginosos espaçadores de Sheen para estabilizar o processo posterior[11] (*spreader grafts*) (Figura 87.3). Estes enxertos, além de retificarem o processo posterior, auxiliam a retificação do nariz e aumentam o ângulo da válvula nasal interna. Se necessário, os enxertos afastadores podem ser assimétricos, auxiliando a correção do desvio do terço médio cartilaginoso. Esta medida, juntamente com as suturas em planos diferentes, é especialmente útil quando não se trabalha a zona "K".

Quando as incisões de Fry e Gibson são insuficientes para garantir uma correção adequada dos desvios do processo posterior da cartilagem septal, o mesmo é retirado completamente e trabalhado fora do paciente (septoplastia extracorpórea), possibilitando manobras muito mais eficientes para sua correção.

A liberação da cartilagem septal na zona "K" diminui o risco de uma recidiva da laterorrinia. Não havendo estabilidade estrutural após esta liberação, é mandatório fixar novamente o processo posterior da cartilagem septal aos ossos nasais ou à lâmina perpendicular do etmoide para evitar o colapso do terço médio. Após sua liberação e retificação, fixa-se o "L" estrutural já retificado

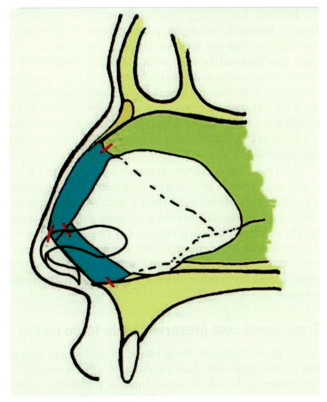

FIGURA 87.2 – Tratamento do desvio do processo posterior da cartilagem septal com ressecção cartilaginosa preservando-se um "L" anterior estrutural. Porções da lâmina perpendicular do etmoide e do vômer também devem ser ressecadas se estiverem obstruindo a via aérea.

em sua posição centrada também junto à espinha nasal (Figura 87.2). Esta manobra é extremamente difícil, motivo pelo qual vários autores contraindicam o tratamento da zona "K".

Após o tratamento da porção cartilaginosa realizam-se osteotomias laterais e mediais para adaptação dos ossos nasais à nova posição. As osteotomias laterais podem ser feitas de maneira assimétrica quando a distância e angulação dos ossos nasais a serem modificados forem muito diferentes, comparado um lado ao outro.

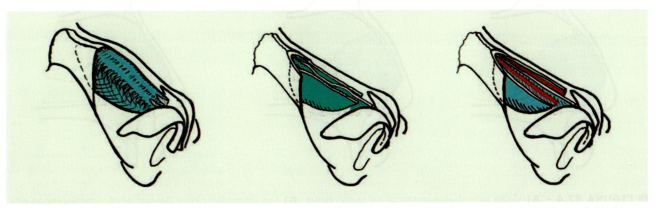

FIGURA 87.3 – Da esquerda para direita: giba osteocartilaginosa íntegra, giba após ressecção com exposição de processo posterior da cartilagem septal desviado e correção do desvio com a utilização de enxertos afastadores (vermelho).

Na maioria dos casos, a simples alteração no ângulo da fratura lateral é suficiente para corrigir as diferenças nas laterorrinias em sua porção óssea. As fraturas mediais são necessárias para a mobilização completa dos fragmentos ósseos e melhor adaptação à nova posição centrada. A lâmina perpendicular do etmoide também deve ser fraturada se estiver desviada, a fim de se evitar a recidiva do desvio ósseo. Uma vez tratados o septo nasal e a laterorrinia, reavalia-se a necessidade do tratamento dos cornetos.[1,7]

Mesmo com o correto tratamento do ponto "K" e com a utilização de enxertos afastadores, não é incomum a recidiva parcial da laterorrinia e uma insuficiência da válvula nasal interna, devido ao ângulo excessivamente agudo entre os processos laterais e o processo posterior da cartilagem septal, mesmo com a utilização dos enxertos afastadores. (pacientes com insuficiência respiratória nasal congênita tendem a ter a abertura narinária mais estreita).

Tratamento com preservação do terço médio

A preservação da integridade da cartilagem septal nas laterorrinias tem duas finalidades, a preservação da competência da válvula nasal interna e a minimização das recidivas observadas nas abordagens clássicas. Nesta técnica descrita por Ishida[6] em 1999, o processo posterior da cartilagem septal também é liberado em plano subpericondral em seus dois lados, os processos laterais são liberados dos ossos próprios nasais e finalmente o processo posterior é liberado da lâmina perpendicular do etmoide, do vômer e da crista palatina. A união entre os processos laterais e o processo posterior não é lesada, preservando-se a mola da válvula nasal interna.

Com o objetivo de se retirar o mínimo de cartilagem, resseca-se somente a porção mais desviada do processo posterior da cartilagem septal. Geralmente a porção mais desviada é a inferior, junto à crista palatina, mas pode se localizar em qualquer porção do processo posterior. Com a retirada da região mais distorcida a cartilagem restante tende a se retificar, muitas vezes dispensando qualquer outra manobra. Se houver ainda desvios, podemos aplicar as incisões em paliçada de Gibson ou cruzadas de Fry para retificar a cartilagem,[9,10] ou ainda aplicar os princípios de abrasão e hidratação descritos por Ishida,[12] em 2006.

Com estes procedimentos, todo o terço médio cartilaginoso nasal pode ser reposicionado sem nenhuma restrição para qualquer lado ou mesmo para baixo se houver necessidade de correção da giba nasal, geralmente presente nos casos de desvio nasal. Todas as aderências fibróticas tanto do processo posterior, incluindo aí a zona "K", quanto dos processos laterais são liberadas, minimizando-se o efeito "memória" da cartilagem septal, o que explica o baixo índice de recidivas com a utilização da técnica de preservação cartilaginosa. A mola da válvula nasal interna permanece íntegra, uma vez que a continuidade do processo posterior com os processos laterais da cartilagem septal está preservada[6] (Figura 87.4), resguardando a função da mesma ou até aumentando seu ângulo se houver uma necessidade funcional.

O método de abrasão permite a deformação controlada das cartilagens nasais. Com o desgaste mecânico, as cartilagens nasais curvam-se para o lado oposto ao da abrasão. Esta curvatura acentua-se ainda mais com a hidratação com soro fisiológico e estabiliza-se, permanecendo com a nova forma.[12] Com este recurso é possível corrigir pequenos desvios da cartilagem septal, reduzindo a necessidade de ressecções. Em relação às incisões em paliçada, a abrasão é mais reprodutível, permite o ajuste fino das curvaturas das cartilagens e evita quebras,

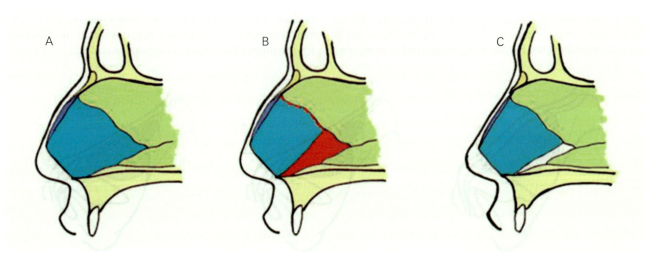

FIGURA 87.4 – A) Visão lateral esquemática do septo nasal; **B)** Em vermelho, local de ressecção cartilaginosa nos desvios septais baixos e linha tracejada, local de liberação do processo posterior da cartilagem septal do septo ósseo, incluindo a zona "K"; e **C)** Cartilagem septal reposicionada corrigindo-se a laterorrinia e a giba nasal.

angulações indesejadas e pontos de fraqueza indesejáveis nas cartilagens.

As osteotomias e as turbinectomias são indicadas e realizadas de maneira análoga ao tratamento clássico. O tratamento dos cornetos inferiores geralmente é necessário nos desvios septais devido ao crescimento desigual dos mesmos (vicariância).

Discussão

O terço médio do nariz desempenha um papel importante na estética e função nasal. A estrutura responsável pela conformação e pelo suporte do terço médio do nariz é uma peça única, formada pela fusão dos dois processos laterais e do processo posterior da cartilagem septal. Quando a giba nasal é ressecada, esta estrutura única é destruída, o que pode acarretar problemas estéticos e funcionais. A separação dos processos laterais do processo posterior em pacientes com pele fina e estruturas nasais delicadas pode causar o estreitamento do ângulo formado entre elas (que varia de 10 a 15 graus na válvula nasal), e resultar em um colapso nasal inspiratório. Alguns autores como Sheen, McKinney, Orisch, preconizaram enxertos afastadores para tentar prevenir o problema funcional.[2,6,11]

Os desvios septais sem desvio nasal merecem especial atenção, principalmente se o paciente for um candidato à redução de giba osteocartilaginosa. A redução ressecativa do dorso osteocartilaginoso pode expor o septo desviado, gerando uma laterorrinia, geralmente em "S", em um nariz previamente reto. Se esta técnica for escolhida, o cirurgião deve ficar atento para a necessidade de correções deste septo desviado já na rinoplastia primária.[1]

Frequentemente observamos uma sombra em "V" invertido na transição entre os ossos nasais e a estrutura cartilaginosa que teve os processos laterais separados do processo posterior pelas técnicas clássicas de correção das laterorrinias. Também não é raro observamos uma recidiva do desvio devido à memória das estruturas nasais. Na técnica em que há preservação e uma completa individualização das estruturas cartilaginosas, observamos um número muito reduzido de recidivas.[6]

As cartilagens nasais que cresceram desviadas possuem uma "memória" estrutural que deve ser trabalhada, sob o risco de retornarem à situação original. Possivelmente esta é uma das grandes causas das recidivas, mesmo quando a cirurgia foi corretamente conduzida. A técnica de preservação do terço médio nasal libera a cartilagem septal completamente de todas as suas aderências ósseas (tanto o processo posterior quanto os processos laterais), e a cartilagem sem o apoio ósseo não tem como alavancar uma recidiva da laterorrinia.

As laterorrinias e os problemas funcionais nasais devem ser tratados conjuntamente. O correto diagnóstico e o planejamento cirúrgico cuidadoso são fundamentais para se obter bons resultados na correção destas deformidades nasais. O conhecimento da fisiologia nasal aliado a técnicas que preservam ou reconstroem a válvula nasal interna e o tratamento correto do esqueleto cartilaginoso têm reduzido as recidivas das laterorrinias e restituído a função ventilatória nasal de forma consistente.

Referências Bibliográficas

1. Rohrich RJ, Gunter J, Deuber M, Adams WP. The Deviated Nose: Optimizing Results Using a Simplified Classification and Algorithmic Approach. Plast Reconstr Surg. 2002;110(6):1509-1523.
2. McKinney P, Jonhson P, Walloch J. Anatomy of the Nasal Hump. Plast Reconstr Surg. 1985;77:404.
3. Bernstein L. Surgical Anatomy in Rhinoplasty. Otolaryngol Clin North Am. 1975;8:549.
4. Lessard M, Daniel RK. Surgical Anatomy of Septorhinoplasty. Arch Otolaryngol Head Neck Surg. 1985;111:25.
5. Natvig P, et al. Anatomical Details of the Osseous Cartilaginous Framework of the Nose. Plast Reconstr Surg. 1971;48:528.
6. Ishida J, Ishida LC, Ishida LH, Vieira JC, Ferreira MC. Treatment of the nasal hump with preservation of the cartilaginous framework. Plast Reconstr Surg. 1999;103(6):1729.
7. Higuera S, Lee E, Cole P, Hollier L, Stal S. Nasal Trauma and the Deviated Nose. Plast Reconstr Surg. 2007;120(7 Suppl. 2):64S-75S.
8. Killian G. The submucous window resection of the nasal septum. Ann Otol Rhinol Laryngol. 1905;14:363.
9. Gibson T, Davis WB. The distortion of autogenous cartilage grafts: Its cause and prevention. Br J Plast Surg. 1958;10:257.
10. Fry H. Interlocked stresses in human nasal septal cartilage. Br J Plast Surg. 1966;19:276.
11. Sheen JH. Spreader graft: A method of reconstructing the roof of the middle nasal vault following rhinoplasty. Plast Reconstr Surg. 1984;73:230.
12. Ishida LC, Ishida J, Ishida LH, Passos AP, Ferreira MC. Power Instrumentation for Shaping the Nasal Cartilages. Ann Plast Surg. 2006;56(4):375-379.

capítulo 88

Mentoplastias e Perfiloplastias Estéticas

AUTOR: **Farid Hakme**
Coautores: **Marcio Augusto Canavarros, Pedro Adissi, Christiane Vigné e Vanessa Leão Pedrozo Rajo**

Histórico

Artistas célebres renascentistas como Leonardo da Vinci, Albrecht Durer e Cennino Cennini ensaiaram em definir o padrão de beleza facial ideal dividindo-a em áreas simétricas através de proporções matemáticas. Modernamente, a antropometria e a cefalometria cresceram a partir do trabalho do físico e antropologista tcheco Ales Hrdlicka (1869-1943). Mas foi em meados de 1960 que Karel Hajnis, em Praga, juntamente com Leslie Farkas, aperfeiçoaram a antropometria realizando estudos em adultos e crianças de várias etnias, além de delinear diferenças cefalométricas em indivíduos com fenda labiopalatal e outras deformidades craniofaciais. Paralelamente, os avanços em medicina como a anestesia, o controle da hemostasia e a antibioticoterapia permitiram novas abordagens cirúrgicas craniofaciais.

A primeira osteotomia mandibular para corrigir prognatismo, por técnica subapical, hoje já abandonada, ocorreu por volta de 1849. Angle, em 1903, considerado pai da ortodontia moderna, usava acesso extraoral para ressecar segmentos mandibulares bilateralmente. Em 1912 essa abordagem já passava a ser realizada por acesso intraoral. O recuo e o avanço da mandíbula em cirurgia ortognática evoluíram com o passar dos anos nas mãos de grandes cirurgiões como Caldwell e Letterman, em 1954, Obwegeser em 1957, Hid em 1967, Dalpont e Hunsuck em 1968, entre outros. Em 1942, Hofer usou mentoplastia óssea através de uma osteotomia horizontal para avançar um queixo recuado em cadáveres através de uma incisão externa. Converse descreveu o aumento do queixo com enxerto ósseo através de uma incisão intraoral na década de 1950.

Com relação à inclusão de implantes sólidos, Aufricht, em 1922, usou implante de marfim, e em 1934, corcova nasal para aumento do queixo. Pierce e O'Connor, em 1938, utilizaram enxerto homólogo de costela. Os implantes sintéticos foram idealizados a partir de 1948, por Malbec, que vinha utilizando acrílico desde 1941 e Rubin, Robertson e Shapino utilizavam grânulos de polietileno aquecidos. Os implantes sólidos se popularizaram após o trabalho de Gonzalez-Ulloa e Stevens, em 1968, sobre os padrões estéticos na mentoplastia e perfiloplastia. Brown e cols. e Millard, na década de 1950, e mais tarde Safian introduziram o silicone como um implante. Pitanguy e Franco descreveram a via intraoral para as mentoplastias, com confecção de uma rafe mediana para melhor fixação do silicone. Hoje em dia os implantes de silicone são de nossa preferência, por serem facilmente manuseados e ajustados de forma individual.

Introdução

Embriologicamente, a mandíbula desenvolve-se dos dois ossos que se unem na linha média da sínfise, representada por um sulco que se estende da borda alveolar até a borda inferior. Abaixo e ao lado da sínfise encontra-se o maciço bordo inferior, denominado protuberância mentual, ao lado da qual estão as proeminências ósseas conhecidas como tubérculos mentuais, onde se inserem os músculos do lábio inferior e do mento.

Sabemos que a harmonia da face é dada primariamente pela estrutura óssea da região malar, frontal, do nariz e da mandíbula, sobre as quais os tecidos moles se dispõem para, juntos, definirem as características superficiais da face. O tamanho, o local e a relação espacial destas estruturas formam as curvas e os contornos que encontramos nas faces humanas harmoniosas. O mento é o limite inferior da face e tem extrema importância na definição de proporções faciais adequadas, inclusive como referência na avaliação de outras feições da face, como o nariz. Um nariz grande e grosseiro está, normalmente, acompanhado por hipomentonismo e eles têm um efeito negativo recíproco na aparência da face como um todo (Figura 88.1).

Apesar das várias etiologias e dos tipos variados de hipomentonismo, a maioria dos pacientes que nos procuram apresenta deformidades nasais, estéticas e funcionais associadas; e numa faixa etária mais avançada, também o mento senil. Na observação da harmonia facial, notamos a necessidade de indicar uma mentoplastia concomitante a outros procedimentos cirúrgicos na face. Dessa forma, a indicação de uma mentoplastia fica mais a cargo do cirurgião do que uma queixa primária do paciente.

Existem duas formas básicas nas quais podemos alterar o contorno facial. A primeira, que consiste no tratamento cirúrgico ósseo, envolve osteotomias do esqueleto subjacente, enxertos ósseos e técnicas de fixação rígida. Essas são cirurgias de maior porte que requerem grande motivação do paciente, preparo ortodôntico adequado e um pós-operatório que, muitas vezes, inclui bloqueio intermaxilar por longos períodos, além de uma maior morbidade operatória. Alternativamente a isso, esse contorno pode ser corrigido com técnicas de camuflagem que envolvem, além das osteoplastias, o uso de implantes aloplásticos para preencher deficiências e melhorar o contorno facial.

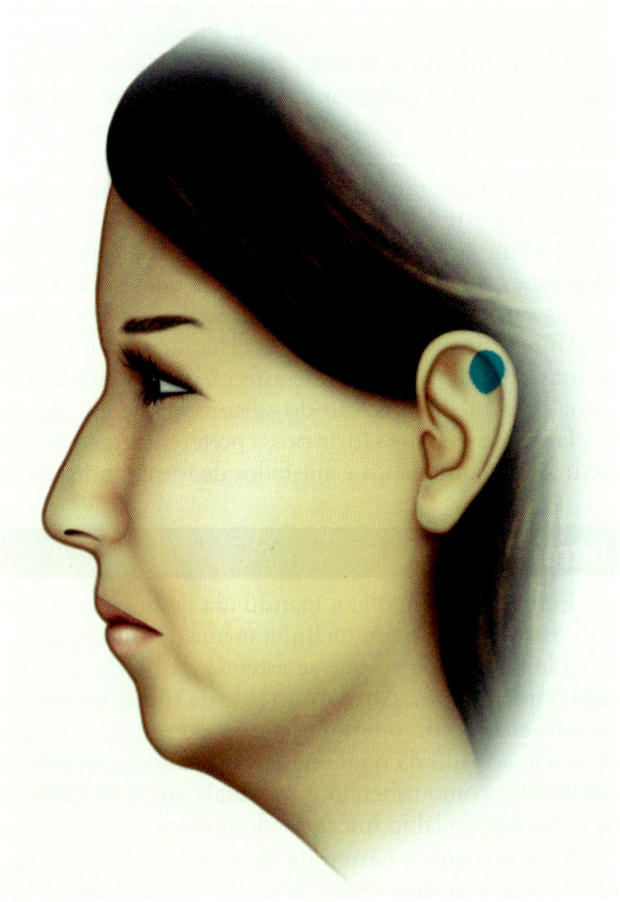

A grande maioria dos procedimentos cirúrgicos realizados no queixo envolve a colocação de um implante aloplástico. Esta abordagem pode ser bastante aceitável em pacientes selecionados com retrogenia leve exigindo aumento menor. As mentoplastias ósseas são realizadas com menor frequência, mas oferecem a capacidade de corrigir condições mais complexas. Além disso, para aqueles que tenham sido submetidos a múltiplos procedimentos anteriores com implantes aloplásticos sem sucesso, uma mentoplastia óssea pode representar a melhor solução para corrigir as deformidades resultantes.

Acreditamos que uma boa técnica para a mentoplastia de aumento deva seguir basicamente dois princípios: deve-se posicionar o implante na porção mais baixa da mandíbula (entre o pogônio e o mento) e deve-se assegurar a sua imobilização. Estes princípios visam prevenir o deslocamento, a extrusão do implante e minimizar os efeitos da absorção óssea, considerados as três principais complicações das mentoplastias por inclusão de implantes inorgânicos.

A perfiloplastia visa uma melhora do contorno facial através da associação da mentoplastia e rinoplastia em um mesmo tempo cirúrgico. Para isso, o planejamento deve ser baseado no estudo sobre as proporções faciais, no sentido de obter uma avaliação minuciosa que ofereça condições cirúrgicas mais precisas.

Os procedimentos descritos para mentoplastia podem ser facilmente combinados à rinoplastia no mesmo tempo cirúrgico. Com isso, podemos obter um melhor resultado na busca de um perfil mais harmônico e com melhor definição, em casos selecionados. As técnicas de correção do perfil nasal usadas nas perfiloplastias são as mesmas utilizadas nas rinoplastias isoladas, conforme descrito em capítulo correspondente, assim como as indicações de fratura, tratamento de ponta e asa nasal. Outros procedimentos também podem ser associados com o objetivo de aperfeiçoar a perfiloplastia, valorizando ainda mais o resultado. A região supraorbitária, que sofre um aumento progressivo de volume com o envelhecimento, pode ter sua projeção anterior da glabela e/ou região supraorbital reduzida por meio de desgaste com broca. Na região malar, onde a redução da projeção anterior pode causar aspecto de envelhecimento facial, damos preferência à utilização de materiais aloplásticos (polietileno poroso) para o aumento. A lipoaspiração do submento também é um procedimento que complemen-

■ **FIGURA 88.1** – Hipomentonismo agravado por um nariz proeminente.

ta a definição do ângulo cervicofacial, colaborando, assim, para um contorno estético facial mais atrativo.

Abordagem Pré-operatória

A avaliação pré-operatória eficaz requer a compreensão dos objetivos estéticos do paciente, o conhecimento da cirurgia facial anterior ou tratamento ortodôntico, e exame facial. Análise radiográfica de rotina é reservada para a cirurgia secundária. Ideais estéticos da projeção do queixo devem ser colocados no contexto tanto por valores cosméticos como por seu impacto sobre os tecidos moles adjacentes. O aumento da projeção sagital do queixo além das proporções ideais pode ocasionar a masculinização da mandíbula de mulheres e aprofundamento não estético da dobra labiomental em alguns casos.

Há vários fatores importantes a serem considerados na avaliação pré-operatória de um paciente para a mentoplastia. A idade do paciente é um fator primordial. Os homens geralmente têm o mento que possui dois pontos de reflexão da luz e uma aparência mais quadrada, enquanto sobre as mulheres, o mento tem um ponto de reflexão da luz. Em geral, os homens têm um rosto mais largo que o das mulheres e o mento pode ser mais projetado.

Apesar de a minoria dos pacientes que procuram por uma melhora do contorno facial necessitar de uma análise cefalométrica, é importante que o cirurgião plástico esteja familiarizado com este método de avaliação para utilizá-lo quando necessário. Esses estudos, embora complexos, são de grande importância para a obtenção de um diagnóstico correto. O traçado cefalométrico é importante para a identificação da morfologia da estrutura esquelética, obter diagnóstico nos casos complicados e auxiliar no planejamento da correção cirúrgica. Devemos lembrar, porém, que a aparência é a queixa principal na grande maioria dos pacientes.

A avaliação adequada da face não pode ser direcionada somente a cada região isolada, mas deve também correlacionar as regiões entre si, levando em consideração a forma, a proporção, a simetria, os ângulos, as projeções e as depressões. Algumas definições clássicas de proporção facial representam um parâmetro para a avaliação inicial da face. A face é dividida em três porções anatômicas usando linhas imaginárias horizontais que passam pela glabela e pela região subnasal. Os três segmentos que estas linhas criam devem ter iguais dimensões numa face harmoniosa. O terço inferior da face é subdividido por uma linha que passa pela rima labial. A distância entre a rima labial e o mento deve ser duas vezes a distância entre a rima labial e o subnaso (Figura 88.2). Além disso, a distância entre a rima labial e o mento deve ser igual à distância entre o subnaso e a linha intercantal medial.

Os determinantes cardinais da harmonia do mento são sua simetria de projeção e seu comprimento vertical. A avaliação da dimensão vertical do mento é primeiramente analisada na visão frontal. Para se determinar a

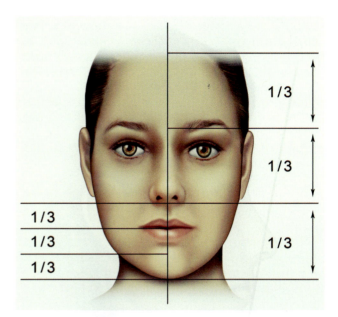

FIGURA 88.2 – Parâmetros cefalométricos para a avaliação das proporções faciais.

simetria do mento, passa-se uma linha imaginária vertical unindo a glabela e o filtro labial. O ponto médio de um mento simétrico deverá passar exatamente por essa linha. Para determinar se a assimetria mentoniana está relacionada a alterações maxilares e/ou mandibulares ou é causada por alterações próprias do mento, devem-se examinar os planos horizontais da boca e dos olhos. Se as linhas forem paralelas, a alteração é do próprio mento, podendo ser indicada somente a mentoplastia com osteotomia. Do contrário, há uma alteração maxilar e/ou mandibular, sendo então contraindicada a mentoplastia isoladamente. As deformidades estéticas associadas às alterações oclusais, de acordo com a classificação de Angle, devem ser avaliadas quanto à necessidade de um tratamento ortocirúrgico (ortodontia e cirurgia ortognática).

Excesso ou deficiência horizontal (hiper ou hipomentonismo) são mais bem avaliados no perfil através da linha de Riedel, que passa pela maior projeção do lábio superior e do lábio inferior (Figura 88.3).

Se o mento estiver posterior a esta linha, há um hipomentonismo, se anterior, hipermentonismo. Avaliamos a convexidade facial pelo ângulo formado pela interseção de uma linha traçada da glabela passando sobre o ponto subnasal e uma linha que vai deste ponto até o pogônio (ponto mais proeminente do contorno anterior do mento ósseo). O valor normal está entre 8 e 16 graus. O exame minucioso da cavidade oral também é mandatório, pois, além de permitir uma adequada avaliação da oclusão dentária, possibilita a detecção de doenças periodontais e outras alterações que devem ser resolvidas antes da cirurgia para minimizar as possíveis complicações infecciosas.

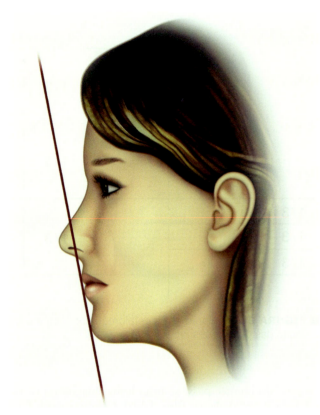

■ **FIGURA 88.3** – Linha de Riedel.

Também devemos avaliar, principalmente em pacientes idosos, a presença da deformidade em "queixo de bruxa", que consiste numa ptose dos tecidos moles do mento, acentuando o sulco mentual. Essa alteração pode ser facilmente corrigida através de uma incisão triangular mediana na altura da projeção do sulco mentual, com ressecção do tecido excedente.

Ainda é importante salientar que atualmente, com os aparatos tecnológicos, pode-se facilmente indicar mentoplastias e perfiloplastias aos pacientes através de simulações de pós-operatórios com a ajuda de programas de computador. Essa ferramenta auxilia o cirurgião na demonstração das deformidades existentes no pré-operatório e também vislumbra um resultado próximo ao que seria o pós-operatório de cada paciente. Porém, claro, não se deve fazer promessas de resultados através de fotos manipuladas por computador; estas devem ser somente um auxílio na indicação e demonstração ao paciente.

Técnicas Cirúrgicas de Mentoplastia

Atualmente, o uso de materiais aloplásticos para a mentoplastia de aumento está mundialmente difundido, sendo o implante de silicone, em geral, o preferido pelos cirurgiões. Tem-se também grande sucesso com o uso de enxertos autólogos de osso ou cartilagem, porém sua obtenção demanda maior morbidade e tempo cirúrgico.

Os dois materiais aloplásticos mais conhecidos são o polietileno poroso e o silicone, sendo este último o mais utilizado pelo autor, uma vez que o implante de silicone permite modelagem com tesoura ou bisturi para melhor adequação em cada paciente, já que há diferentes necessidades de projeção horizontal e lateral em cada caso. Além disso, a fixação deste tipo de implante aos tecidos subjacentes é realizada com pontos de fio absorvível que atravessam o implante, sem maiores dificuldades técnicas para o cirurgião e sem a necessidade do uso de fixação com placas e/ou parafusos.

O tamanho do poro do implante de polietileno é de 100 a 250 µm de diâmetro, o que permite o crescimento interno de tecido mole, evitando assim a formação de uma cápsula clinicamente aparente. O implante é firme mas flexível, pode ser moldado e é facilmente fixado com parafusos. Estes atributos permitem que a superfície interior do implante possa ser adaptada à superfície exterior da mandíbula e a superfície exterior do implante possa ser moldada com precisão, mesmo já estando no lugar definitivo. O implante poroso é geralmente colocado em plano subperiostal.

Apesar de alguns autores preconizarem a colocação de implantes de silicone num plano supraperiostal alegando que esta tática minimiza a reabsorção óssea, o autor prefere o plano subperiostal, pois esta localização, além de diminuir a lesão causada aos tecidos moles circunjacentes, também evita a movimentação e a migração do implante. A erosão óssea também é menos evidente quando se aloca o implante sobre a porção densa do osso; e no caso da ocorrência de uma contratura, a sua localização mais profunda limita os efeitos deletérios sobre os tecidos moles.

A mentoplastia pode ser realizada através de uma incisão intraoral, ou de uma incisão submental. Em geral, uma incisão intraoral é a preferida para uma osteotomia, a menos que seja apenas uma mentoplastia de redução, que será realizada com uma técnica de *bone-shaving*. A incisão é feita no lábio, 0,5 a 1,0 cm acima do sulco gengivolabial, o que diminui a incidência de deiscência e retração gengival (Figuras 88.8 e 88.9). Se a incisão for realizada mais baixo, no sulco, ocorre o depósito de saliva e restos alimentares, dificultando a higiene oral e facilitando a ocorrência de infecção. Além disso, tecido insuficiente para o fechamento da gengiva predispõe a deiscência, retração gengival e extrusão do implante. Ao término do procedimento, a sutura da mucosa é realizada com pontos separados com fio vicryl 4.0.

Quanto mais rígido for o implante e mais cefálico estiver posicionado, maior a chance de erosão óssea.

O tipo de implante selecionado vai depender da magnitude da deficiência. Ele pode ser pequeno, médio ou grande. Há também um implante de queixo que pode se estender para além do território queixo sobre o corpo mandibular. Em raras ocasiões, é necessário o uso de uma combinação de implantes no queixo e aumento do corpo mandibular. No entanto, em muitos desses pacientes que têm uma deficiência significativa, a melhor indicação é a osteotomia mandibular em conjunto com a mentoplastia.

A cirurgia pode ser realizada sob anestesia local e sedação. Normalmente, em pacientes que serão submetidos ao tratamento de submento com lipoaspiração, ressecção de bandas e plicatura de platisma, a incisão transcutânea submentoniana é preferida para a colocação do implante de silicone. Em pacientes mais jovens ou que não desejem cicatrizes aparentes, optamos pelo acesso intraoral, com a ressalva de que dados da literatura mostram que esta abordagem provoca um maior índice de migração cefálica do implante, deiscência de sutura, infecção e retração gengival.

Técnica operatória

Realiza-se a marcação da linha média. A infiltração é feita com xilocaína a 2% e adrenalina numa solução de 1:200.000. A incisão submentual é efetuada a 0,5 cm do sulco submentual, com 2 a 3 cm de extensão, atentando para a simetria em relação à marcação da linha média (Figura 88.4). O acesso através dos tecidos moles (pele e tecido celular subcutâneo) é feito até a visualização do periósteo, o qual é incisado, descolado e elevado para a criação da loja do implante, que deve ser grande o suficiente apenas para a sua acomodação, sem que fique espaço morto (Figuras 88.5 e 88.6). O implante é inserido um lado de cada vez e posicionado de tal maneira que o meio coincida com a linha média do mento marcada previamente na pele (Figura 88.7). A fixação do implante na lâmina periostal, o fechamento do periósteo e a aproximação dos tecidos moles são feitos com fio absorvível de poliglactina sintética (vicryl 4.0); na pele é feita sutura contínua com mononáilon 5.0 ou sutura intradérmica de poliglecaprone (monocryl 5.0).

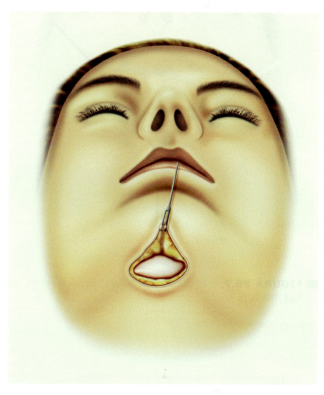

FIGURA 88.5 – Descolamento até a visualização do periósteo.

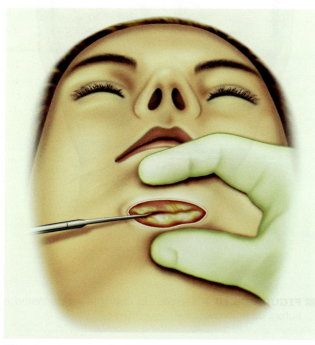

FIGURA 88.4 – Incisão submentual.

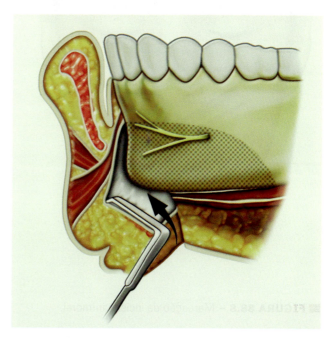

FIGURA 85.6 – Visão em corte sagital do posicionamento subperiostal do implante.

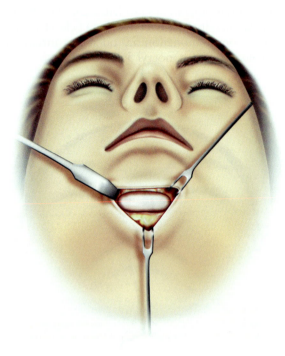

■ **FIGURA 88.7** – Implante adequadamente inserido na loja mentual.

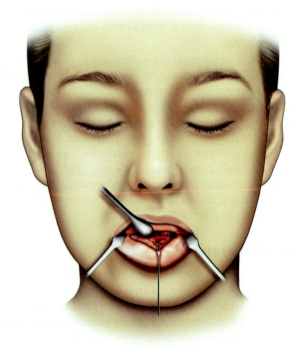

■ **FIGURA 88.9** – Descolamento dos tecidos moles até o periósteo.

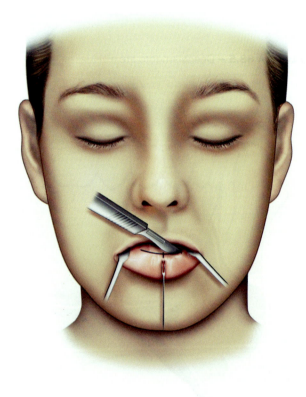

■ **FIGURA 88.8** – Marcação da incisão intraoral.

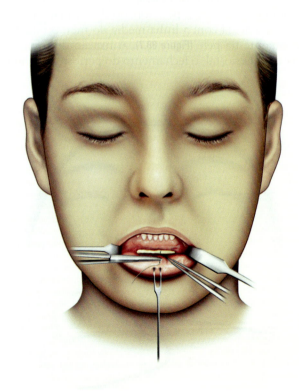

■ **FIGURA 88.10** – Fixação do implante ao periósteo e sutura da mucosa.

Osteotomia Basilar em Mento

As osteotomias se tornam necessárias à medida que aumenta o desequilíbrio esquelético da face. Em geral, o uso de materiais aloplásticos é ideal para aqueles pacientes que necessitam de um aumento de até 0,5 cm de projeção e/ou 1,0 cm no comprimento transversal. Discrepâncias verticais e assimetrias são mais bem tratadas com osteotomias.

O acesso para esse procedimento é realizado através de uma incisão intraoral, semelhante à realizada para a colocação do implante aloplástico, seguindo em plano subperiostal até a região basilar do mento, onde será realizada a osteotomia. O periósteo e os tecidos moles devem permanecer unidos ao fragmento ósseo osteotomizado para manter boa vascularização e sempre devemos identificar os nervos mentonianos antes de realizar a osteotomia, que deve ser feita inferiormente a eles. A fixação pode ser feita com fios de aço, mas o uso de material de fixação rígida (placa de Paullus) aumenta a precisão e previsibilidade do resultado. A sutura é feita em dois planos com vicryl 4.0 e o curativo deve ser compressivo com micropore na região submentual e na região anterior do mento, a fim de minimizar os efeitos do descolamento da musculatura dessa área. Essa técnica também é útil nos casos de excesso vertical ou anteroposterior do mento, podendo ser utilizada para o seu recuo como forma de corrigir o hipermentonismo.

Dependendo do tipo de deformidade, podem ser usados vários tipos de osteotomias. A mentoplastia deslizante é realizada através de uma incisão intraoral para pacientes que têm deficiência horizontal, deficiência vertical ou uma combinação de ambas. A redução do excesso de osso também pode ser conseguida raspando-se o osso. Este é um procedimento menos previsível. É possível realizá-lo através de uma incisão submentual em concomitância com a remoção do excesso de pele submentual através de uma incisão elíptica submentual para evitar ptose de pele. O resto das osteotomias é preferencialmente realizado através de uma incisão intraoral. Os pacientes com assimetria de queixo não são candidatos ideais para o aumento aloplástico. Os pacientes com assimetria queixo e altura facial normal podem ser submetidos a remoção em cunha do lado excessivo, seguido por autoenxertia do segmento removido no lado deficiente. Se a altura da face inferior é excessiva nesses pacientes com assimetria queixo, o material extraído poderá ser descartado.

Cuidados Pós-operatórios

A escovação dentária cuidadosa e a dieta devem ser retomadas no mesmo dia da cirurgia. Inicia-se a dieta com alimentos líquido-pastosos, evoluindo até sólidos, de acordo com a tolerância do paciente, o que não deve levar mais do que 24-48 horas. O uso de canudos deve ser evitado nas primeiras 48 horas, pois a pressão negativa necessária para a sucção pode desencadear sangramentos. Prescreve-se um antisséptico bucal para uso após as refeições e antibioticoterapia oral por 7 dias. Curativo microporado é mantido por até 5 dias, quando o paciente retorna para a primeira consulta pós-operatória. Nos casos em que foi realizada osteotomia é recomendado que o curativo compressivo com micropore permaneça por 1 semana. Nesses casos, também é mandatório o uso de compressas geladas (crioterapia) por 3 dias.

Complicações

A complicação mais frequente da mentoplastia de aumento é a deiscência da sutura, que nos casos de uso de implante aloplástico provoca a sua extrusão, e infecção. Ambas estão relacionadas, principalmente, a falhas técnicas no preparo (falhas na assepsia), no intraoperatório (como tensão na sutura e a cobertura inadequada do implante) ou no pós-operatório (na falta de adesão do paciente aos cuidados pós-operatórios recomendados), geralmente quando se utiliza a abordagem intraoral.

A deiscência normalmente é causada quando se confecciona uma loja muito apertada para o tamanho do implante, implicando em muita tensão na sutura, que acaba por ceder, podendo ou não expor o implante e causar extrusão. Se houver somente deiscência, pode-se manter o implante com limpeza da ferida, ressutura das bordas e antibioticoterapia. Já no caso de extrusão e/ou infecção, a retirada do implante é mandatória. A ocorrência de infecção sem exposição do implante é rara.

O mau posicionamento do implante é uma complicação que ocorre estritamente por erro do método. Do contrário, o deslocamento do implante é devido à migração do mesmo após fixação em local esteticamente correto; ambas as situações são corrigidas através de um novo procedimento cirúrgico.

Algum grau de reabsorção óssea abaixo do implante ocorre em praticamente todas as mentoplastias de aumento. Como esta complicação é inevitável e imprevisível, cautela deve ser tomada para que se coloque o implante caudalmente suficiente para que, quando a erosão óssea ocorrer, não exponha as raízes dentárias, o que obrigaria a retirada do implante. Além disso, a reabsorção óssea é muito menor na região inferior, devido à alta densidade óssea local.

A contratura capsular é uma complicação rara na região mentoniana, porém é quase exclusivamente relacionada aos implantes não porosos. Esta situação distorce o implante e gera um contorno artificial dos tecidos moles circunjacentes. O manejo se dá através de retirada do implante, capsulectomia anterior e mentoplastia com osteotomia.

Também pode ocorrer a retração do lábio inferior, principalmente com a incisão intraoral. A elevação cirúrgica dos tecidos moles através de dissecção subperiostal e fixação cefálica normalmente é suficiente para a correção deste problema.

Conclusão

A maioria dos procedimentos para aumento do esqueleto facial é realizada com a inclusão de implantes aloplásticos que simulam os resultados obtidos através das osteotomias estéticas dos ossos da face, tendo como vantagem uma menor morbidade. Os materiais mais utilizados são o silicone e o polietileno poroso de alta densidade, sendo que este último causa maior morbidade cirúrgica e demanda mais custos, por isso é menos utilizado. O plano preferido para a colocação do implante é o subperiostal.

O queixo desempenha um papel vital na harmonia e atratividade facial global. Existe uma assimetria consistente na morfologia facial humana, em que o lado esquerdo do queixo é mais fraco em comparação com o lado direito em uma inspeção frontal e lateral. Embora um mecanismo para essa assimetria não foi conclusivamente identificado, a afirmação de que ela está relacionada ao direito de preferência mastigatória unilateral é plausível. Independentemente da sua causa, o efeito deste fenômeno na forma facial deve ser reconhecido. O cirurgião plástico que realizar qualquer forma de modificação do contorno do queixo deverá considerar a presença dessa assimetria ao projetar seu plano cirúrgico, fazendo com que funcione, de modo que a simetria no pós-operatório seja quase alcançada, e a harmonia facial seja maximizada.

Devemos, portanto, ter em mente que todas as faces são, em algum grau, assimétricas, e essas assimetrias devem ser identificadas e discutidas cuidadosamente com os pacientes no período pré-operatório, para que haja um bom entendimento, inclusive quanto às expectativas do paciente.

A mentoplastia de aumento com implante aloplástico é um procedimento de baixa morbidade e que traz resultados altamente gratificantes. O correto entendimento da natureza da deformidade através de uma boa avaliação cefalométrica pré-operatória e a escolha da técnica cirúrgica mais adequada para o caso em questão são o caminho para um resultado satisfatório. A mentoplastia tem um papel singular quando se deseja alcançar resultados harmônicos na face.

Bibliografia Consultada

- Aston SJ, Smith DM. Taking It on the Chin: Recognizing and Accounting for Lower Face Asymmetry in Chin Augmentation and Genioplasty. Plast Reconst Surg. 2015;135(6):1591-1595.
- Baroudi R. Perííloplastias: Recursos Técnicos Associados. Coiffman F. Texto de Cirurgia Plástica, Reconstructiva y Estética. Barcelona: Ed. Salvat; 1986. p. 593.
- Carreirão S, Cardin V, Goldenberg D. Cirurgia Plástica, Sociedade Brasileira de Cirurgia Plástica. São Paulo: Ed. Atheneu; 2005.
- Greer S, Malarasso A, Wallach S, Simon G, Longaker M. Importance of the Nasal-to-Cervical Relationship to the Profile in Rhinoplasty Surgery. Plast Reconstr Surg. 2001;108(2):522-531.
- Gryskiewicz J. Submental Suction-Assisted Lipecíomy without Platysmaplasty: Pushing the (Skin) Envelope to Avoid a Face Lift for Unsuitable Candidates. Plast Reconstr Surg. 2003;112(5):1393-1405.
- Guyuron B, Eriksson E, Persing J. Plastic Surgery Indications and Practice. Philadelphia, PA: Ed. Saunders Elsevier; 2009.
- Guyuron B, et al. Genioplasty. Plast Reconstr Surg. 2008;121(4):1-7.
- Hakme F, Toledo O, Gomes FB. Mentoplastia - Estudo crítico às técnicas. Anais do Simpósio Brasileiro do Contorno Facial.1983;171-174.
- Panfílov D. Aesthetic Surgery of the Facial Mosaic. Berlin, Heidelberg: Ed. Springer-Verlag; 2007.
- Peled I, Wexler M. Camouflage Mentoplasty. Plast Reconstr Surg. 1982;69(5): 901.
- Pires D. Augmentation mentoplasty. Plast Reconstr Surg. 1986;78(3):430.
- Pitanguy I, Martello L, Caldeira AML, Alexandrino A. Mentoplastia de aumento - Técnica de Pitanguy. Análise crítica e evolutiva - 16 anos de experiência. Rev Bras Cir. 1985;75(2):115-128.
- Pitanguy I. Augmentation Mentoplasty. Plast Reconstr Surg. 1968;42(5): 460-464.
- Rees T. Aesthetic Plastic Surgery. 2nd ed. Philadelphia: W.B. Saunders Company; 1994.
- Rubin P, Yaremchuk M. Complications and toxicities of implantable biomaterials used in Facial Reconstructive and Aesthetic Surgery: A Comprehensive Review of the Literature. Plast Reconstr Surg. 1997;100(5):1336-1353.
- Wan DC, Longaker MT, Allam KA, Perry A, Kawamoto HK. Salvage of the Crucified Chin. Plast Reconst Surg. 2011;127(1):352-355.
- Yaremchuk M. Atlas of Facial Implants. Philadelphia, PA: Ed. Saunders Elsevier; 2007.
- Yaremchuk M. Improving aesthetic outcomes after al-loplasticchin augmentation. Plast Reconstr Surg. 2003;112(5):1422-1432.
- Yaremchuk MJ. Improving Aesthetic Outcomes after Alloplastic Chin Augmentation. Plast Reconst Surg. 2003;112(5):1422-1432.

capítulo 89

Lipoaspiração
Princípios, Fisiopatologia e Complicações

AUTOR: **Miguel Modolin**
Coautores: Wilson Cintra Jr., Rodrigo Itocazo Rocha, Rolf Gemperli

Introdução

A lipoaspiração, desde sua introdução há mais de 30 anos, tornou-se o procedimento mais comumente efetuado por cirurgiões plásticos. Constitui quase o dobro das demais cirurgias estéticas indicadas em pacientes entre 19 e 30 anos de idade, das quais cerca de 10% pertencem ao sexo masculino.

A lipoaspiração convencional consiste na remoção de tecido gorduroso subcutâneo à custa de cânulas metálicas que, por pressão negativa, aspiram e reduzem lipodistrofias localizadas em um ou mais segmentos corpóreos.

Assim, a lipoaspiração pode ser empregada onde houver um excesso de gordura, como nas lipodistrofias das coxas, pernas, abdome, flancos, dorso e braços. Comumente, é associada a abdominoplastias, reduções mamárias, coxoplastias e ritidoplastias.

O procedimento é de baixíssima mortalidade e pouca morbidade, desde que seja realizado em ambientes apropriados, por cirurgiões adequadamente preparados e em pacientes selecionados. Como corolário, as complicações decorrem de indicações indevidas e refletem a qualidade do cirurgião ou do ambiente e das condições em que trabalha.

Princípios

O grande propósito da lipoaspiração é remodelar o contorno corporal pela remoção de acúmulos gordurosos localizados, com consequente melhora da autoestima dos pacientes que valorizam um equilíbrio físico harmônico. De certa maneira, conduzem ao equilíbrio psicológico com aperfeiçoamento da interação com seu meio social.

Para se colimar tais objetivos é fundamental a observância de alguns princípios. Em primeiro lugar está a seleção do paciente; com efeito, o candidato à lipoaspiração deve ser saudável, em excelentes condições clínicas, com exames laboratoriais dentro da normalidade. Pacientes fumantes, sob medicação anti-inflamatória ou usando drogas antiagregantes plaquetárias com antecedentes trombofílicos ou sob medicação hormonal contraceptiva ou de reposição, com alterações hematimétricas ou portadores de alguma coagulopatia, devem ser cuidadosamente preparados ou, até mesmo, desaconselhados de se submeterem à cirurgia.

A avaliação da tonacidade da pele, isto é, sua capacidade de retração e elasticidade traduz, com alguma aproximação, a qualidade do resultado. Como regra, pacientes jovens têm mais elasticidade com consequente melhor capacidade retrátil. A musculatura subjacente do segmento a ser aspirado deve ser criteriosamente estudada, dado que, quanto melhor o tônus muscular, melhor será o resultado obtido com a lipoaspiração.

Não há qualquer dúvida de que deve haver um perfeito entendimento entre o cirurgião plástico e o paciente, visando esclarecer dúvidas, afastar as pretensões ou idealizações que, excepcionalmente, são conseguidas pela cirurgia e que, com frequência, geram frustrações nos pacientes. Sob tal aspecto é importantíssima a avaliação e orientação psicológica, bem como o subsequente acompanhamento pós-operatório visando esclarecer o paciente sobre as possibilidades da cirurgia e eventuais decepções diante dos resultados, que podem estar aquém dos desejados.

O ambiente cirúrgico é um fator que deve ser cuidadosamente analisado. Não obstante a moderna aparatologia, cuja presença é importante no monitoramento do paciente; nas condições de assepsia e antissepsia; no transporte e na acomodação do paciente deve-se, também, considerar o adequado treinamento da equipe de enfermagem para lidar com os equipamentos e assistir aos pacientes em eventuais intercorrências. As mudanças de decúbito devem ser cautelosas, visto que a estase decorrente é corrigida e o volume circulante varia, aumentando o débito cardíaco com as consequências envolvidas que vão da taquicardia à parada cardiorrespiratória.

É fundamental observar os cuidados na limpeza e assepsia de cânulas, tubos e mangueiras de lipoaspiração. A limpeza deve ser realizada com substâncias desencrustantes, com assepsia cuidadosa do instrumental tubular e a rígida obediência às normas das agências de vigilância sanitária, no atinente aos cuidados na esterilização.

Outro princípio é o emprego de instrumentos pertinentes e apropriados a cada segmento corpóreo a ser abordado. Desta forma, as cânulas, que no começo do emprego da técnica de lipoaspiração tinham diâmetros variáveis de 10 a 12 mm, atualmente têm diâmetros que excepcionalmente ultrapassam 5 mm. Quanto maior o diâmetro da cânula, maior é o trauma produzido e o risco de retiradas maciças desnecessárias. As cânulas de menor diâmetro produzem resultados melhores, dada a regularidade final do segmento aspirado. As cânulas geralmente têm a ponta romba ogival e apresentam dois a quatro furos no mesmo lado da cânula ou opostos uns aos outros. Elas são em geral retas, mas podem sofrer uma curvatura para permitir a aspiração de dado segmento como, por exemplo, os flancos abdominais e as nádegas.

A técnica de execução da lipoaspiração deve obedecer a princípios que de um modo geral concorrem para resultados mais satisfatórios. Assim, preconiza-se realizar a lipoaspiração em níveis profundos, à custa de tunelização do tecido gorduroso, evitando-se de qualquer maneira a dissecção. A técnica de tunelização da camada mais profunda preserva a circulação sanguínea e, sobretudo, a linfática. Os túneis nunca são feitos numa única direção e é recomendável fazê-los cruzados para assegurar a regularidade do local aspirado. É importante preservar uma espessura de 1 a 2 cm sob a pele do segmento aspirado, pois garante melhor tonicidade e troficidade da pele, minimizando riscos de aderência aos planos profundos, depressões, umbilicações ou ondulações, que comprometem o resultado devido ao aspecto desgracioso que conferem.

Como preceito técnico, recomenda-se jamais pinçar com as mãos o segmento em cujo interior transita a cânula; a boa técnica recomenda espalmar a mão sobre a área aspirada em cuja profundidade a cânula transita e, tanto quanto possível, numa velocidade constante, conseguindo-se uma boa modelagem da área tratada. Recomenda-se que o orifício de entrada da cânula seja feito seguindo a linha de força da pele e distante do segmento a ser aspirado, evitando-se cicatrizes cutâneas desgraciosas, e uma vez suturado, que seja com menor força tênsil, sem depressões locais.

Ainda que não seja objetivo deste capítulo, alguns preceitos técnicos se enquadram nesses princípios ora em tela. Aqui, cabe esclarecer alguma terminologia frequentemente empregada, e muitas vezes pouco esclarecida, como lipoaspiração seca, úmida, superúmida e tumescente.

A lipoaspiração seca, proposta por Fournier, é realizada sem qualquer infiltração subcutânea. Como vantagem, a área aspirada não sofre deformações, permitindo uma avaliação mais conspícua da cirurgia. Entretanto, oferece uma resistência maior aos movimentos das cânulas e determina um sangramento maior.

A lipoaspiração úmida foi empregada, preliminarmente, por Ilouz, que a determinou de "hidrotomia dissecante" e consistia na infiltração de 100 mL de solução salina hipotônica na área. Originalmente, Ilouz, adicionava hialuronidase e adrenalina, na presunção de diminuir a resistência do tecido gorduroso e minimizar o sangramento. Esta tática ganhou adeptos e popularizou-se com algumas modificações, que envolvem a infiltração de volumes maiores de solução salina hipotônica – dependendo da área e do volume aspirado – com aditivos que incluem combinações de lidocaína e epinefrina. Como crítica a esta tática está a deformação da área tratada, não permitindo adequada avaliação da remodelagem; no entanto, é inquestionável a redução do sangramento.

Fodor expandiu o conceito de úmida para superúmida, que consiste na infiltração de solução salina com epinefrina e lidocaína numa proporção de 1/1, ou seja, um volume infiltrado igual àquele de gordura que se pretende aspirar. O autor advoga o emprego da técnica superúmida tendo em vista o mínimo sangramento.

A técnica tumescente foi descrita por Klein e consiste na infiltração de solução salina numa proporção de 2 a 3 cc de infiltrado para cada 1 cc de líquido aspirado, com lidocaína e epinefrina. O infiltrado é feito com bomba de injeção e é considerado findo com o turgor aumentado da pele, que fica esbranquiçada.

Dentre estes princípios, é obrigatório mencionar que as técnicas infiltrativas tiveram grande aceitação, visto que levam a considerável redução do sangramento. Isto pode não ser importante nas pequenas lipoaspirações, no entanto, permite retirada de maiores volumes de gordura com menor sangramento. Este procedimento, que recebe a denominação de hipodermóclise, além de diminuir o sangramento, concorre para o menor aparecimento de equimoses, no entanto, demanda uma acurada atenção aos volumes de solução salina, bem como às quantidades de lidocaína e epinefrina empregadas.

A infiltração de grandes volumes pode acarretar hemodiluição por absorção, sobrecarga cardíaca e edema pulmonar. Por seu turno, a lidocaína é responsável por intoxicação da fibra cardíaca e consequente arritmia, parada respiratória e quadros neurológicos que podem culminar com inconsciência e coma. Afortunadamente, estas situações são excepcionais, mesmo quando se infiltram quantidades de lidocaína superiores àquelas padronizadas, de 7 mg/kg de peso. Isto se deve, com muita probabilidade, à baixa absorção da lidocaína graças à presença da epinefrina, à pobre vascularização do tecido gorduroso e à remoção de uma grande quantidade do infiltrado que contém lidocaína, pela própria lipoaspiração.

A epinefrina é, como regra, utilizada numa dosagem de 0,07 mg/kg de peso, entretanto, nas lipoaspirações superúmidas e tumescentes, esta quantidade é maior. Todavia, não tem efeitos deletérios, porquanto há sempre um "período de espera" para o início da cirurgia graças à vasoconstrição e à compressão determinada pela infiltração, havendo mínima absorção. Obviamente, isto não deve ultrapassar 4,9 mL de epinefrina (concentração de 1:1.000.000) para um total de 5 L de infiltrado.

Finalmente, entre os princípios que norteiam a prática da lipoaspiração estão as normas formuladas pela Sociedade Brasileira de Cirurgia Plástica e pelo Conselho Federal de Medicina, que se encontram na Resolução nº 1.711, de 10 de dezembro de 2003, e podem ser assim sintetizadas:

> **Art. 9º.** *Que os volumes aspirados não devem ultrapassar 7% do peso corporal quando se usar a técnica infiltrativa, ou 5% quando se usar a técnica não infiltrativa. Da mesma forma, não devem ultrapassar 40% da área corporal, seja qual for a técnica usada.*
> Parágrafo 1º. Casos que ultrapassem os parâmetros no caput deste artigo e que possuam indicação médica de exceção têm sua execução restrita a ambientes de estrutura material hospitalar completa, sendo especificamente documentados e com nomeação explícita do cirurgião responsável pela indicação e execução do tratamento.
> Parágrafo 3º. *Considera-se volume aspirado o material coletado sobrenadante.*

A lipoaspiração é o padrão para outras técnicas de redução dos excessos de tecido gorduroso, tais como a lipoaspiração ultrassônica, a vibrolipoaspiração, a criolipoaspiração e a laserlipólise.

Todas têm como princípio a retirada de quantidade apropriada num menor tempo cirúrgico, mínima lesão de tecidos vizinhos à área abordada – vasos e nervos –, manter o equilíbrio hidroeletrolítico e menor desconforto para o paciente.

Embora haja remoção de tecido gorduroso, o remanescente pode aumentar de volume com o tempo. Em qualquer tipo de lipoaspiração, tem que ser enfatizado que a capacidade de retração da pele é fundamental para o melhor resultado.

Fisiopatologia

O tecido gorduroso tem propriedades endócrinas e metabólicas. Além disso, produz citocinas denominadas adipocinas, envolvidas nos processos inflamatórios.

A lipoaspiração como procedimento cirúrgico promove uma resposta inflamatória que será tão mais intensa quanto maior for o trauma cirúrgico. Durante e após uma lipoaspiração, liberam-se adipocinas, que são responsáveis pela intensidade da resposta inflamatória e por suas consequências. Dentre estas adipocinas destacam-se a interleucina-6 e o fator alfa de necrose tumoral, que intensificam a reação inflamatória, no entanto, têm sua ação atenuada graças a outras adipocinas, como a adiponectina e a interlucina-10, determinando um estado de baixo grau de reação inflamatória.

A resposta inflamatória pós-lipoaspiração está associada ao volume aspirado e ao tempo que demandou. Desta forma, grandes lipoaspirações que demandam um tempo cirúrgico maior promovem uma resposta inflamatória mais intensa.

Esta reação inflamatória pode traduzir-se desde graus variáveis de edema na zona operada até quadros graves de embolia gordurosa, trombose venosa profunda, coma e morte.

O aumento da produção de interleucina-6 determina a reesterificação dos ácidos graxos livres produzidos pela ação de fosfolipases liberadas na ruptura das membranas dos adipócitos durante a lipoaspiração. Estes ácidos graxos livres reesterificados chegam à circulação pulmonar determinando uma síndrome de embolia gordurosa.

A interleucina-6, juntamente com o fator alfa de necrose tumoral, é responsável por alterações da parede do endotélio vascular, sendo coadjuvada pelo aumento da produção da proteína C-reativa hepática, à custa destas adipocinas. Esta interação acarreta também um aumento da agregação plaquetária. Cria-se, desta maneira, um ambiente propício para o aparecimento de trombose venosa profunda e ulterior tromboembolismo pulmonar.

A proteína C-reativa, por redução da capacidade imunológica, facilita a instalação de infecções; por outro lado, a interlucina-6 e o fator-alfa de necrose tumoral aumentam a resistência periférica à insulina, permitindo níveis glicêmicos mais elevados, agravando um quadro de diabetes tipo 2 e proporcionando condições favoráveis à infecção.

O epifenômeno das lipoaspirações é a anemia aguda consequente ao procedimento. A perda sanguínea dá-se por três vias:

1. uma fração de sangue consequente ao próprio trauma e que corresponde a, aproximadamente, entre 5 a 20% do volume aspirado;

2. uma fração, de frágil mensurabilidade, contida em gazes, compressas e campos cirúrgicos utilizados durante a cirurgia;
3. seguramente, a porção mais importante é aquela que se acumula no espaço morto criado pelo trauma da cânula de lipoaspiração.

Nas grandes lipoaspirações criam-se espaços maiores e, como demandam mais tempo, retardam a compressão, favorecendo sangramento maior na área traumatizada. Esta perda continua nas 24 a 48 horas subsequentes e é traduzida pelas equimoses que se espalham na área aspirada.

Tais perdas são mais acentuadas nas lipoaspirações secas e, por isso, foram abandonadas quando o prognóstico de aspirações for de volumes acima de 1.000 mL. O uso das técnicas úmida, superúmida e tumescente reduz expressivamente o sangramento. Nestas circunstâncias, a perda sanguínea pode ser calculada multiplicando-se porcentagem do sangue presente no frasco de aspiração pelo volume total aspirado. A aplicação das técnicas infiltrativas reduz a perda sanguínea numa porcentagem entre 4 a 30% do aspirado. Embora a técnica tumescente tenha ganhado alguma popularidade, desconhecem-se as vantagens sobre a superúmida.

Mais importante do que a escolha de qual técnica infiltrativa se empregar é o cálculo da perda sanguínea e a reposição hidroeletrolítica, sobretudo nas lipoaspirações acima de 3.000 mL. As avaliações hematimétricas – dosagem de hemoglobina e hematócrito – bem como uma cuidadosa avaliação clínica do paciente vão definir a necessidade, ou não, de reposição sanguínea. Por outro lado, a recomposição hidroeletrolítica vai depender do balanço, especialmente quando a aspiração for maior que 3.000 mL. Nestas condições, propõe-se uma reposição hidrossalina de aproximadamente 2:1, sendo 50% no intraoperatório e 50% no pós-operatório com acurado acompanhamento da diurese e osmolaridade. A tendência de comparar as lipoaspirações de grande volume com grandes queimados é falaciosa e pode conduzir a hemodiluição, aumento do edema na área aspirada e sobrecarga ventricular.

Complicações

Assim como outras cirurgias, a lipoaspiração apresenta seu elenco de complicações. Estas complicações, independentemente de sua gravidade, têm merecido uma má publicidade que vem comprometer a credibilidade e os benefícios trazidos pelo procedimento. Desta maneira, cumpre ao cirurgião plástico restaurar a credibilidade obedecendo aos princípios que norteiam a prática e determinam a obtenção de resultados que o satisfazem e beneficiam seus pacientes.

Isto posto, numa primeira abordagem as complicações podem, de acordo com sua gravidade, ser classificadas em *minor* ou *major*. As arroladas como *minor*, referem-se à área aspirada e são descritas a seguir.

Irregularidades

Palpáveis ou visíveis: constituem motivo de insatisfação dos pacientes. Como regra, devem-se ao trânsito irregular das cânulas, que mudam o nível da aspiração, com superficialização dos túneis. Estas irregularidades conferem um aspecto ondulado à região operada, determinando uma aparência extremamente desagradável. O tratamento destas irregularidades é à custa de um novo procedimento com cânulas finas e, preferencialmente, com lipoaspiração seca, que permite uma adequada visão da deformidade.

Equimoses e hematomas

As equimoses correspondem à infiltração de sangue na derme. Em geral, regridem com o tempo à custa de degradação da hemoglobina e subsequente absorção. Entretanto, por vezes, um dos subprodutos de degradação da hemoglobina, a hemossiderina, impregna a derme, produzindo uma mancha marrom, de matiz variável, comprometendo o resultado, dado que é de difícil remoção. Há indicações de que a mancha determinada pela hemossiderina seja consequência da exposição solar, que fixa o pigmento na derme como uma tatuagem.

O hematoma pós-operatório é evento excepcional. Durante o ato cirúrgico, quando ocorre, basta a compressão local, esvaziando-o através do orifício de entrada da cânula. O grande problema do hematoma é a infiltração sanguínea da derme, determinando equimoses. Junto ao orifício de entrada da cânula, dado o atrito pelo vaivém dos movimentos da lipoaspiração, desenvolve-se uma área de queimadura de evolução variável que, como regra, deixa uma marca escura que dificilmente regride. Para evitar tal complicação recomenda-se manter o local sempre úmido com soro fisiológico. Para alguns cirurgiões a abertura de um orifício maior impediria ou minimizaria o atrito. Por oportuno, deve-se lembrar que o uso prolongado de aspirina e anti-inflamatórios não esteroides pode aumentar o sangramento.

Seromas e cistos

Os seromas são frequentes nas lipoaspirações úmidas e tumescentes. São também usualmente constatados nas lipoaspirações localizadas de grandes volumes, que nestas circunstâncias determinam uma reação inflamatória mais intensa com grande transudato ou exudato. Em geral, sessões de drenagem para esgotar a região são suficientes para superar a complicação. No entanto, estes seromas podem se acumular formando cistos, cujo diagnóstico, confirmado por ultrassom, demanda uma intervenção direta com escarificação das paredes do cisto e fixação delas entre si.

Linforreia

O trauma causado pela lipoaspiração pode destruir a drenagem linfática, causando uma saída de linfa que caracteriza a linforreia. Frequentemente, é confundida com seromas, entretanto, exames laboratoriais do drenado permitem diferenciar um do outro. A linforreia também exige sessões de drenagem rotineira e resolve-se sem qualquer sequela.

Assimetrias

O exame acurado do paciente no pré-operatório permite detectar assimetrias de um hemicorpo em relação ao outro. Do ponto de vista de anatomia, há sempre uma assimetria de um lado em relação ao outro, e isto confere um equilíbrio harmônico entre as duas metades do corpo. Todavia, esta assimetria pode se acentuar após uma lipoaspiração, principalmente quando se trata de membros. Esta situação pode criar algum desconforto na relação entre o cirurgião plástico e o paciente, e pode envolver uma revisão cirúrgica com novas lipoaspirações nas áreas mais salientes. No pré-operatório, é muito saudável para o relacionamento entre o paciente e o cirurgião plástico, que o paciente seja alertado sobre a assimetria, sobre a dificuldade de simetrização e sobre a possibilidade de atos cirúrgicos complementares.

Supercorreção

Às vezes, para atender às demandas de um paciente mais exigente, o cirurgião plástico incauto faz uma lipoaspiração maior da que a prudência determina e, como resultado há comprometimento de todo o tecido celular subcutâneo, permitindo a adesão da derme no plano musculoaponeurótico. Como há uma reação fibroblástica exagerada, a região adquire uma consistência endurecida e muito desconfortável. No abdome, às vezes, forma-se um plastrão semelhante ao colete de um esgrimista. O tratamento desta complicação é muito difícil. À custa de fisioterapia localizada consegue-se alguma melhora, porém, nada que agrade o paciente. Geralmente, em pessoas com grandes sobras dermogordurosas, sobretudo nos flancos e membros, a supercorreção concorre para a formação de dobras que impõem a ressecção para corrigi-las.

Complicações *major*

As complicações enquadradas como *major* desencadeiam-se a mercê dos seguintes motivos:
1. formação inadequada do cirurgião que pratica o procedimento;
2. assepsia e condições de esterilização indesejáveis;
3. infiltração de grandes volumes;
4. avaliação clínica do paciente mal conduzida ou desconsiderando sinais de patologias pouco evidentes;
5. planejamento cirúrgico mal feito;
6. alta hospitalar precoce sem o devido acompanhamento.

A gravidade das complicações do tipo *major*, com frequência, impõe convocação de equipe multidisciplinar, visto que colocam a vida do paciente em risco.

Infecções

Os quadros infecciosos, quando aparecem, relacionam-se sempre a falhas na assepsia ou esterilização do material cirúrgico. Em geral, manifestam-se com rubor e dor no local aspirado, seguindo-se uma celulite flegmonosa. Se providências pertinentes não forem tomadas, sobretudo no atinente à antibioticoterapia baseada na bacteriologia – bacterioscopia, cultura e antibiograma – a infecção pode generalizar-se com septicemia e falência orgânica múltipla. Alguns casos evoluem com necrose de pele, que pode também acometer os tecidos circunjacentes. Embora não seja frequente, pode haver contaminação por germes anaeróbios, definindo um quadro de fascite necrosante, com elevado índice de mortalidade. Os quadros infecciosos apresentam evidências 24 horas após a lipoaspiração e, por isso, deve-se evitar a alta precoce, sobretudo nas grandes lipoaspirações, devendo a toda área aspirada ser cuidadosamente examinada dentro deste período.

Necrose de pele

A necrose de pele na região aspirada é quase sempre associada à falha técnica que, neste caso, associa-se à sucção muito superficial, que destrói a circulação subdérmica. Um fator de risco extremamente crítico e, muitas vezes, pouco considerado, é o tabagismo. A associação entre as aminas vasopressoras, liberadas pelo uso do tabaco, com epinefrina da infiltração pode conduzir a isquemia cutânea, microtrombose de plexos vasculares subdérmicos e necrose.

Perfuração visceral

A manipulação desastrada da cânula de lipoaspiração pode atingir uma cavidade e perfurar uma víscera. Deve o cirurgião estar alerta para a presença de eventuais herniações ou mesmo a uma fraqueza da parede abdominal ou grande diástase da musculatura anterior do abdome. Sinais de irritação peritoneal com dor abdominal e parada do trânsito intestinal, com ausência de ruídos hidroaéreos e alterações do ritmo cardíaco com baixa dos níveis pressóricos podem conduzir à suspeita de perfuração intestinal.

Casos existiram de perfuração hepática, determinando sangramento profuso e choque. Embora raras, há menções de perfurações pleuropulmonares; quando ocorreram foram seguidas por pneumotórax e grande desconforto respiratório.

O cirurgião plástico deve estar atento para todas estas circunstâncias e recrutar equipe multidisciplinar para as medidas concernentes, pois se tratam de complicações com prognósticos dramáticos.

Embolia gordurosa

A embolia gordurosa após a lipoaspiração é um evento pouco frequente. Talvez a sua incidência tenha aumentado consequentemente ao maior número de lipoaspirações associadas com outros procedimentos, principalmente a lipoenxertia.

A embolia gordurosa é frequente em cirurgias ortopédicas de ossos longos. Nestas situações, a gordura medular acessa as vênulas, que se mantêm abertas nos canais de Havers e ganham a circulação, atingindo os pulmões. Esta constitui a teoria mecânica e pode ser aplicada às lipoaspirações quando as vênulas na zona operada permanecem patentes, permitindo o acesso de gotas de gordura e a consequente invasão pulmonar. Muito importante é considerar a teoria bioquímica, segundo a qual, à custa de adipocinas e proteína C-reativa, os ácidos graxos livres produzidos durante a lipoaspiração são reesterificados na circulação e, uma vez no pulmão, caracterizam a síndrome da embolia gordurosa.

No pulmão, histologicamente, identificam-se hemorragia, edema intersticial com exudato inflamatório alveolar, com grande número de macrófagos contendo gordura no seu interior. Do ponto de vista geral, a embolia gordurosa manifesta-se através de uma tríade sintomática clássica de dispneia acentuada, alteração dos níveis de consciência e petéquias, presente nas primeiras 72 horas após a lipoaspiração. Como esta sintomatologia pode acompanhar outras patologias, o diagnóstico de embolia gordurosa é feito por exclusão.

Sob aspecto subsidiário, o diagnóstico pode ser confirmado com a tomografia computadorizada do pulmão. Tal exame revelará áreas de consolidação graças ao infiltrado intersticial, com aspecto característico de *vidro fosco* e espessamento septal. Um exame deve ser realizado, embora não seja conclusivo, que é a hemossedimentação, cuja velocidade está bem aumentada na embolia gordurosa. O lavado traqueobrônquico pode mostrar macrófagos contendo vacúolos de gordura no seu interior. É um exame extremamente simples, no entanto, deve ser tido com ressalvas pois, mesmo negativo, não exclui a hipótese de embolia gordurosa.

A terapêutica, que deve ser assumida por equipe de pneumologistas intensivistas, consta em oxigenoterapia, ventilação mecânica e emprego de corticosteroides para minimizar a reação inflamatória.

Cumpre alertar o dever de ter sempre em mente a possibilidade de embolia gordurosa, a avaliação cuidadosa dos sintomas e a instalação imediata de tratamento. Os riscos de embolia gordurosa aumentam em lipoaspirações de diversas áreas e na combinação com outros procedimentos, principalmente a lipoenxertia. Estes riscos aumentam na presença de veias varicosadas, aspiração de grandes volumes, hidratação inadequada e insuficiente, e conforme o tamanho das cânulas utilizadas.

Trombose venosa profunda e embolia pulmonar

De acordo com Virchow, o mecanismo de trombose venosa profunda está associado a redução do fluxo circulatório, à alteração da parede endotelial dos vasos e, às modificações da crase sanguínea. Durante as lipoaspirações, especialmente as de grande volume que demandam um tempo operatório maior, esta tríade está presente, concorrendo para a formação de um trombo no interior das veias e que pode migrar para os pulmões, estabelecendo a embolia pulmonar.

Nas lipoaspirações de grande volume, o paciente permanece por longo período numa mesma posição, o que determina uma estase sanguínea regional. Nas lipoaspirações em geral, sobretudo, nas grandes lipoaspirações, há um aumento na produção de adipocinas como a interleucina-6 e o fator alfa de necrose tumoral, e também da proteína C-reativa. Estes marcadores inflamatórios não só modificam a parede endotelial de vasos, como também promovem maior agregação plaquetária. Desta maneira, criam-se as condições fisiopatológicas para a formação de um trombo, mormente no sistema venoso profundo.

A trombose venosa profunda tem como sintoma inicial a dor, que surge entre 2 a 7 dias após o procedimento. Quando nos membros, além da dor, há um aumento do volume local, tornando-os túrgidos e com coloração escurecida à pele circunvizinha.

O diagnóstico é dado pela ultrassonografia Doppler, que acusará a presença do trombo e sua extensão. Se por fatalidade o trombo migrar para o sistema cardiopulmonar, constatar-se-ão arritmia, desconforto respiratório e frequentemente escarro sanguinolento. O exame tomográfico computadorizado é conclusivo, permitindo diagnóstico eficaz, implicando em imediato recrutamento de intensivistas e angiologistas para instalação de assistência cardiorrespiratória e terapia anticoagulante.

Como toda cirurgia, a lipoaspiração apresenta seus riscos, mas apenas para comparar, cerca de 10% dos viajantes em longos percursos aéreos têm quadro de trombose venosa assintomática e, não se pode esquecer, a alta incidência de uma morte em acidentes automobilísticos. Todavia, estes dados reforçam a obrigatoriedade de certos cuidados, como o uso de meias elásticas de compressão intermitente durante a operação; evitar múltiplos procedimentos, resistindo à pressão do paciente, mesmo que isto implique em outros atos cirúrgicos; o tabagismo é descrito como predisponente a trombose venosa e embolia pulmonar. Desta forma, suspender a cirurgia em fumantes é ato cauteloso e diga-se o mesmo de pacientes hipertensos; o uso de medicação hormonal contraceptiva ou de reposição tem íntima relação com trombose venosa, de forma que deve ser criticamente investigada e suspensa antes da cirurgia num intervalo de 30 dias; o uso de cintas ou faixas compressivas que apertem as regiões das virilhas ou poplíteas deve ser evitado, dado o alto risco de garroteamento e subsequente aparecimento de trombose e embolia pulmonar; a presença de veias varicosadas constitui campo propício para trombose; o inquérito pessoal e familiar deve afastar antecedentes tromboembólicos.

O tromboembolismo é considerado o grande responsável por acidentes fatais. Muitas vezes ele não é diagnosticado, dada a falta de valorização dos sintomas pelo paciente. Por outro lado, alguns sinais ou sintomas são tão mal definidos que dificultam o diagnóstico. Como exemplo, cita-se a trombose de veias ilíacas, que pode determinar dores abdominais difusas e intensas que venham causar dúvidas, salvo se o cirurgião plástico bem preparado estiver atento para a possibilidade de tal evento.

Hiper-hidratação e hipo-hidratação

É importante frisar que os pacientes que se submetem a uma lipoaspiração devem estar em perfeitas condições cardiocirculatórias. Mesmo assim, os cuidados de reposição hidroeletrolítica devem ser acuradamente balanceados, para evitar riscos de hiper ou hipo-hidratação. Em geral, estes acidentes ocorrem naquelas lipoaspirações acima de 3.000 mL. A hiper-hidratação pode traduzir-se em edema pulmonar, que determina um cuidado intensivo. Por sua vez a hipo-hidratação pode determinar choque, convulsões e até mesmo acidente vascular cerebral, que também necessitam da atenção intensivistas.

Perspectivas (Estágio Atual)

Tem havido grandes progressos que concorrem para o aprimoramento das lipoaspirações. Neste sentido vale salientar preceitos atuais de anestesiologia, avaliação e cuidados mais acurados do paciente, minimizando eventuais efeitos deletérios e subsequentes sequelas.

O emprego da lipoaspiração ultrassônica foi muito valorizado, sobretudo em áreas de fibrose e edema, como as observadas em linfedema de membros superiores após mastectomia, assim como no tratamento das ginecomastias e lipodistrofias de dorso. Uma das vantagens da lipoaspiração ultrassônica é a menor lesão vascular e, consequentemente, menos equimoses e menor desconforto para o paciente. O ultrassom é conseguido pela conversão de energia elétrica em energia sonora, com consequente liberação de calor, de maneira que este processo técnico deve ser empregado com muita cautela, dado o grande e grave risco de promover queimadura local. Acrescente-se o elevado custo do equipamento e a longa curva de aprendizado para o uso da técnica; estes fatores imperam no sentido da escolha da lipoaspiração convencional. O uso do ultrassom externo tem sido advogado com o objetivo de amolecer a gordura para subsequente lipoaspiração. Esta tática merece estudos mais profundos que atestem sua aplicabilidade e vantagens.

A vibrolipoaspiração tem proporcionado resultados entusiasmadores. Ela consiste na utilização de uma sonda que, à custa de energia elétrica, tem movimentos de vaivém – lineares – de rotação; assemelhando-se a uma britadeira, rompe os adipócitos ao mesmo tempo que efetua moderada sucção. Produz menos trauma e diminui a fadiga do cirurgião. Há relatos atestando que é mais eficiente que a lipoaspiração ultrassônica. Sua aplicação é notável em lipodistrofias cervicofaciais, consequentes ao uso de antirretrovirais inibidores de proteases, com bons resultados, sobretudo por minimizar os riscos de lesões de estruturas nervosas vasculares e glandulares presentes na região. Sua utilização é referendada no tratamento das ginecomastias, predominantemente gordurosas.

A lipoaspiração com *laser* é a custa de efeito fototérmico que produz, além da ruptura de célula gordurosa, um efeito de contração da pele. Deve ser mais bem estudada, sobretudo no que tange às vantagens sobre outras técnicas e o controle do efeito térmico liberado durante o procedimento.

A criolipólise é baseada na vulnerabilidade das células gordurosas ao frio intenso. Assim, a aplicação de frio no local das lipodistrofias faz com que os lipídios dentro da célula gordurosa sofram um processo de cristalização e consequente apoptose do adipócito, que é fagocitado pelos macrófagos. Há inicialmente reação inflamatória local semelhante a uma paniculite, que persiste por cerca de 4 semanas, resolvendo-se espontaneamente ou com auxílio de massagens locais. O procedimento é proscrito para pacientes com história de urticária ao frio, crio-hemoglobulina, doença de Raynaud e presença de herniações na área a ser tratada. É indicada no tratamento de hipodistrofias de abdome, flancos e coxas.

É importante alertar o paciente que as modificações locais ocorrem 2 a 4 meses após o tratamento e com frequência os resultados são modestos, impondo novas abordagens 1 mês após este intervalo de tempo. Comumente, observa-se eritema ou equimoses locais acompanhadas ou não de modificações da sensibilidade. Em alguns casos, particularmente em homens, paradoxalmente, há uma hiperplasia gordurosa local após a criolipólise de etiologia obscura e que impõe uma lipoaspiração para removê-la. O procedimento é indicado em pacientes bem selecionados que são alertados para as adversidades apontadas.

Na atualidade, as lipoaspirações úmidas, superúmidas e tumescentes são as mais comumente realizadas; coincidentemente, houve aumento da incidência das complicações, de maneira que é mister o aprofundamento dos estudos para identificar melhor os efeitos da infiltração de grandes volumes de líquidos, lidocaína e epinefrina.

Uma investigação que deve ser incrementada é sobre as modificações metabólicas que ocorrem em indivíduos obesos após grandes lipoaspirações. Sabe-se que a obesidade é uma síndrome metabólica com alterações moleculares e bioquímicas; por outro lado, o tecido gorduroso tem propriedades endócrinas e metabólicas. Tais funções são regidas por diversos hormônios e marcadores inflamatórios.

A leptina é hormônio produzido pelo tecido gorduroso envolvido na saciedade, bem como no acúmulo e na distribuição da gordura. Observações conduzidas em pacientes obesos revelaram que, após uma lipoaspiração de grandes volumes, há aumento dos marcadores inflamatórios e queda da leptina. Concomitantemente, há diminuição da resistência periférica à insulina e diminuição dos níveis glicêmicos, atenuando o quadro de diabetes tipo 2. Esta situação é variável de indivíduo para indivíduo, mas de uma forma geral concorre para a perda de peso na sequência à lipoaspiração.

Conquanto se mencionou na introdução que a lipoaspiração não é empregada para tratamento de obesidade, os estudos sobre o metabolismo e suas modificações após lipoaspirações em obesos convergem para uma posição no mínimo conflitante. Isto posto, as investigações nesse sentido devem ser estimuladas para conclusivos esclarecimentos.

Finalizando, a lipoaspiração vem sendo praticada há mais de 30 anos e, apesar dos riscos, é um procedimento seguro, desde que o cirurgião plástico esteja adequadamente preparado para praticá-la, tendo sempre em mente todos os fatores que predispõem a complicações, como evitá-las e, no transcurso de uma delas, como tratá-las.

Em revisão bibliográfica constata-se que o índice de mortalidade é de aproximadamente 0-2,6 mortes/100.000 e ocorreu por ignorância de normas técnicas e por exceder os limites de segurança.

Bibliografia Consultada

- Apefelberg DB, Rosenthal S, Hunstad JP, et al. Progress report on multicenter study of laser-assisted liposuction . Aesth Plast Surg. 1994;18:259-64.
- Berry MG, Davies D. Liposuction: A review of principles and techniques J. Plast Reconstr Aest Surg. 2011;64:985-992.
- Cardenas-Camarena L. Lipoaspiration and its complication: A safe operation, techniques in cosmetic surgery. Plast Reconst Surg. 2003;112(5):1435-1441.
- Chang PY, Wu T, Tsao KC, Sun C-F, Wu LL, Wu JT Cosmetic liposuction causes only transient elevation of acute inflammatory response and does not advance to oxidative and nitrosative Stress. J Clin Lab Anal. 2007;21:418-45.
- Clayman MA, Clayman ES, Seagle BM, Sadove R. The Pathophysiologu of venous thromboembolism: implications with compression garments. Ann Plast Surg. 2009;62(5):468-472.
- Costa NA, Mendes DM, Toufen C, Arrunátegui G, Caruso P, Carvalho CRR Síndrome da angústia respiratória do adulto por embolia gordurosa no período pós-operatório de lipoaspiração e lipoenxertia. J Bras Pneumol. 2008;34(8):622-625.
- Esposito K, Giugliano G, Scuderi N, Giugliano DA. Role of adipokines in the obesity-inflammation relationship: The effect of fat removal – Obesity and fat removal. Plast Reconst Surg. 2006;118(4):1048-1057.
- Fournier P, Otteni F. Lipodissection in Body Sculpting: The dry procedure. Plast Reconst Surg. 1983;72:598-609.
- Glover P, Worthley IG. Fat Embolism, critical care and resuscitation. 1999;1:276-284.
- Gravante G, Araco A, Sorge R, Araco F, Nicoli F, Caruso R et al. Pulmonary embolism after combined abdominoplasty and flank liposuction. A correlation with the amount of fat removed Aesth Surg Ann Plast Surg. 2008;60(6):604-608.
- Grazer FM, Jong RH. Fatal Outcomes from liposuction: Census survey of cosmetic surgeons – Cosmetic special topic Plast Reconst Surg. 2000;105(1):436-446.
- IIouz YG. Une nouvelle technique sur les lipodystrophies localizes. Rev Chir Esthet. 1980:4(19).
- IIouz YG. Princípios básicos da Técnica de Lipoaspiração. In: Avelar J e IIouz YG. Lipoaspiração São Paulo: Ed. Hipócrates; 1986. p. 13-18.
- Klein JA. Tumescent technique for local anestesia improves safety in large volume liposuction Plast Reconst Surg. 1993;92:1085.

- Klein JA. Tumescent technique for regional anesthesia permits lidocaine doses of 35 mg/kg for liposuction. J Dermatol Surg Oncol. 1990;16:248.
- Lehnhardt M, Homann HH, Daigeler A, Hauser J, Palka P, Steinau HU. Major and lethal complications of liposuction: A review of 72 cases in Germany between 1998 and 2002 – Cosmetic – Major complication of liposuction. Plast Reconst Surg. 2008;12(6):396e-403e.
- MacBean JC, Katz BE. A pilot study of the efficacy of a 1,064 and 1,320 nm sequentially firing Nd: YAG laser device for lipolysis and skin tightening. Lser Surg Med. 2009;41:779-84.
- Matarasso A. Superwet anesthesia redefines large – Volume Liposuction. Aesth Surg. 1997;17(6):358-364.
- Matarasso A, Kim RW, Kral JG. The impacto of liposuction on body fat. Plast Reconst Surg. 1998;102(5):1686-1689.
- Matarasso A, Hutchinson OHZ. Liposuction JAMA. 2001;285(3):268-347.
- Mentz HA. Fat Emboli syndromes following liposuction. Aesth Plast Surg. 2008;32:737-738.
- Modolin M, Ferreira MC, Leme RB, Salles AG, Sampaio M, Grillo MA. Parâmetros de avaliação nas macrolipoaspirações. Rev Col Bras Cirurg. 1999;24(6):409-416.
- Ortiz AE, Avram MM. Noninvasive body contouring: cryolipolysis and ultrasound. Seminars Cut Med and Surg. 2015;34:129-133.
- Robles-Cervantes JÁ, Martines-Abundis E, González-Ortis M, Cardenas-Camarena L, Hernández-Salazar E, Olvera-Ozuna R. Behavior of insulin sensitivity and its relation to leption and tumor necrosis fator - Alpha in obese women undergoing liposuction 6-month follow-Up. Obesity Surg. 2007;17:1242-1247.
- Rohrich R, Beran S, Fodor PB. The Role of Subsutaneous infiltration in suction-assisted lipoplasty. A Review. Plast Reconst Surg. 1997;99(2):514-519.
- Rohrich RJ, Muzaffar AR. Discussion – fatal outcomes from luposuction: censos survey of cosmetic surgeons. Plast Reconstr Surg. 2000;105:447-8.
- Souto AM, Freitas LFLP, Merheb GM. Lipoaspiração. In: Carreirão S, Cardim V, Goldemberg D. Cirurgia Plástica – Sociedade Brasileira de Cirurgia Plástica. São Paulo: Ed. Atheneu; 2005. p. 757-764.
- Taviloglu K, Yanar H. Fat Embolism syndrome. Surg Today 2007;37:5-8.

capítulo 90

Lipoaspiração e Lipomioescultura

AUTOR: Ewaldo Bolívar de Souza Pinto
Coautores: Priscilla Chiarello de Souza Pinto Abdalla, Ana Paula Pimentel Spadari,
Ilson Abrantes Rosique, Roosevelt Santos Oliveira Junior

Introdução

Desde a primeira metade do século XX, vários cirurgiões tentaram alterar o contorno corporal de acordo com os conceitos de beleza de cada período de tempo. Desde sua idealização e introdução por Fischer e divulgação por Illouz, a lipoaspiração tornou-se a melhor opção para cirurgia de contorno corporal. Inicialmente, as melhoras na cirurgia convencional foram decorrentes das melhorias na ponta da cânula de aspiração e no seu diâmetro, associado ao dogma da aspiração somente em plano profundo. Em 1982, Souza Pinto iniciou a técnica de lipoaspiração superficial, divulgada mundialmente por Gasparotti. Outros avanços foram proporcionados pela adição de tecnologias e técnicas, tais como aparelhos vibratórios e de ultrassom. Segundo a Sociedade Internacional de Cirurgia Plástica – ISAPS, em divulgação pela Sociedade Brasileira de Cirurgia Plástica – SBCP, mais de 11 milhões de cirurgias plásticas foram realizadas no ano de 2013. Os cinco países que mais registraram procedimentos são os EUA, o Brasil, o México, a Alemanha e a Espanha. As mulheres ainda representam a grande maioria das pessoas que realizaram procedimentos em cirurgia plástica (87%). Atualmente, a lipoaspiração é o segundo procedimento mais realizado, com cerca 1,7 milhão de cirurgias.

Recentemente, Souza Pinto e cols. vêm estudando um novo conceito em lipoaspiração, o qual padroniza o não cruzamento dos túneis (*criss-crossing*) durante o procedimento. Em vez disto, segue-se a orientação das fibras musculares de cada região aspirada, com menor destruição das fibras colágenas do tecido subcutâneo superficial e melhores resultados estéticos do contorno corporal. Esta técnica foi denominada lipomioescultura.

Seleção de Pacientes

A correta indicação da técnica é essencial para a obtenção do melhor resultado, logo, a ideia de tratamento da obesidade através da lipoaspiração deve ser extraída do pensamento dos cirurgiões e pacientes. O conceito discutido neste capítulo é de *remodelação* do contorno corporal. Este procedimento pode ser bem aplicado em pacientes com discreta obesidade que se recusam a ficar com uma cicatriz, obtendo bons resultados ao levar em conta suas devidas proporções.

A anamnese cuidadosa, avaliação dos locais a serem aspirados ou enxertados, a qualidade da pele, tonicidade, elasticidade, cicatrizes, aderências e irregularidades, todas essas características deverão ser minuciosamente investigadas e apresentadas para o paciente, juntamente com um estudo computadorizado para discussão das possibilidades, pois muitas vezes o paciente tem uma ideia do seu corpo que não condiz com a realidade, bem como sua conclusão em indicar ou não esta técnica. Resolvido o procedimento a ser utilizado, os exames pré-operatórios são solicitados, incluindo ultrassonografia de parede abdominal com manobra de Valsalva para investigação de hérnias subclínicas.

Marcação Corpórea

A marcação pré-operatória é considerada uma etapa fundamental para o sucesso da cirurgia. Sempre a realizamos com o paciente em pé, pois na mesa operatória as deformidades se modificam. Essa marcação se faz em frente a um espelho com face tridimensional móvel (Figura 90.1), pelo qual o paciente pode acompanhar todos

PARTE 8 – CIRURGIA ESTÉTICA

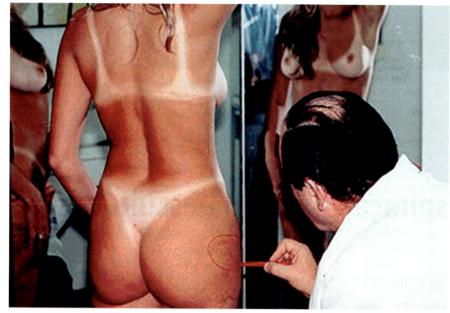

FIGURA 90.1 – Marcação em frente ao espelho tridimensional.

Na marcação do joelho deve-se ter um cuidado especial. Com o paciente na posição sentada, examina-se e marca-se a área que será tratada, caso contrário, pode ser aspirado mais que o necessário, podendo causar depressões e irregularidades (Figura 90.5).

Usamos marcação diferenciada para as áreas a serem lipoenxertadas, pois sua abordagem inicial é diferente, a começar pelo fato de não serem infiltradas (Figura 90.6).

Posicionamento do Paciente

As posições do paciente para a lipoaspiração são de extrema importância, oferecendo conforto e segurança de modo a inibir complicações como perfuração de parede abdominal ou torácica e extubação acidental durante a mudança de decúbito. Para as regiões do tronco, como os flancos, dorso e promontório e a região infraglútea (*banana fold*) e trocantérica (*culote*) nos membros inferiores o paciente é posicionado em decúbito lateral e em decúbito dorsal horizontal para abdome, face interna das coxas e joelhos (Figuras 90.7 e 90.8). O decúbito ventral é utilizado em casos especiais nos quais existam grandes assimetrias (Figura 90.9). A posição do paciente na mesa cirúrgica pode variar e com isso a força gravitacional age em sentido diferente nas áreas lipoaspiradas, merecendo avaliação cuidadosa se há ou não a necessidade de complementação.

os movimentos e traçados do cirurgião, podendo opinar e indicar as áreas que mais incomodam e que possam passar despercebidas. Dessa forma, paciente e cirurgião podem igualar anseios e reais possibilidades cirúrgicas.

Quanto à marcação propriamente dita, deve ser realizada com traços, utilizando diferentes cores, com tinta permanente não solúvel em água, para perfeita identificação das diferentes áreas, sempre procurando enfatizar as que deverão ser mais trabalhadas. Após delimitarmos as áreas a serem aspiradas, desenhamos a direção das fibras musculares para auxiliar-nos a seguir a técnica de lipomioescultura (Figuras 90.2 a 90.4).

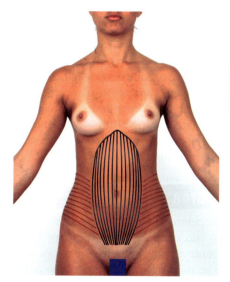

FIGURA 90.2 – Marcação seguindo as fibras musculares – Frontal.

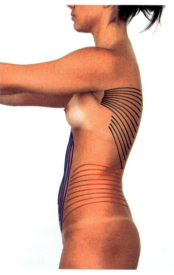

FIGURA 90.3 – Marcação seguindo as fibras musculares – Perfil.

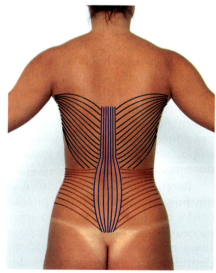

FIGURA 90.4 – Marcação seguindo as fibras musculares – Dorso.

CAPÍTULO 90 – LIPOASPIRAÇÃO E LIPOMIOESCULTURA

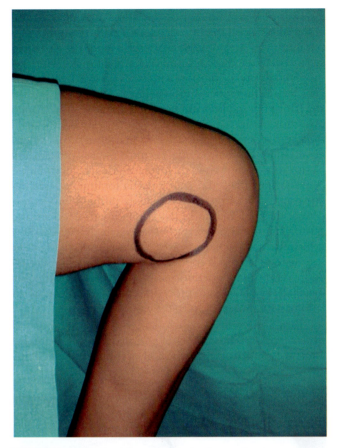

FIGURA 90.5 – Marcação do joelho realizada com a paciente sentada.

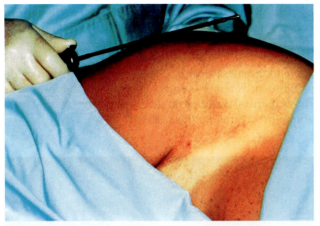

FIGURA 90.7 – Paciente em decúbito lateral.

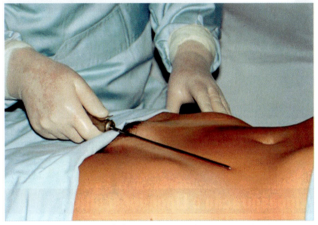

FIGURA 90.8 – Paciente em decúbito dorsal.

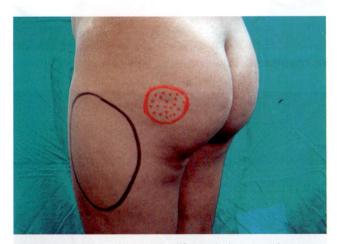

FIGURA 90.6 – Marcação diferenciada em regiões a serem enxertadas.

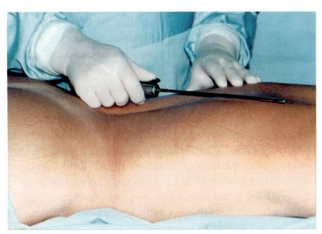

FIGURA 90.9 – Paciente em decúbito ventral.

1191

Para a livre mudança da posição do paciente sem contaminação dos campos ou dos cirurgiões, antes de iniciar a lipoaspiração é realizada a antissepsia e assepsia do pescoço até os pés e, após colocar campos estéreis sobre toda a mesa cirúrgica, deita-se o paciente e inicia-se a anestesia. Fazemos o enfaixamento dos membros inferiores (pernas) e colocação de campos estéreis de acordo com o procedimento (Figura 90.10).

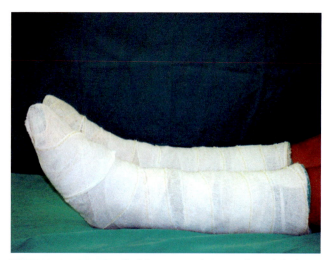

FIGURA 90.10 – Enfaixamento dos membros inferiores e prevenção de trombose venosa profunda.

Lipoaspiração e Lipomioescultura

A lipoaspiração superficial clássica com cruzamento de túneis (*criss-crossing*) é agora substituída pela lipomioescultura, técnica baseada na direção das fibras musculares e colágenas. Não há razão para não ser realizada, uma vez que a superioridade nos resultados é notável já no pós-operatório recente, com diminuição de hematoma, baixa incidência de seroma e melhor retração da pele.

Iniciamos o tratamento pelo dorso e flancos com mudança de decúbito dorsal horizontal para lateral. Essa mudança é comandada pelo anestesista assistido por auxiliares de sala para mudança dos membros superiores e pelos cirurgiões na movimentação do corpo e dos membros inferiores. A infiltração é feita em toda área que será tratada pela técnica tumescente utilizando seringas de 20 mL e agulha 40 x 12 conectada ao equipo e solução (500 mL soro fisiológico + 1 mL de adrenalina 1:1.000 + 10 mL de lidocaína a 2% sem vasoconstritor). As incisões de entrada (5 mm) para cada região são feitas de modo que fiquem em lugar pouco perceptível e possibilitem bom acesso à área desejada.

O procedimento no dorso, flanco, promontório e região trocantérica, devido à grande presença de colágeno, é realizado primeiramente em plano profundo com cânulas de 4 e 5 mm (quando na presença de grande volume adiposo) e depois, em plano superficial, utilizamos a cânula de 3 mm no sentido das fibras musculares (músculos trapézio e latíssimo do dorso) para realizar o refinamento das áreas. As incisões são efetuadas na região supracoccígea e na porção mais lateral do quadril (cristas ilíacas) na porção inferior, e incisões paravertebrais e região lateral do tronco (linha axilar posterior) na porção superior para se obter um bom acesso às áreas do tronco posterior. A lipoaspiração da região trocantérica é realizada com a perna em flexão. Essa manobra promove um aplainamento local, o que permite uma aspiração eficiente com menor risco de formação de irregularidades. A avaliação final se faz com a perna totalmente estendida através do exame físico e teste de refinamento, como o teste de pinçamento bidigital (*pinch test*) e/ou utilização da manobra do *pizzaiolo* (passagem de cânula de 6 mm sobre a superfície da área aspirada umedecida com soro fisiológico, exercendo uma pressão leve nas extremidades da cânula, podendo, assim, identificar ondulações (Figura 90.11 e 90.12). Estes procedimentos são realizados do lado oposto, anterior ao tratamento do abdome.

Para conseguir o posicionamento contralateral são necessárias duas mudanças da posição corporal. Primeiro para decúbito dorsal horizontal, depois para decúbito

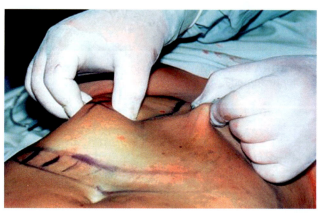

FIGURA 90.11 – *Pinch test*.

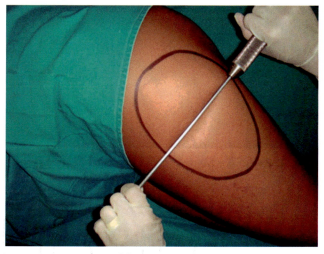

FIGURA 90.12 – Manobra de pizzaiolo.

contralateral. Depois do completo tratamento na região posterior, é deixado um dreno de aspiração contínua em região dorsal com saída no orifício supracoccígeo, o qual é mantido por 24 horas devido ao grande volume drenado (infiltração e transudato inflamatório).

A região infraglútea (*banana fold*) é tratada delicadamente com a cânula de 3 mm em plano superficial no sentido craniocaudal. A lipoaspiração mais agressiva nesta área pode causar a perda da sustentação do glúteo, originando irregularidades difíceis de solucionar (queda da nádega).

Com a paciente em decúbito dorsal horizontal, o tratamento do abdome inicia-se em camada profunda no abdome supra e infraumbilical seguindo as linhas musculares, como definido pela lipomioescultura, com cânulas de 3 e 4 mm. As incisões são realizadas na altura do púbis, equidistantes à linha média, tendo como base o músculo reto do abdome e músculo oblíquo externo, para as regiões mais laterais. A cânula de 3 mm também é utilizada para o refinamento de todo abdome e para complementação dos flancos, seguindo também o sentido das fibras musculares na lipoaspiração da camada superficial.

O submento, os braços, as faces mediais das coxas e os joelhos são tratados com cânula de 3 mm em plano superficial apenas seguindo a musculatura específica com cautela, pois é extremamente alto o risco para formação de irregularidades e flacidez.

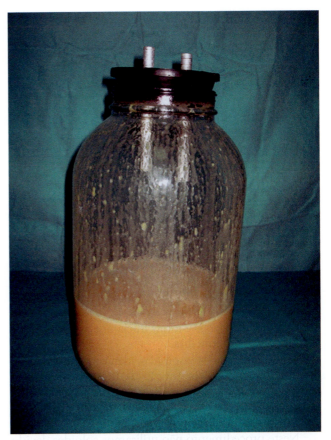

FIGURA 90.13 – Gordura resultante da lipomioescultura.

Enxerto de Gordura

A gordura extraída por aspiração é armazenada diretamente em um frasco estéril (Figura 90.13). Este frasco está conectado a um sistema de mangueiras com pressão negativa que gera uma força de 500 mbarr. No momento próximo à enxertia, a gordura coletada é lavada com soro fisiológico e colocada em seringa de 60 mL para injeção. Utilizamos a cânula desenhada pelo serviço com a ponta plana e dois orifícios paralelos em planos profundo e superficial para utilização das áreas demarcadas (Figura 90.14).

A gordura, quando é aspirada com uma seringa de 60 cc, forma uma pressão de 800 mbarr, preservando entre 40 a 50% os adipócitos. Entretanto, a aspiração sob uma pressão de 500 mbarr preserva de 50 a 60% destas células.

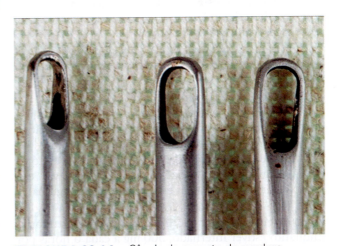

FIGURA 90.14 – Cânula de enxerto de gordura.

Limitações

A pele com pouca elasticidade ou com muitas cicatrizes (estrias) pode invariavelmente não ter a retração adequada, causando irregularidade ou "sobras" de pele após a lipoaspiração, sendo a abdominoplastia (dermolipectomia ou lipoabdominoplastia), talvez, o procedimento mais adequado. As cicatrizes de intervenções intra-abdominais podem interferir no resultado final. No entanto, algumas cânulas são capazes de destruir traves fibrosas, liberando pequenas cicatrizes (Figura 90.15). Outro fator limitante, porém relativo na lipoaspiração, é a presença de hérnias abdominais, sendo o tratamento primário essencial.

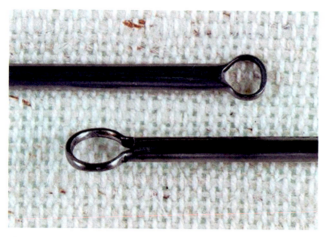

FIGURA 90.15 – Cânula em argola para tratamento de irregularidades e depressões.

Pós-operatório em Lipoaspiração

Os cuidados gerais e locais iniciam-se ao término da cirurgia propriamente dita.

Múltiplas regiões aspiradas determinam internações de 1 a 2 dias, em função de inúmeras variáveis. Sensibilidade à dor, extensão do volume e regiões aspiradas, condições sociais e familiares, inclusive domicílio distante, e a condição clínica são alguns destes fatores.

Neste procedimento não utilizamos coloides devido à baixa perda sanguínea. Cristaloides são empregados no transoperatório e nas 12 horas subsequentes, em volumes proporcionais aos da lipoaspiração. Além desta reposição líquida endovenosa, recomendamos o uso de repositores isotônicos por via oral.

Utilizamos sonda vesical de demora em todas os pacientes durante a cirurgia, quando o tempo de operação for superior a 2 horas e de acordo com os volumes líquidos infundidos.

Como prevenção contra trombose venosa profunda realizamos, em todos os pacientes, a drenagem linfática e vascular, realizada por fisioterapeuta em membros inferiores, pré e pós-operatória, incluindo o pós-operatório imediato, assim como meias elásticas compressivas, evitando o garroteamento em regiões poplítea e inguinal.

É feita profilaxia antibiótica com cefalotina 2 g no início da cirurgia e 1 g após 4 horas no transoperatório. Enquanto estiver internado, 500 mg a cada 6 horas por via venosa por no máximo 24 horas. Seguem-se 1 g diário, via oral de ciprofloxacino nos 7 dias subsequentes.

A dor pós-operatória será leve a moderada após os primeiros dias da cirurgia, com aumento da sensibilidade ou uma sensação parecida com cansaço muscular pós-exercício, podendo durar até 1 semana. Analgésicos leves associados a derivados de opioides são utilizados para tais fins, além de anti-heméticos e protetores gástricos, quando necessário.

A cinta modeladora alivia enormemente o edema e proporciona segurança e bem-estar. O paciente deixa a sala operatória já com cinta compressiva e deverá usá-la, continuamente, 24 horas por dia, por 30 dias ao mínimo, podendo permanecer o paciente com o modelador por 60 dias. Depois desse período, se o edema persistir, é conveniente usar a cinta conforme orientação do cirurgião.

O curativo varia de acordo com a região do corpo operada:

- para a região submentual o curativo de compressão com aspecto semelhante ao de cirurgia de rugas, que será substituído por malha após 24 horas;
- nos joelhos e na região trocantérica, o curativo compressivo é feito com fita adesiva porosa. O tempo de permaneça deste curativo é de 24 a 48 horas.

As regiões do abdome superior e inferior, flancos, nádegas, face interna e anterior das coxas, região trocantérica e joelhos recebem compressão mediante o uso de cinta elástica.

Deambular o mais precocemente possível a partir do pós-operatório imediato e, a partir do sétimo dia, recomenda-se caminhadas leves em esteira por 20 a 25 minutos durante o dia. Atividades sedentárias podem ser iniciadas no dia seguinte à cirurgia. Na maioria dos casos os pacientes podem voltar às atividades normais 15 dias após a cirurgia.

Alta hospitalar é realizada após 24 horas.

Após a lipoescultura pode haver retenção de líquido e edema. Além das áreas operadas, pode ocorrer edema nas pernas e nos tornozelos, área genital e abdome. Este edema ocasional pode ser aliviado elevando os pés da cama e com o uso de meia elástica e drenagem. Cerca do 80% do edema desaparecem até o final do primeiro mês, mais 10% até o final do segundo mês e o restante até o final do sexto mês.

Após a primeira semana, massagens do tipo drenagem linfática manual ajudam a diminuir o edema e as nodulações que são de ocorrência comum. Banho assistido com água corrente morna é recomendado após 24 horas, permitindo-se a higienização completa do paciente.

Uma dieta hiperproteica e hipossódica é recomendada e pedimos que o paciente se alimente de 2 em 2 horas, além de beber quatro a oito copos de água por dia. A obstipação intestinal é tratada com dieta apropriada, evitando-se o uso de laxantes (tipo tamarindo), que podem levar o paciente a uma desidratação. No caso de sintomas como tonturas, fraqueza e desmaios, recomendamos hidratação mais agressiva. Na persistência dos sintomas o cirurgião plástico deverá avaliar a possibilidade de internação para hidratação parenteral.

Um regime de emagrecimento só pode ser iniciado 2 a 3 semanas após a cirurgia, para não comprometer o processo de cicatrização. O retorno é em geral no quarto dia para avaliação pós-operatória, ou antes, no caso de qualquer anormalidade observada pelo paciente.

As áreas de sutura permanecem cobertas com fita adesiva porosa durante a primeira semana, retirando os pontos entre o quinto e sétimo dia do pós-operatório e estendendo-se às vezes até o décimo dia do pós-operatório.

Primeira semana de pós-operatório

Particularmente a partir do quarto dia o equilíbrio orgânico começa a se restabelecer. Os pacientes referem períodos de sonolência e insônia associados a leve desconforto durante os primeiros dias, solicitando maiores atenções dos familiares, e edema e equimoses, que podem ocorrer de acordo com as regiões operadas.

Nos casos de respiração curta e fadiga, devemos observar e orientar quanto à melhora com o passar dos dias. Em caso de persistência, investigar outras causas.

Segunda semana de pós-operatório

A retirada de pontos ocorre ao final da primeira semana ou no início da segunda semana, e o uso de fita adesiva porosa torna-se facultativo. Costumamos deixar por 10 a 14 dias.

O edema apresenta-se evidente, podendo ocorrer discreta redução. Nas equimoses moderadas observa-se coloração amarelada (reabsorção hemática) e as mais intensas podem persistir até o final da segunda semana. Massagens para drenagem podem se iniciar a partir da segunda semana. Nesta semana, o paciente pode retornar à sua atividade laborativa.

Terceira semana de pós-operatório

Nesta semana, sinais de diminuição do volume corpóreo são mais evidentes, principalmente nas regiões do abdome inferior, flancos, joelhos e região pré-axilar. Outras têm reabsorções mais lentas. Indurações em graus variados e moderada sensação dolorosa são pontos constantes nas áreas operadas.

A região, o volume gorduroso aspirado, os acúmulos de sangue e linfa depositados, a agressividade técnica e a capacidade de retração da pele formam o conjunto de fatores que abreviam ou retardam os efeitos pós-operatórios. Neste período, somente o controle ambulatorial e suporte psicológico se fazem necessários. Esportes e atividades que exijam mais esforço físico são ainda proibidos. Andar evitando o excesso de sol é permitido.

Quarta semana de pós-operatório

Sem grandes modificações, salvo discretas alterações pela diminuição do edema e melhora modesta no contorno. Em função das características emocionais dos pacientes, revisões em ambulatório podem ou não ser solicitadas.

Após o segundo mês de pós-operatório

É efetivamente o mês em que os efeitos operatórios se tornam definitivos. Na quase totalidade das regiões operadas, as ondulações e o edema tendem à regressão, com indurações residuais podendo persistir e se estender por meses subsequentes. As regiões do corpo que mais apresentam estes aspectos são os flancos. Todo e qualquer tipo de atividade muscular fica liberado após o segundo mês.

Resultados (Figuras 90.16 a 90.19)

No final do primeiro mês, quando o 80% do edema estiver desaparecido, já se pode ter uma idéia do resultado. Regiões como flancos e abdome podem requerer de 3 a 6 meses para avaliação final dos resultados. As demais regiões do corpo atingem características finais até o terceiro mês, mas somente após o sexto mês podemos obter o resultado final. Dessa forma, casos de "retoques" necessários em alguma área aspirada serão recomendados somente após o sexto mês.

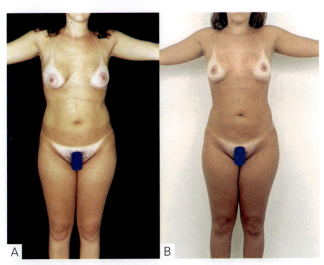

■ **FIGURA 90.16A e B** – Pré e pós-operatório de 1 ano – frente.

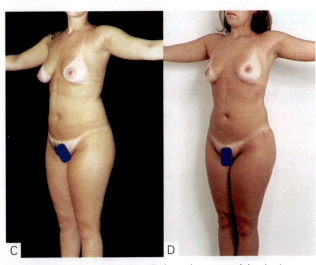

■ **FIGURA 90.16C e D** – Pré e pós-operatório de 1 ano – oblíqua anterior.

PARTE 8 – CIRURGIA ESTÉTICA

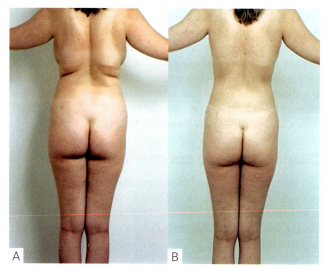

■ **FIGURA 90.17A e B –** Pré e pós-operatório de 7 meses – costas.

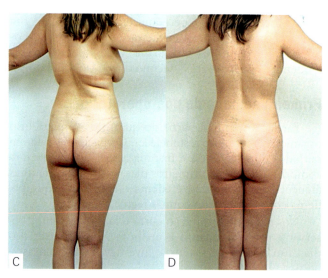

■ **FIGURA 90.17C e D –** Pré e pós-operatório de 7 meses – oblíqua posterior.

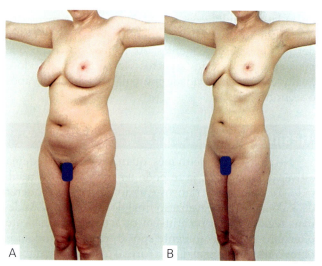

■ **FIGURA 90.18 A e B –** Pré e pós-operatório de 7 meses – oblíqua anterior.

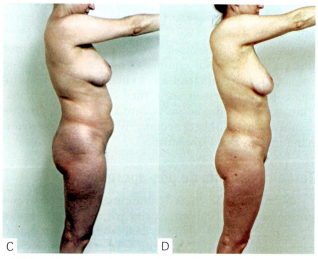

■ **FIGURA 90.18 C e D –** Pré e pós-operatório de 7 meses – lateral.

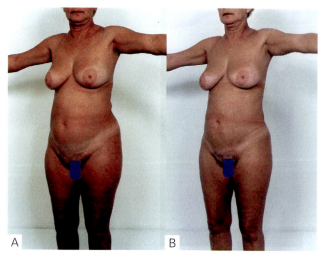

■ **FIGURA 90.19 A e B –** Paciente de 52 anos de idade, pré e pós-operatório de 2 anos – oblíqua anterior.

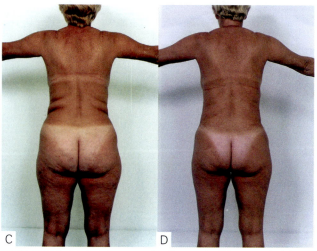

■ **FIGURA 90.19 C e D –** Paciente de 52 anos de idade, pré e pós-operatório de 2 anos – costas.

Complicações

Como todo procedimento cirúrgico, os pacientes submetidos à lipoaspiração estão sujeitos a complicações sistêmicas e locais. Contudo, a correta indicação, o desenvolvimento do instrumental cirúrgico, padronização de técnicas, a conduta mais conservadora no volume e no total de áreas aspiradas, assim como a maior capacitação profissional reduzem sobremaneira a porcentagem de complicações, tornando a lipoaspiração procedimento seguro, muito difundido e com bons resultados.

O avanço das técnicas de infiltração com a utilização de grandes volumes de solução com anestésicos locais e adrenalina acarretou a diminuição de complicações hemorrágicas, deixando de ser a maior causa de óbito. Ao mesmo tempo permitiu a realização de procedimentos com anestesia local e consequente aumento de complicações ambulatoriais.

A evolução do instrumental cirúrgico diminuiu os índices de complicações e permitiu o emprego da lipoaspiração superficial, que aparece como um método importante na melhora do contorno corporal, por causar maior retração da pele.

As complicações em lipoaspiração podem ser locais ou sistêmicas. As complicações locais são mais frequentes e de resolução espontânea na maioria das vezes. Dentre as mais comuns estão o edema, que em geral regride até o terceiro mês, equimoses e seroma (Ishizuka, 2000). Outras complicações locais incluem: assimetrias, irregularidades, hipocorreção, endurecimento local por fibrose (que pode se estender por até 1 ano), hematomas, alterações da cor e da sensibilidade da pele, infecções (que podem evoluir para casos graves, porém raras, como a fascite necrosante), excesso de pele e necrose cutânea.

Complicações sistêmicas

As complicações sistêmicas ou gerais são: trombose venosa profunda, tromboembolismo pulmonar, perfuração de víscera, pneumotórax, embolia gordurosa, toxicidade ou interação medicamentosa, hemorragia, hipotermia, edema pulmonar, sepse e outras complicações associadas a qualquer procedimento cirúrgico.

Complicações locais

• Seromas e hematomas

Os locais onde foi removida a gordura durante a lipoaspiração ficam preenchidos por transudato e pelo líquido da infiltração, originando os seromas. São proporcionais à área e ao volume lipoaspirado. Para prevenção, utilizam-se drenos de aspiração contínua e malhas compressivas associadas à drenagem linfática pós-operatória.

As equimoses são comuns, os hematomas não. Lesões musculares pelas cânulas estão relacionadas a grandes hematomas (Butterwick, 1999. Mel).

Um seroma ou hematoma não drenado pode originar uma cápsula que mantém a cavidade e o acúmulo de líquido no interior. Nesses casos, existe a necessidade de procedimento cirúrgico para esvaziamento e curetagem da cavidade ou plicatura interna da cápsula.

• Irregularidades e depressões

O uso de cânulas finas, com pontas rombas para não lesar os vasos, é muito importante. A realização de túneis regulares no subcutâneo e de modo progressivo nos arredores para não ocasionar falha abrupta no subcutâneo é o procedimento correto. O descolamento contínuo pode promover irregularidades, assim como o excesso de aspiração em uma mesma área. O uso de cânulas com orifícios laterais pode causar depressões. Essas complicações deverão receber enxerto de gordura no mesmo procedimento cirúrgico, como tratamento imediato.

• Excesso de pele

O excesso da pele após a lipoaspiração deve ser avaliado no pré-operatório através do exame físico e a conduta tem que ser programada com o paciente. Em alguns casos a lipoaspiração é uma etapa que será complementada com ressecções de pele, procedimento já decidido anteriormente.

• Cicatrizes inestéticas

Nas incisões para entrada da cânula, as complicações mais comuns nas cicatrizes são hiperpigmentação, deiscência, alargamento, hipertrofia e queloide. Deve-se tomar cuidado com o atrito da cânula com a pele para não traumatizá-la. Então, medidas como protetores rígidos específicos para uso em cânulas com ultrassom e ressecção da borda são importantes para conseguir um melhor resultado estético.

• Infecções

Cuidados de técnica asséptica e o uso de antibiótico profilático mantido por 7 dias no pós-operatório minimizam as, já incomuns, infecções localizadas em lipoaspiração.

O edema facilita a ocorrência de infecção. Esta pode causar retração e perda de tecido gorduroso e evoluir para necrose devido ao sofrimento tecidual. As infecções locais devem ser prontamente tratadas a fim de não evoluírem para casos graves.

• Necrose cutânea

Ocorre quando o plexo subdérmico e a pele são traumatizados em excesso durante a lipoaspiração ou têm suprimento sanguíneo comprometido devido à infecção em curso. O uso inadequado de malhas compressivas pode levar a lesões cutâneas que variam desde escoriações até necrose, principalmente em áreas de dobras.

Bibliografia Consultada

- Avelar JM, Illouz, YG. Lipoaspiração. In: Cuidados pós-operatórios, locais e sistêmicos, para a lipoaspiração. São Paulo: Hipócatres; 1986. cap. 18, p. 105-110.
- Estocchero IN, Tornieux AAB. Atualização em Cirurgia Plástica Estética e Reconstrutiva - SBCP-SP. In: Lipoaspiração de Abdome. São Paulo: Atheneu; 2006. p. 544.
- Mélega JM. Cirurgia Plástica – fundamentos e arte. In: Lipoaspiração e Lipoenxertia nas Deformidades do Abdômen, Dorso e Flancos. São Paulo: Medsi; 2003;43:629-637.
- Souza Pinto EB. Lipomioescultura. Rio de Janeiro: DiLivros; 2009.
- Souza Pinto EB, Federico R, Pessoa de Melo SP et al. Lipomioplasty with Vaser: a new aproach to body contouring. In: Inovations in plastic and aesthetic surgery. Springer. 2008;54:433-42.
- Souza Pinto EB. Lipoaspiração Superficial. Rio de Janeiro: Revinter; 1999.
- Souza Pinto EB. Nossa experiência em lipoaspiração. Anais do Congresso Brasileiro de Cirurgia Plástica. Brasília, 1983.
- Sociedade Brasileira de Cirurgia Plástica – SBCP. Quick Facts: Highlights of the ISAPS 2013 Statistics on Cosmetic Surgery. Disponível em: <http://www2.cirurgiaplastica.org.br/wp-content/uploads/2014/08/ISAPS_quick _facts.pdf> Acessado em: 24 jul. 2016.
- Toledo LS, Mauad R. Complications of body sculpture: prevention and treatment. Clin Plastic Surg. 2006:33.

capítulo 91

Lipoabdominoplastia
Conceitos atuais

AUTOR: **Osvaldo Saldanha**
Coautores: **Osvaldo Ribeiro Saldanha Filho, Cristianna Bonneto Saldanha, Leonardo Gobetti, Andrés Cánchica Cano e Francisco Felip Góis de Oliveira**

Introdução

Quando o contorno corporal apresenta deformidades estéticas e funcionais derivadas de causas genéticas e adquiridas, o abdome é uma região frequentemente afetada. Estas deformidades são caracterizadas por flacidez cutânea, acúmulo de gordura localizada e diástases dos músculos retos do abdome. Esta condição de dissociação cronológica e biológica corporal reflete no estado psicológico e estético dos pacientes. O tratamento é feito por meio de abdominoplastia, lipoaspiração ou lipoabdominoplastia (LAP), dependendo do caso.

O amplo descolamento realizado na abdominoplastia tradicional, embora utilizado por muitos cirurgiões, tem sido substituído pelo descolamento seletivo e conservador da LAP, diminuindo a morbidade devido à preservação dos vasos perfurantes abdominais,[1,4] visto que são responsáveis por 80% do suprimento sanguíneo da parede abdominal.[5]

A lipoabdominoplastia, desenvolvida pelo autor em 2000 e publicada pela primeira vez em 2001, é uma opção segura para corrigir deformidades estéticas e funcionais do abdome, alcançando ótimos resultados estéticos e funcionais.

Usando o termo lipoabdominoplastia pela primeira vez, Saldanha padronizou o descolamento seletivo entre as bordas internas dos músculos retos do abdome.[9-13]

Combinando duas técnicas tradicionais, lipoaspiração e abdominoplastia, seu conceito conservador é baseado na preservação dos vasos perfurantes (pedículo subcutâneo), que são ramos dos vasos epigástricos profundos **(Figura 91.1)**.

Também são preservados os sistemas nervoso e linfático, proporcionando uma melhor manutenção da sensibilidade cutânea para dor e toque superficial (temperatura, vibração e pressão) em comparação à abdominoplastia tradicional.

Munhoz, em um estudo com ultrassom Doppler colorido mapeando e comparando vasos perfurantes no pré-operatório e 3 meses após a cirurgia, tornou evidente a presença de 81,21% dos mesmos. Isto valida a hipótese de que esta técnica resulta em uma percentagem inferior de complicações devido à redução de isquemia do retalho.[14] De Frene e cols. mostraram ser possível realização de reconstrução mamária com TRAM (retalhos livres, microcirúrgicos) em pacientes que tinham lipoaspiração abdominal prévia,[15] confirmando os trabalhos de Graf e Munhoz na manutenção dos vasos perfurantes abdominais após lipoaspiração.

Indicações e Contraindicações

Esta técnica está indicada para os casos de abdome com presença de pele flácida, acúmulo de gordura e diástase dos músculos retos do abdome. A lipoabdominoplastia representa uma indicação formal aos fumantes, pós-bariátricos e pacientes com sobrepeso. A curva de aprendizado é pequena, mas há necessidade de adaptação progressiva, devendo-se começar pelos pacientes com grande excesso de pele e moderada ou grande lipodistrofia abdominal.

Não está indicada no paciente portador de eventração, devido ao risco de lesões de conteúdo da cavidade abdominal.[4]

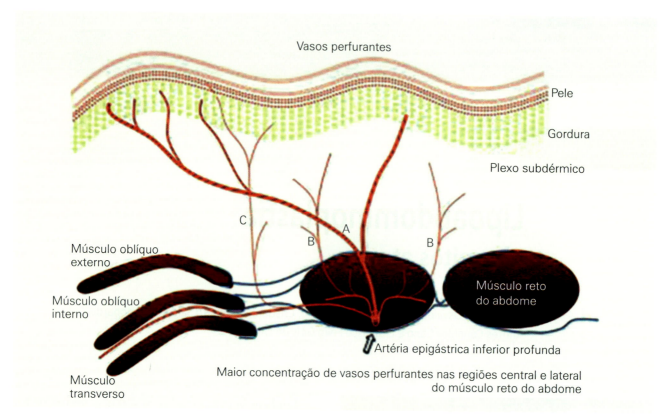

FIGURA 91.1 – Distribuição dos vasos perfurantes abdominais – maior concentração nas regiões central e lateral do músculo reto do abdome.

Anatomia Descritiva

Abaixo da pele, o tecido celular subcutâneo é composto de duas camadas adiposas separadas pela fáscia superficial; a camada de gordura mais profunda é relacionada intimamente aos músculos da parede abdominal anterior, pelos quais penetram os sistemas vasculares, linfáticos e nervosos. Os músculos da região anterolateral da parede abdominal são reto do abdome, oblíquo externo, oblíquo interno, transverso e piramidal. As artérias principais da parede abdominal são duas artérias superiores, a artéria epigástrica superior e a musculofrênica (ramos da artéria torácica interna), duas artérias inferiores, a artéria epigástrica inferior profunda e a artéria ilíaca circunflexa profunda (ramos da artéria ilíaca externa). Ramos das artérias lombares e intercostais também ajudam a irrigação da parede abdominal. As veias seguem o caminho e a nomenclatura das artérias.

A drenagem linfática é feita caudalmente à cicatriz umbilical para os linfonodos inguinais superficiais e cranialmente para os linfonodos axilares. O suprimento nervoso é feito pelos nervos toracoabdominal, ílio-hipogástrico e ilioinguinal. A inervação do músculo reto do abdome e da pele da parede abdominal é feita pelos ramos 6º-12º intercostais anteriores, que correm junto aos vasos perfurantes. A perda de sensibilidade é significante após abdominoplastia tradicional, como mostrado em muitos estudos.

Cuidados Pré-operatórios

- Avaliar o grau de flacidez e o excesso de pele abdominal, observando a presença e extensão de estrias.
- Quantificar volume e espessura da camada gordurosa subcutânea.
- Graduar a diástase da musculatura do reto do abdome.
- Observar a presença de hérnias e eventrações abdominais. Solicitar ultrassonografia pré-operatória, sistematicamente.
- Observar cicatrizes prévias.
- Pesquisar cirurgia endoscópica prévia, a qual pode apresentar área sem resistência na aponeurose abdominal.
- Cuidado quando realizar a técnica em pacientes com lipoaspiração prévia. Há menor mobilização do retalho.
- Nos casos limítrofes, deve-se começar com incisão mais alta.

Planejamento Pré-operatório

Marcação

O abdome é marcado de forma que a linha horizontal suprapúbica esteja a 6-7 cm de distância da fúrcula vulvar e tenha cerca de 28-30 cm de extensão de uma crista ilíaca a outra, seguindo uma curva pendular. A área de lipoaspiração no abdome, púbis e dorso (quando necessário) é demarcada. Para melhor orientação no começo da tunelização, a diástase do músculo reto do abdome é previamente marcada (Figura 91.2A-B).

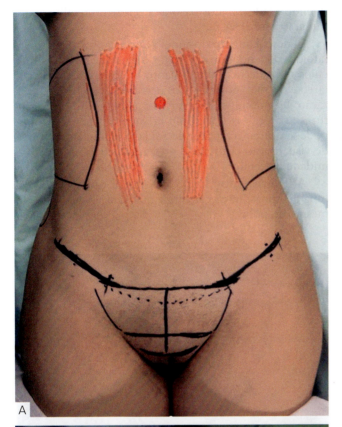

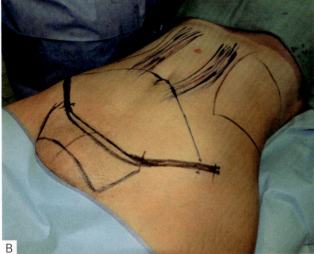

FIGURA 91.2A e B – Demarcação da incisão suprapúbica, da área a ser lipoaspirada e da diástase muscular.

Resumo dos passos cirúrgicos

- Marcação.
- Infiltração.
- Lipoaspiração do abdome superior.
- Preservação da fáscia de Scarpa.
- Descolamento seletivo.
- Remoção de fuso vertical contendo fáscia de Scarpa e camada adiposa profunda infraumbilical.
- Plicatura da musculatura do reto do abdome.
- Remoção de pele infraumbilical.
- Onfaloplastia – "técnica em formato de estrela".
- Sutura por planos.
- Drenagem aspirativa.
- Curativo.

Técnica Operatória

Infiltração

É utilizada a técnica úmida para infiltração da região abdominal com solução salina e adrenalina 1:500.000.

Lipoaspiração do abdome superior

Para obtenção de uma lipoaspiração mais segura, a paciente é colocada em posição hiperextendida na mesa cirúrgica – posição de Pillet. A lipoaspiração é iniciada na região supraumbilical com a cânula de 3 mm e seguida pela de 4 mm, atingindo as camadas profunda e superficial, estendendo-se aos flancos e podendo atingir o sulco intramamário quando necessário (Figura 91.3). Como na lipoaspiração clássica, são mantidos cerca de 2,5 cm de espessura de gordura para se evitar trauma vascular subdérmico e deformidades de contorno.

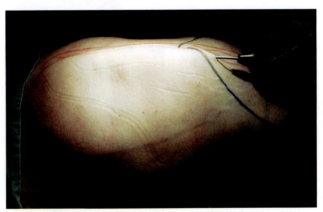

FIGURA 91.3 – Lipoaspiração do abdome superior.

Preservação da fáscia de Scarpa

A preservação da fáscia de Scarpa é importante por muitas razões, dentre elas (Figura 91.4A, B):

1. menor sangramento transoperatório;
2. manutenção de artérias, veias e vasos linfáticos abaixo da fáscia de Scarpa (ou camada adiposa profunda) – influi decisivamente no menor edema e na drenagem linfática pós-operatória[17];

3. apoio para o retalho superior, que se torna mais delgado à medida que desce para o púbis;
4. contenção das extensões laterais da cicatriz – há uma ligação íntima entre a pele e a fáscia de Scarpa;
5. maior adesão pós-operatória – tecidos semelhantes, pois o retalho superior carrega consigo a fáscia de Scarpa superior;
6. reconstrução total da parede abdominal.

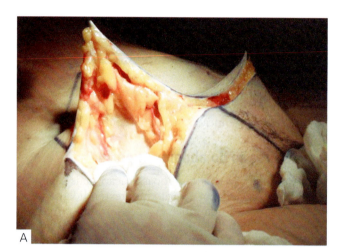

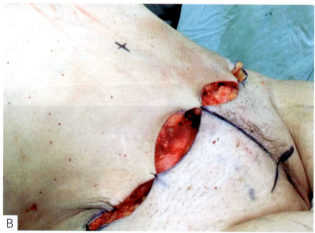

■ **FIGURA 91.4 A e B** – Preservação da fáscia de Scarpa no abdome inferior. Contenção lateral da cicatriz.

Após a avaliação do avanço do retalho abdominal, a cicatriz umbilical é isolada e é ressecada toda a pele infraumbilical, como na abdominoplastia clássica. Se necessário, realizamos uma "lipoaspiração aberta" para remover, parcialmente, a camada de gordura profunda – abaixo da fáscia de Scarpa e, assim, criar uma superfície homogênea para acomodar o retalho superior, que fica mais fino quando é tracionado para baixo.

Descolamento seletivo (túnel)

A preservação dos vasos e nervos perfurantes abdominais durante o procedimento cirúrgico é o segundo princípio da lipoabdominoplastia. O descolamento do abdome superior é seletivo e limitado à região mediana, entre as bordas internas dos músculos retos do abdome. Deve-se evitar ultrapassar esta área para não haver danos aos vasos perfurantes e, assim, não ocasionar aumento da morbidade e maior risco de necrose do retalho abdominal (Figuras 91.5A, B).

O descolamento do túnel pode alcançar o apêndice xifoide, dependendo do grau de afastamento dos músculos retos do abdome. Quanto maior a diástase, mais largo é o túnel, pois os vasos perfurantes seguem a separação de músculos. Para facilitar a exposição das estruturas anatômicas e a plicatura superior dos músculos, pode-se utilizar o retrator de Saldanha, ampliando a área de visualização cirúrgica e prevenindo trauma na extremidade do retalho.

A liberação do retalho abdominal causada pela cânula de lipoaspiração facilita a mobilização e descida do mesmo ao púbis.

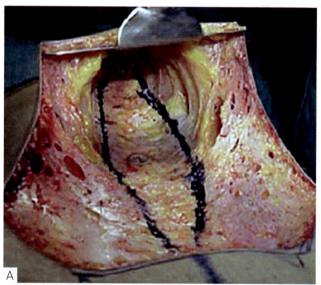

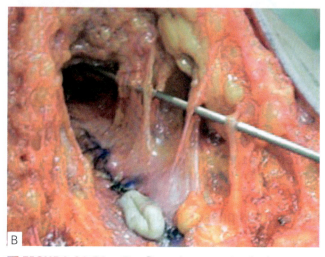

■ **FIGURA 91.5A e B** – Descolamento do túnel – preservação da fáscia de Scarpa.

Remoção de fuso contendo fáscia de Scarpa e camada adiposa profunda infraumbilical

Na linha média infraumbilical é removido um fuso vertical contendo a fáscia de Scarpa e o tecido adiposo profundo, a fim de expor as bordas internas dos músculos retos do abdome e, assim, executar a plicatura xifopubiana com fio de mononáilon 2.0 e pontos em "X" (Figura 91.6). Ao final, realizamos uma sutura de reposicionamento da fáscia de Scarpa.

Ressecção do excesso de pele

Todo excesso de pele do abdome inferior deve ser removido depois da confirmação de que o retalho transpõe facilmente a sínfise púbica.

Onfaloplastia

A "técnica de onfaloplastia em formato de estrela" é demarcada na parede abdominal com ± 2 cm de vertical e 1 cm de horizontal e em forma de losango no pedículo umbilical. Quatro pontos subdérmicos cardinais com Monocryl acomodam o pedículo umbilical à incisão cruciforme. A sutura final resulta em uma W-plastia contínua, que diminui a possibilidade de retração cicatricial (Figura 91.7A- D).

Lipoaspiração final com definição anatômica abdominal

Ao final da cirurgia, antes do fechamento da pele e do tecido celular subcutâneo, faz-se uma lipoaspiração complementar procurando definir melhor a anatomia abdominal, evitando a aparência de abdome que denuncie cirurgia (plano) (Figuras 91.8 e 91.9B).[18]

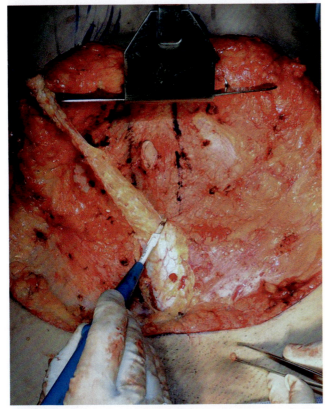

FIGURA 91.6 – Remoção de fuso infraumbilical (fáscia de Scarpa e gordura profunda).

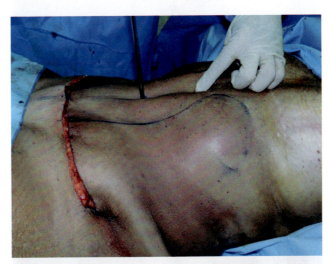

FIGURA 91.8 – Lipoaspiração complementar para definição da anatomia abdominal.

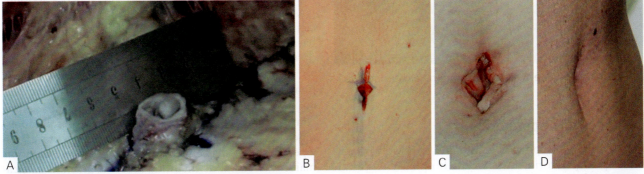

FIGURA 91.7A-D – Demarcação da onfaloplastia "técnica da estrela", incisão da onfaloplastia e aspecto final da cicatriz umbilical.

Fechamento por planos

A sutura é feita em dois planos, com Monocryl 4.0 nas camadas profunda e subdérmica. Não realizamos pontos externos. Neste momento já houve um relaxamento transoperatório do retalho e pode-se ressecar cerca de 1-3 cm e abaixar a cicatriz suprapúbica. Um dreno de aspiração contínua é colocado por 1 ou 2 dias (Figura 91.9A, B).

Curativos

A ferida operatória é coberta com a fita cirúrgica (Micropore) e a cinta elástica é vestida enquanto o paciente ainda estiver na mesa cirúrgica.

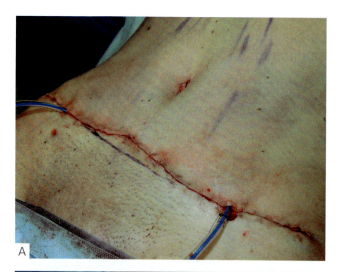

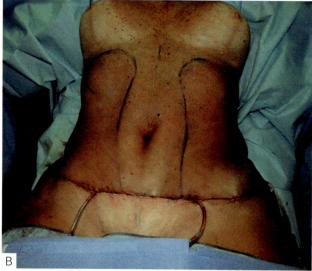

■ **FIGURA 91.9A e B** – Abaixamento da cicatriz suprapúbica.

Cuidados pós-operatórios

O dreno de aspiração contínua é removido no primeiro pós-operatório, antes da alta hospitalar. O curativo é trocado entre o terceiro e oitavo dia após a cirurgia. Quando realizados, os pontos externos da cicatriz umbilical são removidos no décimo segundo dia de pós-operatório. A cinta de compressão média é utilizada por 20 dias após a cirurgia.

Ao final da cirurgia é aplicada uma dose de heparina de baixo peso (20 mg) após a colocação da faixa de compressão abdominal suave e outra dose no dia seguinte, antes de deambular. Caso o paciente tenha antecedentes tromboembólicos, encaminhamos ao vascular para avaliação e protocolo pertinente.

Antes de iniciar a cirurgia, coloca-se sonda vesical e compressão pneumática intermitente na perna durante toda a cirurgia, permanecendo até o dia seguinte, quando o paciente tem alta hospitalar.

Resultados

As complicações são reduzidas se os passos descritos acima forem seguidos, sistematicamente. Na Figura 91.10 o gráfico mostra a estatística de 15 anos da lipoabdominoplastia com descolamento seletivo, observando o baixo percentual de complicações.

A redução da incidência de seroma na evolução do autor (de 60% para 0,2%, P < 0,00001), epiteliólise (3,8% para 0,2%, P = 0,00007), deiscência (5,1% para 0,2%, P = 0,00001) e necrose (4% para 0,1% P = 0,00004), teve significância estatística. Ocorreu redução da incidência de hematoma (0,6% a 0,1%) e a manutenção da incidência de embolia pulmonar/trombose venosa profunda (0,2%) (Figura 91.10). Houve redução na porcentagem de revisões cirúrgicas, diminuindo de 20% para cerca de 3%. A Tabela 91.1 mostra a percentagem de revisões cirúrgicas desde a implementação da LAP.

A associação segura de lipoaspiração e abdominoplastia no mesmo tempo cirúrgico melhora os resultados, com uma maior redução das medidas circunferenciais abdominais e melhor contorno corporal. A satisfação trazida pelo rejuvenescimento abdominal resulta em um aumento na busca por esse procedimento cirúrgico.

A partir de 2000 até setembro de 2016 realizamos mais de 1.000 lipoabdominoplastias. Em 2007 realizamos um único procedimento de abdominoplastia tradicional, cuja indicação derivou de um caso específico de excesso de pele em paciente pós-bariátrico.

Nos primeiros 10 anos de implementação de técnica houve um aumento de 100% nas intervenções abdominais feitas pelo autor (antes de 2000, média de 35 pacientes por ano e, de 2004 a 2009, a média aumentou para 75 pacientes por ano). Este acréscimo não é repetido nas demais intervenções em outras partes do corpo.

É observada uma diminuição na extensão de cicatriz final, resultante da preservação da fáscia de Scarpa.

Tanto pacientes com peso normal quanto pacientes com sobrepeso demonstraram melhora de resultado estético quando avaliados por avaliadores no pré e pós-operatório. Os pacientes com sobrepeso apresentaram maior diferencial de melhora. A forma graciosa da cicatriz umbilical foi avaliada pelos autores e pelos pacientes como boa ou excelente (Figuras 91.11 a 91.14).[19]

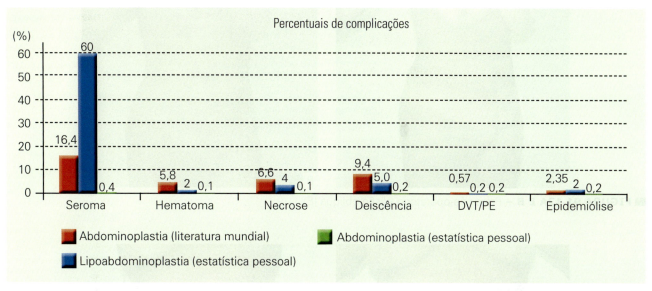

FIGURA 91.10 – Complicações na LAP.

TABELA 91.1 – Revisões Cirúrgicas na Lipoabdominoplastia

	2000	2001	2002	2003	2004	2005	2006	2007	2008	2009	2010	2011	2012	2013	2014	2015
Total = 967	15	45	55	64	62	65	68	71	75	82	85	79	83	56	59	32
Cicatriz	3	5	4	3	4	3	3	4	2	1	2	1	2	1	1	1
Flacidez de pele	x	x	1	2	1	1	1	2	x	1	1	1	1	1	x	x
Lipoaspiração insuficiente	x	x	1	2	2	1	1	1	1	x	1	x	x	1	x	x
Lipoaspiração excessiva	x	x	x	x	x	x	x	X	x	x	x	x	x	X	x	x
Infecção	x	x	x	x	x	x	x	X	x	x	x	x	x	X	x	x
Outras causas	x	x	x	x	1	x	x	X	x	x	x	x	x	X	x	x
Total = 63	3	5	6	7	8	5	5	7	3	2	4	2	3	3	1	1
Percentagem (%)	4,5	8	9	11	12	8	8	11	4,5	3	6	3	4,5	4,5	1,5	1,5

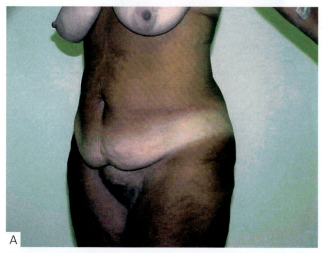
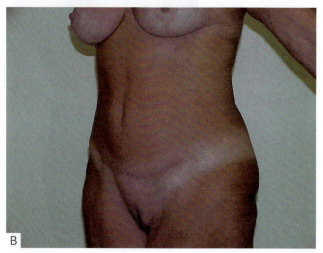

FIGURA 91.11A e B – Pré e pós-operatório. Visão oblíqua (D).

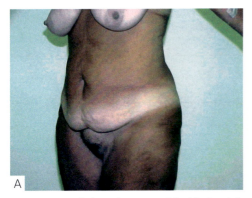 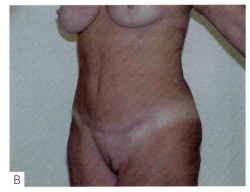

FIGURA 91.12A E B – Pré e pós-operatório. Visão oblíqua (E).

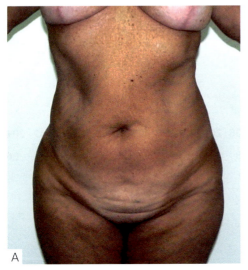 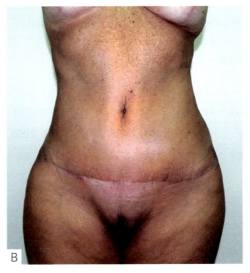

FIGURA 91.13A E B – Pré e pós-operatório. Visão frontal.

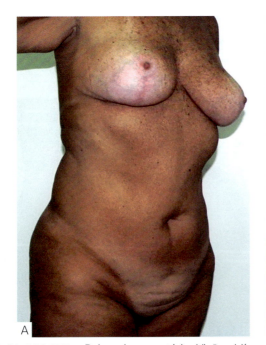 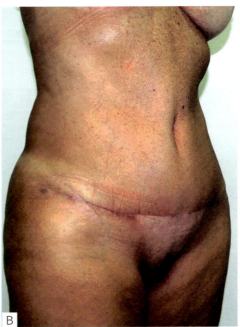

FIGURA 91.14A E B – Pré e pós-operatório. Visão oblíqua (D).

Considerações Finais

- O procedimento não deve ser realizado em pacientes com grandes hérnias ou eventrações.
- Seguindo-se os passos cirúrgicos sistematicamente, é possível a obtenção de um resultado harmônico do contorno corporal usando uma segura lipoaspiração no abdome e nas áreas dorsais.
- A preservação da fáscia de Scarpa pode resultar em diminuição da cicatriz final, baixa taxa de complicações, morbidade e menor necessidade de revisões cirúrgicas.
- O abdome é rejuvenescido, resultando em um perfil mais natural com melhor contorno corporal
- devido à redução das medidas do abdome.
- Preservação de sensibilidade suprapúbica.
- Pode ser associado com vibrolipoaspiração ou lipoaspiração ultrassônica.
- Especial indicação em pacientes fumantes e previamente submetidos a cirurgia bariátrica e abdome reverso.

Conclusões

A lipoabdominoplastia está baseada na anatomia vascular da parede abdominal, especialmente nos vasos perfurantes dos músculos retos do abdome. A fáscia de Scarpa e parte da camada de gordura profunda são preservadas para alcançar uma completa reconstrução da parede abdominal em todo o abdome inferior, entre a cicatriz umbilical e o púbis. Esta reconstrução será finalizada quando o retalho superior da parede abdominal alcançar o púbis **(Figuras 91.15A-C)**.

O abdome superior é descolado exatamente entre as bordas internas dos músculos retos do abdome, correspondendo à área de diástase. Este descolamento preserva cerca de 80% das artérias perfurantes, veias, linfáticos e nervos, resultando em uma percentagem inferior de complicações devido à redução de isquemia do retalho.

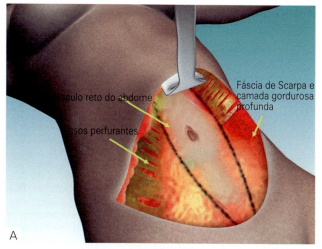
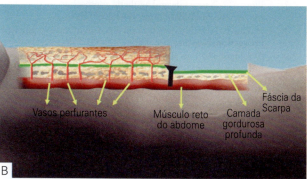
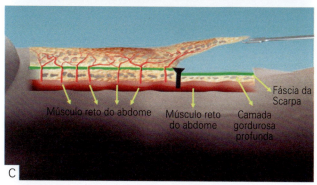

FIGURA 91.15A-C – Preservação da fáscia de Scarpa e parte da camada adiposa profunda no abdome inferior para acomodar o retalho.

Referências Bibliográficas

1. Callia VEE. Dermolipectomia abdominal. São Paulo: Carlo Erb; 1963.
2. Castro CC, et al. The abdominoplasty to remove multiple scars from the abdomen. Ann Plast Surg. 1984;12(4):369-373.
3. Pitanguy I. Abdominoplasty: Classification and surgical techniques. Rev Bras Cir. 1995;85:23-44.
4. Carreirão S, Correa WE, Dias LC, Pitanguy I. Treatment of abdominal wall eventrations associated with abdominoplasty techniques. Aesthetic Plastic Surgery. sept 1984;8(3).
5. El-Mrakby HH, Milner RH. The vascular anatomy of the lower anterior abdominal wall: A microdissection study on the deep inferior epigastric vessels and the perforators branches. Plast Reconstr Surg. 2002;10915:39-47.
6. Taylor GI, Watterson PA, Zelt RG. The vascular anatomy of the anterior abdominal wall: The basis for flap design. Perspec Plast Surg. 1991;5:1.
7. Illouz YG. A new safe and aesthetic approach to suction abdominoplasty. Aesth Plast Surg. 1992;16:237-45.
8. Hakme F. Technical details in the lipoaspiration associate with liposuction. Rev Bras Cir. 1985;75(5):331-337.
9. 9. Saldanha OR, et al. Lipoabdominoplasty without undermining. Aesth Surg J. 2001;21(6):518-526.
10. Saldanha OR, et al. Lipoabdominoplasty with selective and safe undermining. Aesth Plast Surg. 2003;27:322-327.
11. Saldanha OR. Lipoabdominoplasty. 1a ed. Rio de Janeiro: Di-Livros; 2006.
12. Saldanha OR. Lipoabdominoplasty. Saldanha's technique. 1st ed. Aesthetic Plastic Surgery; 2009. cap. 62, p. 757-764.
13. Saldanha OR. Lipoabdominoplasty. Plast Reconstr Surg. 2009;124:934.
14. Munhoz AM, et al. Lipoabdominoplasty. 1a ed. Rio de Janeiro: Di-Livros; 2006. Cap. 12.
15. De Frene B, Van Landuyt K, Hamdi M, Blondeel PH, Roche N, Voet D, et al. Free DIEAP and SGAP flap breast reconstruction after abdominal/gluteal liposuction. Journal of Plastic, reconstructive & aesthetic surgery. 2006;59(10):1031-1036.
16. Souza Pinto EB. Superficial liposuction. Aesth Plast Surg. 1996;20:111-122.
17. Baroudi R, Ferreira CAA. Seroma how to avoid it and how to treat it. Aesth Surg. 1998;18:439-441.
18. Hoyos AE, Millard JA. Vaser-assisted High definition Lipoplasty. Aesthetic Surg J. 2007;27:594-604.
19. Saldanha OR. Avaliação estética dos resultados da lipoabdominoplastia em pacientes com sobrepeso. Estudo Comparativo. Doctorate thesis. 2013.

capítulo 92

Abdominoplastia

AUTOR: **Rogério Augusto Camargo Scheibe**
Coautora: **Leila de Camargo Righi**

Introdução

As publicações iniciais sobre abdominoplastia datam de 1890.[30] Inicialmente foi chamada de lipectomia abdominal e atualmente é denominada abdominoplastia, consistindo de lipectomia abdominal baixa associada à reparação musculofascial pela plicatura da aponeurose dos músculos retos do abdome. As primeiras abdominoplastias tinham como objetivo ressecar lipodistrofias volumosas e facilitar o tratamento cirúrgico de hérnias.[29] Kelly (1899)[29,7] realizou uma lipectomia com incisão transversa em elipse incluindo a cicatriz umbilical, sendo provavelmente o primeiro a usar a expressão lipectomia abdominal **(Figura 92.1)**.

Bullit (1900)[31] descreveu uma excisão dermoadiposa transversal ao tratar uma grande hérnia umbilical. Creveling (1904)[31] relatou excisão longitudinal de um fuso dermoadiposo associada à aproximação dos músculos retos do abdome na linha média. Morestin e Cervallos (1912)[31] descrevem uma dermolipectomia transversal fusiforme com reforço de parede abdominal por plicatura vertical ou longitudinal da aponeurose. Somalo (1940)[31] realizou uma dermolipectomia transversal circundando o tronco. Thorek (1942)[32] apresenta publicação defendendo que nos casos de flacidez infraumbilical e dos flancos se faz uma dermolipectomia infraumbilical **(Figura 92.2)**, nos casos de flacidez supraumbilical se faz uma excisão dermoadiposa subcostal em forma de "asa de morcego" **(Figura 92.3)**, e nos casos de hérnia umbilical volumosa e deformante se faz um enxerto da cicatriz umbilical na aponeurose por meio de pequena abertura no retalho tracionado.

Andrews (1956)[2] realizava reforço musculoaponeurótico com abertura das bainhas dos retos (sendo estas suturadas em jaquetão), lipectomia do retalho supraumbilical e no nível da nova abertura para o umbigo. Vernon (1957)[31] publicou a técnica de dermolipectomia transversal com transposição do umbigo em pequeno retalho circular.

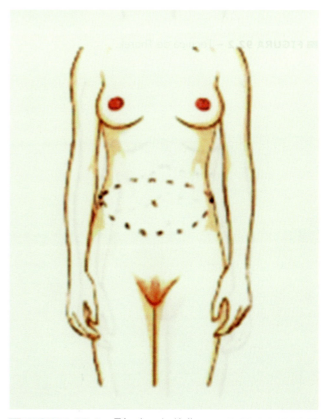

FIGURA 92.1 – Técnica de Kelly.

Callia (1963/1967)[9,10] descreveu uma dermolipectomia transversal com incisão curvilínea horizontal, na qual a parte média da incisão é suprapúbica e os prolongamentos laterais oblíquos um pouco distais e paralelos às pregas inguinais, dando muita atenção à parede musculoaponeurótica (Figura 92.4).

Pontes (1966)[22] defendeu a importância da abdominoplastia associada ao tratamento das hérnias incisionais, enquanto a ressecção de pele da abdominoplastia tradicional foi descrita por Pitanguy,[20] em 1967. Dentre suas contribuições estão a plicatura dos músculos retos do abdome sem a abertura da aponeurose desde o apêndice xifoide até o púbis, e a localização baixa de incisão, no nível da implantação dos pelos pubianos, com prolongamentos para as laterais (Figura 92.5).

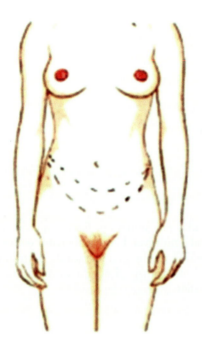

■ **FIGURA 92.2** – Técnica de Thorek.

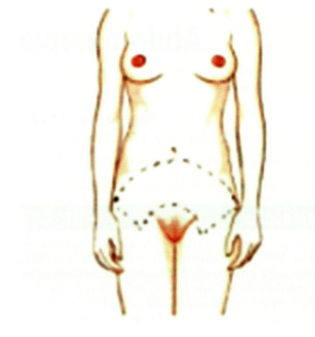

■ **FIGURA 92.4** – Técnica de Callia.

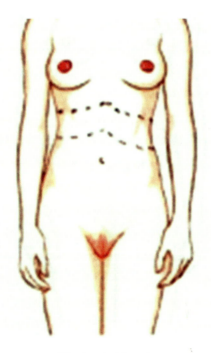

■ **FIGURA 92.3** – Técnica de Thorek.

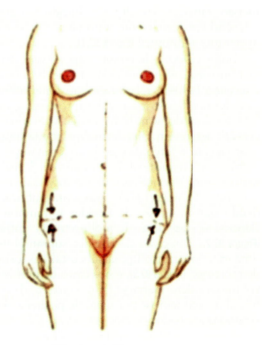

■ **FIGURA 92.5** – Técnica de Pitanguy.

CAPÍTULO 92 – ABDOMINOPLASTIA

Rebello e Franco (1972)[25] descreveram a técnica de abdominoplastia invertida, com incisão localizada na região inframamária (Figura 92.6).

Baroudi (1973)[31] demonstrou detalhes técnicos para tratamento da cicatriz umbilical, enquanto Sinder (1973)[31] relatou dermolipectomia abdominal transversal baixa iniciada pelas incisões proximal e periumbilical. Avelar (1978)[5] utilizou a incisão em forma de estrela de três pontas para a transposição do umbigo. Psillakis (1978 e 1984)[23,24] descreveu a plicatura dos músculos oblíquos externos, no entanto Juri (1979)[31] apresentou uma dermolipectomia abdominal suprapúbica com cicatriz reduzida. Hakme (1979)[31] realizou dermolipectomia transversal baixa com lipectomia peri e supraumbilical na linha média.

A partir de 1980, com o advento da lipoaspiração introduzida por Illouz,[13] surgiram grandes modificações na abordagem estética da parede abdominal. As indicações de cirurgia do abdome foram subdivididas em: lipoaspiração, lipoaspiração com pequena ressecção de pele de região suprapúbica e abdominoplastia tradicional[20,21] com lipoaspiração complementar de dorso e flancos, quando necessário.

Em 1985, Hakme[12] descreveu uma nova abordagem para pacientes jovens apresentando pouca distensibilidade de pele, relativa diástase dos músculos retos do abdome e excesso de tecido adiposo periumbilical. A técnica consiste em lipoaspiração de todo o abdome e flancos, ressecção de uma elipse de pele, plicatura muscular supra e infraumbilical sem desinserção da cicatriz umbilical.

Em 1986, Avelar[3] descreveu técnica semelhante à de Hakme, com ressecção de pele em "biquíni". Em casos de umbigo com implantação alta, recomenda-se a secção do pedículo umbilical. Em 2000 o mesmo autor[4] apresentou um trabalho no qual descreve a retirada somente da pele na região suprapúbica, preservando as estruturas abaixo do plano subdérmico, bem como a vascularização subdérmica. Realizou lipoaspiração da parede abdominal na camada lamelar, sendo que na área de ressecção total de pele a lipoaspiração é realizada em toda a espessura do panículo, deixando apenas tecido conjuntivo e vasos, preservando a cicatriz umbilical.

Em 2003, Saldanha[27,26] apresentou um trabalho descrevendo a técnica de lipoabdominoplastia, que proporcionou grande contribuição para a cirurgia do contorno corporal. Demonstrou que a lipoaspiração associada à abdominoplastia, contraindicada em estudos anteriores,[20,25] torna possível a liberação e o deslizamento do retalho abdominal até o púbis, com um descolamento reduzido, preservando os vasos perfurantes e linfáticos e diminuindo as complicações causadas pelos grandes descolamentos. Detalhes da técnica consistem em lipoaspiração superficial e profunda, descolamento do túnel no nível da diástase dos retos do abdome respeitando a vascularização, preservação da fáscia de Scarpa, ressecção de fuso infraumbilical envolvendo a fáscia de Scarpa e o tecido conjuntivo, para poder executar a plicatura xifopubiana e transposição do umbigo.

O autor[28] considerou a preservação da fáscia de Scarpa importante para proporcionar um menor sangramento devido à preservação dos vasos perfurantes inferiores, um suporte homogêneo para o retalho superior, contenção da extensão da cicatriz nas laterais e melhor aderência entre o retalho e os planos profundos. Segundo Saldanha, a área de segurança de descolamento do túnel na lipoabdominoplastia corresponde ao espaço entre a borda interna dos músculos retos do abdome. Esta padronização foi baseada em estudo anatômico da localização dos vasos perfurantes abdominais, ramos das epigástricas.

Análise Pré-operatória/Classificação

As alterações abdominais são classificadas didaticamente por Pitanguy,[20] dependendo dos achados no exame físico:

- tipo I: lipodistrofia abdominal sem flacidez de pele, ausência de diástase ou hérnia e cicatriz umbilical em posição anatômica normal;
- tipo II: lipodistrofia abdominal infraumbilical com flacidez cutânea discreta, presença ou ausência de diástase, cicatriz umbilical em posição anatômica normal;
- tipo III: lipodistrofia abdominal generalizada, com flacidez cutânea moderada, presença ou ausência de diástase, subdividindo-se em: IIIA - cicatriz umbilical em posição anatômica normal e IIIB - cica-

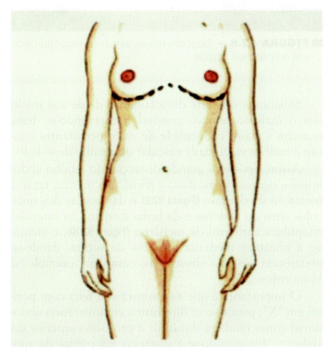

FIGURA 92.6 – Técnica de Rebello e Franco.

PARTE 8 – CIRURGIA ESTÉTICA

triz umbilical em posição anatômica excessivamente elevada;
- tipo IV: lipodistrofia abdominal acompanhada de acentuada flacidez cutânea, presença de diástase muscular ou eventrações com ou sem cicatriz associada, cicatriz umbilical em posição anatômica normal;
- tipo V: acentuada flacidez cutânea abdominal com ou sem lipodistrofia, presença de cicatriz na linha média do abdome, cicatriz umbilical em posição anatômica normal ou alterada.

Técnica Cirúrgica

Inicia-se com a marcação mediana anterior do abdome com azul de metileno, por uma linha do apêndice xifoide até a região pubiana na sínfise púbica, passando pela cicatriz umbilical, desde que a mesma não esteja desviada da linha média.

A aproximadamente 6 ou 7 cm da fúrcula vulvar é marcada uma linha de incisão de aproximadamente 10 ou 12 cm, sendo sua metade coincidente com a marcação mediana anterior do abdome. A partir das laterais desta linha, sobe em direção à crista ilíaca anterior uma linha de aproximadamente 8 cm, e desta, uma linha arqueada que une as duas extremidades passando pela borda superior do umbigo. Esta figura geométrica formada deve corresponder à pele e ao subcutâneo a serem ressecados quando da abdominoplastia, e estas pequenas variações de medidas se deve ao tamanho do paciente (Figura 92.7).

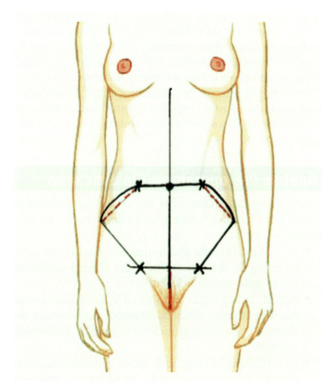

■ **FIGURA 92.7** – Marcação da técnica cirúrgica descrita pelo autor.

Começa-se a incisão da pele e do subcutâneo pela marcação suprapúbica, a qual deve estender-se até aproximadamente as asas do osso ilíaco, seguida pelo descolamento em nível aponeurótico até a cicatriz umbilical. Neste ponto fazemos a dissecção do umbigo, deixando-o preso na aponeurose abdominal. Após esta dissecção, continua-se o descolamento em nível aponeurótico no sentido superior até as bordas do apêndice xifoide (Figura 92.8).

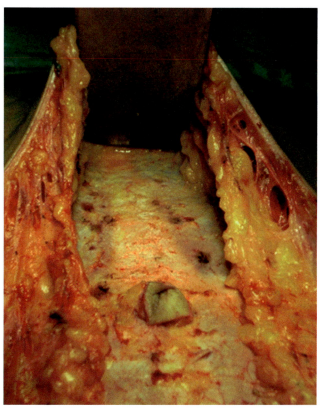

■ **FIGURA 92.8** – Descolamento em nível aponeurótico até o apêndice xifoide.

Salienta-se que este descolamento desde seu início seja o mais econômico possível, preservando-se desta maneira a maior quantidade de vasos perfurantes e assim a melhor viabilidade vascular do retalho descolado.

Assim, após esta grande dissecção do retalho abdominal e rigorosa hemostasia e revisão da mesma, faz-se a marcação da diástase (Figura 92.9) e das bordas dos músculos retos do abdome e da linha mediana na extensão xifopúbica com azul de metileno (Figura 92.10), e efetua-se a plicatura mediana com fio de sutura, dando-se preferência aos não absorvíveis, como por exemplo, o Mononylon 2.0.

O importante é que esta sutura seja feita com pontos em "X", para não só diminuir a circunferência abdominal como também diminuir a protrusão anterior do abdome, diminuindo-se a distância xifopúbica da aponeurose (Figura 92.11).

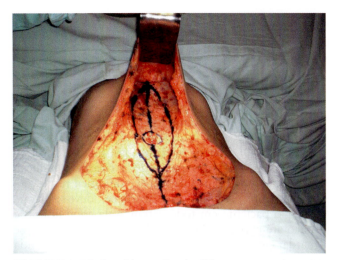

FIGURA 92.9 – Marcação da diástase muscular a ser corrigida.

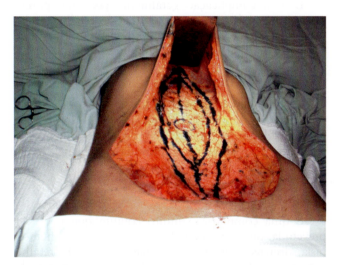

FIGURA 92.10 – Marcação da diástase e das bordas dos músculos retos do abdome.

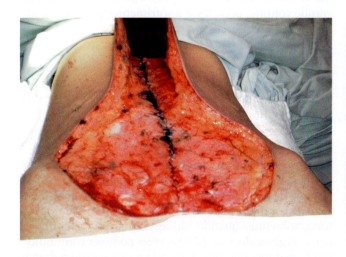

FIGURA 92.11 – Correção da diástase muscular.

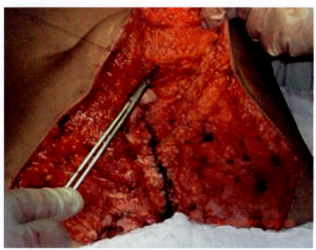

FIGURA 92.12 – Fixação da cicatriz umbilical.

Durante a plicatura mediana faz-se uma refixação do umbigo à aponeurose dos músculos retos do abdome, diminuindo-se o comprimento do pedículo umbilical dissecado, o que dará ao neoumbigo uma cicatriz mais profunda e esteticamente melhor.

Seguindo-se a plicatura mediana, orienta-se para que a mesa cirúrgica seja colocada em flexão e assim pode-se calcular com precisão a quantidade do retalho abdominal inferior que poderá ser ressecado, sem deixar o retalho demasiadamente tenso. Este cálculo exato deve ser feito com auxílio da pinça/marcador de Pitanguy idealizada para tal.

Uma vez calculado este excesso de pele e subcutâneo do abdome inferior, faz-se a sua ressecção e prossegue-se com a marcação do novo sítio da nova cicatriz umbilical, exatamente na linha média longitudinal do retalho.

Dá-se preferência à técnica descrita por Avelar (1978),[5] com uma nova cicatriz em "Y", a qual se aproxima mais do natural.

Neste momento, tem-se uma nova preocupação, que é a fixação deste retalho para a prevenção de seromas e hematomas no pós-operatório. Isto pode ser feito conforme idealizou Baroudi (1998)[6]: efetuar uma grande quantidade de pontos ancorando-se o retalho abdominal à aponeurose (pontos de Baroudi ou pontos de adesão), ou ainda, como damos preferência, fazer uma sutura contínua com Vicryl 0, unindo o subcutâneo à aponeurose desde o apêndice xifoide até a cicatriz umbilical onde ela é ancorada, e após a mesma até a região pubiana (Figura 92.12). Deve-se fazer também uma sutura desta modalidade a cada lateral da linha média, abrangendo as duas metades das áreas descoladas. Desta forma também se contém e se fixa o retalho, prevenindo a formação de espaços mortos.

A sutura da incisão deve ser feita em três planos, subcutâneo, subdérmico com Vicryl 3.0 e intradérmico com Monocryl 3.0 para se evitar as cicatrizes de suturas externas dos fios de sutura, enquanto a sutura do umbigo é feita com pontos separados com mononáilon 5.0. Havendo a formação de orelhas nas laterais da incisão, deve-se corrigi-las aumentando um pouco esta incisão. Neste ponto tem-se uma grande discussão quanto à drenagem ou não do retalho. Pode-se usar dreno de aspiração contínua, drenos simples tipo Penrose ou tubular, ou simplesmente não se usar drenos. Isto deverá ser decidido caso a caso, e de acordo com sua formação cirúrgica. No caso de haver dúvida a melhor conduta é drenar.

Curativo

Após o término da cirurgia e limpeza da área cirúrgica com soro fisiológico usa-se um curativo acolchoado com algodão e gazes (chumaço), fixado com o auxílio de uma malha elástica de média compressão, levando-se em conta todos os cuidados para não dificultar a vascularização tanto arterial como venosa do retalho, pelo excesso de compressão. Há escolas que preferem curativo compressivo com gesso e atadura de crepe, porém com a melhoria na qualidade das malhas compressivas este gesso pode ser perfeitamente substituído.

Cuidados Pré-operatórios

Após examinar a paciente e concordar com ela na realização de uma abdominoplastia convencional, os cuidados prévios à cirurgia estão todos ligados a um evento cirúrgico em caráter eletivo, isto é, verifica-se se o estado de saúde do paciente é o ideal para o evento, se não é portador de doenças sistêmicas tais como diabetes, hipertensão, vasculopatia, lúpus ou outras que poderão alterar o resultado do procedimento. Deve-se também requisitar exames laboratoriais como hemograma, coagulograma, glicemia e outros. Solicita-se também avaliação clínica e cardiológica, para não se surpreender durante o ato operatório. Após estas avaliações, uma consulta com o médico anestesista que vai assistir a paciente é de suma importância.

Complicações

Restrição respiratória

É uma complicação rara, porém descrita, e ocorre quando há excesso da plicatura mediana na linha alba, por diminuição da área de expansão abdominal quando da inspiração, e se dá sempre no pós-operatório imediato, referida com dificuldade inspiratória. O tratamento é de emergência e deve-se desfazer a plicatura de imediato.

Trombose venosa profunda

Há uma grande controvérsia sobre este assunto, no momento a ideia é a profilaxia das tromboses, que pode ser feita com o uso de anticoagulante de baixo peso, botas pneumáticas que são insufladas de maneira escalonada, e fisioterapia precoce e intensiva por profissionais qualificados (ver Capítulo 5).

Necroses

São relativamente frequentes, desde que não sejam respeitados os parâmetros de traumas ao retalho (comprimir, tracionar ou esticar) durante a dissecção (Figuras 92.13A-D). Podem ser pequenas, médias ou grandes, algumas vezes ultrapassando a cicatriz umbilical, tornando-se verdadeiros desastres e de difícil resolução. Normalmente, quando isto acontece, deve-se acompanhar o paciente em todo o tempo da complicação e tratá-lo até corrigi-la (Figura 92.13D). Nestes casos, pode-se aguardar cicatrização por segunda intenção e em seguida corrigir-se a cicatriz inestética remanescente.

Deiscência

É uma complicação geralmente pequena, porém comum e acredita-se ser por trauma do retalho, muita tensão do mesmo ou por sutura extremamente apertada, provocando isquemia da linha de sutura (Figura 92.14).

Má evolução cicatricial

Pode ser por hipertrofia e hipercromia (Figura 92.15) da cicatriz, ou também por uma cicatriz do tipo queloide. Estas devem ser tratadas com o consentimento do paciente e pelas técnicas comprovadas pela ciência médica (ver Capítulo 1).

Hematoma

É uma complicação muito comum que pode ser prevenida quase totalmente com muito boa hemostasia, drenagem aspirativa ou não, fixação do retalho com pontos de Baroudi, ou ainda suturas contínuas do retalho à aponeurose dos músculos retos do abdome. Quando acontece deve ser tratada com drenagem assim que o diagnóstico for feito, pois sedo um hematoma de grande volume, pode levar a sofrimentos pequenos e até necroses do retalho.

Seromas

Geralmente aparecem alguns dias após a cirurgia, e devem ser sempre esvaziados para evitar pseudocistos da parede abdominal.

Infecção

Embora descritas, as infecções para este evento são raras, pois de rotina usam-se antibióticos adequados, eficaz assepsia da área operatória e procura-se ser adequadamente o mais rápido possível no manuseio da ferida operatória, sobretudo quando são associadas outras cirurgias, como as ginecológicas. Muitas vezes pode ser confundido um hematoma não diagnosticado e que passou a drenar espontaneamente como infecção da cirurgia.

CAPÍTULO 92 – ABDOMINOPLASTIA

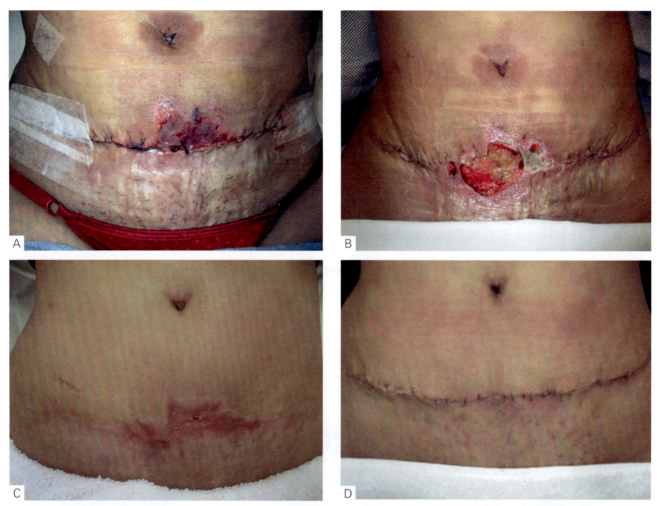

FIGURA 92.13A-D – Sofrimento cutâneo na região distal do retalho abdominal. Sua evolução e tratamento.

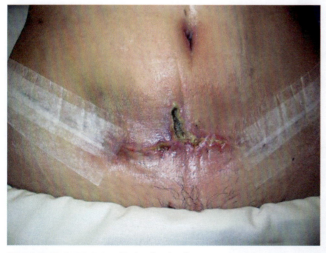

FIGURA 92.14 – Deiscência de sutura.

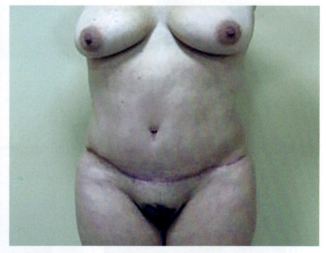

FIGURA 92.15 – Hipertrofia e hipercromia cicatricial.

PARTE 8 – CIRURGIA ESTÉTICA

Sempre que há infecção diagnosticada, deve ser tratada o mais rápido possível para diminuir as complicações.

Conclusão

As abdominoplastias tiveram grande evolução e modificação após o advento da lipoaspiração, a qual levou a uma significante melhora do resultado e do contorno corporal. Praticamente não mais se realizam abdominoplastias convencionais, pois perde-se resultado final. Exatamente por este motivo é que se deve conhecer bem a abdominoplastia convencional, pois é a partir desta técnica que se podem usar os outros procedimentos como a lipoaspiração, descolamentos econômicos, suturas e ancoragens para garantir um resultado melhor para as abdominoplastias dos pacientes.

Caso clínco (evolução)

- Paciente operado de abdominoplastia; fotografias em pré (Figuras 92.16A-E) e pós-operatório (Figura 92.17A-E) com espaço de 105 dias, mostrando um resultado adequado para este evento cirúrgico.

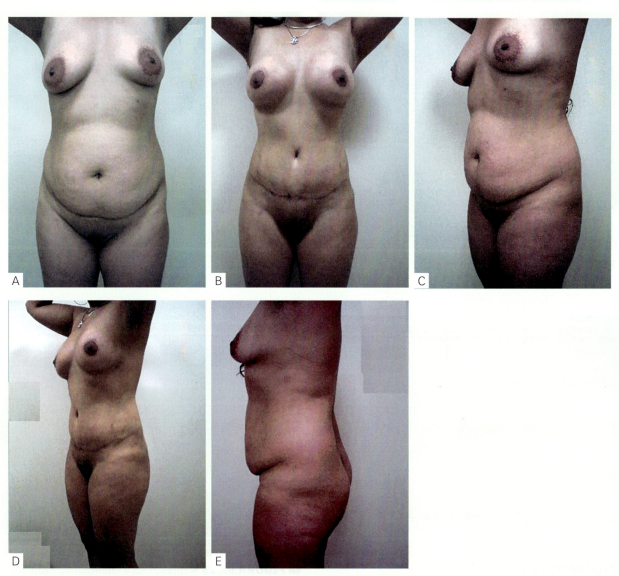

FIGURA 92.16A-E – Caso clínico, pré-operatório.

CAPÍTULO 92 – ABDOMINOPLASTIA

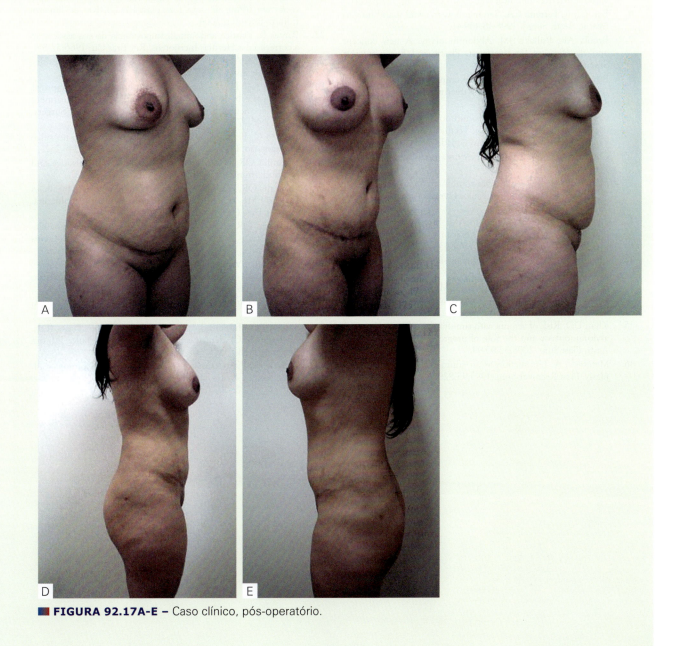

FIGURA 92.17A-E – Caso clínico, pós-operatório.

Referências Bibliográficas

1. Almeida EG, Almeida GL Jr. Abdominoplastia: estudo retrospectivo. Rev Soc Bras Cir Plast. 2008;23(1):1-10.
2. Andrews JM. Nova técnica da lipectomia abdominal e onfaloplástica. Memória do 8º Congresso Lat. Amer Cir Plástica. Cuba, 1956.
3. Avelar J. Lipoaspiração – Nova e valiosa contribuição à abdominoplastia. Ressecção cutânea infra-umbilical com seccionamento do pedículo do umbigo. Rev Bras Cir. 1986;76(4):221-227.
4. Avelar JM. Abdominoplastia: uma nova técnica sem descolamento e sem ressecção do panículo abdominal. Arq Catarin Med. 2000;29:147-9.
5. Avelar JM. Abdominoplasty: Systematization of a technique without external umbilical scar. Aesth Plast Surg. 1978;2:141.
6. Baroudi R, Ferreira CA. Seroma: how to avoid it and how to treat it. Aesth Surg J. 1998;18:439-41.
7. Bozola AR, Psillakis JM. Abdominoplasty: A new concept and classification for treatment. Plastic and Reconstructive Surgery. 1988;82:983-93.
8. Bozola AR, Psillakis JM. Abdominoplasty: a new concept and classification for treatment. Plast Reconstr Surg.1988;82:983-993.
9. Callia W. Contribuição para o estudo da correção cirúrgica do abdome pêndulo e globoso. Técnica original. Dissertação Faculdade de Medicina da Universidade de São Paulo, 1963.
10. Callia W. Uma plástica para a cirurgia geral. Méd Hosp (São Paulo). 1967;1:40-1.
11. Franco T, Rebello C. Cirurgias combinadas. Cirurgia Estética. 1ª ed. Rio de Janeiro – São Paulo: Livraria Atheneu; 1977. p. 345-349.
12. Hakme F, Toledo OMR, Souto AM, Moojen JGN, Sjostedt CO. Detalhes técnicos na lipoaspiração associada à abdominoplastia. Rev Bras Cir. 1985;75(5):331-337.
13. Illouz YG. Study of subcutaneous fat. Aesth Plast Surg. 1990;14(3):165-77.
14. Jatene PRS, Jatene MCV, Barbosa ALM. Abdominoplastia: experiência clínica, complicações e revisão de literatura. Rev Soc Bras Cir Plást. 2005;20(2):65-71.
15. Khan UD. Risk of seroma with simultaneous liposuction and abdominoplasty and the role of progressive Tension Sutures. Aesth Plast Surg. 2008;32:93-99.
16. Matarasso A. Liposuction as an adjunct to a full abdominoplasty. Plast Reconstr Surg. 1995;95:829.
17. Mélega JM. Cirurgia Plástica Fundamentos e Arte. Cirurgia Estética. São Paulo: Medsi Editora Médica e Científica Ltda.; 2003.
18. Nurkim M, Mendonça L, Martins PAM, Silva JLB, Martins PDE. Incidência de hematoma e seroma com e sem uso de drenos. Rev Soc Bras Cir Plást. 2002;17:69-74.
19. Oliveira EA, Valera F, Monte ALR, López C. Prevenção do seroma nas abdominoplastias associadas à lipoaspiração e sem drenagem ativa. Rev Soc Bras Cir Plást. 2008;23(1):41-7.
20. Pitanguy I, Salgado F, Murakami R, Radwanski HN, Mauad R Jr. Abdominoplastia: classificação e técnicas cirúrgicas. Rev Bras Cir. 1995;85(1):23-44.
21. Pontes R. Abdominoplastia. Ressecção em bloco e sua aplicação em lifting de coxa torsoplastia.1ª ed. Rio de Janeiro: Editora Revinter; 2004.
22. Pontes R. Plástica abdominal: Importância de sua associação à correção das Hérnias Incisionais. Rev Bras Cir. 1966;52:85.
23. Psillakis JM. Abdominoplasty: some ideas to improve results. Aesth Plast Surg. 1978;2:205.
24. Psillakis JM. Plastic Surgery of the abdomen with improvement in the body contour – Physiopathology and treatment of the aponeurotic musculature. Clinics in Plastic Surgery. 1984;11:465-77.
25. Rebello C, Franco T. Abdominoplastia por incisão no sulco submamário. Rev bras Cir. jul.-ago. 1972;62(77/8):249-252.
26. Saldanha OR, et al. Lipoabdominoplasty with selective and safe undermining. Aesth Plast Surg. 2003;27:322-327.
27. Saldanha OR, Pinto EBS, Matos WN Jr., Lucon RL, Magalhães F, Bello EML, et al. Lipoabdominoplastia – Técnica Saldanha. Rev Soc Bras Cir Plást. 2003;18:37-46.
28. Saldanha, OR. Lipoabdominoplastia. Evolução da lipoabdominoplastia – como surgiu? 1ª ed. Rio de Janeiro: Di-Livros Editora Ltda.; 2004.
29. Sinder R. Variações Técnicas das abdominoplastias – Generalidades Sobre Cirurgia Plástica do Abdome. Anais do Simpósio Brasileiro de abdominoplastia. SBCP. 1982;31-40.
30. Sinder R. Cirurgia plástica do abdome. Niterói: Sinder R; 1979.
31. Sinder R. Abdominoplastias. Soci Bras Cirur Plást, (Eds. Carreirão S, Cardêni v e Saldenberg D). São Paulo: Editora Atheneu; ANO2005. cap. 62p. 621-645.
32. Thorek M. Plastic surgery of the breast an abdominal wall. Springfield: Charles Thomas;1942.

capítulo 93

Enxertos de Gordura
Aplicações Estéticas

AUTOR: **Luiz Haroldo Pereira**
Coautores: Aris Sterodimas e Beatriz Nicaretta

Introdução

Em 1893, Neuber foi o pioneiro a descrever o *enxerto de gordura autóloga* (AFG) para o tratamento da atrofia facial unilateral.[1] Com a evolução contínua da técnica durante o século passado, houve um aumento exponencial nos dias atuais em substituir o volume dos tecidos moles utilizando o enxerto de gordura autóloga. No entanto, a avaliação dos resultados após o enxerto de gordura tem sido criticada, por falta de evidências científicas ao quantificar a taxa de sobrevivência do enxerto e a previsibilidade da restauração volumétrica do mesmo.[2,3] Estudos recentes demonstram que maior número de células-tronco derivadas de tecido adiposo é encontrado na gordura do quadrante inferior do abdome ou na parte interna da coxa.[4]

Apesar dos inúmeros relatórios clínicos disponíveis sobre a técnica de enxerto de gordura, o modo selecionado para coletar as células da área doadora, a preparação e a injeção destas ainda são elegidos de acordo com a preferência individual do cirurgião; uma vez que, apesar das recomendações de boas práticas baseadas em evidências, não existem registros quantitativos de sobrevivência clínica da gordura e da previsibilidade da restauração de volume. O tecido adiposo é considerado uma fonte de células *estaminais mesenquimais* (MSC), chamadas de *células estaminais derivadas do tecido adiposo* (ADSC).[5] Estas células são onipresentes e coletadas com facilidade, em grande quantidade, com baixíssima morbidade ao sítio doador, ou mínimo desconforto ao paciente, tornando o uso de ADSC autólogas uma terapia celular apropriada. O uso de células-tronco adiposas (ASC) pode aumentar a angiogênese e melhorar a sobrevivência dos enxertos, reduzindo assim a taxa de atrofia do enxerto de gordura.[6] ADSC foram analisadas em estudos clínicos para o aumento dos tecidos moles e constituem uma nova abordagem às terapias celulares, tais como o transplante autólogo de gordura. O enxerto de gordura enriquecido em células-tronco (SEL) é uma nova técnica cirúrgica de enxerto de gordura autóloga para o contorno corporal, o qual converte um enxerto de gordura pobre em células-tronco em um enxerto de gordura enriquecido em células-tronco.[7] Na última década, os resultados clínicos da pesquisa científica denotaram que a técnica SEL é um dos elementos centrais da medicina regenerativa.

Técnica

Marcação das áreas a serem lipoaspiradas são feitas com o paciente em posição ortostática. Sedação pré-operatória é administrada no centro cirúrgico. A anestesia consiste em um bloqueio peridural e sedação intravenosa. O paciente é colocado em decúbito ventral. Após a injeção de solução salina normal contendo adrenalina 1:500.000 através de uma cânula de pequeno diâmetro conectada a uma seringa de 60 cc, e esperando-se 15 minutos, uma cânula romba de 4 mm é inserida através de pequenas incisões. A gordura é aspirada através do Método de Seringa.[8] Dois terços da gordura aspirada são utilizados, a fim de isolar a fração do estroma vascular (SVF). A digestão é realizada com colagenase a 0,075 % (Sigma, St. Louis, MO) em solução salina tamponada e agitada por 30 minutos a 37°C em incubadora – Celltibator (Medikan, Los Angeles, CA).

A separação da fração vascular do estroma (SVF) contendo ADSC é então realizada através de centrifugação com rotação a 1.200 g por 5 minutos. A centrífuga Lipokit (Medikan, Los Angeles, CA), é utilizada. A SVF está localizada no terço inferior do produto derivado da centrifugação do lipoaspirado. Na técnica do enxerto enriquecido em células-tronco (SEL), a fração vascular do estroma fresco é misturada à gordura aspirada, com o tecido adiposo atuando como um molde vivo antes do seu transplante.[9] O terço restante da gordura aspirada é preparado da seguinte maneira: com a seringa na posição vertical, a gordura é separada do infiltrado. Solução salina isotônica (soro fisiológico) é adicionada à seringa e o exsudato é descartado. Este processo é repetido até que a gordura adquira a coloração amarelada, estando portanto livre de sangue e outros contaminantes.[10] A mistura da fração do estroma vascular contendo células-tronco derivadas de adipócitos com a gordura purificada é então realizada (Figura 93.1). A totalidade deste procedimento é realizada dentro da sala cirúrgica, por dois engenheiros teciduais, manualmente, e o tempo necessário é de aproximadamente 90 minutos.

Planos teciduais são criados com a utilização de cânulas específicas em diferentes trajetórias, sempre do plano profundo em direção ao plano superficial. A injeção bem-sucedida do enxerto é realizada através da utilização de cânula romba, a qual criará um túnel durante a sua inserção, e a gordura é enxertada por retroinjeção, dentro deste túnel (durante a retirada da cânula), evitando-se assim a injeção acidental intravascular de gordura. Vários túneis são criados na área deficiente a ser tratada. Antibióticos, analgésicos e anti-inflamatórios são prescritos e devem ser utilizados nos 7 dias subsequentes ao ato cirúrgico.

Seleção de Pacientes

O enxerto de gordura enriquecido em células-tronco tem como objetivo a restauração volumétrica de deficiências observadas e demarcadas no pré-operatório através da utilização de adipócitos que irão sobreviver e se incorporar ao leito receptor. A combinação de lipoaspiração circunferencial, enxerto de gordura enriquecido em células-tronco nos glúteos e membros inferiores em um único procedimento cirúrgico tem sido realizada com sucesso nos últimos 10 anos, enfatizando-se a reduzida taxa de complicações e o altíssimo grau de satisfação da maioria dos pacientes.[11] O enxerto de gordura enriquecido em células-tronco deve ser considerado como parte do contorno corporal visando a restauração balanceada e proporcional da anatomia corporal. A gordura aspirada pode ser utilizada para aumentar, dar forma e para corrigir irregularidades ou assimetrias, as quais devem ser observadas e demarcadas junto ao paciente no pré-operatório.[12] A utilização do enxerto de gordura enriquecido em células-tronco no contorno corporal tem chamado a atenção devido a melhorias constantes no processamento e na preparação da gordura. Recentemente, o conceito de contorno corporal composto foi introduzido combinando a lipoabdominoplastia e o enxerto de gordura enriquecido em células-tronco para a área glútea e os membros inferiores, tendo sido realizada em 375 pacientes, com resultados estéticos favoráveis.

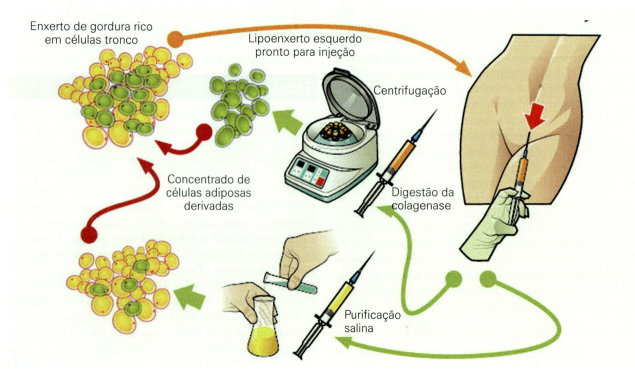

FIGURA 93.1 – Esquema da técnica do procedimento de enxerto de gordura.

Análise de Casos

Paciente 1

Paciente feminino, 52 anos, queixando-se de se sentir "pouco atraente" (Figura 93.2A, C, E). Submeteu-se a lipoaspiração do tronco, flancos e abdome; lipoenxertia na face utilizando a técnica de gordura enriquecida com células-tronco. Os seguintes volumes foram injetados em um único procedimento: 2 mL no sulco nasogeniano direito; 3 mL no sulco nasolabial esquerdo; 1,5 mL no sulco nasojugal direito; 1.5 mL no sulco nasojugal esquerdo; 3 mL na região malar direita e 3 mL na região malar esquerda. Resultado 2 anos após o procedimento está exposto na Figura 93.2B, D, F.

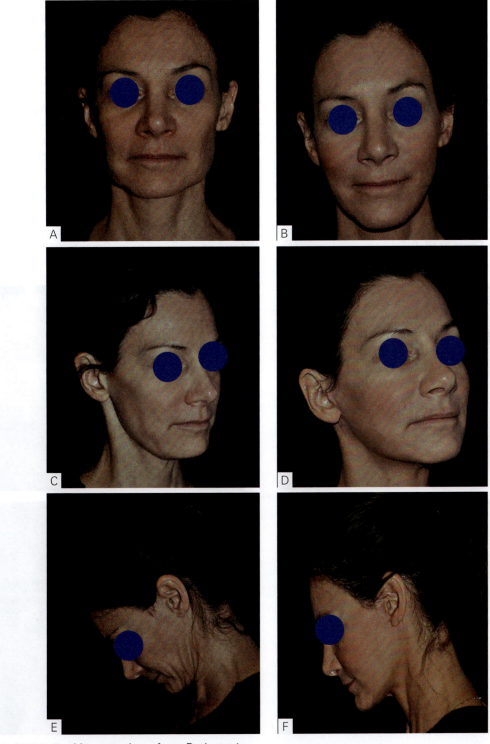

FIGURA 93.2A-F – Lipoenxertia na face. Paciente 1.

Paciente 2

Paciente feminina, 34 anos (Figura 93.3A, C). Submeteu-se à lipoaspiração e aumento mamário utilizando a técnica de gordura enriquecida com células-tronco. Mama direita: 155 mL; mama esquerda: 175 mL. Fotos 3 anos após o procedimento na Figura 93.3B, D.

Paciente 3

Paciente feminina, 24 anos, solicitando lipoaspiração e aumento moderado das nádegas (Figura 93.4A, C, E). Realizada lipoaspiração do tronco, flancos e abdome como parte do procedimento de contorno corporal composto. Submetida à injeção de gordura nos glúteos utilizando a técnica de gordura enriquecida com células-tronco. Os seguintes volumes foram injetados em um único procedimento: 170 mL intramuscular no glúteo direito; 170 mL intramuscular no glúteo esquerdo; 50 mL no espaço subcutâneo do glúteo direito; 45 mL no espaço subcutâneo do glúteo esquerdo; 30 mL no sulco subglúteo direito e 30 mL no sulco subglúteo esquerdo. Fotos 18 meses após o procedimento na Figura 93.4B, D, F.

Paciente 4

Paciente masculino, 38 anos, almejava a lipoaspiração e aumento moderado da área glútea (Figura 93.5A, C, E). Realizada lipoaspiração do tronco, flancos e abdome; e transferência de gordura glútea autóloga enriquecida em células-tronco. Os seguintes volumes foram injetados em um único procedimento: 180 mL intramuscular no glúteo direito; 180 mL intramuscular no glúteo esquerdo; 80 mL no espaço subcutâneo do glúteo direito; 80 mL no espaço subcutâneo do glúteo esquerdo; 45 mL no sulco subglúteo direito e 50 mL no sulco subglúteo esquerdo. Pós-operatório 2 anos após o procedimento (Figura 93.5B, D, F).

Paciente 5

Paciente feminina, 52 anos (Figura 93.6A, C, E). Contorno corporal composto, pós-operatório de 3 anos. Os seguintes volumes foram injetados em um único procedimento: 180 mL intramuscular no glúteo direito; 180 mL intramuscular no glúteo esquerdo; 80 mL no espaço subcutâneo do glúteo direito; 80 mL no espaço subcutâneo do glúteo esquerdo; 45 mL no sulco subglúteo direito e 110 mL no sulco subglúteo esquerdo utilizando a técnica de gordura enriquecida com células-tronco. Fotos 3 anos após o procedimento na Figura 93.6B, D, F.

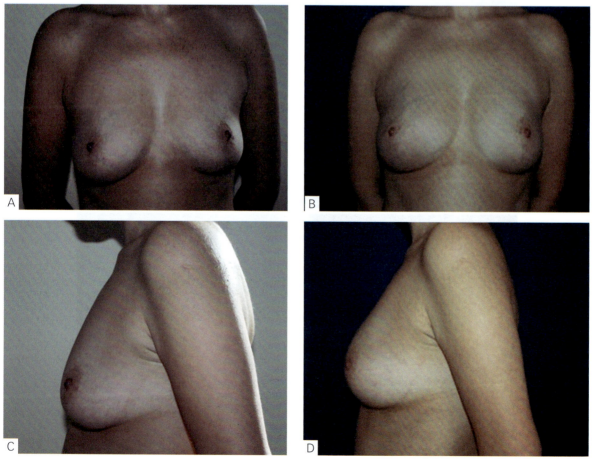

FIGURA 93.3A-D – Lipoenxertia na mama. Paciente 2.

CAPÍTULO 93 – ENXERTOS DE GORDURA. APLICAÇÕES ESTÉTICAS

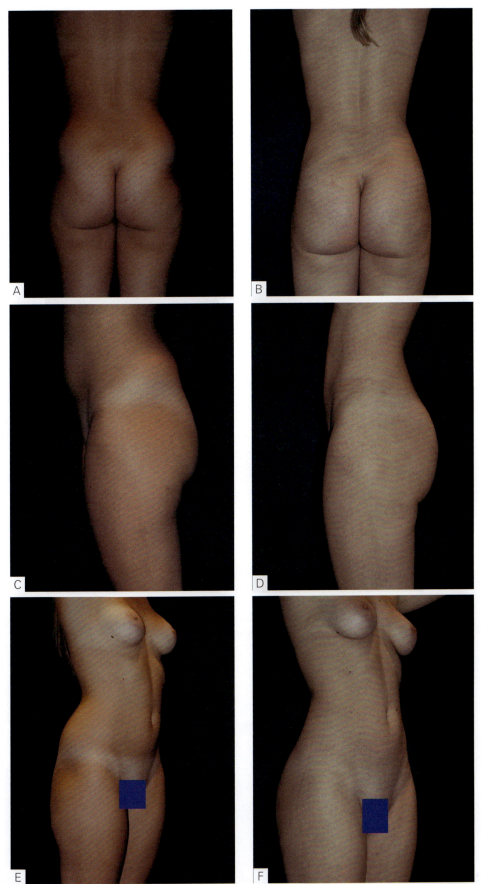

■ **FIGURA 93.4A-F –** Lipoaspiração de tronco, flancos e abdome. Injeção de gordura nos glúteos. Paciente 3.

1223

PARTE 8 – CIRURGIA ESTÉTICA

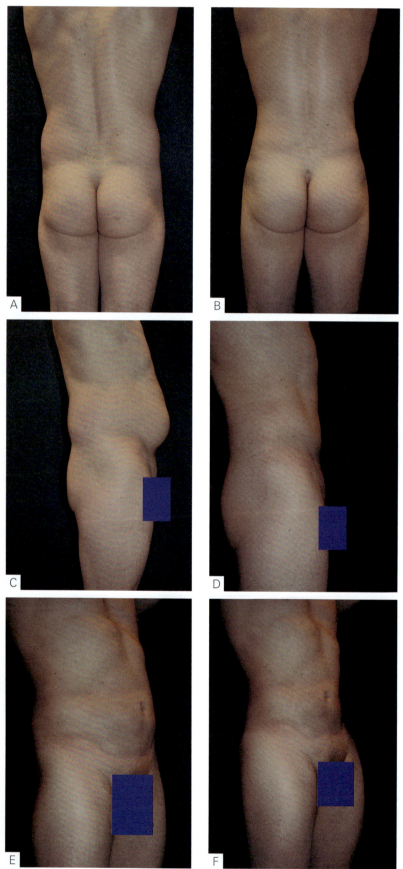

FIGURA 93.5A-F – Lipoaspiração de tronco, flancos e abdome em paciente do sexo masculino. Lipoenxertia em região glútea. Paciente 4.

CAPÍTULO 93 – ENXERTOS DE GORDURA. APLICAÇÕES ESTÉTICAS

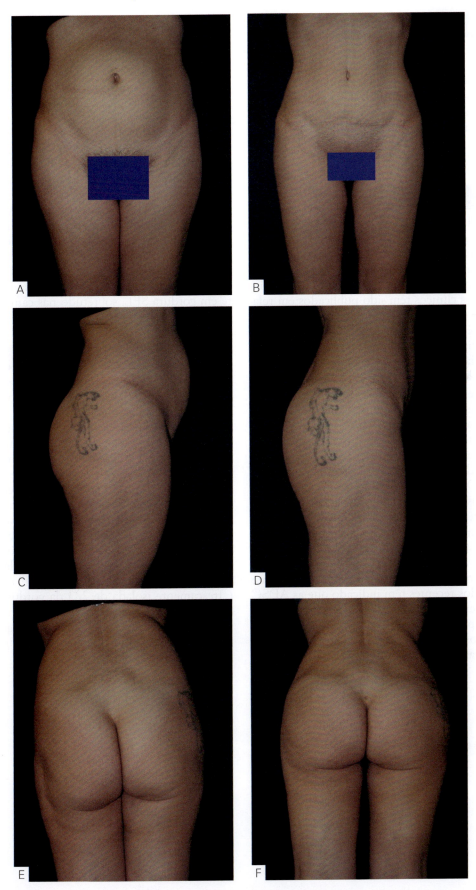

FIGURA 93.6A-E – Procedimento: contorno corporal composto. Paciente 5.

1225

Complicações

Podem ser observados edema, equimoses na área doadora por 6 a 10 dias e, nas áreas injetadas, por 3 a 5 dias. Liponecrose de pequeno volume pode ocorrer na área enxertada, sendo facilmente tratada por punção e aspiração simples através de uma agulha ou microcânula conectada a uma seringa de 10 mL, em nível ambulatorial. Infecção da área enxertada também pode ocorrer e é tratada por incisão, drenagem e uso de antibióticos.

Discussão

O enxerto de gordura para contorno corporal permanece envolto em um estigma de resultados variáveis, vivenciados pela maioria dos cirurgiões plásticos quando iniciam a técnica de enxerto de gordura. A padronização da técnica de enxerto de gordura autóloga é necessária. Inúmeros estudos clínicos têm sido publicados em relação à técnica de coleta, preparação e injeção do enxerto de gordura. As técnicas ainda são selecionadas de acordo com a preferência individual do cirurgião, visto que não existe a evidência clínica quantitativa da sobrevivência e da previsibilidade da restauração volumétrica.

ADSC podem ser distinguidas de outros tipos de adipócitos progenitores com base na expressão de uma variedade de marcadores de superfície celular. A capacidade regenerativa das ADSC durante o ajuste do enxerto e sua contribuição para a regeneração de gordura permanecem indefinidas. Estudos clínicos têm demonstrado que as ADSC residentes junto aos tecidos gordurosos enxertados podem se diferenciar em adipócitos e adicionar estrutura para preencher o defeito tecidual da área implantada; secretar fatores de crescimento, citocinas e quimioatrativos que podem aumentar a angiogênese e melhorar a vascularização e o suprimento sanguíneo local; e inibir a resposta imune inata após o transplante tecidual.[13] Estudos recentes têm indicado que as ADSC podem promover a angiogênese, além de suprimir a inflamação. Um princípio aceito do enxerto de gordura autóloga é que os adipócitos sobrevivem apenas quando existe a distância de 2 mm de um suprimento de sangue arterial. As células de gordura dispostas fora desse limite podem sofrer necrose, levando à formação de cicatrizes.

O enxerto de tecido adiposo enriquecido com SVF é entrelaçado aos tecidos visados, injetando-se apenas 5-10 mL de gordura com cada passagem, a fim de obter o resultado clínico mais confiável. O processo de regeneração de gordura é continuado por ADSC entre 3 e 7 dias, de modo que o papel da ADSC é importante no enxerto de gordura. ADSC também estão envolvidas com o estabelecimento da homeostase da gordura. Estas propriedades apoiam o sucesso na regeneração de tecidos e a sobrevivência em longo prazo do enxerto de gordura. Tem sido demonstrado que ADSC colhidas a partir de regiões abdominais superficiais são significativamente mais resistentes à apoptose que outras partes.[14] Um estudo recente confirmou que a gordura SEL pode sobreviver melhor que a gordura não SEL, e a microvasculatura pode ser detectada de forma mais proeminente em gordura SEL, sobretudo nas camadas externas da transferência de gordura.[15]

Conclusão

A chave de sucesso no enxerto de gordura é a familiaridade com a técnica, o conhecimento da anatomia e compreensão das metas do paciente. Com experiência, o cirurgião poderá prever a quantidade de volume necessário a ser enxertado para produzir o resultado desejado. Séries clínicas recentes demonstram que as células-tronco derivadas de adipócitos oferecem finalmente a possibilidade de preenchimento, com o princípio fundamental de repor como um preenchedor estético, sem os inconvenientes da tecnologia atual. No enxerto de gordura enriquecido em células-tronco (SEL), células-tronco autólogas derivadas de adipócitos (ADSC) são utilizadas em combinação ao enxerto clássico de gordura. A fração vascular do estroma (SVF) contendo ADSC é frescamente isolada de 2/3 da gordura aspirada e recombinada com o terço restante da gordura purificada. Este processo converte o aspirado de gordura relativamente pobre em células-tronco em gordura enriquecida em células-tronco.

Referências Bibliográficas

1. Sterodimas A, Boriani F, Magarakis E, Nicaretta B, Pereira LH, Illouz YG. Thirty-four years of liposuction: past, present and future. Eur Rev Med Pharmacol Sci. 2012 Mar;16(3):393-406.
2. Pereira LH, Nicaretta B, Sterodimas A. Correction of liposuction sequelae by autologous fat transplantation. Aesthetic Plast Surg. 2011 Dec;35(6):1000-8.
3. Pereira LH, Sterodimas A. Treatment of iatrogenic abdominal contour irregularities. Aesthetic Plast Surg. 2010 Apr;34(2):129-35.
4. Sterodimas A, De Faria J, Correa WE, Pitanguy I. Tissue engineering in plastic surgery: an up-to-date review of the current literature. Ann Plast Surg. 2009 Jan;62(1):97-103.
5. Sterodimas A, de Faria J, Nicaretta B, Pitanguy I. Tissue engineering with adipose-derived stem cells (ADSCs): current and future applications. J Plast Reconstr Aesthet Surg. 2010 Nov;63(11):1886-92.
6. Sterodimas A, de Faria J, Nicaretta B, Papadopoulos O, Papalambros E, Illouz YG. Cell-assisted lipotransfer. Aesthet Surg J. 2010 Jan;30(1):78-81.
7. Sterodimas A. Illouz YG Conclusions and Future directions. In: Adipose derived stem cells and regenerative medicine. Illouz YG, Sterodimas A, eds. Berlin Heidelberg: Springer-Verlag;; 2011. p. 273-276.
8. Pereira LH, Sterodimas A. Composite body contouring. Aesthetic Plast Surg. 2009Jul;33(4):616-24.
9. Sterodimas A. Stromal enriched lipograft for rhinoplasty refinement. Aesthet Surg J. 2013 May;33(4):612-4.
10. Sterodimas A, Huanquipaco JC, Souza Filho S, Bornia FA, Pitanguy I. Autologous fat transplantation for the treatment of Parry-Romberg syndrome. J Plast Reconstr Aesthet Surg. 2009 Nov;62(11): e424-6.
11. Sterodimas A, de Faria J, Nicaretta B, Boriani F. Autologous fat transplantation versus adipose-derived stem cell-enriched lipografts: a study. Aesthet Surg J. 2011Aug;31(6):682-93.
12. Nicareta B, Pereira LH, Sterodimas A, Illouz YG. Autologous gluteal lipograft. Aesthetic Plast Surg. 2011Apr;35(2):216-24.
13. Pereira LH, Sterodimas A Liposuction of the abdomen and trunk. In: Body Contouring & liposuction. Rubin JP, Jewell ML, Richter D, Uebel CO, eds. New York, NY: W.B. Saunders Elsevier; 2012. p. 311-320.
14. Sterodimas A. Adipose Stem Cell Engineering: Clinical applications in plastic and reconstructive surgery. In: Adipose derived stem cells and regenerative medicine. Illouz YG, Sterodimas A, eds. Berlin Heidelberg: Springer-Verlag; 2011. p. 165-180.
15. Sterodimas A. Tissue Engineering with adipose-derived stem cells (ADSCs) in plastic and reconstructive surgery: current and future applications. In: New Frontiers in plastic and cosmetic surgery. Di Giuseppe A, Shiffman M, eds. The Heath Sciences Publisher.

capítulo 94

Gluteoplastia

AUTOR: **Raul Gonzalez**

Introdução

Gluteoplastia é todo procedimento cirúrgico que visa o embelezamento ou a normalidade das nádegas. As principais operações que se destinam a este fim são os diferentes tipos de *lifting* glúteo, o aumento e remodelagem por enxerto de gordura ou implantes, a lipoaspiração e a correção de retrações glúteas. Alguns destes procedimentos podem ser usados em associação entre eles. A lipoaspiração é o procedimento mais usado nesta associação, sendo que em minha casuística mais de 80% dos implantes glúteos têm algum tipo de lipoaspiração e mais de 50%, algum tipo de enxertia; mesmo que usada como procedimento isolado, pode trazer melhora estética à região glútea, pois ao atenuar o volume de gordura circunjacente faz sobressair a projeção das nádegas.

Neste capítulo mostraremos as bases da lipoenxertia e dos implantes glúteos, pois são os procedimentos mais usados. Os diferentes tipos de *lifting* glúteos têm tido cada vez mais indicação com a crescente popularidade das cirurgias destinadas ao tratamento da obesidade, entretanto, dada a sua complexidade, merecem um capitulo à parte.

Remodelagem Glútea por Lipoenxertia

O primeiro a usar lipoenxerto nas nádegas para remodelagem e aumento foi este autor, em 1986.[1] O diagnóstico das áreas a serem enxertadas, sua marcação pré-operatória e a quantidade de enxerto em cada área devem fazer parte do planejamento cirúrgico. Costumamos para isso separar o glúteo em cinco áreas: a depressão trocanteriana, o polo superior da nádega, o polo mediovertical, o polo inferior e a área isquiática.[2] A separação do glúteo por áreas nos permite administrar melhor a remodelagem, uma vez que na maior parte das vezes somente algumas delas necessitam enxertia (Figura 94.1).

A área mais comumente enxertada é a depressão trocantérica, que em boa parte dos casos é associada ao tratamento concomitante do polo superior da nádega.

O volume enxertado em cada uma destas áreas varia entre 50 a 200 cc, e dificilmente se ultrapassa o total de 400 cc em cada nádega. Grandes volumes, maiores de 400 cc aumentam muito o risco de lipólise, infecção e fibroses. A gordura deve ser enxertada em diferentes níveis, e em "palitos"[1] evitando-se formar lagos ou bolas de gordura, que podem facilitar complicações e também a absorção do enxerto. Para corrigir a depressão isquiática a enxertia de 20 a 40 cc é suficiente. Para enxertia nesta área são necessárias pequenas liberações com uma agulha 40 x 16 para afrouxar o tecido conetivo denso que substituiu parcialmente a gordura do local. Como grandes volumes de enxertia aumentam a possibilidade de complicações, a indicação de um implante glúteo deve ser avaliada nestas condições. Tomamos como regra que sempre que se necessite de um aumento de 2 cm na projeção dos polos superior e medial do glúteo, é preferível partir de imediato para o implante. Outro aspecto a ser levado em conta é que sempre é possível associar o lipoenxerto no subcutâneo com o implante intramuscular, conseguindo resultados ainda mais significativos.

As áreas a serem enxertadas devem ser previamente marcadas com o paciente ainda em pé, devemos usar as marcas como guia, entretanto como o tecido glúteo

PARTE 8 – CIRURGIA ESTÉTICA

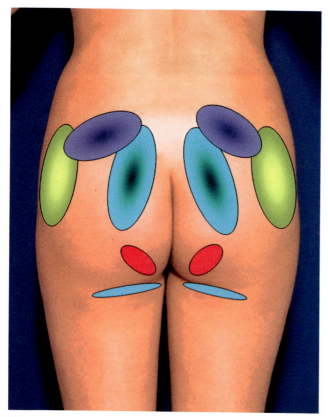

FIGURA 94.1 – A enxertia glútea deve ser demarcada por áreas, como as da figura, onde vemos a marcação da depressão trocanteriana, polo superior e polo medial do glúteo. Na parte inferior da nádega, a depressão isquiática e o sulco glúteo inferior também são áreas que frequentemente se beneficiam de lipoenxertia. O tratamento do glúteo por áreas facilita o planejamento da abordagem.

se lateraliza e sobe em decúbito ventral, o auxiliar deve medializar a nádega imitando sua posição quando em pé, para evitar enxertia em posição mais cefálica e lateral que o indicado. Por este motivo, quanto mais profundo o enxerto, mais caudal deve ser a aplicação. Diferentes métodos podem ser usados para o preparo da gordura, desde a simples coagem em compressa até a decantação ou centrifugação. Minha experiência com os diferentes métodos me levou a escolher a coagem em compressa seguida de suave compressão para melhor secagem da gordura.

Implantes Glúteos

Os implantes glúteos podem ser introduzidos nos planos subcutâneo, subfascial e submuscular, entretanto os resultados com estes planos podem ser ruins devido a complicações inerentes aos mesmos. Dentre estas, a principal complicação é o implante visível ou perceptível. O plano intramuscular, quando bem executado, é menos sujeito a ter problemas de perceptibilidade dos implantes e complicações de qualquer espécie.

Entretanto, o plano intramuscular deve obedecer alguns princípios para evitar danos ao músculo ou deixar o implante visível.

O plano intramuscular ideal

O descolamento deve envolver o implante como um sanduíche, deixando a mesma espessura de músculo tanto na parte anterior como na posterior do implante. Por esse motivo temos chamado este plano de *plano sandwich*, o plano ideal para o implante.

Na prática, não é fácil realizar um descolamento intramuscular no plano ideal, algumas coisas dificultam este procedimento, como as enumeradas a seguir:

1. não é possível avaliar a profundidade do descolamento durante o procedimento;
2. as marcações pré-operatórias feitas na pele para indicar posição dos implantes não servem como referência, pois mudam de posição em decúbito ventral;
3. não há um plano anatômico de dissecação para ser seguido.

Mesmo as marcas feitas com o paciente sentado, no limite entre o assento da cadeira e a pele, não têm qualquer utilidade. Todas estas dificuldades podem ser contornadas quando se sabe identificar transoperatoriamente os limites do músculo e a metade de sua espessura, para poder biparti-lo no plano *sandwich*.

Princípios para o descolamento intramuscular

Para a obtenção de bons resultados estéticos, evitar implantes visíveis e adequada preservação da função muscular, é necessário seguir alguns princípios ao criar o espaço intramuscular.[3,4]

1. O descolamento deve partir o músculo ao meio, deixando a mesma quantidade de músculo posterior e anteriormente ao implante.
2. O descolamento deve ser restrito ao músculo glúteo máximo (GM).

O descolamento muito superficial leva a dano muscular na parte em que o músculo ficou muito fino e a porção do implante coberta pelo músculo lesado atua como se fosse um implante no plano subcutâneo. Tanto no descolamento superficial como no que exterioriza parcialmente o implante, estes podem ser visíveis e palpáveis.

Os pontos-guia para o descolamento ideal

Limite lateral – a linha "G" – para encontrar o limite lateral na parte cefálica do músculo, palpa-se a espinha Ilíaca posterossuperior e marca-se um ponto a 4 cm de distância sobre a crista ilíaca. O limite lateral na parte caudal é indicado pela face posterolateral do trocânter, onde o músculo cobre o osso fazendo uma bursa. Na prática, ao começar a cirurgia pode-se desenhar uma linha para identificar o limite lateral do músculo, unindo o ponto na crista ilíaca e o do trocânter. Chamamos esta linha de linha G.

Os pontos que indicam a metade da espessura do músculo – pontos "X" e "Y"

O ponto "X" indica a metade da espessura junto ao sacro, onde a espessura do músculo varia entre 4 a 7 cm mas, na prática, a menor espessura a ser deixada como cobertura muscular é de 2,5 cm. Portanto, na incisão de abertura muscular escolhemos um ponto (ponto "X") que varia entre 2,5 a 3 cm dentro do músculo para iniciar o descolamento. Uma forma prática de medir a espessura muscular no paciente que está sendo operado é mergulhar o dedo dentro da abertura muscular até sentir o ligamento sacrotuberal, limite anterior do músculo (Figura 94.2).

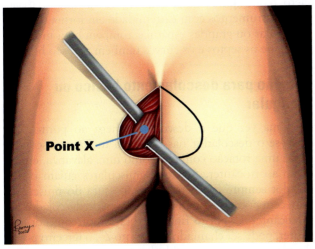

FIGURA 94.2 – O ponto "X" é um ponto escolhido dentro da fissura criada no músculo, o mais próximo possível do meio da espessura do músculo, e no mínimo a 2,5 cm de profundidade. Neste ponto será colocada a ponta do descolador para iniciar o descolamento intramuscular.

Na parte mais cefálica do limite lateral, o GM tem cerca de 2 cm de espessura. Neste local o GM está aderido na crista ilíaca e no osso ilíaco, metade a metade, ou seja uma metade do músculo se adere à crista ilíaca e a outra metade sobre o osso ilíaco. Se soubermos indicar durante a cirurgia a união entre a crista e o osso, estaremos aptos a indicar a metade da espessura do músculo neste local. Na prática se identifica o limite lateral desenhando a linha "G" como descrito acima e sobre ela se palpa a crista ilíaca pressionando firmemente o dedo sobre a crista, depois deslizamos o dedo para baixo, pressionando o músculo até sentir que o dedo está paralelo à crista ilíaca. Neste momento a ponta do dedo estará muito próxima da junção da crista com o osso ilíaco, ou seja, da metade da espessura do músculo, como mostrado na Figura 94.3.

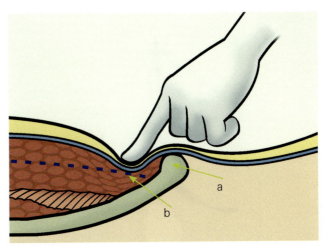

FIGURA 94.3 – Para identificar a metade da espessura do GM no seu limite lateral, sobre a linha G, pressiona-se com um ou dois dedos a crista ilíaca (a) e depois escorregam-se os dedos, sempre pressionando fortemente, até ter os dedos paralelos à crista e sentir sua borda inferior (b).

Técnica Cirúrgica

Anestesia

A anestesia peridural pode ser muito útil, pois um cateter anestésico deve ser deixado por 48 horas para prover analgesia adequada, com doses de 20 cc de ropivacaína a 0,2% a cada 6 ou 8 horas. Após antissepsia, uma compressa deve ser suturada sobre a área anal para evitar contaminação.

Marcação pré-operatória

Uma linha (linha "A") que identifica o topo do sulco interglúteo, e evita que a incisão saia fora do sulco interglúteo é a única marca de pele feita com o paciente em pé. Todas as marcas de lipoaspiração e lipoenxertia são feitas neste momento.

Incisão no sulco interglúteo

Em posição prona, desde a linha "A", demarca-se sobre o sulco interglúteo uma linha dupla, em forma de fuso, com 3 ou 4 mm na sua parte mais larga, e medindo 7 ou 8 cm de comprimento. Seguindo este desenho que descrevemos em 1992,[5] obtém-se uma tira de pele que preserva em sua base o ligamento sacrocutâneo, responsável pela formação do sulco interglúteo, e que será útil para fechar a incisão.

De cada lado da tira de pele desenha-se uma figura de hemielipse, alinhada com o sentido das fibras musculares, de 7 cm de comprimento. Este desenho em forma de coração invertido guiará o descolamento suprafascial para expor o músculo (Figura 94.4). O subcutâneo desta área é infiltrado com solução contendo epinefrina para efeito hemostático.

PARTE 8 – CIRURGIA ESTÉTICA

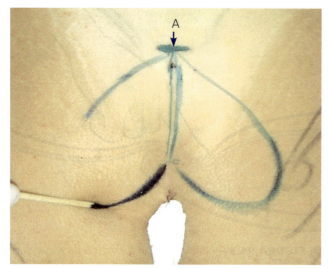

FIGURA 94.4 – As demarcações para guiar a abordagem do músculo, feitas após antissepsia. Desde a linha "A" desenha-se uma figura em forma de fuso sobre o sulco interglúteo, com 3-4 mm de largura e 7 cm de comprimento, para guiar a incisão na pele e preservar o ligamento sacrocutâneo. Desde esta linha desenhamos um "coração invertido" cujos extremos estão a 7 cm do sulco, para descolar a exposição do músculo.

Abordagem do músculo

A incisão segue o desenho da pequena tira de pele. Após cortar a pele, disseca-se o subcutâneo em 45° até encontrar o músculo e sua fáscia, e depois progride sobre a fáscia muscular por toda a área do desenho em coração invertido **(Figura 94.5A,B)**. O músculo e a fáscia são abertos com bisturi, seguindo a direção das fibras musculares, desde a borda do sacro até o fundo da área descolada, em uma incisão de cerca de 6 cm. Por esta incisão criamos uma fissura com o dedo indicador. O ponto "X" é definido dentro desta fissura mediante a palpação caudal do ligamento sacrotuberal, como explicado acima, na prática tomamos sempre entre 2,5 a 3 cm de profundidade como metade da espessura muscular, ou seja, como ponto "X" **(Figura 94.6A,B)**.

Descolamento inicial para bipartição muscular

Uma linha desde o ponto "X" até o ponto "Y" e o trajeto inicial do descolamento. Os primeiros centímetros do descolamento, antes de introduzir o descolador, são feitos com o dedo indicador. O descolador, uma lâmina de aço de 35 × 2,5 cm, deve ser empurrado firmemente em direção ao ponto "Y", seguindo em pequenos movimentos muito curtos para frente e para trás, rompendo os septos que separam o músculo em fascículos. Cada pequeno movimento exige um pouco de força e firmeza, pois os septos são bastante duros e resistentes. O descolador é mantido sempre encostado contra o osso sacro, o que ajuda a guiar melhor este movimento **(Figura 94.7)**. Instrumentos com extremidade em forma de cabeça circular ou grandes espátulas rompem com muita dificuldade os septos e os curvos também não são bons.

Rotação para descolamento básico ou triangular

Uma vez que o descolador chega ao ponto "Y", apoia-se o descolador nas fibras da incisão muscular e se faz uma rotação com ele, como uma alavanca, em direção ao trocânter. As fibras musculares guiam o descolador sempre na metade da espessura do músculo e oferecem pouca resistência à passagem do descolador até o trocânter. O ponto final da rotação, próximo do trocânter, pode ser chamado de "ponto Z", o terceiro ponto do plano de bipartição ideal e que dá nome à técnica "XYZ". Esta rotação provê um descolamento primário

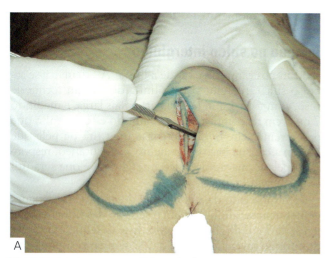 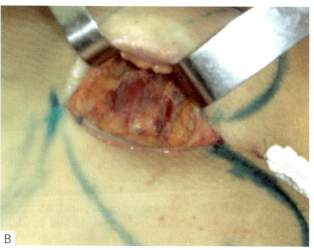

FIGURA 94.5A,B – Feita a incisão na pele o bisturi segue em 45° até a fáscia muscular **(A)**. Toda a área do coração invertido e descolada, expondo o músculo e deixando a fáscia o mais intacta possível, uma vez que a fáscia será útil para suportar melhor as suturas de fechamento muscular **(B)**.

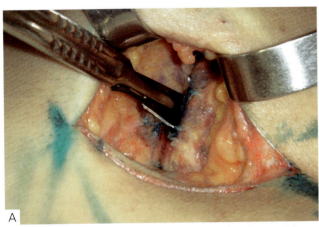
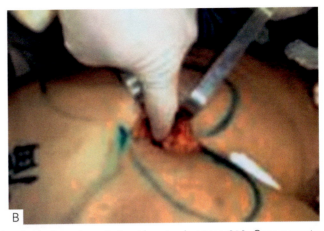

FIGURA 94.6A-B – Corta-se a fáscia com bisturi desde o fundo da área descolada até perto do sacro **(A)**. Com a ponta do indicador cria-se uma fissura com profundidade de 2,5 a 3 cm, dependendo da espessura do músculo **(B)**. Pressionando o dedo caudalmente o ligamento sacrotuberal pode ser palpado, indicando a espessura do músculo.

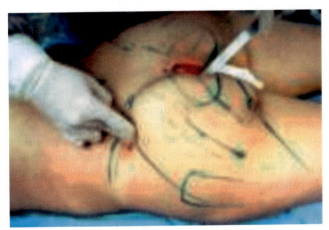
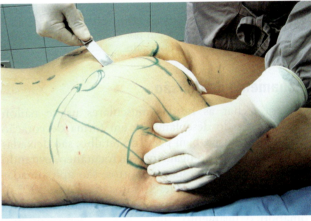

FIGURA 94.7 – O descolador avança do ponto X até a ponta do dedo da mão contralateral, que indica o ponto "Y", sobre a linha "G". O descolador é sempre mantido encostado contra os ossos sacro primeiramente, e depois o ilíaco.

FIGURA 94.8 – Após atingir o ponto "Y", o descolador faz um movimento de rotação até a vizinhança do trocânter, com isto se consegue um descolamento triangular, que depois é ampliado segundo o tamanho e a forma do implante.

triangular com os pontos "X, Y e Z" nas pontas do triângulo (Figura 94.8). Antes de retirar o descolador coloca-se um longo afastador de 12 cm ligeiramente curvo dentro do descolamento e dirigido ao ponto "Y" e outro afastador menor dirigido mais caudalmente para visualizar o descolamento. Septos musculares e fibras remanescentes junto ao sacro e que não foram rompidos na manobra de rotação devem ser rompidos com o dedo indicador ou com um descolador mais largo.

Ajuste loja-implante

O descolamento primário XYZ deve ser ampliado segundo o tamanho e a forma do implante que se pretende usar. Seguindo sempre a direção das fibras musculares do músculo já bipartido, a dissecção é ampliada na porção caudal e lateral usando um instrumento que idealizei chamado "bico de pato" ou descolador de Gonzalez (Rosse, Ritcher), os seus ramos são romboides e tem a forma de um bico de pato, que se abre quando se pressionam os ramos da manopla. Em movimentos rápidos e repetitivos de empurrar e abrir um pouco os ramos do "bico de pato", amplia-se a loja. Septos remanescentes devem ser rompidos com o descolador plano. A loja deve permitir uma acomodação confortável do implante com as bordas da incisão muscular bem próximas uma da outra, caso contrário é necessário ampliar mais a loja (Figura 94.9).

Drenagem

Drenos aspirativos dentro da loja muscular são colocados desde um ponto vizinho à parte baixa da incisão, devem ser deixados por 48 h; um segundo par de drenos é deixado também na área do coração invertido.

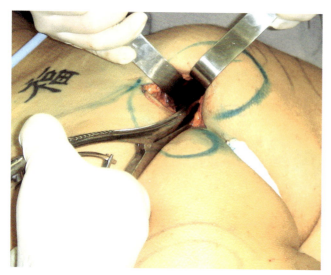

FIGURA 94.9 – O espaço criado no descolamento triangular inicial deve ser adaptado ao tamanho e à forma do implante usando o descolador bico de pato e também quebrando septos interfasciculares com um descolador de ponta reta, de 3 ou 4 cm por 30 cm. O ajuste final é feito já com o implante colocado.

Fechamento da incisão

Para fechar as bordas musculares usa-se náilon 2.0. As faces do descolamento em forma de coração invertido, inclusive bem perto do retalho, são deixadas para preservação do ligamento sacrocutâneo, evitando a todo custo deixar espaços mortos, são aproximadas com Vycril™ *quilt sutures* (pontos de Baroudi) 2.0. Este ligamento é desepidermizado e pontos de sutura tomando o ligamento, subcutâneo e derma profundo de um lado e do outro da incisão são feitos a cada centímetro, propiciando um fechamento apropriado. Alguns pontos de Vycril™ 4.0, fecham o plano de derma profundo e acaba-se com uma sutura contínua de 6.0. As suturas finais não podem resultar em eversão das bordas da ferida, pois isto leva a micronecroses da borda e deiscência.

Cuidados Pós-operatórios

A manutenção do cateter epidural para medicação de analgesia é importantíssima, pois o principal inconveniente desta operação é sem dúvida a intensa dor que pode seguir à cirurgia nos primeiros dias. Usando travesseiros especiais ou colchões adaptados que permitam o decúbito dorsal, esta deve ser a posição de escolha para o primeiro dia de pós-operatório, pois evita que os fluidos da área descolada migrem até o ciático, causando dor.

A deambulação e sentar são retomados no dia seguinte à cirurgia, e a partir deste dia o decúbito lateral é estimulado, evitando longos períodos em posição prona. Cintas não são necessárias, nem uso de curativos com *tapes* adesivos. Dirigir veículo é permitido com 10 dias.

Complicações

O índice de complicações em implantes glúteos pode ser elevado. Quando começamos a fazer implantes glúteos, há 30 anos, tivemos um índice de complicações bastante elevado. Este índice foi diminuindo na medida em que fomos encontrando as soluções e táticas para cada problema. A técnica aqui apresentada, já descrita anteriormente,[23] é a soma de todas as soluções encontradas. Cada detalhe aqui apresentado ajuda a evitar complicações em índices assustadores, que variam de 30 até 80%, como relatado em artigos sobre o tema,[4] e obtendo níveis aceitáveis e similares a grande parte das cirurgias estéticas.

Muitos detalhes expostos nesta técnica explicam a diminuição dos índices de complicação; vejamos a seguir.

Deiscência e seroma extracapsular

O descolamento em forma de coração invertido limita a área de exposição muscular somente ao estritamente necessário, descolamentos maiores e desnecessários são responsáveis por seroma e consequente deiscência. *Quilt sutures* tipo Baroudi, que aproximam as faces do descolamento em coração invertido, também diminuem os riscos de seroma. A tira de pele desepidermizada que preserva o ligamento subcutâneo para fechamento da incisão favorece sobremaneira a cicatrização, diminuindo não só a incidência de deiscências, mas também o tamanho e a gravidade delas. As deiscências usando esta tira de pele costumam atingir somente um dos lados descolados e são de evolução favorável, e quando a tira não é usada, a abertura sempre expõe os dois lados descolados. Em uma grande deiscência o ligamento sacrocutâneo previne o afastamento amplo das bordas e serve como base para ancorar os dois lados da deiscência se uma nova sutura for necessária.

O uso de drenagem é importante por dois motivos: para evitar seromas na loja em curto prazo e o melhor controle da dor. Os fluidos que permanecem na loja descolada podem migrar por gravidade para o compartimento anterior ao músculo GM e atingir o ciático, causando dor ciática.

Implantes visíveis

A superficialização do plano intramuscular, especialmente na porção laterocefálica do músculo, é a maior responsável por implantes visíveis e palpáveis, e a maior causa deste problema é falta de pontos de referência para guiar o descolamento. Muitos cirurgiões dirigem o descolamento de forma aleatória, e alguns, ao descolar, usam o trocânter como guia, entretanto um descolamento que progride desta forma tem grandes chances de ser superficial cefalicamente. Vejamos os motivos:

O trajeto *ponto X–trocânter* é inadequado, pois não alcança toda a superfície do músculo, uma vez que a parte lateral do músculo está escondida na face lateral do trocânter e não é atingida pelo descolador, o que induz o cirurgião a descolar superficialmente ou fora do plano na parte laterocefálica, e por outro lado a massa muscular é convexa neste trajeto, o que dificulta uma bipartição adequada.

O trajeto *ponto X–ponto Y* biparte o músculo no plano ideal. O trajeto entre os dois pontos é feito em uma área plana do glúteo, e também o único trajeto em que é possível alcançar toda a superfície do músculo.

Portanto, a bipartição obtida por este trajeto propicia a correta cobertura muscular para o implante e simetria evitando a sua visibilidade.

Conclusão

O implante glúteo é um procedimento cujos resultados estéticos são dependentes do plano anatômico usado para criar a loja. O plano intramuscular, apesar de ser o que dá melhores resultados, pode evoluir para implantes visíveis ou perceptíveis. Para se evitar este problema é necessário saber usar pontos de referência que possam guiar o descolamento dentro do músculo de forma simétrica e na profundidade adequada, como os providos pelos pontos XYZ.

A gluteoplastia tem ocupado um espaço cada vez maior na cirurgia plástica estética. Os diferentes procedimentos usados para este fim devem ser dominados pelo cirurgião que pretende oferecer um bom trabalho no contorno posterior.

Referências Bibliográficas

1. Gonzalez R, Spina L. Grafting of fat obtained by liposuction: technique and instruments. Rev Bras Cir. 1986;76:243-50.
2. Gonzalez R. Remodelación de nalgas: protesis o lipoinjerto. Cir Est Plástica - Revista de la Asociación Española de Cirugía Estetica Plástica. 2009;10:10-17.
3. Gonzalez R. Augmentation Gluteoplasty: "The XYZ method". Aesthetic Plast Surg. 2004;28(6):417-25.
4. Gonzalez R. Gluteal implants: The "XYZ" Intramuscular Method. Aesth Surg Journ. 2010;30(2):256-264.
5. Gonzalez R. Prótese para a região glútea. In: Tournieux AAB, ed. Atualização em Cirurgia Plástica. São Paulo: Robe Editora; 1992. p. 555-570.
6. Gonzalez R. Gluteoplastia: o passo a passo da cirurgia do contorno posteriorRio de Janeiro: Indexa Editora; 2006. p. 109-160.
7. Bruner TW, Roberts III TL, Nguyen K. Complications of Buttocks Augmentation: Diagnosis, Management and Prevention. Clinics in Plast Surg. 2006 Jul;33(3):449-466.

capítulo 95

Implantes em Membros Inferiores

AUTOR: **Sérgio Levy**
COAUTORES: Gabriela Cinotto e Bárbara Fonseca

Introdução

A cirurgia de implantes nos membros inferiores outorgou ao cirurgião plástico uma nova possibilidade de harmonizar de maneira mais agradável o contorno corporal.

Assim, com esse procedimento podemos dar maior relevo, contorno e volume aos membros inferiores, sem cicatrizes extensas e com índice de satisfação altíssimo. As regiões mais requisitadas para a inclusão de implantes em membros inferiores são: glútea e a da panturrilha. Por esse motivo, dedicaremos todo este capítulo ao estudo da anatomia, técnica cirúrgica, dos resultados e complicações deste procedimento nestas regiões.

Região Glútea

Gonzalez Ulloa foi um dos primeiros cirurgiões a utilizar e desenvolver implantes glúteos; Robles simplificou e difundiu a técnica de inclusão de implantes glúteos. Após esses pioneiros, outros autores tais como Bartels, Cocke, Douglas, Gras e Buchuk utilizaram implantes mamários para o aumento da região glútea. No Brasil, os trabalhos de Montellano, Gonzalez, Aboudib e outros foram importantíssimos para a divulgação e simplificação da técnica de inclusão de implantes glúteos empregada para aumentar e melhorar o contorno da região glútea.

Anatomia da região glútea

Esta região possui pele grossa e tecido celular subcutâneo espesso, sendo a sua camada lamelar mais espessa que a areolar. Ela mantém expansões fixas e rígidas para a fáscia profunda, por onde penetram vasos sanguíneos originários desta área (Figura 95.1).

Seus limites são: para cima – a crista ilíaca; para baixo – a prega glútea inferior; para dentro – a borda lateral da coluna sacrococcígea e para fora – uma linha vertical que desce desde a espinha ilíaca anterossuperior à prega glútea e finalmente em profundidade no osso fêmur e na articulação coxofemoral.

Os músculos que constituem esta região são: glúteos máximo, médio e mínimo (do plano superficial para o profundo). O músculo tensor da fáscia *lata* e os flexores da coxa que estão funcionalmente associados aos músculos que formam as nádegas. Outros músculos relacionados com formação e função desta região são os músculos rotadores laterais da coxa, em número de seis, que são cobertos pelos músculos glúteos. São eles: o piriforme, obturatório interno e externo, gêmeo superior e inferior e o quadrado da coxa (Figura 95.2).

• M. glúteo máximo

É um músculo espesso que se origina no ílio, posteriormente à linha glútea posterior, nas faces dorsais do sacro, do cóccix e do ligamento sacrotuberal, na aponeurose do músculo eretor da espinha e na aponeurose glútea. Insere-se parcialmente na tuberosidade glútea do fêmur e no trato iliotibial da fáscia *lata* (Figura 95.3). O músculo é inervado pelo n. glúteo inferior. Em sua ação ele é um poderoso extensor da coxa e da pelve ou do tronco, com os membros inferiores fixos. É ainda adjuvante nas ações de galgar, correr e levantar-se da posição sentada.

PARTE 8 – CIRURGIA ESTÉTICA

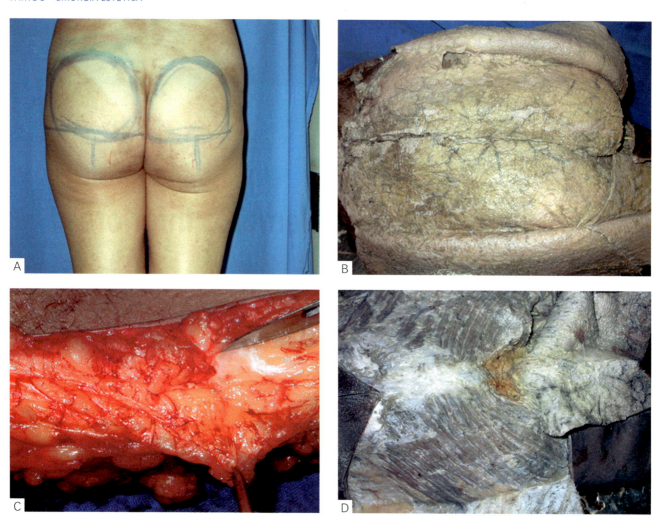

FIGURA 95.1 – Limites anatômicos da região glútea e distribuição do tecido subcutâneo **(C)**.

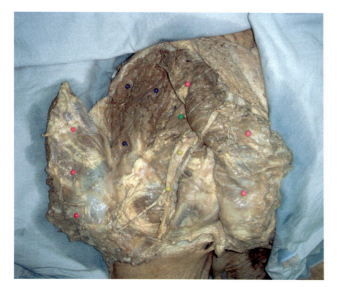

FIGURA 95.2 – Músculos da região glútea.

• **M. glúteo médio**

Origina-se no ílio, entre a linha glútea anterior e a posterior e na aponeurose glútea subjacente. Forma um tendão rígido e suas fibras inserem-se na superfície lateral do trocânter maior (Figura 95.4). O músculo é inervado pelo nervo glúteo superior. Sua ação consiste na abdução e rotação medial da coxa, sendo também importante para a deambulação.

• **M. glúteo mínimo**

Origina-se no ílio, entre a linha glútea anterior e a inferior; frequentemente se adere ao glúteo médio anteriormente, e com o piriforme posteriormente.

Insere-se na borda anterior do trocânter maior (Figura 95.4). O músculo é inervado pelo nervo glúteo superior. O músculo tem as mesmas ações que o m. glúteo médio.

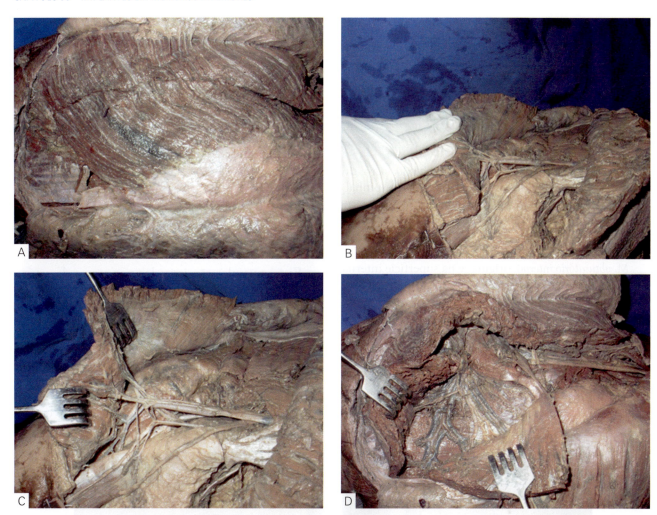

FIGURA 95.3 – Músculo glúteo máximo. Vascularização e inervação.

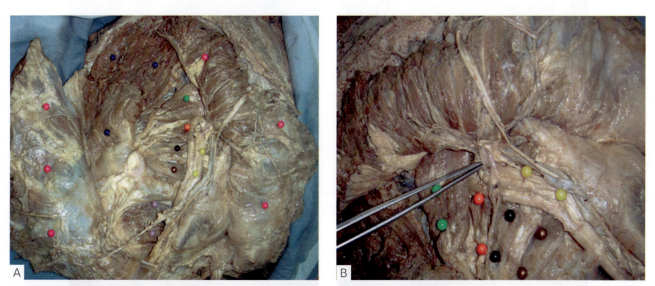

FIGURA 95.4 – Músculos glúteos médio e máximo com suas relações anatômicas.

• Músculo tensor da fáscia *lata*

Origina-se na face externa da crista ilíaca, anteriormente ao tubérculo, e do lado da espinha ilíaca anterossuperior. Insere-se no trato iliotibial (Figura 95.5).

Inervação: nervo glúteo superior. Função: flexor e rotador medial da coxa.

• Músculos rotadores laterais da coxa

M. *piriforme*: origina-se na face anterior do sacro, do forame isquiático maior e do ligamento sacroespinhal. Deixa a pelve através do forame isquiático maior e insere-se na parte posterior da borda superior do trocânter maior (Figuras 95.4 e 95.6). Inervação: é inervado pelo ramos ventrais do primeiro e segundo nervos sacrais.

M. *obturatório interno*: origina-se na superfície interna da pelve, na membrana obturatória e na superfície pélvica do osso do quadril. Insere-se na face medial do trocânter maior, perto da inserção do piriforme. Inervação: por ramos do quinto lombar e por ramos do primeiro e segundo nervos sacrais (Figura 95.6).

Ms. *gêmeos superior e inferior*: originam-se na espinha e no tubérculo isquiático. Unem-se nas bordas superior e inferior do tendão do obturatório interno, respectivamente, e inserem-se com ele na superfície medial do trocânter maior. Inervação: gêmeo superior, pelo nervo obturatório interno; gêmeo inferior, pelo nervo quadrado da coxa.

M. *quadrado da coxa*: estende-se do tubérculo isquiático à crista intertrocantérica. Insere-se no tubérculo do quadrado. Inervação: do quarto e quinto nervos lombares.

M. *obturatório externo*: origina-se na face externa da pelve e do ísquio, ao longo da borda do forame obturatório e da membrana obturatória. Insere-se na fossa trocantérica do fêmur. Inervação: pela divisão posterior do nervo obturatório, que contém fibras do terceiro e quarto nervos lombares.

• Vascularização e drenagem linfática

Esses músculos são irrigados por ramos da artéria ilíaca interna, assim temos a artéria glútea superior (ramos superficiais e profundos). Os ramos superficiais dirigem-se para a pele e ao glúteo máximo. Os ramos profundos irrigam os glúteos médio e mínimo. A artéria glútea inferior fornece ramos musculares e ramos para a bexiga, vesícula seminal e próstata. As veias seguem nomes e trajetos da rede arterial. Drenagem linfática: distribui-se em linfáticos superficiais e profundos. Os superficiais dirigem-se para os gânglios inguinais e os pro-

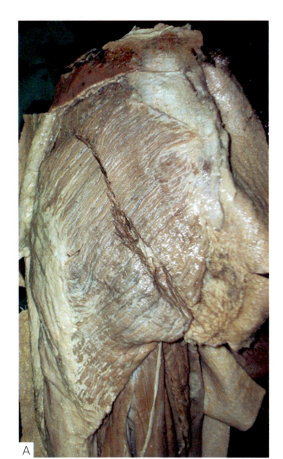
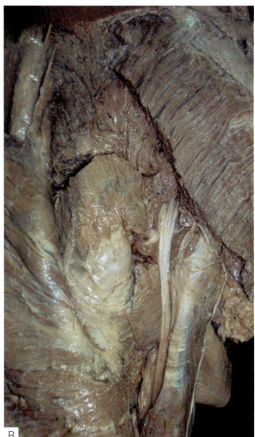

FIGURA 95.5 – Músculo glúteo máximo e sua relação com o tensor da fáscia *lata*.

CAPÍTULO 95 – IMPLANTES EM MEMBROS INFERIORES

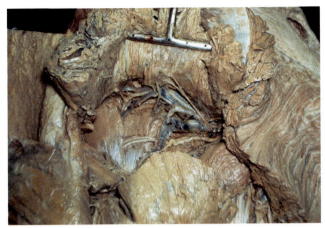

■ **FIGURA 95.6** – Detalhe da inervação da musculatura da região glútea.

fundos acompanham os vasos sanguíneos, terminando nos vasos intrapélvicos.

É importante ressaltar que alguns nervos de importância inervam ou atravessam a região glútea: nervo glúteo superior, nervo glúteo inferior, nervo cutâneo posterior da coxa e nervo ciático, este último estudaremos com detalhes, pois seu trajeto está diretamente ligado à técnica cirúrgica de inclusão de implantes na região glútea.

- **Nervo ciático**

É o maior nervo do corpo humano; é ramo do plexo sacral e comumente tem origem do quarto e quinto lombares e do primeiro ao terceiro sacrais. Deixa a pelve e penetra na região glútea, passando através do forame isquiático maior, por baixo do piriforme. Desce diante do glúteo máximo entre o trocânter maior e o tubérculo isquiático, anteriormente se situa sobre os rotadores laterais da coxa e a seguir penetra na coxa, consiste de dois nervos, o tibial e o fibular, que estão unidos. Esta separação pode ocorrer em qualquer nível da coxa ou da região glútea; normalmente ocorre no terço inferior da coxa (Figuras 95.3 e 95.4).

Tipos de implantes

O tipo de implante utilizado é redondo ou oval, de alta coesão ou de quartzo (Figura 95.7). Eles estão indicados para o aumento de volume, preenchimento de depressões, flacidez da região glútea e melhorar o contorno das nádegas.

Técnica cirúrgica

Após a realização da assepsia e antissepsia, isola-se o orifício anal com gazes ou compressas. Normalmente não se usam marcações fixas para esse procedimento, apenas os pontos anatômicos de referência (Figura 95.8). Com o paciente em decúbito dorsal na sala de cirurgia ou com o paciente em pé no pré-operatório, palpamos a extremidade do cóccix no sulco interglúteo, normalmente a 2 cm de projeção superior do ânus, e marcamos o ponto onde se inicia a incisão (Figuras 95.9 e 95.10) que se direcionará para cima com um comprimento de 5 a 7 cm no sulco interglúteo. Neste local alguns autores utilizam uma ilha de pele para a reconstrução do sulco; nós preferimos fazê-lo conforme descreveremos no andamento deste capítulo.

Incisamos a pele e o celular subcutâneo até o nível do ligamento sacrococcígeo. Com o uso da tesoura descolamos lateralmente até encontrarmos as fibras do glúteo máximo; continuamos à frente por mais ou menos

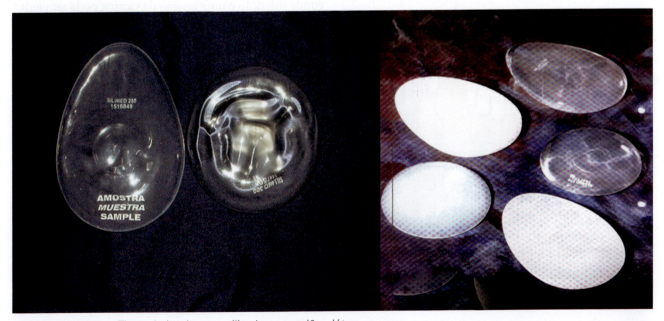

■ **FIGURA 95.7** – Tipos de implantes utilizados na região glútea.

1241

PARTE 8 – CIRURGIA ESTÉTICA

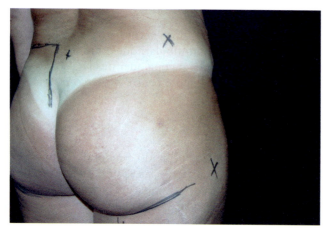

FIGURA 95.8 – Pontos anatômicos de referência na região glútea.

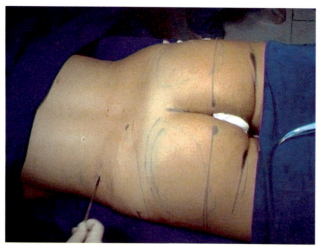

FIGURA 95.9 – Marcação da via de acesso (incisão interglútea).

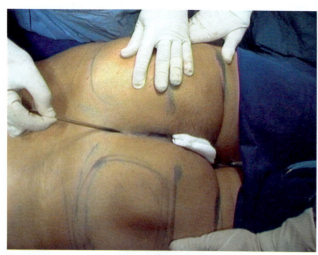

FIGURA 95.10 – Sulco interglúteo.

2 cm, neste ponto divulsionamos o músculo, atingindo em média 2 cm de espessura; com ajuda da fibra óptica e de descoladores, fazemos o descolamento intramuscular superiormente até próximo à crista ilíaca posterossuperior, lateralmente até atingir o músculo tensor da fáscia *lata* e inferiormente até a borda superior do músculo piriforme.

Esse tipo de descolamento é muito fácil e praticamente exangue. É bom conferir se realmente permanece aderida à pele uma espessura muscular de 2 a 3 cm, para a proteção total do implante, bem como a verificação, através de moldes, do volume permitido para cada caso, evitando-se assim distorções ou herniação lateral do implante.

Após este tempo procedemos a inclusão do implante (os volumes variam entre 270 a 350 mL) (Figura 95.11). A sutura das fibras musculares é realizada com mononáilon 4.0; o tecido subcutâneo é suturado em três planos e com sutura invertida fixada ao ligamento sacrococcígeo para a reconstrução do sulco interglúteo (Figura 95.11).

De rotina, o autor sênior não usa drenos. Curativo com fita Micropore e a cinta compressiva serão colocados após o término da cirurgia. O paciente retornará ao quarto, deitado sobre uma boia inflável. Alta hospitalar com 24 h de pós-operatório. Retirada dos pontos a partir do 15º dia. Atividades físicas após 30 dias (Figuras 95.12 e 95.13).

Complicações

As principais complicações decorrentes deste procedimento são descritas a seguir.

• Deiscência da ferida

Pode ocorrer sem a exposição do implante. Cuidados locais de assepsia devem ser observados para evitar a infecção. A ferida sem infecção fecha geralmente por segunda intenção e uma revisão da cicatriz pode ser efetuada de 3 a 6 meses após o fechamento da ferida.

• Infecção

É rara, com uma incidência de cerca de 1% dos casos. Deve ser tratada com a remoção do implante e combate à infecção (irrigação da loja e antibioticoterapia específica). Uma vez debelada a infecção, novo implante pode ser colocado em um período não inferior a 3 meses (Figura 95.14).

• Seroma

Geralmente causa dor e abaulamento local. O diagnóstico pode ser confirmado por USG ou por RNM. A conduta é a drenagem da coleção líquida e a compressão, quando possível. O seroma tardio ocorre em cerca de 3% dos casos. Via de regra, entre 3 a 6 meses de pós-operatório.

O tratamento pode demandar a troca do implante, capsulectomia parcial e drenagem (Figura 95.15).

CAPÍTULO 95 – IMPLANTES EM MEMBROS INFERIORES

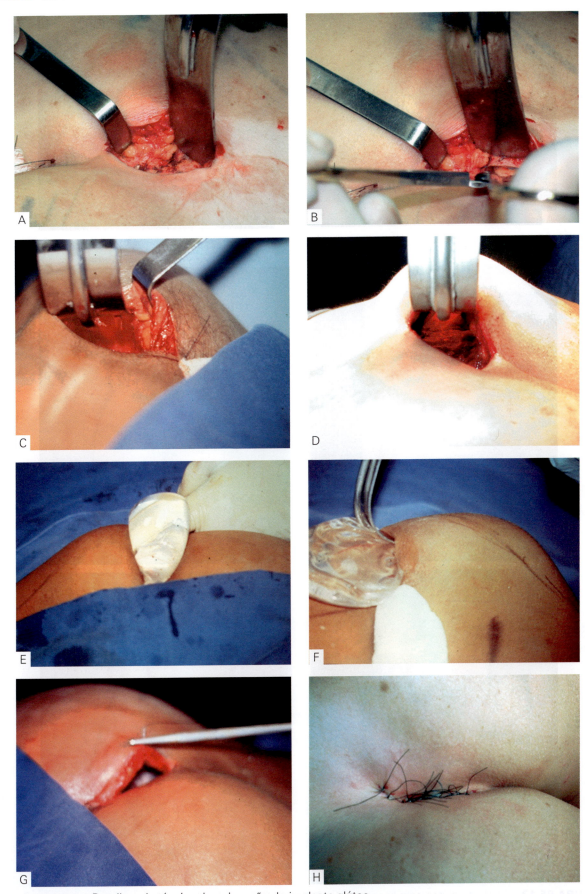

FIGURA 95.11 – Detalhes da técnica de colocação do implante glúteo.

PARTE 8 – CIRURGIA ESTÉTICA

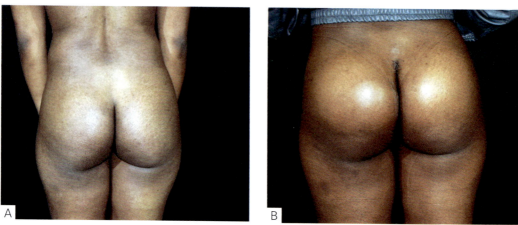

■ **FIGURA 95.12** – Caso de implante glúteo, 6 meses de pós-operatório.

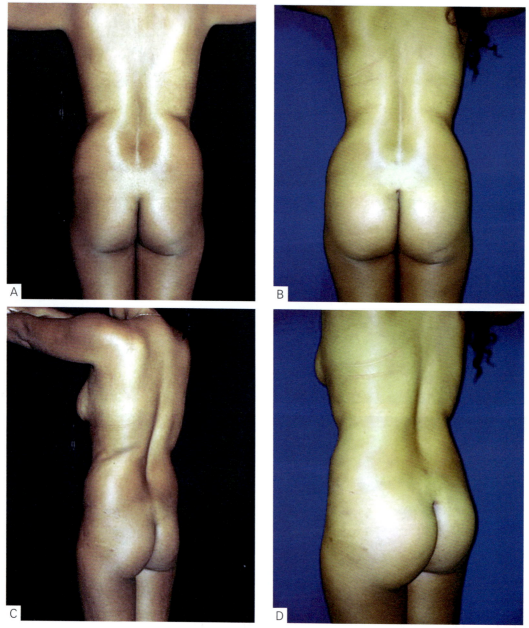

■ **FIGURA 95.13** – Implante glúteo com lipoaspiração de flanco. Um ano de pós-operatório.

CAPÍTULO 95 – IMPLANTES EM MEMBROS INFERIORES

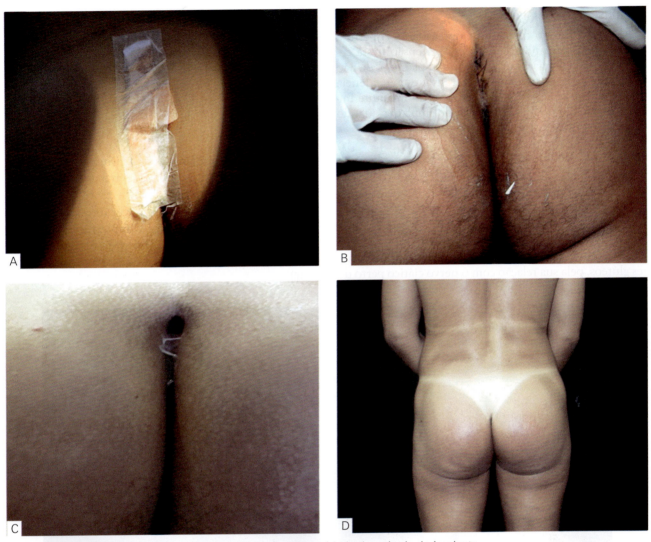

FIGURA 95.14 – Infecção local. Tratamento sem necessidade da retirada do implante.

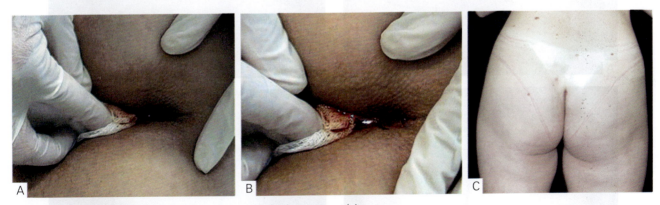

FIGURA 95.15 – Evacuação de seroma pela incisão operatória.

PARTE 8 – CIRURGIA ESTÉTICA

• Exposição do implante

Depende muito da tensão empregada na cobertura muscular do implante. Se não houver tensão nesta cobertura, a incidência de exposição do implante pode não atingir 2%, mas se a tensão for excessiva, esta incidência pode subir para até 30%. A exposição do implante implica na revisão da loja e na troca do implante quando não houver infecção.

• Contratura capsular

A incidência da contratura capsular é baixa (cerca de 1%). O tratamento consiste na troca do implante e na capsulectomia parcial.

• Neuropraxia

É sempre uma preocupação das técnicas de implantes glúteos, pela sua relação com o nervo ciático perto do campo operatório. A queixa inicial é o desconforto na região ciática, seguido pela diminuição da sensibilidade nas primeiras 4 a 6 semanas de pós-operatório, devida ao edema. A fisioterapia pode ajudar, acompanhada de medicação específica. Nestes casos, os sintomas costumam desaparecer em 2 a 4 semanas.

• Posicionamento dos implantes

A rotação do implante após a cirurgia não é problema comum, mas pode acontecer com o uso de implantes anatômicos.

Ao longo do tempo pode haver uma expansão da loja, com o deslocamento do implante, o que também não é comum. O problema é corrigido com a diminuição da loja por suturas em sua cápsula (Figura 95.16).

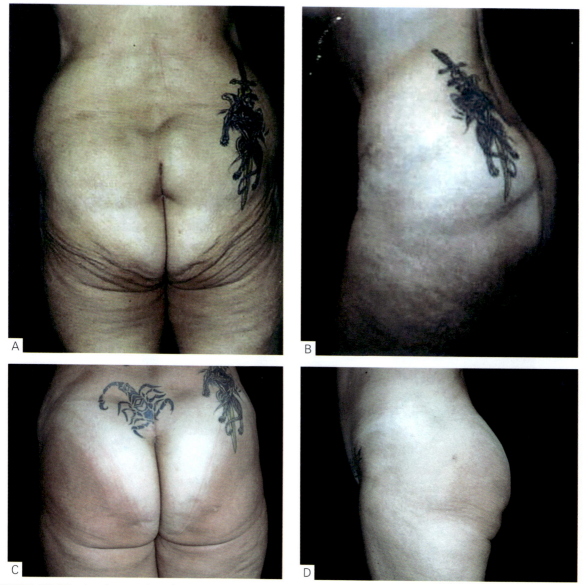

FIGURA 95.16 – Implante colocado em posição inapropriada **(A, B)**. Resultado após a reposição adequada **(C, D)**.

• Alterações cutâneas

Pode haver a descoloração da pele, principalmente nos quadrantes mediais. A etiologia é desconhecida, mas pode estar associada a hematoma subclínico. Em alguns pacientes ocorre uma ulceração cutânea. Sempre que houver a exposição do implante a sua remoção é mandatória.

• Dor crônica

Várias são as causas: miosite, fascite, contratura capsular, dano ou compressão nervosa. O tratamento deve estar relacionado com a causa.

Região da Panturrilha

As indicações cirúrgicas consistem no aumento de volume, na correção de assimetrias e sequelas de poliomielite. Os tipos de implantes podem ser assimétricos ou simétricos (Figura 95.17).

Anatomia da região da panturrilha

A pele desta região é fina, com tecido celular subcutâneo pobre e aderente à fáscia muscular e inferiormente ao tendão do calcâneo (Figura 95.18). Os músculos que constituem a região posterior da coxa estão divididos em duas categorias: os superficiais e os profundos (Figura 95.19).

Superficiais: gastrocnêmio e sóleo (tríceps sural) e o plantar.

Profundos: poplíteo, tibial posterior, flexor longo dos dedos e flexor longo do hálux. Os três últimos são separados do grupo superficial pela fáscia transversa profunda.

• Músculo gastrocnêmio

Possui duas grandes porções que se originam na extremidade inferior do fêmur e que terminam aproximadamente no meio da perna em um tendão comum. A porção lateral tem sua origem na parte superior da face lateral do côndilo lateral do fêmur. A porção medial, que raramente contém sesamoides, começa na face poplítea do fêmur, acima do côndilo lateral e da parte superior do côndilo medial, perto do tubérculo aductório. Os ventres dos músculos convergem numa lâmina membranácea que se funde com o tendão do sóleo para formar o tendão calcâneo. O gastrocnêmio é um dos poucos músculos do corpo humano com apenas uma fonte de irrigação. Cada porção é nutrida por um ramo da artéria poplítea.

• Músculo sóleo

É um músculo espesso, achatado, que tem origem no dorso da cabeça da fíbula e do septo intermuscular posterior. O tendão do sóleo funde-se com as lâminas tendíneas do gastrocnêmio para formar o tendão calcâneo (Figura 95.20).

Cada ventre do gastrocnêmio e do sóleo é inervado por um ou mais ramos do tibial. O tríceps sural é importante músculo postural e locomotor.

• Músculo plantar

Nem sempre presente, origina-se na parte inferior da linha supracondilar e face poplítea do fêmur e insere-se medialmente ao tendão do calcanhar.

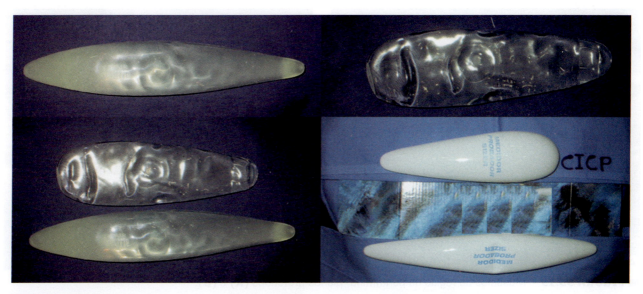

■ **FIGURA 95.17** – Tipos de implantes e medidores utilizados para o aumento de panturrilhas.

PARTE 8 – CIRURGIA ESTÉTICA

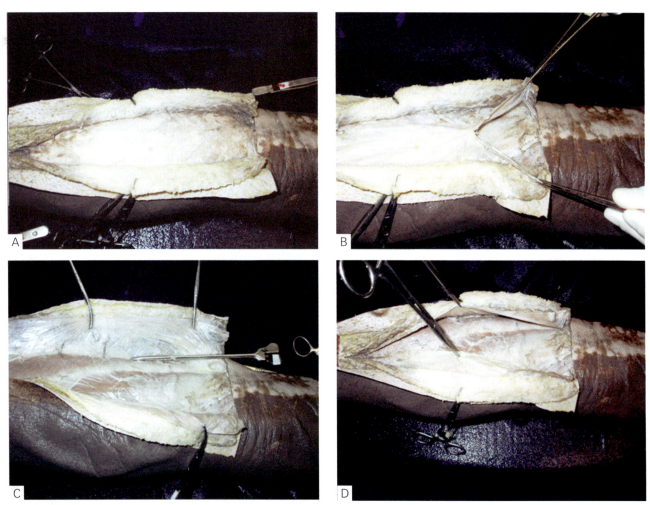

FIGURA 95.18 – Anatomia cirúrgica da região da panturrilha: planos superficiais.

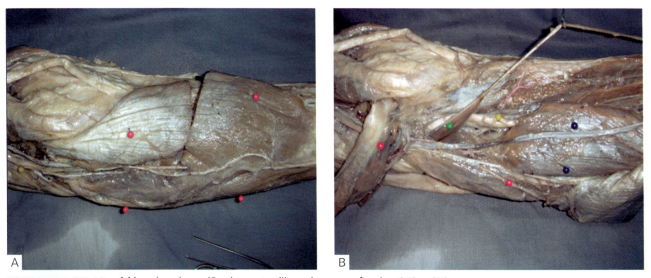

FIGURA 95.19 – Músculos da região da panturrilha: planos profundos **(A)** e **(B)**.

CAPÍTULO 95 – IMPLANTES EM MEMBROS INFERIORES

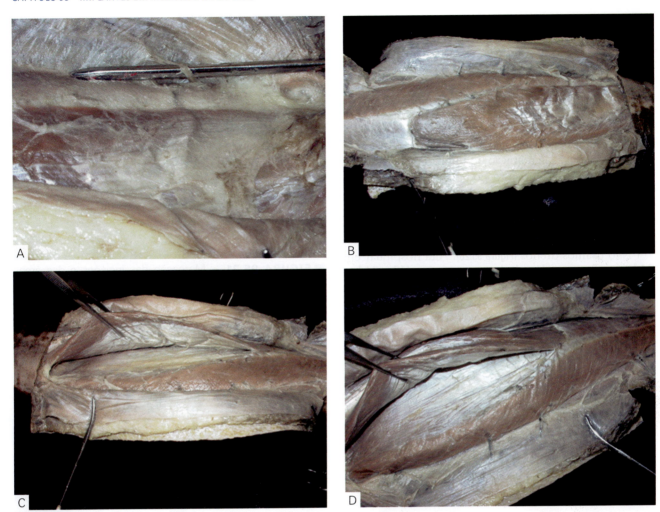

FIGURA 95.20 – Detalhes anatômicos da musculatura da panturrilha (ver texto).

- **Músculo poplíteo**

Tem sua origem no côndilo lateral do fêmur. Insere-se na face triangular da tíbia, acima do músculo sóleo. É inervado pelo tibial. Função: rotação do fêmur lateralmente, quando a tíbia está fixada, e roda a tíbia medialmente, quando o fêmur está fixado.

- **Músculo tibial posterior**

Tem sua origem em toda a superfície posterior da membrana interóssea, na face posterior do corpo da tíbia e fíbula e insere-se na tuberosidade do osso navicular, ossos cuneiformes e base do 2º ao 4º ossos metatarsais. É inervado pelo nervo tibial. Função de potente inversor do talocalcâneo. Auxilia na flexão plantar talocrural. Eleva a margem medial do pé. Importante músculo na manutenção do arco longitudinal do pé.

- **Músculo flexor longo dos dedos**

Tem sua origem na metade da face posterior da tíbia. Na planta, divide-se em quatro partes, uma para cada dedo, inserindo-se na falange digital dos respectivos dedos. Inervado pelo tibial. Função: flexão das falanges distais dos quatro dedos laterais.

- **Músculo flexor longo do hálux**

Origina-se nos dois terços inferiores da face posterior da fíbula e do septo intermuscular posterior. Insere-se na base da falange distal do hálux. Inervado pelo nervo tibial. Flete a falange distal do hálux.

Vascularização e drenagem linfática

Vascularização da artéria tibial posterior, que é o maior ramo da artéria poplítea. Ramos da tibial posterior: artéria circunflexa da fíbula, artéria fibular e ramos maleolares laterais. Drenagem venosa: superficial pela veia safena e profunda pelas veias tibiais posteriores. Drenagem linfática: cadeias superficial e profunda drenam para o oco poplíteo e os gânglios inguinais.

Técnica cirúrgica

Com o paciente em decúbito dorsal, marcamos o local da incisão, 2 cm abaixo da prega poplítea. Marcamos

1249

a área de descolamento (lateral ou posterior) na dependência da indicação do local de inclusão do implante (Figura 95.21). Incisamos a pele e o subcutâneo até atingirmos a fáscia, esta será incisada cerca de 0,5 cm abaixo da incisão da pele, evitando-se assim superposição de suturas (Figura 95.22). Com descolador rombo penetra-se abaixo da fáscia e completa-se o descolamento; repete-se o mesmo processo no lado contralateral, observando-se sempre a equivalência nas áreas de descolamento para evitar assimetrias e a lateralização do implante (Figura 95.23).

Após este procedimento podem-se usar os moldes para definir o tamanho exato do implante ou incluir o implante previamente escolhido (Figuras 95.24 e 95.25). Sutura-se a fáscia com mononáilon 4.0. O subcutâneo e a pele com Monocryl 5.0 ou similar.

Não usamos drenos (Figura 95.26). Alta hospitalar em 24 horas. Paciente deambula precocemente (12 a 24 horas de pós-operatório). Faz uso de meia de média compressão durante 15 dias. Após esse período, retiram-se os pontos. Libera-se o paciente com 30 dias de pós-operatório para atividades físicas moderadas. Os resultados são muito gratificantes (Figuras 95.27 e 95.28).

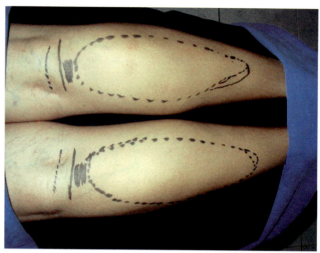

FIGURA 95.21 – Marcação das incisões e das áreas dos implantes.

As principais complicações da técnica são hematoma, seroma, infecção, assimetria, cápsula retrátil e síndrome compartimental.

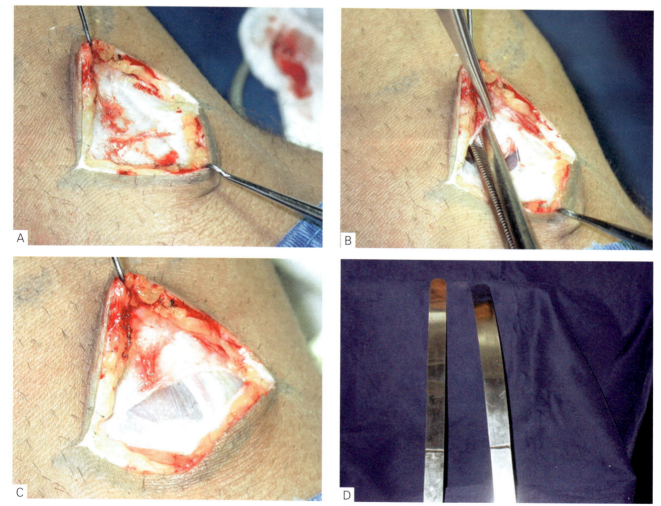

FIGURA 95.22 – Detalhes da técnica cirúrgica. Incisão subcutânea **(A)**, incisão da fáscia abaixo da incisão cutânea **(B e C)**. Descoladores rombos **(D)**.

CAPÍTULO 95 – IMPLANTES EM MEMBROS INFERIORES

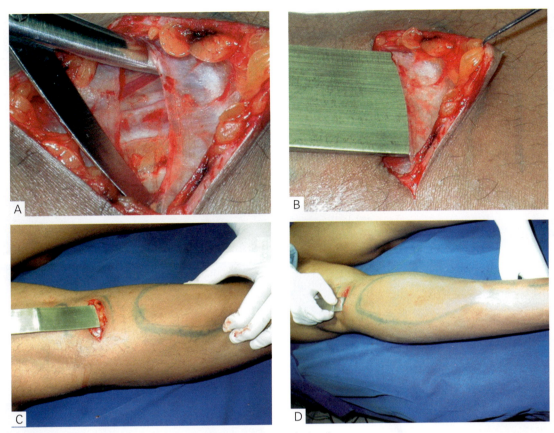

FIGURA 95.23 – Descolamento subfascial para a inclusão do implante.

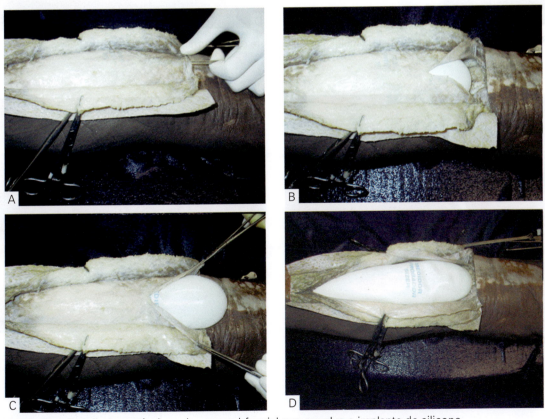

FIGURA 95.24 – Detalhes anatômicos da coxa subfascial que envolve o implante de silicone.

PARTE 8 – CIRURGIA ESTÉTICA

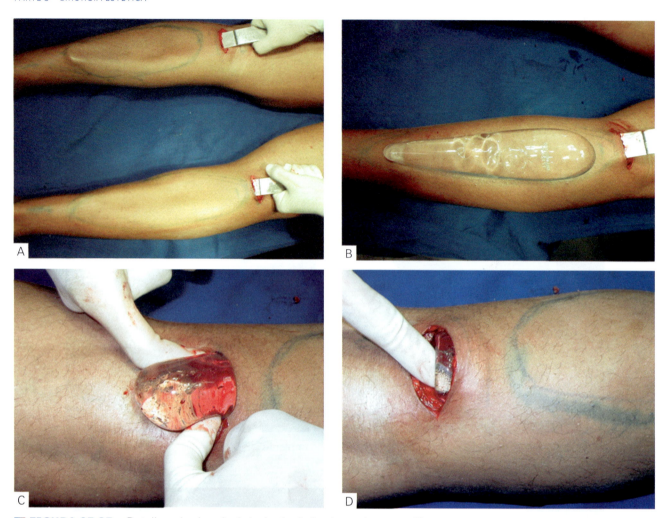

FIGURA 95.25 – Detalhes da cirurgia da inclusão do implante de panturrilha.

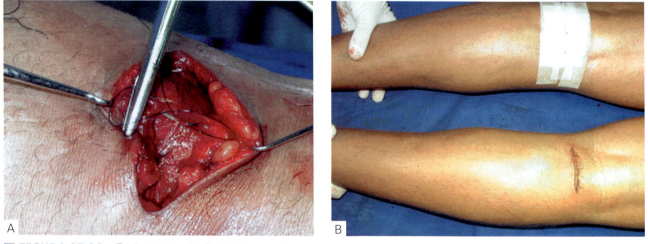

FIGURA 95.26 – Fechamento das incisões e curativo.

CAPÍTULO 95 – IMPLANTES EM MEMBROS INFERIORES

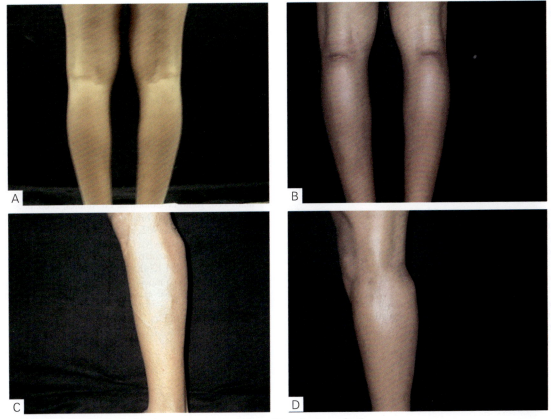

FIGURA 95.27 – Inclusão de implante nas panturrilhas. Resultado após 6 meses.

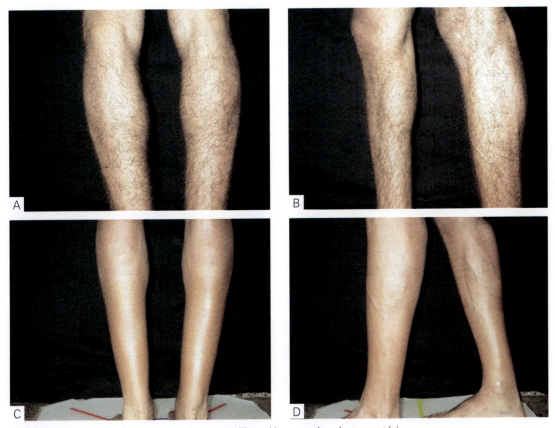

FIGURA 95.28 – Inclusão de implante de panturrilhas. Um ano de pós-operatório.

1253

Bibliografia Consultada

- Barteis RJ, O Malley JE, Douglas WM, Wilson RG. An unusual use of the Cronin breast prosthesis. Plast Reconstr Surg. 1969;44:500.
- Bouchet A, Quilleret J. Membros inferiores. Anatomia descriptiva, topográfica e funcional. Bueno Aires: Ed. Ned. Pan-americana; 1979. p. 33-46.
- Bruner TW, De la Peña JA, Mendieta CG and Roberts III TL. Buttock augmentation. In: Plastic Surgery, Neligan P, ed. 3rd ed. Vol. II. London: Elsevier Saunders; 2013, chap.28.
- Buchuk L. Gluteoplastia de aumento. Cir Plast iberolatinoamericana. 1980;6:29.
- Cocke WM, Ricketson G. Gluteal augmentation. Plast and Reconstr Surg. 1973;52:93.
- Douglas WM, Batreis RJ, Baker JL. An experience in aesthetic buttocks augmentation. Clinic in Plast Surg. 1975;2:471.
- Gardner E, Gray DJ, O'Raahilly D. Anatomia Estudo regional do corpo humano. Rio de Janeiro: Ed. Guanabara Koogan; 1967. cap. 22, p. 234-238 e cap. 24, p. 258-266.
- Gonzales R. Bottocks Reshaping. Rio de Janeiro: Indexa ed. Ltda.; 2006.
- Gonzales Ulloa M. A review of the present status of the correction for "sad buttocks". IV Congress International Society of Aesthetic Plast. Surg. México city. apr 1977.
- Gras Artero M. Assimetria glútea correccion mediante injerto dermograsoaponeurótico de nalga contrária. Ver Esp Cir Plast. 1974;7:185.
- Menichelli Netto N. Correction of limbs deformities with silicone prosthesis. Aesthetic Plast Surg. 1999;23:134-8.
- Montellano L. Prótese Glútea. In: Atualização em Cirurgia Plástica. São Paulo: Robe Editorial; 1994. p. 595.
- Montellano L. Prótese Glútea. In: Atualização em Cirurgia Plástica III. São Paulo: Robe Editorial; 1999. p. 343.
- Montellano L. Implante Glúteo. Lipoplastia. Rio de Janeiro: Dilivros Editora Ltda.; 2006. p. 173.
- Montellano L. Cirugia Plástica en miembros inferiores. Coiffman. 3 ed. Tomo IV Colômbia: Ed Amolca; 2008. p. 3.717.
- Moore KL. Anatomia orientacion clinica. Buenos Aires: Ed. Med. Panamericana; 1982. p. 494-510.
- Robles JM, Tagliapietra JC, Grandi MA. Gluteoplastia de aumento: Implante submuscular. Rev Cir Plast Iberolatinoamericana. out., nov. e dez 1984;10(4):365-375.
- Testut L. Ofacob Compendio de Anatomia Topográfica. Barcelona, Madrid: Ed. Salvat S.A. 1961. cap. II, artigos primeiro e quarto, p. 423-427.

capítulo 96

Cirurgia da Calvície

AUTOR: Carlos Eduardo Leão

Dedicatória
Ao Munir Curi, primeira mão estendida em minha formação como cirurgião de calvície.

Introdução

As técnicas cirúrgicas atuais para tratamento da calvície, se existentes à época, poupariam o grande imperador Júlio César dos rituais matinais para esconder a calva, que o forçava a usar aquela famosa coroa de louros, já que as poções medicinais preparadas por sua amada Cleópatra nada adiantavam para minorá-la.

Shakespeare, se hoje vivesse, não ousaria escrever *"Quem é calvo por natureza em tempo nenhum recupera o cabelo"*, e a sua genial *"A Comédia dos Erros"* teria outra conotação para a calvície, que é considerada o maior trauma estético do homem em todos os tempos.

O temor e a grande aflição pelo fato de estar perdendo os cabelos, principalmente nos mais jovens, são sensações vividas pela maioria absoluta dos pacientes calvos registradas no cotidiano clínico do cirurgião de calvície. Embora o cabelo não seja fundamental para a sobrevivência humana, a sua integridade se reflete fortemente no padrão cultural dos dias de hoje, principalmente sob a ótica social, estética e psicológica, influenciando, definitivamente, na autoestima do paciente calvo, quase sempre inseguro e, muitas vezes, infeliz, o que, em última análise, afeta a homeostase e a saúde plena do indivíduo.

Uma anamnese bem feita seguida de um diagnóstico preciso, associados a uma correta documentação fotográfica, marcam o início do sucesso no tratamento do paciente calvo.

Conceito

Calvície ou alopecia androgenética (AAG) é uma queda de cabelos produzida pela ação dos andrógenos circulantes. No homem é uma deficiência de cabelos geneticamente determinada. Na mulher, além deste fator genético, associa-se também a presença de endocrinopatias androgênicas, como nas doenças hormonais que levam ao hiperandrogenismo, muito comuns nos tumores de ovário, ovário policístico, tumores da adrenal, entre outros, causando nelas as doenças andrógeno-dependentes como hirsutismo e alopecia androgenética.

Assim, a AAG pode acometer tanto homens quanto mulheres. Nos homens, acomete as regiões frontal, parietal, vértex e occipital alta do couro cabeludo, poupando as regiões posterior e lateral. Esse processo tem início após a puberdade, quando os cabelos espessos são gradativamente substituídos por outros mais finos, também denominados velos ou lanugo, até desaparecerem irreversivelmente.

As mulheres apresentam dois padrões clássicos de calvície. O *padrão feminino* é uma rarefação capilar difusa que acomete todo o couro cabeludo e que se inicia geralmente na linha média de repartição do cabelo. Não tem indicação cirúrgica e o prognóstico é reservado. O *padrão masculino* da calvície feminina tem as mesmas características de distribuição das áreas que atingem o homem, preservando igualmente a região occipital. Aparece logo após a puberdade, sendo mais comum na faixa etária compreendida entre 30 e 50 anos de idade distribuídos na razão de 25% entre 25 e 40 anos e 50% acima dos 40 anos.

Embriologia e Anatomia

O desenvolvimento dos pelos coincide com o início do período fetal, mas eles só se tornam claramente visíveis em torno da 20ª semana. Aparecem primeiramente nas sobrancelhas, lábio superior e queixo. São pelos delgados chamados *lanugos*, substituídos, no período perinatal, por outros mais densos chamados *velos*. Estes persistem na maior parte do corpo, exceto nas regiões axilares e pubiana, onde são substituídos, na puberdade, por pelos mais espessos chamados *terminais*. Nos homem, acrescentam-se as regiões da face e tórax. No couro cabeludo esse processo acontece nos primeiros meses de vida.

Os folículos pilosos surgem sob a forma de brotamentos sólidos da epiderme, mais especificamente no seu estrato germinativo, crescendo para dentro da derme subjacente. A parte mais profunda desse brotamento logo assume a forma de uma clava, constituindo-se no futuro bulbo capilar. Logo abaixo dela começa um espessamento dérmico devido a uma condensação do mesênquima que empurra a clava para cima, dando a ela uma forma de ferradura. Essa condensação mesenquimal dá origem à *papila dérmica*, que contém os elementos celulares e as estruturas vasculonervosas responsáveis pela indução do desenvolvimento e pela manutenção do crescimento do cabelo (Figura 96.1).

As células epiteliais do recém-formado bulbo capilar formam a *matriz germinativa* que, mais tarde, dará origem ao pelo. Conforme a sua localização, as células germinativas do bulbo diferenciam-se de modo diverso e originam os diversos componentes do pelo e respectivo folículo. As células centrais formam a medula e as periféricas constituem, de dentro para fora, o córtex, a cutícula, e as bainhas interna e externa. Esta última representa o prolongamento da epiderme e constitui a camada mais excêntrica do folículo. Um pouco acima do bulbo está localizado o *colo* ou *zona queratogênica*, onde é realizado todo o processo de queratinização da haste do pelo e de sua bainha interna (Figuras 96.1 e 96.2).

O *músculo eretor do pelo*, um pequeno feixe de fibras musculares lisas, diferencia-se a partir do mesênquima circunjacente e prende-se à bainha conjuntiva do folículo piloso e à camada papilar da derme (Figura 96.2). Normalmente esta inserção coincide com o lado em que o pelo faz, na sua saída na pele, um ângulo obtuso com a superfície cutânea. Aqui se explicam os mecanismos de susto e arrepio que se seguem com os cabelos "em pé" e a pele arrepiada. Com a contração do músculo eretor do pelo, o ângulo de emergência do folículo piloso com a pele passa a ser de 90 graus – cabelo em pé, e a retração da derme em cada inserção dos vários músculos eretores traduz na pele a sensação de arrepio. A bainha conjuntiva ou dérmica, acima descrita, é um espessamento do

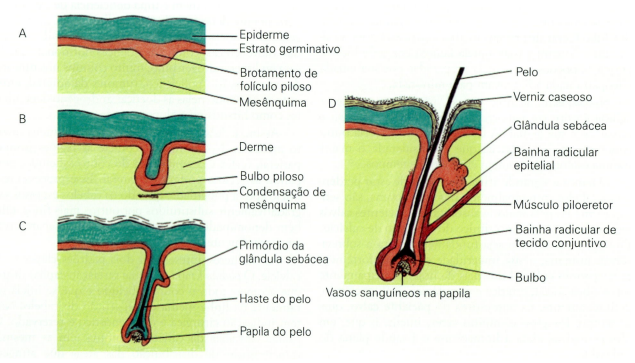

■ FIGURA 96.1 – Esquemas mostrando etapas sucessivas do desenvolvimento do pelo. Em **A)** 12 semanas; **B)** 14 semanas; **C)** 16 semanas; **D)** 18 semanas.

CAPÍTULO 96 – CIRURGIA DA CALVÍCIE

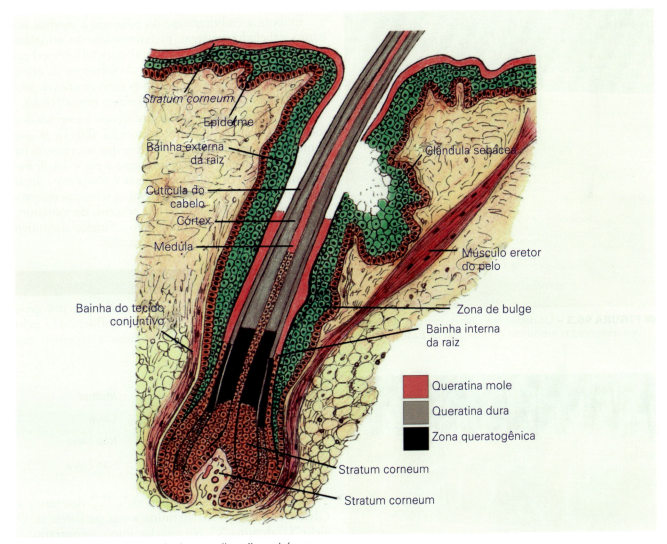

FIGURA 96.2 – Anatomia do aparelho pilossebáceo.

tecido conjuntivo circunjacente que se forma na porção mais inferior do folículo, no sentido, entre outros, de proteção a esta área de maior nobreza anatômica do pelo (Figura 96.2).

As glândulas sebáceas estão localizadas no interior de um triângulo formado pelo próprio folículo piloso, músculo eretor do pelo e a pele superficial. Desenvolvem-se como brotamentos laterais da bainha radicular epitelial dos folículos pilosos. Estes crescem lateralmente na intimidade da derme e ramificam-se para formar os primórdios de vários alvéolos e seus canais excretores associados. A associação constante de uma glândula sebácea com cada folículo piloso determina, para este, a importante função de canal excretor de sebo. Esta substância é o constituinte principal do filme lipídico superficial formado pela destruição programada das células centrais dos alvéolos glandulares, após diferenciação dessas células em sentido lipogênico. As células dos canais excretores queratinizam-se aos moldes daquelas situadas na superfície da pele (Figura 96.2).

Nos dias de hoje as atenções têm sido voltadas para uma região localizada logo abaixo da glândula sebácea do folículo piloso, chamada "área do *bulge*" (protuberância) como sendo um reservatório importante de melanócitos humanos e células-tronco responsáveis pela formação do pelo (Figura 96.2).

No couro cabeludo, principalmente, os cabelos se dispõem em *unidades foliculares* (UF). A UF é uma estrutura anatômica complexa formada por um, dois, três ou até quatro fios de cabelo mais a sua glândula sebácea e o seu músculo eretor do pelo, todos envolvidos por uma única bainha conjuntiva e que emergem pelo mesmo orifício na pele. UF independentes, porém bem próximas uma da outra, são chamadas de *família de folículos*. As UF mais finas, de um ou dois fios de cabelo, são encontradas na região frontal junto à linha do cabelo e região temporal. As maiores estão localizadas nas regiões occipital e parietal alta do couro cabeludo (Figuras 96.3 e 96.4).

1257

PARTE 8 – CIRURGIA ESTÉTICA

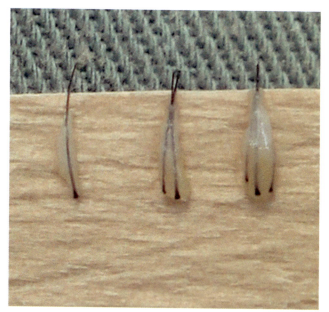

FIGURA 96.3 – Unidades foliculares com um, dois e três fios, preparadas em forma de triângulo de base inferior.

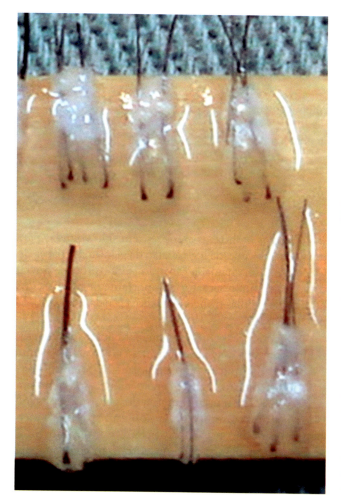

FIGURA 96.4 – Na parte superior, detalhe das famílias de folículos, formadas por unidades foliculares independentes. Embaixo, apenas unidades foliculares.

Embora a embriogênese do pelo seja a mesma, no couro cabeludo as áreas preferencialmente atingidas pela calvície androgenética (frontal, parietal e vértex) parecem se originar na mesma área de formação da crista neural ou a partir dela, enquanto as áreas imunes ao problema (temporal e occipital) têm origem mesodérmica.

Esta diferença embrionária influencia a resposta dos folículos à ação da di-hidrotestosterona (DHT), já que somente aqueles situados nas regiões que se originam na crista neural detêm os receptores que a ela se ligam fortemente. Como os folículos da nuca e têmporas – áreas doadoras de eleição – não possuem os referidos receptores, jamais sofrerão o indesejado processo de miniaturização, possibilitando o tratamento cirúrgico definitivo da calvície através do transplante capilar.

Genética

A calvície humana é condicionada por um gene autossômico com padrão fenotípico influenciado pelo sexo, sendo dominante nos homens e recessivo nas mulheres.

Genótipo	Homem	Mulher
CC	Calvo	Calva
Cc	Calvo	Não calva
cc	Não calvo	Não calva

Num genótipo masculino, o alelo "C" determina a calvície enquanto "c" determina a sua persistência. O alelo "C" domina "c". No sexo feminino, o contrário.

Fisiopatologia

Os hormônios são fundamentais no desenvolvimento da calvície. Sabe-se que homens castrados antes da puberdade não ficam calvos e se tratados com andrógenos podem desenvolver algum grau de calvície. Apesar destas evidências, os estudos sempre demonstraram que os níveis de testosterona dos calvos são os mesmos dos não calvos.

A calvície androgenética está na dependência da uma ação deletéria da DHT em pacientes predispostos. Para que haja DHT é necessária uma reação química de transformação da testosterona. Esta reação é catalisada por uma enzima específica chamada 5-alfa-redutase tipo II, que acontece nas células da matriz germinativa.

Logo após esta transformação a DHT se liga a um receptor específico dos andrógenos, facilitando a sua entrada no núcleo celular, modificando sua resposta através de ação específica no RNA. Esta resposta nuclear à ação do complexo hormônio-receptor é variável de local para local e de situação para situação. Na região da barba, a ação androgênica favorece o engrossamento do fio, enquanto nos indivíduos predispostos à calvície o andrógeno favorece a miniaturização dos pelos na região superior do couro cabeludo, onde os homens possuem 40% a mais de receptores de DHT, além de uma quantidade três vezes maior da 5-alfa-redutase em relação às mulheres.

Reitera-se que os folículos situados nas regiões da nuca e têmporas não possuem os referidos receptores, portanto, jamais sofrerão qualquer processo de miniaturização e queda.

Embora nas mulheres a fisiopatologia seja bem parecida, sabe-se que os andrógenos produzidos nas suprarrenais e ovários são menos convertidos em DHT pela diminuição de até 3,5 vezes de 5-alfa-redutase circulante em relação à produção da mesma enzima nos homens. Por estarem mais concentradas na região frontal, explica-se a incidência maior de rarefação nesta região. O fato de na mulher os andrógenos circulantes serem, em grande parte, metabolizados em estrógenos pela enzima aromatase, que transforma a testosterona em estradiol, é também um caminho metabólico importante na fisiopatologia da alopecia feminina, já que os hormônios femininos protegem as mulheres da calvície, principalmente na preservação da linha anterior e a ausência de entradas. O fator genético também está presente na evolução da calvície feminina, porém em menor expressão em comparação aos homens. Sabe-se que apenas 20% das mulheres apresentam história familiar positiva, elevando a importância de outros fatores de desordem hormonal, intrínseca ou não, como, por exemplo, o início ou interrupção do uso de anticoncepcionais, puerpério e períodos pré e pós-menopausa como fortes entidades etiológicas no desenvolvimento da calvície feminina.

Ciclo Biológico do Cabelo

Os cabelos têm um ciclo continuado durante toda a vida, denominado *ciclo biológico dos cabelos*. Estes passam por fases de crescimento e repouso através de um mecanismo de morte e vida programada (apoptose).

Não há um sincronismo específico entre os ciclos, como em outras espécies, mas é sabido que cada fio de cabelo está numa fase específica, distribuindo-se na razão de 85% na fase de crescimento (anágena) e 15% na fase de repouso (telógena). Entre essas duas fases interpõe-se outra chamada catágena ou fase de involução, sendo que 1 a 2% dos folículos encontram-se nela **(Figura 96.5)**.

Para melhor entendimento do ciclo, a *fase anágena* dura de 2 a 7 anos e se caracteriza por um bulbo robusto, escuro, localizado em derme profunda com uma matriz em franca atividade mitótica, produzindo cabelo em escala contínua.

A *fase catágena*, que dura de 2 a 4 semanas, caracteriza-se pela involução das atividades mitóticas da matriz e mostra uma total atrofia da parte mais inferior do folículo, localizado abaixo da origem do músculo eretor do pelo. Assim, o cabelo deixa de ser produzido, havendo uma total absorção da área atrofiada.

Sobrevém a *fase telógena* ou de repouso, cujo início coincide com o desaparecimento da matriz capilar, permanecendo apenas a haste com o seu fio de cabelo. Dura de 3 a 6 meses, quando então se inicia um novo ciclo biológico.

As minúcias fisiológicas da composição e expressão da força genética no ciclo biológico do cabelo continuam sendo tema de pesquisa.

O cabelo cresce 0,35 mm por dia, com média de 6 mm a 1,2 cm por mês, dependendo da sua localização, idade e sexo.

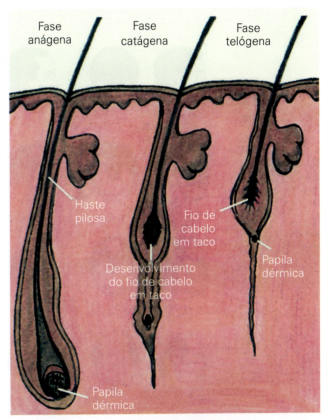

FIGURA 96.5 – Esquema do ciclo biológico do cabelo.

Diagnóstico

O diagnóstico diferencial entre calvície e outros processos que cursam com queda de cabelo é o primeiro passo para o sucesso do tratamento. A anemia ferropriva, dieta alimentar restritiva, transtornos hormonais, doenças da tireoide, medicamentos antiblásticos, estresse emocional, ambientes insalubres e insultos hormonais desencadeados por traumas cirúrgicos diversos devem sempre ser afastados durante uma anamnese acurada.

Uma vez diagnosticada, a alopecia androgenética, tanto no homem como na mulher, deve ser classificada em graus, obedecendo a modelos clássicos como,

1259

por exemplo, os de Norwood-Hamilton para homens e Ludwig para mulheres, os mais aceitos no mundo da calvície[1] (Figura 96.6A e B).

A qualidade da área doadora deve ser avaliada quanto à densidade, elasticidade do couro cabeludo nesta região, tipo do fio de cabelo e medida do crânio entre as duas orelhas.

Classificação da área doadora

Sistematizar em cirurgia é sempre razão de sucesso na dinâmica do processo operatório, facilitando a programação do ato cirúrgico, avaliação do tempo do procedimento, projeção de resultado e, em última análise, um recurso valoroso para avaliação final do planejamento previamente estabelecido retratado na realidade do resultado final obtido.

Classificar em medicina é estabelecer conceitos, padronizar áreas específicas de atuação, projetar resultados e avaliar sua competência. Desse conceito nasceu a ideia de se analisar a área doadora de cabelos do couro cabeludo para os mais diversos transplantes capilares indicados no tratamento da calvície e outras rarefações capilares do corpo, adquiridas ou cicatriciais.

No couro cabeludo, a área permanente de cabelos que, durante toda a existência, não sofre os deletérios efeitos hormonais ou genéticos, está compreendida logo abaixo de uma linha que une as regiões temporais, de 1 a 2 cm acima do polo superior de cada hélix auricular

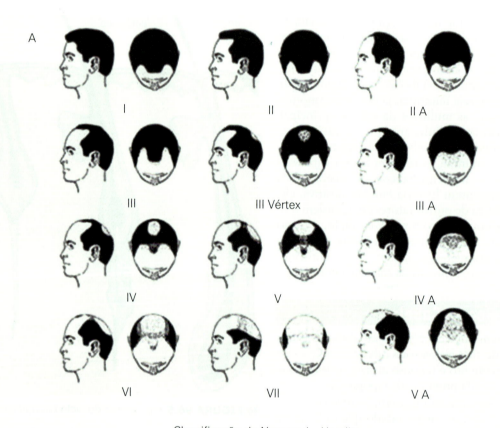

Classificação de Norwood – Hamilton

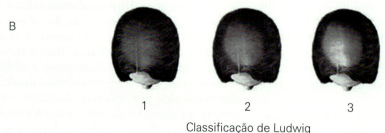

Classificação de Ludwig

FIGURA 96.6A e B – Classificações de Norwood-Hamilton, para homens e Ludwig, para mulheres.

até 1 cm acima da linha que demarca o "pé do cabelo". Essa área anatômica corresponde a 25% do total do couro cabeludo e contém aproximadamente 25 mil raízes que, em tese, poderiam ser utilizadas para cobrir áreas necessitadas. Para que não haja rarefações inestéticas ou mesmo torná-las calvas, recomenda-se que pouco menos da metade desse total deva ser preservada.

Uma classificação simples e eficiente para essa avaliação foi proposta pelo autor e denominada *Classificação de Leão*, onde se analisa a densidade capilar, elasticidade do couro cabeludo, o tipo de cabelo e a medida do crânio.

Para a classificação da densidade, marcam-se três quadrados de 1 cm² cada um, paralelos, situados em três pontos diferentes na região da nuca, exatamente no local da futura área doadora, sendo dois laterais (temporais) e um mediano (occipital). Realiza-se a contagem do número de cabelos presentes em cada quadrado, através de densitômetro. Com a média de cabelos encontrados chega-se ao diagnóstico da densidade (Figura 96.1).

A normal, **D1**, é representada por uma média superior a 150 raízes (70 a 100 UF) por cm². A densidade **D2** mostra uma média entre 100 a 150 raízes (50 a 70 UF) por cm² e a densidade **D3** mostra uma média inferior a 100 raízes (menos de 50 UF) por cm² (Figura 96.2).

A determinação da densidade torna-se também muito importante na indicação da FUE (*Follicular Unit Extraction*) como tática para obtenção de UF, que consiste na utilização de *micropunches* sem a necessidade de corte, como na tática FUT (*Folicular Unit Transplantation*), em que as UF são obtidas através de dissecção de uma faixa elíptica retirada na região da nuca. Ambas as técnicas são descritas mais adiante. A densidade "D3 de Leão" contraindica absolutamente a FUE, enquanto a "D2" requer extrema cautela na indicação, sob pena de rarefação capilar inestética e irreversível na área segura para doação de raízes.

Para a classificação da elasticidade, traça-se, com caneta especial de marcação, uma linha horizontal na região da área doadora. A elasticidade é avaliada na capacidade de deslizamento do couro cabeludo através de uma manobra feita com os dedos, na região da nuca, deslizando o couro cabeludo em direção superior (Figura 96.2). Caso a linha marcada se desloque por mais de 1 cm, *elasticidade tipo E1*, pode-se marcar a largura da elipse com 1,5 cm sem necessidade de descolamento de bordas para um fechamento primário sem nenhuma tensão. Quando o deslocamento da linha é de até 1 cm, *elasticidade tipo E2*, a largura da elipse não deve passar de 1 cm. No descolamento menor que 1 cm, *elasticidade tipo E3*, a elipse deve ter uma largura menor que 1 cm para um fechamento sem tensão (Figura 96.3).

Importante ressaltar que esses números não são absolutos, havendo, em alguns casos, possibilidade real de aumentar-se a largura da faixa, dada a elasticidade encontrada. Igualmente importante lembrar que quanto mais larga a elipse, maior a possibilidade de cicatrizes alargadas.

O descolamento das bordas da elipse deve ser, sempre que possível, evitado. A fibrose resultante deste descolamento prejudica uma nova ressecção na área doadora, num segundo tempo de cirurgia, além da grande possibilidade da elevação inestética da linha capilar posterior, localizada na nuca, que demarca o chamado "pé do cabelo".

A classificação do tipo do fio de cabelo, se fino (CF), grosso (CG), ondulado (CO), crespo (CC), negroide (CNg), normal (CN), baliza o prognóstico da densidade qualitativa. Quanto mais grosso, crespo ou ondulado, maior é a impressão de uma melhor densidade. Os pacientes com cabelo fino (CF) devem ser sempre alertados sobre o "volume" de cabelo a ser obtido com a cirurgia, para que não se frustrem com o resultado, principalmente se indicados por outros pacientes com cabelos mais

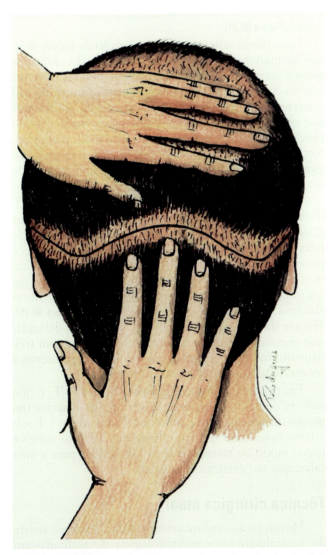

FIGURA 96.7 – Manobra para determinação da elasticidade da área doadora.

grossos. Neles, a necessidade de um "repasse" deve ser sempre aventada em outro tempo cirúrgico.

A medida do crânio é feita de orelha a orelha desde a implantação superior de cada hélix (Figura 96.4). Esta medida, somada ao diagnóstico da densidade e à avaliação da elasticidade em função da medida da largura da futura elipse, dão números aproximados da quantidade de UF a serem transplantadas.

Numa classificação tipo *"Leão = D1, E1, 31 x 1,5 cm"*, a quantidade aproximada de UF gira em torno de 2.500 ou 7.500 fios de cabelo, tomando-se por base uma média de três raízes por UF. Exemplo: 31 cm x 1,5 cm = 46,5 cm x 160 (média de cabelos por cm^2) = 7.440 raízes divididas por 3 (média de cabelo por UF) = 2.480 UF.

Com essa classificação, avalia-se muito aproximadamente o número de raízes a serem transplantadas e, com isso, a possibilidade de sucesso numa única etapa, a necessidade de mais tempos cirúrgicos, a indicação de associação de outras táticas de obtenção de cabelos, o tempo de cirurgia, o planejamento anestésico e condutas clínicas no pós-operatório. Corrobora, enfim, para um perfeito entendimento médico-paciente, já que permite uma real análise dos limites técnicos que cada área doadora impõe ao cirurgião capilar.

Assim, o resultado de uma cirurgia de calvície estará sempre na dependência do tamanho da área a ser povoada, da qualidade da área doadora e do tipo do cabelo.

Muito importante é a relação médico-paciente na primeira entrevista. O paciente deve ser sempre alertado que a cirurgia da calvície não o deixará cabeludo. Com ela, ele deixará de ser calvo. A possibilidade de mais etapas cirúrgicas deve ser sempre aventada ao paciente, principalmente nas calvícies mais extensas.

Evolução técnica

A evolução da cirurgia da calvície, em busca do resultado natural e esteticamente afinado, aponta na direção das UF. Atualmente o transplante capilar é feito com maior quantidade de enxertos e estes cada vez menores. A técnica para as megassessões, que atingem números superiores a 7.000 raízes, tornou-se mais laboriosa, mais demorada e dependente de maior e mais treinada equipe cirúrgica. Com isso, novos materiais foram criados e incorporados à rotina, tornando o procedimento menos traumático e mais confortável.

Nos primórdios da cirurgia do transplante capilar o resultado estético desapontava sobremaneira os médicos e principalmente os pacientes. A técnica, que utilizava grandes *punches* nos idos das décadas de 1950 e 1960, no século passado,[2] foi gradualmente abandonada em favor da retirada de faixa única de couro cabeludo em área doadora occipital, onde o cabelo é geneticamente protegido do açoite impiedoso da DHT em pacientes predispostos.[3] Entretanto, a utilização da técnica de extração das unidades foliculares – FUE – (*folicular unit extraction*) através de *micropunch* sob visão armada por lupas de grande aumento, tem sido amplamente utilizada. Nessa tática, um pequeno *punch*, que varia de 0,8 a 1,0 mm de diâmetro, é utilizado para realizar pequena incisão circular na pele do couro cabeludo ao redor da UF que, na sequência, é extraída uma a uma, sem a necessidade de cortes lineares. As cicatrizes deixadas são centenas de pequenos pontos esbranquiçados (*white dots*), que serão perceptíveis se a área doadora for raspada com máquina zero (Figura 96.26). Trata-se de uma importante arma no arsenal cirúrgico do cirurgião de restauração capilar, introduzida em 2002 por Rassman, Bernstein[14] e, posteriormente, Harris, e se apresenta como uma evolução *hi-tech* das ideias de Orentreich,[2] sem os estigmas estéticos deixados pelo pensamento original do referido autor. Como tudo em medicina cirúrgica, as indicações são precisas, principalmente para as calvícies menores, cicatrizes de couro cabeludo, associada ao FUT para obtenção de um maior número de UF (técnica mista ou híbrida) (Figura 96.20)[13] e, sobretudo, na exaustão de área doadora devida a cirurgias anteriores, expressa por pouca ou nenhuma elasticidade do couro cabeludo nessa região (Figura 96.21).

Importante salientar que a utilização de *punch*, mesmo os menores, pode ocasionar a lesão dos folículos pilosos através da amputação de seus bulbos, uma vez que no couro cabeludo os pelos podem adquirir direção diferente da apresentada pelo seu ângulo de saída, e por isso qualquer variação entre o ângulo de incidência do *punch* e o ângulo de saída do pelo pode resultar em transecção do folículo. A FUE, portanto, é uma tática cirúrgica importante, de execução precisa e que necessita de exaustivo treinamento de seu executor.

O transplante de unidades foliculares – FUT (*Follicular Unit Transplantation*) continua sendo a técnica clássica para a obtenção de UF. Consiste na retirada de faixa elíptica de couro cabeludo de área doadora occipitotemporal e as UF nela contidas são microscopicamente dissecadas, em vez de extraídas diretamente do couro cabeludo. As cicatrizes são lineares e, na maioria absoluta das vezes, de excelente qualidade (Figura 96.25). Trata-se de uma técnica elaborada, minuciosa, delicada, que necessita de equipe altamente qualificada com treinamento intensivo e continuado. É um procedimento a ser executado por cirurgião de formação.

Em resumo, quando se compara FUT e FUE, o que está em questão é a maneira de se obter os enxertos (remoção de faixa elíptica e posterior dissecção das UF sob microscópio *versus* extração direta das UF sem corte) e não o modo de transplantar as UF obtidas para a área calva, que são praticamente iguais.

Técnica cirúrgica atual

Monitoração cardiovascular e sedação venosa assistida integralmente por anestesiologistas são realizadas em todos os pacientes, assim como massagem intermitente dos membros inferiores.

CAPÍTULO 96 – CIRURGIA DA CALVÍCIE

• Marcação

O que diferencia a cirurgia da calvície e o cirurgião de calvície é a linha anterior bem planejada e bem operada. Com isso, a marcação dessa linha reveste-se de uma importância crucial na obtenção de um melhor resultado.

Como em qualquer marcação pré-operatória da cirurgia plástica, o ponto A é presença obrigatória e aqui não é diferente. De acordo com os ensinamentos de Leonardo, desde 1491, quando determinou a *beleza fundamental caucasiana* extraída das medidas do "Homem Vitruviano", os seus estudos norteiam a maioria absoluta das marcações cirúrgicas da cirurgia plástica clássica.

Para a calvície, os estudos de Leonardo mostram um ponto A distante 8 cm da glabela ou 2 cm da primeira prega frontal, nos homens. Nas mulheres, estes números são 6 e 1 cm, respectivamente.

Os pontos B e C, marcados através da projeção superior do ponto médio de cada sobrancelha, são variáveis e dependem do desejo individual de cada paciente em fechar mais ou menos as entradas. Nas mulheres, não há entradas, sendo a marcação de B e C totalmente dispensável. Em ambos os sexos, porém, a confecção de linhas quebradas e irregulares é imprescindível para a tão desejada naturalidade pós-operatória[5] (Figura 96.8A e B).

A *inflexão temporal*, introduzida pelo autor no arsenal da cirurgia da calvície, é uma marcação para baixo em direção anterior, feita na região temporal, tanto em homens quanto em mulheres, tratando uma região outrora esquecida pelos cirurgiões de calvície e que, com ela, diferencia sobremaneira o resultado final, recompondo o que chamamos de pico temporal (Figura 96.9A e B).

• Área doadora

Se a tática escolhida para a obtenção dos enxertos for o FUT, realiza-se o preparo do cabelo da área doadora na sala de cirurgia com o paciente em decúbito ven-

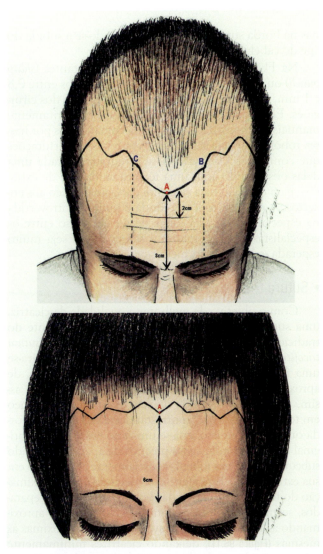

FIGURA 96.8 – Detalhes da marcação da linha anterior em homem e mulher.

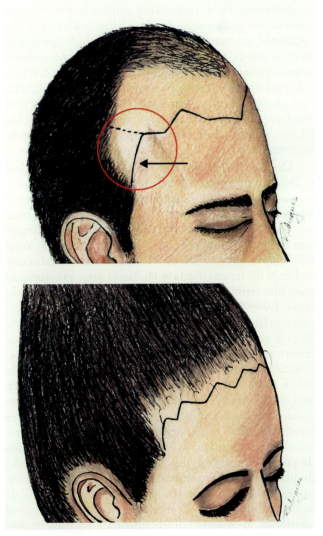

FIGURA 96.9 – Detalhe da inflexão temporal em homem e mulher.

tral, cortando o cabelo da elipse planejada, mantendo os fios mais longos (até 1,0 cm). Na FUE, a maioria dos cirurgiões prefere raspar toda a cabeça, o que facilita a retirada das UF com os mais variados tipos de *punch*. Posteriormente, procede-se a antissepsia de todo o couro cabeludo com clorexidine a 2%. No FUT, retorna-se o paciente para decúbito dorsal, deitando-o sobre campos cirúrgicos estéreis. Gira-se a cabeça, inicialmente para o lado esquerdo, para acesso à metade direita da elipse. Uma vez retirada e suturada essa primeira metade, inicia-se o preparo dos enxertos. Somente após a colocação da última unidade folicular obtida dessa faixa é que se retira a segunda metade. Com essa tática mantém-se a faixa remanescente todo esse tempo em seu leito original, perfundida e oxigenada, mantendo as futuras UF completamente protegidas. Na FUE, o paciente é mantido em decúbito ventral para a retirada de todas as UF que povoarão as áreas glabras. Quando, num mesmo paciente, combina-se FUT com FUE (técnica mista), dá-se preferência em retirar toda a faixa seguida da obtenção das UF por *punch*, que se somarão aos enxertos obtidos da elipse.

Anestesia local tumescente com vasoconstritor é aplicada em toda a área doadora.[7] Em mulheres, pelas características anatômicas do couro cabeludo, prefere-se o uso de anestésicos sem vasoconstritor. A técnica tumescente é bastante útil, por aumentar a distância dos folículos pilosos dos nervos e vasos sanguíneos localizados logo abaixo da gálea, aumentar o tônus da pele na área doadora, diminuir a transecção inadvertida de folículos pilosos, reduzir o sangramento e produzir anestesia mais uniforme utilizando quantidade menor de anestésico.

Desta maneira, fica claro que a área doadora ideal se situa no meio da chamada zona permanente de cabelo, ou seja, no nível da protuberância occipital externa (Figura 96.22). Alguns autores, ao optarem pela FUE, muitas vezes em comum acordo com os pacientes, ultrapassam a "área doadora segura" no afã de obterem mais UF, incorrendo no risco de o cabelo desses enxertos cair ao longo do tempo (Figura 96.18). Nesta área, previamente marcada, retira-se uma faixa elíptica de couro cabeludo entre 1,0 e 1,5 cm de largura, medindo-se a extensão pela distância entre as orelhas (Figura 96.10). A elasticidade da pele nesta região e a necessidade de mais ou menos enxertos são determinantes para o tamanho da elipse. Utiliza-se bisturi nº 3 com lâmina nº 15 para diérese da pele e pinça Kelly mosquito para divulsionar o subcutâneo das bordas, separando suavemente os folículos incluídos na faixa, evitando-se perdas por lesão das raízes localizadas nesta região de transição.[4,6] Uma tática introduzida pelo autor para a ressecção da elipse em casos de pouca elasticidade do couro cabeludo é a utilização de pinças tipo D'Assumpção ou Pitanguy, amplamente utilizadas em ritidoplastias para ressecções precisas de pele facial excedente. Com elas, consegue-se, com total segurança, após amplo descolamento, a máxima largura possível da elipse com a tensão exata para uma síntese sem tensão. Reitera-se que esse descolamento se faça ape-

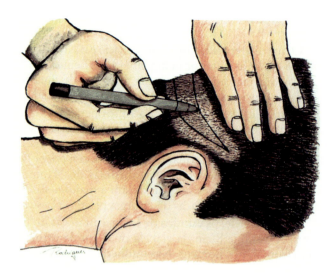

FIGURA 96.10 – Marcação da área doadora. Detalhe do extremo lateral que coincide com a implantação superior da hélix.

nas na borda superior da elipse, evitando-se a subida do "pé do cabelo".

Na FUE, variados tipos de *punch*, cortantes (*sharp punch*) ou rombos (*dull punch*) e com diâmetros entre 0,8 e 1 mm, são os preferidos da maioria absoluta dos cirurgiões. Eles podem estar acoplados a cabos estritamente manuais ou motorizados, ou ainda comandados por hastes robóticas (Figura 96.19). Uma vez feitas as perfurações que contêm as UF, procede-se a retirada de cada uma delas observando aqui uma técnica cuidadosa de extração, para que não haja nenhum dano anatômico aos enxertos. A cirurgia robótica ainda é muito controvertida na especialidade e está longe de ser consenso entre os especialistas, muito embora a sua evolução seja muito esperada e desejada no meio.

• **Sutura tricofítica**

Com o objetivo de melhorar a qualidade da cicatriz, uma sutura do couro cabeludo de forma diferente do tradicional chuleio tem sido proposta. Trata-se da *sutura tricofítica* onde, em uma das bordas da elipse, retira-se uma fina tira dermoepidérmica de couro cabeludo, de aproximadamente 2 mm de largura, promovendo, assim, uma borda desnuda de seu revestimento cutâneo em toda sua extensão, contrastando-se com a outra borda original. Com isso, cria-se um vazio entre a borda original e a nova borda, agora preenchida apenas por tecido subcutâneo rico em folículos parcialmente amputados em sua extremidade. Este efeito é conseguido após aproximação do tecido subcutâneo das bordas com pontos separados, seguida de sutura contínua com náilon 5.0 aproximando as bordas da pele através de passadas próximas às mesmas (Figura 96.11), deixando cicatrizes minimamente aparentes e de resultado estético surpreendente, já que fios de cabelo nascem através da cicatriz (Figura 96.12).

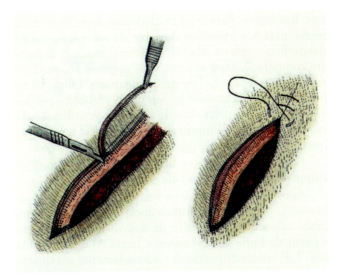

FIGURA 96.11 – Sutura tricofítica. Detalhe da desepitelização e da sutura com passadas bem próximas das bordas.

• Preparo das unidades foliculares (UF)

Independentemente da forma de colheita, seja FUT ou FUE, o transplante de UF é hoje a técnica preferida pela maioria dos cirurgiões de calvície. De acordo com recente estudo da Sociedade Internacional de Cirurgia da Restauração Capilar, 94% de seus membros utilizam a técnica de UF como rotina.

O controle preciso da dissecção dos enxertos por visão direta do tecido através de videomicroscópio ou microscopia clássica permite melhor e mais rápida individualização das UF com um mínimo de lesões inadvertidas. As lupas com aumentos de quatro a seis vezes são as mais indicadas na FUE. No FUT, o fatiamento da faixa elíptica – *slivering* – consiste numa dissecção precisa no sentido de se manter total integridade das UF contidas nos 2 a 3 mm de largura necessários para cada fatia (Figura 96.13). Os enxertos, a partir de cada fatia, são separados em UF que podem ser únicas, contendo apenas um folículo piloso, ou múltiplas, contento dois, três ou até mais folículos pilosos envolvidos por uma única túnica conjuntiva. Existe a possibilidade de, num mesmo enxerto, deixar-se duas ou mais UF independentes, que passam a constituir uma *família de folículos*, bastante uti-

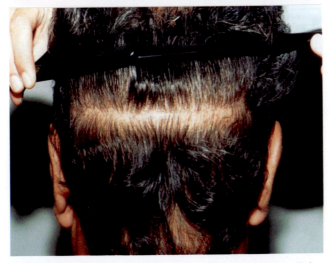

FIGURA 96.12 – Resultado da sutura tricofítica. Pré e pós-operatórios com 1 ano de evolução.

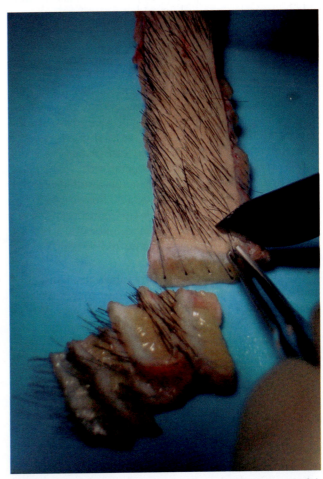

FIGURA 96.13 – Detalhe cirúrgico do fatiamento da faixa de couro cabeludo obtida na área doadora (*slivering*).

lizada quando o cabelo é muito fino e/ou haja necessidade de se deixar uma maior densidade na área receptora específica como, por exemplo, a área da coroa ou vértex. O aspecto cilíndrico obtido nas dissecções clássicas das UF deu lugar, mais recentemente, à confecção de enxertos com formas mais triangulares, de ápice superior, deixando, com essa tática, o mínimo de pele em cada UF (Figura 96.4). Essa possibilidade inexiste na tática FUE.

O que não se admite, na moderna cirurgia da calvície, é a obtenção, por exemplo, de três enxertos com apenas um fio de cabelo cada, a partir de uma UF com três fios. A unidade folicular é então uma entidade fisiológica anatomicamente independente e indivisível. Pela sua complexidade, é hoje denominada aparelho pilossebáceo.[6]

• *Dégradé* frontal

O maior desafio na cirurgia da restauração capilar é a criação de uma linha anterior bem planejada e de alta densidade capilar na região frontal. Fator de fundamental importância para o sucesso estético da operação é que exista uma zona natural de transição entre a fronte e o início da implantação capilar, onde enxertos de unidade folicular única ou dupla são dispostos em máxima densidade cirúrgica possível, seguidos posteriormente por enxertos de unidades foliculares gradativamente maiores em igual densidade nos primeiros 2 a 3 cm anteroposteriores podendo, em razão do número de unidades foliculares conseguidas e da extensão da área calva a ser povoada, diminuir-se gradativamente a densidade que, por sua vez, é medida pela distância entre os enxertos. Este é o conceito do *dégradé* frontal. Além disso, a zona natural de transição deve preservar as entradas, sempre com linhas quebradas e assimétricas, planejadas e discutidas com o paciente no pré-operatório.[5] A densidade cosmética é aquela necessária para um resultado cirúrgico aceitável e gira em torno de 60 a 80 fios de cabelo por cm^2, numa média de 40 UF por cm^2, contrastando com a densidade normal, que gira em torno de 100 a 140 fios de cabelo por cm^2, numa média de 70 UF neste mesmo espaço.

Quando o paciente apresenta cabelo muito escuro e couro cabeludo muito claro, realçando o contraste, ou quando os fios são muito grossos, o efeito *dégradé* frontal torna-se tecnicamente mais difícil. Entretanto, estes fatores podem ser totalmente controlados pelo cirurgião a fim de se conseguir efetividade na criação de uma zona de transição natural, quase imperceptível, com a utilização de técnica cirúrgica primorosa, uso de instrumental adequado e de qualidade, além de uma equipe muito bem treinada e entrosada.

Em geral são confeccionados 600 a 800 enxertos de unidades foliculares únicas, dissecados, na tática FUT, exclusivamente com utilização de videomicroscópio ou microscopia clássica, sempre em forma de triângulo, e acondicionados submersos em placas de Petri contendo soro fisiológico. Para estas unidades em específico, dá-se preferência aos extremos da faixa situados logo acima das orelhas, onde os cabelos são naturalmente mais finos em comparação com as áreas mais centrais. Do restante da faixa são separadas, da mesma maneira, unidades foliculares maiores, contendo dois ou três folículos pilosos e, se necessário, as famílias de folículos. A utilização do videomicroscópio diminui a perda de enxertos por lesão inadvertida do folículo piloso.

Na FUE, os enxertos obtidos nas mesmas regiões cumprem a mesma finalidade acima descrita.

Após anestesia local com vasoconstritor apenas nos homens, promovendo tumescência da área receptora (*scalp ballooning*),[7] uma faixa de aproximadamente 1 cm a partir da linha frontal anterior (zona A) é preenchida com UF únicas dispostas desordenadamente em quatro a cinco fileiras, em máxima densidade, utilizando-se agulhas 30 x 8 ou 30 x 10 acopladas em bisturi Leão[11] ou aos mais variados tipos de *implanters*, onde a UF é "montada" através do bisel da agulha e transplantada através de um clique no aparelho, que introduz o cabelo na área desejada (Figura 96.24). Dá-se preferência à diérese sagital, levando-se em conta a correta inclinação da agulha e direção da implantação do cabelo, necessárias para um resultado perfeito. Os fios longos, maiores que 1 cm, são fundamentais para o correto direcionamento do pelo e, desde sua publicação, comporta-se como um divisor de águas na cirurgia da restauração capilar.[12.] A partir desse ponto mesclam-se as UF únicas com outras de duas raízes, perfazendo mais 1 a 2 cm em direção anteroposterior (zona B), quando as UF de até três raízes ou famílias de folículos passam, de agora em diante, a fazer parte dos enxertos escolhidos para o preenchimento de toda a área calva (zona C), podendo-se aqui mudar o diâmetro da agulha para até 40 x 12. As incisões coronais podem também ser utilizadas nas inflexões temporais e nas áreas mais posteriores[8] (Figura 96.14).

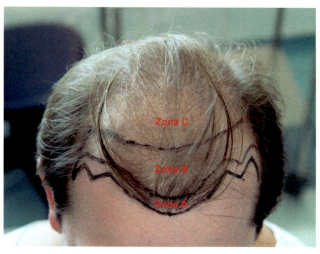

■ FIGURA 96.14 – Detalhe da marcação das zonas A, B e C, fundamentais para a criação do dégradé frontal.

Atenção especial na angulação da agulha e na direção da implantação dos fios remanescentes é de fundamental importância no tratamento do vértex ou coroa. Caso não haja fios remanescentes para essa orientação, um desenho especial simulando um redemoinho deve ser sempre pensado no sentido de se dar a esta região um resultado mais natural possível (Figura 96.15). As incisões coronais são aqui as mais utilizadas.

O bisturi Leão foi idealizado pelo autor para introdução dos enxertos no couro cabeludo, facilitando sobremaneira esse procedimento e minimizando os danos à área receptora.[9,10] Consiste de um cabo de metal ou polipropileno muito leve, onde são encaixadas agulhas de diferentes tamanhos e calibres, possibilitando incisão com controle de profundidade, direção e angulação para introdução menos traumática dos enxertos (Figura 96.16). Também a ergonomia se torna muito importante nesse tipo de operação de movimentos repetitivos e de longa duração. Cadeiras especiais com apoio de braços, bancadas para os microscópios e videomicroscópios, além de boa iluminação e climatização devem ser somados a uma equipe cirúrgica muito bem treinada e entrosada (Figura 96.23). As lupas de quatro a seis vezes de aumento são fundamentais para a obtenção dos enxertos através do método FUE.

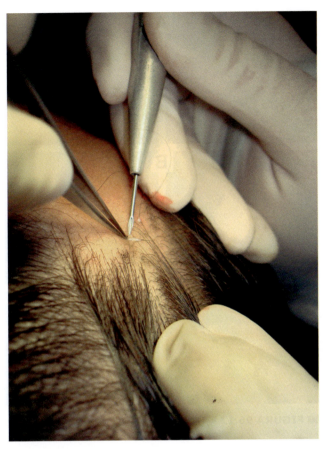

■ **FIGURA 96.16** – Detalhe do bisturi Leão em incisão sagital.

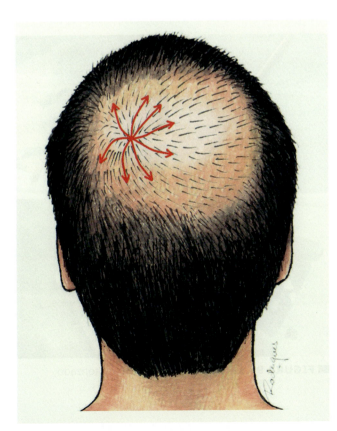

■ **FIGURA 96.15** – Detalhe da marcação na área da coroa. O desenho em rosácea confere o aspecto de redemoinho, próprio da região.

Discussão

Nas últimas décadas, homens e mulheres têm mostrado preocupações estéticas variadas e sem precedentes. Da mesma forma que as mulheres, os homens passaram a se preocupar mais com a autoimagem como fator importante na sua inserção e manutenção no mercado de trabalho. São valores da sociedade contemporânea que vêm acompanhados por uma verdadeira explosão de indústrias e serviços destinados à beleza masculina, em que uma vasta cabeleira pontifica como ideal de beleza traçado para eles. A medicina estética também evoluiu muito nas últimas décadas, principalmente no que se refere aos procedimentos ancilares para maximizar resultados em cirurgia da calvície, como a utilização pós-operatória de *lasers* de baixa potência associados a drogas que retardam a queda dos fios condenados. Resultados cada vez melhores e mais naturais são obtidos, e estigmas do tipo "cabelo de boneca" já fazem parte da história[11] (Figura 96.17).

A evolução da engenharia genética, no que diz respeito à clonagem de folículos pilosos, avança a cada dia, assim como os refinamentos em *laser* e robótica já melhoram a rotina da cirurgia da calvície.

PARTE 8 – CIRURGIA ESTÉTICA

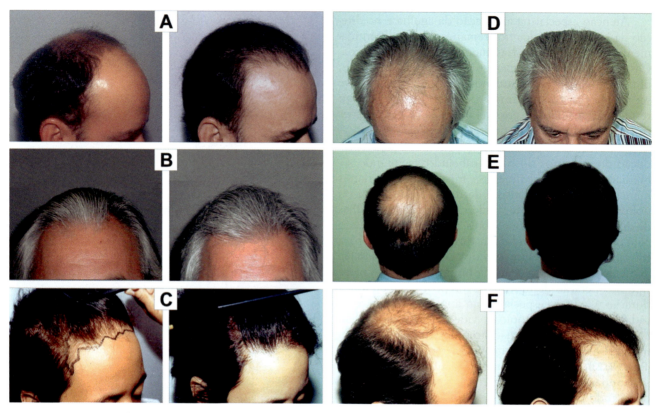

FIGURA 96.17 – De **A** a **F**, da esquerda para a direita, pré e pós-operatórios com 1 ano de evolução.

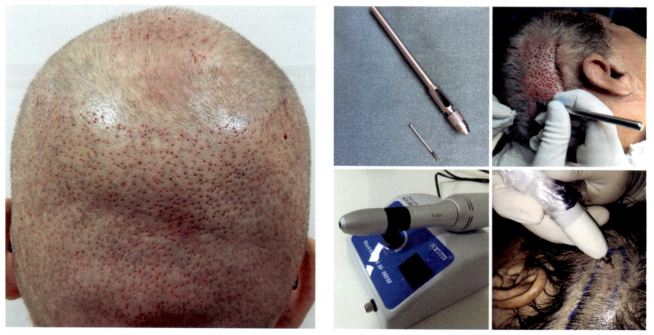

FIGURA 96.18 – Técnica FUE ultrapassando a chamada "área segura" para a retirada de UF (Cortesia do Dr. Antonio Ruston).

FIGURA 96.19 – *Punches* manual e motorizado.

CAPÍTULO 96 – CIRURGIA DA CALVÍCIE

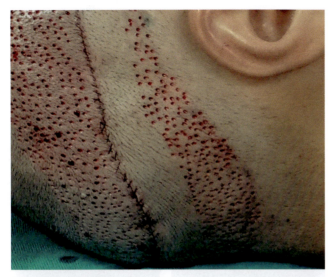

FIGURA 96.20 – Técnica mista (cortesia do Dr. Márcio Crisóstomo).

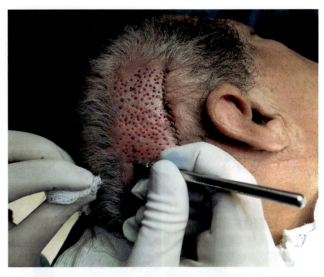

FIGURA 96.21 – Exaustão de área doadora por pouca elasticidade do couro cabeludo devido a cirurgias prévias.

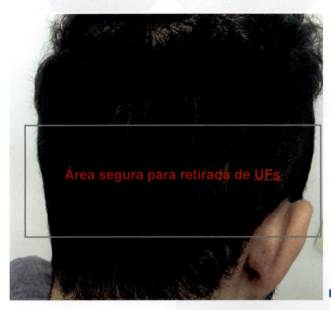

FIGURA 96.22 – Área doadora segura.

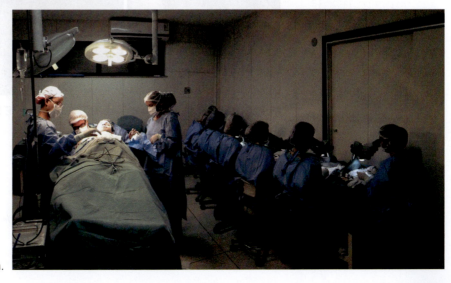

FIGURA 96.23 – Equipe cirúrgica.

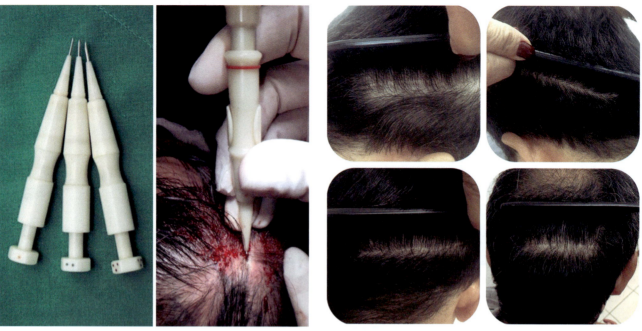

FIGURA 96.24 – Implanters Choi e Lion (cortesia Dra. Maria Angélica Muricy).

FIGURA 96.25 – Cicatrizes resultantes de FUT.

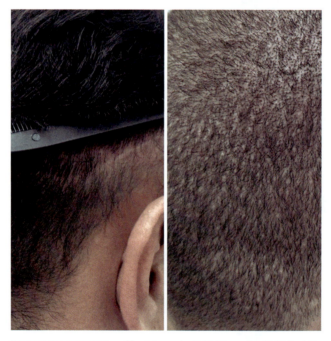

FIGURA 96.26 – Cicatrizes de FUT (linear) e FUE (*white dots*).

Agradecimento

Ao Dr. Fernando Henrique Oliveira Carmo Rodrigues que, com a mesma habilidade que demonstra com o bisturi, desenhou, de forma primorosa, toda a ilustração contida neste capítulo.

Referências Bibliográficas

1. Norwood OT, Sffiell RC. Hair transplant surgery. 2nd ed. Springfield, ILL: Charles C. Thomas; 1984.
2. Orentreich N. Hair transplantation long term results and new advances. Arch Otolayng. 1970;92:576-82.
3. Curi M. Tratamento da calvície masculina com mini-enxertos. Revista da Soc Bras Cir Púistica. 1990;23(5):68.
4. Rassman WR, Bernstein RM, McClellan R, Jones R, Worton E, Uyttendaele H. Follicular Unit Extraction: Minimally Invasive Surgery for Hair Transplantation. Dermatol Surg. 2002;28:720-728.
5. Basto F, Lemos E. Abordagem pessoal da linha pilosa anterior. Nova contribuição a microenxertia capilar. Atualização em Cirurgia Plástica. Editores: Tournieux e Curi. São Paulo: Robe Editorial; 1996. p. 113-124.
6. Cooley JE, Vogel JE. Follicle Trauma and the Role of the Dissecting Microscope in Hair Transplantation. Semin Cutan Med Surg. 2002;21(2):153-158.
7. Uebel C. Micrografts and minigrafts: A new approach for Baldness Surgery. Ann Plastic Surg. 1991;27:476-487.
8. Muricy JC, Muricy MA. Transplante Capilar: Incisão Sagital versus Coronal. Rev Soc Bras Cir Plást. 2006;21(2):102-7.
9. Leão CEG. Cirurgia da Calvície: Uma Nova Abordagem e Um Novo Instrumento Cirúrgico. Rev Soc Bras Cir Plást. 1999;14(1):23-34.
10. Leão CEG, Miranda ES, Rodrigues FHC. Conduta Pessoal em Cirurgia da Calvície. Rev Soc Bras Cir Plást. 2008;23(1):61-6.
11. Nordstron REA. "Micrografts" for the improvement of the front hairline after hair transplantation. .Aesthetic Plast Surg. 1981;5:9.
12. Pitchon M. Preview long-hair follicular unit transplantation: An immediate temporary vision of the best possible final result. Hair Transplant Forum International. 2006;16(4):113-5.
13. Crisóstomo M. Combining Follicular Unit Extraction and Transplantation: The Art of Follicular Unit Micrografting and Minigrafting. Barrera A, Uebel CO (eds.) 2 ed. St. Louis, Misouri: Quality Medical Publishing; 2014. 14. Rassman WR, Bernstein RM, McClellan R, Jones R, Worton E, Uyttendaele H. Follicular unit extraction: minimally invasive surgery for hair transplantation. Dermatologic Surgery. 2002;28:720-727.

capítulo 97

Metodologia em Cirurgias Plásticas Associadas

AUTOR: Ivo Pitanguy
COAUTORES: Bárbara Helena Barcaro Machado e Henrique Nascimento Radwanski

Introdução

Com frequência, pacientes vêm se apresentando em consulta referindo múltiplas queixas em relação ao seu corpo. Manifestam o desejo de mudar mais de uma área corporal em uma só cirurgia (no mesmo tempo cirúrgico). As cirurgias podem trazer mudanças ainda mais profundas na autoimagem e, por isso, a avaliação psicológica deve ser considerada principalmente em pacientes que têm múltiplas queixas relacionadas a deformidades pouco importantes, não relacionadas a gestações prévias ou ao envelhecimento. Um paciente com muitas queixas, sem alterações corporais ou deformidades significativas, pode ser portador de transtorno dismórfico corporal, e a detecção desta condição é essencial, pois neste caso o procedimento cirúrgico estará contraindicado e o acompanhamento psicoterápico se fará obrigatório.

Em pacientes bem selecionados, a realização de procedimentos combinados é plausível e se torna o melhor modo para tratar certas alterações, com redução do tempo total de recuperação do paciente e do afastamento de suas atividades sociais e laborativas. O paciente deve estar sempre ciente da possibilidade da não realização de todos os procedimentos propostos no caso de intercorrências, no transcorrer da anestesia ou da cirurgia.

A decisão de associar procedimentos somente deve ser cogitada se o cirurgião tiver treinamento, destreza e experiência em todos os procedimentos a serem realizados, além de uma equipe capaz de dar todo o suporte que ele necessita, minimizando o tempo operatório e anestésico e, assim, os riscos ao paciente. Essa equipe se compõe de outros cirurgiões plásticos, um ou mais instrumentadores, anestesiologistas e circulantes capacitados a atender a procedimentos de grande porte. É importante que uma rígida rotina seja observada, desde o preparo até a condução pós-operatória. Nestes pacientes, o monitoramento nas primeiras 72 horas após a intervenção far-se-á de maneira ainda mais intensa. É ideal que o paciente aceite ter, a seu lado, um técnico de enfermagem durante este período. A presença de um profissional experiente, que o estimule a deambular e possa detectar qualquer sinal ou sintoma de alguma intercorrência precocemente, representa um importante diferencial e segurança para ambos, paciente e cirurgião.

Indicação para a Associação de Procedimentos e Segurança do Paciente

Rigorosa avaliação pré-operatória por um clínico ou cardiologista é indispensável, o qual buscará identificar qualquer fator que possa colocar a vida do paciente em risco maior que o esperado para o procedimento. A idade e a existência de comorbidades são fatores decisivos quanto à decisão pela associação de cirurgias. O tipo de combinação varia muito conforme a faixa etária do paciente.

Muitas vezes o clínico solicita exames mais específicos, exames cardiológicos como testes de esforço e cintilografia cardíaca, ou ainda provas de função respiratória. Pode ser necessário que o paciente passe por um preparo, que pode incluir suspensão e/ou introdução de medicamentos, execução de exercícios respiratórios para a melhora da capacidade vital para enfrentar o pós-operatório de uma cirurgia no abdome ou ainda pode estar indicada avaliação por nutricionista ou nutróloga para eventual adequação do peso corporal à cirurgia proposta.

É importante detectar durante a anamnese o uso de qualquer medicação que possa comprometer a cicatrização (como exemplo a isotretinoína, habitualmente utilizada no controle da acne, ou ainda a vitamina E) ou de medicamentos que possam vir a aumentar o sangramento intraoperatório. As condições de anemia ou hipoproteinemia, comuns no pós-operatório de cirurgias associadas que envolvam maior perda sanguínea, contribuem para uma cicatrização mais lenta e maior incidência de deiscências.

O uso de meias elásticas e compressão pneumática intermitente nos membros inferiores estará sempre indicado (Figura 97.1). Mas, em muitos pacientes, pela localização do procedimento cirúrgico, a colocação destes dispositivos fica comprometida. O uso de drogas de ação anticoagulante, como a enoxaparina, deverá ser considerado caso a caso, devendo o cirurgião estabelecer junto ao clínico que atende seus pacientes um protocolo de prevenção de eventos tromboembólicos. Este protocolo deverá estratificar os pacientes e estabelecer a conduta adequada caso a caso.

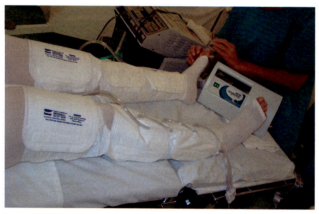

FIGURA 97.1 – Colocação da meia elástica própria para a cirurgia e da bota de compressão pneumática.

Para conduzir adequadamente o pós-operatório em cirurgias associadas é necessário observar adequada reposição hidroeletrolítica e volêmica; analgesia adequada que é essencial; monitoramento das feridas; além disto, a associação de cirurgias deverá permitir ao paciente uma posição confortável para a recuperação pós-operatória.

Interação Cirurgião Plástico e Anestesista

Ao combinarmos procedimentos cirúrgicos, estendemos o tempo de cirurgia, de submissão do paciente às drogas anestésicas, e aumentamos a estagnação do sangue nos membros inferiores, independentemente dos procedimentos executados. Quando da programação cirúrgica, antecipadamente, deverá a equipe de anestesia estar a par da magnitude dos procedimentos propostos, para antecipar as alterações fisiológicas, alterações decorrentes da hipotermia, alterações hemodinâmicas resultantes de perdas volêmicas e aquelas secundárias às manobras cirúrgicas e mudanças de decúbito necessárias para a realização dos procedimentos pretendidos.

As perdas volêmicas que decorrem da perda de sangue ou do extravasamento de líquidos e eletrólitos para o interstício precisam ser repostas ou compensadas ainda durante o ato cirúrgico, sempre que possível. Associações de cirurgias que mais deverão deixar a equipe alerta quanto às perdas são a abdominoplastia e a lipoaspiração, sendo este último um dos procedimentos mais associados a várias outras cirurgias estéticas, servindo como base ou complemento às técnicas tradicionais.

A reposição volêmica é essencial na manutenção da homeostasia. O anestesista inicia a reposição hidroeletrolítica através do controle do volume aspirado e monitoramento do débito urinário mas não existem fórmulas predeterminadas. Considerando a reposição volêmica, a coleta de sangue prévia para autotransfusão deve ser sempre considerada em pacientes nos quais se espere maiores perdas sanguíneas. A indicação para a coleta prévia do sangue é feita quando se estima perda sanguínea superior a 1.000-1.500 mL. O paciente é encaminhado ao hematologista que, com base na avaliação clínica e laboratorial e na data da cirurgia, programa as coletas, feitas normalmente a cada 10 dias, sendo a última no mínimo 7 dias antes da cirurgia para que o organismo compense a perda sofrida. Podem ser colhidas duas bolsas, sendo que a primeira bolsa colhida deverá ser transfundida ao paciente no máximo 30 dias após, pelo grau de hemólise que já começa a se mostrar importante nesta fase, perdendo-se assim o propósito da coleta. Preferimos evitar a transfusão heteróloga, pois a autotransfusão é uma opção segura e eficiente.

Na lipoaspiração utilizamos infiltração de solução salina com vasoconstritor (concentração de 1:500.000 a 1:1.000.000) na proporção de 1:1 (volume infiltrado/volume estimado a ser aspirado – técnica superúmida), o que minimiza as perdas sanguíneas em relação à técnica seca. Esta infiltração de solução fisiológica permite menor repercussão hemodinâmica e cardiovascular, já que parte do volume infiltrado é absorvida, pois estima-se que em média 30% desta solução são absorvidos pelo organismo. A vasoconstrição máxima ocorre 25 minutos após a infiltração. Assim, o tempo de espera entre a infiltração e a aspiração da gordura é muito importante, devendo-se aguardar pelo menos 15 minutos.

Segundo a SBCP e o CFM, o volume aspirado não deve ser maior que 7% do peso corporal e não é recomendável que a área aspirada ultrapasse 40% da superfície corporal. A reposição hidroeletrolítica deve ser realizada considerando-se fatores como idade do paciente, função renal, uso de contraceptivos e betabloqueadores, história de hipertensão arterial, diabetes ou insuficiência cardíaca, mesmo que estas sejam disfunções leves. Nestes casos, a reposição deverá ser realizada de maneira criteriosa para se evitar risco de hiper-hidratação e edema agudo de pulmão. A recomendação da SBCP (2003), para a compensação das perdas sofridas quando se utiliza a técnica superúmida, consiste na reposição intravenosa 1 mL:1 mL quando aspirados mais de 2.500 mL, sempre encorajando a reposição oral concomitante e monitorando o débito urinário. A rotina utilizada pela nossa equipe de anestesia, quando da associação com lipoaspiração, consiste em considerar que 30% do volume infiltrado nos tecidos serão absorvidos pelo organismo. Este volume é contabilizado no balanço que considera perda x reposição e a proporção de 1 mL:1 mL ao final da cirurgia tem se mostrado satisfatória.

O monitoramento se dá pela manutenção da frequência cardíaca, débito urinário e pressão arterial peroperatórios. Caso utilizemos a autotransfusão, realizamos a reinfusão ao final do procedimento. Esta visa melhorar a perfusão tecidual, por ajudar a elevar os níveis de hematócrito e hemoglobina. Em média, cada bolsa repõe 3% do hematócrito, oferecendo um pós-operatório com menos hipotensão e lipotimia, além de menor incidência de complicações de natureza cicatricial, como deiscências e infecção da ferida operatória (Figura 97.2). O sangue não poderá estar armazenado longo tempo, para que os efeitos deletérios decorrentes da hemólise não se façam presentes.

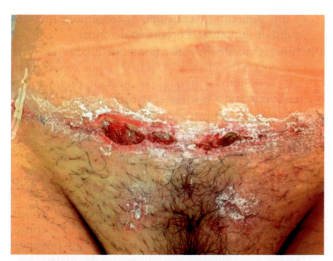

FIGURA 97.2 – Deiscência de sutura no 20º dia de pós-operatório de paciente submetida a lipoaspiração e abdominoplastia. Exames laboratoriais mostraram hematócrito de 31%, Hb 9 g/dL e proteínas totais de 6,5.

Cirurgias Combinadas e a Hipotermia

A temperatura corporal é regulada pelo equilíbrio entre a perda e produção de calor. A maior parte do calor no corpo humano é produzida em órgãos profundos. Depois disso, o calor é transferido para a pele e, posteriormente, é perdido no meio ambiente. Quando a temperatura corporal fica abaixo dos 35ºC, o organismo não é capaz de gerar calor necessário para garantir a manutenção adequada das funções fisiológicas. Essa situação define-se como "estado de hipotermia". Várias classificações são utilizadas para qualificar a hipotermia (Tabela 97.1) e os sinais clínicos variam de acordo com sua gravidade.

TABELA 97.1 – Graus de hipotermia

Grau de hipotermia	Temperatura
Leve	32ºC a 35ºC
Moderada	28ºC a 32ºC
Grave	Menor que 28ºC

Na hipotermia acidental perioperatória que ocorre durante o ato anestésico-cirúrgico em cirurgias combinadas, outros fatores se combinam além do aumento da exposição do paciente ao ambiente frio (18ºC a 23ºC por grande período de tempo). Esta exposição aumenta a perda de calor, levando a quadros de vasoconstrição periférica, ativação do metabolismo do glicogênio e liberação do calor através da circulação periférica. Paralelamente, há uma redução média de 3ºC na temperatura central, que se deve a vários fatores, estando entre eles alguns pouco percebidos, como a perda de calor para a superfície da mesa de cirurgia, da inalação de gases frios, a administração de soluções venosas frias (a administração de 1.000 mL de solução reduz 0,25ºC na temperatura corporal), a aplicação de soluções líquidas frias sobre a pele e ainda perdas insensíveis de água pelas vias respiratórias, pela ferida operatória e pela pele. Em geral, estando o paciente anestesiado, os sinais clínicos não podem ser avaliados e por isto não são aqui relacionados.

Durante o ato anestésico há diminuição de, pelo menos, 30% da produção de calor, decorrentes da atividade muscular diminuída, abolição das respostas comportamentais ou por ação de agentes farmacológicos. Com relação à anestesia geral, a indução anestésica é responsável pela redução de 20% na produção metabólica de calor (Gráfico 97.1). Os agentes anestésicos atuam sobre o sistema nervoso central e interferem diretamente no controle hipotalâmico da temperatura. Isto contribui para diminuir a temperatura corpórea através da inibição direta da termorregulação hipotalâmica pelos anestésicos e diminuição do metabolismo. A maioria dos anestésicos possui ação vasodilatadora e todos alteram o controle central da temperatura, inibindo as respostas termorreguladoras contra o frio, vasoconstrição e os tremores musculares. Conforme circula, o sangue se esfria, voltando ao coração com uma diminuição da temperatura central. Este fenômeno é conhecido como "Queda da Temperatura por Redistribuição" (RTD). Considerando outras drogas utilizadas, opioides, alfa$_2$-agonistas e propofol diminuem de maneira linear o limiar de vasoconstrição e dos tremores. Halogenados diminuem o limiar de resposta ao frio.

1275

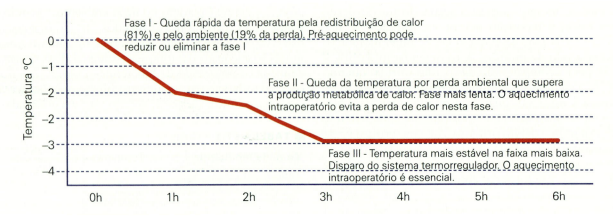

FIGURA 97.3 – Padrões de hipotermia durante anestesia geral – temperatura x duração em horas.

A anestesia combinada (geral associada à regional) representa a situação de maior risco de hipotermia não intencional. A anestesia regional diminui o limiar de vasoconstrição e, quando sobreposta à anestesia geral, tem seu efeito somado.

Pacientes que são mais suscetíveis a evoluir com queda de temperatura corpórea no período perioperatório:
- idosos;
- vítimas de trauma;
- pediátricos, principalmente neonatos;
- portadores de doenças crônicas consumptivas;
- submetidos a procedimentos de grande porte;
- com reposição volêmica agressiva.

Pacientes submetidos a cirurgias combinadas em cirurgia plástica, dependendo dos procedimentos escolhidos, são enquadrados como cirurgias de grande porte, sendo que parte destes ainda têm faixa etária mais avançada. No idoso, a termorregulação já se encontra comprometida. Há declínio generalizado da atividade endócrina, em particular do hormônio do crescimento, atrofia cutânea e perda significativa das glândulas sudoríparas em sua capacidade de produzir suor. Nos idosos, a adaptação ao frio também está prejudicada por vários mecanismos:
- atrofia muscular (sarcopenia) e menos atividade motora;
- diminuição da resposta vasoconstritora cutânea por menor sensibilidade à noradrenalina;
- redução do débito cardíaco;
- menor redistribuição do sangue da circulação esplâncnica e renal para a área cutânea.

Efeitos da Hipotermia Acidental Perioperatória

Há benefícios clínicos da hipotermia induzida, como a diminuição da taxa metabólica em aproximadamente 8%/°C, proteção de isquemia/hipóxia com redução de 1 a 3°C na temperatura corporal e aumento dos limites de tolerância na parada cardíaca. Por outro lado, a morbidade associada à hipotermia acidental perioperatória envolve:
- aumento da incidência de eventos cardiovasculares por causar desequilíbrio entre a demanda e a oferta de oxigênio ao miocárdio, e com isto propicia ocorrências como isquemia/angina instável, infarto agudo do miocárdio. Aumenta ainda a irritabilidade miocárdica ocasionando arritmias e até mesmo a parada cardíaca;
- ocorrências de tremores pós-operatórios associados a um aumento no consumo de oxigênio, com o intuito de aumentar a produção de calor;
- hiperatividade simpática por aumento dos níveis de catecolamina plasmática refletida por vasoconstrição, aumento da frequência cardíaca, pressão arterial, resistência vascular sistêmica e periférica;
- redução da função plaquetária e coagulopatia (diminuição da cascata da coagulação), levando a um aumento das perdas sanguíneas e da necessidade de transfusão sanguínea;
- sensação de desconforto térmico e insatisfação do paciente;
- aumento do tempo de metabolização das drogas anestésicas, com prolongamento da ação e consequente aumento do tempo de recuperação pós-anestésica, e em alguns casos, do tempo de internação;
- função imunológica prejudicada relacionada à inibição da fagocitose e da produção de anticorpos, causando um aumento na taxa de infecção hospitalar, relacionado mais fortemente à ferida operatória. A hipotermia possui efeito direto sobre a imunidade celular e humoral e efeito indireto através da diminuição da oferta de O_2 aos tecidos periféricos. Através da vasoconstrição, diminui a aproximação dos polimorfonucleares na ferida operatória, dificultando a destruição bacteriana, induzindo a produção de interleucinas X e II, aumentando as

perdas de nitrogênio e diminuindo a produção de colágeno.

Haverá, ainda, prejuízo na concentração e diluição urinárias, tornando a composição da urina próxima à do plasma e ocasionando propensão à rabdomiólise, mioglobinúria e necrose tubular aguda.

Na ausência de acidose, os efeitos da hipotermia são muito menos pronunciados, mais facilmente controláveis e reversíveis. A maioria dos pacientes submetidos ao tratamento eletivo com hipotermia leve não terá acidose grave e, portanto, os efeitos da hipotermia sobre a coagulação serão mínimos, não havendo redução na cascata da coagulação. No entanto, os efeitos anticoagulantes serão marcadamente aumentados se a acidose estiver presente. Quando a temperatura se encontrar abaixo de 33°C, algumas etapas na cascata de coagulação, tais como a síntese e cinética de enzimas de coagulação e inibidores do ativador do plasminogênio, são afetadas (reduzidas). O fator V sofre redução de até 45% em seus níveis plasmáticos.

Sob hipotermia moderada observam-se alterações da glicose. Caso se observe hiperglicemia, esta acarreta inibição da liberação da insulina, prejudica a função leucocitária e aumenta o risco de infecção. Já a hipoglicemia pode ser observada em até 40% dos pacientes.

Condutas para Redução ou Controle da Hipotermia

A manutenção da temperatura corpórea no intraoperatório minimiza alterações e perdas sanguíneas. A superfície corporal a ser coberta é crucial (Figura 97.3). O aquecimento da região anterior é mais efetivo que da parte em contato com a mesa de operação, uma vez que pouco calor é perdido aí. Cobertores ou colchões com circulação de água são benéficos apenas quando situados sobre o paciente. Cobertores elétricos também podem ser utilizados. O aquecimento cutâneo é eficaz quando a vasoconstrição termorreguladora foi desencadeada. O aquecimento de líquidos utilizados na hidratação durante a cirurgia, isoladamente, pode não manter o paciente em normotermia, embora reduza a queda da temperatura central, quando empregado e associado a outros métodos preventivos.

O acordar do paciente submetido a cirurgias de grande porte é caracterizado por um tremor intenso, involuntário e bastante desagradável, tanto para o paciente como para a família que assiste a cena. Calafrios iniciam-se a 35,5°C. Quando o paciente se recupera da anestesia sob hipotermia, tremores são rapidamente desencadeados para diminuir o défice de calor intraoperatório e aumentar a temperatura central. Clinicamente, o tremor é uma atividade involuntária que aumenta em duas a três vezes o metabolismo basal e o consumo de O_2 em 200% a 600%, e provoca descarga simpatoadrenérgica. O tremor somente ocorre após o desencadeamento de vasoconstrição máxima.

Métodos de proteção de hipotermia acidental no período perioperatório:
- *passivos*: cobertores, mantas, etc.;
- *ativos*: colchões térmicos, manta térmica e sistema de infusão de líquidos aquecidos.

Importante
- manter a normotermia entre 36,6 e 37°C (sobretudo nos pacientes de extremos de idade: prematuros, crianças e idosos) contribui para minimizar o balanço nitrogenado negativo no pós-operatório. Vaughan (1981) assinala que se deve lembrar sempre de precaver-se da hipertermia;

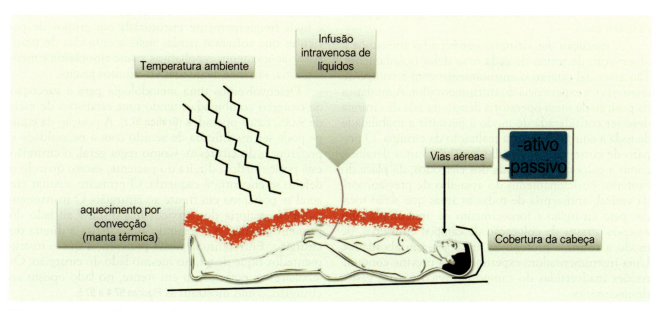

FIGURA 97.4 – Fatores de interferência com a temperatura corporal no perioperatório.

- o aquecimento de líquidos utilizados na reposição volêmica durante a cirurgia e a insuflação de ar aquecido diretamente na superfície do paciente diminuem a queda da temperatura central. A utilização de calor irradiado para aquecer o paciente antes do procedimento cirúrgico evita a perda de calor central para a periferia devido à vasodilatação causada pelos anestésicos;
- manter a superfície corpórea exposta o mínimo possível, inibindo a perda de calor;
- para que haja a transferência de quantidades consideráveis de calor através da superfície da pele, há necessidade de, pelo menos, meia hora de aquecimento prévio.

Utilizamos mantas térmicas em todas as cirurgias, cobrindo o paciente na maior extensão possível. Entretanto, nos procedimentos associados deve-se ocasionalmente reposicionar a cobertura após completada parte do procedimento.

Os efeitos da hipotermia podem ser revertidos de forma eficaz por administração de DDAVP e fibrinogênio, mas estas drogas funcionam bem apenas quando a acidose foi corrigida.

Cirurgias Associadas

A indicação por parte do cirurgião e a demanda por parte dos pacientes vêm ampliando o número de procedimentos por tempo cirúrgico. Com o advento da cirurgia bariátrica, a cirurgia plástica vem sendo cada vez mais requisitada para realizar a dermolipectomia das várias regiões que sofreram com a flacidez ocasionada pela grande perda ponderal. Nestes pacientes, o número de áreas alteradas é grande e a divisão com o maior número de procedimentos associados em uma primeira etapa reduz a ansiedade do paciente. Entretanto, nada deverá ser feito se houver um risco muito maior que o esperado para seu caso.

A execução das cirurgias combinadas pressupõe a observação da rotina de cada uma delas isoladamente. Tão essencial quanto o entrosamento com a equipe de anestesia é a experiência do instrumentador. A mudança da posição da mesa operatória dentro da sala de cirurgia deve ser considerada de modo a permitir a mobilidade de toda a equipe durante a realização da cirurgia. O preparo de cirurgias combinadas envolve muitos detalhes, como a colocação adequada dos eletrodos, da placa do cautério, posicionamento do aparelho de pressão, sonda vesical, antissepsia de todas as áreas que serão tocadas pelo cirurgião e fornecimento de área ampla com assepsia através da colocação de campos cirúrgicos, de modo a cobrir e proteger as áreas a serem abordadas. Uma instrumentadora experimentada previne contaminações inadvertidas do campo cirúrgico e evita gastos desnecessários.

Na escolha das associações, é importante observar o grau de perda volêmica que cada procedimento ocasiona isoladamente. Essas variáveis devem ser avaliadas conjuntamente, evitando-se associar os limites de cada item, já que o risco de uma anemia mais severa aumenta de forma considerável. O conteúdo da lipoaspiração do dorso tende a exibir maior sangramento; com isto, a associação deve ser evitada sempre que o outro procedimento também ocasionar maiores perdas.

Nas associações, devemos guiar a execução dos procedimentos de modo que o tempo seja encurtado no máximo possível. Habilidade e rapidez de toda a equipe são essenciais. Além da destreza do cirurgião, os cirurgiões assistentes devem ter preparo adequado, visando que o auxílio que proporcionam e as suturas que realizam possam otimizar a execução do procedimento e oferecer qualidade no resultado. Para que a cirurgia ocorra como uma sinfonia em uníssono, é essencial que se estabeleçam padrões de atuação nas diversas associações. O benefício desta sistematização é a redução do tempo cirúrgico quando as etapas são realizadas de modo simultâneo, finalizando as suturas e os curativos em conjunto e garantindo ao cirurgião a possibilidade de realizar as etapas principais de cada procedimento. Assim, podemos garantir ao paciente um resultado mais completo em período de tempo mais curto, mantendo a qualidade e o compromisso com o resultado final.

Esquemas de Posição da Mesa e da Equipe Cirúrgica

São várias as combinações de procedimentos cirúrgicos, mas algumas são mais frequentes e relacionadas com diferentes faixas etárias. Notadamente, cirurgias do contorno corporal como mamaplastia e abdominoplastia são mais realizadas em mulheres após uma ou mais gestações. A lipoaspiração associada à abdominoplastia é mais frequentemente encontrada em grupos de pacientes que sofreram perdas mais acentuadas de peso. Associações menos espoliativas, como rinoplastia e mentoplastia, são mais realizadas em adultos jovens.

Desenvolvemos uma metodologia para a execução de cirurgias combinadas, tendo uma estatística de mais de 9.000 casos operados (Gráfico 97.2). A posição da equipe pode ser modificada de acordo com a necessidade e preferência do cirurgião. Como regra geral, o cirurgião está posicionado à direita do paciente, exceto quando o defeito se encontra à esquerda. O primeiro auxiliar em geral se posiciona em frente ao cirurgião. O instrumentador na maioria dos serviços fica distal e ao lado do primeiro auxiliar e o segundo auxiliar fica à direita do cirurgião. Entretanto, é nossa preferência que o instrumentador fique distal, no mesmo lado do cirurgião. Os auxiliares se posicionam em frente, no lado oposto ao cirurgião, como mostram as Figuras 97.4 e 97.5.

CAPÍTULO 97 – METODOLOGIA EM CIRURGIAS PLÁSTICAS ASSOCIADAS

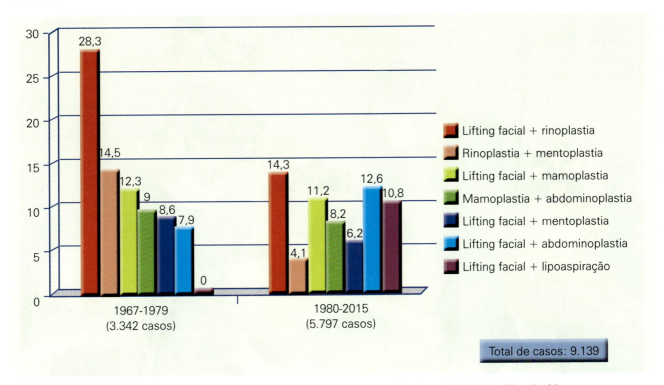

GRÁFICO 97.1 – Cirurgias combinadas realizadas – número de associações – 1967-2005. N = 9.139.

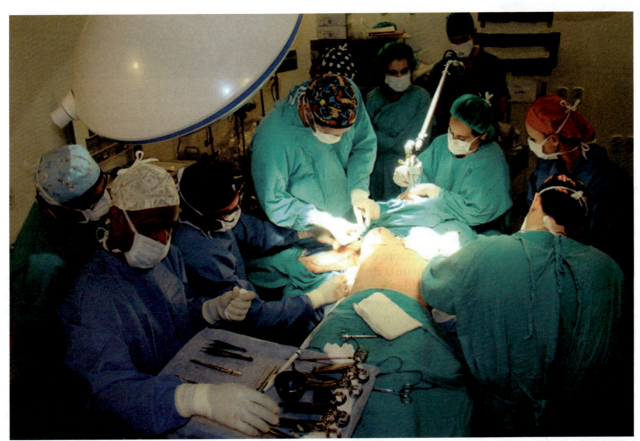

FIGURA 97.5 – Posicionamento da equipe em cirurgia de rejuvenescimento facial + *resurfacing* a laser + mamaplastia + toracobraquioplastia +*lifting* crural. As suturas de mamas e braços são realizadas por três auxiliares, enquanto o *laser* está sendo aplicado na face ao final da ritidoplastia.

PARTE 8 – CIRURGIA ESTÉTICA

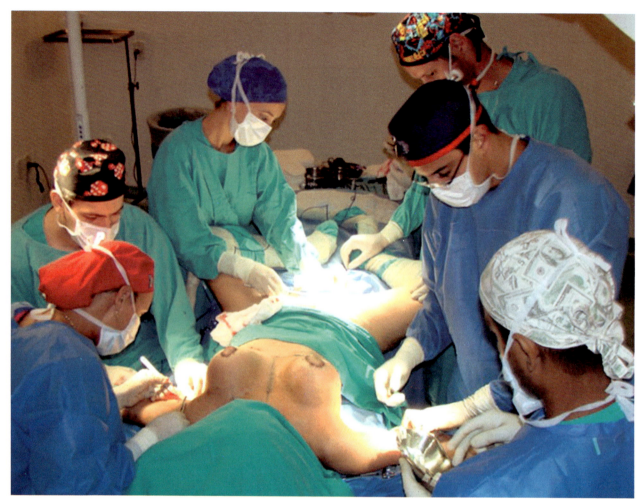

FIGURA 97.6 – Outro momento da cirurgia: posicionamento da equipe em cirurgia de rejuvenescimento facial + *resurfacing* + mamaplastia + toracobraquioplastia + *lifting* crural. As suturas de mamas e braços continuam sendo executadas por três auxiliares, enquanto o *lifting* crural está sendo realizado. A cabeça já se encontra coberta e as pernas enfaixadas para permitir que a perda de calor pela exposição ao ambiente frio da sala da cirurgia seja um pouco amenizada.

Procedimentos Associados

Mamaplastia + abdominoplastia ou lipominiabdominoplastia

Inicia-se pela mamaplastia com a paciente em posição semissentada. Após montagem das mamas e posicionamento das aréolas, a paciente é colocada em posição de Trendelenburg, mantendo flexão do tronco em 15 graus para a realização da abdominoplastia/lipominiabdominoplastia. Na abdominoplastia, após plicatura dos músculos retos do abdome, aumenta-se a flexão do tronco para 30 graus, quando se faz a ressecção do excesso de pele e o posicionamento dos retalhos e do umbigo. A sutura é simultânea, do abdome e das mamas, pelo cirurgião e assistentes. A razão para se escolher esta sequência é que a posição semissentada adotada para realização da mamaplastia poderia comprimir a vascularização do retalho abdominal reduzindo sua perfusão adequada durante o este procedimento (casos clínicos 1 a 3).

Lipoaspiração + abdominoplastia

Quando da necessidade da mudança de decúbito para a realização da lipoaspiração de flancos posteriores ou culotes, ou ainda melhor modelagem da cintura, após a anestesia geral coloca-se o paciente em decúbito ventral. Após preparação adequada do local, inicia-se a infiltração da área a ser lipoaspirada. Faz-se a lipoaspiração da região posterior do corpo e, após sutura das incisões de acesso às cânulas, o paciente é colocado novamente em decúbito dorsal para realização da aspiração da região anterior e da abdominoplastia.

Lifting cervicofacial + abdominoplastia

Inicia-se pela abdominoplastia, enquanto um auxiliar faz a infiltração da face. Após a plicatura dos músculos retos, ressecção do excesso de pele e posicionamento dos retalhos e umbigo (em flexão de 30 graus), o anestesista coloca o paciente em posição de Trendelenburg (mantendo a flexão do tronco) e o cirurgião inicia o *lif-*

ting cervicofacial com um assistente, enquanto os outros dois fazem a sutura do abdome. Caso seja necessária a lipoaspiração dos flancos posteriores, esta deve ser realizada antes que o paciente seja colocado em decúbito dorsal (casos clínicos 4 e 5).

Lifting cervicofacial + mamaplastia

Inicia-se pela mamaplastia com a paciente em posição semissentada. Após montagem das mamas e posicionamento das aréolas, a paciente é colocada em posição de Trendelenburg, mantendo flexão do tronco em 15 graus para a realização do *lifting* cervicofacial pelo cirurgião e um assistente, enquanto os outros dois fazem a sutura das mamas.

Lifting cervicofacial + mamaplastia + abdominoplastia

Inicia-se pela mamaplastia com a paciente em posição semissentada e, após o posicionamento das aréolas, a paciente é colocada em 15 graus para que o cirurgião inicie a abdominoplastia e um assistente faça a infiltração da face. Após a ressecção do excesso de pele do abdome e posicionamento dos retalhos e do umbigo (em flexão de 30 graus), o anestesista coloca a paciente em posição de Trendelenburg (mantendo a flexão do tronco) e o cirurgião inicia o *lifting* cervicofacial com um assistente, enquanto os outros três fazem a sutura do abdome e das mamas.

Lifting cervicofacial + mamaplastia + toracobraquioplastia + *lifting* crural

Por ser esta associação bastante extensa, é essencial o excelente entrosamento de toda a equipe, a qual deverá ser numerosa e instalar-se em uma sala bastante espaçosa para permitir a mobilização de seus componentes sem o risco de contaminação (Figuras 97.4 e 97.5). Esta associação habitualmente é realizada em pacientes hígidos, não idosos ou pós-obesidade mórbida, após preparo pré-operatório adequado.

Inicia-se pela mamaplastia com a paciente em posição semissentada e, após o posicionamento das aréolas, a paciente é colocada a 15 graus para que o cirurgião inicie a braquioplastia enquanto um assistente inicia a infiltração da face. Após a infiltração da face, o cirurgião sobe com um auxiliar e um instrumentador para realizar a ritidoplastia, enquanto dois a três assistentes permanecem realizando a sutura de mamas, tórax e braços. Ao término da ritidoplastia é realizado o *lifting* crural.

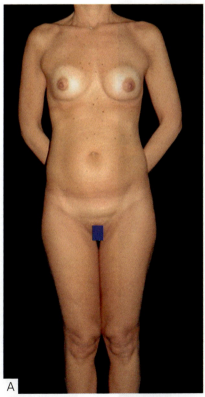 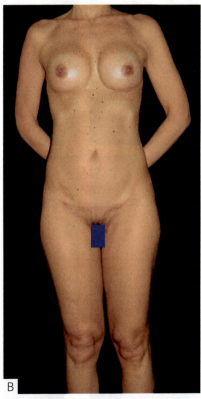

■ **CASO CLÍNICO 97.1 – A)** Paciente de 48 anos de idade solicitando melhora para o abdome, troca de implantes mamários por um pouco maiores e avaliação de lesão cutânea no limite entre hipogástrio e fossa ilíaca direita. **B)**- Foto da paciente após ser submetida a troca de implantes mamários com lipoaspiração de flancos posteriores, anteriores e abdome com miniabdominoplastia com plicatura de retos abdominais e retirada de fuso de pele pela cicatriz de Pfanestiel. Ressecado de grande tumor basocelular em região do hipogástrio à direita. Aspecto no 70º dia de pós-operatório (caso clínico cedido pela Dra. Bárbara Machado).

PARTE 8 – CIRURGIA ESTÉTICA

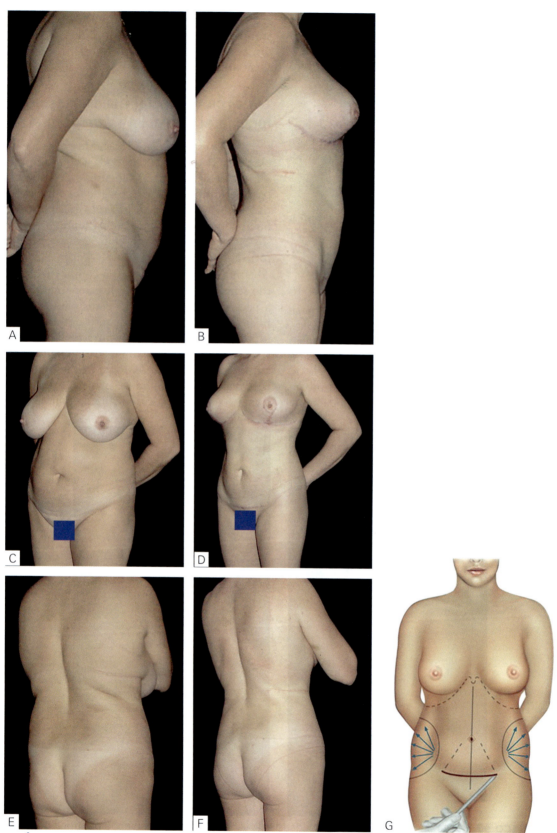

■ **CASO CLÍNICO 97.2 – A,C,E)** Paciente de 43 anos com história de 1 gestação prévia. Submetida a mamaplastia redutora com lipoaspiração de flancos posteriores e flancos anteriores, lipominiabdominoplastia com plicatura de retos abdominais e retirada de fuso de pele pela cicatriz de Pfannestiel. Evoluiu bem mas com deiscência de sutura em mama esquerda a qual foi resuturada; **B,D,F)** Aspecto no 90º dia de pós-operatório (caso clínico cedido pela Dra. Bárbara Machado); e **G)** Desenho esquemático da lipominiabdominoplastia.

CAPÍTULO 97 – **METODOLOGIA EM CIRURGIAS PLÁSTICAS ASSOCIADAS**

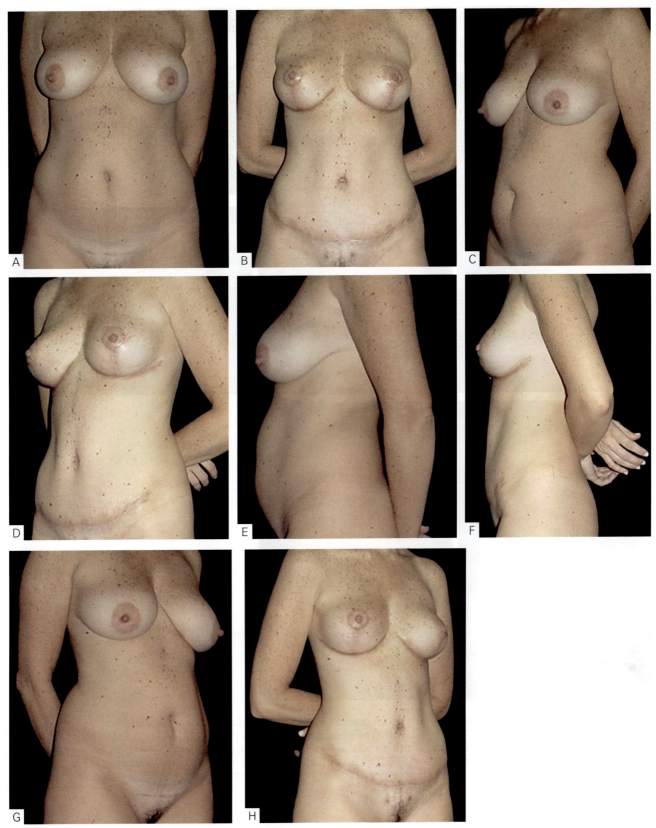

■ **CASO CLÍNICO 97.3 – A,C,E)** Paciente de 41 anos com história de 1 gestação prévia. Submetida a mastopexia redutora com lipoaspiração de flancos posteriores e abdominoplastia com plicatura de retos abdominais. No pós-operatório foi submetida a 6 sessões de betaterapia para tentativa de evitar o aparecimento de queloides. A cicatrização ocorreu sem qualquer intercorrência. **B,D,F)** Aspecto das cicatrizes no 102º dia de pós-operatório (caso clínico cedido pela Dra. Bárbara Machado).

PARTE 8 – CIRURGIA ESTÉTICA

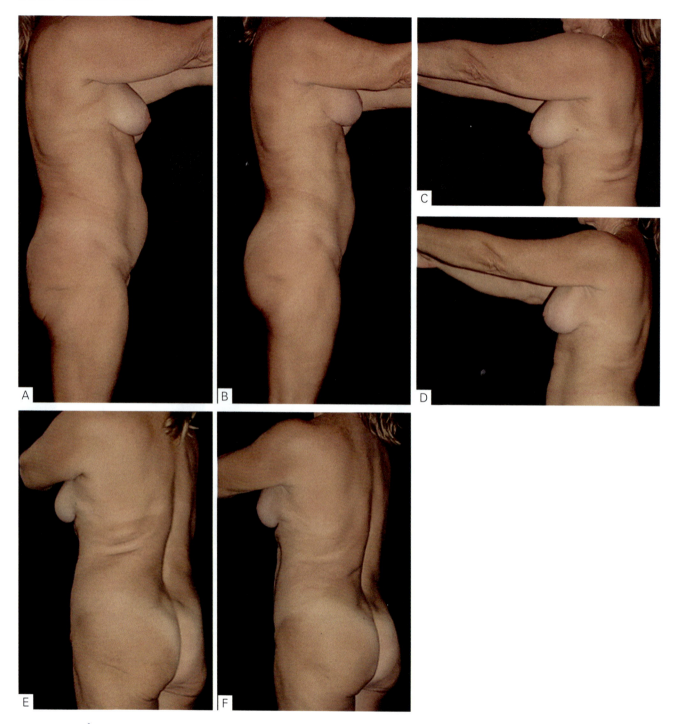

■ **CASO CLÍNICO 97.4** – Paciente de 67 anos com queixa de lipodistrofia e flacidez braquial. Submetida a lipoaspiração de dorso, flancos posteriores e flancos anteriores, e abdome, lipoenxertia glútea (400 ml cada lado), lipoaspiração da face posterior dos braços com retirada de fuso de pele axilar. No 85o. dia de pós-operatório, nota-se excelente melhora de contorno da região glútea com notável melhora do aspecto da flacidez da pele no local da enxertia. Os braços tiveram satisfatória correção da flacidez compatível com o tamanho restrito da cicatriz (caso clínico cedido pela Dra Bárbara Machado).

CAPÍTULO 97 – METODOLOGIA EM CIRURGIAS PLÁSTICAS ASSOCIADAS

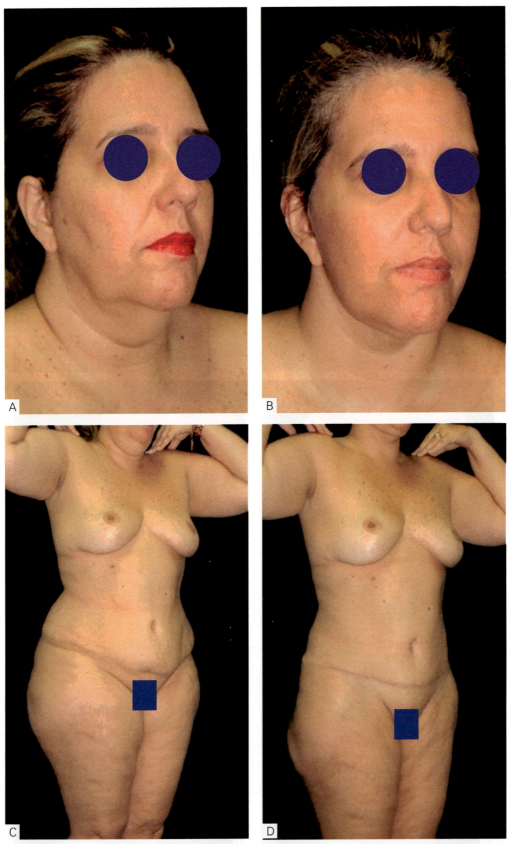

■ **CASO CLÍNICO 97.5 – A,C)** Pré-operatório de paciente queixando-se de flacidez facial, abdominal e do volume das coxas. Foi submetida a abdominoplastia com plicatura de retos abdominais, lifting cervicofacial e 1o. tempo de lipoaspiração de coxas. Paciente foi submetida a coleta prévia de 2 bolsas de sangue para autotransfusão. **B,D)** A cicatrização ocorreu de forma satisfatória em todas áreas operadas.

1285

PARTE 8 – CIRURGIA ESTÉTICA

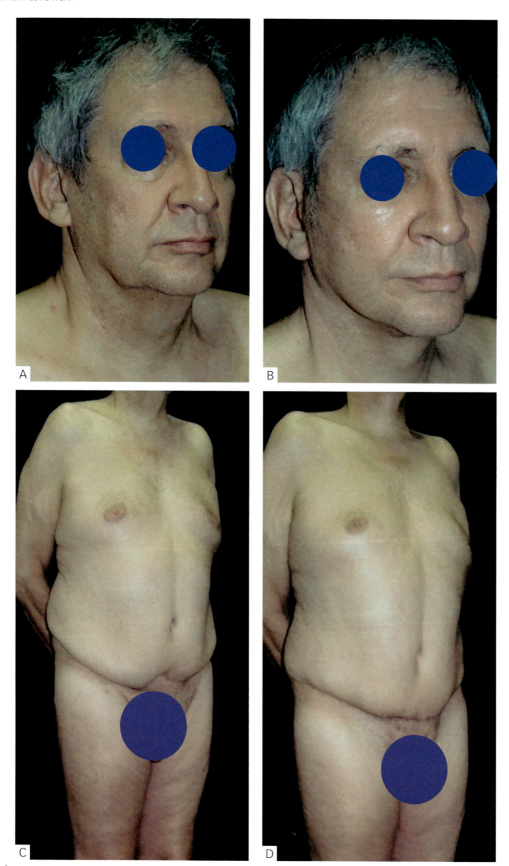

■ **CASO CLÍNICO 97.6 – A,C)** Pré-operatório de paciente do sexo masculino após importante perda ponderal, referindo flacidez facial e abdominal. Foi submetido a abdominoplastia, lifting cervicofacial e blefaroplastia superior e inferior. **B,D)** Aspecto pós-operatório com 2 meses de evolução.

Bibliografia Consultada

- Auler Jr JOC. Hipotermia no Período Peri-Operatório. Rev Bras Anestesiol. 2006;56(1): 89-106.
- Biazzotto C, Brudniewski M, Schmidt AP, et al. Hipotermia no período peri-operatório. Rev Bras Anestesiol. 2006;56:89-106.
- Cheng C, Matsukawa T, Sessler DI, et al. Increasing mean skin temperature linearly reduces the coretemperature thresholds for vasoconstriction and shivering in humans. Anesthesiology. 1995;82:1160-1168.
- Danzl DF, Pozos RS. Accidental hypothermia. N Engl J Med. 1994;331:1756-1760.
- Frank SM, El-Rahmany HK, Cattaneo CG, Barnes RA. Predictors of Hypothermia during Spinal Anesthesia. Anesthesiology. 2000;92(5):1330-1334.
- Hemingway A, Price WM. The autonomic nervous system and regulation of body temperature. Anesthesiology. 1968;29:693-701.
- Jessen K. An assessment of human regulatory nonshivering thermogenesis. Acta Anaesthesiol Scand. 1980;24:138-143.
- Matsukawa T, Sessler DI, Christensen R, et al. Heat flow and distribution during epidural anesthesia. Anesthesiology. 1995;83:961-967.
- Matsukawa T, Sessler DI, Sessler AM, et al. Heat flow and distribution during induction of general anesthesia. Anesthesiology. 1995;82:662-673.
- Mauermann WJ, Nemergut EC. The anesthesiologist's role in the prevention of surgical site infections. Anesthesiology. 2006;105:413-421.
- Ozaki M, Sessler DI, Matsukawa T, et al. The threshold for thermoregulatory vasoconstriction during nitrous oxide/sevoflurane anesthesia is reduced in the elderly. Anesth Analg. 1997;84:1029-1033.
- Pitanguy I, Cavalvanti MA, Brentano JMS, Santos LMF. Cirurgias estéticas combinadas. Rev Bras Cir. 1977;67(7/8):265-272.
- Pitanguy I, Ceravolo MP. Our experience with combined procedures in aesthetic plastic surgery. Plast Reconstr Surg. 1983 Jan;71(1):56-65.
- Pitanguy I. Combined Aesthetic Procedures. In: Aesthetic Plastic Surgery of Head and Body. Berlim: ;1981. p. 353-363.. ISBN: 978-3-642-66912-5 (Print) 978-3-642-66910-1 (Online).
- Poulos DA. Central processing of cutaneous temperature information. Fed Proc. 1981;40:2825-2829.
- Sessler DI. Perioperative thermoregulation and heat balance. Ann NY Acad Sci. 1997;813:757-777.
- Sessler DI, Akca O. Nonpharmacological prevention of surgical wound infections. Clin Infect Dis. 2002;35:1397-1404.
- Sessler DI. Complications and treatment of mild hypothermia. Anesthesiology. 2001;95:531-543.
- Sessler DI. Mild perioperative hypothermia. N Eng J Med. 1997;336:1730-1737.
- Sessler DI. Perioperative heat balance. Anesthesiology. 2000;92:578-596.
- Simon E. Temperature regulation: The spinal cord as a site of extrahypothalamic thermoregulatory functions. Rev Physiol Biochem Pharmacol. 1974;71:1-76.
- Taguchi A, Kurz A. Thermal management of the patient: where does the patient loose and/or gain temperature? Curr Opin Anaesthesiol. 2005;18:632-639.
- Valeri CR, MacGregor H, Cassidy G, et al. Effects of temperature on bleeding time and clotting time in normal male and female volunteers. Crit Care Med. 1995;25:698-704
- Vaughan MS, Vaughan RW, Cork RC. Postoperative hypothermia in adults: relationship of age, anaesthesia, and shivering to rewarming. Anesth Analg. 1981;60:746-751.
- Washington D, Sessler DI, Moayeri A, et al. Thermoregulatory responses to hyperthermia during isoflurane anesthesia in humans. J Appl Physiol. 1993;74:82-87.

Índice Remissivo

A

AAS, 113
Abdome, 904
Abdominoplastia, 904, 1216
   circunferencial, 906
   convencional, 1209
      com descolamento restrito, 904
   em âncora, 905
Abdutor do mínimo, 856
Abertura
   do túnel do carpo, 213, 217
      endoscópica, 953
   dos curativos, 94
Ablefaria da pálpebra superior, 350
Abordagem(ns)
   do corpo superior, 915
   transcolumelar e infracartilaginosa, 1155
Abrasões, 6
Acidente(s)
   de trabalho, 981
   vascular cerebral (AVC), 638
Ácidos graxos essenciais, 874
Acomodação dos tecidos, 1069
Acrocefalossindactilia, 331
Adenectomia, 708
Adenoma sebáceo
   tipo Balzer, 168
   tipo Pringle, 168
Adiposidade dolorosa, 174
Agentes
   vasoconstritores, 113
   vasodilatadores, 113
Agonista alfa2-adrenérgicos, 32
Ajuste loja-implante, 1233
Alarplastia, 1162
Alginatos, 873
Aloenxertos, 100, 101
Alongamento incisional dos pilares amigdalianos, 284
Alopecia, 1054
   androgenética, 1255
Alta hospitalar, 34
Amputação(ões), 6
   coto de, 962
   da orelha, 560
   distais, 933, 970

   à inserção do tendão flexor superficial, 971
   do tipo ring finger, 968
   multidigitais, 971
   no nível da interfalângica distal, 971
   no nível do braço e antebraço, 970
   parciais, 962
   traumáticas de extremidades, 959
Anamnese, 27
Anastomose
   terminolateral, 141
   terminoterminal, 141
Anestesia, 23, 656, 983, 1107
   geral, 33
   local, 30
   na rinoplastia, 1144
Anestésicos locais, drogas adjuvantes, 31
Angiogênese, 17
Angiomas, 175
Angiorressonância, 46
Angiotensina II, 113
Angiotomografia, 46
Ângulo(s), 1143
   cervicomentoniano, 1078
   nasofrontal, 1143
Animais de experimentação, 141
Anomalias
   congênitas
      da orelha, 377
      do membro superior, 439
   vasculares, 421
Anotia, 377, 378, 386
Anterolateral da coxa, 123
Antibioticoprofilaxia, 39
Antimicrobianos, uso perioperatório de, 38
Aplasia, 440
Arcabouço
   cartilaginoso, 1142
   ósseo, 1142
Arco zigomático, 1088
Área(s)
   discretas, 87
   doadoras, 87
   especial, 87
   faciais, 1087
Artéria
   epigástrica

ÍNDICE REMISSIVO

inferior, 767
superior, 767
mamária interna, 767
Arteriogênese, 17
Articulações, 930
Artrodeses, 943
Asas nasais, 1147
   defeitos, 546
Ascensão do complexo areolopapilar (CAP), 676
Assimetria(s), 1185
   mamária, 795
      pós-reconstrução, 803, 806
         de forma, 806
         de posição, 807
         de volume, 806
Atrofia muscular do latíssimo do dorso, 764
Aumento da parede posterior da faringe, 284
Autonomização, 116, 880
Avaliação pré-anestésica, 23, 24
Avulsão(ões), 6
   de C5-C6, 943
   de C8-T1, 946
   do tendão extensor, 992
   total, 946
Axônio, 949, 950
Axonotmese, 158, 951

B

Banco de pele, 94, 97
Bandagem labial, 295
Bandas
   hipertônicas, 1078
   hipotônicas, 1078
   platismais, 1078
Benzodiazepínicos, 33
Bexiga, 886
Biofilmes, 39
   formação de, 651
Biópsia
   excisional, 198
   incisional, 198
Bisturi leão, 1273
Blefarofimose, 345
Blefaroplastia
   inferior, 1099, 1106
   superior, 1099, 1104
Bloqueio(s), 31
   de nervos periféricos, 32
   peridural, 31
   subaracnóideo, 31
Bolsas malares, 1113
Borda orbitária inferolateral, 1088
Braços, 920
Bradicinina, 113
Braquicefalia, 321, 325
Braquiterapia, 245
Bridas amnióticas, 455
Buflomedil, 113

C

Cabelo ciclo biológico do, 1259
Cabelos, 1259
Caixa torácica, 814
Calcificação da cápsula fibrosa, 666

Calvície, 1255
   androgenética, 1258
Camada(s)
   adiposa profunda infraumbilical, 1203
   do curativo a partir da ferida, 94
Canal carpiano, 951
Câncer mamário, 713
Canto lateral, 481
Cantopexias, 1110
Captação de pele, 97
Carcinoma
   basocelular, 181
      esclerodermiforme, 183
      fibrosante, 183
      nodular, 182
      superficial, 183
   espinocelular, 186
      in situ, 186
      invasivo, 188
      metastático, 188
      pigmentado, 187
      verrucoso, 187
Cartilagens nasais, 1142
Carvão ativado + prata, 874
Causalgia, 932
Cefaleia oftalmológica, 519
Células de Schwann, 938
Células-tronco, 105
   classificação, 105
   definição, 105
   derivadas da gordura, 222, 233
   do tecido adiposo, 106
   embrionárias, 106
   multipotentes, 106
   pluripotentes, 105
   propriedades e aplicações, 107
   totipotentes, 105
   unipotentes, 106
Ceratoacantoma, 167
Ceratose seborreica, 167
Cicatriz(es)
   hipertrófica, 9
   inestéticas, 1197
Cicatrização
   excessiva, 7
   fisiopatologia da, 7
   por primeira intenção, 6
   por segunda intenção, 6
   por terceira intenção, 6
   primária, 6
   processos de, 3
   secundária, 6
   terciária, 6
Cilindraxe, 949
Cilindroma, 169
Circulação tecidual, 154
Cirurgia(s)
   combinadas e a hipotermia, 1275
   conservadora de pele, 742
   craniomaxilofacial, 65
   da calvície, 1255
   de face, 42
   de mama, 40
   em abdome, 40
   estética da face, 476
   micrográfica de Mohs, 185, 189

oncológica(s), 65
    conservadora da mama, 742
ortognática, 607
    e insuficiência velofaríngea, 285
para correção da ptose congênita, 501
para definição do gênero, 894
plástica(s)
    do sistema urogenital, 885
    história, 85
    no ex-obeso, 901
    pós-bariátrica, eventos adversos em, 923
    associadas, metodologia em, 1273
poupadora de músculo, 763
videoassistida, 61, 62
    indicações, 63
Cirurgião plástico, equipe oncológica e, 720
Cisto(s), 1184
    cutâneos, 166, 177
    dermoide, 178
    epidérmicos, 177
    mixoide, 177
    mucosos, 623
    triquilemal ou "pilar", 178
Classificação
    de Barcat, 889
    de Tessier, 306
Cobertura cutânea, novas alternativas de, 13
Código de ética médica, 68
Colágeno, 4, 873
Coloboma(s), 349
    da comissura lateral, 350
    palpebrais, 349
Colocação do expansor/válvula, 56
Columela, defeitos, 546
Compartimentos de gordura da face, 1027
Complexo areolopapilar, 785
Complicações
    anestésicas, 33
    circulatórias, 34
    dos implantes mamários, 793
    em rinoplastia, 1151
    major, 1185
    metabólicas, 34
    renais, 34
    respiratórias, 34
    térmicas, 34
Compressão(ões) nervosa(s), 950
    nervo mediano, 951
    nervo radial, 954
    nervo ulnar, 956, 957
    membro superior, 949
Consentimento
    informado, 79
    livre e esclarecido, 79
Contração, 92
    cicatricial, 5
    primária, 92
    secundária, 92
Contratura
    capsular, 665, 797, 1246
    isquêmica de Volkmann, 1009, 1011
Controle por íons, 113
Corda
    central, 1015
    espiral, 1015
    lateral, 1015

natatória, 1015
pré-tendinosa, 1015
retrovascular, 1015
Corpos estranhos, 39
Correção da deformidade da concha, 396
Coto de amputação, 962
Couro cabeludo, 473
Coxa(s), 857, 914
Crânio em lâmpada, 327
Craniofaciestenoses, 329
Craniossinostose(s), 315, 316
    coronal, 320
        bilateral, 321
        unilateral, 323
    da sutura escamosa
        bilateral, 327
        do temporal unilateral, 327
    lambdoide
        bilateral, 325
        unilateral, 325
    metópica, 326
    múltipla, 327
    não sindrômicas, 316
    sagital, 318
    simples, 316
    sindrômicas, 329
Crescimento maxilomandibular, 607
Criocirurgia, 185, 189
Criopreservação, 99
Criptoftalmia, 349, 351
Criptotia, 403
Curativo(s), 10, 1204
    biológico, 220
    cirúrgicos, 818
    compressivo
        geral, 93
        localizado, 93
    do paciente queimado, 221
    sintéticos, 220
Curetagem, 185, 189

D

Dedo
    de "aliança", 968
    em martelo, 989
Defeito(s)
    abdominais, 891
    anorretais, 891
    congênitos na parede torácica, 817
    cutâneos, 554
        causados por trauma, 102
    da asa nasal, 546
    da columela, 546
    da estrutura de sustentação, 544
    da hélice, 555
    da parede torácica, 814
    de revestimento tegumentar, 532
    de toda a espessura, 546
    do forro nasal, 543
    do parelho genital masculino, 891
    do terço
        inferior, 560
        médio, 557
        superior, 555
    genital feminino, 891

ÍNDICE REMISSIVO

mamário, no tratamento oncológico conservador, 742
mandibulares, 596
maxilares, 591
nasais, reparação dos, 532
urinários, 891
Deformação, 440
Deformidade(s)
  de contorno, 665
  nasal da fissura labial
    bilateral, 299
    unilateral, 291
  orbitopalpebrais congênitas, 345
  ósseas da parede torácica, 818
Dégradé frontal, 1266
Deiscência, 1214, 1234
  da ferida, 1242
  da sutura, 666
Depressões, 1197
Derivações urinárias, 892
Dermatofibroma, 173
Dermatofibrossarcoma protuberans, 190
Dermátomo manual em tambor, 88
Derme, 1129
Dermocalázio, 526
Desbridamento cirúrgico, 218
Descolamento
  da região
    frontal, 1090
    temporal, 1089
  do terço médio, 1090
  intramuscular, 1230
  seletivo (túnel), 1202
Desordem de aprendizado, 416
Diabetes, 6
Diagnóstico
  clínico, 46
  complementar, 46
  laboratorial, 46
  por imagem, 46
Diferenciação
  da genitália externa, 887, 888
  das glândulas genitais acessórias, 886, 888
  do canal vaginal, 888
  do ovário, 887
  do testículo, 886
  dos ductos genitais, 886, 888
  dos gêneros, 892
Diplegia facial congênita, 370, 371
Direito médico, 76
Disestesia, 932
Disfunção velofaríngea, 275, 277
Disgenesias gonadais, 893
Disostose mandibulofacial, 354, 373
Displasia, 440
  fibrosa
    da mandíbula, 370
    da maxila, 370
    óssea, 367
  oculoauriculovertebral, 352
  tibial, 416
Disrupção, 440
Dissecção anatômica em cadáveres, 142
Distração osteogênica, 339
Distribuição do tecido para uso clínico, 99
Distrofia miotônica, 516
Divertículo, 885

Doença
  de Dercum, 174
  de Dupuytren, 174, 1009, 1013
  de Madelung, 174
  tromboembólica, 45
Dor, 33
Dorso, 912
  nasal, 1145
Drenagem, 1233
Dupla
  extrofia, 891
  zetaplastia oposta, 282
Duplicação do polegar, 451
Dye laser, 436

E

Eco-Doppler colorido, 46
Ectrópio
  cicatricial, 479, 486
  congênito, 361, 481
  mecânico, 481
  palpebral, 479
  paralítico, 482, 485
  senil, 479
Efélides, 416
Eletrocoagulação, 185, 189
Eletroneuromiografia, 940
Elevação
  do sulco palpebral, 1106
  dos supercílios, 1099
  por via palpebral, 1102
Elipse, 696
Embebição, 15
Embolia
  gordurosa, 34, 1186
  pulmonar, 1186
Endoneuro tipo III, 951
Endoscopia, 61
Endotelina, 113
Endotine®
  de terço médio, 1093
  frontal, 1093
Engenharia de tecidos, 108
Entrópio
  cicatricial, 493
  congênito, 359, 493
  involucional, 493
  palpebral, 493
  senil, 493, 494
Envelhecimento
  cutâneo
    bioquímica do, 1021
    histologia do, 1023
  facial, 1021
    alterações anatômicas no, 1022
    observação clínica do, 1024
Enxertia de pele, 846, 1016
Enxerto(s), 85, 88
  aplicação do, 93
  autógeno, 88
  características dos, 90
  cartilaginosos, 545, 1147
  composto, 89, 533
  cutâneo, 487
  da face superior interna da coxa, 790

de aréola contralateral, 790
de cartilagem(ns), 1157
   auricular, 790
   costal, 790
de columela, 1159
de derma, 1162
de derme, 790
de dorso completo, 1158
de fáscia temporal, 1162
de glabela, 1158
de gordura, 95, 752, 1192, 1219
   aspirada, 1114
de papila, 785
de Peck simples ou duplo, 1159
de pele, 85, 219, 532, 790
   axilar, 790
   parcial/total, 818
   retroauricular, 790
de ponta, 1159
de ramos alares laterais, 1159
de Sheen, 1159
dermogordurosos, 790
do complexo areolopapilar (CAP), 678
estampilha tipo Gabarro, 89
expandido, 89
heterógeno, 88
homógeno, 88
imediato, 89
isogênico, 88
microenxerto
   de couro cabeludo, 89
   Reverdin, 89
   tipo Orenthreich, 89
obtenção, 87
ósseos, 545, 597, 1162
pele parcial, 88
pele total, 88
simples, 89
singênico, 88
tardio, 89
vascularização, 92
Epiderme, 166
Epinefrina, 31, 113
Epineuro tipo V, 951
Epispádia, 891
Epitelioma calcificante de Malherbe, 167
Equimoses, 1184
Equipe cirúrgica, 39
Eritroplasia de Queyrat, 187
Erro médico, 67, 79
Escafocefalia, 318, 320
Escala
   de avaliação de risco de Norton, 868
   de Braden, 868, 870
Escara, 867
Escarotomias, 213, 214, 976
Esclerose múltipla, 519
Escoliose, 416
   craniofacial, 327
Esfíncter velofaríngeo, 275
Esfincteroplastia dinâmica, 284
Espaço
   interorbital, 578
   pré-massetérico, 1088
Espiradenoma écrino, 169
Espuma de poliuretano, 873

Esqueleto do tórax, 814
Estados intersexuais, 892, 893
Esteatoma múltiplo, 178
Estigmas por alterações na linha de implantação capilar, 1054
Esvaziamento cervical, 627
Ética, 67
Euribléfaro, 359
Exame
   da mão traumatizada, 933
   da sensibilidade, 932
   físico, 28
      do paciente com lesão do PB, 938
Excisão
   até a fáscia, 219
   até a gordura, 219
   cirúrgica, 185, 189
   tangencial, 219
Expansão
   processo de, 54, 57
   tecidual, 51, 116
Expansor(es), 51
   associado ao retalho do músculo latíssimo do dorso, 764
   escolha do, 55
   local para posicionamento do, 55
   número de, 55
   permanentes, 52
   teciduais, 238
Extravasamento, 797
Extrofia da bexiga, 891

F

Face
   biprotrusa, 615
   côncava
      curta, 612
      longa, 609
         com mordida aberta e palato ogival, 609
   convexa, 614
   tratamento das estruturas profundas da, 1066
Família de folículos, 1257, 1265
Fáscia
   de Scarpa, 1201
   lata, 510
   vascularização da, 112
Fasciectomia, 213, 216
   extensa, 1016
   limitada, 1016
   radical, 1016
   regional, 1016
   subcutânea, 1016
Fascite nodular, 174
Fase
   de maturação, 5
   de remodelação, 5
   inflamatória, 3
   proliferativa, 4
Fat delivery, 233
Fatores de crescimento, 873
Fechamento por planos, 1204
Feridas
   abertas, 5
   crônicas, 6, 102
   cutâneas, 5
   excisionais, 9
   incisionais, 8

ÍNDICE REMISSIVO

Fibras nervosas amielínicas, 157
Fibroblastos, 4
Fibroepitelioma de Pinkus, 183
Fibroma mole, 173
Fibrose periarticular, 236
Filmes transparentes, 873
Fisselagem hipocrática, 565
Fissura(s)
   craniofaciais, 305
      descrição das, 309
         fissura 0, 309
         fissura 1, 309
         fissura 2, 310
         fissura 3, 310
         fissura 4, 310
         fissura 5, 310
         fissura 6, 312
         fissura 7, 312
         fissura 8, 313
         fissura 9, 313
         fissura 10, 313
         fissura 11, 313
         fissura 12, 314
         fissura 13, 314
         fissura 14, 314
      tratamento das, 307
   labiais, 253, 256
      bilaterais, 260, 299
   palatal, 267, 269
   palatina, 276
   rara da face, 308
   vesical superior, 891
Fixação, 1091
   com Ribbon®, 1093
   direta com agulha, 1091
      na região frontal, 1092
      na região temporal, 1092
      no terço médio da face, 1092
Flebografia, 46
Folículos pilosos, 1256
Fontanelas, 315
Formação
   da matriz extracelular (MEC), 4
   do rim, 885
Fraturas
   da mandíbula, 569
   da maxila, 572
   de nariz, 578
   do ângulo, 570
   do complexo naso-orbitoetmoidal, 578
   do côndilo, 570
   do corpo mandibular, 570
   do processo coronoide, 570
   do ramo, 570
   do rebordo alveolar, 570
   do terço médio facial, 576
   do zigoma, 572
   fisiopatologia das, 566
   na face, 565
   nasoetmoidais, 577, 578, 583
   orbitárias, 574
   sinfisárias, 570
Fronte, 1045
Função velofaríngea, 278

G

Ganglioneuroma, 177
Gaze
   100% algodão, 873
   com petrolatum, 874
Genitália
   externa, 892
   interna, 892
Giba nasal, 1167
Ginecomastia, 705
Glândula(s)
   parótida, 624
   sublingual, 622
   submandibular, 622, 624
   parótidas, 621
   salivares, 621, 623
      menores ou acessórias, 622
   sebáceas, 1257
      tumores benignos da pele, 168
   submandibulares, 1081
   sudoríparas, tumores benignos da pele, 169
Glioma óptico, 416
Gluteoplastia, 64, 1229
Glúteos, 912
Gordura, 1080
   subcutânea da face, 1027
Grandes hipertrofias mamárias, 669
Granulomas piogênicos, 427

H

Hemangioendotelioma kaposiforme, 428
Hemangioma(s), 175
   cavernoso, 175
   congênitos, 427
   da infância, 422
      tratamento dos, 424
   plano, 175
   rubi (senil), 175
   tuberoso, 175
Hemangiopericitoma, 175
Hematoma(s), 555, 663, 793, 1054, 1184, 1197, 1214
Hemiatrofia facial progressiva, 372
Hermafrodita
   não verdadeiro, 893
   verdadeiro, 893
Hermafroditismo, 893
Hérnias incisionais, 831
Heterorreimplantes, 969
Hibernoma, 174
Hidradenoma papilífero, 170
Hidroadenoma de células claras, 169
Hidrocoloides, 873
Hidrogel, 873
Hiper-hidratação, 1187
Hiperalgesia, 932
Hiperestesia, 932
Hiperplasia, 440
   sebácea senil, 168
Hipo-hidratação, 1187
Hipoalgesia, 932
Hipoestesia, 932
Hipoglosso-facial, 634
Hipoplasia, 440
   dérmica focal, 364

ÍNDICE REMISSIVO

Hipospádia, 889
  anterior, 889
  distais, 889
  média, 889
  médias, 890
  posterior, 889
  posteriores, 890
Hipotermia, 1276
  acidental perioperatória, 1276
Histamina, 113
Hormônio antidiurético, 113

I

Ilha cutânea, 761
Imperícia, 80
Implante(s)
  de silicone, 647
    e câncer de mama, 650
  em membros inferiores, 1237
  faciais, 41
  glúteos, 1230
  mamário, 655, 763
    de silicone, 645
    nas mastopexias e mamaplastias, 695
    preenchido de gel de silicone, 648, 649
  mau posicionamento do, 666
    mamário, 795
  na panturrilha, 64
  palpáveis, 796
  revestido de poliuretano, 648
  visíveis, 1234
Imprudência, 80
Imunoterapia tópica com imiquimod a 5% creme, 186, 189
Incisão(ões)
  coronal, 1047
  no sulco interglúteo, 1231
  policização, 462
Inervação, 92
Infecção, 37, 663, 1185, 1197, 1214, 1242
  bacterianas, 1058
  da parede torácica, 816
  e implantes mamários, 794
  em procedimentos de cirurgia plástica, 40
  prevenção de, 39
Infiltração de ácido hialurônico, 1114
Inóculo infeccioso, 38
Insuficiência
  velofaríngea, 281
  venosa, 970
Interação cirurgião plástico e anestesista, 1274
Interpolação, 115
Isquemia, 154
  de Volkmann, 1009
  por insuficiência arterial, 970

L

Lábios, 468
Lacerações, 5
Lamela anterior, 481
Lanugos, 1256
  1131
    1167

de impactação, 617
Lei de Virchow, 316
Leiomioma, 175
Leito
  doador, 90
  receptor, 90
Lentigo maligno melanoma, 193
Leptina, 1188
Lesão(ões)
  cutâneas a pele da mão, 929
  de Degerinne-Klumpke, 939
  de toda a hemiface, 471
  do plexo braquial, 935
  do ramo mandibular do nervo facial, 1058
  dos extensores, 931
    do dedo indicador, 996
  dos flexores, 931
  dos nervos periféricos, 937
  nervosas, 931, 1056
    de sensibilidade, 795
    fisiopatologia das, 937
  por pressão, 867
    prevenção da, 868
  provocadas pelas radiações, 245
  tendinosas, 983
    no nível do membro superior, 981
  de Sunderland
    tipo II, 951
    tipo III a V, 951
  traumáticas da face, 467
  tumorais da face, 474
Lifting
  cervicofacial, 1033
    e abdominoplastia, 1280
    e mamaplastia, 1281
      e abdominoplastia, 1281
      e toracobraquioplastia, lifting crural, 1281
    secundário, 1049
  da região frontal, 1045
  facial, 41
  frontal, 1047
Ligamentos retentores, 1028
Linfadenectomia seletiva, 200
Linfangioma, 176
Linfoma de células gigantes, 800
Linfonodo sentinela, 200
Linforreia, 1184
Linha(s)
  frontais transversas, 1022
  gravitacionais, 1023
  ortostáticas, 1022
  temporal anterior, 1087
Lipoabdominoplastia, 1199
Lipoaspiração, 40, 708, 1181, 1189, 1191
  abdominoplastia, 1280
  do abdome superior, 1201
  final com definição anatômica abdominal, 1203
  pós-operatório em, 1194
  seca, 1182
  úmida, 1182
Lipoma, 174
Lipomatose
  benigna familiar, 174
  disseminada congênita, 174
  simétrica benigna, 174
Lipomioescultura, 1189, 1191

Lóbulo auricular, reposicionamento do, 396
Lúpia, 178

M

Má evolução cicatricial, 1214
Macrodactilia, 453
Macrorreimplantes, 962
Magnificação cirúrgica, 140
Malformação(ões), 440
  capilar, 429
  capilares, tratamento das, 429
  congênitas, 439
  de eixo inespecífico, 449
  e fístula arteriovenosa, 433
  linfática, 430
    tratamento, 432
  vasculares, 428
    combinadas, de vasos maiores e associadas, 433
    simples, 429
  venosa, 432
    tratamento das, 433
Mama contralateral, 805
Mamaplastia(s), 695
  abdominoplastia ou lipominiabdominoplastia, 1280
  com cicatrizes reduzidas com retalho de parede torácica associado à cinta muscular peitoral, 683
  de aumento, 646, 655
    via axilar, 64
  oncológica, 715
  redutora, 670
    com inclusão de implantes mamários, 700
    com retalho de pedículo inferior areolado, 677
  vertical, 689
Mamas, 915
Mancha em vinho do Porto, 175
Manchas café com leite, 416
Mão
  fissurada, 445
  mutilada, 974
  propedêutica da, 929
  queimada, 973, 976
  torta
    radial, 442
    ulnar, 444
Marcação
  corpórea, 1189
  fuso de pele, 1104
Margem palpebral, 480
Mastectomia, 805
  segmentar/ressecção ampla/tumorectomia, 742
Mastologia oncoplástica, 715
Mastopexia(s), 695
  com implantes mamários, 696
  em T invertido, 699
Materiais aloplásticos, 546, 597, 826
Matriz
  dérmica acelular, 790
    Integra®, 14
  germinativa, 1256
Maturação, 15
Maxila, 572
Medicações pré-anestésicas, 29
Melanoma
  amelanótico, 196
  cutâneo, 193
  desmoplásico, 194
  disseminativo superficial, 194
  lentiginoso acral, 194
  nodular, 194
Mento, 618
Mentoplastia(s), 1173
  com diminuição da altura mentual, 618
  de avanço, 618
Mesonefro, 885
Metanefro, 885
Métodos de fixação, 1091
Miastenia *gravis*, 515
Microcirurgia, 139
  complicações, 154
  vascular, 959
Microrganismos, 38
Microssomia craniofacial, 335
Microtia
  moderada, 378
    ectópica, 380, 382, 386
    eutópica, 380, 382, 386
  severa, 377, 378, 386
Midazolam, 33
Mielografia, 940
Migração de fibroblastos, 15
Milium, 177
Mioplastia com alongamento de temporal, 636
Mixomas, 173
Modelador nasal, 295
Monitoração, 29
Movimentos do polegar, 999
Mucoceles, 623
  intraorais, 626
Musculatura do palato mole, 276
Músculo(s), 856
  abdutor do hálux, 855
  bíceps femoral, 850
  da ameaça, 1045
  da úvula, 269
  do pé, 853
  do tórax, 814
  eretor do pelo, 1256
  extensor comum dos dedos, 853
  fibular longo, 853
  flexor
    curto dos dedos, 855
    longo
      do hálux, 1249
      dos dedos, 1249
  frontal, 1045
  gastrocnêmios, 851, 1247
  gêmeos superior e inferior, 1240
  glúteo
    maior, 850
    máximo, 1237
    médio, 1238
    mínimo, 1238
  grácil, 849
  latíssimo do dorso, 758, 821
  levantador do véu palatino, 269
  obturatório
    externo, 1240
    interno, 1240
  palatofaríngeo, 269
  palatoglosso, 269
  piramidal, 1045

piriforme, 1240
plantar, 1247
platisma, 1080
poplíteo, 1249
prócero, 1045
quadrado da coxa, 1240
reto femoral, 849
rotadores laterais da coxa, 1240
sartório, 850
semimembranoso, 850
semitendíneo, 850
serrátil anterior, 820
sóleo, 852, 1247
tensor
    da fáscia lata, 848, 1240
    do véu palatino, 269
tibial
    anterior, 852
    posterior, 1249
vasto lateral, 848

N

Nariz, 1143
    anatomia, 292
Nasofibroscopia, 278
Nasometria, 279
Náuseas, 33
Necrose(s), 1056, 1214
    cutânea, 924, 1185, 1197
    e extrusão do implante, 667
Negligência, 80
Neoplasias na parede torácica, 816
Neovascularização, 15
    das feridas, 17
Nervo(s), 1143
    auricular magno, 1031
    ciático, 1241
    facial, 632, 1030
    mediano, 1012
    periféricos, 157
Neurilemoma (schwanoma), 177
Neurinoma do acústico, 414
Neurofibroma, 176
Neurofibroma(s), 416
    dérmico, 416
    múltiplos, 414
    plexiforme, 416
Neurofibromatose, 413
    central, 414
    tipo 1, 413
Neurofibromina, 413
Neurólise, 159, 942
Neuroma, 176
Neuroplasticidade, 947
Neuropraxia, 158, 951, 1246
Neurorrafia, 159
    lateroterminal, 160
    terminoterminal, 160
Neurotização, 942
    muscular direta, 161
Neurotmese, 158, 951
Nevo, 166
    atípico melanocítico, 173
    azul, 172
    comedoniano, 167

    composto, 170
    de Clark, 173
    de Jadassohn, 168
    de Spitz, 172
    de Sutton, 173
    displásico, 173
    epidérmico verrucoso, 166
    flammeus, 175
    halo, 173
    intradérmico, 171
    juncional, 170
    melanocítico, 170
        adquirido, 170
        congênito, 171
    molusco, 173
    sebáceo, 168
    sobre nevo, 172
    spillus, 172
Norepinefrina, 113

O

Obesidade mórbida, 903
Obrigação
    de meio, 77
    de resultado, 77
Oftalmoplegia externa crônica progressiva, 516
Oncologia mamária, 715
Ondulações (*rippling*), 796
Onfaloplastia, 1203
Opioides, 32
Oposição, 999
Orelha, 467
    constrita, 405
    de Stahl, 401
    em abano, 389
        anatomia da, 390
Osteomielite esternal pós-esternotomia, 818
Osteonecrose de mandíbula, 603
Osteorradionecrose, 816
Osteotomia(s), 1162
    basilar em mento, 1179
    rotatórias, 943
    sagital, 618
    vertical, 617
Otoplastia(s), 42, 389, 390

P

Palato, 267
Pálpebra
    inferior, 485, 639
    superior, 483, 638
    tratamento, 1096
Papaína, 874
Papila dérmica, 1256
Papulose bowenoide, 187
Paralisia(s)
    de Bell, 631
    de Erb-Duchenne, 939
    do nervo interósseo posterior, 955
    do terceiro par craniano, 517
    facial(is), 631
        congênita, 636
        Möbius/Moebius, 637
        no acidente vascular cerebral (AVC), 638

ÍNDICE REMISSIVO

parcial do nervo interósseo posterior, 955
pós-ritidoplastia, 640
Parestesia, 932
Parótida, 621
Parotidectomia extracapsular, 626
Parte amputada, 962
Pavilhão auricular, 377, 390
Peitoral maior, 820
Pele, 86, 1080, 1141
  alógena, 100
  anatomia e fisiologia da, 111
  captação de, 97
  envelhecida e laser, 1129
  excesso de, 1197
  preservação da, métodos de, 98
    criopreservação, 99
    por glicerol, 98
  processamento da, 98
  substituto de, 95
  vascularização da, 112
Pentoxifilina, 113
Perda de substância
  da parede torácica, 817
  dorsal, 1002
  palmar, 999
Perdas de espessura total, 555
Perfiloplastias estéticas, 1173
Perfuração(ões), 6
  visceral, 1185
Perineuro tipo IV, 951
Perna e pé, 857
Pigmentação, 92
Pilomatricoma, 167
Pioderma gangrenoso, 43
Placa areolopapilar, 785
Plagiocefalia, 323-325
Plano(s)
  anatômicos de inclusão, 659
  intramuscular ideal, 1230
Platisma, 1032
Polegar, 1006
Policização, 443, 1006
Polidactilia, 451
  central, 453
  radial, 451
  ulnar, 452
Ponta nasal, 1145
Ponto
  A, 1088
  lacrimal, 480
Porocarcinoma, 190
Poroma écrino, 169
Pré-operatório, 39, 1144
Preenchimentos, 817
Preparo das unidades foliculares (UF), 1265
Primeiro atendimento, 982
Princípios éticos, 67
Pronefro, 885
Propeller flap, 116
Proporções, 1143
Propranolol, 424
Proteção do enxerto em malha, 101
Próteses
  elevadoras, 280
  obturadoras, 279
    com bulbo faríngeo, 279
    sem bulbo faríngeo, 279
Pseudo-hermafrodita
  feminino, 893
  masculino, 893
Pseudoextrofia, 891
Pseudoparalisia ulnar, 955
Pseudoptose, 526
Ptose
  aponeurótica, 512
  congênita, 501
  mamária precoce, 799
  mecânica, 525
  miogênica, 515
  neurogênica, 516
  palpebral, 346, 499
    adquirida, 512
    por via cutânea, 501
  pós-cirúrgica, 523
  traumática, 519
Púbis, 912

Q

Quadrantectomia, 742
Quadros infecciosos graves ou atípicos, 42
Queiloplastias, 264
Queimaduras, 41, 100, 209, 225, 816
  complexidade, 212
  de espessura parcial, 101
  extensão, 210
  primeiro grau, 209
  segundo grau, 209
  terceiro grau, 209
  triagem, 212
Queiralgia parestásica, 956
Queloide, 8, 9
Quimioterapia, 628

R

Radiações, 245
Radical livre, 1021
Radiodermatite
  aguda, 247
  crônica, 247
Radioterapia, 186, 189, 628, 805
  de feixe externo, 245
  externa, 245
Rânulas, 623
Raquete, 697
Reborda orbitária superolateral, 1088
Reconstrução
  auricular, 377
  autóloga plena com o retalho do músculo latíssimo do dorso, 764
  bucal, 119
  cervical, 119
  com retalho local, 747
  condilar, 602
  da anti-hélice, 392
  da bochecha, 117
  da face, 41
  da genitália feminina, 894
  da mandíbula, 598
  da maxila, 593, 595
  da nova orelha, 384
  da orelha, 553

ÍNDICE REMISSIVO

    nas deformidades adquiridas, 553
  da papila, 785
  da parede
    abdominal, 831
    posterior da vagina, 897
    torácica, 813
      anterior, 759
  da placa areolopapilar, 785
  da vagina, 895, 897
  da vulva, 895
  das partes moles da face e do couro cabeludo, 465
  de escalpo, 118
  de mandíbula e maxila, 591
  de orelha, 118
  do polegar, 999
  do terço distal das paredes anterior e lateral da vagina, 897
  do tórax, 818
  dos membros inferiores, 845
  fálica completa, 897
  mamária
    com expansores, 727
    com o retalho transverso pediculado do músculo reto do, 767
    com retalho do músculo latíssimo do dorso, 757
    com retalhos locais, 741
    imediata, 727
  mandibular, 596
    tipos de, 597
  masculina, 897
  maxilar, 591
    tipos de, 592
  microcirúrgica da mama, 777
  na urgência, 999
  nasal, 118, 529
    total ou quase total, 546
  nos defeitos
    de grande porte, 751
    de médio porte, 750
    de pequeno porte, 748
  periorbital, 118
  secundária, 1006
  tardia, 728
  total
    da orelha, 562
    da vagina, 897
  vulvovaginal, 896
Reexpansão, 57
Regeneração nervosa, 158
Região
  central da face, 468
  cervical anterior, 470
  da panturrilha, 1247
  frontal, 473, 1045
  geniana, 476
  glabelar, 1045
  glútea, 1237
  nasal, 468, 474
  palatal, 268
  palpebral, 476
  periorbitária, 474
  submentual, 1068
Registros médicos, 79
Reimplante, 960, 1005
  de dedos avulsionados, 967
  digitais, 963
  do polegar, 966
  dos membros superiores, 959
  em zona articular, 966
  etapas do, 965
Rejuvenescimento facial, 63
Remoção de fuso contendo fáscia de Scarpa, 1203
Remodelação, 15
  glútea por lipoenxertia, 1229
Reparo
  com condutores, 942
  com enxerto de nervo, 942
  direto, 942
Responsabilidade civil do médico, 80
Ressecção(ões)
  conjuntival do músculo de Müller, 506
  cutânea, 710
  das asas nasais, 1162
  das bolsas de gordura, 1106, 1108
  de fuso de músculo orbicular, 1104
  de pele
    palpebral, 1110
    suprassuperciliar, 1099
  do excesso de pele, 1203
  do fuso de pele, 1104
  do músculo corrugador para correção de rugas glabelares, 1025
Ressonância nuclear magnética, 953
Restrição respiratória, 1214
Retalho(s), 229
  à distância, 542, 975
  antebraquial, 122
    radial, 149, 602
  anterolateral da coxa, 150
  bilobado(s), 115, 534
  biológico de Esser, 470
  C alongado, 788
  C-V, 787
  calcâneo lateral, 860
  cervicofaciais, 117
  chinês, 149
  classificação geral, 114
  cutâneo, 111, 819, 847
    aleatórios, 819
    axiais, 819
    em V-Y, 896
    lateral da coxa, 857, 862
    medial da coxa, 857, 862
    princípios de utilização de, 114
  da testa, 1048
  de Abbé, 265
  de avançamento, 114
  de avanço(s)
    do dorso nasal, 536
    laterais, 541
  de Converse, 542
  de couro cabeludo, 1048
  de crista ilíaca, 153
  de deltoide, 898
  de dupla oposição em alças, 788
  de Eloesser, 819
  de Esser, 540
  de fíbula, 151
  de Limberg, 535
  de músculo
    grácil, 146
    latíssimo do dorso, 143
    temporal, 635
      ortodrômico, 635
  de omento, 825

de Orticochea, 542
de pedículo inferior, 748
de Rieger, 535
de Rintala, 536
de rotação, 114
de Sanvenro-Rosseli, 819
de Tagliacozzi, 542
de transposição, 114
de troca pulpar, 1001
de vizinhança, 538, 594, 600
de Washio, 542
de Wenkatasami, 1002
desepidermizado dorsal, 1002
do cavo plantar, 859, 862
do membro
    inferior, 122
    superior, 122
do músculo
    abdutor
        do dedo mínimo, 137
        do hálux, 137
    braquiorradial, 130
    esternocleidomastóideo, 129
    extensor longo dos dedos, 136
    flexor
        curto dos dedos, 137
        longo dos dedos, 136
    frontal, 129
    gastrocnêmio, 134
    glúteo máximo, 133
    grácil, 133
    latíssimo do dorso, 132
        e radioterapia, 764
    peitoral maior, 130
    reto
        do abdome, 131, 144
        femoral, 134
    serrátil anterior, 130
    sóleo, 134
    temporal, 129
    tensor da fáscia lata, 132
    tibial anterior, 136
    trapézio, 131
    vasto lateral, 134
do plantar medial, 859
do reto do abdome, 823
do tronco, 120
dorsal do pé, 859, 862
dorsoulnar, 1001
em bandeira, 535
em estrela, 787
    modificado, 787
em fechadura, 788
em garfo, 301
em hélice, 116, 860
em ilha, 115
em skate, 787
escapular, 146, 602
faríngeo posterior, 283
fasciocutâneo(s), 111, 116, 819, 856
    abdominal vertical, 820
    escapular, 819
    locais, 896
    paraescapular, 819
fasciogorduroso de pedículo distal, 860, 862
fibular, 601, 898

frontal, 538
    oblíquo, 540
    paramediano, 470
frontoglabelar de transposição, 535
frontotemporal, 541
geniano, 470
ilíaco, 602
inguinal, 121
interósseo posterior, 122
lateral do braço, 147, 898
livre, 975
    de músculo grácil, 781
    do coxim gorduroso de Rubens, 783
    microvascularizado, 594, 601
    transverso lateral da coxa, 782
local, 534, 786, 975
microcirúrgicos, 139, 142, 780, 825, 862
    do abdome inferior, 777
miocutâneo(s), 127, 820, 862, 896
    transverso pediculado do músculo reto do abdome, 767
muscular(es), 127, 820, 847
    da coxa, 848
    da perna, 851
    livre, 634
nasogenianos, 538
ombreira, 121
perfurante(s)
    da artéria femoral profunda, 783
    da glútea
        inferior, 781
        superior, 781
    de artéria lombar, 783
    cutâneos, 856
radial antebraquial, 897
regional, 975
romboide, 115, 535
safeno interno, 857, 862
SIE, 780
supramaleolar lateral, 858, 862
sural, 858, 862
    reverso, 858, 862
tibial anterior, 857, 862
toracoabdominal transverso com pedículo interno, 820
trilobados, 787
ulnar distal retalho, 122
up and down (Gilles), 540
vomeriano, 272
Retardo cicatricial, 7
Retirada do expansor, 57
Revestimento mucoso, 1141
Rinoplastia, 1141
    primária aberta, 1153
    secundária, 1151
Rinosseptoplastias, 1167
Ritidoplastia, 1033
    com cicatrizes reduzidas, 1064
    facial, 1021, 1035
        com cicatrizes reduzidas, 1062
        histórico da, 1024
Rotação para descolamento básico ou triangular, 1232
Rugas
    dinâmicas, 1022
    faciais, 1022
Ruptura, 797
    do implante, 666
    do tendão extensor, 990, 991
        espontânea, 995

ÍNDICE REMISSIVO

S

Sala de emergência, 982
Sebocistomatose, 178
Sedação, 32
   leve, 32
   moderada, 32
   profunda, 32
Septo nasal, 530
Seroma, 666, 795, 1184, 1197, 1214, 1242
   extracapsular, 1234
   tardio, 795
Sexo
   cerebral, 893
   cultural, social, de criação, 893
   fenótipo, 893
   hormonal, 893
   legal ou civil, 893
Sialoendoscopia, 626
Sialolitíase, 623
   das glândulas salivares, 626
Simbraquidactilia, 440
Sinal
   de Horner, 939
   de Horn, 939
   de Tinel, 932
Sindactilia, 449
Síndrome(s)
   compressiva(s)
     do túnel do carpo, 952
     no canal do carpo, 951
   de Apert, 331
   de Carpenter, 332
   de Crouzon, 330
   de Fraser, 349
   de Frey, 627
   de Goldenhar, 352
   de Goltz, 364
   de Guillain-Barré, 519
   de Horner, 517
   de Jadassohn, 364
   de Klinefelter, 893
   de Klippel-Trenaunay, 435
   de Marcus Gunn, 519
   de Mayer-Rokitansky-Kuster-Hauser, 894
   de McCune Albright, 368
   de Möbius, 370, 371, 631, 817
   de Mondor, 667
   de Nager, 355
   de Noonan, 362
   de Parry-Romberg, 373
   de Pfeiffer, 332
   de Phace, 423
   de Poland, 817
   de Proteus, 429, 435
   de Ramsay-Hunt, 632
   de Romberg, 372
   de Saethre-Chotzen, 332
   de Sturge-Weber, 435
   de Treacher-Collins, 349, 354, 355, 373, 374
   de Turner, 893
   de Volkmann, 1009, 1011
   de Waardenburg, 356
   do 1º e 2º arcos, 373
   do choque tóxico, 42
   do nervo interósseo posterior, 954
   do nevo sebáceo linear, 364

Sinfalangismo, 441
Sinostose sagital, 318
Siringocistadenoma papilífero, 169
Siringoma, 169
   condroide, 169
Sistema
   genital, 886
   nervoso periférico, 157
   reprodutor
     feminino, 887
     masculino, 886
   urinário, 885
   urogenital, 885
SMAS
   e músculos, 1142
   e platisma, 1031
Substituto de pele, 95
Sulco
   nasogeniano, 1088
   nasojugal, 1032, 1114
   nasolabial, 1032
Supercorreção, 1185
Sural, 123
Suspensão frontal, 347
   usando fáscia lata, 507
Sutura(s), 315, 1106, 1163
   de nervos periféricos, 142
   tricofítica, 1264

T

Tática de Pulvertaft, 984
Tatuagem, 790, 791
Tecido
   adiposo, 174
   controle de qualidade do, 99
   de granulação, 5
Técnica(s)
   anestésicas, 29
   baby sitter, 634
   circunverticais, 697
   cirúrgica, 38
     de mentoplastia, 1176
   cross face, 633
     com advento da neurorrafia lateroterminal (NLT), 634
     com NLT e músculo temporal ortodrômico, 636
   da palma aberta (McCash), 1016
   de Callia, 1210
   de converse Wood-Smith, 392
   de enxertia, 92
   de Furlow, 273, 282
   de Lessa e Carreirão, 494
   de Millard com modificações, 259
   de Mulliken, 302
   de Pitanguy, 671, 834, 836, 1210
   de pull-out, 986
   de Rebello e Franco, 1211
   de reparação nervosa, 159
   de Rose-Thompson, 257
   de Spina, 262
     para fissura unilateral, 258
   de Thorek, 1210
   de veloplastia intravelar, 272
   de von Langenbeck, 271
   de Wardil-Kilner, 272
   Dibbell, 294

em cirurgia oncológica conservadora da mama, 742
fluxo-pressão, 279
McComb, 293
periareolares, 696
romboide, 698
Skoog Tord Skoog, 293
T invertido, 699
Tajima, 293
Tela de polietileno de Marlex, 833
Telecanto, 346
Telescopagem, 142
Teleterapia, 245
Tendão
  de Aquiles, 853
  flexor, 984
  extensor, 989, 993, 994
Terapia
  celular, 107
  de pressão negativa, 16
  fotodinâmica, 186, 189
  trombolítica, 48
Terço
  da face
    inferior, 1075
    médio, 1170
  médio do nariz, 1171
Terminais, 1256
Termo de consentimento, 79
Territórios vasculares
  da face, 466
  do couro cabeludo, 466
Testes, 953
  cul de sac, 278
  de emissão de ar nasal, 278
  de hipernasalidade, 278
  de tração palpebral, 480
  de Weber, 932
  eletroneuromiografia, 953
  Phalen, 953
  Tinel, 953
  Thomas, 953
  ultrassonografia, 953
Timolol, 424
Tônus do músculo orbicular, 481
Toxina botulínica, 1117, 1118, 1127
Tração
  anteroposterior, 1048
  da pele, 1069
  inadequada, 1056
  temporal, 1101
TRAM
  livre
    convencional, 777
    muscle sparing 1, 779
    muscle sparing 2, 779
  supercharged, 780
  turbocharged, 780
Transexualismo, 893
Transferência do dedo do pé, 1007
Transplante(s)
  alógeno, 97
  de gordura, 95
  de pele alógena preservada em glicerol, 99
  de unidades foliculares, 1262
  microcirúrgicos, 542
    monitoração dos, 153

Transposição(ões)
  das bolsas de gordura, 1115
  do retalho, 763
  musculares e tendinosas, 942
Tratos fibrosos, 315
Trauma
  da mão, 973
  do complexo ungueal, 1003
  na parede torácica, 814
    aberto, 815
    fechado, 815
Traumatismos abertos complexos, 933
Tricoepitelioma múltiplo, 168
Tricofoliculoma, 168
Trigonocefalia, 326
Tromboembolismo pulmonar, 925
Trombose venosa, 154
  profunda, 34, 1186, 1214
Tumor(es)
  benignos cutâneo, 165s
    de origem mesenquimal, 166
    epiderme, 166
    foliculares, 165, 167
    glândulas
      sebáceas, 165, 168
      sudoríparas, 165, 169
    melanocíticos, 166, 170
    mesenquimais, 173
  das glândulas salivares, 621
    maiores, 624
    menores (acessórias), 624
  de células de Merkel, 190
  desmoide, 174
  em turbante, 169
  glômico, 175
  malignos cutâneos, 181
  vasculares, 422
    benignos, 422
    localmente agressivos, 427
Tumorectomias, 748
Túnel ulnar, 956
Turricefalia, 321, 325

U

Úlcera(s)
  arteriais, 6
  de calcâneo, 878, 879
  de decúbito, 867
  de pressão, 6, 867
  isquiáticas, 877
  trocanterianas, 877
  venosas, 6
Umbigo, 909
Unidade
  de reimplantes, 960
  estéticas da face, 1026
  foliculares, 1257
Uretra, 886

V

Vasculogênese, 17
Vasomotilidade, 113
Vasopressina, 113
Vasos, 1143
  receptores, 784

ÍNDICE REMISSIVO

Via(s)
    de acesso cirúrgico e localização das cicatrizes do complexo areolopapilar, 745
    de acesso, 657, 1144
        transconjuntival, 1108
        transcutânea, 1108
Vibrolipoaspiração, 1187
Videocirurgia no rejuvenescimento frontal e do terço médio da face, 1087
Videoendoscopia, 1102
Videofluoroscopia, 278
Vômitos, 33

W

W plastias, 116

Z

Z-epicantoplastia, 347
Zetaplastia, 115, 227
Zona(s)
    queratogênica, 1256
    de aderências, 903

IMPRESSÃO:

Santa Maria - RS | Fone: (55) 3220.4500
www.graficapallotti.com.br